CAMBRIDGE LIBRARY COLLECTION

Books of enduring scholarly value

Classics

From the Renaissance to the nineteenth century, Latin and Greek were
compulsory subjects in almost all European universities, and most early
modern scholars published their research and conducted international
correspondence in Latin. Latin had continued in use in Western Europe long
after the fall of the Roman empire as the lingua franca of the educated classes
and of law, diplomacy, religion and university teaching. The flight of Greek
scholars to the West after the fall of Constantinople in 1453 gave impetus
to the study of ancient Greek literature and the Greek New Testament.
Eventually, just as nineteenth-century reforms of university curricula were
beginning to erode this ascendancy, developments in textual criticism and
linguistic analysis, and new ways of studying ancient societies, especially
archaeology, led to renewed enthusiasm for the Classics. This collection
offers works of criticism, interpretation and synthesis by the outstanding
scholars of the nineteenth century.

Claudii Galeni Opera Omnia

Galen (Claudius Galenus, 129–c. 199 CE) is the most famous physician of the
Greco-Roman world whose writings have survived. A Greek from a wealthy
family, raised and educated in the Greek city of Pergamon, he acquired his
medical education by travelling widely in the Roman world, visiting the
famous medical centres and studying with leading doctors. His career took
him to Rome, where he was appointed by the emperor Marcus Aurelius as his
personal physician; he also served succeeding emperors in this role. A huge
corpus of writings on medicine which bear Galen's name has survived. The
task of editing and publishing such a corpus, and of identifying the authentic
Galenic texts within it, is a hugely challenging one, and the 22-volume
edition reissued here, edited by Karl Gottlob Kühn (1754–1840) and
published in Leipzig between 1821 and 1833, has never yet been equalled.

Cambridge University Press has long been a pioneer in the reissuing of out-of-print titles from its own backlist, producing digital reprints of books that are still sought after by scholars and students but could not be reprinted economically using traditional technology. The Cambridge Library Collection extends this activity to a wider range of books which are still of importance to researchers and professionals, either for the source material they contain, or as landmarks in the history of their academic discipline.

Drawing from the world-renowned collections in the Cambridge University Library, and guided by the advice of experts in each subject area, Cambridge University Press is using state-of-the-art scanning machines in its own Printing House to capture the content of each book selected for inclusion. The files are processed to give a consistently clear, crisp image, and the books finished to the high quality standard for which the Press is recognised around the world. The latest print-on-demand technology ensures that the books will remain available indefinitely, and that orders for single or multiple copies can quickly be supplied.

The Cambridge Library Collection will bring back to life books of enduring scholarly value (including out-of-copyright works originally issued by other publishers) across a wide range of disciplines in the humanities and social sciences and in science and technology.

Claudii Galeni
Opera Omnia

VOLUME 9

EDITED BY KARL GOTTLOB KÜHN

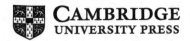

CAMBRIDGE
UNIVERSITY PRESS

CAMBRIDGE UNIVERSITY PRESS

Cambridge, New York, Melbourne, Madrid, Cape Town,
Singapore, São Paolo, Delhi, Tokyo, Mexico City

Published in the United States of America by Cambridge University Press, New York

www.cambridge.org
Information on this title: www.cambridge.org/9781108028356

© in this compilation Cambridge University Press 2011

This edition first published 1821-3
This digitally printed version 2011

ISBN 978-1-108-02835-6 Paperback

MEDICORVM GRAECORVM

OPERA

QVAE EXSTANT.

EDITIONEM CVRAVIT

D. CAROLVS GOTTLOB KÜHN

PROFESSOR PHYSIOLOGIAE ET PATHOLOGIAE IN
LITERARVM VNIVERSITATE LIPSIENSI PVBLICVS
ORDINARIVS ETC.

VOLVMEN IX.

CONTINENS

CLAVDII GALENI T. IX.

LIPSIAE

PROSTAT IN OFFICINA LIBRARIA CAR. CNOBLOCHII

1825.

ΚΛΑΤΔΙΟΤ ΓΑΛΗΝΟΤ

ΑΠΑΝΤΑ.

CLAVDII GALENI

OPERA OMNIA.

EDITIONEM CVRAVIT

D. CAROLVS GOTTLOB KÜHN

PROFESSOR PHYSIOLOGIAE ET PATHOLOGIAE IN
LITERARVM VNIVERSITATE LIPSIENSI PVBLICVS
ORDINARIVS ETC.

TOMVS IX.

LIPSIAE

PROSTAT IN OFFICINA LIBRARIA CAR. CNOBLOCHII

1825.

CONTENTA TOMI IX.

PRAEFATIO.

Pauca quaedam huic volumini operum GALENI praefanda effe putavi. Etenim cum primum editionis meae prodiret, fpem emtoribus feci, ut illa reliquis omnibus auctior foret. Quam quidem fpem haud temere motam fuiffe, documento erit hoc, quod nunc prodit, volumen. Continet enim illud librorum fedecim, quos GALENUS de differentiis, dignotione, cauffis et praefagiis pulfuum compofuerat, compendium, graece hucusque nondum editum.

Scriptum autem talem librum a GALENO fuiffe, patet non folum e cap. 5. *de libris propriis* (to. IV. p. 366. ed. Baf.) γέγονε δ᾽ οὖν

μοι καὶ αλλο τι βιβλίον ἓν, ἐν ᾧ τὴν σύνοψιν
ἐποιησάμην τῶν ἑκκαίδεκα βιβλίων, fed, fe in
animo habere, ejusmodi librum componere,
declaravit quoque idem auctor in *arte* c. 37.
(to. I. p. 410. ed. Lipf.) de indice feu titulo
libri adhuc anceps dubiusque: ἐννοῶ δὲ καὶ
ἄλλο τι ποιῆσαι βιβλίον ἓν οἷον ἐπιτομὴν ἁπάν-
των, ὅπερ ἤτοι τέχνην περὶ σφυγμῶν, ἢ σύνοψιν
ἐπιγράψω. Hujus vero libri, qui nunc primum
graece prodit, auctorem Galenum vere fuiffe,
facile ex orationis fimilitudine apparet, de
qua quotusquisque fcripta fummi hujus me-
dici attente perlegerit, ne minimum quidem
poterit dubitare. Dein quoque omnia, quae
in hac fynopfi de pulfuum differentiis, digno-
tione, cauffis et praefagiis GALENUS tradidit,
accuratiffime cum iis conveniunt, quae in
reliquis libris de eodem argumento fufius ex-
pofita erant. Denique cauffae, quae GALENUM
ad hanc fynopfin edendam adduxerunt, maxi-
me probabiles funt et ad perfuadendum aptae.

Partim enim eos, qui fedecim de pulfibus libros in compendium redigere promiferant, a tali conatu abfterrere, partim medicinae ftudiofis offerre librum cupiebat, qui graviffimum illud de pulfu argumentum ita pertractaret, ut modum inter verbofam prolixitatem librorum XVI. et inter ieiunam quodammodo brevitatem, qua doctrinam hanc in ifagoge expofuerat, medium quafi teneret. Pofteriorem cauffam declarat ipfe GALENUS c. 11. hujus libri:

λεχθήσεται δὲ καὶ νῦν τὰ κατ᾽ αὐτὸ χάριν τοῦ μηδὲν ἐλλείπειν τῶν ἀναγκαίων τῇ νῦν ἐνεστώσῃ πραγματείᾳ, ἀλλ᾽ ἔχειν τοὺς φιλοπονεῖν βουλομένους ἐν ἐλαχίστῳ τὰ μὲν πρῶτα καὶ ἀναγκαιότατα κατὰ τὴν εἰσαγωγήν, ἐν διεξόδῳ δὲ τελεωτάτῃ τὰ κατὰ τὴν μεγάλην πραγματείαν, ἐν τῷ μέσῳ δ᾽ ἀμφοῖν τὰ νῦν λεγόμενα.

Cujus quidem libri verfio latina tantum, ab AUGUSTINO GADALDINO facta, hactenus innotuit. Mihi autem contigit effe tam felici, ut fumma benivolentia OTTON. DIET. BLOCHII, qui bibliothecae academicae Hafnienfi praeeft, apographum libri e codice, qui in illa bibliotheca adfervatur, accuratiffime factum, nancifcerer. De quo infigni favoris erga me documento, cujus memoria nunquam animo excidet meo, viro eruditiffimo et humaniffimo publice fummas iterum gratias agendi, hac libenter utor opportunitate. Codex ille, quem in fine mutilum effe, mecum omnes, qui talia curant, dolebunt, fignatur in Catal. bibl. illius, *No. 14. in Fol. e donatione variorum.* Dabam Lipf. ipfis Calend. Decembr. A. R. S. cIↃIↃCCCXXIV.

ΓΑΛΗΝΟΥ ΠΕΡΙ ΤΩΝ ΕΝ ΤΟΙΣ ΣΦΥΓ-
ΜΟΙΣ ΑΙΤΙΩΝ ΒΙΒΛΙΟΝ Α.

Ed. Chart. to. VIII. [p. 167.]   Ed. Baſ. to. III. (p. 84.)

Κεφ. α΄.   Τῶν τοὺς σφυγμοὺς τρεπόντων αἰτίων τὰ
μὲν τῆς γενέσεως αὐτῶν ἐστιν αἴτια, τὰ δὲ τῆς ἀλλοιώσεως
μόνον· τῆς γενέσεως μὲν ἥ τε χρεία δι᾽ ἣν γίνονται καὶ ἡ
δύναμις ὑφ᾽ ἧς καὶ τὰ ὄργανα δι᾽ ὧν διατείνονται, τῆς δ᾽
ἀλλοιώσεως τὰ λοιπὰ πάντα τά τε προηγούμενα καλούμενα
καὶ τὰ τούτων ἔτι προκατάρχοντα. τριττὸν γὰρ δὴ τὸ γένος
τῶν αἰτίων οὐκ ἐν σφυγμοῖς μόνον, ἀλλὰ κἂν τοῖς ἄλλοις
ἅπασιν, ἓν μὲν τὸ πρῶτόν τε καὶ κυριώτατον, ὃ δὴ καὶ

GALENI DE CAVSIS PVLSVVM
LIBER I

Cap. I.   Cauſarum quae pulſus variant aliae ge-
nerationis eorum ſunt cauſae, aliae tantum alterationis. Ge-
nerationis tum uſus cujus gratia fiunt tum facultas a
qua, tum inſtrumenta per quae diſtenduntur: alteratio-
nis caeterae omnes et quae antecedentes appellantur et quae
his ſuccedunt externae.   Nam triplex quidem eſt cauſa-
rum genus non in pulſibus modo, ſed et in aliis cunctis:
unum quod primum eſt et praecipuum, quod quidem eliam

συνεκτικὸν καλοῦσιν, ἀπὸ τοῦ συνέχειν αὐτῶν τὴν οὐσίαν
ὠνομασμένον, ὅπερ, ὡς ἔμπροσθεν ἐρρέθη, γενέσεως αἴτιον.
τὰ δ᾽ ἄλλα δύο γένη τοῦ μὲν γίνεσθαι τοὺς σφυγμοὺς ἀναί-
τια, τοῦ δὲ γεγενημένους τρέπειν αἴτια. πάχος γοῦν χυμῶν,
ἢ πλῆθος, ἢ γλισχρότης, ἢ δριμύτης ποιεῖν μὲν οὐ δύνανται
σφυγμοὺς, ἀλλοιοῦν δὲ δύνανται. οὕτω δὲ καὶ ψυχρὸν λου-
τρὸν, ἢ θερμὸν, καὶ χειμὼν καὶ θέρος καὶ ὅλως κρύος καὶ
θάλπος, ἀλλοιώσεως μὲν σφυγμῶν αἴτια, γεννήσεως δ᾽ οὐκ
ἔστι. ταυτὶ μὲν οὖν τὰ νῦν εἰρημένα προκαταρκτικὰ λέγε-
ται, τὰ δ᾽ ἔτι τούτων ἔμπροσθεν τὰ κατὰ τοὺς χυμοὺς
προηγούμενα. καθόλου γὰρ εἰπεῖν ὅσα μὲν ἔξωθεν ὄντα
τοῦ σώματος ἀλλοιοῖ τι τῶν κατ᾽ αὐτὸ προκαταρκτικὰ λέγεται,
προκατάρχοντά γε δὴ τῶν ἐν τῷ σώματι διαθέσεων. αὗται δὲ
αἱ διαθέσεις ὅταν τὰ συνεκτικὰ τρέπωσι, προηγούμεναι γίνον-
ται αὐτῶν αἴτιαι. φέρε [168] γὰρ ὑπὸ προσπεσόντος ἔξωθεν
ψυχροῦ πυκνωθῆναι μὲν τὸ δέρμα, διὰ δὲ τὴν τούτου πύκνω-
σιν ἐπισχεθῆναι τὴν κατὰ φύσιν διαπνοὴν, ἐπισχεθεῖσαν δ᾽
ἀροισθῆναι, κἄπειθ᾽ οὕτως ἐξάψαι πυρετὸν, ἐφ᾽ ᾧ τὴν χρείαν

continens appellant, cujus inde appellatio deducta eſt, quod
illorum eſſentiam contineat, quae, ut modo diximus, gene-
rationis eſt cauſa: reliqua duo genera ut fiant pulſus in
cauſa non ſunt, ſed cauſa ſunt illorum, qui jam geniti ſunt
mutationis. Nam humorum craſſities, abundantia, lentor,
acrimonia efficere non valent pulſus, alterare valent; ita
frigidum balneum vel calidum et hiems aeſtasque, breviter
frigus et calor alterandorum pulſuum ſunt, non generando-
rum cauſae. Ac quas nunc commemoravimus, externae
appellantur, quae has etiam praecedunt quae quidem in hu-
moribus ſunt praecedentes. Breviter ſic habeto: quaecun-
que extra corpus poſitae quicquam in corpore alterant
externae vocantur, quae has etiam antecedunt antecedentes
cauſae corporis affectuum. Hi affectus ubi eontinentes
moveant, evadunt antecedentes illarum cauſae. Denſetur
enim ab occurſu externi frigoris cutis, cujus denſitas natu-
ralem halitus digeſtionem impediat, impeditus ille coacerve-
tur, tandem accendat febrem, ob quam uſus pulſuum mute-

τῶν σφυγμῶν ἀλλοιωθῆναι, καὶ διὰ τοῦτο καὶ τοὺς σφυγ-
μοὺς, ἐνταῦθα προκαταρκτικὸν μὲν αἴτιον τὸ προσπεσὸν
ἔξωθεν ψυχρὸν, τὰ δ᾽ ἄλλα πάντα τα μέχρι τῆς χρείας τῶν
σφυγμῶν προηγούμενα. διὰ μέσων οὖν τῶν προηγουμένων
τὸ προκαταρκτικον αἴτιον, ἀλλοιῶσαν τὴν χρείαν τῶν σφυγ-
μῶν ἓν οὖσαν τῶν συνεκτικῶν αἰτίων, ἔτρεψεν οὕτω καὶ
αὐτοὺς τοὺς σφυγμούς. οὐ γὰρ ἐνδέχεται τραπῆναι μέν τινα
συνεκτικὴν αἰτίαν, ἄτρεπτον δὲ μεῖναι τὸ πρὸς αὐτῆς ἀποτε-
λούμενον. πρὶν δ᾽ ἐπί τι τῶν συνεκτικῶν διαδοθῆναι τὴν
ἀλλοίωσιν, ἀδύνατον τραπῆναι τοὺς σφυγμούς. διὸ καὶ κυ-
ριώτατα καὶ μάλιστα καὶ πρῶτα ταῦτ᾽ αἴτια τῶν σφυγμῶν,
τὰ δ᾽ ἄλλα πάντα διὰ ταῦτα. τῷ γὰρ τὴν ἔξωθεν γεγενη-
μένην ἀλλοίωσιν εἰς τὰ συνεκτικὰ διαδίδοσθαι σφυγμῶν
αἴτια λέγεται, κατά γε τὴν ἰδίαν τε οὐσίαν καὶ φύσιν
οὐδαμῶς τρέπειν αὐτοὺς δυνάμενα. χρὴ τοίνυν ὅστις βού-
λεται τὴν περὶ τοὺς σφυγμοὺς τέχνην ἱκανὸς γενέσθαι γυμ-
νάσασθαι πολυειδῶς ἐν ἅπασι τοῖς γένεσι τῶν αἰτίων, ὥσθ᾽
ἑνὸς οὑτινοσοῦν αὐτῷ προτεθέντος ἔχειν εἰπεῖν τὴν γενο-
μένην ἐν τοῖς σφυγμοῖς ἀλλοίωσιν. ἀρχὴ δὲ τῆς γυμνασίας
ἀρίστη τὰς συνεκτικὰς αἰτίας ἐπισκέπτεσθαι, καθότι γεννᾷν

tur, itaque etiam ipſi pulſus hic externa cauſa eſt occurſus
externi frigoris, caeterae usque ad uſum pulſuum omnes
antecedentes. Cauſa igitur externa mediis cauſis anteceden-
tibus, quia variat uſum pulſuum quae una ex continentibus
cauſis eſt, etiam immutat ipſos pulſus, neque enim poſſit ulla
continens cauſa mutari, ut immutabilis maneat affectus ejus:
ſed prius quam continentes attingat alteratio non poſſunt
immutari pulſus. Ideoque principes hae et praecipuae ſunt
primae cauſae pulſuum, caeterae ſunt harum gratia, nam
quod externa illa alteratio ad continentes penetravit, prop-
terea pulſuum cauſae dicuntur, quum ſua ſponte et per ſe
alterare illos nequaquam poſſint. Quare qui peritus evadere
artis de pulſibus volet, hic verſatus in cauſarum omnibus
generibus mirifice debet eſſe, ut quicquid propoſitum ipſi ſit,
explicare pulſuum alterationem poſſit. Principium exerci-
tationis optimum eſt, ut continentes cauſas, quamobrem ge-

ἑκάστη πέφυκε σφυγμόν. ᾧ γὰρ λόγῳ τῆς γενέσεως αὐτῶν
ἐξηγοῦνται, τούτῳ καὶ τῆς ἀλλοιώσεως. αἱ γὰρ κατὰ τὸ
ποσὸν καὶ ποιὸν ἐν ταῖς αἰτίαις διαφοραὶ τὰς κατὰ τὸ
ποσόν τε καὶ ποιὸν ἐν τοῖς (85) σφυγμοῖς ἐργάζονται δια-
φοράς.

Κεφ. β'. Φαίνεται δὴ διὰ παντὸς ἡ καρδία μετὰ
πασῶν τῶν ἀρτηριῶν τὴν σφυγμικὴν καλουμένην κίνησιν, ἔστ᾽
ἂν περιῇ τὸ ζῶον, κινουμένη, ἀποθανόντος δ᾽ οὔτε τῶν ἀρ-
τηριῶν οὐδεμίαν οὔτ᾽ αὐτὴν τὴν καρδίαν ἔστιν ἰδεῖν ἔτι σφύ-
ζουσαν. ᾧ δῆλον ὡς ἦν τις αἰτία τέως ὑφ᾽ ἧς ἐκινοῦντο·
τίς δ᾽ αὕτη χαλεπὸν εὑρεῖν. ὁ μὲν γὰρ τὴν ἔμφυτον θερμα-
σίαν, ὁ δὲ τὸν τόνον, ὁ δὲ τὴν ἰδιότητα τῆς κράσεως, ὁ δὲ
τὴν ὅλην κατασκευὴν τῶν σωμάτων, ὁ δὲ τὸ πνεῦμα μόνον,
ὁ δέ τινα τούτων, ὁ δὲ καὶ πάνθ᾽ ἅμα φησί. ἤδη δέ τινες
ἀσώματον εἰσηγήσαντο δύναμιν, οἰκείοις ὀργάνοις τῆς κινή-
σεως τοῖς εἰρημένοις χρωμένην ἤτοι πᾶσιν ἤ τισιν ἤ τινι.
ταύτην οὖν τὴν αἰτίαν τὴν δημιουργοῦσαν τοὺς σφυγμούς,

nerare quaeque pulſum poſſit, perpendas. Qua enim ra-
tione generandorum eorum ſunt cauſae, eadem etiam alte-
randorum, ſiquidem cauſarum in quantitate et qualitate dif-
ferentiae pulſuum differentias in quantitate et qualitate
efficiunt.

Cap. II.   Videtur porro perpetuo cum omnibus ar-
teriis cor motum illum pulſatilem, ut vocant, dum ſuperſtes
animans ſit, habere, ubi interiit, nec ullam arteriam nec
vero ipſum cor amplius pulſare videas.   Quo fuiſſe tum
quandam conſtat cauſam, a quo moveretur; at quae haec
ſit, non proclive inventu eſt.   Unus nativum calorem,
alius contentionem, alius temperamenti proprietatem, hic
univerſam ſtructuram corporum, ille ſpiritum tantum, eſt
qui quaedam horum, alius etiam omnia ſimul affirmat.   Et
vero quidam etiam facultatem quandam nullo praeditam
corpore introduxerunt, quae peculiaribus inſtrumentis mo-
tus, quae retulimus, utatur, vel omnibus, vel pluribus,
vel uno.   Hanc cauſam quae pulſus molitur, quaecunque

ΑΙΤΙΩΝ ΒΙΒΛΙΟΝ Α. 5

Ed. Chart. VIII. [168. 169.]   Ed. Baf. III. (85.)

ἤ τις ἂν ᾖ, κἂν τὴν οὐσίαν αὐτῆς ἀγνοῶμεν, ἀπὸ τοῦ δύνασθαι σφυγμοὺς ἐργάζεσθαι δύναμιν αὐτὴν ἐκαλέσαμεν, ὥσπερ, οἶμαι, καὶ πᾶσαν ἑτέραν δύναμιν ἀπὸ τοῦ δύνασθαι ποιεῖν ὅπερ ἂν δύνηται καλεῖν εἰθίσμεθα.. τίνος γὰρ ἡ δύναμίς ἐστι καὶ τὴν νόησιν αὐτῆς ἐν τῷ πρὸς τὶ κεκτήμεθα, καὶ διὰ τοῦτο οὕτως αὐτὴν ὀνομάζομεν, ὅταν τὴν οὐσίαν ἀγνοοῦμεν. ὅταν δὲ ῥώμην, ἢ ἀρετὴν δυνάμεως λέγομεν, ἢ αὖ πάλιν ἀῤῥωστίαν τε καὶ κακίαν, ὡς πρὸς τὴν ἐνέργειαν ἀκούειν χρὴ τούτων τῶν ὀνομάτων. ἡ γὰρ δραστικὴ τε καὶ ποιητικὴ καὶ δημιουργικὴ τῆς ἐνεργείας αἰτία ποτὲ μὲν βέλτιον ὡς πρὸς ταύτην, ποτὲ δὲ χεῖρον διάκειται. καὶ διὰ τοῦτο νῦν ἄμεινον, αὖθις δ᾽ εἰ τύχοι χεῖρον ἡ ἐνέργεια συντελεῖται. τὸ μὲν οὖν βέλτιον ὡς πρὸς τοῦργον ἔχειν τὴν δύναμιν ἀρετή τε καὶ ῥώμη, τὸ δὲ χεῖρον ἀῤῥωστία τε καὶ κακία. περὶ μὲν δὴ τοὺς σφυγμοὺς ἐργαζομένης δυνάμεως ἀρκεῖ καὶ ταῦτα διαγινώσκειν εἴς γε τὰ παρόντα.

Κεφ. γ'. [169] Περὶ δὲ τῆς χρείας αὐτῶν ἀναμνησθῆναι χρὴ τῶν ἐν ἑτέροις ἐποδεδειγμένων, ὅτι φυλακῆς ἕνεκα

illa fit, licet ejus nos fugiat eſſentia, quod facultatem habeat pulſus efficiendi, facultatem illam vocavimus, ut quamlibet puto aliam facultatem a facultate faciendi cujus habet facultatem ſolemus nominare, alicujus enim eſt facultas et ejus notio eſt relationi ſubjecta. Itaque quando eſſentia ipſius incognita nobis ſit, hoc appellamus eam nomine. At vero quum robur facultatis, vel virtutem dicimus aut contra; infirmitatem et vitium, ad functionem haec nomina ſunt referenda, quippe quae obit et efficit createque functionem cauſa, interim ad eam melius eſt dispoſita, interim deterius. Quo fit ut modo praeclarius, poſtea, ſi res ferat, deterius functio adminiſtretur, ac praeſtantior ad functionem dispoſitio facultatis virtus eſt et robur, deterior infirmitas atque vitium. Sed de facultate pulſus effectrice haec ſatis eſt hoc loco noſſe.

Cap. III.   De uſu eorum illa ſunt, quae alio loco demonſtravimus commemoranda, quod tuendi cauſa caloris

6   ΓΑΛΗΝΟΥ ΠΕΡΙ ΤΩΝ ΕΝ ΤΟΙΣ ΣΦΥΓΜ.

Ed. Chart. VIII. [169.]   Ed. Baf. III. (85.)

) τῆς καθ᾽ ὅλον τὸ σῶμα θερμασίας γεγόνασιν ἐμψύχοντές τε
ταύτην καὶ εἴ τι λιγνυῶδες ἐκ τῆς τῶν χυμῶν συγκαύ-
σεως ὑποτρέφοιτο, τοῦτ᾽ εὐθέως ἀποκρίνοντες. εἴρηται δ᾽
ἐν ἐκείνοις ἅς καὶ τῇ γεννήσει τοῦ ψυχικοῦ πνεύματος συν-
τελοῦσι.

Κεφ. δ᾽. Λοιπὴ δὲ καὶ τρίτη σφυγμῶν γενέσεως αἰτία
συνεκτικὴ τὸ σῶμα τῶν ἀρτηριῶν ἐστιν αὐτό. πᾶσα γὰρ
δύναμις ἐνεργοῦσά τινος ἕνεκεν ὀργάνων ἐπιτηδείων δεῖται
πρὸς τοὖργον. ἦν δ᾽ ἐπιτήδειον ὄργανον πρὸς τὰ παρόντα
τὸ στεγανὸν μὲν τοῖς χιτῶσι, κοῖλον δ᾽ ἔνδοθεν, οἷόν περ τὸ
τῶν ἀρτηριῶν ἐστι. ὡς οὖν οἱ κατὰ τὰς πόλεις οὗτοι δη-
μιουργοὶ, σκυτοτόμοι τε καὶ χαλκεῖς καὶ γραφεῖς, δι᾽ ὀργά-
νων τινῶν ἐπιτελοῦσι τὸ σφέτερον ἔργον, οὕτως ἡ τοὺς σφυγ-
μοὺς ἐργαζομένη δύναμις δι᾽ ὀργάνων τῶν ἀρτηριῶν τὸ
ἑαυτῆς ἔργον, τὴν φυλακὴν τῆς ἐμφύτου θερμασίας, ἀποτελεῖ,
τοσόνδε μόνον τῶν ἄλλων διαφέρουσα δημιουργῶν ὅτι τοῖς
ὀργάνοις ἐνδέδεται καὶ δι᾽ ὅλων αὐτῶν ἅπασα διελήλυθεν,
οὐκ ἔξωθεν ἅπτεται καθάπερ ἐκεῖνοι. καὶ τοίνυν ἐπειδὰν
μὲν τὴν ψύχουσαν οὐσίαν ἕλκῃ, διαστέλλεται τὸ σῶμα τῶν

univerfi corporis creati funt, quem refrigerent et fi quid
fit fuliginis ex fuccorum aduftione contractum, id excer-
nant e veftigio. Etiam illo loco hoc dictum eft, ad gignen-
dum hos referre animalem fpiritum.

Cap. IV. Reliqua et tertia gignendorum pulfuum con-
tinens caufa ipfum eft arteriarum corpus. Nam omnis facul-
tas, quae alicujus caufa agit, inftrumenta quaerit ad opus
appofita; erat autem hic accommodatum inftrumentum quod
fpiffis tunicis et cavum effet intus. Nam ut artifices hi,
quos in urbibus confpicimus, futores, excufores, pictores,
certis inftrumentis opus fuum efficiunt, ita quae pulfus effi-
cit facultas fuum opus, tutelam nativi caloris, inftrumen-
tis peragit arteriis. Hoc tantum inter hanc et alios opifi-
ces intereft, quod inftrumentis haec indita eft ac per ea tota
permanavit, non foris ut illi attingit. Itaque ubi refrige-
rantem fubftantiam trahit, arteriarum diftenditur corpus,

ΑΙΤΙΩΝ ΒΙΒΛΙΟΝ Α. 7

Ed. Chart. VIII. [169.]   Ed. Baf. III. (85.)

ἀρτηριῶν, ἐπειδὰν δὲ τὸ αἰθαλῶδες ἐκκρίνῃ, συστέλλεται.
πλεονεκτεῖ δὲ ποτὲ μὲν ἡ τοῦ διαστέλλεσθαι, ποτὲ δὲ ἡ τοῦ
συστέλλεσθαι χρεία, πάντως δ᾽ ἕπεται θατέρῳ μέρει τῆς κι-
νήσεως τὸ λοιπόν. κατὰ ταύτας δὲ τὰς αἰτίας τῶν σφυγ-
μῶν γινομένων ἀνάγκη πάσας τὰς τροπὰς αὐτῶν ἕπεσθαι
ταῖς τῶν αἰτίων ἀλλοιώσεσιν, ὥστε τὰς πρώτας μὲν καὶ
γενικωτάτας τοσαύτας εἶναι διαφορὰς σφυγμῶν ὅσαι περ καὶ
τῶν αἰτίων. τῆς μὲν δὴ δυνάμεως αἱ διαφοραὶ ῥώμη τε καὶ
ἀῤῥωστία ἐστὶ, τῆς δ᾽ ἐμφύτου θερμασίας ἐκπύρωσίς τε καὶ
κατάψυξις, τοῦ δὲ τῶν ἀρτηριῶν χιτῶνος σκληρότης τε καὶ
μαλακότης καὶ πρὸ τούτων ἁπάντων αἱ καθ᾽ ἕκαστον γένος
τῶν εἰρημένων συμμετρίαι. ἀλλ᾽ αἱ μὲν συμμετρίαι τοὺς κατὰ
φύσιν ἐργάζονται σφυγμοὺς τοὺς μεσους τῶν ὑπερβαλλόν-
των, αἱ δ᾽ ἀμετρίαι τοὺς παρὰ φύσιν. αἱ μὲν ἄλλαι σαφεῖς,
ἡ δὲ κατὰ τὴν εὐρωστίαν τῆς δυνάμεως ἔχει τι ζητήσεως
ἄξιον, ὃ προϊὼν ὁ λόγος διασκέψαιτο. ῥώμη μὲν οὖν δυνά-
μεως σφοδρὸν ἐξ ἀνάγκης ἐργάζεται τὸν σφυγμὸν, ἀῤῥωστία
δ᾽ ἀμυδρὸν καὶ σκληρότης μὲν ὀργάνων σκληρὸν, μαλακότης

quum fuliginofam expurgat, contrahitur. Jam praepollet
modo diftentionis ufus, modo contractionis, ac confequitur
omnino alteram motus partem reliqua. Itaque quum ex
his caufis pulfus proficiscantur, neceffe eft omnes illarum
diverfitates fequi caufarum alterationes, unde tot primae
funt et generales pulfuum differentiae, quot funt caufa-
rum. Et facultatis quidem differentiae robur et imbecillitas,
nativi caloris aduftio refrigeratioque, arteriae tunicae du-
rities ac mollities, atque prae his omnibus in fingulis gene-
ribus commemoratorum mediocritates. Verum mediocrita-
tes naturales efficiunt pulfus, qui medium locum obtinent
inter excedentes, exceffus vero pulfus praeter naturam.
Atque alii perfpicui funt, qui autem in firmitate confiftunt
facultatis, quiddam dignum habent quaeftione, quod pro
greffus disputationis difpiciet. Porro robur facultatis ne-
ceffario vehementem pulfum facit, infirmitas languidum
et inftrumentorum durities durum, mollities mollem.

δὲ μαλακόν. οὐ μὴν ἐπί γε ταῖς αὐξήσεσιν ἢ ταῖς μειώσεσι
τῆς κατὰ φύσιν θερμασίας ἕν εἶδος σφυγμῶν ἐξ ἀνάγκης ἕπε-
ται ταὐτὸν ἀεί. οὔτε γὰρ ὁ ταχὺς, ὥς τισιν ἔδοξεν, οὔθ᾽ ὁ
μέγας οὔθ᾽ ὁ πυκνὸς ἐκπυρουμένης ἀεὶ γίνονται τῆς φύ-
σεως οὔθ᾽ ὁ βραδὺς ἢ μικρὸς ἢ ἀραιὸς σβεννυμένης,
ἀλλ᾽ οἱ περὶ τούτων ἀμφισβητοῦντες ὁμοίως ἁμαρτάνουσι
Ἀρχιγένει πρὸς Μάγνον διαφερομένῳ περὶ τάχους σφυγ-
μοῦ, ὡς οὐχ ὑπὸ ῥώμης μᾶλλον ἢ ἀῤῥωστίας γίνεται δυνά-
μεως. οὐδετέρα μὲν γὰρ ἐξ ἀνάγκης ἕπεται, μᾶλλον μήν ἐστιν
οἰκεῖον τάχος μὲν ῥώμῃ τε δυνάμεως καὶ πλήθει θερμα-
σίας καὶ προσέτι μαλακότητι τῶν ὀργάνων, βραδύτης δὲ
τοῖς ἐναντίοις· ὡσαύτως δὲ καὶ μέγεθος μὲν ἰσχυρᾷ δυνά-
μει καὶ πλήθει θερμασίας καὶ μαλακοῖς ὀργάνοις ἐστὶν οἰ-
κεῖον, μικρότης δὲ τοῖς ἐναντίοις· [170] ὡσαύτως δὲ καὶ
πυκνότης οὐδενὶ μὲν τῶν εἰρημένων ἐξ ἀνάγκης ἕπεται,
μᾶλλον μήν ἐστιν οἰκεία δυνάμεως ἀῤῥωστίᾳ, πλήθει δὲ
θερμασίας, ὀργάνων δὲ σκληρότητι. καὶ ἀραιότης δὲ κατὰ
ταῦτα τοῖς ἐναντίοις οἰκεία μᾶλλον, οὐ μὴν ἐξ ἅπαντος

Non tamen incremento nativi caloris vel imminutioni unum
femper et idem pulfuum genus ex neceffitate confequitur:
nec enim celer, quod nonnulli funt opinati, nec magnus
vel creber femper incidit, ubi aduritur natura, nec quum
extinguitur, tardus, vel parvus, vel rarus. Sed de his,
qui ambigunt perinde ac Archigenes errant, qui in Ma-
gnum disputat de pulfus celeritate, quod non a robore po-
tius quam ab imbecillitate proficiscatur facultatis; nam neu-
trum fequitur neceffario. At tamen peculiaris magis eft
celeritas quidem robori facultatis et caloris abundantiae,
praeterea mollitiei inftrumentorum, tarditas vero contrariis.
Eodem modo validae facultati magnitudo et copiae caloris,
tum etiam mollibus inftrumentis eft familiaris, parvitas vero
contrariis. Crebritas item nulli neceffario ex commemora-
tis adhaeret, magis tamen propria facultatis eft imbecillitati,
copiae caloris, duritiei inftrumentorum, et raritas item ma-
gis ad contraria fpectat, non annexa illis eft perpetuo ta-

ΑΙΤΙΩΝ ΒΙΒΛΙΟΝ Α. 9

Ed. Chart. VIII. [170.]　　　　　Ed. Baf. III. (85.)

ἐπομένη. πειράσομαι δ' ἀποδεῖξαι τῶν εἰρημένων ἕκαστον ἀναλαβὼν τὸν λόγον ἐπ' ἀρχήν.

Κεφ. ε'. Πλείονος θερμασίας ἠθροισμένης ἐν τῷ σώματι μείζονος μὲν χρῄζειν ἀνάγκη τὸ ζῶον τῆς ἀναπνοῆς, μειζόνων δὲ καὶ σφυγμῶν, ᾧ δὲ λόγῳ μειζόνων, τούτῳ καὶ θαττόνων τε καὶ πυκνοτέρων· ὡς γὰρ οἱ διψῶντες οὐ τὸ πολὺ μόνον, ἀλλὰ καὶ ταχέως καὶ πυκνῶς προσφέρονται τὸ πόμα, οὕτως καὶ οἱ τῆς ἐμψυχούσης οὐσίας δεόμενοι πολλήν θ' ἅμα ταύτην καὶ ταχέως καὶ πυκνῶς ἐπισπῶνται· καὶ τοῦτο δὴ οὖν ἔφαμεν οἰκείους εἶναι σφυγμοὺς πλήθει θερμασίας, τόν τε μέγαν καὶ τὸν ταχὺν καὶ τὸν πυκνόν, οὐ μὴν δ' ἐξ ἀνάγκης γ' ἑπομένους αὐτῇ. χρῄζει·γὰρ, ἵνα τοιοῦτοι γενηθῶσι, δυνάμεως μὲν ἐῤῥωμένης, ὀργάνων δὲ μαλακῶν· εἰ γὰρ ἀσθενὴς ἡ δύναμις ἢ σκληρὸν ᾖ τὸ ὄργανον, οὔτε μεγάλους αὐτοὺς οὔτε ταχεῖς ἐνδέχεται γενέσθαι, τοῦ μὲν ὀργάνου διὰ σκληρότητα δυσπειθοῦς γινομένου τῇ κινούσῃ δυνάμει, τῆς δυνάμεως δ' αὐτῆς δι' ἀῤῥωστίαν ἀδυνατούσης ἐξαίρειν τὰς ἀρτηρίας εἰς ὅσον προσήκει. χρὴ τοίνυν συνεργεῖν ἀλλήλοις τὰ τρία γένη τῶν αἰτίων, ἵν' ὁ σφυγμὸς ταχὺς ᾖ μέγας

men. Faciam autem ut haec repetita ab initio oratione figillatim demonſtrem.

Cap. V. Si amplior in corpore ſit collectus calor, animanti opus erit cum majore reſpiratione tum majoribus pulſibus, et quia majoribus, continuo etiam celerioribus et crebrioribus; ſicut enim qui ſitiunt non multum modo, ſed et celeriter potant ac crebro, ſic qui indigent refrigerio, copioſum ſimul id et celeriter crebroque attrahunt. Quamobrem peculiares dixi eſſe pulſus copioſo calori magnum, celerem crebrumque, non tamen neceſſario comitari, poſtulant enim, quo tales evadant, facultatem validam atque inſtrumenta mollia. Sin infirma facultas, aut durum ſit inſtrumentum, neque magni eſſe neque celeres poſſint, quod inſtrumentum ſit per duritiem adverſus moventem facultatem contumax: illa vero attollere, quatenus oportet, arterias per imbecillitatem impos. Quare ut celer pulſus vel magnus fiat, tria oportet cauſarum genera inter ſe con-

10 ΓΑΛΗΝΟΥ ΠΕΡΙ ΤΩΝ ΕΝ ΤΟΙΣ ΣΦΥΓΜ.

Ed. Chart. III. [176.] Ed. Baf. III. (85. 86.)

ἀποτελεσθῇ, τὴν μὲν χρείαν τῆς γενέσεως αὐτῶν ἐπείγουσαν,
τὴν δὲ δύναμιν εὐεκτοῦσαν, τῶν δ' ἀρτηριῶν τοὺς χιτῶνας
μαλακοὺς, ἢ πάντως γε μὴ σκληροὺς ὄντας. ὡς γὰρ καὶ
ὠθεῖν ἢ μέγα προβαίνειν οὔθ' οἱ πάνυ γέροντες οὔθ' οἱ
μικροὶ παῖδες δύνανται, κᾂν ἔτι μάλιστα χρῄζωσιν ἠπειγ-
μένης κινήσεως, οὕτως οὐδ' ἡ ἄῤῥωστος δύναμις οὔτε τα-
χέως οὔτ' εἰς μέγα τὰς ἀρτηρίας ἐξαίρειν δύναται, κᾂν δέη-
ται. ὥσπερ δὲ πάλιν ἡ μὲν μαλακὴ κύστις ἑτοίμως εἰς πολὺ
διαστέλλεται, ἡ σκληρὰ δὲ οὐδ' εἰ πάνυ σφόδρα βιάζοιο, οὕτω
καὶ τῶν ἀρτηριῶν ὁ χιτὼν ὁ μὲν μαλακὸς ῥᾳδίως ἐπὶ πλέον
ἐξαίρεται, κᾂν ἄῤῥωστος ἡ δύναμις ᾖ, ὁ δὲ σκληρὸς ἀντιτεί-
νεταί τε καὶ ἀντιβαίνει τῇ κινούσῃ δυνάμει, κᾂν σφοδρότατα
περὶ αὐτὸν ἐνεργοῦσα τύχῃ. μέθοδος δὲ καὶ κατὰ τούτων
ἁπάν(86)των μία, τῆς ἐξεταζομένης αἰτίας μόνης ὑπαλλαττο-
μένης, τῶν δ' ἄλλων ἐν ταὐτῷ μενουσῶν, τὴν διάκρισιν
ποιεῖσθαι τῆς ἀλλοιώσεως τῶν σφυγμῶν. εἰ γὰρ ἅμα πολλῶν
ὑπηλλαγμένων ἐπισκέπτοιο, πρῶτον μὲν ἄδηλον, ἢ διὰ τὸ
πασῶν ὁμοῦ συνιουσῶν ἀθρόον κεφάλαιον ἡ τροπὴ γέγονεν,

fpirent, ut ufus illorum generationis urgeat, facultas valida
fit, mollesque arteriarum tunicae, aut certe non durae. Ut
enim impellere velociter, aut multum progredi, ut maxime
concitato motu indigeant, nec fenes valent, nec parvi pue-
ri, ita nec imbecilla facultas, etiam fi ufus poftulet, vel
celeriter, vel multum attollere arterias poteft. Jam etiam
ficut mollis vefica prompte multum diftenditur, dura ne fi
admodum quidem etiam atque etiam contendas, fic arteria-
rum tunica mollis quidem perfacile attollitur plurimum,
vel facultate infirma, at dura, licet facultas fummopere il-
lam impellat, refiftit facultati motrici renititurque. Via
omnium horum ratioque una eft; nam ut caufa quae in
examen venit, fola convertatur, reliquae maneant omnes
in eodem ftatu, ita discernes alterationes pulfuum. Nam
fi quum multae immutatae funt, attendes, primum obscu-
rum erit, propter acervumne omnium in unum coacta-
rum mutatio evenerit, an propter unam quandam ex illis;

ἢ διά τινα μίαν ἐξ αὐτῶν. ἔπειτα δ' εἰ καὶ συγχωρηθείη διὰ
μίαν, ἤ τίς ἐστιν αὕτη μία ἐξ αὐτῶν οὐδέπω δῆλον. ἂν γοῦν
αὐξηθῇ μὲν ἡ θερμασία μόνη, φυλάττοιντο δὲ ἥ τε δύναμις
καὶ οἱ χιτῶνες τῶν ἀρτηριῶν ἄτρεπτοι, μείζους τε καὶ θάτ-
τους ἐξ ἀνάγκης οἱ σφυγμοὶ γενήσονται καὶ συναυξηθήσονταί
γε τῷ πλήθει τῆς θερμασίας ἄχρι περ ἂν ἐπὶ τὴν μεγίστην ἀφί-
κωνται διαστολήν. τάχιστοι δὲ οὐδὲ νῦν οὐδέ ποτε φανοῦνται
πρὶν τὴν θερμασίαν ὑπὲρ τὴν μεγίστην αὐξηθῆναι διαστολήν,
τότε δ' ὑπὲρ τὴν μεγίστην αὔξεται διαστολήν, ὅταν ἐνδεῶς ὑπ'
αὐτῆς ἀναψύχηται. τὸ τοίνυν λεῖπον ἐπανισοῖ τηνικαῦτα
τῷ τάχει τῆς κινήσεως, καὶ οὕτως οἱ σφυγμοὶ τάχιστοι γίνον-
ται. ἀρκεῖ δ' οὐδὲ ταῦτα τῇ μεγάλως ἐκπυρωθείσῃ, ἀλλ' ὃν
ἡσύχασε πρότερον χρόνον μεταξὺ τῶν κινήσεων, ἤδη καὶ τοῦ-
τον συντέμνει. πολλάκις δ' οὕτως βραχὺν ἀπέφηνεν, ὡς
συνεχεῖς ἀλλήλαις δοκεῖν εἶναι τὰς κινήσεις, [171] μηδαμῆ σχι-
ζομένας ἡσυχίᾳ· τοῦτο δ', ὅταν ἐσχάτως ἐκκαυθῇ, γίνεται.
τριῶν γὰρ ὄντων τρόπων ἐπικουρίας ἐν ἁπάσαις ὑπερβολαῖς
πᾶσιν ὁμοῦ χρῆται. καὶ γὰρ πλείστης ἀπολαύει τῆς ἐμψυ-
χούσης αὐτὴν οὐσίας καὶ τάχιστα καὶ συνεχέστατα. τούτων

deinde ut conveniat propter unam, quaenam fit haec una
de illis, nondum conſtat. Nam fi calor increverit folus et
maneant facultas tunicaeque arteriarum immotae, pulſus
neceſſario majores et celeriores fient, unaque cum calore,
dum ad maximam perveniant diſtentionem, augebuntur, ce-
lerrimi vero ne fic quidem prius quam maximam calor
diſtentionem fuperaverit apparebunt. Tunc autem ultra
maximam diſtentionem extendetur quum ab ea refrigeratur
parcius, quare celeritate motus refarcitur defectus, itaque
pulſus fiunt celerrimi. Jam vero neque haec fatisfaciunt
calori vehementer incenfo, fed quod temporis quo ante in-
ter duos motus quiescebat, nunc quid praefecat etiam. Sub-
inde etiam tam reddit breve, ut perpetuos putes motus eſſe,
nulla quiete interpellatos; fed hoc accidit, ubi ad ultimum
incenfus calor fit. Et quum tres fint in omnibus exceſſibus
rationes opis, omnibus fimul utitur, nam confequitur ıe
refrigerantis fubſtantiae quum plurimum tum celerrime et

δὲ τὸ μὲν πρῶτον μεγίστους ποιεῖ τοὺς σφυγμοὺς, τὸ δὲ δεύ-
τερον ταχίστους, τὸ δὲ τρίτον πυκνοτάτους. οὔτε γὰρ, ὅταν
ἱκανῶς ἀναψύχηται τῷ μεγέθει τῆς διαστολῆς, κατεπείγει τὸ
τάχος, οὔθ᾽ ὅταν αὐτάρκως ὑπ᾽ ἀμφοῖν ὠφελῆται, τὴν κυ-
κνότητα. θατέρου δ᾽ αὐτῶν ἀεὶ τὸ λεῖπον ἐπανισοῖ θατέρῳ,
τοῦ μὲν μεγέθους τῷ τάχει, τοῦ δὲ τάχους τῇ πυκνότητι.
καθόλου γὰρ φάναι πυκνότητος σφυγμῶν αἰτία μία τὸ τῆς
προτέρας ἐνεργείας ἐνδεὲς, γίνεται δὲ τοῦτο καὶ δι᾽ ἄλλας
μὲν αἰτίας, ἃς ἑξῆς ἐροῦμεν, ἀτὰρ οὖν καὶ διὰ πλῆθος θερ-
μασίας, ὡς νῦν ἀποδέδεικται. καὶ σχεδὸν ἤδη πέρας ἔχει τὸ
προκείμενον. ἐδείχθη γὰρ ὡς οὐκ ἐξ ἀνάγκης ἕπεται πλήθει
θερμασίας μέγας καὶ ταχὺς καὶ πυκνὸς σφυγμὸς οὐδεὶς, οἰ-
κεῖοι δ᾽ εἰσὶν αὐτῇ μάλιστα μὲν ὁ μέγας καὶ ταχὺς, ἤδη δέ
ποτε καὶ ὁ πυκνὸς κατά τι συμβεβηκός.

Κεφ. ϛ΄. Εἴη δ᾽ ἄν, οἶμαι, δῆλον, ἤδη καὶ περὶ τῶν
ἐν ταῖς ἐνδείαις τῆς ἐμφύτου θερμασίας ἑπομένων σφυγμῶν.
καὶ γὰρ καὶ ταύταις ἐξ ἀνάγκης μὲν οὐδεὶς ἕπεται, οἰκεῖοι
δ᾽ εἰσὶν μάλιστα μὲν ὅ τε μικρὸς καὶ βραδὺς, ἤδη δὲ καὶ

maxime continenter, quorum primum maximos pulſus
creat, alterum celerrimos, creberrimos tertium. Neque
ubi liberaliter illum magnitudo refrigerat diſtentionis, irritat
celeritatem, neque crebritatem ubi ab ambabus auxilium
confequitur: alterius enim illarum ſemper defectus corrigi-
tur altera, magnitudinis celeritate, celeritatis crebritate.
Quid multis? crebritatis pulſuum cauſa una eſt prioris actio-
nis defectus. Accidit id quum aliis de cauſis, quas deinceps
recenſebimus, tum de copia caloris, uti modo eſt oſtenſum.
Propemodum jam quod erat inſtitutum confectum eſt. De-
claravimus enim abundantiam caloris nullum confequi ne-
ceſſario pulſum magnum, celerem, crebrum, ſed peculiares
eſſe in primis magnum et celerem et nonnunquam crebrum
etiam, fecundum accidens quoddam.

Cap. VI. Puto jam quoque conſtare quinam e pul-
ſibus caloris nativi defectum comitentur, hunc ſcilicet nul-
lum neceſſario comitari. Familiares tamen funt ei parvus
et tardus praecipue, mox etiam rarus. Nam ut natura,

ὁ ἀραιός. ὥσπερ γὰρ οὔτε πολλῆς οὔτε ταχείας τῆς ἐμψύξεως ἡ φϑάνουσα κατεψύχϑαι δεῖται φύσις, οὕτως οὐδὲ δι' ὀλίγου. ταὐτὸν δ' ἐστὶ τὸ μὲν δι' ὀλίγου τῷ πυκνῷ, τὸ δὲ διὰ μακροῦ τῷ ἀραιῷ.

Κεφ. ζ'. Ἐπεὶ δὲ καὶ περὶ τούτων αὐτάρκως εἴρηται, τὸ ἀναβληϑὲν ὀλίγῳ πρότερον ἐφ' ὅσον εἰς τὰ παρόντα χρήσιμόν ἐστι διασκεψάμενοι τὸ συνεχὲς τοῦ λόγου περαίνωμεν. τοῦ μὲν γὰρ μεγάλου τε καὶ μικροῦ σφυγμοῦ μέσος τίς ἐστιν ὁ κατὰ φύσιν τε καὶ σύμμετρος, ᾧ παραβάλλοντές τε καὶ παραμετροῦντες τοὺς ἄλλους ἅπαντας, ὅσοι μὲν ἂν μείζους ὦσιν αὐτοῦ, τούτους μὲν μεγάλους ὀνομάζομεν, τοὺς δ' ἐλάττους μικρούς. κατὰ ταὐτὰ δὲ καὶ τοῦ ταχέος τε καὶ βραδέος ὁ μέσος τε καὶ σύμμετρος ὁ κατὰ φύσιν ἔχων ἐστὶν, καὶ τοῦ πυκνοῦ δὲ καὶ τοῦ ἀραιοῦ καὶ προσέτι σκληροῦ καὶ μαλακοῦ κατὰ τὸν αὐτὸν λόγον οἱ μέσοι κατὰ φύσιν. οὐ μὴν ἀμυδροῦ τε καὶ σφοδροῦ μέσος ὁ κατὰ φύσιν εἶναι δοκεῖ. ἐρρωμένης γὰρ ἔργον δυνάμεως ὁ σφοδρὸς σφυγμὸς, ὥσπερ οὖν καὶ ὁ ἀμυδρὸς ἀρρώστου. τὸ δ' ἐρρῶσϑαι ταύτην οὐ παρὰ φύσιν δήπουϑεν, ἀλλὰ τοῦτο μὲν ἀρετή τε καὶ κατὰ φύσιν,

quae jam pridem refrigerata eſt, nec multum requirit, nec celere refrigerium, fic nec brevibus intervallis. Brevibus intervallis idem eſt quod crebrum, et longis intervallis idem quod rarum.

Cap. VII. Sed quoniam fatis de his dictum eſt, fi quod produximus dudum, quantum disputationi conducat perſpexerimus, feriem orationis profequemur. Inter magnum pulfum et parvum naturalis intercedit et moderatus: cum quo comparantes et aeſtimantes reliquos omnes, qui majores funt eo, hos magnos vocamus, qui minores, parvos. Itidem inter celerem et tardum medius moderatusque naturalis eſt. fic inter crebrum et rarum. Ad haec inter durum et mollem medii naturales funt. At naturalis non item videtur, qui inter vehementem medius eſt et languidum, validae enim eſt facultatis opus vehemens pulfus, ut languidus infirmae. Cujus fane firmitas non eſt contra naturam, imo haec virtus eſt et fecundum naturam, infirmi-

ἡ δ' ἀῤῥωστία τῆς δυνάμεως κακία τε καὶ παρὰ φύσιν. ὅσον
δ' ἐν τῷ μεταξὺ ῥώμης τε καὶ ἀῤῥωστίας, ὁδός ἐστιν ἀπὸ
θατέρου πρὸς θάτερον ἐν μεθορίῳ που τεταγμένον ἀμφοῖν,
τοσούτῳ μὲν βέλτιον ἀῤῥωστίας, ὅσῳ χεῖρον εὐρωστίας, το-
σούτῳ δ' αὖ πάλιν εὐρωστίας χεῖρον, ὅσῳ βέλτιον ἀῤῥω-
στίας. οὔκουν ἐνταῦθά φασι χρῆναι τὸ κατὰ φύσιν ζητεῖν,
ἀλλ' ἐν τῷ ἄκρῳ τε καὶ εὐρώστῳ, τούτου δ' ἔγγονον ὑπάρ-
χειν τὸν σφοδρὸν σφυγμόν. εἰσὶ δ' οἳ τοῦτο μὲν ἀληθὲς εἶναι
συγχωροῦσιν, [172] ἀμφισβητοῦσι δὲ πρὸς τὸ καθόλου καὶ
φάσκουσι τὸν κατὰ φύσιν σφυγμὸν τὸν ἐν τούτῳ μὲν τῷ
γένει γίνεσθαι καὶ αὐτὸν ὑπὸ τῆς ἄκρας τε καὶ ἀρίστης
ἕξεως, ὥσπερ οὖν κἂν τοῖς ἄλλοις ἅπασι γένεσιν, οὐ μὴν
ἄκρον γε καὶ ἔσχατον ὑπάρχειν, ἀλλ' εἶναί τινα τῶν οὐ κατὰ
φύσιν ἕτερον τούτου σφοδρότερον. ἴδιον γάρ τι συμβεβηκέ-
ναι τούτῳ τῷ γένει τῶν σφυγμῶν παρὰ τἆλλα πάντα φασὶ,
διὸ καὶ τὴν ἀπορίαν τε καὶ τὰ σφάλματα τοῖς μὴ δυναμένοις
αὐτὸ συνιδεῖν ἀπηντηκέναι. γίνεσθαι μὲν γὰρ εὐρωστούσης
τῆς δυνάμεως τὸν σφοδρὸν σφυγμὸν, εἶναι μέντοι τι καὶ τού-

tas vero facultatis vitium praeterque naturam eſt. Quan-
tum jam in via, quae intercedit inter robur et imbecillita-
tem, eſt ab altero ad alterum in confinio alicubi utriusque
poſitum, tanto id praeſtat infirmitate, quanto robore inferius
eſt, contraque tantum firmitati cedit, quautum ſuperat in-
firmitatem. Proinde non hic quaerendum ajunt eſſe natu-
ralem pulſum, ſed in ſummo et valido, atque ex hoc pro-
venire vehementem pulſum. Sunt qui verum fateantur hoc
eſſe, ſed dubitent hoc undequaque ita habere: quorum haec
ſententia eſt, naturalem pulſum in hoc genere fieri quoque
ipſum a ſummo et optimo ſtatu non ſecus ac alios in om-
nibus generibus, non ſummum tamen et extremum eſſe, ſed
eſſe non ex naturalibus quendam alium hoc vehementio-
rem. Nam ſingulare quiddam huic pulſuum generi acci-
diſſe ac extra ordinem autumant: quo factum eſſe ut in
haeſitationem illi erroresque, qui aſſequi illud non poſſent,
incurrerint: ſiquidem fieri quidem valente facultate vehe-
mentem pulſum, attamen certum eſſe et hujus modum ve-

του μέτρον τῆς σφοδρότητος, οὗ προσωτέρω χωρῶν ἐξίσταται
τοῦ κατὰ φύσιν. ἐν γοῦν τοῖς θυμοῖς, φασὶ, καὶ πολλάκις
ἐν τοῖς γυμνασίοις καὶ ταῖς οἰνοποσίαις εὑρίσκεσθαι σφο-
δρότερον τοῦ κατὰ φύσιν κινουμένας τὰς ἀρτηρίας, ὁμολογεῖ-
σθαι δὲ πρὸς ἁπάντων τὸν ὡς ἀκριβῶς κατὰ φύσιν ἔχοντα
σφυγμὸν ἐπὶ ζώου θεωρητέον, ἐν ἠρεμίᾳ καθεστηκότος ἁπα-
σῶν τῶν μεγάλων τε καὶ ἰσχυρῶν ἀλλοιώσεων. ἰσχυρὰ δὲ ἀλ-
λοίωσις ἡ ἐκ θυμοῦ καὶ γυμνασίου καὶ οἴνου, οὐκ οὖν τοῦτον
εἶναι τὸν κατὰ φύσιν, ἀλλ᾽ ὡς ἂν ἐῤῥωμένης τε ἅμα τῆς φύ-
σεως καὶ πρὸς μηδενὸς τῶν ἔξωθεν αἰτίων βιαίως ταραττο-
μένης γίνεται. οὕτως δὲ πῶς μὲν εἶναι μέσον, πῶς δὲ οὐκ
εἶναι τὸν κατὰ φύσιν ἐν τούτῳ τῷ γένει σφυγμόν. καθόσον
μὲν γὰρ αὐτοῦ εἰσί τινες ἕτεροι σφοδρότεροι σφυγμοὶ, καὶ νὴ
Δία ἕτεροί γ᾽ ἧττον σφοδροὶ, καιὰ τοσοῦτον μὲν εἶναι μέσον,
καθόσον δὲ τριῶν οὐσῶν διαφορῶν ἐν τούτῳ τῷ γένει, σφο-
δρότητός τε καὶ ἀμυδρότητος καὶ τῆς ἀμφοῖν μεσότητος,
οὐκ ἐκ τῆς μεσότητός ἐστιν, ἀλλὰ ἐκ μιᾶς τῶν ἀκροτάτων,
κατὰ τοσοῦτον οὐκ ἔτι εἶναι μέσον. ὅλον οὖν τὸ λοιπὸν οἶμαι

hementiae, quem ſi praetereat, de natura recedat. Certe
quidem in ira dicunt, ſubindeque in exercitationibus atque
potionibus vini vehementius oſſendi ac natura poſtulat
motas arterias: at hoc inter omnes convenire, naturaliter
pulſum ad unguem comparatum in animante eſſe ſpectan-
dum, in quiete poſito omnium magnarum ac validarum
alterationum, validam autem alterationem ira, exercitatio,
vinum concitant: quare non nunc eſſe naturalem, ſed qui
valente natura ſimul et per extraneam cauſam quae vio-
lenta ſit nullam commota fiat, itaque quadam ratione eſſe
medium, quadam non eſſe naturalem in hoc genere pul-
ſum. Quatenus eo enim alii quidam ſunt vehementiores
pulſus et vero alii minus vehementes, hactenus eſſe me-
dium, quatenus autem, quum tres ſunt hujus generis diffe-
rentiae, vehementia, imbecillitas et utriusque medium, non
ex medio eſt, ſed una de ſummis, hactenus medium non
eſſe, omnino ergo eſſe reliquum, recte de illo pariter ac

περὶ αὐτοῦ καλῶς ἂν ἅμα καὶ ἀληθῶς ῥηθῆναι τὸν κατὰ
φύσιν ἐν τούτῳ τῷ γένει σφυγμὸν μέσον ἐν θατέρῳ τῶν
ἄκρων εὑρίσκεσθαι διαφορῶν. εἰσὶ δ᾽ οἳ καὶ πρὸς τοῦτ᾽ ἀν-
τιλέγουσιν, οὐ γίνεσθαι σφοδροὺς ἐν τοῖς εἰρημένοις καιροῖς
τοὺς σφυγμοὺς, ἀλλὰ φαίνεσθαι φάσκοντες, ἐξαπατᾶσθαι δὲ
τοὺς ἀμελέστερον ἁπτομένους ὑπὸ τοῦ προσγινομένου τάχους
αὐτοῖς καὶ μεγέθους, ἔστι δ᾽ ὅτε καὶ ὕψους, ὥσπερ ἐν τοῖς
θυμοῖς· δῆλον δὲ ὡς τῆς τοιαύτης διαφωνίας ἡ κρίσις εἰς
τὴν διάγνωσιν ἀναφέρεται. τίς οὖν ἡ ἀληθὴς διάγνωσις; χρὴ
γὰρ ἀποφήνασθαι τὸ φαινόμενον ἡμῖν. ἐπὶ μὲν ταῖς τῶν
οἴνων πόσησι, ταῖς γοῦν μετρίαις, οἱ σφυγμοὶ σαφῶς
ὥσπερ μείζους καὶ θάττους, οὕτω καὶ σφοδρότεροι γίνον-
ται, ἐπὶ μέντοι τοῖς θυμοῖς τε καὶ τοῖς μετρίοις γυμνα-
σίοις οὐκ ἔθ᾽ ὁμοίως σαφῶς, ἀλλ᾽ εἰ ἄρα καὶ προσγίνεταί τι
σφοδρότητος αὐτοῖς, ὀλίγον τοῦτο καὶ δυσδιάγνωστόν ἐστιν.
ὅπως δ᾽ ἂν ἔχοι τὸ ἀληθὲς, οὐδὲν κω(87)λυόμεθα περαίνειν
τὸ προκείμενον, αὐτὸ τοῦτο μόνον ζητοῦντες, εἰ μέγεθος καὶ
τάχος σφυγμῶν οἰκεῖα δυνάμεως ἐῤῥωμένης, ὅπερ εἶναι φαίνεται

vere dictam eſſe, naturalem pulſum hujus generis medium
locum in altera extrema differentia obtinere. Sunt qui
hoc impugnent etiam, qui ajunt vehementes pulſus non
fieri iis temporibus, quae commemorata ſunt, ſed videri
fieri; falli autem illos, qui negligentius tangunt, a celeritate
cum iis conjuncta et magnitudine, atque interim etiam
altitudine, ut fit in ira. At hujus controverſiae conſtat ju-
dicium ad dignotionem pertinere. Quae eſt ergo vera
dignotio? Dicendum eſt enim quod perſpicimus. Vino po-
tato, modice certe, pulſus aperte quum majores et celerio-
res tum vehementiores evadunt, in ira vero et in modicis
exercitationibus non perinde aperte. Imo ſi quid illis ac-
cedat vehementiae, id adeo eſt minutum, ut animadverti
aegre poſſit. Utcunque fit, quin, quod in manibus habe-
mus, conficiamus, nihil cauſae eſt, hoc ſi tantum quaera-
mus, an magnitudo celeritasque pulſuum pertineant ad
robuſtam facultatem: quod eſſe his videtur, qui ſumma cu-

τοῖς μὴ παρέργως σκοπουμένοις ἔξ αὐτῆς τῶν πραγμάτων
τῆς φύσεως. ὡμολογημένου γὰρ τοῦ διαστέλλεσθαι τὰς ἀρτη-
ρίας ὑπὸ δυνάμεως εὔλογον ἐπὶ πλέον ἐξαίρειν μὲν αὐτὰς τὴν
ἰσχυρὰν, ἐπ᾽ ὀλίγον δὲ τὴν ἀσθενῆ, καὶ θᾶττον μὲν τὴν ἰσχυ-
ρὰν, βραδύτερον δὲ τὴν ἀσθενῆ, ὥσπερ οὖν ἐφ᾽ ἡμῶν αὐτῶν
ἔχει βαδιζόντων τε καὶ θεόντων καὶ ἐρεσσόντων καὶ σκα-
πτόντων καὶ ὁτιοῦν ἄλλο δρώντων. ὁ γὰρ ἰσχυρότερος ἐν
τούτοις οὐ μείζονα μόνον, ἀλλὰ καὶ θάττονα τὴν ἐνέργειαν
ἐπιδείκνυται, τῶν γ᾽ ἄλλων ὡσαύτως ἀμφοτέροις ἐχόντων.
εἰ γὰρ ὁ μὲν ἀσθενέστερος ἐπείγοιτο πρὸς τῆς χρείας ἐς τὴν
ἐνέργειαν, ὁ δ᾽ ἰσχυρότερος ἤτοι μηδὲν αὐτῆς ὅλως ἢ ὡς
ἐλαχίστης δέοιτο, θᾶττον ἂν οὕτως ὁ ἀσθενέστερος ἐνεργήσειεν.
[173] ἀλλ᾽ οὐ χρὴ κατὰ τοῦτον τὸν τρόπον παραβάλλειν,
ἀλλ᾽ ὡς καὶ πρόσθεν ἐρρέθη, τῶν μὲν ἄλλων ἁπάντων ὁμοίως
ἀμφοῖν ὑπαρχόντων, καθ᾽ ἓν δ᾽ ὁτιοῦν μόνον ὅπερ ἂν ἑκά-
στοτε τύχῃ ζητούμενον τῆς ὑπαλλαγῆς γενομένης· οἷον εἰ
καὶ λῃστῶν ἐπιόντων φεύγειν δεήσειεν, οὐκ ἴσα δήπουθεν
διαβαίνοντες. οὐδ᾽ ἐν ὁμοίῳ τῷ τάχει δραμοῦνται νεανίσκος
ἰσχυρὸς καὶ γέρων ἀσθενής. εἰ μέντοι παραβάλλεις κίνησιν

ra aeſtimant ex ipſa rerum natura. Quando enim in con-
feſſo eſt diſtendi a facultate arterias, plus eas probabile eſt
validam attollere et infirmam parum, celerius item validam,
tardius infirmam: quod quidem vel in nobis ipſis conſpici-
tur, quum ambulamus, currimus, metimus, fodimus, deni-
que quicquid agimus. Nam in his qui fortior eſt non ma-
jorem modo, ſed et celeriorem operam praeſtat, ſiquidem
alia utrique paria ſint. Quod ſi infirmiorem ad opus neceſſi-
tas urgeat, fortior autem aut plane eo nihil indigeat, aut
quam pauciſſimo, celerius ſic imbecillior agct. Sed inepta
iſta eſt comparatio, imo ſi, ut ante eſt dictum, alia utrique
paria ſint et unum tantummodo quodque, quod quoque loco
in disquiſitionem venit commutetur. Ut ſi imminentibus
latronibus fugiendum ſit, profecto non paria conficient ſpa-
cia nec aequali velocitate current juvenis valens atque
imbecillus ſenex. Quod ſi tamen motum ſenis qui inva-

18 ΓΑΛΗΝΟΥ ΠΕΡΙ ΤΩΝ ΕΝ ΤΟΙΣ ΣΦΥΓΜ.

Ed. Chart. VIII. [173.]   Ed. Baf. III. (87.)

γέροντος ἔφοδον λῃστῶν δεδιότος νεανίσκου κινήσει ῥᾳθύ-
μως ἐν ἄστει βαδίζοντος, ὠκυτέρα τε καὶ μείζων οὕτως ἢ τοῦ
γέροντος φανεῖταί σοι, οὐχ ὅτι δύναται θᾶττον κινεῖσθαι τοῦ
νέου καὶ μᾶλλον τὰ κῶλα μεταφέρειν, ἀλλ᾽ ὅτι δεῖται κινή-
σεως ἠπειγμένης διὰ τὸν φόβον, ὑφ᾽ οὗ καταναγκαζόμενος
ἁπάσῃ χρῆται πρὸς τοὖργον τῇ δυνάμει. τῷ νεανίσκῳ δὲ τὰ
μὲν τῆς δυνάμεως ῥωμαλεώτερα, ἀλλ᾽ οὐδὲν αὐτῆς δεῖται
πρὸς τὴν ἐνέργειαν, ὡς εἴ γε δεηθείη παραπλησίως τῷ γέ-
ροντι, τοσούτῳ θᾶττόν τε καὶ μᾶλλον ἐνεργήσει ὅσῳ καὶ τὰ
τῆς δυνάμεως αὐτῷ βελτίω. ἄξιον οὖν ἐνταῦθα μέμψασθαι
καὶ Ἀρχιγένει καὶ Μάγνῳ καὶ πολύ γε μειζόνως τῷ Ἀρχι-
γένει. ὁ μὲν γὰρ εἰ καὶ μὴ πᾶν τὸ ἀληθές, ἀλλὰ μέρος
τι καλῶς κατεῖδεν, ὁ δ᾽ Ἀρχιγένης δέον τὸ λεῖπον
προσθεῖναι καὶ τὸ καλῶς ηὑρημένον ἀνατρέπειν πειρᾶται,
γράφων ὡδί· δίκαιον γὰρ αὐτὴν παραθέσθαι τὴν λέξιν· ἐπὶ
μὲν οὖν τῶν ἀρτιγενῶν μικρὸς παντελῶς ὁ σφυγμός ἐστι καὶ
οὐ σφοδρὸς, καὶ πυκνὸς ἄγαν καὶ ταχύς. Μάγνος δὲ οὐκ
εἶναι ταχὺν αὐτόν φησι, δι᾽ ὅλου συστῆσαι βουλόμενος τὸ

fionem timet latronum ad juvenis motum conferas qui
fegniter in urbe obambulat, velocior fic atque major tibi
fenis videatur, non quo celerius moveri juvene poffit vel
magis artus transferre, caeterum quod motu indigeat con-
citatiore ob metum, a quo compulfus omnes vires accommodat
ad opus. Juvenis viribus eft quidem robuftioribus, fed ad
opus eas non requirit, nam fi opus ipfi, ut feni, fit, hoc ce-
lerius aget, atque magis quo vires illi funt melius compa-
ratae. Quamobrem accufare hic operae pretium eft tum
Archigenem tum Magnum, tamen longe Archigenem magis:
nam Magnus quidem, etfi non undequaque verum, certe
aliqua ex parte animadvertit. Archigenes vero, quum
quod defiderabatur, deberet addere, etiam quod recte eflet
inventum, ftudet labefactare, qui ita fcribit, aequum eft
enim ut adfcribam ipfa verba: *Nam infantes parvum
prorfus pulfum habent, nec vehementem, tum mire crebrum
et celerem.* Magnus eum negat effe celerem, in perpe-
tuum conftituere volens hoc, non proprium imbecillitati

Ed. Chart. VIII. [173.]   Ed. Baf. III. (87.)

μὴ οἰκεῖον ἀσθενείᾳ τὸν ταχὺν σφυγμὸν εἶναι, ἀλλὰ τὸν πυ-
κνόν. ἔστι γὰρ καὶ τὰ τηλικαῦτα ἀσθενῆ· καὶ μικρὸν ὁ Ἀρ-
χιγένης προελθὼν, ἐμοὶ μὲν οὐ κατὰ τὴν ἰσχὺν, φησὶ, τὸ
τάχος δοκεῖ κεῖσθαι, ὅταν εὕρω ἐπὶ χολερικῶν καὶ ἐπὶ καρ-
διακῶν συνῃρημένην τὴν κίνησιν τῶν ἀρτηριῶν. ἡ μὲν οὖν
λέξις ἡ τοῦ Ἀρχιγένους τοιάδε, πιθανὴ πάνυ καὶ παρακρού-
σασθαι ῥᾳδίως δυναμένη τὸν ἀκροατὴν, ὡς ἂν ἐξ ὧν οἱ πολ-
λοὶ τῶν ἰατρῶν ἐπιδιδόασι λημμάτων συλλογιζομένη. πάντες
γὰρ ὀλίγου δεῖν ὁμολογοῦσι τὸν ἐπὶ τῶν χολερικῶν τε καὶ
καρδιακῶν σφυγμὸν ταχὺν ὑπάρχειν. ὑφ' ἡμῶν δ' ἱκανῶς ἐν
τῷ πρώτῳ περὶ τῆς διαγνώσεως τῶν σφυγμῶν εἴρηται περὶ
τάχους τε καὶ βραδύτητος, ἕτερον μὲν δεικνύντων τὸν τα-
χὺν, ἕτερον δὲ τὸν ὀλιγοχρόνιον σφυγμόν· ὡσαύτως δὲ
καὶ περὶ τῆς βραδύτητος, ἕτερον μὲν τὸν βραδὺν, ἕτερον
δὲ τὸν πολυχρόνιον. οὔκουν ἔτι περὶ τῶν αὐτῶν ἐνταῦ-
θα λέγειν προσῆκεν, ἀλλὰ τοῦ συμπεράσματος μόνου μνη-
μονεύσαντας ὡς ἐν τοῖς προειρημένοις πάθεσιν οἱ σφυγ-
μοὶ βραχυχρόνιοι μέν εἰσιν, οὐ μὴν καὶ ταχεῖς, οὕτως
ἐπὶ τὸ προκείμενον ἐπανιέναι. περανθήσεται γὰρ οὐδὲν ἔτι

celerem pulfum effe, fed crebrum; funt enim imbecilli illi.
Ac paulo inferius Archigenes, *Mihi quidem non in robore,*
inquit, *videtur celeritas pofita effe, quum in cholericis re-*
periam et cardiacis arteriarum contractum motum. Haec
Archigenis verba funt, multum quidem probabilia, quae
facile auditorem circumveniant, utpote ex lemmatibua col-
lecta, quae vulgus medicorum comprobat, fiquidem in hac
fententia funt pene omnes, cholericorum et cardiacorum ce-
lerem pulfum effe. Nos vero fatis in primo libro De pul-
fibus dignoscendis diximus de celeritate et tarditate: ubi
alium monftravimus celerem effe, alium non diuturnum
pulfum, itidem de tarditate, non eundem tardum effe at-
que diuturnum. Nihil eft igitur quod eadem hic repeta-
mus, fed conclufione duntaxat commemorata, in illis affe-
ctibus non diuturnum quidem pulfum effe, tamen non cele-
rem, tum ad inftitutum eft redeundum. Jam enim Archi-

B 2

Ed. Chart. VIII. [173. 174.]   Ed. Baf. III. (87.)

τῷ Ἀρχιγένει, μὴ συγχωρηθέντων τῶν ἐν τοῖς χολερικοῖς καὶ
καρδιακοῖς πάθεσι σφυγμῶν ταχέων ὑπάρχειν. καίτοι κἂν ἓν
τοῦτο συνεχωρεῖτο, σημεῖον μὲν ἀσφαλὲς οὐκ ἐγίνετο ῥώμης
δυνάμεως τὸ τάχος, οἰκεῖον δ᾽ αὐτῆς ὑπάρχειν οὐκ ἐκωλύετο,
διωρισμένου γε ἤδη σαφῶς πρὸς ἡμῶν ὡς τινὲς μὲν ἐξ ἀνάγ-
κης ἕπονται σφυγμοὶ ταῖς συνεκτικαῖς αἰτίαις, τινὲς δ᾽ οἰκεῖοι
μέν εἰσιν αὐταῖς, οὐ μὴν ἀναγκαίως ἀκολουθοῦσι. ὧν μὲν
γὰρ σφυγμῶν μιᾶς αἰτίας ἡ γένεσις χρῄζει, ταύτῃ διὰ παντὸς
ἀκολουθήσουσιν οὗτοι. καὶ σημεῖον γὰρ ἄκρον ἔσονται τῆς
αἰτίας ὁ σφοδρὸς μὲν τῆς ἐρρωμένης δυνάμεως, ὁ δ᾽ ἀμυ-
δρὸς τῆς ἀρρώστου. ὧν δ᾽ εἰ μὴ πλείους συνέλθοιεν αἰτίαι,
οὐχ οἷόν τε τὴν γένεσιν συστῆναι, τούτους οἰκείους μὲν εἶναι
ταῖς αἰτίαις ἐροῦμεν, οὐ μὴν καὶ δηλοῦν τινα ἐξ ἀνάγκης αὐ-
τῶν μίαν. ὡσαύτως δ᾽ εἰ καὶ πρὸς μιᾶς αἰτίας γίγνοιτό ποτε
σφυγμός, [174] ἀλλὰ μὴ τῆς αὐτῆς διὰ παντός, οἰκεῖος μὲν
ἔσται πάσαις ταῖς ποιούσαις αἰτίαις, οὐ μὴν δηλώσει γε βε-
βαίως αὐτῶν οὐδεμίαν. οὐδὲ γὰρ εἰ τάχος σφυγμῶν, ἐξ
ἀνάγκης καὶ ῥώμη δυνάμεως, ἀλλ᾽ ἔστι μὲν ὅτε πλείων ἡ

geni nihil efficietur, quum negatum fit pulfus in cholericis
cardiacisque affectibus effe celeres. Et quidem, ut hoc con-
ceffum fit, non fuerit facultatis roboris certum fignum cele-
ritas, fed familiare illi quin fit, nihil obftat, quandoquidem
jam fatis aperte declaravimus, quosdam neceffario pulfus
confequi continentes caufas, aliquos effe illis familiares, ne-
ceffario conjunctos non effe. Nam quorum pulfuum poftu-
lat generatio unam caufam, hanc perpetuo illi comitabuntur
et hercle indicium erunt caufae fideliffimum, ut vehemens
valentis facultatis, languidus infirmae, at quorum, nifi plu-
res concurrant caufae, conftitui generatio nequeat, hos fa-
miliares effe caufis dicemus, non autem fignificare certam
ex illis aliquam. Eodem modo fi ex una aliquando caufa
pulfus proficiscatur, fed non ab eadem perpetuo, familiaris
quidem omnibus caufis erit quae efficiunt eum, conftanter
vero ex illis indicabit nullam. Neque fi celeritas fit pul-
fuum, ftatim robur quoque neceffario facultatis erit, imo

χρεία τῆς γενέσεως τοῦ ψυχικοῦ πνεύματος, ἔστι δ᾽ ὅτε πλεο-
νεξία θερμασίας, ἢ ὀργάνων μαλακότης, ἤ τινα τούτων, ἢ
πάνθ᾽ ἅμα. κατὰ ταὐτὰ δὲ καὶ εἰ μέγεθος σφυγμῶν, ἤτοι
ῥώμη δυνάμεως ἢ δαπάνη πλείων ψυχικοῦ πνεύματος, ἢ
πλεονεξία τῆς ἐν τῇ καρδίᾳ θερμασίας, ἢ ὀργάνων μαλακότης,
ἤ τινα τούτων, ἢ καὶ πάντα. Μάγνος μὲν οὖν φήσας οἰ-
κεῖον μὲν εἶναι δυνάμεως ἐῤῥωμένης τὸ τάχος οὐδὲν ἁμαρτά-
νει. γίνεται γάρ ποτε καὶ διὰ ταύτην ὠκύτερος ὁ σφυγμός.
᾿Αρχιγένης δ᾽ ἁμαρτάνων ἀντιλέγει, πρῶτον μὲν ὅτι κατα-
ψεύδεται τοῦ φαινομένου τοὺς ὀλιγοχρονίους σφυγμοὺς
πάντας ταχεῖς εἶναι νομίζων, ἔπειτα δ᾽ ὅτι κἂν ταχεῖς ὦσιν,
οἴεται περαίνεσθαι τὸ μηδαμῶς οἰκείους αὐτοὺς ὑπάρχειν ἐῤῥω-
μένης δυνάμεως, φανερῶς ψεῦδος ὄν. οὐδὲ γὰρ ὡς οὐδέποτε
γίνονται σφυγμοὶ ταχεῖς δι᾽ εὐρωστίαν δυνάμεως, ἀλλ᾽ ὡς οὐ
διὰ παντὸς ὑπ᾽ ἐκείνης μόνης, περαίνοιτ᾽ ἂν, εἰ καὶ τοὺς
προειρημένους σφυγμοὺς ταχεῖς εἶναι συγχωρήσαιμεν. εἰ δ᾽
οὐκ οἰκείους μόνης ἐῤῥωμένης δυνάμεως τοὺς ταχεῖς σφυγμοὺς

eſt quum major ſit uſus generationis animalis ſpiritus et
eſt quum caloris ſit copia, vel inſtrumentorum, mollities,
vel horum quaedam, vel omnia ſimul. Haud aliter, ſi ma-
gnitudo ſit pulſuum, erit vel robur facultatis, vel impen-
dium animalis ſpiritus majus, vel calor in corde abundan-
tior, vel inſtrumentorum mollities, vel quaedam horum,
vel etiam univerſa. Itaque Magnus, qui familiarem eſſe
celeritatem dixit facultati validae, nihil peccat, ſiquidem eſt
quum velocior hujus occaſione pulſus fiat. Archigenes ve-
ro, qui eum oppugnat, errat primum, quod in eo mentia-
tur, quod perſpicuum eſt, qui omnes ducat non diuturnos
pulſus eſſe celeres, deinde quod ſi ſint celeres, hoc exiſti-
mat conſequi, haudquaquam validae facultati eos familiares
eſſe, id quod plane falſum eſt. Neque enim quin pulſus
celeres aliquando a robore facultatis proficiſcantur, verum
quod ab illo non ſemper ſolo, conſequetur ut illos, quos
diximus, pulſus fateamur celeres eſſe. Quod ſi exiſtimavit
non familiares eſſe tantum valenti facultati Magnus pulſus

ὁ Μάγνος ἐνόμιζεν, ἀλλ᾽ ὡς καὶ σημείοις ἐχρῆτο διὰ παντὸς,
ἐσφάλλετο. οὐ γὰρ εἰ τάχος σφυγμῶν, ἤδη καὶ ῥώμη δυνά-
μεως, ἀλλ᾽ ὡς εἴρηται πρόσθεν, ἤτοι τῆς χρείας ἐπειχούσης
ἢ τῶν ὀργάνων μαλακωτέρων γινομένων θᾶττον αἱ ἀρτηρίαι
κινοῦνται. πότ᾽ οὖν ἕπεται ῥώμη δυνάμεως τὸ τάχος καὶ
πότε πλήθει θερμασίας, ἢ δαπάνη ψυχικοῦ πνεύματος, ἢ
ὀργάνων μαλακότητι, βέλτιον ἦν εὑρόντα τὸν Ἀρχιγένην
προσθεῖναι τῷ τοῦ Μάγνου λόγῳ. τέλειος γὰρ ἂν οὕτως
ἐγένετο καὶ διαρκὴς εἰς ἁπάσας τὰς διαγνώσεις. ἐπεὶ τοίνυν
ἐκεῖνος αὐτὸ παρέλιπε, καί τοι πρόσθεν ὑφ᾽ Ἡροφίλου κεκι-
νημένον, ἡμεῖς οἷς καλῶς ὅ τε Μάγνος ἔγραψε καὶ ἔτι μᾶλ-
λον ὁ Ἡρόφιλος τὸ λεῖπον προσθέντες τελείαν τὴν διδασκα-
λίαν τῆς διαγνώσεως τῶν τὸ τάχος ἐργαζομένων αἰτίων ποιη-
σόμεθα. πρότερον δ᾽ ὑπομνῆσαι χρὴ τῶν ἐν τῷ δευτέρῳ
περὶ διαγνώσεως σφυγμῶν εἰ(88)ρημένων, ἵνα τοῖς σημαινο-
μένοις ὑπὸ τῶν ὀνομάτων ἑπόμενοι μηδὲν παρακούωμεν ἐν
τῷ λόγῳ. ταχεῖς γὰρ δὴ λέγομεν εἶναι τοὺς σφυγμοὺς, ὡσαύ-
τως δὲ καὶ βραδεῖς, οὐ τοῖς νοσοῦσι μόνον, ἀλλὰ καὶ τῶν

celeres, fed etiam ut fignis femper eft ufus, lapfus eft. Et-
enim non fi celeritas eft pulfuum, continuo robur etiam eft
facultatis, imo vero, ut fupra diximus, fi vel ufus urgeat,
vel fint molliora inftrumenta, velocius arteriae moventur.
Omnino quando robur facultatis fequitur celeritas et quando
caloris copiam, aut exhauftum animalem fpiritum, aut mol-
litiem inftrumentorum, melius feciffet Archigenes, fi Magni
fermoni inveftigatum adjunxiffet: ita enim abfolutus fit fa-
tisque ad omnes dignotiones. Quod ille quando praeteriit,
etfi prius ab Herophilo motum, nos quibus bene Magnus et
melius etiam Herophilus fcripfit, refiduum addemus, ac do-
ctrinam dignoscendarum quae celeritatem efficiunt cau-
farum omnibus fuis numeris abfolvemus. Prius tamen fa-
ciendum mihi eft ut illorum admoneam quae in fecundo
De pulfibus dignoscendis libro docuimus, quo fignificationes
affequentes horum nominum, nihil fecus in fermone acci-
piamus. Celeres dicimus pulfus, itemque tardos non aegro-
tis modo, verum etiam valentibus nonnullis, quod naturali-

ὑγιαινόντων ἔστιν οἷς, καὶ φύσει γε τοῦτο αὐτοῖς ὑπάρχειν
φαμὲν, ὥσπερ οὖν ἑτέροις, οἳ ἂν ἄριστα ιῆς κατασκευῆς τοῦ
σώματος ἔχωσιν, οὔτε βραδεῖς οὔτ᾽ ὠκεῖς, ἀλλὰ συμμέτρους
ὑπάρχειν φύσει τοὺς σφυγμούς. τοῖς δ᾽ αὐτοῖς τούτοις οὐδὲ
μεγάλους, οὐδὲ μικροὺς, ἀλλὰ τοὺς μέσους ἀμφοῖν τοὺς συμ-
μέτρους, οὐδὲ πυκνοὺς, ἢ ἀραιοὺς, ἀλλὰ καὶ τοὺς ἐν τούτῳ
γένει συμμέτρους. ἐπὶ τούτου τοίνυν πρότερον, τοῦ τὴν ἀρί-
στην κατασκευὴν ἔχοντος, ὁ λόγος προΐτω. καὶ γὰρ δὴ οἷον
κανών τις καὶ μέτρον ὁ τοιοῦτος ἁπάντων ἐστὶ τῶν ἄλλων
ἀνθρώπων. μεγάλους γὰρ καὶ μικροὺς καὶ ταχεῖς, καὶ βρα-
δεῖς καὶ τοὺς ἀνάλογον τούτοις ὠνομασμένους καθ᾽ ἕκαστον
γένος σφυγμοὺς, τοὺς τὰς ὑπερβολὰς δηλοῦντας, οὐ πρὸς
ἄλλον τινὰ ἢ τοῦτον ἀναφέροντες ὀνομάζομεν. ὁ δὴ τοιοῦ-
τος ἄνθρωπος εἰ θερμότερος ἑαυτοῦ γένοιτο καὶ τοῦτο μόνον
ἀλλοιωθείη, τὴν μὲν σφοδρότητα τῶν σφυγμῶν οὐκ ἂν ὑπαλ-
λάξειεν, ἀλλ᾽ οὐδὲ τὸ κατὰ σκληρότητα, ἢ μαλακότητα γένος,
εἰς μέγεθος μέντοι [175] καὶ τάχος ὑπαλλάξει πάντως, ἔστι
δ᾽ ὅτε καὶ εἰς πυκνότητα παρὰ τὸ μᾶλλόν τε καὶ ἧττον
ηὐξῆσθαι τὴν θερμασίαν. ὀλίγῳ μὲν γάρ τινι θερμάτερος

ter quidem iis ineſſe dicimus, quemadmodum etiam alios,
quibus comparatum optime corpus eſt, nec tardos, nec ci-
tatos, fed moderatos natura habere pulſus, eosdemque nec
magnos, nec parvos, fed medios inter utrosque moderatos,
neque item crebros, vel raros, fed et in hoc genere mode-
ratos. Atque de hoc, qui corpore optime eſt conſtituto,
priore loco dicamus, ut qui regula fit et modus caeterorum
omnium hominum; magnos enim et parvos pulſus, celeres,
tardos, denique qui ad hunc modum ſingulis in generibus
appellantur, ac exceſſus denotant, ad nullum alium quen-
quam praeter hunc, quum illos nominamus, referimus. Hic
ergo homo ſi calidior folito evaſerit, atque hac re fit tan-
tum alteratus, vehementiam is pulſuum non immutaverit,
imo nec duritiei et molliitiei genus, at in magnitudinem et
celeritatem vertet: interim etiam in crebritatem, prout ma-
gis vet minus calor increverit. Paulo enim ſi quam folet

έαυτοῦ γενόμενος ἐναργῶς μὲν ἕξει μείζους τοὺς σφυγμοὺς,
οὐ μὴν καὶ θάττους ἐναργῶς. εἰ δ᾽ ἐπὶ πλέον αὐτῷ τὰ τῆς
θερμασίας αὐξηθείη, συναυξηθήσεται μὲν αὐτῷ καὶ τὸ τῶν
σφυγμῶν μέγεθος ἀνάλογον, ἐπίδηλον δ᾽ ἔσται καὶ τὸ τάχος.
ἐπὶ πλεῖστον δ᾽ αὐξηθείσης τῆς θερμασίας μέγιστοι μὲν οἱ
σφυγμοὶ γενήσονται, τάχιστοι δὲ οὐδέπω, ἀλλ᾽ ὡς καὶ πρόσ-
θεν ἐῤῥέθη, τότε πρῶτον, ὅταν ὑπὲρ τὴν μεγίστην αὐξηθῇ
διαστολήν. τηνικαῦτα δ᾽ ἤδη καὶ ἡ πυκνότης ἐναργῶς δια-
γινώσκεται. τοὺς δὲ περὶ τούτων τῶν φαινομένων λογισμοὺς
τοὺς μὲν ἤδη φθάνομεν εἰρηκέναι, τοὺς δ᾽ οὐ χαλεπὸν ἐκ τῶν
εἰρημένων ἀνευρίσκειν. εἰ μέντοι ψυχρότερος ἑαυτοῦ ὁ τοιοῦ-
τος ἄνθρωπος γένοιτο, πρώτη μὲν ἡ ἀραιότης ἐναργῶς φαί-
νεται, δευτέρα δ᾽ ἡ βραδύτης, τρίτη δ᾽ ἡ μικρότης. καί τινι
τάχ᾽ ἂν δόξειε μάχεσθαι τὰ φαινόμενα καὶ ἀλλήλοις καὶ
ταῖς ὑποτεθείσαις αἰτίαις. χρὴ γὰρ, ὥσπερ ἐπὶ τῆς θερμα-
σίας πρῶτον μὲν τὸ μέγεθος, δεύτερον δὲ τὸ τάχος, τρίτη
δ᾽ ἡ πυκνότης ἦν, οὕτω καὶ ἐπὶ τῆς ψύξεως πρώτην
μὲν γίνεσθαι τὴν μικρότητα, δευτέραν δὲ τὴν βραδύτητα,
τρίτην δὲ τὴν ἀραιότητα. τίς οὖν ἡ λύσις τῆς ἀπορίας;

factus calidior fit, manifefto pulfus habebit majores, ve-
rumtamen non celeriores aperte. Quod fi amplius illi ca-
lor increverit, una cum illo magnitudo pulfuum proportione
augebitur: ad haec elucebit celeritas. At fi calor plurimum
auctus fit, maximi erunt pulfus, celerrimi vero nondum,
fed ut antea tradidimus, tum demum, ubi maximam ex-
cefferit diftentionem, jam tum crebritas quoque clare ani-
madvertitur. Horum cur ita appareant rationem partim
jam ante explicavimus, partim non magno negotio ex com-
memoratis invenias. At fi frigidior jufto is homo factus fit,
primum raritas perfpicua erit, deinde tarditas, poftremo
parvitas. Putaverit aliquis haec evidentia eventa et inter
fe et cum pofitis caufis puguare, par effe enim ut quemad-
modum in calore prima erat magnitudo, celeritas altera,
crebritas tertia et in frigiditate item prima parvitas, fecun-
da tarditas, tertia raritas fit. Ergo quae ratio eft expli-

ΑΙΤΙΩΝ ΒΙΒΛΙΟΝ Α. 25

Ed. Chart. VIII. [175.] Ed. Baf. III. (88.)

ὅτι τῆς δυνάμεως ἐρρωμένης, κἂν τὰ τῆς χρείας ἐλάττω βρα-
χεῖ γένηται, τὴν μὲν πρώτην ἐνέργειαν οὔτε μικρὰν οὔτε
βραδεῖαν ἀναγκαῖον γενέσθαι, τὴν δευτέραν μέντοι μετὰ
πλείονα χρόνον, εἰ τὰ τῆς χρείας μὴ ἐπείγον εὔλογον ὑπάρξε-
σθαι. ὡς γὰρ καὶ ὅτ᾽ ἤπειγεν ἐκέντριζέ τε καὶ ἀνίστη τὴν δύ-
ναμιν ἐπὶ τὴν ἐνέργειαν, οὕτως οὖν ὅτ᾽ οὐκ ἐπείγει, μέχρι
πλείονος ἡσυχάζειν ἐπιτρέπει. ἂν μέντοι πλείων ἡ ψύξις γέ-
νηται καὶ διὰ τοῦτο τὰ τῆς χρείας ἱκανῶς ἐκλυθῇ, συνεκλυ-
θήσεται μὲν οὕτως καὶ τὸ τάχος τῆς κινήσεως, μικροτέρα δ᾽
εὐθὺς ἔσται καὶ ἡ διαστολή, ἐπὶ πλεῖστον δὲ προϊούσης τῆς
ψύξεως ἀραιοτάτους μὲν, οὐ μὴν καὶ βραδυτάτους τε καὶ
μικροτάτους ἀνάγκη γενέσθαι τοὺς σφυγμοὺς, ἀλλ᾽ ἀρκεῖ βρα-
δυτέρους ἀεὶ καὶ μικροτέρους τῶν κατὰ φύσιν γίνεσθαι. τελέως
γὰρ βραδεῖς ἢ μικροὶ τῆς δυνάμεως ἐρρωμένης οὐκ ἄν ποτε
γένοιντο, κἂν τὰ τῆς χρείας ἱκανῶς ἐκλυθῇ. ταῦτα δὲ φαίνε-
ται κἀπὶ τῶν ἄλλων ἐνεργειῶν ὡσαύτως ἔχοντα. αὐτίκα γοῦν
ἐπὶ τῆς βαδίσεως, αὐξηθείσης μὲν τῆς χρείας, τοῦτ᾽ ἔστιν εἰ
δεήσειε καθ᾽ ἑκάστην ἡμέραν πολλοὺς διανύειν σταδίους, καὶ
θᾶττον καὶ μεῖζον προβαίνομεν καὶ τὰς ἐν ταῖς καταγωγαῖς

candi hujus modi? Quod quum valida facultas eſt, etſi
paulo minor ſit uſus, primam actionem nec parvam neceſſe
eſt nec tardam eſſe: alteram vero multo poſt, ſi uſus non
flagitet, veriſimile eſt fore. Ut enim quum urgebat, facul-
tatem ſtimulabat et excitabat ad officium, ita etiam quietem
longiſſimam concedit, ubi non urgeat. Jam ſi major refri-
geratio ſit, eoque uſus ſit magnoperc remiſſus, una elan-
gueſcet celeritas motus atque minor ſtatim erit diſtentio.
Si plurimum progreſſa refrigeratio ſit, rariſſimi quidem, ſed
non tardiſſimi tamen et minimi neceſſe erit ut ſint pulſus.
Sed ſat eſt, ſi tardiores ſemper et minores fiant nativis,
exacte quidem certe tardi, vel parvi, ſi valida facultas ſit,
quamvis multum ſit uſus remiſſus, nunquam fiant. Eadem
caeteris actionibus videas uſui venire, ut ambulationi aucta
neceſſitate, id eſt ſi multa ſingulis diebus ſint ſtadia confi-
cienda, velocius et magis progredimur, nec in diverſoriis

διατριβὰς ὀλιγοχρονίους ποιούμεθα. μειωθείσης δ᾽ εἰς τὸ το-
σοῦτον, ὡς εἰ τύχοι πεντεκαίδεκα μόνους ἀνύειν δεῖ ἑκάστης
ἡμέρας σταδίους, ἐν μὲν ταῖς καταγωγαῖς ἐπὶ πλεῖστον δια-
τρίβομεν, οὐ μὴν εἰς ἔσχατον βραδύτητός τε καὶ μικρότητος
ἐκλύομεν τὴν ἐνέργειαν. ὡσαύτως δ᾽ ἔχει κἀπὶ τῆς ἀναπνοῆς.
ἀλλὰ περὶ μὲν ταύτης ἐν τοῖς περὶ δυσπνοίας αὐτάρκως εἴ-
ρηται.

Κεφ. η΄. Περὶ δὲ τῶν σφυγμῶν αὖθις ἀναλαβόντες
εἴπωμεν ὡς ἐπειδὰν μὲν ἢ διὰ θερμασίαν μόνην, ἢ διὰ
ψύξιν ἀλλοιῶνται, μηδενὸς τῶν ἄλλων αἰτίων τῶν συνεκτι-
κῶν ἀρχαίας φύσεως ἐξισταμένων ἀνάγκη τὴν ἀλλοίωσιν
αὐτῶν οἵαν εἰρήκαμεν γενέσθαι. ἡνίκα δὲ μὴ μόνον τὰ τῆς
χρείας, ἀλλ᾽ ἤδη καὶ τὰ τῆς δυνάμεως ὑπαλλάττηται, τέσσα-
ρες μὲν οὕτως ἅπασαι συζυγίαι διάφοροι γίνονται, καθ᾽ ἑκά-
στην δ᾽ αὐτῶν ὧδέ πως αἱ ἀρτηρίαι φαίνονται κινούμεναι,
κατὰ μὲν τὴν ἀρρωστοτέραν ἅμα καὶ θερμήν, εἰ μὲν ἐπιπλέον
ὑπ᾽ ἀμ[176]φοτέρων τῶν αἰτίων δυναστεύοιτο, ἥ τε δύναμις
ἱκανῶς ἄρρωστος εἴη καὶ τὸ θερμὸν πυρῶδες, μικροὶ καὶ
βραδεῖς οἱ σφυγμοὶ καὶ πυκνότατοι γίνονται. μετρίας δ᾽

diu commoramur. Sin adeo fit imminuta, ut fingulis die-
bus habeamus quina dena ftadia verbi gratia duntaxat
perficienda, diutiffime fubfiftimus in diverforiis, attamen
non ad extremam tarditatem et parvitatem actionem remit-
timus. Eadem in refpiratione ratio eft, de qua late egimus
in commentariis De dyspnoea. Cap. VIII. Ad pulfus redeamus ac repetamus,
quando aut per folum calorem, aut frigiditatem alterantur,
nec caufa alia continens a priftina natura desciscat ulla, al-
teratio eorum talis neceffario exiftet, qualem diximus. At
ubi non modo ufus, verum etiam mutatur facultas, quatuor
tum in ·univerfum differentiae diverfae erunt, in quarum
fingulis moveri arteriae in hunc modum videntur. In de-
biliore pariter et calida, fi multum ab utraque caufa vinca-
tur, ut magnopere imbecillis fit facultas et calor igneus,
parvi et tardi pulfus creberrimique fiunt: fin modica noxa

οὔσης τῆς βλάβης πυκνοὶ μὲν ὁμοίως, σύμμετροι δὲ κατὰ τὴν
διάστασιν καὶ τὴν κίνησιν. τί δή ποτε πυκνοὶ μὲν ὁμοίως,
μικροὶ δ᾽ οὐκ ἔθ᾽ ὁμοίως, οὐδὲ βραδεῖς; ὅτι τῆς ἐσχάτης πυ-
κνότητος οὐδέν ἐστι πυκνότερον, ἵν᾽ ὁμοίως ἔχωσιν ἀμφότεροι.
εἰ δέ γε καὶ ταύτης δυνατὸν ἦν ἑτέραν γενέσθαι πυκνοτέραν,
ἔσχον ἂν πάντως αὐτὴν οἱ ἀσθενέστατοι ὅσον ἐπί γε τῷ μη-
δέπω τὴν χρείαν πληροῦν. διὰ τί δ᾽ ἐπὶ ταῖς μετρίαις βλά-
βαις τῆς τε δυνάμεως ἅμα καὶ τῆς θερμασίας οἱ σφυγμοὶ
πυκνοὶ μὲν γίνονται, μικροὶ δ᾽ οὐκ ἔτι οὐδὲ βραδεῖς, ἀλλὰ
σύμμετροι; ἢ ὅτι τῆς δυνάμεως ἀρρωστούσης μὲν, οὐ μὴν εἰς
τοὔσχατον συνηρημένης, σύμμετρος διαστολὴ καὶ κίνησις γέ-
νοιτ᾽ ἄν ποτε, καθάπερ καὶ τῶν ἀσθενεστέρων μὲν ἀνθρώ-
πων, ἐπειγομένων δὲ πρὸς τῆς χρείας ἡ σύμμετρος βάδισις.
ὃ γὰρ τοῖς ἰσχυροῖς ἄνευ μεγάλης ἀνάγκης, τοῦτο τοῖς ἀσθε-
νεστέροις ἀναγκαζομένοις γίνεται. τοῖς δ᾽ αὐτοῖς τούτοις
καὶ τὸ συνεχῶς ἐνεργεῖν, ὁπόταν ὑπὸ τῆς χρείας ἐπείγωνταί
τε καὶ οἷον βιάζωνται, συμβαίνει. ἀλλ᾽ οὗτοι μὲν εἰ καὶ μόγις,
ἀλλ᾽ οὖν πληροῦσί γε τὴν χρείαν. οἱ δ᾽ ἐσχάτως ἀσθενεῖς, κἂν
ὅτι μάλιστα προθυμηθῶσιν, ὅσον πλεῖστον δύνανται προσθεῖ-

fit, aeque fiunt crebri, fed moderati in diftentione et motu.
Quid autem crebri perinde, non autem ex aequo parvi,
nec tardi? quoniam nihil extrema crebrius eft crebritate,
ubi fimiliter habeant ambo. Quod quidem fi hac fieri etiam
alia frequentior poffet, omnino eam imbecillimi haberent
hoc quidem nomine, quod nondum ufum compleant. Quid
vero in modicis offenfionibus, tum facultatis, tum caloris
pulfus frequentes fiunt, fed nequaquam parvi, neque etiam
tardi, verum moderati? an quia quum imbecilla facultas fit,
non plane tamen dejecta, moderata diftentio et motus non-
nunquam fiet, ficut hominibus debilioribus quidem, fed
compulfis neceffitate, moderata eft ambulatio? quod enim
robuftis citra infignem neceffitatem accidit, eo compelluntur
imbecilliores. Idem hi hoc habent, at ubi ufus inftet et vel-
uti compellat, in perpetua fint actione: nihilominus hi
tametfi aegre, at ufum implent. Qui vero plane funt im-
becilli, etiam fi maxime contendant quam plurimum poffint

ναι μεγέθους τε καὶ τάχους καὶ πυκνότητος ταῖς ἐνεργείαις,
οὐδ᾽ οὕτως ἐκπληροῦσι τὴν χρείαν. ὅτι δ᾽ ἀμυδρὸν ἅπαντες
ἔχουσιν οἱ ἀσθενεῖς τῇ δυνάμει τὸν σφυγμὸν ἔμπροσθεν εἴ-
ρηται, καὶ εἰς τοσοῦτόν γ᾽ ἀμυδρὸν εἰς ὅσον καὶ τὰ τῆς δυ-
νάμεως πεπόνθασιν. περὶ μὲν δὴ τῆς διὰ πλῆθος θερμασίας
καὶ ἀρρωστίας δυνάμεως κακοσφυξίας ἱκανὰ καὶ ταῦτα.
μεταβῶμεν δ᾽ ἐπὶ τὴν ἑτέραν συζυγίαν τὴν ἐξ ἀρρωστίας τε
καὶ καταψύξεως συγκειμένην· ἐφ᾽ ἧς ἀμυδρὸς μὲν εἰς τοσοῦ-
τον εἰς ὅσον ἂν καὶ τὰ τῆς δυνάμεως ἔχῃ κακῶς ὁ σφυγμὸς
γίνεται, μικρὸς δὲ καὶ βραδύς, ὥσπερ καὶ οἱ ἐπὶ τῆς προτέ-
ρας συζυγίας, οὐ μὴν ὁμοίως γ᾽ ἐκείνοις εἰς ἐσχάτην ἀφικνεῖ-
ται πυκνότητα, πλὴν εἴ ποθ᾽ ἡ δύναμις ἐσχάτως εἴη κεκμη-
κυῖα, δῆλον ὡς σμικρότατος ἐπὶ τῶν τοιούτων ὁ σφυγμὸς
ἔσται, καὶ διαλείπων τε καὶ ἐκλείπων τὰ πολλά. μετρίως
μέντοι τῆς δυνάμεως ἀρ(89)ρωστούσης, ἰσχυρᾶς δὲ τῆς κατα-
ψύξεως οὔσης, πυκνὸς οὐδόλως ὁ σφυγμὸς γίνεται, ὡς ἂν
πληρουμένης τῆς χρείας αὐτάρκως καὶ πρὸς τῆς τοιαύτης δυ-
νάμεως. τρίτη δὲ συζυγία σφυγμῶν ἀλλοιώσεως αὐξανομένης
ὁμοῦ θερμασίας τε καὶ δυνάμεως, ἐν ᾗ σφοδρότατοι μὲν καὶ

augere actionis magnitudinem, celeritatem crebritatemque,
ne fic quidem refpondent ufui. Porro pulfum quibus, de-
bilis eft facultas omnibus languidum effe diximus antea et
tam languidum, quam maxime affecta facultas fit. Atque
de pulfu depravato per caloris copiam et infirmitatem facul-
tatis haec fufficiunt. Jam ad alteram conjugationem confe-
ramus, quae in imbecillitate conftat et refrigeratione cui
pulfus competit quum imbecillus pro offenfa quidem facul-
tatis, tum parvus tardusque ficut pulfus prioris conjugatio-
nis, fed non aeque, ut illi ad extremam deveuit crebrita-
tem: praeterquam fi quando omnino facultas proftrata fit,
tunc plane pulfus minimus erit intermittetque et deficiet
frequenter. At modice fi facultas infirma fit validaque re-
frigeratio, creber minime evadit pulfus, utique quod fatis
efficiat, vel ejuscemodi facultas ufui. Tertia eft conjugatio
pulfuum alterationis, quum fimul calor increscit et facultas,

μέγιστοι, τάχιστοι δ' οὐκ ἔθ' ὁμοίως οἱ σφυγμοὶ γίνονται,
πυκνότατοι δὲ τὰ πολλὰ μὲν οὐκ ἐναργῶς, ἔστιν ὅτε μέντοι
καὶ σαφῶς ὑπὲρ τὸ κατὰ φύσιν εἰσί. καὶ γίνεται τοῦτο, ὅταν
ἐπὶ πλεῖστον αὐξηθῇ τὰ τῆς θερμασίας. τηνικαῦτα γὰρ καί-
τοι μέγιστος ὁ σφυγμὸς καὶ ταχὺς, ὅμως οὐχ ὑπηρετεῖ τῇ
χρείᾳ διὰ τὸ πλῆθος τῆς θερμασίας. ἡ δὲ λοιπὴ καὶ τετάρτη
συζυγία τῆς κατὰ τοῦτο τὸ γένος τῶν σφυγμῶν ἀλλοιώσεως,
ὅταν εἰς ταὐτὸν ἀφίκηται ῥώμη τε δυνάμεως καὶ θερμασίας
ἔνδεια. γίνονται δ' οὗτοι σύμμετροι μὲν τῷ μεγέθει, βραδύ-
τεροι μέντοι καὶ ἱκανῶς ἀραιοὶ καὶ μάλιστα ὅταν ἐπὶ πλέον ἢ
ψύξις κρατῇ. βραχείας γὰρ οὔσης τηνικαῦτα τῆς τῶν σφυγ-
μῶν χρείας καὶ πάσης πληρουμένης ῥᾳδίως τῷ μεγέθει τῆς
διαστολῆς, εὐλόγως ἐπὶ πλεῖστον ἡσυχάζουσιν αἱ ἀρτηρίαι.
ὡς γὰρ ὅτ' ἤπειγεν ἡ χρεία συνεχὴς ἡ κίνησις αὐτῶν ἦν, οὕτω
νῦν ὅτ' ἐκλύεται διὰ μακροῦ γίνεται. τὸ μέντοι τῆς διαστά-
σεως αὐτῶν ποσὸν οὐ κωλύεται σαφῶς οὐδ' ἐναργῶς διὰ
τὴν εὐρωστίαν τῆς δυνάμεως. οὐ μὴν οὐδὲ ἡ βραδύτης ἐπὶ
πολὺ κρατεῖ διὰ τὴν αὐτὴν αἰτίαν. [177] ἐῤῥωμένη γὰρ ἡ
δύναμις σώζεται τὰ κατὰ φύσιν τῆς κινήσεως μέτρα, κἂν ἢ

quam vehementiffimi pulfus et maximi comitantur, fed non
perinde celerrimi, creberrimi vero fere non funt aperte;
eft tamen quum perfpicue naturam excedant, id quod ac-
cidit, ubi plurimum calor increvit; tunc enim etfi pulfus
fit maximus celerrimusque, tamen quae copia eft caloris,
non refpondet ufui. Reliquum eft quarta alterationis, quae
in hoc incidit genus pulfuum, conjugatio, ubi coierint
robur ιfacultatis et caloris defectus. Hi magnitudine mode-
rata funt, fed tardiores et bene rari, maxime ubi praepol-
leat refrigeratio; nam quum fit paucus tum pulfuum ufus,
univerfumque magnitudo diftentionis facile tueatur, recte
fane diutiffime quiescunt arteriae. Etenim, ut quum ufus
flagitabat, illarum erat perpetuus motus; ita nunc quum
eft remiffus, longis intervallis fit, tamen ob facultatis ro-
bur, diftentionis non impeditur aperte, vel dilucide quan-
titas. At nec multum tarditas eadem de caufa pollet, fiqui-
dem valens facultas naturales motionis tuetur modos, etiam

χρεία μὴ καλῇ. μεγάλως μὲν γὰρ δεῖ τὴν χρείαν ἐκλυθῆναι τῆς
ψύξεως ἰσχυρῶς κρατούσης, ἵν᾽ ὁ σφυγμὸς ἐναργῶς γένηται
μικρότερος. ὡς τὰ πολλὰ δὲ τὴν κατὰ φύσιν σώζει ποσότητα
τῆς διαστάσεως, ἢ ὀλίγῳ γέ τινι, καὶ οὐ πάνυ σαφεῖ γίνεται
μικρότερος, ἐπὶ πλέον μέντοι βραδύτερος, ἢ μικρότερος ἐν
ταῖς καταψύξεσι φαίνεται, παραπλησίως τοῖς βαδίζουσιν,
ὅταν μὴ δέωνται τῆς κινήσεως ἠπειγμένης. ἧττον γὰρ οὗτοι
τοῦ μεγέθους τῆς βαδίσεως ἀφαιροῦσιν ἢ τοῦ τάχους. καὶ εἰ
δεήσειε δέ ποτε θᾶττον αὐτοὺς βαδίσαι, τῷ μεγέθει πλέον ἢ
τῷ τάχει προστιθέασι. προσέχειν δ᾽ ἐνταῦθα χρὴ τὸν νοῦν
ἀκριβῶς τῷ λεγομένῳ, μή τι παρακούσωμεν αὐτοῦ καὶ δόξω-
μεν ἐπὶ πάσης διαθέσεως τὴν κατὰ μέγεθός τε καὶ μικρότητα
τροπὴν πλείονα γίνεσθαι τῆς κατὰ τάχος καὶ βραδύτητα.
πλείων μὲν γὰρ οὐ γίνεται διὰ παντός, ἑτοιμοτέρα μέντοι,
καὶ διὰ τοῦτο καὶ προτέρα. τὴν γὰρ ἀπὸ τοῦ συμμέτρου
μετάστασιν εἰς μέγεθος καὶ μικρότητα ῥᾷόν ἐστιν ἰδεῖν γινο-
μένην τῆς εἰς τὸ τάχος καὶ βραδύτητα. προελθούσης μέντοι
τῆς τροπῆς εἰς ἀξιόλογον μέγεθος, ἐὰν ἔτι συμβαίνῃ τὴν

fi non poftulet ufus. Omnino ut manifefte pulfus evadat,
magnopere diffolutum oportet ufum effe, frigore admodum
fuperante; plerumque vero diftentionis tuetur naturalem
quantitatem, aut paulum, neque id admodum perfpicuo
imminuitur. Caeterum multo tardior quam minor in re-
frigerationibus apparet, perinde atque illi qui iter faciunt,
quum non opus fit concitato motu; hi enim minus de ma-
gnitudine greffus quam de celeritate detrahunt; quod fi
quando feftinato opus fit, plus ad magnitudinem addunt
quam ad celeritatem. Hic ne male haec accipiamus et quo-
libet in ftatu ducamus variationem magnitudinis et parvita-
tis mutationem fuperare celeritatis et tarditatis, animo
etiam atque etiam opus eft attento; neque enim perpetuo
praeftat, caeterum promptior eft, itaque prior; nam a mo-
derato converfionem ad magnitudinem et parvitatem pro-
clivius videas fieri hac, quae ad celeritatem tarditatemque.
Attamen fi quum ad infignem magnitudinem mutatio per-

Ed. Chart. VIII. [177.]   Ed. Baf. III. (89.)

θερμασίαν αὐξάνεσθαι, τὸ τάχος τηνικαῦτα ἐπιδίδωσιν ἀθρόως.
καὶ τοῦτ᾽ εὐλόγως συμβαίνει, καθάπερ καὶ πρόσθεν εἴπομεν.
εἰς γὰρ τὸ πληρῶσαι τὴν χρείαν ἀρκεῖ τῇ καρδίᾳ τὸ μέγεθος·
τῆς διαστολῆς αὐξάνειν, οὐδὲν δεομένη καὶ τὸ τάχος ἀνάλο-
γον αὐτῷ συναυξάνειν. ὅταν δ᾽ ἤδη τὸ μέγεθος μὲν ἀξιόλογον
ᾖ, εἶτα δὲ καὶ τὰ τῆς χρείας ἐπείγῃ, τότε καὶ τῷ τάχει τὸ λεῖ-
πον πᾶν προστίθησιν· εἰ δὲ μηδὲ τοῦτ᾽ ἀρκοίη, συνεχεῖς
ποιεῖται τὰς κινήσεις, ὅπερ ἐστὶ ταὐτὸν τῷ πυκνός. ἀλλὰ
περὶ μὲν τούτων ἱκανὰ καὶ ταῦτα.

Κεφ. θ'. Μεταβάντες δ᾽ αὖθις ἐπὶ τὰς τῶν ὀργάνων
διαφορὰς ἐπισκεψώμεθα πρῶτον μὲν τοὺς οἰκείους ἑκατέρας
αὐτῶν σφυγμοὺς, ἔπειτα δ᾽ ἤδη καὶ τὰς μετὰ τῶν ἄλλων αἰ-
τίων ὑπαλλάξεις, ὥσπερ ὀλίγῳ πρόσθεν ἐποιήσαμεν. ὅτι μὲν
οὖν ἐπειδὰν σκληρότερον καὶ μαλακώτερον ἑαυτοῦ γένηται τὸ
τῆς ἀρτηρίας σῶμα, καὶ τοὺς σφυγμοὺς αὐτοὺς ἢ σκληροὺς
ἢ μαλακοὺς ἀπεργάζεται πρότερον εἴρηται, καὶ οὐ δεῖται
μακροτέρων λογισμῶν τὸ τοιοῦτον, ὑπὸ πάντων τῶν ἐναργῶν
μαρτυρούμενον, ὡς κατὰ τὴν τοῦ πλήττοντος φύσιν καὶ ἡ
τῆς πληγῆς ἀποτελεῖται ποιότης. ὅτι δὲ καὶ μέγεθος μὲν ταῖς

venit, adhuc fiat ut crescat calor, celeritas tum affatim ex-
tenditur; quod ficut diximus prius, non immerito accidit,
nam ad implendum ufum fatis eſt cordi fi diftentionis au-
geat magnitudinem; neque velocitatem perinde ac illam re-
quirit auctam. Quum vero luculenta jam fit magnitudo,
praeterea urgeat ufus, hic tum omne quod defideratur, adjicit
celeritas; fin parum fit ea contentum, perpetuos ciet motus,
quod perinde eſt ac crebros facit. Atque de his hactenus.

Cap. IX. Tranfeamus jam ad inſtrumentorum diffe-
rentias ac infpiciamus primum peculiares utriusque earum
pulfus; deinde aliarum etiam caufarum immutationes, uti
fecimus paulo ante. Quod igitur, quum durius folito vel
mollius evaferit corpus arteriae, ipfos pulfus id ibi fimul
reddat vel duros vel molles ante explicatum eſt; nec
quaerit hoc longiorem probationem quum id omnia perfpi-
cua eventa approbent, ferientis naturae refpondere qualita-
tem ictus. Quod vero mollitiei inſtrumentorum familiaris

μαλακότησι τῶν ὀργάνων, μικρότης δὲ ταῖς σκληρότησιν οἰ-
κεία, λέλεκται μέν τι καὶ περὶ τούτων ἔμπροσθεν, εἰρήσεται
δὲ καὶ νῦν διὰ τὴν ἀκολουθίαν τοῦ λόγου. τὸ μὲν μαλακὸν
ὄργανον ἑτοίμως ἐκτεινόμενον πάντη ῥᾳδίως διαστέλλεται,
τὸ δὲ σκληρὸν οὐκ ἄνευ μεγάλης βίας. ἕπεται δὲ τῷ μὲν ἑτοί-
μῳ τῆς διαστολῆς τὸ μέγεθος, τῷ δ' ἀντιβατικῷ τε καὶ δυσ-
παθεῖ σμικρότης. ὡσαύτως δὲ καὶ τάχος μὲν τῷ προτέρῳ,
βραδύτης δὲ τῷ δευτέρῳ γένει, οὐ μὴν κατὰ τὴν αὐτὴν ἀνα-
λογίαν μεγέθει τε καὶ μικρότητι. θάττων μὲν γὰρ ὀλίγῳ,
παμπόλλῳ δὲ μείζων ὁ ἐπὶ μαλακότητι τῶν ὀργάνων σφυγ-
μὸς τοῦ διὰ σκληρότητα. τὸ γὰρ ὑμενῶδες τοῦ σώματος τῆς
ἀρτηρίας, κἂν σκληρότερόν ποτε γένοιτο, πρὸς μὲν τὸ τάχος
τῆς κινήσεως ἕτοιμόν τε καὶ εὐπειθὲς, εἰς δὲ τὸ μέγεθος τῆς
διαστολῆς ἁπάντων ἀφυέστατον, εἴ γε χρὴ ῥᾳδίως ἐκτείνεσθαι
πάντη τὸ μεγίστην διαστολὴν ποιησόμενον. τοιοῦτον δ' ἐστὶ
τὸ μαλακόν. καὶ ὅταν ἐπὶ πλεῖστον ἐκστῇ τοῦ κατὰ φύσιν
ἢ εἰς μαλακότητα, [178] ἢ εἰς σκληρότητα τὸ τῶν ἀρτηριῶν
σῶμα, βραδύτερος ὁ μαλακὸς σφυγμὸς τοῦ σκληροῦ γίνεται.

fit magnitudo, parvitasque duritiei, quanquam de his antea
verba fecimus, tamen quia ita fluit feries orationis, etiam
hoc loco exponemus. Molle inftrumentum, quoniam
prompte extenditur in omnem partem, facile diftenditur;
durum non absque magno negotio. Jam comes eft prom-
ptitudinis diftentionis magnitudo, renifus et contumaciae
parvitas. Itemque celeritas prioris, tarditas alterius gene-
ris eft comes, non tamen ex aequo ac magnitudo et parvi-
tas. Paulo enim celerior pulfus eft ex mollitie profectus
inftrumentorum pulfu quem creat durities, major per-
multo, quia corporis arteriae membranofitas, quamvis du-
rior interim fit, ad celeritatem quandam motus parata eft et
facilis, ad magnitudinem vero diftentionis omnium ineptis-
fima; nam opus eft ut in omnem partem extendatur facile
quod maximam diftentionem fit affecturum; hujusmodi
molle eft. Quumque a natura longiffime aut ad mollitiem,
aut ad duritiem corpus arteriarum recefferit, tardior fit

τὸ μὲν γὰρ βραχεῖ τοῦ κατὰ φύσιν μαλακώτερον σῶμα τοῦ
βραχεῖ σκληροτέρου, διότι πρὸς τὸ μέγεθος τῆς διαστολῆς
εὐπειθέστερόν ἐστι, διὰ τοῦτο καὶ πρὸς τὸ τάχος τῆς κινή-
σεως, τὸ δ᾽ ἐπὶ πλεῖστον ἐκλυθὲν εἰς μαλακότητα καὶ οἷον
καταῤῥέον τε καὶ καταπῖπτον εἰς ἑαυτὸ δι᾽ ὑπερβολὴν ὑγρό-
τητος οὔτ᾽ εἰς τὸ μέγεθος τῆς διαστολῆς ὁμοίως ἕτοιμον
οὔτ᾽ εἰς τὸ τάχος τῆς κινήσεως, καὶ κατὰ τοῦτο ἀπολείπεται
τῷ τάχει τοῦ σκληροῦ, μεγέθει δὲ καὶ νῦν ἔτι πλεονεκτεῖ οὐ
τοῦ σκληροῦ μόνον, ἀλλὰ καὶ αὐτοῦ τυῦ κατὰ φύσιν. αἱ
μέντοι τοιαῦται διαθέσεις, ἐν αἷς εἰς ἄμετρον ὑπερβολὴν ἥκου-
σιν αἱ ἀρτηρίαι σκληρότητος ἢ μαλακότητος, οὐκ ἄνευ καὶ τῆς
τῶν ἄλλων συνεκτικῶν αἰτίων γίνονται μεταβολῆς. οὔτε γὰρ
τὴν δύναμιν εὔρωστον ἔτι μένειν οἷόν τε οὔτε τὴν θερμασίαν
ἐν τοῖς κατὰ φύσιν ὅροις. ὅθεν οὖν αὐτῆς μόνης ἤτοι μαλα-
κότητος ἢ σκληρότητος ἄνευ τῶν ἄλλων αἰτίων τοὺς οἰ-
κείους σφυγμοὺς ἀποφαινόμεθα, μείζους μὲν καὶ θάττους ἐπὶ
ταῖς μαλακότησιν ἐροῦμεν, ἐλάττους δὲ καὶ βραδυτέρους ἐπὶ
ταῖς σκληρότησι γίνεσθαι, καὶ ἐπὶ πλέον γε μείζους ἢ ὠκυ-

mollis pulfus duro; nam corpus paulo mollius jufto, quia
paulo duriore ad magnitudinem fequacius eft, idcirco etiam
ad motus velocitatem. At vero quod ad extremam diffolu-
tum mollitiem eft et veluti laxum et in fe ipfum per nimiam
humiditatem confidet, neque ad diftentionis magnitudinem
perinde fequax eft, neque ad celeritatem motus: itaque ce-
leritate cedit duro, magnitudine tamen nunc non durum
tantum fuperat, fed ipfum etiam quod in naturali ftatu eft.
Et ejuscemodi certe ftatus, qui ad immodicum arterias ex-
ceffum adducunt duritiei et mollitiei, non fiunt fine muta-
tione aliarum continentium caufarum, neque enim conftare
amplius facultas in fuo robore, nec in terminis calor a
natura praefcriptis poterit. Quamobrem, ubi ipfius folius
vel mollitiei, vel duritiei, remotis aliis caufis, proprios
pulfus pronunciamus, majores et celeriores dicemus a mol-
litie, minores tardioresque a duritie fieri; et multo qui-
dem majores quam celeriores ob caufam quam expli-

τέρους δι' ἣν εἴπομεν ἔμπροσθεν αἰτίαν, πυκνότητι δὲ καὶ
ἀραιότητι τοσοῦτον ἀλλήλων τε καὶ συμμέτρου παραλλάττειν,
ὅσον ἐκ τοῦ μεγέθους ἢ τῆς μικρότητος ἢ τοῦ τάχους ἢ
τῆς βραδύτητος ἐξίστανται τοῦ κατὰ φύσιν. ἐρρέθη δὲ καὶ
πρόσθεν ὡς ἔστιν αἰτία μία καθόλου πυκνότητος ἐνεργειῶν
ἁπασῶν, ὅταν ἐλλιπέστερον τῆς χρείας ἑκάστης συντελῆται.
τῶν μὲν οὖν σκληρῶν ὀργάνων ἡ διαστολὴ μικρότερα καὶ
διὰ τοῦτ' ἐλλιπεστέρα τῆς χρείας ἡ ἐνέργεια, τῶν δὲ μαλακῶν
τοὐναντίον ἀξιόλογος μὲν ἡ διαστολὴ, πληροῦται δ' ἱκανῶς
ἡ χρεία. εὐλόγως οὖν τοῖς μὲν σκληροῖς σφυγμοῖς αἱ πυκνό-
τητες, τοῖς δὲ μαλακοῖς αἱ ἀραιότητες ἕπονται. εἰ δὲ συν-
δράμοι ποτὲ τῇ μὲν σκληρότητι ψύξις, τῇ δὲ μαλακότητι
θερμασία, γένοιντ' ἂν οὕτω οἱ σκληροὶ σφυγ(90)μοὶ τῶν
μαλακῶν ἀραιότεροι. κατὰ συμπλοκὴν δέ τιν' ἤδη τῶν ἐν τοῖς
συνεκτικοῖς αἰτίοις διαφορῶν ἡ τοιαύτη τῶν σφυγμῶν ἀλλοίω-
σις γίνεται. ἐπεὶ δὲ κατὰ τὴν ἀκολουθίαν αὐτὴν τοῦ λόγου
πρώτης ἐμνημονεύσαμεν τῆς κατὰ σκληρότητα καὶ ψύξιν συζυ-
γίας, τὸ πᾶν ἤδη περὶ αὐτῆς λεγέσθω. σκληρότερον γὰρ τὸ
σῶμα τῶν ἀρτηριῶν γενόμενον ἅμα τῇ ψύξει τῆς ἐμφύτου

cavimus nuper; crebritate vero ac raritate tantum a fe
mutuo et a mediocri variare quantum magnitudine, par-
vitate, celeritate, tarditate a natura recedunt. Dictum
praeterea ante eft, unam omnino caufam effe crebritatis om-
nium actionum, quum quemque ufum non affequantur. At-
que durorum inftrumentorum eft minor diftentio, itaque
minor ufus actio obitur; mollium contra infignis eft diften-
tio, impleturque abunde ufus: jure itaque cum duris pul-
fibus crebritates, cum mollibus raritates cohaerent. Quod
fi quando incidat ut cum duritie refrigeratio concurrat et
calor cum mollitie, tum pulfus duri mollibus evadent ra-
riores; haec tamen pulfuum alteratio fit, concurrentibus
differentiis continentium caufarum. Quando autem eo pro-
ceffit oratio, ut primam commemorarem duritiei et refri-
gerationis conjugationem, fummam ejus explicemus. Si
durum corpus arteriarum fit conjunctum cum innati caloris

ΑΙΤΙΩΝ ΒΙΒΛΙΟΝ Α. 35

Ed. Chart. VIII. [178.]　　　　　Ed. Baf. III. (90.)

θερμασίας τοὺς σφυγμοὺς ποιήσει μικροτέρους τε καὶ βραδυτέρους τῶν κατὰ φύσιν· εἰ μὲν ἡ σκληρότης κρατοίη, μικροτέρους πλέον ἢ βραδυτέρους, εἰ δ᾽ ἡ ψύξις, ἔμπαλιν βραδυτέρους πλέον ἢ μικροτέρους. οὕτω δὲ καὶ πυκνοτέρους μὲν, εἰ ἡ σκληρότης πλεονεκτοίη τῆς ψύξεως, ἀραιοτέρους δὲ, εἰ ἡ ψύξις κρατοίη· εἰ δ᾽ ἴση καθ᾽ ἑκάτερον αὐτῶν ἡ εἰς τὸ παρὰ φύσιν ἐκτροπὴ γένοιτο, τοσούτῳ μικροτέρους ὅσῳ καὶ βραδυτέρους· ἀραιότητι δὲ ἢ πυκνότητι τῶν κατὰ φύσιν οὐδὲν ἀλλοιοτέρους. ὅσον γὰρ ἡ χρεία τῆς γενέσεως αὐτῶν ἀφεῖλε διὰ τὴν ψύξιν, τοσοῦτον καὶ τοῦ ποσοῦ τῆς διαστολῆς καὶ τοῦ χρόνου τῆς κινήσεως συγκαθεῖλεν. οὔκουν δεῖται συνεχέστερον κινεῖν τὰς ἀρτηρίας ἡ φύσις, ὥσπερ ἐν τοῖς πλείστοις τῶν μικρῶν σφυγμῶν, ἐφ᾽ ὧν ἐλλιπεστέρα τῆς χρείας ἡ διαστολὴ, εἰ μέντοι ἡ σκληρότης μὲν ἱκανὴ, ὀλίγη δ᾽ εἴη παντελῶς ἡ ψύξις, αὐτὸ δὲ τοῦτο ἔσται τηνικαῦτα τὸ προειρημένον, τὸ τῆς χρείας ἐλάττονα γινομένην τὴν διαστολὴν συνεχεῖς τὰς κινήσεις ἐργάσασθαι, ὥσπερ οὖν εἰ καὶ τοὔμπαλιν γένοιτο παμπόλλη μὲν ἡ ψύξις, ἐλάττων δ᾽ ἐλαχίστῳ τοῦ κατὰ φύσιν ἡ σκληρότης. ἀνάγκη γὰρ τότε τοὺς σφυγμοὺς

refrigeratione, pulſus efficiet juſto minores et tardiores; ſi ſuperet durities, minores magis quam tardiores; ſin autem refrigeratio, contra tardiores magis quam minores. Ad eundem modum crebriores, ſi durities refrigeratione ſuperior ſit; ſin vincat refrigeratio, rariores; at ſi par fuerit utriusque a natura receſſus, tanto reddet minores quanto tardiores, a raritate vero et crebritate naturali non abducet, ſiquidem quantum uſus eorum generationis detraxit ob refrigerationem, tantumdem ſimul de quantitate diſtentionis temporeque motus abſtulit; quare nihil cauſae eſt cur arteriarum magis natura continuet motum, ſicut in plerisque parvis pulſibus, ubi infra uſum manet diſtentio. Quod ſi tamen inſignis durities et pauca omnino fuerit frigiditas, tum id ipſum exiſtet quod commemoravimus, nempe diſtentionem, quae uſum non aſſequitur, perpetuos creare motus. At ſi contra accidat, ut permultum ſit frigiditatis duritiesque naturali pulſu quam minimo minor, tum pul-

ἀραιοτέρους ἐπὶ πλέον ἢ μικροτέρους γενέσθαι, ὅτι καὶ τὰ
τῆς χρείας ἐπὶ πλέον ἠλάττωται τοῦ ποσοῦ τῆς διαστολῆς.
[179] τοιαύτη μέντοι ἡ πρώτη συζυγία τῶν αἰτίων. δευτέρα
δ' ἦν ἐφ' ἧς ἐκράτει μαλακότης ἅμα θερμότητι. τρεῖς δ'
ἀνάγκη κἀνταῦθα γενέσθαι τὰς πρώτας διαφορὰς, ποτὲ μὲν
ὁμοίως εἴς τε μαλακότητα καὶ θερμότητα τῆς τροπῆς γενο-
μένης, ποτὲ δὲ ἤτοι τῆς μαλακότητος ἢ τῆς θερμότητος
κρατούσης. εἰ μὲν οὖν ὅσον ἡ μαλακότης, τοσοῦτον καὶ ἡ
θερμότης τοῦ κατὰ φύσιν ἐξίστατο, μεγάλους ἀνάγκη καὶ τα-
χεῖς γίνεσθαι τοὺς σφυγμοὺς, πυκνοὺς δ' οὐκ εὐθέως, ἀλλ'
ὅταν ἡ χρεία τῆς γενέσεως αὐτῶν ὑπὲρ τὸ μέγεθος ᾖ τῆς δια-
στολῆς. εἰ δ' ἡ μαλακότης κρατοίη, πλεονεκτήσει καὶ μέγεθος
τοῦ τάχους· εἰ δ' ἡ θερμότης κρατοίη, οὐκ ἔθ' ἁπλῶς ἀπο-
φήνασθαι δυνατὸν, ἀλλὰ χρὴ διορίσασθαι. παμπόλλης μὲν
γὰρ οὔσης τῆς θερμασίας, ὡς μὴ πληροῦσθαι τὴν χρείαν ὑπὸ
τῆς ἐνεργείας, πλέον ὠκυτέρους ἢ μεγάλους ἀνάγκη γίνεσθαι
τοὺς σφυγμοὺς, εὐθὺς δὲ δηλονότι καὶ πυκνούς· ὅταν δ'
ἱκανῶς ἀπολαύῃ τῆς χρείας ἡ φύσις, εἰς ὅσον μεγάλους, εἰς
τοσοῦτον καὶ ταχεῖς. τρίτη δ' ἂν εἴη συζυγία τῶν κατὰ

fus multo rariores neceſſe eſt ſint quam minores, quod
uſus etiam longe inferior ſit quantitate diſtentionis. Habes
cauſarum primam conjugationem. Altera erat, in qua cum
calore pollebat mollities, quae etiam tres neceſſario primas
differentias producit; interim enim par mollitiei eſt et ca-
loris mutatio, interim praepollet vel mollities vel calor.
Quare ſi quantum naturam mollities relinquat, tantundem
deſciſcat ab ea etiam calor, magnos neceſſe eſt et celeres
fieri pulſus, non ſtatim tamen crebros; verum ubi generan-
dorum eorum uſus ſuperet magnitudinem diſtentionis, ſi
mollities praeſtet, magnitudo etiam vincet celeritatem; ſi
calor, non item ſtatuendum eſt abſolute, ſed diſtinctione eſt
opus. Si ita abundet calor, ut uſum actio complere ne-
queat, multo celeriores fiant neceſſe eſt quam majores
pulſus, ſimulque etiam crebri; ubi vero naturae ſatisfacit
uſus, aeque magni atque celeres. Porro autem tertia erit

ΑΙΤΙΩΝ ΒΙΒΛΙΟΝ Α. 37

Ed. Chart. VIII. [179.]   Ed. Baf. III. (90)

ταῦτα τὰ γένη τὸν σφυγμὸν ἀλλοιούντων αἰτίων, ὅταν εἰς
ταὐτὸν ἥκῃ σκληρότης θερμότητι. μεγάλης μὲν οὖν τῆς καθ᾽
ἑκάτερον εἰς τὸ παρὰ φύσιν ἐκτροπῆς γινομένης οἱ σφυγμοὶ
τάχιστοι μὲν ἔσονται καὶ πυκνότατοι, μικρότατοι δ᾽ οὐκ ἔτι,
πλὴν εἰ καὶ τὰ τῆς δυνάμεως ἔχοι κακῶς, ὅπερ οὐχ ὑπόκειται
νῦν, ἀλλ᾽ ἥττους μὲν τῶν κατὰ φύσιν, οὐ μὴν εἰς ἔσχατόν γε
μικρότητος ἥκοντες. εἰ μέντοι τὰ τῆς θερμασίας ἀμέτρως ἔχοι,
τὸ δ᾽ ὄργανον μὴ πάνυ σκληρὸν, ἀλλ᾽ ὀλίγῳ γέ τινι τοῦ συμ-
μέτρου παραλλάττον, οὐχ ὅπως ἐλάττων τοῦ κατὰ φύσιν ἡ
διαστολὴ τῶν ἀρτηριῶν, ἀλλὰ καὶ μείζων γένοιτ᾽ ἄν. οἰκείων
γὰρ ὄντων σφυγμῶν τῇ μὲν σκληρότητι τῶν ὀργάνων τοῦ
μικροῦ, τῇ δ᾽ ἀμετρίᾳ τῆς θερμασίας τοῦ μεγάλου, κατὰ λό-
γον ἐν τοιαύταις διαθέσεσιν ὁ σφυγμὸς μέγας γίγνεται, συνεξο-
μοιούμενος τῷ κρατοῦντι, ὥσπερ ὅταν ἡ σκληρότης κρατῇ,
μικρός· ταχὺς μέντοι πάντως ὁπότερον ἂν τῶν αἰτίων πλεο-
νεκτῇ, καὶ πολὺ μᾶλλον, ὅταν ἡ θερμασία. τηνικαῦτα δὲ
καὶ ἡ πυκνότης ἐπιφανεστέρα. λοιπὴ δ᾽ ἂν εἴη συζυγία κατὰ
τὰ νῦν προκείμενα γένη τῶν σφυγμῶν, ὅταν εἰς ταὐτὸν ἀφί-
κηται μαλακότητι ψύξις. ὄντος δὲ κἀνταῦθα τοῦ μὲν μεγάλου

caufarum conjugatio, quae pulfum in hoc genere variant,
ubi calori adjuncta durities fit. Atque quum uterque mul-
tum a natura recedit, pulfus erunt celerrimi creberrimique,
minimi autem nequaquam, nifi fimul facultas affecta fit (fed
id hic non pofuimus) fed minores illi quidem jufto, non ad
ultimam tamen parvitatem delabentur. At fi immodicus
calor fit et inftrumentum non magnopere durum, verum
paululum a moderato varietur, tantum abeft ut jufto fiat
diftentio arteriarum minor, ut etiam major evadat. Nam
quum peculiaris duritiei inftrumentorum parvus fit et ma-
gnus immodico calori, jure pulfus in iftis ftatibus fit ma-
gnus, affimilatus vincenti, ficut quum praepolleat durities,
parvus. At celer erit, utra caufarum excellat, maxime
tamen quum calor; tum vero etiam luculentior erit crebri-
tas. Reftat conjugatio in propofitis pulfuum generibus, ubi
concurrant mollities frigiditasque. Quia vero magnus

σφυγμοῦ ταῖς μαλακότησιν οἰκείου, τοῦ δὲ μικροῦ ταῖς ψύξε-
σιν, ὁπότερον ἂν αὐτῶν πλέον ἐξίστηται τῆς φύσεως, ἐκείνῳ
συνεξομοιοῦσθαι τοὺς σφυγμοὺς ἀναγκαῖον. ὥστε μεγάλοι
μὲν τῆς μαλακότητος τῶν ὀργάνων κρατούσης, μικροὶ δ᾽
ἐν ταῖς ψύξεσιν ἔσονται, σύμμετροι δ᾽, ὅταν ὅσον εἰς μέ-
γεθος ὑπὸ τῆς μαλακότητος αὔξωνται, τοσοῦτον καθαι-
ρῶνται πρὸς τῆς ψύξεως εἰς μικρότητα. καθόλου γὰρ
εἰπεῖν οὐκ ἐπὶ τῶν νῦν προκειμένων μόνων αἰτίων, ἀλλὰ
κἀπὶ τῶν ἄλλων ἁπάντων τῶν παρὰ φύσιν οἱ σύμμε-
τροι γίνονται σφυγμοὶ, τῶν εἰς τἀναντία τρεπόντων αὐ-
τοὺς ἑκατέρων ὁμοίως δυναμένων, καὶ δόξαν γε ψευδῆ
τοῦ κατὰ φύσιν διακεῖσθαι τοὺς οὕτω νοσοῦντας οἱ
πολλοὶ τῶν ἰατρῶν ἴσχουσιν. ἀλλὰ περὶ μὲν τούτων ἐν
τοῖς δι᾽ αὐτῶν προγνώσεως ἐπὶ πλέον εἰρήσεται· τὸ δὲ
νῦν εἶναι τοῦτ᾽ ἀρκεῖ μόνον ἐνδεδηλωμένον, ὅσον τῆς
προκειμένης πραγματείας ἴδιον, ὡς πάντες μὲν οἱ κατὰ
φύσιν σφυγμοὶ μέσοι τῶν ὑπερβολῶν εἰσι καὶ σύμμε-
τροι, οὐ μὴν ἅπαντές γε οἱ σύμμετροι κατὰ φύσιν.

pulfus hic quoque mollitiei peculiaris eft et parvus frigidi-
tati, utra longius a natura recedat, illi neceffe eft pulfus
aflimilentur. Itaque magni inftrumentorum praepollente
mollitiei, parvi in frigiditatibus erunt; moderati autem,
quum quantum a mollitie in magnitudinem producantur,
tantumdem a frigore contrahantur in parvitatem. Nam ut
femel dicam, moderati pulfus non ex hisce tantum caufis,
fed et ex caeteris praeter naturam omnibus fiunt, quum am-
bae, quae in contrarias partes diftrahunt eos, parem vim
habeant; unde falfos illos, qui in eum modum laborant,
vulgus putat medicorum naturaliter comparatos effe; ve-
rum de his fufius dicam in commentariis De praefagitione
ex pulfibus. In praefentia hoc tantum fatis eft declaraffe
(quod quidem ad hanc commentationem pertinet) omnes na-
turales pulfus inter exceffus medios moderatosque effe;
non tamen quicunque moderati funt etiam naturales om-

ἀραιοὶ μέντοι καὶ βραδεῖς οἱ τοιοῦτοι σφυγμοὶ πάντες εἰσὶ,
καὶ μᾶλλον ὅταν ἡ ψύξις κρατῇ.

Κεφ. ί. Ἐπεὶ δὲ καὶ περὶ τούτων εἴρηται τὰ εἰκότα,
ἐπαλλάξωμεν ἑξῆς τὰς ἀπὸ τῶν ὀργάνων διαφορὰς ταῖς ἀπὸ
τῆς δυνάμεως, [180] ἐκεῖνο πρότερον ἀναμνήσαντες, ὡς ὅσα
πλεονεξίᾳ θερμασίας ἕπεται πάθη σφυγμῶν, τοσαῦται καὶ
χρεῖαι γενέσεως ψυχικοῦ πνεύματος. ὀργάνων οὖν σκληρότης
ἅμα μὲν ἀσθενείᾳ δυνάμεως μικροὺς καὶ βραδεῖς καὶ πυκνοὺς
ἀποτελεῖ τοὺς σφυγμοὺς, ἅμα δὲ ῥώμῃ μικροὺς μὲν καὶ
πυκνοὺς, οὐ μὴν καὶ βραδεῖς, ἀλλ᾽ ἔστιν ὅτε πολὺ τοῦ κατὰ
φύσιν ὠκυτέρους. ὅσον γὰρ διὰ τὴν σκληρότητα τῶν ὀργά-
νων ἔλλιπὲς τῷ συμμέτρῳ τῆς διαστολῆς, τοσοῦτον ἀναπλη-
ροῦται πρὸς τοῦ τάχους τε καὶ τῆς πυκνότητος. εἰ δέ γε μα-
λακὸν μὲν εἴη τὸ ὄργανον, ἐρρωμένη δ᾽ ἡ δύναμις, μείζονες μὲν
ἐπιφανῶς οἱ σφυγμοὶ γίνονται, ὀλίγῳ δέ τινι βραδύτεροι καὶ
ἀραιότεροι. εἰ δ᾽ ἀρρωστίᾳ δυνάμεως συνέλθοι μαλακότητι
τῶν ὀργάνων, ἴσης μὲν ἀμφοτέρων καὶ μετρίας ἅμα τῆς εἰς
τὸ παρὰ φύσιν ἐκτροπῆς γενομένης, σύμμετροί τε καὶ πάνυ

nes effe. Rari quidem et tardi certe id genus omnes funt
pulfus, maxime fi fuperior fit frigiditas.

Cap. X. Sed quandoquidem et de his quae par
erat expofuimus, deinceps inftrumentorum differentias va-
rias faciamus ex differentiis facultatis, illud prius in memo-
riam revocantes, quot excellentiam caloris affectus fequun-
tur pulfuum, tot generandi animalis fpiritus ufus. Igitur
inftrumentorum durities conjuncta imbecillitati facultatis
parvos pulfus et tardos et crebros concitat, roberi parvos
atque crebros, non etiam tardos, imo longe interim jufto
celeriores; quod quantum diftentionis mediocritati propter
duritiem organorum defit, tantum a celeritate refarcitur et
a crebritate. Si vero inftrumentum molle fit, facultas au-
tem valida, majores quidem manifefto pulfus fiunt, at ali-
quanto tardiores rarioresque. Quod fi ad mollitiem in-
ftrumentorum infirmitas adjuncta fit facultatis, fi quidem
aequus utriusque fimulque modicus fuerit a natura receffus,

τοῖς κατὰ φύσιν ὡσαύτως ἔχοντες οἱ σφυγμοὶ φαίνονται, πλὴν
ὅσα μαλακότητι διαλλάσσουσιν, ἀμέτρου δ᾽ ἱκανῶς μικροὶ
καὶ βραδεῖς καὶ πυκνοὶ γίνονται. ὡσαύτως δ᾽, εἰ καὶ τὰ τῆς
ἀῤῥωστίας κρατοίη πολλῷ. καὶ γὰρ οὖν καὶ τότε μικροὶ καὶ
βραδεῖς καὶ πυκνοὶ γίνονται. τῆς μέντοι μαλακότητος κρα-
τούσης ἐγγύς τι τῶν κατὰ φύσιν οἱ σφυγμοὶ φαίνονται. βρα-
χεῖ γὰρ ἀπολειπομένη τοῦ κατὰ φύσιν ἡ δύναμις οὐ κωλύεται
διαφυλάττειν οὔτε τὸ ποσὸν τῆς διαστολῆς οὔτε τὸ ποιὸν
τῆς κινήσεως, ὥσπερ ὅταν ὀργάνων συμπέσῃ σκληρότητι.
τηνικαῦτα μὲν γὰρ κωλύεται ἡ διαστολή. πυκνοῦνται δὲ ἐξ
ἀνάγκης εἰς τοσοῦτον οἱ σφυγμοὶ εἰς ὅσον ἐλλιπὴς ἑκάστη
γίνεται (91) τῶν ἐνεργειῶν. ὅταν δ᾽ ἡ μὲν δύναμις ἐπ᾽ ὀλίγον
ἀσθενῇ, μαλακοὶ δ᾽ οἱ χιτῶνες ὦσιν οἱ τῶν ἀρτηριῶν, οὔτε
βραδυτέρας γενομένης τῆς κινήσεως οὔτε μικροτέρας τῆς δια-
στολῆς καὶ διὰ τοῦθ᾽ ἱκανῶς τῆς χρείας πληρουμένης, οὐδ᾽
εἰς πυκνότητά τις γένηται μεταβολὴ τῶν σφυγμῶν.

Κεφ. ια᾽. Λοιπὸν δ᾽ ἂν εἴη πάσας ὁμοῦ συμπλέξαι
τὰς τῶν συνεκτικῶν αἰτίων διαφοράς· γίνονται δὲ τὸν ἀριθμὸν

et moderatos videntur et naturales plane hi pulſus referre,
niſi quantum variant mollitie, ſin valde immodicus ſit, par-
vi et tardi et crebri fiunt. Haud aliter ſi multo imbecilli-
tas praepolleat; etenim tum quoque generantur parvi, tardi,
crebri. Verum ſi ſuperior mollities ſit, accedunt pulſus ad
moderatos, quod facultas, quum paulo quam naturae lex
poſtulat debilior ſit, non impediatur quin retineat et quan-
titatem diſtentionis et qualitatem motus, ſicut quum incur-
rit in duritiem inſtrumentorum; ſiquidem quum impeditur
ibi diſtentio, tum vero tanto fiunt neceſſario crebriores pul-
ſus, quanto actio quoque fiat imperfectior. Quum autem
facultas aliquantum imbecilla et molles tunicae arteriarum
ſint, quia nihilo fit tardior motus, neque minor diſtentio,
ideoque fatis uſui efficitur, nulla fit pulſuum in crebritatem
mutatio.

Cap. X. Reſtat jam ut omnes ſimul corrigamus
continentium cauſarum differentias, et fiunt conjugationes

ΑΙΤΙΩΝ ΒΙΒΛΙΟΝ Δ. 41

Ed. Chart. VIII. [180.] Ed. Baf. III. (91.)

ὀκτώ· δύο μὲν, ὅταν ἐκλυθείσης ἅμα τῆς τε δυνάμεως καὶ τῆς
χρείας ποτὲ μὲν μαλακώτερον αὐτοῦ γένηται τὸ ὄργανον,
ποτὲ δὲ σκληρότερον, δύο δ᾿ ἄλλαι τῆς μὲν δυνάμεως ἐκλυ-
θείσης, τῆς δὲ χρείας ἐπιταθείσης, τῶν δ᾿ ὀργάνων ἢ μαλα-
κῶν ἢ σκληρῶν γενομένων, καὶ ἄλλαι δύο τῆς μὲν δυνάμεως
ἐῤῥωμένης, τῆς χρείας δὲ ἐκλελυμένης ἅμα τῇ τῶν ὀργάνων
ὑπαλλαττομένῃ διαφορᾷ. δύο δὲ λοιπαὶ τῆς μὲν δυνάμεως
ἐῤῥωμένης, τῆς δὲ χρείας ἐπιτεταμένης, ἅμα τῇ προειρημένῃ
τῶν ὀργάνων διαφορᾷ. ἐκλυθείσης μὲν οὖν τῆς δυνάμεως ἅμα
καὶ τῆς χρείας εἰς μικρότητα μὲν καὶ βραδύτητα πάντως οἱ
σφυγμοὶ τρέπονται καθ᾿ ἑκατέραν τῶν ὀργάνων τὴν διαφο-
ρὰν, πυκνοῦνται δ᾿ οὐκ ἐξ ἀνάγκης, ὥσπερ οὐδ᾿ ἀραιοῦνται,
ἀλλὰ τούτων ἑκάτερον αὐτοῖς ἐν μέρει προσγίνεται παρά τε
τὴν τῶν ὀργάνων διαφορὰν καὶ τὸ ποσὸν τῆς βλάβης καθ᾿
ἑκάστην τῶν συνεκτικῶν αἰτίων. ὀλίγης μὲν γὰρ οὔσης τῆς
ἐν τῇ δυνάμει βλάβης καὶ τῶν ὀργάνων μὴ πάνυ σκληρῶν
ὑπαρχόντων οὐδεμία γίνεται κατὰ πυκνότητα σφυγμῶν ἀλ-
λοίωσις. ἐῤῥέθη γὰρ καὶ πρόσθεν ὅτι μὴ τοὺς σφυγμοὺς μό-
νους, ἀλλὰ καὶ πάσας ἁπλῶς τὰς ἐνεργείας πυκνοῦσθαι συμ-

numero octo; duae, quum remiſſa facultate pariter et uſu
modo mollius ſolito ſit inſtrumentum, modo durius; duae
alterae, ubi languescat facultas et uſus auctus ſit inſtrumen-
taque vel mollia vel dura; praeterea aliae duae, quando
valida ſit facultas, ſed remiſſus uſus, una cum variante in-
ſtrumentorum differentia; reliquae duae, quum valens fa-
cultas ſit, auctus uſus, accedatque inſtrumentorum quam
diximus differentia. Ac languida quidem facultate ſimul
et remiſſo uſu omnino in parvitatem et tarditatem mutan-
tur in utraque differentia inſtrumentorum pulſus; caeterùm
non redduntur neceſſario crebri, vel rari; ſed viciſſim hoc
pro inſtrumentorum iis differentia contingit et pro quanti-
tate laeſionis ſingularum cauſarum continentium. Nam ſi
parva facultatis laeſio ſit, nec inſignis iuſtrumentorum du-
rities, nihil crebritate pulſus immutantur, nam hoc do-
cuimus ante, non pulſus modo, ſed omnes plane actiones

βαίνει διὰ τὸ καθ᾽ ἑκάστην αὐτῶν ἐλλιπές· τὸ δ᾽ ἐλλιπὲς
ὡς τῇ χρείᾳ μετρεῖται, καὶ τοῦτ᾽ εἴρηται πρόσθεν. ὅταν οὖν
ἐκλυθῇ μὲν αὐτὴ, βραχεῖα δ᾽ ᾖ τῆς δυνάμεως ἡ βλάβη, τηνι-
καῦτα μὲν οὐκ ἂν ἐλλιπὴς ἡ ἐνέργεια γένοιτο, πλὴν εἰ δι᾽ ὀρ-
γάνων ἄμετρον σκληρότητα. ἐὰν τοίνυν μεγάλως μὲν ἡ δύνα-
μις βλαβῇ, [181]μετρίως δ᾽ ἡ χρεία ἐκλυθῇ, σκληρὰ δ᾽ ἱκανῶς
ἀποτελεσθῇ τὰ ὄργανα, μικροτέρους ἀνάγκη γίνεσθαι τοὺς
σφυγμοὺς τῆς χρείας, καὶ διὰ τοῦτ᾽ ἐλλιπῆ τὴν ἐνέργειαν, εἰς
ὅσον δ᾽ ἐλλιπεστέραν, εἰς τοσοῦτον καὶ πυκνοτέραν. ἀλλὰ
καὶ αὐτὴν τὴν μικρότητά τε καὶ βραδύτητα τῶν τοιούτων
σφυγμῶν οὐχ ὡσαύτως ἔχειν διὰ παντὸς οἷόν τε. περὶ γὰρ
τὸ μᾶλλόν τε καὶ ἧττον ἤτοι τὴν δύναμιν ἢ τὴν χρείαν
βεβλάφθαι ἀνάγκη, καὶ αὐτοὺς τοὺς σφυγμοὺς ἢ μᾶλλον
ἢ ἧττον εἰς μικρότητά τε καὶ βραδύτητα μεταβάλλεσθαι. μι-
κρότεροι μὲν γὰρ καὶ διὰ τὴν ἀῤῥωστίαν τῆς δυνάμεως γίνον-
ται καὶ διὰ τὴν χρείαν ἐκλελυμένην καὶ διὰ τὴν τῶν ὀργά-
νων σκληρότητα, ἀλλ᾽ ἧττόν τε καὶ μᾶλλον πάσχουσι τοῦτο
παρὰ τὸ ποσὸν τῆς ἀλλοιώσεως ἑκάστου τῶν αἰτίων, ἢ κατὰ
μόνας, ἢ κατὰ σύνδυο, ἢ πάντων ὁμοῦ βεβλαμμένων

fieri crebriores ex defectu qui accidit cuique. Jam defe-
ctum ufu aeftimari, id fupra expofuimus. Quum ergo re-
miffus hic fit parvaque laefio facultatis, nifi per inftrumen-
torum nimiam duritiem, nihil defiderabitur in actione. At-
qui fi facultas magnopere fit laefa, modice remiffus ufus,
inftrumenta bene dura evaferint, non poterunt pulfus non
fieri quam ufus poftulat minores; itaque imperfectum
fimul officium, ac quanto quidem imperfectius, tanto etiam
crebrius. Jam vero nec ipfa horum pulfuum parvitas et
tarditas poteft perpetuo fimilis effe; nam prout facultas
plus vel minus aut ufus offenfus eft, etiam pulfus ipfi
neceffe eft plus vel minus ad parvitatem tranfeant et ad
tarditatem; minores enim redduntur et ob facultatis imbe-
cillitatem et ob ufum remiffum et duritiem inftrumentorum.
Hoc tamen pro quantitate alterationis caufarum aut fingula-
rum, aut binarum, aut univerfarum affectarum plus vel

κατὰ μόνας μὲν, ὅταν μικρότατος ὁ σφυγμὸς γένηται, ἤτοι
τῶν ὀργάνων σκληροτάτων ἀποτελεσθέντων ἢ τῆς δυνάμεως
ἀῤῥωστούσης ἐσχάτως· ἀρκεῖ γὰρ καὶ τὸ ἕτερον αὐτῶν ὁπο-
τερονοῦν, ὡς εἴρηται, βλαβὲν μικρότερον ἐργάσασθαι τὸν
σφυγμόν· κατὰ σύνδυο δὲ, ὥσπερ ὅταν ἐσχάτως μὲν γένηται
μικρὸς, οὐκ εἰς ἔσχατον δὲ βλάβης ἥκῃ τι τῶν εἰρημένων αἰ-
τίων, ἀλλ᾽ ἑκάτερον αὐτῶν τοσοῦτον ἀπολείπηται τῆς ἄκρας
βλάβης, ὥστε τὸν ἐξ ἀμφοῖν ἀποτελούμενον σφυγμὸν ὁμοίως
ἠλλοιῶσθαι τῷ διὰ θάτερον ἐσχάτως βεβλαμμένῳ. οὕτω
δὲ καὶ εἰ τὰ τρία γένη τῶν αἰτίων εἰς ἑνὸς σφυγμοῦ γένε-
σιν συνδράμοι, ποιήσειεν ἄν ποτε τηλικαύτην ἀλλοίωσιν,
ὅση καὶ δι᾽ ἓν ἐξ αὐτῶν ἄκρως βεβλαμμένον ἐγένετο. καὶ χρὴ
τούτου μεμνῆσθαι παρὰ πάντα τὸν λόγον, ὅπως μή τις ἐξα-
πατηθεὶς τὴν ἐξ ἁπάντων τῶν αἰτίων ἐσχάτως βεβλαμμένων
γινομένην ἀλλοίωσιν ἐξ ἀνάγκης ἡγῆται μείζονα τῆς ἐξ ἑνὸς
ὑπάρχειν. ἀρκεῖ γὰρ, ὡς εἴρηται, δι᾽ ἓν ὁτιοῦν αἴτιον ἀκρι-
βῶς βεβλαμμένον εἰς ἐσχάτην ἀλλοίωσιν ἀφικέσθαι τοὺς
σφυγμους. ἡ γοῦν τῆς δυνάμεως εἰς τοὔσχατον κατάπτωσις

minus habent. Singularum, ubi minimus factus pulfus fit,
vel ufu penitus remiffo, vel inftrumentis durioribus reddi-
tis, vel facultate prorfus infirma; valet enim, vel alter-
utrum eorum, ut dictum eft, fi oftenfum fit, minorem effi-
cere pulfum; binarum, ut quum prorfus factus parvus fit,
neutra tamen ex memoratis caufis fumme laefa fit, fed utra-
que earum hactenus abfit ab extrema offenfione, ut pulfus,
quem ambae conftituunt, perinde alteretur atque is quem
altera fumme offenfa. Ita etiam fi tria genera caufarum ad
unum concurrant pulfum conftituendum, inducant interim
tantam alterationem quantam committat etiam una de illis
maxime offenfa; quod memoria per omnem difputationem
tenendum eft, ut ne deceptus quifpiam alterationem putet
quae ex omnibus offenfis caufis conftat majorem oportere
ea effe quam facit una; valent enim, ficut docuimus, vel
de una qualibet caufa, quae prorfus laefa fit, ad ultimam
pulfus devenire alterationem. Facultatis igitur ad extre-

44 ΓΑΛΗΝΟΥ ΠΕΡΙ ΤΩΝ ΕΝ ΤΟΙΣ ΣΦΥΓΜ.

Ed. Chart. VIII. [181.]   Ed. Baf. III. (91.)

μικροτάτους ἐργάζεται τοὺς σφυγμοὺς, κἂν μαλακοὶ μὲν οἱ
χιτῶνες οἱ τῶν ὀργάνων ὑπάρχωσιν, ἐπείγῃ δὲ ἡ χρεία, ὥστε
καὶ τούτου πάλιν ἐν τῷ καθόλου μεμνῆσθαι χρήσιμον, ὡς
πολλάκις μὲν εἰς τὴν τῶν ἐσχάτων σφυγμῶν γένεσιν πλειόνων
αἰτίων δεῖ, πολλάκις δ᾽ ἓν ἀπόχρη. μέγιστος μὲν γὰρ οὐ γέ-
νοιτο δι᾽ εὐρωστίαν ἄκραν δυνάμεως, εἰ μὴ καὶ τἆλλα συντελῇ,
μικρότατος δ᾽ ἄν ποτε γένοιτο δι᾽ ἀῤῥωστίαν. καὶ τό γε τού-
του θαυμασιώτερον, τῶν λοιπῶν αἰτίων πολλάκις τὸν ἐναν-
τιώτατον σφυγμὸν οἰκεῖον ἐχόντων, καὶ καθ᾽ ἓν ἐξ αὐτῶν τὸ
κρατοῦν ἡ τροπὴ γίνεται. κρατεῖ δ᾽ ἄλλο, νῦν μὲν εἰ τύχοι,
δυνάμεως ἀῤῥωστία, δι᾽ ἣν μικρότατος ὁ σφυγμὸς ἐγένετο,
αὖθις δ᾽ ὀργάνων σκληρότης, καὶ αὖθις πάλιν χρείας κατά-
λυσις. ὥσπερ γὰρ ἀῤῥωστούσης ἐσχάτως τῆς δυνάμεως οὐκ
ἂν οὔθ᾽ ἡ μαλακότης τῶν ὀργάνων οὔθ᾽ ἡ τῆς χρείας ἔπειξις
αὐξήσει τὸ μέγεθος, οὕτω καὶ κατασκληρυνθέντων τῶν ὀρ-
γάνων οὐδὲν οὔθ᾽ ἡ δύναμις ἐῤῥωμένη συντελέσει πρὸς τὸ
μέγεθος οὔθ᾽ ἡ τῆς χρείας ἔπειξις. ὥσπερ δὲ δι᾽ ἓν αἴτιον
ἐσχάτως βεβλαμμένον ἐσχάτη σφυγμῶν ἀλλοίωσις γίνεται

mum dejectio minimos efficit pulfus, etiam fi molles qui-
dem tunicae fint inftrumentorum, urgeat autem ufus. Qua-
re vel hujus iterum operae pretium eft in univerfum memi-
niffe, ad pulfus extremos conftituendos identidem plures
caufas requiri, identidem fatis effe unam; nam maximus
fieri ob facultatis fummum robor non poffit citra caetera-
rum opem, minimus autem nonnunquam ob imbecillitatem
poffit; et quod eo magis mirandum eft, licet reliquae caufae
frequenter diverfiffimum pulfum habeant peculiarem, tamen
ex unius earum victoria fit mutatio. Vincit autem alias
alia; modo verbi gratia imbecillitas facultatis, ex qua or-
tus minimus pulfus eft, modo inftrumentorum durities; in-
terdum remiffio ufus. Nam ut languida femel facultate
magnitudinem nec mollities inftrumentorum, nec incitatio
ufus augeat, fic inftrumentis exficcatis nil conferet ad ma-
gnitudinem nec facultas valida, nec ufus incitatio. Et ut
per unam caufam, quae offenfa omnino fit, pulfuum faepe

ΑΙΤΙΩΝ ΒΙΒΛΙΟΝ Α. 45

Ed. Chart. VIII. [181. 182.] Ed. Baf. III. (91.)

πολλάκις, οὕτως ἔστιν ὅτε πάντων ἅμα τῶν αἰτίων εἰς ἑνὸς
σφυγμοῦ γένεσιν συντελούντων οὐδέπω τὴν ἐσχάτην ἀλλοίω-
σιν ἔσχηκεν ὁ πρὸς αὐτῶν ἀποτελούμενος. εἰ γὰρ ἅμα μὲν
ἄῤῥωστο; ἡ δύναμις, ἅμα δὲ ἡ σκληρότης μὲν τῶν ὀργάνων,
ἔκλυσις δὲ τῆς χρείας, οὐδ᾽ οὕτως ἀναγκαῖον μικρότατον γε-
νέσθαι τὸν σφυγμὸν, καίτοι πάντων τῶν εἰρημένων αἰτίων
μικρὸν γεννᾷν πεφυκότων. ἀλλ᾽ ἐὰν μήτε ἓν ὁτιοῦνὶ ἐξ αὐτῶν
εἰς ἔσχατον ἥκῃ βλάβης μήτε τὸ ἐξ ἁπάντων ἀθροιζόμενον
κεφάλαιον ἴσον ᾖ τῇ καθ᾽ ἓν μεγίστῃ κακώσει, τὸν σφυγμὸν
οὐκ ἐνδέχεται γενέσθαι μικρότατον. ὅπερ οὖν ἔφην, οὐδὲν
οὕτω σκοπεῖν χρὴ κατὰ τὰς ἀλλοιώσεις τῶν σφυγμῶν, ὡς τὸ
ποσὸν τῆς βλ.'βης τῶν αἰτίων. [182] ἀλλὰ τοῦτο μὲν κἂν
τοῖς περὶ τῆς δι᾽ αὐτῶν προγνώσεως ἐροῦμεν, ἐν δὲ τῷ πα-
ρόντι λόγῳ μεταβῶμεν ἐπὶ τὴν τρίτην τε καὶ τετάρτην συζυ-
γίαν τῶν ὀκτὼ τῶν προειρημένων, ἐνταῦθά που καταλιπόν-
τες ἤδη τὸν περὶ τῶν πρώτων δυοῖν λόγον. εἰ γάρ τι καὶ
παρεῖται κατὰ ταύτας, ῥᾳδίως ἐκ τῶν προειρημένων ἂν εὑρε-
θήσεται. ὅταν οὖν ἀῤῥωστῇ μὲν ἡ δύναμις, ἐπείγῃ δ᾽ ἡ χρεία,

extrema mutatio accidit, fic interdum, etiam fi conjunctae
fint cunctae caufae ad unum pulfum generandum, pulfus
quem conftituunt, haudquaquam fummam affequatur al-
terationem Nam fi fimul et fimilla facultas et dura fint
inftrumenta et vere etiam diffolutus ufus, tametfi omnes hae
valent caufae pulfum parvum reddere, tamen ne fic quidem
minimum neceffe eft pulfum fieri, verum fi nec ulla inter
illas fumme laefa fit, neque collectus ex omnibus acervus
aequet maximam unius offenfionem, non poterit fieri pulfus
minimus. Quamobrem, ut dixi, ante omnia in pulfuum
alterationibus attendenda quantitas eft caufarum offenfionis.
Sed de hoc etiam in libris de praefagitione ex pulfibus age-
mus. Nunc ad tertiam et quartam octo commemoratarum
conjugationem digrediamur atque hic aliquando dicendi
finem faciamus de duabus primis; etenim fi quid fit in iis
praeteritum, facile ex iis quae ante diximus invenies. Er-
go ubi languefcat facultas, urgeat ufus, durumque inftru-

σκληρὸν δ᾽ ᾖ τὸ ὄργανον, μάλιστα μὲν εἰς πυκνότητα, δεύ-
τερον δ᾽ εἰς μικρότητα, τρίτον δ᾽ εἰς βραδύτητα τὴν τροπὴν
τῶν σφυγμῶν εὑρήσεις γινομένην, οὐ μήν γ᾽ ἐξ ἀνάγκης οὔτε
διὰ παντὸς οὔτε καθ᾽ ἕκαστον αὐτῶν ὁτιοῦν οὔθ᾽ ἅμα
συμπίπτει πάντα. μεγάλης μὲν γὰρ οὔσης καθ᾽ ἕκαστον τῶν
αἰτίων τῆς βλάβης, μικρότατοι καὶ πυκνότατοι καὶ βραδεῖς οἱ
σφυγμοὶ γίνονται· βραδεῖς μὲν, ὅτι καὶ ἡ δύναμις ἀσθενὴς,
μικρότατοι δὲ διά τε ταύτην καὶ διὰ τὴν τῶν ὀργάνων σκλη-
ρότητα. ὅτι δὲ τοιοῦτοι, διὰ τοῦτο καὶ πυκνότατοι, καὶ
πολὺ μᾶλλον, ὡς ἂν τῆς χρείας ἐπειγούσης. καὶ τοίνυν καὶ
χωρὶς ταύτης ἀῤῥωστία δυνάμεως ὀργάνων σκληρότητι συν-
ελθοῦσα ἱκανὴ μικροτάτους τε καὶ πυκνοτάτους ἐργάσασθαι
τοὺς σφυγμούς, ἐξ ἐπιμέτρου δὲ τούτοις τὸ ἀπὸ τῆς χρείας
βίαιον προσιὸν εἰς ὄλεθρον μὲν (92) οὐ μικρὰ συντελεῖ, πυ-
κνοτέρους δ᾽ οὐκ ἂν ἔτι τοὺς σφυγμοὺς ἐργάσαιτο. καὶ γὰρ
καὶ χωρὶς ταύτης ἦσαν ἤδη πυκνότατοι. εἰ μέντοι βραχεῖα
μὲν ᾖ τε τῶν ὀργάνων εἴη βλάβη καὶ ἡ τῆς δυνάμεως, πολλὴ
δ᾽ ἡ χρεία τῆς γενέσεως αὐτῶν, οὔτε μικρότεροι τῶν κατὰ
φύσιν οὗτοί γε οὔτε βραδύτεροι γένοιντ᾽ ἂν, ἀλλ᾽ ἔστιν ὅτε

mentum fit, potiffimum ad crebritatem, deinde ad parvi-
tatem, poftea ad tarditatem pulfus videbis vergere; non ne-
ceffario tamen nec perpetuo, nec etiam in quolibet illorum
nec fimul concurrunt omnia. Siquidem ubi laefae infigni-
ter fint omnes caufae, minimi et creberrimi et tardi pulfus
fiunt; tardi, quod fit infirma facultas; minimi quum ob
hanc tum vero ob duritiem inftrumentorum; qui quod ta-
les fint, idcirco funt iidem creberrimi, adeoque quia im-
pellit ufus; quinetiam citra eum facultatis imbecillitas et in-
ftrumentorum durities conjunctae minimos poffunt creber-
rimosque pulfus reddere. Huc fi cumulus accefferit vis
ufus, non parvum erit illud quidem ad exitum momentum,
nihilo tamen pulfus efficiet crebriores, quum fint vel fine
hoc frequentiffimi. At fi offenfio fit inftrumentorum et fa-
cultatis parva ac generationis eorum multus ufus, hi non
erunt jufto minores, nec tardiores, imo interdum manifefte

θάττους μὲν σαφῶς, μείζους δὲ κἂν μὴ σαφῶς, ἀλλ' ἴσοι
γε ἐναργῶς τοῖς κατὰ φύσιν. ἐπειγούσης γὰρ ἱκανῶς τῆς
χρείας, κἂν ἀῤῥωστοτέρα τοῦ κατὰ φύσιν ἡ δύναμις ᾖ, κι-
νεῖται ταχέως. πολὺ δ' ἂν μᾶλλον ηὔξησε τὸ μέγεθος τοῦ
τάχους, εἰ μὴ πρὸς τῆς σκληρότητος ἐκωλύετο. νυνὶ δὲ διὰ
τοῦτ' ἐπιδηλότερον γίνεται τὸ τάχος τοῦ μεγέθους, ὅτι τὸ
μὲν οὐδὲν ἐμποδίζει βραχεῖ σκληρότερον ἑαυτοῦ γενόμενον τὸ
ὄργανον, τῷ μεγέθει δ' ἐναντιοῦται μάλιστα πάντων, πυ-
κνοὶ δ' ἐπὶ τῶν τοιούτων οἱ σφυγμοὶ γίνονται τῷ μὴ πλη-
ροῦσθαι τὴν χρείαν. εἰ δέ γε βραχεῖα καὶ ταύτης ἡ εἰς τὸ
παρὰ φύσιν ἐκτροπὴ γένοιτο, παντελῶς ὀλίγη τε καὶ δυσδιά-
γνωστος ἔσται καὶ ἡ πυκνότης, πληροῦται γὰρ αὐτάρκως
τηνικαῦτα τῷ τάχει τε καὶ τῷ μεγέθει καὶ καθόλου φάναι
χρὴ παραβάλλειν ἐπὶ τῆς τοιαύτης συζυγίας τῷ ποσῷ τῆς
χρείας τὴν ὑπὸ τῆς δυνάμεως διὰ τῶν ὀργάνων ἀποτελου-
μένην ἐνέργειαν. ὅσον γὰρ ἀπολείπεται τῆς χρείας ἡ ἐνέργεια,
τοσοῦτον ἐπιδίδωσιν εἰς πυκνότητα. μικρότεροι δ' αὖ πάλιν
εἰς τοσοῦτον καὶ βραδύτεροι γίνονται τοῖς οὕτω διακειμένοις
εἰς ὅσον ἂν ἤτοι τὰ τῆς δυνάμεως ἢ τὰ τῶν ὀργάνων

celeriores, majores autem, fi non aperte, pares certe per-
fpicuo moderatis. Etenim ubi multum inftat ufus, quam-
vis fit imbecillior jufto facultas, celeriter movetur, ac longe
vero aucturus ultra celeritatem magnitudinem erat, ni duri-
ties impedimento fuiffet, nunc eo apertior evadit celeritas
magnitudine, quod huic nulli impedimento fit inftrumentum
paulo durius folito, ac hoc magnitudini repugnat praeter
caetera. Crebri porro in eo genere pulfus fiunt, ut ufus
impleatur; qui quidem fi etiam paulum divertat a natura,
omnino parva, ut dignosci vix poffit, erit crebritas, quod
ufui tum fatisfaciat celeritas et magnitudo. Et quid
multis? in hac conjugatione comparanda cum quantitate
ufus functio eft, quam per organa obit facultas. Quanto
enim inferior functio ufu eft, tantum crescit in crebri-
tatem; contra tanto minores fiunt et tardiores ita com-
paratis, quantum vel facultas, vel inftrumenta naturalem

ἐξίστηται τοῦ κατὰ φύσιν. ἀλλὰ περὶ μὲν τῆς τρίτης ἐπαλ-
λάξεως τῶν αἰτίων ἱκανὰ καὶ ταῦτα· περὶ δὲ τῆς τετάρ-
της συζυγίας ἤδη λεκτέον, ἐφ᾽ ἧς ἄῤῥωστος μὲν ἡ δύνα-
μις, ηὔξηται δ᾽ ἡ χρεία σὺν τῇ τῶν ὀργάνων μαλακότητι.
δῆλον οὖν κἀπὶ ταύτης ὡς εἰ μὲν ἡ κατὰ τὴν χρείαν
αὔξησις παμπόλλη γένοιτο, βραχὺ δ᾽ ἀπολείποιτο τοῦ
κατὰ φύσιν ἥ τε δύναμις καὶ τὰ ὄργανα, πολὺ μᾶλλον
εἰς μέγεθος ἤπερ εἰς τὸ τάχος ἐπιδώσουσιν οἱ σφυγμοί.
κατὰ μὲν γὰρ τὴν πρὸ ταύτης εἰρημένην συμπλοκὴν ἡ
σκληρότης τῶν ὀργάνων ἀντέπραττε τῷ μεγέθει τῆς δια-
στολῆς, κατὰ δὲ τὴν νῦν προκειμένην οὐχ ὅπως ἀντι-
πράττει πρὸς τὴν διαστολὴν ἡ μαλακότης αὐτῶν, ἀλλὰ
καὶ συνεργεῖ πάντων μάλιστα. μείζων οὖν ἐναργῶς ἔσται
τοῦ κατὰ φύσιν ὁ σφυγμὸς, οὐ μὴν ὁμοίως γε καὶ θάτ-
των ἐναργῶς. ἔσται δὲ καὶ πυκνότερος ὁ τοιοῦτος σφυγ-
μὸς τοῦ κατὰ φύσιν, οἱ μὴν ὡσαύτως, οὐδ᾽ οὕτως τῷ
κατὰ τὴν τρίτην συζυγίαν, ὅτι νῦν ἡ χρεία μᾶλλον ἢ
κατ᾽ ἐκείνην πληροῦται. [183] εἰ δὲ τὰ μὲν ἀπὸ τῆς χρείας
τε καὶ τῆς δυνάμεως ὀλίγῳ τινι παραλλάττοιτο τοῦ κατὰ
φύσιν, ἡ δ᾽ εἰς μαλακότητα τροπὴ τῶν ὀργάνων εἴη συχνὴ,

relinquant modum. At de caufarum tertia variatione fatis
haec funt. Accedamus jam ad quartam conjugationem, ubi
infirma facultas eft et major eft ufus, una cum inftrumen-
torum mollitie. Sane in hac quoque fi permultum ufus in-
crescat et non multum a natura facultas discedat et inftru-
menta, omnino longe magis in magnitudinem increscent
pulfus quam in celeritatem. Nam durities inftrumentorum
in proxima fuperiore conjugatione magnitudini diftentionis
refiftebat; in hac non tantum non officit diftentioni molli-
ties illorum, fed prae caeteris adjuvat etiam. Itaque jufto
major plane pulfus erit, fed non perinde celer aperte. Jam
crebrior etiam jufto erit is pulfus, nec tamen hic perinde
ac ille tertii complexus, quod ufu hic magis quam illic
fatisfiat. Quod fi paululum ufus et facultas a naturali ftatu
recedant, inftrumenta vero multum ad mollitiem desciscant,

πλησίον τῶν κατὰ φύσιν ἐν ταῖς τοιαύταις διαθέσεσιν οἱ
σφυγμοὶ γενήσονται καὶ τῷ ποσῷ τῆς διαστολῆς καὶ τῷ
ποιῷ τῆς κινήσεως καὶ τῷ χρόνῳ τῆς ἡσυχίας, ἑνὶ δὲ μόνῳ
τῷ μαλακῷ τῆς προσβολῆς, τοῦτο γὰρ ἴδιον ἀχώριστον αὐ-
τῶν, διαλλάξουσι τῶν κατὰ φύσιν. εἰ δὲ τὰ τοῦ μὲν ἀπὸ
τῆς χρείας τε καὶ τῶν ὀργάνων μὴ μεγάλην ἔχοι τὴν ἐκτρο-
πὴν, ἡ δύναμις δ᾿ ἰσχυρῶς κάμνοι, μικροὶ μὲν ἱκανῶς καὶ
πυκνοὶ, μετρίως δ᾿ ἂν εἶεν οἱ τοιοῦτοι βραδεῖς. ἀρκεῖ καὶ
περὶ ταύτης τῆς συμπλοκῆς τοσαῦτα. μεταβῶμεν δ᾿ ἐπὶ τὰς
ἑξῆς δύο, κοινὸν μὲν ἐχούσας τήν τε ῥώμην τῆς δυνάμεως
καὶ τὴν χρείαν τῆς γενέσεως τῶν σφυγμῶν ἐκλελυμένην, δια-
φερούσας δ᾿ ἐν τοῖς ὀργάνοις. ἡ μὲν δὴ ἑτέρα αὐτῶν,
ἐφ᾿ ᾗ σκληρὸν μὲν τὸ ὄργανον, εὐρωστία δ᾿ ἐστὶ δυνά-
μεως, ἐλάττων δ᾿ ἡ χρεία, μικροτέρους μὲν πάντως ἐργά-
ζεται τοὺς σφυγμούς, οὐ μὴν οὔτε βραδυτέρους οὔτε πυ-
κνοτάτους ἐξ ἀνάγκης. ἀλλ᾿ εἰ μὲν ἱκανῶς ἐκλυθείη τὰ τῆς
χρείας, μετρίως τῶν ὀργάνων ἐσκληρυσμένων, οὐ μικρότε-
ροι μόνον, ἀλλὰ καὶ βραδύτεροι σαφῶς καὶ ἀραιότεροι
γενήσονται. εἰ δὲ πλείων ἡ τῶν ὀργάνων εἴη κάκωσις ἥπερ

ad mediocritatem pulſus horum affectuum accedent, tum
quantitate diſtentionis tum motus qualitate, praeterea
quietis tempore, una tantum occurſus mollitie (nam hoc
proprium iis inſeparabile) excedent ſtatum naturalem. Quod
ſi non ita deflectant multum uſus et inſtrumenta, facultas
autem vehementer laboret, tales pulſus ſatis parvi erunt et
crebri, modice vero tardi. Atque hactenus ſatis etiam ſit
de hac concurſione egiſſe. Conferamus nos jam ad proxi-
mas duas, quae commune habent robur facultatis uſumque
pulſuum generandorum remiſſum, ſed diſtant inſtrumentis.
Itaque altera illarum, in qua durum inſtrumentum eſt, va-
lida facuitas, minor uſus, minores plane pulſus creat, non
tardiores tamen, nec crebriores neceſſario. Verum ſi ad-
modum remiſſus ſit uſus et dura modice inſtrumenta, non
minores modo, verum etiam perſpicuo tardiores rariores-
que fient. Sin vitium inſtrumentorum vincat vitium uſus,

Ed. Chart. VIII. [183.]   Ed. Baf. III. (92.)

ἢ τῆς χρείας, μικρὸς ἱκανῶς ὁ τοιοῦτος σφυγμὸς γίνεται καὶ
διὰ τοῦτο πυκνός, διὰ δὲ αὐτὸ τοῦτο καὶ ἧττον βραδὺς
τοῦ κατὰ τὴν προτέραν διάθεσιν. εἰ γὰρ μήθ' ἡ χρεία πλη-
ροῦται καὶ ἡ δύναμις εὔρωστός ἐστιν, οὐκ ἄρ' ἀξιολόγως
γένοιτο βραδύς. οὐ πληροῦται δ' ἡ χρεία διὰ τὴν μικρό-
τητα διαστολῆς. αὕτη δ' εἵπετο τῇ σκληρότητι τῶν ὀργά-
νων. μαλακὰ δ' εἴπερ ἦν, οὐκ ἂν ἐλάττων σαφῶς τοῦ κατὰ
φύσιν ὁ σφυγμὸς ἦν, πλὴν εἰ μὴ μεγάλως ἠλάττωτο τὰ τῆς
χρείας. καὶ πάντως ἂν εἰς τοσοῦτον ἀραιότερος ἐφαίνετο,
εἰς ὅσον ἂν καὶ τὰ τῆς χρείας καθῄρητο. καὶ μέντοι καὶ
βραδὺς σαφῶς μὲν ἐπὶ ταῖς ἀξιολόγοις τῆς χρείας ὑπαλλα-
γαῖς, οὐ σαφῶς δ' ἐπὶ ταῖς ἐλάττοσι. ἀλλ' ἤδη καὶ περὶ
τούτων τῶν συμπλέξεων αὐτάρκως διειλεγμένοι τῶν ὑπο-
λοίπων δυοῖν μνημονεύσωμεν, ἐφ' ὧν αὐξηθείσης μὲν τῆς
χρείας, ῥωσθείσης δὲ τῆς δυνάμεως οἱ χιτῶνες τῶν ἀρτη-
ριῶν ποτὲ μὲν μαλακοί, ποτὲ δὲ σκληροὶ γίνονται. μαλα-
κῶν μὲν δὴ ὄντων αὐτῶν πάντως μὲν οἱ σφυγμοὶ μεγάλοι
τε καὶ ταχεῖς γενήσονται, πυκνοὶ δ' οὐκ ἐξ ἅπαντος, ἀλλ'
ὅταν ἐξαίσιος ἡ τῆς χρείας αὔξησις ᾖ. τηνικαῦτα γὰρ οὔτε
τὸ μέγεθος τῆς διαστολῆς οὔτε τὸ τάχος τῆς κινήσεως

abunde fit is pulſus parvus, itaque creber, eademque de
cauſa minus tardus illo prioris ſtatus; ſi enim nec uſus
completur et valida eſt facultas, non ita inſigniter fiet tar-
dus. Atqui non completur uſus propter diſtentionis par-
vitatem, quae quidem duritiem comitabatur inſtrumento-
rum; hacc enim ſi mollia eſſent, non minor, quod animad-
verti poſſet', foret naturali, niſi ſingulariter uſus ſit immi-
nutus, et omnino hoc rarior apparebit, quo diſſolutior ſit
uſus. Et vero etiam tardus aperte quidem in mutationibus
inſignibus uſus, non aperte in minoribus. At quando et
fatis de his concurſibus disputavimus, ad reliquos jam duos
accedamus; in quibus tunicae arteriae, uſu aucto, valente
facultate, nunc molles ſunt, nunc durae. At molles ſi
fint, prorſus pulſus magni et celeres erunt; crebri non ſem-
per, ſed ubi immodicum uſus ſit incrementum; nam tum
quidem nec magnitudo diſtentionis nec celeritas motus

ἱκανὰ πληροῦν τὴν χρείαν. ὀλίγης δ᾽ οὔσης τῆς ὑπερβολῆς
ἀποχρώντως ὑπηρετεῖ καὶ τὸ μέγεθος μόνον. εἰ μέντοι σκλη-
ροὶ γενηθεῖεν οἱ τῶν ἀρτηριῶν χιτῶνες, πολυειδῶς ἐν ταῖς
τοιαύταις διαθέσεσιν οἱ σφυγμοὶ τρέπονται. βραχείας μὲν
γὰρ οὔσης τῆς σκληρότητος, ἀξιολόγου δὲ τῆς κατὰ τὴν
χρείαν ὑπαλλαγῆς καὶ μείζους καὶ θάττους καὶ πυκνότεροι
τῶν κατὰ φύσιν ἔσονται. ἴσης δὲ καθ᾽ ἑκάτερον τῶν αἰτίων
τῆς εἰς τὸ παρὰ φύσιν ἐκτροπῆς γενομένης, καὶ μηδὲ πάνυ
τι μηδ᾽ ἑτέρας ἰσχυρᾶς, ἴσοι μὲν τοῖς κατὰ φύσιν, ὠκύτεροι
δὲ καὶ πυκνότεροι γίνονται. εἰ δ᾽ ἰσχυρὰ βλάβη καὶ τῆς
χρείας καὶ τῶν ὀργάνων γένοιτο, τῶν μὲν σκληρυνθέντων
ἐπὶ μᾶλλον, τῆς δ᾽ ἐπειγούσης ἀμετρότερον, θάττους μὲν
ἂν ἔτι καὶ νῦν εἶεν τῶν κατὰ φύσιν, μικρότεροι δὲ καὶ πυ-
κνότεροι.

Κεφ. ιβ΄. Ἐπεὶ δὲ καὶ περὶ τούτων εἴρηται τὰ εἰκότα,
λοιπὸν ἂν εἴη προχειρισάμενον ἕνα τινὰ σφυγμὸν ἐπ᾽ αὐτοῦ
διδάξαι τὸ χρήσιμον τῆς αὐτοῦ γυμνασίας. ἔστω δὴ ὁ ταχὺς,
ὃν οἰκεῖον ῥώμης τε καὶ δυνάμεως ἐλέγομεν ὑπάρχειν καὶ
χρείας ἐπειγούσης καὶ ὀργάνων μαλακότητος. πῶς οὖν οὗτος

complendo eft ufui; ubi vero parvus excelfus fit, abunde
vel fola fuppeditat magnitudo. Nam fi arteriarum durae
fint tunicae, varie in ejuscemodi ftatibus mutantur pulfus.
Parva enim fi durities fit, fed ufus infignis mutatio, majo-
res, celeriores crebrioresque quam juftum fit evadent.
Sin autem aequo utraque caufa intervallo recefferit a natu-
ra, neutraque admodum longo, pares quidem naturalibus,
fed celeriores atque crebriores fiunt. Jam fi infignis offen-
fio ufus et inftrumentorum fit, ut haec plane duriora fint
reddita, ille urgeat nimium, celeriores etiamnum erunt mo-
deratis, at minores ac crebriores.

Cap. XII. Quia vero quae de his dicenda erant
diximus, fupereft ut pulfum unum aliquem proponamus, in
quo doceamus ufum et fructum hujus exercitationis. Sit
vero celer, quem peculiarem robori facultatis effe ufuique
urgenti et mollitiei inftrumentorum docuimus. Quonam

52 ΓΑΛΗΝΟΥ ΠΕΡΙ ΤΩΝ ΕΝ ΤΟΙΣ ΣΦΥΓΜ.

Ed. Chart. VIII. [184.]   Ed. Baf. III. (92. 93.)

[184] εὑρεθεὶς ἐφ᾽ ἑνὸς ἀῤῥώστου διορισθήσεται, πηνίκα μὲν ὑφ᾽ ἑνὸς τῶν εἰρημένων αἰτίων, πηνίκα δ᾽ ὑπὸ δυοῖν, ἢ καὶ πάντων γίνεται; τόνδε τὸν τρόπον. ἐπειδὴ τῆς μὲν ἰσχυρᾶς δυνάμεως ὁ σφοδρὸς ἀχώριστός ἐστι, τῶν δὲ μαλακῶν ὀργάνων ὁ μαλακὸς, ὅταν μὲν χωρὶς ἀμφοτέρων τούτων τὸ τάχος, ἐκ τῆς χρείας ἐπειγούσης μόνης γίνεται, ὅταν δὲ μετὰ θατέρου, πάντως μὲν καὶ ἐπ᾽ ἐκείνου, τοῦτο γνώρισμα παρέχοντος, ἐξ ἀνάγκης δὲ καὶ διὰ τὴν τῆς χρείας αὔξησιν. ἐδείχθη γὰρ ἔμπροσθεν ὡς οὐχ οἷόν τε γενέσθαι ταχεῖς σφυγμοὺς, ὥσπερ οὐδὲ μεγάλους ἄνευ τοῦ τὴν χρείαν καλεῖν. ὁπόσον μὲν οὖν τι μετέβαλεν εἰς (93) ῥώμην, ἢ εἰς ἀῤῥωστίαν ἡ δύναμις, ἐκ τῶν ἰδίων αὐτῆς σφυγμῶν ἔνεστι διαγινώσκειν. οὕτω δὲ καὶ περὶ τῶν ὀργάνων τῆς ποιότητος. καὶ γὰρ καὶ ταύτης ἐνδεικτικοὺς ἔχομεν σφυγμούς. ὁπόσον δὲ ἡ χρεία τῆς γενέσεως αὐτῶν, τεκμήρασθαι χρὴ συλλογιζόμενον ἐκ τῆς κατὰ τὸ μέγεθός τε καὶ τὴν πυκνότητα καὶ τὸ τάχος μεταβολῆς. εἰ γὰρ καὶ μέγιστος καὶ πυκνότατος ἅμα αὐτὸς εἴη καὶ τάχιστος, ἐσχάτως ἐπείγεται τῆς χρείας· εἰ δ᾽ ἁπλῶς μέγας τε καὶ

hunc pacto, quum eum offenderimus, in uno aegroto explorabimus, quando ex una illarum caufarum, quando ex duabus, quando etiam ex omnibus natus fit? Ad hunc modum. Quandoquidem a valida facultate vehemens non poteft fejungi, nec a mollibus inftrumentis mollis, fi cum neutro horum fit celeritas conjuncta, ab ufu folo provenit urgente. Ubi vero cum altero, omnino ex illo oritur, quod fignum hoc edit, et etiam neceffario ex ufus incremento; oftenfum enim eft ante celeres pulfus non poffe exiftere, nec vero etiam magnos, nifi poftulet ufus; at quatenus ad robur, vel imbecillitatem facultas tranfit, ex propriis ejus pulfibus dignoscas licet. Eadem eft ratio in qualitate inftrumentorum; etenim hanc etiam pulfus habemus qui prodant. Quantus autem generationis eorum fit ufus, conjectandum eft atque colligendum ex commutatione magnitudinis, crebritatis et celeritatis. Si enim maximus pariter et creberrimus idem fit et celerrimus etiam, fumme urget ufus; fin

θάττων βραχεῖ, μὴ μέντοι μέγιστός τε καὶ πυκνὸς, οὐκ ἂν
εἴη μεγάλη τῆς χρείας ἡ μεταβολὴ πρὸς τῷ καὶ ἀπὸ τῶν
ἄλλων γνωρισμάτων χωρὶς τῶν σφυγμῶν δύνασθαι προγι-
νώσκεσθαι τὰ τῆς χρείας πῶς ἔχει. εἴτε γὰρ θερμασίας εἴη
πλῆθος εἴτε δαπάνη τοῦ ψυχικοῦ πνεύματος, οὐ χαλεπὸν
διορίσασθαι. ἡ μὲν γὰρ θερμασία τὴν ἁφὴν οὐκ ἂν λάθοι,
τὰ πολλὰ δὲ καὶ τῷ τῆς δυσπνοίας ἤδη σαφέστατα γνωρίζε-
ται καὶ δίψει καὶ τῇ ἔνδον αἰσθήσει τοῦ κάμνοντος. ἡ δὲ
τοῦ ψυχικοῦ πνεύματος ἀνάλωσις ἔν τε τοῖς γυμναζομένοις
καὶ διαφορουμένοις καὶ τοῖς εἴσω ῥεύμασι γίνεται, ὧν οὐδὲν
λάθοι τὸν ἰατρόν. οὐδὲ χρὴ νῦν ἡμᾶς ἐπὶ πλέον ὑπὲρ αὐτῶν
λέγειν, οὐ γὰρ τῆς ἄρτι προκειμένης πραγματείας ὅτι μὴ
πάρεργον, ἀλλὰ τῆς προγνωστικῆς ἐστιν ὁ τοιοῦτος λόγος.
ἐμνημονεύσαμεν δ᾽ αὐτοῦ νῦν ἐνδείξασθαι τοῖς περὶ τὸν
Ἀρχιγένην βουλόμενοι, πρὸς τοῖς περὶ τῆς γενέσεως τοῦ τα-
χέος σφυγμοῦ κακῶς αὐτοῖς εἰρημένοις, ὡς οὐ χαλεπόν ἐστιν
ἐξευρίσκειν ἑκάστοτε τὴν ποιήσασαν αἰτίαν. ἔσται δὲ καὶ διὰ
τῶν ἑξῆς ἔτι σαφέστερον ταὐτὸ τοῦτο, περὶ τῶν ὑπολοίπων

magnus tantum et paulo celerior, nec etiam maximus et
creber, ufus non fit magna immutatio.   Etiam poterit ex
aliis quoque fignis citra pulfus ut ufus habeat praefciri.
Sive enim copiofus fit calor, five exhauriater animalis fpi-
ritus, haud id magno negotio explorabis, quod tactum ca-
lor non fugiat et hercle faepenumero etiam ex forma diffi-
cultatis fpirandi fitique prodatur, atque interno laboran-
tis fenfu; animalis autem fpiritus confumitur in exercita-
tionibus et immodicis per halitum digeftionibus fluxioni-
busque intro vergentibus, quorum nihil eft quod medicum
praeterire poffit.   Nec hoc loco ifta longiorem quaerunt
orationem; neque enim ad propofitam commentationem
nifi obiter, fed ad praefagitionem pertinet ea disputatio.
Attingimus autem hic eam, quo Archigeni oftenderemus
quum erraffe ipfum in prodenda celeris pulfus origine, tum
in promptu femper effe efficientis caufae inventionem. Erit-
que id ipfum ex fequentibus multo apertius, fi prius de

σφυγμῶν τῆς γενέσεως εἰ διέλθοιμεν πρότερον, οἷον τῶν
τε ἀτάκτων καὶ ἀρύθμων καὶ ἀνωμάλων καλουμένων,
καὶ μάλιστα εἰ καὶ κατὰ μίαν διαστολὴν τῆς ἀρτηρίας εἶεν
τοιοῦτοι.

origine narremus reliquornm pulſuum, ut inordinatorum,
arrhythmorum et inaequalium, quos vocant; praecipue ſi
tales in arteriae una diſtentione ſint.

ΓΑΛΗΝΟΥ ΠΕΡΙ ΤΩΝ ΕΝ ΤΟΙΣ ΣΦΥΓΜΟΙΣ ΑΙΤΙΩΝ ΒΙΒΛΙΟΝ Β.

Ed. Chart. VIII. [185.]   Ed. Baf. III. (93.)

Κεφ. α'. Περὶ μὲν οὖν τοῦ σφοδροῦ σφυγμοῦ καὶ τοῦ σκληροῦ καὶ τοῦ μεγάλου καὶ προσέτι ταχέος τε καὶ πυκνοῦ καὶ τῶν ἐναντίων αὐτοῖς διὰ τοῦ πρώτου δεδήλωται λόγου, τίς θ' ἡ γένεσις ἑκάστου καὶ πόσων αἰτίων δεῖται καὶ πῶς ἀλλήλοις συμπραττόντων καὶ τίνες μὲν ἐξ ἀνάγκης αὐτῶν ἕπονται ταῖς γεννώσαις αἰτίαις, τίνες δ' οἰκεῖοι μέν εἰσιν αὐταῖς, οὐ μὴν ἀναγκαίαν γε τὴν ἀκολουθίαν ἔχουσιν. ἑξῆς δ' ἂν εἴη περὶ τῶν ὑπολοίπων σφυγμῶν τῆς γενέσεως διελθεῖν, καὶ πρῶτόν γε τῶν ἀνωμάλων.

GALENI DE CAVSIS PVLSVVM
LIBER II.

Cap. I. Ac de vehementi quidem pulfu et duro atque magno, praeterea celeri, crebro contrariisque horum in primo libro explicavimus, quae cujusque origo fit et quot indigeat caufis, tum quemadmodum inter fe confpirantibus; ad haec qui illorum necelfario efficientes comitentur caufas, ac qui familiares quidem fint iis, non confequantur tamen necelfario. Reliquum eft de caeterorum pulfuum ut agamus generatione, atque primum inaequa-

ἐπεὶ δὲ τούτων οἱ μὲν ἐν μιᾷ κινήσει τῆς ἀρτηρίας τὴν ἰσό-
τητα διαφθείρουσι, οἱ δ᾽ ἐν πλείοσιν, ἥν περ δὴ καὶ συστη-
ματικὴν ἀνωμαλίαν ἔθος ἐστὶ τοῖς ἰατροῖς ὀνομάζειν, καὶ
ἔστιν αὕτη πολὺ σαφεστέρα τῆς καθ᾽ ἕνα μόνον σφυγμὸν γι-
νομένης, κάλλιον ἂν εἴη περὶ προτέρας ταύτης ποιήσασθαι
τὸν λόγον. ἕπονται δὴ πάντες οἱ τοιοῦτοι σφυγμοὶ καθόλου
μὲν φάναι ταῖς τε τῆς καρδίας ἀνωμάλοις δυσκρασίαις καὶ
κακώσεσιν ὀργάνων ἢ δυνάμεων. ἢ γὰρ ἐμφράξεσιν, ἢ
θλίψεσιν, ἢ σκληρότησιν, ἢ πλήθεσιν ἐπιγίνονται, πλήθους
νῦν ἀκονομένου τοῦ πρὸς τὴν δύναμιν μετρουμένου. οὐ μὴν
ἀρκεῖ τοῦτο μόνον γιγνώσκειν ὑπὲρ αὐτῶν, ἀλλὰ χρὴ τά τε
κατὰ μέρος ἅπαντα διορίσασθαι καὶ τὴν οἰκείαν ἀπόδειξιν
ἑκάστῳ προσθεῖναι. τριῶν οὖν ὄντων συνεκτικῶν αἰτίων γε-
νέσεως σφυγμῶν, ὀργάνου καὶ δυνάμεως καὶ χρείας, διὰ μὲν
τὴν τῆς χρείας ἀλλοίωσιν οὐχ οἷόν τε γενέσθαι τὴν ἐν τοῖς
σφυγμοῖς ἀνωμαλίαν συστηματικὴν ἐναργῆ. οὐδὲ γὰρ ἐξαί-
φνης, οὐδὲ ἀθρόως εἰς τοσοῦτόν ποτε μεταβάλλειν ἐγχωρεῖ
τὴν χρείαν, [186] ὥστε εἰ τύχοι τὸν σφυγμὸν τὸν πρότερον
μὲν γενέσθαι μέγαν, ἢ ταχὺν, ἢ πυκνότερον, τὸν δὲ δεύτερον

lium. Quia vero quidam de his aequalitatem in arteriae
uno motu labefactant, alii in pluribus, quam medici colle-
ctivam inaequalitatem folent appellare; quoniam eft longe
haec apertior inaequalitate unius pulfus, fatius primo loco
fit de hac tractare. Sane comites funt ejuscemodi pulfus,
ut uno verbo dicam, inaequalis temperiei cordis, atque vi-
tiorum inftrumentorum vel facultatis; nam aut obftructio-
nes, aut compreffiones, aut durities, aut plenitudines fub-
fequuntur, ut plenitudinem nunc accipias quae ad facul-
tatem aeftimatur. At non fatis eft hoc de illis noffe, fed
funt fingulae partes explicandae fuisque confirmandae de-
monftrationibus. Itaque quum tres caufae fint continentes
pulfuum generationis, inftrumentum, facultas, ufus, non
poterit ex ufus alteratione conftitui in pulfibus collectiva
quae aperta fit inaequalitas; quod nec repente, nec cumu-
late adeo unquam immutari ufus poffit, ut pulfus verbi
gratia prior fit magnus, vel celer, vel crebrior, alter tar-

ΑΙΤΙΩΝ ΒΙΒΛΙΟΝ Β. 57

Ed. Chart. VIII. [186.]　　　　　　　　Ed. Baf. III. (93.)

μικρὸν, ἢ βραδὺν, ἢ ἀραιόν. εἴτε γὰρ αὔξησις εἴη τῆς κατὰ
φύσιν θερμότητος, εἴτε μείωσις, εἴτε πλείων εἴτε ἐλάττων
δαπάνη τοῦ ψυχικοῦ πνεύματος, οὐδὲν τούτων ἀθρόαν οὕ-
τως ἴσχοι μεταβολὴν, ὡς τοὺς σφυγμοὺς ἀνίσους ἐργασθῆναι.
μάθοις δ᾽ ἂν ἀκριβῶς ἐκ τῶν γινομένων παροξυσμῶν ἐν ἅπασι
τοῖς ἐπιεικέσι πυρετοῖς, οἷον τοῖς τ᾽ ἐπὶ βουβῶσι καὶ τρι-
ταίοις τοῖς ἀκριβέσι καὶ τοῖς δι᾽ ἔγκαυσιν, ἢ ψύξιν, ἢ ὁτιοῦν
ἄλλο τοιοῦτον. ἅπας γὰρ ὁ ἀπὸ τῆς ἀρχῆς αὐτῶν ἕως τῆς
ἀκμῆς χρόνος ἀνάλογον τῇ κατὰ θερμασίαν αὐξήσει καὶ
τοὺς σφυγμοὺς εἰς μέγεθος καὶ τάχος καὶ πυκνότητα τρέπων
οὐδέποτε τὸν δεύτερον σφυγμὸν τοῦ προτέρου σαφῶς ἐνδεί-
κνυται διαφέροντα. ἀλλ᾽ εἰ μὲν χρόνον τινὰ συχνὸν διαλείποις
καὶ μείζων ἐναργῶς καὶ θάττων καὶ πυκνότερος φαίνεται,
παραυτίκα δ᾽ οὐδὲ ἀλλοιότερος, πλὴν εἰ συνέλθοι ποτὲ τῶν
προειρημένων τι, ἢ πλῆθος λέγω τὸ πρὸς τὴν δύναμιν νοού-
μενον, ἢ σφήνωσις, ἢ θλίψις, ἢ σκληρότης ὀργάνων, ἢ τῆς
καρδίας αὐτῆς δυσκρασία τις ἀνώμαλος, ἅπερ οὐκ ἔτ᾽ ἐπιει-
κοῦς νοσήματος. καὶ γάρ τοι καὶ αὐτοῖς τοῖς ὑγιαίνουσιν,

dus, parvus, vel rarus. Sive enim augeatur innatus ca-
lor, five imminuatur, five plus animalis fpiritus, five mi-
nus exhauriatur, horum nihil adeo affatim mutetur, ut in-
aequales efficiat pulfus. Id quod plane ex accefﬁonibus in
omnibus lenibus febribus perfpicias, veluti iis, quae ex bu-
bonibus concitantur et finceris tertianis, iisque etiam quae
ex adufﬁone, vel frigore, vel quocunque alio ejus generis
oriuntur. Totum enim inde usque a principio eorum tem-
pus ad vigorem pro incremento caloris pulfus convertens in
magnitudinem, celeritatem crebritatemque nusquam fecun-
dum pulfum clare a primo variat: verum ﬁ multum tempo-
ris interponas, dilucide major, celerior, crebrior apparet.
E veﬁigio autem diverfus non videbitur, niﬁ quando ex
illis quae commemoravimus aliquod accefferit; vel pleni-
tudines, illae inquam quae ad facultatem intelliguntur,
vel obﬁructio, vel compreffio, vel durities inﬁrumentorum,
vel ipﬁus cordis aliqua inaequalis intemperies; quae certe
excedunt jam lenem morbum. Siquidem ipﬁs etiam valen-

58 ΓΑΛΗΝΟΥ ΠΕΡΙ ΤΩΝ ΕΝ ΤΟΙΣ ΣΦΥΓΜ.

Ed. Chart. VIII. [186.]   Ed. Baf. III. (93.)

ὅταν ἤτοι λουσάμενοι τύχωσιν ἢ γυμνασάμενοι, δαπανω-
μένου μὲν τοῦ πνεύματος, αὐξανομένης δὲ τῆς θερμασίας,
μείζους καὶ θάττους καὶ πυκνότεροι τῶν κατὰ φύσιν οἱ σφυγ-
μοὶ φαίνονται, σαφῆ δὲ οὐδέποτε ὁ δεύτερος τοῦ προτέρου
τὴν διαφορὰν ἴσχει. ὅστις δ᾽ ἀνωμάλους καὶ τοὺς τοιούτους
εἶναι λέγει σφυγμοὺς, κἂν μὴ φαίνωνται, τῆς μὲν ἐν τοῖς
ὀνόμασι συνηθείας ὑπερορᾷ, σοφώτερον δ᾽ οὐδὲν διδάσκει·
οὐδὲ γὰρ οὓς ἂν ὁ λόγος ἐξεύρῃ κατά τινα συλλογισμὸν ἀνί-
σους, τούτους ἀνωμάλους εἰώθαμεν καλεῖν, ἀλλ᾽ οὓς ἂν ἐναρ-
γῶς αἰσθήσει διαγινώσκοιμεν ὄντας τοιούτους. καλείτω δὲ
οὖν, εἰ βούλοιτό τις, καὶ τούτους ἀνωμάλους, ἀλλ᾽ ἐκεῖνό γ᾽
ἴστω, ὡς οὐδεμία τῶν αἰσθητῶν ἀνωμαλιῶν διὰ τὴν τῆς
χρείας ἀλλοίωσιν γίνεται. τάχα μὲν οὖν ἥρκει καὶ τοσαῦτ᾽ εἰς
ἔνδειξιν τοῦ μηδέποτε τὴν συστηματικὴν καλουμένην ἀνωμα-
λίαν ἀλλοιώσει χρείας ἕπεσθαι. προσκείσθω δ᾽ ἔτι τὸ κατὰ
τοὺς θυμοὺς ἐνίοτε φαινόμενον, ἐπειδὴ καὶ οὗτοι τῆς ἐμφύτου
θερμασίας οἷον ζέσις τις εἶναι δοκοῦσιν. ἀνώμαλοι τοίνυν καὶ
τούτοις οἱ σφυγμοὶ γίνονταί ποτε, κατὰ μὲν τὸν ἴδιον αὐτῶν
λόγον οὐδαμῶς, ἦσαν γὰρ ἂν ἀεὶ τοιοῦτοι, φόβου δέ τινος

tibus, ubi laverint, vel exercitationem fubierint, exhaufto
fpiritu, calore aucto, majores, celeriores, crebriores jufto
videntur pulfus effe; at manifefte nunquam a primo differt
fecundus. Si quis inaequales effe etiam eos pulfus conten-
dat, licet non videantur, hic dum ufum nominum repu-
diat, nihil tamen ad doctrinam affert lucis; neque enim
quos ratio effe collegit impares, eos folemus inaequales vo-
care, caeterum quos dilucide fenfu comperimus tales effe.
At vocaveris vel hos inaequales, verum hoc fcito, in fenfi-
bilibus inaequalitatibus quae ex alteratione ufus fiat effe
nullam. Ac fortaffe quidem haec fufficiebat dixiffe ad pro-
bandum collectivam quam vocant inaequalitatem variationi
nunquam ufus fuccedere: adjiciamus tamen et hoc quod
animadvertitur nonnunquam in ira, quando videtur et haec
innati caloris effe veluti quidam fervor. Sane habet in-
aequales interdum haec quoque pulfus, non illos quidem fua
fponte (femper enim haberet tales) fed ubi adjunctus ad

συνδραμόν(94)τος αὐτοῖς. εὐλόγως δὴ τηνικαῦτα ποικίλοι τε
καὶ ἀνώμαλοι φαίνονται, ὡς ἂν οὐ μόνον ὑπὸ διαφερόντων
αἰτίων, ἀλλὰ καὶ τῇ φύσει ἐναντίων ἀλλοιούμενοι. διὰ μὲν
γὰρ τὴν τῆς ἀντιτιμωρήσεως ὄρεξιν ὑψηλοὶ καὶ μεγάλοι καὶ
ταχεῖς καὶ σφοδροὶ, διὰ δὲ τὴν τοῦ τι παθεῖν μᾶλλον ἢ δρᾶ-
σαι προσδοκίαν μικροὶ καὶ ταπεινοὶ καὶ ἀμυδροὶ καὶ βραδεῖς
γίνονται. ἐναλλὰξ οὖν ἀλλήλοις ἑκάτεροι φαίνονται κατὰ τὴν
τοῦ κρατοῦντος αἰτίου φύσιν ὑπαλλαττόμενοι. κρατεῖ δὲ ποτὲ
μὲν ὁ θυμὸς μᾶλλον, ποτὲ δὲ τὸ δέος. ἀλλὰ καὶ αὐτὸς ὁ
φόβος, ὁ γοῦν ἰσχυρὸς, ἀνωμάλους ἐργάζεται τοὺς σφυγμοὺς
κακώσει δυνάμεως, μὴ ἀλλοιώσει χρείας. πῶς οὖν ἡ δύναμις
κακουμένη τοὺς σφυγμοὺς ἀνωμάλους ἐργάζεται; τοῦτο γὰρ
ἐφεξῆς ἐστιν εἰπεῖν. τῷ μὴ πάντη τῶν ὀργάνων κρατεῖν, ὡς
ὅταν γε κρατῇ, πάντας ὁμοίους τε καὶ ἴσους ἀποτελεῖ. εἰ δέ
που σφάλλει περὶ τὴν ἐνέργειαν, οἷον ὀκλάσασα, διαφθείρει
ταύτῃ τὴν ἰσότητα. χρὴ δὲ προσέχειν ἀκριβῶς τῷ λεγομένῳ
τὸν νοῦν, ἵνα μή τις οἰηθῇ πάσῃ κακώσει δυνάμεως ἐξ ἀνάγ-
κης ἕπεσθαι τὴν συστηματικὴν ἀνωμαλίαν. οὐ γὰρ οὕτως
ἔχει. ἀλλ᾽ ὅταν μὲν κατὰ τὸν ἑαυτῆς λόγον ἀῤῥωστῇ, σπανίως

eam aliquis timor fit. Jure ergo varii tunc et inaequales
apparent, quum non tantum a diverfis caufis alterentur,
fed etiam natura contrariis; nam propter vindictae cupidi-
tatem alti, magni, celeres, vehementes; quia vero timor eft
major accipiendi mali quam fpes dandi, parvi, humiles,
languidi et tardi fiunt. Quare invicem utrique pro caufae
praepollentis natura videntur evariari, ac excellit modo
ira, modo metus; quinimo ipfe timor, fi quidem ingens fit,
quod laedatur facultas et alteretur ufus, pulfus reddit in-
aequales. Quomodo ergo pulfus facultas affecta inaequales
facit? nam hoc deinceps eft dicendum. Quod non omnino
imperet inftrumentis; nam quum imperat, cunctos fimiles
efficit et pares; ficubi autem offendat in agendo et veluti
claudicet, ibi evertit qualitatem. Quod dico, diligenter
attendendum eft, ne omni putes offenfioni facultatis neceffa-
rio fuccedere collectivam inaequalitatem; nam aliter fe res
habet, fed quum per fe infirma fit, creat pulfus non ita

ποτὲ τοὺς σφυγμοὺς ἀνωμάλους ἀποτελεῖ. ὅταν δ᾽ αὐτὴ μὲν
ἰσχυρὰ καθ᾽ ἑαυτὴν ᾖ, βαρύνηται δ᾽ ὑπὸ πλήθους, ἢ δυσπει-
θῆ παντάπασιν ἔχῃ τὰ ὄργανα, [187] τηνικαῦτα τὴν εἰρη-
μένην ἀνωμαλίαν ἐργάζεται. μαθεῖν δ᾽ ἔνεστιν ὃ βούλομαι
σαφέστερον διὰ παραδείγματος. ἀναμνησθῶμεν γὰρ δυοῖν
ἀνθρώπων βαδιζόντων ἀτρέμα. ἔστω δὲ ὁ μὲν ἕτερος ἰσχυ-
ρότατός τε ἅμα καὶ νεώτατος, ἀλλὰ βασταζέτω μέγιστον
φορτίον, ὁ δ᾽ ἕτερος μηδὲν ὅλως βασταζέτω, πάνυ δ᾽ ἀσθενὴς
ἔστω διὰ νόσον, ἢ γῆρας. οὔτ᾽ αὖ μέγα προβαίνοντες οὔτε
ταχέως οὗτοι, καὶ ταύτῃ μηδὲν ἀλλήλων διαφέροντες εἰς τὴν
ἐνέργειαν ἐκείνῳ διοίσουσι, ᾗ τὰ πολλὰ μὲν ὡσαύτως ὁ ἀσθε-
νὴς βαδιεῖται, διαφερόντως δὲ καὶ ἀνωμάλως καὶ ἄλλοτε
ἀλλοίως ὁ ἰσχυρός. ὁ μὲν γὰρ οὐδ᾽ εἰ προθυμηθείη δυνατός
ἐστιν ἢ μεγάλην ἢ ταχεῖάν ποτε τὴν ἐνέργειαν, ποιήσασθαι,
ὁ δ᾽ ἰσχυρὸς τὰ πολλὰ μὲν καὶ αὐτὸς ὁμοίως, ἔστι δ᾽ ὅτε
πλέονι προθυμίᾳ χρησάμενος καὶ θᾶττον καὶ μᾶλλον ἐνήρ-
γησε. πρὸς γοῦν ὀλίγον, εἶτ᾽ αὖθις ὑπὸ τοῦ φορτίου κινη-
θεὶς εἰς τὴν ἐξ ἀρχῆς βραδύτητά τε καὶ μικρότητα τῆς
ἐνεργείας ὑπηνέχθη. ταὐτὸν δὴ τοῦτο συμπίπτει καὶ τῇ διὰ

crebro inaequales; ubi vero valida fit fua fponte, opprima-
tur autem a copia humorum, aut plane contumacia habeat
inftrumenta, ibi illam efficit inaequalitatem. Mentem meam
exemplo perfpicies facilius. Ob oculos ponamus duos ho-
mines qui incedunt pedetentim, fit alter robuftiffimus fimul
et florentiffima aetate, verum pondus portet graviffimum;
alter prorfus nihil bajulet, at valde fit imbecillis ex morbo,
aut ex fenectute; jam nec multum progrediantur hi, nec
celeriter; itaque nihil different in actione; fed in eo diffe-
rent, quod aequis plerumque paffibus procedet imbecillis;
diverfis validus ac inaequalibus et alias aliis. Nam ille
quidem, ne fi contendat quidem, poterit unquam vel ma-
gnam vel celerem actionem obire; robuftus vero etiam
fere perinde, interim tamen majore alacritate celerius ali-
quantisper et magis aget, deinde ab onere preffus ad pri-
mam tarditatem et actionis parvitatem redibit. Idem ufu

Ed. Chart. VIII. [187.]   Ed. Baf. III. (94.)

τῶν ἀρτηριῶν ἐνεργείᾳ. καταπεπτωκυίας μὲν γὰρ εἰς ἱκανὴν
ἀσθένειαν τῆς δυνάμεως, ἀμυδροὶ καὶ μικροὶ καὶ βραδεῖς οἱ
σφυγμοὶ γίνονται. εἰ δ᾽ ἐῤῥωμένη μὲν εἴη κατὰ τὸν ἑαυτῆς
λόγον, ὑπὸ δέ τινος πλήθους βαρύνοιτο, ποικίλους οὕτω καὶ
ἀνωμάλους ἀποτελεῖ, τοὺς πλείστους μὲν ἀμυδροὺς καὶ βρα-
δεῖς καὶ μικροὺς, ὅταν ἰσχυρῶς βαρυνθῇ, τοὺς πλείστους δ᾽
αὖ πάλιν σφοδροὺς καὶ ταχεῖς καὶ μεγάλους, ὅταν ἐπ᾽ ὀλίγον.
ὁπόταν δὲ μήτ᾽ ἰσχυρὰ πάνυ μήτ᾽ ἄγαν ἐπιεικὴς ἡ κάκωσις γένη-
ται, ἐγγύς τι τῷ πλήθει τοὺς ἐναντίους, ὡς μήτε πλείους ἔχειν
εἰπεῖν μήτ᾽ ἐλάσσους ἢ τοὺς σφοδροὺς τῶν ἀμυδρῶν, ἢ τοὺς
μεγάλους τῶν μικρῶν, ἢ τοὺς ταχεῖς τῶν βραδέων. οὕτω μὲν
αἱ τῆς δυνάμεως βλάβαι τοὺς σφυγμοὺς ἀνωμάλους ἐργάζονται·

Κεφ. β᾽. αἱ δὲ τῶν ὀργάνων τόνδε τὸν τρόπον·
ὅταν αἱ περικείμεναι χῶραι τῆς ἀρτηρίας ἕνεκα τοῦ δια-
στελλομένας αὐτὰς ἐκδέχεσθαι καταληφθῶσιν ὑπό τινος
ἑτέρου σώματος, ἀνάγκη στενοχωρουμένας τούτῳ τὰς ἀρτη-
ρίας ἀδυνατεῖν αὐτάρκως διαστέλλεσθαι. τὸ καθ᾽ ἑκάστην
οὖν ἐνέργειαν ἐλλιπὲς ἀθρόον ἕν ποτε κεφάλαιον ἀξιόλογον
ἀποτελεῖ, ὥστε πολὺ τῆς χρείας ἀπολείπεσθαι τὴν ἐνέργειαν.

venit arteriarum actioni.   Nam quum eſt delapſa in imbe-
cillitatem facultas inſignem, pulſus eduntur languidi, parvi,
tardi; ſin illa, quantum in ea eſt, valeat, ſed alia copia
gravetur, varios tum inaequalesque efficit; plurimos quum
gravi onere preſſa ſit, languidos et tardos et parvos quum
levi, plerosque vehementes, celeres, magnos; quum vero
nec admodum gravis, nec nimium levis offenſio ſit fere, ut
in copia, contrarios; ut nec plures poſſis dicere nec pau-
ciores vel vehementes eſſe imbecillibus, vel magnos parvis,
vel celeres tardis.   Atque hunc in modum pulſus inaequa-
les facultatis noxae efficiunt.

Cap. II.   Inſtrumentorum vitia in hunc modum.   Ubi
circumjectas regiones arteriae, quae ad hoc creatae ſunt,
ut eam diſtentam excipiant, aliud corpus inſederit, non
poſſunt per illud coarctatae arteriae ſatis diſtendi.   Itaque
ſingularum actionum defectio ſummam interim magnam
coacervat, ut longe ab uſu abſit officium.   Ibi jam violenter

τότε δ᾽ ἤδη καὶ ἡ δύναμις ἀναγκάζεται βιαίως τε καὶ σφοδρῶς
ἐνεργεῖν, ἀποσείσασθαι καὶ διώσασθαι σπεύδουσα τὰ περικεί-
μενα τοῖς ὀργάνοις αὐτῆς καὶ κωλύοντα τὰς κινήσεις. κἂν
τούτῳ μείζονά τε τῶν ἔμπροσθεν ἀνάγκη καὶ σφοδρότερον
καὶ ὠκύτερον γενέσθαι τὸν σφυγμόν. πυκνότερος δ᾽ ἂν οὐ
νῦν πρῶτον, ἀλλ᾽ εὐθὺς ἐξ ἀρχῆς ἐγένετο. δέδεικται γὰρ ἐν
τῷ πρὸ τούτου λόγῳ ταῖς ἐλλιπεστέραις τῆς χρείας ἐνερ-
γείαις ἐξ ἀνάγκης ἑπομένη πυκνότης σφυγμῶν. εἰ μὲν οὖν
τὴν ἴσην ὁρμὴν ἡ δύναμις ἐπὶ τούτων ἐφύλαττεν ἐν ἁπάσαις
ἐφεξῆς διαστολαῖς, ὁμοίως ἂν ἀεὶ μεγάλοι καὶ σφοδροὶ καὶ
ταχεῖς ἐγίνοιτο, νυνὶ δ᾽, οὐ γὰρ φυλάττει, ἀλλὰ πάλιν ἐπὶ
τὴν ἐξ ἀρχῆς φέρεται κίνησιν, ἐν τούτῳ πολυειδής τε καὶ
συνεχὴς ἡ ἀνωμαλία γίνεται. τοῦ δὲ μὴ φυλάττειν αἴτιόν ἐστι
τὸ μηδὲν ἀνύουσαν αὐτὴν μέγα κάμνειν ματαίως. εἰ μὲν
οὖν ὑγρότης εἴη τις περικεχυμένη ταῖς ἀρτηρίαις ταῖς σφο-
δραῖς καὶ βιαίαις κινήσεσιν ὠθουμένη, μεταῤῥεῖν ἄλλοτ᾽ εἰς
ἄλλους ἀναγκάζεται τόπους, ἔστ᾽ ἂν ἤτοι κατά τινα πόρον
ἐνεχθεῖσα τὸν ἐξοχετεῦσαι δυνάμενον αὐτήν, ἐκπέσῃ τοῦ
σώματος, ἢ καὶ λεπτυνθεῖσα τῷ χρόνῳ ἢ καὶ τελέως εἰς

agere et vehementer facultas cogitur, rejicere et propellere
illa ftudens, quae fua inftrumenta obfederunt et motu pro-
hibuerunt; ubi majorem prioribus et vehementiorem et
etiam celeriorem neceffe eft pulfum evadere; crebrior non
nunc primum, fed ftatim a principio fuerat. Oftendimus
enim in fuperiori libro, imparium ufui actionum neceffa-
rio comitem effe crebritatem pulfuum. Itaque fi parem
impetum facultas in omnibus, quae confequuntur, diftentio-
nibus retineret, aeque magni femper fierent et vehementes
et celeres; nunc quia non fervat, fed refert fe ad priftinum
motum, varia hic inaequalitas exiftit et continua. Quo mi-
nus confervet in caufa eft, quod quum nihil fere proficiat,
nequicquam defatigetur. Ac fi humor fit aliquis effufus in
arterias, vehementibus et violentis motibus propulfus, de
loco in locum cogitur defluere dum in meatum impingat,
qui educere ipfum poffit, itaque emanet ex corpore; vel
etiam tempore tenuatus, aut totus refolutus, in halitum

ἀτμοὺς λυθεῖσα διαπνευσθείη. κἂν τούτῳ τέως ἀνάγκη ποι-
κίλην τε καὶ συνεχῆ γίνεσθαι τὴν ἀνωμαλίαν, μήτ᾽ ἴσων τὸ
πλῆ[188]θος ἐν παντὶ τῷ μεταξὺ χρόνῳ τῶν ὑγρῶν φυλαττο-
μένων μήτε τὰς αὐτὰς στενοχωρούντων ἀρτηρίας, ἀλλ᾽ ἐξ
ἀκυρωτέρων πολλάκις μορίων εἰς τὰ κυριώτερα, κἀκ τούτων
αὖθις εἰς ἀκυρώτερα μεθισταμένων. εἰ δ᾽ ἤτοι φλεγμονή τις
ἢ ἀπόστασις, ἢ σκίῤῥος εἴη τὸ πάθημα τῶν περικειμένων ταῖς
ἀρτηρίαις σωμάτων ὑφ᾽ οὗ θλίβονταί τε καὶ στενοχωροῦνται,
διὰ μακροτέρων οὕτως ἀνάγκη χρόνων τοῖς ἴσοις σφυγμοῖς
παρεμπίπτειν τοὺς ἀνίσους. ἀεὶ γὰρ τὰ αὐτὰ μόρια τῶν αὐ-
τῶν ἀρτηριῶν θλίβεται πρὸς τῶν αὐτῶν, ἢ ἴσων τοῖς μεγέ-
θεσιν, ἢ καὶ παραπλησίων ὄγκων. γίνεται δέ ποτε καὶ διὰ
πλῆθος αἵματος, ἤτοι ταῖς φλεψὶν ἢ ταῖς ἀρτηρίαις αὐταῖς
ἐγκεχυμένου, ἀνωμαλία σφυγμῶν. ἀλλ᾽ αὕτη γε ταῖς φλεβοτο-
μίαις τάχιστα καθίσταται. τὸ μὲν γὰρ ἐν ταῖς φλεψὶ πλῆθος,
ὡς ἂν παρακειμένων ἑαυταῖς ἀρτηριῶν, θλῖβόν τε καὶ στενο-
χωροῦν αὐτὰς, ὁμοίως τῷ παρὰ φύσιν ὄγκῳ κενωθὲν ταῖς
φλεβοτομίαις αὐτίκα μὲν συγκαθεῖλε τὸν ὄγκον τῶν φλεβῶν,
εὐθὺς δὲ καὶ ταῖς ἀρτηρίαις χώραν εὐπετῆ πρὸς τὴν κίνησιν

digeratur. Ubi diverfa etiain et continens inaequalitas ne-
ceffario fit, quod nec pari copia humores perpetuo dein-
ceps maneant, nec easdem coarctent arterias, fed ex parti-
bus faepe ignobilioribus in nobiliores, atque ex iisdem rur-
fus migrent in ignobiliores.   Quod fi qua inflammatio, aut
abfceffus, aut fcirrhus arteriis circumfufa corpora afficiat,
a quo comprimantur et coarctentur, tum longioribus co-
guntur intervallis inaequales pulfus interpolare aequales;
femper enim earumdem arteriarum premuntur eaedem par-
tes ab iisdem, vel paribus magnitudine, vel fimilibus tu-
moribus.   Accidit etiam pulfuum inaequalitas interim ex
fanguinis copia, qui aut in venas, aut arterias ipfas fit in-
fufus, at haec quidem fanguinis miffione fedatur facillime;
etenim copia illa in venis arterias non fecus ac tumor
praeter naturam, utpote iis vicinas, premit et coarctat;
vacuata per fanguinis miffionem illico venarum tumorem
contrahit, ftatimque etiam locum arteriis amplum ad motum

παρέσχεν, ἐφ᾽ ᾖ τὴν κατὰ φύσιν ἐνέργειαν ἀκώλυτον λαβοῦ-
σαι τὴν ὁμαλότητα τῶν σφυγμῶν ἅμ᾽ αὐτῇ τὴν κατὰ φύσιν
ἀνεκτήσαντο. τὸ δ᾽ ἐν ταῖς ἀρτηρίαις ἰαὐταῖς αἷμα, τοῦτο
μὲν ὅπως ἐνίσταται ταῖς ὁδοῖς τοῦ πνεύματος οὐδὲ λόγου
δεῖται, καὶ μάλιστα ἦν καὶ παχύ πως, ἢ γλίσχρον, ἢ κἂν
τοῖς ἐσχάτοις αὐτῶν πέρασιν ἐσφηνωμένον εἴη. τηνικαῦτα
γὰρ οὔθ᾽ ἕλκειν οὔτ᾽ ἐκπέμπειν τὸ πνεῦμα δυνάμεναι πο-
λυειδῆ θ᾽ ἅμα καὶ χαλεπωτάτην ἐργάζονται τὴν ἀνωμαλίαν,
καὶ μάλισθ᾽ ὅταν ἤτοι τῆς καρδίας αὐτῆς ἐγγὺς ᾖ καὶ πόῤῥω
μὲν ἀλλ᾽ ἐν κυρίοις μέρεσιν ἡ σφήνωσις τῶν ἐμφραττόντων
χυμῶν γίνηται. καθόλου τοίνυν εἰπεῖν ἢ θλιβομένων ἰσχυ-
ρῶς τῶν ἀρτηριῶν, ἢ ἐμφραττομένων ἀνωμαλία τις γίνεται
περὶ τοὺς σφυγμούς, κἂν μηδὲν ἡ δύναμις πέπονθεν. εἰ μέν-
τοι καὶ ἡ δύναμις ἔχει φαύλως ἐπὶ τῇ τοιαύτῃ τῶν ὀργάνων
διαθέσει, παντί που δῆλον ὡς πολυειδεστέραν ἀνάγκη γενέ-
σθαι τὴν ἀνωμαλίαν, ὥσπερ γε καὶ εἰ (95) κατὰ τὴν καρδίαν
αὐτὴν ἀνώμαλος ὑπάρχει δυσκρασία, περὶ ἧς ἅπαντα τὸν λό-
γον ἀκριβώσαιμι ἐν τῇ προγνωστικῇ πραγματείᾳ. εἰ δὲ τὰ μὲν
τῶν ὀργάνων ἔχοι καλῶς, ἡ δύναμις δ᾽ ἀσθενὴς εἴη μεγάλως,

dat; ubi quia folitam functionem nemine interpellante te-
nent, fimul cum ea aequalitatem naturalem pulfuum recu-
perant.   At vero hic fanguis, qui in arteriis eft, quemad-
modum occupet fpiritus rivos quid refert narrare? potiffi-
mum fi craffus, vel lentus, vel fi extremis earum finibus fit
impactus; tunc enim quia nec allicere fpiritum, nec reddere
valent, diverfas fimul et difficillimas faciunt inaequalitates,
praecipue fi vel prope ipfum cor, vel procul quidem, fed in
nobiles partes impingant, obftruantque illi fucci.   Quare ut
uno verbo dicam, quum aut valide comprimuntur arteriae,
aut quum obftruuntur, ut integra omnino facultas fit, in-
aequalitas quaedam corripit pulfus.   At fi facultas una fit
affecta cum eo affectu inftrumentorum, clariffimum eft ma-
gis variam oportere inaequalitatem exiftere; itemque fi ip-
fum cor infeftet aequalis intemperies, de qua accuratiffime
in libris de praefagitione fcribam.   At vero fi inftrumento-
rum illaefus ftatus fit, fed magnopere facultas infirma, in-

ἡ προειρημένη μὲν οὐκ ἂν εἴη· ἡ μέντοι μύουρος ὀνομαζομένη γένοιτ᾽ ἂν ἀνωμαλία. κατὰ γὰρ τὴν ἐπιβολὴν τῶν δακτύλων ἡ δύναμις νικωμένη μικροτέρους ἀεὶ καὶ ἀμυδροτέρους ἐργάζεται τοὺς σφυγμούς. ἀποδείξεως δ᾽ οὐκ ἔτι δεῖ τῷ λόγῳ. δέδεικται γὰρ ἐν τοῖς περὶ διαγνώσεως αὐτάρκως. ἀλλ᾽ ὃ χρὴ προσθεῖναι χρήσιμον εἰς τὰ παρόντα, τοῦτο προσκείσεται.

Κεφ. γ΄. Τὴν ἀσθένειαν τῆς τοὺς σφυγμοὺς ἐργαζομένης δυνάμεως οὐκ ἴσην ἐν πάσαις ταῖς διαθέσεσι ὑπάρχειν ἀναγκαῖον, ἀλλὰ πάμπολυ δή τι τὸ μᾶλλόν τε καὶ ἧττον ὑπάρχειν. ἡ μὲν δὴ πρώτη καὶ βραχεῖα μικροτέρους μὲν καὶ ἀμυδροτέρους, οὐ μήν γε μυούρους ἐργάζεται τοὺς σφυγμούς· ἡ δὲ ἐπὶ ταύτῃ τοσούτῳ μείζων, ὡς ἤδη καὶ τοὺς ἐπιβαλλομένους δακτύλους ἄχθος εἶναι τῇ δυνάμει, τῶν μυούρων ἐστὶ σφυγμῶν ἀποτελεστική. διττῆς δ᾽ οὔσης ἐν αὐτοῖς διαφορᾶς, οἱ μὲν γὰρ αὐτῶν εἰς τὴν ἐξ ἀρχῆς κίνησιν ἐπανέρχονται καὶ καλοῦσιν αὐτοὺς μυούρους παλινδρομοῦντας, οἱ δ᾽ αὐτόθι που καταστρέφουσιν, ἰστέον ὡς οἱ μὲν πρότεροι μικρο-

aequalitas illa, de qua jam diximus, non exiftet, fed mutila et decurtata, quam vocant, inaequalitas; ab admotis enim digitis victa facultas minores femper imbecillioresque pulfus creat. Demonftrationem oratio ampliorem non quaerit, quum abunde in libris de dignoscendis pulfibus declaraverim; quod vero refert ad hunc locum, hoc faciam ut adjiciam.

Cap. III. Facultatis quae creat pulfus non eft neceffe imbecillitatem in omnibus affectibus parem effe, fed in ea permagnus eft exceffus et defectus; nam prima quidem et parva minores languidioresque, non autem decurtatos pulfus facit; quae vero eft hac tanto major, ut jam facultati fint oneri applicati digiti, haec pulfuum decurtatorum auctor eft. Sed quia duplex eft in his ipfis differentia, (quidam enim illorum ad priftinum motum revertuntur, quos decurtatos vocant reciprocos; aliqui illic alibi permanent) priores fcito minorem indicare imbecilli-

66 ΓΑΛΗΝΟΥ ΠΕΡΙ ΤΩΝ ΕΝ ΤΟΙΣ ΣΦΥΓΜ.

Ed. Chart. VIII. [189.]　　　　Ed. Baf. III. (95.)

[189]τέραν δείκνυνται τὴν ἀσθένειαν. ἀναμάχεται γάρ πως
ἡ δύναμις ἔτι καὶ οἷον ἀθροίζουσα καὶ συστρέφουσα πολλά-
κις ἑαυτὴν αὔξει μὲν τὸ μέγεθος οὕτω τῶν σφυγμῶν, αὔξει
δὲ καὶ τὸν τόνον. οἱ μέντοι καταμένοντες ἐν ἐσχάτῃ μικρό-
τητι καὶ μηκέτ᾽ ἐπανερχόμενοι μειζόνως ἢ κατὰ τούτους
ἐμφαίνουσι λελύσθαι τὴν δύναμιν, ὥσπερ εἰ καὶ τελέως ἐκ-
λείποιεν, ἐσχάτην τινὰ τὴν ἀρρωστίαν ἐνδείξονται. ὅτι μέν-
τοι τούτων ἁπάντων ἡ διάγνωσις ἐπικειμένων τῶν δακτύλων
ταῖς ἀρτηρίαις καὶ μηδόλως αἱρομένων γίνεται παντί που πρό-
δηλον. εἰ γὰρ αἴροντες αὐτούς, εἶτα μετ᾽ ὀλίγον ἐπιφέροντες
εὑρίσκομεν καθ᾽ ἑκάστην ἐπιβολὴν ἐκλελοιπυῖαν τὴν κίνησιν,
ἀσφυξίαν τε τοῦτο καλοῦμεν παντελῆ καὶ οὐκ ἐκλείποντα
σφυγμόν. πολὺ δ᾽ οἶμαι διαφέρειν ἀσφυξίαν ἐκλείποντος
σφυγμοῦ. ἡ μὲν γὰρ οἷον στέρησις ἁπάσης τῆς ἐνεργείας,
πρὸς γοῦν τὴν αἴσθησιν, ὁ δ᾽ ἐξ ἡμισείας ἀπώλεια. ὁπόταν
οὖν ἐπιβάλλοντι μέν σοι τοὺς δακτύλους ἡ κίνησις ἐμφαίνηται,
φυλάττοντι δ᾽ ἐπικειμένους ἐκλυθεῖσα κατὰ βραχὺ παύσηται
παντάπασι, τοὺς μὲν σφυγμοὺς τοὺς τοιούτους ἐκλείποντας
ὀνομάζειν, τὴν διάθεσιν δ᾽ ἡγεῖσθαι μέσην τῆς τε τῶν μυούρων

tatem; adhuc enim refiftit quodammodo facultas et veluti
colligens fe ipfam et faepe concitans magnitudinem ita
auget pulfuum, auget item contentionem. At qui perma-
nent in extrema parvitate, nec omnino recipiunt fefe, lan-
guidiorem quam in his oftendunt facultatem effe. Sic fi
prorfus deficiant, fignificabunt ultimam quandam imbecilli-
tatem. Verum haec explorari omnia applicandis digitis ar-
teriae, nequaquam fufpenfis, apertiffimum eft; nam fi ele-
vatis iis et mox applicatis inveniamus in fingulis applicationi-
bus motum deficientem, veram abolitionem pulfus vocamus,
non deficientem pulfum. Equidem longe abeffe abolitionem
puto a pulfu deficiente; illa enim velut eft defectus, ut fen-
fus quidem indicat, totius functionis, hic dimidiatae amiffio.
Ergo ubi admoventi digitos videatur motus exolutus, et te-
nenti applicatos paulatim prorfus definat, eos pulfus voca-
mus deficientes, illumque ftatum medium numeramus inter

σφυγμῶν καὶ τῆς παντελοῦς ἀσφυξίας, ὅσῳ δὲ τῶν μυούρων
χαλεπωτέραν, τοσούτῳ τῆς ἀσφυξίας ἐπιεικεστέραν. τρεῖς μὲν
οὖν αὗται διαθέσεις τῷ ποσῷ τῆς βλάβης διαφέρουσαι. τε-
τάρτη δ᾽ ἡ τῶν παλινδρομούντων μυούρων ἡ πασῶν ἐπιει-
κεστάτη. πέμπτη δ᾽ ἔτι προσκείσθω ταύταις ἡ τῶν διαλει-
πόντων, προηγουμένη δηλονότι τῆς τῶν ἐκλειπόντων. ὃ γὰρ
ἐφ᾽ ἑνὸς, ἢ δυοῖν, ἢ ὅλως ἀριθμοῦ τινος σφυγμῶν ἦν, τοῦθ᾽
ἡ τῶν ἐκλειπόντων ἐπὶ πάντων ἐργάζεται. πρόδηλοι δὲ καὶ
αὐτῶν τῶν διαλειπόντων αἱ διαφοραί. μείζονες μὲν γὰρ αἱ
βλάβαι τῆς δυνάμεως, ὅταν πλείονες, ἐλάττονες δ᾽, ὅταν ὀλι-
γώτεραι κινήσεις ἐκλείπωσιν. ἡ δὲ τῶν παρεμπιπτόντων κα-
λουμένων σφυγμῶν διάγνωσις ἐναντία τῇ τῶν διαλειπόντων
ἐστίν· εἶεν δ᾽ ἂν δηλονότι καὶ οὗτοι τῶν ἀνωμάλων ἐν
ἀθροίσματι, καὶ γίνονται τῆς δυνάμεως ἐῤῥωμένης μὲν, ἀλλ᾽
ὑπὸ πλήθους χυμῶν ἢ ἐμφράξεως ὀργάνων ἐνοχλουμένης.
ὡς οὖν, ἵνα διώσηται τὰ λυποῦντα, μείζονας πολλάκις καὶ
σφοδροτέρους καὶ ὠκυτέρους ἐργάζεται τοὺς σφυγμοὺς, οὕτω
καὶ πλέονες ἐν ταῖς τοιαύταις διαθέσεσι μάλιστα καὶ ὑψηλοὶ

decurtatos pulſus et perfectam pulſus abolitionem, et
quanto decurtatis graviorem, tanto leviorem pulſus aboli-
tione. Ac hi quidem tres ſtatus quantitate noxae differunt.
Quartus reciprocorum eſt decurtatorum, qui eſt omnium
leviſſimus. Quintus his addatur intermittentium, qui
praecedit deficientium ſtatum; quod enim in uno, aut altero
erat, aut certe in numero pulſuum certo, id ſtatus deficien-
tium in omnibus efficit. Manifeſtae etiam ipſorum inter-
mittentium differentiae ſunt; gravius enim facultas offenſa
eſt, ubi plures, levius, ubi pauciores motus deficiunt. Jam
vero intercurrentium, quos vocant, pulſuum affectio con-
traria eſt affectioni intermittentium; qui quidem item inter
inaequales, qui acervatim fiunt, ſunt; inciduntque, ubi
facultas valens copia humorum, vel inſtrumentorum ob-
ſtructione impeditur. Ut ergo ad repellenda quae mole-
ſtant majores ſaepe et vehementiores edit celerioresque
pulſus, ita plures quoque in ejuscemodi praeſertim ſtati-

γίνονται σφυγμοὶ, καὶ διὰ τοῦτο κριτικῆς ἐκκρίσεως εἰσι ση--
μεῖα. οὐ μόνον δὲ δι᾽ ἀῤῥωστίαν δυνάμεως ὁ διαλείπων γί-
νεται σφυγμὸς, ἀλλὰ καὶ δι᾽ ἔμφραξιν ὀργάνων ἰσχυρὰν, ἢ
θλίψιν τινὰ καὶ στενοχωρίαν, ὅταν μηδ᾽ ὅλως εἰς ἑαυτὰς ἕλξαι
τι δυνηθῶσιν αἱ ἀρτηρίαι. περὶ μὲν οὖν τῆς ἐν ἀθροίσματι
τῶν σφυγμῶν ἀνωμαλίας ἱκανὰ καὶ ταῦτα.
Κεφ. δ΄. Περὶ δὲ τῆς καθ᾽ ἕνα λεκτέον ἐφεξῆς. εἰσὶ
δὲ ταύτης πάμπολλαι μὲν αἱ κατὰ μέρος διαφοραί. πειρατέον
δ᾽ ἡμῖν εἰς τὰς καθόλου πάσας ἀναγαγεῖν, ὧν σαφῶν γενομέ-
νων, κἂν εἴ τι τῶν κατὰ μέρος ὑπολείποιτο, ῥᾳδίως ἐκ τῶν
προειρημένων εὑρεθήσεται καὶ τὰ λοιπά. καὶ ἥ γ᾽ ἀρχὴ τῷ
λόγῳ ἡ αὐτὴ γιγνέσθω ἥπερ κἂν τῷ περὶ διαφορᾶς αὐτῶν.
ἠρξάμεθα δ᾽ ἐν ἐκείνῳ διαιρούμενοι τῆς κινήσεως αὐτῆς πρῶ-
τον τὴν ἀνωμαλίαν, ἤτοι διακοπτομένης ἢ συνεχοῦς μενού-
σης, ἢ ἐπανερχομένης. καὶ τοίνυν ἐννέα διαφορὰς ἐδιδάξαμεν
γινομένας, ὁπόταν διαστελλομένης τῆς ἀρτηρίας ἡσυχία τις
ἐν τῷ μέσῳ γινομένη τὴν ὅλην διαστολὴν εἰς τρεῖς τέμνη χρό-
νους. ἑξῆς οὖν ὑπὲρ ἑκάστης αὐτῶν ἐνταῦθα σκεψώμεθα τὰς

bus atque alti pulſus fiunt, itaque portendunt decretoriam
excretionem. Porro non ſolum facultatis infirmitas inducit
intermittentem pulſum, ſed et inſtrumentorum valida ob-
ſtructio, aut compreſſio et conſtrictio, ubi in ſe nihil pror-
ſus arteriae allicere valeant. Hactenus de pulſuum inac-
qualitate collectiva ſatis dictum eſt.
Cap. IV. Nunc de inaequalitate unius pulſus agen-
dum eſt, cujus ſunt complures ſingulares differentiae. Has
laborandum nobis eſt ut ad univerſales reducamus cunctas;
quibus perſpectis, etiam ſi quid deſideretur ſingulare, ex
ante dictis prompte reliqua invenientur. Orationis etiam
idem ſit initium quod in ſermone de differentiis illorum
fuit, ubi initium fecimus a dividenda primum motus inae-
qualitate, qui vel interpellatur, vel perpetuus eſt, vel re-
ciprocus. Ac novem differentias docuimus fieri, quum dis-
tentionem arteriae quies aliqua interſecans, totam eam in
tria partiatur empora. Ergo hic ſingulas ordine conſidere-
mus, ut cauſas inveniamus; ac primo quidem loco quam

αἰτίας ζητοῦντες, [190] καὶ πρῶτόν γε τῆς πρώτης ἐν αὐταῖς
ῥηθείσης, ὅταν ὠκέως ἀρξαμένη τῆς κινήσεως ἡ ἀρτηρία, κᾴ-
πειτα μικρὸν ἡσυχάσασα τὸ λεῖπον τῇ διαστολῇ μετὰ ταῦτα
προσθῇ βραδέως κινηθεῖσα. γίνεται γὰρ τοῦτο μὲν χρείας
ἐπειγούσης, τῆς δυνάμεως δὲ ὑπηρετούσης μὲν ὅσον ἐφ᾽ ἑαυτῇ,
κωλυομένης δ᾽ ἤτοι δι᾽ ὀργάνων βλάβην ἢ πλῆθος ἀξιόλογον·
ἐπεὶ εἴ γε μὴ διεκόπτετό ποτε τῆς ἡσυχίας ἡ διαστολὴ, πάν-
τως ἂν ἦν μεγάλη. τοιαύτη δ᾽ οὐκ ἂν γένοιτο χωρὶς τοῦ
καὶ τὴν χρείαν καλεῖν καὶ τὴν δύναμιν ὑπηρετεῖν. ὅτι δὲ
οὐκ ἐνδέχεται μικρὰν διαστολὴν ἡσυχίᾳ μεσολαβεῖσθαι μάθοις
ἂν ἐννοήσας ὡς οὐδεὶς τῶν μικρῶν σφυγμῶν εἰς δύο αἰσθητὰ
μόρια τμηθῆναι δύναται. οὗτος δέ γε ὑπὲρ οὗ νῦν ὁ λόγος
εἰς δύο τέτμηται σαφεῖς σφυγμοὺς, τόν τε πρὸ τῆς ἡσυχίας,
τὸν ταχὺν, καὶ τὸν ἐπὶ ταύτῃ, τὸν βραδύν. εἰ μὲν δὴ καὶ ἑκά-
τερος αὐτῶν ἀξιόλογον ἔχοι μέγεθος, οὗτος ἂν ὅλος εἴη τῶν
μεγίστων· εἰ δὲ μὴ, ἀλλ᾽ οὐ μικρός γε πάντως ἐστὶ, κᾂν ἐκ
μικρῶν δυοῖν συννοῆται. δηλοῖ δὲ τὴν ῥώμην τῆς δυνάμεως
καὶ τὸ τῆς προτέρας κινήσεως τάχος, ὥσπερ γε καὶ τὸ τῆς

illarum primam expofuimus, quum celeriter primum con-
citata arteria, deinde parva interpofita quiete refiduum
denique addat diftentioni tarde mota. Hoc enim accidit,
quum ufus urgeat et facultas quantum in ea eft obfequa-
tur, fed aut a vitio interrumpatur inftrumentorum, aut ab
humorum infigni abundantia; nam ni interrumpatur usquam
diftentio quiete, omnino magna fit; qualis nunquam, nifi
flagitet ufus, et morem gerat facultas, fiat. Nam parvam
diftentionem quiete intercipi non poffe perfpicias, fi intel-
ligas nullum effe parvum pulfum, qui diffecari in partes
duas ut animadvertere poffis valeat; at hic vero, de quo
nunc agimus, in duos manifeftos eft divifus pulfus, alterum
ante quietem, qui celer eft, et alterum a quiete, qui tardus.
Ac fiquidem infigni uterque magnitudine praeditus fit, tum
erit totus ex maximis; fin minus, non parvus certe eft
prorfus, licet ex parvis quidem duobus conftare intelligatur.
Porro facultatis robur prioris motus demonftrat celeritas et

χρείας ἐπεῖγον ἡ μετὰ τὴν ἡσυχίαν κίνησις ἐνδείκνυται, οὐ
γὰρ ἄνευ τούτου συνεπλήρωσεν ἄν ποτε τὴν ἐξ ἀρχῆς ὁρμὴν
ἡ δύναμις, ἀλλ᾽ ἔνθα πρῶτον ἐπεσχέθη κινουμένη, κατέπαυ-
σεν ἄν ἐνταῦθα τὴν διαστολὴν, μικρὸν ἕνα τοῦτον ἐργασα-
μένη σφυγμόν· ὥσπερ οὖν καὶ φαίνεται μυριάκις ἐν ταῖς συ-
στηματικαῖς ἀνωμαλίαις μικρὸς γινόμενος ὁ σφυγμὸς οὐ τῷ
μὴ δύνασθαι κινεῖσθαι τὴν δύναμιν, ἀλλὰ τῷ κωλύεσθαι.
πολλάκις οὖν τὸν ἐφεξῆς αὐτῷ μέγιστον εἰργάσατο συστρέ-
ψασα καθάπερ ἄν εἴποι τις ἑαυτὴν καὶ οἷον ἀθροίσασα καὶ
ἀνακτησαμένη καὶ παντὶ τῷ τόνῳ βιαίως χρησαμένη. ἐνὸν
οὖν αὐτῇ καὶ νῦν ἐργάσασθαί τι τοιοῦτον, οὐκ ἐργασαμένη
τὴν χρείαν ἐπείγειν ἐνεδείξατο. πόθεν οὖν ὅτι πλῆθος ἄμε-
τρον, ἡ θλίψις ὀργάνων, ἡ ἔμφραξις ἐμποδίζουσι τὴν κίνη-
σιν; πρῶτον μὲν ἐκ τοῦ τήν τε δύναμιν ἐῤῥῶσθαι καὶ τὴν
χρείαν ἐπείγειν, οὐ γὰρ ἄν ἔτι λοιπὸν οὐδὲν εἴη τῆς βλάβης
αἴτιον ἔξω τῶν εἰρημένων, ἔπειτα δὲ κἀξ αὐτῆς τῆς (96) φύ-
σεως αὐτῶν. εἴτε γὰρ πλῆθος εἴη τὸ βαρῦνον, οὐκ ἀδύνατον
ἐν τῷ μέσῳ τῆς διαστολῆς στᾶσαν τὴν δύναμιν καὶ οἷον

ufum etiam urgentem motus indicat ille fecundum quietem;
nam fi absque eo effet, nunquam inceptum motum facultas
abfolveret; fed ubi inhibitus primum motus ejus effet, ibi
defineret diftentionem, unumque hunc faceret parvum pul-
fum. Quomodo millies in collectivis inaequalitatibus par-
vum factum cernas pulfum, non quin moveri facultas poffit,
fed quod impediatur; unde fequentem faepe maximum affi-
cit, concitans, ut ita dicam, fe ipfam et veluti colligens,
viresque recuperans, denique omnem contentionem vim-
que advocans. Hoc autem quum poffet etiam hic moliri,
quia non fecit, ufum declaravit urgere. At unde quod im-
modici humores, vel inftrumentorum compreffio, aut ob-
ftructio motum impediant? primum hinc quod valeat facul-
tas et ufus inftet, neque enim extra illa quod noxam
inducat reliquum quicquam fit. Deinde etiam ex ipfa
natura illorum; nam five copia fit humorum, quae gravet,
nihil obftabit quo minus in media diftentione fubfiftat fa-

Ed. Chart. VIII. [190.] Ed. Baf. III. (96.)

ἀναπαυσαμένην οὕτω τὸ λεῖπον προσθεῖναι, εἶτ᾽ ἔμφραξις
τῶν ὀργάνων ἰσχυρὰ, ἢ θλίψις τις βίαιος, ἴσχεσθαι τὴν κί-
νησιν εἰς τοσοῦτον εὔλογον εἰς ὅσον ἀποῤῥεῖ τοῦ πληρώσον-
τος πνεύματος τὴν χώραν τῆς διαστολῆς. ἀλλ᾽ ἐπεὶ τὸ τε-
λέως ἴσχεσθαι τοῦ τελέως ἀποκεκλεῖσθαι τὰς ὁδοὺς τοῦ πνεύ-
ματος ἐνδεικτικόν ἐστιν, διὰ τοῦτο καὶ τὴν θλίψιν καὶ τὴν
ἔμφραξιν ἰσχυρὰν εἶναί φαμεν. τοῦτο μὲν δὴ κοινὸν ἁπασῶν
τῶν ἐφ᾽ ἡσυχίας τεμνομένων διαστολῶν, ἴδια δὲ ἑκάστης αὐ-
τῶν τὰ νῦν λεχθησόμενα· τῆς μὲν πρώτης ἱκανῶς βαρύνε-
σθαι τὴν δύναμιν ὑπὸ τοῦ πλήθους, ὅταν γε διὰ πλῆθος ὁ
σφυγμὸς γίνηται τοιοῦτος. ἡ γὰρ ὑστέρα κίνησις ἡ μετὰ τὴν
ἡσυχίαν οὐκ ἂν ἄλλως ἐγένετο βραδεῖα, τῆς προτέρας οὔσης
ὠκείας, εἰ μὴ ἐνενίκητό τε καὶ ἰσχυρῶς ἐβεβάρητο πρὸς τοῦ
πλήθους ἡ δύναμις. ἔμπαλιν δ᾽ ἐπὶ τῆς δευτέρας ἔχει διαφο-
ρᾶς, ἐφ᾽ ἧς ἀμφότερα τὰ μέρη τῆς κινήσεώς ἐστι ταχέα. φαί-
νεται γὰρ ἀναφέρουσα καὶ διασώζουσα τὸν τόνον ἡ δύναμις
καὶ διαμαχομένη τῷ πλήθει. μέση δ᾽ ἀμφοῖν ἐστι δηλονότι
διάθεσις ἐφ᾽ ἧς καὶ ἡ κίνησις ἡ δευτέρα μέση ταχείας τε καὶ

cultas et quafi refpiret atque inde refiduum apponat; five
fit valida inftrumentorum obftructio, five compreffio vio-
lenta, retineri hactenus verifimile eft motum, quatenus fpi-
ritu deficitur locum diftentionis impleturo. At quia omnino
confiftere et retineri omnino fignificat obftructas effe femi-
tas fpiritus, ideo etiam compreffionem et obftructionem
validam effe dicimus. Atque hoc omnibus diftentionibus
commune eft, quas quies dividit; fingulis autem feparatim
ea quae nunc exponemus; primae admodum onerari a
copia humorum facultatem, quum ex abundantia certe hu-
morum gignatur is pulfus; pofterior enim motus, qui fe-
cundum quietem fit, quum prior effet celer, non poffet tar-
dus fieri, nifi oppreffa tum et graviter onerata facultas
fit ab humorum copia. Contra eft in altera differentia, in
qua motus utrinque celer eft; videtur enim attollere facul-
tas et retinere contentionem copiaeque humorum re-
pugnare. Jam medius eft inter utrumque ftatus, ubi motus
quoque fecundus medius eft inter celerem et tardum, qui

βραδείας, ὅπερ ἐστὶ σύμμετρος. αὗται μὲν οὖν τρεῖς δια-
φοραὶ τῶν ἡσυχίᾳ σχιζομένων διαστολῶν. ἕτεραι δὲ τρεῖς,
ὅταν τῆς προτέρας κινήσεως βραδείας γινομένης ἡ δευτέρα
τὰς τρεῖς τρέπηται τροπὰς, ἤτοι βραδεῖα, ἢ ὠκεῖα, ἢ σύμ-
μετρος γινομένη, καὶ δηλονότι καὶ ταύταις χειρίστη μὲν ἐφ᾽
ἧς αἱ κινήσεις ἄμφω βραδεῖαι, [191] πολὺ δ᾽ ἐπιεικεστέρα
ταύτης ἐφ᾽ ἧς ἡ δευτέρα ταχεῖα, μέση δ᾽ ἀμφοῖν ἐφ᾽ ᾗ
σύμμετρος. οὕτω δὲ κἂν εἰ τῆς πρώτης κινήσεως συμμέτρου
γινομένης ἡ δευτέρα τὰς τρεῖς τρέποιτο τροπὰς, ἐπιεικεστέ-
ραν μὲν ἐνδείξεται διάθεσιν ἡ ὠκεῖα κίνησις, ὀλεθριωτέραν
δ᾽ ἡ βραδεῖα, μέσην δ᾽ ἡ σύμμετρος. πασῶν δὲ τῶν ἐννέα
διαφορῶν, ὑφ᾽ ἧς τινος ἂν αἰτίας γίνωνται, χειρίστη μὲν ἡ
ἀμφοτέρας ἔχουσα τὰς κινήσεις βραδείας, ἐπιεικεστάτη δ᾽ ἡ
ἀμφοτέρας ταχείας, μέση δ᾽ ἐφ᾽ ἧς ἀμφότερα σύμμετρα, καὶ
ἄλλαι δὲ μεταξὺ τῆς τε μέσης καὶ τῶν ἄκρων ἑκατέρας ἀνά-
λογον. ἀλλὰ καὶ χρόνος οὗτος ὁ τῆς ἡσυχίας ὅσῳ περ ἂν
πλείων γίγνηται καθ᾽ ἑκάστην τῶν εἰρημένων ἐννέα διαφορῶν,
τοσούτῳ χαλεπώτερος. ἔμπαλιν δὲ τῶν κινήσεων ὁ χρόνος
αὐξανόμενος ἐπιεικεστέραν ἐμφαίνει τὴν διάθεσιν. ὡσαύτως

eſt moderatus. Hae ſunt diſtentionum quiete interpellata-
rum tres differentiae. Aliae tres ſunt differentiae, ubi prio-
re motu tardo, alter trifariam variet, ut aut tardus, aut
celer, aut moderatus fiat. Sane hic quoque peſſimus eſt
qui utrumque motum tardum habet, ac longe hoc commo-
dior in quo celer alter, medius inter utrumque ubi ſit
moderatus. Haud aliter quum a primo motu moderato
alter tribus modis convertatur, commodiorem ſignificabit
ſtatum celer motus, pernicioſiorem tardus, medium mode-
ratus. Omnium harum novem differentiarum, a quacunque
cauſa proficiſcantur, quae eſt utroque motu tardo deterri-
ma eſt, commodiſſima cujus celer eſt uterque motus, me-
dia in qua uterque moderatus; jam aliae, quae intercedunt
inter mediam et extremam utramque, proportione. Quin
etiam tempus hoc quietis quo ſit in quaque novem harum
differentiarum longius, hoc eſt deterius; e diverſo diutur-
nius motuum tempus meliorem declarat ſtatum. Praeterea

δὲ καὶ τὸ τῶν διαστολῶν ἀμφοτέρων μέγεϑος ἄριστον. ὥσπερ
οὖν ἡ μικρότης χείριστον, οὕτω δὴ καὶ ἡ μὲν σφοδρότης ἄρι-
στον, ἡ δ᾽ ἀμυδρότης χείριστον. εἰ δ᾽ ἅπανϑ᾽ ἅμα συνέλ-
ϑοι τὰ εἰρημένα κακὰ περὶ ἕνα σφυγμὸν, οὗτος ἂν ὁ χείριστος
εἴη αὐτῶν, ὥσπερ εἰ καὶ πάντα τὰ ἐπιεικέστατα ὁ βέλτι-
στος. ὁ μὲν γὰρ, εἴτε πλῆϑος εἴη τὸ βαρῦνον τὴν δύναμιν,
νενικῆσϑαί φησιν αὐτὴν ἀξιολόγως, εἴτε ἔμφραξίς τις ἐν ταῖς
ἀρτηρίαις, ἐν κυρίαις μὲν ταύταις καὶ οὐ πόῤῥω τῆς ἀρχῆς,
μεγάλην δὲ καὶ αὐτὴν τὴν ἔμφραξιν ἐπιδείκνυται, εἴτε ϑλίψις
τις καὶ στενοχωρία, πᾶσαν ὀλίγου δεῖν κατειλῆφϑαι δηλοῖ
τὴν χώραν τῶν ἀρτηριῶν. ὁ δ᾽ ἐπιεικέστατος ἐν αὐτοῖς, ἐφ᾽
οὗ δηλονότι καὶ αἱ κινήσεις ἀμφότεραι ταχεῖαί τε καὶ μεγάλαι
καὶ σφοδραὶ καὶ ὁ χρόνος ὁ τῆς ἡσυχίας βραδὺς τὴν μὲν
δύναμιν κρατεῖν τοῦ πλήϑους ἐνδείξεται, τὰς δ᾽ ἐμφράξεις
τε καὶ ϑλίψεις τῶν ἀρτηριῶν ἢ μικρὰς, ἢ οὐκ ἐν κυρίοις,
ἢ πόῤῥω τῆς ἀρχῆς. ταῦτα μὲν οὖν τῆς καλουμένης ἰδίως
προγνωστικῆς ϑεωρίας ἔχεται, τῇ κοινωνίᾳ τοῦ λόγου συνα-
ναγραφέντα.

utriusque diftentionis magnitudo optima; contra peffima eft
parvitas. Similiter vehementia optima, remiffio peffima
Quod fi omnia quae commemoravimus mala in uno pulfu
conveniant, hic illorum fcilicet peffimus erit: contra fi
omnia commoda, optimus. Ille enim, fi copia humorum fit
quae facultatem oneret, valde declarat fuperatam naturam
effe, fi obftructio arteriarum, quum praecipuarum effe ha-
rum, nec remotarum longe a principio, tum hanc obftructio-
nem indicat infignem effe; fi compreffio fit et conftrictio,
innuit arteriarum locum occupatum pene omnem. At vero
commodiffimus inter illos, cujus inquam, uterque eft motus
celer, magnus vehemens, ac quietis breve tempus, quum
facultatem denunciabit fuperiorem abundantia humorum effe,
tum obftructiones et compreffiones arteriarum, vel parvas,
vel non in nobilioribus partibus, vel procul a principio.
Sed haec ad contemplationem proprie pertinent praefagiendi,
nos quod a propofito non effent aliena, adfcripfimus.

74 ΓΑΛΗΝΟΥ ΠΕΡΙ ΤΩΝ ΕΝ ΤΟΙΣ ΣΦΥΓΜ.

Ed. Chart. VIII. [191.]   Ed. Baf. III. (96.)

Κεφ. ε΄. Μεταβάντες δ᾽ ἤδη σκεψόμεθα περὶ τῶν
συνεχῆ μὲν τὴν κίνησιν ὅλης αὐτῆς τῆς διαστολῆς ἐχόντων
σφυγμῶν, οὐ μὴν ἰσοταχῆ γε πᾶσαν. εἴρηται δὲ καὶ περὶ
τούτων ἱκανῶς ἐν τῷ περὶ διαφορᾶς τῶν σφυγμῶν, ὁπόσαι
μὲν αἱ πᾶσαι τούτου τοῦ γένους διαφοραὶ γίνονται, πόσοι δὲ
καὶ οἱ καθ᾽ ἑκάστην αὐτῶν σφυγμοί. ὥστε οὐδὲ τούτων τὸν
ἀριθμὸν ἔτι χρὴ νῦν ἐπεξιέναι, ἀλλ᾽ ἐπὶ τὰς αἰτίας αὐτῶν
ἰτέον, ὡς οἷόν τε καὶ ταύτας ἐν τῷ καθόλου διεξιόντας, ὑπὲρ
τοῦ βραχύτερον γίνεσθαι τὸν ἅπαντα λόγον. ὅσοι μὲν δὴ
αὐτῶν ἀπὸ τῆς ἀρχῆς ἄχρι τοῦ τέλους εἰς τάχος διαδιδόασιν,
ἧττον βαρύνεσθαι τὴν δύναμιν ἐμφαίνουσιν, ὅσοι δ᾽ ἔμπαλιν,
μᾶλλον. οὐ μὴν λυομένης γε τῆς δυνάμεως οὐδεὶς τούτων γί-
νεται. μεγάλοι γὰρ ἅπαντές εἰσι καὶ μάλισθ᾽ ὅσον εἰς δια-
στήματα τρία καὶ χρόνους τρεῖς, ἢ τέτταρας αἰσθητοὺς ἐγχω-
ρεῖν οἷόν τε τὴν κίνησιν. ἴδιον δὲ τῶν ἀθρόαν εἰς τἀναντία
ποιουμένων τὴν μεταβολὴν τὸ μὴ τῆς δυνάμεως μόνης βαρυ-
νομένης, ἀλλὰ καὶ ἔμφραξιν, ἢ θλίψιν ὀργάνων γίνεσθαι.
λέγω δ᾽ εἰς τἀναντία ποιεῖσθαι μεταβολὴν ἀθρόως, εἰ κινού-

Cap. V. Nunc ad pulfus commentandos transeamus,
qui totius diftentionis habent quidem perpetuum motum, non
univerfum tamen pari celeritate; de quibus in libro de diffe-
rentiis pulfuum abunde diximus, et quot omnes hujus ge-
neris differentiae fint, quotque in quaque earum pulfus.
Quominus horum hic numerus recenfendus eft, fed ad cau-
fas illorum accedamus, easque quo brevior tota difputatio
fit, quoad ejus affequi poterimus, generatim explicemus.
Ac qui jam inde ab initio ad finem usque in celeritatem in-
furgunt, minus onerari annunciant facultatem; qui contra,
magis, verum tamen foluta quidem facultate nullus horum
exiftit; fiquidem omnes magni funt, praefertim quatenus
in tria intervalla, triaque tempora, aut quatuor, quae fen-
tiri poffint, motus valet extendi. Eft autem proprium iis,
qui in contraria affatim mutantur, non folum gravari facul-
tatem, fed etiam obftrui et premi inftrumenta. In contra-
ria affatim mutari dico, fi quum moveantur celeriter, fubito

μένοι ταχέως ἐξαιφνίδιον ἐγένοντο βραδεῖς, ἢ ἔμπαλιν ἐκ βρα-
δείας τῆς πρόσθεν κινήσεως ὠκεῖς. γίγνονται γὰρ οὗτοι δι᾽
ἐμφράξεις μέν τινας καὶ στενοχωρίας, ἀλλ᾽ ἧττον χαλεπὰς
τῶν διαλειπόντων, καὶ τῆς δυνάμεως δ᾽ αὐτῆς ὑπὸ πλήθους
βαρυνομένης, ἀλλ᾽ ἧττον ἢ ἐν τοῖς διαλείπουσιν· οὐ γὰρ
ἴσον δή που τὸ κακόν ἐστιν ἢ ὑπαλλαγῆναι τὴν κίνησιν, ἢ
κωλυθῆναί. [192] οἱ γὰρ κατὰ μέρος μέντοι τούτου τοῦ γέ-
νους τῆς ἀνωμαλίας σφυγμοὶ πῇ ποτ᾽ ἀλλήλων διαφέρουσι
καὶ τίνες μέν εἰσιν αὐτῶν ὀλεθριώτεροι, τίνες δὲ καὶ αὐτοὶ
καὶ ἐπιεικέστεροι, ῥᾴδιον μὲν καὶ αὐτόν τινα τῶν ἐντυγχα-
νόντων ἐξευρεῖν κἀξ ὧν ἐπὶ τῶν διαλειπόντων εἰρήκαμεν
ὡρμημένον. εἰρήσονται μέντοι καὶ πρὸς ἡμῶν ἐν τοῖς περὶ
τῆς διὰ σφυγμῶν προγνώσεως. ὁ γάρ τοι παρὼν λόγος
οὐδὲν αὐτῶν ἔτι δεῖται, ὡς κατὰ τὸ κοινὸν τοῦ γένους κοι-
νὰς καὶ τὰς τῆς γενέσεως ἐχόντων αἰτίας, ἃς δὴ νῦν πέπαυ-
μαι λέγων.

Κεφ. στ᾽. Ἀλλ᾽ ἐπὶ τὸ λοιπὸν ἔτι γένος τῆς καθ᾽ ἓν
μόριον τῆς ἀνωμαλίας, οὓς δικρότους ὀνομάζομεν σφυγμούς,
ἤδη μετιτέον. ἐλέγομεν δ᾽ αὐτοὺς ἐξ ἀνάγκης εἶναι κλονώδεις.

fiant tardi; aut qui ex tardo primo motu evadant celeres.
Oriuntur enim hi quum ex obſtructionibus quibusdam et
conſtrictionibus, ſed minus difficilibus quam intermittenti-
bus; tum ex facultate ipſa copioſis humoribus onerata, mi-
nus illa tamen quam in intermittentibus, etenim non aeque
magnum eſt incommodum mutari motum ac impediri. Sed
enim hujus generis inaequalitatis ſinguli pulſus qua re mu-
tuo differant, quique inter eos exitialiſſimi ſint, quique le-
niſſimi, quivis prompte vel de vulgo adminiculo illorum
quae de intermittentibus tradidimus inveniat; faciam tamen
ut in commentariis de praeſagitione ex pulſibus aperiam;
nam propoſita quidem diſputatio non requirit jam eos, ut
qui pro communi genere communes habeant generationis
cauſas, de quibus modo dixi.

Cap. VI. Porro ad reliquum jam genus inaequalita-
tis in una parte poſitae, quos dicrotos pulſus vocamus, per-
gendum eſt. Hos diximus non poſſe eſſe, niſi vibrati ſint,

76 ΓΑΛΗΝΟΤ ΠΕΡΙ ΤΩΝ ΕΝ ΤΟΙΣ ΣΦΤΓΜ.

Ed. Chart. VIII. [192.]　　　　　　Ed. Baſ. III. (96.)

οὔκουν οἷόν τε τὰς αἰτίας αὐτῶν ἐξευρεῖν ἀκριβῶς, πρὶν τὰς
τοῦ κλονώδους ἐπιμελῶς διασκέψασθαι. γίνεται τοίνυν οὗτος,
ὅταν ἡ μὲν δύναμις εὔρωστος ᾖ, τὸ δ᾽ ὄργανον σκληρὸν,
ἐπείγῃ δ᾽ ἡ χρεία. εἰ γὰρ ἕν τι τούτων ἐκλείπει, κλονώδης
οὐκ ἂν γένοιτο. τὸ γάρ τοι συνέχον αὐτοῦ τὴν γένεσιν ἔστι
βίαιος διαστολὴ σκληρᾶς ἀρτηρίας. οὐ γὰρ ἂν ἄλλως κραδαί-
νοιτό τε καὶ διασείοιτο πάντη, μὴ οὐκ ἀμφοτέρων τούτων
συνελθόντων. εἴτε γὰρ ἡ ἀρτηρία μόνη σκληρυνθείη, μὴ μέν-
τοι βιάζοιτο διαστέλλειν αὐτὴν ἡ δύναμις ἐπὶ πλεῖστον, οὐκ
ἂν οὐδεὶς δή που γένοιτο κλόνος, ἀλλ᾽ αὐτὸ δὴ τοῦτο μόνον
ὁ καλούμενος σκληρὸς σφυγμός. εἰ δ᾽ ἐπὶ πλεῖστον μὲν ἡ δύ-
ναμις ἐθέλοι διαστέλλειν τὰς ἀρτηρίας, αἱ δ᾽ ἕποιντο μαλα-
κότητι συμμέτρῳ, μέγας μὲν ἂν οὕτως, ἀλλ᾽ οὐ τί γε κλονώ-
δης, οὔθ᾽ ὅλως σκληρὸς ἔσται. εἴπερ οὖν μέλλει κλονώδης
ἔσεσθαι, δῆλον ὡς διαστέλλειν αὐτὰς ἡ δύναμις ἐπὶ πλεῖ-
στον ἢ πεφύκασι βιάζεται. ἀλλ᾽ οὐκ ἂν εἰ μὴ πρὸς τῆς
χρείας ἐπειγούσης ἠναγκάζετο, βιαίως ἂν ποθ᾽ ὥρμησεν
ἐνεργεῖν ἡ δύναμις. ὥστ᾽ εὐλόγως ἐῤῥῶσθαι μὲν ἔφαμεν χρῆναι
τὴν δύναμιν, ἐσκληρύνθαι δὲ τὰς ἀρτηρίας, ἐπείγειν δὲ τὴν

quamobrem eorum cauſas nulla ratione exacte invenias prius
quam vibrati cauſas accurate perſpexeris. Fit autem hic,
ubi valida fit facultas, inſtrumentum durum, urgeatque
uſus; quorum certe unum fi abſit, non fiat vibratus: quae
enim conſtituit ejus generationem, eſt violenta diſtentio du-
rae arteriae; nam niſi ambo ſint haec conjuncta, non vi-
bretur et undequaque concutiatur. Quod fi arteria indu-
rata fit ſola, nec cogatur diſtendere eam plurimum facultas,
nulla erit plane vibratio, ſed hoc tantum, durus quem
vocant pulſus. Sin plurimum dilatare arterias facultas
ſtudeat, illae autem moderata mollitie ſequantur, magnus
tunc erit, non vibratus, minimeque durus. Quare fi fiet
ut vibratus fit, plane diſtendere amplius eas quam poſſint
facultas molietur. Atqui niſi ab uſu urgeatur et compella-
tur, violentam facultas actionem nunquam obeat. Recte
ergo robuſta facultate diximus opus eſſe, induratis arteriis

ΑΙΤΙΩΝ ΒΙΒΛΙΟΝ Β. 77

Ed. Chart. VIII. [192.]   Ed. Baf. III. (97.)

(97) *χρείαν. αὐτὴν δὲ ταύτην τὴν ἔπειξιν ὑπὸ τίνος ποτε*
αἰτίας γίγνεται λεκτέον. οὐδὲ γὰρ οὐδὲ τοῦτο χρὴ παραλιπεῖν.
ἔστι δὲ μία μὲν, ὡς ἄν οὕτω τις εἴποι, προσεχὴς αἰτία, πολ-
λαὶ δ᾽ αὐτῆς δημιουργοί. τίς οὖν ἡ μία καὶ τίνες αἱ πολλαί;
ἡ μία μὲν, ὅταν ἀπλήρωτος ἡ χρεία μένῃ πρὸς τῆς ἐνεργείας,
αἱ πολλαὶ δὲ ταύτης ποιητικαὶ καθόλου μὲν φάναι δυνάμεως
ἀῤῥωστία καὶ ὀργάνων δυσπάθεια καὶ τῆς χρείας αὔξησις.
ἀλλ᾽ ἐπὶ τοῦ νῦν προκειμένου γένους τᾶν σφυγμῶν ἀφελεῖν χρὴ
τὴν ἀῤῥωστίαν τῆς δυνάμεως, ἐδείχθη γὰρ ἐῤῥῶσθαι. λοιπὸν
οὖν ἤτοι τῆς χρείας αὐξανομένης ἢ τῶν ὀργάνων ἀπειθούντων,
ἢ καὶ ἀμφοῖν ἅμα συνελθόντων ἐλάττων ἡ διαστολὴ τῆς χρείας
ἐν τοῖς κλονώδεσιν ἔσται σφυγμοῖς. ἀλλ᾽ ἡ μὲν χρεία τῇ πλεο-
νεξίᾳ τῆς θερμότητος, ἢ τῇ δαπάνῃ τοῦ ψυχικοῦ πνεύματος
αὐξάνεται, δυσπαθῆ δὲ γίνεται ὄργανα δι᾽ ἐμφράξεις, ἢ
θλίψεις, ἢ σκληρότητας. αὗται δὲ αἱ σκληρότητες ἢ φλεγμαι-
νόντων, ἢ σκιῤῥουμένων, ἢ σκληρυνομένων ἢ ξηραινομένων,
ἢ ψυχομένων, ἢ τεινομένων γίνονται τῶν ὀργάνων. καὶ οὕτως
ἤδη πάσας εὑρίσκομεν τὰς αἰτίας τῶν κλονωδῶν σφυγμῶν τῆς
γενέσεως. ἡ γάρ τοι δύσκρατος ἀνωμαλία προϊοῦσα μὲν

atque urgente ufu. Ut autem urgeat, a quanam procedat
caufa, exponendum eft; hoc enim minime eft praetermit-
tendum; una eft, ut fic dicam, finitima caufa, cujus multae
auctores funt. Quae tandem haec una eft et quae multae
illae? una haec eft, quum ufum functio non impleat; mul-
tae illae hujus auctores, breviter imbecillitas facultatis, in-
ftrumentorum cotumacia et major ufus. At de propofito
pulfuum genere demenda facultis imbecillitas eft; namque
eam probavimus firmam effe. Relinquitur igitur ut vel
ufu increfcente, vel inftrumentis renitentibus, vel utrisque
copulatis diftentio in vibratis pulfibus non affequatur ufum.
Atqui ufus abundantia caloris augetur, vel exhaufto animali
fpiritu; contumacia inftrumenta fiunt per obftructiones,
compreffiones et duritiem; atque haec durities exiftit, fi
inflammata fint, induruerint, deficcata fint, refrigerata,
contenta inftrumenta. Itaque omnes jam invenimus caufas
originis vibratorum pulfuum; nam intemperata inaequalitas

αὐξήσει τὸν κλόνον, οὐ μὴν αἰτία γε αὐτῶν ἐστι τῆς γενέ-
σεως. ἀλλὰ ἡ κατὰ διαφέροντα μόρια τῆς ἀρτηρίας ἀνωμα-
λία τῶν σφυγμῶν ταῖς τοιαύταις ἔπεται προσεχῶς δυσκρα-
σίαις. ἔνθα μὲν γὰρ ὑγρότερόν θ᾽ ἅμα καὶ θερμότερον ᾖ τὸ
μόριον τῆς ἀρτηρίας, ἐνταῦθα καὶ μείζονος καὶ θάττονος
τοῦ σφυγμοῦ γινομένου, ἔνθα δ᾽ ἂν ἤτοι ψυχρότερον ἢ ξη-
ρότερον, ἐνταῦθ᾽ ἐλάττονός τε καὶ βραδυτέρου. καὶ δὴ καὶ
προσεξορμᾶται μὲν εἰς τὴν κίνησιν τὸ πρότερον εἰρημένον,
ὕστερον δ᾽ ἄρχεται τὸ δεύτερον, [193] ὥστε κατὰ τοῦτο
μὲν καὶ τοὺς κλονώδεις συναυξήσει, προσεχὲς δ᾽ αἴτιον γενή-
σεται τῆς κατὰ διαφέροντα μόρια τῶν ἀρτηριῶν ἀνωμάλου
κινήσεως. ὁ τοίνυν δίκροτος καλούμενος σφυγμός, ἤδη γὰρ
ποτε καὶ περὶ τούτου λέγωμεν, ὡδέ πως γίνεται. ὅταν τοῦ
μέρους τῆς ἀρτηρίας, ᾧ τὴν ἁφὴν ἐπιβάλλομεν, σκληρό-
τερα καὶ ψυχρότερα, καὶ διὰ τοῦτο δυσκινητότερα τὰ ἑκα-
τέρωθεν, ὧν οὐκ ἁπτόμεθα, γένηται, κἄπειτα προεξορ-
μῆσαν αὐτῶν εἰς τὴν διαστολὴν τὸ μέσον ἀντισπάσῃ πάλιν
ἔσω καὶ αὖθις συνεξαίρῃ, δὶς ἀνάγκη πλήττεσθαι τὴν
ἁφήν. ὁ μὲν οὖν τοιοῦτος σφυγμὸς δίκροτός ἐστι μόνον,

fi progrediatur, augebit quidem vibrationem, non tamen
caufa eft eorum generationis. Caeterum inaequalitas pul-
fuum in diverfis arteriae partibus comitatur proxime talem
intemperiem, quod ubi humidior fimul et calidior fit pars
arteriae, major illic citatiorque fiat pulfus; ubi vel frigi-
dior, vel durior, ibidem minor et tardior. Jam etiam ad
motum prius concitatur pars illa prior, poftea orditur altera.
Quare ex eo quum augebit fimul vibratos, tum erit finitima
caufa inaequalis in partibus diverfis arteriarum motus. Igi-
tur pulfus, qui vocatur dicrotus, ut tandem aliquando ad
hunc veniamus, ad hunc modum fit. Ubi partes arteriae,
quam attingimus, duriores fint frigidioresque, et ob id dif-
ficilius etiam moveantur partes utrinque, quas non attingi-
mus; ac deinde partem mediam prae ipfis in diftentione
concitatam retrahant intro, iterumque fecum attollant; his
neceffe eft feriatur tactus. Ejuscemodi pulfus dicrotus eft

ΑΙΤΙΩΝ ΒΙΒΛΙΟΝ Β.

79

Ed. Chart. VIII. [193.]   Ed. Baf. III. (97.)

οὐ μέντοι καὶ κλονώδης σαφῶς. ἕτερος δέ τις ἅμα καὶ κλο
νώδης ἱκανῶς ἐστι καὶ δίκροτος γίνεται κατὰ τοιόνδε τινὰ
τρόπον. ὅταν κλονωδῶς ἀναφερομένης τῆς ἀρτηρίας, ὅσον
μὲν ὑπὸ τῷ δέρματι μόνῳ γυμνὸν ἑτοίμως ἀναφέρηται, τὰ δ᾽
ἑκατέρωθεν τοῦδε βαρύνηται διὰ πάχος ἢ πλῆθος τῶν ἐπι
κειμένων σωμάτων, ὡς μηδὲ τὴν κίνησιν αὐτῶν ὑποπίπτειν τοῖς
ἁπτομένοις, ἀνάγκη τηνικαῦτα τοῦ φανεροῦ μέρους ἤδη παν
τὸς ἀνηνεγμένου, τὰ μὴ φαινόμενα τὰ ἑκατέρωθεν ἔτ᾽ ἀναφέ
ρεσθαι, καὶ οὕτω φθάνον καταφέρεσθαι τὸ μέσον, αὖθις
συνεξαίρεσθαι τοῖς ἑκατέρωθεν. ὥστ᾽ ἐπανέρχεσθαί τε καὶ
προσπίπτειν ἐκ δευτέρου τοῖς ἔξωθεν ἁπτομένοις. εὔδηλον
οὖν ὅτι δίκροτος ὁ τοιοῦτος ἔσται, ταύτῃ πλεονεκτῶν τοῦ
κλονώδους μόνον, ὅτι κατὰ μεγάλα μόρια τῆς ἀρτηρίας τὴν
ἀνωμαλίαν τῆς κινήσεως ἐκτήσατο. τοῦ μὲν γὰρ ὑποπίπτον
τος τοῖς δακτύλοις ἅπαντος ὁμοίως κινουμένου, πλὴν ὅσα
κλονεῖται, τῶν δ᾽ ἑκατέρωθεν αὐτοῦ διαφερόντων, ὁ δίκρο
τος γίνεται, τῷ κλονώδει δὲ μόνῳ οὐδὲν πλέον ὑπάρχει τοῦ
κραδαίνεσθαι καὶ διασείεσθαι κατὰ μικρὸν ἅπαντα τὰ μόρια,

duntaxat, non autem vibratus perfpicue. Alter qui juxta
et fatis vibratus eft et dicrotus fit ad hunc modum. Ubi
cum vibratione fublatae arteriae pars ea, quae fola cute
tecta eft, facile attollatur, aliae autem utrinque partes craffitudine numeroque onerentur corporum incumbentium, adeo ut ne motus quidem earum tangentibus occurrat, neceffe
tum ex parte hac, quae aperta eft, omni jam fublata, partes illas non manifeftas, quae utrinque funt, adhuc attolli,
itaque mediam, quae delata jam dudum eft, de integro una
cum illis, quae utrinque funt, attolli ita ut redeat et occurrat iterum foris ipfam tangentibus. Proinde conftat eum
dicrotum futurum, qui in eo tantum vincit vibratum, quod
motus inaequalitatem in magnis obtineat partibus arteriae,
quum enim pars, quae digitis occurrit, omnis, nifi quatenus vibratur, aequaliter moveatur, ac partes ex utroque
latere ab illa differant, efficitur dicrotus; vibratus cui nihil
fuppetit amplius quam quod vibrantur concutiunturque

τὴν δὲ ἐν οὕτω μεγάλοις μέρεσι διαφορὰν τῆς κινήσεως
ὥσπερ ὁ δίκροτος οὐκ ἔχει. δῆλον οὖν ἐκ τῶν εἰρημένων
ὡς ὁ δίκροτος ἔσθ᾽ ὅτε μὲν ἐπὶ δυσκρασίᾳ γίνεται μεγάλῃ
καὶ σκληρότητι βραχείᾳ τῆς οὕτω κινουμένης ἀρτηρίας, ἔσθ᾽
ὅτε δ᾽ ἐπὶ σκληρότητι μεγάλῃ μετά τινος δυσκρασίας ἢ πά-
χους ἢ πλήθους χυμῶν τε καὶ σαρκῶν.

Κεφ. ζ. Ὁ μέντοι δορκαδίζων καλούμενος κοινὸν
μὲν ἔχει πρὸς τὸν δίκροτον τὸ δὶς πλήττειν, οἱ κοινὴν δὲ
τὴν αἰτίαν. οὔτε γὰρ τῆς σκληρότητος τῶν ὀργάνων οὔτε
τῆς δυσκρασίας ἐξ ἀνάγκης ἐφάπτεται, ἀλλ᾽ ὅταν ἡ δύναμις
ὅσον μὲν ἐφ᾽ ἑαυτῇ σώζῃ τὸν κατὰ φύσιν τόνον, ἴσχηται δὲ
τῆς κινήσεως, ἤτοι διὰ πλῆθος ἄμετρον, ἢ δι᾽ ἔμφραξιν, ἢ
θλίψιν τῶν ὀργάνων, ἡσυχία τηνικαῦτα διακόπτει τὴν δια-
στολήν. δεόντως ἄρα τὸ δεύτερον μέρος αὐτῆς τὸ μετὰ τὴν
ἡσυχίαν εὐρωστότερον φαίνεται τοῦ πρὸ τῆς ἡσυχίας. ἀθροί-
σασα γὰρ ὡς ἂν εἴποι τις ἑαυτὴν καὶ συλλέξασα καὶ ῥώσασα
καὶ ἀνακτησαμένη ἡ τέως νενικημένη δύναμις ἐπιτίθεται

paulatim omnes partes, motus in tam magnis partibus di-
verfitate, quam habet dicrotus, vacat. Planum eft igitur ex
praedictis dicrotum interim ex magna intemperie oriundum
efle, parvaque duritie arteriae in eum modum motae, inte-
rim ex ingenti duritie conjuncta cum quadam intemperie,
vel craffitudine, vel abundantia humorum et carnis.

Cap. VII. Caprizans vero quem vocant hoc cum
dicroto commune habat, quod bis pulfat, non communem
tamen caufam habet. Neque enim cum inftrumentorum du-
ritie necefle illi eft nec cum intemperie ut conjungatur.
Verum ubi retinet facultas quantum illa quidem praeftare
poteft contentionem nativam, arcetur autem a motu, vel
ob humorum immodicam copiam, vel propter obftructio-
nem, vel compreffionem inftrumentorum, quies tunc diften-
tionem interpellat. Jure itaque altera ejus pars fecundum
quietem robuftior illa, quae eam antecedit videtur. Siqui-
dem ubi fefe facultas, quae prius fuit victa, collegit, ut
ita dicam, et confirmavit, viresque reparavit, imminet gra-

σφοδρότερον, ἐκνικῆσαί τε καὶ διώσασθαι τὰ λυποῦντα σπεύ-
δουσα. καὶ δὴ καὶ δρᾷ τοῦτο πολλάκις. ἢν δέ ποτε καὶ κατὰ
τὴν δευτέραν ὁρμὴν νικηθῇ, χείρων μὲν ἂν οὕτως εἴη τοῦ
δορκαδίζοντος ὁ τοιοῦτος σφυγμὸς, ἀνώνυμος δέ ἐστι. καίτοι
τινὲς ἅπαντας τούτους, ὧν τὸ συνεχὲς τῆς διαστολῆς ἡσυχία
διακόπτει, δορκαδίζοντας καλοῦσιν. ἡμῖν δὲ ὀνομάτων γὰρ
οὐδὲν μέλει, πλὴν ὅσα τοῦ σαφοῦς τῆς διασκαλίας ἕνεκα.

Κεφ. η΄. [194] Δεδηλωμένου τοῦ πράγματος ἤδη σα-
φῶς ἐφ᾽ ἕτερον εἶδος ἀνωμάλων σφυγμῶν ἰτέον ἐστὶν, οὓς
καλοῦσιν κυματώδεις ποτὲ καὶ σκωληκίζοντας. ἐδείχθη γὰρ
οὖν καὶ περὶ τούτων ὅτι τῷ ποσῷ μόνῳ διαφέρουσιν ἓν εἶ-
δος ἄμφω κεκτημένοι. καί εἰσι δηλονότι τῶν κατὰ διαφέροντα
μόρια τῆς ἀρτηρίας ἐν μιᾷ διαστολῇ τὴν ἀνωμαλίαν ἐχόντων.
αἰτίαι δ᾽ αὐτῶν τῆς γενέσεως ἀρρωστία τῆς δυνάμεως, ἢ
πλῆθος χυμῶν, ἢ μαλακότης ὀργάνων ἐσχάτη. ὅταν μὲν γὰρ
ἀπὸ τῆς ἀρχῆς διϊκνούμενος εἰς τὰς κατὰ μέρος ἀρτηρίας ὁ
τόνος ἰσοσθενῶς ὅλον ἐξαίρειν ἀδυνατῇ τὸ ἀγγεῖον, ἐν τούτῳ

vius, et ut fuperet rejiciatque quae molefta funt contendit,
id quod frequenter facit. Quod fi in altero etiam impetu fit
inferior, fuerit is fane caprizante deterior pulfus. Nomen
hic non eft fortitus, tametfi hos quidam omnes, quorum
continuitatem diftentionis interpellat quies, appellent capri-
zantes. Nos vero de nominibus nihil folliciti fumus, nifi
quatenus flagitat inftitutionis perfpicuitas.

Cap. VIII. Nunc quum res aperte declarata fit, ad
aliud genus pulfuum veniendum eft inaequalium, quos un-
dofos, nonnunquam etiam vermiculantes vocant. Diximus
vero de his quoque fola eos diftare quantitate, fub uno ta-
men ambos genere pofitos effe; ac funt quidem in eo-
rum numero, qui in diverfis partibus arteriae inaequalita-
tem idque in una diftentione habeant. Caufae funt illo-
rum generationis facultatis imbecillitas, vel copia humo-
rum, vel fumma inftrumentorum mollities; nam quum a
principio in fingulas arterias permeans contentio pari fir-
mitate totum attollere vas nequeat, hic propinquior prin-

τὸ μὲν ἐγγυτέρω τῆς ἀρχῆς πρότερον ἄρχεται τῆς κινήσεως, τὸ
ποῤῥωτέρω δ᾽ ὕστερον. εἰ μὲν οὖν ὁμαλῶς τὸ τοιοῦτον γί-
γνοιτο δι᾽ ὅλων τῶν ἀρτηριῶν, ἀεὶ τὸ πρότερον αὐτοῦ μό-
ριον πρότερον φανεῖται κινούμενον, ὡς εἰ καὶ ῥέοντός τινος
ἀκωλύτως δι᾽ αὐτῶν ἤτοι πνεύματος ἢ ὑγροῦ τοὺς σφυγ-
μοὺς ἐπιτελεῖσθαι συνέβαινε. καὶ τοῦτ᾽ Ἐρασίστρατος μὲν ἀεὶ
γίνεσθαί φησι, καταψευδόμενος τοῦ φαινομένου, τῶν δ᾽ ἄλ-
λων οὐδεὶς μὴ ὅτι ἰατρῶν, ἀλλὰ μηδὲ τῶν φιλοσόφων ἢ
ἰδιωτῶν. ἅπασι γὰρ ἐναργῶς φαίνεται ἅπαντα τὰ μόρια τῶν
ἀρτηριῶν ἐν ταὐτῷ χρόνῳ διαστελλόμενα, σπανίως δὲ καὶ
οὐδὲ κατὰ φύσιν ἔτι τὸ τὰ μὲν ἐγγυτέρω τῆς καρδίας πρό-
τερον φαίνεσθαι κινούμενα, τὰ δ᾽ ἀπωτέρω δεύτερα. οὐ μὴν
ἤδη γέ πως κυματώδης, ἢ σκωληκίζων ὁ τοιοῦτος σφυγμὸς,
ἀλλ᾽ ὅταν αὐτῷ προσγένηται τὸ διὰ τῶν ἀρτηριῶν ῥεῖν φαν-
ταζόμενον, ἴσχεσθαί πη καὶ μένειν καὶ ἡσυχάζειν δοκεῖν, εἶτ᾽
αὖθις ῥεῖν, καὶ πάλιν ἴσχεσθαι, καὶ τοῦτο γίγνεσθαι δι᾽ ὅλης
τῆς ἀρτηρίας, ὁ τοιοῦτος σφυγμὸς ἤτοι κυματώδης ἢ σκωληκί-
ζων ἐστί. περιγραφομένων γὰρ ἀεὶ τῶν κατὰ μέρος κινήσεων
ἡσυχίας, τὴν οἷον κυμάτων διαδοχὴν ἢ σκώληκος διέρποντος

cipio motum orditur primum, remotior ferius; atqui aequa-
liter fi hoc fiat per omnes arterias, ejus femper prior pars
prius videbitur moveri; veluti fi fluente quopiam per eas
libere, vel fpiritu, vel humore, pulfus contingeret effici.
Quod quidem Erafiftratus perpetuum autumat effe, in quo
mentitur de rebus evidentibus; aliorum vero nullus non
modo medicorum, fed nec philofophorum, nec imperito-
rum; omnes enim clare cernunt omnes partes arteriarum
eodem diftendi tempore; raro et iam praeter naturam par-
tes cordi viciniores moveri prius, deinde longinquiores. At
talis pulfus non undofus jam, nec vermiculans eft, verum
quum ei hoc accefferit, ut quod fpeciem habet fluentis per
arterias, morari alicubi et fubfiftere videatur quiescereque,
mox iterum fluere, iterumque retineri, atque per totam
hoc arteriam accidere; is pulfus vel undofus, vel vermicu-
lans eft; nam quum finguli motus femper terminentur quiete
feriem veluti undarum vel vermis perrepentis fpeciem con-

Ed. Chart. VIII. [194.]   Ed. Baf. III. (97. 98.)

φαντασίαν γίνεσθαι συμβαίνει. εἰ μὲν οὖν ὑπὸ (98) πλήθους
βαρύνοιτο, τοῦτ᾽ ἴσχει καὶ διακόπτει καὶ διασχίζει τὸν τόνον,
ἔνθα ἂν ᾖ πλεῖστον ἠθροισμένον, καὶ οὕτω πολλαὶ διαστο-
λαὶ γίνονται δίκην κυμάτων ἀλλήλας ἐκδεχόμεναι, καθ᾽ ὅ τι
ἂν ὁ τόνος σχισθῇ, τῆς ἀκινησίας ἐνταῦθα περιγραφούσης τὸ
κῦμα. εἰ δὲ καὶ χωρὶς ὑγρότητος ἡ δύναμις αὐτὴ μόνη κάμνοι,
πᾶσαν μὲν ἀθρόως ἀδυνατοῦσα διαστέλλειν τὴν ἀρτηρίαν,
κατὰ μόρια δὲ ἐργαζομένη τοῦτο, γένοιντ᾽ ἂν καὶ οὕτως οἷον
κυμάτων τινῶν περιγραφαὶ πολλαὶ, διαδεχομένων ἀλλήλας
τῶν διαστολῶν. τό γε μὴν διάφορον τούτων γε τῶν σφυγμῶν
καὶ τῶν διὰ πλῆθος γινομένων μέγεθός ἐστι. καὶ διὰ τοῦτο
σκωληκίζοντες μὲν οὗτοι διὰ τὴν μικρότητα, κυματώδεις δ᾽
ἐκεῖνοι διὰ τὸ μέγεθος ὠνομάσθησαν. αἰτία δὲ τοῖς μὲν ἡ
τῆς δυνάμεως ἀῤῥωστία, τοῖς δ᾽ ἡ περὶ τῆς ὑγρότητος πλεο-
νεξία. καὶ μὴν καὶ διὰ μαλακότητα τῶν ὀργάνων ἐσχάτην
γίνονται οἱ τοιοῦτοι σφυγμοὶ, παραπλησίου τοῦ συμβαίνον-
τος τῷ κατὰ τὰς μαλακὰς καὶ νεαρὰς ῥάβδους, ὧν αἱρομένων
ἐξ ἄκρου τὰ μέν τινα τῶν μερῶν, καὶ μάλιστα τὰ πλησίον

tingit repraefentari. Si igitur *facultas* a copia humorum
oneretur, haec moratur contentionem ac interpellat at-
que diffindit illic quo plurima confluxit. Itaque exiftunt
multae diftentiones in modum undarum fefe mutuo exci-
pientes, atque quo loci divifa contentio eft, illic terminat
undam quies. Quod fi ipfa facultas etiam citra humorem
languescat fola, nec univerfam poffit arteriam diftendere,
fed hoc particulatim faciat, et tum exiftent veluti undarum
quarundam multae circumfcriptiones fuccedentium mutuo
diftentionum. Porro quod inter hos pulfus intereft et illos
quos copia humorum conftituit, magnitudo eft; unde hi ob
parvitatem vermiculantes, ob magnitudinem illi undofi vo-
cati funt. Et caufam habent illi facultatis imbecillitatem,
hi humorum abundantiam. Jam confequuntur etiam extre-
mam mollitiem inftrumentorum ejuscemodi pulfus fimili
modo ac in mollibus ac tenellis virgis, quae quum ex ver-
tice apprehenduntur, quaedam partes, praecipue vicinae
parti prehenfae, una attolluntur, quaedam quum flectun-

Ed. Chart. VIII. [194. 195.]　　　　　Ed. Baf. III. (98.)

τῆς λαβῆς συνεξαίρεται, τὰ δέ τινα λυγιζομένων αὐτῶν ἔτι
μένει ταπεινὰ κἂν τῷ κάτῳ. οὐ μὴν ἔν γε ταῖς σκληραῖς
καὶ ξηραῖς ῥάβδοις φαίνεταί τι τοιοῦτον, ἀλλ᾽ ὁμοτόνως
ἅπασα καθ᾽ ὅ τι ἂν αὐτῆς λαβόμενος ἐξαίρειν ἐθέλοις συνεξαί-
ρεται. τοιοῦτον δέ τι συμπέπτωκε καὶ ταῖς ἀρτηρίαις, ὅταν
ὑγρότητι πολλῇ διάβροχοι γενηθῶσιν. [195] οὐκ ἔτι γὰρ δέ-
χονται τὸν ἀπὸ τῆς ἀρχῆς τόνον ὁμοίως ἅπασι τοῖς μορίοις,
ἀλλ᾽ οἷον λυγιζόμεναι καὶ κλώμεναι πολλαχόθι διακόπτουσι,
κἂν τούτῳ τὰ πολλὰ μέν κυματώδης, ἔστι δ᾽ ὅτε καὶ σκω-
ληκίζων ὁ σφυγμὸς ἔσται. σὺν μὲν γὰρ ἐρρωμένῃ τῇ δυνάμει
κυματώδης, μεγάλα γὰρ ἐξαίρειν οὕτω δύναται μέρη τῶν
ἀρτηριῶν, σὺν ἀρρωστοτέρᾳ δὲ σκωληκίζων, ἐκ μικροῦ δη-
λονότι διαστήματος τηνικαῦτα νικωμένου τοῦ τόνου. ἀλλ᾽
εὐθὺς ἀνάγκη τοῦτον ἀνώμαλόν τε ἄλλως καὶ προσέτι καὶ
διαλείποντα γενέσθαι, καθάπερ καὶ ἐπὶ τῶν ὑδεριώντων ἔχει.
ἐφ᾽ ὧν ἔτι μὲν ἀντέχοντος τοῦ τόνου, καθάπερ καὶ ἐν τοῖς
περὶ αὐτῶν λόγοις ἐφεξῆς εἰρήσεται, πλατὺς καὶ κυματώδης
ἐστὶ, νικωμένου δὲ πολυειδῶς ἀνώμαλος γίνεται.

tur, adhuc demiſſae manent et humi; at vero duris virgis
et ſiccis hoc non accidit; ſed pari contentione ſi attollere
velis, quacunque parte prehendas, tota ſimul attollitur.
Idem arteriis uſu venit, quum multa hnmiditate imbutae
ſunt.　　Neque enim tum a principio contentionem aequaliter
omnibus partibus accipiunt, ſed quaſi flecterentur et fran-
gerentur, multis partibus diſſecant, in eoque undoſus ple-
rumque, nonnunquam vermiculans erit.　　Nam validam fa-
cultatem habet undoſus, quippe magnas ſic partes arteria-
rum poterit attollere, imbecilliorem vermiculans, quod
parvis intervallis tum contentio vincatur.　　Caeterum ſta-
tim hunc neceſſe eſt inaequalem alioqui et etiam intermitten-
tem fieri, ut ſit in hydropicis, quibus quum reſiſtat adhuc
contentio, quemadmodum inferius ubi tractabimus de illis
dicemus, latus undoſusque eſt; ubi vero ſit victa, varie ſit
inaequalis.

Κεφ. θ'. Ἀλλ' ἐπεὶ καὶ περὶ τούτων αὐτάρκως εἴρη-
ται, τῶν μυούρων ἐφεξῆς μνημονεύσωμεν, ἀσθενείᾳ τῆς τοὺς
σφυγμοὺς ἐργαζομένης δυνάμεως ἑπομένων. ὅταν γὰρ ὁ ἀπὸ
τῆς καρδίας ἐπὶ τὰς κατὰ μέρος ἀρτηρίας διήκων τόνος ἀεὶ
καὶ μᾶλλον ἐν τοῖς ποῤῥωτέρω μέρεσιν ἐκλύηται, μικροτέρας
οὕτω καὶ ἀμυδροτέρας ἀναγκαῖον γίνεσθαι τὰς ἐν αὐτοῖς κι-
νήσεις. πῶς οὖν ἐν τοῖς ἐγγυτέρω μέρεσι τῆς ἀρχῆς εὑρηκέναι
τινές φασιν ἐνίοτε τὰς ἐλάττους κινήσεις; οὐκέτι γὰρ οἷόν τε
λέγειν ἐπὶ τούτων ὡς ὁ παρὰ τῆς ἀρχῆς τόνος ἐν τοῖς ἐγγυ-
τέρω μᾶλλον ἢ ἐν τοῖς ποῤῥωτέρω διαλύεται. ἐμοὶ μὲν δο-
κοῦσιν ἢ διὰ τὴν τῆς θέσεως τῶν ἀρτηριῶν ἀνωμαλίαν
οὕτως φαντασθῆναι, ἢ εἰ καὶ ὄντως ἀληθεύουσιν, εἰς δυσκρα-
σίας ἀνωμαλίαν ἀναφέρειν χρὴ τῶν τοιούτων σφυγμῶν ἁπάν-
των τὴν γένεσιν, ἵν' ἡ παρὰ τῆς ἀρχῆς εἰς τὰς ἀρτηρίας ἐκ-
τεταμένη δύναμις τοῖς μὲν εὐκράτοις αὐτῶν μορίοις εὐλόγως
βέλτιον ᾖ χρωμένη, τοῖς δυσκράτοις δὲ χεῖρον. ὑπὸ γὰρ ἴσου
τε καὶ ταὐτοῦ τόνου τὸ μὲν ὑγρότητί τε καὶ θερμότητι με-
τρίᾳ κεκραμένον ὄργανον ἑτοιμότερόν τε καὶ μᾶλλον κινεῖται,

Cap. IX. Sed quia fatis eſt dictum de his, de de-
curtatis jam agamus qui imbecillitatem confequuntur facul-
tatis, a qua pulſus creantur, quum enim a corde permeet
in ſingulas arterias contentio et magis ac magis in partibus
remotioribus diſſolvatur, minores tum languidioresque ne-
ceſſario earum motus fiunt.   Qui tandem igitur in partibus
quidam principio propinquioribus inveniri ajunt nonnun-
quam minores motus? neque enim hic poterimus dicere,
contentionem, quae ex principio oritur, in vicinioribus ma-
gis quam in remotioribus remitti.   Equidem puto iis aut
propter arteriarum inaequalem ſitum eam ſpeciem oblatam
eſſe, aut ſi plane vera praedicant, intemperiei inaequalitati
origo omnium iſtorum pulſuum referenda accepta eſt; ut a
principe parte facultas in arterias diſtuſa, partibus earum
temperatis merito utatur melius, intemperatis deterius;
liquidem inſtrumentum a pari robore eodemque, ſi humi-
ditate et calore ſit modico temperatum, facilius ac magis

τὸ δ᾽ αὐχμῶδες ἢ ὑγρὸν ὑπερβαλλόντως, ἢ ψυχρὸν, ἀργό-
τερόν τε καὶ ἧττον.

Κεφ. ί. Ἄρ᾽ οὖν καὶ τοὺς οἷον ἐπινενευκότας τε καὶ
περινενευκότας σφυγμοὺς ὡσαύτως φυσιολογήσομεν, ἢ δύ-
νανται μὲν ἴσως ποτὲ καὶ οὕτως γενέσθαι; πολλὰ μὴν ἐναρ-
γῶς ἐφάνησαν ἐμοὶ γοῦν δι᾽ ἑτέρας γιγνόμενοι προφάσεις.
ὅταν μὲν γὰρ ἡ δύναμις ἄρρωστος ᾖ, σύντηξις δὲ τῶν περι-
κειμένων ταῖς ἀρτηρίαις σωμάτων, καθ᾽ ὅ τι ἂν αὐτῶν μά-
λιστ᾽ ἐκτετηκὸς, καὶ διὰ τοῦτο κουφότατον ὄν, ἡ κίνησις
ἀνακύψαι δυνηθῇ, κατὰ τοῦτο μάλιστα καὶ τὸ μέγεθος
αὐτῆς ἐμφαίνεται. παραβαλλομένη γὰρ ἡ ἐν τούτῳ δια-
στολὴ ταῖς ἑκατέρωθεν μικροτέραις οὔσαις μύουρον κατ᾽
ἄμφω τὰ μέρη τὴν κίνησιν ἀποφαίνει. τοῦτο δ᾽ ἐν ταῖς
ἰσχυροτάταις δυνάμεσιν οὐκ ἐνδέχεται γενέσθαι, χρὴ γὰρ
ἀκίνητον αὐτὴν εἶναι, καὶ μὴ φέρειν τὸ βάρος τῶν ἐπι-
κειμένων σωμάτων, ἵν᾽ αἰσθητὴν ποιήσῃ τὴν ὑπεροχὴν τῆς
ἐν τῷ γυμνοτέρῳ μορίῳ διαστάσεως παρὰ τὰς ἐν τοῖς βε-
βαρημένοις.

movetur, ſqualidum, aut nimium humidum, aut frigidum,
tardius minusque.

Cap. X.   Igitur naturam innuentium et circumnuen-
tium pulſuum ſimili ratione commentabimur.   Poſſint forſi-
tan pari modo ac ſimili aliquando fieri? nam ſaepe luculen-
ter mihi ceíte apparuerunt aliis de cauſis accidiſſe.   Ubi
enim imbecilla ſit facultas, corpora autem, quae ambiunt
arterias, marcescant, qua parte illorum maxime marcida,
atque eo leviſſima, emicare motus poſſit, ibi etiam maxime
elucescit ejus magnitudo; comparata enim hujus partis dis-
tentioɳe aliis utrinque minoribus, decurtatum in utrisque
partibus motum oſtendit.   Hoc fieri in validiſſimis facultati-
bus non poteſt, quod immotam oporteat eam eſſe, nec ſuſti-
nere incumbentium corporum pondus, ut manifeſtam efficiat
excellentiam diſtentionis in partibus nudioribus prae illis,
quae ſunt in partibus oneratis.

Κεφ. ια΄. [196] Πῶς οὖν ἡ παρὰ τὴν θέσιν τῆς ἀρ-
τηρίας ἀνωμαλία γίνεται τῶν σφυγμῶν; τοῦτο γὰρ ἔτ᾽ ἐνδεῖν
ἔοικε τῷ λόγῳ. πῶς δ᾽ ἄλλως ἢ ὥσπερ Ἱπποκράτης εἶπε
καθόλου περὶ πάσης ἡμᾶς διδάσκων διαστροφῆς; καὶ γὰρ καὶ
ἡ τῆς μήτρας ὡσαύτως καὶ αἱ τῆς ῥάχεως καὶ τῶν μυῶν γί-
νονται, τεινομένων εἰς ἐκεῖνα τὰ μέρη τῶν σωμάτων εἰς
ἅπερ καὶ διαστρέφεται. τῷ δ᾽ εἶναι πολλὰς τὰς τεινούσας
αἰτίας δυσφώρατον τὸ καθόλου τοῖς πλείστοις τῶν ἀρχαίων
ἰατρῶν ἐγένετο. καὶ γὰρ φλεγμοναὶ καὶ σκίῤῥοι καὶ ἀποστή-
ματα καί τινων ἀπέπτων φυμάτων γένεσις καὶ ὅλως ἅπαν-
τες οἱ παρὰ φύσιν ὄγκοι τείνειν πρὸς ἑαυτοὺς δύνανται τὰ
συνεχῆ, ἤδη δὲ καὶ σκληρότης αὐχμώδης καὶ ψύξις ἄμετρος
ὅμοιόν τι πήξει δρῶσα καὶ σπασμώδης σύντασις, ὧν ἄλλοτ᾽
ἄλλο διαστρέφει τὰς ἀρτηρίας. μάλιστα δὲ τὴν ἀνώμαλον
δυσκρασίαν ἡγητέον διαστρέφειν.

Κεφ. ιβ΄. Ἀλλ᾽ ἐπεὶ καὶ περὶ τούτων εἴρηται τὰ εἰ-
κότα, προσθεῖναι χρὴ τὸν περὶ τοῦ σπασμώδους σφυγμοῦ
λόγον, ᾧ τὸ μὲν ὄνομα πρέπον ἀπό τε τῆς ἰδέας αὐτῆς

Cap. XI.   At quomodo ex fitu arteriae fit pulfuum
inaequalitas? hoc enim deeſſe orationi adhuc videtur.   Qui
vero aliter, ac dixit Hippocrates, qui de omni nos diſtor-
tione in communi docuit? Etenim uterus fimiliter et ſpina
musculique diſtorquentur, quum in corporis illas partes ten-
duntur, in quas diſtorqueantur, ſed quia multae caufae
funt, quae tenſionem inducunt, univerſum plerisque veteribus
medicis difficillimum fuit inveſtigatu.   Inflammationes enim,
ſcirrhi, abſceſſus ac crudorum quorundam generatio tuber-
culorum, breviter omnes praeter naturam tumores, vicinas
partes ad ſe retrahere valent.   Praeterea ſqualida ſiccitas
frigusque immodicum quiddam faciat in modum gelu et
convulfiva intentio, quorum alias aliud arterias diſtorquet.
Praeter caetera diſtorquere inaequalis intemperies cenſen-
da eſt.

Cap. XII.   Sed quoniam de his quae nobis viſa funt
expofuimus, jam de convulſivo pulſu etiam disputandum
eſt; qui nomen recte invenit ex ipſa ſpecie et affectu, quem

καὶ τοῦ παθήματος ὃ δηλοῦν πέφυκε. τείνεσθαι μὲν γὰρ ἐπ'
ἄμφω τὰ πέρατα δόξεις τὴν ἀρτηρίαν καὶ μικρὸν ὕστερον
σπασμὸς τὸν ἄνθρωπον καταλαμβάνει. τί οὖν δὴ τὸ ἄπορον
ἐνταῦθα καὶ τίνος ἕνεκα προβέβληται; εἰ μὲν ἡ καρδία κα-
θάπερ ἀρτηριῶν, οὕτω καὶ νεύρων ἐστὶν ἀρχή, οὔτ' ἄπορον
οὐδὲν καὶ μάτην προβέβληται· εἰ δ' ἄλλη μὲν ἀρχὴ νεύρων,
ἄλλη δ' ἀρτηριῶν, καὶ ταῖς μὲν σφυγμὸς ἐνέργεια, τοῖς δ'
αἴσθησίς τε καὶ κίνησις ἑκούσιος, ὥσπερ οὐκ ἔστι τῶν ἐνερ-
γειῶν αὐτοῖς οὐδεμία μετουσία, οὕτως οὐδὲ τῶν παθημάτων
ἔσται τις κοινωνία. ἢ κακῶς τοῦτο καὶ ψευδόμενοι λέγουσιν,
ὅσοι γε δοκοῦσιν οὐκ εἶναι σφίσιν ἐπιμιξίαν; ὁ γάρ τοι πατὴρ
τοῦ δόγματος ὁ θεῖος ἐκεῖνος Ἱπποκράτης, σύῤῥοια μία, φησὶ,
σύμπνοια μία, πάντα πᾶσι συμπαθέα, φύσις κοινή. ἢ γὰρ
ἂν, εἰ μὴ τοῦτ' ἦν, δύο ἤστην οὕτω ζῶα καὶ οὐχ ἓν ἕκαστος
ἡμῶν. νυνὶ δὲ καρδία μὲν ἀρτηρίας ἐγκεφάλῳ μεγάλας ἐκπέμ-
πει δεσμὸν τῆς κοινωνίας, νεῦρα δ' ἐγκέφαλος καρδίᾳ, κἂν
εἰ μὴ μεγάλα, τὸ γοῦν ἐκ τοῦ λόγου πρόσταγμα διαστέλλειν
δυνάμενα. οὕτω δὲ καὶ ταῖς κατὰ μέρος ἀρτηρίαις αἱ
παρὰ τῶν νεύρων ἶνες εἰς κοινωνίαν ἔρχονται, δι' ὧν οὐκ

folet denotare; tendi enim ad utrumque terminum arteriam
putaveris et ftatim corripit hominem convulfio. At quis
tandem hic fcrupulus eft et ob quid propofitus? Si ut ar-
teriarum cor, fic nervorum eft fons, nihil eft fcrupuli et
fruftra eft propofitus; fin aliud principium nervorum, aliud
arteriarum, atque harum pulfus functio eft, illorum fenfus
et motus voluntarius; ut functionum illis nulla focietas eft,
ita nec erit affectuum.   An vero errant in eo et mentiun-
tur qui putarunt illis nullum commercium effe? Nam
princeps quidem hujus placiti divinus ille Hippocrates, *Con-
fluxio una*, inquit, *eft confpiratio una, omnia omnibus
confentiunt, natura communis, nam nifi hoc effet, duo
animalia effet, nec unum unusquisque noftrum.*   Nunc
arterias magnas cor cerebro vinculum focietatis transmittit,
cerebrum nervos cordi; qui quanquam non magni fint, man-
datum tamen rationis poffunt transmittere.   Ad haec fin-
gulis arteriis fibrae a nervis deductae ad focietatem veniunt,

ἔργων μόνων, ἀλλὰ καὶ παθημάτων ἀλλήλοις μεταδιδόασι.
καὶ οὐδὲν ἔτι θαυμάσιον, εἰ τοῦ νευρώδους γένους ἅπαντος
ἑνουμένου ταῖς ἀρτηρίαις, ἡ κοινωνία τοῦ παθήματος ἐμφαί-
νεται, τῶν γε κατὰ μέρος ἀποφύσεων ἀλλήλαις ἐπιμιγνυμέ-
νων, καὶ τῶν ἀρχῶν, ὡς εἴρηται, ξυνημμένων.

Κεφ. ιγ'. Ἀλλὰ γὰρ ἐπεὶ καὶ τὰ περὶ σπασμώδους
εἴρηται σφυγμοῦ, τὸ λοιπὸν ἔτι προσ(99)θετέον ἡμῖν ἐστιν
εἰς τὴν περὶ τῶν ἀνωμάλων ἁπάντων φυσιολογίαν. λείπεται
δ᾽, ὡς οἶμαι, πῶς ὑψηλοὶ [197] καὶ ταπεινοὶ καὶ πλατεῖς καὶ
στενοὶ καὶ μακροὶ καὶ βραχεῖς γίνονται σφυγμοί. πλεῖστοι
γὰρ δὴ οὗτοι καὶ μάλιστα ποικίλλουσι τὰς ἀνωμαλίας πάσας
τάς τε καθ᾽ ἕνα σφυγμὸν καὶ πολὺ δὴ μᾶλλον τὰς ἐν ἀθροί-
σματι. συμβαίνει δή τι τοιοῦτον ἐν τῷ διαστέλλεσθαι τὰς
ἀρτηρίας, ἐπί τε τοῖς ὑγιαίνουσιν ἅπασιν καὶ τοῖς πλείστοις
τῶν νοσούντων τῆς ἄνω περιφερείας αὐτῆς μᾶλλον αἰσθανό-
μεθα κινουμένης ἢ τῶν ἐν τοῖς πλαγίοις μερῶν. ἡ μὲν γὰρ
ἐγγυτέρω τῆς ἁφῆς ἡμῶν ἐστι καὶ δι᾽ ἐλαττόνων ὁμιλεῖ
σωμάτων, τὰ δ᾽ ἑκατέρωθεν αὐτῆς αὐτά τε πλέον ἄπεστι

per quas fe finunt mutuo in confenfum venire, non modo
actionum, fed affectuum etiam. Nec jam quicquam habet
admirationis, fi quum univerfum nervofum genus conjun-
ctum cum arteriis fit, fingulique eorum ramuli fibi mutuo
immixti, principiaque, ut dictum eft, inter fe conjuncta fint,
communis appareat affectus.

Cap. XIII. Sed quia de convulfivo pulfu diximus,
refiduum ad commentationem omnium inaequalitatum adji-
ciam. Supereft nimirum quemadmodum alti, humiles, lati,
angufti, longi et breves pulfus fiant, maximus eft enim ho-
rum numerus et variant maxime omnes inaequalitates quum
in uno pulfu, tum vero longe magis in acervo. Accidit
autem tale quippiam, dum diftenduntur arteriae et in va-
lentibus omnibus et aegrotis plerisque, ut fupernam ipfam
fuperficiem moveri clarius fentiamus, quam partes obliquas,
quod propior illa fit noftro tactui et congrediatur pauciori-
bus interpofitis corporibus; partes ex utroque latere hujus
quum remotiores funt, tum pluribus corporibus, quae in-

καὶ πλείω περιβέβληται τὰ διὰ μέσου σώματα. καὶ τοίνυν
αὐτὸς ὁ κατὰ φύσιν σφυγμὸς, ἂν ἀκριβῶς ἐξετάζῃ τις, ὑψηλό-
τερός ἐστιν, ἀπολειπομένης μὲν ἀεὶ τῆς εἰς τὸ πλάτος ἐν αὐτῷ
κινήσεως, πλεονεκτούσης δὲ τῆς εἰς ὕψος. ἀλλ᾽ ἐπεὶ μέτρον
οὗτος ἡμῖν καὶ κανὼν ἁπάντων τῶν ἄλλων, οὔθ᾽ ὑψηλὸν
οὔτε στενὸν ὀνομάζομεν αὐτὸν, ἀλλ᾽ ὥσπερ οὖν πρέπει καὶ
δίκαιόν ἐστιν, σύμμετρόν τε καὶ μέσον ἁπασῶν τῶν ὑπερβο-
λῶν. ᾽εἰθισμένοι δὲ τούτῳ καὶ συντεθραμμένοι καὶ πολλά-
κις εὑρίσκοντες αὐτὸν οὐκ. ἐπὶ τῶν ὑγιαινόντων μόνων, ἀλλὰ
καὶ ἐπὶ τῶν νοσούντων, ῥᾳδίως γνωρίζομεν τοὺς ἀπολειπο-
μένους ἢ ὑπερβάλλοντας αὐτὸν καθ᾽ ἡντιναοῦν τῶν δια-
στάσεων. καὶ γάρ τοι καὶ ὁ μακρὸς καὶ ὁ βραχὺς ὡς πρὸς
τοῦτον λέγονται. καὶ ὅστις μὴ εἴθισται τῷδε, οὐχ ὅπως
ὑψηλοῦ καὶ ταπεινοῦ καὶ πλατέος καὶ στενοῦ γένοιτ᾽ ἂν ἀκρι-
βὴς γνώμων, ἀλλ᾽ οὐδὲ μακροῦ καὶ βραχέος. ὡς οὖν ἄνθρω-
πόν τινα πάντῃ σύμμετρον εἶναί φαμεν οὐ τῇ προχείρῳ κατὰ
τὴν αἴσθησιν ἰσότητι τὸ μῆκος τῷ πλάτει καὶ βάθει παρα-
βάλλοντες, ἀλλὰ τῇ κατὰ δύναμιν· οὐδεὶς γὰρ οὕτως εὑρεθείη
βραχὺς ὡς ἀπολείπεσθαι τὸ μῆκος τοῦ πλάτους· οὕτω καὶ

terpofita funt, indutae. Proinde ipfe naturalis pulfus, fi
diligenter expendas, altior eft; quod deficiat femper ejus in
latum motus, praepolleat autem motus in altum. Verum
quia menfura nobis haec eft, reliquorumque regula aliorum,
nec altum eum, nec anguftum appellamus, fed ut par eft et
poftulat aequitas, moderatum et inter omnes exceffus me-
dium. Cui quia affueti nos fumus et una cum eo crevimus,
ac faepe eum invenimus, non in fanis modo, fed et in ae-
grotis facile cognoscimus, qui fuperantur ab eo et qui eum
fuperant in quacunque dimenfione; etenim longus et brevis
ad hunc collatus dicitur. Ac quicunque non eft in hoc ver-
fatus, non tantum non alti, humilis, lati, angufti, fit pro-
bus explorator, fed nec longi et brevis. Nam ut hominem
dicimus aliquem undequaque moderatum, non obvia illa ad
fenfum paritate longum cum lato et profundo comparantes,
fed paritate in poteftate, neque enim tam eft quisquam bre-
vis ut concedat longitudo latitudini, fic vocamus modera-

Ed. Chart. VIII. [197.]   Ed. Baf. III. (99.)

σφυγμὸν σύμμετρον ὀνομάζομεν, τὴν κατὰ φύσιν ἀναλογίαν
τε καὶ συμμετρίαν κανόνα τῆς ἰσότητος, οὐ τὴν αἴσθησιν
ποιούμενοι. πάντως δὲ ἐν αὐτῷ τὸ μὲν μῆκος ὑπερέχει τοῦ
βάθους, τοῦτο δ᾿ αὖ τοῦ πλάτους. αὐτὴν μὲν γὰρ εἰ νοήσαι-
μεν καθ᾿ αὑτὴν τὴν ἀρτηρίαν, γυμνὴν ἁπάντων τῶν περικει-
μένων σωμάτων, ἴσον ἔσται τὸ πλάτος τῷ βάθει. μᾶλλον δ᾿
οὐδ᾿ εἰπεῖν ἕξομεν ἐπί γε τῆς τοιαύτης τουτὶ μὲν εἶναι τὸ
πλάτος, τουτὶ δὲ βάθος, ἀλλ᾿ ὥσπερ ὅμοιον ἑαυτῷ πάντη τὸ
σῶμα κυκλοτερὲς ἀκριβῶς ὑπάρχει, οὕτω καὶ τῶν διαστημά-
των οὐδεμία διαφορά. τεθείσης μέντοι κατά τινος ἑτέρου
σώματος αὐτῆς, κάτω μὲν ἂν ἤδη λέγοιτο καθ᾿ ὧν στηρίζεται
μορίων, ἄνω δὲ τὸ κατ᾿ ἄντικρυ. τὸ δ᾿ ἐν τῷ μέσῳ τῶν
διαστημάτων κάτωθεν μὲν ἄνω νοοῦσιν ὕψος, ἄνωθεν δὲ
κάτω βάθος. ἔνθα δ᾿ ὕψος καὶ πλάτος, ἐνταῦθα θάτερον
τῶν διαστημάτων βάθος καὶ πλάτος. εἰ δὲ μὴ μόνον στηρί-
ζοιτο κατά τινος, ἀλλὰ κἀκ τῶν πλαγίων αὐτῶν καὶ προσέτι
τῶν ἄνω περιλαμβάνοι τινὰ σώματα, παντί που δῆλον ὡς
τὰ δι᾿ ἐλαττόνων σκεπασμάτων ἡμῖν ὁμιλοῦντα μόρια σαφε-

tum pulfum, naturalem proportionem et mediocritatem
normam aequalitatis, non fenfum facientes. In hoc om-
nino longitudo praeftat profunditati atque haec latitudini.
Nam fi ipfam folam arteriam fingamus omnibus circumjectis
corporibus nudatam, aequabit profunditatem latitudo, atque
adeo in ea certe nec dicere poterimus quidem, quae latitudo,
quae profunditas fit; fed ficut undique fibi eft fimile corpus
plane circulare, ita nulla dimenfionum differentia eft. At
fi in alio fit corpore ea collocata, deorfum jam dicetur, qui-
bus partibus fuftentatur et defixa eft; furfum quod eft e re-
gione, quod interponitur his intervallis ex imo furfum, in-
telligunt altitudinem, et defuper deorfum profunditatem; ubi
autem altitudo et latitudo eft, illic alterutra dimenfionum
profunditas et latitudo eft. Quod fi non tantum fulciatur
aliqua parte, fea etiam ex ipfis obliquis partibus et fuperio-
ribus complectatur quaedam corpora, planiffime partes, quas
per pauciora tegumenta contingimus, apertiorem motum

στέραν ἐνδείξεται τὴν κίνησιν ἥπερ τὰ διὰ πλειόνων. ἀλλὰ
μὴν ὧν γέ ἐστιν ἀρτηριῶν ἡ θέσις ὑπὸ τῷ δέρματι, τοιαῦται
δ᾿ εἰσὶν ὧν ἐφαπτόμεθα τοὺς σφυγμοὺς διαγινώσκοντες, τού-
των τὸ μὲν ἄνω διὰ μόνου τοῦ δέρματος ἡμῖν ὁμιλεῖ, τὰ δ᾿
ἑκατέρωθεν εἰς ὅσον ἀποχωρεῖ πρὸς τὸ πλάγιον εἰς τοσοῦτο
διὰ μακροτέρου τε τοῦ διαστήματος πλεόνων τε τῶν ἐν τῷ
μέσῳ σωμάτων. καὶ διὰ ταύτην τὴν ἀνάγκην ὑψηλότερος μὲν
ἀεὶ πᾶς σφυγμός ἐστιν ὁ κατὰ φύσιν, εἰ παραβάλλοις ἀλλή-
λοις τὰ διαστήματα. λέγεται δὲ σύμμετρος καὶ κανὼν τῶν
ἄλλων ὁμοίως τῷ Πολυκλείτου κανόνι. ὡς γὰρ ἐκείνῳ παρα-
βάλλοντες τοὺς ἄλλους ἀνδριάντας ἀδροὺς, ἢ ἰσχνοὺς, ἢ
πλατεῖς, ἢ στενοὺς, ἤ τι τῶν ἄλλων ἀμετριῶν ὄνομα προσα-
γορεύομεν, οὕτω καὶ τοὺς σφυγμοὺς τῷ κατὰ φύσιν ἀντεξε-
τάζοντες [198] ὑψηλοὺς, ἢ ταπεινοὺς, ἢ πλατεῖς, ἢ στε-
νοὺς, ἢ μακροὺς, ἢ βραχεῖς, ἢ ἀδροὺς, ἢ ἰσχνοὺς, ἢ μεγά-
λους, ἢ μικροὺς ὀνομάζομεν. τίνες οὖν αἰτίαι τῆς γενέσεως
αὐτῶν; τοῦτο γὰρ εἰπεῖν προὔκειτο. πρόχειρον μὲν ἦν ἤτοι
δυσκρασίαν ἀνώμαλον αἰτιᾶσθαι τῶν ὀργάνων, ἢ διαστροφὴν
ἐν τῇ θέσει. δέδεικται γὰρ ὅπως ἐν ταῖς τοιαύταις διαθέ-

quam quae tangimus per plura edent. Atqui quae arteriae
fub cute pofitae funt, (tales autem funt quas dignoscendis
pulfibus attingimus) harum fuperiorem partem interpofita
fola cute tangimus; partes utrinque alias, quantum recedunt
in obliquum, tanto per longius intervallum et per plura in-
terpofita corpora. Qua neceffitate fit ut omnis pulfus, qui
naturalis fit, fi mutuo compares dimenfiones, fit femper
longior; vocatur autem moderatus et aliorum regula, ut Po-
lycleti regula; nam ut quum alias ftatuas ad hanc conferi-
mus, craffas, graciles, latas et anguftas vocamus, aut fi
quo alio exceffus nomine; fic pulfus cum naturali compa-
rantes, altos, humiles, latos, anguftos, longos, breves, craf-
fos, graciles, magnos, atque parvos appellamus. At quae-
nam funt caufae, unde oriantur? quod inftitueramus dicere.
Ad manum erat quidem ut in inftramentorum intemperiem
inaequalem caufam conferremus, aut diftortionem fitus;
fiquidem quemadmodum appareant in ejusmodi affectibus

Ed. Chart. VIII. [198.] Ed. Baf. III. (99.)

σεσιν αἱ κινήσεις ἀνώμαλοι φαίνονται. ἀλλ᾽ ἐγὼ τοὺς μὲν
ὑψηλοὺς ἔν τε τοῖς θυμοῖς καὶ πρὸ τῶν κρίσεων εὑρίσκω
γινομένους, τοὺς δὲ πλατεῖς τοὐπίπαν ἐπὶ ταῖς κριτικαῖς ἐκ-
κρίσεσιν. οὐκ ἔτι δὲ δύναμαι δυσκρασίαν ὀργάνων ἢ δια-
στροφὴν θέσεως αἰτιάσασθαι μόνας, γένοιτο γὰρ ἄν ποτε
καὶ διά τι τούτων, ἀλλ᾽ αἱ πλεῖσται διαθέσεις ἐφ᾽ ὧν οἱ
τοιοῦτοι φαίνονται σφυγμοὶ τῶν εἰρημένων αἰτίων ἐκτός εἰσιν.
οὔτε γὰρ ἀνωμαλία κράσεως, ἤγουν εἰς τοσοῦτο τὴν φύσιν
ὑπαλλάττουσα τῶν ὀργάνων, ὡς ἀνωμάλους ἐργάσασθαι τοὺς
σφυγμούς, οὔθ᾽ ἡ τῆς θέσεως ἐξαλλαγὴ δύναιτ᾽ ἂν συστῆναί
ποτε χωρὶς μεγάλης βλάβης ἢ χρόνου μακροῦ ὧν οὐδὲν οὔτε
τοῖς θυμουμένοις οὔτε τοῖς ἤδη κεκριμένοις οὔτε τοῖς ὅσον
οὐδέπω κριθησομένοις ὑπάρχει, ἀλλ᾽ ἐστὶ τὸ γινόμενον ἐπ᾽
αὐτῶν τοιοῦτο μεῖζονα τὸν σφυγμὸν ἐργάζεται τοῖς θυ-
μουμένοις τε καὶ κριθησομένοις, οὐ μὴν ὅσον γε μεῖζόν τι
γίγνεται, τοσοῦτον καὶ φαίνεται. τῇ μὲν γὰρ εἰς ὕψος κινήσει
τε καὶ διαστολῇ τῆς ἀρτηρίας ὅσον προσέρχεται φαίνεται πᾶν,
τῇ δ᾽ εἰς τὸ πλάγιον τὸ πλεῖστον ἀφανίζεται, κατὰ τὸν
αὐτόν, οἶμαι, λόγον καθ᾽ ὃν καὶ τοῖς ἄνευ περιστάσεώς τινος

motus inaequales declaratum eſt. Sed altos ego in ira et
ante judicationes comperio fieri, latos plurimum in decre-
toriis excretionibus. Non poſſum igitur inſtrumentorum
jam intemperiem, aut diſtortum ſitum ſolos in culpa ponere,
ſane quidem interim etiam de aliqua harum cauſarum inci-
dat. Verum plerique affectus, in quibus inveniuntur ejus-
cemodi pulſus ſunt expertes cauſarum, quas diximus; ne-
que enim temperamenti inaequalitas, quae immutat adeo
naturam inſtrumentorum, ut inaequales efficiat pulſus, nec
vero ſitus immutatio unquam inveniatur citra ingentem no-
xam tempusque longum; quorum ſuppetit nihil nec iratis,
nec modo judicatis, nec jam jamque judicandis. Sed quod
illis accidit hoc eſt. Magnus pulſus fit iratis et judicandis,
non tamen quanto quicquid majus evadit, tantum etiam
animadvertitur; motus enim in altum et diſtentio arteriae,
quousque progrediatur, univerſa conſpicua eſt; motus obli-
quus fere occultatur, eodem ſcilicet modo, quo inculpata

ὑγιαίνουσιν ἀεὶ πλεονεκτεῖν ἐδείκνυτο ἡ εἰς ὕψος κίνησις.
μεμνημένοι τοιγαροῦν τῆς τότε καταστάσεως τᾶν σφυγμῶν
οὓς συμμέτρους ὀνομάζομεν, εἶτα νῦν εὑρίσκοντες ἱκανὸν μὲν
εἰς ὕψος, οὐχ ἱκανὸν δ᾽ εἰς πλάτος, ἀλλ᾽ ἤτοι παντάπασιν
ὀλίγον ἢ οὐδὲν ὅλως ἐπιδεδωκυῖαν τὴν κίνησιν, εὐλόγως
ὑψηλοὺς ὀνομάζομεν τοὺς τοιούτους σφυγμούς, εἰ μέν τι καὶ
τῷ πλάτει σαφὲς προσεγένετο, μεγάλους ἅμα καὶ ὑψηλοὺς
καλοῦντες, εἰ δ᾽ οὐδὲν ὅλως αἰσθητὸν, ὑψηλοὺς μόνον, εἰ δ᾽
εἰς ἄμφω μὲν ηὐξήθησαν ὕψος, τε καὶ πλάτος, οὐκ ἀξιόλογος
δ᾽ ἡ τοῦ ὕψους εἴη παρὰ τὸ πλάτος ὑπεροχὴ, μεγάλους μό-
νον τοὺς τοιούτους ὀνομάζοντες. ὅταν γὰρ ἐν ταὐτῷ λόγῳ
τὸ προσαυξόμενον ὕψος ὑπερέχει τοῖ πλάτους, ᾧ κἂν τῷ
κατὰ φύσιν ὑπερέχῃ, τὴν αὐτὴν ἰδέαν τῷ συμμέτρῳ κληθέντι
διασῴζειν ἀνάγκη τὸν νῦν γινόμενον. οὐκ οὖν ὑψηλὸς, ὥσπερ
οὐδ᾽ ἐκεῖνος, ἀλλὰ μείζων μόνον αὐτοῦ φαίνεται. τῶν γὰρ
ταὐτὸν εἶδος διασωζόντων οὐκ ἐνδέχεται τὸν μὲν σύμμετρον,
τὸν δ᾽ ὑψηλὸν καλεῖν, ἀλλ᾽ εἴπερ πάντη κατὰ τὴν αὐτὴν
ἀναλογίαν ὁ ἕτερος ηὐξήθη, μείζονα μόνον. καὶ γὰρ οὖν καὶ
περὶ τοῦ μήκους ὡσαύτως ἔχει. κατὰ μὲν γὰρ τὴν αὐτὴν

valetudine praeditis femper oftendimus praepollere motum
in altum. Itaque memores illius ftatus pulfuum, quos mo-
deratos appellamus, fi jam comperiamus bene auctam alti-
tudinem motus, nec multum latitudinem, fed omnino pa-
rum, vel nihil prorfus, recte vocamus eos pulfus altos.
Quod fi manifeftum accedat incrementum latitudini, magnos
fimul et altos vocamus; fin omnino obscurum, altos mul-
tum. Si ambo increverint, altitudo et latitudo, fed non
multum latitudinem vincat altitudo, hos vocamus magnos
tantum; quum enim eadem proportione altitudo adaucta
vincat latitudinem, qua etiam in naturali pulfu fuperaret,
eandem fpeciem ac moderatus quem vocant retineat hic
oportet. Itaque non altus, ut nec ille, fed major tantum
illo videtur; fiquidem eorum, quae eandem fervant formam,
non decet unum moderatum, alterum vocare altum, fed fi
eadem undequaque proportione alter crevit, majorem tan-
tum. Quinetiam in longitudine eadem eft ratio; quae quum

Ed. Chart. VIII. [198. 199.]   Ed. Baf. III. (99. 100.)

ἀναλογίαν καὶ τοῦτο συναυξανόμενον τῷ βάθει τε καὶ τῷ
πλάτει τὸν ὅλον σφυγμὸν, ὡς ἤδη λέλεκται, μείζονα φαίνε-
σθαι ποιεῖ. οὔκουν ἴσων ἁπλῶς δεῖ τῶν ἐπαυξανομένων ἐν
τοῖς τρισὶ διαστήμασι κινήσεων, ἀλλ᾽ ἀνάλογον ἴσων, ἵν᾽ ὁ
σφυγμὸς μείζων γένηται. τοῖς οὖν εἰθισμένοις τῇ τοῦ κατὰ
φύσιν ἀναλογίᾳ ῥᾳδίως τὸ (100) προσιὸν, ὅσον ἔξω τοῦ
λόγου, γνωρίζεται. καὶ τοιαῦται μέν τινές εἰσιν αἱ γενέσεις
τῶν προκειμένων σφυγμῶν· ἑξῆς δ᾽ ἂν εἴη τὰς αἰτίας εἰπεῖν
δι᾽ ἃς ἢ σώζεσθαι τὴν φυσικὴν ἀναλογίαν ἐπ᾽ αὐτῶν, ἢ δια-
φθείρεσθαι πέφυκε. σώζεται μὲν οὖν, ὅταν μηδεμία μεγάλη
τοῦ κατὰ φύσιν εἰς πολυσαρκίαν, ἢ λεπτότητα τῆς ἕξεως γέ-
νηται μεταβολὴ, ἀλλὰ μηδὲ ξηρότης ἄμετρος, ἢ ὑγρότης, ἡ
τις ἀνάγκη μεγάλη ἐσχάτης διαστολῆς. φθείρεται δὲ καὶ συγ-
χεῖται διά τι τούτων παρὸν, οἷον αὐτίκα τὰ μὲν ἄλλα
πάντα καλῶς ἐχέτω, μεγάλην δ᾽ οὕτως ἡ δύναμις ἐπειγέσθω
ποιήσασθαι διαστολὴν, ὡς μὴ χωρεῖσθαι τὸν ὄγκον αὐτῆς
ὑπὸ τῶν περιεχουσῶν τὰς ἀρτηρίας χωρῶν. [199] ἀνάγκη
γὰρ ἐν τῇ τοιαύτῃ καταστάσει τὸν σφυγμὸν ὑψηλὸν φανῆναι,

eadem proportione augetur, qua profunditas et latitudo,
univerſum pulſum, uti diximus modo, majorem repraeſen-
tat. Unde ut magnus fiat pulſus, non requiritur ut plane
pares ſint motus, qui in tribus dimenſionibus augentur, ve-
rum ut proportione ſint aequales. Quare qui naturalem
proportionem explorare conſueverunt, nullo negotio quan-
tum acceſſio disceſſit a proportione perſpicient. Hoc pacto
generantur propoſiti pulſus. Reſtat ut cauſas aperiamus,
quamobrem naturalis eorum proportio conſtare, vel perire
ſolet. Conſtat ſane, ubi nulla praeter naturam inſignis in
craſſitudinem mutatio, aut in gracilitatem corporis fiat; prae-
terea nec ſiccitas immodica, vel humiditas, vel neceſſitas
quaedam maximae prorſus diſtentionis; perit vero atque
conturbatur cujuspiam horum praeſentia. Exempli gratia,
reliqua omnia ſe recte habeant, ſacultas autem compellatur
ita magnam diſtentionem ſacere, ut ejus tumorem circum-
jecta arteriis loca non capiant; in eo utique ſtatu, ut alia

κἂν μηδὲν τῶν ἄλλων ἔχῃς μέμφασθαι. ἄχρι γὰρ ἂν εἰς το-
σοῦτον αἴρηται μέγεθος ἡ διαστολὴ τῆς ἀρτηρίας, ὡς μηδέπω
στενοχωρεῖσθαι μηδαμοῦ, τὴν κατὰ φύσιν ἐν τοῖς τρισὶ δια-
στήμασιν ἀναλογίαν ἀποσώζει. στενοχωρηθεῖσα δὲ τοσοῦτον
τοῦ κατ᾽ ἐκείνην τὴν διάστασιν ἀφεῖλεν ὅσον ἔτυχε κωλυθεῖσα
τοῦ πρόσω. διὰ τοῦτο τοῖς θυμουμένοις, κἂν ἄμεμπτον
ἔχωσι τὴν ἕξιν, ὁ σφυγμὸς ὑψηλὸς γίνεται. τὸ γὰρ τῆς δια-
στολῆς ἐσχάτως ἄμετρον οὐδ᾽ ἡ τοιαύτη πέφυκεν ἕξις ἀλύ-
πως ἀνέχεσθαι, ἀλλ᾽ ἤδη θλίβεται κάτωθέν τε κἀκ τῶν πλα-
γίων ἡ ἀρτηρία. μόνον οὖν ὅσον γυμνὸν αὐτῆς ὑπὸ τῷ δέρ-
ματι τὴν θέρμην ἅπασαν ἐκδέχεται, ὅταν δ᾽ ἐν τοῖς ἄλλοις
μὲν ἅπασιν ἡ διαστολὴ κωλυθῇ, τὸ δ᾽ ἄνω μόνον αὐτῆς
ἀπαραπόδιστον φυλαχθῇ, πλεονεκτεῖν ἀνάγκη τῶν ἄλλων
τὴν κατ᾽ ἐκεῖνο κίνησιν, ὅπερ ἦν οὐδὲν ἄλλο ἢ ὑψηλὸς σφυγ-
μός. ἐπεὶ δὲ τοῖς θ᾽ ὑγιαίνουσιν ἅπασι καὶ τῶν νοσούντων
τοῖς πλείστοις ταῖς μεγίσταις διαστολαῖς τῶν ἐπιπολῆς ἀρτη-
ριῶν ὦν ἀπτόμεθα τὰ μὲν ἄλλα πάντα μόρια θλίβεταί τε καὶ
στενοχωρεῖται καὶ κωλύει τὰς καθ᾽ αὑτὰ κινήσεις, τὰ δ᾽ εἰς
ὕψος ἀνέχοντα μόρια πᾶσαν ἐλευθέραν τε καὶ ἀπαραπόδιστον

fint inculpata omnia, altus pulſus appareat oportet. Dum
enim in eam attollitur magnitudinem diſtentio arteriae, ut
nondum coarctetur, naturalem tuebitur trium dimenſionum
proportionem: coarctata vero tantum detrahet de illa di-
menſione quantum progreſſu prohibita eſt. Quocirca ira-
tis, licet corpore ſint optime comparato, fit pulſus altus;
diſtentionis enim ſummum exceſſum ne is quidem commode
ferat habitus; ſed jam ex imo premitur et ex obliquo ar-
teria. Sola ergo pars illius ea, quae inſtrata ſola cute eſt,
omnem calorem excipit. Ubi vero in aliis omnibus impe-
dita diſtentio fit, pars autem ejus duntaxat ſuperna ſervetur
ſoluta et libera, non poterit illius motus non praeſtare cae-
teris, quod aliud erat nihil ac altus pulſus. Quia porro
valentibus cunctis et aegrotantibus pleriſque in maximis
diſtentionibus arteriarum manifeſtarum, quas tangimus, par-
tes comprimuntur aliae omnes et in anguſtum coguntur ac
ſuo motu libero prohibentur, partes autem eminentes libe-

Ed. Chart. VIII. [¹99.] **Ed. Baſ. III. (100.)**

ἐπιδέχεται τὴν διαστολὴν, διὰ τοῦτο καὶ τοῖς ἰατροῖς τετή-
ρηταί τε καὶ γέγραπται τῶν θυμουμένων σφυγμὸς ὑψηλός.
ἢ γὰρ οὐκ εἶδον τὸ σπάνιον, ἢ ἀμελῶν εἶδον, ἢ τοῦτον οἰ-
κεῖον ἐνόμιζον ἑκάστου τῶν παθῶν σφυγμὸν, ὃν καὶ συνε-
δρεύοντα αὐτοῖς ἑώρων πλειστάκις. εἰσὶ δ' οἳ καὶ σιωπῶσιν
ἑκόντες τὸ σπάνιον, ὅταν ἀπορῶσι τῆς αἰτίας, ἀλλὰ τούτου
μὲν ἕνεκα κἂν μέμψαιτό τις αὐτοῖς, τῶν ἄλλων ἁπάντων
συγγνώμην νείμας. μύρια γὰρ οὕτως ἄξια γινώσκεσθαι σιω-
πηθήσεται. χρὴ δὲ τὸν ἀληθείας ἐραστὴν ἅπαν ἀκριβῶς τὸ
φανὲν ἐκδιηγεῖσθαι, κἂν ἀπορῇ τῆς αἰτίας. τί δὴ οὖν τὸ φαι-
νόμενόν ἐστι; πολλοῖς τῶν ἰσχνῶν καὶ οὐ πάνυ τὴν δύνα-
μιν εὐρώστων οἱ σφυγμοὶ θυμουμένοις μεγάλοι μὲν, οὐκέτι
δὲ καὶ ὑψηλοὶ φαίνονται. τίς γοῦν καὶ ἡ τοῦδε αἰτία, οὐδὲ
γὰρ οὐδὲ πόῤῥω που τῶν ἐξ ἀρχῆς ὑποκειμένων ἔοικεν ὑπάρ-
χειν, εἴ γε δὴ τὴν ῥώμην τῆς δυνάμεως τηλικαύτην ἐλέγομεν
εἶναι δεῖν ἐν τοῖς ὑψηλοῖς σφυγμοῖς, ὡς δύνασθαι μὲν ἐργά-
σασθαι μεγίστην διαστολὴν, μὴ χωρεῖσθαι δὲ ὑπὸ τῶν περιε-

rum obtinent et haud impeditum motum; hinc factum eſt
ut obſervaverint medici et ſcriptis prodiderint pulſum ira-
torum altum eſſe.   Qui certe aut rarum exemplum non
animadvertunt, aut negligenter attenderunt, aut hunc du-
xerunt ſingulis affectibus pulſum proprium, quem cum iis
cernerent ſrequenter eſſe conjunctum.   Quidam etiam ultro
rara exempla, ubi cauſa deficiuntur, reticent, quos hoc ſane
nomine accuſes, ſi alia omnia ignoscas, ita enim ſcitu digna
infinita ſilentio praetermittentur.   Oportet enim veritatis
ſtudioſum omne quod planum eſt, etiamſi ejus cauſam
ignoret, ſedulo exponere.   At quod tandem eſt illud evi-
dens exemplum?   Multis gracili corpore, nec ſacultate ad-
modum firma, pulſus, ſi irascantur, magni et non alti vi-
dentur eſſe.   Quae vero tandem hujus eſt cauſa? neque
enim multum videtur ab illis, quae initio jam poſita ſunt,
abeſſe; ſiquidem robur facultatis diximus eſſe tantum debere
in altis pulſibus ut maximam diſtentionem poſſit moliri,

98 ΓΑΛΗΝΟΥ ΠΕΡΙ ΤΩΝ ΕΝ ΤΟΙΣ ΣΦΥΓΜ.

Ed. Chart. VIII. [199.]   Ed. Baf. III. (100.)

χουσῶν τὰς ἀρτηρίας χωρῶν. εἰ γὰρ τοῦτο, παντί που δῆ-
λον ὁ ς ἐν ταῖς προειρημέναις διαθέσεσιν οὐκ ἐγχωρεῖ γίνε-
σθαι τὸν σφυγμὸν ὑψηλὸν, μήτε τῆς δυνάμεως εὐρωστούσης
καὶ τῶν περὶ τὰς ἀρτηρίας χωρῶν εὐρυτάτων διὰ τὴν ἔκτηξιν
γεγενημένων. ἐπεὶ δὲ καὶ τοῦτο θᾶττον ἢ κατὰ τὴν προσδο-
κίαν εὕρηται, δῆλον οἶμαι σὺν αὐτῷ καὶ τὸ τῶν πλατέων
γεγενῆσθαι σφυγμῶν. ὁπόταν γὰρ ἀπολείπηταί πως ἡ δύνα-
μις τῆς κατὰ φύσιν εὐρωστίας, εὐρύτης δ᾽ ἀξιόλογος ᾖ χωρῶν,
προσγένηται δέ τι βάρος ἐκ τῶν ἄνωθεν μερῶν ταῖς ἀρτηρίαις,
πλατύτερος ὁ τοιοῦτος σφυγμὸς φαίνεται τῷ συμμέτρῳ παρα-
βαλλόμενος. τὸ δὲ βάρος τοῦτο τὸ προσγινόμενον πολλάκις
μὲν ἡ τοῦ δέρματός ἐστιν αὐτοῦ ῥυσσότης, ὥσπερ ἐπὶ τῶν
γερόντων ἔχει καὶ τῶν ἰσχνῶν μὲν, οὐ μὴν τῶν κατεξη-
ρασμένων γε τὴν ἕξιν, ἐξ οὗ γένους εἰσὶν οἱ κεκριμένοι προσ-
φάτως, πολλάκις δὲ δι᾽ ὑγρότητα, καὶ μάλισθ᾽ ὅταν αὐτὰ
τὰ σώματα τῶν ἀρτηριῶν γεγένηται διάβροχα, καθάπερ ἐν
τοῖς ὑδέροις. καταῤῥεῖ γὰρ αὐτῶν τὰ ἐπ᾽ ἄκρου τοῦ ὕψους
τεταγμένα μόρια καὶ φέρεται κάτω τὰ μὲν εἰς αὐτὴν τῶν
ἀρτηριῶν τὴν κοιλότητα, τὰ δ᾽ εἰς τὰ πλάγια. τοσοῦτον οὖν

nec loca cingentia arterias capere eam valeant. Quod fi eſt,
in commemoratos affectus planiſſimum eſt non poſſe altum
pulſum incidere, quum nec valeat facultas et circum arte-
rias loca fint ampliſſima ex marcore. Sed hoc quum prae-
ter expectationem celerius fit inventum, apertum arbitror
fimul cum hoc eſſe, quaenam latorum pulſuum fit cauſa.
Nam quum naturali robore facultas aliquatenus deficiatur et
latitudo fit infignis locorum, pondusque accedat arteriis ex
fuperioribus partibus, hic pulſus collatus ad moderatum la-
tior eſt. Pondus hoc quod acceſſit, faepe funt ipfius cutis
rugae; quod accidit fenibus et gracilibus, qui tamen habitu
non ſunt exficcato; de quo genere funt et qui recenter funt
judicati. Saepe etiam ex humiditate, praecipue fi irrigua
fint ipfa corpora arteriarum, ut fit in hydropicis; partes
enim earum, quae in fummo cacumine funt pofitae, dela-
buntur demittunturque partim in ipfam arteriarum cavita-
tem, partim in obliquum. Quare hactenus ascenfu ne-

Ed. Chart. VIII. [199. 200.]   Ed. Baf. III. (100.)

ἀνάγκη τῆς εἰς ὕψος ἀνόδου κωλύεσθαι τοὺς σφυγμοὺς, ὅσον
ὑπεῤῥύη κάτω τὸ νῶτον τῆς ἀρτηρίας. καὶ δὴ καὶ πλεονεκτεῖν
διχόθεν ἀναγκαῖον ἤδη τὸ πλάτος ἔκ τε τῶν εἰς τὰ πλάγια
παραῤῥεόντων τῆς ἀρτηρίας μερῶν θλιβόντων τε καὶ διὰ τοῦ-
το πλατυνόντων τὰ κάτω κᾆξ ὧν αὐτὸ τὸ ὕψος ἔφθανε κε-
[200]κολοῦσθαι. ἥρκει δ᾽, οἶμαι, καὶ θάτερον αὐτῶν τὸν
σφυγμὸν ἀποφῆναι πλατὺν, ἢ μειωθὲν τὸ ὕψος, ἢ αὐξηθὲν
τὸ πλάτος. ἐπεὶ δ᾽ ἄμφω συνέπεσε, διὰ τοῦτ᾽ ἐναργὴς καὶ
ἀξιόλογος ἐν ταῖς τοιαύταις διαθέσεσιν ἡ πλατύτης ἐμφαίνεται.
πῶς οὖν ὁ μακρὸς καλούμενος γίνεται σφυγμός; εὑρίσκεται
γὰρ ποτε τοῖς μὲν τέσσαρσι δακτύλοις ἡ κίνησις ὑποπίπτουσα,
στενὴ μέντοι καὶ ἀμαυρὰ εἰς τοσοῦτον ὡς χορδῆς ἔμφασιν
εἶναι λεπτῆς, ἢ καὶ τοῦτο χαλεπὸν οὐδὲν ἐξευρεῖν ἐξ αὐτῶν
ὧν εἴπομεν ὁρμωμένους; εἴτε γὰρ οἷον ἰσχνῆς τινος χορδῆς
εἴτε οἷον τριχὸς ἡ προσβολὴ φαίνοιτο, σκληρότης ἐξ αὐτοῦ
μεγάλη τις ἐμφαίνεται τοῦ χιτῶνος τῶν ἀρτηριῶν. ἀλλ᾽ οὐ
μόνη· οὕτω μὲν γὰρ ἂν σκληρὸς ἁπλῶς ἦν ὁ σφυγμός. ἐπεὶ
δὲ καὶ στενὸς καὶ ταπεινός ἐστιν, ἀναγκαῖον ἀῤῥωστοτέραν

ceſſe eſt pulſus prohibeantur, quatenus infra arteriae dor-
ſum demittitur. Ac nimirum latitudinem jam biſariam
oportet praepollere, tum quod in obliquum dilabantur arte-
riae partes ac comprimant, atque eo inferiorem regionem
dilatari; tum vero quod imminuta ipſa altitudo ſit; quarum
certe vel altera reddere pulſum latum valeat, aut imminuta
altitudo, aut latitudo aucta, quia vero ambae conjunctae
ſunt, hinc clare in ejuscemodi affectibus et ampla conſpici-
tur latitudo. Quomodo jam pulſus ſit longus, quem vo-
cant? invenitur enim motus nonnunquam, qui quatuor di-
gitis occurrat, ſed ita anguſtus et obſcurus ut ſpeciem
tenuis fidis referat. At ne hoc quidem ex iis quae dixi-
mus inventu difficile eſt, ſive enim fidem tenuem quandam
occurſus, ſive pilum repraeſentet, durities ex eo arteriarum
tunicae ingens ſignificatur. Verum non ea modo, durus
enim tantum pulſus ſit; imo, quia anguſtus humilisque eſt,
oportet imbecilliorem facultatem eſſe quam quae magna vi

εἶναι τὴν δύναμιν ἢ ὥστε διαστέλλειν βιαίως, δυσπειθὲς ὑπὸ
σκληρότητος ὄργανον. τί δ᾽ οὖν εἰ τοῦτ᾽ ἐστιν ἀληθές, οὐχὶ
καὶ βραχὺς εὐθέως ὁ τοιοῦτος γίνεται σφυγμός; ἦ καὶ τούτου
τὴν αἰτίαν εὑρήσομεν ἀναμνήσαντες τὰς διαθέσεις ἐφ᾽ ὧν οἱ
τοιοῦτοι γίνονται σφυγμοί; τίνες οὖν αἱ διαθέσεις; ἡ μὲν
ἕξις τοῦ σώματος λεπτὴ, περιτεταμένον δὲ καὶ ξηρότερόν πως
τὸ δέρμα. εἴπερ οὖν τὸ χαλαρὸν ἅμα καὶ παχὺ κατακρύπτει
πολὺ τῆς κινήσεως, τὸ λεπτὸν καὶ τεταμένον ἀκριβῶς ἅπαν
διασώζει. καὶ δῆλον ἤδη γέγονεν ὡς χρὴ συνελθεῖν λεπτό-
τητα μὲν ὅλης τῆς ἕξεως, ξηρότητα δὲ τοῦ δέρματος, σκλη-
ρότητα δὲ τῶν ὀργάνων, ἀῤῥωστίαν δὲ τῆς δυνάμεως, ἀλλ᾽
οὐκ ἐσχάτην. ἄσφυκτος γὰρ ἂν οὕτως ἦν ὁ ἄνθρωπος, οὐ
μακρόσφυκτος. οὐδὲ ὅλως γὰρ εἰς αἰσθητὴν ἐξαίρει κίνησιν
ἡ παντελῶς ἐκλελυμένη δύναμις μὴ ὅτι τὸ σκληρὸν ἀγγεῖον,
ἀλλ᾽ οὐδὲ τὸ μαλακόν. ὁ μὲν οὖν οὕτως μακρὸς σφυγμὸς
κατὰ ἐξοχήν τινα προσαγορεύεται, λεπτὸς δ᾽ αὐτῷ καὶ ἰσχ-
νὸς ὄνομα τό γε ἴδιον, ὁ δ᾽ ἁπλῶς καὶ κυρίως μακρὸς,
ᾧ μὴ συνεπινοεῖται τῶν ἑτέρων δυοῖν διαστάσεων τὸ ποσὸν,
ἤτοι διὰ λεπτότητα τοῦ σώματος ἢ δι᾽ οἰκεῖον μέγεθος

inftrumentum diftendere propter duritiem contumax poffit.
Quid jam, fi hoc verum eft, num et brevis continuo is pul-
fus eft? an hujus etiam caufam invenerimus, fi affectus com-
memoremus, qui praediti eo pulfu funt? Qui tandem funt
illi affectus? habitus corporis tenuis, circumtenta aliquan-
toque ficcior cutis; proinde fi laxa et craffa magnam par-
tem motus tegit, tenuis contentaque prorfus omnem confer-
vat. Unde liquet confpirare gracilitatem totius habitus
oportere et duritiem cutis, ad haec duritiem inftrumento-
rum, tum imbecillitatem facultatis, non ultimam tamen;
perdiderit enim fic pulfum homo, non longum habuerit, om-
nino enim non attollit in fenfibilem motum facultas prorfus
languida ne vas quidem molle, nedum durum. Sane per
excellentiam longus pulfus hoc nomen fortitus eft; pro-
prium autem nomen eft tenuis et gracilis. Qui abfolute eft
et proprie longus, cum quo quantitatem non concipimus
dimenfionum duarum reliquarum, aut ex corporis tenuitate,

ἀποτελεῖται τοιοῦτος· ὁ δὲ δὴ βραχὺς, ὅταν καθ᾽ ἓν ὁτιοῦν
μόριον μικρὸν ἡ ἀρτηρία μόνῳ τῷ δέρματι σκέπηται, τὸ δ᾽
ἑκατέρωθεν ἐκείνου πᾶν αὖθις ἀθρόως εἰς τὸ βάθος δύηται.
τότε γὰρ ἀνάγκη ἐπιπολῆς μόριον αὐτῆς τὸ ὑπὸ τῷ δέρματι
σαφῆ τὴν κίνησιν ἅπασαν ἐνδείκνυσθαι, τὰ δ᾽ ἐν (101) τῷ
βάθει πολλῶν ἐπίπροσθεν ὄντων σωμάτων κατακρύπτεσθαι.
τοῦτο δὲ φ σει μὲν πολλοῖς ὑπάρχει, κατὰ διαθέσεις μέντοι
νοσώδεις ὀλίγοις, ὅταν ἐν τῇ διαθέσει διαστοφή τις τῆς ἀρτη-
ρίας γένηται, καὶ μικρὸν μὲν ἐπιφανὲς αὐτῆς ᾖ μόριον, τὰ δ᾽
ἄλλα πάντα πρὸς τὸ βάθος ἔσω κατασπασθῇ. ἔστι δὲ καὶ ὁ
τοιοῦτος σφυγμὸς τῶν κατ᾽ ἐξοχὴν λεγομένων βραχέων, ἐπεὶ
τό γ᾽ ἴδιον ὄνομα καὶ τοῦδε παχὺς καὶ ἀδρός. ὁ δ᾽ ἁπλῶς
βραχὺς ἢ πολυσαρκίας, ἢ μικρότητος ἔγγονος ὑπάρχει. εἴρη-
ταί μοι σχεδὸν ὑπὲρ ἁπάντων ἤδη τῶν ἀνωμαλίαν ἐργαζομέ-
νων αἰτίων, εἰ γάρ τι καὶ παραλέλειπται μικρὸν, οὐδὲν ἂν
εἴη χαλεπὸν ἐκ τῶν εἰρημένων ἀνευρίσκειν.

    Κεφ. ιδ´. Περὶ δὲ τῶν ἀτάκτων τε καὶ τεταγμένων ἤδη
ῥητέον. ἐπεὶ τοίνυν ἀνώμαλοι πάντες εἰσὶν οἱ τοιοῦτοι σφυγ-

aut ex fua ipfius magnitudine talis evadit. Porro autem
brevis fit, ubi in parte quapiam parva, arteria fola cute mu-
niatur et partes ex utroque illius latere omnes in profundum
affatim demergantur; namque pars ejus illa fublimis, quae
fubter cutem eft, aperte omnem motum prodat oportet,
profundae contra, quod multa objecta fint corpora, occul-
tentur. Hoc multis ineft a natura; in morbofis affectibus,
fane paucis, quum fitu diftorqueatur aliquo modo arteria
ac parva fit ejus pars confpicua, reliquae intro omnes in
profundum depreffae fint Eft vero et hic pulfus de illis
qui breves per excellentiam dicuntur; nam proprium hujus
nomen eft craffus et turgidus, quandoquidem qui fimpli-
citer brevis eft, vel ex corpulentia nascitur, vel ex parvi-
tate. Percurri jam omnes pene quae inaequalitatem indu-
cunt caufas; quod fi qua res parva praeterita fit, facile in-
venias ex commemoratis.

    Cap. XIV. Proximum eft ut de inordinatis et or-
dinatis dicamus. Hi pulfus quando inaequales omnes funt,

102 ΓΑΛΗΝΟΥ ΠΕΡΙ ΤΩΝ ΕΝ ΤΟΙΣ ΣΦΥΓΜ.

Ed. Chart. VIII. [200. 201.]   Ed. Baf. III. (101.)

μοὶ, καθάπερ καὶ ἐν τοῖς περὶ διαφορᾶς αὐτῶν δεδήλωται,
διαλλάττουσι δὲ τῷ τοὺς μὲν ἐν περιόδοις τισὶ διασώζειν τὴν
ἰσότητα, τοὺς δὲ πάντη συγχέειν, ἕν κοινὸν κατὰ πάντων
αὐτῶν ἐν βραχεῖ τόδε χρὴ διαγινώσκειν, ὡς τῆς αἰτίας, ἥ τις
ἂν ἑκάστοτε τὴν ἀνωμαλίαν ἐργάζηται, ἐστηριγμένης μὲν ἐν
τοῖς τεταγμένοις, ἀστηρίκτου δ᾽ ἐν τοῖς ἀτάκτοις οὔσης. καὶ
μέντοι καὶ τῆς φύσεως, εἴπερ τι ἄλλο, [201] καὶ ἡ τάξις οἰ-
κεῖον, ὥσπερ οὖν καὶ ἡ ὁμαλότης. ἐὰν οὖν θάτερον αὐτῶν
συγχυθῇ, μικροτέραν ἐνδείκνυται τὴν βλάβην, ἐὰν δ᾽ ἄμφω,
μείζονα, συγχεῖται δ᾽ ἄμφω μὲν ἐν τοῖς ἀτάκτοις, θάτερον δ᾽
ἐν τοῖς τεταγμένοις μὲν, ἀνωμάλοις δὲ δηλονότι.

Κεφ. ιε᾽. Τὰ δ᾽ ἐν ταῖς τῶν ῥυθμῶν ἐξαλλαγαῖς αἴ-
τια, ταῦτα γὰρ ὑπόλοιπα διελθεῖν, οὐ χαλεπῶς ἂν οὐδ᾽ αὐτά
τις εὑρίσκοι τῶν ἐξ ἀρχῆς ἐχόμενος. εἴπερ γὰρ ὀρθῶς ἡμῖν
ἀποδέδεικται κατὰ μὲν τὰς διαστολὰς τῶν ἀρτηριῶν ἕλκεσθαί
τις ἀερώδης οὐσία, κατὰ δὲ τὰς συστολὰς ἐκκρίνεσθαι τὸ
περιττόν τε καὶ οἷον καπνῶδες τῆς ἐκ τῶν χυμῶν συγκαύσεως,
ἀναγκαῖον ἔσται τῆς μὲν τοῦ διαστέλλεσθαι χρείας ἐπειγούσης
μείζω τε καὶ θάττω γίνεσθαι τὴν διαστολὴν, τῆς δὲ τοῦ

commode docuimus in libris de differentiis pulfuum, fed in
eo variant, quod paritatem in certis circuitibus tueantur,
illi confufi undequaque fint.   Hoc in communi unum breve
caput de omnibus iis cognoscendum eft, caufam quaecunque
inaequalitatem efficiat, femper firmam in ordinatis et fixam
effe, in pulfibus inordinatis non fixam.   Infuper ordo, ut
aequalitas, naturae, fi quid aliud, familiaris eft; quare fi al-
terum eorum fit conturbatum, minorem defignat offenfam;
fin utrunque, majorem; concurrunt autem in inordinatis
ambo; alterum in ordinatis, qui inaequales funt.

Cap. XV.   Porro et mutationum rhythmorum caufas,
(hae enim reftant explicandae) fi perfequare fuperiora, fa-
cile invenias.   Si enim recte demonftratum eft, allici per
diftentiones arteriarum aëream quandam fubftantiam; in
contractionibus autem excrementa excerni et quafi fuligines
aduftorum humorum, neceffe eft quum diftentionis ufus
inflet, majorem fieri; celerioremque diftentionem, quum

Ed. Chart. VIII. [201.] Ed. Baf. III. (101.)

συστέλλεσθαι τὴν συστολήν. ταυτ᾽ ἄρα καὶ τῶν ἡλικιῶν ἐν
αἷς μὲν πλείστη δαπάνη χυμῶν, αὗται δ᾽ εἰσὶν αἱ μέχρι τῆς
ἀκμῆς, ἐν ταύταις μὲν ὀλίγον ἀπολείπεται ἡ διαστολὴ τῆς συ-
στολῆς, ἐν αἷς δ᾽ ἐλαχίστη, τοῦτο δ᾽ ἐν ταῖς πρεσβυτικαῖς
γίνεται, παρὰ πολὺ πλείων ἐν ταύταις ὁ τῆς συστολῆς ἐστι
χρόνος τοῦ τῆς διαστολῆς, εἰ γάρτοι καθ᾽ ὅλον τὸ σῶμα δια-
πνοὴ τῆς συστολῆς τῶν ἀρτηριῶν ἔργον ἐστίν. ἐν μὲν γὰρ
ταῖς διαστολαῖς ἕλκουσιν εἰς ἑαυτὰς, ὥσπερ οὖν διὰ τῶν ἄλ-
λων ἁπάντων στομάτων, οὕτω καὶ διὰ τῶν εἰς τὸ δέρμα πε-
ραιουμένων. οὐκ οὖν ἐκκρίνεταί τι τηνικαῦτ᾽ ἐκ τοῦ σώματος,
ἀλλ᾽ εἴσω μᾶλλον πάντως ἕλκεται. ἐν δ᾽ αὐταῖς ταῖς συστο-
λαῖς ἔμπαλιν ἐκκρίνεται μὲν, ἕλκεται δ᾽ οὐδέν. ὅτι δ᾽ ἐν
αἷς ἡλικίαις οὐκ εἰς τὸ τρέφεσθαι μόνον, ἀλλὰ καὶ εἰς τὸ
αὔξεσθαι κατεργάζεται τοὺς χυμοὺς ἡ φύσις, ἐν ταύταις
ἀνάγκη καὶ τὰ περιττώματα πλείω γίνεσθαι, πρόδηλόν ἐστιν.
ἀνάλογον γὰρ ἀεὶ τῷ ποσῷ τῶν κατεργαζομένων χυμῶν τὸ
ποσόν ἐστι τοῦ περιττώματος. ἔνθα οὖν ἡ πλείστη κατεργα-
σία, πλεῖστον ἐνταῦθα καὶ τὸ περίττωμα, ἔνθα δ᾽ ἂν πλεῖ-
στον περίττωμα, συνεχοῦς τε ἅμα τούτῳ καὶ πολλῆς δεῖται

contractionis, contractionem. Quamobrem quibus in aeta-
tibus multi humores infumuntur, quae funt usque ad ju-
ventutem, in his parum diftentio cedit contractioni; in qui-
bus pauciffimi, quod in fenibus fit, longe in his majus eft
contractionis tempore diftentionis tempus, fiquidem diffla-
tus per totum corpus contractionis eft arteriarum munus.
In diftentionibus enim in fe attrahunt, ut aliis omnibus oscil-
lis, ita illis etiam, quae ad cutem pertinent; nihil ergo hic
quicquam ex corpore excernitur, imo vero prorfus intro
trahitur. Contra in contractionibus ipfis excernitur quidem,
attrahitur autem nihil. Jam in quibus aetatibus humores
natura non ad nutrimentum modo, fed etiam ad incre-
mentum couficit, in his excrementa oportere magis af-
fluere in aperto eft; femper enim quantitati confectorum
fuccorum quantitas refpondet excrementorum. Proinde
ubi plurimi conficiuntur, illic plurima funt excrementa, et
ubi plurima excrementa, perpetua hic et multa opus eft

τῆς ἐκκρίσεως, ὥσπερ, οἶμαι, καὶ ἐν τοῖς κατὰ τὴν γαστέρα
τε καὶ τὴν κύστιν ἔχει περιττώμασιν. ἀλλὰ τὰς μὲν τούτων
ἐκκρίσεις ταῖς αἰσθήσεσι διαγινώσκομεν, τὰς δὲ τῶν ἐν ταῖς
ἀρτηρίαις ὁ λόγος ἐξευρίσκει. καὶ οὐκ οἶδ᾽ εἴ τις ἢ οὐ καὶ
διὰ τῆς ἐκτὸς ἐπιφανείας ὁμολογήσει κενοῦσθαι τὰς ἀρτηρίας,
ἢ οὐ καθ᾽ ὃν εἴπομεν τρόπον. ἀποδέδεικται δ᾽ εἰς ὅσον ἐχρῆν
ὑπὲρ αὐτῶν ἐν τῷ περὶ χρείας σφυγμῶν. εἰς δὲ τὸν παρόντα
λόγον ἀρκεῖ καὶ τὰ νῦν εἰρημένα.

excretione; ut fcilicet in ventris et veficae excrementis fit.
Caeterum horum excretiones perfpicimus fenfibus, illorum
vero, quae in arteriis funt, affequitur ratio. Ac miror,
ecquis erit, qui aut per externam fuperficiem negabit arte-
rias vacuari, aut non quo diximus modo. Demonftravi
autem haec, quantum opus erat, in libro de ufu pulfuum;
ad propofitam disputationem fatis haec funt.

ΓΑΛΗΝΟΥ ΠΕΡΙ ΤΩΝ ΕΝ ΤΟΙΣ ΣΦΥΓ-
ΜΟΙΣ ΑΙΤΙΩΝ ΒΙΒΛΙΟΝ Γ.

Ed. Chart. VIII. [202.]   Ed. Baf. III. (101.)

Κεφ. α'. Τὰς μὲν ἀπὸ τῶν πρώτων τε καὶ κυριωτά-
των αἰτίων ἀλλοιώσεις τῶν σφυγμῶν ὁ πρόσθεν λόγος αὐ-
τάρκως ἐξηγήσατο, τὰς δ' ἀπὸ τῶν ἄλλων ἁπάντων, ὅσαι
μὴ δι' ἑαυτῶν ἄντικρυς, ἀλλὰ τῷ τὰ πρῶτα τρέπειν αἴτια
σφυγμῶν λέγεται, νῦν ἐπέξιμεν. ἐπεὶ δὲ τούτων τὰ μέν ἐστι
παρὰ φύσιν, τὰ δὲ κατὰ φύσιν, τὰ δὲ ἐν τῷ μεταξὺ τούτων,
ἃ δὴ καὶ οὐ φύσει καλοῦσιν, εὔλογον ἀπὸ τῶν κατὰ φύσιν
ἄρξασθαι, καὶ τάξιν γε τὴν αὐτὴν ἐπιθεῖναι τῷ λόγῳ ἥν
περ κἀν τῷ τοῖς εἰσαγομένοις γεγραμμένῳ πεποιήμεθα. τά τε

GALENI DE CAVSIS PVLSVVM
LIBER III.

Cap. I. **P**oſtquam de pulſuum alterationibus, quae
ex primis et praecipuis cauſis proficiſcuntur, ſatis ſuperiori
ſermone diſputavimus, illas nunc explicabimus, quae ab
aliis omnibus fiunt; quae non per ſe plane, quod mutent
primas, cauſae pulſuum vocantur. Hae autem quia par-
tim praeter naturam ſunt, partim naturales, partim etiam
inter has mediae, quas non naturales vocant, ut a natura-
libus exordiamur par eſt, eodemque ordine dicamus quem
in libro tironibus ſcripto inſtituimus. Nam praeter alia

γ᾽ ρ ἄλλα καὶ γένοιτ᾽ ἂν ἐξήγησίς θ᾽ ἅμα τῶν ὀρθῶς ἐν αὐτῷ
λεγομένων ἔνδειξίς τε τῶν εὐλόγως παραλελειμμένων, παρα-
λέλειπται δὲ τὰ μὲν ὅλως, τὰ δ᾽ ἐν τῷ μὴ διορίσασθαι. πᾶν
γὰρ ὅσον ἔμελλεν ἀσαφὲς ἔσεσθαι τοῖς ἀρχομένοις τῆς θεωρίας,
ἐδόκει χρῆναι παραλιπεῖν. παραλέλειπται δ᾽ οὐχ ἥκιστα καὶ
ὁ τῆς αἰτίας λογισμός. ἄμεινον γὰρ ἦν τοῖς εἰσαγομένοις ἐπ᾽
αὐτῶν τῶν ἔργων γυμνάσασθαι πρότερον ἐμπειρικῶς, ἔπειθ᾽
ὕστερον ἅπασαν ἐκδιδαχθῆναι τῷ λόγῳ τὴν οὐσίαν τοῦ
πράγματος. ι ὡς τοίνυν γεγυμνασμένοις αὐτοῖς καὶ μανθά-
νειν τοὺς τελειοτέρους λόγους δυναμένοις ἥδε ἡ πραγματεία
σύγκειται, διὰ μὲν τῶν προτέρων δυοῖν ὑπομνημάτων εἰς
ὅσον αὔταρκες ὑπὲρ τῶν συνεκτικῶν ὀνομαζομένων αἰτίων
διαλεχθεῖσα, διὰ δ᾽ αὖ τῶν λοιπῶν δυοῖν, τούτου τε καὶ τοῦ
μετ᾽ αὐτὸν, περὶ τῶν ἄλλων ἁπάντων ἐκδιδάξουσα. ἀρκτέον
δὲ ἤδη τοῦ λόγου προχειριζομένους ἑκάστην ῥῆσιν τῶν ἐν
ἐκείνῳ τῷ βιβλίῳ γεγραμμένων, ἔπειτ᾽ ἐξηγουμένους. εἴη δ᾽
ἂν ἡ πρώτη τῶν εἰς τὸν παρόντα λόγον ἐπιτηδείων ἥδε.

enarrabuntur etiam, quae illic recte tradidimus; fimulque
oftendentur, quae congrue illic funt praeterita. Ac reliqui-
mus quaedam prorfus; aliqua hactenus, ut non diftincte
explicaremus; quicquid enim initiatis huic commentationi
allaturum erat obfcuritatem, hoc vifum eft praeterire: po-
tiffimum autem omiffa eft caufarum explicatio. Praeftabat
enim initiatis in ipfis exerceri operofius primum per expe-
rientiam, deinde univerfam aliquando perdifcere ratione ef-
fentiam rei. Itaque ut exercitatis jam illis et affequenti-
bus abfolutiorem narrationem hanc lucubrationem confcripfi,
quae prioribus duobus commentariis quantum de caufis
quas continentes appellant fatis erat differuit, duobus re-
liquis, hoc et proximo, caetera omnia plana faciet. Itaque
aggrediamur narrationem ac fingula capita quae in illo
libro confcripfimus proponamus, eaque inde interprete-
mur. Primum ex iis quae accommodata inftituto noftro funt
hoc fit.

ΑΙΤΙΩΝ ΒΙΒΛΙΟΝ Γ. 107

Ed. Chart. VIII. [203.]   Ed. Baf. III. (101. 102.)

Κεφ. β'. [203] Ἄνδρες μὲν οὖν γυναικῶν ὡς ἐπίπαν
μείζονα πολλῷ καὶ σφοδρότερον ὡσαύτως πολλῷ καὶ βραδύ-
τερον ὀλίγῳ καὶ ἀραιότερον ἱκανῶς τὸν σφυγμὸν ἔχουσιν.

Ἡ μὲν λέξις αὕτη. καὶ διότι πρῶτος οὗτος ὁ λόγος
ἐπειτηδειότερος ἦν λέγεσθαι δι' ἐκείνου τοῦ γράμματος δεδή-
λωται. ὥστε, οὐ γὰρ ἔθος ἡμῶν περὶ τῶν αὐτῶν γράφειν
πολλάκις, ἐπὶ τὰς αἰτίας ἰτέον ἤδη καὶ δεικτέον τὴν ἀνάγ-
κην τῆς φύσεως τοῦ πράγματος, δι' ἣν οὕτω μὲν ἀνδράσιν,
οὕτω δὲ γυναιξὶν ἔχει τὰ κατὰ τοὺς σφυγμούς. ᾧδ' οὖν.
ἐπειδὴ θερμότερόν ἐστι καὶ ξηρότερον τὸ ἄῤῥεν τοῦ θήλεος,
ὡς καὶ τοῖς ἀρίστοις τῶν ἔμπροσθεν ἰατρῶν τε καὶ φιλοσό-
φων εἴρηται, καὶ ἡμῖν δὲ δι' ἑτέρων ἀποδέδεικται, τήν τε
χρείαν ἀναγκαῖον ἤδη τῆς τῶν σφυγμῶν γενέσεως καὶ τὴν
τῶν ὀργάνων κατασκευὴν ἑτεροίως ἔχειν αὐτοῖς· εἰ δὲ τοῦτο,
καὶ αὐτοὺς (102) τοὺς σφυγμούς. ἐδείχθη γὰρ ἐν τοῖς ἔμ-
προσθεν λόγοις ὡς πλήθει θερμασίας οἰκεῖός ἐστιν ὁ μέγας
σφυγμός. εἴπερ οὖν θερμότερον τὸ ἄῤῥεν τοῦ θήλεος, εὐθὺς
ἂν καὶ μείζους ἔχοι τοὺς σφυγμούς, καὶ εἰ πολλῷ θερμότερον,

Cap. II. *Viri mulieribus pulfum fere hubent longe
tum majorem tum vehementiorem, paulo tardiorem, fatis-
que rariorem.*

Hoc eſt caput.   Cur autem accommodatior haec oratio
fit ut primo loco referatur, in illo libro eſt explicatum.
Itaque quia non eſt noſtri inſtituti faepius de rebus iisdem
fcribere, ad cauſas jam pergendum eſt declarandumque
quae imponatur neceſſitas naturae rei, quamobrem virorum
et mulierum pulſus aliter atque aliter comparati fint, ad
hunc modum.   Quandoquidem calidior et ſiccior foemina
mas eſt, ut praeſtantiſſimi quique ſenſerunt veterum me-
dicorum et philoſophorum, nosque alias demonſtravimus,
uſum generationis pulſuum et inſtrumentorum praeparatio-
nem differre in illis oportet; quod ſi haec, tum ipſos
etiam pulſus; etenim copioſo calori in ſuperioribus libris
oſtendi magnum pulſum familiarem eſſe. Itaque ſi calidior
mas foemina eſt, etiam pulſus ſtatim habebit majores; ſi
multo calidior, multo majores; at enim tum calidior, tum

πολλῷ μείζους. ἀλλὰ μὴν καὶ θερμότερον καὶ πολλῷ θερ-
μότερόν ἐστιν, ὥστε καὶ μείζους καὶ πολλῷ μείζους ἕξει τοὺς
σφυγμούς. ἀλλ᾽ ὅτι μὲν θερμότερον ἔκ τε τῶν περὶ κράσεων
ἡμῖν ἤδη γεγραμμένων καὶ τῶν ἔτι πρότερον τοῖς παλαιοῖς
εἰρημένων αὐτάρκως ἀποδέδεικται· ὅτι δὲ καὶ πολλῷ, τοῦτ᾽
οὐκέτι οὔτε ὑμεῖς οὔτε ἄλλος τις ἀπέδειξε. νῦν οὖν ἀπο-
δεικνύσθω, ἢ οὐδέπω πιστὸς ὁ σύμπας λόγος. πρῶτον μὲν
ἀναμνησθῆναι χρὴ τοῦ προκειμένου τῇ λέξει καὶ πᾶσαν αὐ-
τὴν ἀναγνῶναι, καθ᾽ ἕκαστον ὄνομα προσέχοντα τὸν νοῦν.
τί γάρ φησιν; ἄνδρες μὲν οὖν γυναικῶν ὡς ἐπίπαν μείζονα
πολλῷ τὸν σφυγμὸν ἔχουσι. τί δὴ τοῦτ᾽ ἔστι τὸ ἐπίπαν
ἐπιμελῶς χρὴ διασκέψασθαι. οὐ γὰρ δὴ μάτην γε πρόσκειται,
ἀλλ᾽ ἔστιν ἐν αὐτῷ τὸ πᾶν κῦρος τοῦ λόγου. τῷ γὰρ μήτε
ἐξ ἀρχῆς εὐθὺς ὡσαύτως ἅπαντας ἡμᾶς κεκρᾶσθαι μήτ᾽ ἐπι-
τηδεύμασι μήτε διαίταις ὁμοίαις κεχρῆσθαι τὸ καθόλου τῆς
ἀποφάσεως διαφθείρεται, δυναμένης ποτὲ γυναικὸς εὑρεθῆ-
ναι μὴ ὅτι πολλῷ μικρότερον, ἀλλὰ μηδὲ μικρὸν ὅλως,
μηδ᾽ ἴσον, ἀλλὰ καὶ σαφῶς μείζονά τινων ἀνδρῶν ἐχούσης

multo eſt calidior, proinde et majores et multo majores pul-
ſus obtinebit.   Nam calidiorem eſſe cum in libris quos
De temperamentis jam edidimus tum vero antea etiam in
veterum ſcriptis ſatis probatum eſt; jam vero multo cali-
diorem, id nondum nec vos, nec quisquam demonſtravit
alius; quare faciendum nunc id nobis eſt, ut demonſtremus,
alioqui nequaquam conſtituta erit et confirmata tota oratio.
Primum initium capitis commemorandum eſt atque ipſum
totum legendum, ſingulaque verba attendenda.   Nam quid
dicit? *Viri mulieribus pulſum in univerſum habent multo
majorem.*   Quid hoc ſit, *in univerſum*, ſumma diligentia
expendendum eſt; certe enim non temere quidem appoſitum
eſt, ſed totum firmamentum in eo et cardo verſatur oratio-
nis.   Nam quia nec inde ab initio perinde nos temperati
omnes ſumus, nec vitae inſtitutis iisdem, nec victu uſi, uni-
verſalis affirmatio tollitur, quum inveniri interim poſſit
mulier, cujus non ſolum non multo minor pulſus, ſed om-
nino ne parvus quidem ſit, nec par, ſed plane etiam quam

τὸν σφυγμόν. ἄνδρα γάρ μοι νόει φλεγματικώτερον φύσει,
ψυχρᾷ δ᾽ ἂν ᾖδε κρᾶσις εἴη καὶ ὑγρὰ παραβαλλομένη γυ-
ναικὶ χολωδεστέρᾳ φύσει, τοῦτ᾽ ἔστι θερμοτέρᾳ τε καὶ ξηρο-
τέρᾳ. ἀρκείτω δὲ μὴ τοῦτο μόνον, ἀλλ᾽ ὁ μὲν τὸν Πόντον,
ἡ δὲ τὴν Αἴγυπτον ἐποικείτω, καὶ σκιατροφείσθω μὲν καὶ
ἀργείτω καὶ διατεθρύφθω κατὰ τὴν δίαιταν ὁ ἀνήρ, θυραυ-
λείτω δ᾽ ἡ γυνὴ καὶ γυμναζέσθω πολλὰ καὶ μετρίως διαι-
τάσθω, μείζων ὁ τῆς τοιαύτης γυναικὸς ἢ ὁ τοῦ ἀνδρὸς ἔσται
σφυγμός. ἀλλ᾽ ἐὰν ἐν τῇ φύσει διαιτώμενον ἑκάτερον φυ-
λάξῃς καὶ τὴν οἰκείαν κρᾶσιν ἐξ ἀρχῆς κεκραμένον ἑνί τε
χωρίῳ καὶ ταὐτῷ χρώμενον, οὐ μείζων μόνον, ἀλλὰ καὶ πολὺ
μείζων ὁ τοῦ τοιούτου ἀνδρὸς σφυγμὸς γένοιτ᾽ ἄν. ὅσον μὲν
γὰρ ἐπὶ τῇ φυσικῇ κράσει μείζων ἁπλῶς, οὐ μὴν πολλῷ μεί-
ζων γένοιτ᾽ ἄν. ἐπεὶ δὲ τὸ ἀπὸ τῶν οἰκείων ἐπιτηδευμάτων
ἑκατέρῳ προσέρχεται διάφορον, ἡ μὲν γὰρ ἀταλαίπωρον,
ὁ δὲ ἐν πόνοις πλείοσι διαιτᾶται, [2o4] πολὺ δή τι θερμό-
τερος ὁ ἀνὴρ οὕτω γίνεται καὶ διὰ τοῦτο τοὺς σφυγμοὺς
πολλῷ μείζους ἴσχει τῆς γυναικός. πρόσκειται δὲ τὸ ἐπίπαν

quorundam virorum major.　Fac virum mihi fingas natura
pituitofiore; frigidum hoc erit temperamentum humidum-
que, fi cum muliere conferas natura biliofiore, id eft
calidiore et ficciore.　Nec hic confiftamus, fed incolat ille
Pontum, haec Aegyptum, praeterea vir in umbra vivat et
otio ac multis in delitiis molliterque, mulier ruri agat
ac multa in exercitationibus fit et victu utatur modico, hu-
jus mulieris pulfus quam viri major erit.　Verum fi ut
poftulat natura, viventem utrumque obferves et in fua pro-
pria ab initio temperie conftitutum, unaque et eadem com-
morantem in regione, non major tantum, fed multo etiam
major fit hujus viri pulfus; nam pro naturali quidem tempe-
ramento major tantum, non multo major erit.　Verum
quum acceffit a peculiaribus vitae inftitutis utrique differen-
tia, illa in otio vivat, hic in multis laboribus, multo fane
ita calidior vir efficitur, itaque pulfibus eft multo quam
mulier majoribus.　Additum eft autem capiti, *in univer-*

ἐν τῇ ῥήσει τοῖς εὐφυεστέροις τῶν εἰσαγομένων οἷον κέντρον
τι, διεγεῖρόν τε καὶ παρορμῶν ἐπὶ τὴν ἔρευναν ἁπάσης τοῦ
πράγματος τῆς φύσεως. εὐθὺς γὰρ καὶ περὶ τῆς κατὰ φύσιν
ἐν ἀνδρὶ καὶ γυναικὶ διαφορᾶς ἐννοήσουσί τε καὶ πᾶν ἐπι-
βλέψουσιν τὸ κατὰ πάντα ζῶα γένος ἄρρεν ὡς ἰσχυρότερόν
ἐστι τοῦ θήλεος, καὶ ὡς τῷ μὲν θήλει τὸ κύειν τε καὶ θηλά-
ζειν καὶ ὅλως ἐκτρέφειν τὰ γεννηθέντα κατὰ φύσιν, τῷ δ'
ἄρρενι τό τε τροφὰς ἐκπορίζειν αὐτοῖς καὶ ὑπερμαχεῖν ἐπι-
βουλευομένοις, ἐξ ὧν εἴσονται τὴν μὲν ὡς ἄρρενος ἀεὶ πρὸς
θῆλυ διαφορὰν μείζονας ἁπλῶς τοὺς σφυγμοὺς ἐργαζομένην,
τὴν δ' ὡς ἀνδρὸς πρὸς γυναῖκα πολλῷ μείζονας. οὕτω δὲ καὶ
σφοδροτέρους μὲν ἁπλῶς ὅσον ἐπὶ τῇ φύσει τοὺς τῶν ἀρρέ-
νων σφυγμοὺς, πολὺ μέντοι σφοδροτέρους τοὺς τῶν ἀνδρῶν
παρὰ τὰς γυναῖκας, ὅτι τοῖς μὲν αὐξάνεσθαι τὸν φυσικὸν τό-
νον ἐν τοῖς πόνοις ἀνάγκη, ταῖς δ' ἀργούσαις ἐκλύεσθαι.
εἰ δὲ καὶ μηδὲν τούτων αὐτός τις ἐξεύροι σαφῶς, ἀλλ' εἰς
ὑπόνοιάν γε αὐτῶν ἀφίκοιτ' ἂν ζητῶν, ἢ τοὔσχατόν γε οἷον
διψῶν ὢν ἐπιθυμεῖ μὲν εὑρεῖν, οὐδέπω δ' εὕρηκεν, ἐπὶ τὸν

fum, quod fagacioribus tironibus pro ftimulo quodam ex-
citante eft et ad totius rei perfcrutandam naturam inftigante.
Statim enim de naturali differentia viri et mulieris medita-
buntur et intuebuntur univerfum genus in omnibus animan-
tibus, mafculinum valentius foeminino effe, atque foemellae
effe officia concipere lactareque denique foetus naturales
educare, maris vero nutrimenta iis fuppeditare et fi petan-
tur infidiis defendere.   Unde perfpicient femper differen-
tiam ut maris ad foemellam majores tantum pulfus creare,
at differentiam ut viri ad mulierem multo majores.   Sic
etiam vehementiores tantum, fi naturam fpectes, pulfus
marium, longe vero vehementiores virorum quam mulie-
rum, quia contentionem illis naturalem in laboribus crefcere
oportet, his, quia ociantur, remitti.   Horum etiam fi aperte
nihil tua fponte inveneris, at in opinionem eorum inquiren-
do venies; aut certe, veluti fiti eorum ardens, quae cupis
invenire, neque dum invenifti, fi ad magiftrum, qui docere

Ed. Chart. VIII. [204.]   Ed. Baf. III. (102.)

διδάξαι δυνάμενον ἀφικόμενος, τάχιστά τε ἂν οὕτω μάθοι
καὶ μάλιστα μνημονεύσειεν. ἀλλὰ ταῦτα μὲν οὕτως. ἡ δὲ
ῥώμη τῆς δυνάμεως ἡ τοῖς ἄῤῥεσιν ὑπάρχουσα δοίη ἄν τι
καὶ αὐτὴ τοῖς σφυγμοῖς μεγέθους, ἅσττ᾽ οὐ μόνον διὰ τὸ
πλῆθος τῆς θερμασίας, ἀλλὰ καὶ διὰ τὴν ῥώμην οἱ τῶν ἀῤ-
ῥένων σφυγμοὶ μείζους γενήσονται. δέδεικται γὰρ οὖν καὶ
τοῦτ᾽ ἐν τῷ πρώτῳ λόγῳ, τὸ ταῖς εὐρώστοις δυνάμεσι τοὺς
μεγάλους σφυγμοὺς οἰκείους ὑπάρχειν. ἆῤ οὖν ταύτῃ μόνον
ἄνδρες γυναικῶν εἰς σφυγμῶν αἰτίας διαλλάττουσιν, ἢ καὶ τὸ
περὶ τῆς ἕξεως τοῦ σώματος τοῖς ἑκατέροις πάμπολυ προσέρ-
χεται; τοῖς μὲν γὰρ ὅλον σῶμα εὔπνουν τε καὶ καθαρὸν καὶ
ἀπέριττον καὶ ἄθλιπτον, ταῖς δὲ τἀναντία στεναὶ μὲν αἱ
μεταξὺ τῶν ἀγγείων χῶραι, πιμελῆς αὐτὰς καὶ σαρκὸς μαλα-
κῆς καί τινων φλεγματωδῶν περιττωμάτων καταλαμβανόν-
των, πυκνόν τε καὶ δύσπνουν τὸ σῶμα καί τινες συστάσεις
πολλαχόθι τοῦ σώματος ἀργῶν καὶ παχέων καὶ ἀπέπτων
ὑγρῶν, ὑφ᾽ ὧν ἁπάντων θλίβεσθαί τε καὶ στενοχωρεῖσθαι
τὰς ἀρτηρίας αὐτῶν ἀναγκαῖον, οὔσας καὶ φύσει πολὺ τοῖς

ea valeat, applicaveris, et citiffime difces et optime memoria
complectere. Atque haec fic habent. Robur jam facultatis,
quod maribus adeft, conferet aliquid et ipfum pulfibus ma-
gnitudinis; quare non folum ex caloris abundantia, verum
etiam ex robore marium majores pulfus fient. Sed hoc
etiam in libro primo probavi, validis facultatibus effe ma-
gnos pulfus peculiares. Quid jam viri nunquid hactenus
tantum a mulieribus diftant in caufis pulfuum; an etiam
momentum utrisque ex corporis habitu non leve accedit?
Illi enim totum corpus ad perfpiratum habent probe compa-
ratum, purum, excrementis vacuum, non compreffum;
his contra arctae inter vafa regiones funt, quas adeps mol-
lisque caro atque excrementa quaedam occupant pituitofa;
ad haec fpiffum eft et quod difficile perfpiret corpus; prae-
terea coguntur quidam in plerisque corporis partibus illa-
borati, craffi crudique humores, a quibus comprimi omni-
bus arterias earum fua natura alioqui longe minore mole

ὄγκοις ἐλάττους, ὥστε πάντη πάντοθεν εἰς μικρότητα σφυγ-
μῶν αὐτοῖς παρεσκευάσθαι τὴν ἕξιν. ἐν δὲ μόνον εἰς τὸ μέ-
γεθος ἐπιτήδειον ἔχουσαι τὴν μαλακότητα τῶν ὀργάνων, οὐδὲν
οὐδ᾽ ἀπὸ ταύτης ὀνίνανται· πρῶτον μὲν, ὅτι πλείω τε καὶ
ἰσχυρότερα τὰ τῆς μικρότητος αἴτια γίνεται, δεύτερον δ᾽, ὅτι
πολλὴ μὲν ἡ παρ᾽ ἐκεῖνα διαφορὰ τῶν ἀνδρῶν πρὸς τὰς γυ-
ναῖκας, ἐλαχίστη δ᾽ ἡ διὰ τὴν μαλακότητα τῶν ὀργάνων. οὐ
γὰρ οὕτω ξηρότερον λέγεται τὸ τῶν ἀνδρῶν σῶμα τοῖς τῶν
γυναικῶν παραβαλλόμενον, ὡς ἂν εἰ τύχοι λίθος τις εἴη πηλοῦ
ξηρότερος, οὐδ᾽ ἂν εὕροις ἐν αὐτοῖς τοῖς χιτῶσι τᾶν ἀρτη-
ριῶν πολλὴν τὴν ὑπεροχήν, ἀλλὰ καὶ τὸ τῶν ἀνδρῶν ὄργα-
νον οὕτως ἔχει κατασκευῆς, ὡς εὐπειθὲς εἶναι πρὸς τὴν ἐνέρ-
γειαν. εἰ δὲ καὶ μεγάλη τις ἦν ὑπεροχὴ καὶ πολλῷ τὸ τῆς
γυναικὸς ὄργανον ὑπῆρχε μαλακώτερον, αὐτὸ δὴ τοῦτο μι-
κροτέρους ἂν εἰργάσατο τοὺς σφυγμούς. ἔνθα μὲν γὰρ οὐδέν
ἔστι τὸ βαρῦνον, ἢ θλῖβον, ἢ στενοχωροῦν, ἐνταῦθα τὸ μα-
λακώτερον ὄργανον ἐπιτηδειότερον εἰς μέγεθος διαστολῆς, ἔνθα
δ᾽, ὡς ἔμπροσθεν ἐπὶ τῆς γυναικείας ἕξεως ἐῤῥέθη, τὰ θλίβοντα

praeditas coarctarique neceſſe eſt.   Quare habitus iis omnino
eſt undequaque ad parvitatem pulſuum dispoſitus.   Unum
modo ad magnitudinem conſecutae ſunt appoſitum, mollitiem
inſtrumentorum quae illis etiam nulli uſui eſt; primum, quia
ſunt plures parvitatis fortioresque cauſae: deinde, quod
quum late in illis viri a mulieribus diſtent, minimum diffi-
deant in mollitie inſtrumentorum.   Neque enim perinde ſic-
cius virorum dicitur corpus collatum ad mulierem, ut ſi
verbi gratia lapis ſit coeno ſiccius; neque multum invenias
exceſſum in arteriarum ipſis tunicis; imo vero inſtrumentum
virorum ita comparatum eſt, ut ad functionem ſit ſequax.
Quin ſi major exceſſus ſit et multo mulieris inſtrumentum
mollius, id ipſum ſane ſit in cauſa cur minores fiant pul-
ſus.   Siquidem ubi nihil eſt quod gravet, vel comprimat,
vel coarctet, illic accommodatius ad magnam diſtentionem
eſt mollius inſtrumentum; at ubi, ut modo in mulierum
oſtendimus habitu, preſſus, pondera atque coarctationes

Ed. Chart. VIII. [204. 205.]   Ed. Baf. III. (102. 103.)

καὶ βαρύνοντα καὶ στενοχωροῦντα πολλὰ, ἐνταῦθα τὸ μαλα-
κώτερον ὄργανον ἀφυέστερον εἰς τὴν διαστολὴν, ὡς ἂν ῥᾷον
ὑπὸ πάντων τῶν λυπούντων νικώμενον. [205] ὅτι μέντοι
ταῦτα πάντα περὶ τῶν ἄριστα μὲν κατεσκευασμένων σωμά-
των, οἰκείως δὲ ταῖς κατασκευαῖς διαιτωμένων λέγεται, δῆλον
μὲν κᾆξ ὧν ἤδη προειρήκαμεν· ὁ μέντοι σύμπας καὶ τέ-
λειος ὑπὲρ αὐτῶν λόγος ὁ μετ᾽ ἀποδείξεως περαινόμενος ἐν
τῷ δευτέρῳ περὶ τῆς τῶν σφυγμῶν διαγνώσεως γέγραπται.
ὥστε κᾀκείνην τὴν πραγματείαν ἀναγνωστέον ἐστὶ τοῖς ὀρθῶς
μέλλουσι μετιέναι τὰ περὶ τοῦ σφυγμοῦ. καὶ μέντοι καὶ περὶ
τοῦ ταχέος σφυγμοῦ διὰ τοῦ τρίτου τῶν ὑπομνημάτων ἐκεί-
νων ἀποδέδεικται, πηλίκον ἁμαρτάνουσιν οἱ πλεῖστοι τῶν
ἰατρῶν εἰς τὴν διάγνωσιν αὐτῶν βραχυχρόνιον εὐθὺς καὶ
ταχὺν εἶναι νομίζοντες. ἀμέλει καὶ τὸν τῆς γυναικὸς σφυγ-
μὸν, ἕνεκα γάρ τοι τῶν νῦν προκειμένων ἐμνημόνευσα τῶν ἐν
ἐκείνοις ἀποδεδειγμένων, ἱκα(103)νῶς ταχὺν εἶναι νομίζουσιν.
ὁ δ᾽ ἐστὶ μὲν θάττων, οὐ μὴν ἀξιολόγῳ γέ τινι καὶ μεγάλῃ
διαφορᾷ τοῦ τῶν ἀῤῥένων ὑπερέχει. τὸ μὲν οὖν ἀληθὲς τοῦτο
καὶ γέγραπται καλῶς τοῖς εἰσαγομένοις, βραχεῖ βραδύτερος ὁ

multae, hic inftrumentum mollius, ut quod omnibus quae
infeftant facile cedat, ad diftentionem eft ineptius.   Verum
de corporibus haec omnia optime conftitutis referri et con-
ftitutioni viventibus convenienter, vel ex his planum eft,
quae commemoravimus; at abfoluta de his et integra difpu-
tatio ac demonftratione confirmata in fecundo libro de
pulfibus dignofcendis prodita eft; quare qui commemora-
tionem probe de pulfibus geftit affequi, ei illo opere opus
eft revoluto.   Iam vero etiam de celeri pulfu eft in tertio
illorum commentariorum demonftratum, quantus error fit
plurimorum in eo dignofcendo, qui pulfum brevi tempore
durantem ftatim etiam velocem arbitrantur effe.   Et nimi-
rum mulieris pulfum (nam caufa praefentis difputationis me-
mini, quae demonftravi illic) bene celerem putant effe; eft
vero ille celerior quidem, non infigni tamen et magna diffe-
rentia excellit pulfum virorum.   Sic fe res habet et recte
tironibus fcriptum eft paulo effe virorum tardiorem pul-

τῶν ἀνδρῶν εἶναι σφυγμὸς τοῦ τῶν γυναικῶν, οὐ μὴν ἥ γ'
αἰτία πρόσκειται, καθάπερ οὐδ' ἄλλῳ τινὶ τῶν ἐκεῖ γεγραμ-
μένων. ἀλλὰ νῦν εἰρήσεται. ὅσον μὲν ἐπὶ τῷ καὶ τὴν δύνα-
μιν ἀῤῥωστοτέραν εἶναι καὶ τὴν θερμασίαν ἐλάττονα τὴν τῶν
γυναικῶν, ἐχρῆν καὶ τὸν σφυγμὸν εἶναι βραδύτερον, ἀμφοτέ-
ροις γὰρ τοῖς εἰρημένοις αἰτίοις οἰκεῖος ὁ τοιοῦτος ἐδείχθη.
ἀλλ' ἐπεὶ πολλῷ μικρότερός ἐστι καὶ διὰ τοῦτο καὶ τὸ τῆς
χρείας οὐχ ἱκανῶς πληροῦται, προστίθησιν ὅσον δύναται τῷ
τάχει. τοῦτο γὰρ ὁ πρῶτος λόγος ἔδειξεν ἀναγκαῖον ὑπάρχειν,
καὶ ὅστις οὐ μέμνηται τῶν ἐν ἐκείνῳ γεγραμμένων, μάτην καὶ
τούτοις ἐντυγχάνει. εἰ μὲν οὖν τὸ προσιὸν τοῦ τάχους τοσοῦ-
τον ἦν ὡς αὐτάρκως ἅπασαν τὴν χρείαν πληροῦν, οὐδὲν ἂν
ἔδει πυκνότητος· ἐπεὶ δὲ πολλῷ μὲν ἀπολείπεται τῆς χρείας ἡ
ἐνέργεια διὰ τὴν μικρότητα τῆς διαστολῆς, βραχὺ δ' ἐπω-
φελεῖται διὰ τὸ τάχος, ἀναγκαῖον ἤδη πυκνὸν ἀξιολόγως γε-
νέσθαι τὸν σφυγμόν. καὶ γὰρ καὶ τοῦτο διὰ τοῦ πρώτου δέ-
δεικται λόγου. γυναῖκες μὲν οὖν ἀνδρῶν οὕτω διαφέρουσι
τοῖς σφυγμοῖς, τὸ δ' ἄῤῥεν βρέφος τοῦ θήλεος ἀνάλογον
μὲν, οὐ μὴν πάντη γε ὡσαύτως, ἀλλ' ὡς ἔμπροσθεν εἴπομεν.

fum quam mulierum; at caufa illic, ut in omnibus eo loco
traditis, omiffa eft, quam nunc aperiemus. Quatenus qui-
dem infirmior facultas eft et calor parcior mulierum, debe-
bat tardior etiam pulfus effe, quod eum utrique huic caufae
oftendimus effe peculiarem; caeterum, quia multo eft mi-
nor, eoque minus ufui fatis fit, auget, quantum poteft, ce-
leritatem; quippe hoc primus liber effe neceffarium proba-
vit; itaque cui illa exciderunt, quae in illo libro docui-
mus, nequicquam haec legit.   At fi quidem celeritatis tanta
acceffio fit, ut omni ufui foret complendo, non quaereretur
crebritas; fed quoniam multum ufui cedit functio ob dis-
tentionis parvitatem, aliquantum autem adiuvatur a celeri-
tate, oportet jam fatis pulfus fit creber; id quod etiam in
primo libro eft declaratum   Ergo mulieres ad hunc modum
a viris pulfu diftant.   Mafculi infantis ad foeminam fimilis
ratio eft; non undique tamen eadem, fed quomodo diximus

Ed. Chart. VIII. [205. 206.]   Ed. Baf. III. (103.)

ʿπλῶς γὰρ μείζονα καὶ σφοδρότερον καὶ ἀραιότερον, οὐκέτι δὲ καὶ πολλῷ τὸν σφυγμὸν ἔχει τὸ ῤῥὲν τοῦ θήλεος. περὶ μὲν δὴ τούτων ἀρκεῖ καὶ ταῦτα. μεταβῶμεν δ᾽ ἐπὶ τὴν ἑξῆς ῥῆσιν περὶ τῆς κατὰ τὴν κρᾶσιν διαφορᾶς διδάσκουσαν.

Κεφ. γ΄. Οἱ δὲ φύσει θερμοὶ μείζονα μὲν καὶ ὠκύτερον καὶ πυκνότερον πολλῷ, σφοδρότερον δὲ οὐ πολλῷ.

Καὶ οὗτος ὁ λόγος ἐν ἑαυτῷ περιέχει ζήτημα μέγιστον, ᾧ μηδ᾽ ἐπιβάλλειν τις δύναται τὴν διάνοιαν τῶν εἰσαγομένων, εἰ μὴ πάνυ συνετὸς ὑπάρχει. τῶν γὰρ φύσει θερμῶν τοὺς μὲν ὑγροὺς εἶναι λέγουσι, τοὺς δὲ ξηρούς. ἐχρῆν οὖν οὐχ ἁπλῶς εἰρῆσθαι τῶν φύσει θερμῶν τοὺς σφυγμούς, ἀλλὰ πρότερον μὲν τῶν μεθ᾽ ὑγρότητος, δεύτερον δὲ τῶν μετὰ ξηρότητος. οὐ γὰρ δὴ πάντες οἱ θερμοὶ φύσει τοὺς αὐτοὺς ἔχουσι σφυγμούς, ἀλλὰ καὶ τρίτοι τινές εἰσιν, εὔκρατοι μὲν ὅσον ἐφ᾽ ὑγρότητι καὶ ξηρότητι, δύσκρατοι δ᾽ ὅσον ἐπὶ θερμότητι. καὶ ὡς οὐκ ὀρθῶς αὐτοὺς παρεῖδον ὅσοι πρὸ ἡμῶν διείλοντο τὰς κράσεις ἀποδέδεικται διὰ τῶν γραφέντων ἡμῖν περὶ κράσεων ὑπομνημάτων. [206] τούτους δὴ καλεῖν ἔθος

antea; nam majorem tantum, vehementiorem, rariorem, non multo item pulfum habet mafculus quam foemina. Atque de his hactenus. Nunc ad proximum caput digrediamur, quod de differentia docet ex temperamento.

Cap. III.   *Calidi natura multo habent majorem, celeriorem, crebriorem, vehementiorem non item multo.*

Complectitur et haec oratio quaeftionem maximam, cui ne adhibere quidem, nifi praeditus fingulari prudentia fit, ullus tironum animum poteft; etenim qui natura calidi funt, partim eos effe humidos ajunt, partim ficcos. Quo minus abfoluto fermone pronunciatos oportuit eorum pulfus, qui natura calidi funt; fed prius illorum, qui fimul humidi funt, fecundo loco eorum, qui ficci; neque enim qui natura calida funt, eundem omnes pulfum edunt; imo vero funt quidam tertii, temperati illi quidem humiditate et ficcitate, at calore intemperati; at eos neglexiffe parum recte, qui ante nos temperamenta difcreverunt, in commentariis, quos fcripfi de temperamentis, oftendi. Ergo hos moris eft calidos vo-

Ed. Chart. VIII. [206.]   Ed. Baf. III. (103.)

ἐστὶ θερμοὺς, τοὺς τῶν τεττάρων δυνάμεων, μίαν μόνην
ταύτην ὑπὲρ τὰς ἄλλας ἔχοντας. οὗτοι τοίνυν εἰς ὅσον θερ-
μότεροι τῶν εὐκράτων εἰσὶν εἰς τοσοῦτον καὶ μείζονας καὶ
ὠκυτέρους καὶ πυκνοτέρους ἔχουσι τοὺς σφυγμούς. καὶ ἡ αἰ-
τία πρόδηλος τοῖς μεμνημένοις τᾶν ἐν τῷ πρώτῳ βιβλίῳ γε-
γραμμένων. ἀλλὰ διὰ τί σφοδροτέρους οὐ πολλῷ τοὺς τοι-
ούτους εἴπομεν σφυγμούς; καίτοι γ᾽ ἐν τῷ πρώτῳ λόγῳ τῆσδε
τῆς πραγματείας ἀποροῦντες, εἰ δύναται γενέσθαι σφοδρότε-
ρος ὁ σφυγμὸς ἄνευ τοῦ τὴν δύναμιν εἰς ῥώμην ὠφεληθῆναι·
ὅτι τοῖς εἰσαγομένοις οἱ τοιοῦτοι πάντες σφυγμοὶ σφοδρότε-
ροι φαίνονται. παράκειται γάρ πως ὁ ταχὺς ἅμα καὶ μέγας
σφυγμὸς κατά γε τὴν ἀδιάρθρωτον φαντασίαν τῷ σφοδρῷ,
ὥστε καί τινες καὶ αὐτῶν τὰ συγγράμματα καταλελοιπότων
ἡμῖν ἰατρῶν οὐδ᾽ ἄλλον τινὰ σφοδρὸν ἔφασαν εἶναι σφυγ-
μὸν ἢ τὸν ἐκ μεγέθους τε καὶ τάχους σύνθετον. οὐκ οὖν
ἐχρῆν τοῖς εἰσαγομένοις κινεῖν τηλικαῦτα ζητήματα. συμφέρει
γὰρ αὐτοῖς ἐπὶ πολλῶν τὸ ἀδιόριστόν τε καὶ συγκεχυμένον
μᾶλλον τοῦ διηρθρωμένου, ὅταν γε βαθείας τοῦτο δέηται
θεωρίας καὶ λόγων μακρῶν καὶ χρόνου πολλοῦ. ἀλλ᾽ ἡμεῖς

cari, qui de quatuor temperamentis unum hoc folum vin-
cens reliqua obtinent: qui quidem quo calidiores funt tem-
peralis, hoc majores habent et celeriores pulfus crebriores-
que.   Caufa, fi retinuifli quae prodidi in primo libro,
aperta eft.   At quid vehementiores diximus non multo effe
eos pulfus, quum in hujus operis primo libro quaefierimus,
ecquis poffit pulfus citra opem roboris facultatis vehemen-
tior fieri?   Quoniam fi pulfus tironibus omnes videntur ve-
hementiores effe, adjacet enim quodammodo prima fpecie
celer fimul et magnus pulfus vehementi; quare quidam
etiam medici, qui libros nobis fcriptos reliquerunt, aliuin
negaverunt effe vehementem pulfum, ac conflatum ex ma-
gnitudine et celeritate.   Proinde tironibus non erant mo-
vendae tantae quaefliones; incertum enim identidem illis
nec diftributum confufumque conducibilius certo eft et de-
finito, ubi profundam hoc contemplationem poftulet decla-
rationemque prolixam ad longum tempus.   Verum quan-

ἐν τῷ πρώτῳ λόγῳ τῆσδε τῆς πραγματείας αὐτάρκως περὶ
τούτου διειλεγμένοι, μέλλοντες δὲ κἀν τοῖς ἑξῆς ὅταν ὁ περὶ
τῶν ῥυθμῶν ἀφίκηται λόγος, αὖθις ἐρεῖν τι, κατὰ μὲν τὸ
παρὸν ἐνταυθοῖ καταπαύσομεν τὴν ἐξήγησιν, ἑτέραν δ᾽ ἤδη
λέξιν προχειριούμεθα.

Κεφ. δ´. Οἱ δ᾽ ἰσχνότεροι μείζονα μὲν καὶ ἀραιότερον πολ-
λῷ, σφοδρότερον δ᾽ ὀλίγῳ. φύσει μὲν οὖν οὕτως διαφέρουσιν.

Πάλιν ἐνταῦθα τοὺς ἰσχνοτέρους ἀκουστέον ἄνευ τι-
νὸς ἄλλης διαθέσεως. εἰ γὰρ ἤτοι τῆς κράσεως ὑπαλλαγεί-
σης, ἢ τῆς δυνάμεως, ἢ διά τι πάθος ἰσχνότερος γένοιτο,
σύνθετος ἡ τροπὴ τῶν σφυγμῶν ἔσται, καὶ οὐκ ἔτι διὰ μόνην
τὴν ἰσχνότητα. ἰσχνότης οὖν αὐτὴ μόνη κατὰ ἑαυτῆς λόγον
εὐρυτέρας μὲν τὰς χώρας τῶν ἀρτηριῶν ἐργαζομένη, κουφό-
τερα δὲ τὰ ἐπικείμενα σώματα, μέγεθος ἱκανὸν προσδίδωσι
τοῖς σφυγμοῖς. ἔνθα δ᾽ ἂν ἴσης τῆς χρείας μενούσης αὐξάνη-
ται τὸ μέγεθος, ἀραιοτέρους ἐνταῦθα ἀναγκαῖον γίνεσθαι
τοὺς σφυγμοὺς εἰς τοσοῦτον εἰς ὅσον καὶ μείζονας. μείζους
δ᾽ ἦσαν πολλῷ, γένοιντ᾽ ἂν οὖν οὕτω καὶ ἀραιότεροι πολλῷ.
σφοδρότεροι δὲ τοσοῦτον φανοῦνται ὅσῳ διὰ λεπτοτέρων

doquidem abunde in primo libro hujus operis differuimus de
his, dicturi etiam nonnihil pofthac, quum perduxerimus ad
rhythmos fermonem, hic enarrationem in praefentia finiam,
ac me jam conferam ad aliud caput.

Cap. IV. *Graciliores majorem rarioremque multo,
vehementiorem paulo. Atque natura fic differunt.*

Accipiendi hic etiam absque ullo affectu alio graciles;
nam fi ex converfo temperamento, vel facultate, vel ex
alio affectu graciliores facti fint, pulfuum compofita immu-
tatio erit, non vero ex una gracilitate. At gracilitas, quia
fua fponte fola magis regiones arteriarum dilatat, atque le-
viora impofita corpora reddit, magnitudinem pulfibus non
contemnendam conciliat. Atqui ubi pari relicto usu cre-
fcit magnitudo, hic rariores necesse eft pulfus fiant, id-
que tanto quanto fcilicet fint majores; majores vero erant
multo, proinde rariores etiam multo erunt; at vehementio
res hoc invenientur, quo tangentibus per fubtiliora occur-

ὁμιλοῦσι τοῖς ἁπτομένοις σωμάτων. οὐκ οὖν τῷ προσκτᾶ-
σθαί τινα τόνον, ἀλλὰ τῷ μᾶλλον ὃν ἔχουσιν ἐνδείκνυσθαι,
τοιοῦτοι φαίνονται. -περὶ δὲ τάχους καὶ βραδύτητος, οὐδὲν
ὑπὲρ αὐτῶν εἴρηται, οὐδὲν γὰρ εἰς οὐδέτερον τούτων ἐκ τῆς
ἰσχνότητος προσλαμβάνουσιν, ἀλλ᾽ ὡσαύτως ἔχουσι τοῖς πα-
χυτέροις, ὅταν καὶ ῥώμης καὶ χρείας αὐτοῖς ὡσαύτως ἔχωσιν.
ἑξῆς δὲ περὶ τῶν ἡλικιῶν ᾧδέ πως γέγραπται.

Κεφ. ε'. Τρέπονται δὲ κατὰ μὲν τὰς ἡλικίας ᾧδέ
πως. ὁ μὲν τοῦ νεογενοῦς παιδίου πυκνότατος, ὁ δὲ τοῦ
γέροντος ἀραιότατος, οἱ δ᾽ ἐν τῷ μεταξὺ πάντες ἀνάλογον,
ἐφ᾽ ὅσον ἂν ἢ παιδίου ἢ γέροντος ἐγγύτεροι τυγχάνουσιν ὄν-
τες. ὡσαύτως δὲ τάχιστος μὲν ὁ τοῦ παιδὸς, βραδύτατος δ᾽
ὁ τοῦ γέροντος, οἱ δὲ τῶν ἄλλων ἡλικιῶν ἐν τῷ μεταξύ.
πολλῷ δὲ μείζων ἡ κατὰ τὴν ἀραιότητα διαφορὰ γέροντος
πρὸς παιδίον τῆς κατὰ τάχος. [207] ἐν δὲ τῇ κατὰ σφοδρό-
τητα καὶ μέγεθος διαφορᾷ μέγιστος μὲν ὡς ἐν ἡλικίαις ὁ τῶν
ἀκμαζόντων, μικρότατος δὲ ὁ τῶν γερόντων, μέσος δὲ βραχεῖ

raut corpora.   Quamobrem non quod acquifierint ullam
contentionem, fed quod magis, quam obtinent, prodant,
tales videntur effe.   De celeritate et tarditate nihil hic me-
mini, quod neutram de his gracilitati acceptam referat, fed
perinde habeant ut crafliores, quum illis robore et ufu re-
fpondeant.   De aetatibus deinceps in hunc modum eft fcri- .
ptum.

    Cap. V.   *Porro pro aetatibus hoc pacto immutantur.*
Infantis pulfus creberrimus eft; rariffimus fenis; omnes
qui inter hos intercedunt, propoitionem fervant, prout
vel ad puerum, vel ad fenem prcpius accedant; celerri-
mus item pueri pulfus, fenis tardäffimus; reliquarum ae-
tatum pulfus ambigunt inter hos; at fenex a puero longe
magis raritate quam celeritate äiftat.   In vehementiae
et magnitudinis differentia maximus eft, ut in aetatibus,
pulfus juvenum; minimus fenum; medius et paulo major

Ed. Chart. VIII. [207.]   Ed. Baf. III. (103. 104.)

μείζων ὁ τῶν παιδίων, καὶ σφοδρότατος μὲν ὁ τῶν ἀκμαζόν-
των, ἀμυδρότατος δὲ ὁ τῶν γερόντων, μέσος δ᾽ αὐτῶν ὁ
τῶν παιδίων.

Ὅτι πυκνότης καὶ ἀραιότης σφυγμῶν κατὰ διττὸν νοεῖ-
ται τρόπον, ἑτέρως μὲν ὑπὸ τῶν καὶ τῆς συστολῆς αἰσθάνε-
σθαι λεγόντων, ἑτέρως δ᾽ οἷς ἀναίσθητος αὕτη, σαφέστερον
μὲν ἐν τοῖς περὶ τῆς διαφορᾶς τῶν σφυγμῶν εἴρηται λόγοις,
οὐ μὴν ἀλλὰ καὶ ἐν αὐτῷ τούτῳ τῷ βιβλίῳ τῷ τοῖς εἰσα-
γομένοις γεγραμμένῳ δεδήλωται, καὶ ἠξιοῦμέν γε αὐτοὺς ὡς
ἐπ᾽ ἀναισθήτῳ πρότερον γυμνάσασθαι τῆς συστολῆς. ἔστι
μὲν οὖν ἀκριβέστερόν τε ἅμα καὶ μακρῷ χρησιμώτερον ἐν
τῷ τῶν ἠρεμιῶν ποσῷ συνίστασθαι νομίζειν τοῦτο τὸ γένος
τῶν σφυγμῶν· οὕτω γὰρ ἡμῖν καὶ τὰ κατὰ τοὺς ῥυθμοὺς εἰς
ἀκριβῆ διάγνωσιν ἀφίξεται. ἀλλ᾽ ἐπεὶ τοὐπίπαν αἱ διαθέσεις
αἱ πυκνὸν ἢ ἀραιὸν ἐργαζόμεναι τὸν σφυγμὸν ἑκατέραις
αὐτῶν ταῖς αἱρέσεσι τοιοῦτον φαίνεσθαι ποιοῦσιν, εἴη ἂν καὶ
ὁ τῆς αἰτίας λογι(104)σμὸς κοινὸς ἀμφοῖν. ἀλλ᾽ ἄμεινον αὐ-
τὸν ἐπὶ τὸ ἀληθέστερον ἀνάγοντας, κατ᾽ ἐκεῖνο προϊέναι τῷ
λόγῳ, τῆς γε νῦν δὴ προκειμένης ἡμῖν πραγματείας μηκέτι
τῶν εἰσαγομένων στοχαζομένης, ἀλλ᾽ ἅπαν τὸ ἀληθὲς ἐκδι-

pulſus puerorum. Jam vehementiſſimus juvenum, langui-
diſſimus ſenum; medius eſt inter hos puerorum pulſus.

Bifariam crebritatem et raritatem intelligi, aliter ab
illis, qui et contractionem confirmant ſentiri, aliter ab illis,
qui negant, apertius in libris de differentiis pulſuum diſpu-
tavimus; et vero etiam in ipſo hoc tironibus deſcripto libro
declaratum eſt. Sane illos volebamus prius in contractione,
quaſi inſenſibili, verſari. Ac multo quidem tutius eſt pa-
riterque commodius, ſi in quietum quantitate ponas genus
hoc pulſuum; ita enim fiet, ut ſimul in notitiam exactam
veniamus rhythmorum; verum quod ſtatus, qui crebri, vel
rari pulſus ſunt auctores, fere talem eum utrique huic ſe-
ctae repraeſentant, erit cauſae etiam utrique aſſignatio com-
munis. At praeſtiterit, ut eam ad veritatem reducamus,
hancque in hoc ſermone ſectemur; quandoquidem propoſi-
tum opus minime ad tirones dirigitur, ſed plane docet ve-

120 ΓΑΛΗΝΟΥ ΠΕΡΙ ΤΩΝ ΕΝ ΤΟΙΣ ΣΦΥΓΜ.

Ed. Chart. VIII. [207.]   Ed. Baf. III. (104.)
δασκούσης. οἱ τοίνυν παῖδες ἔχοντες μὲν καὶ τὸ θερμὸν οὐκ
ὀλίγον, οὐδὲ τῆς ἐμψυχούσης αὐτὸ χρῄζουσιν οὐσίας ὀλίγης,
καὶ διὰ τοῦτο μεγάλων δέονται τῶν σφυγμῶν. ἔχοντες δὲ
καὶ τὴν τῶν χυμῶν δαπάνην πλείστην, ὡς ἂν οὐκ εἰς θρέψιν
μόνον, ἀλλὰ καὶ εἰς αὔξησιν ὑπηρετοῦσαν, ἐν ταῖς κατεργα-
σίαις αὐτῶν ἀναγκαίως ἀθροίζουσιν ἐν ὅλῳ τῷ σώματι πλῆ-
θος ἀτμωδῶν τε καὶ ὡς ἂν εἴποι τις λιγνυωδῶν περιττωμά-
των, ὥστε καὶ διὰ ταῦτα τῆς συστολῆς τῶν ἀρτηριῶν δέον-
ται μεγίστης, καὶ μέντοι καὶ τὴν τοῦ ψυχικοῦ πνεύματος
οὐσίαν οὐ τρέφεσθαι μόνον, ὡς τοῖς τελείοις, ἀλλὰ καὶ συν-
αυξάνεσθαι τοῖς ὀργάνοις ἀναγκαῖον. ὥστε καὶ διὰ ταύτην
μειζόνων δεήσονται τῶν διαστολῶν, καὶ σχεδὸν εἰς ἴσον ἥκει
τοῖς βρέφεσιν ἡ τοῦ συστέλλεσθαι τὰς ἀρτηρίας χρεία τῇ
τοῦ διαστέλλεσθαι. πλεῖστα μὲν γὰρ τὰ περιττώματα καὶ
διὰ τοῦτο μεγίστης δεόμενα τῆς συστολῆς, τὸ θερμὸν δ᾽ εἰ
καὶ μὴ πλεῖστον ἁπλῶς, ἀλλά τοι καὶ διὰ τὴν τοῦ ψυχικοῦ
πνεύματος αὔξησιν ἥκει τῇ τοῦ πλείστου χρείᾳ θερμοῦ τῆς
διαστολῆς αὐτοῖς. ὅσον γὰρ τῶν νεανίσκων ἀπολείπεται τοῦ
πλεονάζοντος ἐν ἐπικτήτῳ θερμότητι, τοῦτο ἐκ τῆς διὰ τὸ

rum. Ergo quum calore pueri non pauco praediti fint, fubftantiam quoque, quae refrigeret illum, non paucam requirunt; quapropter magnis egent pulfibus. Quia vero humores etiam exhauriunt quamplurimos (quippe qui illis non ad nutrimentum modo, verum etiam ad incrementum fuppetant) necefario in conficiendis iis contrahent per totum corpus vaporoforum et ut ita dicam fuliginoforum acervum excrementorum; itaque etiam defiderant maximas arteriarum contractiones. Et vero etiam animalis fpiritus non tantum nutriri fubftantiam oportet, ficut in adultis, fed una etiam cum inftrumentis augeri; itaque vel hoc nomine majores diftentiones flagitabunt. Adeoque ufus contractionis arteriarum in infantibus aequat pene ufum diftentionis; etenim funt plurima excrementa, itaque majorem quaerunt contractionem. Calor autem, ut non fit omnino copiofiffimus, at quod augeatur animalis fpiritus, aequat in illis diftentio-

πνεῦμα χρείας προσέρχεται. μεγίστων ουν ἅμα καὶ ταχίστων
οἱ παῖδες ἀμφοτέρων χρῄζουσι τῶν κινήσεων καὶ διὰ τοῦτ᾽
ἐλλιπεστέρα τῆς χρείας ἐστὶν ἐπ᾽ αὐτῶν ἡ ἐνέργεια. καὶ γὰρ
εἰ ὅτι μάλιστα ταχεῖς εἰσι καὶ μεγάλοι, ἀλλ᾽ οὐδέπω τῆς χρείας
ἀξίως. ἀναγκαῖον οὖν ἐν τούτῳ πυκνὰς γίνεσθαι τι᾽ς κινήσεις,
ἐπὶ δὲ τῶν γερόντων ἐναντία πάντα, τὸ μὲν θερμὸν ὀλίγον,
ἀνάλογον δὲ τούτῳ καὶ ἡ τῶν οἷον αἰθαλωδῶν περιττωμά-
των γένεσις καὶ ἡ τοῦ πνεύματος τοῦ ψυχικοῦ θρέψις, ὥστε
ἐναντίους αὐτοῖς εὔλογον εἶναι καὶ τοὺς σφυγμοὺς, μικροὺς
καὶ βραδεῖς καὶ ἀραιούς. ἀναμνησθῆναι δ᾽ ἐνταῦθα χρὴ τῶν
ἐν τῷ δευτέρῳ περὶ διαγνώσεως σφυγμῶν εἰρημένων, ἵν᾽ ἴδω-
μεν ἐκ τίνος ἀπατώμενοι πολλοὶ τῶν ἰατρῶν μικροὺς ὑπέλα-
βον εἶναι τοὺς τῶν παιδίων σφυγμοὺς, καὶ ὅτι μεγάλοι μέν
εἰσιν, εἰ τοῖς ὄγκοις τῶν ἀρτηριῶν αὐτοὺς παραβάλλοις, μι-
κροὶ δὲ, εἰ κατὰ τὴν πρόχειρον ἐξετάζοις φαντασίαν, τοῦτ᾽
ἔστιν, εἰ τὸ ποσὸν τῆς διαστάσεως μόνον ἐν αὐτοῖς σκο-
ποῖο, τοῖς τῶν ἀκμαζόντων παραβάλλων. οὐ μὴν μεγί-
στους γ᾽ ἔχουσιν οἱ παῖδες τοὺς σφυγμοὺς, οὐδ᾽ εἰ πρὸς

nis ufum ei, quem poftulat plurimus calor: quo enim juve-
nibus cedunt exuperantibus adventitio calore, hoc ufu,
quem imponit fpiritus, refarcitur. Maximum ergo fimul-
que celerrimum pueri utrunque motum requirunt; ficque
infra ufum eft functio in iis, nam licet quam maxime ce-
leres fint et magni, non fatis tamen faciunt ufui; quare hic
crebris opus motibus eft.　　In fenibus plane contra habet;
calor paucus, cui par eft generatio fuliginoforum excremen-
torum; fpiritusque animalis nutritio; jure habent ergo con-
trarios illis pulfus parvos, tardos, raros.　　Hic meminiffe
oportet eorum, quae in fecundo libro De pulfibus digno-
fcendis diximus; ut quo adducti errore intelligamus com-
plures medici puerorum pulfus putaverunt parvos effe, ta-
metfi fint magni, fi cum magnitudine eos arteriarum com-
pares; parvi, fi ex prima fpecie aeftimes, id eft fi quantita-
tem tantum diftentionis fpectes, eamque conferas ad juve-
num pulfus.　　Sed tamen non maximos habent pulfus pueri,

122 ΓΑΛΗΝΟΥ ΠΕΡΙ ΤΩΝ ΕΝ ΤΟΙΣ ΣΦΥΓΜ.

Ed. Chart. VIII. [207. 208.]   Ed. Baf. III. (104.)
τοὺς ὄγκους τῶν ἀρτηριῶν ἐξετάζοις αὐτούς. τὸ γὰρ μήτε
τὴν δύναμιν ἥκειν εἰς ἄκρον ῥώμης αὐτοῖς [208] καὶ τὸ
στενοχωρεῖσθαί τε καὶ θλίβεσθαι τοὺς χιτῶνας τῶν ἀρτηριῶν
ἔτι μαλακοὺς ὄντας ἀφαιρεῖται πολὺ τῆς μεγίστης διαστολῆς.
ὅμως μὴν ἔτι τηλικοῦτός ἐστιν αὐτοῖς ὁ σφυγμὸς, ὡς ὑπὲρ
τὸν μέσον ὑπάρχειν, τῷ τάχει δ' ὡσαύτως ἔχει κατά τε τὴν
διαστολὴν καὶ συστολήν, ὅτι καὶ ἡ χρεία τῶν κινήσεων ἀμ-
φοτέρων ἴση, οὐχ ὥσπερ ἐπὶ τῶν γερόντων· εἰς ὅσον γὰρ ἡ
τοῦ συστέλλεσθαι χρεία λείπεται τῆς τοῦ διαστέλλεσθαι εἰς
τοσοῦτον καὶ ἡ συστολὴ τῆς διαστολῆς ἐστι βραδυτέρα. λεί-
πεται δ' εὐλόγως τοῖς πρεσβύταις, ὅτι βραχὺ παντελῶς ἢ
οὐδὲν ἐκ τῆς τῶν χυμῶν συγκαύσεως γίνεται περίττωμα διὰ
τὴν ἀῤῥωστίαν τοῦ θερμοῦ, καὶ ὅτι μήτε ἀξιολόγως τρέφον-
ται μήτε ὅλως αὐξάνονται. ἡ μέντοι τοῦ διαστέλλεσθαι
χρεία καὶ εἰ μὴ μεγάλη, μέτριος γοῦν ἔτι μένει τοῖς πρεσβύ-
ταις, ῥιπίζεσθαι μὲν γὰρ δεῖται τὸ ἔμφυτον θερμὸν καὶ τρέ-
φεσθαι τὸ πνεῦμα τὸ ψυχικόν. πολὺ δὲ πλείων ἡ εἰς ἀραιό-
τητα τροπὴ τῶν γερόντων τῆς εἰς βραδύτητα, διὰ τὸ τὴν
χρείαν τῶν σφυγμῶν οὐ μόνον πληροῦσθαι τελέως ὑπὸ τῆς

ne fi ad magnitudinem quidem eos arteriarum perpendas;
fiquidem, quod nec facultas eorum perveniat ad fummum
robur, et coarctentur etiamnum molles arteriarum tunicae,
multum de maxima diftentione detrahitur; nihilominus ta-
men tantum retinent pulfum, ut medium fuperet. Ac cele-
ritatem habent parem in diftentione et contractione; nam et
motus utriusque par ufus eft, non ut in fenibus; quo enim
minor contractionis ufus eft quam diftentionis, hoc con-
tractio tardior diftentione eft. Nec injuria quidem fenes
minorem habent, quoniam parum omnino, aut nihil ex
adultis humoribus excrementi provenit, eft enim imbecillus
calor; praeterea, quod non magnopere nutriantur, nec ullo
modo augeantur. Tamen ufus diftentionis, etfi non magnus,
mediocris tamen adhuc fenibus manet; etenim ventilari
oportet innatum calorem, atque nutriri animalem fpiritum.
Quia vero ufus pulfuum non completur tantum undequaque
a functione, fed et exolutus per fe eft omnino, longe magis

ἐνεργείας, ἀλλὰ καὶ κατὰ τὸν ἑαυτῆς λόγον ἐκλελύσθαι παν-
τελῶς. μακροτάτην οὖν εὔλογον ἐν τούτῳ γίνεσθαι τὴν ἡσυ-
χίαν, ὥσπέρ γε καὶ ὅτε οὐκ ἐπληροῦτο μετὰ τοῦ μεγάλως
ηὐξῆσθαι, συνεχεῖς ἠνάγκαζεν εἶναι τὰς κινήσεις. ὅτι γὰρ ἐπὶ
τῶν βρεφῶν οὐκ ηὔξηται μόνον εἰς ἔσχατον ἡ χρεία τῆς γενέ-
σεως τῶν σφυγμῶν, ἀλλὰ καὶ τῆς μεγίστης διαστολῆς, ἣ μόνη
τάχ᾽ ἂν ἐπλήρωσε τὴν χρείαν, οὐκ ὀλίγον ἀφῄρηται, πρότε-
ρον εἴρηται, εἶναι τὸ ἀφαιρούμενον εἰπόντων ἡμῶν ὅσον
ἥ τε δύναμις ἀπολείπεται τῆς ἄκρας ῥώμης καὶ βαρύνεται καὶ
στενοχωρεῖται τὰ ὄργανα, μαλακὰ δι᾽ ὑγρότητα τοῖς τηλικού-
τοις ὄντα. καὶ γὰρ οὖν καὶ τοῦτ᾽ ἔμπροσθεν εἴπομεν, ὡς αἱ
μαλακότητες τῶν ὀργάνων αἱ μὲν χωρὶς τοῦ θλίβεσθαι καὶ
βαρύνεσθαι καὶ στενοχωρεῖσθαι μεγέθεσι σφυγμῶν συντε-
λοῦσιν, αἱ δὲ σὺν τούτοις μικρότησι, καὶ μάλισθ᾽ ὅταν ἡ
δύναμις ἐνδεέστερον ἔχῃ τόνου. εἰς ὅσον δὲ μεταπέπτωκεν ὁ
τῶν γερόντων σφυγμὸς ἐκ τῆς τῶν παιδίων πυκνότητος εἰς
ἀραιότητα, σχεδὸν εἰς τοσοῦτο καὶ ἡ τῆς συστολῆς κίνησις
ἐκ τοῦ τάχους εἰς τὴν βραδύτητα. καὶ ἡ αἰτία πρόδηλος, εἴγε

in raritatem immutant pulſus ſenes quam in tarditatem;
quare hic oportet longiſſimam quietem fieri; quomodo quum
non impleretur, praeter quod magnopere augebat, perpe-
tuos etiam concitabat motus. Nam non ſolum in infantibus
non eſſe auctum ad ſummum uſum generandorum pulſuum,
verum etiam de maxima diſtentione, quae compleret forſi-
tan una uſum, non parum diſceſſiſſe ante demonſtravimus,
quum tantum detrahi diceremus quantum facultas a ſummo
robore abſit, ac degraventur coarctenturque inſtrumenta,
quae infantes ex humiditate habent mollia. Sane hoc quo-
que diximus ſupra, inſtrumentorum mollitiem, quae remota
eſt a compreſſione, nec gravatur, vel coarctatur, referre
ad pulſuum magnitudinem; quae vero his conjuncta eſt, ad
parvitatem, praecipue ſi robore facultas deficiatur. At
quantum ſenum pulſus ex puerorum degeneravit crebritate
in raritatem, tantumdem prope motus contractionis in tar-
ditatem ex celeritate. Nec obſcura eſt cauſa, ſiquidem ſe-

Ed. Chart. VIII. [208.]   Ed. Baf. III. (104.)

δὴ τελέως ἐκλελύσθαι τὴν χρείαν τῆς συστολῆς ἐν ταῖς τοιαύ-
ταις ἡλικίαις ὀρθῶς ἐλέγομεν, οὐ μὴν εἴ γε τῆς διαστολῆς
χρεία τελέως ἀπόλωλεν, ὡς καὶ τοῦτο ἐδείξαμεν. ὅθεν ἧττόν
ἐστιν ἡ ἐν ταύτῃ κίνησις βραδεῖα τῆς ἐν τῇ συστολῇ. ταύτης
δ᾽ ἦν διαγνωστικὸς ὁ εἰσαγόμενος μόνης. ὥστ᾽ εὐλόγως ἐῤῥήθη
πλείων ἡ κατὰ τὴν ἀραιότητα διαφορὰ γέροντος πρὸς παιδίον
τῆς κατὰ βραδύτητα. ἀλλὰ νῦν γε τὸ λεῖπον πᾶν ἤδη προσ-
διώρισται περί γε αὐτῆς ταύτης τῆς διαφορᾶς, καὶ προσέτι
τῆς κατὰ τοὺς ἐν ταῖς ἡλικίαις ῥυθμοὺς μεταβολῆς, ὑπὲρ ὧν,
ἀσαφέστερον εἶναι νομίσαντες ἢ κατὰ τοὺς εἰσαγομένους τὸν
λόγον, οὐδὲν εἰρήκαμεν. ὡς γὰρ περὶ τῆς πυκνότητος, οὕτω
καὶ περὶ τῶν ῥυθμῶν διτταὶ γεγόνασιν αἱρέσεις, τῶν μὲν δὴ
μηδόλως αἰσθάνεσθαι λεγόντων τῆς συστολῆς, τὸν τῆς δια-
στολῆς χρόνον τῷ λοιπῷ παντὶ παραβαλλόντων, ὃς οὐκ ἐκ
τῆς συστολῆς μόνον, ἀλλὰ κἀκ τῶν δυοῖν ἠρεμιῶν σύγκειται,
τῶν δὲ καὶ ταύτης αἰσθάνεσθαι φασκόντων ἐν τοῖς τῶν κινή-
σεων χρόνοις τοὺς ῥυθμοὺς συνιστάντων. ὅσῳ δὲ ἀκριβεστέρα
ἥδε ἡ αἵρεσις καὶ εἰς τὰς προγνώσεις χρησιμωτέρα, δῆλον ἔσται
πολὺ μᾶλλον ἐν τῇ μελλούσῃ γράφεσθαι πραγματείᾳ. οὐκ ἄδη-

mel ufum contractionis exolutum effe recte docuimus in iis
aetatibus, non tamen diftentionis ufus periit totus; nam
hoc etiam tradidimus; quo minus eft in hac tardus motus
quam in contractione; atqui hanc tiro folam poterat digno-
fcere. Probe ergo dictum eft; *fenex a puero longe magis
raritate quam celeritate diftat.* Jam omne declaratum
eft, quod deficiebat huic ipfi differentiae; praeterea, quod
mutationi rhythmorum pro aetatibus; quos (quoniam obfcu-
riorem effe fermonem quam qui tironibus accommodatus
effet, arbitratus fum) non attigimus. Nam ut de crebritate,
ita de rhythmis exiterunt duae fectae; una prorfus negabat
fentiri contractionem, quae diftentionis tempus comparat
cum toto reliquo, quod non tantum conftat ex contractione;
fed ex binis etiam quietibus; altera fentiri contendebat, ac
rhythmos in motuum temporibus ponebat. Haec quanto
fecta fit perfectior et utilior ad praefagiendum, clarius in
proxima lucubratione aperiemus; nec tamen nunc obfcurum

Ed. Chart. VIII. [208. 209.]   Ed. Baf. III. (104. 105.)

λος δ᾽ οὐδὲ νῦν ἐστιν, εἰ μὴ παρέργως τις ἤκουσε τῶν εἰρη
μένων. ἐκ τῶν αὐτῶν δὲ καὶ τὰς ἐν ταῖς ἡλικίαις διαφορὰς
τῶν ῥυθμῶν, παρ᾽ ἥν τινα γίγνονται τὴν αἰτίαν ἐξευρίσκειν
οὐδὲν ἔτι χαλεπόν. ἐπειδὴ γὰρ πλείστη μὲν ἑκατέρας τῶν
κινήσεων τῆς ἀρτηρίας χρεία τοῖς βρέφεσιν, ἐλαχίστη δὲ τοῖς
γέρουσιν, ὁ δ᾽ ἐν τῷ μεταξὺ χρόνος πᾶς τῶν ἡλικιῶν ἐκλύει
μὲν ἀμφοτέρας τὰς χρείας, ἀλλὰ μᾶλλον τὴν τῆς συστολῆς,
εὐλόγως ὅσῳ περ ἂν ἀποχωρῶσι τῶν βρεφῶν, ὡς ἐπὶ τοὺς
γέροντας, [209] ἀμφοτέρας μὲν ἕξουσιν ἀεὶ τὰς κινήσεις
βραδυτέρας, ἀλλὰ μᾶλλον τῆς συστολῆς. ἐκ τούτων δὲ αἱ
κατὰ τὰς ἡλικίας γίνονται τῶν ῥυθμῶν διαφοραί, περὶ ὧν
ἐπὶ πλέον ἐροῦμεν ἐν τοῖς περὶ τῆς διὰ τῶν σφυγμῶν προ
γνώσεως ὑπομνήμασιν. ἀλλὰ καὶ διὰ τί σφοδρότατος μὲν ὁ
τῶν ἀκμαζόντων, ἀμυδρότερος δ᾽ ὁ τῶν γερόντων, εὔδηλον·
ἰσχυροτάτη μὲν γὰρ ἡ δύναμις ἐν τοῖς ἀκμάζουσιν, ἀσθενε
στάτη δ᾽ ἐν τοῖς γέρουσιν. οὕτω δὲ καὶ ἐν ταῖς ἄλλαις ἡλι
κίαις, ἃς ἂν ἰσχύος ἔχωσιν, ἢ ἀσθενείας, οἱ (105) σφυγμοὶ,
διοίσουσιν ἀμυδρότητί τε καὶ σφοδρότητι.

Κεφ. στ᾽. Κατὰ δὲ τὰς ὥρας, ἦρος μὲν τὰ μέσα

eſt, niſi obiter ſuperiora et negligenter attendiſti; nam ex
iisdem etiam differentiae rhythmorum pro aetatibus, a qua
proficiſcuntur cauſa, nullo negocio invenias Quum enim
utriusque motus plurimus infantibus uſus ſit, minimus ſenibus et omne interpoſitum tempus aetatum utrunque uſum
exolvat, magis tamen contractionis, rationi conſonum eſt,
ut, quantum a pueris recedant ad ſenes, tanto ſemper
utrunque motum habeant tardiorem, magis autem contractionis. Ex his naſcuntur differentiae rhythmorum pro aetatibus, de quibus latius in commentariis De praeſagitione
ex pulſibus agemus. Jam etiam quamobrem vehementiſſimus ſit juvenum pulſus, ſenum contra languidiſſimus, in
aperto eſt; juvenibus enim validiſſima facultas eſt, ſenibus
vero debiliſſima. Eadem etiam aliis in aetatibus ratione,
pro robore earum vel imbecillitate pulſus remiſſione, et vehementia different.

   Cap. VI. *Pro anni temporibus. Medio vere pulſus*

126 ΓΑΛΗΝΟΤ ΠΕΡΙ ΤΩΝ ΕΝ ΤΟΙΣ ΣΦΤΓΜ.

Ed. Chart. VIII. [209.]   Ed. Baf. III. (105.)

μεγίστους καὶ σφοδροτάτους, ὡς ἐν ὥραις, τάχει δὲ καὶ
πυκνότητι συμμέτρους, ὡσαύτως δὲ καὶ φθινοπώρου τὰ
μέσα. προϊὸν δὲ τὸ μὲν ἔαρ ἀφαιρεῖ τι μεγέθους καὶ
σφοδρότητος, προστίθησι δὲ τῷ τάχει καὶ τῇ πυκνότητι.
καὶ τέλος ἡνίκα ἂν ἐπιλάβοι τὸ θέρος, ἀμυδροὶ καὶ μικροὶ
καὶ ταχεῖς καὶ πυκνοὶ γίνονται. τὸ δὲ φθινόπωρον προϊὸν
ἁπάντων ἀφαιρεῖ μεγέθους, σφοδρότητος, τάχους, πυκνό-
τητος. ὥστε τοῦ χειμῶνος ἐπελθόντος εἰς μικρότητα καὶ ἀμυ-
δρότητα καὶ βραδύτητα καὶ ἀραιότητα τετράφθαι. ἔοικε δὲ
τὰ μὲν πρῶτα τοῦ ἦρος τοῖς ὑστάτοις τοῦ φθινοπώρου, τὰ
δ' ὕστατα τοῖς πρώτοις, καὶ τὰ μὲν πρῶτα τοῦ θέρους
τοῖς ὑστάτοις τοῦ θέρους, τὰ δὲ τοῦ χειμῶνος πρῶτα τοῖς
ὑστάτοις τοῦ χειμῶνος, ὡς ὅσα θέρους μέσου καὶ μέσου χει-
μῶνος ἴσον ἐφ' ἑκάτερον ἀφέστηκεν, ὁμοίως τρέπειν. μέσον
δὲ θέρος ἐστὶν ᾗ μὲν ὡσαύτως, ᾗ δὲ ἐναντίως ἔχει μέσῳ χει-
μῶνος. μικροὶ μὲν γὰρ καὶ ἀμυδροὶ καθ' ἑκάτερον, ὠκεῖς
δὲ καὶ πυκνοὶ θέρους, καὶ βραδεῖς καὶ ἀραιοὶ χειμῶνος. οὐ
μὴν οὕτως μικροὶ θέρους, ὡς χειμῶνος, ἀλλ' ἥττων θέρους,
οὐδ' οὕτως ἀμυδροὶ χειμῶνος ὡς θέρους, ἀλλ' ἧττον χειμῶνος.

maximi funt et vehementiffimi, ut in temporibus; celeri-
tate et crebritate moderati; pari modo medio autumno;
progrediens autem ver nonnihil de magnitudine et vehe-
mentia detrahit, fed auget celeritatem atque crebritatem;
tandemque ineunte jam aeftate languidi, parvi, celeres
crebrique fiunt. Autumni progreffus cuncta imminuit,
magnitudinem, vehementiam, celeritatem, crebritatem;
ita ineunte hieme in parvitatem convertuntur et remis-
fionem et tarditatem et raritatem. Refpondet autem
initium veris fini autumni, illius finis initio hujus; ae-
ftatis item principium fuo, et principium hiemis fuo fini.
Proinde quae pari fpatio a media aeftate et media hieme
in utranque partem deflexerunt fimiliter variant. Porro
media aeftas partim convenit cum media hieme, partim
diffidet; nam parvi utrobique et languidi funt; fed cele-
res atque crebri aeftate, tardi rarique hieme; non per-
inde tamen parvi aeftate, ut hieme, fed aeftate minus.
Nec ita hieme languidi, ut aeftate, caeterum minus hieme.

Ed. Chart. VIII. [209.]　　　　　　　Ed. Baf. III. (105.)

Καὶ τὰ κατὰ τὰς ὥρας εἰς τρεῖς ταύτας αἰτίας ἀνάγε
ται, τὴν χρείαν, τὴν δύναμιν, τὰ ὄργανα. παρὰ γὰρ τὸ
διαφερόντως ἔχειν ἕκαστον τούτων ἐν αὐτοῖς καὶ αἱ τῶν
σφυγμῶν ἀλλοιώσεις γίνονται. τοῦ μὲν οὖν ἦρος ἐν τοῖς
μέσοις εὐκρατοτάτη κατάστασίς ἐστι τοῦ περιέχοντος ἡμᾶς
ἀέρος, ὅθεν καὶ τὰ σώματα ὑγιεινά. τούτου γὰρ ἀεὶ χρὴ με
μνῆσθαι, μάλιστα ἐφ᾽ ὧν αὐτὸς ζῶν διάκειται, καὶ ταῖς δυνά
μεσιν εὐρωστότατα, καὶ ταῖς θερμασίαις εὐκρατότατα, καὶ
τοῖς ὀργάνοις ὄντα συμμετρότατα, ὡς ἂν μήθ᾽ ὑγρότητι πε
ριττῇ τεγγόμενα, μήθ᾽ ὑπὸ ξηρότητος αὐχμοῦντα, μήθ᾽ οἷον
πεφρικότα τε καὶ πεπηγότα τῷ κρύει, μήθ᾽ οἷον ἐκλελυμένα
τε καὶ παρειμένα τῷ θάλπει. ταῦτ᾽ ἄρα καὶ οἱ σφυγμοὶ μέ
γιστοί τε καὶ σφοδρότατοι γίνονται τοῖς ἄριστα κατεσκευασ
μένοις δηλονότι σώμασιν. ὅτι γὰρ ἐπὶ τῶν τοιούτων αἱ
κατὰ τὰς ἡλικίας καὶ ὥρας καὶ χώρας καὶ τὰ ἄλλα τὰ παρα
πλήσια τροπαὶ τῶν σφυγμῶν ἐγράφησαν τοῖς ἰατροῖς αὐτάρ
κως, ἐν ἄλλοις τε καὶ τῷ δευτέρῳ περὶ σφυγμῶν διαγνώ
σεως ἐπιδέδεικται. ἀλλὰ καὶ τοῖς οὕτως ἔχουσιν οἱ σφυγμοὶ
μεγάλοι καὶ σφοδροὶ γενήσονται, διὰ τοῦ πρώτου δεδήλωται

Quae accidunt ex temporibus, in tres referuntur hasce
cauſas, in uſum, facultatem et inſtrumenta. Nam prout in
iis haec ſingula variant, mutantur pulſus. Ac medio vere
ſtatus aëris nos amplectentis temperatiſſimus eſt, itaque corpora etiam ſunt ſalubria. Hoc enim ſemper memoria tenendum eſt, hoc tempore prae caeteris, a quibus vivens afficitur,
facultatem robuſtiſſimam eſſe et calorem temperatiſſimum et
etiam inſtrumenta in ſumma mediocritate eſſe, quod nec
humiditate immodica madeant, nec ſiccitate ſqualleant, neque veluti rigeant gelu, ac congelascant, neque calore quaſi
remittantur languescantque. Unde et pulſus corporibus
quidem optime comparatis maximi et vehementiſſimi fiunt.
Nam in illis pulſuum pro aetatibus, temporibus, regionibus
et id genus aliis mutationes prodidiſſe litteris medicos declaravi, ut alia loca ne citem, in ſecundo libro De pulſibus
dignoscendis; itemque eos, qui ejus ſtatus ſunt, magnos eſſe
edituros et vehementes pulſus, in primo libro docuimus.

λόγου. οὗτοι γὰρ οἰκεῖοι δυνάμεως ἐῤῥωμένης καὶ χρείας
συμμέτρου καὶ ὀργάνων κατὰ φύσιν ἐχόντων. ὡς εἴ γε τὰ
τῆς χρείας ἦν ἀμετρότερα, οὐ μεγάλοι μόνον καὶ σφοδροὶ,
ἀλλὰ καὶ ταχεῖς ἂν ἐγίνοντο. καὶ εἰ ἐπὶ πλέον ἄμετρα, ὡς
μὴ πληροῦσθαι πρὸς τῆς ἐνεργείας αὐτὴν, εὐθὺς ἄν τις καὶ
εἰς πυκνότητα μεταβολὴ προσεγίγνετο. ἀλλ’ ἐπεὶ τὰ τῆς
χρείας ἔχει συμμέτρως, οὔτ’ εἰς τάχος οὔτ’ εἰς πυκνότητα γί-
νεται τις τροπή. [210] πρόσκειται δὲ τῷ λόγῳ τὸ, ὡς ἐν
ὥραις, δεόντως. οὐ γὰρ ἁπλῶς μέγιστοι καὶ σφοδρότατοι
τηνικαῦτα γίνονται, πολλῷ γὰρ αὐτῶν ἐν ταῖς φύσεσιν ἕτεροι
σφοδρότεροί τε καὶ μείζους εὑρίσκονται, ἀλλ’ ὡς ταῖς ἄλλαις
ὥραις παραβαλλόμενοι οἱ σφυγμοὶ τοιοῦτοι γίνονται μεσοῦν-
τος τοῦ ἦρος. θέρους μὲν γὰρ ἐπιτείνεται μὲν τὰ τῆς χρείας,
ἐκλύεται δὲ τὰ τῆς δυνάμεως. ὥστε διὰ μὲν ταύτην ἀφαιροῦσί
τι τῆς εἰρημένης σφοδρότητος, ὡσαύτως δὲ καὶ τοῦ μεγέθους,
ἀλλ’ ἔλαττον. ἡ γὰρ τῆς χρείας ἔπειξις προστίθησί τι. διὰ
τοῦτο δέ τι καὶ τῷ τάχει καὶ τῇ πυκνότητι πρόσεισιν ἀξιόλο-
γον. χειμῶνος δ’ αὖ πάλιν τἀναντία ἢ τοῦ θέρους ἐστὶν,
ἰσχυροτέρα μὲν ἡ δύναμις, πλὴν οὐκ εἰς τοσοῦτον εἰς ὅσον

Siquidem hi facultati validae peculiares funt et moderato
ufui inftrumentisque naturali lege conftitutis. Nam fi quid
mediocritatem ufus excedat, non magni folum et vehemen-
tes, fed et celeres fient. Si vero longius excedant, ut ufum
jam actio non compleat, illico mutatio addetur in crebrita-
tem. Quia vero ufus eft moderatus, non tendunt, nec ad
celeritatem nec ad crebritatem. At enim adjecimus ora-
tioni, ut in temporibus, recte fane. Neque enim fimpliciter
maximi tum atque vehementiffimi fiunt, quum multo aliis
alii pulfus in naturis vehementiores atque majores repe-
riantur. Sed fi pulfus cum aliis temporibus compares, tales
medio vere evadunt. Nam aeftate quidem crescit ufus, fed
languescit facultas. Quamobrem aliquatenus decrescit illa
vehementia fimul et magnitudo; fed tamen haec minus; nam
quia urget ufus, augetur nonnihil; idemque momentum ce-
leritati et crebritati non lene adfert. Contra hieme eft ac
aeftate validior facultas, non aeque tamen ac vere; fed

Ed. Chart. VIII. [210.]   Ed. Baf. III. (105.)

ἦρος, ἐκλέλυται δὲ καὶ ἡ χρεία τῆς τῶν σφυγμῶν γενέσεως.
ὅθεν ἀμυδροὶ μὲν μᾶλλον ἢ τοῦ ἦρος, σφοδροὶ δὲ μᾶλλον
ἢ τοῦ θέρους οἱ ἐν τῷ χειμῶνι σφυγμοὶ, μέσοι πως ὄντες
ἀμφοτέρων τᾶν ὡρῶν, ὅτι καὶ ἡ δύναμις ἐν τῷ μέσῳ, ἱκα-
νῶς μέντοι μικροὶ διὰ τὸ καὶ τὴν δύναμιν ἀπολείπεσθαί τι
τῆς ἄκρας εὐρωστίας καὶ τὴν χρείαν ἀξιολόγως ἐκλελύσθαι.
διὰ δὲ τὴν αὐτὴν ταύτην ἔκλυσιν καὶ βραδεῖς καὶ ἀραιοί.
μεμνῆσθαι δὲ χρὴ πάλιν κἀνταῦθα τῶν ὑφ᾽ Ἱπποκράτους
εἰρημένων, ἃ δι᾽ ἑτέρων ἐξηγησάμεθα. χρεία γὰρ αὐτῶν
ἐστιν ἐπί τε τῶν κατὰ τὰς ἡλικίας καὶ τὰς ὥρας καὶ τὰς
χώρας καὶ τὰς καταστάσεις καὶ πάντα τὰ τοιαῦτα μετα-
βολῶν, ἵνα μή τις ἐναντίον με λέγειν αὐτῷ νομίσῃ. οὐδὲ γὰρ
ἐκεῖνος ἁπλῶς εἶπε, τὰ αὐξανόμενα πλεῖστον ἔχει τὸ θερμὸν,
ἀλλὰ, τὸ ἔμφυτον, προσέθηκεν, ὡς ἂν ἕτερον εἰδὼς θερμὸν
ἐπίκτητον, ᾧ πλεονεκτοῦσιν οἱ ἀκμάζοντες. εὔκρατον μὲν γὰρ
τὸ ἔμφυτον θερμὸν, ἄκρατον δὲ καὶ οἷον πυρῶδες ἤδη τὸ
ἐπίκτητον. οὕτω δὲ καὶ αἱ κοιλίαι, φησὶ, χειμῶνος καὶ ἦρος
θερμόταται φύσει. οὐχ ἁπλῶς οὖν οὐδὲ αὗται θερμόταται,

ufus remittitur generationis pulfuum. Quare languidiores
pulfus hieme quam vere funt et vehementiores quam aefta-
te, atque veluti medium locum occupant inter utraque tem-
pora, nempe quod et faculcas teneat locum medium. Ve-
rum fatis funt parvi, quoniam quum facultas infra fummum
robur eft, tum ufus infigniter eft remiffus. Quae ipfa in
caufa remiffio eft cur fimul tardi et rari fint. Hic rurfus
memoria tenendum eft dictum, quod aliquando declaravi,
Hippocratis; ufus eft enim ejus in mutationibus ex aetati-
bus, temporibus, regionibus, ftatibus omnibusque ejus ge-
neris, ne me quis cum illo exiftimet pugnare. Neque enim
ille abfolute dixit: *Quae augentur, plurimum habent ca-
lidi,* fed, *innati,* addidit, ut qui alterum fciret calidum ac-
quifititium effe, quod plurimum juvenibus fuppeditat. Nam
temperatus eft nativus calor; acquifititius autem intemperatus
et quafi igneus eft. Sic etiam, *Ventres,* inquit, *hieme et
vere calidiffimi natura funt.* Imo ne hi quidem calidiffimi

ἀλλὰ τῷ ἐμφύτῳ θερμῷ. ἐν δὲ τῷ θέρει τούτου μὲν ἥκιστα
μετέχουσι, κρατεῖ δ᾽ ἐν αὐταῖς τὸ ἐπίκτητόν τε καὶ αὐχμῶδες
θερμὸν, ὃ συντήκει μᾶλλον ἢ τρέφει τὸ σῶμα, καὶ τὰς ἐνερ-
γείας μὴ ὅτι κρείττους, ἀλλ᾽ οὐδ᾽ ὁμοίας ἐργάζεται ταῖς ἐπὶ
τοῦ συμμέτρου γινομέναις. ταῦτ᾽ οὖν μεμνημένοις τοῖς ἀνα-
γινώσκουσιν οὔτ᾽ ἐν τοῖς παροῦσι λόγοις οὔτ᾽ ἐν τοῖς ἔπει-
τα δόξει τις εἶναι πρὸς Ἱπποκράτους διαφωνία. ἑξῆς δὲ
περὶ τῶν χωρῶν τε καὶ καταστάσεων γέγραπται τοῖς εἰσαγο-
μένοις. καὶ ἔστιν ὁ λόγος σαφὴς ἐκ τῶν ἤδη προειρημένων
καὶ τὴν αἰτίαν ἔχων γνωριμωτάτην. ὥστε αὐτὴν μόνην παρα-
γράψω τὴν ῥῆσιν. ἔστι δὲ ἥδε.

Κεφ. ζ'. Παρὰ δὲ τὰς χώρας ὡσαύτως ταῖς ὥραις
ἐν μὲν ταῖς ἄγαν θερμαῖς οἷον μέσου θέρους, ἐν δὲ ταῖς
ἄγαν ψυχραῖς οἷον χειμῶνος, ἐν δὲ ταῖς εὐκράτοις ἦρος,
ἀνάλογον δὲ καὶ ταῖς μεταξύ. καὶ τῶν ἄλλων δὲ καταστάσεων
τοῦ περιέχοντος ἡμᾶς ἀέρος αἱ μὲν θερμαὶ ταῖς θερμαῖς
ὥραις, αἱ δὲ ψυχραὶ ταῖς ψυχραῖς, αἱ δὲ μέσαι ταῖς μέσαις
τοῦ ἦρος ἐοίκασιν.

abfolute, fed calore nativo. Aeſtate pauciſſimum hunc ha-
bent; abundant vero adventitio calore et ſqualido, qui col-
liquat potius quam nutriat corpus. Praeterea functiones
tantum abeſt ut meliores reddat, ut illae ne aequent qui-
dem illas, quae in moderato obeuntur. Haec ſi retinuerint
lectores, nihil me nec in hac oratione nec in reliquis
diffidere ab Hippocrate ullus arbitrabitur. Poſthac de re-
gionibus et ſtatibus praeſcriptum eſt tironibus. Quae ora-
tio ex ſuperioribus clara eſt ac cauſam habet apertiſſimam.
Itaque ſolum ipſum adſcribam caput, quod hoc eſt

Cap. VII. *Pro regionibus perinde ut pro tempori-*
bus. In vehementer calidis ficut media aeſtate. In ma-
gnopere frigidis ut media hieme. In temperatis ita ut
medio vere. Ad harum proportionem in iis, quae medium
locum ſunt ſortitae. Porro aëris nos circumdantis alii
ſtatus, qui calidi ſunt, calidis temporibus, frigidi frigi-
dis, medii medio veri respondent.

Ed. Chart. VIII. [211.]   Ed. Baf. III. (105. 106.)

Κεφ. η'. [211] Ἐν δὲ τῷ κύειν οἱ σφυγμοὶ μείζονες καὶ πυκνότεροι καὶ ὠκύτεροι γίνονται, τὰ δ' ἄλλα φυλάττουσιν.

Ἐπὶ τῶν κυουσῶν οὐδὲν παρήλλακται τῶν πρόσθεν ἢ τὰ τῆς χρείας. ἥ τις δ' ἂν ἥδε ᾖ, πάντως ἐπιτείνεταί τε καὶ προσαύξεται μηκέτι τῆς γυναικὸς ἑαυτῇ μόνον ἀναπνεῖν τε καὶ σφύζειν, ἀλλὰ καὶ τῷ κυουμένῳ δεομένης. ὥστ' εὐλόγως ὠκύτεροι μὲν καὶ μείζονες ἔσονται καὶ πυκνότεροι, οὐ μὴν σφοδρότεροί γε, ἢ ἀμυδρότεροι, ἢ σκληρότεροι, ἢ μαλακώτεροι, κατ' αὐτόν γε τὸν τοῦ κύειν λόγον. οὐδὲ γὰρ ὅσον ἐπὶ τούτῳ τὰ τῆς δυνάμεως τῶν ὀργάνων ταῖς κυούσαις ὑπαλλάττεται.

Κεφ. θ'. Εἶεν δ' ἄν, εἴπέρ τι ἄλλο, καὶ ὕπνοι κατὰ φύσιν. τρέπουσι δὲ καὶ οὗτοι τοὺς σφυγμούς, ἀρχόμενοι μὲν μικροτέρους καὶ ἀμυδροτέρους καὶ βραδυτέρους καὶ ἀραιοτέρους ἐργαζόμενοι, προϊόντες δὲ βραδύτητα ἐπιτείνουσι καὶ ἀραιότητα καὶ μάλιστα μετὰ τροφήν. μείζους δὲ γίνονται (106) καὶ σφοδρότεροι, χρονίσαντες δὲ πάλιν τρέπονται εἰς ἀμυδρότητα, φυλάττουσι δὲ βραδύτητα καὶ ἀραιότητα.

Cap. VIII. *Pragnantium majores, crebriores celerioresque pulſus ſunt. Praeterea nihil mutatur.*

In praegnantibus praeter uſum mutatum priorum nihil eſt. Quicunque hic ſit, omnino increscit et angetur; quod mulier non ſibi jam ſoli reſpiret et pulſet, ſed foetui etiam cogatur. Rationis ergo eſt ut celeriores et majores ſint crebrioresque. Nihilo tamen vehementiores ſunt, vel languidiores, vel duriores, vel molliores, pro ipſa ſane conceptus ratione. Neque enim, ut ex eo, ulla facultatis, vel inſtrumenti, praegnantium facta mutatio eſt.

Cap. IX. *Jam ſomni etiam ſint, ſi quid aliud, ſecundum naturam, qui et ipſi variant pulſus, dum incipiunt, minores, languidiores, tardiores rarioresque reddunt. Dum procedunt, tarditatem pedetentim augent et raritatem, praeſertim a cibo; at majores ſunt et vehementiores. Tandem cum diuturniores fuerint ad remiſſionem et parvitatem redeunt, tardi:atem et raritatem retinent.*

I 2

132 ΓΑΛΗΝΟΥ ΠΕΡΙ ΤΩΝ ΕΝ ΤΟΙΣ ΣΦΥΓΜ.

Ed. Chart. VIII. [211.]   Ed. Baf. III. (106.)

Τίς μὲν ἡ αἰτία δι᾽ ἣν ἐν τοῖς ὕπνοις αἱ πέψεις ἀμείνους οὐ᾽ τῶν κατὰ γαστέρα μόνον, ἀλλὰ καὶ τῶν κατὰ τὰς φλέβας τε καὶ ἀρτηρίας καὶ πᾶσαν τοῦ ζώου τὴν ἕξιν, οὐ τοῦ παρόντος καιροῦ διελθεῖν. οὐδὲ γὰρ ὡμολόγηται πᾶσι τοῖς ἰατροῖς περὶ τῆς αἰτίας, ἥ τις δ᾽ ἂν ᾖ. τοῦτο δ᾽ οὖν ἤδη καθόλου περὶ αὐτῆς ἀποφαινόμεθα, ὡς ἡ δύναμις ἡ τὰς πέψεις ἐργαζομένη εἴσω μᾶλλον ἑαυτὴν καὶ πρὸς τὸ βάθος ἐπιστρέφει κατὰ τοὺς ὕπνους. διά γ᾽ οὖν τὴν ἔσω κίνησιν καὶ ὅτι περὶ τὴν ὕλην ἐνεργεῖ, τὸ μὲν πρῶτον οἷον ἀῤῥωστοτέρα καὶ βεβαρημένη γίνεται, μικρὸν δὲ ὕστερον ἀπολαύουσα τῆς τροφῆς, ἣν κατεργάζεται, ῥώννυταί τε αὕτη καὶ τὸ θερμὸν αὐξάνει τὸ ἐν τῷ ζώῳ, ὥσπέρ γε καὶ οἱ τὰ ψυχρὰ σιτία προσενεγκάμενοι παραχρῆμα μὲν ψυχροτέρων ἑαυτῶν αἰσθάνονται, καὶ πολλοί γε αὐτῶν καὶ φρίττουσι καὶ ῥιγοῦσι φανερῶς, μικρὸν δὲ ὕστερον θερμότεροι γίνονται. εἰ μὲν δὴ τὸ ἔμφυτον θερμόν ἐστι τὸ πέττον τὰς τροφὰς, καὶ τούτου κρατοῦσαι κινήσεις, ὡς Ἱπποκράτης ὑπελάμβανεν, αἱ μὲν ἔξω τὴν ἐγρήγορσιν, αἱ δὲ ἔσω τὸν ὕπνον ἐργάζονται, ῥᾷστ᾽ ἂν ἡμῖν ἐφυσιολογεῖτο τὰ κατὰ τὰς ἐν

Quae fit caufa, cur concoctiones per fomnum meliores fint non in ventriculo modo, verum etiam in venis, in arteriis, in omni denique animalis habitu, non eft hujus loci explicare. Neque enim de caufa, quaenam illa fit, convenit inter omnes medicos; equidem hoc in praefentiarum de illa breviter dico. Facultas concoctrix fe intro per fomnum recipit magis et in altum; ergo quia intro movetur et materiam conficit, primo veluti imbecillior redditur ac oneratur, paulo poft quum fruitur alimento, quod conficit, roboratur ipfa ac calor crescit animantis, ut qui frigidio res cibos comederunt, illico frigidiores fe animadvertunt, multique adeo illorum manifefte et horrent et rigent, haud multo poft fiunt calidiores. Proinde fi nativus calor eft, qui concoquit cibos, ac qui huic praefunt motus, ut ratio fuit Hippocratis, qui foras tendunt, vigilias: qui intro, fomnos conciliant; facillime rationem ac naturam commentemur

τοῖς ὕπνοις τῶν σφυγμῶν ἀλλοιώσεις. εἰ δ᾽ ἄλλη τις δύναμίς
ἐστιν ἡ ταύτης δημιουργός, ἀλλὰ τῷ γε δεδιδάχθαι συμπά-
σχειν ἀλλήλοις ἁπάσας τὰς διοικούσας τὸ ζῶον δυνάμεις οὐ-
δὲν θαυμαστὸν οὐδὲ τὴν φυσικὴν ταύτην δύναμιν συνδια-
τίθεσθαί πως ἐκείνῃ. ἀλλ᾽ εἰ τοῦθ᾽ ἅπαξ συγχωρηθείη, τὸ
ῥώννυσθαι καὶ αὖθις χείρω γίνεσθαι τὴν σφυγμοὺς ἐργαζο-
μένην δύναμιν, εὔπορος ὁ τῆς αἰτίας λογισμός. ἐν μὲν γὰρ
ταῖς ἀρχαῖς τῶν ὕπνων βαρυνομένης τε καὶ χείρονος γινομέ-
νης αὐτῆς μικροτέρους καὶ ἀμυδροτέρους εὔλογον γίνεσθαι
τοὺς σφυγμούς, μετ᾽ ὀλίγον μέντοι ῥωσθείσης τἀναντία
μείζονάς τε καὶ σφοδροτέρους. τί δήποτ᾽ οὖν καὶ βραδύτεροι
καὶ ἀραιότεροι γίνονται; Ἐρασίστρατος μέν φησι διὰ τὴν
ἠρεμίαν τῶν κατὰ προαίρεσιν κινήσεων, ἣν καὶ τοῦτο πέττειν
καλῶς, οὐκ αὐτοὺς τοὺς ὕπνους αἰτιᾶται. Ἱπποκράτης δὲ
καὶ ὅσοι τὸ θερμὸν ἔσω συννεύειν ἐν τοῖς ὕπνοις φασί, σχεδὸν
δ᾽ εἰσὶν ἁπάντων ἰατρῶν τε καὶ φιλοσόφων οἱ δοκιμώτατοι,
[212] ταῖς τούτου μειώσεσί τε καὶ αὐξήσεσι καὶ διαφερούσαις
κινήσεσιν ἀνοίσουσι τὰς αἰτίας. ἔλαττον μὲν γὰρ ἑαυτοῦ

pulfuum mutationis, quae ex fomno proficiscitur. Quod fi
qua eft alia hujus effectrix facultas, certe quia confenfum
effe traditum eft mutuum omnium facultatum, quae animali
moderantur; fed mirum eft, fi quid haec facultas naturalis
confentiat cum illa. Sed hoc fi femel admiffum fit, roborari
et debilitari viciffim facultatem, quae pulfum creat, prompte
expedias caufam. Nam quia oneratur illa initio fomni at-
que debilitatur, minores et languidiores pulfus oportet
exiftere, at mox ea roborata, e diverfo majores vehe-
mentioresque. At enim quid fimul tardiores et rariores
fiunt? Erafiftratus quidem caufam confert in motuum vo-
luntariorum quietem, quae idcirco concoquat probe; non
fomnum in caufa ponit. Hippocrates ac caeteri, qui ver-
gere *calorem intro ferunt per fomnum*, qui quidem medi-
corum ac philofophorum funt plane omnium probatiffimi,
in hujus incrementa et decrementa motusque diverfos cau-
fas conferunt. Imminui enim dicunt ac veluti fuffocari,

γίνεσθαι καὶ οἷον καταπνίγεσθαι φήσουσιν ἐμπεσὸν ἀθρόως
εἰς τὸ πλῆθος τῆς ἐντὸς ὕλης, ὥσπέρ γε καὶ τὸ πῦρ, ὅταν
εἴς τι πλῆθος ξύλων σεσωρευμένων ἐμπέσῃ. ὥσπερ δὲ αὐτὸ
τοῦτο τὸ πῦρ, ὅταν ἐγκρατὲς τῆς ὕλης γένηται, ῥώννυ-
ταί τε καὶ εἰς μέγεθος αἴρεται, οὕτω καὶ τὸ ἔμφυτον θερ-
μὸν, ὅταν ἀπολαύσῃ τῆς τροφῆς, κατεργασάμενον τοὺς χυ-
μοὺς οἷς ἐνέπεσεν ἑαυτοῦ τε πλέον ἤδη καὶ ῥωμαλεώτερον
γίνεται. ἀλλ᾽ οὐδέπω βραδύτητος, οὐδ᾽ ἀραιότητος αἰτίας
εἰρήκαμεν. ἄλλως δ᾽ ἔχει τὸ ἀληθές, ἐμοὶ γοῦν κριτῇ. ἐπειδὴ
τοῖς κοιμωμένοις ἡ μὲν ἔξω κίνησις τοῦ θερμοῦ μεμείωται,
κρατεῖ δ᾽ ἡ ἔσω, τὴν μὲν συστολὴν εὔλογον γίνεσθαι θάττονα,
τὴν δὲ διαστολὴν βραδυτέραν. ἀτὰρ οὖν καὶ φαίνεται γινό-
μενον ὧδε, καὶ ὅσοι μὴ παρακολουθοῦσι τῇ συστολῇ τῶν ἀρ-
τηριῶν, ἀλλ᾽ ἐκ μόνης τῆς διαστολῆς τὰς διαγνώσεις ποιοῦν-
ται, βραδὺν ἁπλῶς ἀποφαίνονται τῶν κοιμωμένων τὸν σφυγ-
μόν. ὁ δ᾽ ἐστὶν οὐ βραδὺς ἁπλῶς, ἀλλὰ κατὰ θάτερον μέρος
τῶν κινήσεων βραδὺς, ὅλος δὲ οὐδὲ μᾶλλον βραδὺς ἢ ταχύς.
οὐ γὰρ ἡ μὲν διαστολὴ βραδεῖα, ταχεῖα δ᾽ ἡ συστολή, τού-
των οὐδέτερον ἁπλῶς χρὴ λαλεῖν, οὔτε ταχὺν οὔτε βραδὺν,

ubi in acervum ſubito incurrat ingeſtae materiae; quomodo
ignem quoque, quum in lignorum ingentem ſtruem incidat.
Atque ut idem ignis, ubi ſuperior evaſit materia, roboratur
ac in magnitudinem elevatur: ſic innatus calor quum fruatur
alimento, confectis jam ſuccis, in quos invaſerat, copioſior
quam ante ſit et validior.   At cauſas adhuc tarditatis et ra -
ritatis non expedivimus, imo vero aliter me judice res ha-
bet.   Quando dormientibus motus caloris, qui foras tendit,
imminutus eſt, viget autem qui intro, contractionem opor-
tet celeriorem fieri, diſtentionem vero tardiorem.   Ac ſic
quidem manifeſto fit.   Qui contractionem non aſſequuntur
arteriarum, ſed discernunt ex ſola diſtentione pulſus, hi
tardum abſolute volunt dormientium pulſum eſſe.   Ille au-
tem abſolute non eſt tardus, ſed altera ex parte tardus, to-
tus non tardus potius quam celer.   Nam cujus tarda dis-
tentio et celeris eſt contractio, is neutro horum nominum
appellandus eſt, nec celer nec tardus, ſed ſunt diſtiguendae

ἀλλὰ διοριζόμενον τοῖς μορίοις, ὥσπερ Ἱπποκράτης ἐπὶ τῆς
ἀναπνοῆς ἐποίει. καὶ μὲν δὴ καὶ μικρὸς κατὰ θάτερόν ἐστι
τῶν ἑαυτοῦ μορίων τοῖς κοιμωμένοις ὁ σφυγμός. ἐπιπλεῖστον
μὲν γὰρ συστέλλεται, διαστέλλεται δ᾽ οὐκ ἐπὶ πλεῖστον,
ἀλλ᾽ ὅσον ἀνάγκη τὴν ἐναντίαν ἀποδοῦναι κίνησιν τῇ συ-
στολῇ. κινεῖται μὲν οὖν κατ᾽ ἴσου διαστήματος ἡ ἀρτηρία
διὰ παντὸς ἔν τε τῷ συστέλλεσθαι καὶ τῷ διαστέλλεσθαι,
πλὴν εἰ μεταβάλλοι ποτὲ ἐξαίφνης τὸν ῥυθμόν· ἀλλὰ τοῖς
ὅροις ὅθεν τε ἄρχεται καὶ οἷς τελευτᾷ διαλλάττει. πλεο-
νεκτούσης μὲν γὰρ τῆς ἔσω κινήσεως, εἰς ἐσχάτην δ᾽ ἐρχομέ-
νης σύμπτωσιν, ἐντεῦθέν τε πάλιν ἀρχομένης τῆς ἔξω, τὴν
διαστολὴν οὐκέτ᾽ ἐπιπλεῖστον ποιεῖται, κρατούσης δ᾽ αὖ πά-
λιν τῆς ἐκτὸς κινήσεως, ἀσθενοῦς δ᾽ οὔσης τῆς ἐναντίας, οὐκ
ἔτι μὲν ἀπὸ τῆς ἐσχάτης ἄρχεται συμπτώσεως ἐν τῷ διαστέλ-
λεσθαι, τελευτᾷ δ᾽ εἰς ἔσχατον μέγεθος, ἐντεῦθεν δὲ πάλιν
ὑπαρξαμένης τῆς ἔσω κινήσεως, τὴν τελευτὴν τῆς συστολῆς,
ὅθενπερ ἤρξατο διαστέλλεσθαι, ποιεῖται. καὶ οὕτως οἷον δίαυ-
λόν τινα τῶν κινήσεων ἀεὶ ποιουμένη ποτὲ μὲν ἔσω μᾶλλον,

ejus partes. Quod in refpiratione fecit Hippocrates. Jam
vero etiam altera fui parte parvus eſt dormientium pulſus,
ſiquidem plurimum contrahitur, diſtenditur autem non plu-
rimum, ſed quantum contrarius motus neceſſe habet reddere
contractioni. Porro arteria in pari ſemper intervallo mo-
vetur in contractione ac diſtentione, niſi quando rhyth-
mum ſubito immutet; terminis vero unde proficiscitur et
quibus finitur variat. Nam quum motus, qui intro per-
git, praepolleat atque prorſus conſideat, rurſusque inde
incipiat, qui foras tendit motus, haudquaquam hic diſten-
tionem plurimum producit. Contra quum praepolleat mo-
tus qui foras concitatur, contrario exiſtente debili, minime
tunc ab extremo orditur collapſu in diſtentione, ac ſummam
tandem magnitudinem aſſequitur. Quumque inde coeperit
denuo qui intro fertur motus, finem contractionis, unde in-
cepit diſtendi, facit. Ita quum facit ſemper veluti motuum
quendam orbem, modo intro magis, modo foras fertur.

ποτὲ δὲ ἔξω φέρεται. τοῖς οὖν μόνοις αἰσθανομένοις τῆς δια-
στολῆς ἀναγκαῖον ἐν τοῖς ὕπνοις τὸν σφυγμὸν φαίνεσθαι καὶ
μικρὸν καὶ βραδύν. ἀναγκαῖον δὲ τοῖς αὐτοῖς τούτοις, ὡς ἂν
καὶ ἀγυμναστοτέροις οὖσι περὶ τὰς διαγνώσεις, ὀλίγον μέν
τι φαίνεσθαι τῆς κατὰ τὴν διαστολὴν κινήσεως, λανθάνειν
δὲ τὸ πλεῖστον. ἐπὶ γὰρ τῆς οὕτως κινουμένης ἀρτηρίας οὐδ᾽
οἱ σφόδρα γεγυμνασμένοι τοῖς ἔσω πέρασι τῶν κινήσεων ἀκο-
λουθοῦσιν, ἀλλὰ καὶ τῆς συστολῆς καὶ αὐτοὺς ἡ τελευτὴ λαν-
θάνει καὶ τῆς διαστολῆς ἡ ἀρχή. ὥστε τούς γε ἀγυμνάστους
ἀμήχανον ὅσον εἰκὸς ἐκφεύγειν τῆς κινήσεως, τὴν μὲν συστο-
λὴν σχεδὸν ἅπασαν, μέρος δ᾽ οὐκ ἐλάχιστον οὐδὲ τῆς διαστο-
λῆς. ὅσον δ᾽ ἂν ἐκφύγῃ τῆς κινήσεως, ἀναίσθητον τοῖς
ἁπτομένοις γενόμενον, τῷ χρόνῳ τῆς ἡσυχίας προσγενόμενον,
ἀραιὸν ποιεῖ φαίνεσθαι τὸν σφυγμόν, ἐπεὶ, πρός γε τὴν ἀλή-
θειαν αὐτὴν, οὐδαμῶς ἀραιότερος ὁ τῶν κοιμωμένων ἐστὶ
σφυγμός, ὥσπερ οὐδ᾽ ἡ ἀναπνοή. ἀλλὰ σαφῶς μὲν κἀπὶ
ταύτης ἡ ἐκπνοὴ πλεονεκτεῖ, μετ᾽ ἐκφυσήσεως γινομένη, τῆς
δ᾽ ἡσυχίας ὁ χρόνος οὐδὲν προσαυξάνεται. εἴρηταί μοι σχε-
δὸν ἤδη τὸ σύμπαν ὕπνων πέρι, σαφηνείας δ᾽ ἕνεκα
προσκείσεται τὸ ὑπόλοιπον. ὁ σφυγμὸς ὁ τῶν κοιμωμένων

Quamobrem qui duntaxat diftentionem fentiunt, his pulfus
necefle eft in fomnis parvus et tardus videatur. Iisdem ne-
cefle eft ut imperitioribus in dignoscendo pufillam partem
confpici motus diftentionis et fugere maximam. Quippe in
eo motu arteriarum internos motuum terminos ne exerci-
tatiflimi quidem attendunt, fed contractionis hos finis fugit
et principium diftentionis. Quo magis imperitos immenfam
partem motus praeterire par eft, totam prope contractionem
et partem non mediocrem diftentionis. Quae autem pars
motus lateat, quam non fentiat, qui tangunt, ea quum ad-
jungatur ad tempus quietum, fpeciem praebet pulfus rari;
tametfi re vera dormientium pulfus nihilo rarior fit; ut nec
refpiratio; fed aperte etiam in hac expiratio, quae cum
efflatione fiat, major eft; quietis tempori nullum accedit in-
crementum. Explicavi jam fummam fere de fomnis; tamen
quo res clarior fit, addam reliquum. Pulfus dormientium

Ed. Chart. VIII. [212. 213.]   Ed. Baf. III. (106. 107.)

κατὰ μὲν τὴν ἐκτὸς ἠρεμίαν ὅμοιός ἐστι τοῖς τῶν ἐγρηγορό-
των, κατὰ δὲ τὴν ἐντὸς ἱκανὸν φαίνεται διαλλάττειν, οὐκέτ᾽
ἀκολουθούσης ἡμῶν τῆς [213] αἰσθήσεως τοῖς ἔσω πέρασι
τῶν κινήσεων. ἀλλὰ καὶ μικρότερός ἐστι καὶ ᾿μυδρότερος ἢ
ὁ τῶν ἐγρηγορότων, καὶ μάλιστα κατ᾽ ἀρχὰς εὐθὺς, ὕστερον
γὰρ αὐτῷ προσέρχεταί τι μεγέθους τε καὶ σφοδρότητος. ἀλλὰ
καὶ βραδὺς μὲν ἐν ταῖς διαστολαῖς, ταχὺς δὲ ἐν ταῖς συστο-
λαῖς ἐστι, καὶ ὅλως εἴσω μᾶλλον κινεῖται. ὥστε καὶ σφοδρὸν
αὐτὸν ἐν ταῖς συστολαῖς εἰπὼν οὐκ ἂν ἁμάρτοις. καὶ γὰρ
οὖν καὶ τὸ περίττωμα τῆς τῶν χυμῶν ἐργασίας τὸ οἷον αἰ-
θαλῶδες ἐκκρίνειν ἐφίεται σφοδρότερον ἢ ἀρτηρία κατὰ τοὺς
ὕπνους, ὡς ἂν πλέον τότε γινόμενον, ὥστε καὶ διὰ τοῦτο
τὰ τῆς ἔσω κινήσεως πλεονεκτεῖ. ὅταν μέντοι καταπαύσηται
μὲν ἡ ἐργασία τῶν χυμῶν, μένῃ δ᾽ ὑπνώττων ὁ ἄνθρωπος,
ἄμετρος ἂν δήπουθεν ὁ τοιοῦ(107)τος ὕπνος εἴη, μικρότεραι
δ᾽ αἱ κινήσεις ἑκάτεραι καὶ βραδεῖαι καὶ ἄρρωστοι καὶ ἀραιαὶ
γίνονται κατὰ λόγον. ὕπνος γὰρ, ὡς καὶ τῶν ποιητῶν ἔστιν
ἀκοῦσαι λεγόντων, ἀδελφός ἐστι θανάτου, καὶ ἐν αὐτῷ κοι-
νὸν ὑπάρχει μόνον πρὸς τοὺς ζῶντας, ἡ περὶ τὴν τροφὴν

in externa quidem quiete fimiles funt vigilantium pulfibus,
in interna vero permultum videntur diftare, quia terminos
internos motuum non affequitur nofter fenfus: fed tum mi-
nor eft tum languidior quam pulfus vigilantium, praefer-
tim a principio ftatim. Nam poftea magnitudo ei quaedam
et vehementia adjungitur et jam tardus in diftentionibus eft,
in contractionibus velox, et in summa intro magis movetur.
Quare fi vehementem in contractionibus eum dicas, nihil erres.
Etenim excrementum fuccorum confectorum veluti fuligino-
fum excernere arteria per fomnos, quod copiofius tum collec-
tum fit, vehementius avet; unde motus, qui intro fertur,
vel hoc nomine praepollet. At vero ubi abfolute fucci con-
fecti funt fi in fomno homo permaneat, immoderatus erit uti-
que talis fomnus. Motus autem merito fit uterque minor, tar-
dus, imbecillus, rarus. Somnus enim (quod vel ex poëtis au-
dias) mortis eft frater. Una illi haec convenit cum viven-
tibus, confectio alimenti. Reliqua mortuis funt fimilia,

ἐργασία, τὰ δ' ἄλλα πάντα τοῖς ἀποθνήσκουσιν ὅμοια, μὴ
βλέπειν, μὴ ἀκούειν, μὴ φρονεῖν, μὴ νοεῖν, μὴ λαλεῖν, ἀναί-
σθητὸν, ἀκίνητον, ἀλόγιστον ἐῤῥίφθαι. ἂν τοῦτο τοίνυν,
ὃ κοινὸν ἔτι μόνον ἔχει πρὸς τοὺς ζῶντας, ἀπόλλυται, τί
ἄλλο ἢ ὀρθῶς ἐπὶ θάνατον ὁδὸς ἂν λέγοιτο; καὶ γὰρ οὖν καὶ
ὅτι πρώτη μέν ἐστι καὶ κατὰ φύσιν ἡ ἔξω τε καὶ ἀφ' ἑαυ-
τοῦ κίνησις τῷ θερμῷ, δευτέρα δ' ἡ εἴσω τε καὶ εἰς ἑαυτὸ,
διὰ τὴν τροφὴν γινομένη, πολλάκις ἤδη φθάνομεν εἰρηκέναι.
ὅταν οὖν μήτε περὶ τὴν τροφὴν ἔτι πραγματεύηται μηδὲν
μήτε τῆς ἔξω οἰκείας ἀναμιμνήσκηται κινήσεως, ἀλλ' ἀργὸν
ἑκατέρωθεν ᾖ, θανάτῳ δηλονότι πελάσει. καὶ λύεται μὲν ὁ
τόνος αὐτοῦ καὶ διὰ τοῦτο ἀμυδρὸς ὁ σφυγμὸς γίνεται,
καταλύεται δ' ἡ κίνησις καὶ διὰ τοῦτο μικρὸς καὶ βραδὺς καὶ
ἀραιός. κἂν ἐπὶ πλέον γε προέλθῃ μικρότητός τε καὶ βρα-
δύτητος καὶ ἀραιότητος, ἐγγὺς ἂν ἥκοι τοῦ μηδόλως κινεῖσθαι.
τοῦτο δ' ἦν ὁ θάνατος οὕτω μὲν ἔχει πάντα τὰ κατὰ τοὺς
ὕπνους. εἰ δ' Ἀρχιγένης μὲν πρὸς τοῖς εἰρημένοις καὶ πλη-
ρεστάτους φησὶ φαίνεσθαι τοὺς σφυγμοὺς, Ἀπολλωνίδης δὲ

non videre, non audire, nihil intelligere, vel cogitare, vel
loqui, vel fentire, ratione carere, proftratum effe. Et vero
quid aliud, fi illud unum quod commune adhuc cum viven-
tibus habet, fit ablatum, nisi recte via ad mortem dicatur?
Jam etiam primum effe et nativum caloris motum, quum fo-
ras et extra feipfum movetur, fecundum, quum intro et in
feipfum, qui propter nutrimentum comparatus eft, id jam
pridem multis locis diximus. Qui ubi non amplius in nu-
trimento detineatur, neque proprium fuum motum, quo fer-
tur foras, repetat, fed otiofus fit utrinque, habet tum certe
imaginem mortis exolviturque ejus contentio, unde oritur
languidus pulfus; diffolvitur porro motus, quam ob rem
parvus et tardus et etiam rarus fit. Quod fi increscat etiam
atque etiam parvitas, tarditas raritasque, propemodum ni-
hil movebitur, at haec mors erat. Habes omnia de fo-
mnis. Quanquam praeterea Archigenes pleniffimos dicat
pulfus in fomnis videri, Apollonides maxime vacuos, mihi

κενωτάτους, οὗ μοι δοκεῖ μηκύνειν ἔτι δεῖν ἡμᾶς περί γε τῶν
τοιούτων, ἱκανῶς ἀποδεδειχότας ἐν ταῖς ἔμπροσθεν πραγμα-
τείαις ὡς μάτην τοῦτο τὸ γένος τῶν σφυγμῶν οἱ μεθ'
Ἡρόφιλον ἐπεισήγαγον, ὥσπερ καὶ ἄλλα πολλά. καὶ θαυ-
μαστὸν οὐδὲν ἐν πράγματι μηδόλως διαγινωσκομένῳ τἀναν-
τία λέγειν Ἀρχιγένην τε καὶ Ἀπολλωνίδην, οὐ γὰρ αἰσθή-
σεως κοινῆς τὸ πάθος, ἀλλὰ φαντασμάτων ἰδίων ἑκάτερος
ἔγραψεν.

Κεφ. ι'. Τῶν δ' ἐξ ὕπνου μεταπεπτωκότων εἰς ἐγρή-
γορσιν ἐν μὲν τῷ παραχρῆμα μεγάλοι καὶ σφοδροὶ καὶ τα-
χεῖς καὶ πυκνοὶ καί τινα κλόνον ἔχοντες, μετ' ὀλίγον δ' εἰς
συμμετρίαν ἔρχονται.

Οὐχ ὡσαύτως εἰς ὕπνον ἐξ ἐγρηγόρσεως κἀξ ὕπνου
πάλιν εἰς ἐγρήγορσιν μεταπίπτομεν, ἀλλὰ τὸ μὲν κατὰ βραχὺ
πάντως, τὸ δ' ἀθρόως ὡς τὸ πολὺ γίνεται. καὶ γὰρ ἐνύ-
πνια ταραχώδη καὶ φωνήσας τις καὶ ψοφήσας καὶ ἁψά-
μενος τοῦ κοιμωμένου ταχεῖάν τε κἀξαίφνης εἰργάσατο
τὴν μετάπτωσιν. τοιγάρτοι καὶ οἱ προγεγραμμένοι σφυγ-
μοὶ τοῖς μὲν οὕτω μεταπίπτουσιν ἐναργέστατα φαίνονται,

videtur de his non producere orationem, quum in fuperio-
ribus lucubrationibus falfo hoc probaverimus genus pulfuum
inductum ab Herophili fucceſſoribus eſſe, ſicut multa alia.
Neque quicquam habet admirationis, ſi in re, quae plane
discerni nequit, inter ſe Archigenes et Apollonides diffi-
deant. Neque enim communis ſenſus affectum, ſed ſuas
uterque opiniones ſcripſit.

Cap. X. *Qui expergiscu. tur, e veſtigio pulſus ma-
gnos, vehementes, celeres, crebros et cum quadam vibra-
tione habent: qui mox mediocritatem aſſequuntur.*

Non perinde in fomnum incidimus vigiles; ac ex fo-
mno evigilamur, quod hoc fere ſubito, illud omnino pede-
tentim fiat. Etenim turbulenta inſomnia, vel ſi quis voci-
feretur, perſtrepat, tangat dormientem, celerem et fubita-
neam concitat mutationem. Quocirca pulſus illos, quos
commemoravimus, qui in eum modum immutantur, cla:

οὐ μὴν οὐδ᾽ ἐπὶ τῶν ἄλλων, ἐφ᾽ ὅσων αὐτῇ πρὸς τοὐκτὸς
κινήσει τῆς ἐμφύτου θερμασίας ἡ ἐγρήγορσις ἐγένετο, λαν-
θάνουσι τοὺς γεγυμνασμένους. [214] ὁ μὲν γὰρ ὕπνος γίνε-
ται τῆς ἐμφύτου θερμασίας ἤτοι διὰ κάματόν τινα καὶ
ξηρότητα πλέονα πρὸς τὴν τροφὴν ἐπιστραφείσης ἢ δι᾽ ἀμε-
τρίαν ὑγρότητος ἀδυνατούσης ἐκτὸς ἀποτείνεσθαι. ἔστι δ᾽
ὁ μὲν πρότερος ὑγιεινός τε καὶ κατὰ φύσιν, ὁ δὲ δεύτερος ῥη-
θεὶς οἷος ὁ ἐν κώμασί τε καὶ ληθάργοις, ᾧ πάλιν ἀντίκειται
ἡ ἐν φρενίτισί τε καὶ ταῖς παρὰ φύσιν ἀγρυπνίαις ἁπάσαις
ἐγρήγορσις, ὑπερξηρανθείσης τε τῆς ἐμφύτου θερμασίας τηνι-
καῦτα καὶ οἷον ἐκπυρωθείσης καὶ διὰ τοῦτο καὶ ἐκτὸς
ἀμέτρως κινουμένης. ἀλλὰ τὰς μὲν παρὰ φύσιν διαθέσεις, ἃς
οὐδ᾽ ἐγρήγορσιν, οὐδ᾽ ὕπνον, ἀλλ᾽ ἀγρυπνίαν καὶ κῶμα
κάλλιον ὀνομάζειν ἐστὶν, ἐατέον ἔν γε τῷ παρόντι. τῶν δ᾽
ὕπνων τῶν κατὰ φύσιν ὥσπερ οὖν καὶ τῶν ἐγρηγόρσεων ἡ
γένεσις οἷα πρόσθεν εἴρηται, δεομένου μὲν ἅμα καὶ ἀπο-
ροῦντος ὑγρότητος δαψιλοῦς τοῦ κατὰ φύσιν ἐν τοῖς ζώοις
θερμοῦ καὶ διὰ τοῦτο συνιόντος εἰς τὰ σπλάγχνα καὶ τὴν
γαστέρα τῶν ὕπνων γινομένων, αὐτάρκως δ᾽ ἀπολαύσαντος

riffime percipiunt. Nec tamen in aliis, qui, motu innati
caloris foras progrediente, excitati funt, fugiunt exercita-
tos. Nam fomnus incidit, quum nativus calor aut ex fati-
gatione et nimia ficcitate ad alimentum fe convertat, aut ob
immodicam humiditatem foras nequeat progredi. Quorum
eft falubris primus et naturalis, alter quem memoravimus
veluti fomnus, qui eft in comatibus et lethargis. Cui op-
pofita eft phrenitidum et vigiliarum praeter naturam vigi-
lantia; ubi fupra modum ficcatus nativus calor eft et quafi
ignitus, atque idcirco foras quoque movetur immodice. Sed
affectus praeter naturam, quos nec vigilantiam nec fomnum,
fed vigilias et comata potius voces, relinquam in praefenti.
At fomni naturales fimulque vigilantiae ita, quomodo ante
diximus, gignuntur. Nam quum indigeat, fimulque defide-
ret naturalis animalium calor copiofam humiditatem, ideo-
que in viscera conveniat et ventrem, fit fomnus, qui fimul

Ed. Chart. VIII. [214.]   Ed. Baſ. III. (107.)

ταύτης, ὡς ἤδη τὴν κατὰ φύσιν ἔχειν ποιότητα, τῆς ἐγρηγόρ-
σεως ἀποτελουμένης· ἐν ᾧ δὴ καιρῷ τὰς μεταπτώσεις γινομέ-
νας ἀναγκαῖόν ἐστιν ἔχειν τι βίαιον. ἐν γὰρ τῇ κατεργασίᾳ
τῆς τροφῆς ὑγρότητος ἀτμώδους πολλῆς ὑποτρεφομένης
κατά τε τὸ θερμὸν αὐτὸ καὶ τοὺς πόρους καὶ πάντα τὰ
μεταξὺ σώματα μέχρι τῆς ἐκτὸς ἐπιφανείας, οὐκέτ᾽ εὐπετὴς
ὁμοίως ἢ ἐπὶ τὰ ἐκτὸς κίνησίς ἐστι τῷ θερμῷ. δεῖται τοίνυν,
ἵνα ταύτην ἀποσείσηταί τε καὶ διώσηται καὶ τοὺς πόρους
ἐκκαθάρῃ καὶ πάντη πόριμον ἑαυτῷ τὸ σῶμα παράσχῃ,
σφοδρῶν καὶ βιαίων τῶν πρώτων κινήσεων. ὅταν δὲ εὔπνουν
ἤδη τοῦτο καὶ καθαρὸν ἔχῃ, τῆς κατὰ φύσιν ἀναμιμνήσκεται
συμμετρίας. διὰ ταῦτα τοίνυν ἐν μὲν τῷ παραχρῆμα τοῖς
ἐπεγερθεῖσιν ἐκ τῶν ὕπνων οἱ σφυγμοὶ μεγάλοι καὶ σφοδροὶ
καὶ ταχεῖς γίνονται καὶ προσέτι βραχύ τι κλόνου προσλαβόν-
τες διὰ τὸ βίαιον τῆς κινήσεως, ὀλίγῳ δ᾽ ὕστερον εἰς τὴν
κατὰ φύσιν ἐπανέρχονται συμμετρίαν. ἑξῆς δὲ τούτων περὶ
τῶν ἐπικτήτων σχέσεων τοῦ σώματος γέγραπται τοῖς εἰσαγο-
μένοις, σχέσεις μὲν αὐτὰς ὀνομασάντων ἡμῶν, ὥσπερ καὶ
Ἱπποκράτης ἐν τῷ περὶ τῶν ἄρθρων εἰπὼν, διαφέρει μέντοι

atque ea ſatis fruitus eſt, ut naturalem jam qualitatem re-
cuperaverit, expergiscuntur; quo quidem tempore illae
converſiones nullo modo citra vim aliquam fiant. Nam in
alimento concoquendo quia ſuccrescit humiditas vaporoſa
large quum in ipſa cute, tum in poris, corporibusque ad
externam ſuperficiem usque interpoſitis omnibus, non per-
inde jam calori proclivis eſt ad externa motus. Quare ut
hanc discutiat removeatque et meatus repurget et etiam
corpus undequaque ſibi penetrabile reddat, poſtulat primos
vehementes atque violentos motus. Quod ubi perſpirabile
purumque reddidit, mediocritatis naturalis recordatur. Hinc
pulſus illico experrectis ex ſomno magni et vehementes et
celeres eduntur. Praeterea ob motus vim nonnihil vi-
brantur. Paulo poſt ad nativam mediocritatem revertun-
tur. Deinceps tironibus ſcripſimus de corporis adventitiis
habitudinibus, quas σχέσεις nos Hippocratem ſecuti appella-
mus, qui in libro De articulis dixit, Caeterum refert

142 ΓΑΛΗΝΟΥ ΠΕΡΙ ΤΩΝ ΕΝ ΤΟΙΣ ΣΦΥΓΜ.

Ed. Chart. VIII. [214.]   Ed. Baf. III. (107.)

τι καὶ σχέσις σώματος. σφυγμοὺς δ' ἐφ' ἑκατέρας αὐτῶν
γραψάντων ἡμῶν, τοὺς ἐναργῶς φαινομένους, ὧν τὰς αἰτίας
οὐ χαλεπὸν ἂν εἴη νῦν προσθεῖναι, τοῖς εἰρημένοις ἑπομένῳ.
ἃ γὰρ ἐπὶ τῶν φυσικῶν διαφορῶν τοῦ σώματος, ταῦτα κἀπὶ
τῶν ἐπικτήτων ῥηθήσεται. ὥστ' οὐ χρὴ μηκύνειν, ἀλλὰ μόνον
αὐτὴν γράψαι τὴν ἐκεῖθεν ῥῆσιν, ὑπομνήσεως ἕνεκεν τῶν
πραγμάτων, ἔχουσαν ᾧδε.

Κεφ. ιά. Αἱ δ' ἐπίκτητοι σχέσεις τοῦ σώματος ὁμοίως
ταῖς φυσικαῖς τρέπουσι τοὺς σφυγμούς. ὁ μὲν γὰρ ἰσχνὸς
γενόμενος, εὔσαρκος ἀνάλογον τῷ τοιούτῳ φύσει τὸν σφυγ-
μὸν ἴσχει· ὁ δ' εὔσαρκος ἰσχνὸς. γενόμενος τοῖς ἰσχνοῖς
φύσει παραπλήσιον. δῆλον δ' ὅτι χωρὶς τοῦ τὴν δύναμιν
ὑπάλλαττεσθαι τὴν κατ' ἰσχνότητα καὶ εὐσαρκίαν διαφορὰν
ἐξετάζειν χρὴ, καὶ ἐπὶ τῶν ἄλλων δὲ ἁπάντων ὡσαύτως,
ὥστε καθ' ἓν μόνον ὑπὲρ οὗ τὸν λόγον ἑκάστοτε ποιούμεθα
τὴν τροπὴν γεγονέναι. ἅπερ δ' ἐπὶ τῶν εὐσάρκων εἴρηται,
ταῦτα καὶ ἐπὶ τῶν παχέων εἰρῆσθαι χρὴ δοκεῖν ἐπιτεταμένα
μᾶλλον.

etiam nonnihil corporis habitudo. Ac pulfus nos utraque
illarum maxime confpicuos prodemus, quorum facile nunc
fit adjungere caufas ex commemoratis: nam quae de natu-
ralibus differentiis corporis tradita funt, eadem dicentur de
adventitiis. Quo brevior ero, folumque ipfum illinc ca-
put fubjiciendarum caufa rerum huc transferam, quod ita
habet.

Cap. XI. *Ascititiae habitudines corporis perinde
pulfus, ut naturales immutant. Nam gracilis natura fi
quadratus evaferit, huic, qui talis natura eft, affimilem
pulfum habet. Sin quadratus factus gracilis fit, affimi-
lem gracilibus natura. Conftat autem gracilitatis et qua-
drati corporis citra facultatis immutationem, aeftimandam
differentiam effe; itaque in omnibus aliis, ut unum id
tantum ubique de quo in praefenti difputemus mutetur.
Quae diximus de quadratis, eadem etiam de corpulentis a
nobis effe dicta putandum eft, nifi quod magis funt in-
tenfa.*

Ed. Chart. VIII. [214. 215.]   Ed. Baf. III. (107.)

Οὕτω μὲν ἐν ἐκείνοις περὶ τῶν σχέσεων τοῦ σώματος διώρισται. πρόσκειται δὲ καὶ περὶ τῶν κράσεων ὡσαύτως. καὶ μόνον ἀρκέσει κἀπὶ τούτων παραγράψαι τὴν ῥῆσιν ὑπομνήσεως ἕνεκα, τόνδε τὸν τρόπον ἔχουσαν.

Κεφ. ιβ΄. [215] Καὶ αἱ κράσεις δὲ τοῦ σώματος αἱ ἐπίκτητοι ταῖς φυσικαῖς κράσεσιν ἀνάλογον τρέπουσι τοὺς σφυγμούς.

Καὶ δηλονότι κἀνταῦθα, καθὰ καὶ περὶ τῶν ὡρῶν εἴπομεν, ὡς αἱ μὲν θερμαὶ ταῖς θερμαῖς, αἱ δὲ ψυχραὶ ταῖς ψυχραῖς ἐοικότας ἐργάζονται σφυγμούς. ἡ γὰρ καθ᾽ ὑγρότητα καὶ ξηρότητα διαφορὰ τῶν κράσεων ἐν ταῖς σχέσεσι τοῦ σώματος περιείχετο. ταῖς μὲν γὰρ ξηραῖς αἱ ἰσχνότητες, ταῖς δ᾽ ὑγραῖς αἱ παχύτητες οἰκεῖαι. δέδεικται δὲ ταῦτα ἐν τοῖς περὶ κράσεων, ὥσπέρ γε καὶ ὅτι σκληρότης μὲν τοῦ σώματος ταῖς ξηραῖς κράσεσιν, μαλακότης δὲ ταῖς ὑγραῖς ἕπεται. καὶ διὰ τοῦτο καὶ ὁ σφυγμὸς ταῖς μὲν σκληρὸς, ταῖς δὲ μαλακός.

Κεφ. ιγ΄. Ἑξῆς δ᾽ ἂν εἴη λέγειν τὰς ἄλλας τροπὰς τὰς

In eum illic modum de habitudinibus corporis diffe-ruimus. Appofuimus itidem de temperamentis; caput etiam hic memoriae gratia fatis eft adfcripfiffe. Eft autem hoc.

Cap. XII. *Jam etiam temperamenta corporis asci-titia pulfus ea proportione mutant, qua naturalia tempe-ramenta.*

Scilicet ad eundem hic modum ut de anni temporibus diximus; calida calidis, frigida frigidis affimiles pulfus creant. Nam temperamentorum in humiditate et ficcitate differentia continebatur in habitudinibus corporis; fiquidem ficcis gracilitas, corpulentia eft humidis familiaris. Verum haec in libris De temperamentis declaravimus. Praeterea hoc quoque, corporis duritiem temperamenta ficca molli-tiem comitari humida. Itaque pulfus his mollis eft, illis durus.

Cap. XIII. *Nunc alias mutationes, quae caufas*

ἐπὶ τοῖς οὐ φύσει γινομένας αἰτίοις. γυμνάσια κατ᾽ ἀρχὰς
μὲν καὶ μέχρι τοῦ μετρίου σφοδροὺς καὶ μεγάλους καὶ ταχεῖς
καὶ πυκνοὺς τοὺς σφυγμοὺς ἐργάζεται, πολλὰ δὲ καὶ ὑπὲρ
τὴν δύναμιν (108) τοῦ πονοῦντος μικροὺς καὶ ἀμυδροὺς καὶ
ταχεῖς καὶ πυκνοὺς ἐσχάτως, ὑπερβαλλόντως δ᾽ ἄμετρα καὶ
ὥστε μόγις ἔτι κινεῖσθαι δύνασθαι, καὶ διὰ μακρῶν ἀναπαύ-
σεων ἢ μηδόλως, ἀλλ᾽ ἱκανῶς ἐκλελύσθαι, πάνυ μικροὺς καὶ
ἀμυδροὺς καὶ βραδεῖς καὶ ἀραιοὺς, εἰ δὲ εἰς διάλυσιν τῆς
δυνάμεως καταστρέφοι, τοὺς ἐκείνης ἰδίους. εἰρήσεται δὲ
μικρὸν ὕστερον ὁποίους διαλυομένη δύναμις ἐργάσεται σφυγ-
μούς.

Αὕτη μὲν ἡ ῥῆσις ἡ ἐν ἐκείνῳ τῷ βιβλίῳ γεγραμμένη.
προσκείσεται δὲ νῦν καὶ ἡ αἰτία. ἐν τοῖς γυμνασίοις ἡ μὲν
δύναμις ἅπαντι χρῆται τῷ τόνῳ καὶ διὰ τοῦτο οἱ σφυγμοὶ
σφοδροὶ γίνονται· τὰ δὲ τῆς χρείας αὐξάνεται καὶ διὰ τοῦτο
καὶ μεγάλοι καὶ ταχεῖς. καὶ ἐπειδὴ διχῶς αὐξάνεται, τῇ τε
τοῦ πνεύματος δαπάνῃ καὶ τῇ τῆς θερμασίας αὐξήσει, διὰ
τοῦτο καὶ πυκνοὶ γίνονται, μὴ πληρουμένης αὐτάρκως τῆς

habent non naturales recenfeamus. Exercitationes pri-
mo quae moderatae funt vehementes, magnos, celeres,
crebros pulfus efficiunt; fi multae fint et vires excedant
laborantis, parvos, languidos, celeres et crebros in fummo.
Nimium immodicae, adeo ut aegre jam fe poffit movere et
multis interpofitis quietibus, aut nihil prorfus poffit, fed
exolutae vires impenfe fint, pulfus mire parvos et langui-
dos tardosque et raros. Quod fi ad virium diffolutionem
perveniant, pulfus creant illis proprios. Quales autem
excitet pulfus facultas quae diffolvitur, dicemus paulo
inferius.

Habes caput, quod illo in libro confcripfi. Nunc jam
addam caufam. Facultas in exercitationibus univerfam ad-
hibet coutentionem, unde pulfus vehementes excitantur;
ufus autem increfcit, unde magni celeresque. Hic quan-
doquidem binis acceffionibus augetur, fpiritu exhauriendo
et caloris incremento, ideo etiam, quoniam non fatis magni-

χρείας πρὸς τοῦ μεγέθους τε καὶ τοῦ τάχους αὐτῶν. τὰ δ᾽
ὑπὲρ τὴν δύναμιν τοῦ γυμναζομένου μικροὺς μὲν καὶ ἀμυ-
δροὺς διὰ τὴν ταύτης ἀῤῥωστίαν, πυκνοὺς μὲν ἔτι διὰ τὴν
τῆς χρείας ἔπειξιν, οὐ μὴν ταχίστους διὰ τὴν ἀῤῥωστίαν τῆς
δυνάμεως, ἀλλ᾽ ἀντὶ τούτων πυκνοτάτους, καὶ παῤ ὅσον
ἡ ἐνέργεια πάμπολυ τῆς χρείας ἀπολείπεται. ὅταν δ᾽ ἐπὶ
τοσοῦτόν τις ἀναγκάζηται πονεῖν ὥστε μὴ μόνον ὑπὲρ τὴν
δύναμιν εἶναι τοὺς πόνους, ἀλλὰ καὶ συνεχῶν τῶν μεταξὺ
διαναπαύσεων δεῖσθαι, καταψύχεται μὲν ἐν τῷ τοιούτῳ τὸ
σύμπαν σῶμα, οἱ σφυγμοὶ δὲ διὰ τὴν ἀῤῥωστίαν τῆς δυνά-
μεως ἀμυδροὶ καὶ μικροὶ, διὰ δὲ τὴν ψύξιν οὔτ᾽ ὠκεῖς
οὔτε πυκνοί. πρόδηλος γὰρ ὁ λογισμὸς τῷ μεμνημένῳ τῶν
πρώτων.

Κεφ. ιδ'. Λουτρὰ θερμὰ μὲν μεγάλους καὶ ταχεῖς
καὶ πυκνοὺς καὶ σφοδροὺς, ἔστ᾽ ἂν ᾖ σύμμετρα· τὰ δ᾽ ἄμε-
τρα μικρούς τε καὶ ἀμυδροὺς, ὠκεῖς δ᾽ ἔτι καὶ πυκνούς.
εἰ δ᾽ ἐν τούτῳ παύσαιτο, μικροὺς καὶ ἀμυδροὺς καὶ βραδεῖς
καὶ ἀραιούς.

tudine illorum et celeritate completur, crebri fiunt. At
quae vires excedunt exercitantis fe, efficiunt parvos et lan-
guidos propter earum imbecillitatem; tamen illos quidem
adhuc, quia urget ufus, crebros, at non celerrimos, pro-
pter facultatis infirmitatem, fed pro his creberrimos; id-
que quatenus actio longe ufu inferior eft. Quod fi adeo
quis cogatur laborare, ut non modo fuperiores facultate la-
bores fint, fed continenter necelfe habeat interquiescere,
huic refrigeratur univerfum corpus. Pulfus autem ob
imbecillam facultatem languidi funt et parvi, ob frigus
nec celeres nec crebri. In aperto ratio eft, fi memineris
priorum.

Cap. XIV. *Balneae calidae, dum fint moderatae,
pulfus creant magnos, celeres, crebros, vehementes. Im-
modicae parvos et languidos, tamen adhuc celeres ac cre-
bros. Quod fi hic relinquantur, parvos, languidos, tar-
dos atque raros.*

146 ΓΑΛΗΝΟΥ ΠΕΡΙ ΤΩΝ ΕΝ ΤΟΙΣ ΣΦΥΓΜ.

Ed. Chart. VIII. [216.]   Ed. Baf. III, (108.)

[216] Ἐν τοῖς βαλανείοις, ὅταν γε κατὰ καιρὸν παρα-
λαμβάνηται, πάντως τις ὠφέλεια γίνεται τῷ σώματι. ἤτοι
γὰρ κεκμηκότες, ἢ τεθερμασμένοι, ἢ ἐψυγμένοι, ἢ ἐξηρασμέ-
νοι, ἢ ἄσης τινὸς ἢ ἀνωμάλου κράσεως αἰσθανόμενοι, ἢ κε-
νώσεως χρῄζοντες, εἰς ταῦτα παραγινόμεθα. ἀλλ' ἐν τοῖς
εἰρημένοις ἅπασι καιροῖς εἰς εὐκρασίαν μὲν ἐπανέρχεται τὸ
σῶμα, βελτίων δ' ἡ δύναμις γίνεται, πρόσκαιρος δέ τις
αὐξάνεται θερμασία, καί τι διαφορεῖται πνεύματος ἅμα τοῖς
ἱδρῶσι. ὥστ' εὐλόγως τά γε σύμμετρα λουτρὰ τὰ θερμὰ
τοιαύτην τροπὴν ἐργάζεται σφυγμῶν, οἵαν ἀπεδείξαμεν γί-
νεσθαι τῆς τε δυνάμεως ὠφελουμένης καὶ τῆς χρείας αὐξα-
νομένης. τὰ δ' ἄμετρα πρόδηλον ὡς τὴν μὲν δύναμιν ἐκ-
λύει, τὴν χρείαν δ' ἀμέτρως ἐπαύξει, καὶ διὰ τοῦτο πυκνο-
τάτους ἐργάζεται, ταχεῖς δ' ὁμοίως τοῖς πρόσθεν, ὅταν γε
μὴ εἰς ἔσχατον ἤκῃ καταπτώσεως ἡ δύναμις. οὕτω γὰρ ἂν
οἱ μυρμηκίζοντες καλούμενοι γένοιντο. εἰ δ' ἀμέτροις βα-
λανείοις χρησάμενοι παύσαιντο καὶ μηκέτι λούοιντο, δῆ-
λον ὅτι καὶ ἡ ἕξις κατέψυκται καὶ ἡ δύναμις καταλέλυται.

Ex balneis, fi in tempore utaris, omnino corpus com-
moditatem aliquam percipit. Nam quum defeſſi fumus, in-
caluimus, fumus refrigerati, exiccati, anxietatem aut tem-
periem inaequalem fentimus, denique fi vacuatione opus fit
nobis, illas non fubimus. In illis autem omnibus tempori-
bus corpori reſtituitur mediocritas temperamenti, vires re-
parantur, opportunus augetur quiddm calor, ac pars digeri-
tur fpiritus una cum fudoribus. Quare calidae balneae par
eſt, fi fint moderatae, ut ad eum modum mutent pulſum,
ficut declaravimus immutari, quum facultati commodatur et
augetur ufus. Immoderatas planum eſt facultatem diſſol-
vere, ufumque praeter modum intendere; unde fit ut cre-
berrimos creent; celeres autem perinde ut priores; nifi
fane facultas ad extremum ufum devenerit; nam tum qui-
dem formicantes, quos appellant, prodibunt. Quod fi ab
immodicis balneis deſtiterint nec laventur amplius, manife-
ſtum eſt quod et corporis habitus refrigeratus eſt et facultas

ΑΙΤΙΩΝ ΒΙΒΛΙΟΝ Γ. 147

Ed. Chart. VIII. [216.]   Ed. Baf. III. (108.)

ὥστε καὶ ἡ τροπὴ τῶν σφυγμῶν τοιαύτη γένοιτ᾽ ἂν οἵαν
ἐδείξαμεν ἐν τῷ πρώτῳ λόγῳ δυνάμεως ἀῤῥωστίᾳ καὶ χρείας
ἀκολουθεῖν ἐκλύσει. τοῦτο γὰρ ἐν τῷ παρόντι μόνον ἀρκέσει,
τὸ·δεικνύναι, πῶς ἐξ ἑκάστου τῶν προηγουμένων τε καὶ προ-
καταρχόντων αἰτίων εἰς τὰ πρῶτα καὶ κυριώτατα καὶ συνεκ-
τικὰ κληθέντα διικνεῖται ἡ τροπή. τὸ δ᾽ ὅπως ἐπ᾽ ἐκείνοις
ἀνάγκη τοὺς σφυγμοὺς ἀλλοιωθῆναι διὰ τοῦ πρώτου δεδή-
λωται λόγου.

    Κεφ. ιέ. Ψυχρὰ δὲ λουτρὰ παραχρῆμα μὲν μι-
κροὺς καὶ ἀμυδροτέρους καὶ βραδεῖς καὶ ἀραιοὺς, εἰς ὕστερον
δὲ οἷον ἄν τι καὶ τύχῃ ἐργασάμενα. πάντως γὰρ ἢ ναρκώσει,
ἢ ῥώσει. ναρκώσαντα μὲν οὖν καὶ καταψύξαντα μικροὺς
καὶ ἀμυδροὺς καὶ βραδεῖς καὶ ἀραιοὺς, ἐκθερμήναντα δὲ καὶ
ῥώσαντα μεγάλους μὲν καὶ σφοδροὺς, τάχει δὲ καὶ πυκνό-
τητι συμμέτρους.

    Τὰ ψυχρὰ λουτρὰ παραυτίκα μὲν ἐμψύχει πάντως,
εἰς ὕστερον δὲ ἤτοι ῥώννυσιν ἢ καταλύει τὴν δύναμιν μετὰ
καταψύξεως. τοῦτο γάρ ἐστι τὸ ναρκᾶν. ὥστε καὶ αἱ τροπαὶ

diſſoluta. Quamobrem mutatio pulſuum ea exiſtet, quam
in libro primo docuimus excipere facultatis imbecillitatem
et uſus remiſſionem. Hoc enim in praeſenti ſatis eſt ſi de-
monſtrem, quemadmodum ex ſingulis antecedentibus et ex-
tremis cauſas a1 primas et praecipuas et continentes vocatas
mutatio penetret; ut autem ex illis pulſus neceſſario alteren-
tur, in primo aperuimus libro.

    Cap. XV. *Frigidae balneae illico parvos ac lan-
guidiores et tardos rarosque pulſus efficiunt. Poſtea,
prout id ſit, quod induxerunt, omnino ʋel torporem indu-
cunt, ʋel robur. Quae torporem intulerunt et refrigera-
runt, parvos et languidiores et tardos rarosque efficiunt.
Quae calefecerunt et robur conciliarunt, magnos, vehe-
mentes, celeritate et crebritate moderatos.*

    Balneae frigidae e veſtigio refrigerant omnino, poſtea
vel roborant, vel obruunt facultatem unaque perfrigerant;
nam id eſt torporem inducere. Itaque et pulſus pro ra-

Ed. Chart. VIII. [216. 217.]   Ed. Baf. III. (108.)

τῶν σφυγμῶν ἀνάλογον ταῖς εἰρημέναις αἰτίαις. ὅπερ δ᾽ οὐχ οἷόν τ᾽ ἦν προσδιορίσαι τοῖς εἰσαγομένοις, νῦν εἰρήσεται. ἡ ἔσω κίνησις τῶν ἀρτηριῶν ἐπὶ ταῖς ψυχρολουσίαις πλεονεκτεῖ τῆς ἔξω, ὡς ἂν καὶ τοῦ θερμοῦ ταύτῃ μᾶλλον ἐν τῷ παραυτίκα κινουμένου. καὶ εἰ δυνατὸν ἦν ἔσωθεν ἅψασθαι τῶν ἀρτηριῶν, πάντα τὰ τέως ἐν ταῖς διαστολαῖς φαινόμενα νῦν ἀνεφάνη κατὰ τὰς συστολὰς, τὸ μέγεθος, τὸ τάχος, ἡ σφοδρότης. ἐπεὶ δὲ τοῦτο ἀμήχανον, ἀπὸ τῶν ἐν ταῖς διαστολαῖς φαινομένων τοὺς σφυγμοὺς ὅλους οὕτως ὀνομάζομεν· μικροὺς μὲν, ὅτι πολὺ μείων ἢ ἐν τοῖς τοιούτοις καιροῖς διαστολὴ τῆς ἔμπροσθεν· οὕτω δὲ καὶ βραδεῖς, ὅτι καὶ ἡ κίνησις ἐκλέλυται σαφῶς. ἀλλὰ καὶ ἀραιοὺς, ὅτι καὶ οἱ ἄλλοι πάντες, ἐφ᾽ ὧν ἡ ἔσω πλεονεκτεῖ κίνησις, ἐφαίνοντο τοιοῦτοι τοῖς τῆς συστολῆς οὐκ αἰσθανομένοις. καὶ ἡ αἰτία πρόσθεν εἴρηται. ἀμυδροὺς δὲ οὐχ ἁπλῶς εἴπομεν, ἀλλ᾽ ἀμυδροτέρους ἐγράψαμεν, ἐνδεικνύμενοι διὰ τῆς λέξεως τὴν βραχύτητα τῆς εἰς τοῦτο μεταβολῆς.

Κεφ. ιστ᾽. [217] Σιτία πολλὰ μὲν, ὥστε βαρῦναι τὴν

tione caufarum immutantur. Quod vero non poterat tum tironibus explicari, id nunc declarabo. In frigida lotione arteriarum motus plus intro quam foras fertur, quod et calor illuc illico magis feratur. Quod fi intus arterias poffemus contingere, omnia quae alias in diftentionibus animadvertimus, haec in contractionibus hic apparerent, magnitudo, celeritas, vehementia; fed hoc quia non poteft ulla ratione, ab iis, quae in diftentionibus percipimus, totos pulfus fic appellamus: parvos, quia multo minor diftentio id temporis eft quam ante; tardos item, quod aperte exfolutus eft motus; jam raros quoque, quod alii etiam omnes, in quibus plus motus intro fertur, tales effe vifi fint contractionem non fentientibus. Caufa ante explicata eft. Languidos non diximus abfolute, fed fcripfimus languidiores, qua voce parvam mutationem fignificavimus in remiffionem effe.

Cap. XVI. *Cibus largus, ut etiam gravet faculta-*

Ed. Chart. VIII. [217.]   Ed. Baf. III. (108.)

δύναμιν, ἀνωμάλους τε καὶ ἀτάκτους τοὺς σφυγμοὺς ἐργάζε-
ται. Ἀρχιγένης δέ φησιν, ὠκυτέρους πλέον ἢ πυκνοτέρους.
τὰ δὲ σύμμετρα μεγάλους καὶ ταχεῖς καὶ πυκνοὺς καὶ σφο-
δρούς. τὰ δ᾽ ἐλάττω ἢ ὡς τρέφειν αὐτάρκως οὐχ ὁμοίως
τοῖς συμμέτροις, ἀλλ᾽ ἐλάττονά τε τὴν τροπὴν ἐργάζεται καὶ
μέχρι χρόνου βραχέος.

Καθ᾽ ἕκαστον κεφάλαιον τῶν ἐν τῷδε τῷ γράμματι
προβαλλομένων ἐνὸν ἡμῖν πρῶτον μὲν τὰ τοῖς ἄλλοις ὑπὲρ
αὐτῶν δόξαντα λέγειν, ἔπειθ᾽ ὡς οὐκ ὀρθῶς ὑπέλαβον ἀντι-
λέγειν, οὐ ποιοῦμεν οὕτως, ἀλλ᾽ εὐθὺς ἐπ᾽ αὐτὸ τὸ δόκιμόν
τε καὶ ἀληθὲς ἐρχόμεθα, τὸ μέγεθος τῆς πραγματείας ὡς ἔνι
μάλιστα ἐπιτέμνειν σπεύδοντες. ὅπου γὰρ καὶ νῦν αὕτη καθ᾽
ἑαυτήν ἐστι μακρά, τί χρὴ νομίζειν, εἰ καὶ τὰς τῶν ἔμπροσθεν
δόξας προσέλαβεν μετὰ τῆς δεούσης ἀντιλογίας; ἆρ᾽ οὐκ εἰς
ἀπέραντόν τι μῆκος ἐκταθήσεται; ὅτῳ μέντοι καὶ σχολῆς
τῆς πρὸς τὰ μαθήματα καιρὸς καὶ προθυμία τὰς δόξας
τῶν ἰατρῶν ἁπάσας ἀναλέγεσθαι, τούτῳ σαφῶς οἶδα τήνδε
τὴν πραγματείαν ἐπιβάθραν τινὰ ἐσομένην εἰς τὸ καὶ καθ᾽
ἑαυτὸν ἐξευρεῖν ὅπη μὲν ἀληθεύουσιν, ὅπη δὲ καὶ σφάλ-

tem, pulſus inaequales atque inordinatos concitat; Ar-
chigenes vult celeriores quam crebriores. Modicus ma-
gnos, celeres, crebros, vehementes. Parcior quam qui
ſatis nutriat non aeque ac moderatus, caeterum minus
mutat, neque id diu.

Quum poſſimus in ſingulis capitibus hoc in libro prae-
ſcriptis, primum quae alii de iis cenſuerunt commemorare,
deinde eſſe falſos confutare, non hoc facimus; ſed ſtatim ad
id quod probatum et verum eſt accedimus, id agentes, ut
operis, quoad ejus fieri poſſit, prolixitatem contrahamus.
Quod quum nunc et ſua ſponte longum ſit, quid fiet, ſi ve-
terum praeterea opiniones una cum confutatione congrua
complectatur, nonne in immenſum ducetur? At qui tem-
pore ad disciplinas abundat ardetque cupiditate medicorum
omnes opiniones cognoscendi, huic lucubratio haec, certo
ſcio, viam muniet, ut per ſe inveniat ubi bene ſentiant et

150 ΓΑΛΗΝΟΤ ΠΕΡΙ ΤΩΝ ΕΝ ΤΟΙΣ ΣΦΤΓΜ.

Ed. Chart. VIII. [217.]   Ed. Baf. III. (108. 109.)

λονται. καὶ μέντοι καὶ ἡμῖν αὐτοῖς ἑτέρωθι γέγραπται πολλὰ
τοῖς οὕτω προειρημένοις συντελέσοντα. περί γέ τοι τοῦ νῦν
προκειμένου σκέμματος, ἐν οἷς ὑπὲρ τῆς Ἐρασιστράτου περὶ
τοὺς σφυγμοὺς τέχνης ἐσκοπούμεθα, σαφῶς οἶμαι δεδεῖχθαι
τὸ μοχθηρὸν τῆς δόξης. ἀλλὰ καὶ ὅσα διαφερόμεθα πρὸς
τοὺς ἄριστα δοκοῦντας ἐγνωκέναι τὰ κατὰ τοὺς σφυγμούς,
καὶ ταῦτά μοι δοκεῖ συνετὸς ἀνὴρ ἐκ τῶν ἐνθάδε γεγραμμέ-
νων ὁρμώμενος οὐ χαλεπῶς διαιτήσειν. εὑρήσει γὰρ αὐτῶν
τὰ πλεῖστα τὰ μὲν ἐν τῇ λέξει μόνῃ, τὰ δ᾽ ἐν τῷ τῶν διο-
ρισμῶν ἀκριβεῖ συνιστάμενα, καθάπερ καὶ ταυτὶ τὰ νῦν προ-
κείμενα· γράφοντος γὰρ Ἀρχιγένους οὕτω περὶ τῆς βαρυνού-
σης τὴν δύναμιν τροφῆς· ἡ δὲ τῷ θλίβειν ἀμυδροτέρους καὶ
μι(109)κροτέρους, ταχυτέρους τε πλέον ἢ πυκνοτέρους. ἡμεῖς
οὐχ οὕτως, ἀλλὰ πῶς ἐγράψαμεν; σιτία πολλὰ μὲν, ὥστε
βαρῦναι τὴν δύναμιν, ἀνωμάλους τε καὶ ἀτάκτους τοὺς σφυγ-
μοὺς ἐργάζεται. καὶ ὅτῳ μέλει τῶν ἔργων τῆς τέχνης, οὐκ
ἐπὶ τῶν σιτίων μόνον, ἀλλὰ καὶ ἐπὶ τῶν ἄλλων ἁπασῶν δια-
θέσεων ἐν αἷς ἡ δύναμις βαρύνεται τοὺς σφυγμοὺς ἀνωμά-

ubi errent. Et quidem alio ipfi loco multa fcripfimus, quae
his qui in ea voluntate fint conducent. De propofita
quaeftione in libris ubi inquirimus in Erafiftrati artem de
pulfibus, opinionis errorem, ut puto, clare prodidimus. Ad
haec ubi discrepamus ab illis qui peritiffimi habentur in
arte de pulfibus, de his item vir qui fapientia fit praeditus
facile mihi videtur horum praefidio quae nunc tradidimus
exiftimaturus. Inveniet enim ea fere partim in fola dictio-
ne, partim in exactis et diftinctis explicationibus confiftere,
ut etiam haec de quibus nunc agimus. Nam quum fcribat
Archigenes in hunc modum de cibo facultatem onerante:
*Hic quia premit, languidiores minoresque pulfus conci-
tat et celeriores quam crebriores:* nos non fic, fed quo-
modo fcripfimus? Cibus largus, ut etiam gravet faculta-
tem, pulfus inaequales atque inordinatos concitat. Qui
autem opera artis diligenter obfervat, non in cibo tantum,
fed et in aliis affectibus omnibus in quibus oneratur facultas

ΑΙΤΙΩΝ ΒΙΒΛΙΟΝ Γ. 151

Ed. Chart. VIII. [217.]   Ed. Baf. III. (109.)
λους εὑρήσει. καὶ τοῦτό γ᾽ ἐστὶν αὐτὸ τὸ διορίζον τὴν
ἄῤῥωστον δύναμιν τῆς βαρυνομένης. εὐθὺς δ᾽ αὐτῷ συνεμ-
φαίνεται καὶ τὸ ποσὸν τῆς βλάβης. εἰ μὲν γὰρ ἐν πολλοῖς τοῖς
μεγάλοις τε καὶ σφοδροῖς ὀλίγοι τινὲς εὑρίσκοιντο μικροὶ καὶ
ἀμυδροὶ, βραχεῖα ἡ βλάβη τῆς δυνάμεως· εἰ δ᾽ ἔμπαλιν ὀλί-
γοι μὲν οἱ μεγάλοι καὶ σφοδροὶ, πολλοὶ δ᾽ οἱ μικροὶ καὶ ἀμυ-
δροὶ γίνοιντο, μεγάλως ἐπὶ τῶν τοιούτων διαθέσεων ἡ δύνα-
μις κάμνει βαρυνομένη. μικροὶ δὲ καὶ ἀμυδροὶ σφυγμοὶ δια-
παντὸς γίνονται μηδενὸς αὐτοῖς τῶν ἐναντίων παρεμπίπτον-
τος, οὐκ ἐν ταῖς βαρυνομέναις, ἀλλ᾽ ἐν ταῖς διαλυομέναις
δυνάμεσιν. ἔστ᾽ ἂν δὲ κατὰ μὲν τὴν ἰδίαν οὐσίαν εὐρωστῶσι,
βαρύνωνται δ᾽ ὑπό του καὶ θλίβωνται, πάντως παρεμπίπτου-
σιν οἱ σφοδροὶ καὶ ἀμυδροὶ σφυγμοὶ, κἂν ἐν ἐσχάτῳ βλάβῆς
ὑπάρχωσιν. ὀλιγώρως οὖν ὁ Ἀρχιγένης ἀμυδροτέρους τε καὶ
μικροτέρους γράφει γίνεσθαι τοὺς ἐπὶ ταῖς βαρυνομέναις ὑπὸ
τῶν σιτίων δυνάμεσι σφυγμούς. καταλυομένης γὰρ οὗτοι καὶ
οὐ θλιβομένης δυνάμεώς εἰσι γνωρίσματα. ὥσπερ δ᾽ ἐν ταῖς
κατὰ μέγεθός τε καὶ σφοδρότητα διαφοραῖς ἀνώμαλοι τυγ-
χάνουσιν ὄντες, οὕτω κἂν ταῖς κατὰ πυκνότητα καὶ τάχος.

reperiet inaequales pulfus. Atque hoc fcilicet ipfum eſt
quod imbecillam facultatem ab onerata diſtinguat, ſimulque
cum eo proditur et noxae magnitudo. Si enim inter mul-
tos magnos et vehementes pauci offendantur parvi lan-
guidique, puſilla eſt offenſio facultatis; contra ſi pauci
magni et vehementes, parvi autem atque languidi multi
ſint, ingenti in ejuscemodi affectibus onere opprimitur facul-
tas. At vero parvi et languidi pulſus perpetuo fiunt, nul-
lo interpellante contrariorum, non in iis quae onerantur,
ſed in iis quae diſſolvuntur facultatibus. Dum vero per ſe
quidem validae ſint, ſed a quopiam graventur et premantur,
omnino vehementes et languidi pulſus commiscentur, etiam
ſi ſumme offenſae ſint. Oscitanter igitur ſcribit Archige-
nes, languidiores et minores pulſus fieri, quum facultates
cibo gravantur; haec enim, quod facultas diſſolvatur, non
quod prematur, ſigna ſunt. Atque ut in differentiis magni-
tudinis et vehementiae funt inaequales, ſic in differentiis

152 ΓΑΛΗΝΟΥ ΠΕΡΙ ΤΩΝ ΕΝ ΤΟΙΣ ΣΦΥΓΜ.

Ed. Chart. VIII. [218.]   Ed. Baf. III. (109.)

[218] οὐκ οὖν οὐδὲ τοῦτ᾽ ἔχω συμβαλεῖν ὅπως ἔγραψεν ὁ Ἀρ-
χιγένης, θάττονας αὐτοὺς πλέον ἢ πυκνοτέρους ὑπάρχειν, εἰ
μὴ ἄρα τοῦτο βούλεται δηλοῦν, ὡς ἀνωμάλων ὄντων αὐτῶν
ὅμως πλείους εἰσὶν οἱ ταχεῖς τῶν βραδέων ἢ οἱ πυκνοὶ τῶν
ἀραιῶν. καίτοι οὐδὲ τοῦτο ἀληθές ἐστιν ἁπλῶς οὕτω καὶ
ἀδιορίστως λεγόμενον. ἀλλ᾽ αἱ μὲν ἐλάττους βλάβαι ταχεῖς
μᾶλλον ἢ πυκνοὺς, αἱ δὲ μείζους ἔμπαλιν ἐπὶ πλέον πυκ-
νοὺς ἢ ταχεῖς ἀπεργάζονται τοὺς σφυγμούς. ἡ δ᾽ αἰτία πρό-
δηλος ἐκ τῶν ἐν τῷ πρώτῳ βιβλίῳ δεδειγμένων, εἴ γε τάχος
μὲν οἰκεῖον εὐρώστου δυνάμεως, πυκνότης δ᾽ ἀῤῥώστου. καὶ
τῶν ἄλλων δὲ τῶν ἐφεξῆς εἰρημένων ὁ τῆς αἰτίας λογισμὸς
πρόδηλος, εἴ τις τῶν ἐν τῷ πρώτῳ βιβλίῳ γεγραμμένων εἴη
μεμνημένος.

Κεφ. ιζ΄. Οἶνος τὰ μὲν ἄλλα παραπλησίως σιτίοις
τρέπει τοὺς σφυγμούς, διαφέρει δὲ τῷ τε παραχρῆμα τὴν
τροπὴν ἐργάζεσθαι καὶ τῷ πρότερον παύεσθαι τὴν ἀπ᾽ οἴ-
νου τῆς ἀπὸ σιτίων, καὶ τῷ τὸ τάχος πλέον αὔξειν καὶ τὸ
μέγεθος ἤπερ τὴν σφοδρότητα καὶ πυκνότητα. σχεδὸν γὰρ

crebritatis et celeritatis. Quare ne iftuc quidem queo con-
jicere, quemadmodum Archigenes fcripferit, celeriores eos
quam frequentiores effe; nifi fi hoc dicere velit, iicet fint
hi inaequales, majore numero tamen celeres tardos vincunt
quam raros crebri. Etfi ne hoc quidem verum eft, fi ita
nude proferatur, nec diftincte; imo offenfiones leviores
celeres magis quam crebros, graviores e diverfo crebriores
pulfus quam celeriores reddunt. Caufa in aperto eft ex
demonftratis in primo libro, fiquidem celeritas facultati
peculiaris validae eft, crebritas imbecillae. Jam aliorum
etiam, de quibus deinceps dicemus, nifi exciderunt ea tibi
quae primo in libro docuimus, in promptu eft caufa.

Cap. XVII. *Vinum caetera quidem peraeque ac
cibus pulfus variat; hoc vero intereft, quod illico immu-
tet et citius mutatio a vino profecta recedat quam illa
quae a cibo; quod item celeritatem amplius et magnitudi-
nem quam vehementiam et crebritatem augeat.* Quanto

ΑΙΤΙΩΝ ΒΙΒΛΙΟΝ Γ. 153

Ed. Chart. VIII. [218.] Ed. Baf. III. (109.)

ὅσῳ σφοδροτέραν τε καὶ διαρκεστέραν ἰσχὺν ἡ σύμμετρος τροφὴ παρέχει, τοσούτῳ καὶ τὸ μέγεθος ὁ οἶνος ἐξαίρει.

Καὶ οὗτος ὁ λόγος αὐτὸς αὐτὸν ἐξηγεῖται, τὰ πρὸς ἁπάντων εἰρημένα τῶν ἰατρῶν ὑπὲρ οἴνου δυνάμεως ἀναμιμνήσκων ἡμᾶς. ἔστι γὰρ ἡ ἀπ᾽ αὐτοῦ πρόσθεσις ταχεῖα, διότι καὶ ὑγρὸς καὶ θερμός. ὅσοι γὰρ ταχείης, φησὶ, προσθέσιος δέονται, ὑγρὸν ἴημα. ὅταν αὖν καὶ ποδηγῆται πρὸς τῆς θερμότητος ἡ ὑγρότης, ἔτι δὴ καὶ μᾶλλον. ἀλλὰ καὶ τῶν ἀθρόως καὶ ταχέως τρεφόντων ταχεῖα καὶ ἡ διαχώρησις γίνεται. διὰ τοῦτο οὖν ὥσπερ ταχεῖα, οὕτω καὶ βραχυχρόνιος ἡ ἀπὸ τοῦ οἴνου προσθήκη τοῖς σώμασιν. εὐδιάπνευστος γάρ. ὅτι δὲ διὰ μὲν τὸ τρέφειν ὁμοίως τοῖς σιτίοις ἀλλοιώσει τοὺς σφυγμοὺς, διὰ δὲ τὸ θερμαίνειν μᾶλλον ἢ ἐκεῖνα μέγεθός τε καὶ τάχος ἐπιφανέστερον αὐτοῖς προσθήσει, τοῖς μεμνημένοις τῶν ἐν τοῖς πρώτοις ὑποδείγμασι λελεγμένων ἄντικρυς δῆλον. τῶν δ᾽ ἑξῆς λεγομένων διὰ τῆς εἰσαγωγῆς οὐδενὸς ἄδηλος ἡ αἰτία τῷ μεμνημένῳ τῶν ἐν τῷ πρώτῳ βιβλίῳ γεγραμμένων.

enim vehementius moderatus cibus conflantiusque robur conciliat, tantum fere vinum extollit magnitudinem. Haec quoque oratio feipfam interpretatur ac omnia fubjiciit nobis quae de vini facultate funt ab omnibus medicis prodita. Quae enim ab ipfo fit appofitio celeris eft, quod humidum fit et calidum. *Quicunque enim celerem,* inquit, *requirunt appofitionem, his humidum medetur. Quando vero calor etiam dux eft humiditatis, multo jam magis. Ad haec quae affatim fubitoque nutriunt, haec celeriter dejiciuntur.* Quamobrem ut celerem, ita minime diuturnam a vino appofitionem corpora accipiunt. Facile enim digeritur per halitum. Porro quod nutriat, pulfus ita ut cibus variabit, quod autem amplius quam ille calefaciat, infigniorem adjicit illis et magnitudinem et celeritatem; id quod plane apertum eft illis qui retinuerunt quae in primis exemplis docuimus. Ac reliquorum quae in ifagoge prodidimus, fi memoria teneas quae in primo libro fcripfimus, omnes clarae funt caufae. Quare praetermiffa

ὑπερβάντες οὖν αὐτῶν τὰ πολλὰ, μόνον τῶν ἀσαφεστέρας
ἐχόντων αἰτίας μνημονεύσωμεν, ὧν ἓν καὶ τόδε ἐστίν. τί δή
ποτε χολέραις μὲν καὶ ῥεύμασιν ἰσχυροῖς κοιλίας καὶ τῷ καλου-
μένῳ γυναικείῳ ῥῷ καὶ πᾶσι τοῖς ἐκ τοῦ κενοῦν τὸ σῶμα κα-
ταλύουσι τὴν δύναμιν οἱ σκωληκίζοντες ἕπονται σφυγμοί, ταῖς
δ᾽ ὑπὸ κακοήθους πυρετοῦ καταλυομέναις δυνάμεσιν οἱ μυρ-
μηκίζοντες ἕπονται; ἢ ὅτι βραδὺν εἶναι δεῖ καὶ ἀραιὸν τὸν
σφυγμὸν πάντως, ἵν᾽ ᾖ σκωληκίζων, οὔτε γὰρ οἷόν τε τὸ
πρότερον τῆς ἀρτηρίας μόριον πρότερον φαίνεσθαι κινούμε-
νον οὔθ᾽ οἷον περιγραφάς τινας γίνεσθαι πολλὰς ἐν μιᾷ δια-
στολῇ, μὴ οὐ βραδείας τε ἅμα καὶ ἀραιᾶς οὔσης τῆς κινή-
σεως. ἐν δὲ τοῖς ὀξέσι πυρετοῖς, ἐξ ἀνάγκης γὰρ οἱ κακοή-
θεις ὀξεῖς, οὐκ ἀνέχεται τὸ πλῆθος τῆς θερμασίας οὔτε
βραδὺν ἐσχάτως οὐθ᾽ ὅλως ἀραιὸν γίνεσθαι τὸν σφυγμόν.
ἀλλὰ βραδὺς μέν ἐστιν, ἢ πάντως γε οὐ ταχὺς ὁ ἐν ταῖς
καταλυομέναις δυνάμεσι, κἄν τινες ἁμαρτάνωσιν περὶ τὴν
διάγνωσιν αὐτοῦ, οὐ μὴν ἐσχάτως γε βραδὺς, ἀραιὸς δ᾽
οὐδ᾽ ὅλως, ἀλλ᾽ ἀεὶ πυκνὸς, καὶ ὅταν τὰ τῆς θερμασίας

illorum magna parte caufas tantum illorum quae funt ob-
fcuriora referamus; de quibus hoc eft.   Cur choleras, ma-
gnos alvi fluores, profluvium muliebre vocatum et omnia
quae ex vacuatione corporis facultatem diffolvunt, comiten-
tur pulfus vermiculantes, at facultatem quae a febre ma-
ligna diffolvitur, formicantes confequatur?   An quia pul-
fus, quo vermiculans fit, tardus effe omnino et rarus debet?
neque enim poffit fieri ut prior arteriae pars prius moveri
videatur, neque ut fiant veluti circumfcriptiones in una
diftentione multae, ni tardus fimulque rarus fit motus.   At
in acutis febribus (neceffe enim eft malignas acutas effe) non
fuftinet pulfum caloris copia vel tardum in fummo, vel fe-
mel fieri rarum; caeterum tardus eft, aut non celer certe
pulfus, quum diffolvitur facultas, (tametfi in eo quidam
dignoscendo hallucinentur) fed non fumme tardus tamen;
rarus autem haudquaquam; imo creber femper, ac ubi vis

ἐπείγῃ, πάνυ σφόδρα πυκνός. καιρὸς εἶναί μοι δοκεῖ καὶ
τουτονὶ τὸν τρίτον λόγον ἐνταυθοῖ καταπαύσειν. ἐν δὲ τῷ
τετάρτῳ τὰ λείποντα προσθήσομεν, ἀπὸ τῶν ψυχικῶν
παθῶν ἀρξάμενοι.

urgeat caloris, magnopere eft creber.   Mihi quidem jam vi-
fum eft tertii hujus libri hic finem facere.   Reliqua in quarto
perfequar, ab affectionibus animi exorfus.

ΓΑΛΗΝΟΥ ΠΕΡΙ ΤΩΝ ΕΝ ΤΟΙΣ ΣΦΥΓ-
ΜΟΙΣ ΑΙΤΙΩΝ ΒΙΒΛΙΟΝ Δ.

Ed. Chart. VIII. [219.]   Ed. Baf. III. (109.)

Κεφ. α΄. Τῶν ἀλλοιούντων τοὺς σφυγμοὺς αἰτίων
ὅσα μὲν δι᾿ ἑαυτὰ τὴν τροπὴν ἐργάζεται συνέχοντα τὴν γένε-
σιν αὐτῶν, καὶ διὰ τοῦτο συνεκτικὰ κεκλημένα, διὰ τῶν
προτέρων δυοῖν ὑπομνημάτων ἐγράψαμεν· ὅσα δὲ ἐκείνων
προηγεῖται, τὰ μὲν ἐν αὐτοῖς τῶν ζώων τοῖς σώμασιν ὑπάρ-
χοντα, τὰ δ᾿ ἔξωθεν προσπίπτοντα, ταῦτα ἐν τοῖς ἐχομέ-
νοις δύο προθέμενοι διελθεῖν, ἐπειδὴ καὶ διὰ τοῦ τοῖς εἰσα-
γομένοις γεγραμμένου περὶ τῶν σφυγμᾶν ἐφθάσαμεν εἰρη-

GALENI DE CAVSIS PVLSVVM
LIBER IV.

Cap. I. Inter caufas, unde pulfus alterantur, quae-
cunque mutationem moliuntur per fe, continentes eorum
generationem, ex quo funt continentes appellatae. priori-
bus duobus libris expofuimus Quae has praecedunt, qua-
rum confiftit pars in ipfis animalium corporibus, pars ex-
trinfecus accidit, has quum inftituiffemus duobus proximis
explicare, quia ante etiam in libro illo quem tironibus
fcripfimus de pulfibus fummatim de his et citra demonftra-

Ed. Chart. VIII. [219. 220.]   Ed. Baf. III. (109. 110.)

κέναι περὶ αὐτῶν ἐν κεφαλαίοις τε καὶ χωρὶς ἀποδείξεως,
ἄμεινον ἐκρίναμεν εἶναι καὶ νῦν αὐτῶν μνημονεύοντες αὐτοῖς
ὀνόμασιν ἅμα μὲν ἐπιδιορίζειν ἀκριβέστερον, ἅμα δὲ καὶ τὰς
αἰτίας ἀποδοῦναι. διὰ μὲν οὖν τοῦ τρίτου γράμματος τὸν
περὶ τῶν ἡλικιῶν τε καὶ χωρῶν καὶ ὡρῶν καὶ φύσεων καὶ
προσέτι τῶν καλουμένων ἐπιτηδευμάτων, ἐδεσμάτων τε καὶ
πομάτων ἐποιησάμεθα λόγον· ἐν δὲ τούτῳ τῷ τετάρτῳ τε
καὶ ὑστάτῳ τῆς προκειμένης πραγματείας ὄντι περὶ τῶν
παρὰ φύσιν αἰτίων ὁ λόγος ἡμῖν ἔσται, τὴν ἀρχὴν μὲν ἀπὸ
τῶν ψυχικῶν παθῶν ποιησαμένοις, ἐφεξῆς δὲ καὶ περὶ τῶν
σωματικῶν διελθοῦσι. προσγράψομεν δὲ κἀνταῦθα καθ᾽ ἕκα-
στον κεφάλαιον τὰς ῥήσεις ἐκ τοῦ τοῖς εἰσαγομένοις γεγραμ-
μένου βιβλίου.

Κεφ. β΄. [220] Ουμοῦ μὲν ὑψηλός ἐστιν ὁ σφυγμὸς
καὶ μέγας καὶ σφοδρὸς καὶ ταχὺς καὶ πυκνός.

Καὶ τὰ περὶ θυμοῦ λεγόμενα δῆλα τῷ μεμνημένῳ
τῶν (110) ἔμπροσθεν. ὑπὲρ οὗ δὲ οὐδέπω πρότερον
ἀπεφηνάμεθα, νῦν μὲν ἀναγκαῖον ἤδη προσθεῖναι, πότε-
ρον φαίνεται μόνον σφοδρότερος ὁ τῶν θυμουμένων σφυγ-
μὸς, ἢ ὄντως τοιοῦτος γίνεται. κατελίπομεν γὰρ αὐτὸ,

tionem tractavimus, operae pretium mihi eſt viſum, ut hic
quoque de iis agerem citatis ipſis capitibus atque diſtincte
explicarem, fimulque cauſas adderem. Ac in tertio quidem
libro de aetatibus, regionibus, anni temporibus, naturis,
praeterea de exercitiis quae vocant et cibo potuque diximus.
In hoc quarto, qui hujus commentationis eſt poſtre-
mus, de cauſis praeter naturam ſermonem habebo, exorſus
ab affectibus animi; deinde etiam de corporis affectibus di-
cturus. Jam hic quoque ad ſingula capita clauſulas tradu-
cam ex libro tironibus ſcripto.

Cap. II. *Irae altus eſt pulſus, magnus, vehemens,
celer, creber.*

Qui ſuperiorum eſt memor, huic etiam quae de ira di-
cuntur aperta ſunt. At de quo ante haud dum diximus,
hoc eſt in praeſentia adjiciendum, vehementiorne tantum
appareat pulſus iratorum, an ejuscemodi ſit vere. Id enim

καίτοι διελθόντες ἐπὶ πλέον ἐν τῷ πρώτῳ λόγῳ, σχεδὸν ἄκρι-
τον. οὐδὲ γὰρ οὕτως ἄν τις ἐπείσθη τότε, λεγόντων ἡμῶν
ὅτι μὴ φαίνεται μόνον, ἀλλὰ καὶ γίνεται σφοδρότερος, ὡς
νῦν προσθήσεται, προακηκοὼς ἐν τῷ μεταξὺ λόγῳ πολλὰ
συντελοῦντα πρὸς τὴν πίστιν καὶ μάλιστα τὰ περὶ τῶν ἀνω-
μαλιῶν εἰρημένα. φαίνεται γὰρ ἐναργῶς ἐναλλὰξ ἐν ταύταις
ὁ σφυγμὸς ἀμυδρὸς καὶ σφοδρὸς γινόμενος, οὐ δήπου τῆς δυ-
νάμεως οὕτω ταχέως εἰς ἀῤῥωστίαν τε καὶ ῥώμην μεταπιπτού-
σης, ἀλλὰ διαμαχομένης μὲν τοῖς λυποῦσιν αἰτίοις, οὐκ ἀεὶ
δ᾽ αὐτῶν κρατούσης. ἐναργέστατα δ᾽ ἐπὶ τῶν ἀγαθῶν κρί-
σεων οἱ σφυγμοὶ γίνονται σφοδροὶ, ἐπεγειρούσης τηνικαῦθ᾽
ἑαυτὴν τῆς δυνάμεως ὑπὲρ τοῦ διώσασθαι τὰ λυποῦντα.
φαίνεται δὲ τοῦτο κἀπὶ τῆς ψυχικῆς δυνάμεως γινόμενον, οὐ
μόνης τῆς ζωτικῆς. ἐκλελυμένοι γοῦν τινες ἐσχάτως ἢ διὰ
γῆρας, ἢ διὰ νόσον, ἢ διά τινα προηγησάμενον κάματον, εἶτ᾽
ἐξαίφνης θεασάμενοι λῃστῶν ἔφοδον, ἢ πολεμίων, ἢ θηρίου
τινὸς, ἔδραμον ὠκέως ἀποφεύγοντες τὸ δεινὸν οὐδὲν ἧττον
τῶν ἰσχυρῶν. οὕτω δὲ καὶ διὰ σεισμὸν τινὲς ἐκπηδήσαντες

omifimus, etfi latius in primo libro disputaremus, fere du-
bium. Neque enim ita quis fidem tum haberet, fi dicere-
mus non apparere folum, fed effe etiam vehementiorem,
ut jam adducetur, quum ante in fermone interpofito multa
ordine audierit, quae conferunt ad fidem, praefertim quae
de inaequalitatibus narravimus, in quibus pulfus viciffim
clare videtur fieri languidus et vehemens; non quo tam re-
pente facultas in imbecillitatem variet et robur, fed quod
cum caufis eam laedentibus decertet, nec fuperet perpetuo
eas. Apertiffime autem pulfus per bonas judicationes ve-
hementes fiunt. Etenim facultas tum ut quae moleftiam
exhibent repellat, excitat feipfam, quod et in animali cer-
nas facultate, non tantum vitali. Exfoluti enim quidam ex-
treme vel per fenectutem, vel per morbum, vel aliam
quampiam quae anteceﬀerit laﬃtudinem, fi latrones fubito
confpiciant ingruere, vel hoftes, vel feram aliquam, conci-
tato curfu aufugiunt periculum, neque in eo validis conce-
dunt. Itemque in terrae motu ex aedibus exiliunt, aut per

ΑΙΤΙΩΝ ΒΙΒΛΙΟΝ Δ. 159

Ed. Chart. VIII. [220.]   Ed. Baf. III. (110.)

τῶν οἰκιῶν, ἢ δἰ ἐμπρησμὸν, ὠκύτατα διαθέουσιν, ἔμπρο-
σθεν μόλις ὑπὸ τῆς ἀῤῥωστίας προβαίνοντες. ἐν ἅπασιν οὖν
τοῖς τοιούτοις δῆλόν ἐστιν ὡς αἱ διοικοῦσαι τὸ ζῶον δυνά-
μεις ἀνάγκης τινὸς καταλαβούσης σφοδρότερον ἐνεργοῦσι,
καὶ οὐ χρὴ θαυμάζειν οὐδ᾽ εἰ ἐν τοῖς θυμοῖς τοῦτο γίνεται.
καὶ γὰρ φαίνεται καὶ λόγον ἔχειν, ὥσπερ οὖν καὶ γυμναζο-
μένων καὶ ὁπωσοῦν ἀνδριζομένων οὐκ εἰς μέγεθος μόνον,
ἀλλὰ καὶ εἰς σφοδρότητα τοὺς σφυγμοὺς ἰδεῖν ἔστιν τρεπο-
μένους.

Κεφ. γ'. Ἡδονῆς δὲ μέγας καὶ ἀραιὸς καὶ βραδὺς,
οὐ μὴν σφοδρότητί γε διάφορος.

Διαχεῖται γὰρ τὸ θερμὸν τοῖς ἡδομένοις εἰς ἅπαν τὸ
σῶμα καὶ ἡ ἐκτὸς αὐτοῦ κρατεῖ κίνησις, ὥσπερ τοῖς λυπου-
μένοις ἡ ἐντός. εὐλόγως οὖν μείζων μὲν αὐτῶν ὁ σφυγμὸς
γίνεται, σφοδρότερος δ᾽ οὐκ ἔτι. οὔτε γὰρ ἐπίκτητός τις
προσγίνεται διὰ τὸ πάθος οὔτ᾽ ἰσχυροτέρας ἐνεργείας χρεία.
δῆλον δ᾽ ὡς ἐπὶ τῆς κατὰ τὸν ἴδιον λόγον τῆς συμμέτρου ἀλ-
λοιούσης τοὺς σφυγμοὺς ἡδονῆς εἴρηται ταῦτα. πολλάκις γὰρ
κατὰ συμβεβηκὸς καὶ οἱ ἐναντίοι γίνονται σφυγμοί, τῆς

incendium, atque ociſſime discurrunt, quum antea per in-
firmitatem progredi vix poſſent. Ex quibus omnibus li-
quet facultates animalis moderatrices, ſi quando impendeat
neceſſitas, majore vi obire ſuas functiones. Quo minus
mirum eſt, ſi in ira hoc contingat, quum videatur merito
fieri; ut et in his etiam animadvertas qui exercitationem
ſubeunt, aut quam aliam navant operam, pulſus non in
magnitudinem modo, ſed et in vehementiam converti.

Cap. III. *Laetitiae magnus, rarus et tardus eſt
pulſus, at vehementia nihil differt.*

Laetis diffunditur per univerſum corpus calor atque
plus foras ejus motus fertur, at in triſtibus intro. Unde
major fit merito pulſus illorum, at non vehementior item.
Neque enim ascititius ex affectu comparatur neque validio-
ris actionis uſus. Planum autem eſt haec intelligi debere
de moderata laetitia, quae propria ratione pulſus alterat.
Nam ſi nimia quidem laetitia ſit, ut facultatem diſſolvat,

Ed. Chart. VIII. [220. 221.]   Ed. Baf. III. (110.)
ἡδονῆς ἀμέτρου γινομένης, καὶ διὰ τοῦτο καταλυούσης τὴν
δύναμιν. ἀλλὰ τότε γε οἱ ἐπὶ καταλύσεως δυνάμεως γίνονται
σφυγμοί. προείρηται γὰρ ὡς τὰ σφοδρότερα τῶν παθῶν
καθ᾽ ἑαυτὰ τὴν ὅλην τῶν σφυγμῶν ἀλλοίωσιν ἐργάζεται.

Κεφ. δ΄. [221] Λύπης δὲ μικρὸς καὶ ἀμυδρὸς καὶ
βραδὺς καὶ ἀραιός.

Καὶ ἡ λύπη μετά τε καταψύξεως γίνεται καὶ τῆς ἔσω
τοῦ θερμοῦ κινήσεως. εὐλόγως οὖν ἐπ᾽ αὐτῆς οἱ ἐναντίοι
σφυγμοὶ τοῖς προειρημένοις ἕπεσθαι ταῖς ἡδοναῖς ἀποτε-
λοῦνται.

Κεφ. ε΄. Φόβου δὲ τοῦ μὲν ὑπογυίου καὶ σφοδροῦ
ταχὺς καὶ κλονώδης καὶ ἄτακτος καὶ ἀνώμαλος, τοῦ δὲ ἤδη
κεχρονισμένου οἷος ὁ τῆς λύπης.

Ὁ φόβος ἐν μὲν τῷ παραυτίκα πολλοῖς ταραχὴν τῆς
διανοίας ἐργαζόμενος εὐλόγως εἰς ἀνωμαλίαν τρέπει τοὺς σφυγ-
μούς. εἴρηται γὰρ ἔμπροσθεν ὑπὲρ τούτου. ἐν δὲ τῷ χρόνω
τοῖς τῆς λύπης ἐξομοιοῖ, οὐδὲ γὰρ οὐδ᾽ ἄλλό τι λύπης γίνεται
χρονίζων φόβος. ἅπασι δὲ τούτοις χρονίζουσιν, ἢ σφοδροῖς

pulſus ſaepe per accidens contrarii exiſtunt. At tunc pul-
ſus fient, qui dum virtus diſſolvitur, fieri ſolent. Diximus
enim ante, qui inter affectus ſunt vehementiores, hos totam
alterationem pulſuum per ſeipſos moliri.

Cap. IV. *Triſtitiae parvus, languidus, tardus et
rarus eſt.*

Et triſtitia enim refrigerat et calorem intro concitat.
Itaque non injuria contrarios pulſus efficit ſuperioribus, quos
conſequi laetitiam dicebamus.

Cap. V. *Timoris recentis et vehementis celer et vi-
bratus et inordinatus eſt inaequalisque. Inveterati jam
ſimilis ei quem habet triſtitia.*

Timor e veſtigio, quia ſtatim multam mentis contur-
bationem facit, jure inaequales edit pulſus. Nam ante de
hoc verba ſecimus. Temporis diuturnitate pulſus creat
quales triſtitia. Neque quicquam a triſtitia abeſt diuturnus
timor. Omnibus autem his, ſi diuturna ſint, aut admodum

Ed. Chart. VIII. [221.] Ed. Baf. III. (110.)

ἄγαν γενομένοις οἷοι διαλυσμένης τῆς δυνάμεως ἕπονται σφυγ-
μοί. καὶ γὰρ καὶ λύει τὴν δύναμιν ἅπαντα ταῦτα, συντόμως
μὲν ὅσα ἰσχυρά, χρονίως δὲ τἀναντία. τοῦτο δὲ καὶ μικρῷ
πρόσθεν ἐκ τῶν ἐπὶ ταῖς ἡδοναῖς λεχθέντων ἐδηλοῦτο. καὶ
νῦν προσγέγραπται διά τε τὸ κατὰ τὴν εἰσαγωγὴν ἐφεξῆς
ἐκείνων εἰρῆσθαι καὶ διὰ τὸ περὶ τῶν ὁμοίων ἁπάντων ἀπο-
φήνασθαι καθόλου προσήκειν. ἐξηγήσεως δὲ περισσοτέρας
οὐ δεῖται τὰ λεγόμενα, ἀλλ᾽ ἐπὶ τὰ συνεχῆ μεταβαίνωμεν
ἤδη.

Κεφ. στ΄. Ἄλγημα δὲ τὸ τρέπον τοὺς σφυγμούς·
τρέπει δὲ τὸ ἰσχυρὸν, ἢ ἐν κυρίοις μορίοις, ὡς καὶ ἡ φλεγ-
μονή· μικρὸν μὲν ὂν ἔτι καὶ ἀρχόμενον μείζονα καὶ σφο-
δρότερον καὶ ὠκύτερον καὶ πυκνότερον τὸν σφυγμὸν ἐργάζε-
ται, αὐξηθὲν δὲ καὶ ἰσχυρὸν πάνυ γενόμενον, ὡς ἀδικεῖν ἤδη
τὸν ζωτικὸν τόνον, μικρότερον καὶ ταχὺν καὶ πυκνόν. καὶ
ὅσῳ ἂν ἐγχρονίζῃ μᾶλλον, ἢ σφοδρότερος γίνηται, τῶν εἰρη-
μένων ἕκαστον ἐπιτείνει. τὸ δὲ ἤδη διαλῦον τὴν δύναμιν καὶ

vehementia, pulſus ſuccedunt ut ſolent dum facultas diſſol-
vitur. Etenim diſſolvunt omnia haec facultatem brevi qui-
dem vehementia, tempore vero contraria. Atqui paulo
ante idem ex illis, quae de laetitia retulimus, oſtendebatur;
nunc etiam adſcripſimus, quod illis hoc in iſagoge ſubjun-
ximus et etiam quod de ſimilibus univerſaliter ſtatuendum
eſt item. Longiorem vero interpretationem haec oratio
non quaerit; quare ad ea jam quae conſequuntur trans-
eamus.

Cap. VI. *Dolor qui quidem variat pulſus, (va-
riat autem ingens, aut qui principes partes tenet, ut etiam
inflammatio) dum parvus eſt atque initio pulſum edit ma-
jorem, vehementiorem, celeriorem, crebriorem. Auctus
vero jam et admodum validus, ut etiam vitalem contentio-
nem offendat, minorem, languidiorem, celerem, crebrum.
Ac quo diuturnior fit, vel vehementior efficiatur, hoc illo-
rum quodque increſcit magis. Qui vero facultatem jam*

εἰς ἀμυδρότητα καὶ μικρότητα καὶ τάχους ψευδῆ φαντασίαν
καὶ ὑπερβάλλουσαν πυκνότητα τὴν τροπὴν ἐργάζεται.

Ὥσπερ ἐπὶ τῶν ἄλλων ἁπάντων τῶν λυπούντων, οὕτω
καὶ τῶν ἀλγημάτων ἡ δύναμις ἐπεγείρειν πέφυκεν ἑαυτὴν καὶ
διαμάχεσθαι καὶ διωθεῖσθαι πᾶν τὸ διοχλοῦν, ὅθεν εὐλόγως
εἰς μέγεθος καὶ τάχος καὶ σφοδρότητα τρέπει τοὺς σφυγμούς.
εἰ μέντοι μηδὲν ἀνύσειεν, ἐν τῷδε δῆλον ὡς ἐκ περιττοῦ
κάματος αὐτῇ καὶ κατάλυσις τοῦ τόνου γίνεται, καὶ οὕτως
εἰς ἀμυδρότητα μεταπίπτουσιν αἱ κινήσεις, ἡττηθείσης πρὸς
τῶν λυπούντων τῆς δυνάμεως. διὰ τί δὲ τάχους ψευδῆ φαν-
τασίαν εἴπομεν, ἐν τῷ τρίτῳ περὶ τῆς διαγνώσεως εἴρηται.
καὶ μέντοι καὶ διὰ τί τοῖς μικροῖς σχεδὸν ἅπασι σφυγμοῖς
ἔζευκται πυκνότης, ἐν τῷ πρώτῳ λόγῳ τῶνδε τῶν ὑπομνη-
μάτων ἀποδέδεικται.

Κεφ. ζ. [222] Φλεγμονῆς σφυγμὸς ὁ μὲν κοινὸς
ἁπάσης οἷον ἐμπρίων ἐστὶν, ὡς δοκεῖν τὸ μέν τι διεστάλθαι
τῆς ἀρτηρίας, τὸ δὲ μὴ, σκληροτέρας δηλονότι φαινομένης
αὐτῆς. ἔχει δέ τι καὶ κλονῶδες σφυγμὸς οὗτος καὶ ταχὺς

dissolvit, in remissionem et parvitatem et falsam celeritatis
speciem, ingentemque crebritatem commutat.

Ut in omni molestia facultas, ita in doloribus sese so-
let ad uepugnandum et rejiciendum id quod infestat con-
citare. Optimo igitur jure in magnitudinem et celeritatem
vehementiamque pulsus mutat. Quae si in eo nihil perfi-
ciat, veluti ex inani labore vis ejus et contentio dissolvitur.
Itaque in remissionem motus superata ab infestantibus fa-
cultate recidunt. Quid autem falsam celeritatis speciem di-
xerim, in tertio libro De dignoscendis pulsibus declaratum
est. Jam etiam demonstravimus in horum commentariorum
libro primo, cur parvis pulsibus pene omnibus adjuncta
crebritas sit.

Cap. VII. Inflammatio habet omnis communem
pulsum veluti serrantem, ut alia pars attolli arteriae,
alia non videatur, quum illa scilicet videatur durior.
Habet etiam vibrationis aliquid hic pulsus, ac celer qui-

μέν ἐστι καὶ πυκνὸς, οὐκ ἀεὶ δὲ μέγας. ὁ δὲ ἴδιος ἑκάστης
ὁ μὲν τῆς ἀρχομένης μείζων τοῦ κατὰ φύσιν καὶ σφοδρότερος
καὶ ὠκύτερος καὶ πυκνότερος, ὁ δ' αὐξανομένης ἔτι ταῦτά
γε προσαυξάνει πάντα, καὶ σαφῶς τε ἤδη σκληρότερός ἐστι,
καὶ κλονωδέστερος· τῆς δ' ἀκμαζούσης σαφέστερος μὲν ἔτι καὶ
σκληρότερος καὶ κλονωδέστερος, μικρότερος δὲ ἢ πρόσθεν,
οὐ μὴν ἀμυδρότερός γε, πλὴν εἰ μὴ ὑπὲρ τὴν δύναμιν εἴη τὸ
πάθος. ἀλλὰ καὶ πυκνότατος γίνεται καὶ ταχύς· εἰ δ' ἱκανῶς
χρονίζοι καὶ ἤδη σκληρύνοιτο σκιῤῥωδῶς, πρὸς τοῖς εἰρημένοις
ἰσχνότης σφυγμοῦ καὶ σκληρότης γίνεται. ταῦτ' ἐπὶ τῆς τὸν ἐν
ὅλῳ τῷ ζώῳ σφυγμὸν τρεπούσης φλεγμονῆς, ἢ διὰ τὸ μέγεθος,
ἢ διὰ τὸ κύριον τοῦ μέρους ἐν ᾧ συνέστη. τῆς δὲ μὴ συγκινού-
σης τὸ πᾶν ὅ γ' ἐν τῷ φλεγμαίνοντι μέρει σφυγμὸς οἷος εἴρηται.
ἐπιτείνεται δὲ καὶ ἀνίεται τῶν εἰρημένων ἕκαστον ἢ παρὰ τὸ
ποσὸν τῆς φλεγμονῆς, ἢ παρὰ τὴν αὐτοῦ τοῦ φλεγμαίνοντος
ὀργάνου φύσιν. τὰ μὲν γὰρ νευρωδέστερα μέρη σκληροτέρους
καὶ μᾶλλον ἐμπρίοντας καὶ μικροτέρους τοὺς σφυγμοὺς ἐργάζε-
ται, τὰ δὲ φλεβωδέστερα καὶ ἀρτηριωδέστερα τοὺς ἐναντίους.

dem et creber eſt, non perpetuo magnus tamen.   At ſin-
gulis eſt ſuus proprius.   Incipientibus quidem major juſto
et vehementior et celerior et crebrior.   Augescentibus ad-
huc quum illa omnia increscunt tum clare jam durior et
magis vibratus eſt.   Vigentibus autem manifeſtior eſt du-
riorque atque vibratus magis, ſed minor eſt quam du-
dum, non tamen languidior, niſi facultatem excedat
affectus; quinetiam creberrimus fit et celer; quae ſi diu-
turnior fit atque in ſcirrhum jam indureſcat, accedit
illis gracilitas pulſus et durities.   Haec inflammatio ha-
bet quae pulſum per totum corpus immutat, vel quia ma-
gna eſt, vel quia principi inſidet.   Si vero univerſum cor-
pus non afficiat, pulſus in parte inflammata talis erit
qualem diximus.   Crescunt autem quae commemoravi-
mus ſingula, minuunturque aut pro inflammationis quan-
titate, aut pro ipſius inſtrumenti natura inflammati.   Si-
quidem partes nervoſiores duriores edunt pulſus magis-
que ſerrantes et minores, venoſiores vero et arterioſiores

Ed. Chart. III. [222.]   Ed. Baf. III. (110. 111.)

αὐτῶν δὲ τούτων μείζων ὁ ἐν τοῖς ἀρτηριώδεσι καὶ ῥᾳδίως ἀνώμαλος καὶ ἄτακτος γενόμενος. δῆλον οὖν ἤδη καὶ ὁ τῶν τὸ ἧπαρ φλεγμαινόντων σφυγμός, οἷος ἂν εἴη, καὶ ὁ τῶν τὸν σπλῆνα καὶ ὁ τῶν τοὺς νεφροὺς, ἢ τὴν κύστιν, ἢ τὸ κῶλον, ἢ τὴν γαστέρα καὶ πλευριτικῶν καὶ περιπνευμονικῶν καὶ πάντων ἁπλῶς εἰπεῖν ὧν τῇ τοῦ μέρους φλεγμονῇ πυρετὸς ἕπεται, πλὴν ὅσα διὰ τὴν τῶν συμπτωμάτων φύσιν, (111) τῶν τε ἐξ ἀνάγκης ἑπομένων αὐτοῖς καὶ τῶν κατὰ τύχην συνδραμόντων, ὡς ἂν ἕκαστον τρέπειν δύνηται. καὶ τὸν σφυγμὸν ἐπὶ τοσοῦτον ἀλλοιοῦσθαι συμβήσεται, μικτῆς τροπῆς ἐν αὐτῷ γινομένης τῆς τε κατὰ τὸν λόγον τῆς φλεγμονῆς καὶ ἣν ἡ τοῦ τόπου φύσις, ἢ τοῦ παρόντος συμπτώματος ἐργάζεται. σπασθῆναι μὲν γὰρ τοῖς τὰς φρένας φλεγμαίνουσιν ἕτοιμον, πνιγῆναι δὲ τοῖς τὸν πνεύμονα, συγκοπῆναι δὲ τοῖς τὸ στόμα τῆς γαστρὸς, ἀτροφῆσαι δὲ τοῖς τὸ ἧπαρ, ἀπεπτῆσαι δὲ τοῖς τὴν κοιλίαν, ἐπισχεθῆναι δὲ τὰ οὖρα τοῖς τοὺς νεφρούς. καὶ τὰ μὲν αἰσθητικώτερα μέρη καὶ διὰ τὰς ὀδύνας τρέπει τοὺς σφυγμοὺς, τὰ δὲ ἀναισθητότερα κατὰ

contrarios. *Ac inter hos major eſt in arterioſioribus atque inaequalis facile ſit inordinatusque. Ex his liquet, qui pulſus ſit illorum quibus inflammatum jecur eſt, vel lien, renes, veſica, cœlon, ventriculus; praeterea pleuriticorum et peripneumonicorum et breviter omnium, in quibus partis inflammationem comitatur febris. Niſi quibus in locis ob ſymptomatum naturam, quae tum neceſſario ea conſequantur tum caſu adjuncta ſunt, prout quodque poſſit mutare, ita pulſus contingat variari; ut mixta ibi mutatio ſiat et quae inflammationi congrua eſt et quam loci natura, vel praeſentis inducit ſymptomatis. Quibus enim inflammatum eſt ſeptum transverſum, hi convulſionibus ſunt opportuni; quibus pulmo, ſuffocationibus; quibus ventriculi os, ſyncopis; quibus jecur, atrophiae; quibus ventriculus, cruditati; quibus renes, urinae ſuppreſſioni. Adhaec partes inſigniore praeditae ſenſu etiam dolorum nomine pulſus mutant; quae minus ſentiunt, pro*

Ed. Chart. VIII. [222.]　　　　Ed. Baf. III. (111.)

τὴν διάθεσιν μόνην. ἐκ τούτων οὖν ἁπάντων πολυειδεῖς αἱ
ἀλλοιώσεις γίνονται τῶν ἐπὶ ταῖς φλεγμοναῖς σφυγμῶν. καὶ
ὡς χρὴ διορίζειν αὐτὰς εἴρηται μὲν ἐν ἑτέροις τελέως, εἴρη-
ται δὲ καὶ νῦν εἰς ὅσον τοῖς εἰσαγομένοις χρήσιμον.

Καὶ ἡ μὲν ῥῆσις ἐκ τῆς εἰσαγωγῆς αὕτη, σαφῶς ἐκδι-
δάσκουσα τὴν ὑπὸ τῶν φλεγμονῶν γινομένην ἀλλοίωσιν ἐν
τοῖς σφυγμοῖς. ὅπως δὲ τὰ πρῶτα καὶ συνέχοντα τὴν γένε-
σιν αὐτῶν αἴτια διατιθέμενα πρὸς τῆς φλεγμονῆς τὴν εἰρη-
μένην τροπὴν ἐργάζεται, λέγειν ἂν ἑπόμενον εἴη, τὴν ἀρχὴν
ἔνθεν ποιησαμένους. παντὶ τῷ φλεγμαίνοντι μορίῳ δύο ταῦτ'
ἐξ ἀνάγκης συμβέβηκε, θερμότερον τοῦ κατὰ φύσιν ὑπάρχειν
καὶ τετάσθαι. ταῦτ' οὖν ἄμφω παντὶ τῷ σώματι μεταδίδω-
σιν, ὅταν ἤτοι κύριον ὑπάρχῃ τὸ μέρος ἢ μεγάλην ἱκανῶς
ἔχῃ τὴν φλεγμονήν. ἀλλ' ἡ μὲν καθ' ὅλον τὸ ζῶον πλεονεξία
τῆς θερμασίας πυρετός ἐστι, καὶ δῆλον ὡς τὴν χρείαν οὗτος
ἀλλοιώσει τῶν σφυγμῶν· ἡ δ' ἐκ τοῦ φλεγμαίνοντος τάσις
διαδίδοται καὶ εἰς τὰς ἀρτηρίας. διὰ ταύτην μὲν δὴ σκληρό-
τερος ὁ σφυγμὸς ἔσται, καὶ μᾶλλόν γε σκληρότερος ἐπὶ τοῖς
νευρώδεσι μορίοις, ὅτι καὶ τείνεται ταῦτα τῶν ἄλλων μᾶλλον

*affectu tantum. Igitur in inflammationibus varie pulfus
ex his omnibus mutantur. Quae quemadmodum discer-
nenda funt, quum alio loco exacte tractavimus tum
vero in praefentia quantum interest tironibus perfe-
quemur.*

Hoc caput eft ex ifagoge, quod pulfuum perfectam ab
inflammationibus mutationem clare docet. Porro ut pri-
mae caufae et generationem eorum continentes afficiantur
ab inflammatione, ut illam mutationem inducant, explicare
confequens eft hinc exorfos. Omni parti quae inflammata
fit haec necefsario duo accidunt, calor immodicus et tenfio.
Quae univerfo corpori impartit ambo, ubi pars nobilis fit,
vel infigni praedita inflammatione. Atqui immodicus ca
lor, qui univerfum corpus occupet, febris eft; quae ufum
pulfuum alterabit dilucide. At partis inflammatae tenfio
pervadit etiam arterias. Quamobrem durior pulfus erit;
eoque fane in nervofis partibus durior, quod praeter caete-

Ed. Chart. VIII. [222. 223.]   Ed. Baf. III. (111.)

ἐν ταῖς φλεγμοναῖς, [223] ὡς ἂν ἤδη φύσει τεταμένα,' καὶ
συντείνειν ἑαυτοῖς τὰ συνεχῆ μᾶλλον πέφυκεν, ὡς ἂν ἰσχυρό-
τερα. ἡ δὲ τῆς θερμασίας πλεονεξίᾳ ταχὺν ἐνεδείκνυτο καὶ
μείζονα κατὰ τὸν ἑαυτῆς λόγον ἐργαζομένη τὸν σφυγμόν.
ἐπειδὰν δὲ ἐλλείπῃ τι τῇ χρείᾳ, τηνικαῦτα ἤδη καὶ πυκνόν.
εὐλόγως οὖν σκληρότερος ἅπασι τοῖς ἐπὶ φλεγμονῇ πυρέττου-
σιν ὁ σφυγμὸς γίνεται καὶ προσέτι γε διὰ τὴν δυσκρασίαν
τὴν ἐν ταῖς ἀρτηρίαις ἀνώμαλος κατὰ μίαν προσβολήν· καὶ
δῆλον ὡς ἀμφοῖν συνελθόντων τὸ εἰρημένον ὑπό τινων εἶδος
ἔσται τῷ σφυγμῷ, τὸ οἷον ἐμπρῖον τὴν ἀφήν. οὕτω γὰρ
ἀνάγκη φαντασιοῦσθαι τὸν ἁπτόμενον ὀργάνου σκληροῦ, τὴν
προσβολὴν ἀνώμαλον ἔχοντος. ἔστι δ', ὡς εἴρηται, θάττων ἐπι-
φανῶς, καὶ εἰ μὴ ἀντιβαίνοιγε ἡ σκληρότης, καὶ μείζων σαφῶς.
εἰ δ' ἀντιβαίνοι κατά τι, τοσούτῳ προσλήψεται κλονώδους κι-
νήσεως ὅσῳ ἀφῃρέθη τοῦ μεγέθους. ὅτι δ' ἐν τούτῳ καὶ πυκνό-
τερον ἔσται τοσοῦτον ὅσον οὐχ ἱκανῶς ἐπλήρωσε τὴν χρείαν ἡ
διαστολή, καὶ τοῦτο τῷ μεμνημένῳ τῶν ἐν τοῖς ἔμπροσθεν
ἀποδεδειγμένων πρόδηλον· ὅσπέρ γε καὶ ὅτι τοῖς ἴσοις μεγέθεσι

ras hae in inflammationibus tendantur, ut quae fint fua fponte
etiam tenfae; atque una fecum partes vicinas, quia funt
fcilicet fortiores, intendunt.   Nimium calorem autem often-
dimus efficere per fe pulfum celerem et majorem; quod fi
quid deficiat ufui, ibi etiam crebrum.   Recte igitur omnes
quos ex inflammatione febris arripuit, habent pulfum du-
rum et infuper etiam ob intemperiem arteriarum in uno
occurfu inaequalem.   Quae fi ambo conjuncta fint, exiftet
dubio procul fpecies illa pulfus quae veluti ferrat tactum;
eam enim oportet qui tangit ut imaginem concipiat, ubi
inaequaliter inftrumentum durum occurrat.   Erit porro, ut
diximus, manifefte celerior ac, nifi refiftat durities, plane
májor; fin quid refiftat, tantum fibi conciliabit vibrati mo-
tus quantum imminuta magnitudo fit.   Jam etiam tanto
hunc fore crebriorem, quanto minus diftentio ufum comple-
vit, nofti, fi quae ante demonftravimus recordaris.   Prae-
terea magnitudinibus paribus inflammationum variationem

ΑΙΤΙΩΝ ΒΙΒΛΙΟΝ Δ. 167

Ed. Chart. VIII. [223.]   Ed. Baf. III. (111.)

τῶν φλεγμονῶν οὐκ ἴση τῶν σφυγμῶν ἀλλοίωσις ἕπεται, ἀλλ᾽
ἐν μὲν τοῖς φλεβώδεσιν μέρεσιν αἱ φλεγμοναὶ μείζους ἐργάζονται
σφυγμοὺς, ἐν δὲ τοῖς νευρώδεσιν ἐλάττους, ὥσπερ καὶ σκλη-
ροτέρους τε καὶ μᾶλλον ἐμπρίοντας. οὐδὲ γὰρ τούτων ἀσα-
φὲς οὐδὲν, εἰ μνημονεύοιμεν ὅτι μειζόνως τείνεσθαι τὰς ἀρτη-
ρίας ἀναγκαῖον ὑπὸ τῶν νευρωδῶν μορίων φλεγμαινόντων.
τὰ δ᾽ ἀρτηριώδη μέρη δῆλον ὡς καὶ ταῦτα τό τε πλῆθος
τῆς ἐν ταῖς ἀρτηρίαις θερμασίας, ὡς ἂν θερμοτέραις οὔσαις,
ἐπὶ μᾶλλον παραυξήσει, καὶ διὰ τοῦτο μεγίστους ἀναγκάζει
γίνεσθαι τοὺς σφυγμούς. καὶ εἴ τις ἀνωμαλία συνίσταιτο
καθ᾽ ὁντιναοῦν λόγον, ἐπιφανέστερον αὐτὴν ἀποδείξει. δύο
γὰρ, εἴ τι μεμνήμεθα, τὰς πρώτας αἰτίας ἐδείκνυμεν ἀνωμα-
λίας σφυγμῶν, ἀῤῥωστίαν τε τῆς κινούσης δυνάμεως τὰς ἀρ-
τηρίας, διὰ πλῆθος βαρῦνον, καὶ προσέτι τῶν ὀργάνων αὐτῶν
τὰς διαθέσεις, ἐμφράξεις δή τινας καὶ σφηνώσεις καὶ τάσεις
καὶ θλίψεις. οὐδὲν οὖν θαυμαστὸν ἀνωμάλους ἐπὶ τοῖς ἀρ-
τηριώδεσι μορίοις φλεγμαίνουσι τοὺς σφυγμοὺς ἀποτελεῖσθαι,
τῆς τε δυνάμεως τῆς ἐργαζομένης αὐτοὺς ῥᾷον ἐν τοῖς τοιούτοις
καμνούσης, αὐτῶν τε τῶν ὀργάνων κακῶς διακειμένων. τὰ δ᾽

pulſuum non parem comitari, ſed inflammationes partium
venoſarum pulſus creare majores, ſed eos duriores magis-
que ferrantes.   Nihil eſt enim in his quod non clarum ſit,
li retineamus arterias magis tendi oportere a partibus ner-
voſis inflammatis.   Partes autem arterioſae plane etiam co-
piam caloris in arteriis, utpote calidioribus, adaugebunt am-
plius atque maximos idcirco excitant pulſus.   Et ſi qua
alicunde inaequalitas exoriatur, eam detegent manifeſtius.
Duas, ni fallor, cauſas eſſe docuimus inaequalium pulſuum,
facultatis quae arterias movet, ob nimios humores, qui
ipſam degravent, imbecillitatem, praeterea ob ipſorum in-
ſtrumentorum affectus, obſtructiones inquam et conſtrictio-
nes atque tenſiones et compreſſiones.   Quare nihil eſt mi-
rum, ſi inaequales in arterioſis partibus inflammatis pulſus
fiant, quum effectrix facultas illorum facillime in talibus
defatigetur ipſaque inſtrumenta ſint affecta.   Reliqua quae

ἄλλα τὰ εἰρημένα διὰ τοῦ τοῖς εἰσαγομένοις γεγραμμένου βι-
βλίου ταῖς ἐπὶ φλεγμονῇ τροπαῖς τῶν σφυγμῶν ὑπάρχειν
οὐδεμιᾶς ἐξηγήσεως δεῖσθαι νομίζω. μεταβαίνειν οὖν ἤδη και-
ρὸς ἐπί τινα τῶν ἑξῆς ῥήσεων.

Κεφ. η΄. Τῶν μὲν πλευριτικῶν ταχὺς καὶ πυκνὸς καὶ
οὐ λίαν μέγας. δόξειε δ᾽ ἂν καὶ σφοδρός. ὁ δ᾽ ἐστὶν οὐκ
ἀμυδρὸς μὲν, οὐ μὴν ἤδη καὶ σφοδρός, ὅσον ἐπὶ τῷ πάθει.
τοῦτο γὰρ ἐπὶ πάντων μεμνῆσθαι χρὴ, τὸ δεῖν ἐφ᾽ ἑκάστου
τῶν πραγμάτων, ὅσον ἐπ᾽ ἐκείνῳ, τὴν τροπὴν ἐξετάζειν, διο-
ρίζοντα τὸ διά τι ἄλλο καὶ μὴ δι᾽ ἐκεῖνο συμβεβηκός. ὁ τοί-
νυν τῶν πλευριτικῶν σφυγμὸς νευρωδεστέραν πως καὶ σκλη-
ροτέραν ἐργαζόμενος τὴν ἀρτηρίαν, ὡς ἂν εἰς σφοδρότητα
τρέπων, ἀπατᾷ τοὺς ἀγυμνάστους, οὐ δυναμένους διακρῖναι
σκληρὰν πληγὴν σφοδρᾶς. οὕτω δὲ καὶ ἄλλας διαφορὰς
σφυγμῶν ἀδυνατοῦντες διακρίνειν οἱ πολλοὶ τάχ᾽ ἂν ἴσως
μέμψαιντο τοῖς ἐνταῦθα γεγραμμένοις, ἐξ ὧν αὐτοὶ συνιᾶσι
τῶν ὀρθῶς λεγόντων καταγινώσκοντες. ἀλλ᾽ οὐ χρὴ μηκύνειν
ἐν τῷ νῦν λόγῳ περὶ αὐτῶν. γέγραπται γὰρ ἡμῖν ἰδίᾳ περὶ

in libro tironibus nuncupato ſcripſimus de mutatis ab in-
flammatione pulſibus non puto deſiderare interpretem.
Itaque ad unum nunc de proximis capitibus eſt digre-
diendum.

Cap. VIII. *Pleuriticorum celer pulſus eſt et cre-
ber, nec admodum magnus, videatur etiam vehemens eſſe.
Eſt ille vero non languidus quidem, ſed tamen non vehe-
mens ſtatim, quod ad affectum refert. Siquidem ubique
hoc memoria ſervandum eſt, in unaquaque re mutationem
eſſe pro illa re aeſtimandam, diſtinguendumque quod alia
de re, non de illa acciderit. Pulſus itaque pleuriticorum,
quia nervoſiorem quodammodo durioremque efficit arte-
riam, quaſi converteret in vehementiam, imperitis impo-
nit, quos quid interſit inter durum ictum et vehementem
latet. Ita quoque vulgus medicorum, quod alias etiam
differentias pulſuum diſcernere neſciat, has fortaſſis inſti-
tutiones accuſabit, atque ex ſua ignorantia damnabit recta
praecepta. Verum non faciam ut hic longior ſim, quum*

τῆς τῶν σφυγμῶν διαγνώσεως. ἀσκεῖν οὖν παρακελεύομαι τόν
τε λογισμὸν ἅμα καὶ τὴν ἁφὴν, ὡς ἐπ᾽ αὐτῶν τ̃ν ἔργων
γνωρίζειν δύνασθαι τὴν ἁφὴν [224] τοὺς σφυγμοὺς, οὐ
λόγῳ διακρίνειν μόνον. ἀρχὴ δὲ τῆς ἐπὶ τῶν ἔργων τριβῆς
ἡ διὰ τῶν λόγων διδασκαλία. καὶ γάρ τοι καὶ τῆς πυκνότη-
τος τὸ ποσὸν οὐχ οἷόν τε ἑρμηνεῦσαι, καί τοι μεγάλην ἔχει
διαφορὰν ἡ ὑπερβαίνουσα τὸ εἰθισμένον μέτρον πλευρίτιδος,
ἢ ἐλλείπουσα. τὰς γὰρ ὑπερβολὰς εἰς περιπνευμονίαν μεθι-
σταμένης ἢ συγκοπὴν ἀπειλούσης ἀνάγκη γίνεσθαι, τὰς δ᾽
ἐνδείας εἰς καταφορὰν ἢ νεύρων τελευτᾶν βλάβην. οὕτω
δὲ καὶ τὸ τῆς ἀνωμαλίας εἶδος τὸ ἐμπρηστικὸν, ἴδιον οὐχ
ἥκιστα πλευρίτιδος ὑπάρχον, ἀνιέμενον μὲν μαλακῆς καὶ οὐχ
ἥκιστα πεφθησομένης, ἐπιτεινόμενον δὲ χαλεπῆς καὶ δυσπέ-
πτου γνώρισμα πλευρίτιδος. αἱ τοιαῦται σὺν ἀσθενεῖ τῇ δυ-
νάμει ὀξέως κινδυνώδεις, σὺν ἰσχυρᾷ δὲ ἢ χρονίως ἐπέφθησαν,
ἢ εἰς ἐμπύημα μετέπεσον, ἢ φθινώδης αὐτὰς μαρασμὸς διε-
δέξατο. τῆς μὲν οὖν πεπτομένης ὁ σφυγμὸς πᾶσαν ἀποτίθεται

*feparatim de pulſibus dignoscendis ſcripſerim.   Quare ut
rationem exerceatis ſimul et tactum admoneo, ut in ex-
periundo pulſum valeat tactus cognoscere, non discernere
ſolum ratione.   Principium vero eſt exercitationis ſer-
mone expreſſa doctrina.   Quippe nequeas vel crebritatis
quantitatem verbis explicare, tametſi multum interſit, ex-
cedat juſtum pleuritidis modum, an non aſſequatur.   Si-
quidem exceſſus, ubi in peripneumoniam nigret, aut de-
nuntiet ſyncopen, neceſſe eſt fieri; defectus in ſoporem,
vel nervorum deſinere laeſionem.   Simili modo illa inae-
qualitatis ſpecies quae ferruntis imaginem praebet in
primis pleuritidis proprium eſt ſignum, ſi remiſſa eſt, mol-
lis et probe maturandae; ſi vero magna, difficilis et ad-
modum crudae pleuritidis.   Tales cum imbecilli facultate
conjunctae periculum praeſens habent; cum firma autem,
aut tarde concoquentur, aut ad ſuppurationem converten-
tur, aut tabidus eas excipiet marcor.   Atque ejus quae
concoquitur pulſus pedetentim omnem deponit illam prae-*

κατὰ βραχὺ τὴν παρὰ φύσιν τροπήν, τῆς δ᾽ εἰς ἐμπύημα
μεταβαλλούσης οἱ τῶν ἐμπυημάτων ἴδιοι γίνονται, κατὰ
ταῦτα δὲ καὶ τοῖς φθινωδῶς μαρανθησομένοις οἱ τῶν μα-
ρασμῶν.

Αὕτη μὲν ἐκ τῆς εἰσαγωγῆς ἡ ῥῆσις, αὐτὰ τὰ φαινό-
μενα συμπίπτειν τοῖς πλευριτικοῖς ἐκδιδάσκουσα, οὐ μὴν τὰς
αἰτίας ἔτι ἐκδιηγουμένη. νῦν οὖν λεγέσθωσαν. ἡ πλευρῖτις
τοῦ ὑπεζωκότος τὰς πλευρὰς ὑμένος ἐστὶ φλεγμονή, καὶ διὰ
τοῦτο πυρέττουσι μὲν ὀξέως, ὡς ἂν πλησίον κειμένης τῆς
καρδίας· ὅτι δ᾽ οὕτω πυρέττουσι, ταχὺς αὐτοῖς ὁ σφυγμός·
ὅτι δὲ καὶ νευρῶδες τὸ πεπονθὸς μόριον, ἐπιφανῶς σκληρός·
ἐπεὶ δὲ τοῦτο, διὰ τοῦτο καὶ μικρότερος ἢ κατὰ τὴν ἀξίαν
του πυρετοῦ. δεόντως οὖν καὶ πυκνὸς ἀποτελεῖται, τῆς μὲν
θερμασίας δεομένης μεγέθους σφυγμῶν, τῆς σκληρότητος δ᾽
οὐχ ὑπα(112)κουούσης. ἐδείχθη δ᾽ ἐν τοῖς ἔμπροσθεν ὅσον
ἂν ἐλλίπῃ τῇ χρείᾳ τὸ μέγεθος τοῦ σφυγμοῦ, τοῦτ᾽ ἐκ τῆς
πυκνότητος ἀναπληρούμενον. ἄνισος δ᾽ ἐπ᾽ αὐτῶν ἡ πυκνό-
της, ὅτι καὶ τῶν ἐργαζομένων τὴν φλεγμονὴν χυμῶν οὐχ ἓν
εἶδος. εἰ μὲν οὖν χολωδέστεροι τύχοιεν ὄντες, ὅ τε πυρετὸς

ter naturam mutationem.   Quae convertitur ad fuppura-
tionem, habet pulfus fuppuratorum proprios; ita quoque
quae tabide marcescet, pulfus marcorum.

Caput ex ifagoge hoc eft, ac quae aperte accidunt pleu-
riticis, declarant, caufas autem non item aperit. Quam-
obrem eas hic exponam.   Pleuritis inflammatio eft fuccin-
gentis coftas membranae, itaque febricitant acute; quippe
vicina eft cordi.   Quia vero ad eum modum febricitant,
ideo habent pulfum celerem.   Quod nervofa etiam pars fit
quae eft affecta, hinc infigniter durus eft.   Jam quia ita
habet, ideo minor eft quoque quam febri conveniat. Qua-
re ut et creber fiat par eft, quod magnos pulfus calor po-
ftulet, refragetur durities: diximus autem ante quantum ab
ufu abfit magnitudo pulfus, refarcire crebritatem.   Inae-
qualis autem in iis eft crebritas, quod nec humorum qui in-
flammationem committunt una fit fpecies.   Quare fi fint
biliofiores, etiam febris acutior erit ac offenfio quaedam

Ed. Chart. VIII. [224.] Ed. Baf. III. (112.)

ὀξύτερος ἂν γένοιτο καί τις ἀκολουθήσει βλάβη τῆς δυνάμεως· εἰ δὲ φλεγματωδέστεροι, πραότερος μὲν ὁ πυρετὸς, ἑτοιμότερος δ᾽ εἰς καταφοράν. ἀεὶ μὲν γὰρ ἐπὶ πλευρίτισι καὶ περιπνευμονίαις ἡ κεφαλὴ κακοῦται, τῶν ἐν ταῖς φλεγμοναῖς σηπομένων χυμῶν ἐκδεχομένη τὴν λιγνύν. ἀλλ᾽ ὅταν μὲν ὁ σηπόμενος χυμὸς ᾖ χολώδης, ἀτμίζων δριμὺ, καθάπερ αἰθάλην τινὰ, δάκνει τοῦτο καὶ διαβιβρώσκει καὶ ἐρεθίζει τὰ κατὰ τὸν ἐγκέφαλον, καὶ οὕτως εἰς παραφροσύνην ἄγει. φλεγματώδης δ᾽ ὑπάρχων, οὐ καπνῷ δριμεῖ παραπλήσιος, ἀλλ᾽ ἀχλύϊ τινὶ παχείᾳ καὶ θολερᾷ, καθάπερ τι νέφος ἐπὶ τὴν κεφαλὴν ἀναπέμπων ὑγραίνει τε τοῦτο καὶ βαρύνει τὸν ἐγκέφαλον, ἀναγκάζει τε καταφέρεσθαι, καὶ καρώδη γίνεσθαι τὸν ἄνθρωπον. εὐλόγως οὖν ἡ μὲν εἰς πλείονα πυκνότητα τροπὴ τῶν σφυγμῶν ἢ περιπνευμονίαν, ἢ συγκοπὴν ἐπιφέρει περιπνευμονίαν μὲν ἐπιλαμβανούσης ἀεὶ καὶ βλαπτούσης τὰ συνεχῆ τῆς ἐν τῇ πλευρᾷ φλεγμονῆς, ὡς ἂν ὑπὸ θερμοῦ καὶ ζέοντος καὶ ῥᾳδίως κινουμένου χυμοῦ γεγενημένης· συγκοπὴν δ᾽ αὖ κακώσει τῆς δυνάμεως ἤτοι διὰ νεύρων βλάβην, ἢ καταφορὰν, ὅταν ἐκ τῶν φλεγματωδῶν χυμῶν ἀτμιζόντων ὁ ἐγκέφαλος

confequetur facultatis; fin pituitofiores, et lenior erit febris et proclivior ad foporem. Nunquam enim in pleuritide et peripneumonia fit ut caput non laedatur, quod humorum excipiat in inflammationibus putrium fuliginem. Verum quum putris humor fit biliofus, vaporem habet in modum fuliginis acrem; qui mordicat et erodit; irritatque cerebrum, itaque ad delirium perducit; fi pituitofus fit, nec fumo acri fimilis, fed caligini craffae turbulentae, quafi nubem quandam ad caput attollens, humectat id gravetque crebrum, cogitque in gravem fomnum deferri ac fopiri hominem. Recte ergo quum pulfus in majorem crebritatem mutantur, aut peripneumoniam, aut fyncopen annunciant: peripneumoniam, quod occupet femper offendatque lateris inflammatio vicinas partes, ut quae a calido gignatur ferventeque humore atque facile moto: fyncopen vero ex affecta facultate, vel per nervorum laefionem, vel foporem: quum ex pituitofis humoribus vaporantibus cerebrum re-

Ed. Chart. VIII. [224. 225.]   Ed. Baſ. III. (112.)

πληρωθῇ. καὶ γὰρ αὖ καὶ οὗτος εἰ μὲν ἀπώσασθαι δυνη-
θείη τὸ βλάπτον εἰς τὰς ἀποφύσεις, ἡ τῶν νεύρων ἀκολουθεῖ
κάκωσις· εἰ δ' ἀδυνατήσειεν, ἡ καταφορά. τοῖς μὲν οὖν
τοιούτοις χυμοῖς ἀραιότεροι, τοῖς δ' ἐναντίοις τοῖς χολώδεσι
πυκνότεροι τοῦ συνήθους μέτρου τῆς πλευρίτιδος οἱ σφυγμοὶ
συμπίπτουσιν. τὸ δὲ δὴ μέσον ἀμφοῖν ἐστιν ἀραιότητός τε
καὶ πυκνότητος ἐν πλευρίτιδι μέτρον, ὅταν αἱματικὸς ὁ τὸ
πάθος ἐργαζόμενος ὑπάρχῃ χυμός. οὕτω δὲ καὶ τὸ τῆς σκλη-
ρότητος ὑπάρχον μέσον [225] ἐπί γε τῷ τοιούτῳ χυμῷ καὶ
τῇ μέσῃ κατὰ τὸ μέγεθος γίνεται φλεγμονῇ. ἐπιτείνεται δ'
ἤτοι διὰ μέγεθος ὑπερβάλλον φλεγμονῆς, ἢ χολώδεις χυμούς,
ὥσπερ γε καὶ καθαιρεῖται διὰ τἀναντία. δῆλον δὲ ὡς καὶ τοῖς
σκληροῖς σφυγμοῖς ἐναργέστερον ἀκολουθήσει τὸ ἐμπρηστικὸν
εἶδος τῆς προσβολῆς.

Κεφ. θ'. Ἔστι δὲ τῶν ἐμπύων ὁ σφυγμὸς ἄρτι
μὲν ἀρχομένων οἷος ὁ τῆς ἀκμαζούσης φλεγμονῆς· αὕτη γὰρ
καὶ αὐτῶν τῶν ἐμπυημάτων ἐστὶν ἀρχή· ἔσθ' ὅτε δὲ καὶ
ἀνώμαλος καὶ ἄτακτος, ἑκτικὸς δὲ πᾶσιν. ἤδη δὲ τοῦ πύου
παρακειμένου τἆλλα μὲν παραπλήσος, ἀλλ' ὁμαλώτερος,

pletur. Jam hoc etiam ſi propellere offenſam ad ramulos
valeat, conſequetur laeſio nervorum; et ſopor, ſi nequeat.
Ac talibus quidem humoribus rariores, contrarii, puta bi-
lioſis, crebriores juſto modo pleuritidis pulſus eveniunt.
Porro autem medius eſt inter raritatem et crebritatem mo-
dus in pleuritide, ubi qui morbum committit humor ſan-
guineus ſit. Sic etiam modus medius duritiei ex tali hu-
more ac moderata inflammatione oritur, augetur vero aut
ob inflammationis nimiam magnitudinem, aut ob humores
bilioſos. Itemque per contraria minuitur. Jam hoc quo-
que liquet, duros pulſos evidentius confecuturam ſpeciem
occurſus veluti ferrantis

Cap. IX. *Suppuratorum pulſus initio ſtatim pul-
ſum refert vigentis inflammationis; ipſa enim initium eſt
ſuppurationum. Nonnunquam inaequalis eſt et inordina-
tus, ſed omnibus hecticus. Quum autem pus prope ſit*

ἐν δὲ ταῖς ῥήξεσιν ἀμυδρότερος, πλατύτερος, βραδύτερος,
ἀραιότερος.

Τοὺς ἐν τῇ μεταξὺ θώρακός τε καὶ πνεύμονος εὐρυχω-
ρίᾳ πλῆθός τι πύον περιεχόμενον ἔχοντας ἔνιοι μὲν ἐμπύους,
οἱ δ᾽ ἐμπυϊκοὺς ὀνομάζουσι. γίνονται δὲ οὗτοι διὰ μέγεθος
τῆς ἐν ταῖς πλευραῖς φλεγμονῆς εἰς πῦον μεταβαλλούσης. ἔστι
δ᾽ ὅτε καὶ περιπνευμονίαις ἀκολουθοῦσι. ἤδη δὲ καὶ πάντας
οἷς σπλάγχνον τι φλεγμῆναν ἐξεπύησεν, ἐμπύους ὀνομάζουσιν.
ὁ τοίνυν προγεγραμμένος περὶ τῶν ἐμπύων λόγος ἐκ τῆς εἰσ-
αγωγῆς μάλιστα μὲν ἐπὶ τῶν πρώτων εἰρημένων, ἤδη δὲ
κἀπὶ τῶν ἄλλων ἁπάντων ἀληθής. εἰς πῦον γάρτοι μετα-
βαλλούσης τῆς φλεγμονῆς ἀναγκαῖον ἀνωμαλίαν γέ τινα καὶ
ἀταξίαν ἐν τοῖς σφυγμοῖς γενέσθαι, διά τε τὴν τῶν ὀργάνων
κάκωσιν καὶ τὴν τῆς δυνάμεως ἀσθένειαν. ἐξ ἐπιμέτρου δὲ
προσέρχεται ἡ οἷον διαμάχη τῆς φύσεως πρός τὸ σύμπτωμα.
τὸ γὰρ ἐκ τῆς σήψεως ὑγρὸν, ὡς ἂν ἄλλοτ᾽ ἀλλαχόσε μεταῤ-
ῥέον ἀτάκτως, ἅμα μὲν ἐμποδὼν ἵσταται ταῖς διεξόδοις τοῦ
πνεύματος, ἅμα δ᾽ ἐπεγείρει τὴν φύσιν ἀπώσασθαι τὰ λυ-

maturum, caetera ſimilis eſt, niſi quod aequalior ſit: at
quum erumpit, languidior, latior, tardior, rarior.

Qui multum puris in capedine inter thoracem et pul-
monem collectum habent, hos quidam ἐμπύους, alii ἐμπυϊ-
κους ſuppuratos appellant, qui fiunt quum magna ad coſtas
inflammatio ſuppurat.   Interim etiam comitantur peripneu-
monias.   Denique omnes quibus inflammatum viscus ali-
quod ſuppuravit ſuppuratos vocant.   Hoc ergo caput de
ſuppuratis, quod ex iſagoge propoſuimus, quum praecipue
eſt in primis quos commemoravimus verum, tum vero in
reliquis omnibus.   Nam ubi ſuppurat inflammatio, quod
inſtrumenta vitiata et debilitata ſit facultas, non poteſt non
pulſibus inaequalitas quaedam et ordinis perturbatio moveri;
huic cumulus accedit naturae cum ſymptomate certamen.
Humor enim putridus, qui modo huc, modo illuc ſine or-
dine confluit, tum ſpiritum tranſitu intercludit tum ad
propulſanda naturam incitat quae moleſta ſunt, unde ma-

ποιοῦντα, κἂν τούτῳ μεγάλοι τε καὶ ὑψηλοὶ καὶ ταχεῖς οἱ
σφυγμοὶ γίνονται. μικρὸν ὕστερον δὲ ἤτοι καμνούσης ἐν τῇ
διαμάχῃ τῆς δυνάμεως ἢ κατά τι μόριον ἐμφράξεως ἰσχυροτέ-
ρας γινομένης, εἰς τἀναντία μεταπίπτουσι, μέχρις ἂν ἡ ζωτικὴ
δύναμις ἑαυτὴν ἐπεγείρουσα πρὸς τὸ διωθεῖσθαι τράπηται τὰ
λυποῦντα, κἂν τούτῳ πάλιν ὑψηλότεροι καὶ σφοδρότεροι
τῶν ἔμπροσθεν οἱ σφυγμοὶ ἀποτελοῦνται. συνεχοῦς οὖν τῆς
τοιαύτης μεταβολῆς γινομένης, ἀνωμαλία τέ τις ἐξ ἀνάγκης
ἐν αὐτοῖς συνίσταται καὶ ἀταξία, καὶ ταῦτα παραμένει διηνε-
κῶς, ἄχρις ἂν ἡ ῥῆξις γένηται. διὰ τοῦτο καὶ ἑκτικὸς αὐτῶν
ὁ σφυγμὸς εἴρηται. δηλωτικὸν γάρ ἐστι τοῦτο τὸ ὄνομα παρὰ
τοῖς νεωτέροις ἰατροῖς τοῦ διὰ παντὸς μένειν αὐτὸν ὅμοιον,
καὶ μὴ κατὰ περιόδους οἷον καταβολάς γέ τινας ποιεῖσθαι,
καὶ αὖθις διαλείμματα, καθάπερ ἐν τοῖς ἄλλοις πυρετοῖς.
παραμένει γὰρ ὁ προειρημένος σάλος ἐν τῇ κινήσει τῶν ἀρτη-
ριῶν, ἄχρις ἂν ἡ ῥῆξις γένηται. ῥαγέντος μέντοι τοῦ δια-
πυΐσκοντος μορίου, δῆλος ὡς τἀναντία πάντα γενήσεται.
καὶ χρὴ μεμνῆσθαι τῶν ἐν τῷ δευτέρῳ λόγῳ περί τε πλατέος
εἰρημένων καὶ ὑψηλοῦ σφυγμοῦ, καὶ μὴ περὶ πάντων ἐθέλειν

gni vehementesque et alti celeresque pulfus oriuntur. Paulo
poft autem ubi defatigatur pugnando facultas, aut fiqua fir-
mius pars obftruatur, in contraria recidunt, dum feipfam
concitet vitalis facultas, ac ad rejicienda quae fibi funt in-
fefta fe convertat, ubi denuo altiores atque vehementiores
prioribus evadunt pulfus. Ergo quum perpetua haec fit
mutatio, inaequalitas in iis neceffario quaedam et ordinis
perturbatio nascitur, eaque dum fiat eruptio perdurat.
Quamobrem hecticus eft dictus pulfus illorum; quod quidem
nomen recentioribus medicis fignificat conftanter manere
illum eundem et non in orbem veluti acceffiones quasdam
facere rurfusque intervalla, quod in aliis fit febribus. Per-
petua eft enim illa in motu arteriarum agitatio, donec fiat
eruptio; at dirupta parte quae fuppurat, plane erunt om-
nia contraria. Ac meminiffe oportet eorum quae de lato
pulfu in fecundo libro et de alto docuimus, neque hoc po-

Ed. Chart. VIII. [225. 226.]   Ed. Baf. III. (112.)

ἀκούειν πολλάκις. ἐπὶ γάρ τοι ταῖς ῥήξεσι τῶν ἐμπνημάτων
ἥ τε τάσις ἤδη τῶν ἀγγείων παύεται καὶ ἡ δύναμις ἐν τῇ δια-
μάχῃ κέκμηκε, καὶ ἰσχνὸς ὁ ἄνθρωπος ἐξ ἀνάγκης γέγονεν. ὧν
συνελθόντων ὁ πλατὺς ἐγένετο σφυγμός. αὔξει δ᾽ αὐτοῦ
μάλιστα τὴν ὡς πρὸς τὴν αἴσθησιν φαντασίαν ἡ πρὶν ῥαγῆ-
ναι τῶν ἀρτηριῶν εἰς ὕψος ἄνοδος. ἐκείνης γὰρ ἔτι μεμνη-
μένοι, καὶ παραμετροῦντες αὐτῇ τὰ νῦν φαινόμενα, πλατὺν
ἱκανῶς ἀποτελεῖσθαι τὸν σφυγμὸν ὑπολαμβάνομεν.

Κεφ. ι΄. [226] Ἑξῆς ἐστιν ὁ περὶ τῶν μαραινομένων λό-
γος, ἐφ᾽ οὗ καὶ αὐτοῦ προγράψαντες ὅσα πρὸς τὴν τῆς αἰτίας
εὕρεσίν ἐστι χρήσιμα, μετὰ ταῦθ᾽ ὑπογράψομεν τὴν ἐκ τῆς εἰ-
σαγωγῆς ῥῆσιν. ὠνόμασται δὲ τὸ πάθος ἀπὸ τῶν φλογῶν τῶν
μαραινομένων. ἐνδείᾳ δ᾽ αὗται τροφῆς ἀποσβέννυνται. ὅταν
οὖν κατὰ τὸν αἰτὸν λόγον ἡ σύμφυτος τοῖς ζώοις θερμασία
μαραίνηται, τοὺς σφυγμοὺς ἀναγκαῖον ἀμυδροὺς ὑπάρχειν,
ὡς ἂν ἐξ ἀνάγκης ἀρρώστου τοῖς οὕτως ἔχουσι τῆς δυνάμεως
ἀποτελουμένης. διὰ δὲ ταὐτὸ τοῦτο καὶ μικροὶ γίνονται.
καὶ μὴν καὶ τάχος ἔχειν τι φαίνονται, τῷ καὶ τοῦτ᾽ ἀχώριστον
εἶναι τῶν πυρεττόντων. ἐπεὶ καὶ πυρέττουσι μὲν, ἄρρωστοι

ftulandum, ut de omnibus faepius repetamus.   Nam vafa
jam erumpente pure definunt tendi, facultasque defeffa eft
ex collectatione, ac neceffario homo eft attenuatus, quae
ubi convenerunt, latus fit pulfus.   Augebit porro multo
magis ad fenfum quidem ejus fpeciem ascensus ante eru-
ptionem arteriarum.   Siquidem quia illius adhuc fumus me-
mores, eique comparamus quae nunc apparent, pulfum
reddi bene latum arbitramur.

Cap. X.   Proximum eft de marcescentibus caput, de
quo etiam quae ad caufam inveniendam faciunt, primo loco
tradam, deinde caput ipfum ex ifagoge adfcribam.   Nomen
hic affectus invenit a flammis marcescentibus, quae defectu
nutrimenti extinguntur.   Ac ubi calor eodem modo mar-
cescit nativus animantium, pulfus oportet effe languidos.
Nam ita affectis facultas efficitur debilis.   Quocirca etiam
parvi fiunt; jam celeritate etiam quadam videntur praediti,
quod nec haec abeffe a febricitantibus poffit.   Quia autem et

Ed. Chart. VIII. [226.]   Ed. Baf. III. (112. 113.)

δ᾽ εἰσὶ τὴν δύναμιν καὶ διὰ τοῦτο καὶ τὸν σφυγμὸν ἔχουσι
μικρὸν, ἀναγκαῖον αὐτοῖς ἐστι καὶ πυκνὸν ἔχειν. ἐδείχθη
γὰρ καὶ τοῦτ᾽ ἐν τοῖς ἔμπροσθεν λόγοις. ἀῤῥωστίᾳ δὲ δυνά-
μεως ἐδείκνυτο καὶ ὁ περινενευκὼς ἕπεσθαι σφυγμὸς, μύουρος
ὢν καθ᾽ ἑκάτερα τὰ μέρη. δῆλον δ᾽ ὡς καὶ διὰ παντὸς
ὅμοιον ἑαυτῷ τὸν σφυγμὸν ἔχουσιν οἱ τοιοῦτοι, τῆς διαθέ-
σεως οὐκ ἐκ τῶν ὑγρῶν, ἢ τοῦ πνεύματος ὁρμωμένης, ἀλλ᾽
ἐν αὐτοῖς τοῖς στερεοῖς ὑπαρχούσης. ὅλη γὰρ ἐπὶ τούτων ἡ
ἕξις τοῦ σώματος οἷον ἄνθραξ τις γέγονε. καὶ διὰ τοῦτο
ἑκτικοὺς οἱ νεώτεροι τῶν ἰατρῶν ὀνομάζουσι τοὺς τοιούτους
σφυγμούς. ἐφ᾽ ἇν δ᾽ ἤδη τελείως ἀποσβέννυται τὸ θερμὸν,
ἐπὶ γερόντων δὲ μάλιστα τοῦτο συμπίπτει, καὶ ἀραιότερος ὁ
σφυγμὸς γίνεται. καλεῖ δὲ τὸν τοιοῦτον μαρασμὸν ὁ Φίλιππος
ἐκ νόσου γῆρας, καὶ συμπίπτει μάλιστα μὲν τοῖς παρηβῶσιν,
ἐνίοτε καὶ τοῖς ἔτι ἀκμάζουσι. καὶ καλῶς ὑπὲρ αὐτῶν γέγρα-
πται τῷ Φιλίππῳ ὅτι τούτων ἡ διάθεσις οὐ τοῖς ἀκριβῶς
διαπύροις (113) ἄνθραξιν ἔοικεν, ἀλλὰ τοῖς οὕτω σβεννυμέ-
νοις ὡς εἰς τέφραν ἤδη μεταβάλλειν. ἀρκεῖ ταῦτα τῷ γε νοῦν

febricitant et facultate funt imbecilla, itaque pulfum habent
parvum, neceffario jam fimul crebrum obtinent; id quod et
in libris prioribus eft oftenfum. Imbecillitatem autem fa-
cultatis comitari item pulfum circumnutantem declaravimus,
qui decurtatus eft in utraque parte. Atque planum eft, eos
femper pulfum habituros undequaque fimilem: quod non ex
humoribus affectus, nec ex fpiritu procedat, fed in ipfis
confiftat folidis partibus. In his enim corporis habitus uni-
verfus ut carbo quidam factus eft, qua de re hecticos ju-
niores medici hos pulfus appellant. At quibus jam calor
extinctus eft totus, quod accidit potiffimum fenibus, rarior
quoque pulfus fit. Hunc marcorem Philippus vocat ex
morbo fenium; quem fere habent fenefcentes et interdum
vigentes etiam. De quibus optime Philippus fcripfit, non
plane ignitis carbonibus hunc affectum fimilem effe, fed his
qui ita extinguuntur ut in cinerem jam vertantur. Haec

Ed. Chart. VIII. [226.]   Ed. Baf. III. (113.)

ἔχοντι πρὸς τῷ παρακολουθῆσαι τοῖς ἑξῆς. ὑπογράψομεν οὖν
ἤδη τὴν ἐκ τῆς εἰσαγωγῆς λέξιν.

Ὁ δὲ τῶν μαραινομένων οὐ καθ᾿ ἓν εἶδος σφυγμὸς τρέ-
πεται. χρὴ γοῦν καθόσον ἐνδέχεται διαφοραῖς εὐδήλοις διο-
ρίσασθαι περὶ αὐτῶν. οἱ μὲν δὴ ταῖς μὴ λυθείσαις φλεγμο-
ναῖς κατὰ βραχὺ συναπομαρανθέντες ἀμυδροὺς καὶ θάττονας
καὶ πυκνοὺς ἄγαν καὶ μυούρους κατὰ μέγεθος ἐν μιᾷ πληγῇ
τοὺς σφυγμοὺς ἴσχουσιν, οὓς Ἀρχιγένης ἐπινενευκότας τε καὶ
περινενευκότας καλεῖ, σαφῶς δηλοῦν βουλόμενος τὸ κατὰ
τὴν διαστολὴν βραχὺ μετὰ τῆς τῶν ἑκατέρωθεν περάτων οἷον
ἐπινεύσεως. οὐ γὰρ ὡς ἀποκεκομμένων ἀθρόως, ἀλλ᾿ ὡς
ἐπικεκαμμένων τῶν ἑκατέρωθεν μερῶν εἰς βραχὺ συνέσταλται,
μύουρος ὢν τῷ μεγέθει καὶ καθ᾿ ἑκάτερα τὰ μέρη. τοῦτο
μὲν οὖν οὐ τούτοις μόνοις, ἀλλὰ καὶ τοῖς πλείστοις τῶν
ὁπωσοῦν μαραινομένων ὑπάρχει, τοῖς μὲν διὰ φλεγμονὰς πᾶ-
σιν, ἤδη δὲ καὶ τῶν ἄλλων πολλοῖς, εἰ μή τι ἄρα κἀκεῖνοι
διά τινας φλεγμονὰς λανθανούσας μαραίνονται. καὶ εἴη ἂν
οὗτος τῶν ἐπὶ φλεγμοναῖς μαραινομένων ἴδιος, οὐδενὶ τῶν

viro prudentia praedito certe ad reliqua intelligenda fatis
funt, itaque caput nunc ex ifagoge adfcribemus.

*Marcescentium pulfus non uno modo variat. Quare
differentiis hi quam apertiffimis discernendi funt. Qui
una cum inflammatione, quae non discuffa fit, emar-
cuerint, languidos et celeriores valdeque crebros pulfus
habent, ac decurtatos magnitudine in uno ictu; quos Ar-
chigenes nutantes et circumnutantes appellat, ut aperte
declaret diftentionis brevitatem cum utriusque extremitatis
quafi inclinatione. Neque enim ut praecifis affatim, fed
ceu partibus utrinque inflexis contrahitur decurtatus ma-
gnitudine et in utrisque partibus. Atque hoc quidem non
hi modo, fed marcescentes qualibet de occafione habent
fere omnes; qui ex inflammatione marcescant, omnes; et
alii item multi; nifi illi fane, qui de occulta quapiam in-
flammatione marcescunt. Eritque hic marcescentium ex
inflammatione proprius, nulli conveniens qui aliam ob*

ἄλλως μαρανθέντων ὑπάρχων. ἐκτικὸς δὲ πᾶσι τοῖς μαραινο-
μένοις ὁ σφυγμός ἐστι καὶ τοῦτ᾽ αὐτοῖς κοινότατον. ἐν δευ-
τέρῳ δ᾽ ἡ κατὰ τὸ μέγεθος τῆς διαστολῆς ἀνωμαλία μνουρί-
ζουσα. καὶ γὰρ καὶ τοῦτο τοῖς πλείστοις ὑπάρχει. τρίτον δὲ
τὸ τῆς πυκνότητος. ὑπάρχει γὰρ καὶ τοῦτο πᾶσι μὲν τοῖς ἐπὶ
φλεγμοναῖς μαρανθεῖσιν ἀχώριστον, ἅπασί τε τοῖς ἐπὶ καρ-
διακαῖς, ἢ στομαχικαῖς συγκοπαῖς ὀξέως κινδυνεύσασιν, εἶτα
ὑπὸ οἴνου πόσεως διαφυγοῦσι μὲν τὴν ὀξύτητα, μαρανθεῖσι
δὲ τῷ χρόνῳ, [227] εἰ μή τι ἄρα καὶ τούτους φήσειέ τις ἐπὶ
μικραῖς φλεγμοναῖς ἀδήλοις ἡμῖν ἀπόλλυσθαι. καὶ γάρ τινες
αὐτῶν τὸν ἐπινενευκότα σφυγμὸν ἔχουσιν, εἰ μή τι ἄρα πά-
λιν τούτους μὲν ἐπὶ φλεγμονῇ, τοὺς δ᾽ ἄλλους χωρὶς φλεγ-
μονῆς μαραίνεσθαί φασι. τοῦτο μὲν δὴ ἄπορον. ἔχουσι δ᾽
οὖν οὗτοι σφυγμὸν ἐκτικὸν, ἀμυδρὸν, πυκνὸν ἄγαν, καί τι-
νες αὐτὸν ἐπινενευκότα καλοῦσι. δευτέρα μὲν αὕτη διαφορὰ
σφυγμῶν τοῖς μαραινομένοις. ἄλλη δὲ τρίτη τὸν ἀραιὸν
ἰσχόντων, ἀλλὰ καὶ τούτοις πάντως ὅ τε προηγησάμενος πυρε-

caufam marcuerit. At hecticus omnibus marcescentibus
pulfus eft, qui quidem iis eft communiffimus. Secun-
dum illum inaequalitas fecundum magnitudinem diftentio-
nis decurtata, quae etiam adeft plerisque, deinde crebri-
tas, etenim haec quoque omnibus qui ex inflammatione
marcuerint perpetua adhaeret; omnibusque adeo qui ob
fyncopen ex corde, vel ftomacho profectam in praefens pe-
riculum venerunt, ac deinde vini potione praeceps decli-
naverunt periculum, fed tempore tamen marcuerunt: nifi
fane hos quoque dicas ex parvis inflammationibus perire,
nobis incognitis. Siquidem funt inter eos qui nutantem
habeant pulfum; nifi etiam hos dicas ex inflammatione,
alios citra inflammationem marcescere. Verum hoc in
dubio eft. Pulfum igitur hi habent hecticum, languidum,
admodum crebrum, quem nutantem quidam appellant; at-
que alteramhanc marcescentes differentiam pulfuumfunt
fortiti. Alia item tertia eft eorum qui rarum habent;
verum et his quum antegreffa febris pulfus reddidit cre-

τὸς ἐπύκνωσεν αὐτοὺς, τῆς τε δυνάμεως ἡ ἐσχάτη λύσις ἱκα-
νῶς πυκνοῖ. τοὖν μέσῳ δὲ πάντων πυρετῶν ἀποψυχθέντων,
μηδέπω δὲ ἀπολλυμένων αὐτῶν, τὴν εἰς ἀραιότητα τροπὴν
εἰργάσατο. τοῦτο τὸ εἶδος τοῦ μαρασμοῦ πρεσβυτικῆς ἡλι-
κίας ἴδιον, ἡνίκ᾽ ἂν μάλιστα τῶν κατὰ πνεύμονα καὶ θώρακα
πεπονθός τι τύχοι. οὗτοι τὴν πυρεκτικὴν σκληρότητα τοῦ
σφυγμοῦ φυλάττουσι, κἂν ἀραιὸς ᾖ. παντελῶς δ᾽ ὀλίγοις τῶν
μαραινομένων εἰς ἄλλην ἀνωμαλίαν ὁ σφυγμὸς τρέπεται,
πλὴν τῆς εἰρημένης κατὰ τὸ μέγεθος.

Κεφ. ιά. Ὁ δὲ τῶν φθισικῶν ὀνομαζομένων σφυγ-
μὸς μικρὸς καὶ ἀμυδρός ἐστι καὶ μαλακὸς, καὶ ταχὺς συμμέ-
τρως καὶ ἑκτικός.

Ἑξῆς περὶ τῶν φθισικῶν ὀνομαζομένων ὁ λόγος ἐστί.
μικρὸν μὲν καὶ ἀμυδρὸν ἐχόντων τὸν σφυγμὸν, ἀῤῥωστίᾳ
τῆς δυνάμεως, οὐ μὴν ἱκανῶς γε ταχὺν, ὥσπερ οἱ πολ-
λοὶ τῶν πυρεττόντων, ὅτι μηδὲ περικαῆ πυρέττουσι πυρε-
τόν. ἑκτικὸν δὲ καὶ οὗτοι τὸν σφυγμὸν ἔχουσιν, ὅτι καὶ
τὸν πυρετόν. ἀπὸ γοῦν τοῦ κατειληφότος τὴν ὅλην ἕξιν
τοῦ σώματος αὐτῶν πυρετοῦ ὁ σφυγμὸς οὗτος ὀνομάζεται.

bros, tum facultatis extrema diffolutio abunde efficit cre-
bros. Quod autem intercedit, omnibus refrigeratis febri-
bus, nondum tamen extinctis iis, in raritatem commutat.
Genus hoc marcoris fenibus proprium eſt, praeſertim quum
aliquid vitii pulmo et thorax contraxit. Hi febrilem reti-
nent pulſus duritiem, etiam ſi rarus ſit. Omnino paucis
marcescentibus in aliam inaequalitatem pulſus ac illam
quam diximus, magnitudinis, vertitur.

Cap. XI. Phthiſicorum quos vocant pulſus par-
vus et languidus eſt, mollisque et modice celer atque he-
cticus.

Proxima eſt oratio de phthiſicis quos vocant, qui
pulſum facultatis imbecillitate parvum et languidum habent,
at non nimium celerem ut plerique febricitantes, quod non
detineantur urente febre. Hi habent etiam pulſum hecti-
cum, quod et febrem habeant hecticam: ſic a febre, quae
corporis occupavit univerſum habitum, appellatur pulſus;

ἑξῆς δὲ τούτων ἐν τῷ τοῖς εἰσαγομένοις γεγραμμένω βιβλίῳ
περὶ τῶν περιπνευμονικῶν ὁ λόγος ἐστί. προσγράψαι δὲ κἀν-
ταῦθα τὴν ῥῆσιν ἄμεινον εἶναί μοι δοκεῖ, τοιαύτην ὑπάρ-
χουσαν.

Κεφ. ιβʹ. Ο δὲ τῶν περιπνευμονικῶν μέγας ἐστὶ καὶ
ἀμυδρὸς καὶ μαλακὸς, ὁμοίως τῷ τῶν ληθαργικῶν, πλὴν ὅσα
πλεονάζει τῇ ἀνωμαλίᾳ, τῇ τε κατὰ μίαν πληγὴν καὶ τῇ
συστηματικῇ καλουμένῃ· κατὰ μὲν τὴν μίαν πληγὴν οἷον δια-
κεκομμένος τε καὶ κυματιζόμενος καὶ δίκροτος ἔσθ᾽ ὅτε γινό-
μενος, ἐν δὲ τῇ συστηματικῇ, τάς τε ἄλλας διαφορὰς ἔχων
καὶ ποτὲ μὲν διαλείπει, ποτὲ δὲ παρεμπίπτει.

Ἡ μὲν ῥῆσις αὕτη, τὰ συμπίπτοντα τοῖς περιπνευμονι-
κοῖς ἀκριβῶς ἐκδιδάσκουσα. τὰς δ᾽ αἰτίας αὐτῶν οὐ χαλεπὸν
ἐξευρίσκειν τῷ μεμνημένῳ τῶν ἐν τοῖς πρώτοις ὑπομνήμασιν
ἀποδεδειγμένων. οὐδὲν γὰρ θαυμάσιον οὔτε μέγαν εἶναι τὸν
σφυγμὸν αὐτῶν οὔτε ἀμυδρὸν οὔτ᾽ ἀνώμαλον ἐπὶ φλεγμο-
ναῖς τοῦ πνεύμονος, οὕτω μὲν χαύνου καὶ μαλακοῦ σπλάγ-
χνου, καὶ μεστοῦ κενῶν χωρίων μυρίων, οὕτω δὲ πλησίον

ab his in libro ad tirones ſcripto caput ſequitur de pe-
ripneumonicis. Quod quidem hic viſum mihi eſt adſcri-
bere: habet autem ad hunc modum.

Cap. XII. *Peripneumonicorum magnus eſt pulſus
et languidus, mollisque ſimiliter atque lethargicorum pul-
ſus, niſi quatenus praepollet inaequalitate et in uno pul-
ſu et collectiva quam vocant. In uno ictu, quum veluti
interpellatur et undoſus eſt ac dicrotus interdum fit; in
collectiva, cum alias differentias habet, tum modo inter-
mittit, modo intercurrit.*

Hoc caput eſt quod accurate quae peripneumonicis
accidunt docet. Cauſas vero, ſi memoriam habes eorum
quae docuimus in primis commentariis, nullo negotio inve-
neris. Neque enim eſt mirum vel magnum eſſe pulſum
illorum, vel languidum, vel inaequalem ob pulmonis in-
flammationem, visceris tam laxi et mollis, locisque inani-

τῆς καρδίας κειμένου. διότι μὲν γὰρ χαῦνον καὶ μαλακὸν καὶ
πολύκενον, ὑπὸ φλεγματικωτέρου τε καὶ παχυτέρου τὴν σύ-
στασιν αἵματος, εἰς φλεγμονὴν ἄγεται, τοῦ λεπτοῦ καὶ χο-
λώδους ὡς τὰ πολλὰ διαῤῥέοντός τε καὶ σφηνωθῆναι μη-
δαμῶς κατὰ τὸ σπλάγχνον δυναμένου. τὸ δὲ τοιοῦτον ῥεῦμα,
λέγω δὲ τὸ φλεγμονικὸν, διαβρέχει μὲν τὸν χιτῶνα τῶν ἀγ-
γείων, διαλύει δὲ τὸν τόνον τῆς ἐν αὐτοῖς δυνάμεως, καὶ
οὕτω μεγάλους τε ἅμα καὶ ἀμυδροὺς ἀποτελεῖ τοὺς σφυγ-
μούς. [228] ὅτι δὲ καὶ τῆς καρδίας ἐγγὺς τὸ σπλάγχνον, ἡ
ἀνωμαλία πολυειδὴς γίνεται. θλίψεσι γὰρ ἀρτηριῶν καὶ σφη-
νώσεσι καὶ ὅλως πληθωρικαῖς διαθέσεσιν ἐδείξαμεν ἕπεσθαι
τὴν ἀνωμαλίαν, καὶ μᾶλλον, ἐπειδὰν ἐγγὺς ὦσι τῆς καρ-
δίας. ὅτι δ' ἐν ταῖς περιπνευμονίαις θλίβονται καὶ βαρύ-
νονται καὶ σφηνοῦνται καὶ ἀῤῥωστοῦσιν αἱ ἀρτηρίαι τοῦ
πνεύμονος, οὐ δεῖ λόγου. διὰ τοῦτο δὲ καὶ ὁ δίκροτος ἐπ'
αὐτῶν σφυγμὸς σπανίως γίνεται, καίτοι τῆς γ' ἄλλης ἀνωμα-
λίας πολλῆς συμπιπτούσης, ὅτι δεῖ τοὐπίπαν τῷ δικρότῳ
προσεῖναί τι σκληρότητος ἀγγείου. ταύτην δ' ἐκ φλεγματικοῦ
ῥεύματος οὐχ οἷόν τε κτήσασθαι. τοῦ γὰρ χολωδεστέρου τὸ

bus infinitis pleni, tam porro vicini cordi. Nam quia la-
xum eft et molle et undique vacuum, a pituitofiore atque
craffiore fanguine inflammatur, quum tenuis biliofusque
fluat fere, nec in viscere ulla ratione denfari poffit, talis
fluxio, pituitofa inquam, tunicam irrigat vaforum, frangit
autem vim facultatis quae in illis eft. Quo fit ut magnos
fimul et languidos pulfus reddat. Quia vero cordi etiam
viscus eft vicinum, multiformis generatur inaequalitas. Siqui-
dem compreffionibus arteriarum et conftrictionibus, denique
affectibus plethoricis oftendimus inaequalitatem fuccedere, po-
tiffimum fi finitimae fint cordi. Atqui quod in peripneu-
monia comprimantur et graventur conftringanturque, atque
debiles fint pulmonis arteriae, quid refert dicere? Qua-
propter pulfus iis dicrotus infrequens eft, quamvis aliam
habeant multam inaequalitatem; quod dicrotus fere femper
vafis requirat quandam duritiem, quam quidem non contra-

182 ΓΑΛΗΝΟΥ ΠΕΡΙ ΤΩΝ ΕΝ ΤΟΙΣ ΣΦΥΓΜ.

Ed. Chart. VIII. [228.]   Ed. Baf. III. (113.)
συνάγειν καὶ ξηραίνειν καὶ τείνειν καὶ σκληρύνειν ἔργον. ἐπεὶ
τοίνυν σπανίως τοῦτο διοχλεῖ τῷ πνεύμονι, δῆλον ὡς καὶ ἡ
σκληρότης σπανίως ἔσται· εἰ δὲ τοῦτο, καὶ ὁ δίκροτος σφυγ-
μός. ὅτι δὲ παρὰ τὸ τῆς βλάβης μέγεθος ἤτοι διαλείποντες
ἢ παρεμπίπτοντες ἔσονται σφυγμοί, καὶ τοῦτ᾽ ἐν τῷ δευτέρῳ
λόγῳ δεδήλωται. καὶ ὅστις οὐ μέμνηται ἐκείνων, μάτην καὶ
ταυτά ἀναλέγεται. μεμνημένῳ δὲ περιττοτέρας ἐξηγήσεως οὐχ
ἡγοῦμαι δεῖν ἔτι. καὶ γὰρ τὰ τούτοις ἐφεξῆς εἰρημένα διὰ τῆς
εἰσαγωγῆς ὑπὲρ τῶν περιπνευμονικῶν οὐκ ἔχει τὰς αἰτίας
ἀσαφεῖς τῷ μεμνημένῳ τῶν πρώτων, ἀλλ᾽ ἀπόχρη κἀνταῦθα
τὴν ῥῆσιν αὐτὴν παραγράψαι μόνον.

Πυρεττόντων δὲ ἁπάντων τῶν περιπνευμονικῶν ὀξέως,
καί τι καὶ κωματῶδες ἐχόντων, ὁπότερον ἂν αὐτῶν ἐπικρατῇ,
κατ᾽ ἐκεῖνον μάλιστα τὸ ποσὸν τῆς πυκνότητος εὑρίσκεται.
πυρετωδεστέρας μὲν γὰρ ὑπαρχούσης τῆς περιπνευμονίας,
ἱκανῶς πυκνὸς ὁ σφυγμός, κωματωδεστέρας δὲ ἧττον πυκνός.

hat ex pituitofa fluxione.   Siquidem biliofioris munus eft
cogere, ficcare, tendere, indurare.   Quae quando minus
faepe pulmonem infeftat, fane erit rara quoque durities, et fi
haec, fimul dicrotus pulfus etiam.   Jam pro offenfae ma-
gnitudine vel intermittentes pulfus, vel intercurrentes fore,
etiam fecundo libro declaratum eft, quae fi exciderunt, ne-
quicquam haec leges; fi retines, prolixiorem interpretatio-
nem non puto jam te defiderare.   Nam quae in ifagoge
deinceps de peripneumonicis retulimus fi primorum me-
moriam retines, non habent obscuras caufas, quandoqui-
dem hic quoque ipfum fatis eft caput duntaxat adfcri-
pfiffe.

*Quum autem febre teneantur acuta omnes peripneu-
matici, atque habeant adiunctum nonnihil comatis, utrum
fuperius horum fit, pro ejus ratione potiffimum quantitas
crebritatis invenitur.   Nam infigniorem fi peripneumonia
febrem habeat, pulfus erit multum creber: fin majus co-
ma, minus creber erit*

Ed. Chart. VIII. [228.]   Ed. Baf. III. (113. 114.)

Κεφ. ιγ'. ʿΟ δὲ τῶν ληθαργικῶν σφυγμός ὅμοιος ὢν
τῷ τῶν περιπνευμονικῶν κατὰ μέγεθος καὶ ἀσθένειαν καὶ
μαλακότητα βραδύτερός ἐστιν αὐτοῦ καὶ ἀραιότερος καὶ ἧτ-
τον ἀνώμαλος, διαλείπων μᾶλλον ἢ παρεμπίπτων. γίνεται
δ᾽ ἔστιν ὅτε καὶ δίκροτος. ἀεὶ μέντοι κυματώδης ἐστὶν ἔν γε
ταῖς βαθείαις καταφοραῖς, ἐφ᾽ ὧν ταῦτα λέγεται. τῶν γὰρ
συμπεπληρωμένων ἅπασι τοῖς ἑαυτῶν γνωρίσμασι νοσημάτων
τοὺς σφυγμοὺς διέξιμεν, ἵνα καὶ τῶν ἐλλειπόντων κατά τι καὶ
μηδέπω τελέων ἱκανῶς γνωρίζειν δυνηθῶμεν (114) τὸ μέ-
γεθος, ὅσον τε ἤδη ἔχουσι καὶ ὅσον οἷόν τε προσγενέσθαι.
αὐτοῖς.

ʿΟτι καὶ ὁ λήθαργος ἐπὶ φλεγματώδει γίνεται χυμῷ,
δέδεικται καὶ τοῦτ᾽ ἐν τοῖς ἰδίοις ὑπὲρ τῶν νοσημάτων λόγοις.
ὥστε καὶ εὐλόγως ὁ σφυγμὸς ὁμοιότατός ἐστι τῷ τῶν περι-
πνευμονικῶν, βραδύτερος εἰς τοσοῦτον εἰς ὅσον ἀποκεχώ-
ρηκε τῆς καρδίας οὐκ ὀλίγον ὁ ἐγκέφαλος. ὁ γὰρ δὴ πνεύ-
μων τῇ γειτνιάσει τῇ πρὸς ἐκείνην εὐλόγως ὠκυτέρους
τε καὶ πυκνοτέρους ἀπεργάζεται τοὺς σφυγμούς, ἐπειδὰν
θερμότερος ᾖ. ὅτι δὲ καὶ ἀνωμάλους μᾶλλον εὔλογον

Cap. XIII. *Lethargicorum pulſus fimilis peripneu-*
monicorum eſt, magnitudine, imbecillitate, mollitie: ſed
eo eſt tardior rariorque ac minus inaequalis, intermittens
potius quam intercurrens. Eſt quum dicrotus fiat; at
undoſus ſemper in altis quidem ſoporibus eſt, de quibus
haec dicuntur. Morborum enim pulſus exponimus, qui
omnibus ſuis indiciis conſtent: quo, ſi qui aliquatenus de-
ficiant, neque dum ſint integri, ſatis cognoscere magnitu-
dinem et qua jam ſunt praediti et quae accidere iis poteſt,
valeamus.

Lethargum quoque ex humore pituitoſo gigni, in com-
mentariis quos ſeparatim ſcripſimus De morbis oſtenſum
eſt; unde merito ejus pulſus fimillimus eſt peripneumoni-
corum, verum hoc tardior, quod procul a corde remotum
eſt cerebrum. Nam pulmo quidem ob viciniam, quae ipfi
intercedit cum corde, pulſus ſuo jure, quum calidior fit,
celeriores ac crebriores creat. Jam vero etiam magis in-

Ed. Chart. VIII. [228. 229.]   Ed. Baf. III. (114.)

γίνεσθαι διὰ τὴν γειτνίασιν, οὐδὲ τοῦτο ἄδηλον τοῖς μεμνη-
μένοις τῶν πρώτων. διὰ τοῦτο δὲ καὶ διαλείπων ἐστὶν ἢ
παρεμπίπτων μᾶλλον ὁ τῶν ληθαργικῶν σφυγμός. ἐπὶ
πλέον γὰρ ψυχρότερον, καὶ ὡς ἄν εἴποι τις νεκρωδέστερον
τοῦ τῆς περιπνευμονίας ἐστὶ τὸ τοῦ ληθαργικοῦ νόσημα.
ψυχρᾶς δ᾽ ἦν οἰκεῖος διαθέσεως καὶ δυνάμεως ἐπὶ πλέον
ἀπεψυγμένης ὁ διαλείπων σφυγμός.

Κεφ. ιδ´. [229] Ὁ δὲ τῶν φρενιτικῶν σφυγμὸς μι-
κρός ἐστι· σπανιώτατα δ᾽ ὤφθη ποτὲ μέγας, καὶ τόνου με-
τρίως ἔχει καὶ σκληρὸς καὶ νευρώδης ἐστὶ καὶ πυκνὸς ἄγαν
καὶ ταχύς. ἔχει δέ τι καὶ κυματῶδες. ἐνίοτε δὲ καὶ ὑποτρέ-
μειν σοι δόξει· ποτὲ δὲ καὶ ἀποκεκόφθαι σπασμωδῶς. τὸ γὰρ
τῶν πυρετῶν ἴδιον ἐν τῷ τάχει σύμπτωμα μάλιστα οὗτος
ἐναργῶς ἐκτήσατο κατ᾽ ἀμφότερα τῆς διαστολῆς τὰ πέρατα,
καὶ μᾶλλον τὸ ἔξω. ἔστι δὲ καὶ τὸ τῆς κατὰ τὴν θέσιν ἀνω-
μαλίας εἶδος εὑρεῖν ἐν αὐτῷ σφοδρῶς γενόμενόν ποτε. ἀλλὰ
καὶ ὅλη σοι δόξει πολλάκις ἡ ἀρτηρία, καταλιποῦσα τὸν ἑαυ-
τῆς τόπον ἄνω φέρεσθαι, κλονωδῶς ἀναβραττομένη μᾶλλον
ἢ σφυγμωδῶς διαστελλομένη. κατὰ δὲ τὸν αὐτὸν τρόπον καὶ

aequales eos merito eſſe ob viciniam, ne hoc quidem cſt
obscurum, ſi prima retinuiſti. Itaque intermittens eſt po-
tius quam intercurrens pulſus lethargicorum, longe enim
frigidior, et ut ita dicam, magis lethalis peripneumonia eſt
morbus lethargici. Atqui frigido erat affectui proprius fa-
cultatique valde refrigeratae pulſus intermittens.

Cap. XIV. *Phreniticorum parvus pulſus eſt, ra-
riſſime autem conſpectus eſt magnus eſſe, et contentus
eſt modice, durus et nervoſus eſt, valde eſt celer et
creber; habet praeterea nonnihil undoſi, interdumque vel
ſubtremere tibi videbitur, interdum etiam praeciſus cum
convulſione quadam. Quod enim febres in celeritate pro-
prium habent ſymptoma, hic obtinet clariſſime, in utroque
termino diſtentionis, praecipue externo. Invenias etiam
inaequalitatis in ſitu genus inſigniter aliquando in illo
apparere; imo totam ſubinde arteriam ſua ſede deſerta
conſpicias attolli potius cum vibratione ebullientem quam
more pulſus diſtentam; pari modo delabi detractam potius*

Ed. Chart. VIII. [229.]   Ed. Baf. III. (114.)

κάτω χωρεῖν, κατασπωμένη μᾶλλον ἢ συσπωμένη. τὸ δ'
ἄγαν αὐτῆς πυκνὸν ἐφεδρεύουσαν ἀπειλεῖ συγκοπήν.

Οὐδ' ἐνταῦθα χαλεπὸν οὐδὲν ἐξευρεῖν τὰς τῶν εἰρη-
μένων αἰτίας τῷ γιγνώσκοντι μὲν ὡς ἐπὶ χολώδει χυμῷ
φρενῖτις γίνεται, καθάπερ ἐπὶ φλεγματώδει λήθαργος, εἰ-
δότι δὲ ὅτι καὶ κατὰ μὲν αὐτὸν τὸν ἐγκέφαλον ὁ λήθαργος
μᾶλλον ἔχει τὴν γένεσιν, ἡ φρενῖτις δὲ κατά τε τὴν λεπτὴν μά-
λιστα μήνιγγα καὶ τὸ διάφραγμα. τούτων γάρ τις μεμνημένος
καὶ ὅτι μικροὶ καὶ ὅτι σκληροὶ κατὰ λόγον οἱ σφυγμοὶ γίνονται
μαθεῖν οὐ δεῖται. καὶ μὴν εἰ θερμὸν μὲν τὸ πάθος, μικροὶ δ'
οἱ σφυγμοὶ, πάντως δήπου καὶ πυκνοί. δέδεικται γὰρ ἐν τοῖς
ἔμπροσθεν ὡς τὸ τῆς προτέρας διαστολῆς ἐλλιπὲς εἰς πυκνό-
τητα τρέπει τοὺς σφυγμούς. ὥσπερ δ' ὁ περιπνευμονικὸς
σπανίως ποτὲ δίκροτος γίνεται, διότι σκληρότητος ἥκιστα μ ε-
τέχει, οὕτως ὁ φρενιτικὸς κυματώδης σπανιώτατα γίνεται,
διότι καὶ αὐτὸς ἥκιστα μετέχει μαλακότητος. τὸ δ' ὑποτρέ-
μειν ὅτι δυνάμεώς ἐστιν ἀῤῥωστούσης γνώρισμα δέδεικται
δι' ἑτέρων. ὅταν οὖν ἡ ἐν ταῖς ἀρτηρίαις δύναμις ἐπιπλέον
διαστέλλειν αὐτὰς ἐγχειρῇ, δεῖται γὰρ τούτου διὰ τὸ πλῆθος

quam contractam. At vero immodica ejus crebritas proxi-
mam denunciat fyncopen.

Neque hic quidem caufas illorum quae diximus in-
venire magni laboris fuerit, fi fcias generari a biliofo hu-
more phrenitidem, ut lethargum a pituitofo; fi item hoc
teneas, lethargum ex ipfo potius cerebro, phrenitidem
praecipue gigni ex tenui meninge et ex fepto transverfo.
Quae fi memineris, etiam parvos merito pulfus et duros
effe, non habebis neceffe discere; atqui fi affectus calidus
eft, pulfus autem parvi, omnino etiam crebri funt. Etenim
prioris diftentionis defectum demonftravimus ante in cre-
britatem pulfus mutare. Porro, ut peripneumonicus pul-
fus raro dicrotus fit, quod nihil prorfus habeat duritiei: fic
phreniticus rariffime undofus efficitur, propterea quod et
hic plane careat mollitie. Nam quod fubtremere facultatis
fit fignum imbecillae aliis locis oftendimus. Ubi ergo
quae in arteriis eft facultas amplius diftendere eas conetur,

τῆς θερμασίας, ἔπειτα μὴ δύνηται διὰ τὴν σκληρότητα τοῦ
χιτῶνος, ὑποτρέμειν πως ὁ σφυγμὸς δοκεῖ. καὶ δῆλον ὡς
τηνικαῦτα μάλιστα γίνεται τὸ τοιοῦτον, ἐπειδὰν καὶ συγκο-
πήσεσθαι μέλλωσιν, ὥσπερ ἐπειδὰν σπασθήσεσθαι, σπασμώ-
δης ἐστὶ καὶ ἡ τῶν σφυγμῶν κίνησις. τὸ δ᾽ ἀποκεκόφθαι
σπασμωδῶς τὴν κίνησιν καὶ μὴ κατὰ βραχὺ παύεσθαι διὰ
παντὸς ὑπάρχει τοῖς φρενιτικοῖς, ὡς ἂν καὶ τῆς θερμότητος
ἐπικρατούσης καὶ τῶν ὀργάνων σκληρῶν ὑπαρχόντων. ὀρε-
γομένης γὰρ ἔτι τῆς δυνάμεως διαστέλλειν τὰς ἀρτηρίας, ἡ
τῶν χιτώνων ἀντιβαίνει σκληρότης, κἀντεῦθεν τὸ βίαιον καὶ
τὸ οἷον σπασμωδῶς ἀποκεκομμένον. οὕτω δὲ σκληρότης καὶ
ἡ ἀρχὴ τοῦ διαστέλλεσθαι τὰς ἀρτηρίας ἐξαιφνίδιός τέ τις
καὶ ἀθρόα ὥσπερ ἐκθορνυμέναις γίνεται μᾶλλον, οὐ κατὰ
βραχὺ διαστελλομέναις. οὕτω δὲ καὶ τοῖς ἐπὶ φλεγμονῇ πυ-
ρέττουσιν ἅπασι, τοῖς μὲν μᾶλλον, τοῖς δ᾽ ἧττον φαίνεται
τὸ τοιοῦτο συμβαῖνον, οὐκ ἐν τῷ πέρατι μόνον τῆς κινήσεως,
ἀλλὰ κατὰ τὴν ἀρχὴν εὐθύς. αἰτία δὲ κοινὴ τούτων ἁπάντων
ἡ τῆς χρείας τῶν σφυγμῶν αὔξησις, ἅμα τῇ τοῦ χιτῶνος
σκληρότητι. ὅταν γὰρ ἐπείγῃ μὲν ἡ χρεία, καὶ διὰ τοῦθ᾽

nam hoc ob caloris abundantiam defiderat, idque durities
tunicae prohibeat, videtur pulfus quodammodo fubtremere.
Plane tunc hoc potiffimum accidit, ubi immineat fyncope;
quomodo ubi convulfio, etiam motus eft pulfuum convulfi-
vus.   At hoc phrenitici habent perpetuum, ut cum convul-
fione quadam motus abrumpatur, non definat paulatim; vi-
get enim calor funtque dura inftrumenta.   Quum enim
cupiat arterias amplius facultas diftendere, obftat tunicarum
durities; unde violentia procedit et praecifio illa convulfiva.
Sic incipiunt etiam arteriae diftendi fubito et affatim, quafi
exilientes magis quam pedetentim diftentae.   Sic etiam ex
inflammatione febricitantibus cunctis id his plus, illis minus
videtur accidere; non in motus tantum fine, fed ab initio
ftatim.   Omnium horum caufa eft communis, ufus pul-
fuum auctus, una cum duritie tunicae.   Nam quum inftet
ufus, eoque quafi in magnam facultas celeremque erum-

ΑΙΤΙΩΝ ΒΙΒΛΙΟΝ Δ. 187

Ed. Chart. VIII. [229. 230.]   Ed. Baf. III. (114.)

ἡ δύναμις ὡς ἐπὶ μεγάλην τε καὶ ταχεῖαν ἐξορμᾷ διαστολήν,
ἀντιβαίνει δ᾽ ἡ τῶν ὀργάνων σκληρότης, ἀνάγκη τὴν προει-
ρημένην ἰδέαν ταῖς κινήσεσι συμπίπτειν. ἀλλὰ καὶ ὅτι διὰ τὴν
αὐτὴν ταύτην ξηρότητά τε καὶ σκληρότητα καὶ τάσιν τῶν
ἀγγείων ἀνώμαλος ὁ σφυγμὸς φαίνεται κατὰ τὴν θέσιν οὐ-
δὲν θαυμαστὸν ἐννοεῖν τοῖς μεμνημένοις τῶν ἔμπροσθεν.
ὥσπερ οὔθ᾽ ὅτι τὸ λίαν πυκνὸν ἐφεδρεύουσαν ἀπειλεῖ συγ-
κοπήν. ἀῤῥώστου γὰρ δυνάμεως ἡ πυκνότης ἔγγονος ἐδεί-
κνυτο.

Κεφ. ιε΄ [230] Ἐφεξῆς ὁ λόγος ἐστὶ περὶ τοῦ μικτοῦ
δοκοῦντος εἶναι πάθους ἔκ τε φρενίτιδός καὶ ληθάργου καὶ
διὰ τοῦτο καὶ τοὺς σφυγμοὺς ἐν τῷ μέσῳ τῆς ἑκατέρου
τῶν παθῶν ἔχοντος ἰδέας. ἥτις μὲν δὴ τοῦδε τοῦ πάθους
ἐστὶν ἡ φύσις, ἐν ἑτέροις δεδήλωται διότι δ᾽ εὔλογον αὐτῷ
καὶ τοὺς σφυγμοὺς ἔχειν μικτούς, ὡς ἂν καὶ αὐτῷ μικτῷ
φύσιν ὑπάρχοντι, θαυμάσιον οὐδέν. ὥστέ τις τοῦτο γι-
νώσκων οὐδὲν ἔτι δεῖται λόγου πλείονος. ἀλλ᾽ ἀρκεῖ μοι
κἀνταῦθα παραγράψαι τὴν ἐκ τῆς εἰσαγωγῆς ῥῆσιν, ὧδέ πως
ἔχουσαν.

pat diftentionem, renitatur autem durities inftrumentorum,
in ideam illam quam retulimus necelle eft ut incidat mo-
tus. Quin etiam ob eandem hanc ficcitatem et duritiem
tenfionemque vaforum, non mirum eft, fi intelligant, qui
priora meminerunt, videri pulfum in fitu inaequalem: at
ne hoc quidem, infignem crebritatem inftare, fignificare
fyncopen. Ab imbecilla enim facultate oftendimus oriri
crebritatem.

Cap. XV. Pofthac fermo mihi eft de affectu, qui
mixtus efle ex phrenitide et lethargo videtur; qui ideo etiam
pulfus habet inter utrunque affectum ambigentes. Naturam
hujus affectus alibi declaravimus. Itaque pulfus eum me-
rito habere mixtos, quum fit etiam ipfe natura mixta, non
mirum eft. Quamobrem fi id noris, non requiras jam
longiorem interpretationem; fed fi caput hic quoque ad-
fcripfero ex ifagoge, fatis erit. Habet autem ad hunc
modum.

188 ΓΑΛΗΝΟΥ ΠΕΡΙ ΤΩΝ ΕΝ ΤΟΙΣ ΣΦΥΓΜ.

Ed. Chart. VIII. [230.]   Ed. Baf. III. (114.)

Ἔστι δέ τι καὶ ἄλλο πάθος, ὃ εἴτε μέσον αὐτὸ ληθάρ-
γου καὶ φρενίτιδος χρὴ νομίζειν, ὡς οὐδ' ἑτέρῳ ταὐτὸν ὄν,
εἴτε κοινὸν ἀμφοῖν, ὡς μικτὸν ἔκ τε τῶν τῆς φρενίτιδος εἰδῶν
ἔκ τε τῶν τοῦ ληθάργου, τοῦτο μὲν ἰδίᾳ σκεψόμεθα· περὶ
δὲ τῶν σφυγμῶν νῦν αὐτοῦ ἐροῦμεν. καὶ ἵνα μὴ ὥσπερ αἴ-
νιγμά τι προσβεβλημένον εἴη, τοῖς συνεδρεύουσιν αὐτὸ δη-
λώσω. τὰ μὲν πολλὰ μύουσι τοῖς ὀφθαλμοῖς καὶ ὑπνώδεις
εἰσὶ καὶ ῥέγχουσιν. αὖθις δ' αὖ ἐπὶ πλεῖστον ἀτενὲς ὁρῶν-
τες διετέλεσαν ἀσκαρδαμυκτὶ, παραπλησίως τοῖς κατόχοις.
καὶ εἰ πυνθάνοιό τι καὶ εἰ διαλέγεσθαι βιάζοιο, δυσχερεῖς
ἀποκρίνασθαι καὶ ἀργοὶ, τὰ πολλὰ δὲ παραφόρως φθεγγό-
μενοι καὶ οὐκ ὀρθῶς ἀποκρινόμενοι καὶ ληροῦντες εἰκῆ.
τοιοῦτον μέν ἐστι τὸ πάθος, ὃ νῦν βούλομαι δηλοῦν τοῖς
συνεδρεύουσι γνωρισθὲν, ἀπορίᾳ οἰκείου ὀνόματος. οἱ σφυγ-
μοὶ δ' αὐτοῦ ταχεῖς μὲν καὶ πυκνοὶ, παραπλησίως φρενιτι-
κοῖς, ἀλλ' ἧττον. οὕτω δὲ καὶ ἰσχύος ἧττον ἐκείνων ἔχου-
σιν, πλατεῖς δὲ καὶ βραχεῖς, καὶ τὸ κατὰ τὴν ἔξω κίνη-
σιν, ἀθρόως ἀποκεκομμένοι οὐκ ἔχοντες, ἀλλ ἑτέρῳ μὲν

*Jam etiam alius eſt affectus, qui ſive medio loco po-
nendus ſit inter lethargum et phrenitin, ut qui cum neutro
in totum conveniat, ſive communis eſſe ambobus exiſtiman-
dus, ut ex phrenitidis ſpeciebus et lethargi mixtus, ſuo
loco conſiderabimus. Nunc de ejus pulſibus agemus; at
ne quaſi aenigma quoddam propoſitum ſit per ſigna, quae
cum eo ſunt connexa, eum ob oculos ponam. Connivent
fere oculis, ſomnolenti ſunt, atque ſtertunt, rurſus oculis
fixis ac inconniventibus diutiſſime, ut catochi, intuen-
tur; et ſi quid roges atque ad colloquium compellas,
difficiles ſunt ad reſpondendum et tardi. Plerunque
etiam ſtulte loquuntur, nec recte reſpondent, ac temere
nugantur. Is eſt affectus, quem dico, qui ex ſignis ſibi
adjunctis defectu proprii nominis cognoſcitur. Pulſus
ejus celeres ſunt et crebri, perinde ut phreniticorum, mi-
nus tamen; et roboris item minus ac illi obtinent. Lati
autem ſunt et externum motum non habent ſubito trun-*

Ed. Chart. VIII. [230.]   Ed. Baf. III. (114. 115.)

τρόπῳ καθάπερ εἴσω σπεύδοντες ὑποφεύγουσιν, ἐπιταχύνοντες τὴν συστολὴν, καὶ οἷον ὑποκλέπτοντες τῷ τὴν διαστολὴν, οὐ μὴν ὅμοιοί γε κατ᾽ αὐτὴν τῷ τῶν φρενιτικῶν. τὸ γὰρ οἷον ἀποκεκομμένον οὐκ ἔχουσιν.

Κεφ. ιστ᾽. Οἱ δὲ τῶν κατόχων σφυγμοὶ, κατόχους γὰρ αὐτοὺς καὶ κατεχομένους ἐκάλουν οἱ παλαιοὶ, κατοχὴν δὲ καὶ κατάληψιν οἱ νεώτεροι τὸ πάθος ὀνομάζουσιν, ἐοίκασι μὲν τὰ ἄλλα τοῖς ληθαργικοῖς, μεγέθους τε χάριν καὶ βραδύτητος καὶ ἀραιότητος, ὥσπερ καὶ ὅλον τὸ πάθος τοῦ πάθους οὐ πόῤῥω τὴν ἰδέαν ἐστὶν, οὐ μὴν ἀσθενὴς ὁ τῶν κατόχων σφυγμὸς, οὐδὲ μαλακὸς, ἀλλ᾽ ἐν τούτοις δὴ καὶ πάνυ διαφέρει, ὥσ(115)τε κἂν τῷ λύεσθαι μὲν καὶ οἰδίσκεσθαι τὴν ὅλην ἕξιν τοῖς ληθαργικοῖς, ἐσφίχθαι δὲ καὶ συνέχεσθαι τοῖς κατόχοις. οὕτω δὲ καὶ ἀνωμαλίᾳ καὶ ὁμαλότητι διαφέρουσιν ἀλλήλων. ὁμαλὸς γὰρ ὁ τῶν κατόχων σφυγμὸς, ἀνώμαλος δὲ ὁ τῶν ληθαργικῶν. Ἀρχιγένης δέ φησι τὸν τῆς ἀρτηρίας τόπον ἰδίως ἐπ᾽ αὐτῶν θερμότερον εὑρίσκεσθαι, καθάπερ τοῖς σπασθησομένοις μετὰ καταφορᾶς.

catum; fed alio modo veluti intro fe proripientes fubterfugiunt, ao concitant contradictionem, et quafi fuffurantur diftentionem; verum in ea pulfui phreniticorum non funt fimiles, quod truncatione illa careant.

Cap. XVI. *Catochorum pulfus*, (κατόχους enim et κατεχομένους veteres appellabant; juniores ipfum affectum κατοχὴν et κατάληψιν vocant) caetera lethargicis fimiles funt, magnitudine, tarditate, crebritate; ut nec totius hujus affectus fpecies late ab eo diffidet. Catochorum tamen non imbecillus eft pulfus, nec mollis, fed in his fane multum differt; ut etiam in hoc, quod laxatur lethargicis atque intumefcit univerfum corpus; contra ftipatur et cogitur catochis. Ad haec inaequalitate et aequalitate inter fe diftant. Aequalis enim pulfus eft catochorum, inaequalis lethargicorum. Archigenes arteriae locum auctor eft proprie in iis inveniri calidiorem, ficut illis quibus convulfio imminet, eum fopore.

Σύμπαντα σχεδὸν τἆλλα ταὐτὰ τοῖς κατόχοις ἐστὶ πρὸς
τοὺς ληθάργους, πλὴν τοῦ διοιδίσκεσθαί τε καὶ οἷον νεκροῦ-
σθαι τὴν ἕξιν. ὅθεν καὶ οἱ σφυγμοὶ τήν τε ἀμυδρότητα καὶ
τὴν μαλακότητα παραλλάττουσαν ἴσχουσι, τὴν μὲν, ὅτι μήπω
τῆς δυσκρασίας ὅλην τὴν ἕξιν διαδεδυκυίας ἡ δύναμις εὔρω-
στός ἐστι, τὴν μαλακότητα δὲ οὐδ᾽ αὐτὴν ἔχουσιν, ὅτι μηδὲ
τὸν χιτῶνα τῆς ἀρτηρίας ἤδη μαλακόν. ὁ δὲ τῆς ἀρτηρίας
τόπος οὐκ ἀεὶ μὲν ἐναργῶς, ἐμοὶ γοῦν ἐφάνη θερμότερος,
ὡς τὰ πολλὰ μέντοι σαφῶς εὑρίσκεται θερμότερος. [231] αἴ-
τιον δὲ κἂν τούτῳ τῷ πάθει κἂν τοῖς ἄλλοις, ἐν οἷς ταὐ-
τὸν εὑρίσκεται σύμπτωμα, τὸ τὴν ψύξιν τῆς ἕξεως οὐχ ὁμοίως
ἧφθαι τῶν ἀρτηριῶν. πολλὰ γὰρ τοιαῦτα συμπίπτει ταῖς
ἀνωμάλοις δυσκρασίαις. φαίνεται τοίνυν θερμότερος ὁ τῶν
ἀρτηριῶν τόπος τῶν πέριξ, ἐνίοτε μὲν αὐτῷ τῷ θερμανθῆ-
ναι μᾶλλον, ἐνίοτε δὲ τῷ τῶν περικειμένων ἧττον ἐψύχθαι.

Κεφ. ιζ'. Τῶν δὲ σπωμένων αὐτὸ μὲν τὸ σῶμα τῆς
ἀρτηρίας συνῆχθαι δοκεῖ, καὶ πανταχόθεν ἐστεγνῶσθαι, οὐχ
ὡς τεθλιμμένον ὑπό τινος, ἢ στενοχωρούμενον, οὐ μὴν οὐδ᾽
ὡς πεφρικὸς, οἷον τὸ πυρεκτικὸν, καὶ μάλισθ᾽ ὡς ἐν ἐπιση-

Univerſa pene alia cum lethargicis conveniunt cato-
chis, praeter quod immutescat habitus et veluti obſtupeſcat,
unde pulſibus mutatur tum remiſſio tum mollities; illa, quod
cum intemperies nondum univerſum habitum occupavit, firma
ſit facultas. Nec vero mollitiem habent, quod nec tunicam
etiam arteriae mollem. Arteriae vero regionem non ſem-
per equidem reperi calidiorem, fere tamen invenitur ma-
nifeſte calidior. Cauſa eſt et in hoc affectu et in aliis, ubi
invenitur idem ſymptoma, quod refrigeratio habitus non
aeque arterias attigerit. Etenim inaequali intemperiei multa
talia uſu veniunt. Ac videtur quidem calidior locus arte-
riarum finitimis circumcirca, modo quod caleat magis; modo
quod minus quam circumpoſita ſit frigidus.

Cap. XVII. *Convulſorum ipſum corpus arteriae
videtur contractum et undequaque coarctatum, non ceu
compreſſum ſit a quopiam, vel conſtipatum, nec etiam vel-
uti rigidum, ut in febre, praeſertim in acceſſionibus,*

μασίαις, οὐδ᾽ ἐν ἐπισημασίαις, οὐδ᾽ ὡς διὰ σκληρότητα δυσε
πέκτατον, οἷον τὸ ἐπὶ χρόνου μήκεσι, καὶ μάλιστα σὺν ἁμαρ-
τήμασιν, ἢ σπλάγχνων κακώσεσιν, ἀλλ᾽ ὡσανεὶ σῶμα νευρῶ-
δες κοῖλον, οἷον ἔντερον, ἤ τι παραπλήσιον ἐξ ἀμφοτέρων τῶν
περάτων τεταμένον. οὕτω δὲ καὶ ἡ κίνησις ἀνώμαλος, ἄνω
καὶ κάτω μεθισταμένης τῆς ἀρτηρίας, ὥσπερ χορδῆς. οὐδὲ
γὰρ διαστολῆς ἢ συστολῆς ἔμφασίς ἐστιν,' ἀλλὰ κλόνῳ μᾶλ-
λον ἔοικεν, οἷον ἐκπηδώσης ἄνω καὶ αὖθις εἴσω σπωμένης.
καὶ οὐδὲ διακεκριμένως τοῦτο πασχούσης, ἀλλ᾽ ἑνὶ χρόνῳ
πολλάκις τὸ μέν τι μέρος αὐτῆς ἄνω φέρεσθαι δοκεῖ, καθά-
περ ἐκτοξευόμενον, τὸ δὲ ἔσω φέρεσθαι, καθάπερ ὑπό τινος
ἑλκόμενον· καὶ τὸ μὲν ταχέως κινεῖσθαι, τὸ δὲ βραδέως.
δοκεῖ δὲ καὶ σφοδρὸς εἶναι καὶ μέγας ὁ τῶν σπωμένων σφυγ-
μός.' ὁ δ᾽ ἔστι μὲν οὔτ᾽ ἄῤῥωστος οὔτε μικρὸς, οὐ μὴν
ἐφ᾽ ὅσον φαντάζεται σφοδρὸς, ἢ μέγας. ἐξαπατᾷ γὰρ ἡ
πληγὴ, διὰ μὲν τὴν τάσιν εὔρωστος φαινομένη, διὰ δὲ τὸν
κλόνον ἐκπηδητική. ὅθεν καὶ ὑψηλότερος ἔσθ᾽ ὅτε φαίνε-
ται καὶ οἷον ψόφον τινὰ τραχὺν ἀποτελεῖ πρὸς τὴν ἁφήν.

nec vero ut prae duritie ad intentionem contumax; veluti
quod fit diuturnitate temporis, praefertim quum quid of-
fensum fit, vel viscera vitiata; sed ut corpus nervosum
cavumque, veluti intestinum, aut simile, ex utroque fine
intentum. Ad eundem modum inaequalis motus est arte-
riae in modum chordae sursum deorsumque agitatae. Ne-
que enim species distentionis vel contractionis repraesen-
tatur: verum vibrationi potius similis est, ceu exilientis
sursum, iterumque retractae intro. Quod ne constituto
quidem tempore habet, sed uno saepe tempore alia ejus
pars videtur ferri sursum, veluti ejaculata; altera intro
ceu a quopiam attracta; atque una moveri celeriter, al-
tera tarde. Jam vehemens quoque et magnus convulso-
rum pulsus videtur esse. Est vero hic non imbecillus, ne-
que parvus; non perinde tamen, ut videtur, vehemens,
vel magnus. Ictus enim imponit, dum ob tensionem vali-
dus, ob vibrationem exilire appareat. Quamobrem altior
interdum videtur ac veluti strepitum quendam ad tactum

καὶ οὐκ ἄν τινα λάθοι τῶν ἠσκημένων ὁ σφυγμὸς οὗτος.
οὐδενὶ γὰρ ἔοικεν οὔτε κατὰ τὴν ἐφ᾽ ἑκάτερα τάσιν οὔτε τὸ
σπασμῶδες τῆς κινήσεως. μιγνυμένου δ᾽ αὐτοῦ τῷ τῆς κατα-
φορᾶς, δυσφορώτατος ἡ κίνησίς, καὶ μόνῳ τῷ καθ᾽ ἑαυτὸν
ἑκάτερον γνωρίζειν ἀκριβῶς ἐσκεμμένῳ δυνατὸν καὶ τὴν μῖξιν
ἐπιγνῶναι.

Ἡ μὲν ῥῆσις ἡ ἐκ τῆς εἰσαγωγῆς αὕτη. πρόδηλος δὲ τῶν
εἰρημένων ἡ αἰτία τῷ μεμνημένῳ διότι συμπάσχουσιν ἀλλή-
λαις αἱ ἀρχαί.

Κεφ. ιη'. Παραλύσεως σφυγμὸς μικρὸς καὶ ἀμυδρὸς
καὶ βραδύς ἐστι, καὶ τισὶ μὲν αὐτῶν καὶ ἀραιός, τισὶ δὲ καὶ
πυκνὸς μέν, ἀλλ᾽ ὑποδιαλείπων ἀτάκτως.

Μικρὸς μὲν καὶ βραδύς ἐστιν ὁ τῶν παραλελυμένων
σφυγμός, ὅτι ψυχρὸν τὸ πάθος· ἀμυδρὸς δὲ, ὅτι καὶ ἡ δυ-
ναμις ἀῤῥωστοτέρα. μείζονος δὲ τῆς ἐν αὐτῷ γενομένης κα-
ταλύσεως πυκνὸς ἅμα καὶ ἀνώμαλος καὶ ὑπολείπων ἀτάκτως.
εἴρηται δ᾽ ἐν τοῖς ἔμπροσθεν ἡ αἰτία κατὰ τὸ δεύτερον τῶνδε
τῶν ὑπομνημάτων.

edit afperum. Sane neminem, qui quidem fit expertus,
fugiat hic pulfus. Quippe nulli eft fimilis vel tenfione
in utranque partem, vel convulfione motus. At quando
cum pulfu fopitorum commixtus eft, difficillime motus de-
prehenditur; folusque qui ad amuffim utrunque cognofcere
feparatim meditatus eft, poterit confufos cognofcere.

Habes caput ex ifagoge. Caufa autem illorum aperta
eft, fi memineris inter fe principia confentire.

Cap. XVIII. Paralyticorum parvus pulfus et lan-
guidus tardusque eft. Nonnullis rarus quoque, aliis
creber, fed nonnihil inordinate intermittens.

Pulfus paralyticorum quia frigidus morbus eft, par-
vus eft et tardus; languidus etiam, quod facultas imbecil-
lior fit. Quod fi major in illis diffolutio facultatis exoria-
tur, creber fimul et inaequalis erit intermittensque nonnni-
hil inordinate. Caufa eft ante expofita in fecundo libro
horum commentariorum

Ed. Chart. VIII. [231. 232.]　　　　　Ed. Baf. III. (115.)

Κεφ. ιθ΄. Ἐπιλήπτων δὲ καὶ ἀποπλήκτων οἱ σφυγμοὶ παραπλήσιοι. ὅσα οὖν περὶ τῶν ἐπιλήπτων εἰρήσεται, τοσαῦτα [232] καὶ περὶ τῶν ἀποπλήκτων εἰρήσεσθαι χρὴ δοκεῖν, ἐπιτεταμένα μᾶλλον. ἐν μὲν δὴ τῷ μετρίως ἐνοχλεῖσθαι καὶ μηδέπω τῆς φύσεως ἱκανῶς ἰσχυρότερον εἶναι τὸ πάθος οὐδεμίαν εὔδηλόν ἐστιν εὑρεῖν τροπὴν ἐν μεγέθει καὶ σφοδρότητι καὶ τάχει καὶ πυκνότητι καὶ σκληρότητι. μόνον δὲ ὥσπερ τεταμένη καθ᾽ ἑκάτερόν ἐστιν ἡ ἀρτηρία τοῖς σπωμένοις εἰκότως. εἰ δ᾽ ἰσχυρὸν εἴη τὸ πάθος, ὡς βαρύνειν τὴν δύναμιν, ἀνωμαλίαν τέ τινα λαμβάνει καὶ τάσιν ἰσχυρὰν καὶ μικρότερος καὶ ἀμυδρότερος γίνεται καὶ ἀραιὸς καὶ βραδὺς, μεγάλως δὲ θλῖψαν καὶ καταβαλὸν τὴν δύναμιν ἀμυδροὺς καὶ μικροὺς καὶ πυκνοὺς ἐργάζεται.

Ἡ μὲν ῥῆσις αὕτη. τοσούτῳ δὲ οὐ δεῖ νεωτέρας ἐξηγήσεως τοῖσδε τοῖς σφυγμοῖς εἰς εὕρεσιν αἰτίας, ὥστε καὶ μαρτυρεῖ σαφῶς τοῖς ἐν τῷ πρώτῳ καὶ δευτέρῳ τῶνδε τῶν ὑπομνημάτων εἰρημένοις.

Κεφ. κ΄. Ὁ τῶν συναγχικῶν σφυγμὸς τάσιν μέν

Cap. XIX. *Comitialium et attonitorum fimiles pulfus funt. Quare de comitialibus quae exponemus, eadem de attonitis, fed cumulatius accipienda funt. Dum modice infeſtatur natura, neque dum eam multum fuperavit morbus, nullam invenias mutationem infignem, magnitudinis, vehementiae, celeritatis, crebritatis et duritiei; tantum eft convulfus, intenta jure utrinque arteria. Sin autem gravis fit affectus, ut oneret facultatem, inaequalitatem quandam comparat atque tenfionem validam, ac minor, languidior, rarus tardusque efficitur. Si comprimat magnopere et facultatem dejiciat, languidos, parvos crebrosque creat.*

Caput hoc eft. At tantum abeſt ut novam interpretationem hi pulfus defiderent ad caufas inveniendas, ut etiam dilucide illa confirment, quae in horum commentariorum primo et fecundo tradidimus.

Cap. XX. *Anginae pulfus tenfionem quandam ha-*

Ed. Chart. VIII. [232.]   Ed. Baf. III. (115.)

τινα παραπλησίαν ἔχει τῷ σπασμώδει, μέγας δ᾽ ἐστὶ καὶ κυ-
ματώδης, ὡς ὁ τῶν περιπνευμονικῶν, καὶ ὁπότερον ἂν ἐν
αὐτῷ μεγάλως ἐπικρατῇ, κατ᾽ ἐκεῖνο ᾽χρὴ προσδοκᾶν τὴν με-
τάπτωσιν. εἰ μὲν τὸ περιπνευμονικὸν εἶδος ἐπικρατήσειεν,
εἰς περιπνευμονίαν· εἰ δ᾽ αὖ τὸ σπασμῶδες, εἰς σπασμὸν ἢ
συνάγχη τελευτήσει. ὅσοι δ᾽ ἂν ἐξ αὐτῶν ἰσχυρῶς πνίγωνται,
μικρὸς τούτοις καὶ ἀραιὸς ὁ σφυγμὸς γίνεται· τελευτώντων
δὲ ἤδη πυκνὸς καὶ ἀνώμαλος.

Πάσῃ μὲν φλεγμονῇ τὴν ἀρχὴν εἰς συμπάθειαν ἀγούσῃ
κοινὸν σύμπτωμα τείνειν τὸν σφυγμόν. ἀλλὰ μᾶλλον τοῦτο
δρῶσιν αἵ τε τῶν νευρωδῶν σωμάτων καὶ ὅσα πλησίον εἰσὶ
τῆς ἀρχῆς. ταῦτά τοι καὶ ὁ τῶν συναγχικῶν σφυγμὸς οὐκ
ἂν ἄνευ μὲν τάσεως, ἀλλ᾽ ἤτοι πλέον ἢ ἧττον αὐτῆς μετέχει.
γίνεται γὰρ τοῦτο διά τε τὸν ἐπιῤῥέοντα χυμόν, ἢ χολωδέ-
στερον, ἢ φλεγματικώτερον ὑπάρχοντα, καὶ διὰ τὴν τῶν ὀρ-
γάνων αὐτῶν τῶν ἐν τῷ τραχήλῳ διαφοράν. τὰ μὲν γὰρ νευ-
ρωδέστερά τε καὶ συντονώτερα τείνει μᾶλλον τὸν σφυγμόν·
ὅσα δὲ σαρκώδη τε καὶ χαῦνα, κυματωδέστερον ἀπεργάζεται

bet ei quam convulſivus habet perſimilem, magnus eſt et
undoſus, ut pulſus peripneumonicorum, ac utrum in-
ſigniter in eo polleat, pro eo expectanda mutatio eſt. Nam
ſi peripneumonica ſpecies ſuperior ſit, in peripneumoniam;
ſi vero convulſiva, in ſpaſmum angina deſinet. Quicun-
que autem ex illis vehementer ſuffocantur, parvum hi ha-
bent et rarum pulſum; ubi jam animam agant, crebrum
atque inaequalem.

Omnis inflammatio, quae conſentiens ſibi principium
habet, commune obtinet ſymptoma, tenſionem pulſuum;
verum hoc faciunt praecipue inflammationes nervoſorum
corporum et quae ſunt principio finitimae; itaque nec an-
ginae pulſus vacat tenſione, ſed vel plus, vel minus ejus
habet; quod ex humore fit confluente, qui vel bilioſior,
vel pituitoſior fit et ex ipſorum etiam inſtrumentorum cer-
vicis differentia. Siquidem nervoſiora et contentiora vehe-
mentius pulſum tendunt, carnoſa et remiſſa undoſiorem

ταῦτα. τὰ δ᾽ ἄλλα τῆς λέξεως δῆλα, πλὴν τοῦ κατὰ τὸ τέλος
εἰρημένου, τοῦ μικρὸν μὲν καὶ ἀραιὸν γίνεσθαι τοῖς πνιγομέ-
νοις ἐξ αὐτῶν τὸν σφυγμὸν, ἐπὶ τελευτῇ δὲ πυκνὸν καὶ
ἀνώμαλον. ἔχει γὰρ οὕτως. ἐν μὲν ταῖς ἀρχαῖς τοῦ πνίγε-
σθαι μικρότεραι καὶ ἀραιότεραι τῶν ἀρτηριῶν αἱ διαστολαὶ
γίνονται, τῆς τε δυνάμεως ἀῤῥωστούσης ἤδη, καὶ τῆς χρείας
μειουμένης. ἐφεξῆς δ᾽ ὅταν ἤδη πλησίον ὦσι θανάτου, πει-
ρᾶται ἡ δύναμις ἐπισπᾶσθαι συνεχέστερον, ὡς ἂν καὶ τῆς
οὐσίας ἤδη τοῦ ψυχικοῦ πνεύματος ἐλλειπούσης. ἀῤῥω-
στοῦσα δὲ μικρὰς μὲν ἐξ ἀνάγκης ἐργάζεται τὰς διαστολάς·
ὅτι δὲ μικρὰς, διὰ τοῦτο καὶ πυκνάς. εἴρηται γὰρ ὑπὲρ
τούτου ἔμπροσθεν. εἶτ᾽ ἐξαίφνης ὡσπερεὶ πεδηθεῖσα, πολ-
λάκις μὲν ἔστη, πολλάκις δ᾽ ἐμέλησε στῆναι. τούτων δὲ
τὸ μὲν ἕτερον διαλείποντα, τὸ δ᾽ ἕτερον ἀραιὸν ἐργάζε-
ται τὸν σφυγμόν· ἄμφω δ᾽ ἀνώμαλον ἐν τῇ κατὰ τοῦτο
τὸ γένος διαφορᾷ.

Κεφ. κα'. Ὀρθοπνοίας ὀξείας σφυγμὸς ἀνώμαλος
ἄτακτος, ὑπεκλείπων, καὶ τῆς μὲν μέσης τῇ κακίᾳ πυκνὸς,

reddunt.　　Caetera clara ſunt hujus capitis, niſi quod dictum
ad exitum eſt, qui illorum ſuffocantur, hos pulſum habere
parvum et rarum, inter moriendum crebrum ac inaequa-
lem.　　Sic enim res habet; quum incipiunt ſuffocari, fiunt
arteriarum minores et rariores diſtentiones; quod imbecilla
jam facultas ſit et uſus imminutus.　　Inde ubi morti jam ſunt
proximi, molitur quidem facultas attrahere crebrius, quod
ſubſtantia deficiat jam ſpiritus animalis: ſed quum imbecilla
ſit, parvas diſtentiones neceſſario efficit; et quia parvas,
ideo crebras.　　Nam de hoc diximus ante.　　Poſtea ſubito
veluti victa, ſaepe ſubſiſtit, ſaepe cupit ſubſiſtere.　　Quo-
rum alterum intermittentem, alterum rarum pulſum creat,
ambo inaequalem in hujus generis differentia.

Cap. XXI.　*Orthopnoea acuta inaequalem et inor-*
dinatum pulſum habet et nonnihil deficientem. 　Quae

τῆς δ᾽ ἐσχάτως (116) βιαίας βραδὺς καὶ ἐκλείπων, τῆς δ
ἀναιρούσης ἤδη πυκνὸς καὶ ἀμυδρός.

[233] Τοῦ χρονίου νοσήματος, ὃ δὴ προσαγορεύουσιν
ὀρθόπνοιαν, ὀξεῖς εἰσιν οἱ παροξυσμοὶ, καθάπερ καὶ τῆς
ἐπιληψίας. ἔν τε οὖν τούτοις, οὐχ ἥκιστα δὲ κἂν ταῖς ἄλλαις
ἁπάσαις ὀρθοπνοίαις ταῖς ὁπωσοῦν ἐξαιφνίδιον γινομέναις
οἱ σφυγμοὶ πάντως μὲν ἀνώμαλοί τε καὶ ἄτακτοι καὶ ὑπεκ-
λείποντες γίνονται, διὰ τὰς ὀλίγον ἔμπροσθεν εἰρημένας αἰ-
τίας. ἤδη δὲ παρὰ τὰς διαφορὰς τῆς κακίας ἢ πυκνοὶ μᾶλ-
λον ἢ ἀραιοί. ταχεῖς μὲν γὰρ οὐδέποτε, διὰ τὴν ἀῤῥωστίαν
τῆς δυνάμεως. ἐν μὲν δὴ τῇ μέσως μοχθηρᾷ πυκνὸς μᾶλλον
ἅμα τῷ καὶ ἀνώμαλος εἶναι δηλονότι καὶ ὑπεκλείπων. ἐν
ἀρχῇ γὰρ τοῦ λόγου ταῦθ᾽ ὡς ἀχώριστα προείρηται. διότι
δὲ πυκνὸς γίνεται τῆς χρείας μὲν ἐπειγούσης, τῆς δυνάμεως
δ᾽ ἀῤῥωστούσης, ἐν τοῖς ἔμπροσθεν εἴρηται. καὶ μὲν δὴ καὶ
ἤδη νεκρουμένης τῆς δυνάμεως βραδὺς ἅμα καὶ ἐκλείπων.
ἄμφω γὰρ ταῦθ᾽ ὑπάρχει τῇ μηκέτι κινεῖσθαι δυναμένῃ. κατ᾽
αὐτὸ δὲ τὸ ἀποθνήσκειν ἤδη βιαιοτάτης μὲν τῆς τοῦ πνεύ-

mediocriter eſt gravis, crebrum; quae violentiſſima, tar-
dum et deficientem; quae jam perimit hominem, crebrum
et languidum.

Diuturni morbi, quem orthopnoeam appellant, acutae
funt acceſſiones, ut morbi comitialis. Ergo cum in his,
tum maxime in caeteris orthopnoeis omnibus, quae quo-
cunque modo repente fiunt; pulfus omnino inaequales et in-
ordinati funt et nonnihil deficientes, propter caufas quas
commemoravi paulo ante. Jam pro diverfitate offenfae
vel crebri magis, vel rari. Nam celeres quidem ob facul-
tatis imbecillitatem fiunt nunquam. At fi mediocris offenfa
fit, creber magis fimulque inaequalis ac nonnihil deficiens.
Nam in orationis principio haec dicta funt, ut infeparata.
Quamobrem autem, ubi urgeat ufus et facultas fit imbecilla,
creber fiat, ante declaravimus: ficut quum extincta jam fa-
cultas fit, tardus fimul et deficiens; ambo enim adjunctae
haec facultati funt, quae moveri amplius nequeat. At in
morte jam, quum fpiritum animalem natura impenfiſſime

ματος ἐπιζητήσεως τῇ φύσει γινομένης, ἀῤῥωστούσης δὲ δη-
λονότι τῆς δυνάμεως, ἐπὶ τὸ κινεῖσθαι μὲν ἔρχεται τῆς χρείας
καταναγκαζούσης, οὐ δυναμένης δ᾽ εἰς τοσοῦτον ἐξαίρειν τὴν
ἀρτηρίαν εἰς ὅσον ἡ χρεία ποθεῖ, πυκνοὺς ἐξ ἀνάγκης ἐργά-
ζεται τοὺς σφυγμούς. καὶ τοῦτ᾽ ἐπ᾽ ὀλίγον τινὰ χρόνον ἅπαν
ὅσον εἶχε δυνάμεως ἐπιδειξαμένη τελέως εὐθὺς ἀποσβέννυται.

Κεφ. κβ΄. Ὑστερικῆς πνίξεως ἀποτεταμένος ἐστὶ
σπασμωδῶς καὶ ἀραιός. τῆς δ᾽ ὀλεθρίας πυκνὸς, ἄτακτος
καὶ ὑπεκλείπων.

Οὐδ᾽ ἐπὶ ταύτης ἄπορος ἡ αἰτία τῷ μεμνημένῳ τῶν
πρόσθεν. διὰ μὲν γὰρ τὸ πεπονθὸς ὄργανον νευρῶδες ὑπάρ-
χον εὐλόγως ἀποτείνεται σπασμωδῶς ὁ σφυγμός. ὅτι δὲ τὸ
πάθος ψυχρὸν, ἡ ἀραιότης συνεδρεύει. καταλυομένης δ᾽ εἰς
ἔσχατον ἤδη τῆς δυνάμεως εὐλόγως πυκνοῦταί τε καὶ ἀνώ-
μαλος ἅμα καὶ ὑπεκλείπων γίνεται. προείρηται γὰρ ἤδη καὶ
περὶ τούτων, ὡς ὅταν ἐπείγῃ μὲν ἡ χρεία, κακῶς δ᾽ ἡ δύνα-
μις ἔχῃ, τοιοῦτον ἀνάγκη γίνεσθαι τὸν σφυγμόν.

Κεφ. κγ΄. Στόμαχος πεπονθὼς, οὕτω γὰρ καλείσθω
καὶ ὑφ᾽ ἡμῶν ἐν τῷ παρόντι τὸ στόμα τῆς κοιλίας διὰ τὴν

requirat, imbecilla autem facultas fit, ad movendum impel-
lente ufu fe confert; quia vero attollere tantum arteriam
quantum poftulat ufus non valet, neceffario pulfus reddit
crebros, ibique modico poft tempore, quum omnes fuas vi-
res explicaverit, ftatim extinguitur univerfa.

Cap. XXII. *Uterinae fuffocationis pulfus, ut fi
convelleretur, protenfus eft, et rarus; quod fi exitialis
fit fuffocatio, creber, inordinatus, et nonnihil deficiens.*

Ne hic quidem difficilis eft caufa, fi priorum memo-
riam retineas. Quum enim nervofus fit locus affectus, par
eft ut protendatur pulfus, quafi convulfivus fit. Quia vero
affectus frigidus eft, adjuncta eft raritas. At ubi jam prorfus
diffolvatur facultas, recte creber fit, fimulque inaequalis et
nonnihil deficiens. Nam de his ante declaravimus, ubi urgeat
ufus et affecta facultas fit, neceffario eum pulfum generari.

Cap. XXIII. *Stomachus affectus, (ut fic etiam vo-
cemus in praefentia os ventriculi, quod is ufus apud vul-*

τῶν πολλῶν συνήθειαν, οὐ καθ᾿ ἕν εἶδος τρέπει τὸν σφυγμὸν,
ἀλλ᾿ ὁ μὲν φλεγμαίνων μόνον, οἷον ἐπὶ φλεγμονῇ νευρώδους
σώματος εἴπομεν γίνεσθαι, τὴν τροπὴν τοιαύτην ἐργάζεται·
ὁ δὲ θλιβόμενος, ἢ δακνόμενος, ἢ ἀλύων, ἢ λύζων, ἢ ἐμετι-
κὸς, ἢ ναυτιώδης, ἢ ἀνόρεκτος, ἢ ὀδυνώμενος, κατὰ τὸ τοῦ
συμπτώματος εἶδος. αἱ μὲν γὰρ δήξεις καὶ οἱ ἔμετοι καὶ αἱ
ναυτίαι καὶ οἱ λυγμοὶ καὶ ὁ ἀλυσμὸς ἰσχυρῶς πυκνοῦσι σὺν
τῷ μικρὸν καὶ ἀμυδρὸν ἐργάζεσθαι καί τισι μετρίως θάττονα.
θλίψις δὲ μόνη χωρὶς τούτων τινὸς καὶ ἀραιὸν καὶ βραδὺν
καὶ μικρὸν καὶ ἀμυδρόν. ἡ δὲ τοιαύτη θλίψις ἐπί τε τρο-
φαῖς βαρυνούσαις γίνεται, μηδεμίαν ἐχούσαις ἰσχυρὰν δύνα-
μιν, ἀλλ᾿ αὐτῷ μόνῳ τῷ ποσῷ διοχλούσαις, καί τισιν ὑγροῖς
συῤῥυεῖσιν εἰς αὐτὸν ἀδήκτοις. εἰ δὲ καὶ ψύχοιτο πρὸς αὐ-
τῶν, τότε δὴ καὶ μάλιστα τοιοῦτος ὁ σφυγμὸς ἔσται. καὶ ὁ
τῶν βουλιμιώντων τοιοῦτός ἐστιν. αἱ μὲν οὖν εἰς πυκνότητα
τρέπουσαι διαθέσεις ἅπασαι χρονίζουσαι ἢ σφοδρότεραι γι-
νόμεναι τὸν σκωληκίζοντα σφυγμὸν ἐργάζονται, [234] αἱ δ᾿
εἰς ἀραιότητα πρὸς τῷ τὰς εἰρημένας διαφορὰς ἐπιτείνειν

gus obtinuit) non uno modo commutat pulfum. Nam fi
inflammatus fit duntaxat, ita mutat pulfum ut corporis
nervofi diximus inflammationem folere; fi comprimatur,
vellicetur, languefcat, fingultiat, vomat, naufeet, fafti-
diat, doleat, pro genere fymptomatis. Nam vellicatio-
nes, vomitus, naufeae, fingultus et languor, non folum
parvum et languidum efficiunt, et interdum etiam modice
celeriorem, verum etiam admodum crebrum. Sola vero
compreffio, remotis illis omnibus rarum, tardum, parvum
et languidum; ea compreffio tum a cibis oritur gravanti-
bus, neque ulla infigni praeditis virtute, fed fola abun-
dantia moleftis; tum ab humoribus quibusdam, qui in
eum confluant, non mordicantibus. Quae fi ab his fimul
refrigeretur, tum vero vel maxime talis pulfus exiftet.
Ac bulimo affectorum talis pulfus eft. At omnes quidem
affectus, qui in crebritatem mutent, fi diuturni fint, vel
evaferint graviores, pulfum vermiculantem creant. Qui
vero in raritatem, praeter quod commemoratas differentias

ΑΙΤΙΩΝ ΒΙΒΛΙΟΝ Δ. 199

Ed. Chart. VIII. [254.]   Ed. Baf. III (116.)

τοιοῦτόν τι σὺν αὐταῖς εἶδος ἐν τῇ καθ᾽ ἕνα σφυγμὸν ἀνω-
μαλίᾳ γεννῶσιν, ὡς εἰς πολλὰ δοκεῖν τεθρύφθαι τὸ σῶμα τῆς
ἀρτηρίας, ὡς μὴ καὶ συνεχὲς εἶναι. καὶ οἷον ψάμμου προσπι-
πτούσης αἴσθησις γίνεται τῇ ἁφῇ κατὰ τὴν διαστολήν.

Ἡ μὲν ἐκ τῆς εἰσαγωγῆς ῥῆσις αὕτη. τὰς δ᾽ αἰτίας τῶν
εἰρημένων, ὅσα μὲν πάνυ σαφεῖς εἰσι τοῖς μεμνημένοις τῶν
ἔμπροσθεν, οὐ δέομαι λέγειν· ὅσαι δ᾽ ἀσαφέστεραι, ῥηθή-
σονται. δυνάμεως γὰρ ἀῤῥωστούσης τῆς μὲν κατὰ τὸν ἑαυ-
τῆς λόγον ἐπὶ δυσκρασίᾳ δηλονότι, τῆς δὲ διά τι τῶν ἔξωθεν
ἤτοι βαρυνομένης ἢ ἐρεθιζομένης κακοήθως, ἐπὶ μὲν ταῖς
βαρυνομέναις μικρὸς καὶ βραδὺς καὶ ἀραιὸς ὁ σφυγμὸς γίνε-
ται, μικρὸς μὲν ὡς ἂν τῆς δυνάμεως κεκακωμένης, βραδὺς
δὲ διά τε τοῦτο καὶ τῆς χρείας ἐκλελυμένης· ψυχραὶ γὰρ αἱ
βαρύνουσαι τὴν δύναμίν εἰσι διαθέσεις· διὰ τοῦτο δὲ καὶ
ἀραιός, ἐδείχθη γὰρ ἐκλυομένης τῆς χρείας τοιοῦτος γινόμε-
νος· ἐπὶ δὲ ταῖς ἐρεθιζούσαις μόνον καὶ λυπούσαις τὴν δύ-
ναμιν διαθέσεσιν, μικρὸς μὲν κἀπὶ ταύταις καὶ ἀμυδρὸς διὰ
τὴν κάκωσιν τῆς δυνάμεως, πυκνὸς δὲ διότι καὶ ἀμυδρός·
ἔστι δ᾽ ὅτε καὶ βραχεῖ θάττων. ὥσπερ γὰρ καὶ ἡμεῖς αὐτοὶ

adaugent, talem praeterea ſpeciem inaequalitatis in uno
pulſu generant, ut multis locis pertuſum corpus arteriae
videatur, neque eſſe continuum; ac ſentit tactus in diſten-
tione veluti arenae occurſum.

Caput ex iſagoge hoc eſt. Cauſas illorum, quaecunque
valde perſpicuae ſunt memori priorum, praeteribo, expo-
nam autem obscuriores. Quum enim debilitetur facultas
aut per ſe, puta ex intemperie: aut de cauſa aliqua exter-
na, ut vel gravetur, vel irritetur prave, gravata quidem
parvum, tardum, rarum pulſum edit; parvum, quod facul-
tas laeſa ſit; tardum, quum ob hoc, tum ob uſum diſſolu-
tum. Frigidi ſunt enim qui facultatem onerant affectus;
itaque rarus quoque eſt. Nam diſſoluto uſu talem oſten-
dimus pulſum gigni. At ex irritantibus duntaxat et mole-
ſtantibus facultatem affectibus parvus etiam fit et languidus
ob offenſionem facultatis, et creber, quod languidus ſit.
Nonnunquam aliquanto etiam celerior eſt. Quomodo ſcili-

200 ΓΑΛΗΝΟΥ ΠΕΡΙ ΤΩΝ ΕΝ ΤΟΙΣ ΣΦΥΓΜ.

Ed. Chart. VIII. [234.]   Ed. Baf. III. (116.)

πολλάκις ἀσθενέστεροι γινόμενοι, κᾄπειτα διά τινα χρείαν
ἐπειχθέντες ἐπὶ πλεῖστον μὲν διαβαίνειν τοῖς σκέλεσιν ἀδυ-
νατοῦμεν, εἰς ὅσον δ᾽ οἷοί τέ ἐσμεν ἀναγκάζομεν ἡμᾶς αὐτοὺς
θᾶττόν τε καὶ πυκνότερον προβαίνειν, οὕτω καὶ ἡ τὰς ἀρτη-
ρίας κινοῦσα δύναμις, ὅταν ἐπείγηται μὲν ὑπὸ τῆς χρείας εἰς
τὰς κινήσεις, ἀσθενὴς δ᾽ ᾖ, μεγάλας μὲν οὐχ οἷα τέ ἐστι ποιεῖ-
σθαι τὰς διαστολὰς, ἐπ᾽ ὀλίγον δέ πως ὠκυτέρας, πυκνὰς μὲν
εἰς τοσοῦτον εἰς ὅσον ἐνδεέστερον τῆς χρείας αἱ διαστολαὶ γί-
νονται. κατὰ λόγον οὖν ταῖς μὲν εἰς πυκνότητα τρεπούσαις
στομαχικαῖς διαθέσεσιν τὸν σφυγμὸν ἐπιτεινομέναις ὁ σκωλη-
κίζων καλούμενος ἐπιγίνεται, καταλυομένης γὰρ ἦν οὗτος οἰ-
κεῖος δυνάμεως, ταῖς δ᾽ εἰς ἀραιότητα υἷον διατεθρυμμένος,
ἀνωμάλου δυσκρασίας αὐτῶν τῶν ὀργάνων ἔγγονος ὑπάρχων.

Κεφ. κδ'. Ὑδέρων σφυγμοὶ, τοῦ μὲν ἀσκίτου μικρὸς
καὶ πυκνότερος καὶ ὑπόσκληρος σύν τινι τάσει· τοῦ δὲ τυμπα-
νίτου μακρότερος, οὐκ ἄῤῥωστος, θάττων, πυκνὸς, ὑπό-
σκληρος σύν τινι τάσει· τοῦ δὲ κατὰ σάρκα κυματώδης, πλα-
τύτερος, μαλακός.

cet nos etiam, ubi imbecilliores fimus ac nccessitate qua-
piam compellamur, plurimum quidem pedibus progredi ne
quimus, fed quoad possimus, progressum nostrum magis
concitamus et continuamus: ad eumdem modum facultas,
quae arterias movet, ubi ad motum adigatur ab ufu et fit
imbecilla, non poterit moliri magnas diftentiones, fed ali-
quanto celeriores, ac tanto crebriores quanto minus ufum
compleant diftentiones.   Quare par eft, ut quum affectus
ftomachi, qui in crebritatem pulfum convertunt, increscant,
hos vermiculans quem vocant confequatur pulfus.   Hic
enim facultati quae diffolvitur peculiaris erat; at iis qui
in raritatem, ille, qui veluti pertufus eft, comitatur, qui ex
intemperie ipforum inftrumentorum oritur.

Cap. XXIV.   *Hydropum pulfus, afcitae parvus,
crebrior, fubdurus cum quadam tenfione eft; tympanitae,
longior, non imbecillus, celerior, creber, fubdurus, cum
quadam tenfione; illius quem anafarca vocant, undofus,
latior, mollisque.*

ΑΙΤΙΩΝ ΒΙΒΛΙΟΝ Δ. 201

Ed. Chart. VIII. [234.]   Ed. Baf. III. (116.)

Ὁ ἀσκίτης ὕδερος ἐν τοῖς κατὰ τὴν γαστέρα χωρίοις ἀθροίζων ὑδατώδους ὑγροῦ πλῆθος οὐκ ὀλίγον, εἰς συμπάθειαν ἄγει τὰς μεγάλας ἀρτηρίας, ὡς τείνειν τε ἅμα καὶ βαρύνειν καὶ καταψύχειν· τείνειν μὲν ἅμα τοῖς ἄλλοις τοῖς τῇδε· βαρύνειν δὲ διὰ τὸ βάρος· ψύχειν δὲ διὰ τὴν περιττὴν ὑγρότητα. διὰ μὲν δὴ τὴν τάσιν εὐλόγως τὸν σφυγμὸν ποιεῖ ὑπόσκληρον σύν τινι τάσει, διὰ δὲ τήν τε τῆς δυνάμεως κάκωσιν καὶ τὴν κατάψυξιν μικρότερον. εἰς ὅσον δὲ μικρότερον τοῦ δέοντος εἰς τοσοῦτον καὶ πυκνότερον, καὶ μᾶλλον ὅταν σὺν πυρετῷ. ὁ δὲ τυμπανίας ὕδερος ἧττον μὲν βαρύνει τὰς μεγάλας ἀρτηρίας, καὶ ὅλως τὴν δύναμιν, οὐχ ἧττον δὲ τείνει. διὰ τοῦτο οὖν ὑπόσκληρος μὲν σύν τινι τάσει, καθάπερ ἐν τοῖς ἀσκίταις ὁ σφυγμὸς γίνεται, θάττων δ᾽ ἐκείνων καὶ ἧττον ἄρρωστος, πυκνὸς δὲ κατὰ τὰς αὐτὰς αἰτίας ἐκείνῳ, μακρότερος δὲ διὰ τὴν κουφότητα τῶν ἐπικειμένων ταῖς ἀρτηρίαις σωμάτων. ἐδείχθη γὰρ ἐν τῷ δευτέρῳ λόγῳ βραχὺς μὲν ὁ σφυγμὸς γινόμενος, ἐπειδὰν τῷ βάρει τε καὶ πλήθει τῶν ἐπικειμένων τε καὶ περικειμένων αὐταῖς σωμάτων θλίβωνται, μακρὸς δὲ ἐκ τῶν ἐναν-

Hydrops ascites copiam acervans non modicam in ventre humoris aquofi una fecum magnas arterias afficit, ut intendat pariter et gravet et refrigeret. Tendit autem una cum aliis quae eo loci funt; gravat ob pondus; refrigerat ob nimiam humiditatem; ac tenfionis quidem nomine pulfum reddit merito cum quadam tenfione fubdurum. Quia vero facultas laefa et refrigerata eft, minorem; jam quo minorem jufto, hoc etiam crebriorem, praefertim ubi adjuncta fit febris. Tympanites minus gravat et magnas arterias et femel univerfam facultatem, verum non minus tendit, quae res facit ut perinde ac in ascitis pulfus fubdurus fit cum quadam tenfione. At aliquanto illo eft celerior minufque imbecillus; creber vero iisdem de caufis atque ille, longior ob levitatem tegentium arterias corporum. Siquidem brevem pulfum in libro fecundo oftendimus fieri, ubi pondere et numero incumbentium corporum arteriae et circumdantium ipfas premantur; longum ex contrariis caufis, qua-

τίων αἰτίων, ὧν ἐστι κεφάλαιον ἡ κουφότης τῶν ἐπικειμένων,
ἢ κἂν τοῖς τυμπανίαις γίγνεται. [235] πνεύματος γὰρ ὑπο-
πιμπλᾶσιν ὅλον (117) τὸ σῶμα. λοιπὸς δ᾽ ὁ κατὰ σάρκα τε
καὶ ἀνὰ σάρκα προσαγορευόμενος, ὑγρότητι πολλῇ διαβρέχων
ὅλην τὴν ἕξιν, ὡς τοὺς χιτῶνας τῶν ἀρτηριῶν ἐργάζεται μα-
λακούς, οὕτω καὶ τοὺς σφυγμοὺς μαλακούς τε καὶ κυματώ-
δεις καὶ πλατυτέρους ἀποφαίνεται.

Κεφ. κε'. Ἐλεφαντιώντων σφυγμὸς μικρὸς, ἀμυ-
δρὸς, βραδὺς, πυκνός.

Ὁ τῶν ἐλεφαντιώντων σφυγμὸς οὐκ εὐθὺς ἐξ ἀρχῆς,
ἀλλ᾽ ἐπειδὰν ἐπὶ πλεῖστον ἥκωσι κακώσεως, ὡς ἄῤῥωστον αὐ-
τοῖς εἶναι τὴν δύναμιν, μικρὸς καὶ ἀραιὸς καὶ βραδὺς καὶ
πυκνὸς ἀποτελεῖται. ἐδείχθησαν γὰρ οἵδε δυνάμεως ἅμα
ψύξει κεκακωμένης οἰκεῖοι.

Κεφ. κστ'. Ἰκτέρων ἄνευ πυρετοῦ μικρότερος, σκλη-
ρότερος, πυκνότερος, οὐκ ἀμυδρὸς, οὐ ταχύς.

Ὁ τῆς ξανθῆς χολῆς χυμὸς ἔχει τι φύσει ξηραντικὸν,
ὥσπερ ἄλμη καὶ θάλαττα, καὶ διὰ τοῦτ᾽ οὖν καὶ τὸν
χιτῶνα τῶν ἀρτηριῶν σκληρότερον ἐργαζόμενος, ἅμα

rum eſt ſumma incumbentium corporum lenitas; quae qui-
dem fit etiam in tympanite.　Etenim ſpiritu univerſum cor-
pus implet.　Reſtat hydrops qui κατὰ σάρκα et ἀνὰ σάρκα
appellatur.　Haec quia imbuit totum habitum humore co-
pioſo, tum tunicas reddit arteriarum molles, tum pulſus
molles, undoſos latioresque facit.

Cap. XXV.　Elephanticorum pulſus parvus, lan-
guidus, tardus creberque eſt.

Qui elephantiaſi laborant, pulſum habent non ſtatim
ab initio, ſed ubi plurimum creverit offenſa, ut facultas in-
firma iis ſit, parvum, languidum, tardum et rarum.　Hos
enim facultati una cum frigiditate laeſae demonſtravimus pe-
culiares eſſe.

Cap. XXVI.　Ictericorum pulſus eſt, ſi abſit febris,
minor, durior, crebrior, non languidus, nec celer.

Vi quadam praeditus eſt flavae bilis ſuccus exiccandi,
ut muria et mare.　Quamobrem tunicam arteriarum indu-

αὐτῷ καὶ τὸν σφυγμὸν ἀποφαίνει σκληρότερον, εὐθὺς δὲ καὶ
μικρότερον, ἀδυνατούντων δηλονότι τελέως διαστέλλεσθαι
τῶν σκληρῶν ὀργάνων. ὥστ᾽ εὐλόγως εἰς ὅσον τοῦ προσή-
κοντος γίνεται μικρότερος εἰς τοσοῦτο καὶ πυκνότερος, οὐ
μὴν ἀμυδρός γε. οὐ γὰρ ἄῤῥωστος ἡ δύναμις. οὐ μὴν οὐδὲ
ταχὺς, ὅτι χωρὶς πυρετῶν· ὡς τοῖς γε μετὰ πυρετῶν καὶ
ταχὺς, διὰ τὴν τῆς χρείας ἔπειξιν.

Κεφ. κζ´. Τῶν δ᾽ ἑλλέβορον εἰληφότων ὀλίγον μὲν
πρὸ τῶν ἐμέτων, ἡνίκα ἂν θλίβωνται, πλατὺς, ἀραιὸς, ἀμυ-
δρότερος, βραδύτερος. ἐμούντων δὲ καὶ σπαραττομένων
ἀνώμαλος καὶ ἄτακτος. ἤδη δὲ βελτιόνων γινομένων τεταγ-
μένος μὲν, ἀλλ᾽ ἔτι ἀνώμαλος, ἧττον δὲ ἢ πρόσθεν. ἐγγὺς
δὲ τοῦ κατὰ φύσιν ἐλθόντων ὁμαλὸς καὶ μείζων τοῦ πρόσθεν
καὶ σφοδρότερος. ὅσοι δ᾽ ἐξ αὐτῶν συγκόπτονται καὶ σπῶν-
ται καὶ λύζουσι, μικρὸς τούτοις καὶ ἀμυδρὸς καὶ ἄτακτος καὶ
θάττων καὶ πυκνὸς ἄγαν. τοῖς δὲ πνιγομένοις αὐτῶν μικρὸς

rando et exsiccando, pulsum quoque facit duriorem simul
que minorem; quod dura instrumenta scilicet perfecte dis-
tendi nequeant. Proinde rationi consonum est ut quanto
fiat quam par est minor, tanto etiam crebrior evadat: non
languidus est tamen, neque enim imbecilla facultas est. Ne-
que vero etiam celer, quod absint febres: nam illae si ad-
junctae sint, propterea quod urgeat usus, celer etiam fiat.

Cap. XXVII. *Veratrum qui sumpserunt, hi paulo
ante vomitum, ubi comprimantur, pulsum habent latum,
rarum, languidiorem, tardiorem. Interea dum vomunt
et divelluntur, inaequalem et inordinatum. Quum melius
habere coeperint, ordinatum quidem, sed inaequalem ad-
huc, minus tamen quam antea. Ubi vero jam ad natu-
ralem statum prope reversi fuerint, aequalem ac majorem
quam dudum vehementioremque. Qui horum syncope
corripiuntur, convelluntur atque singultiunt, parvum hi
et languidum inordinatumque et celeriorem atque mul-
tum crebrum habent. Qui ex his suffocantur, parvum,*

καὶ ἀμυδρὸς καὶ ἄτακτος καὶ ἀνώμαλος, οὐ μὴν πυκνὸς,
οὐδὲ ταχὺς, ἀλλ᾽ ἔτι βραδύνειν μᾶλλον. ἐμφαίνει δέ τι καὶ
κυματῶδες καὶ πλατὺ καί ποτε τάσιν τινὰ τῆς ἀρτηρίας
βραχεῖαν.

Οὐδ᾽ ἐπὶ τῶν ἐλλέβορον εἰληφότων ἀλόγως οἱ σφυγμοὶ
θλιβομένων ἔτι βραδύτεροι καὶ ἀραιότεροι καὶ ἀμυδρότεροι
γίνονται. πάσης γὰρ θλίψεως ἦσαν οὗτοι κοινοί. τὸ δ᾽ ἴδιον
αὐτῶν ἐστιν ἡ πλατύτης, ἣν ἐκ τοῦ τὸ πνεῦμα πᾶν εἴσω
μετὰ τῆς θερμασίας ἕλκεσθαι συμβαίνει γίνεσθαι. τῆς μὲν
γὰρ πρὸς τὰ πέρατα κινουμένης δυνάμεως οἰκεῖος σφυγμὸς ὁ
ὑψηλὸς, τῆς δ᾽ ὀκλαζούσης τε καὶ ἀντισπωμένης ἐπὶ τὸ ἐντὸς
ὁ ταπεινός. οὗτος οὖν ἐστιν ὁ καὶ τὴν τοῦ πλάτους ἀποτε-
λῶν φαντασίαν. τὰ δ᾽ ἄλλα τὰ συμπίπτοντα αὐτοῖς εὔ-
δηλα τοῖς μεμνημένοις τῶν ἔμπροσθεν εἰρημένων.

languidum, inordinatum, inaequalem, non autem cre-
brum, nec celerem, imo potius tardum. Repraefentat
etiam nonnihil undofi et lati, atque parvam quandam in-
terdum arteriae tenfionem.

Ne in his quidem, qui fumpferunt veratrum, a ratione
alienum eft, fi pulfus, dum premuntur adhuc, tardiores,
rariores languidioresque fiant; nam funt hi omnibus com-
preffionibus communes. At propria iis eft latitudo, quae
hinc oritur, quod fpiritus cum calore intro retrahatur uni-
verfus. Nam motae facultati ad extremitates familiaris eft
pulfus altus. Ruenti vero et intro retractae humilis. At-
que hic quidem eft qui fpeciem praebet latitudinis. Reli-
qua horum fymptomata, fi quae tradidimus antea retinuifti,
plana funt.

ΓΑΛΗΝΟΤ ΠΕΡΙ ΠΡΟΓΝΩΣΕΩΣ
ΣΦΥΓΜΩΝ ΒΙΒΛΙΟΝ Α.

Ed. Chart. VIII. [236.]   Ed. Baf. III. (117.)

Κεφ. α'. ῞Οτι μὲν οὐ τῶν μελλόντων ἡ πρόγνωσίς
ἐστι μόνον, ἀλλὰ καὶ τῶν παρόντων τε καὶ τῶν προγεγονό-
των, ἀρκεῖ τὸ πάλαι πρὸς Ἱπποκράτους δεδηλωμένον. ἐγὼ
γὰρ οὐ τί δύναται πρόγνωσις ἐρῶν ἔρχομαι νῦν, ὅτι μὴ
πάρεργον, ἀλλὰ τοῖς εἰδόσιν ὃ δύναται περὶ τῆς διὰ τῶν
σφυγμῶν προγνώσεως ἃ γινώσκω φράσω. διττῆς δὲ οὔσης
τῆς κατ᾽ αὐτοὺς διδασκαλίας, ὥσπερ καὶ τῆς τῶν βοηθημά-
των, ἑτέρας μὲν τῆς κατὰ τὰς οἰκείας αὐτῶν δυνάμεις, ἑτέρας
δὲ τῆς κατὰ τὸ πάθημα, βέλτιον ἡγοῦμαι κατ᾽ ἀμφοτέρας

GALENI DE PRAESAGITIONE EX
PVLSIBVS LIBER I.

Cap. I. Non effe futurorum tantum praefcientiam,
fed praefentium etiam atque praeteritorum, fatis id olim
demonftravit Hippocrates. Neque enim dicere, quae vis
fit praefcientiae hoc loco nifi obiter ftatui, fed quibus eft
perfpectum quid valeat de praefagitione per pulfus quae
mihi perfpecta funt exponam. Quia vero bipartita eft
eorum disciplina, ut item remediorum, altera ex peculiari-
bus facultatibus eorum, altera ex ipfo affectu, in utraque

γυμνάζεσθαι, ὥστε καὶ πάθους οὑτινοσοῦν προχειρισθέντος
ἑτοιμότατα δύνασθαι τοὺς σφυγμοὺς αὐτῶν διελθεῖν, ἑκάστου
τ᾽ αὖ πάλιν ἰδίᾳ ῥηθέντος σφυγμοῦ τῶν παθῶν ἁπάντων
ἀναμιμνήσκω διὰ ταχέων, ὅσοις συμπίπτειν εἴωθεν. εἰ γάρ
τις ἐν ἀμφοτέροις ἱκανῶς γυμνασάμενος ἀσκήσειεν ἑαυτὸν
ἕκαστον τῶν σφυγμῶν ἀκριβῶς διαγινώσκειν, οὗτος ἄν, οἶμαι,
τελέως ἂν εἴη τὰ κατ᾽ αὐτοὺς ἐκμεμαθηκώς. ὥστε καὶ εἴ τις
εἰς δέον ὁμιλεῖ τοῖσδε τοῖς γράμμασιν, ἀναλέξασθαι χρὴ πρό-
τερον αὐτὸν ἣν ἐγράψαμεν ὑπὲρ τῆς τῶν σφυγμῶν διαγνώ-
σεως πραγματείαν, ἐκείνης δὲ ἔτι πρότερον τὴν ὑπὲρ τῆς
διαφορᾶς αὐτῶν, ἔνθα πόσοι τέ εἰσιν οἱ σύμπαντες, ποῖός
τέ τις ἕκαστος, ᾧ τέ τινι προσαγορευόμενος ὀνόματι, διήλ-
θομεν. ἔστι δὲ καὶ τρίτη τις ἑτέρα πραγματεία περὶ τῶν
ἐν τοῖς σφυγμοῖς αἰτίων, ὧν ἁπασῶν εἰς τὰ παρόντα δεῖ.
[237] τῆς μὲν γὰρ πρώτης χωρὶς οὐδὲ νοῆσαι τῶν λεγομένων
οὐδὲν οἷόν τε μὴ προγινώσκοντα τῶν ὀνομάτων ἕκαστον ἐφ᾽
ὅτου πράγματος λέγεται· τῆς δὲ δευτέρας ἀγνοουμένης οἴχε-
ται σὺν αὐτῇ τὸ χρήσιμον ἅπαν ἐκ τῆς νῦν προκεχειρισμένης
θεωρίας. εἰ γὰρ ἐγὼ μὲν γράφοιμι τὸν ταχὺν, ἢ τὸν μέγαν,

operae pretium mihi visum est exercitari, ut quocunque pro-
posito affectu, ejus in promptu habeamus pulsus. Rursus-
que perpetuo qui pulsus, quos prodidi singulorum, breviter
admoneo quibus soleant accidere. Si quis enim in utris-
que probe versatus sit, ac in unoquoque pulsu accurate di-
gnoscendo sese exercuerit, hic demum eorum sit absolutam
scientiam assequutus. Itaque etiam qui recte volet in hisce
libris versari, huic revolvendum prius est quod conscripsi-
mus opus de dignoscendis pulsibus, ac ante illud de pul-
suum differentiis, ubi quot sint universi et qualis quisque,
atque quod sortitus nomen, aperuimus. Tertium jam opus
de pulsuum causis est; quae omnia ad praesentem sermonem
requiruntur. Nam si primum absit, nihil omnino quid di-
catur assequere, quum quae nomina quibus rebus assignen-
tur non teneas prius. Secundum vero si te lateat, omnis
cum eo hujus commentationis fructus perit. Etenim ego si
celerem pulsum, vel magnum, vel vehementem, vel quem

BIBΛION A. 207

Ed. Chart. VIII.. [237.]   Ed. Baf. III. (117.)

ἢ σφοδρὸν, ἤ τινα τῶν ἄλλων σφυγμῶν, ἐνδείκνυσθαι τόδε
τι προγεγονός, ἢ παρὸν, ἢ γενησόμενον, ὁ δὲ ἀναγινώσκων
ἀγνοεῖ διαγινώσκειν ἐπὶ τῶν ἔργων αὐτοὺς, οὔτε κρῖναι δυνή-
σεται τῶν λεγομένων τὴν ἀλήθειαν οὔτε προγνῶναί ποτ' ἐξ
αὐτῶν οὐδέν. ἡ δὲ τρίτη πραγματεία τὰς ἀλλοιούσας τοὺς
σφυγμοὺς αἰτίας ἐκδιδάσκουσα καὶ πρὸς ἀπόδειξιν τοῖς νῦν
λεχθησομένοις ἐστὶν ἀναγκαία καὶ πρὸς μνήμην καὶ πρὸς
ἀνάμνησιν. εἰσόμεθα δὲ καὶ τοῦτο αὐτὸ σαφέστερον, ἑνὸς
οὑτινοσοῦν σφυγμοῦ προχειρισθέντος, οἷον εἰ τύχοι τοῦ
μεγάλου. διαιρησόμεθα γὰρ ἐν αὐτῷ πρῶτον μὲν τὴν ὁμω-
νυμίαν, ἐπειδὴ διχῶς ὁ μέγας λέγεται σφυγμὸς, εἶθ' ἑξῆς
καθ' ἑκάτερον τῶν σημαινομένων ἐπισκεψόμεθα τί δηλοῦν πέ-
φυκεν ἐνεστὸς, ἢ προγεγονὸς, ἢ μέλλον. τὰ μὲν δὴ σημαι-
νόμενα δύο τοιαῦτά ἐστι. μέγας λέγεται σφυγμὸς ὁ μὲν
ὡς πρὸς τὸν σύμμετρόν τε καὶ κατὰ φύσιν, ὁ δὲ ὡς πρὸς
ὀντιναοῦν τὸν ἐπιτυχόντα. τὰ δὲ ἐξ ἑκατέρου προγινωσκόμενα
τὰ μέν τινα κοινὰ τῶν σφυγμῶν ἀμφοτέρων ἐστὶ, τὰ δὲ ἴδια.
καθ' ἑκάτερον ἑξῆς οὖν ἅπαντα διέλθωμεν, ἀπὸ κοινῶν ἀρξά-

alium defignare tradam certam rem praeteritam, aut praes-
entem, aut impendentem, nifi eos norit lector in expe-
riundo dignoscere, nec de veritate eorum quae dicuntur
poterit judicium facere, nec ex illis unquam praefagire
quicquam.   Tertia lucubratio, quae caufas docet unde va-
riantur pulfus, tum ad demonftrationem eft his quae dicenda
funt necefIaria tum ad memoriam et reminiscentiam.   Id
quod etiam intelligemus apertius, propofito aliquo pulfu,
verbi gratia magno.   Hic homonymiam primum diftin-
guemus, quandoquidem bifariam dicitur pulfus magnus,
deinde in utraque attendemus fignificatione, quid annuntiare
praefens, vel praeteritum, vel futurum poffit; quae qui-
dem duae fignificationes hae funt.   Magnus vocatur pulfus,
nunc cum moderato comparatus et naturali, nunc cum quo-
libet.   Jam quae praefciuntur ex utroque partim in com-
muni pertinent ad ambos pulfus, partim utrique funt pro-
pria.   Ac vero jam omnia perfequamur, exorfi a commu-

208 ΓΑΛΗΝΟΥ ΠΕΡΙ ΠΡΟΓΝΩΣ. ΣΦΥΓΜ.

Ed. Chart. VIII. [257.]   Ed. Baſ. III. (117. 118.)
μενοι. ῥᾴστη δ᾿ αὐτῶν ἡ εὕρεσις, εἴ τις εἴη μεμνημένος ὧν ἐν
τῇ περὶ τῶν ἐν τοῖς σφυγμοῖς αἰτίων πραγματείᾳ διήλθομεν,
ἐπιδεικνύντες ὡς οὐχ ἓν τὸ γένος ἐστὶ τῶν ἀλλοιούντων αὐτοὺς
αἰτίων, ἀλλὰ τὸ μὲν, ὡς ἂν οὕτως τις εἴποι, συνεκτικὸν
τῆς γενέσεως, ὅπερ δὴ καὶ κατὰ φύσιν ἐστὶν, ἕτερον δ᾿ ἐναν-
τίον τῶνδε τῶν παρὰ φύσιν αἰτίων, ἐφ᾿ ᾧ τρίτον ἄλλο τῶν
οὐ φύσει. ταῦτα μὲν (118) ὡς πρὸς τὴν ἀληθινὴν αὐτῶν
ὕπαρξίν τε καὶ φύσιν, ἄλλο δὲ τέταρτον, ὡς πρὸς τὴν φαι-
νομένην, ὃ μάλιστα νῦν ἀναγκαῖόν ἐστιν ἀκριβῶς ἐξηγήσασθαι
τῆς προγνωστικῆς πραγματείας ἰδιαίτατον ὑπάρχον. ἐκ γὰρ
τοῦ φαίνεσθαι τοῖον ἢ τοῖον ἕκαστον τῶν σφυγμῶν ἡ ἀρχὴ
τῆς προγνώσεως ἡμῖν ἐστιν. οὐκ ἀεὶ δὲ φαίνεται τοιοῦτος
οἷος καὶ ὄντως ἐστί. καὶ λέλεκται μὲν ἤδη καὶ περὶ τούτου
κατὰ τὸ δεύτερον τῶν ἐν τοῖς σφυγμοῖς αἰτίων ἐπὶ τελευτῇ
τοῦ βιβλίου; κἂν τῷ τρίτῳ δ᾿ ἐπ᾿ ὀλίγον, ἔνθα καὶ περὶ
τῶν ἰσχνῶν διαλεγόμεθα· λεχθήσεται δὲ καὶ νῦν ὀλίγον ὕστε-
ρον, ἐπειδὰν πρότερον ὑπὲρ τῶν ἀλλοιούντων αὐτοὺς αἰτίων
διέλθωμεν. ἐδείχθη καὶ ἐν τῷ πρώτῳ τῶν ἐν τοῖς σφυγμοῖς

nibus. Sane horum in primis eſt proclivis inventio, ſi re-
tinueris quae in lucubratione De pulſuum cauſis docuimus;
ubi haec demonſtravimus, cauſarum non eſſe unum genus
eos alterantium, ſed unum eſſe continuum, ut ajunt, gene-
rationi; quod ſcilicet naturale eſt; alterum contrarium eſſe,
ac eſt cauſarum praeter naturam. Poſtea tertium exiſtit
aliud, cauſarum non naturalium. Atque haec referuntur
ad veram illorum eſſentiam et naturam; aliud quartum ad
apparentem in ſpecie; quod quia proprium in primis eſt
commentationi praeſagiendi, diligentiſſime eſt explicandum.
Nam ex eo quod talis vel talis quisque appareat pulſus,
initium nobis datur praeſagiendi. Atqui non apparet per-
petuo is qui vere eſt. De hoc etſi verba jam fecimus in
libro ſecundo De pulſuum cauſis in fine libri et etiam in
tertio breviter attigimus, ubi ageremus de gracilibus, ta-
men nunc quoque paulo inferius declarabimus, ſi prius de
cauſis quae immutant pulſus diſſeruerimus. Non poſſe

αἰτίων ὡς οὐχ οἷόν τέ ἐστιν ἀλλοιωθῆναι σφυγμὸν οὐδένα
χωρὶς τοῦ τὴν ἐργαζομένην αὐτὸν δύναμιν, ἢ τὸν χιτῶνα τῆς
ἀρτηρίας, ἢ τὴν χρείαν δι᾿ ἣν γίνεται, μεταβολήν τινα καὶ
ἀλλοίωσιν ἔχειν. οὕτως οὖν κἀπὶ τῆς νῦν προκειμένης τρο-
πῆς τῆς εἰς τὸ μέγεθος τῶν σφυγμῶν ἐπισκεψόμεθα τί ποτ᾿
ἐστὶν τῶν εἰρημένων ἢ τίνα τὰ τὴν μεταβολὴν εἰληφότα,
πότερον ἡ δύναμις εὐρωστοτέρα γινομένη, μεμαθήκαμεν γὰρ
ὡς ὅσον ἐφ᾿ ἑαυτῇ τὸν σφυγμὸν ἐργάζεται μείζονα, ἢ ταύτης
ὁμοίας διαμενούσης ὁ χιτὼν τῆς ἀρτηρίας ἐμαλάχθη· καὶ
γὰρ καὶ τοῦτ᾿ ἐμάθομεν, ὡς ὁ μαλακώτερος χιτὼν εἰς μέγε-
θος ἐξαίρει τὸν σφυγμόν· ἢ διὰ τὴν τῆς χρείας αὔξησιν ἡ
τοιαύτη γέγονεν ἀλλοίωσις. εἰ μὲν οὖν ἡ δύναμις ἐρρώσθη,
σφοδρότερος ἂν ἦν πάντως· ὑπόκειται δέ γε μείζων μόνον
γεγενημένος. εἰ δὲ ὁ χιτὼν τῆς ἀρτηρίας μόνον ἐμαλάχθη, καὶ
γὰρ καὶ τοῦτο ἐμάθομεν, ὡς καὶ ὁ μαλακώτερος χιτὼν τῆς
ἀρτηρίας εἰς μέγεθος ἐξαίρει τὸν σφυγμόν, μαλακώτερος ἂν ἐξ
ἀνάγκης ἐγένετο. εἴπερ οὖν μηδέτερον φαίνεται, δῆλον ὡς οὔθ᾿
ἡ δύναμις οὔθ᾿ ὁ χιτὼν τῆς ἀρτηρίας ὑπήλλακται. λοιπὸν οὖν

pulſum mutari ullum in primo libro De cauſis pulſuum de-
monſtravimus, niſi etiam effectrix ejus facultas, vel tunica
arteriae, vel uſus quamobrem ſit, in aliqua ſint mutatione
et alteratione. Ita etiam in propoſita in magnitudinem pul-
ſuum mutatione quodnam de illis aut quaenam immutata
ſunt, advertemus; facultasne robuſtior ſit, (didicimus enim
eam quantum in ipſa ſit pulſum majorem reddere) an haec
eadem manſerit, mollis autem evaſerit tunica arteriae, ſi
quidem hoc quoque accepimus, in magnitudinem mollio-
rem tunicam attollere pulſum, an quod increverit uſus, ea
mutatio inciderit. Ergo facultas ſi robuſta ſit, plane ſit ve-
hementior; poſuimus autem majorem duntaxat factum eſſe.
Quod ſi tunica tantum arteriae emollita ſit, etenim hoc quo-
qud didicimus, ſicut et mollior arteriae tunica pulſum in
magnitudinem attollit, neceſſario mollior erit. Jam ſi neu-
trum appareat, clarum eſt nec facultatem nec arteriae tu-
nicam immutatam eſſe. Reſtat igitur mutatum aliquatenus

Ed. Chart. VII. [237. 238.]   Ed. Baf. III. (118.)

ἀναγκαῖον ἐξηλλάχθαι κατά τι καὶ μετα[238]βεβλῆσθαι τὴν
χρείαν τῆς τῶν σφυγμᾶν γενέσεως. ἐδείχθη δὲ αὐτῶν ἡ χρεία
διττὴ, πρώτη μὲν καὶ μεγίστη φυλακὴ τῆς ἐμφύτου θερμό-
τητος, δευτέρα δὲ γένεσις πνεύματος ψυχικοῦ. καλῶ δὲ οὕτω
νῦν ᾧ χρῆται πρὸς τὰ κατὰ προαίρεσιν ἐνεργείας ἡ ψυχή.
τούτων ἄρα τι πάντως ὑπήλλακται παρὰ τὰ πρόσθεν, ὁπότ᾽
εἰς μέγεθος ὁ σφυγμὸς μεταβέβληται. ἀλλὰ μὴν καὶ ὅτι βρα-
χείας μὲν γινομένης τῆς διὰ τὴν χρείαν ἐκ τοῦ κατὰ φύσιν
ἀλλοιώσεως τὸ μέγεθος τῶν σφυγμῶν μόνον ἐπιφανὲς ἔσεαι,
τὸ δὲ τάχος οὐδέπω, πλέονος δὲ τὸ μέγεθος ἐπὶ μᾶλλον αὐξη-
θήσεται καὶ τὸ τάχος ἐναργῶς φανεῖται, παραυξανομένης
δ᾽ ἔτι καὶ τὸ μέγεθος μὲν καὶ τὸ τάχος ἐπιταθήσεται, προσέτι
δὲ καὶ πυκνότης, ὡς ἐκ τῆς περὶ τῶν ἐν τοῖς σφυγμοῖς αἰτίων
πραγματείας εὐδηλόν ἐστιν. εἰ τοίνυν κατὰ τὸ μέγεθος μὲν ὁ
σφυγμὸς ἠλλοιῶσθαι φαίνεται, τοῦτο γὰρ ὑπόκειται νῦν,
ἀναγκαῖον ἐπὶ βραχὺ τὴν χρείαν ὑπηλλάχθαι. εἰ δὲ μὴ γέγονε
μείζων ὁ σφυγμὸς, ἀλλὰ φαίνεται μείζων, ἰσχνότερον ἑαυ-
τοῦ τὸ σῶμα τἀνθρώπου δι᾽ ἡντιναοῦν αἰτίαν ἀπετελέσθη.
ταῦτ᾽ οὖν προεπιστάμενός τις ἐπὶ τὰς διαγνώσεις ἡκέτω,

elle et variaſſe uſum pulſuum generandorum.   Quorum eſſe
docuimus uſum duplicem; primum atque maximum con-
ſervationem nativi caloris, alterum animalis ſpiritus gene-
rationem: ſic nunc voco quo utitur· anima ad functiones
voluntarias.   Ac horum omnino praeter ſuperiora aliquid
eſt mutatum, ubi in magnitudinem converſus pulſus ſit.   At
vero ſi parvus fiat a natura receſſus ob uſum, ſola per-
ſpicua erit magnitudo, nondum autem celeritas; ſi major,
increſcet magis magnitudo et clare celeritas apparebit, ſi
adhuc amplificabitur, magnitudo celeritasque augebuntur,
atque accedet crebritas, ut planum eſt ex opere De cauſis
pulſuum.   Quare pulſus ſi diverſus eſſe magnitudine videa-
tur (nam hoc nunc propoſitum eſt) neceſſarium eſt uſum
paululum eſſe immutatum.   Sin autem non ſit factus major
pulſus, ſed videatur major, gracilius ſolito aliqua de cauſa
evaſit hominis corpus.   His jam cognitis ad examinandum

πρῶτον ἐπὶ τὰς τῶν ἁπλῶς ὑγιαινόντων σωμάτων, εἶϑ᾿ ἑξῆς
ἐπὶ τὰς μετά τινος ἐπικτήτου κινήσεως, εἶτα ἤδη καὶ ἐπὶ
τὰς νοσούντων ἁπλῶς, καὶ τελευταῖον ἐπὶ τὰς μετά τινος
ἔξωϑεν ἀλλοιώσεως. ἐν μὲν γὰρ τοῖς ἁπλῶς ὑγιαίνουσι σώ-
μασιν ὁ μέγας σφυγμὸς ἐνδείξεται τήν τε κρᾶσιν τἀνϑρώ-
που καὶ τὴν σχέσιν τοῦ σώματος· ἐν δὲ τοῖς μετ᾿ ἐπικτήτου
διαϑέσεως ἐκείνην τὴν κίνησιν ἐπικρατεῖν, ἧς οἰκεῖος ὁ μέγας
ἐστὶ σφυγμός. εἴρηται δὲ ὑπὲρ τῶν τοιούτων ἁπασῶν κινή-
σεων ἐν τῇ περὶ τῶν ἐν τοῖς σφυγμοῖς αἰτίων πραγματείᾳ.
οὕτω δὲ κἂν τοῖς νοσοῦσι τοῖς μὲν ἁπλῶς ὁ μέγας σφυγμὸς
ἐνδείξεται ϑερμὴν τῆς νόσου τὴν διάϑεσιν, τοῖς δὲ μετὰ προσ-
φάτου τινὸς ἔξωϑεν ἀλλοιώσεως ἐκείνην τὴν κίνησιν ἐπικρα-
τεῖν, ἧς ἂν οἰκεῖος ὁ μέγας εὑρίσκηται σφυγμός· οἷον αὐτίκα
τῶν ὑγιαινόντων ὅσοι τὸν σφυγμὸν ἔχουσι μέγαν, ὡς πρὸς
τὸν σύμμετρον δηλονότι παραβαλλόμενοι, ἀναμνησϑῆναι χρὴ
πρῶτον μὲν αὐτὸ δὴ τοῦτο, τίς ἐστιν ὁ σύμμετρος ἐν τούτῳ
τῷ γένει καὶ κατὰ τίνα φύσιν σώματος. ἐπιδέδεικται δ᾿ ἐν
τῷ δευτέρῳ τῆς τῶν σφυγμῶν διαγνώσεως ἐν ταῖς ἀρίσταις

accedas primum in corporibus fimpliciter fanis; mox in
iis ubi adjunctus eft aliquis ascititius motus; poftea in
corporibus quae aegrotant fimpliciter; poftremo in iis ubi
alteratio quaepiam adeft externa. In corporibus enim quae
funt fanitate inculpata docebit magnus pulfus et tempera-
mentum hominis et corporis habitudinem; in corpori-
bus ubi adjunctus eft adventitius ftatus illum praepollere
motum cui peculiaris magnus pulfus eft. De omnibus
hisce motibus in opere de caufis pulfuum diximus. Nec
aliter in aegrotantibus, fi quidem aegrotant fimpliciter, in-
dicabit magnus pulfus morbi calidum affectum effe; fin re-
cens aliqua adfit alteratio extrinfecus, illum vincere motum
cui fit familiaris magnus pulfus; ut exempli gratia in fanis,
qui pulfum magnum obtinent, ad moderatum fcilicet rela-
tum, ad memoriam eft revocandum primum hoc quidem, qui
fit in hoc genere moderatus pulfus et qua in corporis natura.
Oftendimus in fecundo libro De pulfibus dignofcendis in

κατασκευαῖς τοῦ σώματος ὁ σύμμετρος ὑπάρχων σφυγμός,
οὐδ᾽ ἐπὶ τούτων διαπαντός, ἀλλὰ ὅταν ἁπάσης ἐπικτήτου
ποιότητος καὶ κινήσεως ἀπηλλαγμένον ᾖ τὸ σῶμα τῶν ἐκ τοῦ
γυμνασίου τινός, ἢ τροφῆς, ἢ πόματος, ἢ λουτρῶν, ἢ φαρ-
μάκων, ἢ πάθους ψυχικοῦ γινομένων. ἀναμνησθέντα δή σε
τοῦ συμμέτρου σφυγμοῦ καὶ τὸν νῦν εὑρόντα μέγαν ὡς
πρὸς ἐκεῖνον ἐννοεῖν προσήκει, ὑπὸ τίνος αἰτίας εἰς μέγεθος
ἐπέδωκεν· ἤτοι γὰρ διὰ τὴν ἰσχνότητα τοῦ σώματος, ἢ διὰ
τὴν θερμότητα τῆς κράσεως, ἢ διὰ τὴν ἐπίκτητον κίνησιν.
ἀλλ᾽ αἱ μὲν ἐπίκτητοι κινήσεις αὐτίκα καθίστανται, παρα-
μένουσι δ᾽ ἔτι διὰ τὴν ἰσχνότητα καὶ τὴν κρᾶσιν. αὐτῷ τε
οὖν τούτῳ διορίζεσθαι χρὴ καὶ οἷς ὀλίγον ὕστερον ἐρῶ, μι-
κρόν τι προειπὼν ἀναγκαῖον εἰς τὴν ἑξῆς ἅπασαν διδασκαλίαν.
ἔστι δ᾽ ὃ προειπεῖν βούλομαι τοιόνδε. ἀκριβεστάτη διάγνω-
σις ἁπασῶν τῶν κατὰ τὸ σῶμα γινομένων ἀλλοιώσεων ἐκεί-
νων ἡμῖν ἐστι τῶν σωμάτων, ὧν ἐπιστάμεθα τὴν φύσιν. εἰς
ὅσον γὰρ ἐξίσταται τῆς φύσεως, ἐπί γε τοῖς παρὰ φύσιν αἰ-
τίοις καὶ προσέτι τοῖς οὐ φύσει λεγομένοις, οὐκ ἔνεστιν

corporibus optime comparatis pulfum effe moderatum; non
in his tamen perpetuo, verum cum omni qualitate adven-
titia corpus liberum fit omnique motu, quae fiunt ex aliqua
exercitatione, aut cibo, potu, balneis, medicamentis, animi
affectu. Quare revocandus eft ad memoriam moderatus pul-
fus et quem nunc invenimus, magnus, ut in comparatione
illius confiderandus eft, ex qua caufa in magnitudinem in-
crevit. Aut enim ex gracilitate corporis, aut ex calore
temperamenti, aut ex ascititio motu. Caeterum motus asci-
titii mox definunt, permanent vero amplius ob gracilitatem
et temperamentum. Hac igitur ipfa re diftinguendus eft
aliique quos dicam inferius; tantum praemonebo nonnihil
quod neceffarium ad omnem fequentem doctrinam eft. Quod
praemonere inftitui hoc eft. Omnium alterationum quae
corpori accidunt certiffimam affequimur in illis corporibus
cognitionem quorum noscimus naturam. Quantum enim
a natura discefferint ob caufas praeter naturam et illas etiam
quae non naturales appellantur, nulla poteris exacte inve-

BIBΛΙΟΝ Α. **213**

Ed. Chart. VIII. [238. 239.]   Ed. Baſ. III. (118.)

ἄλλως ἐξευρεῖν ἀκριβῶς. οὐ μὴν ἀεί γε ταύτην γινώσκομεν,
οὐκ οὖν οὐδ᾽ ἀκριβῆ διάγνωσιν ἐπὶ πάντων ἕξομεν, ἀλλ᾽ ἀεὶ
τοσοῦτον ἀπολειπομένην τῆς ἀκριβείας εἰς ὅσον καὶ τῆς τοῦ
κατὰ φύσιν γνώσεως. [239] ὑποκείσθω δὴ πρῶτον ἐν τῷ
προκειμένῳ λόγῳ τὴν διάγνωσιν γίνεσθαι τῆς τοῦ ἀνθρώπου
φύσεως, καὶ τοῦτ᾽ αὐτῷ μόνον ἐξαίρετον ὑπαρχέτω, μείζων ὁ
σφυγμὸς ἔστω τοῦ συμμέτρου χωρὶς ἁπάσης ἀλλοιώσεως ἐπι-
κτήτου. τὸν γὰρ τοιοῦτον ἄνθρωπον ἀναγκαῖόν ἐστι τοῦ
τὴν ἀρίστην ἔχοντος κατασκευὴν ἤτοι θερμότερον ἢ ἰσχνό-
τερον ὑπάρχειν, εἴ τι μεμνήμεθα τῶν προγεγραμμένων ἡμῖν
δυοῖν πραγματειῶν, τῆς τε περὶ διαγνώσεως σφυγμῶν καὶ
τῆς περὶ τῶν ἐν αὐτοῖς αἰτίων. ὑπομεμνήσθω δὲ καὶ τοῦθ᾽
ἡμῖν ἐν ἅπασι τοῖς τοιούτοις λόγοις, ὡς ἐν οἷς παραδιαζευ-
κτικῷ χρώμεθα συνδέσμῳ. ἤ, πάντα᾽ ἅμα τὰ κατὰ μέρος ἐγχω-
ρεῖ συνελθεῖν, εἴτε δύο, καθάπερ νῦν, ἤτε θερμότης καὶ ἡ
ἰσχνότης, εἴτε καὶ πλείω φαίνοιτο τὰ τὴν ἀλλοίωσιν ἐργαζό-
μενα. ὁ μὲν δὴ μέγας σφυγμὸς ὁ ἁπλῶς λεγόμενος, ὥσπερ
ἐδείκνυτο, πρὸς τὸν ἁπλῶς σύμμετρον παραβαλλόμενος ἤτοι

nire alia ratione. Sed enim non cognoscimus hanc ſemper;
quare nec in exactam ubique cognitionem veniemus; verum
a cognitione abſoluta tantum aberimus quantum a natura-
lis ſtatus cognitione. At ſtatuimus primum explorationem
in hac disputatione fieri hominis naturae, hocque habeat
eximium unum, ut major ſit pulſus moderato citra ullam
alterationem ascititiam. Hunc hominem neceſſe eſt homine
optime natura comparato eſſe vel calidiorem vel gracilio-
rem, ſi quam habemus priorum duarum lucubrationum me-
moriam De dignoscendis pulſibus et De pulſuum cauſis. At-
que hujus quoque duxi admonendum eſſe in ejuscemodi
omnibus orationibus, licet conjunctione disjunctiva utamur
vel, omnes tamen poſſe partes in unum convenire; ſive
duae, ut nunc, calor et gracilitas, ſive plures videantur
quae mutationem efficiunt. Ac pulſus quidem qui abſo-
lute dicitur magnus, quem ad eum qui abſolute eſt mode-
ratus oſtendimus conferri, aut temperamentum, aut praes-

Ed. Chart. VIII. [239.]　　　　　　　Ed. Baf. III. (118. 119.)

τὴν κρᾶσιν ἢ τὴν παροῦσαν σχέσιν δηλώσει τοῦ σώματος·
ὁ δέ γ᾽ ὡς πρὸς τὸν ἑκάστου κατὰ φύσιν μέγας ἐν ἐκείνῳ τῷ
σώματι, δηλώσει καὶ αὐτὸς ἤτοι θερμότητά τινα προσγι-
νομένην τῷ κατὰ φύσιν ἢ ἰσχνότητα. τὰς δὲ ἀπό τινος
ἔξωθεν αἰτίου τροπὰς τῶν σφυγμῶν κατὰ τάδε διορίζειν. ἡ
μὲν ἐκ βαλανείων τε καὶ δρόμων καὶ τρίψεων καὶ τῶν ἄλλων
κινήσεων γινομένη βραχυχρόνιός τέ ἐστι καὶ οὕτω ταχέως
εἰς τὴν ἀρχαίαν ἐπανέρχεται κατάστασιν ὥστ᾽ ἔνεστί σοι τῶν
σφυγμῶν ἁψαμένῳ, κᾆπει(119)τα βραχὺ διαλιπόντι καὶ πά-
λιν ἐφαψαμένῳ σαφέστατα διαγνῶναι τὴν μεταβολήν. ἡ δευ-
τέρα γὰρ ἁφὴ τῆς προτέρας διαλλάττουσα φαίνεται, κᾂν
βραχύτατόν τις χρόνον διαλείπῃ. τὸ δὲ ἀπ᾽ οἴνου καὶ τρο-
φῆς μέγεθος τᾶν σφυγμῶν ἄχρι μὲν πλείστου παραμένει,
διορίζεται δὲ τῇ συνούσῃ σφοδρότητι, σφοδρὸς γὰρ οὐχ ἧττον
ἢ μέγας τούτοις ὁ σφυγμὸς γίνεται, νυνὶ δὲ ὑπόκειται μείζων
μόνον γεγενημένος. οὔκουν ἀπὸ τούτων ἠλλοίωται. καὶ μέν
γε καὶ ἡ ἀπὸ τοῦ θυμοῦ μετὰ σφοδρότητος γίνεται, καὶ οὐδ᾽
ἂν ἄλλως λάθοι τόν γε συνετὸν εἴς τε τοὺς ὀφθαλμοὺς

entem declarabit corporis ftatum. Qui vero magnus dici-
tur comparatus cum naturali uniuscujusque pulfu, etiam hic
annunciabit aut calorem aliquem acceffiffe illius corporis
ftatui naturali, aut gracilitatem. At vero mutationes pul-
fuum ex caufa externa in hunc modum funt discernendae.
Quae ex balneis, curfibus, frictionibus caeterisque moti-
bus fit, non eft diuturna, fed mox ad priftinum ftatum re-
vertitur. Itaque tangendo pulfu iterumque tangendo
paulo poft poteris in manifeftam mutationis cognitionem ve-
nire, altera enim tactio, ut breviffimum interponatur fpa-
tium, a priore videtur diverfa effe. At magnitudo pul-
fuum ex vino et cibo profecta diuturna eft. Haec ex ve-
hementia exploratur, quae illi eft conjuncta; neque enim
his vehemens minus atque magnus eft pulfus. Nunc au-
tem is pofitus eft qui duntaxat fit major; itaque non eft ab
his immutatus. Jam etiam magnitudo quam ira concitat
adjunctam habet vehementiam, quae alioqui prudentem non

καὶ τὸ σύμπαν πρόσωπον ἀποβλέποντα. κατέχειν μέντοι
καὶ κρύπτειν βουλομένῳ τὸν θυμὸν ἀνώμαλος ὁ σφυγμὸς γί-
νεται καὶ μᾶλλον ἀνώμαλός ἐστιν τοῖς ἀγωνιῶσί τε καὶ αἰ-
δουμένοις. ἡ δ᾽ ἀπὸ τῶν ἡμιπέπτων ἐν τῷ σώματι χυμῶν
πεττομένων τε καὶ τρεφόντων τὴν φύσιν εἰς μέγεθος ἐπίδοσις
ὁμοίως τοῖς εἰληφόσι τροφὴν συναυξάνει καὶ τὴν σφοδρότητα.
κατὰ δὲ τὸν αὐτὸν τρόπον εἴ τις ἐν ἡλίῳ τε καὶ παρὰ πυρὶ
θαλφθείη, πρὸς τῷ μὴ παραμένειν ἄχρι πολλοῦ τὴν ἀλλοίω-
σιν ἔτι καὶ ὁ χρὼς αὐχμηρὸς αὐτοῖς καὶ οὐχ ὑγρὸς ὡς ἀπὸ
βαλανείων ἔσται. οὗτοι μὲν οὖν ἐξ ὑπεναντίου πως διάκειν-
ται τοῖς λελουμένοις ὅσον ἐπὶ μαλακότητι καὶ ὑγρότητι τοῦ
δέρματος. μέσοι δ᾽ ἀμφοῖν ἐν τῇ καθ᾽ ὑγρότητά τε καὶ ξηρό-
τητα μεταβολῇ τοῦ δέρματός εἰσιν οἱ τριψάμενοί τε καὶ γε-
γυμνασμένοι. καὶ μὲν δὴ καὶ ἡ θερμότης αὕτη πλείων μέν
ἐστι περὶ τὰ στέρνα τοῖς γεγυμνασμένοις τε καὶ θυμουμένοις,
ἐλάττων δὲ τοῖς λελουμένοις καὶ μᾶλλον ἄχρι τῶν ἄκρων
ὁμαλῶς ἐκτεταμένη μεθ᾽ ὑγρότητός τε ἅμα καὶ μαλακότητος.
ὡσαύτως δὲ καὶ εἰ ὁ ἄνθρωπος ἠλείψατο μεταξύ τινι θερμαί-
νοντι φαρμάκῳ, δακνώδης τέ τις αἴσθησις ἀπὸ τῆς θερμότη-

lateat, fi oculos refpiciat univerfumque vultum; quod fi
quis reprimere iram et tegere velit, fit inaequalis pulfus
magisque inaequalis his qui anguntur et verentur. Porro
magnitudinis incrementum, quod fit, quum femicocti in
corpore humores concoquuntur aluntque naturam, perinde
ut his qui cibum fumpferunt una fecum auget vehemen-
tiam. Haud aliter, fi quis in fole aut ad ignem calefactus
fit, non folum non durat diu alteratio, verum etiam cutis
iis eft fqualida nec humida ut erit a balneis. Atque hi
quidem quod ad mollitiem et humiditatem cutis attinet con-
tra fe habent ac loti. Medium inter utrosque locum funt
fortiti in cutis mutatione humiditatis ac ficcitatis fricti at-
que exercitati. Jam vero etiam calor hic copiofior fecun-
dum pectus eft exercitatis et iratis, lotis parcior, adeoque
ad extremas usque partes aequabiliter cum humiditate et
mollitie extenfus. Sic etiam fi inunctus homo interea fuit
medicamento calido, inter tangendum mordacem calorem

Ed. Chart. VIII. [239. 240.]　　Ed. Baf. III. (119.)

τος ἁπτομένῳ σοι γενήσεται καὶ τάχ᾽ ἂν οὐδ᾽ ἄλλως λάθοι
ἐμπεπλασμένον αὐτοῦ τῷ δέρματι λίπος ἐκ τοῦ φαρμάκου. αἱ
μὲν δὴ τεχνικαὶ διαγνώσεις αὗται τῶν εἰς μέγεθος τρεπόντων
αἰτίων τοὺς σφυγμοὺς ἐπί τε ὑγιαινόντων καὶ νοσούντων εἰ-
σίν· αἱ δὲ ἔξωθεν αἱ μὲν ἐξ ἀνακρίσεως, ὡς ὅταν γε μὴν ἐν
ἐχθροῖς τισιν, ἢ ἐνεδρεύουσι, ἢ κακοήθως ἀποπειρωμένοις
ἀνθρώποις ποιεῖτε τὰς ἐπισκέψεις· αἱ δὲ ἀπὸ τοῦ μὴ κεχωρί-
σθαι τοῦ κάμνοντος αὐτὸν τὸν ἰατρὸν, ὥσπερ δὴ καὶ ἀρίστας
φαμὲν τῶν διαγνώσεων· ὡς ὅσαι γε μήτε διαπαντὸς παρόντος
τοῖς νοσοῦσι τοῦ θεραπεύοντος γίνονται [240] μήτ᾽ ἀληθῆ
βουλομένους ἀπαγγέλλειν, αὗται χαλεπώτεραί τέ εἰσι καὶ
συνετοῦ πάνυ δέονται τοῦ ἰατροῦ. ἐμοὶ γοῦν συνέβη τῶν
ἄλλων ἁπάντων ἀφωρισμένων αἷς πρόσθεν εἴρηκα διαγνώ-
σεσιν ὑπολείπεσθαι ζητῆσαι, εἴτε φάρμακον θερμαῖνον ὁ
κάμνων προσηνέγκατο μεταξὺ μὴ παρόντων ἡμῶν, εἴτε καὶ
τῷ τῆς ἐπισημασίας λόγῳ μέγεθος ὁ σφυγμὸς προσέλαβεν. ἐν
μὲν δὴ τοῖς τοιούτοις καιροῖς ἀναγκαῖόν ἐστι πανταχόθεν ἐπι-
τεχνᾶσθαί τε καὶ στοχάζεσθαι τἀληθοῦς. πρῶτος μὲν οὖν
σκοπὸς ἐν τοῖς τοιούτοις ὁ παροξυντικός ἐστι χρόνος· ἐφεξῆς

fenties; quanquam fortaffis nec illits cuti ex medicamento
pinguedo te fallat.　Hi funt artificiales modi caufarum di-
gnoscendarum quae in magnitudinem pulfum fanis et
aegrotis convertunt.　Externi funt partim per inveftiga-
tionem, quum fcilicet apud inimicos, aut infidiatores, aut ma-
lignos tentatores quaeftionem habeatis, partim ex eo quod
non disceiferit ab aegroto medicus; quos quidem optimos
confirmamus eife dignoscendi modos; nam qui fiunt quum
non femper aegrotis medicus praefto fuerit, neque verum
illi declarare voluerint, hi funt difficillimi et medicum re-
quirunt egregie prudentem.　Etenim mihi ufu venit, quum
reliqua diftinxiifem veftigiis illis quae commemoravi ante,
ut reftaret quaerendum, an aegrotus medicamentum calefa-
ciens abfentibus nobis fumpfiifet, an ratione acceifionis ma-
gnitudinem pulfus nactus eifet.　His vero temporibus undi-
que exploranda eft et obfervanda veritas.　Primus in illo
genere fcopus eft tempus acceifionis, deinde aegroti con-

δὲ τοῦ κάμνοντος τὸ ἔθος τε καὶ τὸ ἦθος. εἰ μὲν γὰρ ἄλλῳ
τινὶ χρόνῳ καὶ μὴ τῷ παροξυντικῷ μέγεθος ὁ σφυγμὸς
προσεκτήσατο, πιθανὸν ἀπὸ τοῦ θερμαίνοντος φαρμάκου
μᾶλλον, οὐ λόγῳ παροξυσμοῦ γεγενῆσθαι τὴν ἀλλοίωσιν· εἰ
δ᾽ ἐν τῷ παροξυντικῷ, πιθανώτερον ἐπισημασίας λόγῳ. διο-
ρισθήσεται δὲ ἀκριβῶς, εἰ βραχὺ διαλιπόντες αὖθις ἁψαί-
μεθα. τὴν μὲν γὰρ ἀπὸ τοῦ φάρμακου θερμότητα, δι᾽ ἣν ὁ
σφυγμὸς ἐπέδωκεν, ἀεὶ καὶ μᾶλλον ἐκλύεσθαι συμβαίνει τοῦ
χρόνου προϊόντος, ἐπιτείνεσθαι δὲ τὴν ἐκ τοῦ παροξυσμοῦ.
αὕτη μὲν οὖν ἡ διάγνωσις ἐκ τῶν ἰδίων τῆς τέχνης ἐστίν· ἡ δ᾽
ἀπὸ τοῦ ἔθους τε καὶ ἤθους τῶν καμνόντων ἐξ ἐπιμέτρου
προσέρχονται. τινὲς μὲν γὰρ ἀήθεις τ᾽ εἰσὶ καὶ φοβεροὶ πρὸς
τὰς τῶν φαρμάκων πόσεις, ἔνιοι δὲ συνήθεις τε καὶ χωρὶς
φαρμάκων ζῆν οὐχ ὑπομένοντες. καὶ τοίνυν ἡ πρόγνωσις τοῦ
προσενηνέχθαι τι φάρμακον θερμαῖνον ἐπὶ μὲν τῶν ὑπόπτων
πρὸς αὐτὰ παντάπασιν ἀμυδρὰ καὶ βραχεῖα, μεγάλη δὲ ἐπὶ
τῶν εἰθισμένων. ἤδη δὲ καὶ τὸ ἦθος αὐτὸ τοῦ κάμνοντος
εἰς τὴν τοιαύτην πρόγνωσιν οὐκ ὀλίγα συντελεῖ. τινὲς μὲν γὰρ
ἐνεδρευτικοί τ᾽ εἰσὶ καὶ καταβλητικοὶ τῶν πέλας, ἐξελέγχειν

fuetudo et mores. Nam fi alio tempore et non acceffionis
major fit pulfus, a medicamento calefaciente probabilius eft
quam ratione acceffionis incidiffe alterationem; fin acces-
fionis tempore, verifimilius eft propter acceffionem. Ex-
ploraveris autem exacte, fi paulo poft iterum tetigeris; nam
fi calor a medicamento proceffit, a quo auctus fit pulfus, diu-
turnitate magis femper ac magis remittetur; qui vero ab
acceffione, increfcet. Verum hic modus dignofcendi perti-
net ad artem. Huc notitia quam confuetudo praebet et
mores aegrotorum pro cumulo accedit. Quidam enim
funt infueti et abhorrent a medicamentorum potione, alii
funt adeo affueti ut vivere fine medicamentis non fufti-
neant; itaque praefagitio fumptum effe medicamentum cale-
faciens in his qui ab illis abhorreant difficilis eft, in iis
vero qui funt affueti facilis. At vero mores etiam aegro-
tantis ad talem praefagitionem non mediocriter interfunt.
Quidam enim natura infidiantur et familiaribus imponunt

ἅπαντας ἅς μηδὲν βέβαιον ἐπισταμένους ἔργον πεποιημέ-
νοι τινὲς δὲ ἁπλοῖ τε καὶ χρηστοὶ καὶ πάντα φανερῶς δια-
πραττόμενοι, καὶ μηδὲν ὑποστελλόμενοι, μηδὲ κρύπτοντες.
ἐπὶ μὲν δὴ τούτων οὐδὲν ὑπονοεῖν χρὴ πεπρᾶχθαι λαθραίως,
ἐπὶ δὲ τῶν ἐνεδρευόντων ὑποπτεύειν προσήκει πάντα καὶ
περισκέπτεσθαι καὶ διορίζεσθαι, τά τε κατὰ τὸν ἴδιον λόγον
τῆς τέχνης ὑποπίπτοντα ταῖς διαγνώσεσι καὶ τὰ παρὰ τῶν
ἔξωθεν προσερχόμενα· καθάπερ ἐγώ ποτ᾽ ἠναγκάσθην ἐπί
τινος ἀνδρὸς πλουσίου ποιῆσαι, φιλοφαρμάκου τε καὶ προσ-
φερομένου συνεχέστατα φάρμακα. ἦν δὲ καὶ τὸ ἦθος οἷος
ἥδεσθαι μάλιστα τοῖς τῶν πέλας ἐλέγχοις ὡς μηδὲν ἀκριβὲς
ἐπισταμένων. εὑρὼν οὖν αὐτοῦ τοὺς σφυγμοὺς εἰς μέγεθος
ἐπιδεδωκότας, εἶτα τῶν ἄλλων ἁπάντων αἰτίων τῶν εἰρημέ-
νων ἀφορίσας, ὑπολοίπου δὲ ἔτι μένοντος διορισμοῦ, πότε-
ρον ὑπὸ φαρμάκου θερμαίνοντος, ἢ λόγῳ παροξυσμοῦ πυ-
ρεκτικοῦ δὲ τοιοῦτον γέγονεν, καὶ γάρ πως καὶ ὁ καιρὸς αὐτὸς
ἦν ὁ τῆς εἰσβολῆς τοῦ πυρετοῦ, δεῖξαί μοι τὴν γλῶτταν ἐκέ-
λευσα καὶ κεχρωσμένην ὑπὸ φαρμάκου θεασάμενος αὖθις
ἡψάμην αὐτοῦ τῶν σφυγμῶν οὐδεμίαν ὑποψίαν ἐνδούς.

atque laborant ut coarguant nihil quemquam firmi fcire;
quidam fimplices funt modeftique atque omnia faciunt
aperte, nec quicquam diffimulant vel tegunt.   In his nihil
factum clam fufpicandum eft; apud infidiantes omnia ha-
benda funt fufpecta ac circumfpicienda funt et diftinguenda
tum quae propria artis ratione pertineant ad dignoscendum
tum quae extrinfecus adveniant.   Quod mihi fuit quondam
uecellarium facere in homine divite, qui gaudebat medica-
mentis, eaque affidue fumebat; qui eo erat ingenio ut li-
benter argueret familiares nullius certae fcientiae.   Hujus
quum offendiffem in magnitudinem pulfum increviffe, ab
aliisque omnibus quas commemoravimus caufis diftin-
xiffem, ac una mihi maneret diftinctio, utrum a calefaciente
medicamento, an accellionis ratione febrilis id accidiffet
(circa tempus enim erat febrilis accellionis) ego juffi ut lin-
guam mihi oftenderet; quam quum a medicamento confpe-
xiffem infectam, iterum attigi ejus pulfum, nihil fufpicans

Ed. Chart. VIII. [240. 241.]   Ed. Baf. III. (119.)

ἐν τούτῳ δὲ καὶ ὅτι πιεῖν φαρμάκου βουλόμενον αὐτὸν ἐν τῇ
προτέρᾳ διεκωλύσαμεν ἀνεμνήσθην. εἶπον οὖν εὐθέως πρὸς
τὸν ἄνθρωπον ὅτι πεπωκὼς εἴη φάρμακον. ὁ δὲ συνεὶς ὡς
ἀπὸ τοῦ κατὰ τὴν γλῶτταν χρώματος ἐτεκμηράμην, αὖθίς
ποτε ποιήσας σφαιρία μικρὰ τοῦ φαρμάκου κατέπιεν, ὡς μὴ
χρωσθῆναι τὴν γλῶτταν. ἀλλ᾿ ἐγὼ καὶ τοῦτ᾿ ἐξεῦρον αὐτοῦ
τὸ σόφισμα. θεασάμενος γὰρ τὴν γλῶτταν, εἶτ᾿ αὖθις ἁψά-
μενος τοῦ σφυγμοῦ καὶ τἆλλα διορισάμενος ἃ μικρὸν ἔμπρο-
σθεν εἴρηται, μᾶλλόν πως ἐπὶ τὸ φάρμακον ἐφερόμην τὴν
γνώμην, καὶ πάλιν διαλιπὼν καὶ πάλιν ἁψάμενος, ἠπιστάμην
δὲ τὸ φιλόνεικον τἀνδρὸς, ἐτόπασά τε τὸ γεγονὸς ἀποτολμή-
σας τε πρὸς αὐτὸν ἔφην, [241] ἀλλὰ μέντοι σύ μοι δοκεῖς
εἰληφέναι φάρμακον. τοῦ δ᾿ ἀρνουμένου κατὰ τὸ καρτερώτα-
τον καὶ μάρτυρας τοὺς παραμένοντας οἰκέτας ἐπικαλουμένου,
κατέχων αὐτοῦ τὴν χεῖρα καὶ τῶν σφυγμῶν ἐφαπτόμενος, ἆρ᾿
οὖν, ἔφην, δύναιό μοι καὶ ὀμόσαι τινὰ ὅρκον ὃν ἂν ἐγώ σε
κελεύσω; ὁ δ᾿ οὔθ᾿ ἑτοίμως ἀπεκρίνατο πρὸς τοῦτο καὶ τὴν
τῶν ἀρτηριῶν κίνησιν ἀνωμάλου ἴσχεν ὡς ἐπ᾿ ἀγωνίᾳ. καὶ μήν,

etiam. Interea occurrit mihi medicamentum me, quum
voluiſſet potare pridie, prohibuiſſe, atque homini dixi ſta-
tim eum medicamentum bibiſſe. Quod ille quum animad-
vertiſſet, a linguae me colore conjecturam feciſſe, alias ite-
rum pilulas parvas medicamenti fecit, quas devoravit ut
lingua ne tingeretur; at hoc quoque deprehendi ejus com-
mentum. Nam quum linguam inſpexiſſem ac tetigiſſem
iterum pulſum atque reliqua quae expoſui paulo ante dis-
cuſſiſſem, equidem ſuſpicionem ad medicamentum potiſſimum
converti retraxique manum, ac iterum paulo poſt injeci
pulſui, (noveram enim hominis proterviam) itaque depre-
hendi factum, nec dubitavi illi dicere, At tu medicamen-
tum mihi ſumpſiſſe videris; ille conſtantiſſime inficias ibat,
ſimulque ſervos qui permanſerant appellabat teſtes. Ego
manum ejus tenens et pulſum tangens, Ergo, inquam,
ſuſtinebis conceptis verbis jurare mihi ut tibi dictabo? Ad
hoc non prompte ille respondebat ac arteriarum habebat
ut in angore inaequalem motum. Profecto, inquam, tu

Ed. Chart. VIII. [241.]　　　　　Ed. Baf. III. (119. 120.)

ἔφην, ἀκριβῶς ἔλαβες τοῦ φαρμάκου καὶ μὴ ὄμνυε. πρὸς
μὲν δὴ τοὺς οὕτως ἀβελτέρους καὶ αὐτὸν εὐμήχανον εἶναι
χρή. τὰ πολλὰ δὲ οὐ μόνον οὐκ ἀντιπράττουσιν οἱ ἰδιῶται
τοῖς ἰατροῖς εἰς τὸν ἀπὸ τῶν ἔξωθεν διορισμὸν, ἀλλὰ καὶ
συμπράττουσιν, αὐτόματοι διηγού(120)μενοι πάντα. καὶ ἡμῖν
περὶ μὲν τῆς εἰς μέγεθος ἐπιδόσεως τῶν σφυγμῶν αὐτάρκως
εἴρηται τά γε πρῶτα· μετιέναι δὲ ἤδη καιρὸς ἐπὶ τὰ συνεχῆ
τοῦ λόγου. ἐπειδὴ γὰρ οὐ καθ᾽ ἕνα τρόπον ὁ μέγας λέγεται
σφυγμὸς, ἀλλ᾽ ὁ μὲν ὡς πρὸς τὸν σύμμετρον, ὁ δ᾽ ὡς πρὸς
ὁντιναοῦν τὸν ἐπιτυχόντα, διττὸς δ᾽ ἐστὶν οὗτος ὁ ἐπιτυχὼν,
ὁ μὲν ἐλάττων ἢ κατὰ τὸν σύμμετρον, ὁ δὲ μείζων, ἐφεξῆς
ἂν εἴη διελθεῖν περὶ τῆς εἰς μέγεθος ἐπιδόσεως ἑκατέρων τῶν
σφυγμῶν, λέγω δὲ τοῦ ἐλάττονος ἢ κατὰ τὸν σύμμετρον
καὶ τοῦ μείζονος. κοινὸν μὲν οὖν ἁπάσης τῆς εἰς τὸ μέγεθος
ἐπιδόσεως ηὐξῆσθαι τὴν θερμότητα μόνην καθ᾽ ὃν δηλονότι
χρόνον οὔθ᾽ ἡ δύναμις οὔτε τὰ ὄργανα πέπονθε, ἀκίνητος
δ᾽ ἐστὶν ὁ κάμνων. ἴδιον δὲ τῆς μὲν ἐκ τοῦ κατὰ φύσιν ἐκ-
τροπῆς τὸ μόνον τὸ μέγεθος αὐξηθῆναι, τῶν δ᾽ ἄλλων δυοῖν

medicamentum plane fumpfifti, cave jures. Igitur adver-
fus iftos quidem ineptos ingenio opus eft medico, at idiotae
fere non tantum medicis non renituntur in explicandis et
explorandis caufis externis, fed et adjuvant ultroque expo-
nunt omnia. Sed de pulfuum nos incremento magnitudinis
fatis principia expofuimus; reflat ut orationis feriem perfe-
quamur. Quia non ad unum modum magnus pulfus dici-
tur, fed nunc ut ad moderatum, nunc ad quemlibet confer-
tur, ac quum duplex fit hic quilibet, aut minor moderato,
aut major, deinceps de magnitudinis incremento dicendum
eft utriusque pulfus, minoris, inquam, eo qui moderatus eft
et majoris. Commune igitur eft omnis incrementi ad ma-
gnitudinem folum auctum calorem effe, quo fcilicet tempore
nec facultas affecta fit neo inflrumenta ac immotus fit
aegrotus. Proprium autem eft receffui ejus a natura unius
magnitudinis incrementum; reliquorum duorum etiam hoc
et celeritatis, nonnunquam crebritatis quoque. Age vero,

τὸ καὶ τὸ τάχος, ἔστιν ὅτε δὲ καὶ τὴν πυκνότητα. φέρε γὰρ,
εἰ οῦτως ἔτυχεν, ὃν ὀλίγον ἔμπροσθεν ἀπελίπομεν ἄνθρωπον
εἰς μέγεθος ἐπιδεδωκότα τοὺς σφυγμοὺς εὑρεῖν ἡμᾶς, ἐπὶ πλέον
ἔτι τὴν αὔξησιν αυτῶν ἐσχηκότα, τούτῳ καὶ τὴν θερμασίαν
μὲν ἀναγκαῖον ἐπιτετάσθαι. κοινὸν γὰρ τοῦτο ἦν τῶν εἰς μέ-
γεθος ἐπιδόσεων ἁπασῶν, ἴδιον δὲ ἐπὶ τῷ κοινῷ τὸ καὶ τὸ
τάχος ἐξηλλάχθαι, καὶ ὅτι πλέον γε, εἰ ἡ εἰς τὸ μέγεθος ἐπί-
δοσις γίγνοιτο τῶν σφυγμῶν, οὐ τὸ τάχος μόνον, ἀλλ᾽ ἤδη
καὶ τὴν πυκνότητα. δέδεικται γὰρ ἐν τῷ πρώτῳ τῶν ἐν τοῖς
σφυγμοῖς αἰτίων ἐπὶ βραχὺ μὲν αὐξανομένης τῆς θερμότητος
εἰς μέγεθος μὲν ἐναργῶς ἐπιδιδοὺς ὁ σφυγμὸς, εἰς τάχος δ᾽
οὐκ ἐναργῶς, ἐπιπλέον δ᾽ αὐξηθείσης καὶ τῷ μεγέθει μὲν ἔτι
προσλαμβάνων, ἀλλὰ καὶ εἰς τὸ τάχος ἐναργῶς ἐπιδιδοὺς,
καί τι πυκνότητος προσκτώμενος, ὥσπερ γε καὶ εἰ ἐπὶ πλεῖστον
αὐξάνοιτο καὶ ἡ χρεία τῆς τῶν σφυγμῶν γενέσεως ὑπὲρ τὴν
μεγίστην εἴη διαστολήν, εἰς μέγεθος μὲν οὐκ ἐπιδιδοὺς, ὅτ᾽ εἰς
ἔσχατον ηὔξητο, τῷ τάχει δ᾽ ὅσον ἐγχωρεῖ προστιθεὶς ἅμα τῃ
πυκνότητι, κἀπειδὰν μηδὲ τὸ τάχος ἔτ᾽ ἐπιτείνεσθαι δύνηται, τὴν
πυκνότητα κατεπείγων. ὑποκείσθω δὴ παλιν ἕτερος ἄῤῥωστος

illius hominis pulſus, exempli gratia, quem modo reliqui-
mus, cui facti eſſent majores, offendamus amplius auctos
eſſe, huic calorem etiam neceſſe eſt eſſe auctum; ſiquidem
incrementis omnibus magnitudinis hoc commune erat; ac
proprium praeter commune immutatam celeritatem eſſe; et
ſi adhuc magis crescat magnitudo pulſuum, non celeritatem
modo, ſed jam crebritatem etiam. Oſtendimus enim in
primo libro de cauſis pulſuum, ſicubi paulo auctus calor ſit,
manifeſtum magnitudinis incrementum eſſe, celeritatis non
manifeſtum. Si amplius crescat ille, non ſolum magnitu-
dinem accumulabit, ſed crescet etiam evidenter celeritas;
praeterea nonnihil acquiret crebritatis. Sic ſi augeatur plu-
rimum et pulſuum uſus generandorum ſuperet maximam
diſtentionem, magnitudinem non auget, ubi auctus ad ſum-
mum ſit; ſed celeritatem cum crebritate, quantum poteſt,
accumulat, ac ubi augeri celeritas amplius nequeat, conci-
tat crebritatem. Jam alius ſit aegrotus, cujus nec facultas

222 ΓΑΛΗΝΟΥ ΠΕΡΙ ΠΡΟΓΝΩΣ. ΣΦΥΓΜ.

Ed. Chart. VIII. [241. 242.]　　　　　Ed. Baf. III. (120.)

οὐδὲν μὲν οὔτε τὴν δύναμιν οὔτε τὰ ὄργανα βεβλαμμένος,
ἐλάττονα δὲ τοῦ κατὰ φύσιν ἔχων τὸν σφυγμὸν, εἶτα καὶ τῷ
τοιούτῳ μείζων γιγνέσθω χωρὶς τῆς ἔξωθεν κινήσεως, ἀληθὲς
μὲν εἰπεῖν, ὅτι καὶ τῷδε πλέων ἡ θερμότης ἐγένετο τῆς ἔμ-
προσθεν, καὶ κατά γε τοῦτο κοινὴν ἀπόφασιν ἕξει τῇ δὶς ἤδη
προειρημένῃ. τὸ δ᾽ ἴδιον αὐτῆς ἔσται τὸ μὴ ἐκ μικροτέρου
μόνον τοῦ σφυγμοῦ γεγονέναι τὴν εἰς τὸ μέγεθος ἐπίδοσιν,
ἀδύνατον γὰρ ἄνευ τοῦ καὶ βραδύτερον καὶ ἀραιότερον γενέ-
σθαι, μικρότερον ἀπεργασθῆναί ποτε τοῦ κατὰ φύσιν αὐτὸν,
ἀλλὰ μηδὲ μείζονα μόνον οἷόν τε γενέσθαι χωρὶς τοῦ θάτ-
τονά τε καὶ πυκνότερον. ὅτι γὰρ ἡ τοιαύτη διάθεσις, ἐν ᾗ
μικρότερος ὁ σφυγμὸς τοῦ κατὰ φύσιν ἐγένετο, σὺν ἀραιότητί
τε καὶ βραδύτητι συνίσταται, τῷ μεμνημένῳ τῶν ἐν τῷ
πρώτῳ τῶν ἐν τοῖς σφυγμοῖς αἰτίων εὔδηλόν ἐστι.

Κεφ. β΄. [242] Μεταβάντες οὖν περὶ τῆς εἰς μικρότητα
τροπῆς τῶν σφυγμῶν ἐπισκεψώμεθα· τρεῖς μὲν δὴ καὶ ταύτης
εἰσὶν ἅπασαι διαφοραί. ἤτοι γὰρ ἐκ τοῦ κατὰ φύσιν τε καὶ συμ-
μέτρου προσαγορευομένου, ἢ ἐκ τοῦ μείζονος ἢ κατὰ τοῦτον, ἢ ἐκ
τοῦ μικροτέρου τὰς εἰς μικρότητα συμβαίνει γίνεσθαι διαφοράς.

nec inſtrumentum laeſa ſint, ſed minorem naturali pulſum
habeat; deinde huic quoque remoto externo motu, major
fiat; huic etiam liquido dixeris ampliorem nunc calorem
quam dudum eſſe. Ac in eo quidem commune habebit cum
bis jam commemorato reſponſum; proprium autem habebit
non ex parvo tantum pulſum in magnitudinem increviſſe
(fieri enim non poſſit, niſi ſimul tardior rariorque fiat, ut
minor unquam naturali reddatur) ſed nec majorem tantum
fieri potuiſſe, niſi etiam fieret celerior et crebrior. Nam
affectum in quo pulſus naturali minor ſit raritatem etiam
et tarditatem complecti perſpectum illi eſt qui eorum me-
minit quae docuimus in libro primo De pulſuum cauſis.

　　Cap. II. His ergo relictis de pulſuum commutatione
in parvitatem conſideremus, cujus item ſunt tres numero
omnes differentiae. Aut enim ex naturali et moderato
quem vocant, aut ex majore quam hic ſit, aut ex minore
mutationes in parvitatem contingit fieri, vocatur autem qui

Ed. Chart. VIII. [242.]   Ed. Baf. III. (120.)

καλεῖται δὲ ὁ μὲν μείζων τοῦ συμμέτρου μέγας ἁπλῶς, ὁ δ᾽ ἐλάτ-
των μικρός. ἀρξώμεθα οὖν πάλιν κἀνταῦθα ἀπὸ τῶν κοινῶν
αὐτοῖς, εἶθ᾽ ἑξῆς ἐπὶ τὰ καθ᾽ ἕκαστον ἴδια μεταβῶμεν. εὐθὺς
γὰρ ἐν τῷ τὸ κοινὸν ἐπισκοπεῖσθαι καὶ ἡ τῆς τῶν ἰδίων εὑρέ-
σεως ὁδὸς ἐγκαλύπτεται. ὑποκείσθω δή τις σφυγμὸς ἐπί τινος
ἀνθρώπου μικρότερος μὲν τοῦ πρόσθεν, ἑτέραν δὲ μηδεμίαν
ἐσχηκὼς μεταβολὴν κατ᾽ ἄλλο γένος μηδὲν καὶ ζητείσθω, τίς
γ᾽ ἔμπροσθεν ἦν διάθεσις αὐτῷ, καὶ τίς νῦν ἐστιν. ἡ δὲ τῆς
ζητήσεως ὁδὸς ἥδε. μικρότερος ἑαυτοῦ γίνεται σφυγμὸς ἤτοι
τῆς δυνάμεως ἀσθενεστέρας ἀποτελεσθείσης, ἢ τῶν ὀργάνων
σκληροτέρων, ἢ τῆς χρείας ἐκλυθείσης. ἀλλ᾽ οὔθ᾽ ἡ δύναμις
ἀσθενεστέρα γέγονε νῦν, ἢ πάντως ἀμυδρότης συνῆν τῇ μι-
κρότητι, οὔτε τὸ σῶμα τῆς ἀρτηρίας σκληρότερον, οὕτω γὰρ
οὐ μόνον μικρότερος, ἀλλὰ καὶ σκληρότερος ἦν ὁ σφυγμός.
ὑπολείπεται οὖν ἡ χρεία μόνον ἠλλοιῶσθαι, καὶ εἴπερ ἀκί-
νητος ὁ ἄνθρωπος ἐν τῷ τέως ἐγένετο, κατὰ τὸ ποσὸν τῆς
μεταβολῆς γεγενῆσθαι. καὶ μὲν δὴ καὶ ὡς ἐκ τοῦ μείζονος ἢ
κατὰ φύσιν σφυγμοῦ τὴν τοιαύτην γεγονέναι τροπὴν εὔδηλόν

moderato major eſt abſolute magnus, qui minor parvus.
Exordiamur igitur hic de integro ab iis quae in his com-
munia ſunt, deinde jam ad propria ſigillatim nos confera-
mus; ſtatim enim communis commentatio complectitur pro-
priorum inveniendorum viam. Sit pulſus cuipiam homini
minor quam dudum, mutatione praeditus praeterea nulla
ullius generis, tum quaeratur quomodo nuper affectus eſſet,
atque quomodo nunc. Via inquirendi haec eſt. Minor ſo-
lito pulſus fit, aut quum imbecillior facta ſit ſacultas, aut
inſtrumenta duriora, aut uſus remiſſus. Sed enim nec im-
becillior facta nunc facultas eſt, alioquin omnino conjuncta
ſit cum parvitate remiſſio; nec corpus durius arteriae, ne-
que enim tum minor tantum, ſed et durior pulſus eſſet;
ſupereſt ergo ſolum alteratum eſſe uſum; ac ſi id temporis
quietus homo fuerit, quantitati refrigerationis quantitatem
reſpondere mutationis. Jam vero ex majore quam natu-
ralis fit pulſus eam mutationem neceſſario accidiſſe norunt

ἔστιν τοῖς μεμνημένοις ἐν τῷ πρώτῳ τῶν δεδειγμένων περὶ
τῶν ἐν σφυγμοῖς αἰτίων. ἥ τε γὰρ ἐκ τοῦ κατὰ φύσιν εἰς μι-
κρότητα τροπὴ διὰ ψύξιν εὐθὺς καὶ ἀραιότερον αὐτὸν ἐργά-
ζεται καὶ βραδύτερον, ἥ τε ἐκ τοῦ μεγάλου ὑπὲρ τὸ σύμμετρον
ηὐξημένου καθαίρεσις τοῦ συμμέτρου εὐθὺς καὶ τοῦ τάχους
τι καὶ τῆς πυκνότητος προσλαμβάνει, διὰ τὸ τὸν ἐπιπλέον
ηὐξημένον ὑπὲρ τὸν κατὰ φύσιν ἐν τοῖς τρισὶ γένεσι μετα-
βάλλειν. ὁ τοίνυν τοῦ μεγέθους μόνον ἀφῃρηκὼς, τἄλλα δὲ
φυλάττων ἄτρεπτα σφυγμὸς, ὁ βραχεῖ μείζων ἐστὶ τοῦ κατὰ
φύσιν. οὗτος γὰρ μόνος ἐπὶ βραχείᾳ θερμότητος αὐξήσει
συνίσταται. τῶν δ᾽ ἄλλων τῶν εἰς μέγεθος ἀλλοιουμένων οὐ-
δεὶς ἄνευ τοῦ καὶ τάχος προσλαβεῖν ἢ πυκνότητα τοιοῦτος
ἀποτελεῖται. ὥστε οὐδὲ καθαιρήσει τις ἄλλος πλὴν τοῦδε
μόνον τὸ μέγεθος. ὁ γὰρ εἰς τοῦτο μόνον αὐξηθεὶς ἐπὶ θερ-
μότητι μειώσει τοῦτο μόνον ἐπὶ ψύξει, ὁ δέ γε εἰς τοσοῦτον
ἀλλοιωθεὶς ὑπὸ θερμότητος ὡς μὴ τὸ μέγεθος μόνον, ἀλλὰ
καὶ τὸ τάχος ὑπαλλάξαι καὶ τὴν πυκνότητα, τὴν εἰς τοὔμ-
παλιν ὁδὸν ἕξει διὰ τῶν αὐτῶν κατὰ γένος ἀλλοιώσεων,
ὥστε οὐ μόνον μικρότερος, ἀλλὰ καὶ βραδύτερος καὶ ἀραιότερος

qui retinent demonſtrata in primo libro de cauſis pulſuum.
Nam de naturali ſtatu ob frigiditatem mutatio ad parvitatem,
ſimul etiam rariorem eum atque tardiorem reddit, et mo-
derati imminutio ex magno ſupra modum aucto ſtatim ad-
jungit ſibi celeritatis aliquid et crebritatis, quod qui multum
ultra modum ſit auctus tribus in generibus variet. Quam-
obrem qui magnitudinem tantum imminuit pulſus et reliqua
ſervat immota, hic eſt qui paulo major ſit juſto; hic enim
ſolus ex parvo caloris incremento conſtat. Reliquorum qui
in magnitudinem mutantur, niſi ſimul celeritatem aſſumat,
vel crebritatem, talis evadit nullus; quare neq quisquam
praeter hunc alius magnitudinem minuet. Qui enim hujus
accepit ſolius incrementum ex calore, unam eam ex refri-
geratione minuet; qui vero hactenus eſt alteratus a calore
ut non magnitudinem modo, verum etiam celeritatem et
crebritatem immutet, contrarium iter per easdem genere
alterationes tenebit; ita non modo minor, ſed et tardior

BIBΔION Δ. 225

Ed. Chart. VIII. [242. 243.]   Ed. Baf. III. (120.)

ἔσται τοῦ πρόσθεν. ὁμοίως δὲ καὶ ἡ ἐκ τοῦ συμμέτρου πρὸς
τὸν ἐλάττονα τροπὴ καὶ ἡ ἐκ τούτου πάλιν ἐπὶ τὸν ἔτι μι-
κρότερον ἀλλοίωσις εὐθέως καὶ ἀραιότερον ἑαυτοῦ καὶ βρα-
δύτερον ἐργάζεται τὸν σφυγμόν. συμμετρίαν γάρ τινα διαστο-
λῆς σφυγμὸς κέκτηται κατὰ φύσιν ἐχόντων, ἣν ἀπόλλυσι μὲν
ἐξ ἀνάγκης, ἄν τε θερμότερον ἄν τε ψυχρότερον ἑαυτοῦ γέ-
νηται τὸ σῶμα. οὐ μὴν ὅ γε τῆς ἀπωλείας τρόπος ὁ αὐτός.
ἐν μὲν γὰρ τῷ θερμαίνεσθαι τὸ μέγεθος ἐναργῶς πρῶτον,
εἶτα τὸ τάχος, εἶθ᾿ ἡ πυκνότης αὐτῷ προσγίνεται. ψυχομέ-
νων δ᾿ ἔμπαλιν ἀραιότης μὲν ἐναργὴς πρώτη; δευτέρα δὲ
βραδύτης, μικρότης ἐσχάτη. λέλεκται δ᾿ ὑπὲρ αὐτῶν ἱκανῶς
ἐν τῷ πρώτῳ τῶν ἐν σφυγμοῖς αἰτίων. [243] οὔκουν ἔτι χρὴ
μηκύνειν περί γε τούτων, ἀλλ᾿ ἐπὶ τὰ συνεχῆ τοῦ λόγου με-
ταβάντας ἑξῆς τοῖς εἰρημένοις διορίζεσθαι τὰς τὴν ψύξιν ἐργα-
σαμένας αἰτίας, τοσαύτας κατὰ γένος οὔσας ὅσαι περ αἱ
θερμαίνουσαι. καὶ γὰρ ἀὴρ ψυχρὸς ἔξωθεν προσπεσὼν, ὥσ-
περ οὖν καὶ ὕδωρ ψυχρὸν, ἢ λουτρὸν, ἢ φάρμακον ἐπα-
λειφθὲν τῷ σώματι ψύχει, ἢ καὶ μακρά τις ἡσυχία καὶ οἷον

erit ac prius rariorque. Pari modo mutatio in minorem
ex moderato et mutatio quoque ex hoc in eum qui minor
etiam fit continuo rariorem folito et tardiorem efficit pul-
fum, fiquidem mediocritatem habet quandam diftentionis
pulfus hominum naturalem ftatum tenentium, quam, fi ca-
lidius aut frigidius folito evaferit corpus, neceffario amit-
tit. Non idem tamen amiffionis modus eft; nam quum cale-
fit, magnitudo plane prima, mox celeritas, inde crebritas
accedit; contra quum refrigeratur, raritas manifefte prima,
altera tarditas, poftrema parvitas. De his abunde in primo
libro De caufis pulfuum diximus; quo minus hic jam im-
morandum eft. Itaque feriem orationis perfequamur, ac
fecundum commemorata explicemus caufas quae refrige-
rant, quae totidem genere funt quot illae quae calefaciunt.
Aer etenim frigidus qui foris occurrit, quemadmodum et
aqua frigida vel balneum vel medicamentum quo corpus
inungitur refrigerat; quin etiam longa quies et veluti late-

226 ΙΑΔΗΝΟΥ ΠΕΡΙ ΠΡΟΓΝΩΣ. ΣΦΥΓΜ.

Ed. Chart. VIII. [243.]   Ed. Baf. III. (120. 121.)

φωλεία ψυχρότερον ἐργάζεται τὸ σῶμα· καὶ τῶν εἴσω μετα-
λαμβανομένων, ὅτ᾽ ἂν ἀναπνεόμενος ἀὴρ ψυχρὸς ὦν, καὶ
τροφὴ φλεγματώδης καὶ φάρμακόν τι φύσει ψυχρὸν, ὕδατός
τε ψυχροῦ χρῆσις ἄμετρος ἔκ τε τῶν παθῶν τῆς ψυ(121)χῆς
ὁ πολυχρόνιος φόβος, ἔκ τε τῶν ἐν τῷ σώματι περιεχομένων
χυμῶν ὅσοι ψυχροὶ τὴν κρᾶσιν ἡσυχάζοντες πρότερον ἐκι-
νήθησαν νῦν, ἢ ὅλως ἰσχνότεροί πως ἐγένοντο τῶν θερμῶν.
διορίζεσθαι δ᾽ αὐτὰ κατὰ μέρος ἀνάλογον τοῖς εἰρημένοις
εἴη ἐπὶ τῶν θερμαινόντων αἰτίων. δὶς γὰρ ὑπὲρ τῶν ὁμοίων
λέγειν οὐκ ἀναγκαῖον. ἡ μὲν δὴ κατὰ μέγεθός τε καὶ μικρό-
τητα τροπὴ τῶν σφυγμῶν ὑπὸ τοιούτων τε καὶ τοσούτων
αἰτίων ἀποτελεῖται, πρὸς γοῦν τὴν φύσιν αὐτοῦ τοῦ πράγμα-
τος, ἐπεὶ πρός γε τὴν ἡμετέραν διάγνωσιν ἔτ᾽ ἐνδεῖ, πολλάκις
γὰρ ἡ μὲν ἀρτηρία διαστέλλεται μέγιστον, ὅσον ὑπ᾽ αὐτῇ, ἀπο-
κρύπτεται·δ᾽ ἢ κωλύεται τὸ μέγεθος τῆς διαστολῆς διὰ τὸ πλῆ-
θος, ἢ τὸ τάχος, ἢ τὴν σκληρότητα τῶν περικειμένων, ἢ προ-
κειμένων σωμάτων. αὕτη μὲν γὰρ ἡ οὐσία τῶν μεγάλων τε
καὶ μικρῶν σφυγμῶν κατὰ τὸν κύκλον τῆς ἀρτηρίας συνίσταται,

brae frigidius corpus efficiunt; praeterea quae intro reci-
piuntur, ut aër refpiratione attractus, qui frigidus fit, cibus
pituitofus, medicamentum natura frigidum, aquae frigidae
immodicus ufus; ex animi affectibus, metus diuturnus; ex
contentis in corpore humoribus, qui frigidi temperamento,
quum antea quiescerent, nunc commoti funt, aut omnino
tenuiores quodammodo calidis facti funt. Haec feparatim
ita poffunt diftingui ut de calefacientibus caufis diximus;
neque enim ut de fimilibus bis dicamus neceffe eft. Atque
pulfuum in magnitudine et parvitate mutatio a talibus et tot
caufis gignitur, quod certe ad naturam pertinet ipfius rei,
quando quod ad noftram attinet cognitionem, adhuc defideret
aliquid. Saepe enim arteria, quod in fe eft, maxime diften-
ditur, fed occultatur magnitudo diftentionis, vel interpella-
tur a numero vel craffitie vel duritie circumjacentium cor-
porum, vel objectorum Haec enim effentia magnorum
vel parvorum pulfuum in arteriae circulo confiftit, ubi lon-

τοῦ μήκους ἴσου φυλαττομένου διὰ παιτὸς, οὐ μὴν φαίνεταί
γ᾽ ἴσον, ἀλλ᾽ ἀποκρύπτεταί τι μέρος αὐτοῦ. καὶ λέλεκται μὲν
οὖν ἤδη περὶ τούτου κἀν τῷ δευτέρῳ τῶν ἐν σφυγμοῖς αἰ-
τίων. εἰρήσεται δὲ καὶ νῦν ὅσον εἰς τὰ παρόντα χρηστὸν
ἀναμνήσεως ἕνεκεν.

Κεφ. γ΄. Τῆς ἀρτηρίας τὸ μὲν ὕψος ἀναλόγως ἀεὶ
τῷ πλάτει διαστέλλεται. κατακρύπτεται δὲ ἢ κωλύεται πολ-
λάκις ὑπὸ τῶν περικειμένων τε καὶ προσκειμένων σωμάτων
ἤτοι σύμπασα ἡ κίνησις ἢ μοῖρά γέ τις αὐτῆς, καὶ τοῦτο τὸ
κωλυόμενον ἤτοι κατὰ τὸ βάθος μᾶλλον, ἢ κατὰ τὸ πλάτος,
ἢ κατὰ τὸ συναμφότερον ὡσαύτως φαίνεται. ὅταν μὲν οὖν
ἀδιάγνωστος ὡς πρὸς τὴν ἡμετέραν ἁφὴν ἡ κίνησις ᾖ, καθ᾽
ὅλον μὲν τὸ ζῶον συμβάντος τούτου, ὡς μηδαμόθι μεδεμίαν
ἀρτηρίαν φαίνεσθαι κινουμένην, ἀσφυξία τὸ πάθημα προσα-
γορεύεται, κατὰ μὲν τὴν ἀλήθειαν οὐδέποτε ἐν ζῶντι σώ-
ματι γινομένη, κινεῖται γὰρ ἡ καρδία διαπαντὸς ἅμα ταῖς
ἀρτηρίαις ἁπάσαις, ὡς μέντοι πρὸς τὴν ἡμετέραν ἁφὴν ἔξω-
θεν ἐπιβαλλομένην ιολλάκις εὑρισκομένη. πρόκεινται γὰρ

gitudo perpetuo par eſt; at non tamen apparet par, ſed de-
liteſcit quaedam ejus pars. De quo quidem etſi jam ſe-
cuńdo in libro De cauſis pulſuum expoſuimus, nihilominus
quod ad propoſitum intereſt reminiscentiae gratia expo-
nemus.

Cap. III. Arteriae altitudo ſemper aequalem latitu-
dini diſtentionem habet; ſed fit ut occultetur, aut arceatur
ſaepe a corporibus circumjectis et appoſitis vel univerſus
motus vel certe ejus quaedam pars, ac pars illa quae ar-
cetur aut in profunditate magis, aut in latitudine, aut ſimul
in utraque ſimiliter apparet. Quum ergo non percipiatur
noſtro quidem tactui motus, atque hoc per totum animal
accidit, ut nulla usquam arteria videatur moveri, vocatur
is affectus privatio pulſus; quae quidem, ſi ad veritatem
exigas, in corpus nunquam vivum cadit, neque eſt enim
unquam quin cor una cum arteriis omnibus agitetur, at ſi
referas ad noſtrum tactum foris injectum, in multis repe-

228 ΓΑΛΗΝΟΥ ΠΕΡΙ ΠΡΟΓΝΩΣ. ΣΦΥΓΜ.

Ed. Chart. VIII. [243. 244.]   Ed. Baf. III. (121.)

δὴ τοῦ τῶν ἀρτηριῶν σώματος πάντως μὲν ὑμένες τέ τινες
καὶ δέρμα, πολλαχόθι δὲ καὶ πιμελὴ καὶ σάρξ, ὑφ᾽ ὧν οὐ μό-
νον ἀποκρύπτεσθαι τὸν σφυγμὸν, ἀλλὰ καὶ κωλύεσθαι συμ-
βαίνει. τελέως μὲν οὖν ἀποκρυπτομένης τῆς κινήσεως, εἰ μὲν
ἐν ἅπασι τοῖς μέρεσι τῶν ἀρτηριῶν ἁπασῶν τοῦτο συμβαίνῃ,
τὸ πάθος ἀσφυξίαν ὀνομάζουσιν, εἰ δὲ κατὰ μὲν τινὰ μέρη
φαίνοιτο κινούμενα, τὰ δὲ μὴ, κατὰ τὸ μῆκος ἐν τούτῳ δια-
φορὰν ἴσχουσιν οἱ σφυγμοί. καὶ δὴ καὶ καλοῦνται μακροὶ
μὲν οἷς ἂν τὸ τῆς αἰσθητῆς κινήσεως μῆκος ὑπὲρ τὸ κατὰ
φύσιν, βραχεῖς δὲ οἷς ἂν ἔλαττον τοῦ κατὰ φύσιν, οἷς δ᾽
ἴσον τῷ κατὰ φύσιν σύμμετροι. τοσοῦτον γὰρ ἀεὶ φαίνεται
τῆς κινήσεως τῶν ἀρτηριῶν [244] ὅσον ἐπιτρέπει τὰ προβε-
βλημένα σώματα. καὶ διὰ τοῦτο τοῖς μὲν παχέσι βραχεῖς οἱ
σφυγμοί, τοῖς δ᾽ ἰσχροῖς μακροὶ, καθάπερ καὶ τοῖς εὐσάρ-
κοις τε καὶ συμμέτροις σύμμετροι φαίνονται. καὶ αὐτῆς μέν-
τοι τῆς φαινομένης κινήσεως οὐκ ἀεὶ ὁμοίως κωλύεται τῷ
βάθει τὸ πλάτος, ἀλλ᾽ ἐπειδὰν μὲν αἱ κατὰ τὰ πλάγια χῶραι
τῶν ἀρτηριῶν ἤτοι πιμελῆς, ἢ σαρκὸς, ἢ ἀτμῶν, ἢ ὑγρῶν

riatur fane frequenter, objecta enim arteriarum corpori funt
omnino certae membranae et cutis, multis etiam locis
adeps atque caro, a quibus ufu venit pulfui, ut non occul-
tetur modo, fed et impediatur.   Ac fic quidem, fi motus
occultetur omnis, atque in omnibus id partibus accidat om-
nium arteriarum, pulfus privationem appellant affectum,
at fi quibusdam in partibus videantur moveri, in quibusdam
non videantur, hic differentiam in longitudine habent pul-
fus.   Et nimirum vocantur longi quibus fenfibilis motus
longitudo raturalem excedit, breves quibus infra natura-
lem ftatum eft, quibus par eft naturali ftatui, moderati.
Tantum enim animadvertitur femper de motu arteriarum
quantum oppofita corpora permittunt; quamobrem fit ut
corpulentis pulfus breves, gracilibus vero longi, quemadmo-
dum et quadratis moderatisque effe videntur moderati.   Jam
etiam apparentis motus his non femper aeque ut profundi-
tas impeditur latitudo, verum ubi arteriam regiones in
latera vel adipis vel carnis vel vaporum vel humorum

BIBΛION A. 229

Ed. Chart. VIII. [244.] Ed. Baſ. III. (121.)

ὦσι πλήρεις, τὸ δ᾽ ἐπικείμενον ἄνωθεν δέρμα καὶ μηδὲν αὐ-
τὰς βαρύνῃ, τοῦ πλάτους ἡ κίνησις ἀμαυροῦται μόνον, καὶ
μᾶλλον, εἰ σφοδρὸς ὁ σφυγμὸς εἴη καὶ μέγας ὅσον ἐφ᾽ ἑαυ-
τῷ. ἐπειδὰν δὲ καθαραὶ μὲν αἱ παρακείμεναι χῶραι, ῥυσσὸν
δ᾽ ᾖ τὸ ἐπικείμενον αὐταῖς δέρμα, τοῦ βάθους ἡ κίνησις ἐν
τῷ τοιούτῳ σώματι πλέον ἀφανίζεται, καὶ μᾶλλον, εἰ μήτε
σφοδρὸς εἴη ὁ σφυγμὸς καὶ μέγας ὅσον ἐφ᾽ ἑαυτῷ. ὅταν
οὖν εὕρῃς μακρότερον τοῦ κατὰ φύσιν σφυγμὸν, εἰ μὲν καὶ
τὸ πλάτος αὐτοῦ καὶ τὸ βάθος εἴη συνηυξημένον, ἐπι-
σκέπτου πότερον ὁ ἄνθρωπος ἰσχνότερος ἑαυτοῦ γέγονεν,
ἢ θερμότερος, ἀφωρισμένης τῆς ἐπικτήτου κινήσεως. εἰ μὲν
γὰρ ἰσχνότερος εἴη γεγενημένος, εἰ μὲν ἐπὶ τοσοῦτον ἐφ᾽
ὅσον καὶ ὁ σφυγμὸς μείζων, ἐν τοῦτο μόνον ἠλλοίωσεν αὐ-
τόν, εἰ δ᾽ ἐπ᾽ ἔλαττον, οὐ μόνον τοῦτ᾽ ἐστὶν αἴτιον, ἀλλὰ
καὶ θερμότης, εἰ δ᾽ ἐν αὐτῷ μένοι τὰ τῆς τοῦ σώματος σχέ-
σεως, ἡ θερμότης ηὔξηται μόνον, εἰ δὲ καὶ παχύτερος εἴη γε-
γονὼς, διπλάσιον ηὐξῆσθαι λογίζου τὴν θερμότητα. τὸ δ᾽
ὑπὸ τίνος αἰτίας ηὔξηται διορίζεσθαι τοῖς ἔμπροσθεν εἰρη-
μένοις. εἰ μέντοι μακρότερος ὁ σφυγμὸς εἴη γεγονὼς καὶ

plenae fint, ac incumbens fuperne cutis nihil eas oneret,
latitudinis tantum obscuratur motus; ac magis, fi vehemens
pulſus et magnus quantum in ipfo eft fit; quum vero re-
giones vicinae funt mundae, rugofa autem quae eas tegit
cutis, magis profunditatis motus latet in eo corpore, ac
magis, fi non vehemens pulfus et magnus quantum in eo
eft fit. Si ergo pulfum invenias naturali longiorem, fiqui-
dem una latitudo ejus et profunditas increverit, vide, gra-
cilior homo folito an calidior evaferit, remoto adventitio
motu, nam fi factus gracilior fit, idque tanto quanto eft
pulfus major, unum hoc tantum eum immutavit; fin autem
non tanto, non hoc modo eft caufa, verum etiam calor.
Quod fi in eadem conftiterit corpus habitudine, folus mu-
tatus eft calor; fin craffior evaferit, duplo auctum aeftima
calorem; at quanam de caufa fit auctus, explorandum ex
illis eft quae expofuimus. Sin longior factus pulfus fit et

πλατύτερος, μὴ μέντοι κατὰ τὴν αὐτὴν ἀναλογίαν εἰς ὕψος
ηὐξημένος, ἀλλὰ διαμένων σύμμετρος, ἐπὶ τοῖς προειρημένοις
διορισμοῖς ἔτι καὶ τοῦτ᾽ ἐξαίρετον ὑπάρχειν ἀναγκαῖον αὐτῷ,
ῥυσσότερον γεγονέναι τὸ κατὰ τῆς ἀρτηρίας ἄνωθεν ἐπικείμε-
νον δέρμα. καὶ εἰ καταστρέφοις τὸ κῶλον, ὥσθ᾽ ὅπερ ἄνωθεν
ἦν αὐτοῦ πρότερον εἶναι νῦν κάτωθεν, οὐδὲν οὕτως ἐκκεκο-
λοῦσθαι φανεῖται τὸ βάθος. οὗτοι μὲν οὖν οἱ δύο σφυγμοὶ
πρῶτοι πάντων εἰσὶ γεγραμμένοι κατὰ τὸ διάγραμμα τῶν
ἑπτὰ καὶ εἴκοσι σφυγμῶν ἐν τῷ προτέρῳ περὶ τῆς διαφορᾶς
αὐτῶν, ὃ περὶ τῶν κατὰ τὸ ποσὸν τῆς διαστολῆς ἐν ταῖς
τρισὶν ἅμα διαστάσεσι συνισταμένων ἐποιήσαμεν. ἑξῆς δὲ αὐ-
τῶν γέγραπται τρίτος ὁ κατὰ τὸ μῆκός τε καὶ τὸ πλάτος
ὑπερβάλλων τὸν κατὰ φύσιν, ἐν δὲ τῇ κατὰ βάθος διαστάσει
ταπεινὸς, ὃς καὶ σπανιάκις εὑρίσκεται. μεγάλως γὰρ ὑπὸ τῶν
ὑποκειμένων σωμάτων βαρυνομένης γίνεται τῆς ἀρτηρίας, ὅπερ
οὐκ ἄν ποτε συμβαίη χωρὶς τοῦ καὶ τὴν δύναμιν ἀσθενεστέ-
ραν γενέσθαι καὶ τὸν χιτῶνα τῆς ἀρτηρίας ἐσχάτως μαλακὸν,
ὧν τὸ μὲν ἀτονώτερον τοῦ κατὰ φύσιν, τὸ δὲ μαλακὸν ἱκανῶς
ἐργάζεται τὸν σφυγμόν. ὥστε μετὰ μὲν τούτων γίνοιτ᾽ ἄν ποτε

latior, non vero perinde profunditate auctus, fed perma-
neat moderatus, praeter fuperiores notas hoc illi etiam
extra ordinem neceffe eft adfit, rugofiorem evafiffe fupernae
arteriae incumbentem cutem ac fi convertas membrum;
ut quae ejus pars modo fuperior erat nunc fit inferior,
nulla tum profunditas re videbitur impedita. Atque hi
quidem duo pulfus in primo libro de eorum differentiis om-
nium primi inter viginti feptem pulfus in tabellam funt re-
lati quam de illis fecimus, qui conftant externis fimul di-
menfionibus quantitatis diftentionis. Ab his defcriptus ter-
tius eft, qui longitudine et latitudine excedit naturalem ac
in profunditatis dimenfione eft humilis; qui fane raro inve-
nitur. Fit enim quum arteria magnopere objectorum cor-
porum mole oneratur; id quod nunquam eveniat, nifi fa-
cultas fimul imbecillior fit et fumme mollis tunica arteriae;
quorum illud imbecilliorem naturali, hoc molliorem pulfum
efficit. Itaque cum his quidem erit aliquando longus fimul

μακρὸς ἅμα καὶ πλατὺς καὶ ταπεινὸς, ἄλλως δ᾽ οὐκ ἂν γέ-
νοιτο. καὶ μὲν δὴ καὶ ὁπότε φαίνεται τοιοῦτον, οὐδὲ τότε
πολὺ τοῦ κατὰ φύσιν οὔτ᾽ ἐπὶ τὶ ταπεινότερον οὔτε ἐπὶ τὸ
πλατύτερον ἐξίσταται, οὐ γὰρ ἐγχωρεῖ κατὰ μὲν τὸ βάθος
ἐσχάτως βαρύνεσθαι τὴν ἀρτηρίαν, κατὰ δὲ τὸ πλάτος οὐδ᾽
ὅλως, ὥσπερ γε οὐδ᾽ ἐπὶ πλεῖστον μὲν ὕψος ἀνέρχεσθαι, παν-
τάπασι δ᾽ ἐστενῶσθαι. πλέον μὲν γὰρ ἐπιδίδωσιν ὕψος ὡς
τὰ πολλά, καὶ μάλισθ᾽ ὅταν ᾖ σφοδρὸς ὁ σφυγμὸς, οὐ μὴν
εἰς τοσοῦτόν γε ὡς τὸν αὐτὸν ὑψηλότατόν τε ἅμα καὶ στε-
νώτατον ὑπάρχειν. εἰ μέντοι περιστραφείη κἀπὶ τούτου σφυγ-
μοῦ τὸ κῶλον, ὡς τὰ τέως ὑπερκείμενα μέρη νῦν ὑποκείμενα
γενέσθαι, καὶ ἡ κατὰ τὸ βάθος αὐτῶν διάστασις ἐπίδοσιν ἕξει
καὶ οὐκ ἔτι φαίνεται ταπεινός. ἀλλ᾽ ὥσπερ μακρὸς καὶ πλα-
τὺς, οὕτω καὶ ὑψηλὸς, ὅπερ ἐστὶ μέγας. ὁ γὰρ κατὰ τὰς
τρεῖς διαστάσεις αὐξηθεὶς μέγας λέγεται. [245] διοριστέον
οὖν ἐπ᾽ αὐτῷ πρὸς τοῖς εἰρημένοις καὶ τὰ τῶν πρώτων ἁπάν-
των εἰρημένα. προσεπισκεπτέον δὲ καὶ εἰ τοῦ πλάτους ἀφαι-
ρεῖ τι περιστρεφομένου τοῦ κώλου. γίνεται γὰρ καὶ τοῦτ᾽

et latus et humilis, alia ratione nunquam fiet; imo vero
etiam quum videatur talis, ne tum quidem procul a natura
nec ad humilius nec ad latius deflectit; neque enim ad fum-
mam arteria in profunditate gravetur et in latitudine ne-
quaquam; neque item plurimum afcendat altitudo, prorfus
vero contrahatur in anguftum, etenim vere fit ut plus
altitudo crescat, praefertim fi vehemens fit pulfus, at
non hactenus tamen ut idem altiffimus fimul et angu-
ftiffimus fit. Quod fi hic quoque membrum invertas, ut
quae modo partes fuperiores effent, fint nunc inferiores, et
profunditatis eorum dimenfio incrementum habebit, nec
videbitur amplius humilis; fed ut longus et latus, ita etiam
erit altus, quod eft magnus; nam qui tribus eft dimenfioni-
bus auctus, magnus vocatur. Proinde diftentiones in hoc
funt adhibendae praeter has quas nunc expofuimus etiam
illae quae in primis omnium funt adhibitae. Jam illud

ἐνίοτε, καὶ δηλοῖ πόσον ὑπὲρ τὴν τοῦ βάθους ἀναλογίαν ἔμ-
προσθεν ἐπλατύνετο τὸ ἀγγεῖον. ὁ δ᾽ ἐπὶ τοῖσδε τέταρτος ὁ
μακρὸς ἅμα καὶ ὑψηλὸς καὶ σύμμετρος κατὰ τὸ πλάτος, ὅσον
μὲν ἐφ᾽ ἑαυτοῦ πλατύς ἐστιν, ὥσπερ καὶ ὑψηλὸς, ἀλλὰ ὑπὲρ
τοῦ στενοχωρεῖσθαι κα(122)τὰ τὰ πλάγια κεκολοῦσθαι τὴν εἰς
τοῦτο κίνησιν. ὅλως γὰρ ἐπειδὰν ἤτοι τὸ πλάτος ὑπὲρ τὴν
τοῦ βάθους ἀναλογίαν, ἢ τὸ βάθος ὑπὲρ τὴν τοῦ πλάτους ᾖ,
παραποδίζεται τὸ ἕτερον αὐτῶν ἤτοι διὰ πλῆθος, ἢ πάχος,
ἢ σκληρότητα τῶν προκειμένων σωμάτων, ἃ μεταξὺ τῆς ἀρ-
τηρίας ἐστὶ καὶ τῆς ἐπιβαλλομένης ἁφῆς. καὶ γὰρ καὶ ἡ ῥυσ-
σότης πλέονα τὰ ἐπικείμενα σώματα ποιεῖ, κατὰ τὰς ῥυτί-
δας ἐνδιπλοῦσα τὸ δέρμα. ὥστε καὶ ὁ τοιοῦτος σφυγμὸς ἢ
ὄντως μέγας ὑπάρχων ἐμποδίζεται κατὰ τὸ πλάτος, ἢ φαί-
νεσθαι μέγας δυνάμενος ἐπὶ λεπτότητος τοῦ σώματος, ὅμως
οὐ φαίνεσθαι, διότι κατὰ μίαν τῶν διαστάσεων ἐστενοχώρη-
ται. ὁ δὲ πέμπτος ἐν τῷ διαγράμματι γεγραμμένος ὁ μακρό-
τερος μὲν τοῦ κατὰ φύσιν, ἐν δὲ ταῖς ἄλλαις ταῖς δύο διαστά-

quoque eſt animadvertendum, ecquid de latitudine ſimul
detrahatur, quum inverſum ſit membrum, etenim hoc fit
nonnunquam demonſtratque quanto antea ultra propor
tionem profunditatis dilataretur vas. Jam quartus, qui
longus ſimul et altus et in latitudine eſt moderatus, quod ad
ſe attinet latus eſt, quemadmodum et altus; ſed quia in
lateribus coarctatur arteria, ideo ſic ejus motus impeditus
eſt. Omnino enim ubi latitudo profunditatis proportionem
excedat, aut profunditas proportionem latitudinis, altera
impeditur earum, aut propter multitudinem, aut craſſitiem,
aut duritiem corporum objectorum, quae interpoſita ſunt
inter arteriam et admotum tactum. Et hercle etiam rugo-
ſitas numerum impoſitorum corporum auget, rugis cutem
conduplicans. Itaque is pulſus, aut, quum vere magnus
ſit, ſecundum latitudinem obſtaculum habet; aut quum vi-
deri in macilento corpore magnus poſſit, non videtur tamen,
quod ſecundum unam dimenſionem factus ſit anguſtus. Qui
quintum in tabella locum habet, longior naturali, in reliquis

σεσι σύμμετρος, ἰσχνότερον μὲν δηλοῖ ἑαυτοῦ τὸν ἄνθρωπον
γεγονέναι, τὸν σφυγμὸν δὲ ὅσον ἐφ᾽ ἑαυτῷ μικρότερον τοῦ
κατὰ φύσιν. ἐπειδὴ γὰρ ὁ μακρὸς σφυγμὸς ἢ διὰ μέγεθος
οἰκεῖον, ἢ διὰ λεπτότητα φαίνεται τοιοῦτος, οὐ μὴν νῦν γε
διὰ μέγεθος ἐγένετο μακρὸς, ἦν γὰρ ἂν οὕτω καὶ ὑψηλὸς ἅμα
καὶ πλατὺς, ἢ πάντως γε τὸ ἕτερον αὐτῶν ἀπολείπεται διὰ
λεπτότητα μακρὸς γεγονέναι. ἀλλ᾽ ἐπεὶ τοῖς ἰσχνοτέροις τοῦ
κατὰ φύσιν οἱ σφυγμοὶ μείζους φαίνονται, δῆλον ὡς στε-
νώτερός τε καὶ ταπεινότερος ὁ σφυγμός ἐστι τοῦ κατὰ φύσιν
ὅσον ἐφ᾽ ἑαυτῷ· εἰ δὲ ταῦτα, καὶ μικρότερος ὅσον ἐφ᾽ αὑτῷ.
ὁ δ᾽ ἐφεξῆς τῷδε γεγραμμένος ἕκτος ὁ μακρὸς καὶ ταπεινὸς
καὶ σύμμετρος κατὰ τὸ πλάτος, διὰ τὰς προειρημένας αἰτίας
ἥττων τοῦ κατὰ φύσιν ὑπάρχων, ὅσον ἐφ᾽ ἑαυτῷ διὰ λεπτό-
τητα φαίνεται μακρός. ἀλλὰ τοῦτο μὲν αὐτῷ κοινὸν πρὸς τὸν
πέμπτον· ἴδιον δ᾽ ἐξαίρετον κεκολοῦσθαι τὸ βάθος δι᾽ ἣν
ὀλίγον ἔμπροσθεν εἶπον αἰτίαν. ἕβδομος δ᾽ ἦν ἐν τῷ δια-
γράμματι σφυγμὸς μακρὸς ἅμα καὶ στενὸς καὶ ὑψηλὸς, ὃς
ἐφαίνετ᾽ ἂν ὁμοίως τῷ πάντων πρώτῳ μέγας, μὴ τὸ πλάτος

autem duabus dimenfionibus moderatus, graciliorem annun-
ciat fulito hominem effe factum et pulfum quantum in eo
eft naturali minorem.   Quando enim longus pulfus aut
ob propriam fuam magnitudinem, aut propter tenuitatem
videatur ejuscemodi effe, nunc vero non appareat talis ex
magnitudine effe, effet enim fimul altus et latus, aut alte-
ruter certe horum, reftat ut per maciem factus fit longus.
Caeterum quum graciliores habere videantur pulfus naturali
majores, plane pulfus quod ad fe pertinet anguftior aequo
eft et humilior, itaque etiam minor quod ad fe attinet.
Qui fub hunc fcriptus eft fextus, puta longus et humilis
atque latitudine moderatus, quum ob caufas ante expofitas
minor fit naturali, quantum in ipfo eft ob gracilitatem ap-
paret longus effe.   Sed hoc commune cum quinto habet,
proprium autem hoc peculiariter, profunditatem ob caufam
paulo ante memoratam effe imminutam.   Septimus in ta-
bella pulfus erat longus pariter et anguftus altusque, qui
videri perinde ac omnium primus magnus poffet, nifi fit

234 ΓΑΛΗΝΟΥ ΠΕΡΙ ΠΡΟΓΝΩΣ. ΣΦΥΓΜ.

Ed. Chart. VIII. [245.] Ed. Baf. III. (122.)

ἐστενοχωρεῖτο. τὰ δὲ ἄλλα καὶ περὶ τοῦδε παραπλησίω; τῷ
πρώτῳ πάντων δεῖ διορίζεσθαι. καὶ μὲν δὴ καὶ ὅσα κατὰ
τὸν τρίτον εἴρηται, καὶ ταῦτ᾽ ἐνταῦθα ρροστιθέναι, τὸ μήτε
πολλάκις φαίνεσθαι τὸν τοιοῦτον σφυγμὸν μήθ᾽ ὅταν φαί-
νηται, πλεῖστον ὅσον ὑπερβάλλειν μὲν τοῦ συμμέτρου κατὰ
τὸ ὕψος, ἀπολείπεσθαι δὲ κατὰ τὸ πλάτος. ὁ δ᾽ ἐφεξῆς
αὐτῷ γεγραμμένος ὄγδοος ὁ μακρὸς ἅμα καὶ στενὸς καὶ σύμ-
μετρος κατὰ τὸ βάθος ὅτι μὲν μικρός ἐστι κατὰ τὴν οἰ-
κείαν οὐσίαν, εὔδηλον ἐκ τῶν ἐπὶ τοῦ πέμπτου προειρημέ-
νων· ἰσχνοῦ δὲ τοῦ σώματος γενομένου φαίνεται μακρό-
τερος. τὸ δὲ ἴδιον ἐξαίρετον αὐτῷ παρὰ τὸν πέμπτον, ἡ
τοῦ πλάτους στενότης, ἐστενοχωρῆσθαι κατὰ τοῦτο δηλοῦσα
τὴν ἀρτηριαν. ὁ δὲ ἔννατος σφυγμὸς ὁ μακρὸς καὶ στενὸς
καὶ ταπεινὸς ἔτι δὴ καὶ μᾶλλον ἐνδείκνυται μικρὸς μὲν ὢν
ὅσον ἐφ᾽ ἑαυτῷ, φαινόμενος δὲ μακρὸς δι᾽ ἔκτηξιν τοῦ σώ-
ματος. ὡς ἐπὶ τὸ πολὺ δὲ αὐτῷ σύνεστιν ἀμυδρότης καὶ
σκληρότης. εἰ δὲ μήτε σκληρὸς ᾖ μήτ᾽ ἄγαν ἀμυδρὸς, ἐπὶ κα-
ταψύξει τοιοῦτος ἀποτελεῖται. οὕτως μὲν οὖν ἅπαντες οἱ εἰρη-
μένοι νῦν ἐννέα σφυγμοὶ μακρότερον ἔχουσι τὸ μῆκος τοῦ

reftricta latitudo; caetera hic ita ut in primo omnium funt
discernenda. Et etiam quae in tertio explicavimus, ea funt
in hunc locum conferenda, non faepenumero fcilicet hunc
pulfum effe, neque quum incidat, plurimum moderarum al-
titudine fuperare et inferiorem latitudine effe. Ab illo
octavum, longum una et anguftum et moderata profunditate,
natura quidem effe parvum ex iis conftat quae in quinto
jam retulimus, at quia marcuit corpus, longior videtur;
eximium vero hoc praeter quintum habet, quod conftrictam
hic arteriam latitudinis anguftia declarat. Nonus pulfus,
longus, anguftus, humilis, longe etiam magis oftenditur fua
natura effe parvus, verum videri per marcorem corporis
longus; fere adjuncta illi remiffio eft duritiesque, qui fi
neque durus fit, neque admodum languidus, a refrigeratione
gignitur. Itaque novem quos nunc percurrimus pulfus
omnes longitudinem habent aequo longiorem, duabus diffe-

Ed. Chart. VIII. [245. 246.] ' Ed. Baf. III. (122.)

κατὰ φύσιν, ἐξαλλάττονται δὲ κατὰ τὰς λοιπὰς δύο διαστά-
σεις. [246] οἱ δ' ἐφεξῆς ἐννέα σύμμετροι κατὰ τὸ μῆκο, ὄν-
τες ὑπαλλάττονται κατά τε τὸ βάθος καὶ τὸ πλάτος. ὁ μὲν
οὖν δέκατος ὑψηλὸς ἅμα καὶ πλατὺς φαινόμενος ἐφ' ἑνὸς
μὲν ἀνθρώπου τῷ συμμέτρῳ παραβαλλόμενος ἀδύνατος συ-
στῆναι, πλὴν εἴ ποτε κατὰ τὸ σπάνιον ἡ θέσις ὅλη τῆς ἀρτη-
ρίας ἐξαλλάττοιτο, πρὸς δὲ τὸν ἁπλῶς σύμμετρον εἰ παρα-
βάλλοιτο, καὶ γενέσθαι δυνατός ἐστι. καὶ αἰτία τῆς γενέσεως
αὐτοῦ κατὰ τὴν τῆς διαπλάσεως ἰδιότητα. σύμπτωμα γὰρ
ἔστιν ἀρτηρίας, ἑκατέρωθεν μὲν ὑπὸ βαθείᾳ σαρκὶ κρυπτο-
μένης, κατὰ δέ τι μέσον ὀλίγον ἐκκειμένης προπετοῦς. ὁ δὲ
ἑνδέκατος τοῦ προγεγραμμένου παραλλάττων ἑνὶ μόνῳ, τῷ βά-
θος ἴσον ἔχειν τῷ κατὰ φύσιν, ἐκ περιττοῦ προσερχομένην ἔχει
τὴν τοῦτο ταπεινοῦσαν αἰτίαν. τὰ δ' ἄλλα τῷ δεκάτῳ ταὐτά.
ὁ δὲ δωδέκατος ὁ πλατὺς καὶ ταπεινὸς ἐπὶ συμμέτρῳ μήκει,
περιστραφέντος τοῦ κώλου γίνεται. ἤτοι γὰρ φανεῖται πάντη
σύμμετρος ἢ μέγας. εἰ μὲν οὖν πάντη σύμμετρος φαί-
νοιτο, δηλώσει τὸ μὲν ὕψος ἔμπροσθεν ἐπ' ὀλίγον τεθλίφθαι,
τὸ δὲ πλάτος ἐκτετάσθαι διὰ μαλακότητα τῆς ἀρτηρίας·

rentiis reliquis diverfi funt, novem proximi longitudine mo-
derata funt, profunditatem autem et latitudinem immutant.
Ac decimus quidem qui altus fimul et latus videtur, uno
in homine, fi cum moderato comparetur, nunquam exiftat;
nifi quando, id quod rarum eft, omnino arteria de fede fua
migret. Sin autem conferatur ad eum qui eft abfolute
moderatus, poteft incidere, ac caufa ejus generandi in pro-
prietatem conformationis confertur; fiquidem fymptoma ar-
teriae eft, quae fub profunda carne utrinque occultetur, fed
in media parva parte fublimis extet. Undecimus qui una
re differt a fuperiore, quod profunditatem moderato parem
habeat, pro cumulo eaufam demittendi hujus habet adjun-
ctam; caetera cum decimo conveniunt. Duodecimus latus,
humilis cum moderata longitudine inverfo fit membro; aut
enim undequaque videbitur moderatus, aut magnus. Ac fi
omnino videatur moderatus, altitudinem declarabit prius
nonnihil compreffam effe, productamque ob mollitiem ar-

εἰ δὲ μέγας, ἐπὶ πλεῖστον τεθλίφθαι τὸ ὕψος. ὁ δὲ ιγ΄ ὑψη-
λός ἅμα καὶ σύμμετρος ἐν ταῖς λοιπαῖς δύο διαστάσεσιν
ὅμοια μὲν τῷ δεκάτῳ κατά τε τὴν φυσικὴν διάπλασιν ἀποτε-
λεῖται καὶ προσέτι τὴν τῆς κατὰ φύσιν θέσεως ἀλλοίωσιν.
ἐκ περιττοῦ δ᾽ αὐτῷ πρόσεστι παρ᾽ ἐκεῖνον ἡ στενοχωρία τοῦ
πλάτους. ὁ δὲ ιδ΄ ὁ κατὰ τὰς τρεῖς διαστάσεις σύμμετρος
ὅτι μὲν τῷ κατὰ φύσιν ὁ αὐτὸς φαίνεται πρόδηλον· εἰ δὲ καὶ
ὄντως ἐστὶν ἴσος τῷ κατὰ φύσιν ἐκ τῆς τοῦ σώματος σχέσεως
διορίζεται. εἰ μὲν γὰρ ἰσχνότερος εἴη τοῦ κατὰ φύσιν, οὗτος ἂν
ὅσον ἐφ᾽ ἑαυτῷ μικρότερος ὢν ὁ σφυγμὸς ἴσος φαίνοιτο τῷ
συμμέτρῳ· εἰ δὲ παχύτερον εἴη τὸ σῶμα τοῦ κατὰ φύσιν, ὁ
σφυγμὸς ὅσον μὲν ἐφ᾽ ἑαυτῷ μέγας ἐστί, φαίνεται δὲ σύμμε-
τρος ὑπὸ πολυσαρκίας κολουόμενος· εἰ δὲ μήτ᾽ εἰς ἰσχνότητα
μήτ᾽ εἰς παχύτητα παραλλάττοι τὸ σῶμα, σύμμετρον ἐν τῷ
τοιῷδε τὸν σφυγμὸν ἀναγκαῖον οὐ φαίνεσθαι μόνον, ἀλλὰ
καὶ εἶναι. καὶ δέδεικταί γε ἡμῖν ἐν τῷ δευτέρῳ περὶ σφυγμῶν
διαγνώσεως ὅτι πρὸς τοῦτον οἱ ἄλλοι πάντες παραβαλλόμε-
νοι μεγάλοι καὶ μικροὶ καὶ μακροὶ καὶ βραχεῖς καὶ πλατεῖς

teriae latitudinem; fin magnus, plurimum fuiſſe compreſſam
altitudinem.   Decimus tertius altus idemque dimenſioni-
bus duabus reliquis moderatus, perinde ut decimus, et ex
naturali conformatione conficitur et etiam ex naturalis ſedis
mutatione; eximium autem habet praeter illum latitudinis
anguſtiam.   Decimum quartum, qui omnibus tribus dimen-
fionibus moderatus eſt, omnibus apertum eſt referre natu-
ralem; an vero ſit par revera naturali, exploratur ex cor-
poris habitudine.   Nam macrior ſi naturali ſit, ſic quum
ſit pulſus ſua natura minor, par apparet moderato eſſe; ſin
craſſius aequo ſit corpus, pulſus tum de ſua quidem natura
magnus eſt, ſed quod per corpulentiam coërceatur, eſſe mo-
deratus videtur; quod ſi nec ad gracilitatem corpus nec ad
corpulentiam deflectat, moderatum in eo non ſolum repraе-
ſentari pulſum, verum etiam neceſſe eſt eſſe.   Sane demon-
ſtravimus in ſecundo libro De pulſibus dignoscendis cae-
teros pulſus ad hunc omnes relatos, magnos, parvos, lon-

καὶ στενοὶ καὶ ὑψηλοὶ καὶ ταπεινοὶ λέγονται. ὁ δὲ πεντεκαι-
δέκατος ὁ ταπεινὸς μὲν κατὰ τὸ βάθος, σύμμετρος δὲ ταῖς
λοιπαῖς δύο διαστάσεσιν, ὁ αὐτός ἐστιν τῷ προγεγραμμένῳ
τεσσαρεσκαιδεκάτῳ κατὰ πάντα, πλὴν ὅσα τὸ βάθος αὐτοῦ
τέθλιπται. ὥσθ᾽ ὅσα ἐπ᾽ ἐκείνου προείρηται, ταῦτα κἀπὶ
τούτου χρὴ δοκεῖν εἰρῆσθαι. μεμνῆσθαι δὲ περὶ τῶν τοιούτων
ἁπάντων προσήκει, τὸ δὲ καταστρεφομένου τοῦ κώλου μηκέτι
φαίνεσθαι ταπεινόν. ὁ δὲ ἑκκαιδέκατος ὁ σύμμετρος μὲν ἐν
τῷ μήκει, στενὸς δὲ καὶ ὑψηλός, ἤτοι κατὰ τὴν τῆς διαπλά-
σεως ἰδιότητα γίνεται φύσιν τοιοῦτος, ἢ κατὰ τὸ πλάτος, ἐπὶ
τῇ κατὰ τὰ πλάγια θλίψει τῶν ἀρτηριῶν. ὁ δὲ ιζ΄ σύμμετρος
μὲν κατὰ τὸ μῆκός τε καὶ τὸ βάθος, ἐν δὲ τῇ λοιπῇ διαστάσει
στενός, ὅτι μὲν στενοχωρεῖται κατὰ τὰ πλάγια πρόδηλον ἐκ
τῆς τοῦ βάθους συμμετρίας, τὰ δ᾽ ἄλλα πάντα κἀπὶ τούτου
τοῖς κατὰ τὸν ιδ΄ τε καὶ πεντεκαιδέκατον ὡσαύτως ἔχει. ὁ δὲ
ιη΄ ὁ σύμμετρος μὲν κατὰ τὸ μῆκος, στενὸς δὲ καὶ ταπεινός,
κατὰ μὲν τὴν οἰκείαν οὐσίαν μικρός ἐστι, φαίνεται δὲ τῷ
μήκει σύμμετρος ἐπ᾽ ἰσχνότητα. συλλήβδην γὰρ εἰπεῖν ὅταν

gos, breves, latos, angustos, altos, humiles appellari.
Quintusdecimus, qui humilis profunditate est, reliquis dua-
bus dimensionibus moderatus, omnino similis superiori est
decimo quarto, praeter quod hujus compressa est profundi-
tas; proinde quae illic prius exposuimus, ea duces hic
quoque dicta esse. Hoc vero est in hisce omnibus memoria
tenendum, non amplius converso membro videri humilem.
Sextus decimus, qui moderatus est longitudine, angustus
altusque, aut ex conformationis proprietate sit talis natura,
aut per affectum aliquem compressis ad latera arteriis. Se-
ptimum decimum, qui est moderatus longitudine et profun-
ditate, in reliqua dimensione angustus, in latera contractum
esse declarat moderata profunditas; in reliquis omnibus de-
cimoquarto et decimoquinto respondet. Octavus decimus
qui longitudine moderata est et angustus humilisque, sua
quidem natura parvus est; videtur autem esse ob gracilitatem
moderata longitudine. Breviter enim quum praeter pro-
funditatis proportionem et latitudinis extensa longitudo sit,

238 ΓΑΛΗΝΟΥ ΠΕΡΙ ΠΡΟΓΝΩΣ. ΣΦΥΓΜ.

Ed. Chart. VIII. [246, 247.]   Ed. Baf. III. (122. 123.)

ὑπὲρ τὴν τοῦ βάθους τε καὶ τοῦ πλάτους ἀναλογίαν ἐκταθῇ
τὸ μῆκος, (123) ἰσχνότητα τοῦ σώματος ἐνδείκνυται, οὐ μὴν
ὅταν γε μειωθῇ παρὰ τὴν ἀναλογίαν τοῦ βάθους, εὐσαρκίαν
σημαίνει, ἀλλ᾽ ἤτοι φυσικήν τινα διάπλασιν ἢ θέσιν τῆς
ἀρτηρίας ἀνώμαλον. [247] ὁ δὲ ιθ᾽ βραχὺς καὶ πλατὺς καὶ
ὑψηλὸς ἤτοι φύσει φαίνεται τοιοῦτος ἐπὶ διαπλάσεως ἰδιό-
τητα ἢ κατὰ τὸ πάθος ἐν τῇ θέσει διαστρεφομένης τῆς ἀρ-
τηρίας. καὶ εἰκοστὸς δὲ κατὰ μὲν τὰς ἄλλας δύο διαστάσεις ὁ
αὐτὸς τῷ ιθ᾽ φαινόμενος, ἐν δὲ τῷ βάθει σύμμετρος. ἐξαί-
ρετον, ὡς ἐπ᾽ ἐκείνου προείρηται, τὸ κεκολοῦσθαι τὸ ὕψος
ἔχει. ὁ δὲ κα᾽ ὁ βραχὺς καὶ πλατὺς καὶ ταπεινὸς ἐπὶ τοῖς αὐ-
τοῖς αἰτίοις ἔτι κἀκεῖνα προσλήψεται τὰ πλατὺν ἅμα καὶ
ταπεινὸν ἀπεργαζόμενα τὸν σφυγμόν. ὡσαύτως δὲ ὁ κβ᾽ ὁ
βραχὺς ἅμα καὶ ὑψηλὸς καὶ σύμμετρος κατὰ τὸ πλάτος ἐπὶ
ταῖς αὐταῖς αἰτίαις προσλήψεται τὰ ποιοῦντα σύμμετρον ἐν
τῷ πλάτει καὶ ὑψηλὸν σφυγμόν, ὥσπερ γε καὶ ὁ κγ᾽ ὁ βραχὺς
μὲν κατὰ τὸ μῆκος, ἐν δὲ ταῖς λοιπαῖς δύο διαστάσεσι σύμμε-
τρος, εἰς τὰς αὐτὰς αἰτίας ἀναχθήσεται. ὁ δὲ κδ᾽ ἐξαίρετον

fignificat corporis gracilitatem; non tamen ubi contracta
praeter proportionem profunditatis eft, corpulentiam deno-
tat, fed vel naturalem quampiam conformationem, vel fitum
arteriae inaequalem.   Nonus decimus brevis, latus et altus,
aut ob conformationis proprietatem talis natura videtur, aut
ex affectu arteriae in fitu diftortae. Vigefimus jam in aliis
duabus dimenfionibus fimilis eft nono decimo, fed profundi-
tate eft moderata. Hic habet hoc praecipuum, rescifam
fuam altitudinem. Vigefimus primus brevis, latus et humi-
lis praeter easdem caufas etiam illas adjunget fibi quae
latum fimul et humilem efficiunt pulfum.   Ad eundem mo-
dum vigefimus fecundus brevis fimul et altus atque la-
titudine moderata affumet ad easdem caufas eas quae
moderatum latitudine creant humilemque pulfum.   Sic
etiam vigefimus tertius, brevis ille quidem longitudine, ve-
rum dimenfionibus duabus reliquis moderatis, ad easdem
caufas reducetur.   Vigefimus quartus fortietur praeter eas-

BIBΛION Α. 239

Ed. Chart. VIII. [247.]   Ed. Baf. III. (123.)

ἐπὶ ταῖς αὐταῖς αἰτίαις προσλήψεται τὴν ταπεινοῦσαν τὸ ὕψος
αἰτίαν. οὕτως δὲ καὶ οἱ ἐφεξῆς δύο κατὰ τὸν αὐτὸν τρόπον εἰς
τὰς προειρημένας αἰτίας ἀναχθήσονται, μεμνημένων ἡμᾶν ὡς
ἂν ἐν οἷς σφυγμοῖς ἀπολείπεται τὸ μῆκος τῆς κατὰ τὸ βάθος καὶ
κατὰ τὸ πλάτος ἀναλογίας, ἐν τούτοις ἤτοι φυσικῇ διαπλάσει τὴν
αἰτίαν ἀνατιθέναι προσῆκεν, ἢ διαστρόφῳ θέσει τῆς ἀρτηρίας.
εἴρηται δὲ κἀπειδὰν ὑπερέχῃ τὸ μῆκος τῆς κατὰ τὸ πλάτος,
ἢ τὸ βάθος ἀναλογίας, ἤτοι κεκολοῦσθαι τὸ ἕτερον αὐτῶν
μόνον ὑπὸ στενοχωρίας ἢ καὶ τὸ ἕτερον ηὐξῆσθαι, καὶ ὡς
τὸ μὲν κεκολοῦσθαι πολλάκις συμπίπτει, τὸ δὲ ηὐξῆσθαι σπα-
νιάκις, ἐπὶ μὲν τοῦ πλάτους, ὅταν βαρύνηται τὸ ὕψος ἐπὶ
μαλακῷ τῷ χιτῶνι τῆς ἀρτηρίας, εὐθὺς δὲ καὶ ὡς οὐδὲ σφο-
δρὸς ὁ τοιοῦτός ἐστι σφυγμός, ἐπὶ δὲ τοῦ βάθους, ὅταν στε-
νοχωρῆται μὲν τὸ πλάτος, ὁ σφυγμὸς δὲ ᾖ σφοδρός τε ἅμα
καὶ μέγας ὅσον ἐφ᾽ ἑαυτῷ. λοιπὸς δὲ ἐπὶ πᾶσιν ὁ κζ᾽ ἐστὶν
ὁ βραχὺς καὶ στενὸς καὶ ταπεινός, ὅσπερ δὴ καὶ μικρός
ἐστιν, ἤτοι φαινόμενος τοιοῦτος ἢ κατὰ τὴν ἑαυτοῦ φύσιν
ὑπάρχων. ἃ γὰρ ἐπὶ τοῦ πρώτου πάντων διώρισται τοῦ
μεγάλου, ταῦτα κἀπὶ τούτου διορίζεσθαι χρή. κατὰ φύσιν

dem caufas extra ordinem caufam quae altitudinem depri-
mit. Ad eundem modum proximi duo ad antedictas refe-
rentur caufas, ut memoria teneamus, in quibuscunque pul-
fibus cedat longitudo proportioni latitudinis et profunditatis,
in his caufam aut naturali conformationi, aut arteriae per-
verfo fitui effe attribuendam. Demonftravimus porro, ubi
latitudinis, vel profunditatis proportionem longitudo vincat,
aut obfiftere alteri earum folam anguftiam, aut auctam etiam
alteram effe; atque obftaculum frequenter accidere, incre-
mentum raro, in latitudine quidem, ubi per mollem arteriae
tunicam gravetur altitudo, fimulque nec vehementem effe
ejuscemodi pulfum; in profunditate vero, ubi coarctetur
latitudo et pulfus vehemens fimul et magnus ex fua natura
fit. Reliquus eft poft omnes vigefimus feptimus brevis,
anguftus humilisque, qui utique parvus vel apparet effe
vel fua natura eft, ac quae quidem in omnium primo diftin-
cta funt magno, eadem funt hic quoque diftinguenda. Si

μὲν γὰρ ἐχούσης τοῦ σώματος τῆς σχέσεως, ὁ τοιοῦτος σφυγ-
μός οὐ μόνον φαίνεται μικρός, ἀλλὰ καὶ ὄντως ἐστί· παχυ-
τέρας δὲ γενομένης, εἰ μὲν ὅσον περ ἑαυτοῦ παχύτερος ὁ ἄν-
θρωπος ἐγένετο, τοσούτῳ καὶ ὁ σφυγμὸς μικρότερος, εἴη ἄν
οὕτω γε σύμμετρος μὲν ὅσον ἐφ᾽ ἑαυτῷ, διὰ δὲ παχύτητα τοῦ
σώματος ἐλάττων τοῦ κατὰ φύσιν φαινόμενος· εἰ δὲ πλέονι
παχύτερος ἤπερ ὁ σφυγμὸς μικρότερος, μείζων ἄν εἴη τοῦ
κατὰ φύσιν ὁ τοιοῦτος σφυγμὸς ὅσον ἐφ᾽ ἑαυτῷ· εἰ δ᾽
ἔλαττον παχύτερος ἤπερ ὁ σφυγμὸς μικρότερος, ἐλάττων ἄν
εἴη τοῦ κατὰ φύσιν ὁ τοιοῦτος ὅσον ἐφ᾽ ἑαυτῷ. λεπτοτέρου
μέντοι τοῦ σώματος ὄντος ἤπερ ὁ σφυγμὸς φαίνοιτο μικρός,
ἔσται μὲν καὶ οὗτος τῇ φύσει μικρός, ἀλλ᾽ ἔλαττον φαίνεται
μικρός ἤ ὄντως ἐστίν. ἡ γὰρ ἰσχνότης τοῦ σώματος εἰς ὅσον
ἐξέστη τοῦ κατὰ φύσιν εἰς τοσοῦτον μέγεθος αὐτῷ προσδί-
δωσι φαντασίαν. ἃ δ᾽ ἐπὶ τοῦ μικροῦ τε καὶ μεγάλου σφυγ-
μοῦ διώρισται, ταῦτα κἀπὶ τῶν ἄλλων ἁπάντων διορίζεσθαι
χρή, γινώσκοντας ὡς κἀκείνων ἕκαστος ἤτοι μικρός, ἤ μέ-
γας, ἤ σύμμετρός ἐστιν ὅσον ἐφ᾽ ἑαυτῷ. καὶ τρεῖς οὗτοι
σφυγμοὶ κατὰ τὸ ποσὸν τῆς διαστολῆς εἰσιν ὡς πρὸς τὴν

naturaliter comparata corporis fit habitudo, hic pulfus non
modo videtur parvus, fed etiam eft vere. At quum craffior
fit, fi quo homo evafit fe ipfo craffior, hoc fit pulfus minor,
erit tum quidem quod ad ipfum attinet moderatus, fed
per corporis craffitudinem minor videtur moderato. Si
longe fit craffior quam pulfus minor, is pulfus quantum
in ipfo eft mediocri erit major. Sin autem minus fit craffus
quam parvus pulfus hic, fi ejus naturam fpectes, minor erit
naturali. Quod fi gracilius corpus fit quam videatur pulfus
parvus, is fane eft natura parvus, fed non perinde videtur
parvus ac vere eft; quod corporis gracilitas, quatenus deceffit
de natura, hactenus ei magnitudinis addit fpeciem. Quae de
parvo et magno pulfu adhibita diftinctio eft, eadem in aliis
eft adhibenda omnibus fciendumque illorum quemque vel
parvum effe natura, vel magnum, vel moderatum. Ac tres
hi pulfus in quantitate diftentionis pofiti funt quod attinet

φύσιν αὐτοῦ τοῦ πράγματος. φαίνονται δ᾽ ἑπτὰ καὶ κ´ διὰ
πάχος ἢ λεπτότητα τοῦ σώματος, ἢ ῥυσσοτέρου τοῦ δέρμα-
τος, ἢ στενοχωρίαν ἀνώμαλον τῶν περὶ ταῖς ἀρτηρίαις χω-
ρίων, ἢ διαπλάσεως ἰδιότητα. χρὴ τοίνυν ἕκαστον ὅστις μὴ
μέχρι λόγου ψιλοῦ μετέρχεται, ἀλλ᾽ ἐπ᾽ αὐτῶν τῶν ἔργων
ἀσκεῖν προαιρεῖται, μεμνημένον ἁπάντων ὧν νῦν δὴ πέπαυ-
μαι λόγων, [248] ἐπειδὰν ἐπισκέπτηταί τινα τῶν κατὰ τὸ
ποσὸν τῆς διαστολῆς συνισταμένων σφυγμῶν, πρῶτον μὲν
ἐπισκοπεῖσθαι τίς ἐστι τῶν ἑπτὰ καὶ εἴκοσιν, εἶθ᾽ ἑξῆς αὐ-
τοῦ χωρίσαντα τὰς διὰ τὰ παρακείμενα σώματά γινομένας ἀλ-
λοιώσεις ἐξευρεῖν εἴτε σύμμετρός ἐστιν, εἴτε μέγας, εἴτε
μικρὸς, εἶθ᾽ ἑξῆς τὰς διαθέσεις ὑφ᾽ ὧν τοιοῦτος ἐγένετο.
διδάσκουσι γὰρ αὗται τά τε προγεγονότα καὶ τὰ μέλλοντα,
οἷον εὐθέως ἐπὶ τοῦ μακροῦ καὶ στενοῦ καὶ ταπεινοῦ, παρα-
δείγματος γὰρ ἕνεκα τὸν λόγον ἐπὶ τούτου διδάξομεν· ὅτι μὲν
ἔστιν ὅσον ἐφ᾽ ἑαυτῷ μικρὸς εὔδηλον ἐκ τοῦ τὴν μὲν κατὰ
κύκλον αὐτοῦ μεμειῶσθαι διάστασιν, ηὐξῆσθαι δὲ τὴν κατὰ
μῆκος. εἰ γὰρ ὑπὸ δυοῖν αἰτίων ὁ κύκλος τῆς διαστολῆς ἐλάτ-
των φαίνεται, διά τε πολυσαρκίαν καὶ ὅτι μικρότερος ὄντως

ad ipſius rei naturam.   Videntur vero eſſe viginti ſeptem
ob craſſitudinem, vel gracilitatem corporis, vel ob cutem
rugoſiorem, vel regionum arteriarum inaequalem anguſtiam,
vel proprietatem conformationis.   Ita unumquemque opor-
tet qui non inania verba ambit, ſed ipſa opera ſtudet medi-
tari, omnium memorem quae jam percurri, ſimul atque
aliquem animadvertat pulſum qui in quantitate conſiſtit
diſtentionis, primum qui ſit de viginti ſeptem attendere;
deinde ubi ab eo quae ex vicinis corporibus oriuntur alte-
rationes ſecreverit, indagare an moderatus ſit, an magnus,
an parvus; poſtea ſtatus, qui talem genuere, ſiquidem do-
cent hi et praeterita et futura, ut in longo et anguſto et hu-
mili; nam exempli gratia in hoc quod dico docebimus.
Hunc quantum in ipſo eſt liquet parvum eſſe ex eo quod
ejus imminuta eſt circularis dimenſio et aucta dimenſio lon-
gitudinis.   Si enim duabus de cauſis minor circulus diſten-
tionis apparet ob corpulentiam et quod minor re vera ſit

242 *ΓΑΛΗΝΟΥ ΠΕΡΙ ΠΡΟΓΝΩΣ. ΣΦΥΓΜ.*

Ed. Chart. VIII. [248.]   Ed. Baf. III. (123.)

ὁ σφυγμὸς ἐγένετο, νυνὶ δὲ οὐκ ἔστι πολυσαρκία, πάντως
γὰρ ἂν μόνον οὐδὲν ηὔξητο τοῦ μήκους, ἀλλὰ καὶ ἐμεμείωτο,
δῆλον ὡς κατὰ τὴν οἰκείαν οὐσίαν ὁ σφυγμὸς μικρὸς ἐγένετο.
ὁπότ᾽ οὖν κεχώρισται τὸ παρὰ τὴν τοῦ σώματος σχέσιν ἐγγι-
νόμενον αὐτῷ φάντασμα τοῦ μήκους, ἐκ τῶν μικρῶν ὑπάρ-
χοντι κατὰ τὴν ἰδίαν οὐσίαν, ἑξῆς ἐπισκεψώμεθα διὰ τίνα
ποτ᾽ αἰτίαν ἐγένετο μικρός. μέγιστον δ᾽ εἰς τοσοῦτον συντελεῖ
τὸ διαγινώσκειν δύνασθαι τὸ ποσὸν τῆς τε μικρότητος καὶ
τοῦ μήκους. ἤτοι γὰρ ὀλίγῳ τινὶ τοῦ κατὰ φύσιν ἐγένετο μι-
κρότερος, ἢ πολλῷ, ἢ ὡς ἂν εἴποι τις μετρίῳ, καὶ δὴ καὶ
κατὰ τὸ μῆκος ἢ ὀλίγον, ἢ μέτριον, ἢ πολὺ τῶν κατὰ φύσιν
ὑπερβάλλει. ἔστω δὴ τὸ ἕτερον ἐπὶ πλεῖστον μὲν εἰς μῆκος ἐκ-
τεταμένος, ἐπὶ πλεῖστον δὲ καὶ μικρότητος ἥκων, τουτέστι
στενὸς καὶ ταπεινός· ὁ τοιοῦτος σφυγμός ἐστι μὲν τῇ φύσει
πολὺ μικρότερος ἢ φαίνεται, ὑπάρχει δ᾽ αὐτῷ τὸ μὲν φαί-
νεσθαι τοιοῦτος δι᾽ ὑπερβάλλουσαν ἰσχνότητα, τὸ δὲ εἶναι
φύσει μικρότερον διὰ τὰς μικροτέρας γεννώσας αἰτίας, ψύξιν,
ἀτονίαν, ἰσχνότητα. τίς οὖν ἐκ τούτων ἐστίν, ἢ τίνες ποιή-
σασαι τὸν νῦν φαινόμενον σφυγμὸν μακρὸν καὶ στενὸν καὶ

pulſus, nunc autem abeſt corpulentia, ſane enim non ſolum
longitudo non creviſſet, ſed etiam imminuta eſſet, planum
eſt pulſum ſua natura eſſe parvum. Quum igitur remota
ſit longitudinis ſpecies, quam contraxit ex corporis habitu-
dine, quum ſua natura parvus ſit, videamus jam quanam
de cauſa ſit factus parvus. Hic plurimi intereſt noſſe par-
vitatis quantitatem et longitudinis, aut enim paulo eſt natu-
rali minor, aut multo, aut ut ita dicam modico; ſic etiam
in longitudine aut parum, aut modice, aut longe naturales
ſuperat. Jam altera ex parte ad maximam longitudinem
producatur, etiam ad maximam deveniat parvitatem, id eſt
anguſtus et humilis ſit; hic pulſus natura longe eſt quam
apparet minor, ſed eam quidem ex nimia gracilitate compa-
ravit ſpeciem, ut vero ſit natura minor, ex cauſis quae
efficiunt minorem, frigiditate, imbecillitate, gracilitate. At
quae tandem cauſa eſt, vel cauſae inter has, unde pulſus
qui nobis nunc cernitur longus, anguſtus humilisque gene-

ταπεινόν; λέλεκται μὲν ἤδη καὶ πρόσθεν ὡς ἀχώριστόν ἐστι
σημεῖον τῆς μὲν σκληρότητος τῶν ἀρτηριῶν ὁ σκληρὸς σφυγ-
μὸς, τῆς δὲ ἀῤῥώστου δυνάμεως ὁ ἀμυδρὸς, ὅσπερ δὴ καὶ ἄτο-
νός τε καὶ ἄῤῥωστος ὀνομάζεται, καθάπερ γε καὶ ὁ ἐναντίος
αὐτῷ σφοδρὸς καὶ εὔτονος καὶ εὔρωστος. ἀλλ᾽ ἐπὶ τοῦ προ-
κειμένου σφυγμοῦ κἀκεῖνο χρὴ γινώσκειν, ὡς ἐξ ἀνάγκης ἐστὶν
ἀμυδρός. οὐδέποτε γὰρ ἐσχάτως μικρὸς γίνεται σφυγμὸς εὐ-
ρωστούσης δυνάμεως· ἡ μέντοι σκληρότης οὐκ ἐξ ἀνάγκης
σύνεστι. περὶ δὲ τῆς ψύξεως οὐχ ἁπλῶς εἰπεῖν ἐγχωρεῖ, ἀλλὰ
χρὴ πρῶτον μὲν γινώσκειν ὡς ἕτερον μέν τί ἐστι τὸ ἐψῦχθαι
τὴν καρδίαν ἅμα ταῖς ἀρτηρίαις, ἕτερον δὲ τὸ ψύχεσθαι, καὶ
ὡς τὸ μὲν ἐψῦχθαι κεκακῶσθαι τὴν δύναμίν ἐστι, τὸ δὲ ψύ-
χεσθαι τὴν χρείαν ἠλλοιῶσθαι. πάνυ δ᾽ ἀκριβῶς χρὴ προσέ-
χειν τῷ λεγομένῳ τὸν νοῦν, εὖ εἰδότας ὡς οὐ μόνον εἰς τὰς
διὰ τῶν σφυγμῶν προγνώσεις, ἀλλὰ καὶ τὰς ἄλλας σχεδὸν
ἁπάσας οὐδέν ἐστιν αὐτοῦ χρησιμώτερον. εἴρηται δ᾽ ἅπας
ὁ λόγος οὗτος ἐκ τοῦ γινώσκειν τὴν οὐσίαν τῆς δυνάμεως,
ὑπὲρ ἧς ἐν μὲν τῇ περὶ τῶν ἐν τοῖς σφυγμοῖς αἰτίων πραγ-
ματείᾳ διὰ τὸ μηδεμίαν ἀνάγκην εἶναι παρελίπομεν εἰπεῖν,

retur? Declaravimus quidem ante fignum effe perpetuum
arteriarum duritiei pulfum durum, infirmae facultatis lan-
guidum, qui etiam remiffus et imbecillus vocatur; ut qui
eft contrarius, vehemens, contentus, validus. Verum fcien-
dum et hoc eft in hoc pulfu, neceffario eum languidum effe,
nunquam enim valente facultate parvus ad fummum pulfus
fiat; at duritiem nihil eft neceffe conjunctam effe. De fri-
giditate vero non abfolute eft ftatuendum; fed illud primum
noffe oportet, intereffe, cor una effe cum arteriis refrige-
ratum et refrigerari; ac quod refrigeratum effe laefam effe
facultatem fit, refrigerari autem mutari ufum. Hic animo
mihi opus eft plane attento, fciendumque non modo ad
praefagitiones ex pulfibus, fed ad alias etiam pene omnes eo
nihil effe conducibilius. Procedit autem univerfus hic
fermo ex cognitione effentiae facultatis, quam in commen-
tariis De caufis pulfuum, quod nullo modo effet neceffaria,

ἐνταυθοῖ δὲ, πρὸς (124) γὰρ ἐπιστήμην ἀκριβῆ τῶν λεχθησο-
μένων ἡ γνῶσις αὕτη συντελεῖ, καιρὸς εἶναί μοι δοκεῖ διελ-
θεῖν, οὔτ᾽ ἐνταῦθα μετὰ τῶν οἰκείων ἀποδείξεων, ἑτέρωθι
γὰρ εἴρηται μακρότερον, ἀλλ᾽ ὅσον ἐν κεφαλαίῳ ῥηθὲν εἰς τὰ
ἐνεστῶτα νῦν χρηστόν.

Κεφ. δ'. [249] Ἡ οὐσία τῆς δυνάμεως ἑκάστου τῶν μο-
ρίων ἐν τῇ καθ᾽ ἕκαστον αὐτῶν εὐκρασίᾳ τέτακται. τότε γὰρ
ἐπιτελεῖ τὸ ἴδιον ἔργον εὐρώστως, ὅταν εὐκρατότατον ᾖ. καὶ
μέντοι καὶ κακῶς ἐργάζεται δύσκρατον γενόμενον, καὶ εἰς το-
σοῦτόν γε κακῶς εἰς ὅσον δύσκρατον. οὕτως οὖν καὶ αὐτὸ
τὸ τῆς καρδίας σῶμα ψυχθὲν μὲν ἢ θερμανθὲν, ἢ ὑγρανθὲν
ἢ ξηρανθὲν ἀμέτρως εἰς ὅσον δύσκρατον ἐγένετο, καὶ τοὺς
σφυγμοὺς εἰς τοσοῦτον ἀμυδροὺς ἀποτελεῖ. καὶ τοῦτο μέν
ἐστιν αὐτῷ βεβλάφθαι τὴν δύναμιν· τὸ δὲ ὁμιλεῖν ἤτοι τῷ
περιεχομένῳ κατὰ τὰς κοιλίας ἑαυτῆς αἵματι καὶ πνεύματι
θερμοτέρῳ πολὺ τοῦ κατὰ φύσιν, ἢ τῷ κατὰ τὸ περικάρδιον
σκέπασμα, ἢ τὸν πνεύμονα, ἢ καὶ αὐτῷ τῷ περικαρδίῳ καὶ
τῷ πνεύμονι, τὴν χρείαν ἐστὶ μόνον ὑπηλλάχθαι χωρὶς τοῦ

praeterivimus. Hoc loco, quia ad exacte intelligenda ea
quae poflhac docebimus hanc refert noffe, vifum mihi eft
illam exponere; neque hic tamen cum fuis demonftrationi-
bus, quippe alio eam loco profecuti latius fumus, fed quan-
tum fummatim explicatum ad inftitutum noftrum conducat.

Cap. IV. Facultatis eſſentia fingularum partium in
fingularum illarum pofita commodo temperamento eft; nam
tum demum fuum quaeque munus obit ftrenue, ubi fit tem-
peratiſſima; contra male fungitur, fi intemperata fit, atque
hactenus male quatenus fit intemperata. Ad eundem mo-
dum cordis corpus, quum immodice refrigeratum fit, cale-
factum, humectatum, exiccatum, pulfus pro fuae intem-
periei modo facit languidos; id quod illi eft offenfam facul-
tatem eſſe. At vero confuetudinem habere cum fanguine
contento in illius finibus, et cum fpiritu qui calidior longe
ac naturalis flatus requirit fit, aut cum eo qui in involucro
cor ambiente eft, vel in pulmone, aut cum ipfo etiam invo-
lacro cor ambiente et pulmone, ufum eft tantum variaſſe

BIBΛION A. 245

Ed. Chart. VIII. [249.]   Ed. Baf. III. (124.)

βεβλάφθαι τὴν δύναμιν. ὡσαύτως δὲ κἂν τῷ κατεψῦχθαί τε
καὶ ψύχεσθαι κατὰ μὲν αὐτὸ τὸ σῶμα τῆς καρδίας ἐπικρα-
τοῦντος ἐν τῇ κράσει τοῦ ψυχροῦ στοιχείου βλάβῃ τῆς δυνά-
μεως, κατὰ δὲ τὸν περικάρδιον χιτῶνα καὶ τὸν πνεύμονα
καὶ τὸ κατὰ τὰς κοιλίας αὐτῆς αἷμα καὶ τὸ πνεῦμα τῆς
χρείας ἔκλυσις, αἱ δ᾽ ὑγρότητες καὶ ξηρότητες αἱ μὲν κατ᾽
αὐτὸ τῆς καρδίας τὸ σῶμα βλάβαι τῆς δυνάμεώς εἰσιν, αἱ
δὲ κατά τι τῶν ὁμιλούντων οὐκ ἐξαλλάττουσι τὴν χρείαν.
αἱ μὲν γὰρ εὐκρασίαι κατὰ τὰ τέτταρα γίνονται στοιχεῖα,
αἱ δὲ τῆς χρείας ἐπιτάσεις τε καὶ ἀνέσεις ἐν τῷ θερμῷ καὶ
ψυχρῷ μόνοις. ὅταν οὖν εἰς ἔσχατον ἐκλύσεως ἥκῃ τὰ τῆς
χρείας, ἐψυγμένων ἰσχυρῶς τῶν ὁμιλούντων τῇ καρδίᾳ σωμά-
των, ἀνάγκη πᾶσα καὶ αὐτὸ τὸ σῶμα τῆς καρδίας ἴσχειν
δυσκράτως, ὅπερ ἐστὶν οὐδὲν ἄλλο τοῦ τὴν δύναμιν ἀῤῥω-
στοτέραν γίνεσθαι. καὶ διὰ τοῦτ᾽ ἔλεγον ἀδύνατον εἶναι
τῆς ψίξεως ἁπλῶς εἰπεῖν. οὐ γὰρ ὥσπερ ἐπὶ μόνῃ καταπτώ-
σει δυνάμεως, ἢ ὀργάνων σκληρότητι μόνῃ, γίνεταί ποτε
μικρότερος ὁ σφυγμός, οὕτω καὶ διὰ κατάψυξιν μόνην, ὡς

citra offenfionem facultatis. Eandem habet rationem refri-
geratum effe et refrigerari; ubi in ipfo cordis corpore
temperando praepolleat elementum frigidum, laeditur facul-
tas; fin in tunica cor ambiente, et in pulmone, et fanguine,
fpirituque, quos ejus ventriculi continent, ufus eft remiffio.
Jam humiditates et ficcitates fi in ipfo corpore cordis con-
fiftant, nocent facultati; fi in quopiam vicino, non immu-
tant ufum, fiquidem proba temperies et intemperies ex
quatuor fiunt elementis; ufus vero acceffiones vel remiffio-
nes ex calido et frigido duntaxat. Ubi jam ad ultimam
ufus exolutionem deveniat, corporibus vicinis cordi vehe-
menter refrigeratis, non poterit etiam cordis corpus non
intemperatum effe; id quod nihil eft aliud quam debiliorem
fieri facultatem. Quamobrem dicebam fieri non poffe ut
de frigiditate uno verbo pronuntiarem. Neque ut fola pro-
ftratione facultatis vel induratione fela inftrumentorum,
pulfus interdum minor fit, ita etiam ob folam frigiditatem,

246 ΓΑΛΗΝΟΥ ΠΕΡΙ ΠΡΟΓΝΩΣ. ΣΦΥΓΜ.

Ed. Chart. VIII. [249.]   Ed. Baſ. III. (124.)

εἴρηται νῦν, οὐ τῆς καταψύξεως ἀκονομένης ἐπὶ τῆς κατὰ τὴν
χρείαν ἐκλύσεως· οὐ γὰρ ἐνδέχεταί ποτε τὴν καρδίαν εἰς τὸ
καταψύχεσθαι μὲν σφοδρῶς ἀφῖχθαι, μὴ κατεψῦχθαι δὲ καὶ
αὐτήν. ἐναργέστατα δ᾽ ἂν ὃ λέγω μάθοις, εἰ πειραθείης ποτὲ
τῶν ἐν ὁδοιπορίαις ἀποθνησκόντων ἐπὶ κρύει καρτερῷ. πάν-
τες μὲν γὰρ εὐθέως ἅμα τῷ ψυχρὸν ἐκπνεῖν τὸν ἀέρα καὶ
τὸν σφυγμὸν ἴσχουσι μικρότερον, οὐ μὴν μικρότατόν γε οὐδεὶς
αὐτῶν ἴσχει, πρὶν εἰς ἔσχατόν γε ἀφικέσθαι καταψύξεως, ἡνίκ᾽
οὐ μόνον ἡ χρεία τέτραπται τῆς τῶν σφυγμῶν γενέσεως, ὅπερ
ἐξ ἀρχῆς ὑπῆρχεν αὐτοῖς, ἀλλὰ καὶ ἡ δύναμις ἀῤῥωστεῖ, μηκέτι
φυλαττομένης ἐν τῇ καρδίᾳ τῆς φυσικῆς εὐκρασίας. καὶ
ἀθρόως γε τοῦτ᾽ αὐτοῖς εἴωθεν ὡς τὸ πολὺ συμβαίνειν, οὐ
κατὰ βραχύ, καθάπερ ἐν ἄλλαις διαθέσεσιν, ὧν ἐστι μία καὶ
ἡ νῦν προκειμένη, καθ᾽ ἣν ἅμα τε μικρὸς ὁ σφυγμὸς φαίνεται
καὶ στενὸς καὶ ταπεινὸς ἐν νοσήμασι χρονίοις. οἱ γὰρ οὕτω
διακείμενοι τὸν μὲν κίνδυνον οὐχ ἧττον ἐφεδρεύοντα τῶν ἐν
ὁδοιπορίαις ἔχουσιν, οὐ μὴν ἐξαίφνης γε μικρὸς αὐτοῖς ὁ
σφυγμός, ἀλλὰ κατὰ βραχὺ γίνεται μαραινομένοις· ἐν γὰρ

quomodo nunc diximus, non accepta refrigeratione pro uſus
exolutione; neque enim eo unquam cor, ut refrigeretur ve-
hementer, deveniat, niſi ſit ipſum refrigeratum. Quod dico
intelligas clariſſime, ſi eos qui in itinere ex ingenti frigore
obeunt conſideres, omnes enim ſimul ut frigidum exſpi-
rant aerem, pulſum quoque minorem habent; minimum ta-
men illorum prius nullus quam ad extremam refrigeratio-
nem ſit perductus obtinet, ubi non tantum uſus eſt immuta-
tus generandorum pulſuum, quod aderat ipſis a principio,
verum etiam, quia perditur jam naturale cordis tempera-
mentum, debilitatur facultas; id quod ſolet plerumque iis
ſubito accidere, non ut in aliis affectibus, paulatim; de
quibus eſt unus, quem hoc loco habemus in manibus, per
quem pariter et longus pulſus apparet et anguſtus humi-
lisque in longis morbis. Qui enim ita habent, in periculum
hi non minus praeſens veniunt quam illi qui in itinere
decedunt; non repente his tamen parvus pulſus, ſed pede-
tentim venit marceſcentibus; unum enim et hoc genus eſt

καὶ τοῦτ᾽ εἶδός ἐστι μαρασμοῦ τὸ πρὸς τοῦ Φιλίππου καλού-
μενον γῆρας ἐκ νόσου. ὡς ὅ γε περιφρυγὴς μαρασμὸς οὐ διὰ
ψύξιν, ἀλλὰ δι᾽ ἀῤῥωστίαν μόνην δυνάμεως ἀσθενεῖς καὶ μι-
κροὺς ἀποτελεῖ τοὺς σφυγμούς. [250] διορίζεται δὲ τοῦ προ-
τέρου τῷ τε τάχει τῆς κινήσεως καὶ τῇ πυκνότητι καὶ τῇ
σκληρότητι καὶ τῷ πυρώδει τῆς θερμότητος. ἀλλὰ περὶ μὲν
τούτων οὐ τοῦ νῦν ἐνεστῶτος λόγου διελθεῖν· ἐπὶ δὲ τὸ
προκείμενον ἐπάνειμι. ὁ μικρὸς καὶ στενὸς καὶ ταπεινὸς σφυγ-
μὸς ὁ ἐπὶ πλέον ἐξεστηκὼς τοῦ κατὰ φύσιν ἐν ταῖς τρισὶ
διαστάσεσιν, ἐπειδὰν μὲν ἄνευ σκληρότητος φαίνηται τοιοῦτος,
ὑπὸ τίνων γίνεται καὶ πόσων αἰτίων αὐτάρκως διῄρηται·
ἐπειδὰν δὲ μετὰ σκληρότητος, εὐθὺς μὲν καὶ ταύτῃ σύνεστιν
ἤτοι γ᾽ ὁ ἀμυδρὸς σφυγμὸς ἢ ὁ μέσος ἀμυδροῦ καὶ σφοδροῦ,
ὁ μήτ᾽ ἀνατρέπων τὴν ἀφὴν μήτ᾽ ἀνατρεπόμενος ὑπ᾽ αὐτῆς,
μεμνημένων γε ἡμῶν ὡς καθ᾽ ἕτερον τρόπον οὐδείς ἐστι μέ-
σος ἀμυδροῦ καὶ σφοδροῦ· δηλοῦται δ᾽ ἐπικροτεῖν ἐν τῷ σώ-
ματι διάθεσις ἡ σκληρὰν ἀποτελοῦσα τὴν ἀρτηρίαν. τοῦτο
δ᾽ ἐστὶν ἤτοι ξηρότης, ἢ πῆξις ὑπὸ ψύξεως, ἢ τάσις· ξηρότης
μὲν ἐν τοῖς καυσωδεστάτοις πυρετοῖς, ὅταν κακοήθως χρονί-

marcoris quod Philippus fenium ex morbo appéllat. Nam
non ex frigiditate torridus marcor, caeterum ex facultatis
fola imbecillitate imbecillos pulfus et parvos creat. Se-
paratur a priore motus velocitate et crebritate et duritie
calorisque fervore. Verum de his non eft hujus difputa-
tionis difserere, fed ad inftitutum revertor. Longus, an-
guftus humilisque pulfus, quum longius a natura trinis
dimenfionibus difcefserit, fi talis citra duritiem appareat, a
quibusnam procedat et quot caufis abunde. aperuimus.
At ubi cum duritie conjunctus eft, una jam hic adeft vel
languidus pulfus, vel medius inter languidum et vehe-
mentem, qui nec evertat tactum nec ab eo evertatur, ut
memores fimus nullum alioquin inter languidum et vehe-
mentem medium efse; declaratur autem in corpore is affe-
ctus efse qui reddit arteriam duram. Haec eft ficcitas,
vel conftrictio a frigore, vel tenfio. Siccitas quidem in
ardentiffimis febribus, ubi maligne producuntur, et prae-

σωσιν, καὶ μάλιστα τῷ περιφρυγεῖ μαρασμῷ καί τισιν εἴδεσι
μελαγχολικῶν τε καὶ τεταρταίων πυρετῶν· πῆξις δ᾽ ἐκ ψύξεως
ἐπί τε τοῦ ψυχροῦ πόσεσιν ἀκαίροις ἢ ἀμέτροις, ἢ λουτροῖς
ὁμοίοις, ἐπί τε ταῖς ψυχούσαις ὀπώραις ἀκαίροις ἢ ἀμέτροις,
ἢ ὅλως ὅσα τὸ ψυχρὸν φλέγμα γεννᾷν πέφυκεν ἱκανῶς, ὃν
περ ὑαλώδη χυμὸν ὁ Πραξαγόρας ὀνομάζειν εἴωθεν· τάσις δὲ
κατά γε τὰς σπασμώδεις διαθέσεις καὶ τὰς μεγάλας φλεγμονάς.
ἐν δὲ τοῖς σκίῤῥοις καὶ πῆξις καὶ τάσις γίνεται τῶν ἀρτηριῶν.
συμβαίνει δὲ τὸ τοιοῦτον ἐφ᾽ ἥπατι μάλιστα καὶ σπληνί. ἐπὶ
τούτοις γὰρ τοῖς σπλάγχνοις οἱ σφυγμοὶ σαφέστατα καὶ συνε-
χέστατα σκληροὶ φαίνονται, μάλιστα μὲν σκιῤῥουμένοις, ἤδη
δὲ κἂν ταῖς μεγάλαις φλεγμοναῖς. ἀλλὰ τὰ μὲν τοιαῦτα πάθη
καὶ διὰ τῆς ἀφῆς ἔστι γνωρίσαι καὶ δι᾽ οὔρων καὶ διαχωρημά-
των καὶ τοῦ χρώματος, ὅλου τε τοῦ σώματος καὶ τῆς γλώτ-
της, ἤδη δὲ καὶ διὰ τῆς ἰδέας τῶν πυρετῶν· ὅσαι δ᾽ ἄλλαι
διαθέσεις τὸν σφυγμὸν σκληρὸν ἀποτελοῦσιν, αἱ μὲν ἐξ ἁμαρ-
τημάτων προσφάτων ἐξαιφνίδιον ἴσχουσι τὴν γένεσιν, αἱ δ᾽
ἄλλαι πᾶσαι κατὰ βραχύ. τὰ δ᾽ ἁμαρτήματα τὰ τὰς τοιαύτας

cipue ex torrido marcore certisque melancholiae et quar-
tanae febris generibus. Conftrictio ex frigore fit per frigi-
dae intempeftivum potum et immodicum. vel per balneas
fimiles, ex refrigerantibus item pomis intempeftive ingeftis
vel praeter modum; denique ex iis quaecunque multum
folent frigidae pituitae gignere, quem Praxagoras vitreum
fuccum folet appellare. Tenfio ex convellentibus affectibus
et ingentibus inflammationibus. Ex fcirrhis vero conftrictio
arteriarum atque tenfio nafcitur, quod quidem accidit po-
tiffimum ex jecinore et liene; ex his enim vifceribus pul-
fus apertiffime videntur et perpetuo duri, fcirrho praefer-
tim affectis; et vero etiam in magnis inflammationibus. Sed
tactu ejusmodi affectus deprehendentur, et per urinas, et
alvi excrementa, per univerfi corporis denique colorem
et linguae; jam etiam per febrium genus. Qui porro alii
corporis affectus pulfum creant durum, partim originem
ex recentibus offenfionibus repentinam trahunt, reliqui
omnes pedetentim. Offenfiones quae inducunt ejuscemodi

ἐργαζόμενα διαθέσεις οἴνου πόσις ἄκαιρός ἐστι καὶ ψυχροῦ,
πολλάκις δὲ καὶ ὀπῶραι ψύχουσαι καὶ ψυχρὸν λουτρόν. δια-
γνώσῃ δὲ τὴν μὲν ἀπ᾽ οἴνου βλάβην, ὅταν ἐξαιφνίδιον ὁ σφυγ-
μὸς μὴ μόνον ᾖ σκληρὸς, ἀλλὰ καὶ μείζων καὶ θάττων γένη-
ται καὶ σφοδρότερος, τὰς δὲ ἄλλας κοινῇ μὲν ἁπάσας οἴνου
διακρινεῖς τῷ μήτε μέγεθος αὐταῖς προσγίνεσθαι μήτε σφο-
δρότητα μήτε τάχος, ἰδίᾳ δ᾽ ἑκάστην ἔστιν ὅτε μὲν ἐπιφα-
νεστέρως, ἔστιν ὅτε δὲ ἀμαυροτέρως τε καὶ στοχαστικωτέρως·
ἐπιφανεστέρως μὲν, ὅταν καὶ σύμπτωμά τι συμπαρέπηται τῶν
ὀπώραις ἔπεσθαι πεφυκότων, λέγω δὲ ἐμφύσωσιν γαστρὸς,
ἢ δῆξιν διαφθαρέντων, ἢ θλίψιν τινὰ κατὰ τὸν στόμαχον, ἢ
παραφροσύνην, ὡς ἐπὶ ταῖς οἰνώδεσιν ὀπώραις, ἢ ἔμετον, ἢ
διαχώρησιν ὑγροτέραν τε καὶ πλείονα. ταῦτα μέν γε οὐδὲ διὰ
σημείων, ἀλλ᾽ ἄντικρυς αὐτὴν τὴν οὐσίαν τῶν ἐδηδεσμένων
ἐνδείκνυται. ὅταν δὲ μήτε τούτων τι παρῇ μήτε τῶν ἀπ᾽
οἴνου σημείων, ὕδωρ ψυχρόν ἐστι τὸ τὴν βλάβην ἐργασάμενον
ἤτοι ποθὲν ἢ οὐ προσηκόντως ἐν αὐτῷ λουσαμένοις. εἰς δὲ
τὴν ἀσφαλεστέραν ἐπὶ τούτων ἁπάντων ἀπόφασιν οἱ τῶν
φοβουμένων τε καὶ ἀγωνιώντων σφυγμοὶ μέγιστον γνώρισμα.

affectus funt vini potio intempeſtiva et frigidae, ſaepe
etiam poma refrigerantia et frigidum balneum. Depre-
hendes noxam a vino illatam, quum ſubito pulſus non du-
rus modo ſit, ſed major etiam et celerior et vehementior.
Caeteras a vino in communi diſcernes, quod nec magnitu-
dinem adjunctam nec vehementiam nec celeritatem ha-
beant; ſingulas ſeorſum nunc clarius, nunc obſcurius
et per conjecturam. Clarius, ubi ſymptoma aliquod conſe-
quatur, quod pomis ſolet ſuccedere, inflatio ventris inquam,
aut mordicatio corruptorum, aut ſtomachi aliqua compreſſio,
aut delirium, ut a pomis vinoſis, aut vomitus, aut alvi
dejectio humidior et largior. Haec ſcilicet non per ſigna,
ſed ipſam aperte demonſtrant ſubſtantiam comeſtorum;
quod niſi horum quid adſit, nec a vino ſignorum, aqua fri-
gida eſt quae offendit vel pota vel intempeſtive in ipſa
lotos. At vero ut haec ſecurius omnia confirmare poſſis.
metuentium et angore correptorum pulſus magno indicio

καὶ εἰ τοῖς εἰρημένοις ἔμπροσθεν ὕστερον ἐπά(125)γοις ἀεὶ
τοῦτο, ὅτι ἠτάκτησεν ἡ νόσος, βεβαιοτέραν τε καὶ θαυμα-
σιωτέραν ἐργάζεται τὴν πρόρρησιν, ὥστ᾽ ἐνίοτε τοὺς ἀκούον-
τας ἀπιστεῖν καὶ νομίζειν οὐκ ἐκ τῶν σφυγμῶν εἰρῆσθαί τι
τῶν τοιούτων, ἀλλ᾽ ἐξαγγείλαντός τινος τῶν εἰδότων τὸ
πλημμεληθὲν τῷ κάμνοντι. χρὴ δὲ προαψάμενον ἀκριβῶς τᾶν
σφυγμῶν, [251] εἶτα τὸ φανὲν ὑπὸ τῶν σημείων ἀποφηνάμενον
ἅπτεςθαι πάλιν ἐπισκοπούμενον εἰ τετάρακταί πως ὁ κάμνων.
εἰ μὲν γὰρ ὅλως μὴ ταραχθείη, σκόπει μή τινα τῶν προειρη-
μένων γνωρισμάτων ἢ παρέλιπες, ἢ ὀρθῶς οὐκ ἐπεσκέψω·
εἰ δὲ ταραχθείη καί σοι δόξειεν ἀγωνιᾶν, ἢ φοβεῖσθαι, μὴ
παραχρῆμα πίστευε τῷ σημείῳ, πολλάκις γὰρ οὐχ ὑπὸ τοῦ
συνειδέναι τοιοῦτόν τι πεποιηκόσιν ἑαυτοῖς οἱ κάμνοντες
ἀγωνιῶσιν, ἀλλὰ φύσει πως ὄντες εὐπτόητοι. τούτοις μὲν
ὀλίγον ὕστερον ὁ σφυγμὸς καθίσαται, τοῖς δὲ ὄντως ἐργασα-
μένοις εἰς ὅσον ἂν ἀποφαίνηταί τι περὶ αὐτοῦ, εἰς τοσοῦτον
καὶ ὁ τοῦ φόβου σφυγμὸς ἴδιος ὑπάρχει. πάντα δὲ τὰ εἰρη-
μένα νῦν ἁμαρτήματα τῶν καμνόντων ἤτοι τὰς φλεγμονὰς,

funt. At fi prius dictis poftea hoc femper addas, aegrotum
aliter ac praefcriptum fit fecifle, magis confirmatam prae-
ftabis, et fufpiciendam praedictionem, ut fubinde fidem
aftantes non habeant, nec ex pulfibus credant tale quid di-
ctum efle, fed confciorum aliquem detulifle aegroti pecca-
tum. Tangendi autem accurate funt pulfus, deinde quod
indicant figna, proferendum: ac tum denuo funt tangendi,
animadvertendumque, ecquid aegrotus commotus fit. Qui
fi omni fit perturbatione liber, vide nunquid commemo-
ratorum fignorum aut omiferis, aut parum probe perpen-
deris. Si vero fit perturbatus atque videatur angi, vel
vereri, cave mox figno adhibeas fidem; frequenter enim
fit ut non, quo confcii fibi talis admiffi fint, angantur ae-
groti, fed quod ita fere fint comparati ut ftatim expave-
fcant; at his mox pulfus confiftit. Qui vero plane in culpa
funt, quam tu diu de eo confirmes quicquam, tam diu me-
tus proprius pulfus apparet. Atque peccata quae hacte-
nus expofuimus omnia aut inflammationibus, aut fcirrhis,

ἢ τοὺς σκίῤῥους, ἢ τὰς ξηρότητας, ἢ τὰς διὰ τὴν ψύξιν πή-
ξεις τῶν σπλάγχνων ἐπιτείνοντα τὴν ἀλλοίωσιν οἵαν εἰρή-
καμεν ἐργάζεται· κατὰ δὲ τὴν τῶν νεύρων ἀρχὴν εἴ τι τού-
των ἀποτελεσθείη, τὴν σπασμώδη διάθεσιν ἐργάζεται. καλῶ
δ᾽ ἐκείνας τὰς διαθέσεις ὅσαις ἐξ ἀνάγκης πρὸ τοῦ θανάτου
σπασμῶδές τι γίνεται σύμπτωμα. καὶ ἀποθνήσκουσί γε οἱ
τοιοῦτοι πάντες ἔτι θερμοὶ, ἔμπαλιν τοῖς συγκοπτομένοις.
οὗτοι μὲν γὰρ ἱκανῶς ὄντες ἤδη ψυχροὶ ζῶσιν ἔτι· οἷς δ᾽ ἡ
σπασμώδης διάθεσίς ἐστιν ἐν τῇ τῶν νεύρων ἀρχῇ, νεκροὶ κεί-
μενοι παντάπασιν ἐπιπλεῖστον διαμένουσι θερμοί. εἰσὶ μὲν
τῶν τοιούτων ἁπάντων οἱ σφυγμοὶ τῷ γεγυμνασμένῳ τὴν
ἁφὴν εὐθὺς ἐν τῇ πρώτῃ προσβολῇ τήν τε τάσιν ἐνδεικνύ-
μενοι καὶ τὴν οἷον σπασμώδη κίνησιν ἐμφαίνοντες. εἰ δέ τισι
τῶν τὸν προειρημένον ἐχόντων σφυγμὸν αἱ διαχωρήσεις γέ-
νωνται πολλαὶ, συμβαίνει δὲ τοῦτο μάλιστα κατὰ τοὺς σκίῤ-
ῥους τοῦ ἥπατος, οὐκ ἔτι τούτοις ὁ σφιγμὸς μακρός ἐστιν,
ἀλλ᾽ ἤτοι τῷ κατὰ φύσιν ἐν τῷ μήκει παραπλήσιος ἢ καὶ
βραχύτερος ἔτι. καὶ μὴν καὶ τοῦτο περὶ ἁπάντων τῶν σκληρῶν
τε ἅμα καὶ μικρῶν σφυγμῶν ἐπίστασθαι καλὸν, ὡς κλονώδεις

aut ficcitatibus, aut vifcerum per frigiditatem conftrictioni-
bus augendis, alterationem quam diximus inducunt.
Nervorum vero originem fi quid occupet tale, affectum con-
vulfivum creat: fic appello illos affectus, qui ante mortem
neceffario convulfionis aliquod habent fymptoma. Qui qui-
dem moriuntur omnes etiam calidi, contra ac illi qui cor-
ripiuntur fyncope; hi enim vehementer etiam frigidi vivunt
adhuc. Quibus vero nervorum propaginem occupavit con-
vulfivus affectus, quum plane jam expiraverunt, diutiffime
permanent calidi. Horum pulfus omnium ftatim primo oc
curfu exercitatis in tangendo tenfionem produnt, et motum
veluti convulfivum detegunt. Quod fi quis, cui comme-
moratus pulfus eft, ab alvo plura dejiciat, id quod evenit ex
jecinoris fcirrhis, non amplius hi habent pulfum longum,
fed aut moderato affimilem longitudine, aut etiam brevio-
rem. Jam hoc quoque in omnibus duris pulfibus pariter-
que parvis operae pretium eft noffe, citiffime vibratos eos

252 ΓΑΛΗΝΟΤ ΠΕΡΙ ΠΡΟΓΝΩΣ. ΣΦΤΓΜ.

Ed. Chart. VIII. [251.]   Ed. Baf. III. (125.)

γίνονται τάχιστα, καὶ ὡς ὅσοι γ᾽ οὐκ εἰσὶ κλονώδεις, ἤτοι δι᾽
ἀῤῥωστίαν τῆς ζωτικῆς δυνάμεως, ἢ δι᾽ ἔκλυσιν τῆς χρείας,
ἢ δι᾽ ἄμφω συνελθόντα τὴν τοιαύτην κίνησιν οὐ προλαμβά-
νουσιν. ὡς ὅταν γε καὶ ἡ χρεία δέηται μεγάλης διαστολῆς,
καὶ ὁ τόνος ὁ ζωτικὸς ἐργάζεσθαι δύνηται, μόνον δ᾽ ἀντιλέγῃ
τὸ σῶμα τῆς ἀρτηρίας, ὑπὸ σκληρότητος ἀδυνατοῦν εἰς μεγά-
λην ἐξαίρεσθαι διαστολὴν, ὁ κλόνος ἐν τῇ τοιαύτῃ καταστάσει
γίνεται· ἄλλως δὲ ἀμήχανον γενέσθαι κλονώδη κίνησιν ἀρτη-
ρίας. ὥστε καὶ ὁ προκείμενος σφυγμὸς ἄκλονος μὲν φαινόμε-
νος ἢ ἀῤῥωστίαν ἐσχάτην τῆς δυνάμεως, ἢ τῆς χρείας μεγί-
στην ἔκλυσιν ἐνδείκνυται, κλονώδης δὲ γενόμενος εὐθὺς μὲν
καὶ τόνου τι προειληφέναι δηλοῖ τὴν δύναμιν, εὐθὺς δὲ καὶ
τὴν χρείαν τῆς τῶν σφυγμῶν γενέσεως οὐκ εἰς ἔσχατον ἐκλε-
λύσθαι. καὶ μὲν δὴ καὶ μικρότητος οὐκ ἐπὶ πλεῖστον ἥκει,
ὥσπερ ὁ προκείμενος σφυγμὸς ἥκειν ἐλέγετο. κατὰ δὲ τὸν
αὐτὸν τρόπον εἰ καὶ χωρὶς κλόνου μακρότερος μὲν εἴη τοῦ
κατὰ φύσιν ὁ σφυγμὸς, στενώτερος δὲ καὶ ταπεινότερος, οὐ
μὴν ἐπὶ πλεῖστόν γε καθ᾽ ἕκαστον αὐτῶν ἀποκεχωρηκὼς τοῦ
κατὰ φύσιν, ἀλλ᾽ ἐπ᾽ ὀλίγον ἐπισκέπτεσθαι προσήκει, πότερα

effici; et qui vibrati non funt, vel ob vitalis facultatis im-
becillitatem vel ob remiffionem ufus, vel amborum concur-
fum non recipere illos eum motum. Nam fiquidem ufus
magnam diftentionem poftulet, facultasque vitalis efficere
valeat, fed unum refragetur corpus arteriae, quod attolli in
magnam diftentionem per duritiem nequeat, vibratio in eum
ftatum incidit. Nulla praeterea ratione fiat arteriae vibra-
tus motus. Quocirca hic pulfus, qui videtur vibratione
vacare, aut extremam imbecillitatem facultatis, aut exolu-
tionem ufus declarat maximam. At vibratus fi fit, conten-
tionis continuo nonnihil annunciat facultatem obtinere, nec
pulfuum ufum generandorum femel effe exolutum; nec vero
devenit ad maximam parvitatem, ficuti diximus propofitum
pulfum facere. Ad eundem modum, fi pulfus citra vibra-
tionem longior jufto fit anguftiorque et humilior, non lon-
giffime tamen a natura in fingulis his recefferit, fed aliquan-
tum, attendendum eft durusne fit et non vibratus, aut

σκληρὸς ὢν οὐκ ἔτι κλονώδης, ἢ ὅλως οὐ μετέχει σκληρότη-
τος. εἰ μὲν γὰρ σκληρὸς ὢν ἄκλονος εἴη, ψύξιν, ἢ ἀῤῥωστίαν
δυνάμεως, ἢ τὸ συναμφότερον ἐνδείκνυται, διορίζεσθαι δ᾽
ἐκ τῶν παρεπομένων· ὅτῳ μὲν γὰρ ἐπὶ καταψύξει μόνῃ τοιοῦ-
τος ὁ σφυγμός ἐστιν, εὐθὺς καὶ βραδύτης αὐτῷ καὶ ἀραιό-
της συνυπάρχει· ὅτῳ δ᾽ ἐπ᾽ ἀσθενείᾳ δυνάμεως, ἡ ἀμυδρότης
ἀχώριστος. ἀλλ᾽ εἰ μὲν τὰ τῆς χρείας ἄτρεπτα διεφυλάττετο,
τοσούτῳ τοῦ κατὰ φύσιν ὁ σφυγμὸς ἔσται θάττων τε καὶ
πυκνότερος ὅσον ἡ μικρότης ἐξετράπετο τοῦ συμμέτρου. εἰ
δ᾽ ὅσῳ περ ἡ δύναμις ἀῤῥωστοτέρα, τοσούτῳ καὶ ἡ τῆς χρείας
ἔκλυσις, ὅμοιος τῷ κατὰ φύσιν ὁ σφυγμὸς φανεῖται κατ᾽ ἀμ-
φοτέρας τὰς διαφορὰς [252] καὶ οὔτε θάττων οὔτε βραδύ-
τερος, οὔτε πυκνότερος οὔτε ἀραιότερος· εἰ δὲ θάτερον
ὑπερέχει, κατὰ τὴν τῆς ὑπεροχῆς ἀναλογίαν, ὡς ἔμπροσθεν
εἴρηται. εἰ δὲ ἅμα τε σκληρὸς εἴη καὶ κλονώδης, τὰς μὲν αὐ-
τὰς ἐνδείξεται διαθέσεις ὑφ᾽ ὧν ἔμπροσθεν ἐλέγομεν ἀποτε-
λεῖσθαι τὸν σκληρὸν σφυγμὸν, οὐ μὴν οὔτε ἄτονον, ὡς ἐπ᾽
ἐκείνων τὴν δύναμιν, οὔτε ἐκλελύσθαι τὴν χρείαν· εἰς ὅσον δὲ
ἑκάτερον αὐτῶν βεβλαμμένον, ἐπὶ μὲν τῆς δυνάμεως ἡ κατὰ

plane duritie liber fit; fi enim durus fit, fed absque vibra-
tione, frigiditatem, vel facultatis imbecillitatem indicat, vel
utramque fimul.　Haec difcernito ex confequentibus; nam
cui talis pulfus ex fola refrigeratioue fit, ftatim adjunctam
tarditatem habet raritatemque; cui ex imbecillitate faculta-
tis, fociam fibi remiffionem habet.　Quod fi jam ufus conftet
immotus, tanto erit pulfus celerior naturali et crebior
quantum a modo deflexerit parvitas.　Sin autem quo facul-
tas fit imbecillior, eo exolutior ufus fit, pulfus effe fimilis
in utraque differentia moderato videbitur, nec celerior, nec
tardior, vel crebrior, vel rarior; at fi excedat alterum,
pro exceffus ratione, ficut ante eft dictum, fi vero fimul et
durus et vibratus fit, fignificabit eosdem affectus a quibus
diximus fupra durum pulfum conftitui, verum non imbecil-
lam facultatem tamen, ut in illis, neque exolutum ufum.
Quanta vero utriusque fit noxa in facultate, declarabit ve-

σφοδρότητά τε καὶ ἀμυδρότητα δηλώσει διαφορὰ σὺν τῷ
ποσῷ τοῦ κλόνου, ἐπὶ δὲ τῆς χρείας ἡ κατὰ τάχος τε καὶ
πυκνότητα, κἀνταῦθα σὺν τῷ ποσῷ τοῦ κλόνου, τὰ δ᾽ ἄλλα
ἐκ τῶν προειρημένων συντεκμαίρεσθαι· ὡσαύτως δὲ κἂν μήτ᾽
ὀλίγῳ μήτε πολλῷ τοῦ κατὰ φύσιν ἐξίστηται κατὰ τὰς τρεῖς
διαφοράς, ἀλλὰ μετρίως πως καὶ μέσως, ἐκ τῶν εἰρημένων
διαιρεῖσθαι. πολλάκις δ᾽ ἐπὶ τῶν τοιούτων σφυγμῶν, λέγω
δὲ τῶν ὀλίγῳ τινὶ τοῦ κατὰ φύσιν εἰς μῆκός τε καὶ στενό-
τητα καὶ ταπεινότητα τὴν μεταβολὴν ἐσχηκότων, οἱ μόνον
οὐδέν τι φαίνεται σκληρότητος, ἀλλὰ καὶ μαλακότης αὐτοῖς
σύνεστιν ἐπιφανής. καὶ γίνεται μὲν καὶ τῇδε διὰ τὰς αὐτὰς
κατὰ γένος αἰτίας, ἐξαλλάττεται δὲ τῷ ποσῷ καθ᾽ ἑκάστην.
εἴτε γὰρ διὰ τὴν τῆς δυνάμεως ἀσθένειαν ἐλάττων ὁ σφυγμὸς
ἀποτελοῖτο τοῦ συμμέτρου, μείζων ἡ βλάβη δηλοῦται τῆς δυ-
νάμεως, εἴτε διὰ τὴν τῆς χρείας ἔκλυσιν, ἐπιπλέον ἥκειν καὶ
ταύτην κακώσεως. εἰς ὅσον γὰρ ἡ μαλακότης τοῦ χιτῶνος
ἑτοιμοτέρα πρὸς τὸ μέγεθος τῆς διαστολῆς ἐστιν, εἰς τοσοῦτο
τὴν μικρὸν ἐργαζομένην τὸν σφυγμὸν αἰτίαν ἐπιτετάσθαι δη-
λώσει. τῆς μὲν οὖν κατὰ τὴν δύναμιν ἀρρωστίας τὸ ποσὸν

hementiae et remiſſionis differentia, una cum quantitate
vibrationis, in uſu vero differentia celeritatis et crebrita-
tis cum vibrationis item quantitate. Reliqua ex ante dictis
etiam conjicito. Haud aliter ſi non paulum, nec multum
tribus differentiis a natura recedat, ſed ſic mediocriter et
modice ex dictis diſcrimina notato. At ſaepe in eiuſcemodi
pulſibus, iis dico qui exiguam a natura in longitudinem,
anguſtiam et humilitatem habent mutationem, non modo
nihil animadvertitur duritiei, verum mollitie etiam praediti
ſunt inſigni, id quod et huic accidit ob easdem genere cau-
ſas: variatur autem quantitate in ſingulis. Sive enim pro-
pter facultatis imbecillitatem minor moderato pulſus fiat,
facultatis oſtenditur major offenſio; ſive propter exolutio-
nem uſus, majus et hujus eſſe vitium, quo enim tunicae
mollities ad diſtentionis magnitudinem eſt promptior, hoc
cauſam quae moliatur parvum pulſum declarabit eſſe
majorem. Sane imbecillitas facultatis quam ſit magna, ſatis

αὐτάρκως ἐδηλοῦτο διὰ τοῦ ποσοῦ τῆς ἀμυδρότητος· ἐξ
ἐπιμέτρου δ᾽ ἂν εἴη καὶ τὸ νῦν εἰρημένον. ἡ δὲ τῆς χρείας
ἔκλυσις εἰς ὅσον ἥκει κακώσεως ἐκ μόνων τῶν εἰρημένων
σημείων εὑρίσκεται, περὶ ὧν εἰρήσεταί τι καὶ διὰ τῶν
ἐφεξῆς, ὅταν ἐπιπλέκωμεν ἀλλήλοις τὰ γένη τῶν σφυγμῶν.
νυνὶ γὰρ οὐ τοῦθ᾽ ἡμῖν τὸ προκείμενον, ἀλλὰ περὶ τοῦ
κατὰ τὸ ποσὸν τῆς διαστολῆς ἐγχειρήσαντες λέγειν ἠναγ-
κάσθημεν ἐφάψασθαι καὶ τῶν ἄλλων. αὖθις οὖν ἐπὶ τὸ
προτεθὲν ἐξ ἀρχῆς ἐπανέλθωμεν, ἐπὶ τὰ λοιπὰ γένη μετα-
βαίνοντες. οὐδὲν γὰρ οἶμαι δεῖν ἔτι τοὺς ἄλλους ἐμοίως
ἐπανέρχεσθαι σφυγμοὺς ἐκ τοῦ διαγράμματος, ἀλλὰ κατὰ
τὴν αὐτὴν μέθοδον ἣν νῦν ἐπὶ τοῦ μακροῦ καὶ στενοῦ καὶ
ταπεινοῦ πεποιήμεθα, καὶ περὶ τῶν ἄλλων ἑκάστου διο-
ρίζεσθαι, πρῶτον μὲν ἀποχωρίζοντας ὅσα διὰ τὴν τοῦ
σώματος σχέσιν ἐξαλλάττονται κατὰ μῆκος, ἢ πλάτος, ἢ
βάθος, ὡς μὴ μεγάλοι μόνον, ἢ μικροὶ φαίνεσθαι· δεύτε-
ρον δὲ τὰς αἰτίας ἐπισκεπτομένους δι᾽ ἃς ἤτοι μείζονες
τοῦ κατὰ φύσιν ἢ μικρότεροι γίνονται. περὶ μὲν δὴ τοῦ

ex quantitate remiffionis apparebat; huc cumulus acceffit
quod nunc diximus.   At ufus exolutio in quantum inciderit
vitium, ex folis quae diximus fignis invenitur; de quibus
dicemus etiam inferius nonnihil, ubi connectemus mutuo
pulfuum genera, in praefentia enim hoc non inftituimus,
fed quum exponere de genere quantitatis diftentionis coepif-
femus, fimul alia attingere fumus coacti.   Quare redeamus
ad primum inftitutum, ac ad reliqua genera tranfeamus,
neque enim quod alios item ex tabella pulfus percurramus,
caufam arbitror ullam effe; verum eadem ratione et via
quam inftituimus in longo, angufto et humili, reliquos
fingulos explorabimus.   Ac primum removebimus qui
propter corporis habitudinem longitudine, vel latitudine,
vel profunditate variant, ut non magni tantum, vel parvi
videantur, deinde caufas confiderabimus per quas aut
jufto majores fiunt, aut minores. Atque de genere pulfuum

Ed. Chart. VIII. [252. 253.]   Ed. Baf. III. (125. 126.)
κατ τὸ ποσὸν τῆς διαπτολῆς γένους τῶν σφυγμῶν αὐτάρ-
κως εἴρηται πρός γε τὰ (126) παρόντα.

Κεφ. έ. Περὶ δὲ τῆς εἰς τάχος τε καὶ βραδύτητα
μεταβολῆς αὐτῶν, ὅπερ ἰδιαίτατόν ἐστι γένος αὐτῆς τῆς κι-
νήσεως τῶν ἀρτηριῶν, ἑξῆς ἂν εἴη ῥητέον. ἀρκτέον δὲ κἀν-
ταῦθα πάλιν ἀπὸ τοῦ διαστείλασθαι τὴν ὁμωνυμίαν. λέγε-
ται δὴ ταχὺς σφυγμὸς ὁ μὲν ὡς πρὸς τὸν σύμμετρον, ὁ
δὲ ὡς πρὸς ὁντιναοῦν τὸν ἐπιτυχόντα. καὶ μὲν δὴ καὶ αὐτὸς
ὁ σύμμετρος ὁ μὲν ἁπλῶς ἐστιν ὁ κατὰ τὴν ἀρίστην δη-
λονότι φύσιν, ὁ δὲ καθ᾽ ἕκαστον ἄνθρωπον ἀμέμπτως ὑγιαί-
νοντα. κρίνεται δ᾽ οὗτος ἐν τῇ πρὸς τὸν ἁπλῶς σύμμετρον
παραβολῇ, καὶ διδάσκει τὴν κρᾶσιν ὁποία τίς ἐστιν. ὁ μὲν
οὖν θάττων θερμοτέραν, ὁ δὲ βραδύτερος ψυχροτέραν ἐν-
δείκνυται τὴν κρᾶσιν. οὐ μὴν εὑρεῖν γ᾽ ἀκριβῶς ἔστι μόνην
εἰς τάχος καὶ βραδύτητα μεταβολὴν οὔτ᾽ ἐν τοῖς κατὰ φύ-
σιν οὔτ᾽ ἐν [253] τοῖς οὐ κατὰ φύσιν ἔχουσι σώμασιν. ὁ γὰρ
θερμότερος τῆς ἁπλῶς συμμέτρου κράσεως εἰ θάττονα φαί-
νοιτο τὸν σφυγμὸν ἔχων, ἐξ ἀνάγκης αὐτὸν ἔχει μείζονα,

quidem quod confiſtit in quantitate diſtentionis fatis in
praefentia.

Cap. V. Poſthac de illorum in celeritatem et tar-
ditatem mutatione, quod ipſius motus eſt arteriarum genus
in primis proprium, agemus. Porro fumendum hic quo-
que eſt ad diſtinguenda homonyma initium. Nam dicitur
celer pulſus nunc ut cum moderato comparatur, nunc ut
cum quolibet alio. Praeterea ipfe ille moderatus interdum
abſolute dicitur, quem in optima conſpicimus natura; in-
terdum de unoquoque homine qui inculpata fit fanitate.
Hic ex comparatione abſolute moderati exiſtimatur, docet-
que quodnam fit temperamentum; ac celerior quidem cali-
dius, tardior frigidius declarat temperamentum. Verum
folam plane non eſt invenire mutationem in celeritatem et
tarditatem nec in fanis nec in affectis corporibus; nam
qui calidiore eſt temperamento quam fimpliciter modera-
tus, ſi pulſum habere videatur celeriorem, cum habet ne-

BIBΛION A. 257

Ed. Chart. VIII. [253.]   Ed. Baf. III. (126.)

ὅ τε τοῦ κατὰ φύσιν ἑαυτοῦ σφυγμὸν κατά τινα καιρὸν ἔχων
θάττονα καὶ μείζονα πάντως ἔχει. οὐ μὴν πυκνότερός γε
οὐδέτερος αὐτῶν ἐξ ἀνάγκης. ἐν γὰρ τῷ παραύξεσθαι τὴν
θερμασίαν ἐπὶ πλέον ἡ πυκνότης αὐτοῖς προσγίνεται. τῷ
τάχει τοίνυν ἐνίοτε μὲν καὶ τὸ μέγεθος, ἔστι δ᾽ ὅτε καὶ ἡ
πυκνότης σύνεστι, ὥσπερ αὖ πάλιν ἐνίοτε πυκνότης μόνον,
ὅταν ἀπολιπόντες τινὰ τὴν ἐνδεχομένην ἐν ἐκείνῳ τῷ καιρῷ
μεγίστην διαστολὴν ἔχοντα, μετὰ ταῦτ᾽ ἐπανελθόντες εὕρωμεν
ἴσον μὲν τὸ μέγεθος, ἐπιτεταμένον δὲ τὸ τάχος. ἐξ ἀνάγκης
γὰρ τῷ τοιούτῳ καὶ ἡ πυκνότης συνεπιτέταται. εἰ δὲ ἐκλε-
λυμένην τὴν χρείαν τῶν σφυγμῶν ἔχοντά τινα καταλιπόντες
ἐπανελθόντες εὕροιμεν εἰς τάχος ἐπιδεδωκότα τὸν σφυγμὸν,
οὐδὲ τότε μόνον εἰς τάχος ἐπέδωκεν, ἀλλὰ καὶ εἰς πυκνότητα
μὲν πάντως ἐγχωρεῖ καὶ εἰς μέγεθος, ἐπειδή περ ἡ τῆς χρείας
ἔκλυσις εἰς ἀραιότητα μὲν ἐναργέστερον, ἐφεξῆς δὲ εἰς βρα-
δύτητα, καὶ τρίτον εἰς μικρότητα τρέπει τὸν σφυγμόν. οὕτω
δὲ καὶ αἱ εἰς βραδύτητα μεταβολαὶ τῶν σφυγμῶν αἱ μὲν ἐκ
τοῦ κατὰ φύσιν εὐθὺς καὶ εἰς ἀραιότητα τρέπονται, πολλά-
κις δὲ καὶ εἰς μικρότητα, ὅταν ἐπιπλέον ἡ χρεία μεμείωται·

ceſſario etiam majorem; et cui pulſus eſt aliqua occaſione
ſolito celerior, omnino etiam major eſt.   Neuter tamen eſt
horum neceſſario crebrior, ſiquidem crebritas illis ubi calor
cumulatur copioſior accedit.   Itaque cum celeritate modo
magnitudo, modo etiam crebritas conjuncta eſt, atque etiam
interdum ſola crebritas, quum aliquem praetereuntes, qui
maximam quae eo tempore contingat diſtentionem obti-
neat, deinde reverſi parem offendamus magnitudinem, ſed
celeritatem majorem, huic enim ſimul crebritatem neceſſe
eſt increviſſe.   Quod ſi quem relinquamus qui uſum ha-
beat pulſuum exolutum, ac reverſi in celeritatem pulſum
inveniamus auctum, tum non auctus tantum celeritate eſt,
ſed et crebritate plane et magnitudine, quandoquidem uſus
exolutio in raritatem clarius, deinde in tarditatem, poſtea
in parvitatem, pulſum convertit.   Et item quoque muta-
tiones in parvitatem pulſuum partim ex moderato ſtatim in
raritatem ſimul ınutantur, ſubinde etiam in parvitatem, ubi

258 ΓΑΛΗΝΟΥ ΠΕΡΙ ΠΡΟΓΝΩΣ. ΣΦΥΓΜ.

Ed. Chart. VIII. [253.]   Ed. Baf. III. (126.)

αἱ δ' ἐκ τῶν οὐ κατὰ φύσιν καταστάσεων αἱ μὲν ἐπὶ παρ-
ηυξημένῃ τῇ χρείᾳ, πολλάκις μὲν μετα τῆς εἰς μικρότητα τρο-
πῆς, ἔστι δ' ὅτε μετὰ τῆς ἀραιότητος, καί ποτε μετὰ τῆς εἰς
ἀμφότερα· αἱ δ' ἐπὶ μεμειωμένῃ τῇ χρείᾳ μεταβολαὶ τῶν
σφυγμῶν εἰς βραδύτητα μετὰ ἀραιότητός τε καὶ μικρότητος γί-
νονται. αὗται μὲν αἱ πρῶταί τε καὶ ἁπλούστατι τροπαὶ τῶν
σφυγμῶν εἰς τάχος καὶ βραδύτητα, καὶ τούτων αἰτίαι προη-
γούμεναί τε καὶ προκατάρχουσαι κατὰ τὸν αὐτὸν τρόπον εὑρισκό-
μεναι ταῖς ἐπὶ μεγέθους τε καὶ μικρότητος εἰρημέναις. αἱ δ' ἐπί-
μικτοί τε καὶ σύνθετοι τροπαὶ μετὰ σφοδρότητός τε καὶ ἀμυδρό-
τητος ἢ μαλακότητος συνίστανται. περὶ ὧν καὶ αὐτῶν ἐπισκέπ-
τεσθαί τε καὶ διορίζεσθαι προσήκει κατὰ τὴν αὐτὴν μέθοδον,
ἣν ἐν τῷ περὶ τοῦ μακροῦ καὶ στενοῦ καὶ ταπεινοῦ λόγῳ διήλ-
θομεν, ἕνεκα τοῦ γνῶναι διὰ τίνα τὴν αἰτίαν εἰς τάχος ἢ
βραδύτητα τὴν ἀλλοίωσιν ὁ σφυγμὸς ἐποιήσατο. δυνατὸν μὲν
γάρ ἐστιν, ὡς εἴρηται, διὰ τὴν χρείαν ἐπιταθεῖσαν εἰς τάχος
ἐπιδοῦναι τὸν σφυγμὸν, οὐκ ἀδύνατον δὲ καὶ διὰ τὴν μαλα-
κότητα τῆς ἀρτηρίας καὶ τὴν ἰσχὺν τῆς δυνάμεως. ἀλλ' ὅταν

amplius ufus fit imminutus, partim ex ftatibus non natnra-
libus nunc aucto ufu, faepe una cum mutatione in parvita-
tem, interdum cum raritate, nonnunquam cum mutatione
in utramque, nunc diminuto ufu mutationes fiunt pulfuum
in tarditatem cum raritate et parvitate. Habes primas et
fimpliciffimas pulfuum mutationes in celeritatem et tardita-
tem, harumque caufae antecedentes et externae eadem in-
veniuntur ratione atque illae quas de magnitudine et
parvitate expofuimus. Mixtae vero mutationes atque
compofitae cum vehementia et remiffione, vel duritie, vel
mollitie conftant. Quae etiam examinandae funt atque
difcernendae eadem via rationeque, quam quum de longo,
angufto et humili difputaremus, declaravimus, quo cogno-
fcamus quae caufa fit quamobrem in celeritatem, vel tar-
ditatem pulfus variavit; poteft enim, uti diximus ob ufum
auctum pulfus in celeritatem creviffe; poteft etiam ob mol-
litiem arteriae et facultatis robur. Sed enim quum non

μὲν ἄτρεπτος ᾖ κατὰ μαλακότητα καὶ σκληρότητα καὶ σφο-
δρότητα καὶ ἀμυδρότητα, διὰ τὴν χρείαν μόνην ᾖ ἀλλοίωσις·
ὅταν δὲ καὶ μετὰ τούτων τινὸς, ἐπισκέπτεσθαί τε καὶ διορί-
ζεσθαι προσήκει τὸ ἐπικρατοῦν αἴτιον, ὡς ἔμπροσθεν ἐδείκνυ-
μεν, οἷον εἰθέως εἰ μετὰ τοῦ θάττων εἶναι μαλακώτερος φαί-
νοιτο, προσήκει σκοπεῖσθαι πότερον τοσούτῳ θάττων ὅσῳ
μαλακώτερος, ἢ πλέονι. εἰ μὲν γὰρ ὅσῳ περ μαλακώτερος
τοσούτῳ καὶ θάττων, ἐπὶ τῇ μαλακότητι μόνῃ τὴν ἀλλοίω-
σιν ἔσχεν· εἰ δὲ πλέονι θάττων ἢ μαλακώτερος, οὐκ ἐπὶ
τῇ μαλακότητι μόνον, ἀλλὰ καὶ διὰ τὴν χρείαν ἐπιταθεῖσαν.
εἰ δ᾽ αὖ πλέονι μαλακώτερος ἤπερ θάττων, ὅσῳ πλέονι μα-
λακώτερος, τοῦτ᾽ ἐκ τῆς κατὰ μόνην τὴν χρείαν ἐκλύσεως
ἀφῃρέθη. κατὰ δὲ τὸν αὐτὸν τρόπον εἰ μετὰ τοῦ θάττων
γενέσθαι καὶ σφοδρότερος γένοιτο, σκεπτέον εἰ τοσούτῳ θάτ-
των ὅσῳ σφοδρότερος. οὕτω μὲν γὰρ ἂν ἡ ῥώμη μόνη τῆς
δυνάμεως τοῦ τάχους αἰτία εἴη. εἰ δ᾽ ἔλαττον σφοδρότερος
ἤπερ θάττων, ὅσῳ θάττων, τοῦτ᾽ ἐκ τῆς χρείας αὐξηθείσης
προσῆλθεν. εἰ δὲ πλέονι σφοδρότερος ἤπερ θάττων, οὐχ ἡ
ῥώμη τῆς δυνάμεως μόνον, ἀλλὰ καὶ ψύξις τις ἠλλοίωσε τοὺς

diverfus fit mollitie, duritie, vehementia, remiffione, folus
mutationem ufus induxerit; at fi cum horum aliquo, caufa
inquirenda et exploranda praepollens eft, ficut ante de-
claravimus. Exempli gratia fi fimul et celerior effe et
mollior videatur, animadvertendun eft tantone celerior
fit quanto mollior, an magis. Nam fi quanto eft mollior,
tanto etiam celerior fit, alterationem a fola mollitie mutua-
vit; fin multo celerior quam mollior, non a mollitie tan-
tum, fed et ab ufu aucto; contra fi multo mollior quam
celerior, quanto mollior eft tantum detraxit folius ufus
exolutio. Ad hunc modum fi pariter celerior et vehe-
mentior fit, num tanto celerior fit quanto vehementior,
confiderandum eft, ita enim celeritatis folum facultatis robur
caufa fit; fin celerior quam vehementior, quo celerior eft,
hoc de ufu aucto accepit; at fi vehementior multo quam
celerior, non robur tantum facultatis, fed etiam frigiditas

260 ΓΑΛΗΝΟΥ ΠΕΡΙ ΠΡΟΓΝΩΣ. ΣΦΥΓΜ.

Ed. Chart. VIII. [253. 254.]   Ed. Baſ. III. (126.)

σφυγμούς. εἰ δὲ θάττων τε ἅμα καὶ μαλακώτερος καὶ σφο-
δρότερος [254] φαίνοιτο, ἱκανῶς γεγυμνασμένου δεῖται, γνω-
σομένου πότερον τοσούτῳ θάττων ἐστὶ τοῦ κατὰ φύσιν ὅσον
ἐξ ἀμφοῖν τῶν αἰτίων ἐγένετο, τῆς τε μαλακότητος καὶ τῆς
εὐτονίας, ἢ οὐ τοσούτῳ. εἰ μὲν γὰρ τοσούτῳ, δι᾽ ἐκεῖνα μόνα
τὴν ἀλλοίωσιν ἔσχεν· εἰ δὲ πλέονι, καὶ διὰ τὴν τῆς χρείας
ἐπίτασιν· εἰ δ᾽ ἐλάττονι, καὶ διὰ τὴν τῆς χρείας ἔκλυ-
σιν. οὕτω δὲ κἀπὶ τῆς εἰς βραδύτητα τροπῆς τῶν σφυγ-
μῶν ἐπισκεπτέον εἴτε διὰ τὴν χρείαν μόνην ἐκλυθεῖσαν, εἴτε
δι᾽ ἀῤῥωστίαν τῆς δυνάμεως, εἴτε διὰ σκληρότητα τῶν ὀργά-
νων ἡ ἀλλοίωσις ἐγένετο. διὰ μὲν οὖν τὴν χρείαν μόνην
εὔλογον ἠλλοιῶσθαι τὸν σφυγμὸν, ὅταν μήτε σκληρότερος
εὑρίσκηται μήτ᾽ ἀτονώτερος· διὰ δὲ τὴν ἀῤῥωστίαν τῆς δυ-
νάμεως, ὅταν ὅσῳ περ ἀμυδρότερος, τοσούτῳ καὶ βραδύτε-
ρος. οὕτω δὲ καὶ διὰ τὴν σκληρότητα τῶν ὀργάνων, ἐπειδὰν
ὅσῳ σκληρότερος· τοσούτῳ καὶ βραδύτερος. εἰ μέντοι φαίνοιτο
πλέονι τοῦ συμμέτρου βραδύτερος, ἐλάττονι δ᾽ ἀμυδρότερος,
ἐξ ἀτονίας τε καὶ καταψύξεως ἐγένετο τοιοῦτος. καὶ τό γε
δυναστεῦον ἐν αὐτῷ τῶν αἰτίων εὑρήσεις ἐκ τῆς πρὸς τὸν

aliqua alteravit pulſus. Si jam celerior ſimul et mollior
vehementiorque appareat, ſingulari experientia opus eſt
cognituro, utrum tanto celerior ſit moderato, quanta ex
ambabus cauſis facta acceſſio eſt, ex mollitie et contentione,
an non tanto. Nam ſi tanto, ob illa ſola eſt immutatus; ſi
magis, acceſſit incrementum uſus; ſin minus, etiam propter
uſum exolutum. Eadem ratio in pulſuum mutatione in tar-
ditatem ineunda eſt, ex uſune dumtaxat exoluto, an ex
imbecillitate facultatis, an ex duritie inſtrumentorum orta
alteratio ſit. Ac ob uſum ſolum variatum fuiſſe probabile
eſt pulſum, ſi quando nec durior nec imbecillior inveniatur,
ob facultatis infirmitatem, ubi quanto languidior ſit, tanto
etiam tardior, atque ob duritiem item inſtrumentorum,
quum tanto ſit tardior quanto durior. Sin autem multo
tardior moderato videatur quam languidior, in eum ſtatum
ex imbecillitate et frigiditate incidit, cauſamque in eo exu-

κατὰ φύσιν τε καὶ σύμμετρον παραβολῆς. εἰ μὲν γὰρ ἡ ἀμυ-
δρότης ἀριθμοῖς εἰ τύχοι πέντε τοῦ κατὰ φύσιν ἐξίστασθαι
φαίνοιτο, πέντε καὶ δέκα ἀριθμοῖς ἡ βραδύτης, ἐπικρατεῖν
ἐν τῇ τοῦ τοιούτου σφυγμοῦ γενέσει τὸ ψυχρὸν αἴτιον, οἱ
τὴν ἀτονίαν τῆς δυνάμεως αἰτίαν ὑποληπτέον· εἰ δὲ πεντεκαί-
δεκα μὲν ἀριθμοῖς ἡ βραδύτης φαίνοιτο, δέκα δ᾽ ἀριθμοῖς ἡ
ἀμυδρότης, ἡ ἀτονία πλέον ἐν τῇ τοῦ σφυγμοῦ γενέσει δύ-
ναται τῆς ψυχρότητος· εἰ δ᾽ ἐλάττονι μὲν εἴη βραδύτερος,
ἀμυδρότερος δὲ πλέονι, διά τε τὴν ἀτονίαν τῆς δυνάμεως
καὶ προσέτι θερμότητα τοιοῦτος ἐγένετο. καὶ τό γε μέγεθος
ἑκατέρου τῶν αἰτίων ἐκ τῆς κατὰ τὴν ἀναλογίαν ὑπεροχῆς
εὑρήσεις, μεμνημένων ἡμῶν ὡς ἅπαντα ταῦτα λέγεται τῆς
ἐπικτήτου κινήσεως ἀφωρισμένης. ὡσαύτως δὲ κἀπειδὰν εἰς
βραδύτητα τῆς τροπῆς γενομένης εὑρίσκηται τις σκληρότης,
ἐπισκεπτέον εἴθ᾽ ὑπὸ μόνης τῆς σκληρότητος ἡ ἀλλοίωσις,
εἴθ᾽ ὑπ᾽ ἀμφοῖν ἐγένετο. εἰ μὲν γὰρ ὅσῳ περ ὁ σφυγμὸς βρα-
δύτερος ἐγένετο τοσούτῳ καὶ σκληρότερος φαίνοιτο, διὰ
τὴν σκληρότητα μόνην ἡ ἀλλοίωσις, εἰ δὲ πλέονι βραδύτερος

perantem ex collatione reperies ad naturalem et modera-
tum. Si enim numeris forte quinque de natura remiſſio de-
llectere videatur et quindecim tarditas, praeſtare in eo
pulſu conſtituendo frigidam cauſam, non imbecillitatem fa-
cultatis eſſe cauſam dicendum eſt. Sin quindecim tarditas
numeris appareat, decem autem remiſſio, in hujus pulſus
conſtitutione frigiditatem excedit imbecillitas. Si vero mi-
nori exceſſu ſit tardior, majori vero ſit languidior, ex fa-
cultatis imbecillitate et calore quoque is natus ſit. Ac
magnitudinem quidem utriusque cauſae ex proportionis ex-
ceſſu invenies. Atque hoc memoria tenendum eſt, haec
omnia dici amoto aſcititio motu. Pari modo, ubi cum
mutatione in tarditatem invenitur aliqua durities, attenden-
dum eſt, ex ſola duritie mutatio, an ex ambabus, incidat.
Si enim quanto tardior ſit pulſus tanto etiam videatur du-
rior, alterationis ſola durities cauſa eſt; ſi vero multo tar-

ἥπερ σκληρότερος, οὐ διὰ τὴν σκληρότητα μόνην, ἀλλὰ καὶ
διὰ τὴν (127) ψύξιν. εὑρήσεις δὲ κἀνταῦθα τὸ ἰσχυρότερον
αἴτιον, ὡς ὀλίγον ἔμπροσθεν εἴρηται. εἰ δὲ πλέονι μὲν εἴη
σκληρότερος, ἐλάττονι δὲ βραδύτερος, οὐ διὰ τὴν σκληρό-
τητα μόνον, ἀλλὰ καὶ διὰ τὴν θερμότητα τοιοῦτος ἐγέ-
νετο. γνώσῃ δὲ κἀνταῦθα τὸ μέγεθος ἑκατέρου τῶν αἰ-
τίων ἐκ τῆς κατὰ τὴν ἀναλογίαν ὑπεροχῆς. εἰ δὲ βραδύ-
τερός τε ἅμα καὶ σκληρότερος καὶ ἀμυδρότερος εἴη, γεγυμ-
νασμένου κἀνταῦθα χρεία τοῦ γνωσομένου, πότερον τοσούτῳ
βραδύτερός ἐστι τοῦ κατὰ φύσιν ὅσον ἐξ ἀμφοῖν τῶν αἰ-
τίων ἐγένετο, τῆς ἀτονίας τε καὶ σκληρότητος, ἢ οὐ το-
σούτῳ. εἰ μὲν γὰρ τοσούτῳ, δι᾽ ἐκεῖνα μόνα τὴν ἀλλοίωσιν
ἔσχεν· εἰ δὲ πλέονι, καὶ διὰ τὴν τῆς χρείας ἔκλυσιν· εἰ δ᾽
ἐλάττονι, καὶ διὰ τὴν τῆς χρείας ἐπίτασιν.

Κεφ. στ᾽. Ἐπεὶ δὲ καὶ περὶ τούτων αὐτάρκως εἴρη-
ται πρός γε τὰ παρόντα, βραχύ τι τὸν λόγον ἐπιστήσαν-
τες ἐνταῦθα πρὶν ἐπ᾽ ἄλλο τι μεταβῆναι γένος εἴπωμέν
τινα πρός τε τὰ προειρημένα καὶ πρὸς τὰ μέλλοντα

dior quam durior, non modo durities, verum etiam frigi-
ditas, atque invenias ad eundem modum hic fortiorem
caufam atque declaratum eft paulo ante. At fi magis fit
durior quam tardior, non nomine duritiei tantum, verum
caloris etiam, talis evafit; ac vero hic quoque ex propor-
tionis exceſſu perfpicies caufae utriusque magnitudinem.
Jam vero fi tardior fimul et durior fit atque languidior,
exercitatum hic quoque oportet eſſe, qui fit perfpecturus,
an tanto tardior fit moderato, quantum acceſſit ex utrisque
caufis, imbecillitate et duritie, necne. Etenim fi tanto,
ob illas eft folas mutatus; quod fi magis, adjuncta jam eft
ufus exolutio, fi minus, etiam propter ufus incrementum.

Cap. VI.   Quum vero jam fatis de his tractaverimus,
quod ad hunc locum attinet, hic difputationem aliquantisper
fiftamus, ac prius quam aliud genus in manus fumamus,
quaedam faciamus ut commemoremus et ad fuperiorem

λεχθήσεσθαι χρήσιμα. τεττάρων γὰρ οὐσῶν γενικῶν δια-
φορῶν ἐν τῷ διαστέλλεσθαι τὴν ἀρτηρίαν, πρώτης μὲν οἰ-
κειοτάτης τοῖς σφυγμοῖς τῆς κατὰ τὸ ποιὸν τῆς κινήσεως,
δευτέρας δὲ τῆς κατὰ τὸ ποσὸν τῆς διαστολῆς, ἡμεῖς καὶ
νῦν [255] κἀν τῷ πρώτῳ περὶ τῆς διαφορᾶς τῶν σφυγ-
μῶν οὐ τῆς κυριωτέρας διαφορᾶς ἐμνημονεύσαμεν, ὅτι χα-
λεπωτέραν ἔχει τὴν διάγνωσιν, ἀλλὰ τῆς τοῖς εἰσαγομένοις
διαγνωσθῆναι σαφεστέρας καὶ διὰ τοῦτο καὶ δηλῶσαί τι
χρησιμωτέρας. ὑπάρχει δ' αὐτῇ καὶ τοῦτ' ἴδιον ἐξαίρετον,
ὅπερ οὐδεμιᾷ τῶν ἄλλων, τὸ φαίνεσθαι μὲν ἑπτὰ καὶ εἴ-
κοσι διαφορὰς σφυγμῶν ἐν αὐτῇ, κατ' ἀλήθειαν δ' εἶναι
τρεῖς. ἐν γὰρ τοῖς ἄλλοις ἅπασι γένεσιν ὅσαι πέρ εἰσιν
αἱ διαφοραὶ φύσει, τοσαῦται καὶ φαίνονται. λοιπὰ δὲ
ἄλλα δύο γένη σφυγμῶν ἐστι κατὰ τὴν διαστολήν, τὸ μὲν
ἕτερον ἐνδεικτικὸν τῆς δυνάμεως, τὸ δὲ ἕτερον τοῦ χιτῶνος
τῆς ἀρτηρίας, ἔσχατόν τε καὶ ὡς ἂν φαίη τις οὐκ οἰκεῖον
οὐδὲ συγγενὲς, ἀλλ' ἐπίκτητον γένος σφυγμῶν. ὑπάρχει δὲ
τοῖς μὲν δύο τούτοις γένεσιν ἀεὶ τὴν αἰτίαν ὑφ' ἧς γίνεται

et fequentem fermonem accommoda.　　Nam quatuor quum
fint in diftentione arteriae generales differentiae, prima ea-
demque ante caeteras pulfuum propriae, quae in qualitate
confiftit motus; altera quae in quantitate diftentionis; ne-
que hic nos neque in primo De pulfuum differentiis libro
de priori magis propria verba fecimus, quod cognitu diffi-
cilior fit, fed de illa quam dignofcant tirones clarius et
quae ideo fit ad denunciandum aliquid utilior.　　Haec ha-
bet extra ordinem illud quoque praeter alias omnes, ut
complecti feptem et viginti videatur pulfuum differentias,
fint vero re vera tres; nam in caeteris quidem omnibus ge-
neribus quot natura funt differentiae, tot apparent.　　Re-
liqua funt in diftentione duo genera pulfuum, alterum fa-
cultatem, alterum arteriae indicat tunicam, quod quidem
eft poftremum, imo vero nec proprium, nec affine, fed
genus pulfuum adventitium.　　Habent autem hoc duo haec
genera, ut caufam femper a qua generantur oftendant

σαφῶς ἐνδείκνυσθαι, τοῖς δ᾽ ἄλλοις δύο τοῖς προειρημένοις
οὐκ ἀεί. καὶ γὰρ καὶ συμβέβηκε τοῖς μὲν δύο τοῖς ὑστέροις
γένεσιν ὑπὸ μιᾶς αἰτίας ἑκάτερον δημιουργεῖσθαι, τοῖς
πρώτοις δὲ δύο πρὸς ἁπασῶν τῶν αἰτιῶν, ἃς τρεῖς εἶναι
πολλάκις ἐδείξαμεν. ὅθεν καὶ χαλεπώτερος ἐπὶ τῶν πρώτων
δύο γενῶν ὁ λόγος ἐστὶν καὶ διορισμῶν χρῄζων πλειόνων
εἰς τὴν τῆς αἰτίας εὕρεσιν. ἐπὶ δὲ τῶν ὑπολοίπων δυοῖν
τό τε γένος τῆς αἰτίας ἓν καθ᾽ ἑκάτερον ἥ τε τοῦ ποσοῦ
διάγνωσις ἀφωρισμένη.

Κεφ. ζ´. Σφοδρὸς μὲν ὁ σφυγμὸς ὑπὸ ῥώμης ἀεὶ
γίνεται δυνάμεως, καὶ ὅσῳ γε σφοδρότερος τοσούτῳ καὶ
τὴν ῥώμην τῆς δυνάμεως ἐπιτετάσθαι δηλοῖ· ἀμυδρὸς δὲ διὰ
τὴν ἀσθένειαν τῆς δυνάμεως, καὶ ὅσῳ γ᾽ ἂν ἀμυδρότερος ᾖ
τοσούτῳ καὶ τὴν δύναμιν ἀσθενεστέραν ὑπάρχειν ἐνδείκνυται.
κατὰ ταὐτὰ δὲ καὶ ὁ μὲν σκληρὸς σφυγμὸς ὑπὸ σκληροῦ
χιτῶνος τῆς ἀρτηρίας ἀποτελεῖται, ὁ δὲ μαλακὸς ὑπὸ τοῦ
μαλακοῦ. καὶ δὴ τὸ ποσὸν τῆς κατὰ τὸν σφυγμὸν σκλη-
ρότητός τε καὶ μαλακότητος ἐνδεικτικόν ἐστι τοῦ ποσοῦ
τῆς κατὰ τὴν ἀρτηρίαν σκληρότητος καὶ μαλακότητος.

aperte; duo illa genera fuperiora non perpetuo. Etenim
duobus obvenit generibus pofterioribus, ut ab una utrumque
caufa conftituatur: primis vero duobus, ut ab omnibus cau-
fis, quas tres frequentur demonftravimus effe; quo etiam in
generibus duobus primis difficilior eft oratio ac pluribus
ad caufam inveniendam diftinctionibus indiget. In reliquis
duobus quum genus eft caufae unum utrobique tum vero
quantitatis notitia certa.

Cap. VII. Vehemens pulfus a facultatis femper ro-
bore fit, ac quo fit vehementior tanto robur fignificat ma-
jus effe facultatis; languidus ex facultatis imbecillitate, ac
quo fit languidior hoc facultatem quoque imbecilliorem effe
demonftrat. Haud aliter durus pulfus efficitur ab arteriae
tunica dura, mollis a molli. Praeterea quantitas pulfus
duritiei et mollitiei arteriae declarat quantitatem duritiei

ἀλλ' ὁ μὲν τοῦ σκληροῦ καὶ μαλακοῦ μέσος, ὥσπερ καὶ σύμ-
μετρος ὀνομάζεται, πρῶτός τ' ἐστὶν αὐτῶν τῇ φύσει καὶ
μόνος κατὰ φύσιν. ἀμυδροῦ δὲ καὶ σφοδροῦ κατὰ τοῦτον
μὲν τὸν λόγον οὐδείς ἐστι μέσος. ὁ μὲν γὰρ ἀμυδρὸς ἀῤ-
ῥωστούσης τε καὶ παρὰ φύσιν ἐχούσης τῆς δυνάμεώς ἐστιν
ἔγγονος, ὁ δὲ σφοδρὸς εὐρωστούσης τε καὶ κατὰ φύσιν δια-
κειμένης. καθ' ἕτερον δὲ τρόπον, ὡς κἂν τοῖς ἔμπροσθεν
ἐλέγομεν, εἴη ἄν τις μέσος ἀμυδροῦ καὶ σφοδροῦ. ὁ δὲ τρό-
πος ὁ κατὰ τὴν διάγνωσίν ἐστι τῆς ἐπιβαλλομένης ἁφῆς,
ἡνίκα μὲν ἀνατρέπηται πρὸς τοῦ σφυγμοῦ, σφοδρὸν ἡμῶν
αὐτὸν ὀνομαζόντων, ἡνίκα δ' ἀνατρέπῃ τὸν σφυγμὸν, ἀμυ-
δρὸν, ἡνίκα δὲ οὐδέτερον, ἐν τῷ μέσῳ τοῦτον εἶναι λεγόν-
των ἀμυδροῦ τε καὶ σφοδροῦ, παρὰ φύσιν ὄντα καὶ αὐ-
τὸν, ὥσπερ καὶ τὸν ἀμυδρόν. αἱ δ' ἀλλοιώσεις τῶν σφυγ-
μῶν αἱ μὲν εἰς ἀμυδρότητα καὶ σφοδρότητα καὶ μόναι
γίνονται πολλάκις καὶ ὑφ' ἑνὸς αἰτίου. ὅταν γὰρ τοῦ χι-
τῶνος τῆς ἀρτηρίας ἅμα τῇ χρείᾳ κατὰ φύσιν ἔχοντος ἐπὶ
βραχύ πως ἀλλοιωθῇ τὰ τοῦ τόνου τῆς δυνάμεως, ἀμυδρό-

et mollitiei. Sed vero qui medius eſt inter durum et mol-
lem, qui etiam vocatur moderatus, primus natura eſt inter
eos folusque naturalis. At inter languidum et vehemen-
tem hac ratione medius eſt nullus, quod languidus fit oriun-
dus ex facultate imbecilla et a natura defcifcente, vehe-
mens autem ex firma et recte habente. Verum alio modo,
ut ante retulimus, medius fit aliquis inter languidum et
vehementem; modus autem dignofcendi per tactum adhibi-
tum eſt. Nam quum a pulfu evertitur, vehementem eum
vocamus; quum ille evertat pulfum, languidum; ubi neu-
trum fit, medium dicimus hunc fortitum locum eſſe inter
languidum et vehementem; qui quidem non aliter atque
languidus praeter naturam eſt. Alterationes pulfuum
quaedam in remiſſionem et vehementiam et folae fiunt
frequenter et ab una caufa; quum enim tunica arteriae
una cum ufu in naturali conſtent ſtatu et nonnihil faculta-

266 ΓΑΛΗΝΟΥ ΠΕΡΙ ΠΡΟΓΝΩΣ. ΣΦΥΓΜ.

Ed. Chart. VIII. [255. 256.]   Ed. Baf. III. (127.)

τερος μὲν ἢ σφοδρότερος ἐν τούτῳ τοῦ πρόσθεν ὁ σφυγμὸς γίνεται, τῶν δὲ ἄλλων γενῶν οὐδὲν αὐτῷ συμμεταβάλλει. οὕτως μὲν δὴ μόναι γίγνονται καὶ ὑφ᾽ ἑνὸς αἰτίου· καθ᾽ ἕτερον δ᾽ αὖ τρόπον ὑπὸ μιᾶς μὲν αἰτίας, οὐ μόναι δέ. τῆς μὲν οὖν δυνάμεως ἐπὶ πλέον ἐκλυθείσης, ἢ ἐπιταθείσης, εἰ καὶ τῶν ἄλλων αἰτίων τῶν συνεκτικῶν μηδέποτε ἀλλοιωθείη, τὴν μὲν τροπὴν τῶν σφυγμῶν ὑφ᾽ ἑνὸς αἰτίου γενέσθαι συμβήσεται, γένος δ᾽ οὐχ ἓν ἀλλοιωθῆναι μόνον. [256] ἥ τε γὰρ ἐπὶ πλέον ἀρρωστοτέρα δύναμις οὐ μόνον ἀμυδρὸν, ἀλλὰ καὶ μικρὸν ἐργάζεται τὸν σφυγμὸν, καὶ διότι μικρὸν, διὰ τοῦτο καὶ πυκνὸν, ἥ τ᾽ ἐπὶ πλεῖστον ῥωσθεῖσα σὺν τῷ σφοδρότατον εὐθέως καὶ μείζονά τε καὶ τὸν σφυγμὸν ἀποτελεῖ, καὶ εἰ μηδὲν ὑπαλλάττοιτο ἡ χρεία, καὶ ἀραιότερον. ἡ δ᾽ εἰς σκληρότητά τε καὶ μαλακότητα μεταβολὴ τῶν σφυγμῶν εἰ μὲν ὑφ᾽ ἑνὸς αἰτίου γίνοιτο, πάντως καὶ τῶν ἄλλων τι συμμεταβάλλοι γενῶν. εἰ δὲ μόνη συνίσταται, τῶν πλειόνων αἰτίων συνελθόντων ἀποτελεῖται. ἅμα δὲ μόνη τε καὶ ὑφ᾽ ἑνὸς αἰτίου κατ᾽ οὐδένα τρόπον γίνεται, πλὴν εἰ παντελῶς

tis contentio alterata fit, languidior hic quam vehementior priore pulfus redditur; de aliis vero generibus cum eo nihil mutatur, atque hoc pacto folae fiunt et ab una caufa. Alio modo ab una quidem caufa, fed non folae, nam ubi diffoluta admodum facultas fit, vel contenta, ut nondum a caufis aliis continentibus fit immutatus, mutari pulfus ab una caufa accidet, genus vero non unum commutatum effe. Nam fi longe facultas imbecillior fit, non languidum modo, verum etiam parvum pulfum creabit; et quia parvum, ftatim etiam crebrum; at robuftiffima quum vehementiffimum tum etiam majorem excitat pulfum, fimulque, fi nihil immutatus fit ufus, rariorem. Mutatio jam pulfuum in duritiem et mollitiem, fiquidem ab una caufa procedat, omnino aliquod una de aliis generibus mutabitur; quod fi fola conftet, ex concurfu plurium caufarum conftituitur. Simul autem et fola et ab una caufa nequaquam fiat, nifi mini-

Ed. Chart. VIII. [256.]   Ed. Baf. III. (127.)

ἐλάχιστον ἐκτραπῇ τοῦ κατὰ φύσιν, ὥστε βραχυτάτῳ μέν
τινι γενέσθαι σκληρότερον τὸν σφυγμὸν, ἴσον μέντοι κατὰ
τὸ μέγεθος. οὕτω γὰρ οὐδὲ τὸ τάχος οὐδ᾽ ἡ πυκνότης
ὑπαλλαχθήσεται. σαφεστέρας δὲ καὶ μείζονος τῆς σκληρό-
τητος γινομένης ἀνάγκη καὶ τὸν σφυγμὸν γενέσθαι μικρό-
τερον, καὶ τοσοῦτόν γε πυκνότερον ὅσον μικρότερον. εἰ δ᾽
ἅμα τε σκληρότερος ὁ χιτὼν τῆς ἀρτηρίας γένοιτο καὶ ἡ
θερμότης αὐξηθείη, σκληρότερος μὲν ἂν ὁ σφυγμὸς ἐπὶ το-
σοῦτον εἴη τοῦ κατὰ φύσιν ἐφ᾽ ὅσον καὶ ὁ χιτὼν τῆς ἀρ-
τηρίας· ἐν μέντοι τῷ μεγέθει τῷ κατὰ φύσιν ἴσος, εἴπερ
ὅσον τὸ θερμὸν ἐγένετο τοῦ συμμέτρου τοσούτῳ καὶ ὁ
χιτὼν τῆς ἀρτηρίας σκληρότερος τοῦ κατὰ φύσιν. ἐπεὶ δὲ
καὶ περὶ τούτων εἴρηται τὰ μέτρια πρός γε τὴν ἐνεστῶ-
σαν ὑπόθεσιν, ἑξῆς ἂν εἴη τὰς προηγουμένας καὶ προκαταρ-
χούσας αἰτίας τῶν προειρημένων δύο γενῶν διελθεῖν.

Κεφ. η´. Αἱ μὲν οὖν αὐξάνουσαι τὴν ῥώμην τῆς
δυνάμεως αἰτίαι προηγούμεναι αἱ μὲν ἐν αὐτῷ τῷ σώ-
ματι χυμοί τέ τινές εἰσιν ἡμίπεπτοί τε καὶ ἄπεπτοι, πετ-
τόμενοι νῦν, ἥ τ᾽ ἐπὶ τὴν κρίσιν ὁρμὴ τῆς φύσεως, εἰ μὴ

mo plane fpatio a natura receſſerit, ut quam minimo fiat
pulſus durior, pari tamen magnitudine; at fic nec celeritas
mutabitur nec crebritas. Verum apertior fi fiat majorque
durities, non poterit pulſus non eſſe minor, tantoque etiam
crebrior quanto minor. Si vero fimul et durior facta fit
tunica arteriae et calor increverit, hoc pulſus moderato
durior erit quo arteriae tunica, at magnitudine aequalis
moderato; modo quantum calor mediocritatem exceſſerit,
tanto tunica arteriae naturali fit durior. Quando jam de
his quoque fatis dictum eſt, quantum requirit praeſens ar-
gumentum, deinceps de antecedentibus et externis duorum
generum, quae nunc explicavimus, cauſis agemus.

Cap. VIII. Cauſae antecedentes, quae robur facul-
tatis augent, partim in ipſo ſunt corpore; ac humores qui-
dam ſunt femicocti et crudi, qui jam concoquuntur, et na·

Ed. Chart. VIII. [256.]   Ed. Baf. III. (127. 128.)

ἄρα καὶ ἥδε κατὰ τὸν αὐτὸν εἴρηται τρόπον, ἔτι δὲ πρὸς
τούτοις θυμός· αἱ δ᾽ ἔξωθεν οἶνός τε καὶ τροφαὶ καὶ
γυμνάσια μέτρια, καὶ προσέτι τὰ τὴν δυσκρασίαν ἐπανορ-
θούμενα τοῦ σώματος αὐτοῦ τῆς τε καρδίας καὶ τῶν ἀρτη-
ριῶν εἴτουν ἐδέσματα εἴτε πόματα, εἴτε καὶ φάρμακα
εἴη. καταλύουσι δὲ τὴν δύναμιν ἀσιτίαι τε καὶ ἀγρυπνίαι
(128) καὶ φροντίδες καὶ λῦπαι καὶ κενώσεις ἄμετροι διὰ γα-
στρὸς, ἢ οὔρων, ἢ ἐμέτων, ἢ μήτρας, ἤ τινος αἱμοῤῥαγίας,
καὶ αἱ σφοδραὶ τῶν ὀδυνῶν, ἢ μετά τινος ἰδιότητος γινό-
μεναι, καθάπερ ἡ καὶ στομαχικὴ καλουμένη διάθεσις, ἐφ᾽ ᾗ
συγκόπτονται. ἔτι τε πρὸς τούτοις ἅπανθ᾽ ὅσα δυσκρα-
σίαν ἐργάζεται κατὰ τὴν καρδίαν, ἢ τὰς ἀρτηρίας, εἴτουν
ἐν τῷ σώματι περιεχόμενα, τὰ μὲν ἐν ὑγροῖς, τὰ δ᾽ ἐν
τοῖς στερεοῖς, εἴτε καὶ τούτων ἔξωθεν προηγούμενα. καὶ
ταῦτα σύμπαντα καταλύει τὴν δύναμιν ἀμέτρως ὑγραί-
νοντα καὶ ξηραίνοντα καὶ θερμαίνοντα καὶ ψύχοντα καὶ
διαφοροῦντα. ὅσαι δὲ αἰτίαι προηγούμεναί τε καὶ προκα-
τάρχουσαι τὸν σφυγμὸν ἐργάζονται σκληρότερον, εἴρηνται
πρόσθεν ἐν τῷ περὶ τοῦ· μακροῦ τε ἅμα καὶ στενοῦ καὶ

turae ad judicationem impetus, nifi hic fit etiam in eodem
genere, ad haec ira; partim extrinfecus adveniunt, ut vi-
num, cibus, exercitationes modicae; et etiam quae intem-
periem corrigunt ipfius corporis et cordis et arteriarum,
five illi cibi fint, five potus, five etiam medicamenta. Dif-
folvunt vero facultatem inedia, vigiliae, folicitudines,
moerores, vacuationes immodicae per alvum, vel per uri-
nas, vel vomitum, vel alterum profluvium fanguinis, ve-
hementes dolores, vel cum quadam proprietate evenientes,
ut quem ftomachicum affectum vocant qui fyncopen inducit.
His adjunge omnia quae cordis vel arteriarum creant in-
temperiem, five in corpore illa contineantur, ut in fuccis,
vel folidis partibus; five foris etiam haec antecedant: quip-
pe haec diffolvunt omnia facultatem immodice humectando,
ficcando, calefaciendo, refrigerando, digerendo. At vero
quae caufae antecedentes et externae pulfum duriorem
efficiunt, fupra expofuimus, quum de longo fimul et an-

ταπεινοῦ λόγῳ. ὥστ᾽ οὐδὲν ἔτι δεῖ νῦν αὐτὰς ἐπέρχεσθαι,
μόνας δὲ τὰς τοῦ μαλακοῦ προσθέντας ἐνταυθοῖ που κατα-
παύειν ἤδη τὸν λόγον.

Κεφ. θ΄   Μαλακὴν οὖν ἐργάζονται τὴν ἀρτηρίαν αἵ
θ᾽ ὑγραὶ τροφαὶ καὶ τὰ πλείω λουτρὰ καὶ ὕπνοι πολλοὶ
καὶ ἡ ἁβροτέρα [257] δίαιτα καὶ ἡ θυμηδία. ταῦτα μὲν ἐν
τῷ κατὰ φύσιν ἔχειν· ἐν δὲ τῷ παρὰ φύσιν ἐν κώμασι καὶ
ληθάργοις καὶ ὑδέροις, ὅσα τ᾽ ἄλλα τοὺς χιτῶνας τῶν ἀρτη-
ριῶν ὑγρότητι πολλῇ καὶ μάλιστα φλεγματώδει διαβρέχει,
περὶ ὧν ἐπὶ πλέον εἰρήσεται διὰ τῶν ἑξῆς, ὁπόταν ὑπὲρ τῶν
παθῶν ὁ λόγος ᾖ. νῦν δ᾽ ἤδη καιρός ἐστι καταπαύειν τὸν
ἐνεστῶτα λόγον εἰς ἓν ἀθροίσαντα κεφάλαιον ὅσον ἐξ αὐτοῦ
χρήσιμον. ἔστι δὲ τόδε. τὴν ἐνεστῶσαν διάθεσιν ἑκάστου
τῶν συνεκτικῶν αἰτίων οἱ σφυγμοὶ πρώτην ἐνδείκνυνται.
γνωσθείσης δὲ ταύτης αἵ τε προηγησάμεναι καὶ αἱ προκα-
τάρξασαι τῆς πρώτης αὐτῶν αἰτίαι λαμβάνονται, κἀν τούτῳ
τῶν προγεγονότων ἡ πρόγνωσις. ἡ δὲ τῶν μελλόντων πρό-
γνωσις ἐκ τῶν ἑπομένων ταῖς διαθέσεσι λαμβάνεται. καθ᾽

gusto et humili differeremus.   Nihil est ergo, cur easdem
hoc loco recenfeamus, fed tantum fi mollis caufas addideri-
mus, finem hic faciemus libri.

Cap. IX.   Mollem reddunt arteriam humidus cibus
ac frequentiores balneae, fomni multi, mollior vita et vo-
luptates, atque haec quidem intra fepta manent naturae.
Praeter naturam, in comate, lethargo, hydrope, et fi quae
funt alia quae arteriarum tunicas imbuunt larga humidita-
te, maxime pituitofa, de quibus infra, quum de morbis
dicam, prolixius agam.   Nunc jam tempus eft ut hunc
librum finiamus, fi in fummam qui in eo fit fructus fub-
duxerimus.   Eft autem hic.   Praefentem difpofitionem fin-
gularum caufarum continentium pulfus primam indicant,
qua cognita antecedentes et externae caufae deprehendun-
tur ipfius primae inter illas, atque in hoc conftat praeteri-
torum praefagitio, futurorum vero ex iis quae difpofitiones

ὃν δὲ μάλιστα τρόπον ἕκαστον τῶν εἰρημένων γίγνοιτο ἂν,
ἐν τοῖς μετὰ ταῦτα λόγοις διαιρήσομαι, πρότερόν γε κατὰ
τὸ δεύτερον τῶνδε τῶν ὑπομνημάτων ὅσον ὑπόλοιπόν ἐστι
νῦν ἡμῖν προτεθέντων διελθών.

comitantur, petuntur praefagia, quorum quemadmodum
unumquodque potiſſimum fiat in ſequentibus libris declara-
bo, prius in ſecundo tamen horum commentariorum quod
reſtat adhuc inſtituimus perſequi.

ΓΑΛΗΝΟΥ ΠΕΡΙ ΠΡΟΓΝΩΣΕΩΣ ΣΦΥΓΜΩΝ ΒΙΒΛΙΟΝ Β.

Ed. Chart. VIII. [257.]   Ed. Baf. III. (128.)

Κεφ. α'. Περὶ μὲν δὴ τῶν πρώτων τε καὶ ὡς ἂν εἴποι τις στοιχειωδεστάτων σφυγμῶν, ἃν ἐν τῇ διαστολῇ τῆς ἀρτηρίας ἡ διάγνωσις, ἐν τῷ πρὸ τούτου λόγῳ διῄρηται· περὶ δὲ τῶν ὑπολοίπων ἑξῆς ἂν εἴη ῥητέον ἀπὸ τῆς συστολῆς ἀρξαμένοις. ἔστι μὲν οὖν κἀν ταύτῃ τὰ τέσσαρα γένη τῶν σφυγμῶν, ὅσα περ κἀπὶ τῆς διαστολῆς. καὶ γὰρ ὠκυτέρα καὶ βραδυτέρα καὶ μείζων καὶ μείων καὶ σφοδροτέρα καὶ ἀμυδροτέρα κατά γε τὴν φύσιν αὐτὴν τοῦ πράγματος ἡ ἐν τῇ συστολῇ κίνησις γίνεται, ὥσπερ γε καὶ τὸ σῶμα

GALENI DE PRAESAGITIONE EX PVLSIBVS LIBER II.

Cap. I. De primis quidem et ut dixerit aliquis maxime elementariis pulfibus, quorum in diftentione arteriae dignotio, fuperiore libro explicata eft; de reliquis vero deinceps exorfi a contractione tractabimus. Habet quatuor haec quoque genera pulfuum quot fcilicet diftentio; velocior etenim et tardior, major, minor, vehementior, languidior, fi naturam ipfam fpectes rei, contractionis motus fit; et hercle

272 ΓΑΛΗΝΟΣ ΠΕΡΙ ΠΡΟΓΝΩΣ. ΣΦΥΓΜ.

Ed. Chart. VIII. [257. 258.]   Ed. Baf. III. (128.)

τῆς ἀρτηρίας ἤτοι σκληρὸν ἢ μαλακὸν ἀποτελεῖται, οὐ μὴν
διαγνῶναί γε δυνατόν ἐστι τῶν εἰρημένων γενῶν οὐδὲν, ὅτι
μὴ βραδύτητα μόνην καὶ τάχος, οὐδὲ ταῦτ᾽ ἐπὶ πάντων, ἀλλ᾽
ἐν ἐκείνοις τοῖς σφυγμοῖς ἐν οἷς αἰσθητὴ διάγνωσίς ἐστι τῆς
συστολῆς, ὡς ἐν τῷ πρώτῳ περὶ διαγνώσεως σφυγμῶν ἐπι-
δέδεικται. καὶ μὲν δὴ κἂν τῷ περὶ χρείας σφυγμῶν [258] ἐδέ-
δεικτο τῆς ἀρτηρίας ἐνέργειά τις εἶναι, καὶ ἡ συστολὴ τῆς
διαστολῆς οὐδὲν ἧττον. ἀμφότεραι γὰρ διαφυλάττουσι τὴν
συμμετρίαν τῆς κατὰ φύσιν θερμότητος. ἡ μὲν γὰρ διαστολὴ
καθάπερ εἰσπνοή τις ἐμψύχουσά τε τὸ ὑπερβάλλον τῆς φλο-
γώσεως καὶ τῷ ῥιπίζειν ἀνάπτουσα τὸ σβεννύμενον, ἡ δὲ
συστολὴ τὸ λιγνυῶδες ἀποχέουσα δίκην ἐκπνοῆς. δηλώσει
τοιγαροῦν τὸ μὲν τάχος τῆς συστολῆς ἀξιόλογόν τι πλῆθος
αἰθαλωδῶν περιττωμάτων ἀθροίζεσθαί τε ἅμα καὶ ἐκκρίνε-
σθαι κατ᾽ ἐκεῖνον τὸν χρόνον ἐν ᾧ περ ἂν εὑρίσκηται· ἡ δὲ
βραδύτης τοὐναντίον οὔτε ἀθροίζεσθαι πολὺ τὸ τοιοῦτο
περίττωμα, καὶ διὰ τοῦτο μηδὲ κενώσεως δεῖσθαι. πάμπολυ
μὲν γὰρ ἀθροίζεται κατὰ τὰς σήψεις τῶν χυμῶν, ἐφ᾽ αἷς

etiam arteriae corpus aut durum efficitur, aut molle,
quare et ob id pulſus durus vel mollis efficitur; haud
dignoſcas tamen horum generum praeter tarditatem unam
et celeritatem ullum, imo ne has quidem ubique, ſed in illis
pulſibus, ubi ſenſu contractio animadverti poſſit, ut in pri-
mo libro De pulſibus dignoſcendis docuimus. Jam etiam in
libro de uſu pulſuum arteriae functionem demonſtravimus
contractionem eſſe non ſecus ac diſtentionem, utraque
enim naturalis caloris tuetur commoderationem, diſtentio
veluti inſpiratio quaedam exceſſum ardoris refrigerando, et
ventilatione quod extinguitur incendendo, contractio in
modum expirationis fuliginem expurgando. Ergo celeritas
contractionis indicio erit fuliginoſorum excrementorum in-
gentem colligi copiam expurgarique id temporis, quando-
cunque inveniatur; tarditas contra, nec eius multum ex-
crementi coacervari, eoque nec requirere evacuationem.
Magna enim copia per putredines humorum acervatur, quae

ἀνάγκη πυρετοὺς ἀνάπτεσθαι· παντάπασι δ᾽ ὀλίγον, ὅταν
εὔχυμον ᾖ τὸ σῶμα· κατὰ δὲ τὰς ἄλλας διαθέσεις ὁπόσαι με-
ταξὺ τούτων εἰσὶν, ἀνάλογον ἑκάστης τῶν διαθέσεων, ἐπὶ
μὲν ταῖς ἐδωδαῖς τε καὶ τοῖς ὕπνοις πλέον, ἐγρηγορούντων
δὲ καὶ ἀσιτούντων ἔλαττον. οὕτως δὲ καὶ κατ᾽ αὐτὴν τῶν
ἐδεσμάτων τὴν φύσιν ἐπὶ μὲν τοῖς κακοχύμοις πλέον, ἐπὶ δὲ
τοῖς εὐχύμοις ἔλαττον. ἀνάλογον δὲ καὶ κατὰ τοὺς πυρετοὺς
ἐν μὲν ταῖς ἐπισημασίαις πλέον, ἐν δὲ τοῖς ἄλλοις καιροῖς
ἧττον· καὶ πλέον μὲν ἐπὶ τοῖς παχέσι καὶ γλίσχροις χυμοῖς,
οἷοί περ οἱ φλεγματώδεις εἰσὶ καὶ οὓς ὀνομάζουσιν ὠμοὺς,
ἧττον δὲ ἐπὶ τοῖς πικροχόλοις τε καὶ μελαγχολικοῖς· ἐν δὲ τῷ
μεταξὺ τούτων ἐφ᾽ αἵματι. καὶ γὰρ καὶ τοῦτο σήπεται κατὰ
τὰς φλεγμονὰς, ἐφ᾽ αἷς πυρέττουσι, τάς τε ἄλλας καὶ ὧν
ἡ φλόγωσις εἰς τοσοῦτον ἄμετρος ὡς κατακαίειν τε τὸ δέρμα
καὶ πάθος ἐργάζεσθαι τὸ προσαγορευόμενον ἄνθρακα. τῆς
αὐτῆς δέ πώς εἰσι φύσεως καὶ οἱ μετὰ ἀναβρώσεως ἕρπητες,
οὓς ἐσθιομένους Ἱπποκράτης ὠνόμαζεν. ἐν ἅπασι γὰρ τοῖς
τοιούτοις οἱ χυμοὶ σήπονται. καθ᾽ ἕτερον δ᾽ αὖ τρόπον οἱ
ἐν ταῖς τραχείαις ἀρτηρίαις χυμοὶ σηπόμενοι, μεταδιδόασι γὰρ

febres accendunt necefſario; quum corpus bonos humores
habeat, pauca omnino; in aliis ſtatibus, qui medii inter hos
ſunt, pro proportione ſingulorum ſtatuum, inter edendum
et dormiendum plus, per vigilias et inedias minus. Ea-
dem plane ratione pro ciborum natura; in illis qui pravos
humores gignunt, plus; in his minus, qui probos. In fe-
bribus ad eundem modum, in accefſionibus plus, aliis
temporibus minus. Adeoque plus ex crafſis et lentis hu-
moribus, cujusmodi pituitoſi ſunt et quos appellant crudos;
ex bilioſis minus et melancholicis, medio modo ex ſanguine,
qui ſcilicet etiam putreſcit in inflammationibus; unde oriun-
tur febres quum aliis, tum illis quarum adeo eſt immo-
dicum incendium ut cutem deurant et affectum generent
quem carbunculum vocant. Ejusdem fere naturae ſunt her-
petes depaſcentes, quos appellavit Hippocrates edentes, ſci-
licet in omnibus his affectibus putreſcunt humores. Alio
autem jam modo illi qui putreſcunt in aſperis arteriis

Ed. Chart. VIII. [268.]   Ed. Baf. III. (128.)

τοῦ σφετέρου κακοῦ τῷ πνεύμονι, καὶ σήπεται καὶ τοῦτο τὸ
σπλάγχνον ἐν τῷ χρόνῳ. ἀθροίζονται μὲν οὖν ἐν ταῖς τρα-
χείαις ἀρτηρίαις ἤτοι διὰ τὸν ἀπὸ τῆς κεφαλῆς κατάῤῥουν,
ἢ ἐκ πλευρίτιδος, ἢ περιπνευμονίας, ἢ τοῦ πνευμονώδους
πάθους, ἢ συνάγχης, ἢ ἐξ ἐμπυήματος μεταληφθέντος. τὴν
δ᾽ ἀρχὴν τοῦ σήπεσθαι λαμβάνουσι διὰ τὸ μὴ καλῶς ἀνα-
πτύεσθαι. δέονται γὰρ ἐν τάχει κενοῦσθαι διά τε τὴν σφε-
τέραν μοχθηρίαν καὶ τὴν ἐν τῷ χωρίῳ θερμότητα, πολλάκις
δὲ καὶ ῥῆξις ἀγγείου κατὰ τὸν πνεύμονα γενομένη προχεῖ τι
τοῦ αἵματος εἰς τὰς τραχείας ἀρτηρίας, ὃ δὴ σηπόμενον ἐν
τῷ χρόνῳ φθόην ἐργάζεται. θᾶττον δ᾽ εἰς τοῦτ᾽ ἔρχεται τὸ
κατὰ διάβρωσιν τῶν ἀγγείων ἐκχυθέν. ἐν ἁπάσαις δὴ ταύταις
αἷς κατέλεξα διαθέσεσιν, ὅσαι τ᾽ ἄλλαι σηπεδόνα τινὰ χυμῶν
ἔχουσιν, ἡ ἔσω κίνησις αὐξάνεται τῶν ἀρτηριῶν, καὶ κατὰ
τὸ ποσὸν μὲν, ὡς ἐπιπλέον αὐτὰς συστέλλεσθαι, ἀλλὰ τοῦτό
γε οὐκ ἂν αἰσθήσει διαγνοίης ἀκριβῶς. ἡ χοῦν εἰς τάχος ἐπί-
δοσις ἐναργής τ᾽ ἐστὶ καὶ διαγνῶναι ῥᾳδία τῷ τετριμμένῳ
περὶ τοὖργον, ὃν οὐδ᾽ ἄρξασθαι τριβῆς οἷόν τε πρὶν.᾽τὰ περὶ

succi; pulmoni enim fua vitia impertiunt, ac putrefcit tem-
poris progreſſu hoc etiam vifcus. Ac coacervantur in afpe-
ris arteriis vel per diſtillationem e capite, vel ex pleuri-
tide, vel peripneumonia, vel pulmonis affectu, vel angina,
vel ex empyemate tranfumpto. Originem hinc ducunt putre-
dinis, quod minus probe expuantur, nam ut funt vitioſi
et locus calidus, maturam deſiderant evacuationem. Subin-
de etiam fit ut, quum pulmonis rumpatur vas aliquod, im-
mittat fanguinis in afperas arterias aliquid, qui quidem pu-
trefcens diuturnitate excitat tabem, quo etiam devenit ce-
lerius quem vafa exulcerata emittunt. In omnibus his
quos collegi affectibus aliisque qui putredine funt aliqua
humorum praediti, arteriarum motus, quo intro feruntur,
augetur et in quantitate, ut arctius illae contrahantur, fed
hoc quidem fenfu plane non dignofcas. At celeritatis clare
animadvertitur incrementum, facileque viro experto in hoc
opere, qui nec ingredi quidem ad experiendum prius poſſit

Ed. Chart. VIII. [258. 259.]   Ed. Baf. III. (128. 129.)

διαγνώσεως ὑφ᾽ ἡμῶν γεγράμμένα μά(129)θεῖν, ὧν οὐδὲν οὐ-
δεὶς τῶν ἔμπροσθεν ἰατρῶν ἐδίδαξεν ἡμᾶς. ἀλλ᾽ ἔνιοι μὲν
ἄχρι λόγου πιθανοῦ προέρχονται, τεχνολογίας δή τινας Ἡρο-
φιλείας ὑπὲρ τῶν ἐν τοῖς σφυγμοῖς ῥυθμῶν γράφοντες, ἔνιοι
δὲ περιλάλησίν τε τὴν τοιαύτην θεωρίαν ἀποκαλοῦσι καὶ τε-
λέως αὐτῆς ἀφίστανται. τὸ δ᾽ ἀληθὲς οὐδέτεροι κατεῖδον,
ὡς εἰς τάχος τε καὶ βραδύτητα χρὴ βλέπειν τῆς διαστολῆς καὶ
τῆς συστολῆς, ἑκατέρας πολλὰ σημαίνειν δυναμένης, ὥσπερ γε
ἤδη νῦν εἴρηται ἡμῖν διὰ κεφαλαίων ἔν τε τοῖς ἑξῆς ἐπιπλέον
εἰρήσεται κατὰ τὸν περὶ τῶν νοσημάτων λόγον.

Κεφ. β᾽. [259] Ἐν δὲ τῷ παρόντι μετιτέον ἐστὶν
ἐπὶ τὸν περὶ πυκνότητός τε καὶ ἀραιότητος λόγον. διττῆς δ᾽
οὔσης ἑκατέρας, ὅτι καὶ τὰς ἠρεμίας τῆς ἀρτηρίας δύο εἶναι
συμβέβηκε, τὴν μὲν ἐπὶ τὸ διασταλῆναι πρὸ τοῦ συστέλλεσθαι,
τὴν δὲ ἐπὶ τὸ συσταλῆναι πρὸ τοῦ διαστέλλεσθαι, τὸ μέν τι
κοινὸν ἀμφοτέραις ὑπάρχει, τὸ δ᾽ ἴδιον ἑκατέρᾳ· κοινὸν μὲν,
ὅτι βραχύνονταί τε κατὰ διττὴν αἰτίαν, ἤτοι τῆς προηγουμέ-
νης κινήσεως μηκυνθείσης ἢ τῆς ἐπομένης πρωϊαίτερον ἀρξα-

quam quae de dignoſcendo prodidimus didicerit, quorum
nos nihil ex priscis medicis docuit ullus, ſed progrediuntur
quidam usque ad veriſimilem orationem, commentationes
ſcilicet Herophilias quasdam de pulſuum rhythmis conſcri-
bendo; aliqui inanem loquacitatem vocant eam meditationem
penitusque eam repudiant, veritatem autem neutri cogno-
verunt, quod ſcilicet in celeritatem et tarditatem diſtentio-
nis contractionisque reſpicere oportet, quarum multa valet
utraque indicare, ut ſummatim nunc declaravimus, expli-
caturi poſthac, quum de morbis agemus latius.

Cap. II   Nunc quidem ad crebritatem me rarita-
temque convertam; quarum duplex eſt utraque, quod etiam
qŭieti contigit arteriae duplici eſſe, uni a diſtentione ante
contractionem, alteri poſt contractionem ante diſtentionem.
At quiddam ambabus eſt commune, aliquid proprium utri-
que: commune, quod duabus de cauſis breviantur, vel quod
productus ſit motus, vel quod ſequens anticipet; contra

276 ΓΑΛΗΝΟΥ ΠΕΡΙ ΠΡΟΓΝΩΣ. ΣΦΥΓΜ.

Ed. Chart. VIII. [259.]   Ed. Baf. III. (129.)

μένης, μηκύνονται τε πάλιν ἤτοι τῆς προηγουμένης κινήσεως βραχυνθείσης, ἢ τῆς ἑπομένης ὀψιζούσης· ἴδιον δ᾽ ἑκατέρας ὃ σημαίνειν πεφύκασιν. δῆλον δ᾽ ὡς ἐκεῖνο σημαίνουσιν ὅπερ ἂν ἐκ τοῦ μεμηκύνθαι τὴν ἑτέραν κίνησιν, ἢ πρωϊαίτερον ἄρχεσθαι τὴν ἑτέραν ὑπάρχει δηλούμενον, ἢ πάλιν ἐκ τοῦ βραχεῖαν μὲν γεγονέναι τὴν ἑτέραν, βραδύνειν δὲ τὴν λοιπήν. ἐπειδὴ γὰρ ἡ μὲν καθαρὰ θερμότης καὶ ἥκιστα περιττωματικὴ τὴν διαστολὴν ἐργάζεται μείζονά τε ἅμα καὶ ὠκυτέραν, ἡ δὲ τεθολωμένη σηπεδονώδεσι περιττώμασι τὴν συστολήν, ὅταν δὲ ἐπὶ τῷ πρωϊαίτερον μὲν ἐπὶ τῷ μεγέθει τῆς διαστολῆς ὁ σφυγμὸς γένηται πυκνότερος, ηὐξῆσθαι δηλώσει θερμότητα πολλὴν ἐν τῷ σώματι καθαρὰν, ὅταν δ᾽ ἐπὶ τῷ πρωϊαίτερον ἄρχεσθαι τὴν συστολὴν, ἀκαθάρτου τε καὶ περιττωματικῆς θερμασίας ἐνδείξεται πλῆθος. ὡσαύτως δὲ κἂν ἀραιότερος ὁ σφυγμὸς γένηται κατὰ τὴν ἐκτὸς ἠρεμίαν, εἰ μὲν ἐπὶ βραχύτητι τῆς διαστολῆς, ἐψῦχθαι τὴν ἐν τῷ ζώῳ θερμότητα δηλώσει, εἰ δὲ διὰ τὸ βραδύνειν τὴν συστολὴν, ἐλάττω γεγονέναι τὰ καπνώδη περιττώματα· κατὰ δὲ τὴν ἐντὸς ἠρεμίαν ἔμπαλιν, εἰ μὲν ἐπὶ τῷ μηκυνθῆναι τὴν συστολὴν

protenduntur, fi vel brevior fuerit prior motus, vel fi moretur poflerior: utrique proprium quod denotare folent. Illud autem ab iis planum eft fignificari quod ex producto altero motu, vel anticipante altero, poteft prodi; aut contra a breviato altero motu et morante altero. Quando enim fincerus calor paucillimisque inquinatus excrementis diftentionem concitat majorem fimulque celeriorem; contra qui confufus excrementis eft putribus, contractionem; ubi ex anticipatione et magnitudine diftentionis pulfus crebrior fiat, calorem purum indicabit multum in corpore increviffe; ubi vero, quod maturius incipiat contractio, impuri copiam atque excrementis referti caloris arguet. Nec aliter, quum rarior pulfus externa quiete fit, fi quidem ob diftentionis brevitatem, refrigeratum calorem demonftrabit effe; fin ob moram contractionis, fumofa imminuta effe excrementa; in quiete interna e diverfo, fi ex productione contractionis

BIBΛION B. 277

Ed. Chart. VIII. [259.]　　　　　　Ed. Baf. III. (129.)

ὁ σφυγμὸς πυκνωθείη, πλῆθος ὑποτρέφεσθαι καπνωδῶν πε-
ριττωμάτων, εἰ δὲ διὰ τὸ πρωϊαίτερον ἄρχεσθαι τὴν διαστο-
λὴν, ηὐξῆσθαι τὴν θερμότητα. πάλιν δ᾽ αὖ κατὰ τὴν ἠρεμίαν
ταύτην ἀραιούμενος ὁ σφυγμὸς, εἰ μὲν διὰ τὸ μεμειῶσθαι τὴν
συστολὴν, ἠλαττῶσθαι τὰ περιττώματα δηλώσει, εἰ δὲ διὰ
τὸ βραδύνειν τὴν διαστολὴν, μεμειῶσθαι τὴν θερμότητα.
συνελθόντων δὲ ἀμφοῖν ἅμα, τοῦ τε μεμηκύνθαι τὴν προτέ-
ραν κίνησιν καὶ τοῦ πρωϊαίτερον ἄρχεσθαι τὴν δευτέραν,
εἴτε κατὰ τὴν ἐκτὸς ἠρεμίαν, εἴτε κατὰ τὴν ἐντὸς τοῦτο συμ-
βαίνει, σύνθετον ἐνδείξεται διάθεσιν ἐξ ἐκείνων, ὧν ἑκάτερον
ἐδήλου κατὰ μόνας. ὁμοίως δὲ κἂν ἀραιὸς ὁ σφυγμὸς γένηται,
καθ᾽ ὁποτερανοῦν τῶν ἠρεμιῶν ἀμφοῖν ἅμα συνελθόντων, τοῦ
τε συνῃρῆσθαι τὴν προτέραν κίνησιν καὶ τοῦ μετὰ πλέον
ἄρχεσθαι τὴν ἑτέραν, ἡ διάθεσις ἔσται καὶ οὕτω διττή τε καὶ
σύνθετος ἐξ ἑκατέρας τῶν ἤδη προδεδηλωμένων, ὑπομεμειω-
μένης μὲν ὁποτερασοῦν τῶν κινήσεων, ἀναβεβλημένης δὲ καὶ
μετὰ πλέον ἀρχομένης τῆς ἑτέρας. οὐ μὴν ἥ γε διάγνωσις εἰς
ἴσην ἐνέργειαν ἥκει καθ᾽ ἑκατέρας τὰς ἡσυχίας. ἡ μὲν γὰρ ἐκ-
τὸς ἐναργῶς αἰσθητὴ, τὴν δ᾽ ἐντὸς οὐχ ὅπως ἐναργῶς, ἀλλ᾽

creber fit pulfus, ali abundantiam fumoforum excremen-
torum; fi ob maturiorem diftentionis exorfum, auctum ca-
lorem effe. At vero quum rarior in hac quiete pulfus eft,
fi ob imminutam contractionem, pauciora annunciabit ex-
crementa; imminutum calorem effe, fi ob diftentionis moram.
Quod fi conjuncta ambo fint, ut et protendatur motus prior
et alter anticipet, five in externa hoc quiete, five accidat
in interna, compofitum declaraverit affectum ex illis, quo-
rum figillatim fignificabat utrunque. Itidem fi pulfus fit ra-
rior, in utra haec coierint ambo quiete, contractus prior
motus et multum tardans alter, erit ftatus tum quoque
duplex atque compofitus ex utroque, quae jam ante decla-
ravimus, quum alteruter diminutus fit motus, tardet autem
ac multo poft incipiat alter. Verum enimvero non perinde
eft aperta utriusque quietis cognitio, externa enim clare
fentitur, internam vero ne obfcure quidem, nedum eviden-

Ed. Chart. VIII. [259. 260.]　　　Ed. Baf. III. (129.)

οὐδ᾽ ἀμυδρῶς ἔνεστιν αἰσθήσει διαγνῶναι. στοχασμῷ δ᾽ ἂν
μόνῳ τις αὐτὴν ἐξεύροι, συλλογισάμενος ἐκ τῆς καθ᾽ ἑκατέ-
τέραν τὴν κίνησιν ὁρμῆς, καὶ μᾶλλον ἐπ᾽ ἐκείνων τῶν σφυγ-
μῶν ἐν οἷς ἐναργῶς ἔστιν αἰσθήσει διαγνῶναι τὴν συστολήν.
εἴρηταί μοι καὶ περὶ τούτου τοῦ γένους τῶν σφυγμῶν ὅσον
ἱκανὸν εἰς τὰ παρόντα.

Κεφ. γ'. [260] Ἑξῆς δ᾽ ἐστὶν ἐπί γε τῃ τάξει του
λόγου περὶ ῥυθμῶν διελθεῖν, ὑπὲρ ὧν Ἡροφίλῳ μὲν ἐπὶ
πλέον εἴρηται τήρησίν τινα καὶ ἐμπειρίαν ἱστοροῦντι μᾶλλον
ἢ λογικὴν μέθοδον ἐκδιδάσκοντι. τοὺς γὰρ καθ᾽ ἑκάστην ἡλι-
κίαν ὡς τὸ πολὺ φαινομένους ῥυθμοὺς τῶν σφυγμῶν ἔγραψε,
πρῶτον μὲν οὐδ᾽ ἐφ᾽ ὧν τινων φύσεων ἐτήρησεν αὐτοὺς οὐ-
δὲν ἡμῖν εἰπών· εἶτ᾽ ἐξ αὐτῶν ὧν διδάσκει δῆλον ὅτι συγ-
κέχυταί τε καὶ ἀδιάρθρωτός ἐστι περὶ τὴν τῆς συστολῆς τε καὶ
τῶν ἠρεμιῶν διάγνωσιν. εἴπερ γὰρ ἡγεῖταί ποτε δύνασθαι γε-
νέσθαι συστολὴν ἐπὶ τῶν γεγηρακότων, ἄχρι δὴ τῶν δέκα
πρώτων χρόνων ἐκτεταμένην, εὔδηλός ἐστι τῆς ὄντως συστο-
λῆς ἀναισθήτως ἔχων. αὕτη γὰρ ἐνίοτε μὲν ὀλιγοχρονιωτέρα
τῆς διαστολῆς ἐστιν, ἐνίοτε δ᾽ ἰσόχρονός ἐστιν, ὁτὲ δὲ, ὡς

ter, fenfu dignofcas; at fola ad hanc afpires conjectura, fi
colligas ex impetu utriusque motus, praecipue in iis pulfi-
bus in quibus clare fenfus valet affequi contractionem. Ac
de hoc quoque genere pulfuum quantum refert ad propofi-
tum diximus.

Cap III. Nunc poftulat fermonis feries ut de rhyth-
mis exponamus, de quibus prolixius Herophilus difputavit,
observationem potius et experientiam prodens quam ratio-
nalem docens methodum. Nam rhythmos pulfuum per fin-
gulas fere animadverfos aetates confcribit, nec primum,
quibus illos in naturis obfervaverit, nobis declarat, deinde
ex ipfa inftitutione manifeftus eft quod confufam habuerit
nec diftributam contractionis atque quietis notitiam. Nam
fi contractionem in fenibus usque ad decem prima tempora
extendi putet poffe, planiffime veram contractionem fenfit
nunquam. Haec enim interdum non tam diuturna eft
quam diftentio, interdum aeque diuturna, interdum, ut fcri-

BIBΛION B. 279

Ed. Chart. VIII. [260.]   Ed. Baf. III. (129.)

ἐκεῖνος γράφει, πολυχρονιωτέρα μὲν, οὐ μὴν, ὡς οἴεται, πεν-
ταπλασίων, ἀλλὰ βραχεῖ τινι μείζων. ὅσα δ᾽ ἄλλα μοχθηρὰ
καὶ ἀδιάρθρωτα καὶ ἀδύνατα πρὸς τὰς προγνώσεις ἔχει τὰ
περὶ ῥυθμῶν ὑφ᾽ Ἡροφίλου λεγόμενα, τὰ μὲν ἐκ τοῦ τρίτου
περὶ τῆς διαγνώσεως τῶν σφυγμῶν ἔνεστι μαθεῖν, τὰ δ᾽ ἐξ
ὧν ἰδίᾳ γράψομεν ὑπὲρ τῆς Ἡροφίλου περὶ τοὺς σφυγμοὺς
τέχνης. νῦν δὲ, οὔτε γὰρ ἱστορικὴν οὔτ᾽ ἀντιλογικὴν ποιοῦ-
μαι πραγματείαν, ἀλλὰ τῶν ἡμῖν ἐγνωσμένων διδασκαλι-
κὴν, ἐπὶ τὸν περὶ τῶν ἀνωμάλων σφυγμῶν ἤδη μεταβήσομαι
λόγον.

Κεφ. δ΄. Διττὸν δ᾽ αὐτῶν ἐστι τὸ γένος· ἔνιοι μὲν
ἐν μιᾷ πληγῇ τὴν ἀνωμαλίαν λαμβάνοντες, ἄλλοι δ᾽ ἐν
ἀθροίσματι. καὶ καλεῖν ἔθος ἐστὶ τοῖς νεωτέροις ἰατροῖς
συστηματικὴν τὴν τοιαύτην ἀνωμαλίαν, ὅτι, οἶμαι, καὶ τὸ
ἄθροισμα σύστημα προσαγορεύουσιν. ἰστέον οὖν ὑπὲρ τῶν
ἀνωμάλων σφυγμῶν κοινῇ μὲν τοῦτο κατὰ πάντων, ὅπερ ἐν
τῷ δευτέρῳ τῶν ἐν τοῖς σφυγμοῖς αἰτίων ἐπιδέδεικται, δι᾽ ἐμ-
φράξεις αὐτοὺς, ἢ θλίψεις ὀργάνων, ἢ πλῆθος τὸ πρὸς τὴν
δύναμιν νοούμενον, ἢ τὴν τῆς καρδίας ἀνώμαλον δυσκρασίαν

bit ille, diuturna quidem eft, non quintuplo tamen, ut au-
tumat, fed paulo major.   Reliqua errata et confufiones
inauditasque abfurditates, quibus fcripta fcatent Herophili
de rhythmis dignofcendis, partim ex tertio commentario De
dignofcendis pulfibus, partim ex illis quae feorfum in He-
rophili artem de pulfibus fcribam, cognofcas licet. Nunc vero,
quia nec hiftoriam hac lucubratione, nec confutationem
complector, fed quae perfpexi doceo, ad inaequales pulfus
convertam orationem.

Cap. IV.   Horum duplex eft genus; quidam in uno
ictu inaequalitatem habent, alii in acervo, quam juniores
medici inaequalitatem folent appellare collectivam, quod et,
ut opinor, acervum collectionem appellant. Igitur de inae-
qualibus pulfibus hoc in communi omnibus fciendum eft,
quod in fecundo libro de pulfuum caufis oftendimus, ex ob-
ftructionibus eos, aut ex compreffionibus inftrumentorum,
aut humorum abundantia ad facultatem quidem collata, aut

συνίστασθαι, χαλεπωτέραν δ᾽ εἶναι τὴν καθ᾽ ἕνα σφυγμὸν
ἀνωμαλίαν τῆς ἐν ἀθροίσματι. καὶ μὲν δὴ καὶ τὸ μηδόλως
κινεῖσθαι τὴν ἀρτηρίαν, ὅπερ ὀνομάζεται διαλείπειν, ἄν τε
καθ᾽ ἕνα σφυγμὸν ἄν τε κατὰ σύστημα γένηται, χαλεπόν
ἐστιν ὡς οὐδὲν ἁπάντων τῶν εἰδῶν ἄλλο τῶν ἀνωμάλων γι-
νομένων. ἰδίᾳ δὲ καθ᾽ ἑκάτερον γένος ὑπὲρ ἁπάντων τῶν
εἰδῶν ἐπίστασθαι χρή, ἀπὸ τῆς ἐν ἀθροίσματι τῶν σφυγμῶν
ἀνωμαλίας ἀρξαμένους. γυμνάσωμεν δὲ τὸν λόγον, καὶ πρῶ-
τον ἐν τῇ κατὰ σύστημα, ἐπειδὴ σαφεστέρα τῆς καθ᾽ ἕνα τε-
τύχηκεν οὖσα. τοὺς μὲν δὴ διαλείποντας σφυγμοὺς ἤτοι διὰ
τὸ βαρύνεσθαι πρὸς τοῦ πλήθους ἡ δύναμις ἐργάζεται, κω-
λυομένη κατὰ τὸν προσήκοντα καιρὸν ἐπὶ τὴν κίνησιν ἐξορμᾷν
διὰ πάχος, ἢ πλῆθος χυμῶν ἐμφράττον, ἤτοι τὰ στόματα
τῶν πλησίων τῆς καρδίας ἀρτηριῶν, δι᾽ ὧν ἕλκει τε καὶ αὖ-
θις ἐκπέμπει τὰς ὕλας, ἢ καὶ μέχρι τινὸς ἀπὸ τῶν στομάτων
ὅλην τῶν ἀγγείων τὴν εὐρύτητα. πολλάκις δ᾽ ἔξωθεν αὐταῖς
περιχυθὲν τὸ τοιοῦτον πλῆθος οἷον δεσμὸς γίνεται, τὸ μέν
πού τι βαρῦνον αὐτὰς οἷον φορτίον, ἔστι δ᾽ ὅτε καὶ τὰς

ex cordis inaequali intemperie conftare; difficiliorem porro
effe unius pulfus inaequalitatem ea quae in acervo confiftit.
Quinetiam haudquaquam moveri arteriarum, quod vocatur
intermittere, five in unum pulfum, five in acervum inci-
derit, periculofum eft, ut nulla omnium fpecierum alia,
quae inaequales funt. At feorfum de utriusque generis om-
nibus fpeciebus dicendum eft, incipiendumque a pulfuum col-
lectiva inaequalitate. Meditemur vero orationem, primum
in aequalitate collectiva, quod apertior inaequalitate fit unius
pulfus. Intermittentes pulfus facultas, vel quod gravetur
ab humorem copia, creat impedita quo minus motum de-
bito tempore aufpicetur, vel per craffitudinem, vel per co-
piam humorum, quae obftruat, aut ofcilla cordi vicinarum
arteriarum, qua attrahit materiam rurfusque emittit; aut
ex ofcillis quodamtenus univerfam vaforum capacitatem.
Saepe etiam foris illis, quafi vinculum fit, copia ejufcemodi
offunditur, nonnunquam inftar oneris gravat; interdum

Ed. Chart. VIII. [260. 261.]   Ed. Baf. III. (129. 130.)

χώρας εἰς ᾶς διαστέλλονται κατα(130)λαμβάνον, ἐνίοτε δὲ
καὶ φλεγμονή τις, ἢ σκίῤῥος, ἤ τις ἕτερος ὄγκος τοιοῦτος ἐν
τοῖς περιέχουσι τὰς ἀρτηρίας σώμασι συνιστάμενος [261] ἐμ-
ποδὼν ἵσταται ταῖς διαστολαῖς αὐτῶν. εἰ δὲ καὶ κατὰ τοὺς
χιτῶνας αὐτῶν τῶν ἀρτηριῶν τοιοῦτόν τι συσταίη, μείζων
ὁ κίνδυνος· εἰ δὲ καὶ κατὰ τὸ τῆς καρδίας αὐτῆς σῶμα, τοῦτο
μὲν ἤδη κακὸν ἔσχατον, ἐξαιφνίδιον γὰρ οἱ τοιοῦτοι συγ-
κόπτονται. οὐ μὴν ἤ γε δυσκρασία τῆς καρδίας ὁμοίως ὀλέ-
θριος, ἀλλ᾽ ἐπιεικεστέρα μακρῷ φλεγμονῆς. ἔπεται δ᾽ αὐτῇ
δυνάμεως ἀῤῥωστία. καὶ ὅ γε ἀμυδρὸς σφυγμὸς οὐκ ἄλλου
τινός ἐστιν ἢ τῆς τοιαύτης διαθέσεως γνώρισμα. συμμέτρως
μὲν γὰρ ἔχουσα κράσεως ἡ καρδία τὸν σφοδρὸν σφυγμὸν
ἀπεργάζεται, μοχθηρῶς δὲ τὸν ἀμυδρόν. τὸ δ᾽ ἧττόν τε καὶ
μᾶλλον ἑκατέρῳ διά τε τὴν τῆς εὐκρασίας ἐπίτασίν τε καὶ
ἄνεσιν. ἐδείχθη γὰρ πλάτος ἔχειν, καὶ διὰ τὴν τῆς δυσκρα-
σίας οὐδὲν ἧττον ὑπάρχον τοῖς σφυγμοῖς. ἀλλὰ μόνη μὲν ἡ
δυσκρασία μικρὸν καὶ ἀμυδρὸν ἀποτελεῖ τὸν σφυγμὸν, οὐ
μὴν ἤδη γέ πω καὶ ἀνώμαλον, εἰ μὴ παραβαλλομένη τοῖς
χυμοῖς ἡ δύναμις, ὅσοι τε κατ᾽ αὐτὴν τὴν καρδίαν εἰσὶ

etiam fpatia in quibus diftenduntur occupat; eft quum
inflammatio, vel fcirrhus, vel alius id genus tumor, qui
cingentia arterias corpora teneat, earum arceat diftentiones;
fi vero ipfarum arteriarum tunicis tale quid infederit, ma-
jus eft difcrimen; at vero fi ipfius corpus cordis, hoc jam
malum eft extremum, etenim hi fubito fyncope corripiuntur.
At intemperies cordis non eft perinde exitialis, imo vero
inflammatione longe mitior; cujus quidem imbecillitas facul-
tatis comes eft, pulfus languidus, praeterque eum affectum
indicat nihil.   Nam moderato cor praeditum temperamento
pulfum edit vehementem, pravo languidum; ac eft in utro-
que exceffus et defectus, prout major vel minor fit tem-
peramenti mediocritas, etenim latitudinem demonftravimus
habere, quam pulfus habent etiam non minus ex majore,
vel minore intemperie.   Verum parvum et languidum fola
intemperies pulfum reddit, non ftatim inaequalem tamen;
nifi cum humoribus facultas comparata contentis in ipfo

καὶ ὅσοι κατὰ τὰς πλησίον αὐτῆς ἀρτηρίας τε καὶ φλέβας,
ἐλάττων αὐτῶν φαίνοιτο κατὰ τὴν ἰσχὺν, ὅπερ οὐδὲν ἄλλ᾽
ἐστὶν ἢ τὸ πρὸς τὴν δύναμιν πλῆθος. ἐν γὰρ ταῖς τοιαύ-
ταις διαθέσεσιν ἀνωμαλία τις ἐξ ἀνάγκης συνυπάρξει τοῖς
μικροῖς καὶ ἀμυδροῖς σφυγμοῖς. ἔνθα δ᾽ ἀῤῥωστεῖ μόνον ἡ
τῆς καρδίας δύναμις, οὐ μὴν βαρύνεταί γε πρὸς τῶν χυμῶν,
ἐνταῦθα μικροὶ καὶ ἀμυδροὶ πάντως εἰσὶν οἱ σφυγμοὶ διὰ
τὴν ἀτονίαν τῆς ᾽δυνάμεως, ἀνωμαλία δ᾽ οὐδεμία σύνεστιν
αὐτοῖς, εἰ μή ποτε ἄρα καὶ αὐτὸ τῆς καρδίας τὸ σῶμα δυσ-
κρασίαν ἀνώμαλον ἐπιδέξεται, περὶ ἧς ὀλίγον ὕστερον εἰρή-
σεται. νυνὶ δ᾽ ἐπὶ τοὺς διαλείποντας ἐπάνειμι, παρακειμέ-
νους μὲν τοῖς ἀραιοτέροις, διοριζομένους δ᾽ αὐτῶν τῷ ῥυθμὸν
ὅλον ἀπολωλεκέναι σφυγμοῦ κατὰ τοὺς διαλείποντας. εἰ δὲ
μὴ μόνον ἑνὸς σφυγμοῦ χρόνον ἡσυχάσειεν, ἀλλὰ καὶ πλέονα,
σαφέστερόν τ᾽ ἂν ὁ τοιοῦτος διαλείπων φαίνοιτο καὶ κινδυ-
νωδέστερος εἰς τοσοῦτον ἔσται τοῦ πρόσθεν εἰς ὅσον ἂν ἐπὶ
πλέον ἡσυχάζῃ. ὥστε οὐκ οἶδα εἴ τινα σωθῆναι δυνατόν
ἐστι δυοῖν σφυγμῶν χρόνον ἡσυχαζούσης τῆς ἀρτηρίας. ἑνὸς
δὲ σφυγμοῦ χρόνον ἢ καὶ βραχεῖ πλέον πολλάκις ἐθεασάμεθα,

corde, et in continentibus cum ipſo arteriis venisque ro-
bore iis cedat; quod aliud nihil eſt ac copia humorum fa-
cultate major. In ejuscemodi enim affectibus adjuncta ne-
ceſſario ad parvos ac languidos pulſus inaequalitas eſt. At
quum debilitata duntaxat facultas eſt cordis, non gravatur
tamen ab humoribus, hic omnino pulſus parvi ſunt et
languidi ex facultatis imbecillitate; nulla vero illis adeſt in-
aequalitas, niſi quando ipſum etiam corpus cordis inaequali
intemperie detineatur, de qua paulo poſt dicemus. Nunc
ad intermittentes me refero, qui rarioribus finitimi ſunt,
verum ab iis ſecernuntur, quod rhythmum pulſus totum
intermittentes perdiderunt. Quod ſi non unius modo tem-
pus quieſcat, ſed diutius etiam, clarius is intermittere videa-
tur, periculoſiorque hoc erit priore quo quieſcat diutius.
Itaque quum duorum pulſuum tempus arteria quieſcat, haud
ſcio an ſuperſtes eſſe quisquam poſſit. Unius certe tempus
pulſus aut paulo amplius ſaepenumero conſpeximus, in-

διαλειπούσης τῆς κινήσεως τῶν ἀρτηριῶν, ἀναῤῥωθέντα τὸν
ἄνθρωπον, καὶ μάλισθ᾽ ὅταν ἄγῃ πρεσβυτικὴν ἡλικίαν, καί-
τοι τάχ᾽ ἂν δόξειεν ἄλογον εἶναι τὸ τοιοῦτον. εἰ γὰρ καὶ ἄλ-
λως ἀσθενής ἐστιν ὁ γέρων καὶ κάμνουσιν αἱ δυνάμεις αὐτῷ
καὶ πρὸ τοῦ νοσεῖν, τί ποτε χρὴ προσδοκᾷν ἀποβήσεσθαι
τῷ διὰ τὴν ἡλικίαν καμάτῳ προσγενομένου τοῦ διὰ τὴν νόσον;
ἀλλ᾽ ὡς ἔοικεν, οὐ ταύτῃ χαλεπόν ἐστιν, ἀλλ᾽ ἐκείνῃ μᾶλλον
ἐπιεικὲς, ὅτι τὰς ἀσθενεῖς δυνάμεις ὑπὸ μικρῶν πολλάκις αἰ-
τίων ἐπηρεάζεσθαι συμβαίνει, τὰς δ᾽ ἰσχυρὰς ὑπὸ τῶν μεγί-
στων μόνον νικᾶσθαι. ταῦτά τοι καὶ ὅσοι ταῖς ἕξεσιν ἰσχυροὶ
καὶ χρόνῳ παμπόλλῳ διετέλεσαν ἄνοσοι κινδυνεύουσι νοσή-
σαντες, οἱ δ᾽ ἀσθενεῖς καὶ συνεχῶς ὑπὸ παντὸς αἰτίου βλα-
πτόμενοι ῥᾶστα διασώζονται, ὅτι δηλαδὴ τούτων μὲν οὐδεὶς
ἀναμένει μέγεθος αἰτίου, φθάνων ὑπὸ παντὸς ἐπηρεάζεσθαι
καὶ τοῦ σμικροτάτου, τῶν δ᾽ ἰσχυρῶν ἡ ῥώμη πρὸς ἅπαν
ἀπομάχεται τὸ μικρὸν κακὸν, ὥσθ᾽ ὑπὸ μόνων νικᾶσθαι
τῶν μεγάλων. γέροντες μὲν οὖν διὰ τοῦτο τοὺς διαλεί-
ποντας σφυγμοὺς ἧττον ὀλεθρίους ἔχουσι τῶν ἀκμαζόντων.
οἱ δὲ δὴ παῖδες ἑξῆς, ὅτι τήν τε πεπτικὴν δύναμιν ἰσχυρό-

termittente motu arteriarum fuperftitem hominem fuiffe,
praefertim quum aetatem ageret fenilem, quanquam hoc
videri abfurdum poffit; etenim fi vel fua fponte imbecillus
fenex eft, laborantque ejus etiam ante valetudinis infirmita-
tem facultates, quem expectemus eventum, fi ad aetatis
imbecillitatem altera accefferit ex morbo? Nempe hac de
re non eft periculofum, fed eo potius leve, quod imbecillae
facultates a parvis faepe caufis fiat ut offendantur, at
firmae tantum dejiciuntur a maximis. Itaque qui habitu
funt valente et admodum diu in morbos non inciderunt,
periclitantur, fi incidant, at vero imbecilli, quique affidue
objecti ad omnes caufas funt, facillime fervantur; quod fci-
licet de his nemo, quum a qualibet laedatur vel minima,
expectet caufam magnam; robur validorum omnem excipit
caufam parvam, ut a folis magnis vincatur. Quamobrem
intermittentes pulfus minus habent fenes quam juvenes
perniciales: mox pueri ab illis, quod (quia quum concoctri-

284 ΓΑΛΗΝΟΥ ΠΕΡΙ ΠΡΟΓΝΩΣ. ΣΦΥΓΜ.

Ed. Chart. VIII. [261. 262.]　　　　　　Ed. Baf. III. (130.)

τατοι καὶ τὸ σῶμα μαλακώτατοί τε καὶ ῥᾳδίως διαπνεόμε-
νοι, ἐκπέπτουσί τε οὖν καὶ διαφοροῦσι τάς τε ἀνωμάλους
δυσκρασίας καὶ τὸ πλῆθος καὶ τὸ πάχος τῶν χυμῶν. συμβαί-
νει δὴ καὶ τούτους ἧττον κινδυνεύειν τῶν ἀκμαζόντων ἐν
τοῖς διαλείπουσι σφυγμοῖς, διὰ διττὴν αἰτίαν, ὅτι τε τὴν
σφυγμικὴν δύναμιν ἀσθενεστέραν ἔχουσι τῆς τῶν ἀκμαζόν-
των, [262] ὥσθ᾽ ὑπὸ βραχυτέρων αἰτίων ἑτοιμότερον νικᾶ-
σθαι, καθάπερ οἱ γέροντες, καὶ ὅτι τὴν πεπτικὴν ἰσχυροτέ-
ραν, ὡς ῥᾷον ἐπανορθοῦσθαι τὰ λυποῦντα. πρόσεστι δὲ
καὶ τὸ τῆς διαπνοῆς ἕτοιμον, οὐ μικρὸν ἀγαθὸν εἰς ἐπανόρ-
θωσιν νοσημάτων, ὡς καὶ πρὸς Ἱπποκράτους ἐλέγετο. εἰ μὲν
οὖν ἀρέσκοιτό τις τοῖς εἰρημένοις λογισμοῖς, ἔνεστιν αὐτοῖς
χρῆσθαι, εἰ δ᾽ οὐκ ἀρέσκοιτο, τὸ γοῦν ἐκ τῆς πείρας φαινό-
μενον ἴστω τοιοῦτον ὑπάρχον οἷον εἴρηται. μάλιστα μὲν
οὖν οἱ ἀκμάζοντες, ἧττον δ᾽ αὐτῶν οἱ παῖδες, ἥκιστα δ᾽ οἱ
γέροντες ἐν τοῖς διαλείπουσι κινδυνεύουσιν. οὐδὲν δὲ θαυ-
μαστὸν ὀλεθριωτάτην εἶναι τῶν ἀνωμαλιῶν τὴν διαλειπτι-
κήν. αἱ μὲν γὰρ ἄλλαι πλημμελεῖς πώς εἰσι κινήσεις, ἡ δὲ κατὰ

ce facultate fint validiſſima tum corpore molliſſimo atque
facile perſpirabili) concoquant, digerantque per halitum in-
temperies inaequales, copiamque humorum et craſſitudi-
nem. Quare etiam hi in minus periculum veniunt quam
juvenes, quum pulſus intermittunt, duobus nominibus;
nam tum quod facultate quae pulſibus praeſidet imbecil-
liore quam juvenes fint, ut a minoribus cauſis, ſicut fe-
nes, ſuperentur proclivius, tum quod concoctrice firmiore,
ut facile offenſae corrigantur. His additur perſpiratus fa-
cilitas, non mediocre ad tollendos morbos momentum, quod
etiam Hippocrates confirmavit. Hae ſi tibi rationes proban-
tur, utaris licet; ſin ſecus, at ut docet experientia, rem
ſcito ita ut diximus habere Itaque praeter caeteros in
pulſibus intermittentibus juvencs, minus his pueri, minime
fenes in periculum vocantur. Neque vero quicquam habet
admirationis inaequalium pernicioſiſſimum eſſe intermitten-
tem; nam caeteri quidem vitioſi aliquatenus ſunt motus; at

τὸ διαλείπειν ἐν στερήσει κινήσεως γίνεται. καθ᾽ ὃν γὰρ χρό-
νον ὁ σφυγμὸς διαλείπει, κατὰ τοῦτον οὐδόλως ἡ ἀρτηρία
κινεῖται. καὶ σχεδὸν εἰς ὅσον ἀλλήλων διαφέρουσιν ὑγεία καὶ
θάνατος καὶ νόσος, εἰς τοσοῦτον καὶ ἡ κατὰ φύσιν κίνησις
ἀκινησίας τε καὶ μοχθηρᾶς κινήσεως. ἡ μὲν γὰρ κατὰ φύσιν
κίνησις οἷόν περ ὑγεία, ἡ δὲ μοχθηρὰ κίνησις οἷόν περ ἡ
νόσος, ἡ δ᾽ ἀκινησία θανάτῳ προσέοικεν. οἷς μέντοι δοκεῖ
κατὰ τὰς ἐνεργείας αὐτὰς γίνεσθαι τό θ᾽ ὑγιαίνειν καὶ τὸ νο-
σεῖν, οὐ κατὰ τὰς τοῦ σώματος διαθέσεις; ἀφ᾽ ὧν ἐνεργοῦ-
μεν, τούτοις οὐχ οἷόν περ ὑγεία τις ἡ κατὰ φύσιν κίνησις τῶν
ἀρτηριῶν, ἀλλ᾽ ἄντικρυς ὑγεία λεχθήσεται. κατὰ ταῦτα γοῦν
καὶ ἡ πλημμελὴς κίνησις οὐχ οἷόν περ νόσος, ἀλλ᾽ αὐτὸ δὴ
τοῦτο νόσον, ἡ δ᾽ ἀκινησία νέκρωσίς τις, εἰ μὲν ἐπὶ πλέον
γένοιτο παντελής, εἰ δ᾽ ἄχρι τοῦ δοκεῖν ἑνὸς σφυγμοῦ χρό-
νοιν δυοῖν ἡσυχάζειν, οἷόν περ κάρος, ἢ ἀποπληξία τις, ἢ
παράλυσις τῶν καθ᾽ ὁρμὴν ἐνεργειῶν. οἷα γὰρ ταῦτα περὶ
ἑτέραν ἀρχήν ἐστι τὴν ἐν ἐγκεφάλῳ, τοιοῦτό τι καὶ ἡ τῶν
σφυγμῶν ἡσυχία περὶ τὴν ἐν τῇ καρδίᾳ, καὶ ὥσπερ ἐπ᾽ ἐκείνης

intermittens in motus pofitus eft abolitione; fiquidem quo
tempore intermittit pulfus, tum nihil arteria movetur. Ac
fere quantum inter fe fanitas, mors et morbus differunt,
tantum naturalis motus ab immobilitate et pravo motu;
quod naturalis motus fit inftar fanitatis, vitiofus motus
morbi et immobilitas imaginem referat mortis. Nam qui
in ipfis functionibus ftatuunt fanitatem et morbum, non
in corporis dispofitionibus, ex quibus functiones obimus,
his non inftar eft fanitatis motus arteriarum naturalis, cae-
terum aperte dicetur fanitas, itemque vitiofus motus non
inftar morbi, fed ipfe fcilicet morbus; ac immobilitas ex-
tinctio quaedam atque mors, fiquidem integra diutius con-
ftet; nam fi hactenus procedat, ut unius pulfus vel alte-
rius videatur tempus quiefcere, inftar veterni eft, aut apo-
plexiae cujufpiam, aut refolutionis actionum voluntariarum.
Qualia enim haec in aliud principium funt, quod fedem ha-
bet in cerebro, tale quiddam pulfuum eft quies adverfus
principium quod in corde fitum eft. Et ut recte de illo eft

ὀρθῶς εἴρηται λύειν ἀποπληξίην, ἰσχυρὴν μὲν ἀδύνατον,
ἀσθενέα δὲ οὐ ῥηΐδιον, οὕτω κἀνταῦθα καλῶς εἰρήσεται, λύειν
ἀκινησίαν σφυγμῶν μακροχρόνιον μὲν ἀδύνατον, βραχυχρό-
νιον δὲ οὐ ῥᾴδιον. μακροχρόνιος μὲν οὖν ἐστιν ἡ δυοῖν σφυγ-
μοῖν χρόνον ὑπερβαίνουσα, βραχυχρόνιος δὲ ἡ τοῖν δυοῖν ἐντός.
ἡ δὲ περὶ τῶν ἑνὸς σφυγμοῦ χρόνων ἡσυχία μετριωτάτη τῶν
διαλήψεών ἐστι καὶ πολλοὶ διεσώθησαν ἐκ ταύτης γέροντές
τε καὶ παῖδες, ἀκμάζων δ' οὐδεὶς οὐδὲ ἐκ ταύτης. ἀλλ' ὑπ'
ἀγνοίας ἔνιοι τὴν μακρὰν ἀραιότητα διάληψιν εἶναι νομίζον-
τες ἡγοῦνται σεσῶσθαί τινας ἀκμάζοντας ἐκ τῆς τοιαύτης
κακοσφυξίας. ἔστι μὲν οὖν καὶ ἥδε χαλεπὴ, καὶ μάλιστα τοῖς
ἀκμάζουσιν, οὐ μὴν ὀλέθριος πάντως ἐπὶ μέντοι τῶν παίδων
τε καὶ τῶν γερόντων ἔτι δὴ καὶ μᾶλλον ἐπιεικής. ὅ γε μὴν
θάνατος ἐξαιφνίδιος ἐπὶ τοῖς διαλείπουσι γίνεται σφυγμοῖς
ἀνάλογον ἀποπληξίᾳ. σβέννυται γὰρ ἐν ἀμφοτέροις ἡ ἐν τῇ
καρδίᾳ θερμότης, ἀναπνοῆς στερηθεῖσα. ἀραιότης μὲν οὖν
διαλείποντος σφυγμοῦ διώρισται τῷ μήκει τοῦ χρόνου
προσδιορισθήσεται δ' ἐνίοτε καὶ τῷ τὴν μὲν ἀραιότητα

dictum, *apoplexiam folvere impoffibile effe*, *fi ingens fit*,
fin levis fit, *non fine magno negotio*, ita etiam dicetur hic
recte, quies pulfuum, fi fit diuturna, ut tollatur non fieri
poffe; fin brevis fit, non citra negotium. Porro diuturna
eft quae excedit duorum pulfuum tempus; brevis quae intra
duorum pulfuum tempus manet. Quies vero temporum
unius pulfus inter omnes intermiffiones moderatiffima eft,
multique ex ea fenes pariter et pueri evaferunt, juvenum
autem ne ex hac quidem ullus. Verum longam raritatem
quidam imperitia adducti, quod intermiffionem exiftimarent
effe, ex hoc pulfus vitio quosdam arbitrati funt juvenes
fuiffe fuperftites. Eft quidem haec quoque gravis, praeci-
pue juvenibus, non tamen plane exitialis, pueris et fenibus
multo etiam levior. Porro autem mors a pulfibus inter-
mittentibus repentina corripit, non aliter ac ab apoplexia,
utrobique enim cordis calor extinguitur deftitutus refpira-
tione. At raritas quidem ab intermittente pulfu difcernitur
prolixitate temporis, interdum etiam quod raritas interim

BIBΛION Α. 287

Ed. Chart. VIII. [262. 263.]   Ed. Baf. III. (130. 131.)

καὶ μεθ᾽ ὁμαλότη(131)τός ποτε συνίστασθαι πάντων τῶν
πληγῶν, τὸν διαλείποντα δὲ σφυγμὸν ἐξ ἀνάγκης ἀνώμαλον
γίνεσθαι, ἐνίοτε μὲν γὰρ διὰ τριῶν, ἐνίοτε δὲ διὰ τεσσάρων,
ἔστι δ᾽ ὅτε διὰ πέντε πληγῶν, ἢ καὶ πλειόνων, εὑρίσκεται
διαλείπων τε καὶ ἡσυχάζων ἕνα χρόνον ἢ καὶ πλέονα κινή-
σεως, συμμεταβάλλεται δ᾽ εὐθὺς αὐτῷ καὶ τῶν ἄλλων τι
γενῶν εἰς ἀνωμαλίαν τρεπόμενον. οὐ μὴν ἀλλὰ καὶ τοῦτο
ταῖς ἐκτεταμέναις ἐπὶ πλείονα χρόνον ἀραιότησιν ἀχώριστον
ὑπάρχει, τὸ βραδυτέραν τοῦ προσήκοντος ἀποτελεῖσθαι τὴν
κίνησιν, ἐνίοτε μὲν εἰς τοσοῦτον εἰς ὅσον περ καὶ ἡ ἀραιό-
της, ἐνίοτε δ᾽ ἐπὶ πλέον, ἢ ἔλαττον, ὡς ἂν ἡ τὴν τοιαύ-
την κακοσφυξίαν ἐργαζομένη διάθεσις ἔχῃ. [263] κατάψυξις
δ᾽ ἐστὶν ἰσχυρὰ τῶν τοιούτων σφυγμῶν αἰτία τῆς γενέσεως,
ἤτοι κατὰ τὸ σῶμα τῆς καρδίας, ἢ κατὰ τὸ πνεῦμά τε καὶ
αἷμα τὸ ἐν ταῖς κοιλίαις αὐτῆς, ἢ κατά τι τῶν ὁμιλούντων
μορίων. ἡ μὲν οὖν κατὰ τὸ σῶμα τῆς καρδίας αὐτὸ κα-
τάψυξις μεγάλη εἰς τοσοῦτο καὶ τοὺς σφυγμοὺς ἀμυδροὺς
ἐργάζεται καὶ βραδεῖς καὶ μικροὺς εἰς ὅσον ἂν καὶ αὕτη δυ-
ναστεύῃ· ἡ δ᾽ ἀπό τινος τῶν ἄλλων ὁρμωμένη τὴν ἀραιό-

habet aequalitatem conjunctam omnium ictuum: intermit-
tens autem pulfus necessario est inaequalis; nunc enim in
trinis, nunc in quaternis, ac nonnunquam in quinis ictibus,
vel etiam in pluribus intermittere invenitur, et quiescere
unum motus tempus, aut etiam plura. Jam fimul cum illo
aliquod mutatur aliud genus, convertiturque ad inaequalita-
tem. Et hoc etiam in raritatibus diuturnioribus est perpe-
tuum, ut tardior quam par est reddatur motus, nunc
tanto quanto raritas, nunc plus, aut minus, prout qui
id pulfus vitium concitat comparatus affectus fit. Est au-
tem eorum pulfuum ingens frigiditas causa generandorum,
quae occupet vel corpus cordis, vel spiritum et sangui-
nem, quem continent ejus finus, vel partem aliquam vici-
nam. Atque fi corpus ipfum cordis teneat ingens frigiditas,
ita languidissimos reddit pulfus et tardissimos et minimos,
ut maxime haec viget, quae vero proficiscatur ex parte alia,

288 ΓΑΛΗΝΟΥ ΠΕΡΙ ΠΡΟΓΝΩΣ. ΣΦΥΓΜ.

Ed. Chart. VIII. [263.]   Ed. Baſ. III. (131.)
τητα πλέον ἢ τὰ ἄλλα τὰ εἰρημένα γένη τοῦ κατὰ φύσιν
ἐξίστησιν. ὥστ᾽ ἔνιοί τινες ἐξ αὐτῶν οὐ πολὺ τῶν κατὰ φύσιν
ἐλάττους τε καὶ βραδυτέρους καὶ ἀμυδροτέρους ἔχοντες τοὺς
σφυγμοὺς ὅμως ἀπόλλυνται διὰ ταχέων. ὁ δὲ θάνατος ἀφυ-
κτότερος μέν ἐστιν, ὅταν αὐτὸ τὸ σῶμα τῆς καρδίας δέξηται
τὴν κατάψυξιν, ἐξαιφνίδιος δὲ γίνεται καὶ κατὰ τὴν ἑτέραν
διαφοράν. καὶ ἀποθνήσκουσιν οἱ μὲν πρότεροι κοιμώμενοι
μᾶλλον, ὡς μηκέτ᾽ ἐξαναστῆναι, οἱ δὲ δεύτεροι καὶ οὕτως
μὲν, ἀλλὰ καὶ διαλεγόμενοί τινες ἐξ αὐτῶν, ὡς δοκεῖν τοῖς
ἰδιώταις μηδὲν ἔχειν ἄτοπον, ἐξαίφνης οἷόν περ λειποθυμή-
σαντες ἀπέθανον, οἱ μὲν ἐφιδρώσαντες, οἱ δὲ καὶ χωρὶς
τούτου. καὶ καταλαμβάνει τὸ σύμπτωμα τοῦτο καὶ ἡ διά-
θεσις αὕτη καὶ τῶν ἐν νόσοις μέν τινας, ὅταν ἀπύρετοι γέ-
νωνται παραλόγως, καὶ τῶν ὑγιαινόντων δέ τινας ἐν πρεσ-
βυτικῇ μάλιστα τῇ ἡλικίᾳ. ἀραιότης μὲν οὖν σφυγμῶν εἰς
τοσοῦτον ὀλέθριος. καὶ μὲν δὴ καὶ οἱ διαλείποντες ἔτι καὶ
μᾶλλον, εἴ γε καὶ ἡ γένεσις αὐτῶν ἐπιτεινομένης τῆς ἀραιό-
τητος καὶ ἡ λύσις ἐπάνοδος εἰς τὴν ἀρχαίαν συμμετρίαν ἐστὶ

raritatem longius quam caetera quae diximus genera a
natura avertit. Itaque quidam in illis ſunt, qui quum pul-
ſus habeant, non longe minores juſto et tardiores langui-
dioresque tamen e veſligio pereunt. Mors autem tum minus
poteſt declinari, quum teneat frigiditas corpus ipſum cordis,
repentina porro et in altera differentia ſit. Ac moriuntur
priores illi inter dormiendum potius, ut jam non amplius
expergiſcantur; alteri hi quum illo modo tum etiam inter
loquendum nonnulli eorum, ut imperitis commode videan-
tur habere ſubito, ut qui animo deficiunt, expirant; quo-
rum quibusdam ſimul prorupit ſudor, aliquibus non proru-
pit. Hoc ſymptoma atque hic affectus quosdam aegrotantes,
quum febre liberantur praeter rationem, ac etiam nonnullos
ſanos potiſſimum in ſenectute arripit. Ac raritas quidem
pulſuum tantam habet perniciem, ac intermittentes multo
majorem, ſiquidem generantur hi producta raritate, ac
quum procurantur, revertuntur per raritatem ad priſtinam

Ed. Chart. VIII. [263.]   Ed. Baf. III. (131.)

δι᾽ ἀραιότητος, οὐδεὶς γὰρ τῶν σωθέντων ἐπὶ διαλείπουσι
σφυγμοῖς ἑτέρως ἐσώθη, ἀλλὰ καθ᾽ ὃν εἴρηται τρόπον ἅπαν-
τες, ἀραιότητος μὲν πρῶτον ἱκανῶς ἐκτεταμένης διαδεξαμέ-
νης τὸν διαλείποντα σφυγμὸν, ἐπ᾽ αὐτῇ δ᾽ ἀεὶ καὶ μᾶλλον
ὀλιγοχρονιωτέρας γινομένης τῆς ἡσυχίας ἄχρι τοῦ τὴν κατὰ
φίσιν ἀπολαβεῖν συμμετρίαν.

Κεφ. έ. Ἐναντίοι δ᾽ εἰσὶ τοῖς εἰρημένοις σφυγμοῖς
ἕτεροι δύο, τῷ μὲν ἀραιῷ πυκνὸς, τῷ διαλείποντι δ᾽ ὁ
παρεμπίπτων, οὓς ὁ Ἀρχιγένης ἔοικεν οἴεσθαι χαλεπωτέρους
εἶναι τῶν προειρημένων, ἐξαπατώμενος ὑπὸ τῶν πυκνῶν, ὅτι
καὶ προηγοῦνται καὶ συνεδρεύουσι συγκοπαῖς· ἐπὶ δὲ τῶν
παρεμπιπτόντων, ὅτι περιπνευμονικοῖς ἐνίοτε προσπίπτουσιν
ὀλεθρίως ἔχουσι καὶ πυρετοῖς ἔστιν ὅτε, καθ᾽ οὓς ἔμφραξις ἢ
θλίψις ἐστὶν ἀρτηριῶν κυρίων. οὐ μὴν εἴς γε τὴν γένεσιν
ἀποβλέψαντι τῶν τοιούτων σφυγμῶν ἀληθὴς ἡ δόξα φαίνε-
ται τοῦ Ἀρχιγένους. ὁ μὲν γὰρ παρεμπίπτων ἐπ᾽ ἀνωμάλῳ
γίνεται πυκνότητι, διὰ τὸ πολλάκις ἐνδεέστερον τῆς χρείας
ἐνηργηκέναι τὴν καρδίαν. αὐτὸ δὲ τοῦτο πάλιν ἤτοι βαρυ-
νομένης γίνεται τῆς καρδίας ὑπὸ πλήθους, ἢ τῶν ὀργάνων

mediocritatem. Nullus enim fuit qui ab intermittentibus
pulfibus alia ratione fuperftes effet, verum quomodo dixi
omnes; producta enim primum admodum raritas excipit
intermittentem pulfum, ab illa quies fit etiam, atque etiam
brevior, dum reditum fit ad naturalem mediocritatem.

Cap. V. Illis pulfibus quos commemoravimus ad-
verfantur alteri duo, raro creber, intermittenti intercur-
rens, quos illis Archigenes arbitratur perniciofiores effe, a
crebris falfus, quod et praecedant et focii fint fyncopes, at-
que ab intercurrentibus, quod peripneumonicis interim, qui
in ftatu periculofo funt, accidant, nonnunquam item febri-
bus, in quibus obftructae vel compreffae funt principes
arteriae. Atqui fi originem refpicias horum pulfuum, va-
nam reperias fententiam Archigenis; nam intercurrens ex
crebritate fit inaequali, quod functionem obiit cor minus
plenam ac poftularet ufus. Jam id ipfum fit, ubi a copia
humorum oneratum cor fit, aut inftrumenta obftructa, aut

ἐμπεφραγμένων, ἢ στενοχωρουμένων, ἅπερ, οἶμαι, καὶ τῶν
διαλειπόντων ἦν αἴτια· διαλλάττουσιν οὖν ἀλλήλοις τῷ
τοὺς μὲν παρεμπίπτοντας ἀπομαχομένην τε καὶ διαγωνιζομέ-
νην τοῖς ἐνοχλοῦσιν αἰτίοις ἔχειν τὴν δύναμιν, τοὺς δὲ δια-
λείποντας ὀκνοῦσαν τοῦτο πράττειν. ἀμέλει πολλάκις οἱ πα-
ρεμπίπτοντες σφυγμοὶ κρίσιν ἤνεγκαν. εἰ γὰρ καί ἐστιν
ὥσπερ κατ᾽ ἄπειρον τῆς εἰς ἀγῶνα παρασκευαζομένης φύ-
σεως. εἰ δὲ ἐκ τῶν τοιούτων κρίσεων ἀπόλλυνταί τινες, οὐδὲν
τοῦτο πρὸς τὸ χαλεπωτέραν εἶναι τὴν τῶν παρεμπιπτόντων
διάθεσιν τῆς τῶν διαλειπόντων. πολὺ πλείους γὰρ ἐκ τῶν
διαλειπόντων ἀπόλλυνται, κατὰ δὲ τὸν αὐτὸν τρόπον κἀκ
τῶν ἱκανῶς ἀραιῶν ἤπερ ἐκ τῶν πυκνῶν. οἱ γοῦν περικαεῖς
ἅπαντες πυρετοὶ πυκνὸν ἔχουσι τὸν σφυγμὸν, [264] ἔνιοί
τινες αὐτῶν ὄντες ἀκίνδυνοι. οἱ δ᾽ ἐν ταῖς συγκοπαῖς πυκνοὶ
διὰ τὴν ἀμυδρότητα κινδυνώδεις εἰσὶν, ἀχώριστον οὖσαν
ἁπασῶν συγκοπῶν, καὶ χρὴ, οἶμαι, τοὺς ἀμυδροτάτους
σφυγμοὺς εἴπερ τινὰς καὶ ἄλλους κινδυνώδεις νομίζειν, οἷοί
περ οἱ τῶν συγκοπτομένων εἰσὶν, ὅλως δ᾽ ἐπισκέψασθαι κα-
λῶς ἔχει περὶ τῶν ἐν ἅπασι τοῖς τῶν σφυγμῶν γένεσιν ἀκρο-

in arctum coacta, quae quidem caufae erant etiam intermit-
tentium. At diffident haec re inter fefe, quod repugnat in
intercurrentibus et decertat cum noxiis caufis facultas in
intermittentibus, hoc piget illam facere. Sane judicationem
faepe pulfus intercurrentes attulerunt; eft enim et veluti
conatus quidam naturae ad pugnandum paratae. Quod fi
qui ex ejusmodi judicationibus extincti funt, non hoc arguit
majoris periculi effe affectum pulfuum intercurrentium
quam intermittentium; multo enim major numerus perit
ex intermittentibus et item quoque ex valde raris quam
ex crebris. Certe quidem febres omnes valde urentes pul-
fum habent crebrum, quarum extra periculum quaedam
funt. Qui vero in fyncope funt crebri, propter remiffio-
nem funt periculosi, quae perpetuo conjuncta eft cum om-
nibus fyncopis. Et vero languidiffimi pulfus, fi qui alii,
periculofi funt habendi; quales in fyncope funt. Omnino
attendere convenit extremitates in omnibus generibus pul-

BIBΛION B.

291

Ed. Chart. VIII. [264.]   Ed. Baf. III. (131.)

τήτων. ὅτι μὲν γὰρ ὀλέθριοι καὶ πρὸς Ἀρχιγένους ὡμολό-
γηται. ποία δ' ὀλεθριωτάτη πασῶν ἐστιν οὔτ' ἐκεῖνος οὔτ'
ἄλλος τις ἀκριβῶς ἐπεσκέψατο. καίτο δῆλον ὡς ὅση περ ἂν
ἀκρότης σφυγμῶν φαίνηται τῶν ἄλλων ὀλεθριωτάτη, καὶ τὸ
κατ' ἐκείνην γένος ὀλεθριώτατον εἰκότως νομισθήσεται τῶν
ἄλλων γενῶν. οὕτω δὲ καὶ εἰ παραβάλλοντες ἓν ἑνὶ, τὸ κατὰ
θάτερον αὐτων ἄκρον εὑρίσκοιμεν ὀλεθριώτερον, οὐκ ἂν ἀλό-
γως οὐδὲ τὸ γένος ὅλον τοῦ γένους ὀλεθριώτερον εἴποιμεν.
ἡ μὲν οὖν ἄκρα πυκνότης οὐδὲν ἧττον τῶν συγκοπτομένων
ὑπάρχει τοῖς περικαῶς πυρέττουσιν, οὐκ ἐξ ἅπαντος ὀλεθρίως
διακειμένοις, ἡ δ' ἀραιότης οὐκ ἔστιν ὅτε ἀκίνδυνος ὑπάρ-
χει, καθάπερ οὐδ' ἡ ἀμυδρότης, οὐδ' ἡ σμικρότης. αἱ μὲν
γὰρ τρεῖς αὗται διαφοραὶ τῶν σφυγμῶν εἰς ἄκρον ἥκουσαι
κινδυνώδεις εἰσὶ διαπαντὸς, οὐ μὴν τό γε μέγεθος, ὥσπερ
οὐδ' ἡ σφοδρότης, ἀλλ' αὐτὴ μὲν μόνη πασῶν ἀκροτήτων
οὐχ ὅπως κινδυνώδης, ἀλλὰ καὶ μέγιστον ἀγαθὸν, ἄν πέρ
τις αὐτὴν ἐπίστηται διαγινώσκειν. τὸ δ' ἔσχατον μέγεθος,
ἐπειδαν μὲν ἅμα νοσώδει μαλακότητι συνίσταται, κινδυνῶδες,

fuum; nam exitiofas effe vel Archigenes fatetur. At quae
fit exitiofiffima nec ille nec alius graviter expendit quis-
quam; et quidem in confeffo eft, quae pulfuum extremitas
caeterarum perniciofiffima videatur, genus etiam illius exi-
tiofiffimum merito existimandum reliquorum generum. Ita
etiam fi quum alterum alteri comparamus, extremitatem al-
terius inveniamus exitiofiorem, non immerito totum genus
affirmemus exitiofius effe. At crebritas quidem fumma non
fecus ac fyncopis adeft febribus vehementer urentibus
quae non prorfus funt perniciofae. Raritas vero nunquam
vacat periculo, ficut nec remiffio, nec parvitas; fiquidem
tres hae pulfuum differentiae, quum ad fummum perveniant,
perpetuo periculofae funt; at non magnitudo, nec vero
etiam vehementia; fed haec omnium fola extremorum non
modo libera periculo eft, verum etiam fummum commodum
eft, fi dignofcere eam queas. Ultima magnitudo, ubi con-
juncta fit cum mollitie morbofa, periculum creat, fin cum

292 ΓΑΛΗΝΟΥ ΠΕΡΙ ΠΡΟΓΝΩΣ. ΣΦΥΓΜ.

Ed. Chart. VIII. [264.]   Ed. Baf. III. (131.)
ἐπειδὰν δὲ μετά τινος ὑγιεινῆς τοῦ χιτῶνος συστάσεως, οὐδὲν
ἄτοπον ἔχει. μυριάκις γὰρ ἐν τοῖς πυρετοῖς ἀκινδύνοις μέν,
θερμοῖς· δὲ καὶ περικαέσιν ὁ σφυγμὸς γίνεται μέγιστος, ὅταν
ἡ δύναμις εὐρωστῇ. οὐκοῦν οὐδ᾽ ἐκ τῆς τῶν ἀκροτήτων πα-
ραβολῆς οὔτε τὸ τῶν πυκνῶν σφυγμῶν γένος ὀλεθριώτερον
ἂν ἐπιδείξειέ τις τῶν ἀραιῶν οὔτε τὸ τῶν παρεμπιπτόντων
τοῦ τῶν διαλειπόντων. ἐπεὶ δὲ ὁ λόγος ἔσπευδε μὲν ἐπὶ τὴν
περὶ τούτων ἀπόδειξιν μόνων, ἐν παρέργῳ δὲ καὶ περί τινων
ἄλλων ἐσκέψατο γενῶν, οὐδὲν ἂν εἴη χεῖρον ἔργον τὸ πάρερ-
γον ποιησαμένους τῇ μνήμῃ παραθέσθαι τὰ διδαχθέντα περὶ
μεγάλου τε καὶ μικροῦ καὶ σφοδροῦ καὶ ἀμυδροῦ σφυγμοῦ.
κάλλιον δ᾽, εἰ καὶ τὴν λοιπὴν διαφορὰν αὐταῖς προσθείημεν
τὴν κατὰ βραδύτητα καὶ τάχος. φαίνεται γὰρ κἀνταῦθα τὸ
τῶν ταχέων γένος ἀκινδυνότερον ὑπάρχον τῶν βραδέων, εἴ
γε δὴ καὶ ἡ ἄκρα ταχύτης τῆς ἄκρας βραδύτητος. ἡ μὲν γὰρ
ἄκρα βραδύτης, ὥσπερ γε καὶ ἡ ἀραιότης, σβεννυμένης ἀπο-
τελοῦνται τῆς ἐμφύτου θερμασίας· ἡ δ᾽ εἰς τὸ τάχος αὔξησις
διά τε τὴν χρείαν ἐπείγουσαν γίνεται καὶ πάντως ὑπὸ δυνί-

falubri aliquo arteriae ftatu, tum nihil ei fubeft mali; mil-
lies enim in febribus, tutis illis quidem, at calidis et valde
urentibus, pulfus fit, quum robufta facultas fit, maximus.
Quare nec ex comparatione extremorum pulfuum genus
crebrorum perniciofius effe raris, vel genus intercurrentium
genere intermittentium. Quum vero huic orationi propoli-
ta effet horum demonftratio folorum, nunc autem etiam at-
tigit obiter alia quaedam genera; nihil eft factum damni,
quod accefforium, ut fi inftrumentum fit, perfecuta, ob
oculos difciplinam illam propofuit de magno, parvo, vehe-
menti languidoque pulfu. Jam praeftiterit etiam ut reli-
quam illis differentiam addamus tarditatis celeritatifque.
Videtur enim et hic quoque velocium genus tardis effe fe-
curius, fiquidem extrema celeritas extrema tarditate, et-
enim fumma tarditas non fecus atque raritas tum incidit,
quum calor nativus extinguitur. Celeritatis procedit in-
crementum ab ufu urgente atque omnino a facultate valida.

Ed. Chart. VIII. [264. 265.]   Ed. Baf. III. (131. 132.)

μεως ἐῤῥωμένης. Ἀρχιγένης δὲ κἂν τούτῳ σφάλλεται τὸν
μυρ(132)μηκίζοντα σφυγμὸν ὑπολαμβάνων ταχὺν ὑπάρχειν.
οὔτε γὰρ ταχὺς ὅλως ὁ τοιοῦτός ἐστι σφυγμὸς οὔτ᾽ εἰς ἄκρον
ἥκει πυκνότητος. ὅτι δ᾽ ἐπιεικεῖς αἱ κατὰ πυκνότητα καὶ μέ-
γεθος καὶ τάχος ἀκρότητες, ἔνεστί σοι κἀνθάδε καταμαθεῖν.
ἐπιλεξάμενος ὑγιαίνοντα νεανίσκον ὀξύτατα κέλευσον δρα-
μεῖν, καὶ τὰς τρεῖς εὐθέως εὑρήσεις γινομένας ἀκρότητας, οὐ-
δὲν οὔτ᾽ ἔχοντος οὔθ᾽ ἕξοντος κακὸν ἀνθρώπου. ὁ δὲ σκλη-
ρότατος σφυγμὸς, εὔλογον γὰρ καὶ περὶ ταύτης ἀποφήνασθαί
τι τῆς διαφορᾶς, ὅπως μηδὲν ἐλλείπῃ τῷ λόγῳ, παραπλησίως
ἐστὶ τῷ μαλακωτάτῳ κινδυνώδης. ὁ μὲν γὰρ ἐστιν ἤτοι διὰ
σκίῤῥον, ἢ φλεγμονὴν τοῦ σπλάγχνου μεγάλην, ἢ πῆξιν ἐκ
ψύξεως, ἢ ξηρότητα τὴν ἐκ καυσωδεστάτου πυρετοῦ γινομέ-
νην, ἢ σπασμὸν ἰσχυρόν· ὁ δὲ διά τε κῶμα βαθὺ καὶ τοὺς
λευκοφλεγματίας· ὑδέρους καὶ συλλήβδην εἰπεῖν ἄμετρον ὑγρό-
τητα τῆς ἕξεως τοιοῦτος ἀποτελεῖται. ἀναλαβόντες οὖν αὖθις
ἐν κεφαλαίοις τὰ λεχθέντα, τελευτὴν [265] ἐπιθῶμεν ἤδη τῷ
λόγῳ. πάντες οἱ σφυγμοὶ τῆς κατὰ φύσιν ἐπὶ πολὺ συμμετρίας
ἀποχωροῦντες οὐκ ἀγαθοὶ, ἀλλ᾽ ὁ μὲν ἀμυδρότατός τε καὶ

Archigenes vero etiam hic labitur, qui formicantem pulſum
habeat pro celeri, neque is enim pulſus prorſus celer eſt,
neque ſummum attingit crebritatis; nam leves eſſe crebrita-
tis, magnitudinis celeritatisque extremitates hinc perſpicias.
Delige juvenem ſanum ac velociſſime jube currere; tres
mox extremitates citra ullum incommodum hominis vel
praeſens vel imminens deprehenderis. Duriſſimus jam
pulſus (neque enim haec praetereunda differentia eſt, quo
ſit integer et abſolutus ſermo) perinde eſt ut molliſſimus
periculoſus. Nam ex ſcirrho ille, aut inflammatione in-
ſigni viſceris, aut ex conſtrictione per frigus, aut ex ſicci-
tate ab ardentiſſima febre profecta, aut ex valida convulſio-
ne; hic ex alto comate et hydrope, leucophlegmatia, uno-
que verbo ex immodica humiditate habitus gignitur. Quare
oratione ſummatim repetita ſermonis hic finem faciamus.
Omnes pulſus, qui longe a naturali mediocritate diſceſſe-
runt, non ſunt boni; languidiſſimus vero et tardiſſimus

294 ΓΑΛΗΝΟΤ ΠΕΡΙ ΠΡΟΓΝΩΣ. ΣΦΥΓΜ.

Ed. Chart. VIII. [265.]   Ed. Baf. III. (132.)

βραδύτατος καὶ ἀραιότατος ἁπάντων χείριστος, ἑξῆς δ᾽ αὐ-
τῶι ὁ μικρότατος καὶ μαλακώτατος καὶ σκληρότατος, εἶθ᾽ ὁ
πυκνότατος, οὐ μὴν ὁ τάχιστός γε, οὐδέ γ᾽ ὁ μέγιστος, ἀλλὰ
μετρίως οὗτοι κινδυνώδεις. μόνος δ᾽ ἐκ τῶν ἄκρων ἄριστος
ἁπάντων ὁ σφοδρότατος. Ἀρχιγένης δὲ περὶ τούτων ἑτέρως
ἀπεφήνατο, μήτ᾽ ἀπόδειξίν τινα τῷ λόγῳ προσθεὶς, οὐδὲ γὰρ
εἶχε, μήτε τὴν ἐμπειρίαν ὁμολογοῦσαν ἔχων, ἀλλὰ παραλογι-
σθεὶς ὑφ᾽ ὧν ὀλίγον ἔμπροσθεν εἶπον. ὅστις οὖν ἐθέλει τῶν
ἔργων τῆς τέχνης ἔχεσθαι φιλοπόνως, ἐξεταζέτω τὰ νῦν ὑφ᾽
ἡμῶν εἰρημένα διὰ τῆς τῶν καμνόντων ἐμπειρίας. ἀλλὰ τοῦτο
μὲν οἶδ᾽ ὅτι πράξουσιν οἷς ἀλήθεια σπουδάζεται. ἐπεὶ δὲ
καὶ περὶ τούτων αὐτάρκως εἴρηται, καιρὸς ἂν εἴη λέγειν ἤδη
τι καὶ περὶ τῆς καθ᾽ ἕνα σφυγμὸν ἀνωμαλίας.

Κεφ. στ᾽. Ἔστι δὲ κἀνταυθοῖ χαλεπωτάτη πασῶν
ἡ διαλείπουσα. γίνεται δ᾽ αὕτη διακοπτούσης ἡσυχίας τὴν
διαστολήν. ἰδέαι δὲ πλείους αὐτῆς, ἅπασαι μὲν χαλεπαὶ,
διαφέρουσαι δ᾽ ἀλλήλων τῷ μᾶλλόν τε καὶ ἧττον. ὅταν
μὲν γὰρ ἡ δευτέρα κίνησις σφοδροτέρα γίνηται τῆς προτέρας,

rariffimusque omnium peffimi funt; ab illis minimus, mol-
liffimus, duriffimus; inde creberrimus, at non celerrimus,
vel maximus, fed funt hi modice periculofi, unus vero
inter omnes extremos optimus eft, vehementiffimus. Ve-
rum de his aliter fenfit Archigenes, nec ullam tamen de-
monftrationem in fermone protulit, quam enim haberet?
nec ei affentiebatur experientia; fed impofitum ei eft ab illis,
quae paulo ante connumeravi. Cui ergo ftat opera artis
gnaviter obfervare meditando ad aegrotos, quae docuimus
expendat, quod quidem, certo fcio, facient qui veritatem
colunt. Sed quoniam fatis haec explicavimus, nunc jam
de inaequalitate in uno pulfu dicendum eft.

Cap. VI. Est periculofiffima hic quoque omnium
intermittens. Haec fit, ubi diftentionem interpellat quies,
cujus multae funt fpecies, omnes illae quidem periculofae,
fed inter fe fecundum magis aut minus diffidentes. Ubi
enim vehementior fecundus motus fit priore, commodius

BIBΛION B.

295

Ed. Chart. VIII. [265.]   Ed. Baf. III. (132.)

ἐπιεικέστερον, ὅταν δ᾽ ἀμυδροτέρα, χαλεπώτερον. οὕτω δὲ
καὶ ἡ μὲν βραδυτέρα χαλεπώτερον σημεῖον, ἡ δὲ θάττων
ἐπιεικέστερον. γίνονται γὰρ οἱ τοιοῦτοι σφυγμοὶ διαγωνιζο-
μένης τε ἅμα καὶ ἐμποδιζομένης τῆς φύσεως ὑπὸ τῶν νοσωδῶν
αἰτίων. ὅταν μὲν οὖν ἀποσείσασθαί πως αὐτὰ δυνηθεῖσα
καὶ οἷον ἐκ δεσμοῦ τινος ἀπολυθεῖσα τὴν μετὰ τὴν ἡσυχίαν
κίνησιν ἀμείνονα ποιήσεται τῆς ἔμπροσθεν, ἐπιεικέστερόν
ἐστιν, ὁπόταν δὲ χείρονα, χαλεπώτερον. βελτίων δὲ κίνησις
ἡ σφοδρὰ καὶ ταχεῖα τῆς ἀμυδρᾶς καὶ βραδείας. ἡ μέντοι
κατὰ μέγεθός τε καὶ σμικρότητα διαφορὰ τῆς προτέρας κινή-
σεως πρὸς τὴν δευτέραν οὐδεμίαν ἀξιόλογον ὑπεροχὴν ἔχει.
ἐνδέχεται γὰρ ὁμοίως καὶ ἴσης οὔσης τῆς διαθέσεως ποτὲ
μὲν τὸ πρὸ τῆς ἡσυχίας μέρος τῆς κινήσεως μεῖζον, ποτὲ δὲ τὸ
μετὰ τὴν ἡσυχίαν, ἔστιν ὅτε δ᾽ ἄμφω γενέσθαι παραπλήσια.
κατὰ μέντοι σκληρότητά τε καὶ μαλακότητα διαφορὰ τῶν δύο
προσβολῶν τῆς ἀρτηρίας οὐκ ἄν ποτε γένοιτο, διὰ τὸ χρό-
νου πλέονος ἀεὶ δεῖσθαι τὴν τοιαύτην μεταβολήν, ὅπου γε
κἂν ταῖς συστηματικαῖς ἀνωμαλίαις σπάνιόν ἐστι κατὰ μίαν
ἐπίσκεψιν ἀνωμάλῳ κατὰ σκληρότητά τε καὶ μαλακότητα
περιτυχεῖν σφυγμῷ. κλονωδεστέρα μέντοι πολλάκις ἡ δευτέρα

eſt; ubi languidior, periculoſius. Jam tardior item ſignum
eſt periculoſius, celerior commodius. Hi enim pulſus ge-
nerantur, quum ſimul et certat natura et impeditur ab
inſalubribus cauſis. Ergo quum rejicere illas quodammodo
valet atque veluti vinculo aliquo ſoluta motum a quiete
praeſtat priore potiorem, ſignum eſt commodius; quum de-
teriorem, periculoſius. Melior autem motus eſt vehemens
et celer languido et tardo. At vero prior motus alterum
nihil excedit pene in magnitudinis et parvitatis differentia,
poteſt enim ſimili parique affectu nunc praecedens quietem
pars motus major eſſe, nunc ſequens, nunc ambae eſſe
pares. Caeterum duritie et mollitie nunquam diſtent
arteriae duo occurſus, eo quod majus ſpatium requirat ea
mutatio, quum vel in collectivis inaequalitatibus raro in
una conſideratione pulſum offendas duritie et mollitie in-
aequalem. Vibratus tamen magis alter ſaepe occurſus tum

προσβολὴ φαίνεται τῆς προτέρας ἔν τε τῇ καθ᾽ ἕνα σφυγμὸν
ἀνωμαλίᾳ κἀν τῇ συστηματικῇ. καὶ διὰ τοῦτ᾽ ἂν ἴσως ἐξα-
πατήσειεν τοὺς ἀνασκητοτέρους, ὡς σκληροτέρα. σύμπτωμα
δ᾽ ἐστὶν ὁ κλόνος ἀρτηρίας σκληρᾶς, ἐπιπλέον ἀναγκαζομένης
βιαίως διαστέλλεσθαι. γίνεται δ᾽ οὐ σκληροτέρα τηνικαῦτα
κατά γε τὴν ἀλήθειαν, ἀλλ᾽ ἐπιπλέον ἀναγκαζομένη βιαίως
διαστέλλεσθαι τὸ τοιοῦτον σύμπτωμα πάσχει. καί ἐστιν ἡ
κλονώδης προσβολὴ χείρων τῆς ὁμαλοῦς, ὅταν μὴ διά τινα
πρόσφατον αἰτίαν ὁ χιτὼν τῆς ἀρτηρίας ἐσκληρυμμένος ᾖ,
χειρίστη δὲ ἧς ὁ τῆς ἡσυχίας χρόνος ἐπιμηκέστερος. ἡ μὲν
οὖν διαλείπουσα καθ᾽ ἕνα σφυγμὸν ἀνωμαλία χαλεπωτάτη
πασῶν ἐστιν ἀνωμαλιῶν. γίνεται μὲν γὰρ ὑπὸ τῶν αὐτῶν
κατὰ γένος αἰτιῶν ὑφ᾽ ὧν περ καὶ ἡ συστηματικὴ, πολὺ
δὲ χείρων αὐτῆς ἐστιν. ἐκείνη μὲν γὰρ εἰ καὶ μηδὲν ἄλλο,
τὰς γοῦν ἁπλᾶς κινήσεις ἀπαρεμποδίστους ἐᾷ συντελεῖσθαι,
[266] αὕτη δὲ οὐ ταύτας ἐᾷ γίγνεσθαι κατὰ φύσιν, ἀλλ᾽ ἐμ-
ποδὼν ἵσταται καὶ στερίσκει τῆς κινήσεως τὰς ἀρτηρίας, οὐ
διὰ τριῶν, ἢ τεττάρων, ἢ διά τινων ἔτι πλειόνων σφυγμῶν,
ἀλλὰ κατὰ τὸν πρῶτον εὐθὺς αὐτόν. ἅπερ οὖν ἐπ᾽ ἐκείνης
εἴρηται, ταῦτα πάντα κἀπὶ ταύτης εἰρῆσθαι χρὴ δοκεῖν

in unius pulſus inaequalitate tum in collectiva apparet
priore: quocirca imperitiores fallat fortaſſe, quaſi durior ſit.
Symptoma vero eſt vibratio durae arteriae, quum amplius
cogitur vi diſtendi; atqui non fit tum re vera durior, ſed
violenter impulſa, ut diſtendatur amplius, hoc habet ſym-
ptoma. Atque eſt quidem vibratus occurſus aequali deterior,
niſi tunica arteriae ex cauſa repentina induruerit; peſſimus
vero cujus tempus quietis ſit prolixius. Intermittens in
uno pulſu inaequalitas omnium inaequalitatum eſt incommo-
diſſima; cauſas enim habet genere easdem ac collectiva,
ſed deterior illa eſt multo, nam illa ſi nihil aliud, at ſim-
plices motus confici praeter ullum obicem permittit, haec
ne hos quidem pro lege naturae obiri ſinit, ſed obſtat mo-
tuque privat arterias, non in tertio quoque, vel quarto, vel
pluribus etiam pulſibus, ſed in ipſo ſtatim primo. Quae
igitur diximus de illa, haec ſunt ad hanc omnia transferenda,

Ed. Chart. VIII. [266.]   Ed. Baf. III. (132)

ηὐξημένα, κἂν τούτῳ μόνῳ παραλλάττοντα, τῷ τὸν θάνα-
τον ὑπόγυον ἀπειλεῖν. ἐκ τούτου τοῦ γένους τῶν σφυγμῶν
ἐστι καὶ ὁ δορκαδίζων. ἐξηγήμεθα δ' αὐτοῦ τὴν ἰδέαν, ὥσπερ
οὖν καὶ τῶν ἄλλων ἁπάντων, ἐν τῷ πρώτῳ περὶ τῆς διαφο-
ρᾶς αὐτῶν.

Κεφ. ζ'. Ἕτερον δέ ἐστι γένος σφυγμῶν ἀνωμάλων
κατὰ μίαν διαστολὴν, κοινὸν μὲν ἐχόντων τὸ δὶς παίειν, οὐ
κοινὴν δὲ τὴν αἰτίαν. ἀλλ' ὡς καὶ ἐν τῷ δευτέρῳ τῶν ἐν
σφυγμοῖς αἰτιῶν εἴρηται, τρεῖς εἰσιν αἱ πρῶται τῆς γενε-
σεως αὐτῶν αἰτίαι. περὶ μὲν δὴ τῶν δυοῖν εἴρηται μὲν
καὶ δι' ἐκείνου τοῦ γράμματος, εἰρήσεται δὲ καὶ νῦν ἀνα-
μνήσεως ἕνεκα περὶ τῆς τρίτης αἰτίας. εἴρηται μὲν ἤδη καὶ
περὶ ταύτης τό γε τοσοῦτον, ὡς ἀνώμαλός ἐστι δυσκρασία
τοῦ σώματος αὐτοῦ τῆς καρδίας, ἀνεβαλλόμεθα δὲ τὸν σύμ-
παντα λόγον ὑπὲρ αὐτῆς ἐνταῦθα ποιήσασθαι. καὶ τοίνυν
ἥκει καιρὸς αὐτῷ καὶ λεγέσθω. διὰ δὲ τὴν κοινωνίαν τοῦ
λόγου καὶ τοὺς ἄλλους ἅπαντας ἀνωμάλους σφυγμοὺς, ὅσοι
ταῖς τοῦ σώματος αὐτοῦ τῆς καρδίας ἀνωμάλοις ἀκολου-
θοῦσι δυσκρασίαις, ἐν τῷδε τῷ λόγῳ διέξιμεν, ἀρξάμενοι

fed cum acceffione, unaque hac diverfitate, quod praefen-
tem mortem denunciat.   In hoc genere pulfuum caprizans
eft, cujus expofuimus naturam, aliorumque omnium in
libro primo De eorum differentiis.

Cap. VII.   Porro aliud pulfuum genus eft in una dis-
tentione inaequalium, qui in communi habent binos ictus,
caufam tamen non habent communem.   Caeterum horum
funt, ut declaravimus in fecundo libro De pulfuum caufis,
tres unde generantur caufae.   De duabus certe in illo libro
diximus; nunc vero etiam commemorandi gratia dicemus
de tertia caufa: de qua tantum jam dictum eft, inaequalem
eam effe intemperiem ipfius corporis cordis, verum totam
ejus explicationem in hunc locum reiecimus.   Nunc jam
locus eft ejus declarandae, atque etiam reliquos omnes pul-
fus inaequales, quia oratio cohaeret, qui ipfius corporis
cordis fuccedant inaequali intemperici, hoc fermone per-

κἀνταῦθα πάλιν ἀπὸ τῶν σαφεστέρων ἀνωμαλιῶν, ἃς ὀνομά-
ζουσι συστηματικάς. τὸ σῶμα τῆς καρδίας ἐν ἑαυτῷ τινα
δύναμιν ἔχει διασταλτικήν τε καὶ συσταλτικὴν, οὐ μάτην
οὐδ᾽ ὡς ἔτυχεν οὔτε δοθεῖσαν ὑπὸ τῆς φύσεως οὔτ᾽ ἐνερ-
γοῦσαν, ἀλλ᾽ ὡς ἐν ἑτέροις ἐπιδέδεικται, τοῦ φυλάττειν ἕνεκα
τὴν ἔμφυτον θερμότητα. κατὰ μὲν οὖν τὰς συστολὰς ἀπο-
χεῖ τὸ λιγνυῶδες περίττωμα, κατὰ δὲ τὰς διαστολὰς ἐπι-
σπᾶται τὸ ἀναψῦχον αὐτήν. ὅταν μὲν οὖν ὁμαλῶς θερμὸν,
ἢ ψυχρὸν, ἢ καθαρὸν, ἢ τεθολωμένον ᾖ, πάντ᾽ αὐτοῦ τὰ
μόρια πρὸς τὴν ἐνέργειαν ὡσαύτως ἔξορμᾷ. ὅταν δ᾽ ἤτοι τὰ
μὲν θερμότερα, τὰ δὲ ψυχρότερα τύχοι τῶν μορίων αὐτοῦ,
καὶ τὰ μὲν ἀκριβῶς καθαρὰ, τὰ δὲ τεθολωμένα τῷ πλήθει
τῶν περιττωμάτων, οὐ τὴν αὐτὴν ὁρμὴν ἴσχει πρὸς τὴν ἐνέρ-
γειαν ἅπαντα, ἀλλὰ τὰ μὲν αὐτῶν φθάνει, τὰ δὲ μέλλει.
κἂν τούτῳ τοῖς πλείοσί τε καὶ ἰσχυρότερον ἐξορμήσασι πρὸς
τοὔργον ἕπεται τά τ᾽ ὀλιγώτερα καὶ ἀσθενέστερα. οὐ γὰρ
δὴ διασπασθῆναί τε καὶ χωρισθῆναι δυνατὸν αὐτοῖς ἀπ᾽ ἀλλή-
λων ἑνὸς ὀργάνου μέρεσιν οὖσιν. (133) ὥσπερ δὲ τὰ πλείω

curram, exordiarque hic rurfus orationem ab apertiffimis
inaequalitatibus, quas collectivas appellant. Corpus cordis
facultatem quandam obtinet, quae diftendit et contrahit,
non temere illam quidem nec fortuito a natura donatam,
neque otiofam, fed ficut aliis locis demonftravimus, tuendi
gratia innati caloris. Haec in contractionibus fuliginofum
excrementum effundit, in diftentionibus allicit refrigerium.
Itaque quum ex aequo calidum, vel frigidum, vel purum,
vel turbidum fit, omnes ejus partes pari impetu ad functio-
nem contendunt: ubi vero aliae calidiores, aliae frigidiores
fint ejus partes, ac hae omnino mundae, illae abundantia
excrementorum confufae, non eodem omnes impetu ad mu-
nus feruntur, fed hae antevertunt, illae cunctantur. At-
que hic majorem numerum et validius ad opus contenden-
tem pauciores imbecillioresque confequuntur, neque enim
divelli illae, neque diftrahi a fe mutuo, quae unius inftru-
menti fint partes, poffunt. Ut autem plures et majori vi

BIBΛION B. 299

Ed. Chart. VIII. [266, 267.]　　　　Ed. Baf. III. (133.)

τε καὶ σφοδρότερον ἐνεργεῖν ἐπειγόμενα σύμπασαν ἐξορμᾷ
τὴν καρδίαν, οὕτω πάλιν, ὅταν ἐλάττω μὲν ᾖ τὰ πρὸς τὴν
κίνησιν ἐπειγόμενα, πλείω δὲ τὰ μένοντα, σύμπασαν ἐν ἡσυ-
χίᾳ κατέχει πλείονι. καὶ δὴ καὶ τὸ τῆς κινήσεως ποιὸν ἐκ
τῶν κρατησάντων ἐν αὐτῇ μερῶν ὅλῳ τῷ σπλάγχνῳ γίνεται.
εἰ μὲν γὰρ τὰ θερμότερα τῆς κινήσεως ἐξηγεῖται, πρωϊαίτερόν
τε ἅμα καὶ θάττων καὶ μείζων ἡ διαστολὴ γίνεται, τῶν ψυ-
χρῶν δ' ἡγουμένων ὀψιαίτερόν τε καὶ βραδυτέρα καὶ μικρο-
τέρα. πολλάκις μὲν οὖν τῷ πλήθει τῶν μορίων ἡ τῆς κινή-
σεως ἡγεμονία συνέπεται, πολλάκις δὲ τῷ μεγέθει τῆς χρείας.
ὅσα γὰρ ἱκανῶς δεῖταί τινος, ἑτοιμότερόν τε καὶ σφοδρότερον
ἐπὶ τοὔργον ἐξορμᾷ μὲν, κἂν ἴσα τῷ πλήθει ὑπάρχῃ τοῖς μὴ
δεομένοις. ὅταν μὲν οὖν πολὺ πλείω τὰ ἕτερα τῶν ἑτέρων
[267] ᾖ, κατ' ἐκεῖνα διαπαντὸς κινεῖται καὶ ἐνεργεῖ τὸ σπλάγ-
χνον· ὅταν δὲ ἤτοι βραχεῖ τινι τὰ ἕτερα τῶν ἑτέρων, ἢ
πλείω, ἢ ἀκριβῶς ἴσα, διαπαντὸς μὲν οὐκ ἐνδέχεται κρατεῖν
τὰ ἕτερα, νικῶντα δὲ ἐν μέρει τε καὶ νικώμενα ποικίλας τε
καὶ ἀνωμάλους ἐργάζεται τὰς ὅλου τοῦ σπλάγχνου κινήσεις.
ἔστω γὰρ, εἰ τύχοι, πλείω μὲν, οὐ μὴν πολλῷ γέ τινι τὰ ψυχρὰ

ad actionem properantes, univerfum cor excitant; ita contra,
ubi pauciores fint, quae ad motum properant, quae con-
fiftunt plures, univerfum in longiori quiete continent. Jam
vero etiam motus qualitatem ex praepollentibus in fe parti-
bus comparat totum vifcus; nam calidiores fi motui praefint,
maturior fimul et celerior majorque fit diftentio, fin fri-
gidae, ferior, tardior atque minor, ac fubinde motus prin-
cipatus majori numero partium defertur; faepe etiam magni-
tudini ufus, quae enim efflictim quippiam defiderant, haec
expeditiores ad opus et intentiores funt, etiam fi numerum
aequent non requirentium. Quum igitur longe alterae plu-
res fint alteris, pro illarum ratione movetur perpetuo vi-
fcus et agit, at fi paulo alterae alteris vel plures fint
vel plane pares, non poffunt perpetuo alterae effe fuperio-
res, fed viciffim vincunt atque vincuntur; itaque varios
efficiunt et inaequales totius vifceris motus. Sint enim
exempli gratia plures, at non multo, partes frigidae cali-

300 ΓΑΛΗΝΟΥ ΠΕΡΙ ΠΡΟΓΝΩΣ. ΣΦΥΓΜ.

Ed. Chart. VIII. [267.]   Ed. Baf. III. (133.)
μόρια τῶν θερμῶν, ἀνάγκη τὴν πρώτην ἐνέργειαν ἐλάττονά
τε καὶ βραδυτέραν γίνεσθαι, καὶ μὲν δὴ καὶ τὴν ἡσυχίαν ἐν
τούτοις κρατοῦσι μακροτέραν ἢ εἴπερ ἐκράτει τὰ θερμά. καὶ
τοίνυν καὶ ἡ δευτέρα τῆς καρδίας ἐνέργεια τῶν ψυχρῶν κρα-
τούντων γινέσθω, καὶ μετ᾽ αὐτὴν αὖθις ἡσυχία. καὶ τρίτη
γε καὶ τετάρτη πρὸς ταύτας ἐνέργειά τε καὶ ἡσυχία κατὰ τὰ
ψυχρὰ νικῶντα συντελείσθω, ἆρ᾽ οὐ πρόδηλον ὡς τὰ θερ-
μότερα μόρια τὰ μείζονός τε ἅμα καὶ θάττονος καὶ πυκνο-
τέρας δεόμενα τῆς κινήσεως ἐνδεῶς ἀπολαύσει τῆς ἑαυτῶν
χρείας; ὥστε ἐν τούτῳ θερμότερα γενήσεται καί τι καὶ τοῖς
ὁμιλοῦσι μεταδώσει θερμότητος. οὐκοῦν ἔτι φυλαχθήσεται
τῆς καρδίας ἡ ἐξ ἀρχῆς διάθεσις, εἴπερ καὶ πλείω γενήσεται
τὰ θερμότερα μόρια καὶ μᾶλλον ἢ πρόσθεν θερμά. τούτου
τοίνυν ἀεὶ συμβαίνοντος, ἔσται ποτὲ χρόνος ἐν ᾧ καὶ αὐτὰ
κρατήσει τῶν ἐναντίων, ὥστε καὶ πρωϊαίτερον ἐπὶ τὴν ἐνέρ-
γειαν ἐξορμῆσαι, διὰ τὴν τῆς χρείας ἔπειξιν, αὐτήν τε τὴν
κίνησιν ποιήσασθαι θάττονά τε καὶ μείζονα τῶν ἔμπροσθεν
ἁπασῶν κινήσεων, ὧν ἡγεῖτο τὰ ψυχρά. συμβήσεται τοι-
γαροῦν ἐν τούτῳ τὰ μὲν κρατοῦντα συμμέτρως ἀπολαύειν

dis; hic primam actionem neceſſe eſt minorem tardiorem-
que eſſe; nec non quietem in harum victoria longiorem,
quam ſi ſuperarent calidae.   Jam etiam altera cordis actio
vincentibus frigidis fiat; a qua iterum quies.   Quin etiam
tertia et quarta praeterea actio, et quies ex frigidarum
victoria obeatur, quid partes calidiores, quibus majore
pariterque celeriore atque crebriore motu eſt opus, nonne
deficient eo quo indigent?   Itaque interea fient calidiores
ac nonnihil impartient caloris etiam vicinis; quo minus cor-
dis primus ſtatus ſervabitur, ſiquidem et plures fient cali-
diores partes et magis quam antea calidae.   Quod quia
perpetuo fit, erit aliquando, quum hae etiam victurae con-
traria fint, ut et maturius ſe ad opus conferant ob uſus ſti-
mulum ipſamque reddant actionem celeriorem atque majo-
rem omnibus prioribus motibus, quibus praecrant frigidae.
Accidet igitur interea ut quae excellebant juſto fruantur

ἐμψύξεως, ὅσα δ᾽ ἦν ψυχρότερα, πλέον ἤδη καταψύχεσθαι,
καὶ οὕτως μεταπεσεῖν αὖθις ἐν τῷ χρόνῳ τὴν διάθεσιν ὅλης
τῆς καρδίας, ὡς κρατῆσαι τὰ ψυχρότερα. τῶν μὲν γὰρ θερ-
μοτέρων ἱκανῶς ἀπολαυόντων ἐμψύξεως, τῶν δὲ ψυχροτέ-
ρων αὐτῶν τε πλέον ἢ δεῖ ψυχομένων καὶ τὰ πλησιάζοντα
συγκαταψυχόντων, ἀναγκαῖον οὕτω γενέσθαι πλέονα τὰ ψυ-
χρότερα· πάλιν δ᾽ αὖ ἐν τούτῳ τῷ χρόνῳ τὴν κίνησιν ὅλης
τῆς καρδίας ἀναγκαῖον ἔσται κατὰ τὴν τοιούτων χρείαν τυπω-
θῆναι καὶ γενέσθαι τὰς διαστολὰς αὐτῆς ἀραιὰς καὶ βρα-
δείας καὶ μικρὰς, οἷαί περ ὑπέκειντο γίνεσθαι κατ᾽ ἀρχάς.
ἅπερ οὖν ὀλίγον ἔμπροσθεν εἴρητο περὶ τῆς μεταπτώσεως αὐ-
τῶν, ταῦτα γοῦν λεγέσθω καὶ νῦν· ὡσαύτως καὶ ὅσα περὶ
τῆς εἰς τὴν ἐξ ἀρχῆς κατάστασιν ἐπανόδου λέλεκται πρόσθεν,
ἀναμνήσθητι νῦν. οὕτω γὰρ οἶμαί σε πεισθήσεσθαι περὶ
τῆς τῶν σφυγμῶν συνεχοῦς μεταπτώσεως ἄχρι περ ἂν ἡ
εἰρημένη δυσκρασία κατὰ τὴν καρδίαν παραμένῃ. κατὰ δὲ
τὸν αὐτὸν λόγον, ἐπειδὰν ἐν τῷ πλήθει τῶν λιγνυωδῶν
περιττωμάτων ἀνώμαλος ἡ δυσκρασία κατὰ τὸ σπλάγ-
χνον εἰς τὴν συστηματικὴν ἀνωμαλίαν καὶ ἡ τῶν

refrigerio; quae vero erant frigidiores, largius jam refrige-
rentur; itaque diuturnitate immutetur iterum totius cordis
ſtatus, ut vincant frigidiores.   Nam quum abunde calidio-
res fruantur refrigerio, ipſae vero frigidiores praeter mo-
dum refrigerentur, unaque finitimis frigiditatem impertiant,
non poterunt ſic frigidiores non fieri plures; ſimulque in-
terdum motum totius cordis neceſſe eſt denuo ad talium
uſum fingi, fierique ejus raras, tardas et parvas diſtentiones,
quales poſuimus primo fieri.   Proinde quae retulimus paulo
ante de illarum immutatione, haec nunc commemorentur
iterum; ſimulque de reditu in priſtinum ſtatum quae dixi-
mus ante ad memoriam revoca; nam ita demum probatu-
rum me puto tibi pulſuum continentem variationem, dum
intemperies illa in corde conſiſtat.   Eodem modo poſtea-
quam ob fumoſorum excrementorum multitudinem intem-
perie inaequali viscus corripiatur, in collectivam inaequali-

Ed. Chart. VIII. [267. 268.]   Ed. Baf. III. (133.)

σφυγμῶν κίνησις ἀχθήσεται. οὐδὲν δὲ δήπου θαυμαστὸν
οὐδὲ τὴν καθ᾽ ἕνα σφυγμὸν ἀνωμαλίαν ἐπὶ ταῖς τῆς καρδίας
γίνεσθαι. τὰ μὲν γὰρ τοῖς θερμοτέροις αὐτῆς μέρεσι κα-
τευθὺ τῶν ἀρτηριῶν μόρια θερμότερά τε γενήσεται τῶν
ἄλλων καὶ διαστήσεται μεῖζον καὶ κινήσεται θᾶττον· τὰ
δὲ τοῖς ψυχροτέροις αὐτά τε ἔσται ψυχρότερα καὶ βραδύ-
τερον κινήσεται καὶ διαστήσεται μεῖον. ὅταν δ᾽ ὅλον
ἀγγεῖον ποτὲ κατευθὺ γένηται τοῖς θερμοτέροις μέρεσι
τῆς καρδίας, θᾶττόν τε κινήσεται καὶ μεῖζον διαστήσε-
ται τοῦτο τῶν τοῖς ψυχροτέροις κατευθὺ τεταγμένων. καὶ
χωρὶς δὲ τῆς καρδίας οἰκεῖαί τινες γινόμεναι ταῖς ἀρτηρίαις
δυσκρασίαι τάς τε εἰρημένας ἀνωμαλίας ἀποτελοῦσι, τὰς
κατὰ μέγεθος καὶ μικρότητα καὶ τάχος καὶ βραδύτητα καὶ
ἀραιότητα καὶ πυκνότητα, καὶ εἰ πολὺ τοῦ κατὰ τὴν φύσιν
ἐκτρέποιντο, καὶ τὰς κατὰ σφοδρότητά τε καὶ ἀμυδρότητα.
καὶ μὲν δὴ καὶ κατὰ αὐτήν γε τὴν καρδίαν, καὶ προσέτι τὰς
ἀρτηρίας ἁπάσας, [268] ἐκ τῆς κατὰ τὸ σπλάγχνον ἀνωμάλου
δυσκρασίας ἐν μιᾷ διαστολῇ πλείους γενήσονται διαφοραὶ
τῶν κινήσεων, τῶν μὲν εἰς τάχος αὐτὴν ἐξορμώντων, ἐνίων

tatem motus pulſuum erumpet.   Neque vero mirum eſt
vel inaequalitatem unius pulſus fieri ob cordis intemperiem;
etenim partes arteriarum calidioribus ejus partibus obductae
et calidiores fient aliis et dilatabuntur magis celeriusque
movebuntur; frigidioribus vero obductae et ipſae erunt fri-
gidiores et movebuntur tardius atque minus dilatabuntur.
Quum vero obductum fuerit totum vas calidioribus cordis
partibus, tum celerius movebitur tum magis diſtendetur
hoc quam illa, quae frigidioribrs obducta ſunt.   Et etiam
praeter cor intemperies quaedam arteriarum peculiariores
inaequalitates illas commemoratas concitant magnitudinis,
parvitatis, celeritatis, tarditalis, raritatis, crebritatis; quae
ſi longe a natura recedant, etiam vehementiae et remiſſio-
nis.   Jam vero etiam in ipſo corde omnibusque praeterea
arteriis ex visceris illius inaequali intemperie plures in una
diſtentione motuum differentiae prodibunt, partim illam ad
celeritatem concitantium, partim ſuſtinentium et motuum

δ᾽ ἐπεχόντων τε καὶ βραδύνειν ἀναγκαζόντων. ὥστε ποτὲ
καὶ στῆναι μεταξὺ κατὰ τὴν ἄνοδον, οἷόν τι συμβαίνει καὶ
τοῖς ἐν ὁδοιπορίαις, ἢ καὶ ἄλλως ὁπωσοῦν ἕλκουσιν ἑτέρους
βραδύνοντας. ἀντισπώμενοι γὰρ ὑπ᾽ αὐτῶν ἀτάκτως ἐκ-
κόπτονταί τε καὶ διακόπτονται τὴν ὁρμὴν, ὡς μήτε διαπαν-
τὸς ὁμοίαν ποιεῖσθαι τὴν κίνησιν ἴσχεσθαί τε πολλάκις. εἰ
δὲ καὶ ἀντιπράττοντάς τε καὶ ἀντισπῶντας ἕλκοιεν, οὐ μόνον
ἴσχονται τῆς κινήσεως, ὡς ἤτοι βραδύτερον ἢ μηδόλως ἐνίοτε
βαδίζειν, ἀλλὰ καὶ ἀνθειλκύσθησάν ποτε εἰς τοὐπίσω. ταῦτ᾽
οὖν ἅπαντα συμβαίνει τῇ τε καρδίᾳ καὶ ταῖς ἀρτηρίαις ἐν
ταῖς ἀνωμάλοις δυσκρασίαις.

    Κεφ. ή.   Καὶ ὅ γε δορκαδίζων σφυγμὸς ἐκ τοῦ γέ-
νους μέν ἐστι τῶν ἐν ἡσυχίᾳ διαλαμβανομένων, ἐπιγίνεται δ᾽
ἐνίοτε τοιούτοις πάθεσι καρδίας· ὥσπερ γε καὶ ὁ δίκροτος ἐκ
τοῦ γένους μέν ἐστι τῶν ἀνθελκομένων ἔσω, συνεδρεύει δὲ καὶ
αὐτός ἐστιν ὅτε ταῖς ἀνωμάλοις τῆς καρδίας δυσκρασίαις,
καὶ μᾶλλόν γε, ὅταν ἀξιόλογον ᾖ κατ᾽ αὐτὴν τὸ πλῆθος τῶν
αἰθαλωδῶν περιττωμάτων ἐν πολλοῖς τῶν μορίων αὐτῆς.

cogentium adeo ut etiam in medio interdum aſcenſu ſubli-
ſtat. Id quod et illis uſu venit qui in itinere, vel alio
quovis modo alteros cunctantes trahunt; retracti enim ab
illis inordinate frangunt impetum et interpellant, ut non
eodem ſemper modo moveantur, imo reſiſtant frequenter.
Qui ſi obtinentes ac retrahentes trahant, non modo eorum
impeditur motus, ut vel tardius, vel nequaquam interdum
procedant, verum etiam retrahuntur aliquando rurſum.
Atque haec quidem cordi et arteriis omnia accidunt per in-
aequalem intemperiem.

    Cap. VIII.   Caprizans autem ex genere eſt illorum
quidem qui in quiete intercipiuntur; nonnunquam tamen
fit in ejuscemodi cordis affectibus, ut etiam dicrotus, qui
ex genere eſt intro retractorum; comitatur tamen nonnun-
quam et ille cordis inaequalem intemperiem, atque adeo
quum collectus ſit in multis ejus partibus ingens excremen-

ἂν γὰρ ἅμα συμβῇ τὰ μὲν ἁπλῶς εἶναι πάνυ θερμὰ, τὰ δὲ κα-
ταπνίγεσθαι καπνώδει λιγνύϊ, πρὸς τὰς ἐναντίας ἐξορμήσει κινή-
σεις, ὡς διαστέλλεσθαι μὲν ἐπιχειρεῖν τὰ ἕτερα, συστέλλεσθαι
δὲ θάτερα. καὶ οὕτως ἤτοι διαστελλομένης τῆς ἀρτηρίας ἐνερ-
γησάντων τᾶν συστελλόντων διαδέξεταί ποτε τὴν διαστολὴν ἡ
συστολὴ καὶ χωρὶς τῆς ἐκτὸς ἠρεμίας, ἢ συστελλομένης ἐνεργη-
σάντων τῶν διαστελλόντων, ἢ διαδέξεται τὴν συστολὴν ἡ δια-
στολὴ, χωρὶς τῆς ἐντὸς ἡσυχίας. ἑκάτερον δὲ αὐτᾶν ἔσται
κατὰ πλείονας τρόπους, ἤτοι γὰρ ἐκνικήσει τελείως ἡ δευτέρα
κίνησις τὴν προτέραν, ἢ ἐπ' ὀλίγον μὲν ἀντισπάσει, νικήσασα
δὲ ἡ προτέρα πληρώσει τὸ προκείμενον ἑαυτῇ μέτρον, ὥστε
γίνεσθαι τρεῖς τὰς πάσας διαφορὰς σφυγμῶν ἔν τε τῷ δια-
στέλλεσθαι κᾆν τῷ συστέλλεσθαι· πρώτην μὲν, ἐπειδὰν ἐν
τῷ διαστέλλεσθαι πρὶν πληρῶσαι τὸ μέτρον ἡ συστολὴ δια-
δέξηται, δευτέραν δ', ὅταν ἀκριβᾶς πληρωθεῖσαν ἐκδέξηται
τῆς ἐκτὸς ἠρεμίας ἀπολλυμένης. τὴν τρί(134)την δ', ὅταν ἔτι
γιγνομένην τὴν διαστολὴν ἀντισπάσῃ μὲν ἡ ἐναντία κίνησις,
ἀσθενεστέρα δὲ γενομένη συγχωρήσει τὸ λεῖπον ἐκπληρῶσαι.
κατὰ ταὐτὰ δὲ καὶ τὴν συστολὴν ἡ διαστολὴ ποτὲ μὲν ἤδη

torum fuliginoforum acervus. Nam fi una contingat, ut
quaedam omnino fint praecalidae, aliae fumofa fuligine
praefocentur, ad contrarios profilient motus; ut alterae
diftentionem moliantur, alterae confidant. Itaque five
quia dum diftenditur arteria, partes, quae contrahunt,
actione fint functae, fuccedet contractio interdum diftentioni,
vel citra externam quietem, five quia, dum contrahitur,
partes quae dilatant actione fint functae. Quorum utrum-
que pluribus modis fiet. Aut enim plane vincet fecundus
motus priorem, aut aliquantum retrahet, victor autem prior
modum inftitutum complebit, ut tres numero differentiae
fiant et in diftentione et contractione; prima, quum diften-
tionem, priusquam menfuram impleverit, contractio exci-
piat; altera, quum prorfus completae fuccedat externa
quiete perdita; tertia, quum diftentionem motus contrarius
nondum abfolutam retrahat, qui debilior redditus reliquum
finat compleri. Haud aliter etiam contractionem diftentio

γεγενημένην ἐκδέχεται, μὴ συγχωρήσασα στῆναι, ποτὲ δὲ καὶ
πρὸ τοῦ πληρωθῆναι κολούσασά τε καὶ νικήσασα διεδέξατο,
ποτὲ δ᾽ ἀντέσπασε μὲν ὀλίγον, ἐνικήθη δέ. τοιαῦται κινή-
σεις ἀρτηριῶν γίνονταί ποτε καὶ χωρὶς τοῦ τὴν καρδίαν πε-
πονθέναι, ἤτοι διὰ δυσκρασίαν ἀνώμαλον ἐν αὐταῖς συστῖσαν,
ἢ δι᾽ ἀῤῥωστίαν τῆς δυνάμεως, ἢ διὰ σκληρότητα τοῦ χιτῶνος,
ὑπὲρ ὧν εἴρηται μὲν ἤδη τι κἀν τῷ δευτέρῳ τῶν ἐν τοῖς σφυγ-
μοῖς αἰτίων, εἰρήσεται δὲ καὶ νῦν ἐν κεφαλαίοις, ἐκεῖνο πρότε-
ρον ἐπισημηναμένων ἡμῶν, ὡς τὸν περὶ τῆς κατὰ τὴν καρδίαν
ἀνωμάλου δυσκρασίας λόγον, ὃν νῦν διήλθομεν, εἰς τήνδε
τὴν πραγματείαν ἀνεβαλλόμεθα διά τε τὸ ζητεῖν ἔτι καὶ βα-
σανίζειν αὐτὸν ἐμπειρίᾳ μακρᾷ, καθάπερ καὶ τὰ ἄλλα ἅπαντα
τὰ εἰρημένα τε καὶ λεχθησόμενα, καὶ διότι κατ᾽ ἐκείνην τὴν
πραγματείαν οὐδέπω περὶ δυνάμεως οὐσίας οὐδὲν εἰρήκαμεν.
οὐδὲ γὰρ οὐδὲ τοῦτο τὸ δόγμα, πρὶν ἐν ἅπασι τοῖς κατὰ
μέρος ὁμολογουμένοις ἐξευρεῖν, ἐτολμήσαμεν ἀποφήνασθαι.
[269] νῦν δ᾽ ἐπειδὴ πεπείσμεθά τε τὴν οὐσίαν τῶν δυνάμεων
οὐδὲν ἄλλο παρὰ τὴν ποιὰν εἶναι κρᾶσιν, ἅπαντά τε τὰ κατὰ

nunc abſolutam conſequitur, nec permittit confiſtere, nunc
etiam, priusquam confecta ſit, impeditam et victam exci-
pit; nonnunquam retrahit nonnihil, ſuperatur tamen. Hi
motus arteriarum fiunt interdum vel extra affectum cordis,
aut propter earum inaequalem intemperiem, aut facultatis
imbecillitatem, aut propter duritiem tunicae; de quibus etſi
ſermonem jam ante habuimus in ſecundo libro De cauſis
pulſuum, tamen hic exponam, ſed ſummatim, ſi hujus pri-
mum admonuerimus quod de inaequalis cordis intemperie
modo explicavimus, in hanc nos commentationem produ-
xiſſe, quum ut etiam inveſtigaremus eam et expenderemus
longa experientia, ſicut alia omnia quae dixi et ſum dictu-
rus; tum quod nihil dum in illis commentariis attulimus
de facultatis eſſentia. Neque enim prius hoc decretum
quam omnibus particularibus reperiſſem conſentiens pronun-
ciare fui auſus. Nunc quando eſſentiam facultatum per-
ſuaſi ſumus nihil eſſe praeter qualitatem temperamenti, om-

τὰς διαγνώσεις τε καὶ προρρήσεις καὶ θεραπείας ἐπὶ τούτῳ
τῷ δόγματι συμφωνοῦνθ' εὑρίσκομεν, εὐλόγως, οἶμαι, καὶ τοὺς
ἑπομένους ταῖς ἀνωμάλοις δυσκρασίαις τῆς καρδίας σφυγμοὺς
ἐνταῦθα διήλθομεν. εἰσὶ δ', ὡς ἐλέγομεν, ἔνιοί τινες ἐξ αὐ-
τῶν καὶ χωρὶς ἐκείνης συνιστάμενοι. δίκροτος οὖν τίς ἐστι
σφυγμὸς κλονώδης, ὃν δὴ καὶ μόνον ᾤμην τό γε κατ' ἀρχὰς
εἶναι πλήττοντα δὶς, ἐξαπατώμενος ὑφ' ὧν ἔλεγεν Ἀρχιγένης,
εἰκάζων αὐτὸν ταῖς τῆς σφυρᾶς διπλαῖς πρὸς τὸν ἄκμονα
πληγαῖς. ἀποπάλλεσθαι γάρ τι σκληρὸν ἀφ' ἑτέρου σκληροῦ
κατὰ τὰς τοιαύτας πληγὰς ὑποθέμενος, ἐξ ὧν ἐσφάλην περὶ
τὴν ἔννοιαν τοῦ πράγματος, ἐκ τούτων καὶ περὶ τὴν διάγνω-
σιν ἐσφαλόμην. ἐπεὶ δὲ ἐν τῷ χρόνῳ προσεδρεύων ἀεὶ καὶ
λιπαρῶς ἐγκείμενος τῇ διαγνώσει τῆς συστολῆς ἐναργῶς ἠσθό-
μην ἀρτηρίας ποτὲ μαλακῆς καὶ ἀκλόνου συσταλείσης ἐπὶ
βραχὺ, κἄπειτ' αὖθις ἐκπληρωσάσης τὴν διαστολὴν, ἐκ τού-
του τάς τε διαθέσεις ἐφ' αἷς οἱ τοιοῦτοι γίνονται σφυγμοὶ
παρεφύλαξα, καὶ χρόνῳ ποτὲ μακρῷ σὺν πολλῇ τῇ σκέψει
βεβαίως ἠδυνήθην ἀποφήνασθαι ταῦθ' ἅπερ νῦν διεξέρ-
χομαι. φαίνεται δέ μοι καὶ ὁ Ἀρχιγένης ἐπιμελῶς μὲν

niaque et in dignoscendo et praecognoscendo et curando
convenire cum hoc decreto animadvertimus, non abfurde
nos arbitramnr feciffe, qui pulfus hic comitantes cordis in-
aequalem intemperiem explicavimus.   In quibus funt non-
nulli, uti dicebamus, qui etiam absque illa conftent.   Itaque
dicrotus quidam eft pulfus vibratus, quem primo quidem
unum bis ferire putavi verbis deceptus Archigenis, geminis
ipfum mallei ictibus ad incudem affimulans.   Quum enim
durum quiddam refultare ab altero duro ftatuiffem, a qui-
bus adductus fum circa notionem rei in errorem, ex iisdem
in dignoscenda ipfa fum lapfus.   At pofteaquam incumbens
femper et inftans fedulo ut contractionem dignoscerem,
tandem arteriam manifefto fenfi modo mollem et non vibra-
tam confidere aliquantum, moxque diftentionem conficere,
pofthac affectus obfervavi qui habent eos pulfus, et tandem
aliquando a multa obfervatione haec potui conftanter quae
nunc expono affirmare.   Sane mihi videtur etiam Archige-

BIBΛION B. 307

Ed. Chart. VIII. [269.]   Ed. Baf. III. (134.)

παραπεφυλακέναι τοὺς δὶς παίοντας σφυγμοὺς, οὔτε δ᾽ ἑρμη-
νεύειν αὐτοὺς ὀρθῶς οὔτε τὰς διαθέσεις αἷς ἕπονται διαγι-
νώσκειν, ἢ οὐκ ἂν ἁπλῶς οὕτως οὔτε ταῖς τῆς σφυρᾶς
διπλαῖς πρὸς τὸν ἄκμονα πληγαῖς εἴκασεν αὐτοὺς οὔτε πα-
ρέλιπεν εἰπεῖν ὅστις ὁ τρόπος ἐστὶ τῆς γενέσεως αὐτῶν. ἀλλ᾽
ἡμῖν γε καὶ τοῦτο εὑρέθη μετὰ χρόνον πολὺν, ὥσπερ καὶ ἄλλα
πάμπολλα τῆς θεωρίας. καὶ σὺ οὕτως ἔχειν τὸ πρᾶγμα μὲν
εὑρήσεις, εἰ μόνον ἐθέλησάς τινα φιλοπονίαν τε καὶ σπουδὴν
εἰσενέγκασθαι περὶ τοὔργον, οἵαν ἡμεῖς εἰσενεγκάμεθα. χωρὶς
γὰρ ταύτης οὔτε γνῶναι δυνήσεται τὴν ἐν αὐτοῖς ἀλήθειαν
οὔτ᾽ αὐτὸς ὠφεληθῆναί τι. τρεῖς οὖν εὑρήκαμεν ἄχρι δεῦρο
καὶ διαθέσεις καὶ γενέσεις τῶν δὶς παιόντων σφυγμῶν· μίαν
μὲν τὴν τῶν κλονωδῶν, κατὰ τοῦτο μόνον αὐτῶν ἀποκεχω-
ρηκυῖαν, ὅτι βραχέος γενομένου κατὰ τὸ μῆκος τοῦ σφυγμοῦ
τῶν ἑκατέρωθεν μερῶν τῆς ἀρτηρίας ἀφανὴς ὁ κλόνος ἐστὶ,
καὶ διὰ τοῦτο δίκροτος, οὐ κλονώδης φαίνεται· δευτέραν δὲ
καθ᾽ ἣν ὁ μὲν σφυγμὸς ἄκλονός ἐστιν, ἡ δ᾽ ἀρτηρία σκληρὰ
καὶ ἡ δύναμις ἀσθενὴς εἰς τοσοῦτον ὡς βαρύνεσθαι μὲν ὑπὸ
τῶν ἐπικειμένων σωμάτων, ὅμως δὲ κατά τι μέρος ἐν τῷ

nes accurate pulfus bis ferientes obfervaffe, fed parum
bene eos declarare et affectus quos comitantur ignorare.
Neque enim ita nude eos, neque mallei geminis ictibus ad
incudem affimilaret; neque praeteriret, unde procedant,
originem. Id quod etiam nos multo poft tempore affecuti
fumus, necnon hujus commentationis alia complura. Tum-
que rem effe ita comperies, fi modo diligentiam aliquam et
ftudium in opus conferre volueris, quale nos adhibuimus;
nam absque eo nec cognoscere de illis quicquam veri va-
leas et ipfe operam ludas. Tres ergo affectus hactenus
originesque bis ferientium pulfuum invenimus; unam vi-
bratorum, hac fola re ab illis diftinctam, quod quum bre-
vem pulfus longitudinem habeat ex utraque parte arteriae,
obscura vibratio fit; quamobrem dicrotus, non vibratus
videtur; alteram, in qua non vibratus eft pulfus, fed arte-
ria dura adeoque facultas imbecilla, ut a corporibus incum-
bentibus gravetur, tamen aliqua parte fita ad cutem attol-

δέρματι τεταγμένον ἀκωλύτως ἀναφέρεσθαι. τούτου γὰρ μό-
νου τοῖς ἁπτομένοις εἰς αἴσθησιν ἥκοντος, ἔσται ποτὲ δί-
κροτος ὁ σφυγμός, ὅταν ἐξορμῆσαν αὐτὸ διὰ τὴν τῶν ἐπικει-
μένων κουφότητα πάλιν ἀντισπάσῃ κατέχοντά τε καὶ μὴ
συνεπόμενα τὰ ἑκατέρωθεν μόρια, τὰ πρὸς τῶν ἐπικειμένων
σωμάτων βαρυνόμενα, καὶ διὰ τοῦτο καὶ μήτ᾽ αἰσθητὴν
ὅλως ποιούμενα τὴν κίνησιν μήθ᾽ ἣν ποιεῖται τὴν αὐτὴν τῷ
φαινομένῳ μέρει τῆς ἀρτηρίας, ἀλλὰ μεμελημένην τε καὶ βρα-
δύνουσαν. ἐν τούτῳ γὰρ ἀντισπᾶσθαι συμβαίνει πρὸς αὐτῶν
τὸ φθάνον ἐξορμῆσαι, σκληρᾶς οὔσης τῆς ἀρτηρίας. ἄλλως
γὰρ οὐκ ἐγχωρεῖ γενέσθαι τὴν ἀντίσπασιν ἐν ταῖς τοιαύταις
διαθέσεσιν. οὗτοι μὲν οὖν οἱ δύο σφυγμοὶ δίκροτοί τ᾽ εἰσὶ
καὶ σκληροὶ, ὁ δὲ τρίτος ὁ ἐπὶ δυσκρασίᾳ γινόμενος οὔτε
δίκροτος, ἀλλὰ δὶς πλήττων μόνον, οὔτ᾽ ἐξ ἀνάγκης σκληρός.
εἰ δὲ καὶ τοῦτόν τις ὀνομάζειν ἐθέλει δίκροτον, οὐδὲν διαφέρει.
μεμνήσθω δὲ μόνον ὡς οὐκ ἔστιν ὅμοιος τοῖς ἀποπαλλομέ-
νοις σώμασιν ἀπὸ σκληρῶν σκληροῖς, ἀλλ᾽ ὡς ὀλίγον ἔμπρο-
σθεν εἴρηται, διαμαχομένων ἀλλήλαις γίγνεται τῶν δύο δυνά-
μεων, [270] τῆς τε διαστελλομένης καὶ τῆς συστελλούσης τὴν

latur libere; hanc enim quum folam fenfu percipiant tan-
gentes, erit aliquando pulfus dicrotus, ubi prae oneris
levitate exilientem illam partes utrinque confidentes, nec
confequentes retrahant, a corporibus impofitis gravatae;
quae idcirco nec fenfibilem concitant motum, nec quem
concitant, hunc concitant fimiliter parti arteriae confpicuae,
caeterum cunctantem et morantem. Interea enim fit ut ab
illis quae prius exiliit retrahatur, quum dura eft arteria,
nam alias in ejuscemodi affectibus non fiat retractio. Atque
hi quidem duo pulfus tum dicroti funt tum duri. Tertius,
qui ex intemperie nascitur, haud eft dicrotus, fed bis modo
pulfans, neque neceffario durus, quem fi velit quis dicro-
tum appellare, nihil refert, hoc tantum meminerit, non
effe fimilem corporibus duris, quae a duris repercutian-
tur, fed ut paulo ante diximus, concertantibus fit mutuo duo-
bus facultatibus, et quae diftendit et quae contrahit cor. At

Ed. Chart. VIII. [270.]   Ed. Baf. III. (134.)

καρδίαν. ἐν τίσι δὲ νοσήμασι καὶ κατὰ ποίας αἰτίας τε καὶ δια-
θέσεις εἰς ἀνώμαλον ἀφικνεῖται δυσκρασίαν ἡ καρδία, νῦν μὲν
οὐκ ἐπείγει λέγειν, ἐν δὲ τοῖς ἑξῆς ὑπομνήμασιν εἰρήσεται. κατὰ
δὲ τὸ παρὸν ἀρκέσει τό γε τοσοῦτον, ὡς ἐπὶ ταῖς ἀνωμάλοις
δυσκρασίαις τῆς καρδίας, καὶ ὅσα γε κατ᾽ αὐτὸ τὸ σῶμα τοῦ
σπλάγχνου συνίστανται, γίγνεται μὲν καὶ ὁ δὶς παίων σφυγ-
μὸς, γίγνεται δὲ καὶ ὁ τὴν ἐκτὸς ἠρεμίαν ἀπολλὺς, ἔτι τε
πρὸς τούτοις καὶ ὁ κολουόμενος τὴν διαστολήν. ἐδείχθη δ᾽
ὅτι καὶ οἱ διακοπτόμενοι τὴν κίνησιν ἡσυχίᾳ καὶ αὐτοὶ γί-
γνονται πάντες ἐπὶ ταῖς ἀνωμάλοις τῆς καρδίας δυσκρασίαις.
οὐ μὴν ἀλλὰ καὶ ὅσοι χωρὶς τοῦ διακόπτεσθαι τὴν διαστο-
λὴν ἀνώμαλοι φαίνονται κατὰ βραδύτητά τε καὶ τάχος, εὔδη-
λον ὅτι καὶ οὗτοι πρὸς ταῖς ἄλλαις αἰτίαις ὑφ᾽ ὧν ἐδείχθη-
σαν γίγνεσθαι καὶ αὐτὴν ταύτην ἕξουσιν ὑπὲρ ἧς ὁ λόγος
ἐνέστηκε, τὴν ἀνώμαλον τῆς καρδίας δυσκρασίαν, ὅταν ἐπὶ
τοσοῦτον ἀλλήλοις διαμάχηται τὰ θερμὰ μόρια τοῖς ψυχροῖς,
ὡς ποτὲ μὲν ἀναγκάζεσθαι βραδύνειν τὰ θερμὰ πρὸς τῶν
ψυχρῶν κατεχόμενα, ποτὲ δὲ θᾶττον κινεῖσθαι τὰ ψυχρὰ
πρὸς τῶν θερμῶν ἐφελκόμενα.

    Κεφ. θ΄. Ἕτερον ἐπὶ τοῖς εἰρημένοις γένος ἐστὶν

quibus in morbis quibusque de caufis et affectibus ad inaequa-
lem cor intemperiem deveniat, nihil eſt quod nunc dicam, ſed
in proximis commentariis explicabitur. Tantum hoc loco ſa-
tis ſit, inaequalem intemperiem cordis, quae quidem in ipſo
corpore visceris conſiſtat, comitari pulſum bis ſerientem, con-
ſequi etiam illum qui perdidit externam quietem, ad haec
illum cujus impeditur diſtentio. Praeterea demonſtravimus
illos quorum motus interpellatur quiete, comitari omnes in-
aequalem cordis intemperiem. Quin etiam citra interpellatam
diſtentionem, qui inaequali repraeſentantur tarditate et cre-
britate, plane etiam hi praeter alias a quibus gigni eos demon-
ſtravimus et hanc cauſam obtinebunt de qua ſermo habetur,
inaequalem cordis intemperiem; ſi quando inter ſe adeo
contendant calidae partes cum frigidis, ut ſubſiſtere inter-
dum neceſſe habeant calidae retentae a frigidis, interdum
celerius frigidae moveri a calidis attractae.

    Cap. IX.   Aliud ad ſuperiora genus eſt inaequalitatis

Ed. Chart. VIII. [270.]   Ed. Baf. III. (134. 135.)

ἀνωμαλίας τῆς καθ᾽ ἕνα σφυγμὸν, οὐκ ὀλιγάκις φαινόμενον,
οὐδ᾽ ἐπ᾽ ὀλίγων παθῶν, ἀλλ᾽ εἴπερ τι καὶ ἄλλο πολλάκις
τε καὶ ἐπὶ πολλῶν. εὑρίσκεται δὲ ἐν αὐτῷ τὸ ἐγγύτερον τῆς
ἀρχῆς μέρος τῆς ἀρτηρίας πρότερον κινούμενον. καὶ ὅ γε
κυματώδης τε καὶ ὁ σκωληκίζων σφυγμὸς ἐκ τούτου τοῦ γέ-
νους εἰσὶν, ἐπὶ μαλακῇ μὲν ἀρτηρίᾳ, δυνάμει δ᾽ οὐκ εὐρώστῳ
συνιστάμενοι. ὁ μὲν οὖν σκωληκίζων οὐ μόνον οὐκ εὔρω-
στον, ἀλλὰ καὶ καταλελυμένην ἐνδείκνυται τὴν δύναμιν, ὁ δὲ
κυματώδης ἐστὶν ὅτε μὲν αὐτὸ δὴ τοῦτο μόνον οὐκ εὔρωστον,
οὐ μὴν ἤδη γέ πω καταλελυμένην, ἔστι δ᾽ ὅτε καὶ τόνου με-
τρίου μετέχουσαν, ἡνίκα μάλιστα κρίσιμον ἱδρῶτα προδηλοῖ.
εὑρίσκεται (135) μὲν γὰρ ἐν ὑγροῖς τε καὶ σφυγματικοῖς νο-
σήμασιν, ὅταν αὐτὰ τὰ στερεὰ σώματα μαλακὰ γένηται τῷ
πλήθει τῆς ὑγρότητος τεγχθέντα. συμβαίνει δὲ μάλιστα τοῦτο
κατὰ τὰ ληθαργικὰ πάθη καὶ τοὺς ἀμφημερινοὺς πυρετούς,
καὶ προσέτι τοὺς ἑλώδεις τε καὶ τυφώδεις ὀνομαζομένους.
καὶ δὴ καὶ βραδύτητα καὶ ἀραιότητα καὶ μέγεθος ἐν τοῖς
τοιούτοις ἅπασιν ὁ σφυγμὸς προσλαμβάνει. εἰ δὲ καὶ ὕψος
ἢ σφοδρότητά ποτε προσκτήσαιτο, κρίσιμον ἱδρῶτα δηλώσει·

in uno pulfu, quod non raro animadvertitur, nec in paucis
affectibus, imo praeter caetera frequenter atque in multis.
Invenitur hoc tum, quum arteriae propinquior pars prin-
cipio prius movetur. In quo genere undofus atque ver-
miculans pulfus funt, quos mollis arteria et facultas non va-
lida conftituunt. Ac vermiculans non modo non validam,
fed et infirmam facultatem denunciat. Undofus interdum
hoc ipfum duntaxat fignificat, non firmam effe, non ftatim
tamen infirmam, interdum etiam mediocriter firmam, quum
praefertim decretorium fudorem promittit, in humidis enim
invenitur et pituitofis morbis, quum ipfa folida corpora ni-
mia humiditate imbuta emollita fint, id quod potiffimum ac-
cidit in morbis lethargicis et febribus quotidianis, illisque
etiam quas puluftres et typhodes appellant. Jam etiam
tarditatem et raritatem magnitudinemque in his omnibus ac-
quirit pulfus; qui fi praeterea altitudinem et vehementiam
nactus fit, decretorium fudorem fignificabit. Magis hic

Ed. Chart. VIII. [270. 271.] Ed. Baf. III. (135.)

μᾶλλον δ᾽ ἐλπίζειν ἔσεσθαι τοῦτο πλεόνων τῶν σφοδρῶν τε
καὶ ὑψηλῶν φαινομένων ἤπερ τῶν ἐναντίων. εἰ δ᾽ ὁμαλῶς
τοιοῦτοι φαίνοιντο, χρηστὸν ἅμα καὶ διὰ ταχέων ἔσεσθαι τὸν
ἱδρῶτα σημαίνουσι, καὶ μᾶλλον, εἰ καὶ τὰ τῆς πέψεως τοῦ
νοσήματος ὑπάρχει γνωρίσματα. πρόδηλον δὲ δήπουθεν ὡς
οὔτε φλεγμονή τις οὔτε σκίῤῥος οὔτε πῆξις ἐκ ψύξεως οὔτε ξηρό-
της ἄμετρος οὔτε σπασμώδης διάθεσις ὑπάρχει κατὰ τὸ σῶμα
τἀνθρώπου κυματώδους ὄντος τοῦ σφυγμοῦ, διότι μήτε σκλη-
ρύνεσθαι δυνατόν ἐστι μήτε τετάσθαι τὴν ἀρτηρίαν ἐν τῷ
τοιούτῳ σφυγμῷ. χρὴ γὰρ, ὡς ἀρτίως εἴρηται, μαλακὴν ἀκρι-
βῶς ὑπάρχειν αὐτὴν, ἵν᾽ ὅταν ὁ διεγείρων τε καὶ διαστέλλων
τόνος ὀκλάσῃ κατά τι, κατ᾽ ἐκεῖνο καὶ αὐτὴ καταπίπτουσα
τὴν οἷον κύματος ἐργάζηται περιγραφήν. ἡ σκληρὰ δὲ καὶ ἡ
τεταμένη, κἂν ἐνδῷ κατά τι τῆς διαστελλούσης αὐτὴν δυνάμεως
ἀῤῥωστούσης, ἀλλά τοι καὶ αὐτὸ τοῦτο τὸ μόριον συνεξαίρεται
τοῖς ἑκατέρωθεν. [271] ὅθεν οὐδ᾽ εἰ φανείη ποτὲ κατὰ τὴν
σκληρὰν ἀρτηρίαν ὁ σφυγμὸς τοιοῦτος, ὡς τὸ πρότερον ἀεὶ
μέρος αὐτῆς διαστέλλεσθαι πρότερον, οὐδὲ τότε κυματώδης
ἢ σκωληκίζων γενήσεται, ἀλλὰ μᾶλλον ἀνωμαλίαν ἔχων τὴν

fperandus eft, fi plures vehementes et alti appareant quam
contrarii. Qui fi aequaliter appareant, falubrem fimul et
brevi fudorem promittunt, maxime fi indicia appareant
concoctionis morbi, fiquidem liquet utique nec inflammatio-
nem ullam, nec fcirrhum, nec conftrictionem ex frigore,
nec immodicam ficcitatem, nec affectum convellentem cor-
pus hominis, fi undofus fit pulfus, tenere, quod nec indu-
rescere in eo pulfus, nec tendi arteria poffit; etenim molli
omnino, ut modo dictum eft, ea eft opus, quo quum robur,
quod excitat et diftendit, claudicet alicubi, illic haec deci-
dat atque velut undae formam efficiat. At dura et con-
tenta etiam ficubi infirma quae ipfam attollit facultate
cefferit, ea ipfa tamen pars una cum illis quae ex utroque
latere funt attollitur. Proinde in dura arteria, ne fi quando
reperias quidem ejuscemodi pulfum, ut prior femper ejus
pars prius diftendatur, undofus tum vel vermiculans fiet;
verum potius inaequalitatem habebit, quae confiftit in pri-

3ı2 ΓΑΛΗΝΟΥ ΠΕΡΙ ΠΡΟΓΝΩΣ. ΣΦΥΓΜ.

Ed. Chart. VIII. [271.]   Ed. Baf. III. (135.)
κατὰ τὸ πρότερόν γε καὶ ὕστερον μέρος τῆς ἀρτηρίας τοῦ χι-
τῶνος κινουμένης γινομένην. οἱ κυματώδεις δὲ καὶ οἱ σκωλη-
κίζοντες καὶ τοῦτο μὲν ἔχουσιν, ἀλλὰ καὶ τὴν οἷον κυμάτων
περιγραφὴν ἐξ ἐπιμέτρου προσλαμβάνουσιν, εὑρίσκονται δ᾽
ἐν τοῖς ὑγροῖς, ὡς εἴρηται, πάθεσιν, ὅταν μήτε σκίῤῥος ᾖ
περὶ σπλάγχνον τι μήτε φλεγμονὴ, ἐπεί τοι κἂν τοῖς ὑδέροις,
καὶ μάλιστα τοῖς ἀνασάρκα τε καὶ λευκοφλεγματίαις ὀνομαζο-
μένοις τοιοῦτος ἂν ἐφαίνετο διαπαντὸς ὁ σφυγμὸς, εἰ μὴ
διὰ τὸ σκιῤῥοῦσθαί τινα σπλάγχνα συνέβαινον οἱ ὕδεροι τὰ
πολλά. τοῖς γὰρ ἐξ αἱμοῤῥοΐδος ἐπισχέσεως ἢ καταμηνίων
ἐποχῆς ἐθεασάμεθα πολλάκις ἀκριβεῖς κυματώδεις τε καὶ σκω-
ληκίζοντας ἑπομένους σφυγμοὺς, ἐπειδὴ πολλάκις ἐν τοῖς τοι-
ούτοις ὑδέροις οὐδὲν τῶν σπλάγχνων σκιῤῥοῦται. οὐκοῦν,
ἀναληπτέον γὰρ αὖθις ἐπὶ κεφαλαίων τὸν λόγον, ὁ κυματώ-
δης σφυγμὸς ὑγρᾶς ἐστι καὶ μαλακῆς ἀρτηρίας ἔγγονος, ἅμα
δυνάμει καμνούσῃ μετρίως, ὁ δὲ σκωληκίζων ἀρτηρίας μὲν
μαλακῆς, ἀῤῥώστου δ᾽ ἱκανῶς δυνάμεως. διὰ τοῦτο γοῦν καὶ
χωρὶς πυρετῶν ὡς τὰ πολλὰ φαίνεται γινόμενος ἐπὶ κενώσεσι

ma et ultima parte arteriae quae movetur tunicae. Undofi
et vermiculantes quum hoc habent tum vero cumulum ob-
tinent quafi undarum formam, qui in humidis occurrunt
affectibus, quum nulli visceri fcirrhus ineft, aut inflamma-
tio. Verum enimvero et in hydrope, praecipue qui ana-
farca et leucophlegmatias vocatur, talem perpetuo pulfum
reperies, nifi quia induruerint fcirrho quaedam viscera,
acciderit, quod frequens eft, hydrops. Nam illum quidem
quem fuppreffa haemorrhois, vel menftruorum fuppreffio
commifit, attendimus exactos faepe undofos et vermiculan-
tes pulfus comitari; quandoquidem frequenter in ejusce-
modi hydrope nullum indurescit fcirrho viscus. Itaque ut
de integro fermonem fummatim refumam, undofus pulfus
ex humida mollique arteria oritur, fimulque ex facultate
modice affecta; vermiculans ex molli quidem, verum ex
debilitata infigniter facultate. Quamobrem etiam fine febri-
bus vere folet largis vacuationibus fuccedere fanguiuisque

Ed. Chart. VIII. [271.]   Ed. Baſ. III. (135.)

λάβροις αἱμοῤῥαγίαις τε καὶ διαῤῥοίαις καὶ χολέραις καὶ κα-
θάρσεσιν ἰσχυραῖς ἐμέτοις τε σφοδροῖς καὶ οὔροις παμπόλ-
λοις καὶ καταμηνίων ἀμέτροις καταῤῥήξεσιν. οὕτως δὲ καὶ
ταῖς δι᾽ αἱμοῤῥοΐδων κενώσεσι καὶ ταῖς ἐκ μήτρας αἱμοῤῥα-
γίαις, ἔτι τε τῷ καλουμένῳ ῥῷ γυναικείῳ καὶ μοχθηροῖς
ἱδρῶσιν ὁ τοιοῦτος ἐπιγίνεται σφυγμός, οὐδὲν ἧττον δὲ καὶ
τοῖς ὑγρότητι πολλῇ διασαπεῖσι τὴν πνεύμονα, καθ᾽ ὃν ἤδη
χρόνον ἂν ἢ δύναμις αὐτῶν κάμνῃ. εἰ μέντοι τι φλεγμονῶ-
δες ἐπιγένηται τῇ τοιαύτῃ διαθέσει, σκληρότητα προσλαμβά-
νοντες οὐκ ἔτι φαίνονται σκωληκίζοντες. διὰ τοῦτο γοῦν
οὐδὲ τοῖς ἑκτικοῖς ὀνομαζομένοις πυρετοῖς, ὧν εἰσι καὶ οἱ
μαρασμώδεις ἅπαντες καὶ οἱ ἐπὶ ταῖς φθόαις, οὐ γίνονται
σκωληκίζοντες οἱ σφυγμοί, γενόμενοι πάντως ἄν, ὅσον ἐπὶ
τῷ κάμνειν τὴν δύναμιν, ἀλλ᾽ ἡ συνοῦσα τοῖς πάθεσι ξηρό-
της σκληρὰς ἀποτελεῖ τὰς ἀρτηρίας. ἡ μέντοι τοῦ γένους
τούτου τῶν σφυγμῶν ἀνωμαλία συμπίπτει πάντως αὐτοῖς,
ὅταν ἱκανῶς κάμνουσι τὴν δύναμιν ἐφ᾽ ἧς εἴπομεν ἐν προτέ-
ρῳ μορίῳ τῆς ἀρτηρίας τὴν κίνησιν φαίνεσθαι πρότερον, ὅπερ

profluviis et alvi fluoribus, choleris, validis purgationibus,
vomitibus vehementibus, urinis copioſis, denique menſium
immodicis profluviis, ad haec vacuationibus per haemor-
rhoidas ſanguinisque ab utero profluviis. Jam fluorem
etiam muliebrem quem vocant ſudoresque pravos hic pul-
ſus excipit, et vero etiam hos quibus immodica humidi-
tate computruit pulmo, id ſcilicet temporis, quum eorum
jam laboret facultas. Verum ſi qua tamen eum affectum
inflammatio conſequatur, additur illis durities, neque am-
plius videntur vermiculantes. Proinde nec hecticas quas
vocant ſebres, in quarum numero marcidae ſunt omnes et
quae tabi ſunt adjunctae conſequuntur pulſus vermiculan-
tes, conſequuturi omnino, quod ad affectam attinet facul-
tatem, niſi conjuncta hisce affectibus ſiccitas arterias red-
deret duras. Attamen habent illi prorſus hujus generis
pulſuum inaequalitatem, ubi ſuerit inſigniter facultas debili-
tata, ob quam in priore arteriae parte diximus prius appa-

Ed. Chart. VIII. [271. 272.]   Ed. Baf. III. (135.)

Ἐρασίστρατος μὲν ἀεὶ βούλεται γίνεσθαι, φαίνεται δ᾽ οὐχ
ὧδε συμβαῖνον, ἀλλ᾽ ὡς δὴ νῦν λέλεκται.

Κεφ. ι΄. Ἑξῆς τοῖς εἰρημένοις σφυγμοῖς εἰσιν οἱ
προσαγορευόμενοι μύουροι. διττὸν δὲ τὸ γένος αὐτῶν ἐστι,
τὸ μὲν ἕτερον ἐν μιᾷ διαστολῇ τῆς ἀρτηρίας, τὸ δὲ ἕτερον ἐν
ἀθροίσματι. τὸ μὲν οὖν ἐν μιᾷ διαστολῇ γιγνόμενον ἀσθέ-
νειαν ἐνδείκνυται δυνάμεως ἅμα σώματος ἰσχνότητι. χρὴ δ᾽
ἐπιβάλλοντα τοὺς δακτύλους ἅπτεσθαι τῆς ἀρτηρίας, εἶθ᾽
ὅταν ἐν τούτῳ φαίνηται κατὰ μὲν τὰ πρῶτα μέρη τῆς ἀρτη-
ρίας μείζων ὁ σφυγμὸς, ἢ σφοδρότερος, ἢ συναμφότερον, ἐν
δὲ τοῖς ὑποκάτω μικρότερος, ἢ ἀμυδρότερος, ἢ ἄμφω, τὸ
μὲν πρῶτον τῶν ἐπιβεβλημένων δακτύλων ἐπαίρειν καὶ σκο-
πεῖσθαι πότερον ὁμοίας τῇ πρὶν ἀρθῆναι τοῦτον αἰσθά-
νονται κινήσεως οἱ ἐφεξῆς, ἢ σφοδροτέρας τε καὶ μείζονος.
ἀμυδροτέρας μὲν γὰρ, ἢ μικροτέρας ἀδύνατον αἰσθάνεσθαι, τοῦ
πρώτου δακτύλου [272] μετεωρισθέντος. εἰ μὲν οὖν ὁμοίας
ἔτι κινήσεως οἱ μετὰ τὸν ἐπαρθέντα δάκτυλον αἰσθάνονται, κατὰ
τὸν ἑαυτῆς λόγον ἡ ἀρτηρία μυούρως διεστέλλετο, καὶ εἴη

rere motum; quod effe Erafiftratus perpetuum confirmat,
verum fecus fe res habere cernitur, ut nunc declara-
vimus.

Cap. X.   Poft praedictos pulfus funt illi quos de-
curtatos appellant.   Horum duplex eft genus, alterum in
una diftentione arteriae, alterum in acervo.   Quod in una
diftentione fit, facultatis imbecillitatem una cum corporis
gracilitate arguit.   Eft autem admotis digitis arteria tan-
genda, deinde, fi animadvertatur interea in arteriae primis
partibus major pulfus vel vehementior, vel uterque, in
poftremis minor vel languidior vel ambo, primus digitorum
applicatorum eft attollendus, perfpiciendumque utrum fimi-
lem illi qui ante erat quam hic fuftolleretur fequentes
digiti motum percipiant, an vehementiorem et majorem;
nam languidiorem quidem certe vel minorem, ubi eleva-
tus fit primus digitus, omnino fentire nequeas.   Ergo fi mo-
tum fimilem digiti fequentes fublatum digitum fentiant, fua
fponte arteria decurtatam diftentionem habebat, quod nobis

Ed. Chart. VIII. [272.]   Ed. Baf. III. (135.)

ἂν τοῦτο σημεῖον ἀτόνου δυνάμεως, ἢν ἀπὸ τῆς καρδίας
ἐπιῤῥεῖν αὐταῖς ἐπεδείξαμεν. ἐν μὲν γὰρ τῷ κατὰ φύσιν ἔχειν
ἄχρι τοῦ πέρατος ἁπασῶν τῶν ἀρτηριῶν ὁ διαστέλλων αὐ-
τας τόνος ὁμοίως ἐξικνεῖται· κατὰ δὲ τοὺς μνουρίζοντας ἐκ-
λύεται κατὰ βραχὺ τοσοῦτον ἑαυτοῦ γινόμενος ἀσθενέστερος
ὅσον ἀποχωρεῖ τῆς ἀρχῆς. εἰ δ᾽ ἐπάραντός σου τὸν πρῶτον
δάκτυλον, μετ᾽ αὐτὸν ἰσχυροτέρας τε καὶ μείζονος ἢ πρόσθεν
αἰσθάνοιο τῆς κινήσεως, ἐνδείκνυται μὲν δήπου καὶ νῦν
ἀῤῥωστίαν τῆς κατὰ τὴν ἀρτηρίαν δυνάμεως, ἀλλ᾽ ἐλάττονα
τῆς προειρημένης. ἐν ἐκείνῃ μὲν γὰρ ἡ δύναμις ἐξελύετο τῆς
ἀρχῆς ἀποχωροῦσα, νυνὶ δὲ διαμένει μὲν ἴση κατά γε τὸν ἑαυ-
τῆς λόγον, ἡ δ᾽ ἀρτηρία βαρυνομένη πρὸς τῆς τῶν δακτύλων
ἐπιβολῆς ἀσθενέστερον κινεῖται. ἧττον δ᾽ ἔσται τοῦτο κιν-
δυνῶδες. οὐ γὰρ αὐτῆς καρδίας τοσοῦτον ὅσον τῆς ἀρτη-
ρίας ἧς ἁπτόμεθα τὴν διάθεσιν ἐνδείκνυται. τὸ δ᾽ ἕτερον
αὐτὴν μᾶλλον ἀῤῥωστεῖν ἐνδείκνυται τὴν καρδίαν, μὴ δυνα-
μένην ὁμοίως ὡς πρόσθεν ἐκτείνειν ἀφ᾽ ἑαυτῆς ἄχρι τῶν
ἐσχάτων τοῦ ζώου μορίων τὴν ἐνέργειαν. πολυειδῶς οὖν ἐπι-
βάλλειν ἐν τοῖς τοιούτοις σφυγμοῖς χρὴ τοὺς δακτύλους ὑπὲρ

infirmae facultatis erit veſtigium, quam in illas docuimus ex
corde influere. Nam illa quando bene comparata eſt, us-
que ad ſinem arteriarum omnino contentio, quae attollit
eas, ſimiliter permeat, at in pulſibus decurtatis paulatim
exolvitur tantoque efficitur ſolito imbecillior, quantum eſt
a principio remota. Quod ſi elevato tu primo digito, poſtea
motum percipias quam antea validiorem atque majorem,
declarat ille quidem etiamnum facultatis arteriae debilita-
tem, ſed minorem certe quam ille quem prius diximus,
quod illic facultas exolveretur diſcedens a principio, hic
maneat quantum in ipſa eſt par, ſed gravata ab injectis di-
gitis imbecillius moveatur arteria; quod quidem minus ha-
bet periculi, neque enim ita ipſius cordis, ut arteriae quam
tangimus oſtendit affectum, alterum ipſum potius debile
eſſe cor ſignificat, quod protendere non perinde ac prius
a ſe actionem ad extremas usque partes animantis queat.
Quare in hoc genere pulſuum, ut exquirere ad unguem poſſis

Ed. Chart. VIII. [272.]   Ed. Baf. III. (135. 136.)

τοῦ μαθεῖν ἀκριβῶς ἅπασαν τῶν ἀρτηριῶν τὴν διάθεσιν.
ἡ μὲν γὰρ πιέζουσα τὴν ἀρτηρίαν ἐπιβολὴ τῶν δακτύλων
ἀσφυξίαν εἶναι δόξει κατὰ τὰς τοιαύτας διαθέσεις, ἡ δ᾽, ἐπι-
πολῆς ψαύουσα μυούρου φαντασίαν ἕξει τοῦ σφυγμοῦ, καὶ
ἤτοι μόνοις δύο δακτύλοις, ἢ τρισίν, ἢ καὶ τοῖς τέσσαρσιν
ὑποπίπτοντος. ἔσται δὲ τοῦτο παρά τε τὴν ἰσχνότητα τοῦ
ζώου καὶ τὴν ἀῤῥωστίαν τῆς δυνάμεως. εἰς ὅσον μὲν γὰρ
ἰσχνότερόν ἐστιν, εἰς τοσοῦτον πλεῖον ἡ ἀρτηρία σημαίνει· εἰς
ὅσον δ᾽ ἧττον ἰσχνόν, εἰς τοσοῦτον ἔλαττον. οὕτω δὲ καὶ κατὰ
τὴν δύναμιν εἰς (136) ὅσον μὲν εὐρωστοτέρα, πλέον, ἔλατ-
τον δ᾽ εἰς ὅσον ἀσθενεστέρα. κατὰ δὲ τὴν τοιαύτην ἐπιβολὴν,
ὁπόταν ἀρθέντος τοῦ πρώτου δακτύλου μηκέτι παραπλήσιος
ὁ σφυγμὸς διαμένῃ κατὰ τὸν δεύτερον, ἀλλὰ μείζων τε φαί-
νηται καὶ ἰσχυρότερος, ὁ μὲν ἀπὸ τῆς καρδίας τόνος εὐρωστό-
τερος, ὁμαλῶς γὰρ ἄχρι πέρατος ἐπιῤῥεῖ, βαρυνθεῖσα δ᾽ ἡ
ἀρτηρία κατὰ τὴν ἐπιβολὴν τοῦ πρώτου δακτύλου χεῖρον ἐν
τῷ μετ᾽ αὐτὸν διαστέλλεται, καὶ διὰ τοῦτο τοῦ βαρύνοντος
ἀρθέντος ἄμεινον. εἰ δ᾽ ὅμοιος ὁ σφυγμὸς φαίνοιτο κατὰ
τὸν δεύτερον δάκτυλον τῷ φαινομένῳ, πρὶν ἀρθῆναι τὸν

totum arteriarum affectum, varie admotis opus eft digitis.
Nam arteriam digiti applicati fi premant, abolitus effe pul-
fus in hisce affectibus apparebit, fin attingas leviter, ima-
ginem praebebit pulfus decurtati et vel duobus duntaxat
digitis vel tribus vel etiam quatuor occurrentis.   Hoc ex
gracilitate animantis accidet et facultatis imbecillitate; quod
quo fit gracilius, hoc plus arteria appareat, quo craffius,
hoc minus.   Et ex facultate item, quae quanto eft firmior,
tanto plus, et tanto minus, quanto imbecillior eft.   Atque
in ea ratione tangendae arteriae, quum fublato primo di-
gito non jam fimilis ad fecundum pulfus permaneat, fed
appareat major vehementiorque, eft validior quidem cordis
contentio, ut quae aequaliter usque ad finem influat, fed
onerata admoto primo digito arteria deterius, quum ille
adfit, diftenditur, quocirca remoto illo qui gravabat, me-
lius.   Quod fi affimilis pulfus ad fecundum digitum videa-

πρῶτον, τὸ μύουρον τῆς κινήσεως ἐν αὐταῖς ταῖς ἀρτηρίαις
ἐστὶν, οὐκ ἐν τῇ πρὸς τὴν ἁφὴν διαγνώσει. καὶ γίγνεται
τοῦτο τῆς ἀπὸ καρδίας αὐταῖς ἐπιῤῥεούσης δυνάμεως ἐκλυο-
μένης κατὰ βραχύ. εἰ δὲ κρείττων μὲν ἡ κίνησις φαίνοιτο τῆς
ἀρτηρίας ἀρθέντος τοῦ πρώτου δακτύλου, μὴ μέντοι γε
ἀκριβῶς ἴση τῇ κατὰ τὸν πρῶτον, ἀμφοτέρας ἐνδείκνυται τὰς
διαθέσεις ὑπάρχειν ἅμα. καὶ ὡς τὰ πολλά γε οὕτω συμπίπτειν
εἴωθεν ἐν ἁπάσαις ταῖς τοιαύταις ἀνωμαλίαις. ἐπιβλέπειν
οὖν χρὴ μετὰ τοῦτο πολλοὺς ἐφεξῆς σφυγμοὺς καὶ παραβάλ-
λειν ἀκριβῶς ἀλλήλαις τὰς κινήσεις. ἐνίοτε μὲν γὰρ οἷά περ
ᾖ κατὰ τὴν πρώτην ἐπιβολὴν, τοιαῦται γίνονται πᾶσαι. πολ-
λάκις δὲ ἐπὶ τὸ μικρότερόν τε καὶ ἀμυδρότερον ἴασιν. ἐφ᾽ ὧν
δηλονότι καὶ ἡ δύναμίς ἐστιν ἀσθενεστέρα. εἰ δὲ καὶ τελέως
ἐκλείποιεν, ἔτι δὴ καὶ μᾶλλον ἐνδείξονται τὴν ἀῤῥωστίαν τῆς
δυνάμεως. ἐν τούτῳ δὲ χρὴ πάντας ἄραντας τοὺς δακτύλους,
εἶτ᾽ ὀλίγον τινὰ διαλιπόντας χρόνον αὖθις ἐπιβάλλειν. εὑρε-
θήσονται γὰρ τὰ πολλὰ κατὰ τὴν δευτέραν ἐπιβολὴν αἱ
ἀρτηρίαι σφύζουσαι. ἃς εἴ γέ ποτε παντελὴς ἀσφυξία φαί-
νοιτο καὶ κατὰ ταύτην τὴν ἐπιβολὴν, [273] ἰστέον ἐν ἐκείνῳ

tur ac videretur prius quam elevaretur primus, decur-
tatus motus in ipfis arteriis eſt et non in exploratione per
tactum, id quod fit quum ex corde quae influit facultas re-
mittitur paulatim. Sin moveri arteria fublato primo di-
gito melius videatur, non plane tamen fimiliter ut ad pri-
mum digitum, ambos affectus denotat conjunctos eſſe. Et
fane fic fere folet fieri in ejuscemodi inaequalitatibus. Quare
multi poftea funt pulfus refpiciendi comparandique inter fe
accurate motus; etenim qualis erat in prima applicatione,
tales aliquando omnes fiunt. Saepe vero minores reddun-
tur et languidiores, in quibus pariter debilis eſt facultas.
Sin deficiant prorfus, tum multo fane magis declarabunt fa-
cultatis imbecillitatem. Atqui hic funt fummovendi omnes
digiti, deinde fpatio parvo interpofito de integro admo-
vendi; etenim invenies plerumque, quum iterum digitos
admoveris, arterias pulfantes. Nam fi omnino pulfus abo-
litus videatur etiam in hac applicatione, fciendum eſt ipfo

318 ΓΑΛΗΝΟΥ ΠΕΡΙ ΠΡΟΓΝΩΣ. ΣΦΥΓΜ.

Ed. Chart. VIII. [273.]   Ed. Baf. III. (136.)

γ᾽ αὐτῷ τῷ χρόνῳ πεποιῆσθαι τὴν προτέραν ἐπαφὴν, ἐν ᾧ
συνέβαινε ταῖς ἀρτηρίαις εἰς ἀσφυξίαν ἀφικνουμέναις ὀλίγον
ἔτι τῆς κινήσεως ἀποσά ζειν. ἀλλὰ τοῦτο μὲν, ὡς ἔφην, σπά-
νιον, ὡς τὰ πολλὰ δὲ διαλείποντες, εἶτ᾽ αὖθις ἁπτόμενοι
σφυζούσας εὑρίσκομεν, ᾧ καὶ δῆλον ὡς οὐ φέρουσαι τῶν
δακτύλων τὴν ἐπιβο. ὴν εἰς ἐσχάτην ἀμυδρότητα κινήσεως
ἀφικνοῦνται. καὶ τοῦτ᾽ ἦν αἴτιον ἄρα τὸ διαλανθάνειν ἡμᾶς
τὸν σφυγμὸν, ὡς ἂν καὶ αὐτῆς τῆς ἀσφυξίας κατὰ διττὸν τρό-
πον γινομένης, ἢ τῷ μὴ σφύζειν ὅλως τὰς ἀρτηρίας, ὅπερ ἂν
εἴη κακὸν ἔσχατον, ἢ τῷ σφύζειν μὲν, ἀλλ᾽ οὕτως μὲν ἀμυδρόν
τε καὶ μικρὸν, ὡς ἐκφεύγειν τὴν αἴσθησιν. ἔστι μὲν δὴ καὶ ἡ
τοιαύτη διάθεσις, εἰ χωρὶς λειποθυμίας τινὸς προσφάτου γί-
νοιτο, χαλεπωτάτη, πολὺ δὲ ἔτι χείρων ἡ ἑτέρα, καθ᾽ ἣν
ὄντως οὐ σφύζουσι, μᾶλλον δ᾽ οὐ πολὺ χείρονα χρὴ λέγειν
ἐκείνην, ἀλλ᾽ ὀλεθριωτάτην τε καὶ χειρίστην, ὡς ἂν ἤδη νε-
νεκρωμένων τῶν ἀρτηριῶν. εἰ μέντοι πλέονι χρόνῳ τῶν
δακτύλων ἐπικειμένων ἀβιάστως τε καὶ ὡς ψαύειν μόνον
ἐπανέρχοιτο πάλιν ἡ κίνησις, ἧττον ὀλέθριος ἡ τοιαύτη
διάθεσις. ἐπανέρχεται δὲ ποτὲ μὲν εἰς ἀσφυξίαν ἐσχάτην

illo tempore primam applicationem factam effe, quo arteriis
ufu venit ad abolitionem pulfus tendentibus parvam ad-
huc portionem motus retinere. Sed hoc, ut dixi, eft ra-
rum; nam fere fi paulo poft iterum tangamus, offendimus
pulfantes. Quare declaratur illas, quum admotos digitos
non ferant, ad motus extremam remiffionem devenire; at-
que hoc in caufa erat, cur nos pulfus lateret. Etenim bi-
fariam et ipfe aboletur pulfus, vel quia prorfus non pulfant
arteriae, quod extremum malum denotat, vel quia pulfant
quidem, fed ita languide et parum ut fenfum fugiant. Sane
eft hic affectus, fi remotus fit ab omni animi defectu repen-
tino, graviffimus; fed vero multo etiam deterior alter, in
quo vere non pulfant, deterior autem multo, imo exitio-
fiffimus et peffimus, nimirum demortuis jam arteriis. At
vero fi diutius applicatis leniter digitis palpent tantum,
reciprocetur motus, is minus exitialis affectus eft. Reci-
procatur modo ad ultimam pulfus abolitionem, modo ad

BIBΛION B. 319

Ed. Chart. VIII. [273.]   Ed. Baf. III. (136.)

ἀφικνουμένη, ποτὲ δ᾽ εἰς μικροσφυξίαν τε καὶ ἀμυδρότητα.
καὶ τοίνυν καὶ καλοῦνται παλινδρομοῦντες μὲν ἀμφότεροι,
διαφέρουσι δὲ τῷ τοὺς μὲν μυούρους εἶναι παλινδρομοῦντας,
τοὺς δ᾽ ἐκλείποντας παλινδρομοῦντας. ἄμεινον δ᾽ ἐν ταῖς
τοιαύταις ἐπισκέψεσιν οὕτω σχηματίζειν τὸ μόριον, ὅτου περ
ἂν ἁπτόμενοι τύχωμεν, ὡς ὑποκάτω τῆς ἀρτηρίας εἶναι τὴν
ἡμετέραν ἁφὴν, οὕτω γὰρ ἥκιστα πρός τε τῶν δακτύλων θλί-
βοιτο καὶ αὐτοῦ τοῦ προβεβλημένου δέρματος. ἔνεστι δ᾽
ἔργῳ μαθεῖν ἑκάστῳ τῶν βουληθέντων, ὁπόσον εἰς διάγνω-
σιν ἀφανῆ κινήσεως ἡ τοιαύτη τῶν δακτύλων ἐπιβολὴ συντε-
λεῖ. πολλάκις γοῦν ἡμεῖς ἄνωθεν μὲν ἐπιβεβληκότες τοὺς
δακτύλους κατὰ τὰς ἀρτηρίας οὐδὲ μιᾶς αἰσθανόμεθα κινή-
σεως, ἐν δὲ τῷ καταστρέψαι τὸ κῶλον εὐθέως ᾐσθόμεθα.
χείριστοι δὲ πάντων εἰσὶν οἳ ἂν εἰς ἀκινησίαν τελευτήσαντες
αὖθις μηκέτι ἐπανέρχωνται τοῦ κώλου περιστραφέντος. ἧττον
δὲ τούτων οἳ ἂν ἐν τῷ περιστραφῆναι φαίνονται κινούμενοι,
τούτων δ᾽ ἔθ᾽ ἧττον οἱ μύουροι μὲν γινόμενοι, μὴ μέντοι
γ᾽ εἰς ἀκινησίαν παντελῆ τελευτῶντες, καὶ τούτων ἔθ᾽ ἧττον
οἱ ἐπανερχόμενοι μύουροι, καὶ μᾶλλον, ἐπειδὰν ὑποπίπτωσιν
ἅμα πλείοσι δακτύλοις· ᾧ καὶ αὐτῷ μάλιστα προσέχειν ἀξιᾶ

parvum pulſum et languidum; quamobrem vocantur etiam
reciproci utrique, ſed hoc intereſt inter hos, quod illi de-
curtati ſint reciproci, hi deficientes reciproci.   In hujus-
cemodi aeſtimandis ita debemus partem componere, quam-
cunque tangamus, ut ſubter arteriam noſter tactus ſit; ita
ſiet enim ut quam minimum a digitis premantur et ab ob-
jecta cute.   Poterit autem re ipſa quilibet perſpicere, quam
haec digitorum applicatio ad dignoscendum conferat obscu-
rum motum.   Equidem non raro, quum admoviſſem ſu-
perne digitos arteriis, nullum motum animadverti; quem, ut
primum converti membrum, percepi ſtatim. Omnium vero
ſunt peſſimi qui ab amiſſo motu minime reciprocantur uni-
verſo membro; minus his qui inverſo illo videntur moveri;
quibus etiam minus qui ſunt decurtati, non tamen perdunt
plane omnem motum; jam etiam his minus reciproci decurtati,
adeoque ſi multis ſimul ſimul digitis occurrant. Cui equidem maxime

καὶ σκοπεῖσθαι τὸ ποσὸν τῆς ἰσχνότητος τοῦ σώματος ἀκρι-
βῶς. εἰ μὲν γὰρ ἐσχάτως ἰσχνοῦ τοῦ σώματος ὄντος ἢ τῶν
ἀρτηριῶν κίνησις ὑποπίπτει πλείοσι δακτύλοις, οὐ διὰ ῥώμην
δυνάμεως, ἀλλὰ δι᾽ ἔκτηξιν τοῦ σώματος οὕτω συμβαίνει.
μετρίως δ᾽ ὄντος ἰσχνοῦ, τρισὶν ἢ τέσσαρσιν ὑποπίπτειν δακ-
τύλοις τὴν κίνησιν τῆς ἀρτηρίας οὐ μικρὸν ἀγαθὸν, ὡς ἐν
τοιούτοις. ἐμφαίνεται γὰρ ἀποσώζειν τι τοῦ τόνου κατὰ τὴν
ἐνέργειαν. ὁ δ᾽ ἀριθμὸς τῶν δακτύλων, ὅσοις ὑποπίπτειν ἡ
κίνησις μέλλει, καθ᾽ ἑκάστην τῶν ἀρτηριῶν ἴδιός ἐστιν. οὐ
γὰρ ἁπασῶν ἴσον ἐξέχει τε καὶ διασυμβαίνει κατὰ τὸ δέρμα.
κάλλιον δ᾽ εἰς τοῦτο τῆς φύσεως αὐτοῦ τοῦ κάμνοντος ἔχειν
ἐμπείρως. τοῖς μὲν γὰρ φύσει μικρότερος ὁ σφυγμός ἐστι,
τοῖς δὲ βραχύτερος. ἑκάστῳ δὲ τοῦ ποσοῦ τὸ μέτρον ὡς
πρὸς τὴν ἑαυτοῦ φύσιν ἐστίν· ἀγνοοῦντες οὖν τὸ κατὰ τὴν
φύσιν ἴδιον αὐτοῦ τοῦ κάμνοντος, ἀπὸ τῶν κοινοτέρων
διαφορῶν στοχαζόμεθα τῶν κατά τε τὴν κρᾶσιν τοῦ
σώματος καὶ τὴν ἕξιν, ἐν μὲν τῇ κράσει μάλιστα τὴν κατὰ
τὸ θερμόν τε καὶ ψυχρὸν ἐπισκοπούμενοι διαφορὰν, ἐν
δὲ ταῖς ἕξεσι τὴν κατὰ λεπτότητά τε καὶ πολυσαρκίαν.

animum advertendum cenfeo et attendendum accurate qua
fit corpus gracilitate. Nam fi corpore extreme gracili oc-
currat motus arteriarum pluribus digitis, non hoc facultatis
robur, caeterum corporis efficit colliquatio; fed quum mo-
dice eft gracile, fi tribus vel quatuor digitis occurrat motus
arteriae, non mediocre ut in talibus bonum eft; videtur enim
in agendo aliquid retinere contentionis. Numerus autem
digitorum, quibus motus eft occurfurus, fuus cuique ar-
teriae eft; neque enim aeque omnes extant et fecun-
dum cutem pofitae funt. Ad hanc rem magnopere refert
naturam tenere ipfius aegroti; quibusdam enim fua fponte
pulfus minor eft, aliquibus brevior: unicuique enim modus
quantitatis ad fuam naturam referendus eft. Haec fi nos
naturae ipfius aegroti proprietas lateat, ex communioribus
differentiis conjecturam facimus temperamenti corporis et
habitudinis; ac in temperamento praefertim calidi et frigidi
differentiam refpicimus; in habitudine gracilitas et corpu-

Ed. Chart. VIII. [273. 274.]   Ed. Baf. III. (136.)

ἐνίοτε ,μὲν οὖν ἅμα καὶ συμπίπτουσιν αἱ δύο ἀνωμαλίαι
τῶν σφυγμῶν, ἥ τε κατὰ μίαν κίνησιν ἥ τε ἐν ἀθροίσματι.
[274] πολλάκις δὲ ἡ μὲν κατὰ μίαν οὐκ ἔστιν, ἡ δ᾽ ἐν
ἀθροίσματι σαφῶς εὑρίσκεται. καὶ τοῦ μὴ φαίνεσθαι τότε
τὴν κατὰ μίαν αἴτιον διττὸν, ἤτοι τῆς διαθέσεως ἡ σμικρό-
της ἢ τῶν σφυγμῶν αὐτῶν ἡ βραχύτης. ἄν τε γὰρ ἡ διά-
θεσις ἢ τοὺς ἐν ἀθροίσματι μυούρους ἐργαζομένη μὴ πάνυ
τις ᾖ χαλεπὴ, κατὰ τὴν μίαν διαστολὴν ὁμαλός ἐστιν, ἐν
πλείοσι δὲ τὴν μυουρίζουσαν ἀνωμαλίαν λαμβάνει· ἄν τε με-
γάλη μὲν ἡ διάθεσις ὑπάρχῃ, βραχὺς δ᾽ ᾖ κατὰ τὸ μῆκος ὁ
σφυγμὸς, ὡς ἑνὶ μόνῳ ὑποπίπτειν δακτύλῳ, κἂν ὅτι μάλιστα
κατ᾽ ἀλήθειάν τε καὶ ὄντως ᾖ μύουρος, οὐχ ἕξει τὴν ἀνωμα-
λίαν αἰσθητήν. πλείοσι γὰρ ὑποπίπτειν χρὴ δακτύλοις τὴν
καθ᾽ ἕνα σφυγμὸν ἀνωμαλίαν μυουρίζουσαν. ἐξ οὖν τῶν εἰ-
ρημένων εὔδηλον ὡς ἄμφω μὲν τὰ γένη τῶν μυούρων σφυγ-
μῶν ἀσθένειαν ἐνδείκνυται δυνάμεως, ἀλλὰ τὸ μὲν κατὰ
μίαν διαστολὴν συνενδείκνυται λεπτότητα τοῦ κάμνοντος
σώματος, τὸ δ᾽ ἐν ἀθροίσματι δύναιτ᾽ ἄν ποτε καὶ χωρὶς

lentiae. Ac fit interdum ut ambae inaequalitates pul-
fuum, tum quae in uno pulfu tum quae in acervo confiftit,
concurrant. Saepe quoque illa, quae in uno pulfu confiftit,
non adeft: quae autem in acervo, reperitur manifefte. At-
que cur lateat inaequalitas unius pulfus caufa duplex eft,
aut affectionis parvitas, aut ipforum pulfuum brevitas. Nam
fi affectio, quae decurtatos in acervo concitat, non perinde
gravis fit, in una diftentione eft aequalis, in pluribus au-
tem decurtatam inaequalitatem acquirit; fin ingens fit affe-
ctio, brevi autem pulfus quantitate, ut uni duntaxat digito
occurrat, etfi veriffimus fit certiffimusque decurtatus, non
perceperis ejus inaequalitatem; pluribus enim digitis oc-
currat oportèt quae in uno pulfu inaequalitas decurtata
erit. Ex his igitur liquet utrumque genus decurtatorum
pulfuum fignificare facultatis imbecillitatem; verum quod
in una diftentione eft aegroti etiam gracilitatem corporis
demonftrat, quod autem in acervo eft poffet nonnunquam

ἰσχνότητος γενέσθαι. δέδεικται δὲ καὶ ὡς ἄν τις ἐξευρίσκοι τὸ
ποσὸν τῆς βλάβης ἐν ἑκατέρῳ τῷ γένει. περὶ μὲν οὖν τῶν
μυουριζόντων σφυγμῶν ἱκανὰ καὶ ταῦτα.

Κεφ. ια΄. Γεγράφασι δέ τινες ὡς ἀνεστραμμένον
εὑρίσκοντές ποτ᾽ εἶδος σφυγμοῦ τοῖς εἰρημένοις. ἐπὶ γοῦν τῆς
κατὰ τὸν καρπὸν ἀρτηρίας, ἧς δὴ καὶ συνηθέστατον ἅπτεσθαι,
πεφαγκέναι φασὶν ἑαυτοῖς (137) εὐρύτερον τὸν ἐν τῷ κάτω
πέρατι σφυγμὸν, μύουρον μὲν ὄντα δηλονότι καὶ τοῦτον,
ἀλλὰ τὸ λεπτότερον αὐτοῦ μέρος οὐ κάτω τετραμμένον ὡς
ἐπὶ τοὺς δακτύλους, ἀλλ᾽ ἄνω τε καὶ πρὸς τὰ κατ᾽ ἀγκῶνα
χωρία ἔχοντα. ἐγὼ δ᾽ ἡγοῦμαι τοὺς ἀνθρώπους ἐφ᾽ ὧν εὑ-
ρηκέναι φασὶ τοὺς τοιούτους σφυγμοὺς οὐ πρόσκαιρόν τινα
τὴν αἰτίαν, ἀλλ᾽ ἐπὶ φυσικῇ διαπλάσει τῶν κατὰ τὸν καρπὸν
ἐσχηκέναι μορίων. σπανίως μὲν γὰρ, εὑρίσκεται δ᾽ οὖν ποτε
τοιαύτη διάπλασις, ὡς τὸ μὲν πρὸς τῷ καρπῷ μέρος τῆς
ἀρτηρίας ὑπ᾽ αὐτῷ τῷ δέρματι τετάχθαι, τὸ δ᾽ ἄνω πᾶν
αὐτῆς τῷ μὲν ἀνωτέρω κεκαλύφθαι πλέονι σαρκὶ, τῷ δὲ

vel fine gracilitate fieri.   Magnitudinis noxae in utroque
genere rationem docuimus inveniendae.   Ac de decurtatis
pulfibus hactenus.

Cap. XI.   Sunt qui memoriae prodiderunt reperiffe
aliquando fe commemoratis genus pulfus contrarium.   Nam
in carpi arteria, quae fere folet tangi, apparuiffe fibi ajunt
latiorem pulfum ad inferiorem terminum, decurtatum illum
quidem etiam, verum partem ejus tenuiorem non deorfum
verfam veluti ad digitos effe, fed fuperiorem regionem et
fecundum cubitum tenere.   Equidem arbitror illos homi-
nes, quos cum ejuscemodi pulfibus fe inveniffe ajunt, non
ob temporaneam caufam, fed propter nativam conformatio-
nem partium fecundum carpum ipfos habuiffe.   Siquidem
raro quidem talis conformatio, fed reperitur tamen, ut pars
arteriae quae ad carpum eft collocata fub ipfam cutem
fit, fuperna pars ejus tota, quae fuperior eft, tecta fit ma-
jore mole carnis, inferior, quae ad ipfum carpum tendit,

BIBΛION B. 323

Ed. Chart. VIII. [274.]   Ed. Baf. III. (137.)

κατωτέρω τε καὶ κατ᾽ αὐτὸν τὸν καρπὸν ἀθρόον εἰς τὸ βά-
θος ἐνδύεσθαι. τοῖς τοιούτοις οὖν ἀθρώποις οὐ νοσοῦσι
μόνον, ἀλλὰ καὶ ὑγιαίνουσιν ὁ σφυγμὸς φαίνεται μύουρος,
ἄνω μὲν ὡς πρὸς τὸν πῆχυν ἔχων τὸ στενώτερον, ἐν δε τοῖς
κάτω τε καὶ πρὸς τὸν καρπὸν ὅσον εὐρύτερον. εὔδηλοι δέ
εἰσιν οἱ γράψαντες ὑπὲρ τῶν τοιούτων σφυγμῶν ὡς νοσω-
δῶν οὐ προσεσχηκότες τῷ πράγματι τὴν διάνοιαν ἀκριβῶς
ἔκ τε τῶν ἄλλων ὧν γράφουσι κἀκ τοῦ μηδ᾽ ὅ τι σημαίνουσι
προσγράψαι τῷ λόγῳ. πρόδηλον γὰρ ὡς οὐδὲν εὗρον ἐξαίρε-
τον ὑπ᾽ αὐτῶν σημαινόμενον, ἐπὶ φυσικῇ διαπλάσει τοιούτων
γινομένων, οὐ νοσώδει διαθέσει. διὸ καὶ πολλάκις εἴρηταί
μοι πρὸς τὰς διαγνώσεις τῶν σφυγμῶν οὐδὲν οὕτως εἶναι
χρήσιμον ὡς τὸ γινώσκειν ὁποῖός τίς ἐστιν ἑκάστῳ φύσει
σφυγμός. καὶ γὰρ οὖν καὶ ἄλλαι τινὲς ἀρτηρίαι ταῖς εἰρημέναις
ἔμπαλιν ἔχουσιν, ὡς ἐν μεν τοῖς ἄνω μέρεσιν ὑπὸ τῷ δέρματι
μόνῳ τετάχθαι γυμνῷ, κατωτέρω δ᾽ ἐρχόμεναι πρὸς τὸν καρ-
πὸν εἰς τὸ βάθος καταδύεσθαι. καὶ διὰ τοῦτο καὶ τούτων
ὁ σφυγμὸς φαίνεται μύουρος. ἑτέρων δέ γε φύσει περινενευκώς

affatim demergatur in profunditatem. Hisce hominibus
non per morbum folum, verum etiam per fanitatem pulfus
decurtatus videtur; fuperne quidem et ad cubitum, quod
anguftiam habeat: inferne atque ad carpum, quod latitudi-
nem. At iftos, qui de hisce pulfibus ut infalubribus fcri-
pferunt, rem parum diligenter attendiffe apertum fit quum
ex aliis quae prodiderunt, tum quod non adfcripferunt
quid denotent. Scilicet hoc in aperto eft, nihil eximium
quod ab iis pulfibus denotetur comperiffe, quippe qui ex
nativa conformatione, non ex infalubri affectione, profi-
ciscantur. Quamobrem faepenumero dixi, nihil perinde
facere ad dignoscendos pulfus ut pulfus nativi quem quis-
que habet notitiam. Etenim aliae etiam arteriae funt quae
contra ac illae comparatae funt, ut fola cute in fuperiore
regione fint intectae, quum vero descenderint ad carpum,
demergantur. Itaque horum etiam videtur decurtatus pul-
fus. Aliorum item natura circumnutans pulfus eft et nu-

324 ΓΑΛΗΝΟΥ ΠΕΡΙ ΠΡΟΓΝΩΣ. ΣΦΥΓΜ.

Ed. Chart. VIII. [274. 275.]   Ed. Baf. III. (137.)
τε καὶ ἐπινενευκὼς ἑκατέρωσε πλέον ἢ κατὰ τὴν κοινὴν
φύσιν, οὐ νοσήματος, ἢ τινος ὅλως αἰτίας παρὰ φύσιν, ἀλλὰ
φυσικῆς διαπλάσεως ἐργασαμένης αὐτόν. ἅπερ εἰ μὴ γινώσκο-
μεν, ὁπότ᾽ εἴη φύσει, μέγιστα σφαλησόμεθα. γίγνεται μὲν
γὰρ, ὡς εἴρηται, μύουρος ὁ σφυγμὸς ἔν τισι παρὰ φύσιν αἰ-
τίοις· εὑρίσκεται μέντοι τισὶ καὶ κατὰ τὴν τῆς δια[275]πλά-
σεως ἰδιότητα, καθάπερ καὶ ὁ ἐπινενευκώς τε καὶ περινενευ-
κὼς ὀνομαζόμενός ἐστιν, ὅ γε μὲν οὖν οὕτω τῆς ἀρτηρίας κα-
τασκευασθείσης ὡς τὸ μέσον αὐτῆς μόνον ὑπὸ τῷ δέρματι
τετάχθαι ψιλῷ, τὰ δ᾽ ἑκατέρωθεν ἀθροώτερον ἐγκαταβαίνειν
τῷ βάθει. γίνεται δὲ καὶ δι᾽ ἀῤῥωστίαν δυνάμεως, ἀδυνα-
τούσης ἐπαίρειν τὰ βαρύνοντα· καὶ ὅταν γε τὸ τοιοῦτον πά-
θος ἰσχυρότερον αὐτῇ γένηται, καμπήν τινα φαίνεται κατὰ
τὸ ὕψος ἔχειν ὁ σφυγμὸς, οὐ κύκλου περιφέρειαν, ἥντινα
καμπὴν οὐ κακῶς ὁ Ἀρχιγένης ὀνομάζει γωνίωσιν. οὐκέτι
γὰρ ὡς κύκλου περιφέρεια τὸ ὕψος τῆς ἀρτηρίας, ἀλλ᾽ ὡς
τριγώνου κορυφὴ κινεῖ τὴν ἀφήν. ἔτι δὲ μᾶλλον αὐτῇ γίγνε-
ται τοῦτο φριττούσῃ τε καὶ πηγνυμένῃ διὰ ψύξιν, ἢ ὁπωσοῦν

tans utrinque praeter communem naturam; quem non
morbus, aut ulla denique caufa praeter naturam, fed creat
conformatio nativa.   Quae nifi cognoscamus, quando ex
natura proficiscuntur, in maximos errores impingemus.
Fit enim, uti docuimus, pulfus decurtatus in quibusdam ex
caufis praeter naturam, in nonnullis tamen invenitur etiam
ex propria conformatione, quomodo etiam nutans et cir-
cumnutans quem vocant, atque hic quidem, fi arteria ita
fit conformata ut ejus pars duntaxat media nudae fubjecta
cuti fit, partes autem utrinque altius demergantur.   Fit
etiam ob imbecillitatem facultatis, quae attollere onus ne-
queat; qui affectus quum fit ipfa validior, flexum in alto
quendam pulfus repraefentat, non circuli figuram; quem
flexum non male Archigenes appellavit angulofitatem; nam
altitudo arteriae non ut circuli jam figura, fed ut vertex
trianguli movet tactum.   Et magis jam ei hoc accidit hor-
rescenti et rigenti ex frigore, vel quomodolibet aliter indu-

ἄλλως σκληρυνθείση, καὶ διὰ τοῦθ᾽ εὑρεῖν αὐτὸν ἔστι πλει-
στάκις ἐν ταῖς μετὰ ψύξεως ἐμβαλλούσαις ἰσχυραῖς ἐπισημα-
σίαις· οὐ γὰρ δὴ ἐν ἁπάσαις γε, ἢ μόναις, ὡς ἔνιοι νομί-
ζουσι. ἂν γὰρ ἥ τε σκληρότης τῶν ἀρτηριῶν ἔχῃ τὰ δυσκαμπῆ
ἥ τε δύναμις ἀσθενὴς οὖσα βαρύνηται καθ᾽ ἑκάτερα, τὴν μὲν
οἷον κύκλου περιφέρειαν ἀπόλλυσιν, ὁμοιοῦται δὲ τριγώνου
κορυφῇ, μὴ δυναμένης τῆς ἀρτηρίας διὰ σκληρότητα κατὰ
βραχὺ κάμπτεσθαί τε καὶ πρὸς τὸ βάθος ἐπινεύειν ἑκατέρω-
θεν, ἀλλὰ κλωμένης μᾶλλον ἢ καμπτομένης διὰ τὴν σκληρό-
τητα. ταῦτ᾽ οὖν αὐτῇ τὰ παθήματα πολλάκις μὲν ἐν ταῖς
ψυχούσαις ἱκανῶς ἐπισημασίαις γίνεται, συμπίπτει μὴν ἐνίοτε
καὶ χωρὶς εἰσβολῆς παροξυσμῶν· ὥσπερ αὖ πάλιν ἐν ταῖς
ἀπεριψύκτοις ἐπισημασίαις οὐδ᾽ ὅλως γίνεται τοιοῦτος ὁ
σφυγμός· ἄμεινον δ᾽ ἴσως ἐστὶ μηδὲ χρονίζειν ἔτι κατὰ τὸν
τόπον, ἐν τοῖς μετὰ ταῦτα μέλλοντας ἐπιπλέον ὑπὲρ αὐτῶν
διεξέρχεσθαι.

    Κεφ. ιβ. Ἔστι δὲ ἐκ ταὐτοῦ τοῖς εἰρημένοις γένους
καὶ ὁ τρομώδης σφυγμός, οὐ πάνυ τι φαινόμενος ἐναργῶς.
ἐπειδὴ δὲ, καθάπερ ἐπιδέδεικται διὰ τοῦ δευτέρου τῶν ἐν τοῖς

ratae. Itaque hunc fubinde eft cernere initio gravium ac-
ceffionum cum refrigeratione invadentium; non in his ta-
men omnibus, vel folis, ut quidam putant. Nam fi arteria-
rum durities flecti aegre queat facultasque imbecilla grave-
tur utrinque, perdit circuli veluti circumferentiam, refert
autem verticem trianguli, quod propter duritiem arteria
nequeat paulatim flecti et ad profunditatem utrinque incli-
nari, fed vibretur potius quam flectatur per duritiem. Qui
quidem illi affectus frequentes in acceffionibus bene refrige-
rantibus funt; accidunt tamen interdum fine invafione ac-
ceffionis, ut contra in acceffiones quae non perfrigerant
pulfus talis prorfus non cadit. Sed quoniam de his latius
pofthac ftatuimus dicere, praeftiterit non diutius huic loco
immorari.

    Cap. XII. Porro ex horum etiam genere eft pulfus
tremulus, qui non perinde eft confpicuus. Quando vero,
ut in fecundo libro De caufis fymptomatum declaravimus.

συμπτώμασιν αἰτίων, ἀσθενείᾳ δυνάμεως ἔπεται τρόμος,
ἀναγκαῖον οὖν ἐστι διὰ τοῦτο καὶ τὸν τρομώδη σφυγμὸν
ἀμυδρόν τε ἅμα καὶ μικρὸν εἶναι, ἐν δὲ τῷ τοιούτῳ λανθά-
νουσιν αἱ τρομώδεις κινήσεις, ἀξιολόγου διαστολῆς εἰς τὸ γνω-
σθῆναι δεόμεναι. φαντάζεται δὲ ἐνίοτε τοῖς ἀγυμνάστοις ὁ
τρομώδης σφυγμὸς ὡς κλονώδης, καὶ διὰ τοῦτ᾽ οἴονται
πολλάκις ἑωρακέναι τοιοῦτον. ἀλλ᾽ οὐ δεῖ μακρότερον ὑπὲρ
αὐτῶν διεξέργεσθαι κατὰ ἐνεστῶτα λόγον. εἴρηται γὰρ ἐν τῷ
δευτέρῳ τῶν ἐν τοῖς συμπτώμασιν αἰτίων εἰς ὅσον ἀλλήλων
διαφέρουσι τρόμος καὶ κλόνος, ἐξ ὧν ὁρμώμενος ἄν τις ὁποῖός
τέ τις ὁ κλονώδης ἐστὶ σφυγμὸς ἀκριβῶς εἴσεται καὶ ὡς
ὀλιγάκις ὁ τρομώδης ὁρᾶται κατ᾽ ἐκείνους μόνους τοὺς και-
ροὺς ἐν οἷς οὔθ᾽ ἡ δύναμις ἐσχάτως ἀσθενής ἐστιν, ὅ τε
χιτὼν τῆς ἀρτηρίας μαλακὸς, ἥ τε τοῦ σώματος ἕξις ἰσχνή.
συμβήσεται γὰρ οὕτως μήτε πάνυ μικροὺς εἶναι τοὺς σφυγ-
μοὺς, ἀλλ᾽ ἐγγύς τι τῶν κατὰ φύσιν, μήτε ἐσχάτως ἀμυδροὺς,
ἀλλ᾽ ὥστε φέρειν ἀλύπως ἐπιβολὴν δακτύλων, ὧν ἐξ ἀνάγκης
εἰς διάγνωσιν δεῖται. καὶ εἴποτε ἄρα φανείη τρομώδης σφυγ-
μὸς, ἐνδείξεται τήν τε δύναμιν ἀσθενῆ καὶ τὸν χιτῶνα τῆς

imbecillitatem facultatis confequitur tremor, neceffarium eft
ideo tremulum pulfum etiam languidum fimul et parvum
effe, atque hac de re fugiunt tremuli motus, qui ut cognos-
cantur, infignem diftentionem requirunt. At tremulus pul-
fus imperitis interdum videtur vibratus; unde adducuntur
faepe eum vidiffe. Verum hoc loco non requirunt haec
prolixiorem orationem quod fecundo libro De caufis fymp-
tomatum quid inter tremorem et vibrationem interfit ex-
plicavi, ex quibus clare qui pulfus vibratus fit intelliges;
et hoc etiam, tremulum infrequentem effe et apparere id
temporis tantum, quum nec facultas femel proftrata fit, at-
que arteriae tunica mollis habitudoque corporis gracilis.
Ita enim futurum eft ut nec pulfus magnopere parvi fint,
fed parum diftantes a naturalibus, nec plane languidi, fed
ut innoxie applicationem ferant digitorum, quorum ad hos
pulfus dignoscendos neceffario opus eft. Quod fiquando
pulfus tremulus incidat, facultatem imbecillam atque tu-

Ed. Chart. VIII. [275. 276.]   Ed. Baf. III. (137.)

ἀρτηρίας μαλακὸν καὶ τὴν τοῦ σώματος ἕξιν ἰσχνήν. περὶ
μὲν οὖν τῆς ἀνωμαλίας τε καὶ τῶν ἐργαζομένων αὐτὴν αἰτίων
ἱκανὰ καὶ ταῦτα. καὶ γὰρ εἴ τι παραλέλειπται, ῥᾷστον εὑρί-
σκεσθαι τῷ ταῦτά τε τὰ νῦν εἰρημένα μὴ κατὰ τὸ πάρεργον
ἐκμαθόντι καὶ ὅσα κατὰ τὸ δεύτερον εἴρηται τῶν ἐν τοῖς
σφυγμοῖς αἰτίων.

Κεφ. ιγʹ. [276] Ὑπόλοιπον δʹ ἐστὶ περὶ τάξεως καὶ
ἀταξίας διελθεῖν. δοκεῖ μὲν δὴ πᾶσα τάξις ἀταξίας ὁμογε-
νοῦς ἀμείνων εἶναι. πρόσκειται δʹ ὁμογενῶς τῷ λόγῳ διὰ
τὸ δύνασθαί ποτε τὴν ἐξ ἑτέρου γένους ἀταξίαν αἱρετωτέραν
ὑπάρχειν ἑτερογενοῦς τάξεως, οἷον εἰ οὕτως ἔτυχεν ὁ κατὰ
μέγεθος ἢ τάχος ἄτακτος ἧττόν ἐστι χαλεπὸς τοῦ διαλεί-
ποντος ἐν τάξει τινί. οὕτω δὲ καὶ ὁ μεμηκυσμένος ἀραιὸς, εἰ
καὶ φυλάττοι τάξιν τινὰ, χείρων ἐστὶ τοῦ κατὰ σφοδρότητα
καὶ μέγεθος καὶ τάχος ἀνωμάλου. ἀλλʹ ἥ γε ὁμογενὴς τάξις
ἐπιεικεστέρα τῆς ἀταξίας εἶναι δοκεῖ, διὰ τὸ τῆς φύσεως ἡμῶν
εἴπερ τι ἄλλο καὶ τὴν τάξιν οἰκείαν ὑπάρχειν. οὐ μὴν ἁπλῶς
γε οὕτως ῥητέος ὁ λόγος, ἀλλὰ μετὰ τοιοῦδε διορισμοῦ.

nicam arteriae renunciat mollem, et vero etiam corporis
gracilem habitum. Sed de inaequalitate caufisque eam
efficientibus haec fufficiunt; etenim fi quid praetermiffum
fit, facile affequetur qui haec quae nunc docuimus dili-
genter didicerit et illa quae in fecundo libro De pulfuum
caufis expofuimus.

Cap. XIII. Reftat ut de ordine et ejus perturba-
tione dicamus. Sane videtur quisque ordo perturbationi
ejusdem generis praeftare. Ejusdem generis addidi, quod
fieri poffit ut perturbatio ordinis ex altero genere praeftet
ordini alterius generis. Exempli gratia, qui magnitudine
inordinatus eft vel celeritate minus incommodus eft inter-
mittente in ordine aliquo. Item productus rarus, licet or-
dinem aliquem fervet, deterior eft inaequali in vehementia
et magnitudine et celeritate. At ejusdem generis ordo po-
tior effe perturbatione videtur, propterea quod naturae no-
ftrae ordo fi quid aliud familiaris fit. Non tamen ita ab-
folute hoc pronunciandum eft, fed hac adhibita diftinctione,

328 ΓΑΛΗΝΟΥ ΠΕΡΙ ΠΡΟΓΝΩΣ. ΣΦΥΓΜ.

Ed. Chart. VIII. [276.]   Ed. Baf. III. (137. 138.)

ἡ μὲν τάξις ἐστηριγμένον πως εἶναι δοκεῖ δηλοῦν τὸ αἴτιον,
ἡ δ᾽ ἀταξία μεταῤῥέον τε καὶ μὴ μένον ἐφ᾽ ἑνὸς ἢ μεγέθους
ἢ εἴδους ἢ χωρίου. τὸ δὲ τοιοῦτον αἴτιον οὐκ ὀλεθριώτε-
ρον, ἀλλὰ σφαλερώτερον εἶναι χρὴ νομίζειν. ἐνδέχεται γὰρ
αὐτὸ μεταῤῥέον ἐστιν ὅτε μὲν εἰς ἀκυρώτερον, ἔστιν ὅτε δ᾽
εἰς κυριώτερον ἀφικέσθαι χωρίον, ὥστε ἤτοι θάνατον ἐξαπι-
ναῖον, ἢ σωτηρίαν ἐνεγκεῖν. τὸ μέντοι τῆς τάξεως οὐκ ἀδό-
κητον, ἀλλ᾽ ὡρισμένην ἔχει τὴν ἔκβασιν. ἡ μὲν γὰρ ἐπὶ χαλε-
πῆς ἀνωμαλίας τάξις, ὥσπερ εἰ οὕτως ἔτυχε τῆς διαλειπτικῆς,
ὀλέθριος βεβαίως ἐστίν· (138) ἡ δ᾽ ἐπὶ μετρίας, ὥσπερ ἐπὶ
τῆς κατὰ μέγεθος καὶ μικρότητα, βεβαίως ἐπιεικής· ἡ δ᾽ ἀτα-
ξία καὶ τὴν ἐπιεικῆ χαλεπὴν ἐργάσασθαι δύναται, μεταῤῥυεί-
σης εἰς κυριώτερον χωρίον τῆς τὴν ἀνωμαλίαν ἐργαζομένης αἰ-
τίας· καὶ μέντοι καὶ τὴν χαλεπὴν ἐπιεικῆ, μετελθούσης καὶ
νῦν τῆς αἰτίας ἐκ τῶν κυριωτέρων εἰς ἀκυρώτερα. οὐδὲν οὖν
ἀσφαλὲς οὐδὲ βέβαιον ἐπὶ τῆς ἀταξίας ἐστὶν, οὔτε τοιοῦτον
οἷον ἐπὶ τῆς τάξεως οὔτε ἀγαθὸν οὔτε κακόν. ἂν μέντοι
μετὰ σφοδρότητος σφυγμοῦ γίγνηταί τις ἀταξία, εἴτ᾽ οὖν ὁμα-

ordo fixam quodammodo caufam et perpetuam effe, videtur
indicare, perturbatio ordinis variantem nec in una manen-
tem vel magnitudine vel fpecie vel regione. Talis autem
caufa non perniciofior, fed incertior cenfenda eft; poteft
enim haec commigrando nunc in regionem ignobiliorem,
nunc in nobiliorem fe conferre, itaque vel mortem repen-
tinam, vel falutem afferre, ordo vero non inexpectatum
habet, fed certum eventum. Ordo enim in incommoda
inaequalitate, ut exempli gratia in intermittente, certo cum
exitio conjunctus eft; qui vero eft in moderata, ut in
aequalitate magnitudinis et parvitatis, conftanter eft lenis.
Perturbatio ordinis, fi in nobiliorem partem caufa migret,
quae concitat inaequalitatem, lenem poteft periculofam red-
dere et periculofam contra lenem, fi hic quoque transeat
caufa in ignobiliores ex nobilioribus. Nihil igitur certi,
nihil firmi perturbatio ordinis habet, neque tale quale ordo
vel bonum vel malum. Verumtamen fi cum vehementia
pulfus fiat aliqua ordinis perturbatio, five aequalis, five

λοῦς εἴτε καὶ ἀνωμάλου τῆς σφοδρότητος οὔσης, παρόντων
καὶ τῶν τῆς πέψεως σημείων, ἐλπίζειν χρὴ κρίσιν ἔσεσθαί
τινα, καὶ μᾶλλον, εἰ καὶ τὰ ἄλλα σημεῖα κρίσεως γένοιτο, ὅτε
καὶ κατὰ τοῦτο διαφέρουσιν αἱ ἀταξίαι τῶν τάξεων, καθ'
ὅσον ἐπὶ τοῖς ἄλλοις ἅπασι τοῖς αὐτοῖς ἑτοιμότερον ἐπὶ κρί-
σιν ἡ φύσις ἐξορμᾷ κατὰ τὰς ἀρτηρίας.

inaequalis vehementia, quum figna conjuncta fint conco-
ctionis, expectanda aliqua judicatio eft, multoque magis, fi
huc alia figna judicationis accefferint. Itaque hac etiam
re perturbationes ordinis antecellunt ordinibus, quatenus,
quum caetera omnia paria fint, ad judicationem proclivior
natura fit in ordinis perturbationibus.

———

ΓΑΛΗΝΟΥ ΠΕΡΙ ΠΡΟΓΝΩΣΕΩΣ ΣΦΥΓΜΩΝ ΒΙΒΛΙΟΝ Γ.

Ed. Chart. VIII. [277.]　　　　　Ed. Baf. III. (158.)

Κεφ. α΄. Ἥτις μὲν ἑκάστου σφυγμοῦ δύναμίς ἐστιν
ἔμπροσθεν εἴρηται· περὶ δὲ τῶν οἰκείων τοῖς πάθεσιν ἐν
τῷδε λεχθήσεται. πάθος μὲν οὖν ὀνομάζω νῦν ἅπαν τὸ
παρὰ φύσιν· οἰκείους δ᾽ ἑκάστῳ λέγω σφυγμοὺς ὅσοι τε
διαπαντὸς ὑπάρχουσιν αὐτῷ καὶ ὅσοι πλείστακις. ἐπεὶ δὲ
τῶν παρὰ φύσιν ἁπάντων, ὡς ἐν ἑτέροις ἐπιδέδεικται, τὰ μέν
εἰσι διαθέσεις τινὲς, ὑφ᾽ ὧν πρώτως ἐνέργεια βλάπτεται, τὰ
δὲ τούτων αἴτια, τὰ δὲ συμπτώματα, περὶ πρώτων τῶν δια-
θέσεων ῥητέον. ἐπεὶ δὲ καὶ τούτων ἐδείχθησαν αἱ μέν τι-

GALENI DE PRAESAGITIONE EX
PVLSIBVS LIBER III.

Cap. I. Hactenus quae vis infit unicuique pulfui
ante declaravimus; nunc de his agemus qui affectionibus
funt peculiares. Affectionem hic voco quicquid praeter
naturam eft; ac peculiares cuique pulfus tum qui perpetuo
illum comitentur tum qui frequenter. Quoniam autem
quaecunque funt praeter naturam, ut alias demonftravimus,
aut funt quidam affectus, a quibus primo functio laeditur,
aut caufae horum, aut fymptomata, dicam primo de affecti-
bus　Et quando hos etiam partim oftendimus fimilaribus

Ed. Chart. VIII. [277.]   Ed. Baf. III. (138.)

νες ἴδιαι τῶν ὁμοιομερῶν σωμάτων, αἱ δὲ τῶν ὀργανικῶν,
ἀπὸ τῶν ἐν τοῖς ὁμοιομερέσιν ὑπαρχουσῶν ἀρκτέον. εἰσὶ
δὲ ὀκτὼ τὸν ἀριθμὸν, ἅπασαι μὲν κατὰ δυσκρασίαν γινό-
μεναι, διαφέρουσαι δὲ τῷ τὰς μὲν ἁπλᾶς εἶναι, τὰς δὲ
συνθέτους. ἁπλαῖ μὲν οὖν εἰσι δυσκρασίαι θερμότης τε καὶ
ξηρότης, ὑγρότης καὶ ψυχρότης· σύνθετοι δὲ ψυχρότης
ἅμα ξηρότητι καὶ θερμότης ἅμα ὑγρότητι. δέδεικται γὰρ οὖν
ἡμῖν καὶ περὶ τῆς δυσκρασίας ἐν τοῖς περὶ τῶν κράσεων
ὑπομνήμασι, καὶ διώρισται πῶς μὲν ἐνίοτε τὸν ὑγιαί-
νοντα θερμὸν καὶ ὑγρὸν εἶναί φαμεν, ὅπως δὲ τὸ νόση-
μα τὸ δι᾽ ἀμετρίαν ὑγρότητός τε καὶ θερμότητος ἐνέργειάν
τινα βλάπτον. ἔτι δὲ πρὸς τούτοις ἀναμνηστέον ἐστὶν ὡς
οὐκ ἄν ποτε σφυγμὸς ἀλλοιωθείη διὰ δυσκρασίαν χωρὶς τοῦ
τὰς ἀρτηρίας τι παθεῖν ᾽ τὴν καρδίαν, καὶ ὡς ἐνδέχεται
ποτὲ τὰς μὲν ἀρτηρίας τι πεπονθέναι, τὴν καρδίαν δὲ ὑπάρ-
χειν ἀπαθῆ. τῆς μέντοι καρδίας πασχούσης οὐκ ἐνδέχεται
τὰς ἀρτηρίας ἀπαθεῖς διαμένειν, ἀλλ᾽ ἀναγκαῖον ἀπολαύειν τι
τῆς δυσκρασίας αὐτὰς ἔλαττον ἢ μεῖζον. ἡ μὲν οὖν κατὰ

corporibus proprios eſſe, partim inſtrumentalibus, exordiar
a ſimilarium affectibus. Hi ſunt octo numero, ex intem-
perie omnes profecti; ſed inter eos hoc intereſt, quod qui-
dam ſimplices ſunt, compoſiti alii. Simplices intemperies
ſunt calor, frigiditas, ſiccitas, humiditas; compoſitae fri-
giditas una cum ſiccitate, calor conjunctus cum ſiccitate,
frigiditas cum humiditate, calor cum humiditate. Oſtenſum
igitur eſt de hac intemperie in commentariis De tempera-
mentis, explicavimusque quemadmodum interdum ſanum eſſe,
calidum et humidum dicamus, ac quemadmodum morbum, qui
functionem aliquam immodica humiditate et calore offendat.
Hujus praeterea admonendum eſt pulſum per intemperiem,
niſi affectae arteriae ſint, vel cor, nunquam alterari, et poſſe
etiam arterias nihil laeſo corde affectas eſſe; at affecto
corde ut innoxiae permaneant arteriae haud fieri poſſe,
ſed in partem eas neceſſe eſſe venire intemperiei vel majo-
rem vel minorem. Igitur frigida et calida intemperies cor-

ψυχρότητά τε καὶ θερμότητα δυσκρασία τῆς καρδίας ἑτοίμως
εἰς ἁπάσας διαδίδοται τὰς ἀρτηρίας, ἡ δὲ καθ᾽ ὑγρότητά τε
καὶ ξηρότητα χαλεπώτερον.

Κεφ. β'. [278] Ἀρκτέον οὖν ἀπὸ τῆς κατὰ θερμότητα
καὶ διοριστέον ἐν αὐτῇ τόδε πρῶτον, ὡς ἐνδέχεται καθ᾽ ὃν
τοῦτο γίνεται καιρὸν ἤτοι κατὰ φύσιν ἔχειν τὰς ἀρτηρίας, ἢ
πεπονθέναι τι καὶ αὐτὰς καὶ ἤτοι πάσας ἢ τινας. αἱ μὲν δὴ
κατὰ φύσιν ἔχουσαι τὴν ἐν τῇ καρδίᾳ δυσκρασίαν ὁμοίως
διαδέξονται, τῶν δὲ παρὰ φύσιν διακειμένων ἡ διάθεσις ἔσται
μικτὴ, τὸ μὲν φυλάττουσα τῆς ἰδίας καταστάσεως, τὸ δέ
τι παρὰ καρδίας λαμβάνουσα. πρῶτον οὖν ὑποκείσθωσαν
ἀπαθεῖς εἶναι τό γε καταρχὰς αἱ ἀρτηρίαι, θερμοτέρας γε-
νομένης τῆς καρδίας. εἶθ᾽ ἑξῆς σκοπούμεθα τίνες ἐξ ἀνάγκης
ὑπάρχουσι σφυγμοὶ τῇ τοιαύτῃ διαθέσει καὶ τίνες ὡς τὸ πολύ.
πάλιν οὖν ἀναμνησθέντες ὧν ἔν τε τῷ πρὸ τούτου λόγῳ διει-
λόμεθα κἂν τῇ περὶ τῶν ἐν σφυγμοῖς αἰτίων πραγματείᾳ,
τοὺς οἰκείους θερμότητος πλεονεκτούσης σφυγμοὺς ἐπέλθωμεν,
ἵν᾽ ἐξ αὐτῶν ἐπισκεψώμεθα τίνες μὲν ἀχώριστοι τῆς προκει-
μένης διαθέσεώς εἰσι, τίνες δ᾽ ὡς τὸ πολὺ συμπίπτουσι. εἰσὶν

dis prompte permeat in omnes arterias, humida atque ficca
aegrius.

Cap. II. Exordiar igitur a calida intemperie, in
qua hoc primum diftinguam, poffe quo hoc tempore fiat,
vel naturaliter arterias comparatas effe, vel aliquid per-
peffas, idque aut omnes, aut quasdam. Quae in naturali
funt ftatu, ex aequo cordis intemperiem recipient; quae
vero praeter naturam affectae funt, harum mixtus erit
affectus, tum ut quae retineant proprii ftatus affectum, tum
quae praeterea alium a corde accipiant. Faciamus primum
arterias ab initio liberas effe omni injuria, quum cor in-
caluerit; deinde videamus jam quos hic affectus pulfus
habeat neceffario et quos plerumque. Atque hoc rurfus in
memoriam revocemus, in proximo nos libro explicaviffe et
in opere etiam de pulfuum caufis, praepollenti calori pulfus
peculiares, eosque recenfeamus, ut ex iis aeftimemus qui
huic affectui fint perpetui et qui fere accidant. Peculiares

BIBΔION Γ. 333

Ed. Chart. VIII. [278.]   Ed. Baf. III. (138.)

οὖν οἰκεῖοι σφυγμοὶ πλήθει θερμότητος ὅ τε μέγας καὶ ὁ τα-
χὺς καὶ ὁ πυκνὸς, ἀλλ᾿ ὁ μέγας μὲν οὐ θερμότητος μόνης ἐπι-
κρατούσης, ἀλλὰ καὶ ὀργάνων δεῖται μαλακῶν καὶ δυνάμεως
εὐρώστου· ὥστ᾿ οὐκ ἂν ἀχώριστος εἴη τῆς κατὰ θερμότητα
δυσκρασίας. οὕτως δὲ καὶ ὁ ταχὺς ἐρρωμένης δεῖται δυνάμεως,
καὶ ὀργάνων ἑτοίμως διαστελλομένων, ὥστ᾿ οὐδ᾿ οὗτος ἀχώ-
ριστος. ὁ δέ γε πυκνὸς, εἰ μὲν αὐτάρκως ὑπὸ τοῦ μεγέθους
τε καὶ τάχους ἡ χρεία πληρωθείη, τὴν ἀρχὴν οὐδ᾿ ἂν συσταίη,
δέδεικται γὰρ καὶ τοῦτο, μὴ πληρουμένης δὲ γίγνοιτ᾿ ἄν. ὥστ᾿
οὐδ᾿ οὗτος ἀχώριστος, οὐ μὴν οὐδ᾿ ἐκ τῶν οἰκείων εἴη ἄν τις
ἀχώριστος. ἐκ δὲ τῶν οἰκείων μὲν, οὐκ ἀχωρίστων δὲ κρατή-
σει ποτὲ μὲν ὁ μείζων, ποτὲ δὲ ὁ θάττων, ποτὲ δὲ ὁ πυ-
κνότερος. εἰ μὲν γὰρ ἡ θερμότης αὐξηθείη μόνη, κατὰ φύσιν
δ᾿ ἔχοιεν ἥ τε δύναμις καὶ τὰ ὄργανα, βραχείας μὲν τῆς ἐκ-
τροπῆς γενομένης, εἰς μέγεθος μόνον ἐπιδώσουσιν οἱ σφυγμοί,
πλέονος δὲ καὶ εἰς τάχος, ἀξιόλογον δὲ καὶ εἰς πυκνότητα.
προσέχειν δ᾿ ἐν τούτῳ δεῖ τὸν νοῦν ἀκριβῶς τῷ μᾶλλόν τε
καὶ ἧττον ἐν ἑκάστῳ γένει σφυγμῶν. εἰ μὲν γὰρ εἰς τὸ μέγεθος

copiofo calori funt magnus, celer, creber.   At magnus non
tantum calorem excellentem, fed inftrumenta requirit mol-
lia atque facultatem validam, itaque non erit calidae intem-
periei perpetuus.   Et celer item poftulat firmam facultatem
ac inftrumenta, quae prompte diftendantur; ita ne hic qui-
dem perpetuus eft.   Nam creber quidem, fi large ufui a
magnitudine et celeritate fatisfactum fit, nulla fiat ratione,
fiquidem hoc etiam oftendimus, fi non impleatur ufus, fiat.
Proinde perpetuus ne hic quidem eft, quare nec ex pecu-
liaribus fit perpetuus ullus.   At ex illis qui peculiares
funt, non perpetui tamen, nunc major vincet, nunc cele-
rior, nunc crebrior.   Nam fi calor folus increverit et in
naturali ftatu maneat facultas inftrumentaque, quum muta-
tio eft parva, magnitudo tantum pulfuum augetur, quum
major, etiam celeritas, quum infignis, jam etiam crebritas.
Hic animadvertendus eft etiam atque etiam in unoquoque
genere pulfuum exceffus defectusque.   Nam fi ad magnitu-

334 ΓΑΛΗΝΟΥ ΠΕΡΙ ΠΡΟΓΝΩΣ. ΣΦΥΓΜ.

Ed. Chart. VIII. [278.]   Ed. Baf. III. (138.)

ἐξαλλάττοιντο πλέον ἤπερ τὸ τάχος καὶ τὴν πυκνότητα,
μὴ πάνυ πολλὴν ἡγοῦ τὴν ἐν τῇ καρδίᾳ θερμότητα· εἰ δ᾽ εἰς
τὰ τρία παραπλησίως, εὐθὺς μὲν δήπου καὶ μεγάλως ἐξαλ-
λαχθήσονται, εὐθὺς δὲ καὶ πολλὴν ἐνδείξονται τὴν θερμό-
τητα. εἰ δ᾽ ἐπιπλέον αὐξηθείη τὸ τάχος τοῦ μεγέθους, ἔτι
δὴ καὶ μᾶλλον. εἰ δὲ καὶ ἡ πυκνότης, ἔτι μᾶλλον. εἰ δ᾽ ἅμα
μέγιστός τε καὶ τάχιστος ὁ αὐτὸς εἴη σφυγμὸς καὶ πυκνότατος,
εἰς ἄκρον ηὐξῆσθαι δηλώσει τὴν θερμότητα. εἰ δὲ τάχιστος
μὲν εἴη καὶ πυκνότατος, μὴ μέντοι καὶ μέγιστος, ἄλλως μὲν
οὐκ ἂν δύναιτο συμβῆναι τοῦτο χωρὶς τυῦ τὴν δύναμιν ἀρ-
ρωστοτέραν, ἢ τὴν ἀρτηρίαν γενέσθαι σκληροτέραν· εὐδιό-
ριστον δὲ τοῖς ἀχωρίστοις ἑκάτερον σφυγμοῖς, ἥ γε μὴν ἔν-
δειξις κἀνταῦθα τῆς ἐν τῇ καρδίᾳ θερμότητος ἡ αὐτή. καὶ
μὴν καὶ ὅταν ἡ πυκνότης ἐπὶ πλεῖστον προήκῃ, μὴ συναυξά-
νηται δ᾽ εἰς ἴσον αὐτῇ τὸ τάχος καὶ τὸ μέγεθος, ἀνάγκη καὶ
τότε θερμότητα μὲν εἶναι πολλήν, ἤτοι δ᾽ ἀρρωστίαν δυνά-
μεως ἢ ὀργάνων σκληρότητα. σὺν ἀρρωστίᾳ μὲν οὖν ἀμυ-
δρὸς ὁ σφυγμὸς ἔσται, σὺν σκληρότητι δὲ σκληρὸς ἅμα καὶ
κλονώδης. εἰ δὲ καὶ χωρὶς κλόνου σκληρὸς εἴη πυκνὸς ὢν

dinem declinent plus quam ad celeritatem et crebritatem,
non ita copiofum puta effe calorem cordis. Si vero ad tres
illas juxta, continuo tum majorem in modum immutabun-
tur, tum largum prodent calorem. Quod fi magnitudinem
fuperaverit celeritas, multo jam magis; fi item crebritas,
adhuc magis. Si vero maximus pulfus idemque celerri-
mus fit et creberrimus, fummum incrementum fignificabit
caloris. Sin celerrimus atque creberrimus fit, non autem
maximus, hoc nifi facultas fit imbecillior, vel arteria du-
rior, nulla alia ratione accidat; at eft in pulfibus indiscretis
utrunque explicatu facile, nihilominus cordis hic etiam ca-
lorem monftrat. Jam quoque ubi ingens fit crebritas, nec
fimul celeritatis et magnitudinis par incrementum, calorem
quidem etiam tunc oportet effe copiofum, fed vel facultatis
imbecillitatem, vel inftrumentorum duritiem. Imbecillitati
autem adjunctus erit languidus; duritiei durus pariter et
vibratus. Si durus citra vibrationem fit atque fumme cre-

BIBΛION Γ. 335

Ed. Chart. VIII. [278. 279.]   Ed. Baf. III. (138. 139.)

ἐσχάτως, ἀσθενῆ τὴν δύναμιν ἅμα τῷ πλήθει τῆς θερμότητος
ἐνδείξεται. πάντως οὖν ὁ τοιοῦτος ἔσται καὶ ἀμυδρὸς καὶ
κίν(139)δυνον ἐπάξει συγκοπῆς. ἀναμνησθῆναι δὲ χρὴ κἀν-
ταῦθα τίνα τρόπον ἐγχωρεῖ [279] θερμότητα μὲν ὑπάρχειν
ἐν τῇ καρδίᾳ παμπόλλην, ἐῤῥῶσθαι δὲ τὴν δύναμιν. εἰ γὰρ
ἡ μὲν ῥώμη ταῖς εὐκρασίαις, ἡ δ' ἀῤῥωστία ταῖς δυσκρασίαις
ἕπεται, δυσκρασία καταλήψεται τὴν καρδίαν ἅμα τῇ πλεο-
ναζούσῃ θερμότητι. ὥστ' ἐξ ἀνάγκης καὶ ἡ δύναμις ἀῤῥωστή-
σει. πῶς οὖν, ὅταν ὁ σφυγμὸς ἅμα μέγιστός τε ᾖ καὶ τά-
χιστος καὶ πυκνὸς καὶ σφοδρὸς, οὐ μόνον θερμότητα παμ-
πόλλην ὑπάρχειν ἐν τῇ καρδίᾳ φαμὲν, ἀλλὰ καὶ δυνάμεως
εὐρωστίαν; ὅτι διώρισται πολλάκις ἐν ἑτέροις ἡμῖν κἀν ταῖς
τῶν πυρετῶν διαγνώσεσι τὸ θερμαίνεσθαι τοῦ τεθερμάνθαι
διαφέρειν. ὅταν μὲν γὰρ θερμαίνηται τὸ σῶμα τῆς καρδίας
ὑπὸ τῆς περιεχομένης ἐν ταῖς κοιλίαις αὐτῆς οὐσίας, ἐγχωρεῖ
τὴν δύναμιν ἐῤῥῶσθαι, καὶ δι' αὐτό γε τοῦτο πλεῖστον μὲν
καὶ τάχιστον καὶ πυκνότατον εἰσπνέουσιν οἱ τοιοῦτοι, μέγι-
στον δὲ καὶ τάχιστον καὶ πυκνότατον σφύζουσιν, ἀπομαχο-
μένης ἔτι τῆς καρδίας πρὸς τὴν θερμαίνουσαν οὐσίαν καὶ

ber, imbecillem facultatem conjunctam multo calori nun-
ciabit. Omnino vero hic languidus etiam erit et in fynco
pes periculum adducet. At commemorandum hic etiam eft
qui fieri poffit ut calor cor teneat permultus et valeat fa-
cultas. Nam fi robur temperiem, imbecillitas intempe-
riem confequitur, intemperies in cor una cum immodico
calore invadet; proinde debilitari facultatem oportebit. Qui
tandem igitur quum pulfus pariter et maximus et celerri-
mus et creber vehemensque fit, non modo calorem in
corde amplum, verum etiam facultatis firmitatem effe dixi-
mus? nempe quod quum aliis locis tum in febribus di-
gnoscendis aliud effe demonftravimus incalescere et inca-
luiffe. Nam ubi corpus cordis a fubftantia calefiat, quam
continent ejus ventriculi, poteft firma facultas effe; quod
etiam eft in caufa cur plurimum, celerrime et creberrime
illi infpirent, ac maxime, celerrime creberrimeque pulfent,
repugnante adhuc calefacienti fubftantiae corde et foris alte-

ψύχουσαν ἑτέραν ἔξωθεν ἐπισπωμένην ἀντίῤῥοπον τῇ θερμό-
τητι. ὅταν δέ ποτε νικηθεῖσα τύχῃ καὶ συνεκθερμανθεῖσα τῇ
κατὰ τὰς κοιλίας οὐσίᾳ, τεθέρμανται μὲν ἤδη τηνικαῦτα καὶ
οὐκέτι μόνον θερμαίνεται, τῇ δυσκρασίᾳ δὲ αὐτῆς ἕπεται
δυνάμεως ἀσθένεια. καὶ ἦν ἐπιπλέον θερμανθῇ, καὶ δι᾽ ὅλης
αὐτῆς τὸ πυρετῶδες δέξηται θερμὸν, τὸν καλούμενον ἑκτικὸν
ἐπιφέρει πυρετόν. ἐνίοτε δ᾽ ἔμπαλιν ἢ ὡς νῦν εἴρηται συμ-
βαίνει, ψυχροτέρας μὲν τοῦ κατὰ φύσιν ἐν ταῖς κοιλίαις τῆς
καρδίας οὐσίας περιεχομένης, τοῦ σώματος δὲ αὐτῆς ἐπιπλέον
τεθερμασμένου. καὶ γίγνεται τοῦτο τοῖς ἠθροικόσι μὲν
ὠμοὺς καὶ ψυχροὺς καὶ φλεγματώδεις χυμοὺς, ἤτοι δὲ σφο-
δρότατα θυμωθεῖσιν, ἢ ἀγρυπνήσασιν ἀμέτρως μετὰ φροντί-
δος ἰσχυρᾶς, ἢ διὰ λοιμώδη τινὰ εἰσπνοὴν ἁπτομένου τοῦ σώ-
ματος αὐτοῦ τῆς καρδίας, ἤ τινος ὅλως δηλητηρίου ποιότητος
ἰδιότητα καθ᾽ ὁντιναοῦν τρόπον ἐπὶ τὴν καρδίαν ἀφικομένης.
ταυτὶ μὲν οὖν ἀνεμνήσθην πρὸς τὸ μὴ θαυμάζειν τινὰ πῶς
ἐγχωρεῖ θερμότητος ἐπικρατούσης ἀκμάζειν τῆς καρδίας τὸν
τόνον. ἐπανέλθωμεν οὖν αὖθις ἐφ᾽ ἃ λέγοντες ἀπελίπομεν.

ram, quae refrigeret parem calori alliciente. Quod fi
quando fuccubuerit atque in eundem delapfum fit in quo
eft fubftantia quam ventriculi continent calorem, jam tum
incaluit, nec pofthac incalescit tantum, cujus fequitur intem-
periem imbecillitas facultatis. Ac fi largius incaluerit et
per ipfum totum calor febrilis permanaverit, febrem excitat,
quam hecticam vocant. Interdum contra fit ac nunc expo-
fuimus, quum fubftantia jufto frigidior fit quam continent
finus, corpus autem ejus largius incaluerit; id quod his
ufu venit, qui crudos frigidosque humores et pituitofos
acervarunt, aut vehementiffima ira concitati funt, aut ni-
mium vigilaverunt cum gravi folicitudine, aut ob aërem
peftilentem fpiritu attractum offenfo cordis corpore, deni-
que ob venenofae cujuspiam proprietatem qualitatis, quae
aliquo modo ad cor penetraverit. Haec ego commemoravi,
ut nequis in admirationem adducatur qui poffit dominante
calore vigere cordis robur. Itaque unde digreffi fumus,

ἡ γάρτοι θερμότης ἡ ἐν τῇ καρδίᾳ τρέπει μὲν, ὡς εἴρηται,
τοὺς σφυγμούς. ἀλλ᾽ ἐπεὶ διττή κατ᾽ εἶδός ἐστιν, ἡ μὲν ἑτέρα
καὶ σηπεδόνος χυμῶν ἔγγονος, ἧς ἡ ποιότης δριμεῖά τέ ἐστι
καὶ καπνώδης, ἡ δὲ ἑτέρα μεθ᾽ ὑγρότητος ἡδείας, αὐτῷ μόνῳ
τῷ ποσῷ τοῦ κατὰ φύσιν ἀποκεχωρισμένη, μόνιμος μέν ἐστι
καὶ δύσλυτος ἡ πρότερον ῥηθεῖσα, ὀλιγοχρόνιος δὲ ἡ ἑτέρα,
λουτροῖς καὶ γυμνασίοις καὶ τροφῇ θερμαινούσῃ καὶ οἴνου
πόσει καὶ τῶν τῆς ψυχῆς παθῶν, αἰδοῖ καὶ θυμῷ συνεπομένη.
εἰ δ᾽ ἐκ τούτου τοῦ γένους τῆς θερμασίας εἰσί τινες πυρετοὶ,
καθάπερ οἱ ἐπὶ κόποις, ἢ ἐγκαύσεσιν, ἢ ψύξεσιν, ἢ ἐπὶ βου-
βῶσιν, ἢ θυμοῖς, τῶν ἀμφισβητουμένων ἐστί. καὶ λέλεκται
μὲν ἐπιπλέον ὑπὲρ αὐτῶν ἐν τῇ περὶ τῶν πυρετῶν πραγμα-
τείᾳ λελέχθω δὲ καὶ νῦν εἰς τοσοῦτον, ὡς ἡ μὲν ἑτερογενὴς
τοῦ κατὰ φύσιν θερμότης ὀλιγοχρόνιον μὲν ἔχει τὴν ἐκτὸς
ἠρεμίαν, ταχεῖαν δὲ τὴν συστολὴν ἐπιπλέον ἢ κατὰ τὴν ἀνα-
λογίαν τῆς διαστολῆς, ἡ δὲ τῷ ποσῷ μόνῳ διαλλάττουσα
μείζονά τε ἅμα καὶ θάττονα τὴν διαστολὴν ἤπερ τὴν συστο-
λήν. ἡ μὲν γὰρ τοιαύτη θερμότης μόνης ἐμψύξεως δεῖται,

revertamur. Cordis calor pulſus, ut diximus, variat. Ve-
rum quia ſpecie duplex eſt, alter quidem a putredine hu-
morum genitus, cujus qualitas acris et ſumoſa eſt; alter
cum humiditate ſuavi exiſtit, quantitate ſola a naturali
ſtatu remotus, ille prior conſtans et aegre ſolubilis eſt, hic
non diuturnus, ac balneas, exercitationes, cibum calidum,
vini potum animique affectus, verecundiam etiam atque
iram comitatur. An vero in hoc genere ſint ullae febres,
ut illae quas laſſitudo vel fervor vel frigus vel bubo vel ira
committit, in controverſia eſt. De quibus etſi in com-
mentariis de febribus longum ſermonem habuimus, tamen
hic tantum dicam; calor qui alterius generis eſt a nativo,
brevem habet externam quietem, celeriorem autem quam
pro diſtentionis proportione contractionem; qui autem
quantitate ſola variat, majorem ſimul et celeriorem diſten-
tionem quam contractionem, ſiquidem ejuscemodi calor
quaerit ſolum refrigerium, quod ex diſtentione docuimus

ἣν ἐδείξαμεν ἐν τῷ διαστέλλεσθαι γινομένην, ἡ καπνώδης δὲ
καὶ ταύτης μὲν ἐπὶ πλέον, ἀλλὰ ἐπὶ πλεῖστον τῆς ἀποχύσεως
τοῦ περιττοῦ, ὅπερ ἔργον ἦν τῆς συστολῆς. ὥσθ᾽ ἡ μὲν τοι-
αύτη καὶ τὴν διαστολὴν ὠκυτέραν ἐπὶ πλέον ἐργάσεται καὶ
τὴν συστολὴν ἐπὶ πλεῖστον· ἡ δ᾽ οὐ τοιαύτη τὴν συστολὴν
μὲν οὐδ᾽ ὅλως ἀλλοιώσει, τὴν διαστολὴν δ᾽ εἰς τοσοῦτον
εἰς ὅσον ἂν ἐκβῇ τὰ μέτρα τῆς κατὰ φύσιν εὐκρασίας. ἀλλὰ
περὶ μὲν τούτων ἐπιπλέον ἑξῆς ἐροῦμεν ἐν τοῖς περὶ τῶν
πυρετῶν λογισμοῖς.

Κεφ. γ΄. [280] Ἐν δὲ τῷ παρόντι τὸν περὶ τῶν
ἀρτηριῶν λόγον διέλθωμεν, ὅταν ἐναντίως ἔχωσι τῇ καρδίᾳ,
λέγω δὲ ὅταν ἐκείνη μὲν ᾖ θερμοτέρα τοῦ κατὰ φύσιν, αἱ δὲ
ἀρτηρίαι ψυχρότεραι, ἤτοι χυμῶν τινων ψυχρῶν ἐν αὐταῖς
περιεχομένων οὐδέπω διασηπομένων, ἢ καί τινος ἑτέρας
ψύξεως ἐπικρατούσης. ἀνάγκη δὲ ταύτας τηνικαῦτα τὸ μὲν
ἐψῦχθαι κατὰ τὴν οἰκείαν ἔχειν διάθεσιν, ἐπικτᾶσθαι δ᾽ ἔτι
παρὰ τῆς καρδίας τὸ θερμαίνεσθαι. ἀλλ᾽ ἐπεὶ καὶ τὴν κι-
νοῦσαν αὐτὰς δύναμιν ἐξ ἐκείνης ἐπίῤῥυτον ἔχουσιν, καὶ τόνος
εἷς ἐστιν ὁ διαστέλλων τε καὶ συστέλλων ἅμα τῇ καρδίᾳ τὰς
ἀρτηρίας, ἀναγκαῖόν ἐστι τὸ μέν τι ταὐτὸν ὑπάρχειν τῇ τε τῆς

ſuppeditari; at fumoſus, quum hoc majus requirit, tum
vero multo maxime excrementorum expulſionem, quod
munus erat contractionis; itaque diſtentionem quoque hic
longe citatiorem reddet et contractionem minime commu-
tabit; diſtentionem autem hactenus, quatenus ſepta tranſiliit
moderati temperamenti. Caeterum inferius haec amplius
declarabimus, ubi de febribus tractatio fiet.

Cap. III. Nunc de arteriis disputemus, quum con-
tra ac cor affecta ſint, quum illud, inquam, calidius juſto ſit,
arteriae autem frigidiores, quod aut humores contineant
frigidos, nondum tamen putrescentes; aut ſi qua polleat
alia frigiditas, his tum neceſſe eſt ex ſuo proprio affectu
refrigeratis eſſe ac calefieri a corde. Quia vero et facul-
tatem, quae ipſas moveat, ab illo influentem habent, una-
que eſt contentio, quae una cum corde diſtendat arterias
atque contrahat, quiddam neceſſe eſt motui cordis conve-

BIBΛION Γ. 339

Ed. Chart. VIII. [280.]   Ed. Baf. III. (139.)

καρδίας κινήσει καὶ τῇ τῶν κατὰ μέρος ἀρτηριῶν ἁπασῶν,
τὸ δέ τι διαλλάττον. αἱ μὲν δὴ πρῶται τῶν κινήσεων ἀρχαὶ
κατὰ τὸν αὐτὸν ἔσονται χρόνον, ὅταν γε δέχωνται τὴν παρ᾽
αὐτῆς δύναμιν ἀμέμπτως. οὔτε δὲ τὸ μέγεθος οὔτε τὸ τά-
χος οὔθ᾽ ἡ σφοδρότης ὁμοίως ἀμφοτέραις ὑπάρξει, ἀλλ᾽ ἡ
καρδία τηνικαῦτα καὶ μείζονα καὶ θάττονα καὶ σφοδρότερον
ἕξει τὸν σφυγμὸν ἁπασῶν τῶν κατὰ μέρος ἀρτηριῶν. ἡ μὲν
γὰρ ἀρχὴ τῆς κινήσεως αὐταῖς ἐκ τῆς καρδίας ἐστὶν, ὁ δὲ
τρόπος ἑκάστῃ τῆς οἰκείας κινήσεως, ὡς ἂν καὶ τύχῃ τῇ καρ-
δίᾳ συνδιατεθεῖσα. συνδιατίθεται γὰρ ἡ μὲν ὡσαύτως ἔχουσα
τῇ κράσει καθ᾽ ὃν ἂν ἡ καρδία τρόπον ἐνεργῇ, ἡ δ᾽ ἐναντίως
εἰς ὅσον ἂν καὶ τύχῃ δεξαμένη τὴν ἐξ αὐτῆς ἀλλοίωσιν. ἐνδέ-
χεται τοιγαροῦν ἐνίοτε τὴν ψυχρὰν ἀρτηρίαν ὑπὸ τῆς καρδίας
θερμαινομένην οὔτε μικρὸν ἐργάσασθαι τὸν σφυγμὸν, οἷός
περ ὁ τῆς ψυχρᾶς ἐστι, οὔτε μέγαν, οἷός περ ὁ τῆς θερμῆς,
ἀλλὰ τὸν ἀμφοῖν μέσον, ὅσπερ δὴ καὶ σύμμετρος καὶ κατὰ
φύσιν ἐστί. οὕτω δὲ καὶ τῷ τάχει σύμμετρος ἐν ταῖς τοιαύ-
ταις διαθέσεσιν ὁ σφυγμὸς ἔσται καὶ τῇ σφοδρότητι μέτριος.
ἐναργῶς δὲ διαγνώσῃ τὸ λεγόμενον, εἰ κατὰ τὸν αὐτὸν χρόνον

niat cum motu fingularum arteriarum, et aliquid inter eos
interfit. Nam motuum prima principia in idem incident
tempus, fiquidem ab illo facultatem citra omnem offenfio-
nem recipiant; at magnitudinem et celeritatem et vehe-
mentiam non ex aequo utraque obtinebunt, fed cor tunc
fingulis arteriis majorem, celeriorem vehementioremque
pulfum habebit. Etenim illae motus principium a corde
habent, rationem vero fui fingulae motus, prout cordi con-
fentiant. Confentiunt autem quae fimili funt temperamento,
quocunque modo cor agat, quae contrario, quatenus ex illo
immutatae fuerint. Quocirca contingit aliquando ut arte-
ria, quae frigida eft, fed a corde calefit, nec parvum pul-
fum, qui frigidae eft, edat, nec magnum, qui calidae, fed
inter utrumque medium, qui moderatus eft et naturalis.
Et celeritate etiam moderata pulfus erit horum affectuum,
itemque vehementia moderata. Quod dico clare intelliges,

ἅπτοιο τῇ μὲν ἑτέρᾳ χειρὶ τῆς καρδίας, τῇ δὲ ἑτέρᾳ τῶν ἀρτηριῶν τινος. αἱ μὲν γὰρ ἀρχαὶ τῶν κινήσεων ἅμα σοι φανοῦνται γίνεσθαι. διαλλάξουσι δὲ μεγέθει καὶ τάχει καὶ σφοδρότητι τηνικαῦτα. ἐνίοτε δὲ συμβαίνει καὶ τὸ μὴ δέχεσθαι καθ᾽ ἕνα χρόνον ἁπάσας τὰς ἀρτηρίας τὴν ἐκ τῆς καρδίας ἐπιῤῥέουσαν δύναμιν τοῦ σπλάγχνου, ἀλλὰ τὰς μὲν ἐγγυτέρω τοῦ σπλάγχνου προτέρας, ὑστέρας δὲ τὰς ποῤῥώτερον. γίνεται δὲ μάλιστα τὸ τοιοῦτον, ἐπειδὰν εἰς ἕνα χρόνον συνέλθοι τάς τε ἀρτηρίας εἶναι ψυχροτέρας ἄτονόν τε τὴν καρδίαν. ἐὰν δὲ καὶ αὐτῶν τῶν ἀρτηριῶν τὰ ποῤῥωτέρω τῆς ἀρχῆς μέρη μᾶλλον ᾖ ψυχρὰ, καθάπερ ἐν ἐπισημασίαις τέ τισι καὶ τοῖς λιπυρίαις συμβαίνει πυρετοῖς, οὐ μόνον ὑπάρξεται πρωϊαίτερον, ἀλλὰ καὶ τὴν κίνησιν αὐτὴν θάττονά τε καὶ μείζονα ποιήσεται τὰ τῆς καρδίας ἐγγυτέρω. καὶ μὲν δὴ ὁ τόνος ἐν ταῖς τοιαύταις περιστάσεσιν ἀσθενὴς μὲν ἐν ἁπάσαις φαίνεται, μᾶλλον δ᾽ ἐν ταῖς ποῤῥωτέραις, ὥστ᾽ ἐναργῶς εἶναι τὸν σφυγμὸν ἐν αὐταῖς ἀμυδρότερον τοῦ κατὰ φύσιν τῶν ὑπερκειμένων. συμβαίνει δέ ποτε καὶ κατὰ τὴν καρδίαν ἡ τοιαύτη τῶν κράσεων ὑπεναντίωσις. ἐνίοτε μὲν γὰρ αὐτὸ τὸ σῶμα τοῦ

fi altera manu eodem tempore cor, altera aliquam arteriam tangas; principia enim motuum animadvertes una fieri; fed diffidebunt magnitudine, celeritate et vehementia. Nonnunquam accidet ut arteriae eodem tempore non accipiant ex corde influentem facultatem; verum quae cordi propiores funt, primae; pofteriores, quae remotiores; quod potiffimum accidit, ubi incidant in idem tempus arteriae frigidiores et cor imbecillius. Quod fi etiam ipfarum arteriarum frigidiores fint partes, quae longius a principio diftant; quod in acceffionibus quibusdam et in febribus accidit lipyriis, non folum incipient maturius, verum etiam ipfum motum reddent celeriorem et majorem partes cordi propinquiores. Ad haec contentio per ejusmodi ftatus in omnibus imbecilla videtur, fed in remotioribus magis, ita ut in iis pulfus languidior fit quam pro natura fuperiorum. Nonnunquam percipitur in corde hujuscemodi pugnantia temperamentorum; nam modo frigidius vifceris corpus ae-

σπλάγχνου ψυχρότερόν ἐστι τοῦ κατὰ φύσιν, ἡ περιεχομένη
δὲ ἐν ταῖς κοιλίαις οὐσία θερμοτέρα, ἐνίοτε δ᾽ ἔμπαλιν ἡ
μὲν οὐσία ψυχροτέρα, θερμοτέρα δ᾽ ἡ καρδία. καὶ γίνονται
καὶ τότε τῆς (140) καρδίας οἱ σφυγμοὶ τοῖς κατὰ φύσιν
ὅμοιοι, μέση γάρ πως ἐν αὐτῇ κατάστασις ἀποτελεῖται ἐκ
δυοῖν ἐναντιοτήτων συγκειμένη, καὶ σφάλλουσί γε καὶ τοὺς
ἀρίστους ἰατροὺς αἱ τοιαῦται διαθέσεις, ὥσπερ καὶ νῦν ἐπὶ
τοῦ μεγάλου λοιμοῦ συνέπεσεν. [281] ἔνιοι μὲν γὰρ ἀπὸ τῆς
ἀρχῆς ἕως πλείστου, τινὲς δὲ καὶ δι᾽ ὅλου τοῦ νοσήματος
ἦσαν εὔψυκτοι βραχύ τι τοῦ κατὰ φύσιν ἐξηλλαγμένους ἔχον-
τες τοὺς σφυγμούς. ἀλλ᾽ οὗτοι μᾶλλον τῶν ἄλλων ἀπώλοντο,
καὶ διαγινώσκομεν αὐτοὺς εὐθέως ἐν ταῖς πρώταις ἡμέραις ὅτι
τε λοιμώττουσι καὶ ὅτι χείριστα διάκεινται τῷ τε τῆς θερ-
μασίας δριμεῖ καὶ αὐτῷ τῷ τῆς θερμασίας εἴδει, καὶ αὐτῷ
βραχύ τι τοῦ κατὰ φύσιν ἐξηλλαγμένους ὄντας αὐτοῖς τοὺς
σφυγμοὺς ἀεὶ διαμένειν τοιούτους. ἐν εἴδει γὰρ μάλιστα τῶν
ἑκτικῶν ὀνομαζομένων πυρετῶν οἱ τοιοῦτοι σφυγμοὶ συνί-
στανται. καὶ ὅσοι γε τῶν καμνόντων οὐκ ἔφασκον πυρέττειν,
ἐν ἕξει τούτοις ἀκριβῶς ἦν ὁ πυρετός, αὐτὸ τῆς καρδίας

quo eſt, et in ventriculis contenta ſubſtantia calidior, modo
e diverſo ſubſtantia frigidior, cor autem calidius: ubi
etiam pulſus ſiunt moderatis ſimiles, nam medius quodam-
modo ſtatus hic efficitur ex duobus contrariis conflatus.
Qui ſane affectus vel optimos medicos ſallunt; quod nunc
quoque in maxima peſtilentia accidit. Quidam inde ab ini-
tio ad ſinem usque, alii per totum morbum, probum pulſum
habebant, qui perparum deflexiſſet a natura; qui quidem
praeter caeteros perierunt: animadvertimusque eos primis
ſtatim diebus et peſtilentia laborare et peſſime affectos eſſe
ex acrimonia caloris, atque ipſa caloris ſpecie, denique
quod pulſus parum praeter naturam immutati, iis in eo ſta-
tu perpetuo maneant; nam in ſpeciem praecipue hecticarum,
quas vocant, febrium incidunt hujuscemodi pulſus. Si qui
eſſent inter aegrotos, qui ſe negarent febricitare, his fe-
bris, occupato ipſo cordis corpore, plane erat in habitu.

κατειληφὼς τὸ σῶμα. δύο γὰρ δὴ ταῦτα γνωρίσματα τῶν
ἑκτικῶν πυρετῶν ἐστιν ἴδια, τό τε διαπαντὸς ὁμοίους ἑαυτοῖς
ὑπάρχειν αὐτούς, οὔτε εἰσβολὴν παροξυσμοῦ τινος οὔτ᾽ ἀνά-
βασιν οὔτ᾽ ἀκμὴν οὔτε παρακμὴν οὐδεμίαν ἔχοντας, τό τε
μὴ γινώσκειν ὅτι πυρέττει τὸν κάμνοντα. γίνονται δ᾽ οἱ
τοιοῦτοι τῶν σφυγμῶν οὐκ ἐξ ἀνάγκης μὲν μείζονες τῶν κατὰ
φύσιν, ἐνίοτε δ᾽ οὐδὲ πυκνότεροι, θάττονες μέντοι πάντως.
καὶ ὀρθῶς ἄρα τοῦτο τοῖς πλείστοις τε καὶ ἀρίστοις τῶν ἰα-
τρῶν ἐπιστεύθη, τῶν πυρεττόντων τοὺς σφυγμοὺς ἀχώρι-
στον ἔχειν τὸ τάχος. ἀλλὰ περὶ μὲν τούτων καὶ αὖθις. ὅπερ
δὲ λέγοντες ἀπελίπομεν, ἐπειδὰν ὑπὸ σηπεδονώδους ποιότητος
ὁ εἰσπνεόμενος ἀὴρ μιανθῇ, καὶ ἅψηται τοῦ σώματος τῆς καρ-
δίας ἡ σηπεδών, οἱ τοιοῦτοι γίνονται σφυγμοί. καὶ οὐδὲν ἔτι
θαυμαστὸν οὔθ᾽ ὅτι τοὺς σφυγμοὺς ἔχουσιν ὁποίους εἰρήκα-
μεν οἱ οὕτω λοιμώττοντες οὔθ᾽ ὅτι λοιμώδη τὴν ἀναπνοὴν
οὔθ᾽ ὅτι τεθνήξονται πάντως. τί γὰρ ἄκος εὑρεθείη τῆς ἐν
τῇ καρδίᾳ σηπεδόνος; ὡς ὅσοις γε τὸ σηπεδονῶδες τοῦτο θερ-
μὸν εἰς τοὺς ἐν ταῖς κοιλίαις ἐτράπετο χυμοὺς μᾶλλον ἤπερ

Etenim febrium hecticarum duo haec funt propria figna, fi
perpetuo fibi illae fimiles fint, nec invafionem ullam accef-
fionis, nec incrementum, nec vigorem, nec remiffionem
habeant, fique febricitare se non percipiat aegrotus.   Hos
pulfus nihil eft neceffe majores jufto, atque interdum ne
crebriores quidem effe, at omnino celeres tamen.   Itaque
iure fane cenfuerunt plurimi medici atque praeftantiffimi
celeritatem febricitantium pulfibus perpetuam effe, fed de
his adhuc dicetur.   Quod vero in fermone praetermifimus,
ubi aër, quem fpirando attrahimus, infectus putredine fit,
ac putredo corpus cordis attigerit, illi pulfus fiunt.   Nec
jam quicquam habet admirationis, fi eos pulfus, quos me-
moravimus, tali affecti pefte habeant, nec fi peftilentem
refpirationem; nec fi omnino morituri fint; quam enim ex-
cogites medicinam ad putredinem, quae in corde fit?   Nam
quibus calor hic putredinofus ad humores, quos contineat
cordis finus, magis deflexit quam ad corpus ipfum vifce-

BIBΛION Γ. 343

Ed. Chart. VIII. [281.]   Ed. Baf. III. (140.)

εἰς αὐτὸ τὸ σῶμα τοῦ σπλάγχνου, πολλοὶ τούτων ἐσώθησαν.
ἡ διάγνωσις δ᾽ αὐτῶν τῶν λοιμωττόντων, εἰ πρῶτον μὲν αἰ-
σθάνονται πυρέττοντες· ἔπειτα δὲ, εἰ μὴ διαπαντὸς ὡσαύτως
πυρέττοιεν· ἔτι δὲ πρὸς τούτοις, εἰ μὴ διάτονον ἔχοιεν τὸν
σφυγμόν. οἱ γὰρ ἐπὶ δυσκρασίᾳ τοῦ σώματος αὐτοῦ τῆς καρ-
δίας ἅπαντες ἄτονοι. αἱ μὲν δὴ κατὰ θερμότητα δυσκρασίαι
τῆς καρδίας ὁποίους τινὰς ἐργάζονται τοὺς σφυγμοὺς αὐ-
τάρκως λέλεκται.

Κεφ. δ'. Αἱ δὲ κατὰ ψυχρότητα πάντως μὲν δήπου
τοὺς ἐναντίους ἀποτελοῦσι, τοὺς μικροὺς καὶ βραδεῖς καὶ
ἀραιούς, ἤτοι δ᾽ ἀνάλογον εἰς τὰς τρεῖς διαφορὰς ἀλλοιοῦ-
σιν, ἢ τὰς μέν τινας ἐξ αὐτῶν, ἤ τινα μᾶλλον, ἢ ἧττον.
ἑτέρας δέ τινας, ἢ ἑτέραν ἧττον, ἢ μᾶλλον. ἀλλὰ χρὴ κἀν-
ταῦθα κατὰ τὸν αὐτὸν τρόπον ἐπίστασθαι τὴν ἐλλείπουσαν,
ἢ καὶ πλεονάζουσαν, ὡς καὶ πρόσθεν εἴρηται. πρῶτον μὲν
γὰρ ὑπαλλάξει τὴν πυκνότητα, δεύτερον δὲ τὸ τάχος, ἑξῆς
δὲ τὸ μέγεθος, ἀπαθοῦς γε τῆς δυνάμεως οὔσης. ὡς εἴ γε καὶ
ἤδε τι πάθοι, γνωρισθήσεται μὲν ὑπὸ τῆς ἰδίας τε καὶ ἀχω-
ρίστου ποιότητος τῶν σφυγμῶν, ἣν ἀμυδρότητα καλοῦμεν,
ἢ εἰς μικρότητά τε καὶ βραδύτητα μᾶλλον ἤπερ εἰς ἀραιό-

ris, multi horum fuerunt fuperftites. Deprehenduntur af-
fecti hac pefte, fi febrem primum percipiant, deinde fi non
aequaliter perpetuo febricitent, ad haec fi pulfum non ha-
beant praevalidum, fiquidem qui intemperiei comites funt
corporis ipfius cordis, imbecilli funt omnes. Habes pulfus,
quos cor intemperatum calore creat.

Cap. IV. Intemperies frigidae plane efficiunt con-
trarios, parvos, tardos et raros; hos vel in tres propor-
tione differentias commutant, vel aliquas earum, aut ali-
quam, plus, vel minus; alias aut aliam minus, vel plus.
At hic eodem modo, ut prius declaravimus, attendenda eft
quae deficiat, vel exuperet. Primum crebritatem immuta-
bit, deinde celeritatem, poftea magnitudinem, fiquidem il-
laefa fit facultas, nam fi quid ad haec quoque offenfa fit,
perfpicies illud ex propria pulfuum et perpetua qualitate,
quam remiffionem appellamus, quae ad parvitatem et tar-

τητα τὴν ἀλλοίωσιν ἐργάζεται τῶν σφυγμῶν. ὡς ὅταν γε ἐπὶ
πλεῖστον ἡ δύναμις κάμνῃ, κἂν ψύξις συνῇ, μικροὶ μὲν ἐσχά-
τως οἱ σφυγμοὶ γίνονται, βραδεῖς δ' οὐκ ἐσχάτως, ἀλλ' ἔστιν
ὅτε τοῖς κατὰ φύσιν ὅμοιοι, πυκνότητα δ' οὐ μόνον ἀποτί-
θενται τὴν πρόσθεν, ἀλλὰ καὶ προσαυξάνουσι. ἐπειδὰν μέν-
τοι τὰ τῆς δυνάμεως ἐπ' ὀλίγον ἀρρωστῇ, τὰ δὲ τῆς ψύξεως
ἐπὶ πλεῖστον κρατῇ, μακροτάτη μὲν ἡ εἰς ἀραιότητα τροπὴ
γίνεται τῶν σφυγμῶν, βραχυτάτη δ' ἡ εἰς μικρότητα, μέση
δ' ἀμφοῖν ἡ εἰς βραδύτητα. τὴν αὐτὴν δὲ δηλονότι καὶ αἱ
ἀρτηρίαι πᾶσαι κινηθήσονται κίνησιν, ἂν τῇ κράσει φύσιν
ἔχωσιν· [282] ἂν δὲ τῆς καρδίας ψυχροτέρας γεγενημένης
αὗται θερμότεραι τοῦ κατὰ φύσιν ὦσιν, ἀλλοιώσουσι τὸν τῆς
καρδίας σφυγμὸν εἰς τοσοῦτον εἰς ὅσον ἂν ἐκστῶσι τοῦ κατὰ
φύσιν. ὥστε ποτὲ καὶ ἀκριβῶς ὅμοιος ἔσται τῷ κατὰ φύσιν
ὁ κατὰ τὰς ἀρτηρίας, ὅσον γε ἐπὶ μεγέθει καὶ τάχει, τοῦ
κατὰ τὴν καρδίαν ἐλάττονός τε καὶ βραδυτέρου γιγνομένου.
εὔδηλον δ' ὡς αἱ τοιαῦται διαθέσεις ἄνευ πυρετῶν εἰσιν αὐ-
τῆς τῆς καρδίας μόνης ψυχθείσης ὑπὸ χυμῶν ψυχρῶν τε ἅμα
καὶ γλίσχρων καὶ παχέων. σπανίως μὲν οὖν ἐστιν ἡ τοιαύτη

ditatem potius quam ad raritatem pulfus immutat. Nam
quum facultas plurimum laborat, etſi conjuncta ſit frigiditas,
pulſus extreme quidem parvi ſiunt, ſed non tardi extreme,
imo nonnunquam moderatis ſimiles: crebritatem tamen non
abjiciunt priſtinam, ſed etiam adaugent. At ubi paululum
facultas debilitata ſit et frigiditas vigeat plurimum, longiſ-
ſime ad raritatem pulſus deflectunt, minimum ad parvita-
tem, medio modo ad tarditatem. Eodem etiam arteriae
modo, ſi in nativo temperamento conſtent, movebuntur;
nam ſi quum cor ſit frigidius, hae calidiores aequo ſint, cor-
dis pulſum tantum alterabunt quantum de natura deſcive-
rint. Itaque interdum etiam ſimilis erit moderato pulſus
arteriarum, quod ad magnitudinem et celeritatem attinet,
quum cordis pulſus minor et tardior ſit. Jam hoc clarum
eſt, vacare hoſce affectus febre, refrigerato duntaxat ipſo
corde a ſuccis frigidis, iisdemque lentis et craſſis. Sane in-

BIBΛION Γ. **345**

Ed. Chart. VIII. [282.]   Ed. Baf. III. (140.)

διάθεσις, ἀλλὰ γιγνομένη ποτὲ, καὶ μάλισθ᾽ ὅταν ἐν πνεύ
μονι τοιοῦτοι περιέχωνται χυμοί. συμβαίνει δ᾽ ὡς τὰ πολλὰ
τοῖς ἐπὶ τῇ τοιαύτῃ διαθέσει σφυγμοῖς εὐθὺς καὶ ἀνωμάλοις
εἶναι διὰ τὰς ἐμφράξεις, ἃς οἱ προειρημένοι χυμοὶ κατὰ τὰ
στόματα τῶν ἐκφυομένων τῆς καρδίας ἀγγείων ποιοῦσιν. εἰ
μέντοι συμβαίη ποτὲ καὶ τὰς ἀρτηρίας ὁμοίως τῇ καρδίᾳ
ψυχροτέρας γενέσθαι τοῦ κατὰ φύσιν, αὐξήσουσι τὴν ἀτονίαν
τῶν κινήσεων αὐτῆς, ἐν ταὐτῷ φυλάττουσαι γένει, ὥστε τῆς
καρδίας βραδύτερόν τε καὶ μικρότερον καὶ ἀραιότερον τοῦ
κατὰ φύσιν σφυζούσης αὐτὰς ἔτι δὴ καὶ μᾶλλον ἐκείνης καὶ
βραδύτερον καὶ μικρότερον σφύζειν, εὐθὺς δὲ δήπου καὶ ἀμυ
δρότερον. συμβαίνει δέ ποτε ψυχροτέραν τε ἅμα τοῦ κατὰ
φύσιν εἶναι τὴν καρδίαν καὶ πλήρη περιττωμάτων δακνωδῶν,
ἐν ᾧ καιρῷ τὴν μὲν διαστολὴν μικροτέραν τε ἅμα καὶ βραδυ
τέραν γίγνεσθαι συμβαίνει, τὴν δὲ συστολὴν ὠκυτέραν. ἐφαί
νετο δ᾽ ἂν καὶ μέχρι πλείονος ἔσω χωρεῖν ἡ ἀρτηρία, εἰ μέχρι
παντὸς αἰσθητὴν εἶχε τὴν κίνησιν, νυνὶ δὲ τοῦτο μὲν ἀδιά
γνωστον αἰσθήσει. τὸ δὲ τὸν τῆς ἐντὸς ἡσυχίας χρόνον ἐπι
μηκέστερον τοῦ κατὰ φύσιν γίγνεσθαι πρόδηλον καὶ ἁπτομέ

frequens eft hic affectus, tamen incidit interdum; praefertim quum contineantur in pulmone ejuscemodi humores.
Atque in ejuscemodi affectu contingit fere pulfibus fimul effe
inaequalibus per obftructiones, quas illi fucci fecundum
ofcilla moliuntur vaforum ex corde enatorum. Verum arteriae, fi quando fiat ut perinde atque cor frigidiores jufto
fint, augebunt remiffionem ejus motuum, in eodem retinentes genere, ut quum tardius cor, minusque et rarius, quam
naturae lex poftulat, pulfet, illae etiam hoc pulfent tardius,
minus rariusque, tum etiam languidius. Accidit vero aliquando jam frigidius jufto cor effe fimul et fumoforum plenum excrementorum, quo tempore pariter et minor et
rarior fit diftentio, contractio celerior. Videretur etiam
diutius fe arteria intro recipere, fi in perpetuum ejus motus
percipi poffet. Nunc fenfum id fugit, at produci internae
quietis tempus ultra quam par eft patet vel tangentibus,

νοις ἐστί. σύνθετος δ᾽ ὁ χρόνος οὗτος ἅπας ἐκ τριῶν ἐδεί-
κνυτο χρόνων, πρώτου μὲν τῶν ἐσχάτων τῆς συστολῆς, δευ-
τέρου δὲ τῆς ἐντὸς ἠρεμίας, καὶ τρίτου τῶν πρώτων τῆς δια-
στολῆς. οὗτος μὲν ὁ χρόνος ἱκανῶς ἐκταθήσεται κατὰ τὴν
εἰρημένην διάθεσιν, ὁ δὲ τῆς ἐκτὸς ἡσυχίας ἤτοι βραχύτερος
ἔσται τοῦ κατὰ φύσιν ἢ παραπλήσιος. ἐπειγομένης γὰρ ἀεὶ
τῆς τοὺς σφυγμοὺς ἐργαζομένης δυνάμεως ἀποκρίνειν τὰ πε-
ριττώματα, καὶ σπευδούσης ἐπὶ τὴν ἐνέργειαν ἐκείνην δι᾽ ἧς
ὑπάρχει τοῦτο πράττειν αὐτῇ, τὴν πρὸ τῆς ἐνεργείας ἡσυχίαν
ὀλιγοχρονιωτέραν γίνεσθαι συμβαίνει, καθάπερ καὶ τὴν πρὸ
τῆς ἑτέρας ἐνεργείας, λέγω δὲ τῆς διαστολῆς, μακροτέραν, τῷ
ψυχροτέραν οὖσαν τὴν καρδίαν ἐκλελυμένως ἐπὶ τὴν ἐνέργειαν
ἰέναι, διὰ μίαν ἔτι μόνην χρείαν τὴν τῆς ῥιπίσεως ἀπολωλε-
κυῖαν ἤδη τὴν ἑτέραν τὴν μείζονα, τὴν τῆς ἐμψύξεως. ἡ μὲν
γὰρ ὑπόλοιπος ἡ τρίτη κατ᾽ ἐκείνας μόνας τὰς διαθέσεις
ἐπεγείρει τὴν καρδίαν εἰς τὴν ἐνέργειαν, ὅταν ἤτοι κίνησίν τινα
κινῆται τὸ ζῷον ἀξιόλογον ἢ κένωσις πολλὴ ἐμπίπτῃ, τῶν
ἀρτηριῶν ἐπὶ πλέον ἀνεστομωμένων μὲν εἰς τὰ ἐκτὸς, ἔν γε

Hoc tempus conflatum docuimus ex tribus effe temporibus,
primo extremitatis contractionis, altero internae quietis,
tertio principii diftentionis. Ergo prolixe hoc tempus per
illum affectum producetur; tempus vero externae quietis
aut brevius quam conveniat erit, aut moderato fimile.
Nam quum ftudeat femper pulfuum effectrix facultas excre-
menta excernere, properetque ad illam actionem, cujus
haec nomine illi data facultas eft, fit ut quies, quae actio-
nem praecedit, minus fit diuturna; quemadmodum etiam
fit ut illa, quae alteram actionem praecedit, dilatationem
inquam, fit longior, quia cor, quod frigidius jam eft, re-
miffe ad actionem progreditur, unius adhuc tantum gratia
ufus ventilandi, altero jam, qui major erat, refrigerandi
amiffo. Reliquus enim tertius cor in his folum affectibus
excitat ad actionem, ubi moveatur magnopere animal, aut
vacuatio accidat larga, arteriarum quidem admodum refera-
tis externis ofcillis, ut in balneis, denique fi quo modo lar-

Ed. Chart. VIII. [282. 283.] Ed. Baf. III. (140. 141.)

τοῖς βαλανείοις, καὶ εἰ δή τινες ἄλλοι καθ᾿ ἡντιναοῦν αἰτίαν
ἰδρῶτες ἐκχέονται πολλοί· εἰ δὲ τἀντὸς, ἔν τε ταῖς καθάρ-
σεσι καὶ τῶν παθῶν ἐν χολέραις καὶ δυσεντερίαις καὶ ἰσχυ-
ραῖς δήξεσι τῶν ἐντέρων. ἐπειδὰν μέντοι συμβῇ καὶ αὐτὸ
τὸ σῶμα τῆς καρδίας ἐν ἑαυτῷ τινα δυσκρασίαν ἀνώμαλον
(141) ἔχειν, ἀναγκαῖον ἔσται καὶ τοὺς σφυγμοὺς αὐτῆς τε
τῆς καρδίας καὶ τῶν ἐν τῷ ζώῳ πασῶν ἀρτηριῶν εἰς ἀνω-
μαλίαν ἐκτραπῆναι πολυειδῆ. καὶ γὰρ καὶ ἡ συστηματικὴ
καλουμένη καὶ ἡ καθ᾿ ἕνα σφυγμὸν ἁπάντων ἔσται τῶν
γενῶν, εἰς μέγεθος καὶ μικρότητα καὶ τάχος καὶ βραδύτητα
καὶ ἀμυδρότητα καὶ πυκνότητα καὶ ἀραιότητα συνεχοῦς τῆς
μεταπτώσεως γινομένης. εἰς μέντοι σκληρότητα καὶ μαλακό-
τητα μεταβολὴ συνεχὴς οὐκ ἄν ποτε γένοιτο. δέδεικται γὰρ
ὑπὲρ τούτου πολλάκις. ἄκλονος μέντοι ποτὲ καὶ κλονώδης
ἐν ταῖς τοιαύταις διαθέσεσι συνεχῶς ἀλλήλους διαδέχονται,
συνελθούσης τῇ δυσκρασίᾳ τῆς καρδίας τῆς σκληρότητος,
[283] ἢ τάσεως ἀρτηριῶν. ἐδείκνυτο γὰρ, εἴ τι μεμνήμεθα,
κατὰ τὰς τοιαύτας διαθέσεις, ὅταν ἐπιπλέον ὁρμήσῃ διαστεῖ-
λαι τὰς ἀρτηρίας ἡ καρδία, κλόνος ἐμπίπτων τῇ κινήσει.

giter fit fudatum; internis vero in purgationibus, praeterea
in affectibus, ut choleris, inteftinorum difficultatibus, ac
quum vehementer vellicanter inteftina. At vero ubi ipfum
corpus cordis inciderit in intemperiem aliquam inaequalem,
non poterunt pulfus quum ipfius cordis tum omnium ani-
mantis arteriarum in variam non degenerare inaequalitatem.
Quin etiam collectiva quam vocant, illaque unius pulfus
omnium erit generum; quod perpetua fiat in magnitudinem,
parvitatem, celeritatem, tarditatem, remiffionem, vehe-
mentiam, crebritatcm, raritatem mutatio. At in duritiem
et mollitiem haud fiat continens unquam mutatio; id quod
faepenumero declaravimus. Non vibratus autem interdum
et vibratus perpetua fefe viciffitudine in hifce affectibus ex-
cipiunt, adjuncta ad cordis intemperiem duritie, vel ten-
tione arteriarum. Oftendimus enim, fi recte memini, in
hujuscemodi affectibus, ubi magnopere cor contendat arte-
rias diftendere, vibrationem in motum incurrere; quo tem-

τούτου δὲ συμβαίνοντος ἕτοιμον δικρότῳ γενέσθαι τῷ
σφυγμῷ. καὶ γίνεται δύσκολον ἐν ταύτῃ τῇ διαστάσει τὴν
διάθεσιν ἀκριβᾶς ἐξευρεῖν, ὡς ἂν τῆς εἰρημένης ἀνωμαλίας
οὐκ ἐπὶ δυσκρασίᾳ μόνῃ καρδίας, ἀλλὰ καὶ κακώσει τῶν ὀρ-
γάνων καὶ πλήθει συνισταμένης. ἐπειδὴ γὰρ αἱ τοιαῦται
τῶν ἀνωμαλιῶν ἐπ᾽ ἐμφράξεσι γίνονται τῶν κατὰ τὴν καρ-
δίαν στομάτων, ἕπονται δὲ καὶ ταῖς ἀνωμάλοις αὐτῆς δυσκρα-
σίαις, οὐκ ἔστι διαγνῶναι ῥᾳδίως τὴν διάθεσιν. ὁ μὲν οὖν
δὶς πλήττων σφυγμὸς ἴδιόν ἐστι σύμπτωμα τῆς κατὰ τὸ
σῶμα τοῦ σπλάγχνου δυσκρασίας, ὡς ἐν τῷ πρὸ τούτου δέ-
δεικται λόγῳ, διαφέρων τοῦ δικρότου μαλακότητι. σκληρό-
τητος δὲ προσγενομένης ἀπόλλυται καὶ ἡ παρὰ τοῦδε διάγνω-
σις, εἰς γὰρ τὸν δίκροτον μεταπίπτει κοινὸν ὄντα πλειόνων
διαθέσεων. ὁ μέντοι κλονώδης δίκροτος ἐδείκνυτο τὴν γένε-
σιν ἴσχων, ἐπειδὰν ὁ κλονώδης ἁπλῶς σφυγμὸς βραχὺς τῷ
μήκει γενήσεται, ὁ δὲ ἄκλονος δίκροτος ὁμοίως μὲν τῷ κλο-
νώδει σκληρὸς ὤν, ἀλλὰ διὰ τὴν αὐτοῦ βραδύτητα καὶ τὸ
βάρος τῶν ἐπικειμένων σωμάτων ἀποτελούμενος τοιοῦτος.
ὥσθ᾽ ἑκάτερος μὲν αὐτῶν ἀκολουθήσει πλείοσιν αἰτίοις, διοί-

pore facile dicrotus pulſus exoriatur.   In qua diſtentione
multi ſane laboris eſt affectum plane explorare, quod non
intemperiem tantum cordis illa ínaequalitas, ſed et inſtru-
mentorum laeſionem et copiam humorum comitatur.   Nam
hae inaequalitates, poſteaquam obſtructionem ſequuntur cor-
dis oſcillorum, comitantur porro etiam ejus intemperiem
inaequalem, non eſt proclive deprehendere affectum.   Ergo
pulſus, qui bis feriat, corporis viſceris proprium eſt ſym-
ptoma intemperiei, ſicut probavimus in proximo libro, ac a
dicroto diſtat mollitie.   Verum ſi durities acceſſerit, jam
etiam ex hoc dignotio labefactatur; etenim in dicrotum con-
vertitur communem plurium affectuum.   Vibratum vero
dicrotum generari docuimus, ubi pulſus, qui abſolute eſt vi-
bratus, diminuta eſt longitudo. Dicrotus vero non vibratus
aeque eſt ac vibratus durus: ſed talis per ſuam tarditatem
efficitur et corporum unus incumbentium.   Quocirca per-
multas uterque hic cauſas conſequetur, numero tamen inter

BIBΛION Γ. 349

Ed. Chart. VIII. [283.]   Ed. Baf. III. (141.)

σουσι δ᾽ ἀλλήλων τῷ πλήθει τῶν ἐργαζομένων αὐτοὺς δυνά-
μεων καὶ προφάσεων. πομπόλλοις μὲν γὰρ ὁ κλονώδης δίκρο-
τος, ἐλάττοσι δὲ ὁ ἄκλονος ἕπεται. χρὴ δ᾽ ἀναμνησθῆναι
πρῶτον μὲν ὅσοις αἰτίοις ὁ κλονά δης ἁπλῶς ἀκολουθεῖ· πᾶ-
σαι γὰρ εἴρηνται πρόσθεν· ἑξῆς δὲ τὴν οἷον συνεκτικὴν αἰτίαν
αὐτοῦ. γίγνεται γὰρ ἐπειδὰν ἐπιπλέον ἀναγκάζηται διαστέλ-
λεσθαι σκληρὸν, ἢ τεταμένον ἀρτηρίας σῶμα. τρίτον ἐπὶ
τούτοις, ὅτι προσελθούσης τῷδε δυνάμεως ἀῤῥωστίας, ἢ φυ-
σικῆς διαπλάσεως, ὁ κλονώδης δίκροτος ἐδείκνυτο γίγνεσθαι.
καὶ πρὸς τούτοις ὁ δίκροτος ἄκλονος ἐγένετο διὰ σκληρότητα
μὲν ἀρτηρίας, βραδύτητα δὲ τοῦ σφυγμοῦ, βάρος δὲ τῶν ἐπι-
κειμένων ἄνωθεν ἑκατέρωθεν τῆς αἰσθητῆς κινήσεως. ἐν γὰρ
ταῖς τοιαύταις καταστάσεσιν, ὅταν ὑπὸ τῶν ἑκατέρωθεν με-
ρῶν ἀντισπασθῇ τὸ μέσον ἀι αφερόμενον ἔτι, κᾄπειτ᾽ αὖθις
αὐτοῖς συνέρχηται, δίκροτος ὁ σφυγμὸς γίγνεται. αὗται μὲν
οὖν αὐτῶν εἰσιν οἷον συνεκτικαί τινες αἰτίαι, προηγούμεναι
δ᾽ ἑκάστου πολλαί. καὶ χρὴ κᾀκείνας προχείρους ἔχειν τῇ
μνήμῃ τὸν μέλλοντά τι τῶν προηγησαμένων ἐξευρήσειν. ὁ μὲν

se facultatum, a quibus creantur, et occasionum differunt;
permultos enim vibratus dicrotus, paucos non vibratus co-
mitabitur. At commemorandum quidem primum eſt, quot
cauſis abſolute vibratus ſuccedat, quas ante omnes recenſui-
mus; mox cauſam ejus quaſi continentem; ſit enim ubi
amplius cogitur diſtendi durum corpus arteriae, vel tenſum;
ad haec tertium, quod quum facultatis imbecillitas huc ac-
ceſſit, aut conformatio nativa, vibratum dicrotum pulſum
demonſtravimus oriri. Jam dicrotus non vibratus fiebat ob
duritiem arteriae, tarditatem pulſus, et pondus corporum
incumbentium ex utraque parte ſenſibilis motus; etenim in
hujuscemodi affectibus, ubi ab utraque parte medium, dum
attollitur, retrahatur, rurſusque copuletur cum illis, gene-
ratur pulſus dicrotus. Hae ſunt illorum quaſi continentes
quaedam cauſae. Antecedentes autem multae ſunt cujusque,
quae etiam expeditae et ad manum ſunt habendae illi, qui
quicquam ſit praeteritorum exploraturus. Pulſus qui bis

οὖν δὶς παίων σφυγμὸς ἀνωμάλοις τε ἕπεται δυσκρασίαις αὐ-
τοῦ τοῦ σώματος τῆς καρδίας, ἠσκημένης δ' ἀκριβῶς ἁφῆς
δεῖται διαγινώσκειν τὴν συστολὴν, ὡς εἴ τις κἀνάσκητός ἐστι
τῆς τοιαύτης διαγνώσεως, οὐδὲν ὁ τοιοῦτος σφυγμὸς αὐτῷ
διαφέρειν δόξει τοῦ κατὰ τὴν ἄνοδον ἱσταμένου τε καὶ ἡσυ-
χάζοντος ὀλίγον. διαγνωσθήσεται δὲ βραχύ τι μετασχὼν εὐτο-
νίας. ὡς ὅ γε παντάπασιν ἄτονος ἀδιάγνωστον ἔχει τὴν
συστολήν. ὑπάρχει δ' ὡς τὰ πολλὰ τόνος ἅπασι τοῖς δὶς
παίουσι σφυγμοῖς. οὐ γὰρ ἂν ἐπὶ τοσοῦτον ὕψος ἀνῄεσαν,
εἰ μὴ μετεῖχον εὐτονίας τινός, ἢ πολὺ μαλακωτέρους ἀναγ-
καῖον αὐτοὺς γενέσθαι τοῦ κατὰ φύσιν, ἵν' ἀμυδροί τε ἅμα
καὶ μικροὶ φαίνωνται. γίγνονται μὲν καὶ οὗτοι κατὰ τὰς λη-
θαργώδεις διαθέσεις, ἀλλ' οὐκ ἔστι διακρῖναι τηνικαῦτα τὸν
ἡσυχάζοντα βραχὺ τοῦ δὶς παίοντος, ὥστε οὐδὲ τὰς διαθέσεις
οἷόν τε διακρῖναι κατά γε τοῦτο. δι' ἄλλου μέντοι γνωρίσμα-
τος ἐγχωρεῖ. ἴδιον δ' ἐστὶ τοῦτο τὸ γνώρισμα τοῦ κεκρᾶ-
σθαι κακῶς τὸ τῆς καρδίας σῶμα. καὶ οὐδέν γε χεῖρόν ἐστιν
ὡς πυρετόν τινα καὶ σφυγμὸν ἐκτικόν, οὕτω καὶ ἀνωμαλίαν

ferit, ex inaequali proficifcitur ipfius corporis cordis intem-
perie.   Tactu vero ad dignofcendam contractionem plane
eft opus exercitato, cujus fi rudis fis dignofcendae, nihil in-
ter hunc pulfum tibi et illum intererit, qui in afcenfu
fubfiftit, et quiefcit paulifper.   Dignofcetur fi quid habeat
roboris: nam qui undequaque eft remiffus, hujus latet con-
tractio.   Sed fit plerumque ut omnibus pulfibus, qui bis
feriant, adfit contentio, neque enim ad eam altitudinem
perveniant, fi omnino deficiantur contentione, aut multo
molliores fint quam conveniat neceffe eft, ut languidi fi-
mul et non parvi appareant, qui quidem etiam in lethar-
gicis affectibus animadvertuntur, at tum quiefcentem pau-
lifper nequeas diftinguere a bis feriente, proinde nec ipfos
quidem affectus, ex hoc quidem difcernere poteris.   Aliud
tamen eft indicium, quo poteris, atque hoc proprium eft fi-
gnum vitiofae temperiei ipfius corporis cordis.   Nec caufa
eft quin brevitatis gratia ut pulfum aliquem, vel febrem

BIBΛION Γ. 351

Ed. Chart. VIII. [283. 284.]   Ed. Baſ. III. (141.)

ἡμᾶς ὀνομάζειν ἑκτικὴν, ἔνεκα συντόμου διδασκαλίας. ὅστις
δ᾽ οὐ χαίρει τῷ ὀνόματι, μόνιμον αὐτὴν καλείτω. μόνιμος δ᾽
ἐστὶν, ὅταν ἑξῆς ἴση διαφυλάττηται. ἂν δὲ δὴ καὶ τἄλλα
σύμπαντα [284] γνωρίσματα τὸν πυρετὸν ἑκτικὸν εἶναι ση-
μαίνει, πολὺ μᾶλλον, οἶμαι, βεβαίως διαγνώσῃ κατὰ τὸ τοῦ
σπλάγχνου σῶμα τὴν ἀνώμαλον εἶναι δυσκρασίαν. εἴρηται δ᾽
ὑπὲρ αὐτῶν ἐν ταῖς διαφοραῖς τῶν πυρετῶν. ἐπιβλέπειν δὲ
δήπου σε χρὴ καὶ τἄλλα σύμπαντα, τά τε παρόντα καὶ τὰ
προηγησάμενα καὶ τὰ προκατάρξαντα. περιπνευμονίας μὲν
γὰρ, ἢ ἐμπυήματος, ἢ πλευρίτιδος, ἢ φθόης, ἤ τινος ὅλως
ἀποστήματος αὐτόθι γεγονότος, ἢ ἄσθματος, ἢ καταῤῥοικοῦ
νοσήματος, ἢ αἵματος πτύσεως, ἢ πνευμονώδους τινὸς, ἢ
συλλήβδην εἰπεῖν, ἐφ᾽ οὗ πλῆθος, ἢ πάχος, ἢ γλισχρότης χυ-
μῶν ἐν τῷ πνεύμονι περιέχεται, προσέχειν ἀκριβῶς χρὴ, μή
τι δι᾽ ἔμφραξιν ἀρτηριῶν ὁ σφυγμὸς ἀνώμαλος γίνεται· μηδε-
νὸς δὲ τούτων παρόντος τὰ κατὰ τὸ σπλάγχνον αὐτὸ δια-
σκέπτεσθαι, καὶ πολὺ δὲ μᾶλλον, ὅταν ὁ πρόσθεν βίος ὃν ὁ
κάμνων ἐβίου, μήτε παχεῖς ἠθροῖσθαι κατὰ τὸ σῶμα μήτε
γλίσχρους ἐμφαίνῃ χυμοὺς, ὑφ᾽ ὧν ἤτοι περιχυθέντων ἔξωθεν

hecticam, ita inaequalitatem nos hecticam appellemus; ſi
cui minus nomen probetur, ſtabilem illam vocet; ſtabilis eſt,
ſi deinceps permaneat par. At vero ſi caetera ſimul om-
nia indicia febrem hecticam eſſe declarent, multo hercle
dignoſces certius inaequalem intemperiem tenere viſceris
corpus. Sed haec explicavimus in differentiis febrium.
Omnia denique ſunt reliqua animadvertenda, praeſentia,
praecedentia et externa. Nam quum peripneumonia, ſup-
puratio, pleuritis, phthiſis, denique aliquis illic abſceſſus
exortus ſit, vel aſthma, vel morbus quiſpiam ex deſtillatio-
ne, vel cruentum ſputum; aut rejectio partis alicujus pul-
monis, aut breviter quodvis, unde redundantia, vel craſſi-
tudo, vel lentor humorum obſideat pulmonem, accurate
conſiderandum eſt, ecquid ex arteriarum obſtructione pulſus
inaequalis fiat. Sin horum nihil ſit, ipſum eſt viſcus explo-
randum, praeſertim ſi anteacta aegroti vita nec craſſis ſuc-
cis, nec lentis videatur corpus impleviſſe, a quibus aut

Ed. Baf. III. (141.)

ἢ φραξάντων τὰ στόματα τῶν ἀρτηριῶν ἡ ἀνωμαλία συνί-
σταται. δέδεικται γὰρ ὡς ἤτοι τούτων τινὸς, ἢ φλεγμονῆς,
ἢ ἁπλῶς ὄγκου παρὰ φύσιν αὐτόθι συνιστάντος, ἢ πλήθους
βαρύνοντος τὴν δύναμιν, ἀνωμαλίαι συμπίπτουσι τοῖς σφυγ-
μοῖς. ἐὰν τοίνυν μήτε δι' ὧν τὰ τοιαῦτα πάθη γνωρίζεται
παρῇ, μηδὲ ἑκτική τε καὶ μόνιμος ἀνωμαλία διαμένῃ, δυσκρα-
σίαν ἡγητέον ἀνώμαλον ἐν τῷ σώματι τῆς καρδίας εἶναι.
οὔσης δὲ καὶ αὐτῆς ταύτης διττῆς, ἑτέρας μὲν ἐν τοῖς ὑγροῖς
οἰκείοις αὐτῆς, ἑτέρας δὲ ἐν τοῖς στερεοῖς, ἡ μὲν ἐκ τῶν
ὑγρῶν ὁρμωμένη μετὰ παλμοῦ γίνεται τῆς ὅλης καρδίας, ἡ δὲ
ἐκ τῶν στερεῶν ἄνευ παλμοῦ. ὅστις δ' ἐπιστημονικῶς ἐκμα-
θεῖν βούλεται τὰ νῦν λεγόμενα, τὸν περὶ τῶν ἑκτικῶν πυρε-
τῶν ἀναλεξάσθω λόγον ἀκριβῶς ἔκ τε τῆς περὶ τῶν πυρετῶν
πραγματείας κἀκ τοῦ περὶ τοῦ μαρασμοῦ γράμματος. ἡ μὲν
δὴ τῆς καρδίας ἀνώμαλος δυσκρασία διαγινώσκεταί τε καὶ
χωρίζεται τῶν παρακειμένων διαθέσεων ἐξ ὧν εἴρηκα ση-
μείων· ἡ δ' ἄλλη πᾶσα δυσκρασία κατὰ τὸ σπλάγχνον,
ὅταν ἑτέρως μὲν ἔχῃ τὸ σῶμα αὐτὸ κράσεως, ἑτέρως δὲ τὸ
κατὰ τὰς κοιλίας αὐτῆς αἷμα καὶ πνεῦμα τοὺς ἀνωμάλους

foris offufis, aut obftruentibus arteriarum ofcilla, inaequa-
litas concitetur.   Nam fi quid horum, uti docuimus, vel
inflammatio, vel omnino tumor praeter naturam illic exur-
gat, aut affluentia humorum gravet facultatem, incidunt in
pulfus inaequalitatem.   Quare fi nec adfint indicia, quibus
nofcuntur hi affectus, nec hectica inaequalitas et ftabilis
duret, intemperies exiftimanda inaequalis in cordis corpore
effe; quae quum etiam fit duplex, altera in fuccis ejus
propriis, altera in partibus folidis, illa ex fuccis profecta
una cum totius cordis palpitatione fit, haec ex folidis parti-
bus absque palpitatione.   Quare fi quis haec quae retuli-
mus edifcere cum arte cupiat, quae de hecticis febribus
fcripfimus colligat diligenter ex commentariis De febribus
et libro De marcore.   Atque his fignis cordis inaequalis in-
temperies dignofcitur, et diftinguitur a fimilibus affectibus.
Si qua fit alia intemperies vifceris, ut aliam ipfum corpus
temperiem habeat, aliam fanguis et fpiritus, qui funt in

σφυγμοὺς οὐδέποτε ἐργάζεται, ἀλλ᾽, ὡς εἴρηται πρόσθεν, ἐκ
τῆς τῶν διαθέσεων ἐπιμιξίαν εἰς μέσην τινὰ κατάστασιν οἱ
σφυγμοὶ παραγίνονται. εἰσὶ δ᾽ αἱ μίξεις τῶν διαθέσεων ἔστιν
ὅτε μὲν ἀκριβῶς ἀλλήλαις ἐναντίαι, ἔστιν ὅτε δ᾽ οὐκ ἀκριβῶς.
λέγω δ᾽ ἀκριβῶς μὲν ἐναντίας ἀλλήλαις διαθέσεις κατὰ τὴν
κρᾶσιν, ὅταν ὅσῳ θερμοτέρα τοῦ κατὰ φύσιν ἡ ἑτέρα το-
σούτῳ συμβῇ τὴν ἑτέραν εἶναι ψυχροτέραν· οὐκ ἀκριβῶς δὲ,
ὅταν ἡ ἑτέρα τῆς ἑτέρας ἐξίστηται πλέον. ἐγχωρεῖ δέ ποτε
ὁμογενῶν οὐσῶν ἀμφοτέρων ἐν τῷ ποσῷ γίγνεσθαι τὴν δια-
φορὰν, ἤτοι τῆς καρδίας (142) αὐτῆς ἐπιπλέον οὔσης θερ-
μοτέρας τῶν κατὰ τὰς κοιλίας ὑλῶν, ἢ τούτων μὲν ἐπι-
πλέον ἐξεστηκυιᾶν τοῦ κατὰ φύσιν, ἔλαττον δὲ τῆς καρ-
δίας. οὕτω δὲ καὶ ψυχρότερον ἤτοι τὸ σῶμα τῆς καρδίας, ἢ
τὰς ὕλας ἐγχωρεῖ γενέσθαι. διάγνωσις δὲ τῶν εἰρημένων ἐπι-
πλοκῶν οὐχ ὁμοίως ἁπασῶν ἐναργής, ἀλλ᾽ ἐνίοτε καὶ τὰς
οὐκ ἐναργεῖς ἐξ ἄλλων ἐστὶ ποιήσασθαι συλλογιστικῶς. ἡ μὲν
οὖν πρώτη ῥηθεῖσα μίξις, ἐν ᾗ τὸ μὲν σῶμα τῆς καρδίας θερ-
μότερόν ἐστι τοῦ κατὰ φύσιν, αἱ δ᾽ ὗλαι ψυχρότεραι, τρεῖς
ἔχει τὰς διαφοράς. ἤτοι γὰρ τοσούτῳ θερμότερόν ἐστιν ὅσῳ

ejus finibus, inaequales pulſus nunquam efficit, ſed ex affe-
ctuum confuſione medium quendam ſtatum ſortiuntur. Con-
fuſiones affectuum modo prorſus inter ſe contrariae ſunt,
modo non prorſus. Prorſus dico affectus contrarios inter
ſe temperamento; ubi quo calidior moderato alter ſit,
hoc ſit frigidior alter, non prorſus, ubi alter plus altero
deflexerit. Poteſt etiam, ſi ejuſdem ambo generis ſint, in
quantitate eſſe differentia, quum vel calidius cor ipſum ſit
materia in ſinibus contenta, vel quum materia multum, cor
autem parvum a naturali ſtatu receſſerit, et frigidius item
corpus cordis poteſt eſſe, vel materia. Hi concurſus non
perinde omnes dignoſcuntur conſpicue; licet tamen inter-
dum obſcuros aliunde colligere. Prima commemorata mix-
tio, in qua cordis corpus praeter modum calidum eſt, ma-
teriae autem frigidiores, differentiis tribus conſtat. Aut
enim tanto illud calidius eſt quanto hae frigidiores; aut

354 ΓΑΛΗΝΟΤ ΠΕΡΙ ΠΡΟΓΝΩΣ. ΣΦΤΓΜ.

Ed. Chart. VIII. [284. 285.]   Ed. Baf. III. (142.)

περ ἐκεῖναι ψυχρότεραι, ἢ πλέονι τοῦτο θερμότερον ἤπερ
ἐκεῖναι ψυχρότεραι, ἢ ἔλαττον θερμότερον ἤπερ ἐκεῖναι ψυ-
χρότεραι. κατὰ μὲν οὖν τὴν πρώτην διαφορὰν ὁ σφυγμὸς
ὅμοιος ἀκριβῶς φαίνεται τοῦ κατὰ φύσιν, ἔν τε μεγέθει καὶ
τάχει καὶ πυκνότητι. παραλλάττει δὲ τοσοῦτον εἰς ἀτονίαν
ὅσον ἐξέστη τὸ σπλάγχνον ἐκ τῆς κατὰ φύσιν εὐκρασίας. ἐμοὶ
δ᾽ ἐφάνη πολλάκις ἐν ταῖς τοιαύταις διαθέσεσι καὶ τῷ τάχει
προσεληλυθέναι τι σαφές, οὐ μὴν [285] ἀεί γε φαίνεται τοῦτ᾽
ἐναργῶς, καί μοι δοκεῖ κἀκ τούτου τις ἂν ἑτέρου μείζονος
εὐπορῆσαι γνωρίσματος. εἰς ὅσον γὰρ ἐξέστηκε τὸ σῶμα τῆς
καρδίας αὐτὸ τῆς κατὰ φύσιν εὐκρασίας, ἐκ τοῦ τάχους
ἔνεστι τεκμήρασθαι. πρὸς γὰρ τὴν κίνησιν ἑτοιμότερόν ἐστιν
ἀεὶ τὸ θερμότερον σῶμα τῶν ἄλλων ἴσων ὑπαρχόντων. ἐπει-
δὰν μὲν οὖν αὐτὸ τῆς καρδίας τὸ σῶμα κατὰ φύσιν ἔχον
ἤτοι πρὸς τῶν ἐν ταῖς κοιλίαις ὑλῶν, ἢ καὶ τῇ τοῦ πνεύμονος
ὁμιλίᾳ φλεγμαίνοντος, ἢ καὶ ἔκ τινος ἄλλου τῶν πλησιαζόν-
των μορίων θερμαινόμενον, ἀναψύξεως ἕνεκεν εἰς μέγεθος καὶ
τάχος καὶ πυκνότητα τοὺς σφυγμοὺς ἀλλοιώσῃ, τηνικαῦτα
πρώτη μὲν ἡ εἰς τὸ μέγεθος ἐκτροπὴ, δευτέρα δ᾽ ἡ εἰς τὸ

multo illud calidius quam hae frigidiores, aut minus illud
calidius quam hae frigidiores. Prima differentia pulſum
repraeſentat ad unguem moderatum tum magnitudine tum
celeritate atque crebritate; ad remiſſionem autem tantum
permutatur quanto ſpatio naturalem temperiem viſcus re-
liquit. Equidem animadverti in hiſce ſubinde affectibus
inſigne etiam incrementum celeritati acceſſiſſe; non tamen
hoc conſpicuum perpetuo eſt. Atque hoc alterum indi-
cium majus tibi videtur ſuppeditaturum, quantum enim cor-
pus ipſum arteriae deſciverit a moderato temperamento,
conjicere eſt ex celeritate: nam proclivius ad motum eſt ca-
lidius corpus, ſi reliqua ſint paria. Quare ſi quod corpus
ipſum cordis in naturali ſtatu conſtans, vel a materia, quam
continent ventriculi ejus, aut conſuetudine pulmonis in-
flammati, vel alia quapiam parte vicina calefiat, pulſus re-
frigerii gratia in magnitudinem, celeritatem, crebritatem com-
mutentur, prima tum erit in magnitudinem mutatio, altera

τάχος, ἐφεξῆς δὲ ἡ εἰς πυκνότητα γίνεται· ἐπειδὰν δὲ θερ-
μότερον γένηται τῶν ψαυόντων αὐτοῦ κατὰ φύσιν ἐχόντων, εἰς
τὸ τάχος μὲν πρῶτον ἡ κίνησις ἐπιδίδωσιν, εἰς μέγεθος δὲ
δεύτερον. ὥσθ᾽ ὅταν εὕρωμεν εἰς τὸ τάχος μὲν ἐναργῶς ἐπι-
δεδωκότα τὸν σφυγμὸν, εἰς μέγεθος δὲ καὶ πυκνότητα μηδε-
μίαν ἀλλοίωσιν ἐσχηκότα, πολλὴν ἐν τῷ τοιούτῳ σώματι λο-
γιούμεθα τήν τ᾽ εἰς θερμότητα τῇ καρδίᾳ γεγονέναι μεταβο-
λὴν καὶ τὴν εἰς ψυχρότητα τῶν ψαυόντων αὐτῆς. εὐθὺς δὲ
δή που καὶ ἡ ἀμυδρότης τῶν σφυγμῶν ἐναργὴς καὶ ἀξιόλο-
γος ἐν τοῖς τοιούτοις φαίνεται σώμασι. εἰ δὲ μὴ τὸ τάχος
ἐναργὲς εἴη μήθ᾽ ἡ ἀμυδρότης, ὀλίγην ἔλπιζε προσγεγενῆσθαι
τῷ σώματι τοῦ σπλάγχνου θερμασίαν. οἱ τοιοῦτοι πυρετοὶ
τοὺς πολλοὺς τῶν ἰατρῶν ἐξαπατῶσιν, ἅτε καὶ τῶν καμνόν-
των αὐτῶν ἀπυρέτους εἶναι λεγόντων· οὐ γὰρ αἰσθάνον-
ται τοῦ πυρετοῦ διά τε τὴν μικρότητα καὶ τὴν τοῦ σπλάγχνου
θερμασίαν, καὶ ὅτι τοῦ σπλάγχνου τὸ σῶμα κατείληφεν. εἴρη-
ται γὰρ ὑπὲρ τούτου πολλάκις. ὅλως μὲν οὖν οὐδὲ γίγνεται
μέγας πυρετὸς οὐδεὶς τῶν ἑκτικῶν· ἔτι δὲ καὶ μᾶλλον, ὅταν
ὀλίγη τις εἴη κατὰ τὸ σπλάγχνον ἡ θερμότης. ὅσον οὖν ἀπὸ

in celeritatem, tertia in crebritatem. Sin calidius fit par-
tibus fe contingentibus, quae in naturali ftatu fint, celeritas
motus primum increfcit, deinde magnitudo. Unde quum
pulfus manifeftum incrementum celeritatis percipiamus,
magnitudinis vero atque crebritatis nullam mutationem,
magnopere in hoc corpore defciviffe ad calorem cor cenfe-
mus, vicinaque ei ad frigiditatem. Jam fimul pulfuum infi-
gnis remiffio et confpicua in ejuscemodi corporibus ani-
madvertitur. Quod fi nec celeritas clara, nec remiffio fit,
exiguo calore corpus vifceris puta auctum. Hae febres com-
pluribus medicis imponunt, nimirum quod febre ipfi fe li-
beros effe aegroti affirment; neque febrem, quia parva eft,
et quia vifcus incaluit, corpusque vifceris calor invafit, ad-
vertunt. Sed de hoc frequenter diximus. Breviter non
eft magna febris ulla hectica, maxime fi paucum calorem
vifcus habeat. Qui igitur calor in univerfum corpus deri-
vatur ex corde, hic fenfum folus inducit ipfis inaequalitatis

Ed. Chart. VIII. [285.]   Ed. Baf. III. (142.)

τῆς καρδίας ἐπιῤῥεῖ τῷ παντὶ σώματι θερμασίας, τοῦτο μόνον
αἴσθησιν αὐτῆς ἀνωμαλίας ἀσώδους φέρει, δι᾽ ἣν καὶ λουτρῶν
ἐπιθυμοῦσιν, ὥσπερ καὶ οἱ ἄλλοι ἀσώδεις τε καὶ ἀνώμαλοι,
διὰ κόπον, ἢ ἔγκαυσιν, ἢ ἀλουσίαν, ἢ ἀγυμνασίαν. καὶ
χαίρουσί γε οἱ πλεῖστοι τῷ λουτρῷ καὶ βελτίους γίγνεσθαί
φασιν. ἅτε γὰρ ἀποθέμενοι μὲν ἀπὸ παντὸς τοῦ σώματος τὴν
ἀνωμαλίαν, οὐδὲν δὲ ἀξιόλογον εἴς τε τὸ παραυτίκα βλαπτό-
μενοι, χάριν τοῦ λουτροῦ γινώσκουσιν. ἴσως δὲ οὐδὲ βλά-
πτονταί τινες αὐτῶν ὅλως. ἀλλ᾽ οὐ τοῦ νῦν ἐνεστῶτος καιροῦ
τὰ τοιαῦτα σκοπεῖσθαι. διοριούμεθα γὰρ ὑπὲρ ἁπάντων τού-
των ἐν ταῖς τῶν πυρετῶν θεραπείαις, εἴτε ἰδίᾳ δόξειε γράφειν
αὐτὰς, εἴτ᾽ ἐν τοῖς τῆς θεραπευτικῆς μεθόδου γράμμασιν. εἰς
δὲ τὴν ἐνεστῶσαν ὑπόθεσιν ἡ διάγνωσις μόνη προχειριζέσθω.
καὶ γὰρ καὶ δόξει τισὶν ἴσως ἄπορός τε καὶ ἄγνωστος ὑπάρ-
χειν, ὅταν γε μήτε διαφορά τις σφυγμῶν ἐξαλλάττηται τοῦ
κατὰ φύσιν, ὅ τε κάμνων αὐτὸς ἀναίσθητος μὲν εἶναι λέγῃ
τοῦ πυρετοῦ, τὴν ἀνωμαλίαν δ᾽ ἣν ἐμέμφετο μόνην ἐκ τῶν
βαλανείων ἐκθεραπεύηται. ἵνα δ᾽ ἀπορώτερον ἔτι ποιήσω τὸν
λόγον, οὐδ᾽ ἐκ τῶν οὔρων ἔνεστιν ἀκριβῆ διάγνωσιν ἐν ταῖς
τοιαύταις διαθέσεσιν ἀεὶ λαμβάνειν, ἀλλ᾽ ἐστὶν ἀμφίβολα καὶ

faſtidioſae; quamobrem balnea deſiderant, ut alii faſtidioſi
omnes et inaequales ex laſſitudine, vel aduſtione, lotione
intermiſſa, vel exercitatione, et plerique ſcilicet laetantur
balneo, recrearique ſe dicunt; depulſam enim inaequalita-
tem eſſe totius corporis, nec magnopere quicquam ſe offendi
balneo referunt acceptum; et ſane non laeduntur forſitan
horum quidam.   Verum hujus loci non eſt iſta meditatio;
in febrium enim curationibus de omnibus his diſputabimus,
ſive ſeparatim viſum fuerit eas, ſive in methodo medendi
tractare; nam ad praeſens inſtitutum ſolam dignoſcendi viam
tractabimus.   Sane videatur quibusdam perplexa et inco-
gnita, ſi quando nec differentia ulla pulſuum a naturali ſtatu
deficiat, et ſe ipſe aegrotus febrem non dicat percipere, at
inaequalitatem, quae una moleſta erat, balneis percuraverit.
Et ut rem difficiliorem faciam, ne ex urina quidem petere
in ejuscemodi affectibus firmam notitiam ſemper licet; ſed

BIBΛION Γ. 357

Ed. Chart. VIII. [285. 286.]   Ed. Baf. III. (142.)

ταῦτα τοῖς πλείστοις αὐτῶν, καὶ χροιᾷ καὶ συστάσει τοῖς
κατὰ φύσιν ἐοικότα. μύριοι τοιοῦτοι κατὰ τὸν πολυχρόνιον
λοιμὸν ὤφθησαν ἡμῖν, ἐφ᾽ ὧν ἦν θεάσασθαι τοὺς ἰατροὺς
ἰδιώταις ὁμοίους, ἐνίους δὲ καὶ πολὺ χείρους ἰδιώτου συνετοῦ.
καὶ πολλούς γ᾽ οὖν τῶν ἰδιωτῶν εἰ καὶ μηδὲν ἄλλο, τὴν γοῦν
ἐκπνοὴν τῶν καμνόντων ἐστὶν ἰδεῖν ἐπισκοπουμένους, καὶ εἰ
δυσώδης φαίνοιτο τὰ χείρω προσδοκῶντας. ἐκείνοις μὲν οὖν
ἐκ πείρας εὕρηται κατὰ τοὺς λοιμώδεις πυρετοὺς τὸ τοιοῦτον
γνώρισμα· σοὶ δ᾽ οὐκ ἐκ τῆς πείρας μόνον, ἀλλὰ κἀκ τοῦ
λόγου φαινέσθω. συνεπισκοποῦνται δὲ δή που καὶ τὰ κατὰ
τὸ στόμα μόρια, καὶ εἰ βραχύ τι τῆς λοιμώδους ἐμφαίνοιτο
χρόας [286] αὐτοῖς, ἀποφαίνονται λοιμώττειν τοὺς οὕτως
ἔχοντας. ἰατρῷ δέ γ᾽ οἶμαι μᾶλλον ἰδιώτου φαίνεσθαι καὶ
ταῦτα, τοῖς μὲν γὰρ ἐρυσιπελατώδης, τοῖς δ᾽ ὁμοία τοῖς
ἐσθιομένοις ἕρπησιν ἡ χρόα φανεῖται, διεσπαρμένη κατὰ
πλείονα μόρια τῆς κατ᾽ ἀρχὰς, ὡς οἶμαι. καὶ εἰ ἐπι-
βάλοι τῷ θώρακι τὴν χεῖρα πεπειραμένος ἰατρὸς ἐν δια-
γνώσει πυρετώδους θερμασίας, οὐδὲ αὐτὸν λαθεῖν ἐάσει
τὴν διάθεσιν. ἐπισκεπτέον δ᾽ οὐχ ἥκιστα καὶ τὰ οὖρα.

---

eſt etiam fere anceps, calore et ſedimento ſimilis naturali.
Sexcentos tales in peſtilentia diuturna conſpeximus, ubi
medicos cerneres nihilo plebe praeſtantiores, imo vero im-
peritiores multo nonnullos experiente plebejo. Vulgus enim
ſere, ſi nihil aliud, at expirationem aegrotorum videas ob-
ſervare; quae ſi foeteat, pejorem cauſam expectant. At
illi quidem uſu tale ſignum in peſtilentibus febribus invene-
runt; tu non uſu modo, ſed et ratione aeſtima. Jam os
etiam attendunt, quod ſi illic aliquid coloris peſtilentis cer-
nant, eos peſte confirmant laborare. Equidem medico haec
puto clariora eſſe quam vulgo; partim enim illi colorem
eryſipelatoſum, partim colorem habent depaſcentibus her-
petibus aſſimilem, diffuſum per plures partes ſcilicet quam
a primo. Et ſi manum thoraci exercitatus medicus admo-
veat in explorando febrili calore, ne tum quidem praetereat
eum affectus. Inſpicienda porro prae caeteris urina eſt.

καὶ γὰρ ἀνατεταραγμένα τισὶν αὐτῶν φαίνεται καὶ ὑδατω-
δέστερα καὶ λεπτότερα πολὺ τοῦ κατὰ φύσιν ἐνίοις. ταῦτα
μὲν οὖν ἀναμφισβήτητα, καθάπερ καὶ ὅσα τοῖς κατὰ φύσιν
ἐοίκασιν ἀκριβῶς, κατά τε χρόαν καὶ κατὰ πάχος, ἀναμφισβή-
τητα καὶ ταῦτα πρὸς τὴν δευτέραν ἐλπίδα, καὶ εἰ ἐναιώρημά
γε ποιήσαιτο χρηστὸν, ἔτι καὶ μᾶλλον ἀναμφισβήτητα, τήν
γε ὑπόστασιν ἔχοντα λευκὴν καὶ λείαν καὶ ὁμαλήν. τοῖς δ'
ἐναιωρήμασι μάλιστα προσεκτέον τὸν νοῦν. ἔνια γὰρ αὐτῶν
ὑποπέλιδνά πως ὄντα λανθάνει, καθάπερ ἄλλα πλατείαις
ἀράχναις ἐοικότα, δίκην ἐρίων ἐπιβεβλημένων ἀλλήλαις. εἰ
μὲν οὖν τι τοιοῦτον εὑρίσκοις, ἢ ὅλως μηδὲν ἐμφερόμενον
ἐναιώρημα τοῖς οὔροις, ἐν τῇ χείρονι μερίδι ταῦτα πάντα
τίθεσο. τῶν δ' ἐναντίων φανέντων ὁποῖα διῆλθον ἀρτίως,
ἀδύνατόν ἐστιν ἐν κακῇ διαθέσει τὸν ἄνθρωπον εἶναι. ἔκ τε
οὖν τούτων διορίζεσθαι, πότερον ἀνωμαλία τίς ἐστι περὶ αὐ-
τὸν, ἢ λοιμώδης εἰσβολὴ νοσήματος ὀλεθρίου πυρετὸν ἑκτι-
κὸν ἔχοντος, ἐπί τε τοῖς μετὰ τὸ λουτρὸν, ἀπόσιτοί τε γάρ
εἰσι καὶ διψῶσι πλέον ἢ προσῆκεν, ἐπιθυμοῦσί τε ψυχροῦ.

Etenim conturbata quorundam eorum videtur eſſe et aquo-
ſior, ac nonnullorum multo quam pro natura tenuior,
atque haec quidem certiſſima eſt, necnon quae naturalibus
undequaque ſimilis eſt colore et craſſitudine; haec etiam ad
ſecundam ſpem certiſſima eſt; quae ſi enaeoremate probo ſit
praedita, multo etiam eſt certior, ſi quidem ſedimentum ſit
candidum, laeve et aequabile. Praecipue vero enaeore-
matis animus eſt adhibendus; nam quaedam quae ſublivida
quodammodo ſunt latent, et item alia quae aranearum la-
tas telas referunt in modum lanae congeſtae. At ſi quid tale
animadvertas, aut nullum plane ſuſpenſum innatare urinis,
in pejorem partem haec interpretare, ſi contraria videas,
quae retuli modo, non poteſt fieri ut male affectus homo ſit.
Ex his igitur diſcernas, utrum inaequalitate quapiam affectus
ſit, an peſtilens morbus et exitialis, qui hecticam febrem
habeat, eum prehendat; praeterea ex iis, quae balneum
conſequuntur, etenim cibum reſpuunt et ſitiunt praeter

προσεπιθεωρεῖν δὲ ἀκριβῶς αὐτῶν προσήκει καὶ τοὺς ὀφθαλ-
μούς. ἐν γὰρ τῷ λούεσθαι μάλιστα γίνονται κατάδηλοι, θερ-
μοὶ καὶ φλογώδεις ἀποτελούμενοι, ἔνιοι δ᾽ ἐντεῦθεν ἀρξάμε-
νοι διαμένουσιν, οὓς δὴ σαφῶς γνωριοῦμεν ὅτι λοιμώττουσι.
ἀλλὰ λοιμοῦ μὲν ὁποῖος ἡμῖν ἐγένετο καί ἐστιν ἔτι μηδέ-
ποτ᾽ εἴη πειραθῆναι τοῖς ἀνθρώποις. εἰδέναι μέντοι χρὴ καὶ
ἄλλως γινομένους ἄνευ λοιμῶν τοὺς αὐτοὺς τούτους πυρε-
τούς, ὥσπερ καὶ γέγρα(143)πται περὶ αὐτῶν ἅπασι τοῖς
ἀξιολόγοις ἰατροῖς, καὶ καλοῦσί γε λοιμώδεις αὐτούς, ὑπὲρ ὧν
τῆς ἰδέας ἁπάσης ἐν ταῖς τῶν πυρετῶν διαφοραῖς ἐπὶ πλέον
εἴρηται. νυνὶ μὲν γὰρ οὐχ ὡς ἄν τις κάλλιστα διαγινώσκοι
πυρετοὺς ὁ λόγος, ἀλλ᾽ ὡς ἄν ἐκ σφυγμοῦ κάλλιστα. καὶ
ἴσως καὶ πλείω τοῦ δέοντος εἴρηται περὶ τῶν ἀπὸ τοῦ σώμα-
τος αὐτοῦ τῆς καρδίας ἀναπτομένων πυρετῶν, αὖθις οὖν
ἀνάγωμεν ἐπὶ τοὺς σφυγμοὺς τὸν λόγον, ὅσον ὑπόλοιπόν
ἐστι τῶν ἑκτικῶν πυρετῶν ἐξηγούμενοι. γίνονται μὲν γὰρ, ὡς
εἴρηται, καὶ τῶν λοιμωδῶν οὐκ ὀλίγοι καταρχὰς εὐθέως ἑκ-
τικοὶ, διαφέροντες ἁπάντων τῶν ἄλλων πυρετῶν, οἳ ἐν
ἰσχυρᾷ σηπεδόνι. γίνονται δὲ καὶ διὰ λύπην ἐνίοτε καὶ

modum ac frigidam poftulant.   Etiam oculi illorum funt
accurate infpiciendi; nam inter lavandum manifefte reddun-
tur calidi, et flammei quidam poftea tales permanent, quos
plane fciemus teneri pefte.   At in peftilentia, qualis no-
ftra memoria fuit et viget etiamnum, nunquam experiri
quisquam homo poffit.   Sciendum tamen nonnunquam in-
cidere fine pefte has ipfas febres, ut de illis prodiderunt
omnes infigniores medici, vocantque peftilentes, de quarum
tota natura difputavi latius in differentiis febrium; nam hoc
quidem loco, non quemadmodum quis optime febres digno-
fcat tractamus, fed quemadmodum ex pulfu optime. Quin-
etiam dixi fortaffe plus aequo de febribus ex ipfo cordis
corpore excitatis, quare ad pulfus nos referamus, et quod
refiduum eft de febribus hecticis perfequamur. Etenim funt,
ut docuimus, peftilentes non paucae inde usque ab initio
hecticae, diftantque ab omnibus aliis febribus, quae ex ma-
gna putredine oriuntur.   Praeterea etiam moerorem inter-

θυμὸν ἐξ ἀρχῆς ἔνιοι τῶν ἑκτικῶν. ἄλλως δ᾽ οὐκ εἶδον γι-
γνόμενον οὐδένα πυρετὸν ἑκτικὸν εὐθέως ἀπὸ τῆς ἀρχῆς,
ἀλλ᾽ ἐπὶ προήκοντι τῷ χρόνῳ πολλοῖς τῶν ἄλλων ἐπιγίγνον-
ται. καὶ διορίζει σαφῶς αὐτοὺς ἥ τε μόνιμος ἰσότης, εἰ καί
τινι τῶν ἄλλων ἐπιπλέκοιντο, καθάπερ ἐδείξαμεν, ὅσα τ᾽ ἄλλα
κατὰ τὴν περὶ τῆς διαφορᾶς τῶν πυρετῶν εἴρηται πραγμα-
τείαν. ἡ δ᾽ ἀπὸ τῶν σφυγμῶν διάγνωσις, ὡς ὀλίγον πρόσθεν
εἶπον, ἐν ἀρχῇ μὲν ἔτι καὶ περὶ τὰς πρώτας ἡμέρας δύσγνω-
στός ἐστιν, ὁπόταν κοινὴν ἔχωσιν ἔτι τοῖς ἐφημέροις τὴν
ἰδέαν, μετὰ δὲ τὴν τρίτην ἤδη σαφέστεροι γίνονται καὶ τῇ
διὰ τῶν σφυγμῶν διαγνώσει. καὶ γὰρ θάττους οὗτοί γε σα-
φῶς ἔχουσι τοὺς σφυγμοὺς τῶν κατὰ φύσιν, εἰ καὶ τἄλλα
μηδὲν διαφέροιεν, ἥ τε θερμασία κατὰ τὸν θώρακα καὶ σαφῶς
ἐστι πυρετώδης αὐτοῖς, ἀμυδρότεροί τε τοσοῦτον οἱ σφυγμοὶ
τῶν κατὰ φύσιν εἰσὶν εἰς ὅσον ἡ θερμασία παραύξηται.
ταῦτα μὲν οὖν ἱκανὰ περὶ τῶν πυρετῶν, ὅσοις ἡ καρδία γέ-
γονε θερμοτέρα τοσοῦτον τοῦ κατὰ φύσιν ὅσον αἱ κατ᾽ αὐτὴν
[287] ὕλαι ψυχρότεραι. προσκείσθω δ᾽ ἀσφαλείας ἕνεκα ταῖς
ὕλαις ἐκεῖνα τὰ σώματα σύμπαντα τὰ ψαύοντα τῆς καρδίας,

dum fequuntur et iram a primo quaedam hecticae. Ali-
ter nefcio, an ulla febris inde usque ab initio fiat hectica.
At temporis diuturnitate multis aliis fuccedunt, quas diluci-
de diftinguit, etiamfi cum aliis connectantur, ficut declara-
vimus, perpetua aequalitas, et alia quae in libris De dif-
ferentiis febrium docuimus. Notitia autem ex pulfibus,
quomodo nuper diximus, initio adhuc atque primis diebus
non facile paratur, quum fpeciem adhuc communem ha-
beant cum diariis febribus; verum elapfo triduo jam clario-
res fiunt etiam pulfuum indicio. Siquidem aperte hae ce-
leriores quam deceat pulfus habent, atque ut inter eas
nihil interfit aliud, febrili quidem certe calore manifefte fe-
cundum thoracem praeditae funt, pulfusque tanto funt lan-
guidiores jufto quantum calor creverit. Hactenus de fe-
bribus in quibus cor tanto quam natura poftulat calidior
eft quanto quam continet materia frigidior. Materiae
addamus fecuritatis gratia corpora illa omnia quae cor at

εἴη δ᾽ ἂν ταῦτα τῶν μὲν σπλάγχνων ὁ πνεύμων, ὑμένων
δὲ ὅ τε περικάρδιος ὀνομαζόμενος, ὅσον τε τῶν διαφραττόν-
των τὸν θώρακα τῆς καρδίας ἐγγύς. ὁμιλεῖ δὲ δή που τῷ
σπλάγχνῳ τούτῳ καὶ ὁ περιεχόμενος ἀὴρ ὑπὸ τοῦ περικαρ-
δίου σκεπάσματος, ὥσπερ γε καὶ ἀρτηρίαι καὶ αἱ φλέβες, ὧν
ἓν ταῖς κοιλίαις αὐτῆς φαίνεται μέγιστα στόματα. ταυτὶ γὰρ
ἅπαντα ταῖς ὕλαις ἀνάλογον ἀλλοιοῖ τῆς καρδίας τὸν σφυγ-
μὸν, καὶ καλείσθω συντόμου διδασκαλίας ἕνεκεν ἅπαντα τὰ
κατειλεγμένα ψαύοντα τῆς καρδίας.

      Κεφ. εʹ. Ἑξῆς οὖν λέγωμεν ὑπὲρ ἐκείνων πυρετῶν
ἐν οἷς ἡ μὲν καρδία θερμοτέρα πλείονι μέτρῳ, τὰ ψαύοντα δ᾽
αὐτῆς ἐλάττονι μέτρῳ ψυχρότερα. γενήσονται γὰρ ἐν ταῖς
τοιαύταις διαθέσεσιν οἱ σφυγμοὶ θάττους τε ἅμα καὶ μείζους
καὶ πυκνότεροι καὶ ἀμυδρότεροι τῶν κατὰ φύσιν, ἀλλὰ
πλείονι μὲν εἰς ἀμυδρότητα καὶ τάχος, ἐλάττονι δὲ εἰς πυκνό-
τητά τε καὶ μέγεθος τοῦ κατὰ φύσιν ἐξιστάμενοι. μόνιμος δὲ
καὶ ἡ τούτων γένεσις, ὥσπερ καὶ ἡ τῶν ἄλλων ἑκτικῶν. εἰ δὲ
τὸ μὲν σπλάγχνον ἔλαττον ἐξίσταιτο τοῦ κατὰ φύσιν εἰς θερ-
μότητα, τὰ δὲ ψαύοντα αὐτοῦ πλέον εἰς ψυχρότητα, μικρό-

tingunt; puta ex vifceribus pulmonem, ex membranis quum
illam quae pericardium appellatur tum quicquid thoracem
prope cor interfepit. Etiam confuetudo huic vifceri inter-
cedit cum aëre, quem continet membrana pericardium, nec-
non cum arteriis et venis, quarum penetrare maxima
oftia cernis ad finus ejus. Haec omnia non aliter atque
materia pulfum cordis immutant, vocenturque brevitatis
gratia omnia quae recenfuimus vicina cordi.

      Cap. V. Deinceps de illis febribus dicamus in qui-
bus cor calidius eft quam vicina ei frigidiora; nam in hu-
juscemodi affectibus pulfus celeriores fimul et majores et
crebriores languidioresque jufto erunt; longius tamen ad
remiffionem et celeritatem, minus ad crebritatem et ma-
gnitudinem recedent a natura. Stabilis et conftans harum
generatio eft, ut caeterarum hecticarum. Quod fi non ita
longe vifcus a natura defcifcat ad calorem, vicina ei longius

Ed. Chart. VIII. [287.]   Ed. Baſ. III. (143.)

τεροι μὲν ἐπὶ τῶν τοιούτων οἱ σφυγμοὶ καὶ ἀραιότεροι γενή-
σονται, τῷ τάχει δ᾽ ἤτοι παραπλήσιοι ταῖς κατὰ φύσιν ἢ
βραδύτεροι, παραπλήσιοι μὲν, ὅταν μὴ πολὺ πλέον ἐπὶ τὸ
ψυχρότερον ἐξίστηται τὰ ψαύοντα, βραδύτεροι δὲ, ὅταν πολὺ
πλέον ἀποκεχωρήκῃ ταῦτα τοῦ κατὰ φύσιν ἐπὶ τὸ ψυχρὸν
ἤπερ ἡ καρδία πρὸς τὸ θερμόν. ἡ δ᾽ ἀμυδρότης κἀνταῦθα
κατὰ τὸ ποσὸν τῆς θερμότητος. εἰ δὲ τὸ μὲν σῶμα τῆς καρ-
δίας αὐτὸ ψυχρότερον εἴη τοῦ κατὰ φύσιν, αἱ δ᾽ ὗλαι καὶ
ἄλλα τὰ ψαύοντα αὐτῆς θερμότερα, γενήσονται μὲν δή που
κἀνταῦθα τρεῖς αἱ πᾶσαι διαφοραί. τραπήσονται δ᾽ οἱ σφυγ-
μοὶ καθ᾽ ἑκάστην ἀνάλογον ταῖς προειρημέναις. ἔστω γὰρ
πρῶτον ἐπὶ τοσοῦτον ἐψῦχθαι τὴν καρδίαν ἐφ᾽ ὅσον τεθέρ-
μανται τὰ ψαύοντα, βραδύτερος ὁ τοιοῦτος ἔσται σφυγμὸς
τοῦ κατὰ φύσιν, ὅταν ἀξιόλογος ἡ ἀλλοίωσις ᾖ. ἀνάλογον δ᾽
αὐτῷ καὶ τὸ τῆς ἀμυδρότητος ὑπάρχει. τῷ μεγέθει δὲ οὐδὰ
ἐν ἐξαλλαχθήσεται τοῦ κατὰ φύσιν, ὥσπερ οὐδὲ τῇ πυκνότητι
ῥαφὲς, οὐδὲ ἀξιόλογον οὐδέν. ἐν μέντοι ταῖς τοῦ κατὰ φύσιν
βραχείαις ἐκτροπαῖς ἐφ᾽ ἑκάτερα δυσφωρατοτέρα ἡ διάκρισις,
ὡς πρόσθεν καὶ εἴρηται, καὶ μάλιστα γίνεται δύσγνωστος ἐν

ad frigiditatem, minores pulſus in his et rariores erunt;
celeritate vel ſimiles erunt naturalibus, vel tardiores; ſi-
miles, ſi non multo frigidiora vicina ſint; tardiores, ubi
multo longiore intervallo haec ad frigiditatem a natura de-
flexerint quam ad calorem cor.   Remiſſio hic etiam quan-
titati caloris reſpondebit.   At vero ſi frigidius juſto ſit
ipſum cordis corpus, materia porro reliquaque vicina illo
calidiora, erunt et hic tres numero differentiae, et varia-
bunt pulſus in unaquaque, ſicut ſuperiores.   Primum aeque
refrigeratum ſit cor ut incaluerunt vicina, tardior aequo
erit is pulſus, ſi inſignis fuerit alteratio.   Huic reſpondet
remiſſio, nam magnitudine nihil de natura decedet, nec ve-
ro etiam crebritate, quod animadverti poſſit, aut inſigniter.
At quum non multum de natura eſt diſceſſum in utramque
partem, difficillime, ut ante dixi, exploratur diſcrimen,
atque in his praeſertim corporibus obſcurum eſt, quorum

Ed. Chart. VIII. [287. 288.]   Ed. Baf. III. (143.)

οἷς σώμασι τὸ κατὰ φύσιν οὐ προεπιστάμεθα. γινωσκομένου δὲ τούτου δυνατόν ἐστι καὶ τὴν βραχεῖαν ἐπιγνῶναι μεταβολὴν, ὅταν ἠσκημένος ᾖ τις ἐν διαγνώσει σφυγμῶν. ὥσπερ δ᾽ ὀλίγον ἔμπροσθεν, ἡνίκα τοῦ σπλάγχνου θερμοτέρου γενομένου, τῶν ψαυόντων δ᾽ αὐτοῦ ψυχροτέρων, ἐσκοπούμεθα τοὺς σφυγμοὺς, ἑκτικὸν ἐλέγομεν εἶναι τὸν πυρετὸν, οὕτως νῦν εἰ μὲν τὸ σπλάγχνον εἴη ψυχρότερον ἅπαντος τοῦ κατὰ φύσιν ὅρου, τὰ δὲ ψαύοντα θερμότερα, πυρέξει μὲν ὁ ἄνθρωπος, ἀλλ᾽ οὐ τὸν ἑκτικὸν ὀνομαζόμενον πυρετὸν, ἀλλ᾽ ἤτοι τὸν ἐφήμερον ἢ τὸν ἐπὶ σήψει χυμῶν. ἴδια δ᾽ ἑκάτερα τὰ γνωρίσματα, τοῦ μὲν ἐφημέρου πυρετοῦ μιχθέντος ψυχροτέρῳ σώματι καρδίας, ὅταν ἴσως ἑκάτερος ἐξεστήκη τοῦ κατὰ φύσιν ὁ σφυγμὸς, οὐδὲν μὲν τῷ μεγέθει παραλλάττει τοῦ κατὰ φύσιν, ὥσπερ οὐδὲ πυκνότητι σαφὲς οὐδὲν, οὐδὲ τάχει, πρὶν ἀξιόλογον ἑκατέρου γενέσθαι τὴν ἐκτροπὴν, ἀμυδρότερον δ᾽ εἰς [288] τοσοῦτον εἰς ὅσον καὶ τὸ σπλάγχνον ψυχρότερον ἔσται. τοῦ δ᾽ ἐπὶ σήψει χυμῶν, ἴσον μὲν ἀεὶ καὶ τούτου τὸ μέγεθος, οὐκ ἴσον δὲ τῶν κατὰ φύσιν, οὐδὲ τῶν ἄλλων γενῶν, ἀλλ᾽ ἐπειδὰν μὲν ὀλίγον ἐξεστήκη τοῦ κατὰ φύσιν, οὐδὲν ὅ τι

ignoramus naturalem ſtatum; nam hunc ſi prius noverimus, poterit etiam animadverti brevis mutatio, ſi quis verſatus ſit in explorandis pulſibus. Ut autem paulo ante, quum viſceris calidioris et vicinorum ei frigidiorum conſideraremus pulſum, febrem diximus eſſe hecticam, ita nunc, ſi viſcus ſit frigidius omnino quam naturalis modus permittat, et vicina calidiora, febricitabit quidem homo, non hectica tamen quam vocant febre, ſed vel diaria, vel ea quae putredinem humorum conſequitur. Signa vero ſunt propria utriusque. Diariae quidem febris conjunctae cum frigidiore corpore cordis, ubi ex aequo de natura utrumque deflexerit, pulſus nihil magnitudine a naturali differt; nec etiam crebritate pene quicquam, quod perſpici poſſit, nec item celeritate, niſi utriusque inſignis fiat mutatio; languidior vero tanto erit quanto viſcus frigidius. Ejus autem febris quae ex putredine humorum ſit par quidem perpetuo eſt naturali et ipſa pulſus magnitudo, non par autem perpetuo ullum

Ed. Chart. VIII. [288.]　　　　　　　　　Ed. Baf. III. (143.)

καὶ ἀξιόλογον· πλέον δ᾽ ἐκστάντων ἐναργῶς θάττων ὁ
σφυγμὸς γίνεται κατὰ τὴν συστολὴν, ὥσπερ ὁ πρότερος ἐν τῇ
διαστολῇ. καὶ μὲν δὴ καὶ πυκνότερος ἐναργῶς κατὰ τὴν ἐκτὸς
ἠρεμίαν, ἀμυδρότερος δὲ φαίνεται τοσοῦτον ὅσον ἡ καρδία
κατέψυκται. ἔστω δὴ πάλιν ἐπιπλέον ἐψῦχθαι τὴν καρδίαν
ἢ τεθερμάνθαι τὰ ψαύοντα, καὶ εἶναι τὸν πυρετὸν ἐφήμερον,
ἐπιπλέον οἱ σφυγμοὶ μὲν τούτων σαφῶς ἀμυδροὶ γενήσονται
καὶ μικρότεροι, βραδεῖς δ᾽ οὐχ ὁμοίως σαφῶς, ἀλλ᾽ ὅσον ἐπι-
πλέον ἐψύχθη τὸ σῶμα τῆς καρδίας τῶν ψαυόντων ἑαυτοῦ.
καὶ μὲν δὴ καὶ ἀραιοὶ καὶ μικροὶ κατὰ τὴν ἀναλογίαν ἔσον-
ται. ἔστω δὲ πάλιν ἐπὶ σήψει χυμῶν ὁ πυρετός, ὁ σφυγμὸς
τούτων ἀμυδρὸς ἔσται ὡσαύτως τῷ προειρημένῳ, μικρότερος
δ᾽ ἔτι κἀκείνου κατά γε τὴν διαστολὴν καὶ βραδύτερος. ἡ μέν-
τοι συστολὴ θάττων αὐτοῦ γενήσεται τοῦ κατὰ φύσιν. ἔτι
δὲ μᾶλλον ἐν ἐκείνοις ἔσται τοῖς καιροῖς τοῦ παροξυσμοῦ τὸ
τοιοῦτον, ἐν οἷς τέ ἐστιν ἀρχὴ καὶ ἐπίδοσις, ἐπεὶ κατά γε
τὰς ἀκμὰς ἧττον, ἔτι δ᾽ ἧττον ἐν ταῖς παρακμαῖς. ὑποκεί-
σθω δὴ τὸ τρίτον εἶδος τῆς ἐπαλλάξεως, ὅπερ ἐστὶν ἔλαττον

ex aliis generibus, fed ubi parum quidem a natura receffe-
rint, nihil quod effatu dignum fit, a naturali pulfus eva-
riat; ubi vero plus recefferint, aperte in contractione pul-
fus celerior fit, ficut fuperior in diftentione; jam etiam clare
in externa quiete crebrior et languidior apparet tanto
quantum refrigeratum eft cor.　　Contra jam magis refrige-
ratum cor fit quam vicina incaluerunt, ac febris fit diaria,
horum pulfus manifefte languidiores erunt et minores, tar-
di non perinde aperte, fed quanto vicinis fibi frigidius fit
corpus cordis; jam etiam rari ac parvi pro proportione
erunt.　　At vero febris fit ex humorum putredine; horum
pulfus languidus erit perinde ut fuperior, fed illo etiam
minor in diftentione tardiorque, at contractio naturali ce-
lerior erit, ac magis etiam incidet id in illa tempora acceffio-
nis, in quibus eft initium et incrementum; nam in vigo-
ribus quidem minus, ac minus etiam in remiffionibus. Por-
ro autem tertium genus commutationis ponatur, hoc eft

εἰς ψυχρότητα μεθεστηκέναι τὴν καρδίαν ἤπερ εἰς θερμότητα
τὰ ψαύοντα αὐτῆς, καὶ εἶναι τὸν πυρετὸν ἐφήμερον, οἱ
σφυγμοὶ τῷ τοιούτῳ σώματι τοσούτῳ μὲν ἀμυδρότεροι τοῦ
κατὰ φύσιν ὅσῳ περ καὶ τὸ σῶμα τῆς καρδίας δυσκρατότε-
ρον ἔσονται μείζονές τε καὶ θάττονες τοῦ κατὰ φύσιν, καὶ
πλέον γε μείζονες ὅσῳ περ ἢ θάττονες. ἔσονται δὲ καὶ πυ-
κνότεροι. ταῦτα σύμπαντα λέλεκται μήτ᾽ εἰς σκληρότητα
μήτ᾽ εἰς μαλακότητα τῶν σφυγμῶν (144) ἐπιδήλως ἠλλοιωμέ-
νων, ὡς εἴ γε καὶ κατὰ τοῦθ᾽ ὑπαλλαχθεῖεν, ἡ μὲν ἐπὶ τὸ
μαλακὸν αὐτῶν ἐκτροπὴ, τὸ μέγεθος μὲν πάντως αὐξήσει
καὶ τὴν ἀραιότητα, προσθήσει δ᾽ ἐνίοτε καὶ βραδύτητα· εἰ
δ᾽ ἐπὶ τὸ σκληρὸν, τἀναντία, μικρότητά τε καὶ πυκνότητα,
καίτοι καὶ τάχος ἐνίοτε προσθήσει. ἐγὼ μὲν δή μοι πάσας
ἤδη δοκῶ τῶν πυρετῶν εἰρηκέναι τὰς ἐκ σφυγμῶν διαφοράς,
εἴ γε δὴ τὴν οὐσίαν αὐτῶν ἐπὶ πλεονεξίᾳ τῆς ἐν τῇ καρδίᾳ
θερμασίας ὀρθῶς ἐθέμεθα. καὶ σὺν τοῖς πυρετοῖς γε καὶ ἄλ-
λων οὐκ ὀλίγων ἐμνημόνευσα διαθέσεων ἐναντίων τοῖς πυρε-
τοῖς, ἐφ᾽ ὧν ἡ τῆς καρδίας διάθεσις ψύξις ἐστίν. ἀλλὰ καὶ
περὶ τῶν μικτῶν διαθέσεων εἶπον, ὧν ἡ μίξις ἐξ ἐναντίων

minus ad frigiditatem cor declinaviſſe, quam ei vicina ad
calorem, ac febrem eſſe diariam: pulſus habebit hoc corpus
tanto quam par eſt imbecilliores quanto corpus cordis ſit
intemperantius, atque majores et celeriores naturali, ſed
majores quam celeriores, ad haec crebriores erunt. Haec
omnia ſunt accipienda pulſibus nec in duritiem nec in
mollitiem aperte mutatis, nam ſi hic ſint etiam mutati, diſ-
ceſſus eorum ad mollitiem omnino magnitudinem et ra-
ritatem augebit, addet etiam et tarditatem, diſceſſus autem
ad duritiem contraria, nimirum parvitatem et crebrita-
tem, addet interdum et celeritatem. Equidem jam omnes
mihi videor febrium quas ex pulſibus ſumas differentias
percurriſſe; ſiquidem ſane earum eſſentiam recte in cordis
nimio calore poſuimus. Jam inter febres affectus non paucos
alios attigimus contrarios febribus, in quibus cordis affectus
frigiditas eſt. Praeterea de mixtis affectibus diximus, quo-

Ed. Chart. VIII. [288.]   Ed. Baf. III. (144.)

ἐπιπλεκομένων ἀλλήλοις γίγνεται. καὶ ἦν ἤδη μοι καιρὸς ἐφ᾽ ἕτερόν τινα προϊέναι λόγον· ἐπεὶ δὲ οὐκ οἶδ᾽ ὅπως εἰς παμπόλλην διαφωνίαν ἐμπεπτώκασιν οἱ περὶ πυρετῶν πραγματευσάμενοι, δι᾽ ἐκείνους ἀναλαβεῖν ἐπὶ κεφαλαίων ἔγνωκα τὰ προειρημένα κατὰ τόδε τὸ γράμμα, ἐν ᾧ περὶ τῆς τῶν πυρετῶν ἐκ σφυγμῶν διαγνώσεως, καὶ εἴ γε χρὴ τἀληθὲς εἰπεῖν, δι᾽ Ἀρχιγένην μάλιστα τοῦτο ποιεῖν διέγνωκα. πάντων γὰρ ἐπιμελέστατος ἐν τῇ περὶ τῶν πυρετῶν πραγματείᾳ δόξας γεγονέναι κινδυνεύει μηδὲν ἡμᾶς διδάσκειν ὁμοίως Ἐρασιστράτῳ. διττὸς γάρ ἐστι τῶν μηδὲν διδασκόντων ὁ τρόπος, ἐνίων μὲν εἰς ἰδιότητα καταφευγόντων ἄῤῥητον, ἐνίων δὲ λεγόντων μὲν ὀνόματα, μήτε δ᾽ ἃ σημαίνει φυλαττόντων μήθ᾽ ἃ βούλονται σημαίνειν ἑρμηνευόντων. ὁ γάρ τοι σκληρὸς σφυγμός, ὃν ἀχώριστον εἶναι βούλεται τῶν πυρεττόντων ὁ Ἀρχιγένης, ὄνομα μόνον ἐστὶν, οὐδὲν πρᾶγμα σημαίνων ἐπιστημονικῶς τε καὶ βεβαίως νοηθῆναι δυνάμενον. εἴρηται δ᾽ ἐπιπλέον ὑπὲρ τοῦ τοιούτου σφυγμοῦ κατά τε τὴν περὶ διαφορᾶς σφυγμῶν πραγματείαν, ἔτι τε καὶ τὴν

rum ex contrariis inter fe complicatis mixtio constat. Jamque tranfeundum alio mihi erat, fed quando in magnam diffenfionem nefcio quo pacto qui de pulfibus commentati funt inciderunt, propter eos vifum mihi eft quae hoc in libro jam tradidimus, in quo de febribus ex pulfibus dignofcendis tractavi, fummatim repetere. Imo fi verum fatendum eft, potiffimum hoc propter Archigenem ftatui facere, nam quum habitus fit diligentiffimus in commentatione de febribus nihil nos prope non aliter ac Erafiftratus docet. Nempe eorum, qui nihil docent, duplex eft inftitututum, quidam ad proprietates quae exprimi nequeant confugiunt; alii proferunt quidem nomina, tamen nec quae fignificant obfervant nec quam illis fignificationem attribuant interpretantur. Namque durus pulfus, quem perpetuum Archigenes febricitantibus confirmat effe, nomen duntaxat eft, nec rem denotat ullam, nec plane, nec liquido intelligi poteft. De quo pulfu in libris De differentiis pulfuum la-

ΒΙΒΛΙΟΝ Γ. 367

Ed.·Chart. VIII. [288. 289.]   Ed. Baf. III. (144.)

διαγνωστικὴν, οὐχ ἥκιστα δὲ καὶ δι᾽ ὧν ἐξηγούμεθά τε ἅμα
καὶ κρίνομεν, ὅσα κατά γε τὸ περὶ τῶν σφυγμῶν βιβλίον ὁ
Ἀρχιγένης ἔγραψεν. ἀναγκαῖον δ᾽ ἐστὶν, ὡς ἔοικεν, εἰπεῖν τι
καὶ νῦν ἐπὶ κεφαλαίων ὑπὲρ αὐτῶν.

Κεφ. στ'. [289] Ὥσπερ τῶν ἄλλων ὀνομάτων ἕκα-
στον ἴδιον δηλοῖ πρᾶγμα παρὰ τοῖς Ἕλλησι πᾶσιν, οὕτω
καὶ κατὰ τῶν ὑποπιπτόντων ταῖς αἰσθήσεσιν ἔθεντο προση
γορίας τινὰς, ἰδίᾳ μὲν ὅσαι δηλοῦσι τὰς ἀκουστὰς διαφορὰς,
ἰδίᾳ δ᾽ ὅσαι τὰς ὁρατὰς, ἢ ὀσφρητὰς, ἢ γευστὰς, ἢ ἁπτάς.
οὔτ᾽ οὖν ἐπ᾽ ἄλλην φέρουσιν αἴσθησιν τό τε λευκὸν καὶ μέλαν
καὶ ξανθὸν καὶ πυῤῥὸν, ὠχρόν τε καὶ φαιὸν καὶ κυανοῦν,
ὅσα τ᾽ ἄλλα χρωμάτων ἐστὶν ὀνόματα πλὴν τῶν ὁρατῶν, οὔτ᾽
αὖ πάλιν ἐπ᾽ ἄλλα τὸ αὐστηρὸν καὶ γλυκὺ καὶ πικρὸν καὶ
στρυφνὸν καὶ στῦφον, ἁλυκόν τε καὶ ἁλμυρὸν, ὅτι μὴ τῶν
γευστῶν· οὐ μὴν δ᾽ ἐπ᾽ ἄλλων τινῶν θερμὸν καὶ ψυχρὸν,
ξηρὸν καὶ ὑγρὸν, καὶ μαλακὸν καὶ σκληρὸν, ἀλλ᾽ ἐπὶ τῶν
ἁπτῶν ἅπαντες. εἰ δέ τις ἐπ᾽ ἄλλο μεταφέρει τῶν εἰρημέ-
νων ὁτιοῦν, ὁ μὲν τρόπος τῆς τοιαύτης χρήσεως ὀνομάζεται

tius difputavimus, et etiam in libris De dignofcendis iis,
maxime autem in iis commentariis quibus interpretamur
fimul et examinamus quae in libro De pulfibus Archige-
nes fcripfit. Sed hic tamen etiam operae pretium eft non-
nihil de iis fummatim exponere.

    Cap. VI. Ut fingula alia nomina apud omnes Grae-
cos fingulas res indicant, ita etiam quae occurrunt fenfibus,
his nomina quaedam pofuerunt; feparatim quae differen-
tias auditus fignificant, feparatim quae differentias odora-
tus, vel guftus, vel tactus. Neque igitur aliis tribuunt album,
nigrum, flavum, rufum, pallidum, fufcum, caeruleum,
reliquaque colorum nomina praeterquam fenfui vifus ob-
jectis, neque etiam aliis aufterum, dulce, amarum, acer-
bum, aftringens, falfum, falfuginofum praeterquam iis
quae guftantur, nec jam ullis aliis calidum, frigidum, fic-
cum, humidum, molle, durum, verum iis quae tanguntur
omnes attribuunt. Nam fi alio traducas haec nomina, illa

Ed. Chart. VIII. [289.]　　　　　　　　Ed. Baf. III. (144.)

μεταφορά. γίνεται δὲ δή που ταῖς ἄλλαις ὡσαύτως μετα-
φοραῖς καθ' ὁμοιότητά τινα καὶ ἀναλογίαν, καθ' οἵαν ὁμοιό-
τητα καὶ πόδες εἴρηνται καὶ κορυφαὶ καὶ λαγόνες ὄρους. ὡς
γὰρ ἐπὶ τῶν ζώων τὰ κατωτάτω μὲν οἱ πόδες, ἡ κορυφὴ δὲ
τὰ ἀνωτάτω πάντων ἐστὶν, οὕτως ἐπὶ τῶν ὀρῶν συγχωροῦ-
μεν τοῖς ποιηταῖς τὰ μὲν ἀνωτάτω κορυφὰς ὀνομάζειν, τὰ
κατωτάτω δὲ πόδας. ἐὰν οὖν τις ἐπὶ ζώου ποιούμενος τὸν
λόγον, εἶτα πόδας εἰπὰν ἢ λαγόνας ἀξιώσει μήτε τῶν πο-
δῶν ἀκούειν, ὡς ἅπαντες ἀκούουσιν, μήτε τῶν λαγόνων, ὡς
σύνηθες, ἀλλ' οὕτως δεῖν φάσκῃ λαγόνων ἀκο'ειν, ὡς ἐπὶ
τοῦ ὄρους τοῦ Βριλησοῦ Καλλίμαχος εἴρηκε·

　　Βριλησοῦ λαγόνες εἰσὶ νόμου, ὃν ἐκτήσαντο,

γελοιότατος ἂν εἴη, διττῇ τε καὶ παλινδρομούσῃ χρώμενος
ἀπὸ τῶν οὐ κυρίων ἐπὶ τὰ κύρια τῇ μεταφορᾷ. κατὰ δὲ
τὸν αὐτὸν τρόπον καὶ ὅστις ἐπὶ ἤθους, ἢ οἴνου λεγομένου
τοῦ σκληροῦ κατὰ μεταφοράν, ὑπὲρ τῶν ἁπτῶν σωμάτων
ποιούμενος τὸν λόγον οὐχ ὡς σύνηθες ἅπασιν, οὕτως ἀξιῶν
τῆς προσηγορίας ἀκούειν, ἀλλ' ὡς οἶνος λέγεται σκληρὸς,

ufurpatio vocatur metaphora. Habent vero et alia item
metaphoras ex fimilitudine aliqua et convenientia; ex qua
fimilitudine pedes, vertices lateraque montis dicuntur.
Nam ut animalium infimae partes pedes funt, vertex omnium
fuprema, fic in montibus permiffum eft poëtis fupremas
partes vertices vocare, et infimas pedes. Si quis igitur,
quum de animali loquatur, et pedes dicat, vel latera, nolu-
erit pedes more omnium accipere, neque latera ut infti-
tutum eft, fed ita dicat latera accipienda effe, quomodo de
monte Brillefo dixit Callimachus,

　　Brillefi latera funt orae, quem tenuere,

fane quam ridiculus fit, duplici utens et reciproca meta-
phora ab impropriis ad propria. Haud aliter fi quum de
moribus, aut vino durum dicitur per metaphoram, de cor-
poribus quae tanguntur difputans, nolueris ut folent
omnes nomen interpretari, verum ficut vinum dicitur du-

BIBΛION Γ. 369

Ed. Chart. VIII. [289.]   Ed. Baf. III. (144.)

ἢ ἄνθρωπος, τὸ ἦθος σκληρόν. ὅμοιον γὰρ ἐκείνῳ τοῦτο τὸ
περὶ πραγμάτων ὁρατῶν διαλεγόμενον, εἶτα λευκὸν μὲν εἰ-
πόντα μὴ συγχωρεῖν ἀκούειν οὕτως ὡς εἴθισται πᾶσιν, ἀλλ'
ἐπειδὴ πυρετούς τινας λευκοὺς αὐτὸς ὁ Ἀρχιγένης εἴρηκεν,
οὕτως ἀκούειν χρῆναι καὶ τὸ χρῶμα τὸ λευκόν. ὥσπερ οὖν
ὁ τοιοῦτος οὐκ ἂν δόξειε σωφρονεῖν, εἰ τὸ κυρίως ἐπὶ χρώ-
ματος λεγόμενον ὄνομα μετάγειν ἐπ' αὐτὸ κατὰ διττὴν μετα-
φορὰν ἀπὸ τῶν οὐ κυρίως ἀξιώσειεν, οὕτως, οἶμαι, καὶ
ὅστις ἐπὶ σώματος ἁπτοῦ τὸν λόγον ποιούμενος, ἐκ μεταφο-
ρᾶς κελεύσει τὸ σκληρὸν ὄνομα ἀκούειν. συμβαίνει γὰρ ἐν τοῖς
τοιούτοις ἅπασι λόγοις μηδὲν μανθάνειν τοὺς ἀκούοντας,
ὅταν εἴργωνταί τε τοῦ κυρίως λεγομένου, μηδέν τ' ἄλλο νοῆ-
σαι δύνωνται. τί γὰρ ἄλλο τις νοήσειε χρῶμα τὸ λευκὸν ἀκού-
σας ὄνομα τοῦ τε συνήθους εἰργόμενος ἀκούειν τε κελευό-
μενος ἐκ τῆς τῶν λευκῶν πυρετῶν μεταφορᾶς; οὕτως οὖν
καὶ ὁ σκληρὸς σφυγμὸς ὑπὸ τοῦ Ἀρχιγένους εἰσαγόμενος
ἐφ' ἁπτοῦ πράγματος, εἰ μὴ τὸ κύριον σημαίνει, τοῦτο
δὴ τὸ συνήθως ἅπασι λεγόμενον, ἀλλ' ὡς ἐκεῖνος ἐκ μετα-
φορᾶς τῆς τῶν οἴνων βούλεται, παντάπασιν ἀσαφής τε καὶ

rum, aut homo, aut mores. Huic fimile eft, fi quum fer-
monem habeas de rebus vifibilibus, atque album dicas, pro-
hibeas ex omnium inftituto accipi, fed quando febres aliquas
Archigenes albas appellavit, ita effe etiam intelligendum
colorem album. At quemadmodum quidem non videbitur
is fanus effe, fi quod proprie nomen colori tribuit, transfer-
re duplici differentia ad eum ab impropriis ftudeat, fic fane
qui de tangibili corpore fermonem inftituit, et per metapho-
ram vult nomen durum accipi. Etenim in iis omnibus fit
orationibus ut nihil auditores proficiant, quum et prohi-
beantur proprie dicto, nec quicquam intelligere aliud pof-
fint. Quem enim alium accipias colorem prolato albo, con-
fueto prohibitus, et accipere ex metaphora albarum febrium
juffus? Sic item durus pulfus, quem Archigenes in re tan-
gibili induxit, nifi propriam fignificationem habeat, nimi-
rum hanc vulgarem, fed ut ille ex metaphora vinorum vult,

370 ΓΑΛΗΝΟΥ ΠΕΡΙ ΠΡΟΓΝΩΣ. ΣΦΥΓΜ.

Ed. Chart. VIII. [289. 290.]　　　　Ed. Baf. III. (144.)

ἄγνωστος γίγνεται καὶ τοιοῦτος οἷος εἰ καὶ σκινδαψὸς ἐλέ-
γετο, πρὸς τῷ καὶ δύνασθαι πᾶν ὁτιοῦν ἄλλο κατὰ τοῦ τῶν
πυρετῶν ἰδίου σφυγμοῦ φέρειν ὄνομα, καὶ δοκεῖν τι λέγειν,
ὡς πρὸς ἀνθρώπους μὲν ἀγυμνάστους ἐν διαιρέσεσι σημαινο-
μένων, εὐγνώμονας δὲ καὶ πεπιστευκότας, ὅτι γέρων ἄνθρω-
πος, ἐν τοσαύτῃ γεγονὼς δόξῃ καὶ πολλὰ τὴν τέχνην ὠφε-
ληκὼς, οὐκ ἂν ἑκὼν εἶναί ποτε τοιαύτην ἀσάφειαν ἐμηχανή-
σατο κατὰ τὸν λόγον, ὡς ὀνόματα προσφέρεσθαι [290] μη-
δὲν σημαίνοντα. φέρε γὰρ εἴ τις εἴπῃ τὸν τοῦ πυρέττοντος
σφυγμὸν εἶναι πικρὸν, ἀξιώσει οὕτως ἀκούειν τοῦ πικροῦ
ὀνόματος ὡς ἐπὶ γευσιῶν ἐνίοτε λέγομεν, ἆρ᾽ ἕξομέν τι νοῆ-
σαι σαφές; οὐ μᾶλλον ἢ εἰ στρυφνὸν, ἢ αὐστηρὸν, ἢ ὀξὺν
ἀκούσαιμεν εἶναι τὸν σφυγμόν. ἐν ἅπασι μὲν γὰρ αὐτοῖς
ἀηδές τι καὶ παρὰ φύσιν ἐμφαίνεται. τί δὲ τοῦτ᾽ ἔστιν οὐ
δηλοῦται, καίτοι κατὰ μὲν τὰς τοιαύτας μεταφορὰς ἀπὸ τῶν
κυρίων ἐφ᾽ ἕτερον οὐ κύριον ἡ μετάθεσις γίνεταί, συγκεχω-
ρημένον ἅπασι καὶ εἰθισμένον πρᾶγμα. κατὰ δὲ τὸ τοῦ σκλη-
ροῦ σφυγμοῦ σημαινόμενον, ὅπερ ὁ Ἀρχιγένης ἐνομοθέτησεν,

prorfus obſcurus eſt atque incognitus, talisque ut ſi ſcin-
dapfus dicatur. Etiam poſſet quodvis aliud nomen proprio
febrium pulſui tribuere, et aliquid videretur dicere, apud
homines ſcilicet in diſtinguendis ſignificationibus imperitos,
ſimplices autem, et qui facile ſibi perſuaderent virum ſcili-
cet ſenem, qui tam clarus eſſet, artemque multum illuſtraſ-
ſet, non facturum unquam ut talem obſcuritatem temere
ſermoni induceret, ut nomina proferret nullius ſignificatio-
nis. Jam vero ſi quis pulſum febricitantis amarum dicat
eſſe, ac nomen amarum, ut ad guſtum referimus interim
velit accipi; nihil ſane quod clarius intelligamus habebi-
mus quam ſi acerbum, vel auſterum, acidum audiremus
pulſum eſſe, quod ex omnibus his res moleſta et praeter
naturam repraeſentetur, quae autem ſit illa non declaretur.
Quanquam in ejuscemodi metaphoris a propriis ad aliud
non proprium traductio fit, res et permiſſa omnibus et vul-
garis, at in ſignificatione duri pulſus, cujus auctor Archi-

οὔτε συγκεχωρημένον, οὔτε εἰθισμένον, οὔτε ὅλως γεγονὸς,
ἢ γενέσθαι δυνάμενον, ἀκοῦσαι χρὴ σημαινόμενον, ἀπὸ τῶν
μεταφορικῶν ἐπὶ τὸ κύριον ἐπανερχομένους. διόπερ ὀνόμα-
τος μὲν ἔστιν ἀκοῦσαι, πρᾶγμα δὲ οὐδ᾽ ἐννοῆσαι. ἀλλ᾽ οὐκ
ἔτι δεῖ περί γε τούτου μηκύνειν, ἐν ἄλλοις ἐπιπλέον ὑπὲρ αὐ-
τοῦ διειλεγμένους, ἀναλαβόντας δὲ τὰ προειρημένα διὰ κεφα-
λαίων ὑπὲρ ἁπάντων τῶν πυρετῶν ἐπελθεῖν.

Κεφ. ζ'. Ὅτι μὲν δὴ τρία ἐστὶ τὰ πάντα αὐτῶν γένη
δέδεικται δι᾽ ἑτέρων. ὁποία δέ τις ἑκάστου διάγνωσις ἐκ σφυγ-
μῶν, ἐν τῷδε ῥητέον. οἱ μὲν ἐφήμεροι πάντες εἰς μέγεθος
καὶ τάχος καὶ πυκνότητα τρέπουσι τοὺς σφυγμοὺς ὅσον
(145) ἐφ᾽ ἑαυτοῖς. εἰ γὰρ ἐπιμιγνύοιτό τις ἄλλη διάθεσις,
ἀνάγκη μικτὴν γενέσθαι τὴν τροπὴν, ἔξ ἐκείνης τε καὶ τῆς
κατὰ τὸν λόγον τοῦ πυρετοῦ συνισταμένης. ὡσαύτως δὲ καὶ
οἱ ἑκτικοὶ τῶν πυρετῶν εἰς τὰς αὐτὰς διαφορὰς ἀλλοιοῦσι
τοὺς σφυγμοὺς ὅσον γ᾽ ἐφ᾽ ἑαυτοῖς, καὶ πλέον γ᾽ ἐπὶ τού-
τοις ἐξαλλάττεται τὸ τάχος. οἱ δὲ ἐπὶ σήψει χυμῶν ἐν μὲν
ταῖς ἀκμαῖς ἀμφοτέρας ἔχουσι τὰς κινήσεις ταχείας, τήν τε τῆς

genes eft, quae nec conceffa eft, nec ufitata, nec omnino
fuit, aut poterit effe, intelligere oportet nos fignificationem,
ad illam quae propria eft ex metaphoricis reverfos; quan-
do ita nomen quidem audias, artem intelligas nullam.   Ve-
rum quid fermonem de his producam, quum alias diffufius
de his difputaverim?   At fuperiora fummatim repetamus,
ac de omnibus febribus dicamus.

Cap. VII.   Tria effe in fumma   genera illarum
alio loco docuimus; quemadmodum vero quodque ex pul-
fibus dignofcatur, declarabo hoc loco.   Omnes diariae in
magnitudinem, celeritatem crebritatemque pulfus, quan-
tum in ipfis eft, mutant; nam fi concurrat alius affectus,
mixtam oportebit effe mutationem ex illo et hoc qui co-
mitatur febrem.   Pari modo febres hecticae pulfus in eas-
dem differentias convertunt, quantum in iis eft, ampliufque
in his mutatur celeritas.   At quae ortae funt ex putredine
humorum, in vigoribus utrumque habent motum celerem,

διαστολῆς καὶ τὴν τῆς συστολῆς. ὡσαύτως δὲ καὶ τὰς πυ-
κνότητας ἀμφοτέρας ὁμοίως ἀλλοιοῦσι, τήν τε κατὰ τὴν ἐκ-
τὸς ἡσυχίαν γινομένην καὶ τὴν κατὰ τὴν ἐντὸς, ἐν δὲ ταῖς
εἰσβολαῖς οὐχ ὁμοίως, ἀλλὰ μᾶλλον ἐπιτείνουσι τῆς συστολῆς
τὸ τάχος. ἐν δὲ ταῖς ἀναβάσεσι καὶ τοῦτο μὲν καὶ τὴν ἐκτὸς
ἡσυχίαν ἐπιπλεῖστον συνεργοῦσιν, ὡς πυκνότατοι φαίνεσθαι
κατ᾽ αὐτὴν τὸν σφυγμόν. οὗτοι μόνοι πυρετῶν εἰσιν ἴδιοι
σφυγμοὶ κατὰ τὸν ἑαυτῶν λόγον· οἱ δ᾽ ἄλλοι πάντες οἱ
τοῖς πυρέσσουσι συμπίπτοντες ἄλλῃ τινὶ διαθέσει μᾶλλον ἢ
τῇ τῶν πυρετῶν ἕπονται. δύο δ᾽ ἔστι γένη κἀκείνων τῶν
διαθέσεων, ἤτοι τῆς δυνάμεως ἢ τῶν ὀργάνων ἡ κάκωσις.
ἐδείχθη γὰρ ὡς εἰς τρία χρὴ βλέποντας ταῦτα ἐξευρίσκειν
τὰς ἀλλαττούσας αἰτίας τὸν σφυγμὸν, ὄργανόν τε καὶ χρείαν
καὶ δύναμιν. ἐπιδέδεικται γὰρ καὶ ὅσα καθ᾽ ἕκαστον αὐτῶν
γένος, ἐξιστάμενον τοῦ κατὰ φύσιν, ἀναγκαῖόν ἐστι συμ-
πίπτειν τοῖς σφυγμοῖς. οὔκουν ἔτι θαυμαστὸν εἰ διαφέρον-
ταί τε πρὸς ἀλλήλους οἱ σοφοὶ ἰατροὶ περὶ τῶν ἰδίων
τοῦ πυρετοῦ σφυγμῶν, ἁμαρτάνουσί τε πάντες, ἅτε μήτε
τὰ γένη τῶν πυρετῶν διελόμενοι, τάς τε διὰ τὴν δύναμιν,

et diftentionis et contractionis, praeterea utramque cre-
britatem ex aequo mutant, quum externae quietis tum in-
ternae; in initio acceſſionis non perinde, ſed magis augent
contractionis celeritatem; in incrementis quum hanc tum
etiam externam quietem plurimum concitant, ut pulſus in
illa creberrimus videatur.   Habes pulſus, qui ſoli febrium
per ſe proprii ſunt; reliqui omnes, qui febricitantibus ac-
cidunt, alium potius affectum quam febres ſequuntur.
Quorum etiam affectuum ſunt duo genera, aut facultatis,
aut inſtrumentorum vitium; quippe ad cauſas inveniendas,
quae mutant pulſum, tria haec ſunt animadvertenda, in-
ſtrumentum, uſus et facultas; demonſtravimus enim, quae
ex ſingulis horum generibus a natura recedentibus accidere
pulſibus oporteat. Quo minus eſt mirum, ſi inter ſeſe prae-
clari iſti medici diſſideant de febribus propriis pulſibus, er-
rentque omnes, ut qui nec genera partiverint pulſuum, et

ἢ τὴν τῶν ὀργάνων κάκωσιν ἀλλοιώσεις τῶν σφυγμῶν αὐτων
τῶν πυρετῶν ἰδίας εἶναι νομίζοντες. οἷον αὐτίκα παροξυσμῶν
εἰσβαλόντων οἱ μὲν τοὺς πυκνούς τε καὶ μικροὺς, οἱ δὲ πρὸς
τούτοις καὶ τοὺς ἀμυδροὺς, ἔνιοι δὲ καὶ τοὺς ἀνωμάλους,
εἰσὶ δ᾽ οἳ καὶ τοὺς βραδεῖς, ὥσπερ ἄλλοι τοὺς ταχεῖς, ἔθεντο
γνωρίσματα. καίτοι γ᾽ ἔνιοι τῶν πυρετῶν ἀθλίπτους, ὡς
αὐτοὶ καλοῦσι, ποιοῦνται τὰς εἰσβολὰς, ἐφ᾽ ὧν εἰς μέγεθός
τε καὶ τάχος ἡ πρώτη τροπὴ γίνεται τῶν σφυγμῶν, εἶτ᾽ ὀλί-
γον ὕστερον αὐξανομένοις τοῖσδε καὶ ἡ πυκνότης ἐπιγίνεται,
τῶν δ᾽ ἄλλων σφυγμῶν τῶν εἰρημένων οὐδεὶς αὐτοῖς οὔτ᾽
ἀρχομένων τῶν παροξυσμῶν οὔτε αὐξανομένων οὔτε ἀκμα-
[291]ζόντων ἐπιφαίνεται. ἀλλὰ τούτοις μὲν οὔτε ῥῖγος οὔτε
φρίκη τις οὔτ᾽ ἀνωμαλία σαφής, ἀλλ᾽ οὐδὲ ψύξις ἄκρων, ἢ
τῆς ἐκτὸς ἐπιφανείας, οὐδὲ δῆξις, ἢ βάρος, ἢ θλίψις στομά-
χου συνεισβάλλει. τοῖς πλείστοις δ᾽ ἤτοι ἕν τι τῶν εἰρημένων
ἢ καὶ πλείω συνεδρεύει. καί τισιν αὐτῶν ὀλίγον ὕστερον ἔμε-
τος ἐναργῶς ἐνδεικνύμενος, ὡς ἐκ τοῦ συῤῥεῖν εἰς τὴν γα-
στέρα μοχθηροὺς χυμοὺς, οἱ μὲν ἐδήχθησαν αὐτῶν, οἱ δὲ

profectas ex facultatis, vel inſtrumentorum vitio alteratio-
nes pulſuum arbitrentur proprias ipſis febribus eſſe; ut in-
vadentis acceſſionis quidam crebros et parvos, alii ad haec
languidos, jam nonnulli etiam inaequales, ſunt qui tardos
etiam, contra alii celeres, poſuerunt indicia. Tametſi
quaedam febres incompreſſas, ut iſti vocant, invaſiones fa-
ciunt, in quibus pulſuum prima mutatio in magnitudinem
et celeritatem ſit, mox his ſuccedit augeſcentibus crebritas;
reliquorum pulſuum quos memoravi in illis nullus ap-
paret, nec initio acceſſionum, nec in incremento, nec vi-
gore. Verum hos nec rigor, nec horror, nec ſere ulla
inaequalitas, quin ne frigus quidem partium extremarum,
vel ſuperficiei externae, nec vellicatio, aut gravitas, aut
compreſſio ſtomochi una inceſſit; pleroſque vero vel unum
de his, vel plura comitantur; nonnullos paulo poſt vomi-
tus, qui aperte declarat, ex eo quod in ventriculum vitioſi
ſucci confluxerunt, quosdam illorum vellicatos eſſe, alios

374 ΓΑΛΗΝΟΥ ΠΕΡΙ ΠΡΟΓΝΩΣ. ΣΦΥΓΜ.

Ed. Chart. VIII. [291.]   Ed. Baf. III. (145.)

ἐθλίφθησαν, οἱ δ᾽ ἀσώδεις ἐγένοντο. προφανέστατα γὰρ ἐπὶ
τῶν πλείστων ἀρχῶν ἀποχωρεῖ μὲν ἁπάσης τῆς ἐκτὸς ἐπι-
φανείας τὸ αἷμα, συῤῥεῖ δ᾽ εἰς τὰ σπλάγχνα, κἀκ τούτου
θλίψεις τε καὶ σφηνώσεις, ἐμφράξεις τε καὶ διατάσεις ἀρτη-
ριῶν γίνονται κυρίων, ἐφ᾽ αἷς οἱ ἀνώμαλοι σφυγμοὶ ταῖς
εἰσβολαῖς τῶν τοιούτων παροξυσμῶν συνεδρεύουσιν, ὥσπερ
αὖ πάλιν οἱ ἀμυδροὶ διὰ τὴν τοῦ στομάχου τε καὶ τῆς δυνά-
μεως κάκωσιν. οὕτως δὲ καὶ οἱ μικροὶ διά τε τὴν ἀῤῥωστίαν
γίνονται τῆς δυνάμεως καὶ διὰ τὴν ψύξιν, ὥσπερ γε καὶ οἱ
βραδεῖς ἐπὶ ταῖς ἰσχυραῖς ψύξεσιν. ἀλλὰ τούτων γε οὐδεὶς
ὁμοίως τῇ διαστολῇ τὴν συστολὴν ἐποιήσατο βραδεῖαν, ἀλλ᾽
ἔστιν ἀχώριστόν τε καὶ ἰδιώτατον εἰσβολαῖς πυρετοῦ ἐπὶ σήψει
χυμῶν ἡ συστολὴ τῆς ἀρτηρίας ὠκυτέρα γινομένη. καὶ ὅστις
ἤσκηται γινώσκειν συστολὴν ἀχώριστον ἀρχῆς παροξυσμοῦ
τοῦθ᾽ ἕξει τὸ σημεῖον, ὅταν, ὡς εἴρηται πολλάκις, ὁ σφυγμὸς
ἔχῃ τινὰ τόνον. ἐδείχθη γὰρ ἐπὶ τῶν ἀμυδρῶν ἀδιάγνωστος
ἡ συστολή. τοῦτ᾽ οὖν ἀσκητέον ἐν τοῖς μάλιστα τὸν ἀκριβῶς
βουλόμενον ἀρχὴν γνωρίζειν παροξυσμοῦ. ὅπως δ᾽ ἄν τις

compreſſos, aliquos naufeaſſe. Clariſſime enim recedit in
plerisque initiis de tota ſuperficie externa ſanguis, conſluit-
que in viſcera, unde compreſſiones et obſtructiones fiunt,
diſtentionesque arteriarum praecipuarum, propter quas ini-
tiis talium acceſſionum conjuncti ſunt pulſus inaequales;
quemadmodum etiam languidi ob ſtomachum et facultatem
affectam. Ad hunc modum fiunt et parvi ob imbecillita-
tem facultatis, et ob frigiditatem, et jam tardi quoque ex
ingenti frigiditate. Verum contractionem perinde ac dis-
tentionem nullus horum tardam fecit; ſed hoc perpetuum
eſt et prae caeteris proprium invaſioni febris ex putredine
humorum ortae, ut arteriae contractio efficiatur celerior.
Et ſi quis in cognoſcenda contractione eſt exercitatus, per-
petuum hoc et conſtans initii acceſſionis ſignum habebit,
ubi contentione aliqua, ut frequenter admonuimus, pulſus
praeditus ſit, nam in languidis contractionem docuimus di-
gnoſci non poſſe. Hoc igitur etiam atque etiam exercitan-
dum tibi eſt, ſiquidem cognoſcere ad unguem velis initium

ὑπάρξοιτο τῆς ἀσκήσεως, ἐν τῷ πρώτῳ περὶ διαγνώσεως
σφυγμῶν ἐπὶ πλεῖστον εἴρηται· τοῦτο τὸ σημεῖον ἀψευδέ-
στατόν ἐστι, καὶ χρὴ θαῤῥεῖν αὐτῷ μάλιστα κατὰ τὰς δια-
γνώσεις ἐναργῶς φανέντι. ἔγωγ᾽ οὖν ἐπὶ πολλῶν πολλάκις,
ὧν οὐδεπώποτε πρόσθεν ἡψάμην τῶν σφυγμῶν, οὔθ᾽ ὑγιαι-
νόντων οὔτε νοσούντων, τούτῳ τῷ σημείῳ μόνῳ πιστεύσας
ἥμαρτον οὐδέποτε. ταῖς μὲν γὰρ ἄλλαις ἁπάσαις, εἴτ᾽ οὖν
ψύξις εἴη ὅλου τοῦ σώματος, εἴτε καὶ τοῦ στόματος τῆς γα-
στρός, ὃ καταχρώμενοι στόμαχον ὀνομάζομεν, εἴτ᾽ εἰς τὸ βά-
θος ῥοπαὶ τοῦ αἵματος, ἤτοι διὰ λύπην, ἢ φόβον, ἢ δι᾽
ἄλλην τινὰ αἰτίαν γιγνόμεναι, παραπλήσιός ἐστιν ἡ βραδύτης
τοῦ σφυγμοῦ διαστελλομένης τε καὶ συστελλομένης τῆς ἀρτη-
ρίας, εὐθὺς δ᾽ αὐτῇ σύνεστι καὶ ἡ ἀραιότης κατ᾽ ἄμφω τὰς
ἡσυχίας. μόναις δὲ ταῖς πυρεκτικαῖς εἰσβολαῖς, κἂν ἡ δια-
στολή ποτε γένηται βραδυτέρα τῆς ἔμπροσθεν, ἀλλ᾽ ἥ γε συ-
στολὴ τάχος προσκτᾶται. συναιρεῖται δέ τι καὶ τῆς ἐκτὸς
ἡσυχίας, ὡς πυκνότερον ἐνταῦθα γίνεσθαι τὸν σφυγμὸν, οὐ
μὴν κατά γε τὴν ἐντός, ἀλλ᾽ ἤτοι τῷ πρόσθεν ὡσαύτως, ἢ
βραχεῖ τινι κατὰ τὸν καιρὸν τοῦτον ἀραιότερος φαίνεται.

accessionis. Quemadmodum autem ingredienda ea sit exerci-
tatio, copiosissime in libris De dignoscendis pulsibus decla-
ravimus.   Certissimum est hoc signum, illique maxime est
fidendum aperte ad dignotiones conspicuo.   Equidem in
multis, quorum antea pulsum nunquam tetigeram, nec per
sanitatem nec per morbum, hoc fretus uno signo nunquam
sum lapsus. Nam caeteris quidem omnibus, sive frigescat
totum corpus, sive os ventriculi, quem per abusum voca-
mus stomachum, sive deferatur sanguis in profundum, vel
ex moerore, vel metu, vel alia de causa, similis tarditas est
pulsus et in arteriae distentione et contractione.   Jam ei
etiam conjuncta est in utraque quiete raritas; in solis vero
invasionibus febrium ut distentio interim tardior fiat priore,
certe contractio celeritatem nanciscitur.   Ad haec restringit
externas quietes, ut hic pulsus crebrior evadat; at non in
internas; sed vel perinde ut in priore, vel paulo rarior id

παραβάλλειν δὲ δηλονότι χρὴ τὴν ἔμπροσθεν ἡσυχίαν ὡς πρὸς τὴν ἀφὴν τῇ νῦν φαινομένῃ, μεμνημένον μὲν ὅτι σύνθετός ἐστιν ἔκ τε τοῦ πέρατος τῆς συστολῆς καὶ τῆς ἀρχῆς τῆς διαστολῆς καὶ τῆς μεταξὺ τούτων ἠρεμίας, ἐκλογιζόμενον δ' ὅσον ἑκατέρωθεν αὐτῇ προσῆλθεν, ἐκ τοῦ μὴ φαινομένου μορίου τῶν κινήσεων, αὐτὸ δὲ δὴ τοῦτο πάλιν ἐκλογίζεσθαι τῷ τόνῳ παραμετροῦντα. εἰ μὲν γὰρ ὡσαύτως ἔχει τόνου νῦν τε καὶ πρόσθεν ὁ σφυγμὸς, εἰς ὅσον ἂν ὁ χρόνος τῆς αἰσθητῆς ἡσυχίας γένηται μακρότερος εἰς τοσοῦτο καὶ καὶ τὴν ὄντως ἡσυχίαν ἡγεῖσθαι μεμηκύνθαι. εἰ δ' ἀμυδρότερος ἢ πρόσθεν γένοιτο, λογίζεσθαί τι καὶ διὰ τοῦτ' ἀποκεκρύφθαι τῶν κινήσεων, ὅπερ ὑφαιρεῖν χρὴ τῆς αἰσθητῆς ἡσυχίας εἰς τὴν τῆς ὄντως εὕρεσιν. εἰ γὰρ ὀλίγῳ μέν τινι τοῦ πρόσθεν ὁ σφυγμὸς ἀτονώτερος γένηται, πολλῷ δὲ ἀραιότερος, ἡγητέον ἐκτετάσθαι τὴν ὄντως ἡσυχίαν. εἰ δ' ἀτονώτερος μὲν πολλῷ, βραχεῖ δ' ἀραιότερος ὡς πρὸς τὴν αἰσθητὴν διάγνωσιν, οὐκέτι καὶ τὴν ὄντως ἡσυχίαν τὴν ἔνδον ἡγητέον ἐκτετάσθαι. [292] κατὰ δὲ τὸν αὐτὸν τρόπον εἰ τοῦ σφυγμοῦ βραχεῖαν ἀτονίαν προσλαβόντος, ἀξιολόγως τινὶ

temporis videtur. Comparanda vero eſt prior quies quantum ad tactum praeſenti; hocque memoria tenendum, conflatam eſſe eam ex fine contractionis et initio diſtentionis, atque ex interpoſita inter has quiete; tum expendendum, quantum utrinque ei ex parte motuum deliteſcente acceſſit, id quod exponendum eſt comparando cum contentione. Nam ſi aeque pulſus contentus nunc ſit ac ante fuit, quanto tempus ſenſibilis quietis longius fiat, tantum etiam eſt putandum eſſe revera protractam quietem, ſi languidior quam prius effectus eſt, arbitrandum eſt et ob hoc partem abſconditam eſſe motuum, quae quieti, quam ſentimus, ad veram inveniendam detrahenda eſt. Nam ſi paulo pulſus quam ante languidior appareat, multo autem rarior, veram quietem puta eſſe productam, ſin multo remiſſior et rarior paulo, ut ſenſus judicat, minime cenſebis protenſam eſſe veram quietem. Eodem modo, ſi quum parvam remiſſionem aſſequutus pulſus eſt, inſigniter tibi crebritas videatur

BIBΛION Γ. 377

Ed. Chart. VIII. [292.]   Ed. Baf. III. (145. 146.)

φαίνοντο τὰ τῆς πυκνότητος ἐπιτετάσθαι, συναιρεῖσθαι λο-
γιστέον τὴν ὄντως ἡσυχίαν. ἐφ᾽ ὧν μὲν οὖν ἀμυδρότερος ὁ
σφυγμὸς ἐγένετο κατὰ τὸν τῆς διαγνώσεως καιρὸν, ὡς εἴρηται,
λογιστέον. ἐφ᾽ ὧν δ᾽ ὡσαύτως ἔχει τόνου, σαφεστάτη διά-
γνωσις ἐπὶ τούτων ἐστὶ καὶ τῆς ἐντὸς ἡσυχίας, ὡς λέλεκται,
σκοπουμένοις. ὅταν οὖν ποθ᾽ ὁ σφυγμὸς ἄτρεπτος μὲν ὢν
τἄλλα θάττων γένηται κατὰ τὴν συστολὴν, ἀρχῆς παροξυσ-
μοῦ σημεῖον ἀχώριστον τίθεσο. γίγνεται δ᾽ εὐθὺς τοιοῦτος
σφυγμὸς καὶ πυκνότερος κατὰ τὴν ἐκτὸς ἡσυχίαν, ἐπειγομένης
τῆς φύσεως ἀποτρίψασθαι τὸ καπνῶδες περίττωμα, διὸ θᾶτ-
τον συνεστέλλετο. κατὰ μὲν (146) οὖν τὴν πρώτην ἀρχὴν τῆς
γενέσεως αὐτοῦ τῷ τάχει τῆς συστολῆς μόνον ὁ σφυγμὸς
παραλλάττων φαίνεται τοῦ πρόσθεν, ὀλίγῳ δ᾽ ὕστερον καὶ
πυκνοῦσθαι κατὰ τὴν ἐκτὸς ἠρεμίαν, πρωϊαίτερον ἀρχομένης
συστέλλεσθαι τῆς ἀρτηρίας. τοῖς δ᾽ ἐφημέροις πυρετοῖς οὐχ
ὑπάρχει τοῦτο, διὰ τὸ χωρὶς σήψεως γίγνεσθαι χυμῶν. οὐ
μὴν οὐδὲ τοῖς ἑκτικοῖς, ὅτι μηδὲ ἄρχονταί ποτε, πλὴν εἰ
συνέλθοι κατὰ τύχην ἑτέρα τις διάθεσις αὐτοῖς, ὥστ᾽ ἐφ᾽
ὧν ζητεῖται μάλιστα πυρετῶν ἡ ἀρχὴ τῶν παροξυσμῶν,

aucta, contractam arbitrare veram quietem. Itaque in qui-
bus languidior pulſus eſt factus, tempore, quo exploramus,
animadvertendum eſt; in quibus vero pari eſt contentione,
in his facile, uti diximus, ſi animum advertas, interna quies
dignoſcitur. Proinde quum nihil pulſus variet niſi in con-
tractione ſit celerior, id habe initii acceſſionis ſignum per-
petuum, ſimulque ſit hic pulſus in externa quiete crebrior,
natura incumbente ad excrementum fumoſum propulſandum,
quamobrem celerius contrahebatur. Ac ſic quidem celeri-
tate tantum contractionis, quum primum id generatur, va-
riare a priore pulſus videtur; paulo poſt etiam fieri creber
in externa quiete, quod citius arteria conſidere incipiat.
At diariae febres non habent hoc, quod ſine humorum pu-
tredine fiant, nec jam etiam hecticae, quod niſi alter cum
iis affectus caſu coëat, ne incipiant quidem unquam. Ita
in quibus praeſertim febribus quaeritur acceſſionum initium,

378 ΓΑΛΗΝΟΥ ΠΕΡΙ ΠΡΟΓΝΩΣ. ΣΦΥΓΜ.

Ed. Chart. VIII. [292.]   Ed. Baf. III. (146.)

ἔχειν ἡμᾶς δεῖ διαρκὲς τὸ σημεῖον. εἰ δὲ κατὰ τὴν πρώτην
ἡμέραν ἄρτι μεταπίπτοντος ἐξ ὑγείας εἰς νόσον ἀνθρώπου
τινὸς ἁπτοίμεθα τῶν σφυγμῶν, εὐθὺς καὶ τὸ γένος ἡμῖν ἐν-
δείξεται τοῦ πυρετοῦ τὸ σημεῖον τοῦτο, συνεισβάλλων γὰρ
τῷ παροξυσμῷ τῶν ἐπὶ σήψει τινὶ χυμῶν τὸν πυρετὸν εἶναί
φησιν. ἐδείχθησαν δ᾽ ἐν ταῖς τῶν πυρετῶν διαφοραῖς ἐκ
ταὐτοῦ γένους ὄντες τῷδε καὶ οἱ ἐπὶ ταῖς φλεγμοναῖς. ἀλλὰ
διοριστέον αὐτοὺς τῶν ἐπὶ σήψει χυμῶν μόνῃ τῇ σκληρότητι.
σκληρὰ γὰρ ἡ προσβολὴ τῶν ἐπὶ φλεγμοναῖς. εἰ μὲν οὖν δια-
γινώσκειν δύναιο τὴν ἐπὶ τάσει τῆς ἀρτηρίας σκληρὰν προσβο-
λὴν τῆς ἐπὶ ψύξει τε καὶ σκληρότητι, τρεῖς ἕξεις ἐκ τούτου
προγνώσεις αἰτίων προγεγονότων, ποτὸν ψυχρὸν, οἶνον
ἀκρατέστερον, φλεγμονὴν, ἣν οὐ μόνον ἔμπροσθεν τοῦ πα-
ροξυσμοῦ γεγονὸς αἴτιον, ἀλλὰ καὶ παραμένον ἐροῦμεν. τὴν
δὲ τοῦ ψυχροῦ τε καὶ τοῦ πλέονος ἀκράτου πόσιν, αὐτὴν μὲν
προγεγονέναι, τὴν δ᾽ ἀπ᾽ αὐτῆς διάθεσιν ἔτι φυλάττεσθαι.
σκληρύνονται μὲν οὖν ἐπὶ ταῖς βλαψάσαις ψυχροποσίαις οἱ
χιτῶνες τῶν ἀρτηριῶν, ἐξήρανται δὲ ἐπὶ ταῖς τοῦ πλείονος

tenere nos hoc infeparabile fignum denemus. Quod fi pri-
mo die quum recens de fanitate homo in morbum incidit,
pulfum tangamus, ftatim nobis genus etiam febris hoc
fignum ante oculos proponet, una enim invadere cum fe-
brium acceffione, quae putredinis alicujus humorum comi-
tes fint perhibent. Jam in differentiis febrium docuimus in
eodem genere, quo hunc, pulfus effe, qui ab inflamma-
tione excitantur, fed a pulfibus ab humorum putredine con-
citatis hi fola duritie difcernentur, fiquidem pulfuum orto-
rum ex inflammationibus durus eft occurfus. Quare fi
durum occurfum, quem efficit contentio arteriae, difcer-
nere ab eo vales, quem generat frigiditas et durities, tres
praedicere hinc caufas praeteritas poteris, potum frigidae,
meracius vinum, inflammationem; quam non folum ante
caufam fuiffe acceffionis, fed permanere etiam dicimus; fri-
gidae atque largioris meri potum anteceffiffe eum quidem,
fed quem concitavit, affectum adhuc durare. Ac indurefcunt
quidem ex nocuis frigidae potionibus arteriarum tunicae, et

Ed. Chart. VIII. [292.]   Ed. Baf. III. (146.)

οἴνου πόσεσιν. εἰ δὲ καὶ τῆς τῶν νεύρων ἀρχῆς ὁ οἶνος
ἅψαιτο, καὶ τείνονται παραπλήσιον τοῖς προδηλοῦσι τὸν
σπασμόν. ἐπὶ δὲ ταῖς φλεγμοναῖς ἄνευ τῆς τοῦ χιτῶνος οἰ-
κείας σκληρότητος τείνονται, καὶ καλεῖται μὲν καὶ τότε σκλη-
ρὸς ὁ σφυγμὸς διὰ τὸ τῆς πληγῆς βίαιον, οὐ μὴν ἐσκλήρυν-
ταί γε κατὰ τὸν ἑαυτῆς λόγον ἡ ἀρτηρία, καθάπερ ὅταν ἤτοι
ξηρανθῇ πως, ἢ ψυχθῇ βίαιον, ἢ οἷον σκιῤῥώδη τινὰ δέξη-
ται διάθεσιν. ταυτὶ μὲν οὕτω διωρίσθω. τοὺς δ᾽ ἐν τῇ
πρώτῃ τῶν ἡμερῶν μηδόλως ἔχοντας τὸ λελεγμένον γνώρισμα,
τῶν μὲν ἐπὶ σήψει χυμῶν ἀφοριστέον ἐστὶν, ἤτοι δ᾽ ἐφημέ-
ρους νομιστέον ἢ ἑκτικούς. σπανιώτατα μὲν οὖν εὐθὺς ἐξ
ἀρχῆς συνίσταται πυρετὸς ἑκτικός, οὐ μὴν ἀδύνατός γε οὐδ᾽
ἡ τοιαύτη γένεσις αὐτοῦ, ἀλλ᾽ ὤφθησάν που ἡμῖν καὶ οἱ
τοιοῦτοι. τὰ μὲν οὖν ἄλλα πάντ᾽ αὐτῶν γνωρίσματα δι᾽ ἑτέ-
ρας εἴρηται πραγματείας, ἐν ᾗ περὶ τῆς τῶν πυρετῶν διαφο-
ρᾶς ἐσκοπούμεθα· τὰ δὲ ἀπὸ τῶν σφυγμῶν εἰρήσεται νῦν,
οὔθ᾽ ὁ μέγας οὔθ᾽ ὁ σφοδρὸς [μὴ σκληρὸς] σφυγμὸς ἅμα τοῖς
ἑκτικοῖς ποτε συνεισβάλλουσι πυρετοῖς, ἀλλ᾽ ὅτι περ ἂν ὑπάρχῃ

a vino immodice poto deficcantur, nam fi nervorum fimul
principium laedat vinum, etiam intenduntur non aliter at-
que illae, quae convulfionem praenunciant. In inflamma-
tionibus vero absque propria tunicae duritie tenduntur, vo-
caturque pulfus tum etiam durus ob vim ictus; non induruit
tamen per fe arteria, quomodo quum vel deficcata fit ali-
qua ratione, vel magnopere perfrigerata, vel affectum com-
paraverit fcirrhofum. Atque haec quidem fic diftinguo.
Quae primo die nequaquam obtinent iftud fignum, a febri-
bus putridis feparabis, ac vel diarias cenfebis, vel hecticas.
At febris hectica rariffima a primo exiftit, quin tamen id
temporis poffit nafci, nihil caufae eft, fed vidimus etiam
nonnunquam tales. Reliqua harum omnia figna alio in
opere explicata funt, ubi de differentiis febrium tractavimus.
Quae vero pulfus fuppeditant, nunc perfequemur. Nec
magnus pulfus, nec vehemens cum hecticis febribus unquam
concurrunt, fed fi alterutrum habeant horum, non funt

τούτων αὐτοῖς, οὐκ εἰσὶν ἑκτικοί. εἰ δὲ καὶ πάνθ᾽ ἅμα
παρείη, προφανῶς εἰσιν ἐφήμεροι, τῆς γε συστολῆς αὐτῶν,
ὡς εἴρηται, μὴ ταχυνούσης, ἴδιον γὰρ ἐκείνης τὸ τάχος ἐστὶν
ἐπὶ σήψει χυμῶν, ὧν τὰς κατὰ μέρος ἁπάσας διαφορὰς ἐν
τῇ προειρημένῃ πραγματείᾳ διῆλθον. εἰσὶ δ᾽ ὡς ἐπὶ κεφα-
λαίων φάναι πάντες μὲν οἱ κατὰ περιόδους παρο[293]ξυνό-
μενοι, πάντες δ᾽ οἱ συνεχεῖς, ὅταν ὑπὲρ τὴν τρίτην ἡμέραν
ἐκταθῶσιν. ἐκ ταυτοῦ δὲ αὐτοῖς εἰσι γένους καὶ οἱ ταῖς
φλεγμοναῖς ἐπιγινόμενοι. κατὰ μὲν οὖν τὰς παρακμὰς ἐκ-
λύεται τὸ τάχος τῆς συστολῆς, καὶ μάλισθ᾽ ὅταν εἰς ἀπυ-
ρεξίαν, ἢ ἐγγὺς αὐτῆς ἀφίκωνται, κατὰ δὲ τὰς ἀρχὰς τῶν
παροξυσμῶν γεννᾶται, τυφομένων τρόπον τινὰ τῶν χυμῶν,
ἐπιτείνεται δὲ κατὰ τὰς ἀναβάσεις. ἐγγὺς δ᾽ ἤδη τῆς ἀκμῆς
ἐξημμένων τε τῶν χυμῶν καὶ ζεόντων ἀθρόαν μὲν αὔξην τὸ
τάχος τῆς διαστολῆς λαμβάνει, διαμένει δὲ ἴσον ἑαυτῷ τὸ
τάχος τῆς συστολῆς. ὅταν δ᾽ ἀκμάσῃ τελέως ὁ πυρετός, εἰς
ἄκρον μὲν ἥκει τοῦ κατ᾽ ἐκεῖνον τὸν παροξυσμὸν τάχους ἡ
διαστολὴ, μειοῦται δὲ τὸ τάχος τῆς συστολῆς. οἱ μὲν οὖν

hecticae; fi fimul utrumque habeant, plane funt diariae, fi
quidem eorum contractio, quemadmodum diximus, non
properet.   Propria enim eft ejus, quae confequitur putre-
dinem humorum, celeritas; cujus fingulas differentias in
commentariis, quorum memini, fum perfecutus.   Hae
funt, ut fummatim commemorem, omnes quae per circui-
tus incandefcunt, atque omnes continuae, ubi tertium diem
fuperent.   Ejusdem generis funt quae inflammationes co-
mitantur.   Ac in declinationibus celeritas contractionis dif-
folvitur, praefertim quum ad integritatem, aut prope eam
pervenerint; initio acceffionum generatur, quum aliqua ra-
tione humores intendantur; ac per incrementum augetur,
ubi prope jam attigerint vigorem, fuccenfis humoribus; fer-
vefcentibusque ingens incrementum fufcipit diftentionis ce-
leritas, contractionis permanet par celeritas; ubi jam viget
plane febris, in illa acceffione ad fummam celeritatem dis-
tentio pervenit, et minuitur celeritas contractionis.   Verum

BIBΛION Γ. 381

Ed. Chart. VIII. [295.]   Ed. Baf. III. (146.)

πλεῖστοι τῶν ἰατρῶν, καὶ μάλισθ᾽ ὅσοι τὴν συστολὴν ἀδιά-
γνωστον αἰσθήσει φασὶν ὑπάρχειν, οὐδ᾽ ἐγγὺς ἥκουσι τοῦ λε-
λεγμένου σημείου, τῶν τε ἐπὶ σήψει χυμῶν ἁπάντων πυρετῶν
τῆς τε καθ᾽ ἕκαστον αὐτῶν παροξυσμὸν ἀρχῆς. ὀλίγιστοι δέ
τινες ἀμυδρὰν εἰκόνα τοῦ πράγματος ἐοίκασιν ἑωρακέναι.
γράφουσι γοῦν ἀδιορίστως τε καὶ ἀσαφῶς εἰς τοσοῦτον ὡς
μηδ᾽ εἰκάσαι μηδένα τί ποτε βούλονται δηλοῦν. ἐξ αὐτῶν
ἐστι καὶ ὁ Ἀρχιγένης, ὡς ἔνεστι γνῶναι τῷ βουληθέντι τό
τε περὶ σφυγμῶν αὐτοῦ βιβλίον ἀναγνῶναι καὶ τὰ περὶ τῆς
τῶν πυρετῶν σημειώσεως, ἢ τήν γ᾽ ἐπιτομὴν αὐτῶν. ἐπε-
σκέμμεθα δὲ καὶ ἡμεῖς ἅμα ταῖς τῶν ἀσαφῶν ἐξηγήσεσιν ἐν
ὑπομνήμασιν ὀκτὼ τὴν περὶ τῶν σφυγμῶν αὐτοῦ πραγμα-
τείαν. ἄριστα δέ μοι δοκοῦσιν ἀποφήνασθαί τινες, εἰ προσ-
θείημεν αὐτῷ τῷ λόγῳ διορισμόν τινα, τὴν ἐφ᾽ ἑκάτερα
μεταβολὴν τῶν σφυγμῶν, ἀρχῆς παροξυσμοῦ σημεῖον ὑπάρ-
χειν. ὃν δέ φημι χρῆναι προσθεῖναι διορισμόν, ἔστιν εἰ χωρὶς
ἑτέρας προφάσεως ἡ ἀλλοίωσις γένοιτο. προφάσεις δ᾽ ἔνιαι
μὲν ἔξωθέν εἰσιν, οὐ μόνοις τοῖς ἰατροῖς, ἀλλὰ καὶ τοῖς

plerique medici, praecipue qui fenfu negant contractionem
percipi poffe, longe abfunt a figno, quod expofuimus, om-
nium febrium ex putredine ortarum, initiique in illis fingu-
larum acceffionum. Nonnulli, fed fane pauci, obfcuram
imaginem rei videntur confpexiffe; quamobrem adeo con-
fufe atque obfcure fcribunt, ut qui conjicere valeat quid
dicant fit nemo. In his Archigenes eft, quod videbis, fi
librum ejus de pulfibus legere velis, et commentarios de
fignis febrium, aut certe horum compendium; et vero nos
etiam libros ejus de pulfibus una cum interpretatione obfcu-
rorum locorum expendimus atque examinavimus octo com-
mentariis. At vero mihi quidam videntur optime dixiffe,
fi adjecerimus fermoni quandam diftinctionem, pulfuum ex
utraque parte mutationem, initii acceffionis effe nunciam.
Quam adjunctam diftinctionem volo, ea haec eft, fi muta-
tio citra aliam occafionem acciderit. Caufae autem partim
externae funt non medicis modo, fed plebi etiam perfpectae,

ἰδιώταις γνώριμοι, τροφῶν καὶ ποτῶν προσφορὰ, καὶ κίνη-
σις ἡτισοῦν καὶ πάθος ψυχικὸν ὀργισθέντων, ἢ φοβηθέντων,
ἢ ἀγωνισάντων, ἡ ὁπωσοῦν ἑτέρως ταραχθέντων. ἔνιαι δ᾽
ἐξ αὐτοῦ τοῦ σώματος ὁρμώμεναι, περὶ ὧν ὀλίγον ἔμπρο-
σθεν εἶπον, ἡνίκα φρίκης τε καὶ ῥίγους καὶ καταψύξεως, ἔτι
τε τῶν εἰς τὴν γαστέρα συῤῥεόντων ἐμνημόνευσα. μηδενὸς
γὰρ τοιούτου περὶ τὸν κάμνοντα συμβαίνοντος, ἡ ἐξαιφνίδιος
ἐφ᾽ ὁτιοῦν μεταβολὴ παροξυσμὸν ἀγγέλλει, θάττονος μὲν καὶ
μείζονος γινομένου τοῦ σφυγμοῦ, θερμασίας ὑποτρεφομένης
τῇ τῶν ἀρτηριῶν ἀρχῇ, βραδυτέρου δὲ ἢ μικροτέρου, ψύξεως.
οὕτω δὲ καὶ ἡ μὲν πυκνότης ὁμολογήσει τῇ πλεονεξίᾳ τῆς
θερμασίας, ἡ δ᾽ ἀραιότης τῇ ψύξει. καὶ ἡ ἀμυδρότης δὲ καίτοι
δι᾽ ἄλλο τι σύμπτωμα γινομένη ταῖς τῶν παροξυσμῶν εἰσβολαῖς
ἐστιν οἰκεία, συῤῥεόντων ὑγρῶν μοχθηρῶν εἰς τὴν γαστέρα
τηνικαῦτα, καὶ τῇ τοῦ στόματος αὐτῶν βλάβῃ κακούντων
τὴν δύναμιν. ἡ δὲ ἀνωμαλία τῶν σφυγμῶν, ἡ πολλοῖς τῶν
παροξυσμῶν συνεισβάλλουσα θλιβομένων, ἢ ἐμφραττομένων
ὑπόγυον ἀρτηριῶν, ἢ πλήθους τοῦ πρὸς τὴν δύναμίν ἐστι
γνώρισμα, λόγῳ καὶ τούτων τοῦ παροξυσμοῦ γίγνεσθαι

cibus et potus ſumptus, quivis motus, et animi affectus
iratorum, aut metu percitorum, aut angore, aut quomodo-
libet aliter commotorum; partim ex ipſo corpore originem
ducunt, de quibus paulo ante verba feci, ubi horroris, ri-
goris, refrigerationis atque confluentium in ventrem men-
tionem facerem.   Nam ſi laboranti tale nihil acciderit, re-
pentina, in quamcunque rem ſit, mutatio acceſſionem prae-
monet; ſi celerior majorque pulſus fiat; calorem in arte-
riarum fonte ſubali; ſi tardior vel minor, frigiditatem.
Itemque conſentiet crebritas cum caloris abundantia, contra
cum frigiditate raritas.   Et remiſſio etiam, quamvis alio ex
ſymptomate oriatur, peculiaris eſt acceſſionum initiis, quod
in ventrem tum confluant humores vitioſi, atque laeſo ejus
ore facultatem afficiant.   At pulſuum inaequalitas, quae
fere invadit una cum acceſſionibus, compreſſarum, vel ob-
ſtructarum non arteriarum, aut copiae humorum ad facul-
tatem relatae, eſt ſignum, quae etiam ratione acceſſionis

δυναμένων. ὅσαι μὲν οὖν μεταβολαὶ σφυγμῶν ἤτοι τῆς ἐν
τῇ καρδίᾳ θερμασίας αὐξανομένης ἢ συῤῥεόντων ἔσω τῶν
χυμῶν ἀποτελοῦνται, φανερῶς ἂν αὗται δόξαιεν ἐνδείκνυσθαι
παροξυσμὸν ἀρχόμενον, ὅταν γ᾽, ὡς εἴρηται, τῶν ἄλλων ἀφο-
ρισθῶσι προφάσεων. ὅσαι δὲ ψύξεως, οὐκ ἔτ᾽ ἐξ ἀνάγκης
αὗται δείξουσι πυρετὸν εἰσβάλλοντα σημαίνειν· ἀλλ᾽ ἐὰν κἀν-
ταῦθα τὰς ἄλλας προφάσεις ἀφορισώμεθα ἁπάσας, ἕξομεν
καὶ τὴν ψύξιν ἀγγέλλουσαν, ὅσον οὐδέπω πυρετὸν ἀναφθή-
σεσθαι. πνίγεται γὰρ κατ᾽ αὐτὴν τῆς συῤῥεούσης ὕλης εἰς τὸ
βάθος, ἱκανῶς ψυχρᾶς ὑπαρχούσης, ὡς κινδυνεύειν σβεσθῆναι
τὴν ἀρχήν, οἷόν τι (147) κἀκτὸς συμβαίνει πολλάκις, ὅταν
ὕλην ἅμα τε πολλὴν καὶ δύσκαυστον ἐπιβάλλωμεν ἀθρόως
ὀλίγῳ πυρὶ, κινδυνεύει μὲν γὰρ αὐτίκα σβεσθῆναι, μὴ σβε-
σθὲν δ᾽, ἀλλ᾽ [294] ἀντισχὸν, ὑποτύφειν τε τὴν ὕλην ὀλίγον
ὕστερον ἄρξεται, καί τινα θερμασίαν γεννᾷν, τὰ μὲν πρῶτα
καπνώδη, προϊόντος δὲ τοῦ χρόνου καὶ φλογώδη, μέχρι περ
ἀκριβῶς κρατῆσαν τῆς ὕλης, καθαρὰν ἐργάζηται τὴν φλόγα.
τῆς γὰρ τοιαύτης φλογὸς οὐ καπνός ἐστι τὸ ἀποῤῥέον, ἀλλ᾽

poffunt accidere. Quae igitur pulfuum mutationes fiunt,
quum cordis calor augetur, vel confluunt intro humores,
aperte hae videbuntur acceffionis initium annuntiare, fiqui-
dem, ut diximus, ab aliis caufis fint remotae: quae vero,
quum crefcit frigiditas, hae non etiam neceffario videbuntur
febris acceffionem nunciare, fed fi hic quoque alias omnes
caufas fecludamus, declarabit frigiditas nobis jam jamque
febrem iri accenfum, fuffocatur enim tunc, quod materia,
quae in profundum confluit, mire fit frigidior, ut pericu-
lum fit ne femel principium extinguatur. Qualia exempla
extra corpus multa confpiciuntur, fi quando materiam fimul
et multam et quae non facile fuccendatur, affatim in mo-
dicum ignem conjiciamus, nam ftatim periculum eft ne ex-
tinguatur, fi non extinctus fit, fed reftiterit; paulo poft
fuccendere totam materiam incipiet, caloremque generabit
primo fumofum, tandem etiam flammeum, dum prorfus
devicta materia puram excitet flammam. Nam ab ea flamma
quod defluit, non fumus, fed fuligo et fumofum ignis ex-

αἰθάλη τε καὶ λιγνύς ἐστιν, ἄμφω γὰρ ὀνομάζεται τὸ κα-
τοπτηθὲν τῆς ὕλης ἀνωφερὲς περίττωμα, καθάπερ γε τὸ κα-
τωφερὲς τέφρα τε καὶ σποδιὰ καλεῖται. ἀνάλογον δή μοι
νόει κἀπὶ τῶν πυρετῶν, ὅταν ἐν ἀρχῇ παροξυσμοῦ πλῆθος
ὕλης ψυχρᾶς ἐπὶ τὴν καρδίαν ἀφίκηται, τὰ μὲν πρῶτα κίν-
δυνον γίνεσθαι θανάτου, καὶ προδηλώσει τὸν κίνδυνον τοῦ-
τον ἡ ἐπὶ πλεῖστον εἰς ἀραιότητά τε καὶ βραδύτητα καὶ μι-
κρότητα τροπὴ τῶν σφυγμῶν. ἂν γὰρ ἐπιγένηται τούτοις
ἀμυδρότης ἀξιόλογος, αὐτίκα τεθνήξονται· μὴ γενομένης μέν-
τοι τῆς ἀμυδρότητος, ἀναμάχεται τὴν ἧτταν ταύτης ἡ φύσις,
ἐπεγείρει τε τὴν κίνησιν τῶν ἀρτηριῶν ἐπὶ τὸ μεῖζόν τε καὶ
θᾶττον καὶ πυκνότερον, ὥστε τὰς κινήσεις ἀμφοτέρας μὲν
γενέσθαι θάττονας, ἀλλ᾽ ἐπιφανέστερον τὴν τῆς συστολῆς,
καὶ παραυξάνεσθαί γε διὰ ταχέων αὐτὴν αἰσθητῶς, ἄχρις ἂν
ὁ παροξυσμὸς αὐξάνηται, τῷ χρόνῳ δ᾽ ὅταν ἐγκρατὲς τῆς
ὕλης γένηται τὸ θερμὸν, ἢ οἷον φλὸξ ἀνάπτεται. καὶ τοῦτ᾽
ἔστιν ἡ ἀκμὴ τῶν παροξυσμῶν, τὸ μὲν αἰθαλῶδες περίττωμα
διά τε τῆς ἐκπνοῆς καὶ τῆς τῶς ἀρτηριῶν συστολῆς ἀποχεού-
σης τῆς φύσεως, τὸ δ᾽ οἷον τεφρῶδες διὰ πάχους μὲν οὐ
δυναμένης ἐκκρίνειν ὁμοίως, αἰσθητοῖς δέ τισιν ἐξοχετευούσης

crementum eſt; utrumque enim materiae aduſtum excremen-
tum, quod in ſublime fertur, ſignificat; quod vero decidit,
cinis et favilla.   Ita finge in febribus, ubi acervus materiae
humidae initio acceſſionis ad cor pervenerit, primum mor-
tis periculum eſſe; quod periculum maxima mutatio pul-
ſuum in raritatem, tarditatem parvitatemque praenunciet.
Nam ſi bis inſignis remiſſio ſucceſſerit, extemplo peribunt;
ſin autem abſit remiſſio, contendit natura hanc ſuperare,
atque arteriarum motum majorem, celeriorem crebriorem-
que excitat, ut uterque motus celerior quidem fiat, ſed cla-
rior contractionis, increſcatque hic brevi manifeſte, dum
augeſcat acceſſio; tandem ubi materiam ſuperaverit, calor
quaſi flamma incenditur.   Atque hic eſt vigor acceſſionum,
ubi fuliginoſum excrementum expiratione et contractione
arteriarum natura expellit; quod vero eſt veluti cineritium,
non perinde, quia craſſum eſt, poteſt excernere, ſed per

πόροις. ἔστι δὲ τοῦτο κατὰ μὲν τὰ φλεγμαίνοντα μόρια τὸ
πῦον, ἐν δὲ τοῖς ἀγγείοις αὐτοῖς ὅπερ ἐν τοῖς οὔροις ὑφί-
σταται. περὶ μὲν δὴ τούτων ἐν ταῖς περὶ τῶν πυρετῶν
πραγματείαις ἐπὶ πλεῖστον εἴρηται· τοὺς σφυγμοὺς δ', ὡς
ἔφαμεν, ἀναγκαῖόν ἐστι τὰς εἰρημένας τροπὰς ἐν ἑκάστῳ τε
καιρῷ τοῦ σύμπαντος ἔχειν παροξυσμοῦ, καὶ δὴ καὶ κατὰ
τὴν ἀρχὴν, ὡς ἐλέγομεν, οὐ κακῶς ἀποφήνασθαί τινας ἅπα-
σαν μεταβολὴν αὐτῶν ἐφ' ἑκάτερα. πρὸς δὲ τὸ φυλάττειν
ἀκριβῶς τὰς εἰρημένας διαγνώσεις ἀσκητέον ἐστὶ διακρίνειν
ὑπάσας τὰς ἀπὸ τῶν ἄλλων προφάσεων ἀλλοιώσεις τῶν σφυγ-
μῶν, εἰς ἃς καίτοι φυλαττόμενος ὁ Ἀρχιγένης ἐμπίπτει πολλά-
κις, ὥστε μακρολογεῖν τε ἅμα καὶ ταράττειν τὴν διδασκαλίαν
τοῖς ἰδίοις καὶ ἀχωρίστοις ἑκάστου τῶν καιρῶν γνωρίσμασι τὰ
συνακολουθοῦντα, πολλάκις ὁμοτίμως γράφων, καίτοι γ' ἐν
ἐλαχίστῳ κεῖται μεθόδῳ ληφθέντα. τὴν μὲν γὰρ καθαρὰν
θερμότητα τῆς διαστολῆς ἡ κίνησις ἐνδείκνυται, τὴν δὲ οἷον
καπνώδη τῆς συστολῆς. αἱ δ' ἄλλαι τῶν σφυγμῶν ἀλλοιώ-
σεις ἤτοι διὰ τὴν τῆς δυνάμεως ἢ τὴν τῶν ὀργάνων γίνον-

infignes quosdam meatus educit; hoc in partibus inflamma-
tis pus eft, in ipfis vafis fedimentum urinae. At de his
in commentariis De differentiis febrium latius diximus. Pul-
fus autem illas mutationes fingulis temporibus acceffionis
necelle eft habeant. Jam etiam in initio, ut diximus, non
male quidam mutationem eorum in utramque partem ftatue-
runt. Sed ad univerfam illorum fignorum certitudinem
danda opera eft ut fcias difcernere pulfuum omnes altera-
tiones ex aliis caufis; in quas, quanquam vitet, frequenter
incurrit Archigenes. Itaque in loquacitatem et inftitutionis
confufionem incidit, quum propriis et perpetuis fingulorum
temporum fignis commifceat ea quae frequenter confequun-
tur; quamvis in minimo fita fint, fi methodo percipiantur;
nam purum calorem motus diftentionis declarat, atque eum,
qui eft veluti fumofus, contractionis. Caeterae pulfuum
alterationes, aut ob facultatis, aut ob inftrumentorum fiunt

ται μεταβολήν. ἑκάτερον δὲ τούτων ἐπί τισιν ἑτέροις αἰτίοις
προηγουμένοις, ὧν τὰ πλεῖστα πάλιν ἐφ᾽ ἑτέροις προκατάρξα-
σιν. ὀνομαζέσθω γὰρ ἕνεκα σαφοῦς διδασκαλίας ὅσα μὲν
ἐκ τοῦ σώματος ὁρμᾶται τῶν ἀλλοιούντων αἰτίων ἤτοι τὴν
δύναμιν ἢ τὰ ὄργανα προηγούμενα· τούτων δ᾽ αὐτῶν
ἔστιν ἃ πάλιν ἔξωθεν ὄντα τοῦ σώματος αἴτια τῆς ἀλ-
λοιώσεως ἐγένετο προκατάρχοντα. λέλεκται δ᾽ ἡμῖν ἡ περὶ
ταῦτα μέθοδος ἅπασα δι᾽ ἑτέρας πραγματείας, ἣν περὶ τῶν
ἐν τοῖς σφυγμοῖς αἰτίων ἐπιγράφομεν. οὐδὲν οὖν θαυμαστόν
ἔστιν, εἰ ταῦτά τις ἅπαντα μνήμῃ πρόχειρα ποιησάμενος
ἀσκήσας τε διαγινώσκειν ἑτοίμως ἅπαντας τοὺς σφυγμοὺς
ἐπιστημονικῶς, ἐνίοτε τὰ προγεγονότα τῶν αἰτίων ἐπὶ τῶν
καμνόντων ἐξευρήσει. οὗτος μὲν οὖν ὁ λόγος ἐνταυθοῖ τε-
λευτάτω.

Κεφ. η᾽. Περὶ δὲ τῆς καθ᾽ ὑγρότητά τε καὶ ξηρό-
τητα δυσκρασίας αὐτῆς τε τῆς καρδίας καὶ προσέτι τῶν ἀρ-
τηριῶν, ἑκάστης τε [295] καταμόνας ἁπασῶν τε κοινῶς,
ἐφεξῆς δίειμι. εἴρηται μὲν οὖν τινα καὶ περὶ τούτων ἔμ-

mutationem; harum autem utraque ex caufis quibusdam an-
tecedentibus, quae fere alias etiam externas comitantur.
Ac quo fit fermo clarior, appellabimus quae ex corpore
procedunt caufas unde vel facultas, vel inftrumenta
alterantur, antecedentes, harum ipfarum quae pofitae ex-
tra corpus induxerunt alterationem, caufae funt externae.
Harum nos methodum omnem in aliis commentariis, quos
infcribimus de caufis pulfuum, expofuimus. Itaque nihil
miri eft, fi expedita haec quis memoria complexus me-
ditatusque, via fcientiam pariente ad prompte dignofcen-
dos quosvis pulfus, caufas interim quae praecefferunt in
aegrotis inveniat. Atque hic quidem finem fermonis fa-
ciamus.

Cap. VIII. De intemperie humida et ficca quae
cor teneat, ipfasque etiam arterias, et fingulas feparatim
et omnes in communi, deinceps agam; de quibus etfi ante

BIBΛION Γ. 387

Ed. Chart. VIII. [295.]   Ed. Baſ. III. (147.)

προσθεν, ἀλλ᾽ ἡ τοῦ λόγου τάξις ἰδίαν αὐτᾶν ἀπαιτοῦσα
διδασκαλίαν ὡς οὐδενὸς εἰρημένου περανθήσεται. ποτὲ μὲν
οὖν ἡ καρδία ξηροτέρα γενομένη τοῦ κατὰ φύσιν ἁπάσας
ἑαυτῇ συναλλοιώσει τὰς ἀρτηρίας, ἐνίοτε δὲ καθ᾽ ἕν τι τοῦ
ζώου μόριον, ἢ καὶ πλείω συμβήσεται τοῦτο ταῖς ἀρτη-
ρίαις. ἔστι δὲ ὅτε τὴν ἐναντίαν μὲν ἕξουσι διάθεσιν, ὅσον
ἐφ᾽ ἑαυταῖς αἱ ἀρτηρίαι τῇ καρδίᾳ, δέξονται δὲ καὶ τὴν
παρ᾽ ἐκείνης, ὥστε συστῆναι μέσην τινὰ διάθεσιν αὐταῖς
ἐν ὑγρότητί τε καὶ ξηρότητι, ὥσπερ ἔμπροσθεν ἐπὶ τῆς
κατὰ θερμότητα καὶ ψυχρότητα δυσκρασίας ἐλέγομεν, αἴ-
τια δὲ προηγούμενα τὰ μὲν τὰς ἀρτηρίας ἀποφαίνοντα
ξηροτέρας, ὕδατα θειώδη καὶ στυπτηριώδη καὶ ἁπλῶς εἰ-
πεῖν ὅσα ξηραίνειν πέφυκεν, οὐχ ὕδατα μόνον, ἀλλὰ καὶ
φάρμακα πολυχρονίως ὁμιλήσαντα μορίῳ τινὶ τοῦ σώμα-
τος, ἐν ᾧπερ ἂν ἡ τοιαύτη δυσκρασία κατὰ τὰς ἀρτη-
ρίας γενομένη τὸν σφυγμὸν αὐτὸν ἐργάσεται σκληρότερον.
οὐχ ἥκιστα δὲ κἀν ταῖς πλείσταις τῶν ἀτροφιῶν αἵ τ᾽
ἀρτηρίαι τῶν ἀτροφούντων μορίων γίνονται ξηρότεραι καὶ

ego nonnihil attigi, tamen orationis feriem, quae tractari
hic feparatim poftulat, ac fi dixiffemus nihil, ita abfolve-
mus. Nam cor quandoque, fi ficcius evaferit quam natu-
ralis ftatus fert, una omnes fecum arterias alterabit; quan-
doque vero in una hoc parte animalis arteriis, vel in plu-
ribus accidet; eft quum fint contra quidem ac cor af-
fectae, quod ad fe ipfas pertinet, arteriae, fed tamen etiam
recipiant ejus affectionem, ut confletur illis medius quidam
affectus in humiditate et ficcitate, ficut ante in caloris et
frigiditatis intemperie explicavimus. Caufae funt antece-
dentes, quae arterias indurent, aqua fulfurea et alumi-
nofa et, ne multis, quaecunque vim habent exiccandi, non
aquae modo, fed et medicamenta, diu parti cuipiam cor-
poris applicata, cujuscunque arterias haec intemperies te-
nuerit, ipfum pulfum reddit duriorem. Maxime vero in
plerisque atrophiis, quum arteriae partium nutritione de-

τὸν σφυγμὸν ἀποφαίνουσι σκληρότερον. ἐν αὐτῇ δὲ τῇ
καρδίᾳ τὴν κατὰ ξηρότητα δυσκρασίαν ἀποτελεῖ. καὶ ἡ
δίαιτα μὲν εἰ πολυχρόνιος ἐπὶ τὸ ξηρότερον ἀχθείη, καὶ
μέντοι καὶ τῶν φαρμάκων τῶν ξηραινόντων ἐδωδαί τε καὶ
πόσεις, ἐν οἷς ἐστι καὶ ὁ ἄκρατος οἶνος, ἔνδειά τε τρο-
φῆς, ἢ κατὰ ἄλλην τινὰ αἰτίαν, ἢ διὰ πάνδημον λιμὸν,
ἐνίοτε δὲ καὶ ποτὸν, ὡς ἐν ἀπλοίαις μακραῖς, ἔτι δὲ πό-
νων ἀμετρία καὶ γῆρας καὶ φροντὶς καὶ λύπη καὶ ἀγρυ-
πνία πολυχρόνιος, οἵ θ' ἑκτικοὶ πυρετοὶ, καὶ μάλισθ' ὁ
μαρασμώδης. ταῦτ' οὖν πάντα τὰ εἰρημένα καὶ κατὰ μό-
νας γενόμενα καὶ σύνδυο καὶ τρία καὶ πλείονα συνιόντα
ξηροτέραν μὲν ἐργάζεται τὴν καρδίαν, σκληρότερον δὲ τοῦ
κατὰ φύσιν εἰς τοσοῦτον τὸν σφυγμὸν εἰς ὅσον ἂν ἡ
ξηρότης αὐξηθῇ. ὑγρᾶς δὲ δυσκρασίας αἴτια τά τε τοῖς
μορίοις ἐγγινόμενα πολυχρόνια τῶν οἰδημάτων καὶ οἱ λευκο-
φλεγματίαι τῶν ὑδέρων, οἵ καὶ τὴν καρδίαν ἀλλοιοῦσι, καὶ
μέντοι καὶ τὰ τῶν κυρίων σπλάγχνων οἰδήματα, πάντα ταῦτα
τὰς μὲν ἀρτηρίας ὑγρὰς, ὥσπερ καὶ τὴν καρδίαν, τοὺς σφυγ-
μοὺς δὲ ἐργάζεται μαλακούς. αἴτια δὲ μαλακότητος σφυγμῶν

fectarum fiunt duriores, tum pulſum creant duriorem. In
ipſo vero corde intemperiem creat victus, ſi diutius ſicco
utaris; praeterea medicamentorum exiccantium eſus et
potio, in quibus eſt vinum merum, defectus cibi, vel alia
quapiam de cauſa, vel ob famem publicam; interim etiam
ob potum, ut in longis navigationibus; ad haec immodicus
labor, ſenium, ſolicitudo, triſtitia, diutinae vigiliae, fe-
bris hectica, prae caeteris marcida. Haec igitur quae
memoravimus omnia, nunc ſingula, nunc bina, nunc
terna, nunc plura conjuncta, cor ſiccius efficiunt, tanto-
que quam par eſt duriorem pulſum quanto ſit ſiccitas
major. Cauſae humidae intemperiei ſunt oedemata, quae
partes diutius tenuerunt, hydrops leucophlegmatia, qui
item cor alterat; denique omnia principum viſcerum oede-
mata, quum arterias humectant et cor, tum pulſus effi-
ciunt molles. Pulſuum cauſae mollitiei mediocris, nec

Ed. Chart. VIII. [295.]   Ed. Baf. III. (147. 148.)

ἔστι μετρίας τε καὶ οὐχ ἱκανῶς ἔκδηλου καὶ τὰ τοιαῦτα,
ἐδωδαὶ πλείους ὑγραινόντων ἐδεσμάτων, ἀργία τε πολλὴ,
καὶ ὕπνοι μακροὶ, καὶ τὰ μετὰ τροφὴν λουτρά. τοῖς μὲν
οὖν σκληροῖς σφυγμοῖς ἐδείκνυτο πρόσθεν ἑπομένη ἡ μι-
κρότης, ὥσπερ τοῖς μαλακοῖς τὸ μέγεθος. αὐτοῖς δὲ τού-
τοις πάλιν ἑπόμενα τάχος τε καὶ βραδύτης, ἔτι τε πυ-
κνότης καὶ ἀραιότης. ἐδείχθησαν δὲ καὶ τᾶν ἄλλων αἰτίων
αἱ συζυγίαι. λέγω δ᾽ αἴτια νῦν τὰ πρῶτά τε καὶ οἷον
συνεκτικὰ τῆς τῶν σφυγμῶν γενέσεως, τὴν χρείαν τε
(148) καὶ τὴν δύναμιν. ὥστε οὐδὲν ἔτι λείπει τῶν τῇ καρ-
δίᾳ συμβαινόντων ἐπὶ δυσκρασίᾳ. οὐ μὴν οὐδ᾽ ὄγκοι τι-
νὲς ἐν αὐτοῖς γίνονται τοὺς σφυγμοὺς ἀλλοιοῦντες εἰς
σκληρότητα, καθάπερ ἐφ᾽ ἑτέρων σπλάγχνων αἱ φλεγμοναί
τε καὶ οἱ σκίρροι. φθάνει γὰρ ἀπολέσθαι τὸ ζῶον, συγ-
κοπὲν ἐπὶ τῇ τῶν τοιούτων ὄγκων γενέσει. πάντ᾽ οὖν εἴ-
ρηται τὰ κατὰ τὴν καρδίαν, ὅσα τοὺς σφυγμοὺς ἀλλοιοῖ.
ὥστε κᾀμοὶ καιρὸς ἥκει καταπαύειν μὲν ἤδη τὸν ἐνεστῶτα
λόγον ἐν τῷδε, μεταβάντι δ᾽ ἐπὶ τὸν τέταρτον ἁπάν-
των τῶν ἄλλων μορίων τῶν τοῦ σώματος ἐξηγήσασθαι

insignis hae funt: ciborum copia humidiorum, multum
otium, fomnus longus, balneae a cibo. Durorum pul-
fuum ante demonftravimus effe parvitatem, mollium ma-
gnitudinem, jam etiam has confequi celeritatem et tar-
ditatem, ad haec crebritatem et raritatem. Declaravi-
mus praeterea aliarum caufarum conjugationes; caufas
nunc dico primas et quafi continentes generationis pul-
fuum, ufum et facultatem. Jtaque accidentium cordis
ex intemperie nihil jam reliquum eft. At non tamen
tumores in illo excitantur, qui pulfus alterent in duri-
tiem, quemadmodum in caeteris vifceribus inflammatio-
nes et fcirrhi, prius enim pereat homo fyncope cor-
reptus in illorum tumorum ortu. Omnia igitur quae
cordi accidunt, quae pulfus mutent, retuli; quamobrem
hic finire hunc librum tempeftivum vifum eft mihi, ac
progreffo ad quartum omnium aliarum corporis par-

τὰς διαθέσεις, ὅσαι τε κατὰ δυσκρασίαν τινὰ γίνονται
καὶ ὅσαι δι᾽ ὄγκους παρὰ φύσιν, ὁποῖός τέ τις ἑκάστῃ
σφυγμὸς ἕπεται.

tium exponere affectus, quicunque intemperiem et tu-
morem praeter naturam comitantur, ac qui pulſus ſingu-
los conſequitur.

ΓΑΛΗΝΟΥ ΠΕΡΙ ΠΡΟΓΝΩΣΕΩΣ
ΣΦΥΓΜΩΝ ΒΙΒΛΙΟΝ Δ.

Ed. Chart. VIII. [296.]　　　　　Ed. Baf. III. (148.)

Κεφ. α'. Τέταρτος ἡμῖν οὗτος ὁ λόγος ἐστὶ τῆς διὰ
σφυγμῶν προγνώσεως, ἐν μὲν τοῖς πρώτοις δύο καθ᾽ ἕκα-
στον σφυγμὸν προβληθέντα τὰς γεννώσας αὐτὸν ἐπισκεψα-
μένοις διαθέσεις, ἐν δὲ τῷ τρίτῳ καθ᾽ ἑκάστην διάθεσιν τοὺς
οἰκείους σφυγμοὺς ἐξευροῦσιν. ἠρξάμεθα δ᾽ ἀπὸ τῶν τῇ καρ-
δίᾳ συμβαινόντων, ἐν οἷς εἰσι καὶ πυρετοὶ πάντες, ὡς ἐν τοῖς
ὑπὲρ αὐτῶν ἐπιδέδεικται λόγοις. ὅπερ οὖν ὑπόλοιπον ἔτι, τὰς
ἐν τοῖς ἄλλοις ἅπασι μορίοις τοῦ ζώου διαθέσεις, αἷς ἡ καρ-
δία συμπάσχουσα τοὺς σφυγμοὺς ἀλλοιοῖ, διέλθωμεν ἁπάσας

GALENI DE PRAESAGITIONE EX
PVLSIBVS LIBER IV.

Cap. I. Quartus hic liber nobis eft de praefagi-
tione ex pulfibus. In primis duobus fingulorum pulfuum
pofitorum expendimus auctores affectus, in tertio fingulo-
rum affectuum proprios pulfus inveftigavimus; coepimus
autem ab iis quae cordi accidunt, in quibus funt omnes
febres, ut in libris, quos de iis fcripfimus, probavimus.
Quod reliquum eft adhuc, aliarum omnium partium affectus,
quibus cor confentiens commutat pulfus, omnes ordine ex-

ἑξῆς, ὥσπερ καὶ τἄλλα πρόσθεν εἰς μέθοδον ἄγοντες. ἐν μὲν
δὴ τοῦτο μόνον ἁπασῶν αὐτῶν κοινὸν ἐπίστασθαι χρὴ, τὸ
μηδέποτε δύνασθαι τοὺς ἐν ὅλῳ τῷ ζώῳ σφυγμοὺς εἰς κοινὴν
ἀλλοίωσιν ἀχθῆναι, πρὶν τὴν καρδίαν συμπαθεῖν τῷ προτέρῳ
πεπονθότι μορίῳ, κατὰ μέρη δέ τινα τοῦ σώματος, ἀλλοιω-
θῆναί τινας ἀρτηριῶν κινήσεις δύνασθαι, καὶ χωρὶς τοῦ πρὸς
τὴν καρδίαν ἐξικέσθαι τὴν βλάβην. ἐπὶ δὲ τούτῳ μνημονευο-
μένῳ πρώτας μὲν ἐπέλθωμεν ὅσαι τοῖς ἀναπνευστικοῖς ὀρ-
γάνοις ἐγγίνονται διαθέσεις, εἶθ᾽ ἑξῆς ὅσαι τοῖς τροφικοῖς
ὀνομαζομένοις, εἶτ᾽ αὖθις ὅσαι τοῖς κατὰ κεφαλὴν, καὶ τε-
λευταίας ὅσαι τοῖς κατὰ κῶλα καὶ τὰ προφανῆ τοῦ ζώου
μέρη, κἄπειθ᾽ ὅσαι τοῖς γεννητικοῖς.

Κεφ. β´. [297] Τὰ μὲν οὖν ἀναπνευστικὰ μόρια τοῦ
ζώου δύο ἐστὶ μόνα, πνεύμων καὶ θώραξ· τὰ δὲ τῆς τροφῆς
ὄργανα πολὺ πλείω δυοῖν, ἧπαρ καὶ γαστὴρ, ἔντερά τε καὶ
σπλὴν, οἱ νεφροὶ, καὶ αἱ κύστεις ἀμφότεραι, ταχίστην θ᾽
ἅμα καὶ μεγίστην ἁπάντων ἐπιφέρει τῇ καρδίᾳ τὴν βλάβην ὁ
πνεύμων. καὶ γὰρ τῇ θέσει πάντων ἔγγιστα καὶ τοῖς ἀγγείοις
αὐτῇ συγγενέστατος ὑπάρχει, καὶ σύρρους μεγίστοις στόμασιν

plicemus, contrahamusque in methodum eos, quomodo
ante fecimus alios. Atque hoc primum de omnibus in com-
muni eſt ſciendum, totius corporis pulſus prius quam
conſentiat cor parti prius affectae, in omnem alterationem
fieri non poſſe ut trahantur; in parte aliqua, licet offen-
fionem cor non ſentiat, arteriarum motus variare poſſe.
Poſteaquam jam hujus admonuimus, primo loco inſtru-
mentorum reſpirationi ſervientium affectus exponamus, de-
inde nutritiorum, mox capitis, poſtea artuum et propatu-
larum animantis partium, poſtremo genitalium.

Cap. II. Ac partes animalis reſpirationi ſervientes
duae duntaxat ſunt, pulmo et thorax; nutritionis multo
plura quam duo inſtrumenta, jecur, ventriculus. inte-
ſtina, lien, renes, utraque veſica. Celerrimam cordi et
omnium maximam noxam dat pulmo; ſedem enim habet
omnium ei conjunctiſſimam, eique vaſis quam maxime aſſi-
his eſt, et confluxum habet per maxima oſtia in utrumque

BIBΛION Δ. 393

Ed. Chart. VIII. [297.]   Ed. Baf. III. (148.)

εἰς ἀμφοτέρας τὰς κοιλίας ἐστίν. εἰ γοῦν ἑαυτοῦ γένοιτό ποτε
θερμότερος, αὐτίκα καὶ τὴν καρδίαν θερμαίνει, κᾂν ἢ ψυ-
χρότερος, οὐδὲ τοῦτ᾿ ἀναβάλλεται. τάς τε καθ᾿ ὑγρότητά τε
καὶ ξηρότητα δυσκρασίας οὐχ ὁμοίως μὲν ταῖς εἰρημέναις,
θᾶττον δ᾿ οὖν καὶ ταύτας ἀπάντων τῶν ἄλλων ὀργάνων ἐπι-
πέμπει τῇ καρδίᾳ. καὶ τὰ πληθωρικὰ δ᾿ ἐν αὐτῷ νοσήματα,
καὶ μάλιστα ὅταν ἐρυσίπελας, ἢ φλεγμονὴ καταλάβῃ τὸ
σπλάγχνον, αὐτίκα τῆς καρδίας ἀλλοιοῖ τὰς ἐνεργείας. ὡσαύ-
τως δὲ καὶ ὅσα διὰ φλεγματικὸν ῥεῦμα συνίσταται παθήματα
κατ᾿ αὐτὸν, εἰς συμπάθειαν ἐπισπᾶται τὴν καρδίαν. ἀλλ᾿
ἀπὸ τῶν δυσκρασιῶν ἀρκτέον, ὅσαι ἄνευ ῥεύματος γίνονται,
καὶ πρώτην γ᾿ ἐξ αὐτῶν προχειριστέον ἐστὶ τὴν κατὰ θερ-
μότητα. τῷ τοίνυν πνεύμονι θερμανθέντι νοσωδῶς ἡ καρ-
δία συνθερμανθεῖσα τοὺς ἐπὶ τῇ χρείᾳ τῶν σφυγμῶν αὐξη-
θείσῃ γιγνομένους ἐργάζεται σφυγμούς. εἰ δ᾿ ἐν πλέονι χρόνῳ
τοῦτο συμβαίνει, κίνδυνος αὐτῇ τὸν ἑκτικὸν ἀναδέξασθαι πυ-
ρετόν, οὗ τὰ γνωρίσματα πρόσθεν εἴρηται. ἡ μὲν δὴ τῶν
σφυγμῶν ἀλλοίωσις ἡ αὐτὴ γενήσεται τῆς καρδίας μόνης
αὐτῆς καθ᾿ ἑαυτὴν δυσκράτως ἐχούσης, ἐπί τε τῇ πρὸς τὸν

finum. Quamobrem fi quando evaferit folito calidior, con-
tinuo et cor calefacit, fi frigidior fit, nec hoc prorogatur;
humiditatis autem et ficcitatis intemperiem non perinde
ac illas, fed citius etiam has tamen quam caetera inftru-
menta cordi impertit. Tum plethorici in ipfo morbi,
maxime quum eryfipelas vel inflammatio invaferit vifcus,
cordis ftatim functiones alterant. Et affectus quoque, quos
in ipfo committit fluxio pituitofa, in confenfionem fecum
cor trahunt. Sed ab intemperie initium exordiendum eft,
quae abfit a fluxione; ac primum in manibus fumam eam
quae ob calorem fit. Ergo fi a pulmone excalefacto cor
parvum calorem contraxerit, pulfus efficit, qui comites effe
ufus pulfuum amplificati folent; qui affectus fi diuturnior
fit, in periculum vocabitur illud, ne in febrem hecticam
incidat, cujus nos ante indicia declaravimus, atque perinde
pulfus alterabuntur, five folum per fe cor intemperatum fit,

πνεύμονα συμπαθείᾳ. καὶ μέντοι καὶ ἡ τῆς ἀναπνοῆς ἰδέα
τὴν αὐτὴν ἕξει κατάστασιν, εἴθ᾽ ἡ καρδία μόνη τὴν πυρετώδη
πάθοι δυσκρασίαν, εἴτε τῷ πνεύμονι συμπάσχοι. πλέονος δ᾽
αἰσθήσεται καύματος ἐν ἅπαντι τῷ κύτει τοῦ θώρακος ὁ διὰ
τὸν πνεύμονα πάσχων, ἐκπνεύσει τε θερμὸν ἱκανῶς, ὡς καὶ
διψήσει θατέρου μᾶλλον καὶ θερμοτέραν ἕξει τήν τε φάρυγγα
καὶ τὴν γλῶτταν, ὡς τὰ πολλὰ δὲ καὶ ξηροτέραν. εἰ δ᾽ ἐπὶ
πλέον ἥκοι τὸ κακὸν, χρωσθήσεται χρώματι μέλανι τὴν γλῶτ-
ταν καὶ τραχεῖαν ἐσχάτως ἕξει. ψυχθέντος δὲ τοῦ πνεύμονος,
ἡ καρδια συμπάσχουσα κατ᾽ ἀρχὰς μὲν εἰς ἐκείνην ἄξει τοὺς
σφυγμοὺς τὴν ἀλλοίωσιν, ἣν ἔμπροσθεν ἐδείξαμεν ἐκλυομέ-
νης τῆς χρείας συνίστασθαι, προϊόντος δὲ τοῦ χρόνου ψύξιν
ἑκτικὴν ἀναδεξαμένη, τοὺς ἐπὶ ταύτῃ κρατούσῃ λελεγμένους
γίγνεσθαι σφυγμοὺς ἀπεργάσεται. τὰ μὲν οὖν ἄλλα κοινὰ
τοῖς τε τὴν καρδίαν μόνην ἐψυγμένοις ἐστὶ καὶ τοῖς τὸν
πνεύμονα, συμπάσχει γὰρ ἐξ ἀνάγκης τὸ ἕτερον τῷ ἑτέρῳ.
πρόσεστι δ᾽ ἐξαίρετον οἷς ὁ πνεύμων ἔψυκται πρῶτος αἴσθη-
σις ψυχρᾶς τῆς ἀναπνοῆς. εἰ δὲ καὶ κατὰ ξηρότητα δύσκρατος
ὁ πνεύμων γένοιτο, κατ᾽ ἀρχὰς μὲν οὐδέν τι σαφὲς ἀλλοιώσει

five confentiat pulmoni. Jam etiam refpirationis forma in
eodem erit ftatu, five febrili intemperie cor folum affectum
fit, five pulmoni confentiat. Majorem tamen in toto finu
thoracis aeftum percipiet qui ex pulmone laborat, atque
calidum plane expirabit, fitietque etiam altero magis, et
calidioribus erit faucibus atque lingua, eaque fere ficciore;
quod fi malum ingravefcat, inficietur lingua atro colore, quam
omnino afperam habebit. At fi pulmo fit refrigeratus, cor,
quod ei confentit, pulfus primo in eam adducet alteratio-
nem, quam ante confequi oftendimus ufum, qui exolvitur,
temporis longitudine, quum frigiditatem hecticam contraxit,
pulfus excitabit, quos huic, fi polleat, attribuimus. Ac
nimirum caetera conveniunt his quibus folum cor eft refri-
geratum cum illis quibus pulmo; alterum enim neceffario
alteri confentit; quibus vero refrigeratus eft primus pulmo,
hoc habent extra ordinem, ut fentiant frigidam refpiratio-
nem. Jam fi ficcitate intemperatus pulmo fuerit, a primo

BIBΛION Δ. 395

Ed. Chart. VIII. [297. 298.]   Ed. Baf. III. (148.)

τοὺς σφυγμοὺς, ἐν τῷ χρόνῳ δ᾽ ἄν ποτε σκληροτέρους ἐργά-
σεται, τῆς καρδίας συμπαθούσης αὐτῷ. τούτοις ἡ φάρυγξ
ἑτοίμως ξηραίνεται, καίτοι γ᾽ οὐ διψῶσιν. ἡ δὲ καθ᾽ ὑγρό-
τητα δυσκρασία πλαδαρὰν μὲν καὶ ἄδιψον ἐργάζεται τὴν φά-
ρυγγα, τῷ χρόνῳ δ᾽ ἀλλοιοῖ τοὺς σφυγμοὺς εἰς μαλακότητα.
τοιαῦται μὲν αἱ ἁπλαῖ δυσκρασίαι τοῦ πνεύμονος. αἱ σύνθε-
τοι δ᾽ ἐκ τούτων γνωριζέσθωσαν. ἐμοὶ γὰρ ἤδη καιρὸς ἐπὶ
θάτερον ἰέναι γένος, ὃ ῥευμάτων ἔγγονον ἔφην ὑπάρχειν.
ἔστι δ᾽ ἐν αὐτῷ κοινὸν μὲν ἁπάντων ἀνωμαλία τῶν σφυγμῶν,
ἔμφραξίς τε γὰρ ἑτοίμως καὶ σφήνωσις καὶ θλίψις τῶν κυριω-
τάτων ἀρτηριῶν, ἐπὶ τοῖς τοιούτοις γίνεται ῥεύμασιν. οὐχ
ἧττον δὲ τούτων καὶ τὸ πρὸς τὴν δύναμιν πλῆθος, ὡς ἂν
ἐγγὺς οὕτω κειμένης τῆς καρδίας τῷ πνεύμονι, καὶ διὰ μεγά-
λων στομάτων ἐχούσης τὴν σύῤῥοιαν. ἡ μὲν οὖν ἀνωμαλία
κοινὴ πάντων ῥευμάτων ὅσα κατασκήπτει τῷ πνεύμονι, τοῦ
μᾶλλόν τε καὶ ἧττον ἐν αὐτῇ παρά τε τὴν σύστασιν
καὶ τὸ ποσὸν τοῦ χυμοῦ γιγνομένου. ἐλάττων μὲν γὰρ
ἐπί τε τοῖς λεπτοῖς καὶ ὀλίγοις, ἀξιολογωτέρα δὲ ἐπί τε
τοῖς παχέσι καὶ γλίχροις καὶ πολλοῖς ἀποτελεῖται ῥεύμασι,

pulſus pene nihil alterabit, tandem conſentiente illi corde,
duriores efficiet. His fauces, tametſi nihil ſitiant, prompte
areſcunt. Humida intemperies uvidas reddit fauces, ſitim
extinguit, et tempore ad mollitiem pulſus traducit. Hae,
ſunt pulmonis ſimplices intemperies: ex his cognoſce com-
poſitas, nam ad aliud propero genus, quod ex fluxione
dixi oriri. Communem habet hoc omnium inaequalitatem
pulſuum; obſtruuntur enim facile et conſtringuntur, at-
que comprimuntur per eas fluxiones principes arteriae; nec
minus ob eam humorum copiam, quae ad facultatem refer-
tur, quod ſcilicet tam conjunctum pulmoni cor ſit, et con-
fluxum habeat per magna oſtia. Ac inaequalitas quidem
communis eſt omnium fluxionum, quae impingunt in pul-
monem, eaque nunc major, nunc minor eſt pro craſſitie
humoris et abundantia: minor ex ſubtilibus et paucis; in-
ſignior ex craſſis et viſcidis copioſisque fluxionibus effi-

καὶ γὰρ ἐμφράττει ταῦτα καὶ θλίβει καὶ βαρύνει μᾶλ(149)λον.
αἱ δ᾽ εἰς τὰς ἄλλας διαφορὰς τῶν σφυγμῶν ἀλλοιώσεις ἐπὶ
μὲν τοῖς θερμοτέροις ῥεύμασιν οἵας ἐπὶ πλήθει θερμασίας,
ἐπὶ δὲ τοῖς ψυχροτέροις οἵας ἐπ᾽ ἐνδείᾳ πρόσθεν ἔφαμεν
συνίστασθαι. σκληρότεροι δὲ γίνονται τῶν κατὰ φύσιν ἐπί
τε ταῖς ξηραῖς δυσκρασίαις καὶ τοῖς φλεγμονώδεσιν ὄγκοις ἢ
σκιῤῥώδεσι τοῦ πνεύμονος, ὥσπερ γε καὶ μαλακώτεροι διὰ
τὰς οἰδηματώδεις διαθέσεις. οὐ μὴν οὐδὲ τὸ τῆς ἀναπνοῆς
εἶδος ὅμοιον ἐπί τε ταῖς δυσκρασίαις ἐστὶ καὶ τοῖς ῥεύμα-
σιν· αἱ μὲν γὰρ ψυχραὶ δυσκρασίαι μικρὰν καὶ βραδεῖαν καὶ
ἀραιὰν ἐργάζονται τὴν ἀναπνοὴν, ὥσπερ καὶ τοὺς σφυγμούς.
τὰ μὲν δὴ ῥεύματα τὰ ψυχρὰ τοὺς μὲν σφυγμοὺς ὁμοίως ἀλ-
λοιοῖ, τὴν δ᾽ ἀναπνοὴν οὔτε μικρὰν οὔτε βραδεῖαν οὔτ᾽
ἀραιὰν ἐργάζεται. διὰ γὰρ τὴν στενοχωρίαν ὀλίγου πνεύ-
ματος ἐμπίπτοντος τῷ πνεύμονι, καὶ διὰ τοῦτο τῆς φύσεως
ἐλλιπῶς ἀπολαβούσης αὐτοῦ, συμβαίνει τὴν δευτέραν ἐνέρ-
γειαν αὐτίκα τε καὶ ταχεῖαν ἅμα καὶ μεγάλην ἀποτελεῖσθαι,
καὶ μόναις ταύταις τῶν δυσπνοιῶν, ὡς κἂν τῇ περὶ αὐτῶν
ἐδείχθη πραγματείᾳ, συμβέβηκεν ὑπεναντίως ἔχειν τῇ δια-
στολῇ τοῦ θώρακος τὸ ποσὸν τῆς εἰσπνοῆς. μέγιστον μὲν

citur, quod hae obſtruant comprimantque ac gravent ma-
gis. At alterationes pulſuum in caeteras differentias, ex
calidioribus fluxionibus quales a copioſo calore, ex frigi-
dioribus quales excitari ante a defectu docuimus; duntio-
res quam oportuit fiunt per ſiccam intemperiem et inflam-
matorios atque ſcirrhoſos pulmonis tumores; contra mol-
liores ob oedematoſas affectiones. Jam nec reſpirationis
unum genus eſt per intemperiem et fluxiones. Frigida in-
temperies parvam, tardam raramque reſpirationem creat
non aliter atque pulſus; at fluxiones frigidae pulſus ſimili-
ter mutant, reſpirationem nec parvam nec tardam nec ra-
ram reddunt. Quia enim coarctatus pulmo eſt, paucus ſpi-
ritus recipitur, qui quod naturae non ſatis efficit, fit ut
altera actio ſtatim celeris efficiatur et magna. Quae ſolae
dyspnoeae habent, quod declaravimus in libris, quos de iis
conſcripſimus, ut thoracis diſtentioni quantitas attracti ſpi-

BIBΛION Δ. 397

Ed. Chart. VIII. [298.]   Ed. Baf. III. (149.)

γὰρ ὁ θώραξ διαστέλλεται, πλεῖστον δ᾽ οὐκ εἰσπνεῖται, κα-
θάπερ ὅτ᾽ ἄφρακτος ὁ πνευμων ὑπῆρχεν. ἡ μὲν οὖν ἰδέα τῆς
ἀναπνοῆς ὁμοία τοῖς ῥεύμασιν ἅπασιν ὑπάρχει. τὸ πνίγε-
σθαι δ᾽ οὐχ ὁμοίως ἅπασιν, ἀλλὰ τοῖς θερμοῖς ἅπασι μᾶλλον
ἕπεται, ἐπειδὴ πλείονος τῆς εἰσπνοῆς ἡ φύσις δεῖται τηνι-
καῦτα. διὰ δὲ τὰς δυσκρασίας μόνας οὐδεὶς ἕπεται κίνδυνος
πνίξεως. καὶ τοῖς σφυγμοῖς δ᾽ αὐτοῖς ἐγγίνεταί τις ἑτέρα
διαφορὰ παρὰ τὰς ἔμπροσθεν εἰρημένας ἐν τῷ τὸ ῥεῦμα
ποτὲ μὲν εἰς αὐτὰς μόνας ἐμπίπτειν τὰς τραχείας ἀρτηρίας,
ποτὲ δ᾽ εἰς τὰς λείας τε καὶ τὰς φλέβας, ἢ καὶ τὰς μεταξὺ
χώρας αὐτῶν ἁπάσας μεταλαμβάνειν. ἐπὶ μὲν γὰρ ταῖς τρα-
χείαις ἀρτηρίαις μόναις πληρωθείσαις οὐδεμία κατὰ σκληρό-
τητα γίνεται μεταβολὴ τοῖς σφυγμοῖς· ἐπὶ δὲ ταῖς λείαις αἱ
καθ᾽ ὅλον τὸ ζῶον ἀρτηρίαι τεινόμεναι σκληρότερον ἐργά-
ζονται τὸν σφυγμόν. τὰ δ᾽ οἰδήματα τοσοῦτον ἐνδεῖ τοῖ
σκληρύνειν αὐτὸν ὥστε καὶ μαλακώτερον ἀποτελεῖν, διαβρέ-
χοντα μὲν ἐν τῷ χρόνῳ τοὺς χιτῶνας τῶν ἀρτηριῶν, τάσιν δ᾽
οὐδεμίαν ἐργαζόμενα, καθάπερ ἐπὶ τῶν φλεγμονωδῶν τε καὶ
σκιῤῥωδῶν ὄγκων ἔχει. μὴ τοίνυν ὀνόματα ζήτει ἀκούειν ἔτι

ritus adverfetur, maxime enim thorax dilatatur, fed non
attrahitur fpiritus plurimum, uti quum apertus pulmo nec
obftructus effet. Genus igitur refpirandi omnes fluxiones
idem habent; at non eadem omnibus fuffocatio, fed calidio-
res comitatur potius, quandoquidem largiorem attrahi fpi-
ritum natura tum poftulat, nam folam intemperiem nullum
fuffocationis periculum excipit. Ac ipfis etiam pulfibus
praeter fuperiores dictas alia quaedam ineft differentia, ex
eo quod fluxio nunc in ipfas impingat folas afperas arterias,
nunc in laeves et venas; vel inter eas occupet cunctas in-
tercapedines. Si arteriae tantum afperae fint oppletae, ni-
hil pulfus duritie variant; fin laeves, quia totius animantis
arteriae intenduntur, pulfum efficiunt duriorem. Oede-
mata tantum abeft ut indurent eum, ut etiam molliant diu-
turnitate arteriarum tunicas humectando, nec quicquam in-
tendendo; id quod in tumoribus inflammatoriis et fcirrhofis
ufu venit. Quare noli jam nomina expectare peripneumo-

περιπνευμονιῶν, ἢ ἀσθμάτων, ἢ πνευμονωδῶν παθῶν, με-
μαθηκὼς τὰς διαθέσεις τοῦ πνεύμονος. ὅτι γὰρ ἡ διὰ τῶν
ὀνομάτων διδασκαλία πρώτην μὲν ἔχει τὴν περὶ τὸ σημαινό-
μενον ἀμφισβήτησιν, δευτέραν δὲ τὴν τοῦ ἀριθμοῦ τῶν νο-
σημάτων ἔννοιαν, ἐν πολλαῖς πολλάκις ἐπιδέδεικται πραγμα-
τείαις.

Κεφ. γ'. Ἀλλ' ἐπὶ τὰ τοῦ θώρακος ἰέναι καιρὸς ἤδη
νοσήματα κατὰ τὴν αὐτὴν μέθοδον. αἱ μὲν δὴ δυσκρασίαι
τὰς αὐτὰς [299] ἀλλοιώσεις ἐργάζονται ταῖς ὀλίγον ἔμπροσθεν
ἐπὶ τοῦ πνεύμονος εἰρημέναις. οἱ δ' ὄγκοι κατά τε τὴν ποσό-
τητα καὶ τὴν ἰδέαν ἑκάστου τῶν ἐργασαμένων αὐτοὺς χυμῶν.
διαλλάξουσι δὲ τῷ θᾶττον μὲν καὶ μᾶλλον τῷ πνεύμονι συμ-
πάσχειν τὴν καρδίαν, ἧττον δὲ καὶ βραδύτερον τῷ θώρακι.
διαλλάξουσι δὲ κἂν τῷ ποτὲ μὲν νῦν εἶναι τὸ πάσχον μέρος
τοῦ θώρακος, ποτὲ δὲ τὸν ὑπεζωκότα τὰς πλευρὰς χιτῶνα.
πλείων γὰρ ἡ τάσις ἐπὶ τοῖς σκληροῖς καὶ πυκνοῖς μέρεσιν εἰς
ὄγκον ἀρθεῖσιν, καὶ διὰ τοῦτο καὶ οἱ πλευριτικοὶ τῶν περι-
πνευμονικῶν ἀεὶ σκληρότερον ἔχουσι τὸν σφυγμόν. ὁμαλὸς δὲ
τοὐπίπαν ἐπὶ τοῖς κατὰ τὰς πλευρὰς ὄγκοις ὁ σφυγμὸς, οὐχ

niarum vel afthmatum vel aliorum pulmonis morborum,
quum affectus teneas pulmonis. Nam inftitutionem per no-
mina primam habere fignificationis controverfiam, alteram
numeri morborum notitiam, multis faepe locis declara-
vimus.

Cap. III. Sed ad thoracis morbos eadem via et ra-
tione progrediendum nobis eſt. Intemperies easdem alte-
rationes inducunt ac paulo ante illae pulmonis; tumores
pro multitudine et genere fingulorum humorum, qui effi-
ciant eos. Variant autem quod citius cor et magis pulmo-
ni confentiat, minus atque tardius thoraci. Aha praeterea
erit varietas, quod interdum affecta pars thoracis fit muscu-
lus, interdum fuccingens coftas tunica; major fiquidem
tenfio eft, ubi durae partes et fpiffae intumescant; unde
etiam pleuritici femper duriorem pulfum quam peripneu-
monici habent. At aequalis eſt maxima ex parte pulfus in

BIBΛION Δ. 399

Ed. Chart. VIII. [299.]   Ed. Baf. III. (149.)

ὥσπερ ἐπὶ τοῖς κατὰ τὸν πνεύμονα παντοίως ἀνώμαλος. οὔτε
γὰρ διὰ μεγάλων ἀγγείων οὔτ᾽ ἐγγὺς τῆς καρδίας ἡ κοινωνία
τῷ θώρακι πρὸς αὐτήν ἐστι. περὶ δὲ τῆς κατὰ τὴν δύσπνοιαν
ἰδέας οὐδὲν ἐν τῷδε τῷ λόγῳ δέομαι λέγειν, ὥσπερ ἐπὶ
πνεύμονος ἐδεήθην διακρῖναι. ποτὲ μὲν ἡ καρδία πρώτη πά-
σχει, ποτὲ δὲ ὁ πνεύμων. ἑτοίμη γὰρ ἡ διάγνωσις ἐπὶ τῷ
θώρακι πάσχοντι.

Κεφ. δ΄. Ἥπατος δὲ νοσοῦντος ἀλλοιοῦνται σφυγμοὶ
κατὰ μὲν τὰς δυσκρασίας ὡς ἔμπροσθεν εἴρηται, κατὰ δὲ
τοὺς παρὰ φύσιν ὄγκους, ἀνάλογον μέν πως κἂν τούτοις,
ἀλλ᾽ ἧττον ἐπὶ ταῖς φλεγμοναῖς γίνονται σκληροὶ τῶν ἐπὶ
θώρακι τοσοῦτον ὅσον τῶν ἐπὶ πνεύμονι μᾶλλον. οὐδέποτε
δ᾽ οὔτ᾽ ἐπὶ θώρακος οὔτ᾽ ἐφ᾽ ἥπατος ὄγκῳ μαλακὸς ὁ
σφυγμὸς γίνεται, διότι μηδ᾽ ἐπιγίνεταί ποτε τοῖς ὀργάνοις
τούτοις οἴδημα φλεγματικόν. ὁ μὲν γὰρ θώραξ πυκνότερος
ἢ ὥστε δέξασθαι τοιοῦτον ῥεῦμα, τὸ δ᾽ ἧπαρ οὐ πυκνότε-
ρον μόνον, ἀλλὰ καὶ τῇ συμφύτῳ δυνάμει ῥᾳδίως ἀλλοιοῖ
τὸ φλέγμα, συμπάσχει δ᾽ ἑτοιμότερον ἡ καρδία τῷ ἥπατι,

tumoribus, qui confiſtunt ad coſtas, non ut pulmonis tumo-
ribus, omnifariam inaequalis; neque enim magnis vaſis,
neque vicinitate propinqua cum corde conjunctus eſt tho-
rax. De genere dyspnoeae hoc loco nihil neceſſe habeo di-
cere, ut in pulmone oportebat diſtinguere; nam modo cor
offenditur primum, modo pulmo. Expoſita eſt enim et fa-
cilis ejus affecto thorace cognitio.

    Cap. IV. Jecinore affecto pulſus ex intemperie va-
riant; ut ſuperius docuimus. Si excitati ſint tumores prae-
ter naturam, conveniunt ſere etiam in his, ſed minus ex in-
flammationibus indurescunt quam ex thoracis inflamma-
tionibus; et tanto quidem quanto quam ex pulmonis ma-
gis. Nunquam etiam ex thoracis, vel jecinoris tumore ſit
mollis pulſus, eo quod nec innaſcitur his inſtrumentis oede-
ma pituitoſum. Compactior enim thorax eſt, quam qui
eam fluxionem admittat; jecur non compactius modo, ſed
et innata facultate alterat pituitam; at jecinori proclivius

καίτοι πορρώτερον τοῦ θώρακος κειμένῳ, διὰ τὴν τῆς κοίλης φλεβὸς κοινωνίαν.

Κεφ. έ. Συμπάσχει δὲ καὶ τῷ διαφράγματι μᾶλλον τῶν ἄλλων ἁπάντων τοῦ θώρακος μερῶν, ὅτι παρ' αὐτῆς τῆς κοίλης αἱ φλέβες τούτῳ. τάσιν δ' οὐδὲν οὕτω μόριον ἄλλο ταῖς ἀρτηρίαις ἐργάζεται, καὶ μάλιστα ὅταν αὐτὸ τὸ νευρῶδες αὐτοῦ πάθοι. εἰ μὲν οὖν ὑπὸ τῶν ἐν αὐτῷ περιττωμάτων διατείνοιτο, χωρὶς πυρετῶν, ὀδύνη τε καὶ δύσπνοια τό γε κατ' ἀρχὰς ἐπιγίνεται. προϊόντος δὲ τοῦ χρόνου πυρέττουσι σηπομένων τῶν περιττωμάτων. εἰ δὲ ἐκ ῥεύματος εἰς αὐτὸ κατασκήψαντος, εἶναι μὲν χρὴ τοῦτο πάντως ἤτοι χολῆς ξανθῆς ἢ αἵματος θερμοῦ καὶ λεπτοῦ, παχὺ γὰρ αἷμα καὶ φλέγμα γλίσχρον οὐκ ἄν ποτε δέξαιτο διὰ πυκνότητα. παραφρονήσουσι δ' ἐξ ἀνάγκης, ἕξουσί τε τὸν σφυγμὸν ἱκανῶς σκληρὸν, καὶ διὰ τοῦτο καὶ μικρόν. ὅτι δ' ἄμφω γε ταῦτα καὶ ἡ θερμασία πολλὴ, διὰ τοῦτο καὶ πυκνότατος. ὁ δ' ἄνευ πυρετοῦ σφυγμὸς ἐπὶ διαφράγματι δυσπραγοῦντι σκληρὸς μὲν γίνεται καὶ μικρὸς, οὐ μὴν πυκνός γε ἐπιπλέον ἀλλ' ἤτοι βραχύ τι παντάπασιν ἢ οὐδ' ὅλως εἰς τοιαύτην

cor, etſi remotius quam thorax ſit, vinculo cavae venae conſentit.

Cap. V. Conſentit porro et ſepto transverſo prae omnibus aliis thoracis partibus, quod ex ipſa cava vena inferuntur; tenſionem vero nulla perinde alia pars infert arteriis, praecipue ſi nervoſa ejus pars affecta ſit. Ac ſi a ſolis excrementis in ipſo exiſtentibus citra febres intendatur, dolor et dyspnoea a primo conſequitur: poſtea putrescentibus excrementis febricitant. Si ex fluxione, quae incumbit in ipſum, omnino haec ſit vel flavae bilis, vel calidi ſanguinis et tenuis oportet; nam craſſum ſauguinem et pituitam lentam propter denſitatem nunquam recipiat. Hi delirabunt neceſſario pulſumque habebunt inſigniter durum, itaque etiam parvum, quia vero ambo haec, et calor eſt copioſus, proinde creberrimum quoque. Pulſus jam affecto ſepto transverſo citra febrem durus eſt et parvus; non multo tamen crebrior, ſed vel admodum parum, vel nulla

Ed. Chart. VIII. [299. 300.]   Ed. Baf. III. (149. 150)

ἀφικνεῖται μεταβολήν. ἀνάλογον δὲ τοῖς ἐπὶ τῷ νευρώδει τοῦ
διαφράγματος ἕπεται πάντα ταῖς μεγάλαις πλευρίτισιν, ὅτι
καὶ ὁ ὑπεζωκὼς τὰς πλευρὰς χιτὼν πλείστων τε νεύρων μετέ-
χει καὶ συνῆπται ταῖς φρεσὶ καὶ τοῖς τὸν θώρακα διαφράτ-
τουσιν ὑμέσι, δι' ὧν κατὰ συνέχειαν ἐγγὺς τῆς καρδίας ἀφι-
κνεῖται. καὶ μέγιστον δὴ τοῦτ' ἔστι γνώρισμα πλευρίτιδος
ὀλεθρίας, εἰ σκληρὸς ἱκανῶς ὁ σφυγμὸς γένοιτο, [300] καὶ
διὰ τοῦτο καὶ μικρὸς καὶ δι' ἄμφω τε ταῦτα καὶ τὴν θερμό-
τητα πυκνότατος. οὐδεὶς ἐσώθη πλευριτικὸς ἐπὶ τοιούτῳ
σφυγμῷ. παραπαίουσι δ' ἧττον οὗτοι τῶν τὸ διάφραγμα
φλεγμαινόντων. ἐγγυτέρα γάρ ἐστι τῆς ἀρχῆς ἡ τῶν τοῦ δια-
φράγματος νεύρων ἔκφυσις. ἀλλ' οὐ χρὴ μηκύνειν ἐν ταῖς ἄλ-
λαις διαγνώσεσι περὶ σφυγμῶν προθεμένους λέγειν. ἐν γὰρ
τοῖς τῶν πεπονθότων τόπων ὑπομνήμασιν ἐπιπλέον ὑπὲρ
τῶν τοιούτων διήρηται.

Κεφ. στ'. Γαστὴρ δὲ κακοπραγοῦσα κατὰ δυσκρα-
σίαν μὲν ἀνάλογον τοῖς προειρημένοις ἀλλοιώσει (150) σφυγ-
μοὺς, δι' ὄγκον δέ τινα κατὰ μὲν τὸν πυθμένα συμβάν-
τα τοῖς ἄλλοις ἀνάλογον· εἰ δ' ἐν τῷ στόματι γένοιτο,

ex parte in eam incidit mutationem. At vero omnia quae
magnis pleuritidibus accidunt, refpondent fymptomatibus
partis nervofae fepti transverfi, tum quod fuccingens coftas
tunica multis nervis praedita fit, tum quod adhaereat fepto
transverfo membranisque thoracem interfepientibus, per
quas ad cor continuatur. Ac maximum fane indicium
exitialis pleuritidis eft, fi pulfus fit magnopere durus, ita
que parvus etiam et ob ambo haec caloremque creberri-
mus; pleuriticus cum tali pulfu nemo eft fervatus ullus.
Hi minus quam quibus inflammatum eft feptum transver-
fum deliraut; propius enim principium emittuntur nervi
fepti transverfi. Verum quandoquidem de pulfibus dicere
inftitui, non eft mihi in caeteris fignis immorandum; in
commentariis enim de locis affectis latius de his diximus.

Cap. VI. Ventriculus affectus intemperie pulfus
ita ut fuperiora immutabit; ob tumorem vero quempiam
fi is fane in fundo conftiterit, more aliorum; fin ad ejus os

σκληρότερος ὁ σφυγμὸς ἔσται διὰ τὸ πλῆθος τῶν νεύρων, οὐ
μὴν οὕτω γε σκληρὸς ὡς ἐπὶ διαφράγματι. παμπόλλῳ γὰρ
ἀπολείπεται τοῦδε, καίτοι γ᾽ οὐκ ἀπολειπομένου τοῦ μορίου
τῷ μεγέθει τῶν νεύρων. ἀλλὰ διὰ μὲν ταῦτα τὰ νεῦρα τὸ
περιττὸν τῆς αἰσθήσεως ἔχει μαλακά· γάρ ἐστι καὶ μεγάλα
καὶ ἀπ᾽ αὐτῆς ἐκπέφυκε τῆς ἀρχῆς· διὰ δὲ τὸ τῆς τοῦ σώμα-
τος οὐσίας σαρκοειδὲς ἀπολείπεται σκληρότητι τοῦ θ᾽ ὑπε-
ζωκότος καὶ τῶν φρενῶν. σύντονα γὰρ ἐκεῖνα τὰ μόρια καὶ
σκληρὰ καὶ πυκνά, διὸ καὶ τείνεται μᾶλλον εἰς ὄγκον αἰρό-
μενα. καὶ τὰ νεῦρα δ᾽ αὐτῶν ὁμοίως αὐτοῖς τοῖς ὀργάνοις
σκληρὰ καὶ σύντονα, τὰ δὲ τῆς γαστρὸς, ὡς εἴρηται, μαλακά.
ταῦτά τοι σκληρότατοι μὲν ἐπὶ διαφράγματι καὶ ὑπεζωκότι,
καὶ διὰ τοῦτο καὶ μικροὶ γίνονται σφυγμοὶ, καὶ εἰ θερμασία
τις αὐτοῖς συνείη, καθάπερ ἐν φλεγμοναῖς τε καὶ πυρετοῖς,
εὐθὺς καὶ πυκνότατοι. κατὰ δὲ τὸ τῆς γαστρὸς στόμα σκλη-
ρὸς μὲν οὐδέποθ᾽ οὕτως ὁ σφυγμὸς, ὅτι μήτ᾽ αὐτὰ τὰ νεῦρα
μήτε τὸ μόριον σύντονον, μικροὶ μέντοι καὶ πυκνοὶ πολλά-
κις ἐπὶ τῷ περιττῷ τῆς αἰσθήσεως, ὅτι τάχιστα καμνούσης

is conftiterit, pulfus ob nervorum multitudinem erit du-
rior, non ita durus tamen ut ex fepto transverfo: mul-
tum enim concedit huic, tametfi non cedat nervorum magni-
tudine; fed quia hi nervi infigni fenfu funt praediti; molles
funt enim et magni atque ex ipfo principio funt enati.
Verum quia carnofa eft corporis fubftantia, duritie inferior
eft et fuccingente et fepto transverfo; quae corpora con-
tenta funt et dura fpiffaque, unde quum intumefcunt, ve-
hementius tenduntur. Praeterea illorum nervi non fecus
atque ipfa inftrumenta duri contentique funt, ventriculi,
ut diximus, molles. Quare ex fepto transverfo et fuccin-
gente tunica duriffimi, itaque etiam parvi fiunt pulfus, quod
fi calor quispiam cum iisdem, ut in inflammationibus et
febribus fit conjunctus, fimul creberrimi. Ex ore ventri-
culi nunquam ita durus pulfus fit, quod nec ipfi nervi nec
pars fit contenta; verum parvi et fubinde crebri, quia pro-
pter eximium fenfum defatigatur quam primum et dejicitur

τε καὶ καταλνομένης τὴν δυνάμεως. ἐμάθομεν γὰρ ὁποίους
ἄλγημα, καὶ μάλιστα τὸ τῆς δυνάμεως ἁπτόμενον ἐργάζεται
τοὺς σφυγμούς. ὥσπερ δ᾽ ἐπὶ τοῖς ἀλγήμασι τοῖς κατὰ τὸ
στόμα τῆς γαστρὸς ἡ δύναμις τάχιστα κάμνει, κατὰ τὸν αὐτὸν
λόγον οὐκ ἀνέχεται πλήθους οὐδ᾽ ἐπ᾽ ὀλίγον, ἀλλὰ βαρύνεταί
τε καὶ κάμνει, καὶ τοὺς σφυγμοὺς ἀνωμάλους ἐργάζεται.
λέλεκται δ᾽ ἐν τοῖς ἔμπροσθεν ὁποῖοι σφυγμοὶ γίνονται βαρυ-
νομένης δυνάμεως ὑπὸ πλήθους ὕλης, ὥσπερ γε καὶ οἷοί τινες
ἀῤῥωστούσης. ἀμφοτέρας οὖν τὰς βλάβας τῆς δυνάμεως ἐπο-
μένας ἔχον τὸ στόμα τῆς γαστρὸς εὐλόγως ἐργάζεται τοὺς
σφυγμοὺς ἐνίοτε μὲν ἀμυδροὺς καὶ μικροὺς καὶ πυκνούς,
ἐνίοτε δὲ ἀνωμάλους, ἔν τε τοῖς εἰρημένοις τρισὶ γένεσι καὶ
προσέτι τῷ κατὰ τάχος τε καὶ βραδύτητα.

    Κεφ. ζ. Καὶ τοίνυν οὐδὲν ἔτι χαλεπὸν οὐδὲ ἐπὶ
τῶν ὑπολοίπων ὀργάνων τῆς τροφῆς ἐξευρίσκειν τὰς τροπὰς
τῶν σφυγμῶν εἰς τὰ προειρημένα σύμπαντα καθάπερ εἰς
στοιχεῖα βλέποντας, ὡς μηδὲν αὐτῶν ἄσκοπον παραλιπεῖν.
ὅσα μὲν γὰρ ἐγγυτέρω τε τῆς καρδίας ἐστὶ καὶ διὰ μεγάλων
ἀγγείων κοινωνεῖ, θᾶττόν τε καὶ μᾶλλον αὐτὴν εἰς συμπά-

---

facultas. Expofuimus enim quos pulfus dolor, praefertim
fi facultatem laedat, efficiat. Ac quemadmodum ob dolo-
res qui afficiunt ventriculos, ftatim debilitatur facultas, ita
nec copiam humorum fuftinet ne paulisper quidem, fed
gravatur et fatiscit pulfusque efficit inaequales. Diximus
in fuperioribus libris facultatem copia materiae gravatam,
qui pulfus comitentur, atque etiam qui debilitatam, quae
offenfiones facultatis quum ventriculi os ambae comitentur,
jure pulfus reddit interdum languidos, parvos crebrosque,
interdum inaequales cum in illis tribus quae memoravi ge-
neribus, tum vero in celeritate et tarditate.

    Cap. VII. Porro in nutritionis caeteris inftrumentis
nihil jam laboris eft mutationes pulfuum invenire, fi priora
omnia quae expofuimus quafi elementa refpiciamus, ut
nihil obiter praetereamus. Quae enim propiora cordi funt et
magnis vafis ei copulata, celerius et magis in confenfionem

θειαν ἄξει· ὅσα δ᾽ ἀπωτέρω τε καὶ διὰ μικρῶν, ἧττόν τε καὶ
βραδύτερον. οὕτως δὲ καὶ ὅσα μέν ἐστι [3o1] σκληρὰ καὶ
σύντονα καὶ νεύρων πλείστων μετέχει σκληρῶν, ἑτοίμως
ταῦτα τοὺς σφυγμοὺς ἐργάζεται σκληροὺς, ὅσα δὲ ἐναντία,
μαλακούς. ὅσα δ᾽ αἰσθητικὰ, βλάψει τὴν δύναμιν ἑκατέραν
τὴν βλάβην. ὥστε οὐδὲν χαλεπὸν ἐξευρεῖν αὐτόν τινα καθ᾽
αὑτὸν ἕκαστον τῶν μορίων, ὁποῖόν τινα τὸν σφυγμὸν ἐργά-
ζεται καθ᾽ ἕκαστον πάθος, οἷον αὐτίκα κύστις καὶ μήτρα
τῇ θέσει μὲν οὐδὲν ἀλλήλων διαφέρουσι, σκληροτέρα δ᾽
ἐστὶ καὶ νευρωδεστέρα ἡ κύστις· ὥστε καὶ τοὺς σφυγμοὺς
φλεγμαίνουσα μᾶλλον τῆς μήτρας ἐργάζεται σκληροὺς, ἀλ-
λοιώσει δὲ θᾶττόν τε καὶ μᾶλλον αὐτοὺς εἰς μέγεθός τε καὶ
μικρότητα καὶ τὰς ἄλλας διαφορὰς ἡ μήτρα. μείζους τε
γὰρ ἀρτηρίας ἔχει καὶ φλέβας καὶ πολὺ πρότερον ἀποφυο-
μένας τῶν κατὰ ῥάχιν ἀγγείων τῶν μεγάλων ἤπερ αἱ εἰς τὴν
κύστιν ἥκουσαι. τὰ δὲ τῆς ὀδύνης ἀμφοτέροις τοῖς ὀργάνοις,
ὅσον μὲν ἐπὶ τῷ νεύρῳ ἐξ ἴσου μετέχειν, ὡσαύτως, ὅσον δ᾽
ἐπὶ τῷ πυκνότερον καὶ σκληρότερον εἶναι τὸ τῆς κυστέως
σῶμα, μείζους ἐν τούτῳ. τὰ γὰρ ἐν πυκνοτέροις σώμασιν

trahent; quae remotiora ſunt et parvis vaſis affixa, minus
et tardius. Eodem modo quae dura et contenta nervisque
praedita ſunt plurimis duris, facile pulſus haec efficiunt
duros; quae contra, molles; quae ſenſu vigent utroque
incommodo facultatem afficiunt. Quare nulla difficultate
ipſe invenias tua ſponte quem quaeque pars quibus in affe-
ctibus pulſum creat; ut exempli cauſa, veſica et uterus
loco inter ſe nihil differunt, ſed durior veſica et nervoſior
eſt, unde pulſus inflammata duriores facit quam uterus;
uterus celerius eos et magis convertet in magnitudinem par-
vitatemque atque reliquas differentias, majores enim arte-
rias habet venasque et multo prius ex magnis dorſi vaſis
expullulant quam quae inferuntur veſicae. Dolores utri-
que inſtrumento, quatenus nervo ex aequo praedita ſunt,
pares ſunt; quatenus ſpiſſius eſt et durius veſicae corpus,
majores ſunt hujus. Etenim qui obſepti in ſpiſſioribus

ἐμφραττόμενά τε καὶ σφηνούμενα τῶν ὑγρῶν ὀδυνηρότερα
τῶν ἐν ἀραιοτέροις τέ ἐστι καὶ μαλακοῖς, ὡς ἂν βιαιοτέ-
ραν ποιούμενα τὴν τάσιν, ᾗ τὸ τῆς ὀδύνης εἵπετο μέγεθος.
οὕτως μὲν οὖν χρὴ μεθόδῳ ζητεῖν ἁπάσας τῶν μορίων τὰς
διαφοράς.

Κεφ. η΄. Ἀλλ᾽ ἐγὼ γυμνασίας ἕνεκα καὶ τὰς τῶν
ἄλλων ἔπειμι τῶν ἐκτὸς βουβώνων τε καὶ μασχαλῶν, ἐπειδὴ
καὶ τούτοις ἔστι μέν τι παρὰ τὰ πρόσθεν εἰρημένα σύμ-
παντα διάφορον, ὥσπερ καὶ πρὸς ἄλληλα κατὰ μέρος, ἔστι
δέ τι καὶ κοινὸν, ἀλλήλοις τε καὶ τοῖς προειρημένοις. τὸ μὲν
δὴ πόρρω τῆς καρδίας εἶναι κοινὸν ἀμφοῖν ἐστι καὶ μᾶλλον
τοῖς κάτω· διαφέρει δ᾽ ἀλλήλων ταῖς οὐσίαις τε καὶ ταῖς
ἐνεργείαις, ὥσπερ γε κοινόν τι πρὸς ἄλληλα καὶ τὰ πρόσθεν
εἰρημένα σύμπαντα κέκτηται κατὰ τὰς προειρημένας ἁπάσας
διαφοράς. ἔστι γάρ τοι καὶ τούτων αὐτῶν τὰ μὲν σκληρό-
τερά τε καὶ πυκνότερα, τὰ δ᾽ ἀραιότερά τε καὶ μαλακώτερα,
καὶ τὰ μὲν πλειόνων τε καὶ μειζόνων, τὰ δ᾽ ἐλαττόνων τε καὶ
μικροτέρων ἀγγείων τε καὶ νεύρων μετέσχηκε, καὶ τὰ μὲν

corporibus et conſtipati ſunt humores, hi majorem dolo-
rem quam qui in rarioribus ſunt et mollibus concitant;
nimirum qui tendant violentius, cujus comes erat doloris
magnitudo. Hac ratione et via omnium partium inveſti-
gandae ſunt differentiae.

Cap. VIII. Sed exercitandi gratia differentias ego
explicabo aliarum partium quae ſunt extra inguina et
alas; quoniam et his aliquid quidem a praedictis omnibus
differens eſt, quemadmodum et inter ſeſe mutuo particula-
tim, aliquid vero tum ſibi mutuo tum cum praedictis com-
mune eſt. Nam quod diſtant multum a corde, ambobus eſt
commune magisque inferioribus; ſed inter ſe ſubſtantiis et
officiis differunt, ſicut quiddam habent inter ſe et cum ſu-
perioribus omnibus commune, in omnibus differentiis, quas
commemoravimus. Etenim ſunt in his ipſis quoque quae-
dam duriores et denſiores, aliquae rariores et molliores;
atque hae pluribus et majoribus, illae paucioribus minori-
busque vaſis et nervis praeditae ſunt, ac pars earum acu-

406 ΓΑΛΗΝΟΥ ΠΕΡΙ ΠΡΟΓΝΩΣ. ΣΦΥΓΜ.

Ed. Chart. VIII. [301.]   Ed. Baf. III. (150.)

αἰσθητικώτερα τετύχηκεν ὄντα, τὰ δ᾽ ἀναισθητικώτερα. τὴν
δ᾽ ἐν ταῖς ἐνεργείαις αὐτῶν διαφορὰν οὐδεὶς ἀγνοεῖ, καὶ μά-
λιστα τῶν ἄνω μασχαλῶν. σκέλη μὲν γὰρ καὶ χεῖρες ἐνερ-
γειῶν ἕνεκα προαιρετικῶν ἐγένοντο, παραπλησίων ἀλλήλαις
κατὰ γένος. ὀφθαλμοὶ δὲ καὶ ὦτα καὶ γλῶττα μήνιγγές τε
καὶ αὐτὸς ὁ ἐγκέφαλος, ὅσα τε κατὰ τὸν τράχηλόν ἐστι μόρια,
πολὺ δή τι ταῖς ἐνεργείαις διαφέρει τῶν κατὰ τὰ κῶλα μο-
ρίων. ἕπεσθαι τοίνυν εἰκὸς ἑκάστῳ συμπτωμάτων οἰκείαν
ἰδέαν, οὐχ ὁμοίως ἀλλοιοῦσαν τοὺς σφυγμούς· οἷον αὐτίκα,
καίτοι γ᾽ ἐν τούτῳ κειμένων ἐγκεφάλου τε μηνίγγων ἅπασι
τοῖς κατὰ τὴν κεφαλὴν, ἐπὶ μὲν ταῖς τούτων φλεγμοναῖς ἐξ
ἀνάγκης πυρέττουσί τε καὶ παραφρονοῦσιν, ἐπὶ δὲ ταῖς τῶν
ἄλλων οὐκ ἐξ ἀνάγκης. αἱ γοῦν τῶν κροταφιτῶν μυῶν φλεγ-
μοναὶ καὶ πυρετοὺς καὶ παραφροσύνας καὶ σπασμοὺς καὶ κά-
ρους ἐπιφέρουσι πολλάκις, ὁπόταν μεγάλαι γενηθῶσιν, οὔτ᾽
ἐξ ἅπαντος οὔθ᾽ ὅταν μικραὶ τύχωσιν οὖσαι, τὰ τοιαῦτα
συμπτώματα φέρουσιν. ὁ δ᾽ ἐγκέφαλος αὐτὸς, ὁπόταν εἰς
δυσκρασίαν ἐμπέσῃ νοσώδη, τὸ τῆς δυσκρασίας οἰκεῖον ἐξ
ἀνάγκης ἐπιφέρει σύμπτωμα, κατὰ μὲν τὰς ἀμέτρους θερμα-

tiorem fenfum habent, pars fecus. Diverfitatem vero in
functionibus harum partium, ac praecipue earum quae
fupra alas funt, ignorat nemo. Crura enim et manus actio-
num voluntariarum gratia condita funt genere inter fe
fimilium; oculi, aures, lingua, meninges, ipfum cerebrum
omnesque colli partes, longe fane diffident functionibus ab
artuum partibus. Quocirca adjunctam effe par eft fuam
cuique fpeciem fymptomatum, quae non ex aequo pulfus
alteret; ut fint licet eodem loci cerebrum meningesque ac
caeterae capitis partes, fi inflammatae illae fint, febricitent
neceffe eft et delirent; fi aliae, non neceffario; nam mufcu-
lorum temporalium inflammationes, febres, deliria, fpas-
mos, fopores frequenter inducunt, fi magnae fint, non fem-
per; neque quum parvae fint, illa fymptomata concitant.
Cerebrum ipfum, ubi incurrerit in morbofam intemperiem,
fymptoma neceffario quod intemperiei familiare eft in-

BIBΛION Δ. 407

Ed. Chart. VIII. [3o1. 3o2.]   Ed. Baf. III. (15o. 151.)

σίας, εἰ μὲν αὐταὶ μόναι καθ᾽ αὑτάς ποτε γένοιτο, παρα-
φροσύνη· εἰ δὲ μετὰ ξηρότητος, ἅμα ταῖς ἀγρυπνίαις. οἰ-
κεῖον γὰρ ξηρότητι τὸ σύμπτωμα τοῦτο, καθάπερ γε καὶ
ὑγρότητι, βαθὺς ὕπνος, ἢ κῶμα. [3o2] τῆς ψύξεως δ᾽ αὐ-
τοῦ σύμπτωμά ἐστιν ἀχώριστον ἡ καλουμένη μώρωσις. εἰ
δὲ σὺν ὑγρότητι γένοιτο, βαθεῖα τοῖς τοιούτοις ἕπεται κατα-
φορά. πολλῷ δὲ τοῦ κατὰ φύσιν ὑγρότερός τε καὶ θερμότερος
ἀποτελεσθεὶς τὴν σὺν ἀγρυπνίᾳ τε καὶ παραφροσύνη φέρει
καταφοράν. εἴρηται δὲ αὐτῆς ἡ ἰδέα πᾶσα καθ᾽ ἕτερον
γράμμα τὸ περὶ τοῦ παρ᾽ Ἱπποκράτους κώματος. ἰσχυρὰ δὲ
ψύξις ἐγκεφάλου μετὰ ξηρότητος γινομένη ἀκινησίαν μὲν
ἐπάγει τοῦ σώματος σύμπαντος, οὐ μὴν κωματώδεις εἰσὶν,
ἀλλ᾽ ἀνεωγόσι τοῖς ὀφθαλμοῖς ἀσκαρδαμυκτὶ βλέπουσιν. οἱ
σφυγμοὶ δ᾽, ὧν ἕνεκεν εἴρηται ταῦτα, θερμοῦ μὲν ἱκανῶς ἐγκε-
φάλου χωρὶς ξηρότητος, ἐν μὲν τῇ συστάσει τῆς ἀρτηρίας
σύμμετροί τε καὶ τοῖς κατὰ φύσιν ὅμοιοι, μεγέθει δ᾽ ὑπερ-
βάλλοντες καὶ τάχει καὶ πυκνότητι τοσοῦτον ὅσον ἂν
(151) ἡ νοσώδης θερμότης ὑπὲρ τὴν κατὰ φύσιν ᾖ. εἰ δὲ μὴ

ducit; in caloribus immodicis, fi quando foli hi per fe
fteterint, delirium; fi conjuncti fint ficcitati, una cum vi-
giliis: quod fcilicet eft proprium ficcitatis fymptoma, ut
humiditatis altus fomnus vel coma. Refrigerationis ejus
fymptoma eft perpetuum fatuitas quam vocant; fi con-
currat humiditas, iis comes eft cataphora; quod fi multo
quam modus naturae fert humidius evaferit et calidius,
cataphoram inducit conjunctam cum vigiliis et delirio.
Cujus omnem fpeciem declaravimus alio in libro, qui eft de
comate quod defcripfit Hippocrates. Vehemens autem
frigiditas cerebri, fi accedat ficcitas, motu privat univerfum
corpus; non tantum hi comatofi funt, fed apertis oculis
intuentur et haud nictantibus. Jam pulfus propter quos
haec retulimus, fi abunde fit calidum cerebrum citra fic-
citatem, in confiftentia arteriae funt moderati et fimiles
nativis; magnitudine vero hactenus fuperant et celeritate
et crebritate, quatenus morbofus calor nativum excefferit.

μόνον εἴη θερμότερος, ἀλλὰ καὶ ξηρότερος νοσωδῶς, εὐθὺς
μὲν δήπου καὶ ἡ διεζωκυῖα μήνιγξ αὐτὴν, ἡ λεπτὴ, παρα-
πλησίως διακείσεται. σὺν αὐτῇ δὲ καὶ τὰ νεῦρα σύμπαντα,
καὶ ἐκεῖνα καὶ αἱ ἀρτηρίαι, σκληρότερον ἔχουσι τὸν σφυγμὸν,
ὅτι τε τείνονται τὸν χιτῶνα καὶ ξηραίνονται. δέδεικται γὰρ
ἑτέρωθι περὶ τῆς τῶν ἀρχῶν συμπαθείας. εἰ δ᾽ ἐκ χολώδους
χυμοῦ πλεονεξίας εἰς θερμὴν καὶ ξηρὰν ἀχθείη διάθεσιν ὁ
ἐγκέφαλος, ἔτι δὴ καὶ μᾶλλον ἡ τάσις ἐγγίνεται ταῖς ἀρτη-
ρίαις. οὕτω δὲ καὶ ἡ ἐξ αἵματος θερμοῦ καὶ οἷον ζέοντος
ἡ μὲν ξηρότης ἥττων, μείζων δ᾽ ἡ τάσις αὐταῖς τε ταῖς μή-
νιγξιν ὑπάρχει καὶ τοῖς νεύροις καὶ ταῖς ἀρτηρίαις. ὁ μὲν χο-
λώδης χυμὸς, ὁ γοῦν ὠχρὸς, οὗ νῦν μεμνήμεθα, λεπτομερὴς
ὑπάρχων οὐχ ὁμοίως σφηνοῦται κατὰ τὰ μαλακὰ σώματα,
ὥστε οὐδ᾽ εἰς ὄγκον αἴρειν αὐτὰ δύναται. τὸ δ᾽ αἷμα τὸ θερ-
μὸν ἐμφράττεταί τε καὶ σφηνοῦται μᾶλλον, ὥστε καὶ τὸν
ὄγκον ἐργάζεται μείζω καὶ τὴν τάσιν ἰσχυροτέραν. καὶ τοί-
νυν προσέχειν ἀκριβῶς χρὴ τῇ τῆς ἀρτηρίας συστάσει, πότε-
ρον ὑπὸ ξηρότητος, ἢ τάσεως ὁ χιτὼν φαίνεται σκληρός·

Si vero non modo fit calidius, fed et ficcius praeter natu-
ram, ftatim utique etiam meminx ipfa tenuis, quae tegit
cerebrum, in eandem venit affectionem; unaque cum illa
cuncti nervi et cor atque arteriae pulfum duriorem nan-
ciscuntur, quod eorum tunica contendatur atque deficcetur;
nam de confenfu principiorum disputavimus alias. Quod
fi ex biliofi humoris affluentia in calidum et ficcum affe-
ctum cerebrum devenerit, etiam magis tenduntur arteriae.
Ita quem inducit calidus fanguis et quafi fervidus, ficcitas
minor et major tenfio, quum ipfas memingas corripit, tum
nervos atque arterias. Biliofus vero fuccus, fi pallidus fit,
cujus hic mentionem facimus, quia tenuis eft et fubtilis,
non proinde in mollibus corporibus inhaerescit; ita nec in
tumorem attollit ea. Sanguis calidus fepitur arctius et ob-
ftruitur; quo excitat tumorem majorem et tenfionem vali-
diorem. Proinde etiam atque etiam obfervanda eft arteriae
confiftentia per ficcitatemne, an per tenfionem videatur

εἶτ᾽ εἰ μὲν ἐπὶ ξηρότητι φαίνοιτο, δυοῖν θάτερον ἡγεῖσθαι
κατὰ τὸν ἐγκέφαλον ὑπάρχειν, ἢ δυσκρασίαν θερμὴν καὶ ξη-
ρὰν, ἢ χολῆς πλεονεξίαν· εἰ δ᾽ ἐπὶ τάσει, φλεγμονώδη διά-
θεσιν· εἰ δ᾽ ἐπ᾽ ἀμφοῖν, ἡγεῖσθαι χρὴ καὶ αὐτὴν τὴν διάθε-
σιν εἶναι σύνθετον ἐξ αἱματώδουζ τε καὶ πικροχόλου χυμοῦ.
παραφρονοῦσι μὲν οὖν ἅπαντες οἱ τοιοῦτοι διηνεκῆ παραφρο-
σύνην, διαλλάττουσι δ᾽ ἀλλήλων τῷ τοὺς μὲν ἐπὶ δυσκρασίᾳ
μόνῃ, μετρίως τε πάσχειν τοῦτο, καὶ ἀῤῥωστεῖν ἁπάσαις ταῖς
προαιρετικαῖς ἐνεργείαις, τοὺς δ᾽ ἐπὶ χολώδει χυμῷ μήτ᾽
ἀῤῥωστεῖν, ἐξίστασθαί τε κατὰ τὰς παραφροσύνας ἰσχυρῶς.
ὅσοι δ᾽ ἐπὶ μελαίνῃ χολῇ ζεσάσῃ διὰ σηπεδόνα τοιοῦτόν τι
πάσχουσι, ῥᾳδίως ἐξίστανται, σκληροὶ δὲ καὶ τούτων εἰσὶν
οἱ σφυγμοὶ δι᾽ ἀμφοτέρας τὰς αἰτίας, ξηρότητά τε καὶ τάσιν,
εὐθὺς δὲ δήπου καὶ μικροὶ διὰ τὴν σκληρότητα καὶ θάττους
τῶν κατὰ φύσιν, ὅτι πυρέττουσι, καὶ πυκνοὶ, διὰ τὸ μὴ πλη-
ροῦσθαι τὴν χρείαν. αἱ δ᾽ ὑγραὶ δυσκρασίαι αἱ κατὰ τὸν ἐγ-
κέφαλον μαλακοὺζ ἐν τῷ χρόνῳ τοὺς σφυγμοὺς ἀποτελοῦσι,
καὶ κωματώδη τὸν ἄνθρωπον. εἰ δὲ πυρετώδης αὐταῖς συνείη
θερμότης, λήθαργος μὲν ὀνομάζεται τὸ νόσημα, γίνεται δ᾽ ὁ
σφυγμὸζ οὐ μαλακὸς μόνον, ἀλλὰ καὶ μέγας. εἰ δ᾽ ἐπὶ

durior: fi ob ficcitatem videatur, alterutrum eft exiftiman-
dum obfidere cerebrum, vel intemperiem calidam et ficcam,
vel copiam bilis; fi ob tenfionem, inflammationem; fi pro-
pter ambo, ipfum etiam affectum puta conflatum effe ex
fanguineo et biliofo humore, qui perpetuo omnes delirant.
Differunt inter fe, quod qui intemperie fola affecti funt,
modice hoc habeant et infirmas omnes voluntarias actiones;
qui biliofo humore, non eas habeant infirmas et mirum in
modum delirent. Qui ex atra bile fervente ob putredinem hoc
patiuntur, mente facile moventur; quorum etiam funt duri
pulfus utraque de caufa, ficcitate et tenfione; fimulque parvi
ob duritiem, et jufto celeriores, quia febricitant; etiam cre-
bri, quod non fatisfiat ufu.   Humidae intemperies cerebri
molles pulfus diuturnitate efficiunt ac hominem comatofum;
fi ad illas acceffèrit febrilis calor, morbus appellatur lethar-
gus et pulfus eft non modo mollis, fed et magnus. Si

σηπομένῳ φλέγματι κατα τὸν ἐγκέφαλον ἡ τοιαύτη γίνεται
διάθεσις, εἴη μὲν ἂν καὶ οὕτως τὸ νόσημα λήθαργος, ἕξει δ᾽
ὁ σφυγμὸς ἔμφασίν τινα τεινομένης τῆς ἀρτηρίας καίτοι μα-
λακῆς ὑπαρχούσης. μεγάλοι δ᾽ εἰς τοσοῦτον ἐν τοῖς τοιούτοις
νοσήμασι πᾶσίν εἰσιν εἰς ὅσον ἂν ἡ θερμότης αὐξηθῇ. τὸ δὲ
τάχος ἤτοι παντάπασιν ἐλάχιστον, ἢ οὐδόλως ἐπιτείνεται
τούτοις, ὡσαύτως δὲ καὶ πυκνότης. ἅπαντα δὲ συναύξεται
ταῦτα τῷ πλήθει τῆς θερμασίας. ἐπιμίκτου μέν τοι τῆς δια-
θέσεως ἐκ χολῆς καὶ φλέγματος γενομένης [3o3] οὔτ᾽ ἄγρυ-
πνοι τὸ σύμπαν ὑπάρχουσιν οὔτ᾽ ἐν βαθεῖ κώματι· καταφε-
ρόμενοι δὲ παραπαίουσιν, ἐπαίρειν ἀδυνατοῦντες τὰ βλέφαρα.
καὶ τὸ σύμπαν εἰπεῖν οἱ τοιοῦτοι κωματώδεις εἰσὶ καὶ ἄγρυ-
πνοι. καὶ τοίνυν καὶ οἱ σφυγμοὶ τούτοις ἐν μέσῳ τὴν ἰδέαν
ὑπάρχουσι τῶν ἐπιπεπλεγμένων ἀλλήλαις διαθέσεων. ψύξεως
δὲ νοσώδους ἐν ἐγκεφάλῳ γινομένης, ὅταν εἰς συμπάθειαν
ἀφίκηται ἡ καρδία, μικρότεροι καὶ βραδύτεροι καὶ ἀραιότεροι
τῶν κατὰ φύσιν οἱ σφυγμοὶ γενήσονται. καὶ εἰ μὲν ὕλης
ἄνευ, μόνη τῇ δυσκρασίᾳ τοῦ ἐγκεφάλου, χωρὶς ἁπάσης τά-
σεως· εἰ δὲ σὺν ὕλῃ, μελαγχολικῆς μὲν αὐτῆς ὑπαρχούσης,

vero putrescens pituita ita cerebrum afficiat, erit tum etiam
morbus lethargus, pulsusque arteriae contentae fpeciem
quandam praebebit, tametfi fit mollis. At magni in mor-
bis hisce omnibus hactenus erunt, quatenus auctus fit calor;
celeritas aut omnino minima eft, aut his nihil prorfus
crescit: eodemque crebritas modo. Haec autem una cum
caloris copia omnia increscent. Si vero commisceatur ex
bile et pituita affectus, nec prorfus vigilant, nec in pro-
fundo funt comate, fed in foporem deferuntur defipiuntque,
nec palpebras valent attollere; ac breviter comatofi hi funt
et vigilantes, itaque et pulfum habent ambigentem inter
complicatos mutuo affectus. Sin frigiditas morbofa cere-
brum afficiat, quum illi cor confentiat, minores, tardiores
atque rariores aequo pulfus erunt; ac fi absque materia
fola intemperies cerebri fit, citra omnem tenfionem; fin
antem una cum materia, eaque melancholica, fiet ut arte-

BIBΛION Δ.   **411**

Ed. Chart. VIII. [303.]   Ed. Baſ. III. (151.)

τείνεσθαί τε συμβήσεται τὰς ἀρτηρίας, καὶ διὰ τοῦτο σκλη-
ρότερον φαίνεσθαι τὸν σφυγμόν· φλεγματικῆς δὲ, οὐχ ἁπλᾶς,
ἀλλ᾽ εἰ μὲν παχὺ καὶ γλίσχρον εἴη τὸ φλέγμα, ταθήσονται·
σκιῤῥώδεις γὰρ ὄγκους ὁ τοιοῦτος ἐργάζεται χυμός· εἰ δ᾽ ὑγρὸν
καὶ πνευματῶδες, ὑφ᾽ οὗ μάλιστα τὸ καλούμενον οἴδημα γί-
νεται, χωρὶς τοῦ τείνεσθαι μαλακὸς ὁ σφυγμὸς ἔσται· εἰ δ᾽
ἐπίμικτον εἴη τὸ φλέγμα τῶν προειρημένων ἀμφοτέρων μετέ-
χον εἰδῶν, ἅμα τε μαλακὸς καὶ σὺν τάσει τινί. πρόδηλον δ᾽
ὡς, ὁπότε μαλακὸς ὁ σφυγμὸς γίνεται, καὶ μείζων ἀποτελεσθή-
σεται τοῦ πρόσθεν. ὁποία δέ τις ἡ τῶν ἄλλων συμπτωμάτων
αὐτοῖς ἰδέα γενήσεται, στοχάζεσθαί τινι καὶ αὐτῷ δυνατὸν
ἐκ τῶν προειρημένων ὁρμωμένῳ. ἐμοὶ δ᾽ ἐπὶ πλέον ἐνθάδε
μηκύνειν οὐκ ἀναγκαῖον ἐν τῇ τῶν πεπονθότων τόπων πραγ-
ματείᾳ τὰ τοιαῦτα πάντ᾽ ἐπὶ πλεῖστον ἐξειργασμένῳ. νυνὶ
γὰρ οὐχ ἅπασαν, ἀλλὰ τὴν ἐκ σφυγμοῦ μόνου διάγνωσιν ἐπι-
σκέψασθαι προὐθέμην. ὥστε ἐκ περιουσίας τε καὶ κατὰ τὸ
πάρεργον εἴρηταί τινι τῶν ἄλλων συμπτωμάτων, οὐκ ἐν ἔργῳ.
καταπαύσας οὖν ἤδη τὸν ἐνεστῶτα λόγον ἐφ᾽ ἕτερόν τι τῶν
εἰς τὰ παρόντα χρηστῶν μέτειμι, μακροτέρας μὲν τῆς ἐπι-

riae tendantur, itaque pulſus durior videatur; ſi cum pi-
tuitoſa, non ſimpliciter, ſed ſi craſſa atque glutinoſa pituita
ſit, intendentur: ſcirrhoſos enim tumores excitat hic humor:
ſi humida et flatuoſa, a qua generatur potiſſimum oedema
quod vocant, ſine tenſione mollis pulſus erit; ſi confuſa
pituita et mixta ex utroque illarum genere fuerit, ſimul
mollis erit et nonnihil intentus. Neque hoc obſcurum eſt,
quin, ſi pulſus ſit mollior, erit etiam major quam antea.
Jam vero quod genus illis aliorum ſymptomatum accidet,
poteris per te ipſe ex antedictis colligere. Mihi quidem
non eſt conſilium diutius hic immorari, quum illa in com-
mentariis de locis aſſectis prolixe explicaverim, nam nunc
quidem non omnia indicia attendere, ſed quae ex pulſibus
duntaxat comparantur propoſui; itaque pro cumulo et
obiter alia quaedam ſymptomata adjicimus aliena. Quare
ſinem hic faciens de his dicendi ad aliud me convertam
quod referat ad inſtitutum; de quo tametſi longius egi in

σκέψεως ἐν τῇ τῶν πεπονθότων τόπων πραγματείᾳ τετυχηκὸς,
ἀναγκαῖον δὲ καὶ νῦν δειχθῆναι.

Κεφ. θ'. Ἡ λεπτὴ μῆνιγξ ἡ διεζωκυῖα τὸν ἐγκέφα-
λον οὔ μοι δοκεῖ δύνασθαι μόνη ποτὲ παθεῖν τῶν εἰρημένων
νοσημάτων οὐδὲν ἐγκεφάλου χωρὶς, ὥσπερ οὐδ' ἐγκέφαλος
ἄνευ τῆς μήνιγγος. ἀλλ' εἴτε δυσκρασία χωρὶς ῥεύματος, εἴτε
καὶ ῥεῦμα κατασκήψειεν εἰς ὁπότερον αὐτῶν, εὐθὺς ἀναγκαῖον
εἶναι νομίζω μεταδίδοσθαι τοῦ πάθους εἰς τὸ λοιπόν. ἡ μέντοι
σκληρὰ μῆνιγξ οἵα τ' ἐστὶ καὶ μόνη πάσχειν ἐπὶ πλεῖστον
ἀφεστῶσα τοῦ ἐγκεφάλου. καὶ εἴπερ ἡ ἐξ αὐτῆς διάθεσις
ἀξιόλογος γενομένη τήν τε καρδίαν εἰς συμπάθειαν ἐπισπά-
σοιτο καὶ τὰς ἀρτηρίας, ἀνάλογον ταῖς κατὰ τὸν ἐγκέφαλον
διαθέσεσιν ὁ σφυγμὸς ἀλλοιωθήσεται, τῶν μὲν θερμῶν ἐν
αὐτῇ διαθέσεων τὴν χρείαν αὐξανουσῶν, τῶν δὲ ψυχρῶν
ἐκλυουσῶν τε ἅμα ταύτην καὶ σκληροτέρας ἀτρέμα τὰς ἀρ-
τηρίας ἐργαζομένων, καὶ μάλισθ' ὅσαι τῆς καρδίας εἰσὶν ἀνω-
τέρω, καὶ τῶν μὲν ξηρῶν σύντονόν τε καὶ σκληρὸν ἐργαζο-
μένων τὸν σφυγμὸν, τῶν δ' ὑγρῶν μαλακὸν, οὐ μὴν εἰς
τοσοῦτόν γε μαλακὸν καὶ σκληρὸν εἰς ὅσον ὁ ἐγκέφαλος, ἀλλ'

commentariis de locis affectis, tamen ut hic quoque decla-
rem res poſtulat.

Cap. IX. Tenuis meninx quae cerebrum ample-
ctitur ſola mihi nullum unquam iſtorum affectuum ſubire
videtur poſſe niſi una cum cerebro; nec etiam cerebrum
citra meningem; ſed ſive citra fluxionem intemperies, ſive
etiam incubuerit fluxio in alterutrum horum, ſtatim imper-
tiri mea quidem ſententia affectum oportet alteri. At
dura meninx, quoniam longiſſime a cerebro diſſita eſt, affe-
cta eſſe ſola poteſt. Cujus affectus ſi inſignis ſit, ut cor ad
conſenſum trahat et arterias, pulſus in modum cerebri affe-
ctuum alterabuntur; calidi enim affectus uſum augent; fri-
gidi quum hunc remittunt tum arterias pededentim indu-
rant, praecipue eas quae corde ſunt altiores; ſicci inten-
tum et durum pulſum reddunt; humidi mollem, attamen
non ita mollem et durum ut cerebrum, ſed magis quidem

Ed. Chart. VIII. [303. 304.]   Ed. Baf. III. (151. 152.)

ἐπὶ πλεῖον μὲν σκληρὸν, ἐπ᾽ ἔλαττον δὲ μαλακόν. ὅσα μὲν
γὰρ φύσει σκληρὰ σώματα σκληρυνούσας ἐδέξατο διαθέσεις,
εἰς μεγίστην ἀφικνεῖται σκληρότητα, καθάπερ γε καὶ τὰ φύσει
μαλακὰ τὰς ὑγραινούσας τε καὶ χεούσας δεξάμενα τελείως
ἔκλυτά τε γίνεται καὶ μαλακά. ὅσα δ᾽ ἤτοι σκληρὰ τὰς
ὑγραινούσας ἐδέξατο διαθέσεις ἢ μαλακὰ τὰς σκληρυνούσας,
οὐκέτ᾽ εἰς ἄκραν ἀφικνεῖται τὴν ἐναντίαν αὐτοῖς κατάστασιν.
οὕτως οὖν οὔτ᾽ ἐπὶ μηνίγγων οἰδήματι γένοιτ᾽ ἄν ποτε ὁ
σφυγμὸς εἰς τοσοῦτον μαλακὸς εἰς ὅσον ἐπὶ ἐγκεφάλου τε καὶ
πνεύμονος οὔτ᾽ ἐπ᾽ ἐγκεφάλῳ τε καὶ πνεύμονι φλεγμήνασιν
οὕτω σκληρὸς ὡς ἐπὶ μήνιγξιν, [304] ἀλλὰ τοῖς μὲν ἐπὶ
μήνιγξι σκληροῖς ὅμοιος ὁ ἐπὶ διαφράγματι καὶ ὑπεζωκότι,
τοῖς δὲ ἐπὶ ἐγκεφάλῳ τε καὶ πνεύμονι μαλακὸς μὲν ὁμοίως
οὐδεὶς, ἐγγυτέρω δὲ τῶν ἄλλων ὁ ἐφ᾽ ἥπατι καὶ σπληνὶ
κατὰ τὰς οἰδηματώδεις διαθέσεις, ὡς σκιῤῥωθέντα γε καὶ
ταῦτα τὰ σπλάγχνα σκληροὺς ἱκανῶς ἀποτελεῖ τοὺς σφυγ-
(152)μοὺς, ἧττον δὲ τῶν σκίῤῥων ἐν ταῖς φλεγμοναῖς. ἐγκέ-
φαλος δὲ καὶ πνεύμων ἴσως ἂν οὐδ᾽ ἐδέξαντό ποτε διάθεσιν

durum, minus vero mollem, fiquidem corpora fua fponte
dura, quae in affectus indurantes inciderunt, maximam
contrahunt duritiem; fic quae natura mollia funt, fi in
humectantes et liquefacientes incurrant, femel exolvuntur
mollescuntque; fin dura arripiantur humectantibus affecti-
bus, aut mollia indurantibus, nequaquam affequuntur ex-
tremum contrarii fibi ftatus. Hac ratione nunquam ob
meningum oedema pulfus fiet ita mollis ut ob cerebri et
pulmonis, neque ex cerebro et pulmone inflammatis per-
inde durus ac ex meningibus. Verum his qui duri per
meninges funt, fimilis ille eft qui ob feptum transverfum
et tunicam fuccingentem; qui cerebri et pulmonis gratia
molles funt, ita funt molles ut nullus alius. His prae
caeteris vicinior eft ille qui ex jecinore et liene oritur,
oedemate affectis; nam fcirrho etiam haec viscera obfeffa
pulfus fatis duros efficiunt; minus, fi inflammata fint, quam
fi laborent fcirrho. Cerebrum et pulmo fortaffis ne admit-

414 ΓΑΛΗΝΟΥ ΠΕΡΙ ΠΡΟΓΝΩΣ. ΣΦΥΓΜ.

Ed. Chart. VIII. [304.]   Ed. Baf. III. (152)

σκιῤῥώδη· σκληροῖς γὰρ καὶ πυκνοῖς σώμασιν, οὐκ ἀραιοῖς
καὶ μαλακοῖς ἡ τοιαύτη διάθεσις οἰκεία. κοινὰ δ᾽ ἐπὶ πᾶσι
τοῖς εἰρημένοις ἐπίστασθαι, κἂν εἰ μὴ λελεγμένα καθ᾽ ἕκαστον
τύχοι, τό τε τὰς ψυχρὰς διαθέσεις, ὅταν ὑπερβαλλόντως γε-
νηθῶσι τοιαῦται, σκληροὺς ἐργάζεσθαι τοὺς σφυγμούς, ἄλ-
λως δ᾽ οὐχὶ, καὶ τὸ τὰς ἀρτηρίας ὅσαι πλησίον ἀλλοιοῦσθαι
μᾶλλον εἰς μαλακότητά τε καὶ σκληρότητα, τὰς δ᾽ ἤτοι πόῤῥω
τᾶν πεπονθότων ἢ διὰ μέσης τῆς καρδίας ἧττον. τοῦτ᾽
οὖν ἐπιστάμενός τις οὐδὲ περὶ τῶν ἄλλων ὅσα κατὰ πρόσω-
πον, ἢ τὸν τράχηλον, ἢ τὰ κῶλα, νοσήματα γίνεται, δι-
δασκαλίας ἑτέρας δεήσεται. εἰ μὲν γὰρ πυκνὸν καὶ σκληρὸν
εἴη τὸ πεπονθὸς μόριον, σκληροὺς ἐργάσεται τοὺς σφυγμούς,
εἴτε φλεγμαῖνον, εἴτε σκιῤῥούμενον, εἴθ᾽ ὑπερβαλλόντως ψυ-
χόμενον, εἰς συμπάθειαν ἄγει τὰς ἀρτηρίας· εἰ δὲ σαρκῶδες,
εἰ μὲν ἤτοι φλεγμήνειεν, ἢ σκιῤῥωθείη, σκληροὺς, ἀλλ᾽ ἧττον
τῶν προειρημένων· εἰ δ᾽ οἰδήσειε, μαλακούς. συμπαθή-
σουσί τε τοῖς μὲν ἀρτηριώδεσι θᾶττον αἵ τ᾽ ἐγγὺς ἀρτηρίαι
πᾶσαι καὶ ἡ καρδία, τοῖς δὲ φλεβώδεσιν ἐφεξῆς τούτων,
ἥκιστα δὲ τοῖς νευρώδεσιν. ἐν χρόνῳ τε γὰρ ταῦτα καὶ μεγά-

tunt quidem fcirrhum; duris enim corporibus et craffis hic
affectus, non raris et mollibus familiaris eft. In communi
autem de omnibus quae commemoravimus, licet non refe-
ramus figillatim, fciendum eft, affectus fi nimium frigidi fint
et fupra omnem modum, duros pulfus facere, alioquin non;
praeterea arterias viciniores in mollitiem et duritiem
transire magis, quae longe disjunctae funt a locis affectis,
aut fi interpofitum fit cor, minus. Quod fi teneas, nihil eft
de caeteris morbis faciei, colli, artuum, quod alia prae-
cepta requiras. Nam pars affecta fi craffa et dura fit,
pulfus efficiet duros, five inflammata, five fcirrho affecta,
five fupra modum refrigerata in confenfum trahat arterias;
fi carnofior fit, eaque vel inflammata fit, vel fcirrho indu-
ruerit, duros quidem, fed minus fuperioribus, fin oedema
habuerit, molles. Ac confentient arteriofis celerius vicinae
omnes arteriae et cor; venofis fecundum has; tardiffime
autem nervofis; tempore enim hae et infiguiter laefae mo-

BIBΛION Δ. 415

Ed. Chart. VIII. [304.]   Ed. Baf. III. (152.)

λως πάσχοντα τὴν κίνησιν τῶν ἀρτηριῶν ἀλλοιοῖ. οὐδὲν οὖν
θαυμαστὸν οὐδὲ διότι τοῖς κατὰ ἐπιγάστριόν τε καὶ θώρακα
μυσὶ φλεγμήνασι πυρετοὶ μὲν ἑτοίμως ἕπονται καὶ διὰ τοῦτο
καὶ οἱ σφυγμοὶ μεγάλοι γίγνονται καὶ ταχεῖς καὶ πυκνοὶ, σκλη-
ρὸς δ᾽ ἐπ᾽ αὐτῶν ἱκανῶς ὁ σφυγμὸς ἢ σπασμώδης οὐδέ-
ποτε γίγνεται. τῶν δ᾽ ἐν πήχει καὶ κνήμῃ μυῶν φλεγμηνάν-
των, καὶ μάλιστα καθ᾽ ὃ μέρος αὐτῶν ἐκπεφύκασιν οἱ τένον-
τες, ἕτοιμον μὲν ἁλῶναι καὶ σπασμῷ, ῥᾷστα δ᾽ οἱ σφυγμοὶ
τείνονταί τε καὶ σκληρύνονται. σαρκώδεις μὲν γὰρ οἱ περὶ
τὸν θώρακά τε καὶ γαστέρα, νευρώδεις δ᾽ ἱκανῶς οἵ τ᾽ ἐν
χερσὶ καὶ ποσί· ἔτι δὲ μᾶλλον εἰ τένων φλεγμήνειε τῶν κατὰ
χεῖρας ἄκρας ἢ πόδας, ἑτοίμως μὲν ὁ σφυγμὸς αὐτοῖς γίνεται
σκληρὸς, ἑτοίμως δὲ σπῶνται. γίνονται δ᾽ ἱκανῶς σκληροὶ
σφυγμοὶ καὶ δι᾽ ἥπατος ἢ σπληνὸς σκίῤῥον. ἀλλ᾽ ἐπὶ τοῖς
οὕτω σκληροῖς ἀδεὲς σπασθῆναι. σπληνὶ μὲν οὖν μεγάλῳ,
σκιῤῥωθέντι πολλάκις ἐθεασάμεθα μηδόλως ἐπιγενόμενον
ὕδερον· ἥπατι δ᾽ ἐξ ἀνάγκης ἕπεται καὶ γίνεται τηνικαῦθ᾽
ὁ σφυγμὸς θαυμαστὸν ὅπως ἀμφοτέρων τῶν διαθέσεων
ἔχων τὰ σημεῖα, τὸν μὲν χιτῶνα τῶν ἀρτηριῶν αὐτὸν ὑγρό-

tum arteriarum immutant. Nil mirum ergo eſt abdominis
et thoracis inflammatis musculis facile comitari febres;
quamobrem et pulſus fiunt magni, celeres et crebri, ſed du-
rus illis pulſus vel convulſivus nunquam fit. Si ulnae
vel tibiae musculi inflammati ſint, maxime qua parte ten-
dines exoriuntur, facile convulſione corripiuntur, facill-
lime etiam pulſus tenduntur ac indurescunt; thoracis
etenim et ventris carnoſi musculi ſunt, nervoſiores manuum
et pedum. Adeoque ſi tendo aliquis in ſummis manibus
vel pedibus inflammatus ſit, prompte illis pulſus durus ſit,
prompte item convelluntur. Jam vero admodum duri
fiunt pulſus ex ſcirrho jecinoris vel lienis; ſed iis quibus ad
eum modum ſunt duri, nullum convulſionis periculum eſt.
Ac quum inſigni lien ſcirrho affectus eſſet, frequenter con-
ſpeximus non conſecutum hydropem; jecinori vero ſucce-
dit neceſſario; ſitque tum pulſus mirum praeditus ſignis
utriusque affectus, tum tunica ipſa arteriarum humidiore

416 ΓΑΛΗΝΟΥ ΠΕΡΙ ΠΡΟΓΝΩΣ. ΣΦΥΓΜ.

Ed. Chart. VIII. [3o4. 3o5.]   Ed. Baf. III. (152.)

τερόν τε καὶ μαλακώτερον, ἐνδεικνύμενον δὲ σαφῶς τὴν ἐπὶ
τῷ σκίῤῥῳ τάσιν, καὶ διὰ τοῦτο καὶ σκληρότερον. αὐτὸς δὲ
καθ᾽ ἑαυτὸν ὕδερος ἄνευ σπλάγχνων φλεγμονῆς οὐδεμίαν
ἐργάζεται περὶ τὸν σφυγμὸν τάσιν. συνίστανται δ᾽ οἱ τοιοῦ-
τοι δι᾽ αἱμοῤῥοΐδος ἄμετρον κένωσιν, ἢ ἐπίσχεσιν ἀήθη.
κατὰ δὲ τὸν αὐτὸν τρόπον αἱ τῶν καταμηνίων ἐπισχέσεις τε
καὶ ἄμετροι κενώσεις ὑδέρους ἐπιφέρουσιν. ὅσα δὲ κατὰ
μήτραν πάσχουσι γυναῖκες εἴρηται πρόσθεν ὅπως ἀλλοιοῖ
τοὺς σφυγμοὺς, ἡνίκα παρεβάλλομεν αὐτὴν κύστει.

Κεφ. ί. Λοιπὸν οὖν ἔτι περὶ τῶν κατὰ τοὺς ὄρχεις
μνημονεῦσαι προσήκει. ταυτὶ γὰρ τὰ μόρια καίτοι γ᾽ οὖν
ἐκτὸς ὄντα βουβώνων [305] αὐτίκα πυρετοὺς ἐπιφέρει φλεγ-
μήναντα διὰ τὴν τῶν ἀγγείων γειτνίασιν. ἄνωθεν γὰρ ἀπὸ
τᾶν κατὰ τοὺς νεφροὺς χωρίων καταφέρεται φλὲψ καὶ ἀρ-
τηρία διὰ τῶν τοῦ περιτοναίου τρημάτων ἐπὶ τοὺς ὄρχεις,
ἀξιόλογα τὸ μέγεθος ἀγγεῖα. καὶ ὁ ἐλυτροειδὴς δὲ χιτὼν ἀπ᾽
αὐτοῦ τοῦ περιτοναίου πέφυκεν, ὥστ᾽ εὐλόγως ἐπὶ τούτῳ μὲν
φλεγμήναντι σκληρὸς ὁ σφυγμὸς γίγνεται, καὶ διὰ τοῦτο
καὶ μικρότερος, ἐπ᾽ ὄρχεσι δ᾽ οὔθ᾽ ὁμοίως σκληρὸς καὶ μέγας

mollioreque, tum indicante aperte tenſionem ex ſcirrho,
atque ita duriore. Ipſe ſua ſponte hydrops citra viscerum
inflammationem pulſum non intendit; ille exoritur propter
haemorrhoidum immodicam vacuationem, aut inſolitam
ſuppreſſionem, itemque menſtruorum ſuppreſſiones et im-
modicae vacuationes aquam inter cutem gignunt. Uteri
affectus mulierum declaravimus ante quemadmodum va-
rient pulſus, quum veſicae eum compararemus.

Cap. X. Unum etiam reliquum eſt de teſtibus ut
dicamus; nam hae partes etſi extra inguina ſunt, ſtatim
ubi inflammata ſunt, febres propter vaſorum vicinitatem
accendunt. Etenim ſuperne a renum regionibus vena et
arteria descendunt per peritonaei foramina ad teſtes, vaſa
ſane magnitudine inſigni; etiam ipſa tunica elytroides ad-
nata peritonaeo eſt. Quare merito ſi haec ſit inflammata,
pulſus durus ſit, ac proinde minor; ex teſtibus non ita

BIBΛION Δ. 417

Ed. Chart. VIII. [3o5.]   Ed. Baf. III. (152.)

διὰ τὸν πυρετόν. ὅσα μὲν γὰρ ἀρτηριώδη τέ ἐστι καὶ φλε-
βώδη μόρια, πυρετοὺς ἐγείρει μᾶλλον· ὅσα δὲ νευρώδη, ἢ
οὐδόλως ἢ μικροὺς, τετάνων δ᾽ ἐστὶ καὶ σπασμῶν γεννη-
τικά. τὰ μὲν οὖν προτεθέντα πάντα ἤδη τέλος ἔχει, τὰς
γὰρ ἐν ἑκάστῳ μορίῳ διαθέσεις ἁπάσας ὑπελθόντες ἐδηλώ-
σαμεν ὁποῖόν τινα ἑκάστη τροπὴ ἐργάζεται σφυγμόν.

Κεφ. ιά. Ὅπερ δ᾽ ἀναγκαιότατόν ἐστιν, εἰς ὀλίγα
κεφάλαια τὴν σύνοψιν αὐτῶν ἀναγαγεῖν πειραθῶμεν. ἡ μὲν
δὴ τῶν ἐνεστώτων διάγνωσις οὐδὲν ἄλλο ἐστὶν ἢ διαθέσεων
εὕρεσις· ἡ δὲ τῶν προγεγονότων οὐδὲν αὖ πάλιν ἄλλο τῶν
τὰς διαθέσεις ἐργαζομένων αἰτίων. εἰ τοίνυν ἅπασαι μὲν αἱ
διαθέσεις ἐν τῇδε τῇ πραγματείᾳ διῄρηνται, ἅπαντα δ᾽ εἴρη-
ται τὰ ποιητικὰ μὲν ἐν ἑτέραις πραγματείαις, τὰ δ᾽ ἐν τῇ
προηγουμένῃ τῆσδε τῇ περὶ τῶν ἐν τοῖς σφυγμοῖς αἰτίων,
λείποιτ᾽ ἂν οὐδὲν ἔτι τῶν εἰς πρόγνωσιν ἀναγκαίων ἤτοι
τῶν προγεγονότων ἢ τῶν παρόντων. ὅτι δὲ καὶ ἡ τῶν μελ-
λόντων πρόγνωσις ἐκ τῶν ἐνεστώτων γίνεται, πολλάκις μὲν
ἤδη καὶ διὰ τῶν ἔμπροσθεν εἰρημένων ἐνεδειξάμεθα, καὶ νῦν
δ᾽ ἀναγκαῖον ἅπαντα διελθεῖν ἐπὶ κεφαλαίων τὸν λόγον,

durus et magnus, caufa febris. Quae enim partes arte-
riofae et venofae funt, febres excitant magis, quae nervo-
fae, aut nullas omnino aut parvas, at tetanos generant et
convulfiones. Omnia jam quae inftitueramus abfolvimus;
nam fingularum partium omnibus affectibus recenfitis de-
claravimus quem quaeque mutatio pulfum creat.

Cap. XI. Nunc ergo quod in primis operae pre-
tium eft, compendiofe haec in pauca capita reducamus;
nam praefentium cognitio nihil aliud eft ac affectuum in-
ventio; cognitio praeteritorum nihil etiam aliud atque
inventio caufarum quae affectus inducunt. Quare fi in
his commentariis omnes affectus explicati funt, omnes au-
tem caufas effectrices partim in aliis commentariis expofui-
mus, partim in fuperioribus de caufis pulfuum, nihil jam
defideretur ad praefentienda praeterita vel praefentia. Nam
futurorum fumi praefagia ex praefentibus etfi faepe jam
ante monftravimus, tamen omnia nunc etiam fummatim

ἀρχὴν αὐτῶν τήνδε ποιησαμένους τῆς περὶ τὸ μέλλον ἀπο-
βήσεσθαι διαγνώσεως. ἓν μὲν καὶ πρῶτόν ἐστιν εἰς ὅ τι τε-
λευτήσει τὸ νόσημα, πότερον εἰς ὄλεθρον, ἢ εἰς σωτηρίαν·
ἕτερον δ᾽ ἐπ᾽ αὐτῷ δεύτερον, ἐν τίνι μάλιστα τοῦτ᾽ ἔσται
χρόνῳ. καὶ τρίτον δ᾽ ἐπὶ τούτοις τίς ὁ τρόπος ἔσοιτο τοῦ τε
θανάτου καὶ τῆς σωτηρίας. ἁπάντων δὲ τούτων ἡ πρόγνωσις
ἐκ τῶν διαθέσεών ἐστιν. ἐξ αὐτῶν γὰρ, ὡς ἐδείξαμεν, ἥ τε τοῦ
νοσήματος ἰδέα καὶ τῆς δυνάμεως ἀῤῥωστία τε καὶ ῥώμη
διαγιγνώσκεται. τούτων δ᾽ ἀλλήλοις παραβαλλομένων τὰ
μέλλοντα γενήσεσθαι προγινώσκεται. τοῦ μὲν γὰρ νοσήματος
ἡ γνῶσις ἐκ τόπου τοῦ πεπονθότος ἐστὶ καὶ τῆς ἐν αὐτῷ
διαθέσεως· τ ,ς δὲ δυνάμεως ἐκ τῆς εὐκρασίας τε καὶ δυσ-
κρασίας τῶν στερεῶν σωμάτων. εἰ γὰρ ἀσθένειαι γίνονταί
τινες, διὰ τὸ πνεῦμα τὸ ψυχικὸν ὀλιγοχρόνιοί τ᾽ εἰσὶ καὶ
συμπτωματικαί. ἀλλήλοις δὲ τούτων παραβαλλομένων, εἰ
μὲν οἵα τέ ἐστι τὴν ἀκμὴν τοῦ νοσήματος ἐνεγκεῖν ἡ δύνα-
μις, ἀνάγκη σωθῆναι τὸν ἄνθρωπον, ἔξωθέν γε μηδε-
νὸς ἁμαρτηθέντος· εἰ δ᾽ οὐχ οἵα τε, πάντως τεθνήξεσθαι.
τοῦ χρόνου δ᾽ ἡ πρόγνωσις, ἐν ᾧ τῶν εἰρημένων ἑκάτερον

neceſſe eſt percurramus, hinc inducto exordio de eventis
quae expectantur diguoscendis. Unum eſt ac primum qui-
dem, quo erumpet morbus, ad exitiumne an ad ſalutem;
alterum ab hoc, quo potiſſimum hoc tempore accidet; ter-
tium jam quinam modus erit mortis et ſalutis. Haec
omnia ex affectibus praeſagiuntur; ex ipſis enim, ut oſten-
dimus, morbi genus et facultatis imbecillitas vel robur di-
gnoscitur; haec ſi inter ſe conferantur, futura praeſentiun-
tur. Morbus enim cognoscitur ex loco affecto ejusque
affectu; facultas ex proba temperie, vel intemperie corpo-
rum ſolidorum; nam ſi imbecillitates quaedam ob ſpiritum
animalem accidant, breves ſunt illae et ſymptomatum ra-
tione conſequuntur. Haec ſi inter ſe conferantur, ſi fa-
facultas morbi vigorem poſſit ſuſtinere, ſervari hominem
neceſſe eſt, ſiquidem nihil erratum ſit extrinſecus, ſin autem
ſit impar, moriatur neceſſe eſt. **Tempus quo utrunque**

ἔσοιτο, διὰ τῶνδε γινώσκεται. σωθήσονται μὲν οἱ μέλλοντες σώζεσθαι κατ᾿ ἐκεῖνον τὸν χρόνον ἐν ᾧπερ ἂν ἡ φύσις ἐπικρατήσῃ τελεώτατα τῆς νοσώδους διαθέσεως· τεθνήξεται δὲ κατ᾿ ἐκεῖνον τὸν χρόνον ἐν ᾧπερ τὸ νόσημα τῆς δυνάμεως εἰς τοσοῦτον ἔσται κρεῖττον ὡς ἐνέργειάν τινα τῶν πρὸς τὸ ζῆν ἀναγκαίων ἀπολέσθαι. καὶ μὲν δὴ καὶ ὁ τρόπος ὅ τε τοῦ θανάτου καὶ ὁ τῆς σωτηρίας ἐκ τῶν αὐτῶν προγνωσθήσεται. τῶν γὰρ ἀπολλυμένων ἐνεργειῶν ἀναγκαίων εἰς τὸ ζῆν ἔνιαι μὲν πνίξιν ἐπιφέρουσιν, ἔνιαι δὲ τῆς ζωτικῆς δυνάμεως κατάπτωσιν, ἔνιαι δ᾿ ἀνάλογον τῆς ζωτικῆς κατάπτωσίν τε καὶ οἷον πνίξιν. αἱ μὲν οὖν τῆς ζωτικῆς δυνάμεως ἐπιφέρουσαι πνίξιν ἐκ τῶν τοῦ θώρακός τε καὶ πνεύμονος, ἔτι τε τραχείας ἀρτηρίας καὶ λάρυγγος καὶ φάρυγγος ὁρμῶνται διαθέσεις ἔνιαι δὲ καὶ κατ᾿ αὐτὴν εὐθέως συνίστανται τὴν καρδίαν· αἱ δὲ τὴν κατάπτωσιν ἔκ τε τῶν στομαχικῶν ὀνομαζομένων διαθέσεων, ἐφ᾿ αἷς [3o6] συγκόπτονται, καὶ προσέτι τῶν καθ᾿ ἧπαρ χρονίων, ἐφ᾿ αἷς ἀτροφοῦσι, καὶ ἀλγημάτων χρονίων, ἢ σφοδρῶν, ἔτι τε τῶν ἑκτικῶν ἁπάντων πυ(153)ρετῶν. συνελόντι δὲ φάναι, τοῦ τῆς καρδίας

horum accidet ex his praeſcietur. Evadunt qui erunt ſuperſtites illo tempore quo morboſam affectionem ſemel ſuperatura eſt natura; morientur tunc temporis quo facultatem morbus adeo proſternet ut ſunctio aliqua ad vitam neceſſaria pereat. Et vero etiam modus tum mortis tum ſalutis indidem praeſcietur. Functiones enim quae ad vitam requiruntur abolitae partim ſuffocant, partim vitalem facultatem proſternunt, partim proportione et vitalem proſternunt et ſuffocant. Vitalem facultatem ſuffocant affectus qui ex thorace, pulmone, aſpera arteria, guttere faucibusque procedunt, nonnulli etiam ipſum ſtatim cor occupant. Qui proſternunt facultatem, ex ſtomachicis, quos vocant affectibus, unde ſyncope corripiuntur; ex jecinoris etiam diuturnis, propter quos cibum non ſentiunt; praeterea ex longis doloribus, vel vehementibus; ad haec ex omnibus hecticis febribus; breviter corporis cordis in-

σώματος αἱ μεγάλαι δυσκρασίαι, καθ᾽ ὃν ἄν τινα τρόπον ἢ
αὐταὶ καθ᾽ ἑαυτὰς εὐθὺς ἐξ ἀρχῆς, ἢ δι᾽ ἕτερα σπλάγχνα πά-
θωσι, κατάπτωσιν ἐπάγουσι τῆς ζωτικῆς δυνάμεως. οὕτω δὲ
καὶ τῆς ψυχικῆς δυνάμεως αἱ μὲν ἀῤῥωστίαι ταῖς ἐγκεφάλου
μεγάλαις ἕπονται δυσκρασίαις, αἱ δ᾽ οἷον πνίξεις ταῖς τε
πληρώσεσι τῶν κοιλιῶν αὐτοῦ καὶ ταῖς ἐμφράξεσι τῶν εἰς
αὐτὰς ἡκόντων πόρων. ὥσθ᾽ ὅστις ἀκριβῶς διαγινώσκει μέ-
τρον τε δυνάμεως καὶ τόπον πεπονθότα καὶ τὴν ἐν αὐτῷ
διάθεσιν, οὗτός ἐστιν ὁ προγνωστικώτατος τῶν ἐσομένων.
ὅπως μὲν οὖν χρὴ διαγινώσκειν τὰ πεπονθότα μόρια δι᾽ ἑτέ-
ρας δεδήλωται πραγματείας· ὅπως δὲ καὶ τὰς διαθέσεις αὐ-
τῶν ἐν ἐκείνῃ τε συνεπιδέδεικται κἂν τοῖς περὶ κρίσεων
οὐχ ἥκιστα, καὶ μέντοι κἂν τῇδε τῇ πραγματείᾳ. λέλεκται δὲ
καὶ περὶ τῶν δυνάμεων ἐν πολλοῖς πολλάκις ὡς ἔκ τε τῶν
ἐνεργειῶν αὐτῶν ἡ διάγνωσις ἔκ τε τῆς τῶν ἐνεργούντων
δυσκρασίας. περὶ μὲν δὴ τῶν ἄλλων δυνάμεως ἐν ἑτέρῳ
διώρισται, περὶ δὲ τῆς τοὺς σφυγμοὺς ἐργαζομένης, ἣν δὴ
καὶ ζωτικὴν ὀνομάζομεν, εἴρηται μὲν καὶ ἐν τούτοις οὐκ ὀλίγα,
λεχθήσεται δὲ καὶ νῦν.

gens intemperies quoquo modo, five per fe haec inde ab
initio, five propter alia viscera conftituatur, dejicit vita-
lem facultatem.   Jam vero etiam animalis facultatis imbe-
cillitates cerebri magnam intemperiem comitantur; ejus-
dem quafi fuffocationes impletionibus ejus ventriculorum
et obftructionibus meatuum qui in eos penetrant.   Proinde
cui menfura facultatis perfpecta ad unguem fit locusque
affectus et ejus affectus, hic ad futura praefentienda eft pe-
·ritiffimus.   Quemadmodum vero dignoscendae fint partes
affectae, in aliis commentariis explicavimus.   Ac quomodo
etiam illarum affectus cum illis tum maxime in libris de
judicationibus et etiam in hac lncubratione; de facultatibus
etiam faepe diximus multisque locis; atque ex actionibus
cognoscuntur et ex agentium intemperie.   De caeteris fa-
cultatibus egimus alio loco: at de illa quae pulfus efficit,
quam fcilicet appellamus vitalem, et in his commentariis
verba fecimus non pauca et faciemus etiam nunc.

BIBΛION Δ.   421

Ed. Chart. VIII. [3o6.]   Ed. Baf. III. (153.)

Κεφ. ιβ'. Ἐπειδὰν μὲν ἅπαντες ἀμυδροὶ τυγχάνωσιν
ὄντες οἱ σφυγμοὶ, κατὰ τὸν ἑαυτῆς λόγον ἡ δύναμις ἀῤῥω-
στεῖ, καθ᾽ ὅλον μὲν τὸ σῶμα τούτου γινομένου, τοῦ τῆς καρ-
δίας σώματος ἔχοντος δυσκράτως, καθ᾽ ἓν δὲ μόριον, ἐκεί-
νου μόνου τοῦ μορίου. ἐπειδὰν δὲ κατὰ τὰς αὐτὰς ἀρτηρίας
ἐνίοτε μὲν ἀμυδρὸς ὁ σφυγμὸς, ἐνίοτε δ᾽ ᾖ σφοδρὸς, οὐ
κατὰ τὸν ἑαυτῆς λόγον ἡ δύναμις ἀσθενής ἐστιν, ἀλλ᾽ ὑπὸ
πλήθους βαρύνεται. μόνην δὲ οὔποθ᾽ εὗρον οὔτ᾽ ἐν ὅλῳ τῷ
σώματι τὴν τοιαύτην ἀνωμαλίαν οὔτε καθ᾽ ἕν τι μόριον,
ἀλλὰ καὶ τἆλλα τρία γένη συμμεταβάλλοντά τε καὶ ἀνώμαλα
γινόμενα. λέγω δὲ τρία γένη τό τε κατὰ μέγεθος καὶ μι-
κρότητα καὶ τὸ κατὰ τάχος καὶ βραδύτητα καὶ τὸ κατὰ
πυκνότητα καὶ ἀραιότητα. καὶ γὰρ μεγάλοι καὶ μικροὶ καὶ
μέσοι, καὶ ταχεῖς καὶ βραδεῖς καὶ μέσοι, καὶ πυκνοὶ καὶ ἀραιοὶ
καὶ μέσοι, καθάπερ γε καὶ ἀμυδροὶ καὶ σφοδροὶ καὶ μέσοι
ταῖς ὑπὸ πλήθους χυμῶν βαρυνομέναις γίνονται δυνάμεσιν. εἰ
μὲν οὖν οἱ σφυγμοὶ οἱ σφοδροὶ καὶ μεγάλοι πλείους τῶν ἐναν-
τίων ὑπάρχοιεν, ἧττον ἡ δύναμις ὑπὸ τοῦ πλήθους κέκμηκεν·
εἰ δ᾽ οἱ μικροὶ καὶ ἀμυδροὶ, μᾶλλον. οὕτω δὲ καὶ τῶν κατὰ

Cap. XII. Quum omnes pulfus per fe languidi funt,
infirma facultas eft; quod per totum corpus fiet, quum
ipfum cordis corpus intemperatum fit; in una parte, quum
fola illa pars. Ubi earundem arteriarum nunc languidus
pulfus fit, nunc vehemens facultas, non eft per fe quidem
imbecilla, fed abundantia humorum gravatur. Solam au-
tem nec in toto corpore hanc inaequalitatem nec una in
parte inveni unquam, fed alia fimul tria genera immutari
fierique inaequalia; tria genera inquam, magnitudinis et
parvitatis, celeritatis et tarditatis, crebritatis et raritatis;
etenim magni, parvi, medii, celeres, tardi, medii, crebri,
rari, medii, non aliter ac languidi, vehementes, medii
facultatibus accidunt, quae a copia humorum gravantur.
Ac fi pulfus vehementes et magni numero contrarios vin-
cant, minus facultas offenditur a copia; fin parvi et lan-
guidi, magis. Et inaequales item in uno ictu, tum quos

Ed Chart. VIII. [306. 307.]   Ed. Baf. III. (153.)

μίαν πληγὴν ἀνωμάλων, ὅσοι τε διακοπτομένης ἡσυχίᾳ τῆς
κινήσεως, ὅσοι τε συνεχοῦς μενούσης ἐλέχθησαν γίνεσθαι,
πάντες οὗτοι τὰ τέλη τῶν κινήσεων εὐτονώτερά τε καὶ θάτ-
τονα ποιούμενοι ῥωμαλεωτέραν ἐνδείκνυται τὴν δύναμιν
ὑπάρχειν ἁπάντων τῶν ἀμυδροτέραν τε καὶ βραδυτέραν
ποιουμένων. ἐλέχθη δ' αὐτάρκως καὶ περὶ τῆς ἐν τοῖς
μυούροις διαφορᾶς. ὅταν οὖν ποτε ἐπὶ τῇ τοιαύτῃ κατα-
στάσει σφυγμῶν ὑψηλὸς ὁ σφυγμὸς φανῇ, δῆλον μὲν ὅτι
μέγας ἱκανῶς ὁ τοιοῦτός ἐστιν, ὡς ἔμπροσθεν εἴρηται, δη-
λώσει δὲ τὴν φύσιν ἐπικρατεῖν ἤδη τοῦ πλήθους. ἀμυδρὸς
μὲν οὖν σφυγμὸς ὑψηλὸς οὐδέποτε γίνεται, μᾶλλον μέντοι
καὶ ἧττον σφοδρὸς, ὅσῳπερ ἂν ὑψηλότερός τε ἅμα καὶ σφο-
δρότερος ἀποτελεσθῇ, τήν τε ῥώμην ἐνδείκνυται τῆς δυνά-
μεως ἀκώλυτόν τε τὴν κίνησιν. εὐθὺς δὲ τῇ τοιαύτῃ μετα-
πτώσει συμμεταβάλλειν ἀναγκαῖόν ἐστι τὴν ἔμπροσθεν ἀνωμα-
λίαν, καὶ πρῶτον μὲν τοὺς μεγάλους καὶ ὑψηλοὺς σφυγμοὺς
πολὺ πλείους γενέσθαι τῶν ἐναντίων, ἔπειτα δὲ καὶ πάντας
ἑξῆς ὁμαλοὺς, ἐξ ἀνάγκης οὗτοι δι' ἐκκρίσεως κριθήσονται.
καὶ οὐ μόνον τοῖς ὑψηλοῖς τε καὶ σφοδροῖς σφυγ[307]μοῖς,

interpellato quiete motu tum quos perpetuo manente di-
ximus fieri, hi omnes, fi fines motuum validiores et cele-
riores efficiant, nunciant facultatem effe robuftiorem om-
nibus qui languidiorem et tardiorem efficiant. De diffe-
rentia decurtatorum fatis etiam eft dictum. Quum ergo in
tali ftatu pulfuum altus pulfus videatur, apertum eft illum
permagnum effe, ut ante diximus; declarabit etiam fupe-
riorem jam naturam copia effe. Languidus igitur pulfus
nunquam altus eft; caeterum magis et minus vehemens, quo
altior fimul et vehementior evaferit, robur facultatis nun-
ciabit liberumque motum. Simul autem cum ea mutatione
mutari prius neceffe eft inaequalitatem, ac primum magnos
et altos pulfus contrariis multo plures; deinde omnes or-
dine aequales; hi excretionibus neceffe eft indicentur.
Nec altos tantum et vehementes pulfus hoc comitatur, fed

Ed. Chart. VIII. [307.]   Ed. Baf. III. (153.)

ἀλλὰ καὶ τοῖς μεγάλοις ὁμοῦ καὶ σφοδροῖς ἕπεται τοῦτο·
βεβαιότερον δὲ καὶ ἀδιαψευστότερον, ὅταν ὑψηλοὶ γενηθῶ-
σιν. ἐπισκέπτεσθαι δὲ τηνικαῦτα τὴν κίνησιν τῆς συστολῆς·
ἀεὶ μὲν γὰρ ἀποτιθεμένην εὑρήσεις αὐτὴν τὸ πρόσθεν τάχος,
ἧττον δὲ καὶ μᾶλλον πάσχουσαν τοῦτο. διορισμὸς οὖν ἐν-
τεῦθέν σοι τοῦ τῆς κρίσεως ἤθους ὑπάρξει. βελτίων γὰρ ἡ
κρίσις ἀκολουθεῖν εἴωθε τοῦ κατὰ τὴν συστολὴν τάχους ἐπι-
πλέον ἐκλυθέντος. εἰ δὲ καὶ τἄλλα τῆς πέψεως ὑπάρχοι
γνωρίσματα, γέγραπται δ᾽ ἐν τοῖς περὶ κρίσεων ἅπαντα, τὴν
ἀρίστην κρίσιν ἡ τοιαύτη προδηλοῖ κατάστασις. εἰ δὲ τὸ
τάχος τῆς συστολῆς ἐπ᾽ ὀλίγον ἐκλυθῇ, ἢ καὶ μήπω φαίνοιτο
πεπέφθαι τὸ νόσημα, γενήσεται μὲν ἡ μετ᾽ ἐκκρίσεως κρίσις,
οὐ μὴν ἀγαθή γε πάντως, ἀλλ᾽ ἔχουσά τι τῶν κακῶν κρί-
σεων, ἢ ἕν, ἢ δύο, ἢ καὶ πάνθ᾽ ἅμα συνόντα. χωρὶς μέν-
τοι τοῦ προηγεῖσθαι τὴν προειρημένην ἀνωμαλίαν ὁ σφυγ-
μὸς μέγας τε καὶ σφοδρὸς γινόμενος οὐκ ἀεὶ σημαίνει τὴν
ἔκκρισιν· ὁ δ᾽ ὑψηλὸς ἀεὶ μὲν, ἀλλὰ χωρὶς τοῦ προγεγονέ-
ναι τὴν ἀνωμαλίαν, εἰ συσταίη, μετρίας ἐκκρίσεις ἔσεσθαι
σημαίνει· παμπόλλας δ᾽, ὅταν ἐπὶ ταῖς πολλαῖς τὸ πρὸς

etiam magnos pariter et vehementes; at certius et firmius,
fi alti fint. Hic contractionis motus eft attendendus: fem-
per enim abjicere invenies eam priorem celeritatem et
minus hoc et magis eam facere. Itaque discretio tibi hinc
modi judicationis fuppetit; melior enim judicatio folet ex-
pectari contractionis celeritate plus remiffa; et fi huc alia
figna accedant concoctionis, quae fum omnia complexus in
commentariis De judicationibus, optimam judicationem pro-
mittit hic flatus. Quod fi contractionis celeritas parum
fit remiffa, aut morbus haud dum videatur concoctus effe,
expectanda quidem eft judicatio per excretionem, non ta-
men undequaque probata, fed aliquid habebit malarum ju-
dicationum, aut unum, aut duo, aut etiam fimul omnia. At
fi pulfus fit magnus et vehemens, nec praecedat illa in-
aequalitas, non femper portendit excretionem. Altus fem
per quidem, fed fi non praeceffit inaequalitas, modicas
excretiones fpondet; copiofas, quum multas fequatur inae-

τὴν δύναμιν πλῆθος ἐνδεικνυμέναις ἀνωμαλίαις γενηθῇ.
θαυμαστὸν οὖν ἴσως δόξει τὸ τῶν ἀρίστων ἐκκρίσεων
ὑψηλόν τε ἅμα καὶ σύμμετρον τῷ τάχει κατὰ τὴν συστο-
λὴν προηγεῖσθαι σφυγμὸν, ἑπομένων γε τῶν ἐκκρίσεων οὐκ
ἐν ταῖς διαστολαῖς τῶν ἀρτηριῶν, ἡνίκα ἕλκουσιν εἰς ἑαυ-
τὰς, ἀλλ᾽ ἐν ταῖς συστολαῖς, ἡνίκ᾽ ἐκκρίνουσι. καί μοι δο-
κεῖ τοῦτο μάλιστα καὶ τοὺς περὶ τὸν Ἀρχιγένη πεῖσαι
κατὰ μὲν τὰς συστολὰς ἕλκειν τι τὰς ἀρτηρίας εἰς ἑαυτὰς,
κατὰ δὲ τὰς διαστολὰς ἐκκρίνειν. ἀλλ᾽ ὅτι μὲν ἀδύνατον
τοῦτο, δέδεικται διὰ τὸ περὶ χρείας σφυγμῶν· ἥτις δ᾽
ἐστὶν ἡ αἰτία, δι᾽ ἣν ὁ ὑψηλός τε ἅμα καὶ ὁ ταχὺς ἐν
τῇ συστολῇ σφυγμὸς ἀγγέλλει κριτικὰς ἐκκρίσεις, ἐν τῷδε
λεχθήσεται· οὐχ ἡ αὐτὴ δύναμίς ἐστιν ἥ τε ζωτικὴ προσα-
γορευομένη καὶ ἡ θρεπτική τε καὶ ἡ φυσική. τῆς μὲν γὰρ
ἔργον ἐστὶν ἓν τοῦτο μόνον, ἡ τοῦ σφυγμοῦ γένεσις· ἡ φυ-
σικὴ δὲ τό τ᾽ οἰκεῖον εἰς τὴν θρέψιν ἕλκειν καὶ τὸ μὴ
τοιοῦτον ἀποκρίνειν σὺν τῷ καὶ κατέχειν δηλονότι καὶ
ἀλλοιοῦν τὸ οἰκεῖον. εἰς γὰρ τὸ τρέφεσθαι τὰ σώματα
τούτων ἁπάντων δεῖται, καθάπερ γε καὶ εἰς τὸ φυλάτ-

qualitates, quae declarant facultatem copia onerari. Mira-
beris optimis judicationibus altum una et moderatum cele-
ritate in contractione pulfum, praefertim confequentibus
excretionibus antecedere, ei non in diftentionibus arteria-
rum, quum in fe attrahant, fed in contractionibus quando
excernunt. Quod mihi videtur praecipue Archigenem ad-
duxiffe ut putaret arterias in contractionibus attrahere
aliquid in fe ipfas, in diftentionibus excernere; at fieri
hoc non poffe in libro De ufu pulfuum docuimus. Quae
vero fit caufa quamobrem altus fimul et celer in contra-
ctione pulfus promittat decretorias excretiones, hoc loco
explanabimus. Non eadem eft facultas vitalis quam vo-
cant et nutrix naturalisque; illius enim hoc unum opus
eft, generatio pulfus; naturalis id quod familiare eft ad
nutritionem allicere et quod eft alienum excernere, prae-
terea retinere alterareque familiare alimentum; ad nutrien-

τεσθαι τὴν συμμετρίαν τῆς ἐμφύτου θερμασίας τοῦ δια-
στέλλεσθαί τε καὶ συστέλλεσθαι τὰς ἀρτηρίας καὶ τὴν καρ-
δίαν. ἥντινα δύναμιν οὔτ᾽ ἐν τοῖς φυτοῖς ἔστιν εὑρεῖν
οὔτ᾽ ἐν τοῖς ζώοις ·ὅσα ψυχρὰ, καθάπερ τά τ᾽ ὄστρεα καὶ
ὅσα προσπέφυκε πέτραις, ἤ τισιν ἄλλοις στερεοῖς σώμασιν.
ὅσα δὲ θερμὰ τῶν ζώων ἐστὶ, καὶ μάλιστα τὰ ἔναιμα, φα-
νερωτάτην τε καὶ σφοδροτάτην ἔχει τὴν τοιαύτην δύνα-
μιν. αὕτη μὲν οὖν ἐν ταῖς συστολαῖς τῶν σφυγμῶν ἀπο-
χεῖ τὸ λιγνυῶδες περίττωμα μόνον, ὅσον ἂν ἐμποδὼν ἵστη-
ται τῇ συμμετρίᾳ τῆς ἐμφύτου θερμασίας, ὥσπέρ γε καὶ
κατὰ τὰς διαστολὰς ἐπισπᾶται τὸ ἀναψῦχον αὐτήν. ἡ δὲ
ἑτέρα δύναμις ἡ θρεπτικὴ τό τ᾽ οἰκεῖον εἰς τὴν θρέψιν
ἕλκει καὶ τὸ ἄχρηστον ἐκκρίνει. διάφοροι μὲν οὖν αἱ ἀρ-
χαὶ τῶν δυνάμεών εἰσιν, ὡς καὶ τοῦτ᾽ ἐν τοῖς περὶ τῶν
Ἱπποκράτους τε καὶ Πλάτωνος ἐπιδέδεικται δογμάτων· ἐπι-
μίγνυνται δ᾽ ἀλλήλαις ἐν τοῖς κατὰ μέρος ὀργάνοις. αἱ γοῦν
ἀρτηρίαι καθόσον τρέφονται τῇ θρεπτικῇ διοικοῦνται δυ-
νάμει, καὶ ταύτης ἔργον ἐστὶν ἔκκρισις τῶν περιττωμάτων

da enim corpora poſtulat haec omnia, ſicut ad nativi
caloris tuendam mediocritatem, diſtentionem et con-
tractionem arteriarum atque cordis. Quam facultatem
nec in ſtirpibus invenias nec in animalibus frigidis,
cujus generis ſunt oſtrea et quae petris vel aliis duris
corporibus adnaſcuntur; animalia calida, potiſſimum ſan-
guine praedita, apertiſſimam hanc facultatem et vehemen-
tiſſimam obtinent. Haec ergo in contractionibus pulſuum
ejicit ſolum fuliginoſum excrementum, quod obſtiterit na-
turalis caloris mediocritati; ſicut in diſtentionibus, quod
ſe refrigeret, allicit. Altera facultas nutrix conveniens
attrahit alimentum et inutile excernit. Diſtincta igitur
facultatum principia ſunt, ut in commentariis De Hip-
pocratis et Platonis placitis oſtendi, caeterum in ſingulis
inſtrumentis inter ſe confunduntur. Nam arteriae qua-
tenus nutriuntur, facultate nutrice gubernantur, cujus
excernere alimenti excrementa munus eſt, ſicuti alte-

τῆς τροφῆς, ὥσπερ τῆς ἑτέρας τῆς ζωτικῆς ἡ τῶν καπνωδῶν
περιττωμάτων ἔκκρισις. ὅταν μὲν οὖν ταῦτα πλεονάζῃ, με-
γίστην τε ἅμα καὶ ταχεῖαν αἱ ἀρτηρίαι ποιοῦνται τὴν
συστολήν, καὶ εἴπερ ἦν ἐς αὐτὰς ἔσω καθέντα τὸν δάκ-
τυλον ἐπὶ τὴν τῶν σφυγμῶν διάγνωσιν ἥκειν, ἠσθόμεθα
ἂν (154) αὐτῶν ἀκριβῶς ἐπὶ πλεῖστον εἴσω φερομένων·
ἐπεὶ δ᾽ ἀδύνατον τοῦτο, τῷ τάχει μὲν πρώτως καὶ μά-
λιστα προσέχειν τὸν νοῦν χρή· ἑξῆς δὲ καὶ τῷ ποσῷ τῆς
συστολῆς, εἴ τις ἱκανῶς εἴη διαγινώσκειν αὐτὴν γεγυμνασ-
μένος. ἐπειδὰν δὲ ταῦτα μὲν τὰ περιττώματα μηκέτι ᾖ,
πεφθῶσι δ᾽ οἱ πρότερον σηπόμενοι χυμοί, ἑτέρᾳ δυνάμει τῇ
φυσικῇ τὰ περιττώματα τῶν πεφθέντων ἐκκρίνεται. [308] δια-
πεφοίτηκε δ᾽ αὕτη διὰ παντὸς μορίου τοῦ ζώου, καὶ διὰ
τῶν σαρκῶν καὶ διὰ τῶν νεύρων καὶ διὰ τῶν συνδέσμων
καὶ διὰ τῶν ὀστῶν, οὐ διὰ μόνων τῶν ἀρτηριῶν τε καὶ
φλεβῶν διατέταται. αὕτη τοίνυν ἐστὶν ἡ δύναμις ἡ καὶ
τὰς κρίσεις ἐργαζομένη, καὶ καθόσον ταύτης μετέχουσιν αἱ
ἀρτηρίαι, τὸ περιττὸν ἀποτρίβονται. διὰ δὲ τὴν ἑτέραν
δύναμιν τὴν σφυγμικήν, ἧς μόναι μετέχουσιν, ἀποκρίνουσιν

rius vitalis fumofa excrementa expellere. Quando igi-
tur haec abundant, arteriae maximam fimul et celerem
contractionem moliuntur. Quod fi fieri poffet ut digito
intro in eas immiffo pulfus exploraremus, perciperemus
eas penitiffime intro ferri; fed quoniam hoc non poteft,
celeritas primum potiffimumque attendenda eft; deinde
contractionis quantitas, fi probe ad eam dignoscendam
fis exercitatus. Quum vero haec excrementa nulla am-
plius fint concoctique fint humores qui antea putresce-
bant, altera facultate naturali concoctorum excrementa ex-
cernit. Haec per omnia membra permanavit animantis, per-
que carnem et nervos et ligamenta offaque, non per folas
arterias et venas eft diftenfa. Atque haec eft illa facultas
quae etiam judicationes efficit; cujus quatenus participes
arteriae funt, excrementum expellunt. Altera facultate
pulfatrice, quam folae hae obtinent, in contractionibus fu-

Ed. Chart. VIII. [308.]   Ed. Baf. III. (154.)

ἐν ταῖς συστολαῖς τὸ καπνῶδες περίττωμα, καθάπερ ἐν
ταῖς διαστολαῖς ἕλκουσι τὸ ἀναψῦχον αὐτάς. ἡ χρεία δ'
οὐκ ἴση διὰ παντὸς ἑκατέρων ἐστὶν, ἀλλ' ἡ τοῦ πλεο-
νάζοντος ἔστιν ὅτε κρατεῖ. καὶ τοίνυν καὶ τυποῖ καθ'
ἑαυτὴν τὸν σφυγμὸν, εἰ καὶ τὰ τῆς δυνάμεως ὡσαύτως
ἔχοι. τοῦ μέντοι καπνώδους περιττώματος κρατοῦντος ἐπὶ
πλεῖστον μὲν συστέλλεται, διαστέλλεται δ' οὐκ ἐπὶ πλεῖ-
στον ἡ καρδία μετὰ τῶν ἀρτηριῶν, ἀλλὰ τοσοῦτον μό-
νον ὅσον αὐτάρκες εἰς ἀνάψυξιν ἀπὸ τῆς ἐσχάτης συ-
στολῆς αὐταῖς ὑπάρχει. εἰ δὲ τὸ μὲν καπνῶδες θερμὸν
ὀλίγον εἴη, πλεῖστον δὲ τὸ ἀπέριττόν τε καὶ καθαρὸν
καὶ οἷον φλογῶδες, ἐπιπλεῖστον μὲν ἐξαίρονται διαστελλό-
μενα, συστέλλονται δὲ τοσοῦτον μόνον ὅσον ἱκανὸν εἰς
τὴν τῆς ἑτέρας χρείας ἐκπλήρωσιν. ὥστε ἀεὶ μὲν ἴση κατὰ
τὸ μέγεθός ἐστιν ἡ διαστολὴ τῇ συστολῇ, πλὴν εἰ κατά
τινα τύχην ἐπιβαλλόντων ἡμῶν τοὺς διακτύλους ἐξαίφνης
ἡ μεταβολὴ γίνοιτο· διαφέρει δὲ ἐν τῷ ποτὲ μὲν τὴν
ἔξω κίνησιν ἐπικρατεῖν, ποτὲ δὲ τὴν ἔσω, καὶ σημαίνει,
καθάπερ εἴρηται, καπνώδη μέν τινα κατὰ τὰς ἀρτηρίας

mofum excrementum excernunt, ficuti in diftentionibus
attrahunt refrigerium. Ufus non perpetuo par utriusque
eft, fed praepollentis ufus excellit nonnunquam; itaque
etiam ex fe pulfum figurat, fiquidem ei facultas refpon-
deat. At vero fi fumofum excrementum praepolleat, plu-
rimum contrahitur, diftenditur autem non plurimum cor
cum arteriis, fed hactenus duntaxat ut fatis refrigerii ab
extrema contractione fuppetat iis. Sin autem paucus ad-
modum fuerit fumofus calor, copiofiffimus vero mundus et
purus et quafi flammeus, in diftentione plurimum attol-
luntur et contrahuntur eatenus tantum quatenus fatisfiat
alteri ufui. Quare femper aequa magnitudine diftentio eft
atque contractio, nifi quum digitos cafu admoverimus, re-
pentina fiat mutatio. Intereft autem hoc, quod nunc foras
motus magis feratur, nunc intro; declaratque, quemadmo-
dum diximus, fi ille qui intro fertur praepolleat, effe in

Ed. Chart. VIII. [508.]   Ed. Baf. III. (154.)

εἶναι θερμασίαν ἡ εἴσω κίνησις κρατοῦσα, πυρώδη δὲ καὶ
καθαρὰν ἡ ἔξω. διὰ ταύτην μὲν δὴ τὴν αἰτίαν ὁ ὑψη-
λὸς σφυγμὸς ἐκκρίσεώς ἐστι δηλωτικὸς, ἐπὶ πεπεμμένοις
ἤδη τοῖς τὸν πυρετὸν ἐργαζομένοις γινόμενος χυμοῖς· ἀεὶ
δ' ἔκκρισις ἅπασα κατὰ λόγον φύσεως ἀποτελουμένη πέ-
ψεσιν ἕπεται. καὶ γὰρ κατὰ τὴν γαστέρα τότε ἀποκρί-
νουσα φαίνεται τὸ περιττὸν ἡ φύσις, ὅταν πέψῃ. τὰς
δὲ ἄλλας ἁπάσας ἐκκρίσεις, ὅσαι πρὶν πεφθῆναι τὴν τρο-
φὴν γίνονται, ποτὲ μὲν τῷ δάκνεσθαι πρὸς τῶν ἐν αὐτῇ
περιεχομένων, ποτὲ δὲ τῷ βαρύνεσθαι πρὸ τοῦ καιροῦ
τῆς πέψεως ἀναγκάζεται ποιεῖσθαι. κατὰ δὲ τὸν αὐτὸν
λόγον καὶ ἡ καθ' ὅλον τὸ σῶμα δύναμις, ἐπειδὰν ἱκανῶς
πέψῃ τὸν οἰκεῖον ἑκάστου μορίου χυμὸν, ἀποκρίνει τηνι-
καῦτα τὸ περιττὸν, ὅταν γε, ὡς εἴρηται, μηδὲν αὐτὴν
ἐρεθίζῃ πρὸ τοῦ καιροῦ. τὸ πλῆθος δὲ τῆς ἐκκρίσεως
ἔκ τε τοῦ τὰ πληθωρικὰ προγεγονέναι σημεῖα καὶ ἐκ τῆς
παρούσης φλογώδους θερμασίας προγινώσκεται. διὰ δὲ
τὴν αὐτὴν ταύτην θερμασίαν οἱ σφυγμοὶ μεγάλοι φαί-
νονται καὶ ὑψηλοί. χείρισται τοιγαροῦν τῶν ἐκκρίσεών

arteriis fumofum quendam calorem; igneum et purum, fi
ille qui foras. Ob hanc fane caufam altus pulfus excre-
tionem fignificat, concoctis jam humoribus, qui inducebant
febrem, comitans. Semper porro omnis excretio naturae
lege perfecta fequitur concoctionem; etenim in ventre con-
fpicitur natura excrementum a concoctione excernere. Cae-
teras omnes excretiones, quae ante quam cibus coctus
fuerit fiunt, nunc quod vellicetur ab illis quae continent,
nunc quia gravetur, ante tempus concoctionis cogitur mo-
liri. Haud aliter totius corporis facultas, pofteaquam
fatis familiarem fuccum concoxerit fingularum partium,
tum demum excrementum excernit, nifi quid eam, ut di-
ximus, irritet ante tempus. Copia excrementorum tum ex
plethoricis fignis quae praeceſſerunt tum ex praefente
flammeo calore praefentitur; ob quem ipfum calorem
pulfus magni videntur et alti. Quare funt peffimae excre-

Ed. Chart. VIII. [308.] Ed. Baf. III. (154.)

εἰσιν ἐφ᾽ ὧν ὁ σφυγμὸς οὔτε μέγας ἐστὶ καὶ ταχὺς ἐν
τῇ συστολῇ φαίνεται. εἰ δὲ δὴ καὶ μέχρι πλείονος εἴσω
χωροίη τὸ καπνῶδες, οὗτος μάλιστα σημαίνει περίττω-
μα κρατεῖν, καὶ διὰ τοῦτ᾽ ἄπεπτον ὑπάρχειν τὴν νό-
σον. εἰ δ᾽ ἐν τούτῳ καὶ ἄτονος ὁ σφυγμὸς εἴη, κίν-
δυνος συγκοπῆναι. φλεγματωδεστέρου δὲ τοῦ νοσήματος
ὑπάρχοντος, ὅταν ἐπὶ τοῖς ἀνωμάλοις σφυγμοῖς ἡ με-
τάπτωσις εἰς πλείους τοὺς σφοδροὺς καὶ μεγάλους ἀπο-
τελεσθῇ, δι᾽ ἀποστάσεως ἡ κρίσις, καὶ μᾶλλον, ὅταν
ἤδη χρονίζῃ· καὶ μᾶλλον, ὅταν ἔτι κατὰ χειμῶνα καὶ
ψυχρὰν ἡλικίαν καὶ φύσιν καὶ χώραν. εἰς ὅ τι δὲ μά-
λιστα τοῦ σώματος ὁρμήσει μόριον ἡ ἀπόστασις ἐκ τῶν
σφυγμῶν οὐκ ἔνεστι προγινώσκειν, ἀλλ᾽ ὡς κἂν τοῖς περὶ
κρίσεων εἴρηται, σκέπτεσθαι χρὴ τὰς ῥοπὰς τῆς φύσεως,
ἃς κἂν τοῖς περὶ κρίσεων λογισμοῖς τὸν τρόπον τῆς κι-
νήσεως ἔφαμεν ἐνδείκνυσθαι. ὅταν γὰρ ὁ σφυγμὸς ἐκκρι-
τικὸς ἀκριβῶς ᾖ, συνόντων μὲν αὐτῷ τῶν αἱμοῤῥαγικῶν
καλουμένων σημείων, ἐκ ῥινῶν αἱμοῤῥαγήσουσιν· ἀπόντων

tiones quae pulfum nec magnum obtinent et celerio-
rem in contractione oftendunt. Porro autem fi etiam
fe plus intro recipiat, fumofi hic excrementi affluentis
in primis eft nuncius, atque ob id crudi morbi. Si
praeterea fit pulfus languidus, periculum eft fyncopes.
Si vero pituitofior morbus fit, quum ab inaequalibus
pulfibus mutatio fiat in plures vehementes et magnos, ju-
dicatio erit per abfceffum; maxime fi diuturnus fit, magis-
que etiam quum adhuc hieme et in frigida aetate, natura
et regione. At in quam potiffimum corporis partem erup-
turus fit abfceffus, non eft praefagire ex pulfibus. Sed
quod in commentariis De judicationibus diximus, fpectan-
dae funt inclinationes naturae, quas etiam in libris De ju-
dicationibus a modo motus diximus declarari. Quum enim
pulfus omnino ad excretionem fpectat, fi adjuncta habeat
profluvii fanguinis figna, de naribus fanguis profluet; his

δὲ αὐτῶν ἒξ ἄλλου τινὸς χωρίου διασκέπτεσθαι τὴν ἔκ-
κρισιν. εἴρηται δὲ περὶ τοιούτων ἁπάντων αὐτάρκως ἐν
τοῖς τῶν κρίσεων ὑπομνήμασιν.

fi careat, ex alia quapiam parte difpicienda eſt excretio.
Sed de his omnibus fatis in commentariis De judicationi-
bus diſſeruimus.

ΓΑΛΗΝΟΥ ΣΥΝΟΨΙΣ ΠΕΡΙ ΣΦΥΓΜΩΝ ΙΔΙΑΣ ΠΡΑΓΜΑΤΕΙΑΣ.

(Ex cod. mſto Havnienſi primum graece edita.)

Ed. Chart. VIII. [309.]

Κεφ. α'. Οἱ πολλοὶ τῶν ἀνθρώπων ὀρέγονται μὲν ἐπιστήμης ἀκριβοῦς ὧν ἑκάστοτε μανθάνουσι, τὴν δὲ ἐπ' αὐτὴν ἄγουσαν ὁδὸν ὀκνοῦσιν ἰέναι, καὶ διὰ τοῦτο τοὺς κατὰ διέξοδεν ἑρμηνευομένους λόγους ἀποδιδράσκοντες ὡς μακροὺς ἔνιοι μὲν εἰς ἀγωγὰς ἢ ὑπογραφὰς ἢ ὑποτυπώσεις ἀναγινώσκουσιν, ἔνιοι δὲ ἐπιτομὰς ἢ συνόψεις ἢ ἐπιδρομάς· εἶθ' ὕστερόν ποτε προσπίπτοντες ἀντιλογικοῖς ἀνθρώποις, οὐ δυνάμενοί τε

GALENI SYNOPSIS LIBRORVM SVORVM DE PVLSIBVS.

Cap. I. Plerique hominum appetunt quidem ſcientiam exquiſitam eorum quae quotidie discunt, viam tamen quae ad ipſam ducit adire gravantur. Et ob id, quum ſermones per fuſam enarrationem expoſitos, tanquam prolixos effugiant, nonnulli quidem introductiones, vel ſubſcriptiones, vel ſubfigurationes legunt; nonnulli vero breviaria vel compendia vel transcurſus. Poſtea deinceps quum aliquando in homines artis contradicendi peritos in-

Ed. Chart. VIII. [309.]

διαλύεσθαι τὰ πρὸς αὐτῶν λεγόμενα, διὰ τὸ μηδὲ θελῆσαι μαθεῖν αὐτῶν τὰς λύσεις, ἀφίστανται τῶν ἀληθῶν. χρὴ τοίνυν γινώσκοντας αὐτοὺς τοῦτο μάλιστα τὴν διεξοδικὴν διδασκαλίαν τῶν ἄλλων πλεονεκτοῦσαν, ὅτι μὴ μόνα τἀληθῆ διδάσκει, προστίθησι δ᾽ αὐτοῖς τὰς ἀποδείξεις καὶ τὰς ἀντιλογίας καὶ τὰς λύσεις αὐτῶν, ὅταν ἀποστῶσι τῆς τοιαύτης μαθήσεως, ἀφίστασθαι καὶ τοῦ διαλέγεσθαι τοῖς πέλας ὑπὲρ τῆς ἀληθείας ὧν ἔμαθον. οὐ μὴν ποιοῦσιν οὕτως· καὶ διὰ τοῦτο συμβαίνει δι᾽ ὅλου τοῦ βίου σαλεύειν αὐτῶν τὰς γνώμας ὥσπερ ἐν κλύδωνι ναῦν ὁρμοῦσαν· ὡς γὰρ ἄγκυραι τοῦ βεβαίως ὁρμεῖν καὶ μὴ μετακινεῖσθαι τὰς ἐπιστήμας αἱ ἀποδείξεις εἰσίν. ἐγὼ τοίνυν προτρέπω μανθάνειν μὲν ἅπαντα τελέως, ἤτοι γε εὐθὺς ἐξαρχῆς, ἢ δι᾽ ὑποτυπώσεως τινὸς ἢ συνόψεως προσεισαχθέντας· ἐὰν δ᾽ ἀκριβῶς μάθωσι, τηνικαῦτα καὶ τὰς ἐπιτομὰς ἀναγινώσκειν, ἐπειδὰν βουληθῶσιν ἀναμνησθῆναι δι᾽ ὀλίγων ῥημάτων ἃ πρόσθεν ἔμαθον μακρῶς. ὅλως μὲν γὰρ οὐδὲ προηρούμην ἐμῆς πραγματείας ἐπιτομὴν ποιεῖσθαι, βέλτιον ἡγούμενος εἶναι τοὺς τὰς διεξόδους

cidunt, nec quae ab illis dicuntur folvere queunt, propterea quod nec eorum folutiones discere voluerint, defiftunt a veris. Oportet igitur, ut ipfi, hoc praecipue cognoscentes, fufiorem doctrinam caeteris praeftare, quod non fola vera docet, fed et ipfis demonftrationes adjungit et contradictiones et earum folutiones, quum ab hujusmodi doctrina deftiterint, defiftant etiam disputare cum aliis de veritate eorum quae didicerunt. Non tamen ita faciunt; et ob id evenit ut per totam vitam eorum fententiae agitentur veluti navis fluctibus jactata. Demonftrationes enim tanquam anchorae funt, ut fcientiae firmiter appellantur nec dimoveantur. Ego igitur adhortor ut discant quidem omnia perfecte, vel ftatim ab initio, vel per hypotypofin, aut fynopfin prius introducti; quum autem exquifite didicerint, tunc et epitomas legant, quando paucis verbis eorum reminisci voluerint quae antea prolixe didicerant. Omnino fane decreveram nullius meae tractationis epitomen facere, fatius effe exiftimans ut qui diexodos accu-

Ed. Chart. VIII. [309.]

ἀκριβῶς ἀναλεξαμένους ἑαυτοῖς ἐπιτέμνεσθαι· χρήσιμοι γὰρ
οὕτως αἵ τ᾽ ἐπιτομαὶ καὶ αἱ συνόψεις γίνονται, κατὰ τὴν ἰδίαν
ἕξιν ἑκάστῳ γραφόμεναι. ἐπειδὴ ἄλλους ἔγνων ἐπιτομὰς ποι-
ουμένους τῶν ἐμῶν πραγματειῶν οὐκ ὀρθῶς, αἷς ἐντυγχάνον-
τες οἱ τὰς διεξόδους ἀναγινώσκειν ὀκνοῦντες βλάπτονται, διὰ
τοῦτ᾽ αὐτὸς ἠναγκάσθην ἐπὶ τήνδε τὴν πρᾶξιν ἀφικέσθαι παρὰ
τὴν ἐξαρχῆς γνώμην, καὶ πρώτην γε πασῶν τὴν περὶ σφυγμῶν
πραγματείαν εἰς σύνοψιν ἤγαγον. ἦν δ᾽ αὐτῆς ἡ πᾶσα διέξο-
δος εἰς τέτταρα μέρη διῃρημένη, πρῶτον μὲν τὸ τῆς διαφορᾶς
αὐτῶν, δεύτερον δὲ τὸ τῆς διαγνώσεως, καὶ τρίτον τὸ τῶν
αἰτίων, καὶ τέταρτον τὸ τῆς προγνώσεως. ἐν μὲν οὖν τῷ
περὶ διαφορᾶς τῶν σφυγμῶν μέρει, πῶς ἂν εὕροι μεθόδῳ τὸν
ἀριθμὸν τῶν σφυγμῶν πάντων, διδάσκεται· κατὰ δὲ τὸ δεύ-
τερον μέρος, ὅπως ἄν τις ἕκαστον αὐτῶν διαγνοίη· τινὲς μὲν
γὰρ τούτων δυσδιάγνωστοι, τινὲς δὲ ἀδιάγνωστοι πρός γε
τὴν ἁφήν εἰσι· τὸ δὲ τρίτον μέρος, ὑπὸ τίνων αἰτίων ἕκα-
στος σφυγμὸς γίνεται, διδάσκει· τὸ δὲ τέταρτον, οὗ χάριν
ἅπαντα ταῦτα ἀσκεῖται, περὶ τῆς δι᾽ αὐτῶν προγνώσεως ἐστί.

rate perlegiſſent, ſibi ipſis epitomas facerent; utiles enim hoc
modo tum epitomae tum ſynopſes ſiunt, juxta proprium
captum unicuique ſcriptae. Quoniam autem animadverti
alios mearum tractationum epitomas non recte facere, in quas
dum incidunt qui diexodos legere gravantur, non parum lae-
duntur, ob id coactus ipſe ſum ad hoc negotium pervenire
praeter eam quam ab initio habui ſententiam. Ac primam qui-
dem omnium tractationem de pulſibus in compendium redegi.
Erat autem tota ipſius diexodus in quatuor partes diviſa;
quarum prima differentiam ipſorum, ſecunda dignotionem,
tertia cauſas, quarta praecognitionem tradit. In prima igitur
parte, quae eſt de pulſuum differentia, quo modo quis me-
thodo inveniat pulſuum omnium numerum docetur; in ſe-
cunda vero, quomodo unumquemque ipſorum dignoscat,
nam quidam ipſorum difficulter dignoſci queunt, quidam di-
gnosci ad tactum nequeunt. Tertia pars, a quibus cauſis unus-
quisque pulſus fiat docet. Quarta autem, cujus gratia omnia
haec tractantur, de praecognitione quae per ipſos fit, eſt.

Ed. Chart. VIII. [309.]

Κεφ. β'. Γεγονότων οὖν ἡμῖν καθ' ἕκαστον μέρος τεττάρων βιβλίων, ὡς εἶναι τὰ σύμπαντα ἑκκαίδεκα, νῦν, ὡς ἔφην, ἐν τῷδε σύνοψιν αὐτῶν ποιήσομαι, ἀρξάμενος ἀπὸ τοῦ πρώτου περὶ τῆς διαφορᾶς· ἐν ᾧ προτέτακται τὸ προοίμιον, ἐπιδεικνύον ἄμεινον εἶναι τοῖς πράγμασιν αὐτοῖς προσέχειν τὸν νοῦν, καταφρονοῦντας τῶν ὀνομάτων. ὅπερ οὐκ ἐν ταύτῃ τῇ πραγματείᾳ μόνον, ἀλλὰ καὶ ἐν ταῖς ἄλλαις ἁπάσαις ἀξιῶ πράττειν. ὁ μὲν γὰρ ἀπὸ τῆς τοῦ πράγματος οἰσίας εὑρίσκων μεθόδῳ τὰς ἐν αὐτῷ διαφορὰς ἐπιστήμην ἴσχει βεβαίαν τοῦ μήτε παραλελεῖφθαί τι τῶν πραγμάτων μήτε περιττῶς εἰρῆθαι· τοῖς δ' ἀπὸ τῶν ὀνομάτων ἀρχομένοις ἄδηλον, εἴτε παραλέλειπταί τι, εἴτε ἐκ περιττοῦ πρόσκειται. πολλάκις μὲν γὰρ ἕν ὄνομα πλείω σημαίνει πράγματα, πολλάκις δὲ ἕν πρᾶγμα πλείονας ἔχει προσηγορίας· ἔνια δ' οὐδ' ὅλως ὠνόμασται τὴν ἀρχήν, ἢ διὰ τὸ μὴ γνωσθῆναι τοῖς ἔμπροσθεν, ἢ διὰ τὸ παντάπασιν ὀλίγοις. κίνδυνος οὖν ἐστι τῶν ὁμωνύμως λεγομένων παραλειφθῆναί τι πρᾶγμα, κατὰ

Cap. II. Quum igitur in unaquaque parte quatuor a nobis confcripti fint libri, ita ut univerfi fint fedecim; nunc, ut dicebam, in hoc fynopfin ipforum faciam, initio fumto a prima parte, quae eft de differentia. In qua praepofitum eft prooemium, quod oftendit melius effe rebus ipfis mentem adhibere, neglectis nominibus; id quod non in hac tantum tractatione, fed etiam in aliis omnibus faciendum cenfeo. Qui enim rei fubftantia differentias, quae in ipfa funt, methodo invenit, fcientiam hic habet firmam rem quampian nec praetermiffam effe, nec fuperflue dictam. Iis autem qui a nominibus initium capiunt incertum eft uti im aliqua praetermiffa fit, an fuperflue addita. Saepe enim unum nomen plures res fignificat; faepe vero una res plures habet appellationes; nonnullae autem nullo prorfus modo nominatae funt a principio, quod vel non cognitae fuerint fuperioribus, vel paucis omnino cognitae. Periculum ergo eft in iis quae aequivoce dicuntur, ne aliqua res fit praetermiffa, in multivocis vero, ne nominum multitudini rerum numerus aequalis effe videa-

Ed. Chart. VIII. [3og. 3io.]

δὲ τὰ πολυώνυμα τῷ πλήϑει τῶν ὀνομάτων ἴσον εἶναι τὸ
πρᾶγμα. καὶ διὰ τοῦτο τὴν ἀπὸ τῶν ὀνομάτων ἀρχὴν ἐάσαν-
τας ἄμεινόν ἐστιν ἀπ᾽ αὐτοῦ τοῦ πράγματος ἀρξαμένους ἐπὶ
τὴν ζήτησιν ἔρχεσϑαι τοῦ πλήϑους τῶν ἐν αὐτῷ διαφορῶν.

Κεφ. γ΄. Ἔστι δὴ τοῦ προκειμένου πράγματος οὐσία
κοίλου καὶ προμήκους σώματος αἰσϑητὴ διαστολή τε καὶ συ-
στολή. τὸ μὲν οὖν κοῖλον σῶμα τοῦτο καλεῖται πρὸς τῶν
ἰατρῶν ἀρτηρία, τὴν δ᾽ εἰρημένην αὐτοῦ κίνησιν ὀνομάζουσι
σφυγμὸν οὐκ ἰατροὶ μόνον, ἀλλὰ καὶ πάντες ἄνϑρωποι. καὶ
εἰ μὴ τοῦτο καλεῖν ἐϑέλοι τις σφυγμόν, οὐδὲν ἂν εἴη πρὸς
ἡμᾶς· οὐ γὰρ ὑπὲρ ὀνομάτων ἀμφισβητήσοντες ἥκομεν, ἀλλ᾽
ὅπως ἄν τις ἐκ τῆς τῶν ἀρτηριῶν αἰσϑητῆς κινήσεως προγι-
νώσκοι τὰ μέλλοντα. εἴτ᾽ οὖν σφυγμὸν εἴτε παλμὸν εἴϑ᾽
ὁτιοῦν ἄλλο καλεῖν ἐϑέλει τις τὴν κίνησιν αὐτῶν, οὐ διοίσει,
τῆς προγνώσεως ἐξ αὐτῆς γινομένης ὀρϑῶς, ἐφ᾽ ἣν ἐσπεύ-
δομεν ἐξαρχῆς. τίνα τοίνυν ἐστὶ τὰ τῇ κινήσει τῶν ἀρτη-
ριῶν ἐξ ἀνάγκης ὑπάρχοντα, πρῶτον ἐπισκέψασϑαι δεήσει·

tur; in quibus autem nomen eſt, ne res quidem ipſa non
ſit. Et ob id praetermiſſo eo, quod a nominibus capitur,
principio melius eſt ut ab ipſa re auspicati ad inquiſitio-
nem accedamus multitudinis differentiam, quae in ipſa
ſunt.

Cap. III. [3io] Eſt ſane propoſitae rei ſubſtantia,
cavi et prolixi corporis, ſenſibilis tum diaſtole tum ſyſtole.
Ac cavum quidem hoc corpus vocatur a medicis arteria.
Praedictam autem ipſius motionem vocant pulſum non me-
dici ſolum, ſed etiam univerſi homines, et niſi hoc quis
pulſum vocare voluerit, nihil utique ad nos pertineat
Non enim de nominibus altercaturi venimus: ſed quo
modo quis ex ſenſibili arteriarum motione futura prae-
cognoscat. Sive ergo pulſum, ſive palpitationem, ſive
quodcunque aliud vocare quis motionem ipſarum voluerit,
nihil refert, dummodo praecognitio recte ex ipſa fiat, ad
quam a principio properamus. Quaenam igitur ſunt, quae
motioni arteriarum ex neceſſitate inſunt, primum conſide-

Ed. Chart. VIII. [310.]

κἄπειθ᾽ ἑξῆς εἴ τι τῶν ἄλλων προσέρχεται τῶν οὐκ ἐξ ἀνάγκης.
ὑπάρχει δὴ τῇ κινήσει τῶν ἀρτηριῶν κατὰ τὸν ἴδιον αὐτῆς
λόγον δύο τὰ πρῶτα, διάστημά τε καθ᾽ ὃ φέρεται τὸ κινού-
μενον καὶ χρόνος ἐν ᾧ κινεῖται. τὸ μὲν οὖν διάστημα τῆς
κινήσεως ἐπειδὴ κατά τε τὸ μῆκος καὶ πλάτος καὶ βάθος τῆς
ἀρτηρίας γίνεται, τρεῖς ποιήσει τὰς ἁπλᾶς τε καὶ πρώτας δια-
φοράς· μίαν μὲν κατὰ τὸ μῆκος, ἑτέραν δὲ κατὰ τὸ πλάτος,
καὶ τρίτην κατὰ τὸ βάθος ἢ ὕψος· ἑκατέρως γὰρ ὀνομάζεται.
ἐὰν μὲν οὖν τοῦ κατὰ φύσιν ὁ νῦν φαινόμενος σφυγμὸς εἰς
ὕψος ἀνίῃ πλεῖον, ὑψηλὸς κληθήσεται· καθάπερ γε κἂν εἰς
πλάτος ἐκτείνηται μᾶλλον τοῦ κατὰ φύσιν, πλατύς· οὕτω δὲ
καὶ ἐὰν κατὰ μῆκος πλεῖον τοῦ κατὰ φύσιν ὑποπίπτῃ τοῖς
ἁπτομένοις, μακρός. εὔδηλοι δὲ καὶ οἱ ἐναντίοι τούτοις ὁ
ταπεινὸς καὶ στενὸς καὶ βραχύς. ὁ δὲ καθ᾽ ἑκάστην τῶν
τριῶν καταστάσεων κατὰ φύσιν ἔχων σφυγμὸς σύμμετρος ὀνο-
μασθήσεται καὶ κατ᾽ ἐκείνην τὴν διάστασιν. ἀνάγκη τοίνυν

rare oportebit; poftea fi quid ex aliis, quae non ex neceffi-
tate infunt, accedit. Infunt fane motioni arteriarum fecun-
dum propriam ipfius rationem duo haec prima, fpatium
dico per quod fertur id quod movetur et tempus in quo
movetur. Ac fpatium quidem motionis, quoniam fecun-
dum longitudinem et latitudinem et profunditatem fit, tres
faciet fimplices ac primas differentias, unam fecundum
longitudinem, alteram fecundum latitndinem et tertiam
fecundum profunditatem feu altitudinem; utroque enim
modo nominatur. Si ergo pulfus, qui nunc apparet, in
altitudinem adfcendat majorem quam fit fecundum natu-
ram, altus vocabitur; quemadmodum fane quum in lati-
tudinem majorem extenditur quam fit fecundum naturam,
latus: ita vero in longitudinem majorem quam fit fecun-
dum naturam, tangentibus fubjiciatur longus. Manifefti
etiam funt et qui his contrarii, humilis et anguftus et bre-
vis. Qui vero fecundum unamquamque trium dimenfio-
num fecundum naturam fe habet pulfus, moderatus voca-
bitur fecundum illam dimenfionem. Neceffe ergo eft uni-

Ed. Chart. VIII. [310.]

εἶναι τὰς πάσας διαφορὰς τῶν σφυγμῶν ἑπτὰ καὶ εἴκοσι τὰς ὑπογεγραμμένας.

	μῆκος	πλάτος	βάθος	
α΄	μακρὸς	πλατὺς	ὑψηλὸς	μέγας
β΄	μακρὸς	πλατὺς	σύμμετρος	
γ΄	μακρὸς	πλατὺς	ταπεινὸς	
δ΄	μακρὸς	σύμμετρος	ὑψηλὸς	
ε΄	μακρὸς	σύμμετρος	σύμμετρος	
ς΄	μακρὸς	σύμμετρος	ταπεινὸς	
ζ΄	μακρὸς	στενὸς	ὑψηλὸς	
η΄	μακρὸς	στενὸς	σύμμετρος	
θ΄	μακρὸς	στενος	ταπεινὸς	
ι΄	σύμμετρος	πλατὺς	ὑψηλὸς	
ια΄	σύμμετρος	πλατὺς	σύμμετρος	
ιβ΄	σύμμετρος	πλατὺς	ταπεινὸς	

verſas pulſuum differentias ſeptem et viginti eſſe, quae ſcilicet ſubſcriptae ſunt.

	Longitudo.	*Latitudo.*	*Profunditas.*	
1.	Longus	Latus	Altus	Magnus
2.	Longus	Latus	Moderatus	
3.	Longus	Latus	Humilis	
4.	Longus	Moderatus	Altus	
5.	Longus	Moderatus	Moderatus	
6.	Longus	Moderatus	Humilis	
7.	Longus	Anguſtus	Altus	
8.	Longus	Anguſtus	Moderatus	
9.	Longus	Anguſtus	Humilis	
10.	Moderatus	Latus	Altus	
11.	Moderatus	Latus	Moderatus	
12.	Moderatus	Latus	Humilis	

Ed. Chart. VIII. [310.]

μῆκος	πλάτος	βάθος	
ιγ´ σύμμετρος	σύμμετρος	ὑψηλὸς	
ιδ´ σύμμετρος	σύμμετρος	σύμμετρος	
ιέ σύμμετρος	σύμμετρος	ταπεινὸς	
ις´ σύμμετρος	στενὸς	ὑψηλὸς	
ιζ´ σύμμετρος	στενὸς	σύμμετρος	
ιή σύμμετρος	στενὸς	ταπεινὸς	
ιθ´ βραχὺς	πλατὺς	ὑψηλὸς	
χ´ βραχὺς	πλατὺς	σύμμετρος	
χα´ βραχὺς	πλατὺς	ταπεινὸς	
χβ´ βραχὺς	σύμμετρος	ὑψηλὸς	
χγ´ βραχὺς	σύμμετρος	σύμμετρος	
χδ´ βραχὺς	σύμμετρος	ταπεινὸς	
χέ βραχὺς	στενὸς	ὑψηλὸς	
χς´ βραχὺς	στενὸς	σύμμετρος	
χζ´ βραχὺς	στενος	ταπεινὸς	μιχρός.

	Longitudo.	Latitudo.	Profunditas:	
13.	Moderatus	Moderatus	Altus	
14.	Moderatus	Moderatus	Moderatus	
15.	Moderatus	Moderatus	Humilis	
16.	Moderatus	Anguftus	Altus	
17.	Moderatus	Anguftus	Moderatus	
18.	Moderatus	Anguftus	Humilis	
19.	Brevis	Latus	Altus	
20.	Brevis	Latus	Moderatus	
21.	Brevis	Latus	Humilis	
22.	Brevis	Moderatus	Altus	
23.	Brevis	Moderatus	Moderatus	
24.	Brevis	Moderatus	Humilis	
25.	Brevis	Anguftus	Altus	
26.	Brevis	Anguftus	Moderatus	
27.	Brevis	Anguftus	Humilis	Parvus.

Ed. Chart. VIII. [310.]

οὕτω δὴ τούτων ἑπτὰ καὶ εἴκοσι σφυγμῶν ὄντων κατὰ τὶ
ποσὸν ἐν ταῖς τρισὶν ἅμα διαστάσεσι συνισταμένων, δύο μὲν
ἐξ αὐτῶν ἔχουσιν ὀνόματα πρὸς ἁπάντων ὁμολογούμενα τῶν
ἰατρῶν, ὅ τε πρῶτος ἐν αὐτοῖς γεγραμμένος καὶ ὁ ἔσχατος·
ὁ μὲν γὰρ μέγας, ὁ δὲ μικρὸς καλεῖται· τὸ δὲ ἄλλο πᾶν πλῆ-
θος οὐκ ἔχει. οὐδὲ γὰρ οἱ ἰσχνοὶ καὶ ἁδροὶ λεγόμενοι σφυγ-
μοὶ ἕνα τινὰ τῶν ἐκ τοῦ διαγράμματος δηλοῦσιν, ἀλλὰ κατὰ
πολλῶν ἅμα γενικῶς κατηγοροῦνται. ἐφ᾽ ὧν γὰρ ἂν ἡ κατὰ
τὸ μῆκος διάστασις πλεονεκτῇ τῶν λοιπῶν δυοῖν, τούτους
πάντας ἰσχνοὺς καλοῦσιν· ἐφ᾽ ὧν δ᾽ ἂν αἱ λοιπαὶ δύο, τού-
τους ἅπαντας ἔμπαλιν ἐκείνοις ἁδρούς. ὥστε καὶ τὸν ε΄ ἐν τῷ
διαγράμματι καὶ τὸν στ΄, ἔτι τε πρὸς αὐτοῖς τὸν η΄ καὶ τὸν θ΄
καὶ τὸν ιη΄ ἰσχνοὺς καλεῖσθαι· ἔμπαλιν δὲ τούτοις ἁδροὺς
τόν τε δέκατον ἐν τῷ διαγράμματι καὶ τὸν ιθ΄ καὶ τὸν κ΄,
καὶ προσέτι τὸν κβ΄ καὶ κγ΄· ὥστε γενικώτερα ταῦτα τὰ
ὀνόματα καὶ πλειόνων κοινά. καλοῦσι δὲ τοὺς αὐτοὺς
τούτους σφυγμοὺς καὶ ἑτέρως, λεπτὸν μὲν τὸν ἰσχνόν,
παχὺν δὲ τὸν ἁδρόν· ἀλλ᾽ οὐδὲ τοῦ συμμέτρου κατὰ τὰς

Ita fane, quum hi feptem et viginti pulfus fint, qui fecun-
dum quantitatem in tribus fimul dimenfionibus confiftunt,
duo quidem ex illis habent nomina ab omnibus recepta me-
dicis, primus in ipfis fcriptus et ultimus; nam alter ma-
gnus, alter parvus vocatur: reliqua vero tota multitudo
non habet. Neque enim qui graciles et qui pleni dicuntur,
unum aliquem ex tabella oftendunt, fed de multis generice
praedicantur. In quibus enim dimenfio fecundum longi-
tudinem reliquas duas excellit, hos omnes graciles vocant;
in quibus reliquae duae, hos omnes ex diverfo illis plenos,
ita ut et quintus in tabella et fextus, adhuc vero praeter
hos octavus et nonus et decimus octavus graciliores vo-
centur. Ex adverfo autem his folidi decimus in tabella
et undevigefimus et vigefimus et praeterea vigefimus fecun-
dus et vigefimus tertius, ita ut generaliora fint haec no-
mina et pluribus communia. Vocant autem et hos ipfos
pulfus etiam alio modo; tenuem quidem eum qui gracilis
eft, craffum vero eum qui plenus eft. Sed neque ejus

Ed. Chart. VIII. [310.]

τρεῖς διαστάσεις, ὅσπερ μόνος ἐστὶ τῶν κατὰ φύσιν ἐν τοῖς
ἑπτὰ καὶ εἴκοσιν, ἔχομεν ἴδιον ὄνομα, λόγῳ δὲ καὶ τοῦτον
δηλοῦμεν, ἤτοι σύμμετρον εἶναι λέγοντες ἐν ταῖς τρισὶ διαστά-
σεσιν, ἢ μέσον μεγάλου τε καὶ μικροῦ, ἢ κατὰ φύσιν ἐν τῷ
ποσῷ τῆς διαστολῆς, ἢ σύμμετρον ἐν τῷ ποσῷ τῆς διαστο-
λῆς, ἢ ὅπως οὖν ἄλλως μάλιστα σαφὲς ἐλπίσωμεν ἔσεσθαι τὸ
λεγόμενον. τὰς δὲ κατὰ τὸν χρόνον τῆς διαστολῆς οὐχὶ ἑπτὰ
καὶ εἴκοσιν, οὐδ' ὅλως πολλὰς, ἀλλ' ὅσαι παρ' ἑκάστης τῶν
κατὰ μίαν διάστασιν γενικῶς τε νοουμένων εἰσὶ διαφοραὶ, το-
σαύτας εὑρήσεις. ὥσπερ γὰρ ἐπ' ἐκείνων κατὰ μῆκος μὲν ὅ τε
σύμμετρος ἦν καὶ ὁ μακρὸς καὶ ὁ βραχὺς, κατὰ πλάτος δ' ὅ
τε σύμμετρος καὶ ὁ πλατὺς καὶ ὁ στενὸς, κατὰ βάθος δ' ὅ τε
σύμμετρος καὶ ὁ ὑψηλὸς καὶ ὁ ταπεινὸς, οὕτως ἐπὶ τοῦ χρό-
νου τῆς διαστολῆς ὅ τε σύμμετρος ἐν τούτῳ τῷ γένει καὶ ὁ
ταχὺς καὶ ὁ βραχύς. ἄλλο δ' ἐπὶ τοῖς γενομένοις ἐστὶ γένος
διαφορᾶς σφυγμῶν τὸ κατὰ τὸν τόνον, ἐν ᾧ πάλιν εὔτονοί

qui fecundum tres dimenfiones moderatus eft, qui fane
folus ex viginti feptem fecundum naturam eft, proprium
habemus nomen; verum oratione et hunc declaramus, five
moderatum effe dicentes in tribus dimenfionibus, five me-
dium inter magnum et parvum, five fecundum naturam in
quantitate diaftoles, vel moderatum in quantitate diaftoles,
vel quomodocunque aliter maxime apertam fperemus effe
orationem. Qui vero fecundum tempus diaftoles confi-
ftunt, non amplius viginti et feptem, nec omnino multi
funt; fed quot funt differentiae, quae ab unaquaque trium
dimenfionum generice concipiuntur, tot etiam inve-
nies. Quemadmodum enim in illis fecundum longitudi-
nem quidem et moderatus erat et longus et brevis,
fecundum latitudinem vero et moderatus et latus et angu-
ftus, fecundum profunditatem autem et moderatus et altus
et humilis, eodem fane modo in tempore diaftoles et mode-
ratus in hoc genere eft et celer et tardus. Aliud autem
poft praedicta eft genus differentiae pulfuum, quod fecun-
dum efficaciam (τόνος) eft, in quo rurfus validi (εὔτονοι) et

Ed. Chart. VIII. [310, 311.]

τε καὶ ἄτονοι γίνονται σφυγμοὶ, καί τις ἀμφοῖν τρίτος ὁ μέ-
σος, οὐκ ἔθ᾽ ὅμοιος τοῖς ἔμπροσθεν εἰρημένοις κατὰ φύσιν τε
καὶ σύμμετρος. ὁ γὰρ εὔτονος ἐν τούτῳ τῷ γένει κατὰ φύσιν
ἐστὶν, αὐξανόμενος δὲ ἐπὶ τροφῇ καὶ οἴνου πόσει καὶ θυμῷ
τοῦ κατὰ φύσιν ἐξίσταται. αὐτὸν δὲ τοῦτον τὸν σφυγμὸν καὶ
σφοδρὸν ὀνομάζομεν, ἑπόμενοι τῇ συνηθείᾳ τῶν ἰατρῶν· ἐπεί
τοι συνηθέστερον ἴσμεν ἅπασι τοῖς Ἕλλησι λεγόμενον ἐπὶ τοῦ
ταχέος καὶ εὐτόνου τὸν σφοδρόν. τέταρτον γένος διαφορᾶς
σφυγμῶν ἐν τῇ διαστολῇ τῆς ἀρτηρίας γίνεται κατ᾽ αὐτὸ τὸ
σῶμα τοῦ ἀγγείου, σκληρότερον ἢ μαλακώτερον φαινόμενον
τοῦ κατὰ φύσιν. ἔσονται τοίνυν κἀνταῦθα τρεῖς διαφοραὶ
σφυγμῶν, σύμμετρός τε καὶ σκληρὸς καὶ μαλακός.

Κεφ. δ᾽. Ἄλλο δ᾽ οὐδὲν οἵτ᾽ ἐπινοῆσαι δυνατὸν οὔτε
τῇ πείρᾳ γνῶναι γινόμενον ἡμῖν αἰσθητὸν πάθος ἐκ τῶν κι-
νουμένων σωμάτων· ὥστ᾽ ἐν τοῖς εἰρημένοις τέτταρσι γένεσι
περιγράφεσθαι τὰς κατὰ τὴν διαστολὴν τῆς ἀρτηρίας ἁπάσας
διαφορὰς τῶν σφυγμῶν. τὸ γὰρ ἐγκεχυμένον αὐταῖς οὔθ᾽

debiles (ἄτονοι) fiunt pulfus, et tertius quidam, amborum
medius, non aeque ac fuperius dicti, fecundum naturam
et moderatus. Nam validus in hoc genere fecundum na-
turam eft, increscens autem ex nutrimento et vini potu et
ira ab eo quod fecundum naturam eft recedit. Hunc ip-
fum etiam vehementem nominamus, [311] medicorum fe-
quentes confuetudinem, quandoquidem fcimus ab omni-
bus Graecis vehementem (σφοδρὸν) de eo qui celer fimul
et validus fit ufitatius dici. Quartum genus differentiae
in diaftole arteriae fit fecundum ipfum corpus vafis, quod
vel durius vel mollius quam fecundum naturam fit appa-
reat. Erant ergo et hic tres pulfuum differentiae, mode-
ratus, durus et mollis.

Cap. IV. Alia vero nulla aut excogitari, aut ex-
perimento cognosci poteft eveniens fenfibilis paffio ex cor-
poribus quae moventur; ita ut in praedictis quatuor ge-
neribus univerfae pulfuum differentiae, quae fecundum
diaftolen arteriae confiderentur, circumfcribantur. Quod

ὁπόσον ἐστὶν·οὔθ᾽ ὁποῖον αἰσθήσει διαγνῶναι δυνατόν, ἢ
πάντως ἂν ἐπέπαυτο περὶ τοῦ κενὰς αἵματος εἶναι τὰς ἀρτη-
ρίας ἡ ζήτησις, εἴ γε ἦν οἷόν τε μὴ μόνον ὅτι μετὰ πνεύματος
αἷμα περιέχουσιν εἰπεῖν, ἀλλὰ καὶ ὁποῖόν τι, πότερον ὀῤῥῶ-
δες καὶ λεπτὸν, ἢ παχὺ καὶ γλίσχρον, ἢ μέσον τούτων, ὅπερ
ἐστὶ τὸ κατὰ φύσιν αἷμα. καί τοι τινὲς ἐπηγγείλαντο καὶ τὴν
τούτου διάγνωσιν αἰσθητὴν εἶναι, καθάπερ γε καὶ τὴν τοῦ
πνεύματος, ὁποῖόν τι κατὰ τὴν δύναμίν ἐστι περιεχόμενον ἐν
ταῖς ἀρτηρίαις. ἔνιοι δ᾽ ἔτι τούτων ἀλλοκώτερα γράφουσιν,
ἐπεισάγοντές τινα τοῖς εἰρημένοις σφυγμοῖς, ὃν αὐτοὶ προσα-
γορεύουσι πλήρη, καὶ τούτου τοῦ γένους τρεῖς ποιοῦσι δια-
φοράς, ὀνομάζουσι δὲ τὸν μέν τινα πλήρη, τὸν δὲ κενόν·
ὁ γὰρ μέσος ἀμφοῖν οὐδὲν ἴδιον ὄνομα κέκτηται. τούτοις
οὖν εἴπερ ἐλέγχειν βούλοιο, διχῆ διαιρήσεις τὸν πρὸς αὐτοὺς
λόγον· εἰς πρῶτον μὲν τὸ σημαινόμενον ἐκ τῆς πληρότη-
τος, ἐφεξῆς δ᾽ αὐτῷ τὸ τῆς διαγνώσεως. ἐν ἑκατέρῳ γὰρ
ἐδείχθησαν οὐ μικρὰ σφαλλόμενοι· περὶ μὲν τὸ σημαινόμενον

enim eft in ipfis infufum nec quantum nec quale fit, fenfu
dignofci poteft. Alioquin certe ceffaret illa quaeftio, an
vacuae fanguinis fint arteriae, fi fane dici poffet, non folum
fanguinem cum fpiritu eas continere, fed qualem etiam
fanguinem ipfae contineant, utrum ferofum ac tenuem, an
craffum et vifcidum, an horum medium, qui certe eft fan-
guis fecundum naturam. Quamquam fane aliqui affirma-
runt, hujus quoque dignotionem fenfibilem effe; quemad-
modum etiam de ipfo fpiritu, qualisnam facultate fit is
qui in arteriis continetur. Nonnulli vero his etiam abfur-
diora fcribunt, quendam alium ultra praedictos pulfus
introducendo, quem ipfi planum vocant. Atque hujus
generis tres faciunt differentias; nominant autem hunc qui-
dem plenum, hunc vero vacuum, medius autem utrorumque
nullum peculiare nomen fortitus eft. Hos ergo fi redar-
guere velis, bifariam adverfus ipfos fermonem divides;
primo circa fignificatum plenitudinis, poftea circa ipfius
dignotionem. In utroque enim oftendimus eos non parum
errare; circa fignificatum quidem non in hoc tantum

οὐκ ἐν τούτῳ τῷ γένει μόνον τῶν σφυγμῶν, ἀλλὰ κἂν τοῖς
ἄλλοις κατὰ τὸ δεύτερον καὶ τρίτον περὶ τῆς διαφορᾶς τῶν
σφυγμῶν· περὶ δὲ τὴν διάγνωσιν ὅσα μὲν ἐν τῇ πληρότητι
σφάλλονται, κατὰ τὸ δ΄ εἴρηται γράμμα τῆς τῶν σφυγμῶν
διαγνώσεως, τὰ δὲ ἄλλα πάντα διὰ τῶν ἔμπροσθεν. νυνὶ δ΄
ἐπειδὴ τὸ χρήσιμον εἰς τὴν τέχνην διδάσκω μόνον, ἄνευ τοῦ
τρὸς τοὺς ἐσφαλμένους τι κατ΄ αὐτὴν ἐλέγχου· τούτου γὰρ,
ὡς ἔφην, ἐν ταῖς ἐπιτομαῖς καὶ συνόψεσι στοχαζόμεθα· μετα-
βῆναι καιρὸς ἐπὶ τὰς ἄλλας τῶν σφυγμῶν διαφοράς, ὅσαι
χρήσιμοι.

Κεφ. ε΄. Διαδέχεται δ΄ ἡμᾶς μεγίστη διαφωνία τῶν
ἰατρῶν, ἐνίων μὲν ἡγουμένων αἰσθητὴν εἶναι τὴν συστολὴν
τῆς ἀρτηρίας, ἐνίων δὲ ἀναίσθητον. ὅσοι μὲν οὖν ἂν αἰσθη-
τὴν εἶναι νομίζουσιν αὐτὴν, ἐν τῷ μεταξὺ τοῦ πέρατος τῆς
διαστολῆς καὶ τῆς ἀρχῆς τῆς συστολῆς ἡσυχάζειν χρόνῳ βρα-
χεῖ φασὶ τὴν ἀρτηρίαν, ἀνάλογον τῇ μετὰ τὴν εἰσπνοὴν ἡσυ-
χίᾳ τῶν ἀναπνευστικῶν ὀργάνων πρὸ τῆς ἐκπνοῆς· ὡσαύτως
δὲ καὶ μετὰ τὴν συστολὴν πρὸ τῆς διαστολῆς ἡσυχάζειν αὖθις,

genere pulſuum, ſed etiam in aliis, in ſecundo et tertio de
differentia pulſuum libro; circa dignotionem vero, quae-
cunque quidem in plenitudine errant, in quarto diximus
libro de pulſuum dignotione, quaecunque autem in aliis
omnibus, in libris ſuperioribus. Nunc autem quoniam id
duntaxat quod utile ad artem eſt doceo, praetermiſſa
adverſus eos qui aliquo modo in ipſa errarunt, reprehen-
ſione, hoc enim, ut dixi, in epitomis et ſynopſibus ſpecta-
mus, tempus eſt ad alias pulſuum differentias, quaecunquo
utiles ſunt, tranſire.

Cap. V. Excipit autem nos maxima diſſenſio medi-
corum, quum nonnulli quidem arbitrentur ſenſilem eſſe
ſyſtolen arteriae, nonnulli vero inſenſilem. Ac illi qui-
dem qui ſenſilem putant ipſam eſſe, inter finem diaſto-
les et principium ſyſtoles quiescere brevi tempore ajunt
arteriam, proportione habita quieti illi ſpirabilium inſtru-
mentorum, quae poſt inſpirationem fit ante exſpirationem;
eodem modo et poſt ſyſtolen ante diaſtolen quiescere rur-

Ed. Chart. VIII. [311.]

ὡς κἀπὸ τῆς ἀναπνοῆς ἠρεμία τις γίνεται τῶν ἀναπνευστι-
κῶν ὀργάνων ἐν ταῖς ἐκπνοαῖς πρὸ τῶν εἰσπνοῶν. εἰ μὲν
οὖν μείζους εἶεν οἱ τῶν ἡσυχιῶν χρόνοι τοῦ κατὰ φύσιν,
ἀραιὸν ὀνομάζουσι τὸν σφυγμόν· εἰ δ᾽ ἐλάττους, πυκνόν.
ὡς εἶναι δύο ἀραιότητας καὶ πυκνότητας, τὴν μὲν ἑτέραν
ἐκτὸς ἐπὶ τῇ διαστολῇ πρὸ τῆς συστολῆς, τὴν δ᾽ ἑτέραν
ἔνδον ἐπὶ τῇ συστολῇ πρὸ τῆς διαστολῆς. ὅσοι δ᾽ ἂν ἑαυ-
τοῖς ἀναίσθητον εἶναι λέγουσι τὴν συστολὴν ἅπαντα τὸν
χρόνον τοῦτον, οἷος ἂν ᾖ μεταξὺ τῶν αἰσθητῶν κινήσεων,
παραβάλλοντες τῷ κατὰ φύσιν, εἰ μὲν ἐλάττων εἴη, πυκνὸν,
εἰ δὲ μείζων, ἀραιὸν ὀνομάζουσι τὸν σφυγμόν, εἰ δ᾽ ἴσος
τῷ κατὰ φύσιν, σύμμετρον. εἴρηται δέ μοι κατὰ τὸ πρῶτον
τῆς διαγνώσεως αὐτῶν ἱκανῶς περὶ τῆς διαφωνίας ταύτης,
ὅτι τε πάντων τῶν σφυγμῶν οὐκ ἐστὶν αἰσθητή. δέδει-
κται δὲ καὶ ὧν τινων ἐστὶν αἰσθητὴ καὶ ὧν τινων οὐ·
καὶ πρὸς τούτοις, ὅπως ἄν τις ἑαυτὸν ἀσκήσειεν εἰς τὴν
τῆς συστολῆς διάγνωσιν. ἀλλὰ ταῦτα μὲν ὀλίγον ὕστερον
εἰρήσεται.

fus, quemadmodum etiam in refpiratione quies aliqua
fit fpirabilium inftrumentorum, in exfpirantibus ante in-
fpirationes. Si ergo tempora quietum fint majora quam
fit id quod fecundum naturam eft, rarum nominant pul-
fum; fi minora, frequentem; ut duae fint raritates et fre-
quentiae, altera externa poft diaftolen ante fyftolen, altera
interna poft fyftolen ante diaftolen. Quicunque vero fibi
ipfis infenfilem effe ajunt fyftolen, totum hoc tempus
quod utique fit inter fenfiles motiones ei quod fecundum
naturam eft comparantes, fi minus fit, frequentem, fi majus,
rarum nominant pulfum, fi aequale ei quod eft fecundum
naturam, moderatum. Dictum autem eft mihi in primo de
dignotione ipforum abunde de hac diffenfione, quodque
omnium pulfuum non eft fenfilis; oftenfum quoque eft,
quorumnam eft fenfilis et quorum non, ac praeterea quo-
modo utique quis fe ipfum exercere debeat in fyftole di-
gnofcenda. Sed haec quidem paulo poft dicentur.

Κεφ. στ'. Νυνὶ δὲ τὰς ὑπολοίπους διαφορὰς τῶν
σφυγμῶν ἐπέξειμι· πρώτην μὲν τὴν τοῦ ῥυθμοῦ, κοινωνοῦ-
σαν κατά τι τῇ τῶν μουσικῶν θεωρίᾳ· δευτέραν δὲ τὴν τῆς
ὁμαλότητός τε καὶ ἀνωμαλίας· καὶ τρίτην τὴν τῆς ἀταξίας τε
καὶ τάξεως. ἡ μὲν οὖν τοῦ ῥυθμοῦ θεωρία παραβαλλομένων
ἀλλήλοις τῶν χρόνων γίνεται τοῦ τε τῆς διαστολῆς καὶ συ-
στολῆς· ἡ δὲ τῆς ἀνωμαλίας, διαφθειρομένης κατά τι τῆς
ἐφεξῆς ἰσότητος ἄλλοτε κατ' ἄλλο γένος τῶν σφυγμῶν ἢ καὶ
δύο ἢ καὶ πλείω. ἐπεὶ δ' ἐνίοτε διαφθείρεται μὲν ἡ ἐφεξῆς
ἰσότης, καὶ διὰ τοῦτ' ἀνώμαλος ἡ κίνησις φαίνεται, καθάπερ
ἐπὶ τῶν πλανήτων ἀστέρων, εὑρίσκεται μέντοι τις ἐν περιό-
δοις ἰσότης, ὥσπερ ἐπ' αὐτῶν ἐκείνων, καὶ διὰ τοῦτο τε-
τάχθαι μὲν ὥσπερ τὴν τῶν πλανήτων κίνησιν, οὕτω καὶ (τὴν)
τῶν κατὰ περιόδους ἴσων σφυγμῶν ἐροῦμεν, ἄτακτον δὲ
ὑπάρχειν, ὁπόταν μηδὲ τὴν κατὰ περίοδον ἰσότητα τηρῇ δι'
ἴσου πλήθους σφυγμῶν γινομένην. οἶον εἰ μετὰ τρεῖς μεγά-
λους σφυγμοὺς ὁ τέταρτος φαίνοιτο μικρός, καὶ τοῦτο ἐφεξῆς

Cap. VI. Nunc vero reliquas differentias pulfuum
percurro; primam quidem eam quae eft rhythmi, mufi-
corum fpeculationi fecundum quid communicantem; fecun-
dam vero eam quae eft aequalitatis et inaequalitatis; et
tertiam eam quae eft ordinis et inordinationis. Ac rhyth-
mi quidem fpeculatio fit, ubi inter fe conferuntur tempus
diaftoles et tempus fyftoles; inaequalitatis autem, ubi cor-
rumpitur fecundum quid continuata paritas alias fecun-
dum aliud genus pulfuum vel etiam duo vel etiam plura.
Quoniam autem aliquando corrumpitur quidem continuata
ipfa paritas et ob id inaequalis ipfa motio apparet, quem-
admodum in planetis, feu errantibus aftris, invenitur tamen
aliqua in circuitibus paritas, quemadmodum in illis ipfis
planetis, propter hoc ordinatam quidem effe dicimus,
ficuti planetarum motionem, ita etiam pulfuum, qui per
circuitus pares funt; inordinatam vero effe, quando nec pa-
ritatem in circuitibus fervet, pari pulfuum multitudine
factam. Veluti, fi poft tres magnos pulfus quartus videatur
parvus et hoc continua femper ferie, ordinatum quidem

Ed. Chart. VIII. [311.]

ἀεὶ, τεταγμένον μὲν ἐρεῖς εἶναι τὸν τοιοῦτον σφυγμὸν, ἀνώ-
μαλον μέντοι· διεφθαρμένης γὰρ τῆς ἰσότητος τάξις τις σώ-
ζεται, ἐν οἷς δ᾽ ἂν σφυγμοῖς μηδ᾽ αὐτὴ διασώζηται, τούτους
οὐ μόνον ἀνωμάλους, ἀλλὰ καὶ ἀτάκτους ὀνομάζομεν. ὅτι
μὲν οὖν ἡμεῖς ὀρθῶς κεχρήμεθα τοῖς τῶν σφυγμῶν ὀνόμασι,
διασώζοντες ὥσπερ ἐν τοῖς ἄλλοις, οὕτω κἂν τούτοις τὸ τῶν
Ἑλλήνων ἔθος, ἐν τῷ β΄ καὶ γ περὶ τῆς διαφορᾶς αὐτῶν
ἐπιδέδεικται συγχωροῦμέν γε μὴν ὡς ἂν ἐθέλοι τις ὀνομά-
ζειν, φυλαττομένης τῶν πραγμάτων τῆς διαφορᾶς ἑρμηνευο-
μένης τε λόγῳ χάριν τοῦ διηρθρωμένην τε καὶ σαφῆ γίνεσθαι
τὴν διδασκαλίαν. εἴρηνται δὲ ἐν τῷ πρώτῳ περὶ τῆς διαφο-
ρᾶς τῶν σφυγμῶν καὶ αἱ κατὰ μίαν κίνησιν ἀνωμαλίαι, τινὲς
μὲν συνεχοῦς μενούσης αὐτῆς γιγνόμεναι, τινὲς δὲ ἡσυχίᾳ δια-
κοπτομένης, ὑπὲρ ὧν καὶ μετὰ ταῦτα ῥηθήσεται. νυνὶ δ᾽
ἐπὶ τὸν τῆς συστολῆς ἀφίξομαι λόγον, τῶν ἀναγκαιοτάτων
ὄντα πρὸς τὰς προγνώσεις· ἐπειδὴ καὶ ἡ περὶ τοῦ πυκνοῦ καὶ
ἀραιοῦ σφυγμοῦ διδασκαλία μετὰ τῆς περὶ τῶν ῥυθμῶν ὑπαλ-
λάττεται καὶ συμμεταβάλλεται. τούτων πολλῶν οὖν εἰρημένων

asseres esse talem pulsum, inaequalem tamen; corrupta enim
paritate, ordo quidam servatur, in quibus autem pulsibus nec
ipse servatur, hos non solum inaequales, sed etiam inordinatos
nominamus. Ac quod nos quidem recte usi sumus pulsuum
nominibus, conservantes, quemadmodum in aliis, ita et in
his Graecorum consuetudinem, in secundo et tertio de
differentia ipsorum ostensum est, concedimus tamen, quo-
modocunque quis velit nominet, dummodo rerum differen-
tia servetur, ac ratione declaretur; quo distincta ac clara
fiat doctrina. Traditae etiam sunt in primo de differentia
pulsuum inaequalitates secundum unam motionem, aliquae
quidem continua ipsa permanente evenientes, aliquae vero
quiete intercedente, de quibus post haec dicetur. Nunc
autem ad systoles sermonem perveniam, qui maxime ne-
cessarius est ad praecognitiones, quandoquidem doctrina
etiam de frequenti et raro pulsu cum doctrina de rhythmis
variatur, ac una commutatur. Quum ergo plura de ipsis

Ed. Chart. VIII. [311. 312.]

ἐν τῷ πρώτῳ περὶ διαγνώσεως σφυγμῶν, ἓξ αὐτῶν ἐνταῦθα
λεχθήσεται τὰ χρησιμώτατα· δι' ὧν ἀσκηθείς τις ἔργῳ μαθή-
σεται τὴν δύναμιν τῆς διδασκαλίας, ὅταν αὐτὸς μὲν προγι-
νώσκῃ τὰ κατὰ τοὺς κάμνοντας ἐσόμενα, τῶν δ' ἄλλων ἰατρῶν
ἕκαστος ἐκ μαντικῆς τινος, οὐκ ἰατρικῆς θεωρίας ἡγεῖται γί-
γνεσθαι τὴν πρόγνωσιν αὐτῶν.

Κεφ. ζ'. Ἄρξαι δὴ πρῶτον ἀπὸ τοῦ διαγινώσκειν τὴν
ποσότητα τῆς διαστολῆς. ὑπάρξει δέ σοι τοῦτο τὴν ἐπιβολὴν
τῶν δακτύλων ἐπιπολῆς ποιουμένῳ, καὶ μᾶλλον ἐκ τῶν κατὰ
μερῶν τῆς ἀρτηρίας. ἄνωθεν μὲν γὰρ ἐπιβάλλων τὴν ἁφὴν,
ἴσως που βαρυνεῖς ἐνίοτε καὶ θλίψεις αὐτὴν, εἰ μὴ πάνυ
σφόδρα προσέχεις τὸν νοῦν, ὡς ἀκριβῶς θεωρεῖν τοὺς
δακτύλους ἄνευ θλίψεως πάσης. ἡ δ' ἐκ τῶν κάτω μερῶν
ἐπιβολὴ μᾶλλον δύναται στοχάσασθαι, τῷ μηδ' ὅλως θλί-
βεσθαι τὴν ἀρτηρίαν. εἰς ὅσον δ' ἂν αὐτὴν θλίψῃς, εἰς
τοσοῦτον κωλύσεις τὸν ὄγκον τῆς διαστολῆς· καὶ μάλιο.*
ὅταν ἄτονος ὁ σφυγμὸς ᾖ, καθάπερ ἐπὶ τῶν ληθαργικῶν·

---

dicta fint in primo de differentia pulfuum, ex ipfis hunc
in locum quae maxime utilia funt transferentur; in quibus
exercitatus quis vim doctrinae opere praecipiet, quando
ipfe [312] quidem ea quae in aegrotantibus eventura funt
praecognoscet; finguli vero alii medici ex divinatione qua-
dam, non ex medica fpeculatione eorum praecognitionem
fieri arbitrabuntur.   Cap. VII.   Sane incipies a quantitate diaftoles di-
gnoscenda; hoc autem tibi inerit, fi fuperficietenus digi-
torum injectionem feceris; et magis, fi ex infernis partibus
arteriae, fuperius enim tactum injiciens, fortaffis alicubi
gravabis quandoque ac premes ipfam, nifi valde admodum
mentem adhibeas, ut exquifite digitos applices, omni com-
preffione evitata.   Injectio autem, quae ex infernis fit par-
tibus, magis poteft conjectare, propterea quod nullo modo
comprimatur arteria.   Quantum autem ipfas comprefferis,
tantum etiam diaftoles tumorem impedies, ac praefertim
quando tenoris vacuus fuerit pulfus, quemadmodum lethar-

Ed. Chart. VIII. [312.]

ὧν ἂν ἐπιθλίψῃς τὴν ἀρτηρίαν τοῖς δακτύλοις, ἀντὶ μεγί-
στου μικρότατος φανεῖται. ἐὰν δὲ, ὡς εἴρηται, τελέως ἀσθενὴς
ἡ ζωτικὴ δύναμις ᾖ, τὸ δ᾽ ἐναντίον ἐπὶ τῶν εὐτόνων γίνεται
σφυγμῶν, οὓς καὶ σφοδροὺς ὀνομάζομεν, ἀντιβαίνει γὰρ ἡ
ἀρτηρία θλιβόντων μᾶλλον ἢ μετρίως ἐπιβαλλόντων τοὺς δα-
κτύλους, ἐνδεικνυμένη τῆς κινούσης τὴν ῥώμην αὐτὴν δυνά-
μεως. ὥσθ᾽ ὅταν τό τε δέρμα τοῦ κάμνοντος ᾖ σκληρὸν ὅ τε
τῆς ἀρτηρίας χιτὼν ὁμοίως διακείμενος, οἱ εὔτονοι σφυγμοὶ
τὴν τῶν ἐπιβαλλομένων δακτύλων ἀνατρέπουσι σάρκα μετὰ
τοῦ δέρματος, ὥσπερ εἰ καὶ τῶν ἐκτός τι προσενέγκαις σκλη-
ρὸν σῶμα μαλακῷ χρωτί· κατ᾽ αὐτὸ γάρ τοι τοῦτο διακρίνε-
ται τοῦ μαλακοῦ τὸ σκληρὸν, ἐγκαταβαίνοντος τῷ μαλακω-
τέρῳ τοῦ σκληροτέρου. τὸ δ᾽ εὔτονον ἁπλῶς ἄνευ τοῦ σκλη-
ρὸν εἶναι τὸ μὲν ἀνατρέπειν ἔχει, τὸ δ᾽ οἷον πιλεῖν καὶ θλᾶν
οὐκ ἔχει. νοήσεις δ᾽ ὀλίγῳ σαφέστερον ἐπ᾽ ἀνέμου τε βιαίας
προσβολῆς καὶ λιθιδίου μετρίας ἐπιθέσεως. ὁ μὲν γὰρ ἄνετος
ἀνατρέπει ἡμᾶς καὶ δένδρα πολλάκις οὐ σμικρά· λιθίδιον δὲ

gicis; quorum fi arteriam digitis compreſſeris, pro maximo
minimus apparabit. Si vero, ut dictum eſt, penitus imbe-
cilla fuerit vitalis facultas, quum arteriam compreſſeris,
fiue pulſu laborans videbitur. Contrarium autem in euto-
nis, id eſt tenore praeditis pulſibus fit; quos et vehementes
nominamus, renititur enim arteria comprimendo magis
quam moderate injiciendo digitos, indicans robur moventis
ipſam facultatis. Quare ubi tum cutis laborantis fuerit
dura, tum arteriae tunica eodem modo fuerit affecta, pul-
fus, qui tenore praediti funt, carnem injectorum digitorum
una cum cute evertunt; quemadmodum fi etiam externum
aliquod durum corpus molli cuti apponas. In hoc enim
ipſo durum a molli discernitur, quod durius in mollius in-
grediatur. Quod autem tenore praeditum ſimpliciter eſt
fine duritie habet quidem ut evertat; ut vero veluti con-
ſtringat ac contundat non habet. Intelliges autem quod
dico apertius et in violento venti impetu et in moderata
lapilli impoſitione; ventus etenim nos et arbores faepe-

ἐπιτεθὲν τῷ δέρματι πιλεῖν μὲν αὐτὸ καὶ θλίβειν πέφυκεν,
ἀνατρέπειν δὲ τὸ κῶλον ὅλον οὐ δύναται. τὸ μὲν ἀνατρεπό-
μενον ἄνευ τοῦ θλίβεσθαι τὴν χώραν ἐν ᾗ πρόσθεν ἦν κα-
ταλείπει, τὸ δ᾽ ὑπὸ σκληροτέρου πιλούμενον εἶκον εἰς ἑαυτὸ
δέχεται τὸ σκληρὸν ἄνευ τοῦ καταλείπειν ἣν εἶχεν ἔμπροσθεν
ἕδραν. οὕτως οὖν κἀπὶ τῆς ἀρτηρίας διάκρινε τὸν σκληρὸν
σφυγμὸν τοῦ σφοδροῦ. τὸν μὲν γὰρ σκληρὸν ὡς λίθον ἢ ξύ-
λον αἰσθήσῃ προσπίπτοντα, νικώμενον ὑπὸ τῆς ἐπερείσεως,
ἐὰν μὴ καὶ σφοδρὸς ᾖ· τὸν σφοδρὸν δ᾽ ἔμπαλιν ἐπερείσεως,
ἐὰν μὴ καὶ σφοδρὸς ᾖ· τὸν σφοδρὸν δ᾽ ἔμπαλιν εὐτονώτε-
ρον, ἐὰν ἐπερείσῃς, φαινόμενον. ὅταν οὖν τούτους διακρῖ-
ναι ἀσκηθῇς, ἐπὶ τὴν τῆς συστολῆς διάγνωσιν ἧκε, προασκή-
σας ἑαυτὸν πρῶτον ἐπὶ σφυγμῶν ὅσοι μεγάλοι τέ εἰσι καὶ
σφοδροὶ καὶ σκληροί. τούτους γὰρ ἔξεστί σοι μετρίως θλί-
βοντι τὴν αἴσθησιν ἴσχειν τὸ πρῶτον τῆς συστολῆς. ὅσον οὖν
εἴκοντος τοῦ σοῦ δέρματος ἀνετρέπετο, καὶ οἷον ἐκοιλαίνετο
προσπιπτούσης τῆς ἀρτηρίας, τοῦτ᾽ ἀποχωρούσης ἕπεται μέ-
χρι τῆς κατὰ φύσιν ἕδρας τε καὶ καταστάσεως. ὥστε αἰσθήσῃ

numero haud exiguas evertit, lapillus autem cuti impofitus
conftringere et comprimere ipfam poteft, evertere autem
membrum totum non poteft. Quod enim fine compreffione
evertitur, regionem in qua prius erat deferit; quod autem
a duriori conftringitur, cedens in fe ipfum id quod durum
eft excipit, nequaquam fedem quam prius habebat deferens.
Ita ergo in arteria durum pulfum a vehementi diftingue.
Durum namque veluti lapidem vel lignum fenties occur-
rere, qui ab innixu vincitur, nifi vehemens etiam fit: ve-
hementem vero contra, tenore magis praeditum, fi inni-
taris, confpicies. Cum ergo prius in his diftinguendis te
exercueris, ad fyftoles dignotionem accede, prius te ipfum
exercens in pulfibus, qui et magni fint et vehementes et
duri. Si enim hos moderate premas, licebit tibi primas
fyftoles partes fentire. Quicquid igitur cedentis cutis ever-
tebatur, ac veluti cavabatur occurrente arteria, illud ea
recedente infequitur, usque eam quae fecundum naturam
eft tum fedem tum conftitutionem; quare tanto tempore

Ed. Chart. VIII. [312.]

τοσούτῳ χρόνῳ τῆς συστολῆς ἐν ὅσῳ τοῦτο γίνεται· τὸ δ᾽
ἄλλο πᾶν ἀδιάγνωστον αὐτῆς ἔσται σοι. μετὰ δὲ τὸ προγυμ-
νάσασθαι κατὰ τοὺς τοιούτους σφυγμοὺς ἐπὶ τοὺς μεγάλους
ἅμα καὶ σφοδροὺς μετάβαινε, κἂν ὦσι μὴ σκληροί· κἄπειτα
ἐπὶ τοὺς σφοδροὺς, κἂν ὦσι μὴ μεγάλοι. μαλακὴν δ᾽ ἔχειν
σε χρὴ τὴν ἁφὴν εὐαίσθητόν τε φύσει. καὶ γὰρ ἀνατρέπεται
θᾶττον ὑπὸ τῆς ἀρτηρίας ἐμπιπτούσης βιαίως ἡ τοιαύτη, καὶ
τῶν ἐν αὐτῇ παθημάτων αἰσθάνεται μᾶλλον. εἴρηται δ᾽ ἐπὶ
πλεῖστον ἐν τῷ πρώτῳ περὶ τῆς τῶν σφυγμῶν διαγνώσεως,
ὅπως ἂν μάλιστα περὶ τὴν τῆς συστολῆς διάγνωσιν ἀσκηθείης.
ἐὰν δὲ μηδέποτε πείσῃς σεαυτὸν ἀκριβῶς αἰσθέσθαι τῶν πρώ-
των τῆς συστολῆς, ἀλλ᾽ ἀδιάγνωστος τελείως σοι φαίνηται,
σκληρὸν ἢ δυσαίσθητον ἔχοντι τὸ δέρμα, γίγνωσκε μὲν ὡς εἰς
πολλὰς προγνώσεις ἐκ τούτου βλαβησόμενος, ἃς ἀκούσῃ τοῦ
λόγου προϊόντος. ὅμως᾽ οὖν ἐγώ σοί τινα ποριοῦμαι παρα-
μυθίαν εἰς τὴν ἐπὶ τῶν ἔργων χρείαν. ὅλον γάρ σε δεήσει τὸν
χρόνον ἐκεῖνον, ἐν ᾧ μηδεμιᾶς αἰσθάνῃ κινήσεως, ἐπὶ τῇ
μνήμῃ παραθέσθαι., πηλίκος τίς ἐστι καθ᾽ ἑκάστην ἡλικίαν.

fyftolen fenties in quanto hoc ipfum fit; reliquum autem
ipfius totum dignoscere non poteris. Poftquam autem te
in ejusmodi pulfibus exercueris, ad magnos fimul et vehe-
mentes tranfi, quamvis fint non duri; poftea ad vehemen-
tes, quamvis fint non magni. Mollem vero te habere
oportet tactum, naturaque bene fentientem, etenim citius
ab arteria violenter occurrente ejusmodi tactus evertitur,
et quae in ipfa funt paffiones magis fentit. Dictum autem
eft fufiffime in primo de pulfuum dignotione, quonam modo
potiffimum circa fyftoles dignotionem te exercere debeas.
Si vero nequaquam tibi ipfi perfuaferis exquifite primas
fyftoles partes fentire, verum non dignosci poffe omnino
tibi ipfa videatur, ut qui cutem duram vel difficulter fen-
tientem habeas, fcias certe ad multas praecognitiones ex
hoc te laefum iri, quas procedente fermone audies Verum
tamen ego tibi aliquid folatii ad operum ufum porrigam.
Oportebit enim te totum illud tempus in quo nullam fentis
motionem in memoriam reponere, quantum fit in una-

οὔσης δ᾽ οὐ σμικρᾶς διαφορᾶς τοῖς ἀνθρώποις πρὸς ἀλλήλους
ἐν τῇ ποσότητι τοῦ χρόνου τῆς ἡσυχίας, ἀξιῶ σε των συνη-
θων, οὓς προσδοκᾷς ποτε νοσοῦντας ἐπισκέπτεσθαι, πολλά-
κις ὑγιαινόντων ἧφθαι κατ᾽ ἐκεῖνον τὸν χρόνον ἐν ᾧ μηδε-
μίαν ἔξωθεν ἔχει τὸ σῶμα κίνησιν ἐκ περιπάτων η δρόμων
ἢ λουτροῦ ἢ πάλης ἢ ἐδωδῆς ἢ πόσεως ἢ ἀγωνίας ἢ θυ-
μοῦ τινος ἢ φόβου, παραθέμενόν τε τῇ μνήμῃ τὴν ποσότητα
τοῦ τῆς ἠρεμίας χρόνου, παραβάλλειν αὐτῷ τὸν ἑκάστοτε φαι-
νόμενον· εἶτ᾽ εἰ μὲν πλείων εἴη, καλεῖν ἀραιὸν τὸν σφυγμόν·
εἰ δ᾽ ἐλάττων, πυκνόν· εἰ δ᾽ ἴσος τῷ κατὰ φύσιν, σύμμε-
τρον. ὥσπερ δὲ τοῦ χρόνου τῆς συστολῆς οὐκ ἐνὸν αἰσθέσθαι
παντὸς, οὕτως οὐδὲ τῆς διαστολῆς· ἐπιδέδεικται δὲ καὶ τοῦτο
κατὰ τὸ πρῶτον τῆς διαγνώσεως τῶν σφυγμῶν. ἀλλὰ τόν γε
ταχὺν καὶ βραδὺν σφυγμὸν ἔνεστι διαγνῶναι κἂκ του φαινο-
μένου τῆς διαστολῆς. εἴρηται δὲ καὶ περὶ τοῦδε καὶ διὰ τοῦ
δευτέρου μὲν ἐν ἀρχῇ τῆς διαγνώσεως των σφυγμῶν, και
διὰ τοῦ τρίτου δ᾽ ἐπιπλεῖστον, ἐν ᾧ καὶ τὴν τῶν ῥυθμῶν
διδασκαλίαν ἐδείκνυον ἄχρηστον· ἀρκεῖν γὰρ ἡμῖν εἰς ιας

quaqne aetate. Quum autem non exigua fit differentia ho-
minibus inter fe in quantitate temporis quietis, hortor te
ut familiares illos quos opinaris aliquando aegrotantes te
effe infpecturum faepius dum fani funt tangas eo fane
tempore in quo corpus nullam extrinfecus ortam motionem
habet ex ambulationibus vel curfibus vel lavacro vel lucta
vel paftu vel potu vel agonia vel ira aliqua vel timore
memoriaque repetens quantitatem temporis quietis, illi
compares id quod affidue confpicitur; deinde fi majus
fuerit, eum pulfum voces rarum, fi minus, frequentem; fi
ei quod fecundum naturam eft aequale, moderatum.
Quemadmodum autem non poteft totum tempus fyftoles
fentiri, ita nec diaftoles; oftenfum autem et hoc eft in pri-
mo de dignotione pulfuum. Verum celerem et tardum
pulfum licet dignoscere ex eo quod de diaftole apparet.
Dictum autem et de hoc eft tum in fecundo de dignotione
pulfuum in principio tum in tertio diffufiffime, in quo
etiam rhythmorum doctrinam inutilem oftendi. Satis enim

Ed. Chart. VIII. [312.]

προγνώσεις τὸ τάχος μόνον ἢ τὴν βραδυτῆτα διαγνῶναι τῶν
κινήσεων τῆς ἀρτηρίας· ὥσπερ γε καὶ τῶν ἡσυχιῶν τὸν χρόνον
ὁπηλίκος τίς ἐστι καθ᾽ ὃν ἀραιὸς καὶ πυκνὸς ὁ σφυγμὸς γί-
νεται· μαθήσῃ δὲ τοῦτον διὰ τῶν ἑξῆς, ἔνθα περὶ τῆς τῶν
σφυγμῶν προγνώσεως ὁ λόγος ἔσται μοι.

Κεφ. η΄. Νυνὶ δὲ περὶ τοῦ μεγάλου καὶ μικροῦ σφυγ-
μοῦ καὶ τῶν ἄλλων ὅσοι κατὰ τὸ ποσὸν τῆς διαστολῆς
νοοῦνταί τε καὶ διαγνώσκονται προσθεὶς ὅσον χρήσιμον,
ἐπὶ τὰς αἰτίας αὐτῶν μεταβήσομαι. καὶ γὰρ ἐπὶ τούτων τῶν
σφυγμῶν τὸ μέν τι κοινόν ἐστι μέτρον ἐν πλάτει συχνῷ λαμ-
βανόμενον, τὸ δέ τι καθ᾽ ἕκαστον ἄνθρωπον ἴδιον. ἐν μὲν
τῷ κοινῷ σύμμετρος καθ᾽ ἡντιναοῦν διάστασιν ὁ σφυγμὸς ἔσται,
καὶ διαγνωσθήσεται ἐν τῷ τῆς ἀρτηρίας ὄγκῳ παραμετρούμε-
νος· ὀνομάζω δὲ νῦν ὄγκον αὐτὴν τὴν κατὰ κύκλον περιγρα-
φήν. ὁμοίως δὲ τούτῳ καὶ οἱ τῶν συμμέτρων καθ᾽ ἑκάστην
διάστασιν ὑπερέχοντες ἢ ἐλλείποντες· ἰδίᾳ δὲ καθ᾽ ἕκαστον
ἄνθρωπον ἐκ τῆς κατ᾽ ἐκεῖνον ἁφῆς προεγνωσμένης τε καὶ
μνημονευομένης. εἴρηται δὲ καὶ περὶ τῶν τοιούτων σφυγμῶν

nobis effe ad praecognitionem celeritatem folam, vel tar-
ditatem dignoscere motuum arteriae, quemadmodum etiam
et ipfarum quietum tempus quantum ipfum fit, per quod
rarus et frequens pulfus fit. Disces autem hoc in fequen-
tibus, ubi de praenotione ex pulfibus fermo mihi erit.

Cap. VIII. Nunc de magno et parvo pulfu ac de
caeteris quicunque fecundum quantitatem diaftoles intelli-
guntur ubi quicquid utile eft adjecero, ad caufas ipforum
transibo. Etenim in his pullibus alia quidem communis
eft menfura, quae in frequenti latitudine fumitur, alia vero
in unoquoque homine peculiaris. In communi quidem
moderatus fecundum quamlibet dimenfionem ipfe pulfus
erit, et dignoscetur, fi eum ad arteriae tumorem metiaris;
nomino autem nunc tumorem ipfam quae in orbem eft cir-
cumfcriptionem. Aeque vero ac hic et qui fupra vel infra
moderatos fecundum unamquamque dimenfionem funt;
peculiariter autem in unoquoque homine ex tactu quem
in illo et praenoveris et memoria teneas. Dictum autem

Ed. Chart. VIII. [312. 313.]

ἐν τῷ δευτέρῳ τῆς διαγνώσεως αὐτῶν, ἥντινα πραγματείαν
οὐδεὶς ἔγραψε πρὸ ἐμοῦ, αὐτὴν καθ᾽ αὐτὴν ἀποτεμνόμενος
ἰδίᾳ καὶ μόνην, ἀλλ᾽ ὀλίγα που πράγματα κατὰ τὸ πάρεργον
αὐτῆς ἄλλος ἄλλο προχειρισάμενος διεφώνησαν ἐν αὐτοῖς.
τὸν γοῦν τοῦ παιδὸς σφυγμὸν ὁ μὲν Ἡρόφιλος ἱκανὸν τῷ μεγέθει φησὶν ὑπάρχειν, ὁ δ᾽ Ἀρχιγένης μικρόν. οὕτω δὴ καὶ
τὸν μυρμηκίζοντα ταχὺν εἶναι φησὶν ὁ Ἀρχιγένης, Ἡρόφιλος
δὲ οὐ ταχύν. ἐῤῥήθησαν δὲ καὶ αἱ τῶν σφαλμάτων αἰτίαι
κατὰ τὴν πραγματείαν ἐκείνην· ὥστε σοι παντὸς μᾶλλόν ἐστι
προσεκτέον αὐτῇ τὸν νοῦν, εἰ διαγινώσκειν τε καὶ προγινώσκειν ἐθέλοις διαφορὰς σφυγμῶν ὅσα περὶ ἡμᾶς εἶδες.
οὐδὲν γὰρ οὕτως ὃ οὔτε πλείονος εἰς ἄσκησιν δεῖται χρόνου
τῶν κατὰ τὴν τέχνην, οὐδὲ μείζονα δύναμιν ἔχει τῆς τῶν
σφυγμῶν διαγνώσεως. ὅπου γὰρ Ἀρχιγένης ἐδείχθη σφαλλόμενος οὐ μόνον ἐν τῇ τοῦ τάχους, ἀλλὰ καὶ ἐν τῇ τοῦ μεγέθους διαγνώσει, τίνα δυνήσῃ σχεῖν ἐλπίδα σὺ τῆς ἐπιστήμης
αὐτῶν ἄνευ τοῦ λόγῳ μὲν πρῶτον ἐν τοῖς τέτταρσι περὶ
διαγνώσεως βιβλίοις, ὕστερον δὲ καὶ τριβῇ τὴν ἐν αὐτοῖς

de his pulſibus eſt in ſecundo de dignotione ipſorum,
quam ſane tractationem nemo ante me ſcripſit ipſam per
ſe ſeparatim ac ſolam diſtinguendo, ſed paucas alicubi
res extra ipſius inſtitutum alius aliam aggreſſus discordes
in ipſis fuerunt. Pueri igitur pulſum Herophilus quidem
ſatis magnum eſſe ait, Archigenes vero parvum. Sic ſane
et formicantem celerem eſſe ait Archigenes, Herophilus
autem non celerem. Errorum autem cauſas in ea tractatione diximus. Quare tibi in primis in [313] eam eſt accurate incumbendum, ſi tum dignoscere tum praecognoscere velis differentias pulſuum, ſicuti nos facere vidiſti.
Nihil enim in arte quod diuturniore exercitatione indigeat majoremque vim habeat quam pulſuum dignotio. Ubi
enim Archigenem errare oſtendimus, non in celeritatis ſolum, ſed etiam magnitudinis dignotione, quam poteris tu
ſpem habere ſcientiae ipſorum, niſi ratione quidem primo
in quatuor libris de dignotione, poſtea vero uſu ac exer-

Ed. Chart. VIII. [313.]

ἀλήθειαν ἐκμαθεῖν; ὡς οὖν οὕτως πράξαντός σου τὰ κεφά-
λαια των ἐν ἐκείνοις εἰρημένων ὥσπερ ἐπὶ τῶν προειρημένων
διαφορῶν, οὕτως καὶ τῶν ἄλλων ἐρῶ. τῆς γάρ τοι διαστολῆς
αἰσθητὴν ἐχούσης ἅπασι τὴν κίνησιν, ὅταν μὲν ἐπιπολῆς
ψαύσῃς περιλαβὼν ἀβιάστως τὴν ἀρτηρίαν, καὶ μᾶλλον ὅταν
ἐκ τῶν κάτω μερῶν, ἡ τοῦ μεγέθους διάγνωσις ἀκριβὴς γίνε-
ται. πότερα δὲ σφοδρῶς ἢ ἀμυδρῶς καὶ ὁμαλῶς ἢ ἀνωμάλως
ἐκινήθη, γνῶναι βεβαίως τε καὶ ἀκριβῶς ἀδύνατόν ἐστι κατὰ
τὴν εἰρημένην ἐπιβολὴν τῆς ἁφῆς. ἀλλὰ χρὴ θλίβειν ἠρέμα
τὴν ἀρτηρίαν· οὕτως γὰρ αἰσθήσῃ πλείονι χρόνῳ τῆς διαστο-
λῆς ἥπερ ὅτε ἀβιάστως ἐπέβαλες αὐτῇ τοὺς δακτύλους. οἱ
μὲν οὐδὲ τοῦ τάχους οὐδὲ τῆς βραδυτῆτος ἡ διάγνωσις ἐναρ-
γῶς φαίνεται χωρὶς τοῦ κἂν ἐπιβραχὺ θλῖψαι τὸ κατὰ τὰς
ἀρτηρίας ἐπικείμενον δέρμα. πράξαντι δὲ οὕτως ἐνίοτε μὲν
ἰσοταχῶς, ἐνίοτε δὲ ἀνωμάλως σοι φανεῖται κινουμένη, καὶ
ποτὲ μὲν τὰ πρῶτα τῆς κινήσεως ἢ τὰ μέσα βραδύτερα ποιου-
μένη, ποτὲ δ᾽ ἔμπαλιν. οὕτως δὲ καὶ ὠκυτέρως ποτὲ μὲν τὰ

citatione veritatem quae in ipfis eft ediscas? Tanquam
igitur tu ita facias, capita eorum quae in ipfis dicta funt
quemadmodum in praedictis differentiis, ita et in aliis di-
cam.   Quum enim diaftole fenfilem habeat omnibus motio-
nem, ubi fuperficietenus palpaveris, arteriam fine vi
comprehendens, et magis, ubi ex infernis partibus, exqui-
fita fit ipfa magnitudinis dignotio.   Utrum autem vehemen-
ter vel obscure, et aequaliter vel inaequaliter mota fit,
firmiter ac exquifite cognoscere impoffibile eft per prae-
dictam tactus injectionem, verum oportet fenfim arteriam
premere; ita enim diuturniore tempore diaftolen fenties
quam dum fine vi digitos ipfi injiciebas.   Non tamen aut
celeritatis, aut tarditatis dignotio manifefte ‑ apparet, nifi
prefferis, licet etiam parumper, cutim, quae fuper arteriam
incumbit.   Si autem ita feceris, nonnunquam quidem
aequali celeritate, nonnunquam vero inaequali tibi vi-
debitur moveri, ac nonnunquam quidem primas partes
motionis vel medias tardiores facere, nonnunquam autem
e contrario: ita fane etiam celeriores, nonnunquam quidem

Ed. Chart. VIII. [313.]

τελευταῖα, ποτὲ δὲ τὰ πρὸ αὐτῶν, ἢ τὰ πάντων πρῶτα·
καὶ δὴ καὶ σφοδρότερα καὶ ἀμυδρότερα κατὰ τὸν αὐτὸν λόγον.
καὶ τοίνυν καὶ διακοπτομένην ἡσυχίᾳ τὴν ἄνοδον αἰσθήσῃ τῆς
ἀρτηρίας, ὡς δοκεῖν ἵστασθαι, καὶ τὴν δευτέραν δὲ προσβο-
λὴν ἐπὶ τῇ στάσει ποτὲ μὲν ἰσχυροτέραν ἢ θάττω, ποτὲ δὲ
ἀσθενεστέραν ἢ βραδυτέραν τῆς προτέρας. πολλῶν δὲ οὐσῶν
κἂν τούτῳ τῷ γένει τῶν κατὰ μέρος διαφορῶν, ἁπάσας ἔχεις
ἐν τῷ πρώτῳ τῆς περὶ σφυγμῶν πραγματείας γεγραμμένας.
ἀλλὰ κἀνταῦθά σοι τὸ χρήσιμον ἅμα τοῖς ἐξ αὐτῶν δηλουμέ-
νοις εἰπεῖν πειράσομαι διὰ βραχυτάτων ἐν τοῖς ἑξῆς λόγοις.
ὁμοίως δὲ καὶ περὶ τῶν ἄλλων ὅσα νῦν παραλέλειπται περι-
εργότερον ἐζητημένα τοῖς ἰατροῖς, ἐν τῷ προγνωστικῷ μέρει
τῆς πραγματείας ἀκούσῃ. νυνὶ δ᾽ ἀρκεῖ τό γε τοσοῦτον εἰ-
πεῖν, ὡς ὅστις ἀναγινώσκει τὸ βιβλίον τοῦτο πρὸ τῆς μεγά-
λης πραγματείας, ἐγχωρεῖ μὲν αὐτῷ πρὸς τὰ τῆς τέχνης
ἔργα μήτε τοῦ πρώτου μέρους αὐτῆς τοῦ περὶ τῆς διαφορᾶς
τῶν σφυγμῶν δεηθῆναι μήτε τούτου περὶ τῶν αἰτιῶν·

poſtremas partes, nonnunquam vero quae ante has ſunt,
vel quae ſunt omnium primae; et ſane etiam vehementiores
et languidiores ſecundum eandem rationem. Ideoque et
arteriae ascenſionem quiete interceptam ſenties, ita ut con-
ſiſtere videatur, et ſecundam appulſionem, poſtquam con-
ſtiterit, nonnunquam quidem validiorem vel celeriorem,
nonnunquam autem imbecilliorem vel tardiorem priore.
Quum autem multae etiam ſint in hoc genere particulares
differentiae, univerſas habes in primo libro tractationis de
pulſibus ſcriptas. Sed hic quoque tibi quod utile eſt una
cum iis quae ex ipſis judicantur dicere quam breviſſime
conabor ın ſequentibus ſermonibus. Similiter etiam de
aliis quae nunc praetermiſſa ſunt, curioſius a medicis in-
quiſita, in parte prognoſtica hujus tractationis audies.
Nunc autem tantum dixiſſe ſatis eſt, quicunque hunc
librum ante magnam tractationem legit, poſſe quidem
illum ad artis opera neque prima ipſius parte, quae de
differentia pulſuum eſt, neque ca quae de cauſis eſt egere;

Ed. Chart. VIII. [313.]

ἕξει γὰρ αὐτῶν κἀνταῦθα περιεχομένην τὴν δύναμιν. ἡ μέν
τοι διαγνωστικὴ καὶ ἡ προγνωστικὴ πραγματεία χρησιμώταται
πρὸς τὰ τῆς τέχνης ἔργα εἰσὶ κατὰ διέξοδον, οὐκ ἐπιτομὴν,
ἀναγινωσκόμενα. καλῶς οὖν ποιήσεις μὴ θαῤῥήσας μόνῃ ταύτῃ
τῇ διδασκαλίᾳ, πρὸς ἀνάμνησιν πρόχειρον οὔσῃ χρησίμῃ τοῖς
ἐπιμελῶς μεμαθηκόσι τὰ κατὰ διέξοδον ἐν ἐκείναις γεγραμμένα.
περὶ δὲ τῆς τοῦ τάχους διαγνώσεως τοῦ σφυγμοῦ, ἐν ᾗ τὸν
Ἀρχιγένην σφαλλόμενον ἐδείξαμεν, οὐχ οἷόν τε βεβαίαν διά
γνωσιν λαβεῖν ἄνευ τοῦ περὶ τῆς διαγνώσεως τῶν σφυγμῶν
ἀναγνῶναι μὴ κατὰ τὸ πάρεργον, ἐν οἷς δείκνυται μὴ ψιλῷ
καὶ μόνῳ χρῆναι τῷ χρόνῳ τῆς κινήσεως διακρῖναι τὸ τάχος
ἀπὸ τῆς βραδυτῆτος, ἀλλὰ καὶ τὸ τῆς ἀνόδου ποσὸν ἐπισκο
πεῖν. ὡς ἐάν γε μόνῳ τῷ χρόνῳ προσέχῃς τὸν νοῦν, τὸν
μυρμηκίζοντα καλούμενον σφυγμὸν ταχὺν εἶναι δόξεις, οὐκ
ὄντα ταχὺν, ἀλλ᾽ ὀλιγοχρόνιον, ὡς ἅτε μικροτάτην ἔχοντα
διαστολήν. οὐ γὰρ ἐνδέχεται πολλῷ χρόνῳ διεξέρχεσθαι
βραχὺ διάστημα, κἂν βραδὺ τὸ κινούμενον ᾖ· χελώνη γοῦν
ἐν ἐλάττονι χρόνῳ διεξέρχεται πῆχυν ἢ παρασάγγην ἵππος,

habet enim earum vim et hoc in loco comprehenfam. Et
certe diagnoſtica et prognoſtica tractatio utiliſſimae ad artis
opera funt, fi per diexodum, non per epitomen fcripta
legantur. Recte igitur feceris fi haec foli doctrinae non
confidas; quae certe ad expeditam memoriam utilis eſt iis,
qui accurate ea quae per diexodum in illis fcripta funt
didicerint. De dignotione vero celeritatis pulfus, in qua
Archigenem erraffe monftravimus, non poteſt firma dignotio
fumi, nifi tractatio de pulfuum dignotione non obiter legatur; in qua oftenditur non modo ac folo motionis tempore
diftinguendam effe celeritatem a tarditate, fed et afcenfionis quantitatem confiderandam effe. Nam fi foli tempori mentem adhibueris, formicantem quem vocant pulfum
celerem effe opinaberis, qui non celer, fed exigui temporis eſt; ut qui minimam habeat diaftolen, neque enim contingit multo tempore breve fpatium pertranfire, quamvis
tardum fit id quod movetur. Teſtudo enim minori tempore cubitum peragit quam parasangam equus, fed latio

Ed. Chart. VIII. [313.]

ἀλλ᾿ ὁ τῆς φορᾶς ῥοῖζος οὐκ ἴσος των ζώων ἀμφοτέρων.
ἐθισθῆναι δ᾿ οὖν σε χρὴ ταύτῃ διαγινώσκειν καὶ βραδυτῆτα
χρόνου. περὶ μὲν οὖν τούτου, καθάπερ ἔφην, ἔν τε τῷ
τρίτῳ περὶ διαγνώσεως ἐπιπλεῖστον εἴρηται καὶ κατὰ τὰ
πρῶτα τοῦ δευτέρου· περὶ δὲ τῆς συστολῆς ἐν τῷ πρώτῳ
τελεώτατα γέγραπται, δεικνύντος μου κατὰ τοὺς ἀμυδροὺς
σφυγμοὺς ἀδιάγνωστον αὐτὴν εἶναι, καὶ μάλισθ᾿ ὅταν ὁ χιτὼν
τῆς ἀρτηρίας ᾖ μαλακός· ἐπὶ δὲ τῶν σφοδρῶν σφυγμῶν δια-
γινώσκεσθαι κἀπὶ τῶν μέσων κατὰ σφοδρότητα καὶ μέγεθος.
περὶ δὲ μαλακότητος τῆς ἀρτηρίας οὐδὲν χρὴ προσδιορίζεσθαι
κατὰ τοὺς σφοδροὺς σφυγμούς. οὐδέποτε γὰρ ὁ αὐτὸς σφυγ-
μὸς ἅμα σφοδρός τέ ἐστι καὶ μαλακός, ἀλλ᾿ ἤτοι σκληρὸς ἢ
σύμμετρός τε καὶ κατὰ φύσιν ἐν τούτῳ τῷ γένει. κατὰ τοὺς
σφοδροὺς οὖν σφυγμοὺς θλίβων ἀτρέμα τὴν ἀρτηρίαν αἰσθή-
σῃ, πότερον εὐθέως ἀποχωρεῖ πρὸς τὴν συστολὴν βραχυχρό-
νιον ποιοῦσα τὴν ἐκτὸς ἠρεμίαν, ἢ πλέονι χρόνῳ τῆς κατὰ
φύσιν ἡσυχάζει· καὶ πότερον ἡ κίνησις αὐτῆς συστελλο-
μένη ὠκυτέρα τῆς κατὰ φύσιν κινήσεως ἐστὶν ἢ βραδυτέρα.

ris impetus non eſt aequalis amborum animalium. Aſſueſ-
cere igitur te oportet ut celeritatem et tarditatem temporis
dignoscas. Ac de hoc quidem, ſicuti dicebam, in tertio de
dignotione libro copioſiſſime dictum eſt et in prima parte
ſecundi: e ſyſtole autem in primo abſolutiſſime ſcriptum
eſt; ubi oſtendi in languidis pulſibus ipſam dignosci minime
poſſe, ac praecipue quando tunica arteriae mollis eſt, in
vehementibus autem pulſibus poſſe et in iis qui medii ſunt
vehementia et magnitudine. De mollitie autem arteriae
nihil oportet definire in vehementibus, nunquam enim
idem pulſus vehemens ſimul eſt et mollis, ſed vel durus,
vel moderatus, ac ſecundum naturam in hoc genere. In
vehementibus igitur pulſibus, ſi leniter arteriam premas,
ſenties utrum ſtatim redeat ad ſyſtolen, externam quietem
brevis temporis faciens, an longiori tempore quam ſecun-
dum naturam ſit quiescat, et utrum motio ipſius dum con-
trahitur, motione quae ſecundum naturam eſt cele-

Ed. Chart. VIII. [313.]

μέγιστα γὰρ ἐκ τῆς τοιαύτης διαγνώσεως εἰς τὸ προγινωοκειν
ὠφεληθήσῃ, ὃ ἔχεις ἐν τέτταρσι βιβλίοις.

Κεφ. θ'. Τὰς δὲ ποιούσας καὶ τὰς ἀλλοιούσας τοὺς
σφυγμοὺς αἰτίας ἑτέρωθι διῆλθον· ἐπιδείκνυμι δ' ἐν αὐτοῖς
πρώτας μὲν τὰς οἷον συνεκτικὰς αὐτῶν αἰτίας, δευτέρας δὲ
τὰς προηγουμένας, καὶ τρίτας ὡς προκαταρχούσας, ἃς δὴ
καὶ προκαταρκτικὰς ὀνομάζουσιν. εὔδηλον δ' ὅτι διαφέρει μη-
δὲν ἢ θηλυκῶς εἰπεῖν αἰτίας, ἢ οὐδετέρως αἴτια. μεμνῆσθαι
μέντοι χρὴ πρὸ πάντων ὅπως ἔφαμεν ὀνομάζειν ἐνίοτε συνεκ-
τικὸν αἴτιον, ὅτι μὴ κυρίως, ἀλλὰ καταχρώμενοι τῇ προσηγ-
γορίᾳ. τὸ μὲν γὰρ κυρίως λεγόμενον αἴτιον συνεκτικὸν οὔτ'
ὠνόμασέ τις ἄλλος πρὸ τῶν Στωϊκῶν οὔτ' εἶναι συνεχώρησε·
τὰ δὲ καὶ πρὸ ἡμῶν οἷον συνεκτικὰ λεγόμενα γενέσεώς τινος,
οὐχ ὑπάρξεως αἴτια. δέδεικται γὰρ οὔτ' ἄλλου τινὸς αἴτιον
πρότερον οὐδὲν, ὅτι μὴ γενέσεως· ἀλλ' οὐ πᾶν τὸ γενέσεως
αἴτιον ὀνομάζομεν, ὡς ἔφην, καταχρώμενοι, συνεκτικὸν,

rior fit, an tardior, plurimum enim ex hac dignotione
ad praecognoscendum juvaberis, quod in quatuor libris
habes.

Cap. IX. Caufas autem tum quae pulfus faciunt,
tum quae alterant alibi percurrimus, illic autem oftendo,
primas quidem, quae veluti continentes ipforum funt cau-
fae; fecundas autem quae antecedentes et tertias, quae
praeincipientes, quas fane προκαταρκτικὰς nominant. Con-
ftat autem differre nihil, five foeminino genere dicas αἰτίας,
five neutro αἴτια. Meminiffe fane prae omnibus oportet,
quemadmodum diximus, nominare nos quandoque conti-
nentem caufam, non proprie certe, fed appellatione
abutentes. Caufam enim quae proprie continens dicitur
neque nominavit quispiam alius ante Stoicos, neque effe
conceffit. Quae vero a nobis veluti continentes dicuntur,
generationis cujusdam, non fubfiftentiae caufae funt; often-
fum eft enim neque alterius cujusdam rei caufam priorem
ullam effe, nifi generationis; fed non omnem generationis
caufam nominamus, etiam nomine, ut dixi, abutentes,

Ed. Chart. VIII. [313.]

ἐκεῖνο δὲ μόνον ὃ ποιητικόν ἐστι τῶν ἐν τῷ γίνεσθαι τὸ εἶ-
ναι κτωμένων, οἷον ὀρχήσεως, πυγμῆς, πάλης, δρόμου,
πασῶν τῶν ἐνεργειῶν· κινήσεις γάρ εἰσι δραστικαὶ, διὰ ταύ-
τας δὲ καὶ παθητικαὶ κινήσεις ἐν τῷ γίνεσθαι τὴν ὕπαρξιν
ἔχουσι. τοιαύτης μὲν οὔσης καὶ τῆς κατὰ τοὺς σφυγμοὺς
ὑπάρξεως, αἰτίαι ποιητικαὶ τρεῖς ἐδείχθησαν, ἥ τε δύναμις
ἡ κινοῦσα τὰς ἀρτηρίας καὶ αὐτὸ τὸ σῶμα τοῦ ἀγγείου καὶ
ἡ χρεία δι᾽ ἣν κινεῖται, δέδεικται δ᾽ ἐν τῷ περὶ χρείας σφυγ-
μῶν γράμματι, τὸ σύμπαν εἰπεῖν ἐν κεφαλαίῳ περιλαβόντα,
φυλακὴν τῆς ἐμφύτου θερμασίας τὴν χρείαν τῶν σφυγμῶν
ὑπάρχειν. ὄντων γὰρ δυοῖν μερῶν τοῦ σφυγμοῦ, διαστολῆς
τε καὶ συστολῆς, τὴν μὲν διαστολὴν ἐμψύξεως ἕνεκεν ἐδείξα-
μεν γίγνεσθαι τὰ πολλὰ, σπανίως δέ ποτε καὶ ῥιπίσεώς τε
καὶ ἀναψύξεως, ὥσπερ γε καὶ μορίου τινὸς αὐτῆς βραχέος
ἕνεκα τοῦ κατὰ τὸν ἐγκέφαλον πνεύματος· τὴν συστολὴν δὲ
ἀποχύσεως οἷον αἰθαλωδῶν καὶ καπνωδῶν περιττωμάτων.
τὰ μὲν γὰρ ἐκ τῶν ψυχροτέρων τε χυμῶν καὶ ὑγροτέρων, κα-
τεργαζομένων ὑπὸ τῆς ἐμφύτου θερμασίας ἢ σηπομένων ὑπὸ

continentem, sed illam duntaxat quae effectiva est eorum
quae sint dum siunt, ut saltationis, pugnae, luctae, cursus,
omnium denique actionum, motiones enim sunt activae:
ob has vero et passivae motiones dum siunt, subsistentiam
habent. Quum igitur talis quoque sit et in pulsibus sub-
sistentia, causae effectivae tres ostensae sunt, facultas quae
movet arterias, corpus ipsum vasis et usus propter quem
movetur. Ostensum est autem in libro de usu pulsuum, ut
totum brevi summa complectamur, usum ipsum pulsuum
innatae caliditatis esse custodiam. Quum enim duae sint
pulsus partes, diastole et systole; diastolen quidem refrige-
randi causa ut plurimum fieri ostendimus, raro tamen
quandoque ventilandi et accendendi; quemadmodum et
portionem aliquam ipsius exiguam gratia nutriendi spiri-
tum qui in cerebro est; systolen vero effundendi gratia ea
excrementa quae veluti fuliginosa sunt ac fumosa. Nam
quae ex frigidioribus ac humidioribus humoribus, qui vel
a caliditate innata conficiuntur, vel ab ea quae praeter

Ed. Chart. VIII. [313. 314.]

τῆς παρὰ φύσιν, εἰς τὸ περιέχον ἀποῤῥέοντα κατὰ τὴν ἄδη-
λον αἰσθήσει διαπνοὴν ἔοικε καπνῷ, τὰ δὲ ἐκ τῶν θερμῶν ἢ
ξηρῶν αἰθάλη τε καὶ λιγνύι. ψυχρὸς μὲν οὖν χυμὸς ὁ ἰδίως
καλούμενος ὠμός, ὑγρὸς δὲ καὶ ψυχρὸς τὸ φλέγμα. συλλαμ-
βάνοντες δὲ ὡς τὰ πολλὰ μιᾷ προσηγορίᾳ τοὺς χυμοὺς ἀμφο-
τέρους ὀνομάζομεν φλεγμώδεις καὶ φλεγματικούς. ξηρὸς δὲ
χυμός ἐστιν ὁ τῆς μελαίνης χολῆς, ὁ δὲ τῆς ὠχρᾶς τε καὶ ξαν-
θῆς χολῆς οὐ ξηρὸς μόνον, ἀλλὰ καὶ θερμός· ἡ δὲ ἰώδης χολὴ
μεταξὺ τούτων ἐστίν. οὔσης δὲ καὶ τῆς μελαίνης διττῆς, κατά
τε τὴν γένεσιν καὶ τὴν δύναμιν, ἐπειδὴ καὶ τῆς ξανθῆς ὑπερ-
οπτηθείσης γίνεται καὶ τοῦ παχέος τε καὶ ἰλυώδους αἵματος,
ὅπερ ἀνάλογόν ἐστι τῇ κατὰ τοὺς οἴνους τρυγί, τῆς δὲ ἰώδους
χολῆς ἡ γένεσις ἐν τῇ τῆς ὠχρᾶς μεταβολῇ γίνεται.

Κεφ. ί. Ὅταν μὲν οὖν ἡ θερμασία πλείων αὐξηθῇ
κατὰ τὸ σῶμα τοῦ ζώου, τῆς διαστολῆς τῶν ἀρτηριῶν ἡ χρεία
γίνεται μείζων· ὅταν δὲ τὸ καπνῶδες ἢ λιγνυῶδες περίττωμα,
τῆς συστολῆς. ἔνθα δὲ ἡ χρεία τὴν αὔξησιν ἴσχει, τὸ τάχος

naturam eſt [314] putrefiunt, in ambientem aërem per tran-
ſpirationem ſenſui occultam effluunt, fumo aſſimilantur;
quae vero a calidis vel ſiccis, ſavillae ac ſuligini. Ac ſri-
gidus quidem eſt humor qui proprie crudus nominatur,
humidus autem et ſrigidus ipſa pituita. Plerumque tamen
una appellatione utrosque humores comprehendimus et
pituitoſos nominamus. Atrae vero bilis humor ſiccus
eſt; pallidae autem et flavae non ſiccus ſolum, ſed et ca-
lidus. Aeruginoſa autem bilis media inter hos eſt. Quum
autem et bilis atra tum generatione tum ſacultate duplex
fit, quandoquidem et ex flava bile ſuperaſſata fit et craſſo
ac veluti limoſo ſanguine, qui proportione reſpondet faeci
quae in vicinis eſt, aeruginoſae ſane bilis generatio in pal-
lidae mutatione fit.

Cap. X. Cum ergo caliditas copioſior in animalis
corpore aucta fuerit, major evadit uſus diaſtoles arteria
rum; quum autem fumoſum vel fuliginoſum excrementum,
ſyſtoles. Ubi vero ipſe uſus incrementum obtinet, cele-

Ed. Chart. VIII. [314.]

ἐνταῦθα καὶ τὸ μέγεθος αὐξάνεται τοῦ διαστήματος, ὃ διεξέρ-
χεται τὸ σῶμα τῆς ἀρτηρίας ἢ διαστελλόμενον ἢ συστελλόμε-
νον. ὥστε μείζων μὲν ὁ σφυγμὸς ἔσται διαστελλομένης αὐτῆς,
αὐξηθείσης ἁπλῶς τῆς θερμασίας· ἐπιπλεῖστον δὲ ἀποχωρή-
σει κατὰ τὰς συστολὰς, ἔνθα καπνῶδες ἢ λιγνυῶδες ἀποχεῖται
περίττωμα. τὸ μὲν οὖν τῆς διαστολῆς μέγεθος αἰσθήσει δια-
γνῶναι ῥᾷστόν ἐστι, τὸ δὲ τῆς συστολῆς ἀδύνατον. ἐδείχθη
γὰρ ἐν τοῖς περὶ διαγνώσεως σφυγμῶν ἐκφεῦγον αὐτὴν τὸ
πλεῖστον τῆς συστολῆς. τὸ τάχος οὖν μόνον τῆς ἀποχωρή-
σεως ἅμα τῇ βραχύτητι τῆς ἐντὸς ἠρεμίας ἐνδείξεταί σοι τὸ
πλῆθος τῶν ἐν ταῖς ἀρτηρίαις περιττωμάτων. ἐδείχθη γὰρ
περὶ τῶν ἐν τοῖς σφυγμοῖς αἰτίων ἐπειγομένη πρὸς τὴν τῆς
συστολῆς ἐνέργειαν ἡ φύσις, ἐπειδὰν καταπνίγηται τοῖς περιτ-
τώμασιν· ἡ δὲ ἔπειξις καὶ τὴν ἐκτὸς ἡσυχίαν αὐτῆς συντέμνει,
καὶ τὸ τάχος τῆς συστολῆς αὐξάνει. δέδεικται δὲ καὶ ὅτι με-
τρίως ἔχουσα τῆς τοῦ σώματος συστάσεως ἡ ἀρτηρία πρῶτον
μεν τὸ μέγεθος αὐξάνει τῆς θερμασίας ἐπιτεινομένης, δεύτερον
δὲ τὸ τάχος. ὅταν δ᾽ ἱκανῶς ἐκπυρωθῇ, μεγάλους ἅμα καὶ

ritas illic et magnitudo augetur fpatii quod percurrit cor-
pus arteriae, dum ipfum vel dilatatur vel contrahitur;
quare major quidem pulfus erit, dum ipfa dilatatur, aucta
fimpliciter ipfa caliditate; plurimum autem recedet per
fyftolas, ubi fumofum vel fuliginofum effundit excremen-
tum. Ac diaftoles quidem magnitudo ut fenfu dignofca-
tur facillimum eft; fyftoles autem impoffibile. Oftenfum
enim eft in libris de pulfuum dignotione plurimam fyfto-
les partem fenfum effugere. Celeritas igitur fola receffio-
nis una cum brevitate internae quietis indicabit tibi mul-
titudinem excrementorum quae in arteriis funt. Often-
fum enim eft in libris de caufis pulfuum, naturam ad fyfto-
les actionem feftinare, ubi ab excrementis fuffocatur; fefti-
natio autem tum externam quietem minuit tum fyftoles
celeritatem auget. Oftenfum eft etiam arteriam quae
mediocriter in corporis conftitutione fe habeat, primo qui-
dem magnitudinem augere, ubi nimirum caliditas intenda-
tur; fecundo vero celeritatem; quando autem fatis ignita

ταχεῖς ἐργάζεται τοὺς σφυγμούς· εἰ δ' ἐπιπλεῖστον, καὶ πυκνούς. ἔνθα δὲ τὸ μὲν πλῆθος οὐδέπω τῆς θερμασίας ηὔξηται, τὰ δὲ καπνώδη τε καὶ λιγνυώδη περιττώματα πλεονάζει, τάχος, μὲν οὐ δὲ μέγεθος προσέρχεται, συναιρεῖται δὲ ἡ πυκνότης, καὶ σαφῶς ὠκυτέρα φαίνεται κατὰ τὴν εἰς ἑαυτὴν σύνοδον ἡ κίνησις τῆς ἀρτηρίας. καὶ τοῦτ' ἐστὶν ἀψευδέστατον σημεῖον ἀρχομένης εἰσβολῆς παροξυσμοῦ τοῦ πρόσθεν ὄντος ἐν τῷ κάμνοντι. σαφεστάτη μὲν οὖν ἐφ' ὧν προεπιστάμεθα τοὺς σφυγμοὺς γίνεται, δυσκολωτέρα δ' ἐπ' ἄλλων, καὶ πολλῶν δεομένη πρὸς τὴν μνήμην τῶν κοινῶν μέτρων ἐκείνων τῶν σωμάτων, ὧν ἡψάμεθα τῶν σφυγμῶν. ἅτε γὰρ ἐν ποσότητι κειμένης τῆς γνώσεως, οὐχ ἡ αὐτὴ πᾶσίν ἐστι.

Κεφ. ια'. Προσέχειν οὖν χρὴ τὸν νοῦν μέτροις κοινοῖς τῶν ὑγιαινόντων, ὥσθ' ὅταν ὑπὲρ ταῦτα φαίνηταί τι γένος σφυγμοῦ, παρὰ φύσιν τε νομίζειν αὐτὸ καὶ σημεῖον ἡγεῖσθαι τῆσδέ τινος εἶναι διαθέσεως. ἐπεὶ δὲ πλάτος ἔχει τὸ κοινὸν τῶν ἀνθρώπων μέτρον, ἄμεινον οὐχ ἁπλῶς ἐπὶ πάν-

fuerit, magnos fimul et celeres efficere pulfus; fi autem plurimum, etiam frequentes; ubi autem copia quidem caliditatis nondum aucta fit, fumofa autem et fuliginofa excrementa redundent, celeritatem quidem, non magnitudinem accedere, conftringi autem frequentiam celerioremque manifefte apparere arteriae motionem, dum in fe ipfam coit. Et hoc eft minime omnium fallax fignum incipientis invafionis paroxysmi, ubi nulla prius occafio in laborante exftiterit. Ac apertiffima quidem eft in iis quorum pulfus prius noveramus, difficilior autem in aliis multasque, ut memoriae mandetur, requirit communes menfuras eorum corporum quorum pulfus tetigeramus. Quum enim praecipue in quantitate cognitio ponatur, haec non eadem eft omnibus.

Cap. XI. Mentem ergo adhibere oportet menfuris communibus bene valentium, ut cum fupra hos aliquod genus pulfuum appareat, praeter naturam illud judices, ac alicujus affectionis fignum effe cenfeas. Quoniam autem latitudinem habet communis hominum menfura, fatius eft

Ed. Chart. VIII. [514.]

των, ἀλλὰ κατ᾽ εἴδη τε καὶ διαφορὰς ἐπεσκέφθαι τὰ κοινὰ
μέτρα πλειόνων ἀνθρώπων ἐφ᾽ ἑκάστου γένους σφυγμῶν.
ἔστι δὲ καθ᾽ ὅλου μὲν εἰς θερμότητα. καὶ ψυχρότητα καὶ
ἰσχνότητα καὶ τάχος ἢ τῶν κοινῶν μέτρων ἀναγωγὴ, τούτων
δὲ αὐτῶν ἐν μέρει καθ᾽ ἡλικίας καὶ φύσεις καὶ τὴν τοῦ περιέ-
χοντος ἀέρος ἀποκατάστασιν ἐν ὥραις καὶ χώραις. ἔμαθες δὲ
περὶ τούτων ἐν τῷ γεγραμμένῳ βιβλίῳ τοῖς εἰσαγομένοις περὶ
σφυγμῶν, ὃ καὶ αὐτὸ βέλτιόν ἐστι προανεγνῶσθαι τοῦδε.
λεχθήσεται δὲ καὶ νῦν τὰ κατ᾽ αὐτὸ χάριν τοῦ μηδὲν ἐλλείπειν
τῶν ἀναγκαίων τῇ νῦν ἐνεστώσῃ πραγματείᾳ, ἀλλ᾽ ἔχειν τοὺς
φιλοπονεῖν βουλομένους ἐν ἐλαχίστῳ μὲν τὰ πρῶτα καὶ ἀναγ-
καιότατα κατὰ τὴν εἰσαγωγὴν, ἐν διεξόδῳ δὲ τελεωτάτῃ τὰ
κατὰ τὴν μεγάλην πραγματείαν, ἐν τῷ μέσῳ δ᾽ ἀμφοῖν τὰ
νῦν λεγόμενα.

Κεφ. ιβ'. Γέγραπται μὲν οὖν καὶ Ἡροφίλῳ τὰ
κατὰ τοὺς χρόνους μετὰ τῆς διαστολῆς τε καὶ συστολῆς,
ἔνεκα τῶν ἡλικιῶν εἰς ῥυθμοὺς ἀνάγοντι τὸν λόγον.

non fimpliciter in omnibus, fed per fpeciès et differentias
confiderare communes plurium hominum menfuras in uno-
quoque genere pulfuum. Communes autem hae menfurae
univerfim quidem in caliditatem et frigiditatem, gracili-
tatem et craffitudinem reducuntur, particulatim vero eae
ipfae fecundum aetates et naturas et ambientis aëris confli-
tutiones, in anni temporibus et regionibus. De his autem
didicifti in eo libro qui de pulfibus ad tirones fcriptus
eft; quem fane librum melius eft ut ante hunc legas.
Dicentur tamen et nunc quae in eo fcripta funt, quo nihil
defit ex neceffariis in hac quae prae manibus eft tracta-
tione, habeantque qui laboris ftudiofi effe volunt, bre-
viffimo quidem fermone contenta quae prima ac maxime
neceffaria funt in ifagoge; abfolutiffima autem diexodo,
quae in magna tradita funt tractatione; medio autem inter
utrosque quae nunc dicuntur.

Cap. XII. Ac fcriptae quidem funt etiam ab Hero-
philo menfurae quae funt fecundum tempora diaftoles et
fyftoles, aetatum caufa rationem in rhythmos redigente

Ed. Chart. VIII. [314.]

ὥσπερ γὰρ ἐκείνους οἱ μουσικοὶ κατά τινας ὡρισμένας χρόνων
τάξεις συνιστῶσι παραβάλλοντες ἀλλήλαις ἄρσιν καὶ θέσιν,
οὕτως καὶ Ἡρόφιλος ἀνάλογον μὲν ἄρσει τὴν διαστολὴν ὑπο-
θέμενος, ἀνάλογον δὲ θέσει τὴν συστολὴν τῆς ἀρτηρίας,
ἀρξάμενος ἀπὸ τοῦ νεογενοῦς παιδίου τὴν τήρησιν ἐποιήσατο,
πρῶτον χρόνον αἰσθητὸν ὑποθέμενος ἐν ᾧ διαστελλομένην
εὕρισκε τὴν ἀρτηρίαν, ἴσον δ᾿ αὐτῇ καὶ τὸν τῆς συστολῆς
εἶναι φησὶν, οὐ πάνυ τι διοριζόμενος ὑπὲρ ἑκατέρας τῶν ἡσυ-
χιῶν. οἷς γὰρ ἀναίσθητός ἐστιν ἡ τῆς ἀρτηρίας συστολὴ,
τούτοις εἰς δύο χρόνους τοὺς πάντας ὁ ῥυθμὸς τοῦ σφυγμοῦ
μερίζεται, τόν τε τῆς αἰσθητῆς κινήσεως, ἡνίκα πλήττει τὴν
ἁφὴν ἡμῶν ἡ ἀρτηρία διαστελλομένη, καὶ τὸ λοιπὸν ἅπαντα
συγκείμενον ἔκ τε τῆς ἐκτὸς ἠρεμίας καὶ τῆς μετ᾿ αὐτὴν συ-
στολῆς, καὶ τῆς ἐπ᾿ ἐκείνῃ πάλιν ἠρεμίας καὶ τῶν πρώτων
τῆς διαστολῆς, ἅπέρ ἐστιν ἀναίσθητα καὶ αὐτά. καὶ διὰ
τοῦτο εἰς πληγὴν καὶ διάλειμμα μερίζουσι τὸν σφυγμὸν, ἐν
τῷ τοῦ διαλείμματος ποσῷ πυκνότητα καὶ ἀραιότητα τι-
θέμενοι, καθάπερ ἐν τῷ τῆς πληγῆς τάχος καὶ βραδυτῆτα.

Quemadmodum enim illos mufici fecundum quosdam deter-
minatos temporum ordines conftituunt, comparantes inter
fe arfim et thefim, ita quoque Herophilus arfi quidem dia-
ftolen proportione respondere fupponens, thefi vero fy-
ftolem, aufpicatus a nuper nato puerulo, obfervationem
fecit, primum tempus fenfile fupponens, in quo dilatari
arteriam comperit, aequale autem ipfi et fyftoles tempus
effe ait, haud magnopere de utraque quiete determinans.
Quibus enim infenfilis eft arteriae fyftole, iis in duo tem-
pora univerfa rhythmus ipfius pulfus dividitur, hoc eft in
tempus fenfilis motionis, quando arteria dum dilatatur,
noftrum tactum percutit et in reliquum totum tempus quod
componitur tum ex externa quiete et fyftole, quae poft
ipfam eft, tum ex quiete rurfus, quae poft illam eft, et ex
primis diaftoles partibus, quae fane et ipfae funt infenfiles.
Et ob id pulfum in percuffionem et intervallum partiuntur,
in intervalli quantitate frequentiam et raritatem ponentes,
quemadmodum in percuffionis quantitate celeritatem et

Ed. Chart. VIII. [314. 315.]

καθ' ὅσον μὲν οὖν δι' ἴσου τὸν τοῦ ῥυθμοῦ σφυγμὸν εἶναί φησιν ἐπὶ τῶν ἀρτιγενῶν ὁ Ἡρόφιλος, κατὰ τοσοῦτο διαγινώσκειν ἔδοξέ μοι τὴν ἀρχὴν τῆς συστολῆς· καθ' ὅσον δὲ πάλιν ἄχρι δέκα χρόνων τῶν πρώτων ἐκτείνει τὴν συστολὴν τῆς τῶν γερόντων ἀρτηρίας, κατὰ τοσοῦτο μηκέτι διαγινώσκειν, ἀλλὰ τὴν διαστολὴν ταῖς αἰσθηταῖς κινήσεσι γνωρίζειν, ἃς ἐκ τοῦ πλήττεσθαι τοὺς δακτύλους ἡμῶν διαγινώσκομεν, τὴν συστολὴν δὲ πᾶν τὸ λοιπὸν τίθεσθαι καθ' ὃ κινήσεως οὐκ ᾐσθάνετο. ἀλλὰ περὶ μὲν τῆς Ἡροφίλου περὶ τοὺς σφυγμοὺς τέχνης ἐατέον.

Κεφ. ιγ'. Νυνὶ δ' ὅσον εἰς τὰ τῆς τέχνης ἔργα χρήσιμον ἐκ μακρᾶς πείρας μνήμης ἕνεκα λαβεῖν, εἰρήσεται. παιδίων γὰρ ἁψάμενος πάνυ ἀρτιγενῶν, ἐπ' ὀλίγων ἠδυνήθην ἐναργῶς διαγνῶναι τὴν ἀρχὴν τῆς συστολῆς, ὅπερ ἀποχώρησίν τε καὶ ἀπόστασιν τῆς ἀρτηρίας ὀνομάζω. τηνικαῦτα γὰρ ἀφισταμένη τῆς ἡμετέρας ἁφῆς, εἰς τὸ βάθος ἀποχωρεῖ τοῦ σώματος. ἐφ' ὧν δ' οὐκ ἠδυνήθην ἐναργῶς διαγνῶναι τὴν ἀποχώρησιν, ἐπὶ τούτων ὁ χρόνος τῆς αἰσθητῆς κινήσεως, ἣν ἐν τῷ

tarditatem. Quatenus igitur aequalis rhythmi eſſe pulſum in nuper natis ait Herophilus, eatenus etiam dignoscere mihi viſus eſt principium ſyſtoles, quatenus vero rurſus usque ad decem tempora prima extendit ſyſtolen arteriae ſenum, eatenus non amplius dignoscere viſus eſt, ſed diaſtolen ſenſilibus motionibus agnoscere, quas, quia noſtros percutiunt digitos, dignoscimus, ſyſtolen vero totum id quod reliquum eſt ponere in quo motionem non ſentiebat. Sed de Herophili quidem circa pulſus arte praetereundum eſt.

Cap. XIII. Nunc autem quicquid ad artis opera ex longo experimento memoriae gratia ſumere utile eſt dicetur. Quum enim puerulos tangerem nuperrime natos, in paucis potui aperte dignoscere principium [315] ſyſtoles, quod ſane arteriae receſſionem et absceſſionem nomino, tunc enim abscedens a noſtro tactu in profundum corporis recedit. In quibus autem non poteram aperte dignoscere receſſionem, in iis tempus ſenſilis motionis, quam dum

Ed. Chart. VIII. [315.]

προσπίπτειν ἡμῖν ἡ ἀρτηρία ποιεῖται προστιθεμένου καὶ τοῦ τῆς
ἐκτὸς ἡσυχίας, ποτὲ μὲν ἴσος ὑπάρχειν ἔδοξέ μοι τῷ λοιπῷ
παντὶ, ποτὲ δὲ ἐλάττων. ἐφ᾽ ὧν δὲ οὐδ᾽ ὅλως ἦν ἡ συστολὴ
διαγνωστὴ, σαφέστατα μείζων ἦν τοῦ κατὰ τὴν αἰσθητὴν
διαστολὴν χρόνου (μόνου) σύμπας ὁ λοιπὸς, ὃν ὀνομάζουσι
διάλειμμα. ἐφεξῆς δ᾽ ἀεὶ κατὰ τὸν μεταξὺ χρόνον ἅπαντα τῆς
τε πρώτης ἡμέρας, ἐν ᾗ τὸ παιδίον ἐγεννήθη, καὶ τῆς ἐσχά-
της, ἐν ᾗ διεξελθὸν ἁπάσας τὰς ἡλικίας ἀπέθανεν, οἱ χρόνοι
πάντες ηὐξάνοντο, τέτταρες μὲν ὄντες, οὐ μὴν οἱ αὐτοί γε
καθ᾽ ὕπαρξίν τε καὶ πρὸς τὴν ἡμετέραν αἴσθησιν. οἱ μὲν οὖν
κατ᾽ αὐτὴν τῶν πραγμάτων τὴν φύσιν ὑπάρχοντες χρόνοι τέτ-
ταρες ἐκ δυοῖν κινήσεων καὶ δυοῖν ἠρεμιῶν σύγκεινται· κινή-
σεων μὲν διαστολῆς τε καὶ συστολῆς καὶ τῆς ἐντὸς ἐπὶ τῇ
συστολῇ πρὸ τῆς διαστολῆς. οἱ κατ᾽ αἴσθησιν δὲ τέτταρες καὶ
οἵδε εἰσί, πρῶτος μὲν ὁ τοῦ πλείστου τῆς διαστολῆς· ἐπειδὴ
τῆς ἀρχῆς αὐτῆς ἔδειξα κατὰ τὰ περὶ τῶν διαγνώσεων ὑπομνή-

nobis occurrit arteria, facit addito etiam tempore externae
quietis, aliquando quidem aequale vifum eft mihi reliquo
toti, aliquando autem minus. In quibus autem nullo
modo dignosci poteft fyftole, in iis totum illud reliquum
tempus, quod intervallum nominant, apertiffime quidem
majus erat quam id folum quod in fenfili diaftole pofitum
eft. Deinceps vero femper per totum illud tempus quod
eft inter primam diem, in qua infantulus genitus eft, et
extremam, in qua transactis omnibus aetatibus obiit; tem-
pora omnia aucta funt, quae fane quatuor quidem funt,
non funt eadem tamen fecundum fubfiftentiam et ad noftrum
fenfum. Ac illa quidem tempora quae fecundum ipfam
rerum naturam funt quatuor ex duabus motionibus et dua-
bus quietibus conftant; motionibus quidem diaftole et fy-
ftole, quietibus autem tum externa, quae fit poft diaftolen
ante fyftolen, tum interna, quae fit poft fyftolen ante dia-
ftolen. Illa vero quae ad fenfum funt, quatuor et ipfa
funt. Primum quidem quo plurimum de diaftole perfen-
titur, quandoquidem oftendi in libris de dignotione pul-

Ed. Chart. VIII. [315.]

ματα μὴ δυναμένην αἰσθέσθαι τὴν ἀφήν· ἐφεξῆς δ' ὁ τῆς ἐκτὸς ἡσυχίας ὅλος αἰσθητός, ἐάν γέ τις αἰσθάνηται ἀποχωρήσεως· εἶτ' ἐπ' αὐτῶν τρίτος ὁ τοῦ τῆς συστολῆς αἰσθητός· τὰ γὰρ μετὰ τὴν ἀποχώρησιν αὐτῆς ἐδείχθη πάντα ἀναίσθητα· τέταρτος δ' ἐστὶν ἐπὶ τούτοις χρόνος συγκείμενος ἔκ τε τῶν ὑστέρων τῆς συστολῆς καὶ τῆς ἐντὸς ἡσυχίας καὶ τῶν πρώτων τῆς διαστολῆς. πάντες οὖν, ὡς ἔφην, οἱ χρόνοι μηκύνονται προβαινούσης τῆς ἡλικίας· οὓς διὰ μακρᾶς μὲν τριβῆς ἔνεστι τῇ μνήμῃ παραθέσθαι, λόγῳ δ' ἑρμηνεύειν ἀδύνατον. οὐ γὰρ ὁπηλίκος ἐστὶν ὁ πρῶτος χρόνος, ὃν ἐπὶ τῶν ἀρτιγενῶν ἔφην εὑρεῖν ἡμᾶς, οὔθ' ὁπόσον αὐξάνεται προϊούσης γε τῆς ἡλικίας, οἷόν τε λόγῳ διδάσκειν· ἀλλὰ τῆς ἑκάστου φιλοπονίας ἐστὶ τοῦτ' ἔργον, ἵνα πολλῶν μὲν παίδων ἅψηται, πολλῶν δὲ μειρακίων, πολλῶν δὲ ἀκμαζόντων, καὶ παρακμαζόντων, καὶ δὴ καὶ γερόντων. οὕτω γὰρ μόνος δυνήσεται τὸ κοινὸν πλάτος τῶν μέτρων τῇ μνήμῃ παραθέσθαι· μεθ' ὃ μέτρον, εἰ καὶ μήπω πρότερον ἡμμένος εἴη τοῦ

suum ejus principium a sensu percipi non posse. Deinceps autem tempus externae quietis totum sensibile, si sane quis recessionem persentiat. Ab his tertium tempus systoles sensibile, nam quae post recessionem ipsius sunt, insensibilia omnia esse ostensum est. Quartum autem est ab his tempus compositum tum ex ultimis systoles partibus, tum ex interna quiete, tum ex primis diastoles partibus. Omnia igitur, ut dixi, tempora producuntur progrediente aetate; quae longo quidem usu memoriae mandari possunt, oratione autem explicari non possunt. Neque enim quantum sit primum tempus, quod in nuper natis dixi nos invenire, neque quantum procedente aetate augeatur, oratione doceri potest; sed hoc quisque sua diligentia indagare debet, ita ut multos quidem pueros tangat, multos etiam adolescentes, multos item aetate vigentes et declinantes et sane etiam senes. Hoc enim duntaxat modo poterit communem latitudinem mensurarum memoria mandare. Post quam mensuram, licet nondum prius laborantem tetigerit,

Ed. Chart. VIII. [315.]

κάμνοντος, εἰπεῖν δυνήσεται παρὰ φύσιν ἔχειν αὐτόν. συναι-
ρεῖται γὰρ ἥ ι᾿ ἐκτὸς ἡσυχία καὶ τὰ τῆς ἐπισημασίας ὅ τε τῆς
ἀποχωρήσεως χρόνος. ἥ γε μὴν διαστολὴ κατὰ ταύτας εἰσβο-
λὰς τῷ χρόνῳ φαίνεται βραδεῖα ..... καὶ ὅταν ταῦθ᾽ εὕ-
ρῃς, πλῆθος νόει μοι θερμασίας κατὰ τὴν καρδίαν εἶναι, τὰ
δ᾽ οἷον καπνώδη περιττώματα πολλὰ, δι᾽ ἃ βραχύνει τὴν ἐκ-
τὸς ἡσυχίαν ἡ φύσις, ἐπειγομένη πρὸς τὴν ἀπόκρισιν αὐτῶν
αὐτήν τε τὴν συστολὴν, καθ᾽ ἣν ἡ ἀπόστασις. τῶν δὲ πι-
κροχόλων πυρετῶν, ὁποῖός ἐστι καὶ ὁ ἀκριβὴς τριταῖος, εἰς
μέγεθός τε καὶ τάχος ἡ διαστολὴ πολὺ τοῦ κατὰ φύσιν ἐξίστα-
ται· τὴν δ᾽ ἐκτὸς ἠρεμίαν καὶ τὸ τάχος τῆς ἀποχωρήσεως οὐκ
ἀνάλογον ἴσχει τῷ μεγέθει καὶ τάχει τῆς διαστολῆς, ἀλλ᾽ ἀπο-
λείπεται πάμπολυ. ὥστε σοὶ τὴν ἀρχὴν τῆς συστολῆς ἐθι-
σθέντι διαγινώσκειν οὐ μόνον ὑπάρξει γνωρίζειν εἰσβολὰς πα-
ροξυσμῶν πυρετικῶν, ἀλλὰ καὶ τὸ τῶν σηπομένων χυμῶν
εἶδος, ἐφ᾽ οἷς τοὐπίπαν αἱ πυρετώδεις νόσοι συνίστανται.
σπάνιοι γὰρ οἱ ἑκτικοὶ, μεταξὺ δ᾽ ἀμφοτέρων κατὰ τὸν ἀριθ-
μόν εἰσιν οἱ ἐφήμεροι καλούμενοι ὑφ᾽ Ἱπποκράτους· ἐφ᾽ ὧν,

dicere tamen poterit eum praeter naturam fe habere. Con-
trahitur enim tum externa quies in invafionibus tum reces-
fionis tempus. Diaftole sane per has ipfas invafiones tem-
pore videtur brevis. Atque ubi haec inveneris, copiam mihi
cogita adeffe caliditatis in corde, et excrementa veluti fumofa
multa, ob quae natura externam quietem breviat, ad eorum
excretionem, et ad fyftolen, per quam excretio fit, fefti-
nans. In biliofis autem febribus, cujusmodi eft et exquifita
tertiana, diaftole multam a naturali ftatu in magnitudinem
et celeritatem excedit, externam autem quietem et celeri-
tatem receffionis haud proportione obtinet magnitudinis
et celeritatis diaftoles, fed plurimum deficit. Quare fi prin-
cipium fyftoles affuetus es dignofcere, non folum invafiones
paroxysmorum febrilium agnofcere poteris, fed et fpeciem
putrefcentium humorum, ex quibus ut plurimum febriles
morbi confiftunt. Rarae enim funt hecticae; in medio
autem ambarum fecundum numerum funt quae epheme-
rae, id eft diariae ab Hippocrate vocantur; in quibus, ut

Ed. Chart. VIII. [315.]

ὡς ἔφην, μάλιστα τὴν ἀρχὴν τῆς συστολῆς γνωρίζων, ἐπὶ λου-
τρὸν ἄξεις αὐτίκα τὸν κάμνοντα.

Κεφ. ιδ'. Περιττὸν οὖν ἐστι παραβάλλειν τὸν χρόνον
τῆς διαστολῆς τῷ χρόνῳ τῆς συστολῆς, ἐάν τε αἰσθάνηταί
τις ἐάν τε μὴ τῶν πρώτων τῆς συστολῆς. ἐπιστάμενος γὰρ
ἑτέραν μὲν εἶναι τῷ ζώῳ τῆς διαστολῆς χρείαν, ὥσπερ γε καὶ
τῆς εἰσπνοῆς, ἑτέραν δὲ τῆς συστολῆς, ὥσπερ γε καὶ τῆς ἐκ-
πνοῆς, ἐκ τῶν ἑκατέρας ἀλλοιώσεων εὑρήσεις τὴν διάθεσιν
τοῦ σώματος. οὕτω γοῦν καὶ ἐπὶ τῶν γυμναζομένων, ἢ ὁπωσ-
οῦν ἄλλως κινηθέντων σφοδρῶς, ἡ διαστολὴ μείζων τε γί-
νεται καὶ θᾶττον. ἐμάθομεν γὰρ αὐξάνεσθαι τὴν χρείαν τῆς
διαστολῆς τῶν ἀρτηριῶν ἐν τοῖς σφυγμοῖς, ὥσπερ γε καὶ τὴν
τοῦ θώρακος ἐν ταῖς εἰσπνοαῖς, ὅταν ἤτοι δαπάνη γίνηται
πλείων τοῦ πνεύματος, ἢ θερμασία δαψιλὴς ἀθροισθῇ καθ'
ὅλον τὸ ζῶον, ἢ κυριώτατα καὶ πλεῖστα μέρη, καὶ μάλιστα
δηλονότι κατὰ τὴν καρδίαν. οὕτω δὲ καὶ τῆς συστολῆς ἐν
τοῖς σφυγμοῖς ἐπιτείνεσθαι τὴν χρείαν ἔμαθες, ὥσπερ καὶ τοῦ
θώρακος ἐν ταῖς ἐκπνοαῖς. ἀποχέαι γὰρ ἡ φύσις ἐν ἀμφοτέραις

dixi, cognito fyſtoles principio, in lavacrum ſtatim labo‑
rantes perduces.

Cap. XIV. Supervacaneum igitur eſt tempus diaſto‑
les tempori fyſtoles comparare, five fentiat quiſpiam five
non fentiat primas fyſtoles partes. Quum enim fciveris al‑
terum quidem eſſe animali diaſtoles uſum, ficuti fane et in‑
fpirationis, alterum vero fyſtoles, ficuti et exfpirationis,
ex utriusque alterationibus affectionem corporis invenies.
Pari modo et in iis qui fe exercent, vel alio quovis modo
fe vehementer movent, diaſtole et major fit et celerior.
Didicimus enim augeri uſum diaſtoles arteriarum in pulfibus,
ficuti fane et thoracis in infpirationibus, quum vel confum‑
tio fit multa fpiritus, vel caliditas larga collecta fuerit in
toto animali, vel principaliſſimis, vel plurimis partibus,
ac praecipue fane in corde. Ita vero et intendi uſum fyſto‑
les arteriarum in pulfibus didiciſti, ficuti et thoracis in ex‑
pirationibus; natura enim in ambabus motionibus feſtinat,

Ed. Chart. VIII. [307.]

ταῖς κινήσεσιν ἐπείγεται τὸ τεθολωμένον πνεῦμα, ποτὲ μὲν
οἷον καπνώδεσι, ποτὲ δὲ οἷον λιγνυώδεσι περιττώμασι προσ-
εοικός. λιγνυῶδες μὲν οὖν περίττωμα τὸ ἀπὸ τῶν λύχνων
ἀναφερόμενον, καπνῶδες δὲ τὸ ἀπὸ τῶν χλωρῶν ξύλων. καὶ
γίγνεται μὲν λιγνυῶδες ἐκ τοῦ κεκαῦσθαι τὴν εἰς φλόγα δαπα-
νωμένην ὕλην, ὥσπερ γε καὶ τὸ ἀτμῶδες ἐξ ὑγρᾶς οὐσίας χρη-
στῆς λεπτυνομένης· τὸ δὲ καπνῶδες ἐξ ἀμφοῖν μιχθεισῶν,
ὕλην μὲν ἔχον ἐκ γεώδους τε καὶ ὑδατώδους οὐσίας συμμιγῆ,
τὴν μεταβολὴν δ' οὐκ ἀκριβῆ, καθάπερ ἡ λιγνὺς, ἀλλ' ἔτι
ἀρχομένην. ὅτι δ' οὐδὲν διήνεγκεν αἰθάλην ἢ λιγνὺν ὀνομάζειν,
ἢ αἰθαλῶδες ἢ λιγνυῶδες, οἶμαί σε γινώσκειν, εἴπερ ἐν Ἑλ-
λάδι φωνῇ τέθραψαι. ἐν δὲ τῷ παραβάλλειν τὸν χρόνον τῆς
διαστολῆς τῷ χρόνῳ τῆς συστολῆς, ὡς Ἡρόφιλος ἠξίου, τὸ
μὲν ὅτι παρὰ φύσιν ὁ κάμνων ἔχει δυνατόν ἐστι γνωσθῆναι,
καὶ πρὸς τούτῳ γε ὅτι μεγάλως παρὰ φύσιν ἢ μικρῶς. αἱ
μὲν γὰρ μεγάλαι τῶν κατὰ φύσιν ῥυθμῶν εἰς τὸ παρὰ φύσιν
ἐκτροπαὶ μεγάλην σημαίνουσι τὴν βλάβην, αἱ δ' ἥττους μι-

ut turbatum effundat fpiritum, aliquando quidem veluti fu-
mofis, aliquando autem veluti fuliginofis excrementis affimi-
latum. Ac fuliginofum quidem excrementum eft quod a
lacernis, fumofum vero quod a viridibus lignis attollitur.
Et gignitur quidem fuliginofum, quod quae in flammam con-
sumitur materia perfecte combufta fit; ficuti fane et va-
porofum ex humida fubftantia utili quae attenuetur; fu-
mofum vero ex ambabus mixtis, materiam quidem habens
ex terreftri et aquofa fubftantia commixtam, mutationem
vero non exquifitam quemadmodum fuligo, fed adhuc in-
cipientem. Quod autem nihil differat five favillam five
fuliginem nomines, itemque five favillaceum five fuligino-
fum, arbitror te non ignorare, fi modo in Graecorum voci-
bus fueris enutritus. Dum vero comparatur tempus diaftoles
tempori fyftoles, ficuti Herophilus cenfebat, cognofci poteft,
tum quod praeter naturam fe habeat laborans, tum prae-
terea quod multum, vel parum praeter naturam fe habeat.
Magnae enim rhythmorum qui funt fecundum naturam in
eos qui praeter naturam funt everfiones magnam figni-

κροτέραν. βραχεῖαν μὲν οὖν ἐκτροπὴν οἱ παράρυθμοι δηλοῦσι
σφυγμοὶ, μείζονα δὲ οἱ ἑτερόῤῥυθμοι, μεγίστην δὲ οἱ ἔκρυθ-
μοι. μέμνησθε γὰρ ἐν τῷ πρώτῳ περὶ τῆς διαφορᾶς τῶν
σφυγμῶν εἰρημένων, ἐκρύθμους μὲν ὀνομάζεσθαι σφυγμοὺς
τοὺς μηδεμιᾶς ἡλικίας ἔχοντας ῥυθμὸν, παραρύθμους τοὺς
πλησίον, ἑτερόῤῥυθμους δὲ τοὺς ἑτέρας τινὸς, οὐ πλησίον.
ἐκ τούτων μὲν οὖν τέως ἔστι διαγνῶναι τὸ μέγεθος τῆς βλά-
βης, οὐ μὴν τίς γ᾽ ἔστιν ἡ διάθεσις ἐφ᾽ ἧς ἡ τροπὴ γέγονε
τῶν σφυγμῶν, ἐκ ταύτης οὖν τῆς θεωρίας ἔνεστι γνωρίσαι,
μετὰ καὶ τοῦ χαλεπὴν εἶναι τὴν ἐξαρίθμησιν τῶν κατὰ τὸν
ῥυθμὸν χρόνων. ἦν δ᾽ ἐγὼ νῦν ὁδὸν ὑφήγημαι, καὶ ῥᾳδία
γνωσθῆναι καὶ διδάσκει τὴν φύσιν τῆς διαθέσεως τίς ἐστιν,
οὐ μόνον τὸ μέγεθας τῆς βλάβης, ἀλλὰ καὶ εὕρεσις γίνεται
τῶν βοηθημάτων, ἐν τῇ τῆς θεραπευτικῆς μεθόδου πραγμα-
τείᾳ δέδεικται.

Κεφ. ιέ. Τούτων οὖν ἡμῖν προδιωρισμένων, εἴπω-
μεν ἤδη τὰ κατὰ τὴν εἰσαγωγὴν γεγραμμένα περὶ τῆς κατὰ
φύσιν ἐν τοῖς σφυγμοῖς διαφορᾶς. ἔστι δὲ τάδε. ἄνδρες μὲν

ficant laefionem, minores vero minorem. Ac exiguam qui-
dem everfionem indicant pulfus pararrhythmi, majorem he-
terorrhythmi, maximam ecrhythmi. Meministis enim in
libro primo de differentiis pulfuum ecrhythmos nominari
pulfus qui nullius aetatis rhythmum habent, pararrhyth-
mos qui proximae aetatis, heterorrhythmos autem qui
alterius cujusdam, non proximae. Ex his ergo jam dignofci
poteft laefionis magnitudo, non tamen quaenam fit affectio
a qua mutatio pnlfuum facta fuerit, ex hac certe contempla-
tione cognofci poteft, quum praeterea difficilis fit tempo-
rum quae in rhythmo funt enumeratio. At via oui nunc
infifto et coguitu facilis eft et naturam affectionis quae-
nam fit, non magnitudinem laefionis folam docet; quin et
hac ipfa via remedia inveniuntur, ut in methodi curandi
tractatione oftenfum eft.

Cap. XV. [316] His igitur a nobis prius definitis,
dicamus jam ea quae in ifagoge fcripta funt de ea quae
fecundum naturam eft in pulfibus differentia; funt autem

Ed. Chart. VIII. [316.]

οὖν γυναικῶν ὡς ἐπίπαν μείζονα πολλῷ καὶ σφοδρότερον
ὡσαύτως πολλῷ τὸν σφυγμὸν ἔχουσι, καὶ βραδύτερον ὀλίγῳ
καὶ ἀραιότερον ἱκανῶς. οἱ δὲ φύσει θερμότεροι μείζονα καὶ
ὠκύτερον καὶ πυκνότερον πολλῷ, σφοδρότερον δὲ οὐ πολλῷ.
οἱ δὲ ἰσχνότεροι μείζονα μὲν καὶ ἀραιότερον ἱκανῶς. οἱ δὲ
φύσει θερμότεροι μείζονα καὶ ὠκύτερον καὶ ἀραιότερον πολλῷ,
βραδύτερον δὲ καὶ σφοδρότερον ὀλίγῳ. φύσει μὲν οὖν οὕτως
διαφέρουσι. τρέπονται δὲ κατὰ μὲν τὰς ἡλικίας ὧδέ πως.
ὁ μὲν τοῦ νεογνοῦ παιδίου πυκνότατος, ὁ δὲ τοῦ γέροντος
ἀραιότατος, οἱ δ᾽ ἐν τῷ μεταξὺ πάντες ἀνάλογον, ἐφ᾽ ὅσον
ἂν ἢ παιδίου ἢ γέροντος ἐγγύτεροι τυγχάνωσιν ὄντες. ὡσαύ-
τως δὲ ταχύτατος μὲν ὁ τοῦ παιδίου, βραδύτατος δὲ ὁ τοῦ
γέροντος, οἱ δὲ τῶν ἄλλων ἡλικιῶν μεταξύ. πολλῷ δὲ μείζων
ἡ κατὰ τὴν ἀραιότητα διαφορὰ γέροντος πρὸς παιδίον τῆς
κατὰ τὸ τάχος. ἐν δὲ τῇ κατὰ μέγεθος καὶ σφοδρότητα
διαφορᾷ μέγιστος μὲν ὡς ἐν ἡλικίαις ὁ τῶν ἀκμαζόντων,
μικρότατος δὲ ὁ τῶν γερόντων, μέσος δὲ, βραχεῖ μείζων,
ὁ τῶν παιδίων· καὶ σφοδρότατος μὲν ὁ τῶν ἀκμαζόν-
των, ἀμυδρότατος δὲ ὁ τῶν γερόντων, μέσος δὲ αὐτῶν

haec. Ac viri quidem mulieribus ut plurimum multo tum
majorem tum vehementiorem habent pulfum, tardiorem
autem paulo fatisque rariorem. Qui vero natura funt ca-
lidiores, majorem et celeriorem et frequentiorem multo,
vehementiorem autem non multo. Qui autem funt gracilio-
res, majorem quidem et rariorem multo, tardiorem autem
et vehementiorem paulo. Ac natura quidem ita variantur.
Porro per aetates etiam mutantur hoc modo. Infantuli qui-
dem nuper nati pulfus frequentiffimus, fenis autem rariffi-
mus, qui vero intercedunt proportionem habent omnes,
prout infantulo, vel feni propinquiores funt. Eodem modo
celerrimus quidem infantuli, tardiffimus autem fenis; alia-
rum vero aetatum pulfus inter hos funt medii. Multo autem
major eft quae in raritate eft differentia fenis ad infantu-
lum quam quae in tarditate. In ea vero differentia quae in
magnitudine et vehementia eft maximus quidem, quantum
ad aetates pertinet, eft vigentium, minimus fenum, medius

Ed. Chart. VIII. [316.]

ὁ τῶν παιδίων. οὕτως μὲν οὖν ἐν ταῖς ἡλικίαις οἱ σφυγμοὶ
τρέπονται. κατὰ δὲ τὰς ὥρας, ἦρος μὲν τὰ μέσα μεγίστους
δὴ καὶ σφοδροτάτους ὡς ἐν ὥραις, τάχει δὲ καὶ πυκνότητι συμ-
μέτρους. ὡσαύτως δὲ καὶ φθινοπώρου τὰ μέσα. προϊὸν δὲ
τὸ μὲν ἔαρ ἀφαιρεῖται τοῦ μεγέθους καὶ τῆς σφοδρότητος,
προστίθησι δὲ τῷ τάχει καὶ τῇ πυκνότητι· καὶ τέλος ἡνίκα
ἂν ἐπιλάβῃ τὸ θέρος, ἀμυδροὶ καὶ μικροὶ καὶ ταχεῖς καὶ πυ-
κνοὶ γίνονται. τὸ δὲ φθινόπωρον προϊὸν ἁπάντων ἀφαιρεῖ,
μεγέθους, τάχους, σφοδρότητος καὶ πυκνότητος· ὥστε τοῦ
χειμῶνος ἐπελθόντος, εἰς μικρότητα καὶ ἀμυδρότητα καὶ βρα-
δυτῆτα καὶ ἀραιότητα τετράφθαι. ἔοικε δὲ τὰ μὲν πρῶτα
τοῦ ἦρος τοῖς ὑστάτοις τοῦ φθινοπώρου, τὰ δὲ ὕστατα τοῦ
ἦρος τοῖς πρώτοις τοῦ φθινοπώρου, καὶ τὰ μὲν πρῶτα τοῦ
θέρους τοῖς ὑστάτοις τοῦ θέρους, τὰ δὲ πρῶτα τοῦ χειμῶνος
τοῖς ὑστάτοις τοῦ χειμῶνος· ὥστε ὅσα μέσου θέρους καὶ μέ-
σου χειμῶνος ἴσον ἀφ᾽ ἑκατέρων ἀφέστηκεν, ὁμοίως τρέπειν·
μέσου δὲ θέρους πῇ μὲν ὡσαύτως ἐστὶ, πῇ δὲ ἐναντίως ἔχει

autem ipforum paulo major eſt pulſus infantulorum. Et
vehementiſſimus quidem pulſus vigentium, languidiſſimus
fenum, medius autem ipforum pulſus infantulorum. Ac ita
quidem in aetatibus pulſus mutantur. Per anni autem tem-
pora quidem media maximos fane et vehementiſſimos faciunt,
quantum ad anni tempora attinet, celeritate autem et fre-
quentia moderatos; eodem modo et autumni media. Progre-
diens autem ver aliquid de magnitudine et vehementia de-
trahit, celeritati autem et frequentiae addit, et tandem ubi
jam fupervenerit aeſtas, languidi et parvi et celeres et
frequentes fiunt. Autumnus autem progrediens de omnibus
detrahit, magnitudine, inquam, celeritate, vehementia et
frequentia; ita ut hieme fuperveniente in parvitatem et
tarditatem et languorem et raritatem mutati fint. Aſſimu-
lantur autem prima quidem veris poſtremis autumni, po-
ſtrema autem aeſtatis primis autumni, et prima quidem ae-
ſtatis poſtremis aeſtatis, prima autem hiemis poſtremis
hiemis, quare quae a media aeſtate et media hieme aeque
in utramque partem diſtant, fimili modo mutantur, medium

μέσῳ χειμῶνος. μικροὶ μὲν γὰρ καὶ ἀμυδροὶ καθ᾽ ἑκάτερον, ὠκεῖς δὲ καὶ πυκνοὶ θέρους καὶ βραδεῖς καὶ ἀραιοὶ χειμῶνος, οὐ μὴν οὕτω μικροὶ θέρους ὡς χειμῶνος, ἀλλ᾽ ἧττον θέρους, οὐδ᾽ οὕτως ἀμυδροὶ χειμῶνος ὡς θέρους, ἀλλ᾽ ἧττον χειμῶνος. αὗται μὲν οὖν αἱ μετὰ ὥρας τῶν σφυγμῶν τροπαί. κατὰ δὲ τὰς χώρας ὡσαύτως ταῖς ὥραις· ἐν μὲν ταῖς ἄγαν ψυχραῖς οἱ μέσου χειμῶνος, ἐν δὲ ταῖς ἄγαν θερμαῖς οἱ μέσου τοῦ θέρους, ἐν δὲ 'ταῖς εὐκράτοις οἱ μέσου τοῦ ἦρος, ἀνάλογον δὲ κἂν ταῖς μεταξύ· καὶ τῶν ἄλλων δὲ καταστάσεων τοῦ περιέχοντος ἡμᾶς ἀέρος αἱ μὲν θερμαὶ ταῖς θερμαῖς, αἱ δὲ ψυχραὶ ταῖς ψυχραῖς, αἱ δὲ μέσαι τοῖς μέσοις τοῦ ἦρος ἐοίκασιν.

Κεφ. ιστ᾽. Ὅταν οὖν ἐπ᾽ ἄῤῥωστον ὂν οὐ πρόσθεν ἐθεάσω μετακληθεὶς εἰσέλθῃς, ἐπισκόπει πρῶτον μὲν εἰ ἄῤῥην ἢ θήλεια· δεύτερον δ᾽ ἐπὶ τούτοις τὴν ἡλικίαν· εἶτα τὸ περιέχον ὁποῖον· εἰς γὰρ τοῦτ᾽ ἀνάγεται τὸ καθ᾽ ὥραν καὶ χώραν καὶ κατάστασιν· ἐφεξῆς δὲ τὴν οἰκείαν φύσιν αὐτοῦ· καὶ συνθεὶς ἅπαντα καὶ στοχασάμενος ὁποῖόν τινα

autem aeftatis partim quidem fimili modo, partim vero contrario fe habet cum medio hiemis, parvi enim et languidi in utrisque, celeres vero et frequentes aeftate, tardi et rari hieme, ut aeftate, fed minus hieme. Atque hae quidem funt pulfuum fecundum anni tempora mutationes. Secundum autem regiones eodem modo quo fecundum anni tempora; in valde quidem calidis sicuti media aeftate, in valde autem frigidis ficuti media hieme, in temperatis ficuti medio vere, ad harum vero proportionem in iis quae interjacent. Porro ex aliis quoque ambientis nos aëris conftitutionibus, quae calidae funt, calidis anni temporibus, quae frigidae, frigidis, quae mediae, mediis ipfius veris affimilantur.

Cap. XVI. Cum igitur ad aegrotantem quem non prius videris accerfitus ingrederis, confidera primum quidem an mas vel foemina fit, fecundum aetatem, deinde ambientem, qualisnam fit; ad hunc enim reducitur et tempus anni et regio et conftitutio; poftea propriam ipfius naturam. Atque ubi omnia compofueris conjectaverisque qua-

Ed. Chart. VIII. [316.]

σφυγμὸν εἰκὸς ἦν ἔχειν αὐτὸν, ὁπόθ᾽ ὑγίαινε, γνώσῃ τὸ μέ-
γεθος τῆς εἰς τὸ παρὰ φύσιν ἐκτροπῆς· ἐὰν δὲ καὶ τἄλλα
ὅσα κατὰ τὰ περὶ κρίσεων ὑπομνήματα λέλεκται προστιθῇς
τῇ ἰδίᾳ τῶν σφυγμῶν ὁμοιώσει, πλησίον ἀφίξῃ τῆς ἀκριβε-
στάτης γνώσεως ὅλης τῆς κατὰ τὸν κάμνοντα διαθέσεως· οἷον
εὐθέως ἐν ταῖς ἐπισημασίαις· ὅταν οὖν πρῶτον ἐπίσκέψῃ τινὰ,
τὴν ἀμφιβολίαν ἐπιδιόριζε τοῖς ἄλλοις σημείοις· ὧν ἓν μὲν
ἐστὶ καὶ πρῶτον τὴν χεῖρα κατὰ τοῦ θώρακος ἐπιτιθέντα,
συμμέτρως οὖσαν θερμὴν, ἐπισκέψασθαι τῆς θερμασίας τὴν
ποιότητα. δακνώδη γὰρ εὑρών τινα, πυρέττειν φήσεις τὸν
κάμνοντα, καὶ μήπω διὰ τοῦ σφυγμοῦ τοῦτο βεβαίως γνωρί-
σῃς. εἰ δὲ κατεψυγμένος πως ὁ θώραξ φαίνοιτο· συγκαταψύ-
χεται γὰρ ἐνίοτε τῷ παντὶ σώματι κατά τινας ἐπισημασίας·
οὐ χρὴ παραχρῆμα, βαστάσαντα τὴν χεῖρα, κατὰ φύσιν ἔχειν
ἀποφήνασθαι τὸν ἄνθρωπον, ἀλλ᾽ ἐπὶ πλέον ἐᾶσαι κατὰ
τοῦ θώρακος ἐπικειμένην, ἐν τούτῳ τε προσέχειν, εἴ τις
ἐκ τοῦ βάθους ἀνέρχεται δριμεῖα θερμασία· μόνον γοῦν ἥρκει

lemnam pulſum, dum ſanus erat, ipſum habere veriſimile
erat, magnitudinem everſionis in ſtatum praeter naturam
cognoſces. Si vero et alia quaecunque in commentariis
de criſibus dicta ſunt, propriae pulſuum tractationi adjece-
ris, prope accedes ad exquiſitiſſimam cognitionem totius af-
fectionis quae in aegrotante eſt, ut verbi gratia in ſigni-
ficationibus. Quum ergo quempiam inſpicis, ambiguitatem
aliis ſignis diſtingue. Quorum unum quidem eſt et primum,
ut manum, quae mediocriter calida ſit, ſuper thoracem im-
ponas, ac caliditatis qualitatem conſideres. Nam ubi eam
mordacem inveneris, febrire dices laborantem, licet non-
dum ex pulſu hoc firmiter cognoveris. Si vero perfrigeratus
quodam modo thorax appareat, perfrigeratur autem quan-
doque una cum univerſo corpore quibusdam ſignificationibus,
non oportet ut ſtatim manum leves ac affirmes hominem ſe-
cundum naturam ſe habere, ſed permittere debes ut manus
ſuper thoracem diutius inhaereat, in hocque animadvertere
an aliqua acris caliditas ex profundo aſſurgat. Hoc enim

Ed. Chart. VIII. [316.]

Θεμίσωνι τεκμήριον εἶναι τοῦ πυρέττειν τὸν ἄνθρωπον ἢ
ἐκ τοῦ βάθους ἀναφερομένη θερμασία· καὶ βηχίον δέ τι σμι-
κρὰ ὑπότραχυ συνεισβάλλον τῇ καταψύξει καὶ χάσμα καὶ
σκορδινισμὸς ἄλγημα τέ τι καὶ καταφορὰ πρὸς ὕπνον οὐχ
ἁπλῶς εἰσβολὴν ἐπισημασίας εἶναι δηλώσει· ταῦτα μὲν οὖν
ἔξωθεν. τοῖς δὲ σφυγμοῖς οὐ μόνον τὰ προειρημένα σημεῖα
γνωρίσματά εἰσι πυρετῶν εἰσβολῆς, ἀλλὰ καὶ τὸ διαλείπειν ἢ
ἄλλην ἀνωμαλίαν ἔχειν ἢ ἀταξίαν.

Κεφ. ιζ'. Δυοῖν δ' οὐσῶν κατὰ γένος ἀνωμαλιῶν,
τῆς μὲν ἑτέρας κατὰ μίαν διαστολὴν σφυγμοῦ, τῆς δ' ἑτέρας ἐν
ἀθροίσματι, πολλῶν ἐφεξῆς σφυγμῶν ἀλλήλοις παραβαλλομέ-
νων, περὶ τῆς προτέρας ἐρῶ τῆς ἐν ἀθροίσματι, καλουμένης
δὲ ὑπὸ τῶν πλείστων ἰατρῶν συστηματικῆς· σαφεστέρα γὰρ
ἐστὶ διαγινώσκεσθαι καὶ κατὰ τὰ πλεῖστα τῶν ἐπισημασιῶν
φαίνεται· τεττάρων δ' οὐσῶν ἐν τῇ διαστολῇ τῆς ἀρτηρίας
διαφορῶν τοῦ σφυγμοῦ, μιᾶς μὲν τῆς κατὰ μέγεθος καὶ μι-
κρότητα, δευτέρας δὲ τῆς κατὰ τάχος καὶ βραδυτῆτα, τρίτης
τῆς κατὰ σφοδρότητα καὶ ἀμυδρότητα, καὶ τετάρτης κατὰ

folum fatis fuit Themifoni, ut certum fignum effet hominem
febricitare, ipfa fcilicet quae ex profundo attollitur caliditas.
At tufficula etiam quaedam exigua, fubaspera, una cum per-
frigeratione invadens, et ofcitatio, et pandiculatio, et dolor
quidam, et cataphora in fomnum, non fimpliciter febrem,
fed invafionem fignificationis effe indicabit. Atque haec qui-
dem extrinfecus. In pulfibus autem non folum praedicta
figna notae funt invafionis febrium, fed fi et ipfi intermit-
tant, vel aliam inaequalitatem aut inordinationem habeant.

Cap. XVII. Duae enim cum fint genere inaequalita-
tes, altera in una diaftole pulfus, altera in collectione, mul-
tis deinceps pulfibus invicem collatis, de priore dicam, quae
in collectione eft, quaeque a plurimis medicis fyftematica,
id eft collectiva vocatur. Facilius enim dignofcitur, et in
pluribus fignificationibus apparet. Quatuor autem quum fint
differentiae pulfuum in diaftole arteriae, una in magnitudine
et parvitate, fecunda in celeritate et tarditate, tertia in
vehementia et languore, et quarta in duritie et mollitie,

Ed. Chart. VIII. [316. 317.]

σκληρότητα καὶ μαλακότητα, κατὰ μὲν τὴν ὑστάτην εἰρημέ-
νην διαφορὰν οὐδέποτ᾽ ὤφθη σφυγμὸς ἀνώμαλος, ἐν δὲ ταῖς
ἄλλαις τρισὶν αἱ πλεῖσται τῶν ἐπὶ χυμοῖς σηπομένοις πυρετ-
τόντων ἀνωμαλίαι συνίστανται. καὶ ἡ κατὰ πυκνότητα δὲ καὶ
ἀραιότητα διαφορὰ σφυγμῶν καὶ αὕτη πάνυ πολλάκις ἐπὶ τῶν
ἀῤῥώστων ὁρᾶται. καὶ μία γ᾽ αὐτῶν ἰδέα μεταπίπτει ῥᾳδίως
εἰς τὸν διαλείποντα σφυγμόν, ἐπ᾽ ἀμφοτέρων οὐδὲν ἧττον
τῶν ἀνωμαλιῶν, ἀτάκτων τε καὶ τεταγμένων. ἔστω γάρ τις
ἀνωμαλία τοῦ κατὰ πυκνότητα καὶ ἀραιότητα γένους, ἐπὶ
τέτταρσι πυκνοῖς ἢ συμμέτροις τὸν πέμπτον ἀραιὸν ἔχουσα·
καὶ τοῦτ᾽ ἐφεξῆς γιγνέσθω, φυλαττομένης ἀεὶ τῆς τάξεως,
αὐξανομένου δὲ τοῦ χρόνου τῆς ἀραιότητος. ὁ τοιοῦτος
σφυγμὸς ἄτακτος μὲν ἢ τεταγμένος ὢν, οὐ μετὰ πολλὰς πε-
ριόδους ἐστὶ διαλείπων, οὐ πολλῷ δέ τινι διαφέρει τὸ τετάχ-
θαι τὴν ἀνωμαλίαν ἢ ἄτακτον εἶναι πρὸς τὸ σωθῆναι τὸν
ἄνθρωπον ἢ ἀπολέσθαι. πολλάκις γοῦν ἐθεασάμεθα μετὰ
τέσσαρας σφυγμοὺς ἤτοι πυκνοὺς ἢ μέσους ἀραιοῦ καὶ πυκνοῦ
τὸν πέμπτον ἀραιὸν γιγνόμενον, εἶτ᾽ ἐφεξῆς κατὰ τὴν αὐτὴν

in hac fane poftremo dicta differentia nunquam vifus eft pulfus
inaequalis; in aliis autem tribus plurimae in iis qui ex pu-
trescentibus humoribus febricitant, inaequalitates confiftunt.
Et quae in frequentia et raritate eft differentia pulfuum, et
ipfa admodum frequenter in aegrotantibus confpicitur, et
una fane ipforum ideo facile tranfit in intermittentem pul-
fum, in ambabus nihilominus inaequalitatibus, tum inordi-
natis tum ordinatis. Efto enim quaedam inaequalitas in
genere frequentiae et raritatis, quae poft quatuor frequentes
vel moderatos quintum rarum habeat; et hoc deinceps
confequenter fiat, fervato femper ordine, temporeque rari-
tatis aucto; talis pulfus, five inordinatus, five ordinatus
[317] fit, non poft multos periodos erit intermittens. Non
multum autem intereft, ordinatam effe inaequalitatem, vel
inordinatam, ad hoc ut homo fervetur, vel pereat. Saepe-
numero enim vidimus poft quatuor pulfus, five frequentes,
five medios inter rarum et frequentem, quintum rarum fieri;

Ed. Chart. VIII. [317.]

περίοδον τὸν δέκατόν τε καὶ ιε΄ καὶ κ΄. ἔτι δὲ μᾶλλον τοῦ ε΄
γεννηθέντος ἀραιοῦ, τὸν θ᾽ εἴδομεν ἀραιὸν ἢ τὸν ιδ΄ ἢ τινα
ἄλλον, οὐ διασωζομένης τῆς κατὰ τὴν περίοδον ἰσότητος,
ἀλλ᾽ ἀτάκτως παρεμπίπτοντος τοῦ ἀραιοῦ· τοῖς οὖν τοιού-
τοις οὔθ᾽ ἡ πεῖρα σαφῆ διαφορὰν εἰς σωτηρίαν ἢ θάνατον ἢ
νόσου μῆκος ἢ βραχύτητα κατὰ τὰς ἀτάκτους τε καὶ τεταγμέ-
νας ἀνωμαλίας ἐδίδαξεν, οὔθ᾽ ὁ λόγος. ἐπὶ μέντοι τῶν ὁμα-
λῶν οὐ σμικρὰ διαφορὰ πρὸς τοὺς ἀνωμάλους ἐστὶ σωτηρίας
ἕνεκα. μᾶλλον δ᾽ οὐ παραβάλλειν χρὴ τὰς τηλικαύτας διαφο-
ρὰς· ὁ μὲν γὰρ ὁμαλὸς κατὰ φύσιν ἐστὶν, ὁ δὲ ἀνώμαλος οὐ
μόνον παρὰ φύσιν, ἀλλ᾽ ἤδη καὶ χαλεπός. ἐν μὲν οὖν ταῖς
ἐπιδόσεσι μᾶλλον· ἔτι δὲ μᾶλλον ἐν ταῖς ἀκμαῖς τῶν παραξυσ-
μῶν, ἐν δὲ ταῖς παρακμαῖς χείριστος. ἀλλὰ τόν γε πλεῖστον
χρόνον ἡσυχάζοντα σφυγμὸν ὁ διαλείπων δέχεται, τῆς ἀραιό-
τητος αὐξανομένης, εἴτ᾽ οὖν ἀτάκτως εἴτε καὶ τεταγμένως·
οὐδεμίαν γὰρ ἐνθάδε ἔφην μεγάλην εἶναι διαφορὰν οὔτε τῇ
πείρᾳ κατοφθεῖσαν οὔτε τῷ λόγῳ. λέγω δὲ λόγῳ νῦν τῷ

postea consequenter secundum eandem periodum, decimum,
et decimum quintum, et vigesimum. Adhuc vero magis,
quum quintus factus fuisset rarus, nonum videmus rarum,
vel quartumdecimum, vel quempiam alium, non servata
periodorum paritate; sed raro pulsu inordinate intercurrente.
In hujusmodi igitur pulsibus neque experientia manifestam
differentiam ad salutem, vel mortem, vel morbi longitudinem,
aut brevitatem, per inordinatas et ordinatas inaequalitates,
docuit, neque ratio. In aequalibus certe non parva est ab
inaequalibus differentia, salutis gratia. Potius autem tantas
differentias comparare non oportet; nam qui aequalis est
secundum naturam est, qui autem est inaequalis, non solum
praeter naturam est, sed etiam gravis. Ac in significationi-
bus jam minus erit parvus, in incrementis autem magis;
adhuc vero magis in vigoribus paroxysmorum; at in de-
clinationibus deterrimus. Sed enim pulsum plurimo tem-
pore quiescentem deficiens excipit raritate sive inordinate
sive ordinate aucta, nullam enim in hoc dixi magnam esse
differentiam vel experientia vel ratione compertam. Ra-

Ed. Chart. VIII. [317.]

δογματικῷ, καθ᾽ ὃν ἐκ τῆς τῶν πραγμάτων φύσεως ὁρμώμενοι
τὰς προγνώσεις ποιούμεθα. προείρηται δὲ ὅτι τοῖς τοιούτοις
λόγοις οὐ πάνυ τι χρὴ κατὰ τὰς ἐπιτοματικὰς πραγματείας
ἀπαιτεῖν· ὡς εἰ σὺν τοῖς εἰς τὸ προκείμενον χρησίμοις καὶ τὰς
αἰτίας τῶν γινομένων ἀκούειν ἐθέλοι τις, οὐδὲν ἀφαιρεθήσε-
ται τῆς μεγάλης πραγματείας· ἐν ᾗ τέτταρα μὲν ἐστὶ βιβλία
τῶν τοὺς σφυγμοὺς ἀλλοιούντων αἰτίων, τέτταρα δὲ τῆς ἐξ
αὐτῶν προγνώσεως. οὐκ ἀγαθὸν μὲν οὖν ἡ ἀραιότης ἐστὶ
τῶν σφυγμῶν, εἴθ᾽ ὁμαλὴ εἴτ᾽ ἀνώμαλος εἴη· πολὺ δὲ χείρων,
ὅταν διαλείπῃ. γίγνεται γὰρ, ὡς ἐδείχθη, βαρυνομένης τῆς
δυνάμεως τῆς ζωτικῆς ὑπὸ πλήθους χυμῶν, ἤ τινων ἀρτηριῶν
ἐμπεφραγμένων ὑπὸ πάχους ἢ γλισχρότητος χυμῶν· γίνεται
δὲ καὶ διὰ φλεγμονὴν μεγάλην, στενουμένων τῶν ἐν αὐταῖς
κοιλοτήτων, ἢ θλίβοντος τινὸς ἔξωθεν ἢ βαρύνοντος ἢ στενο-
χωροῦντος ὁπωσοῦν. καὶ διὰ τοῦτο κατὰ τὰς ἐπισημασίας
μάλιστα γίγνονται πολλοῖς ἀεὶ κατὰ τοὺς σφυγμοὺς ἀνωμα-
λίαι, πρὸς τὸ βάθος ὑποχωροῦντος τοῦ αἵματος. οὗτοι μὲν

tionem nunc intelligo eam quae dogmatica eſt, per quam
ex rerum natura excitati praecognitiones facimus. Dictum
autem et prius eſt ejusmodi rationes non admodum repoſci
oportere in compendioſis tractationibus. Nam ſi cum iis
quae ad rem propoſitam utilia ſunt cauſas quoque eorum
quae fiunt audire quis voluerit, nihil de magna tractatione
detrahetur; in qua quatuor quidem ſunt libri cauſarum
quae pulſus variant, quatuor autem praecognitionis quae
ex ipſis habetur Minime igitur bona eſt ipſa pulſuum rari-
tas, ſive aequalis ſive inaequalis ſit; multo autem deterior
eſt, quando intermittit, fit enim, ut oſtenſum eſt, virtute vi-
tali ab humorum multitudine gravata, vel quibusdam arte-
riis a craſſitie, vel viſcoſitate obſtructis; ſit etiam et ob
phlegmonem magnam, conſtipatis earum cavitatibus, vel
aliqua re extrinſecus comprimente, vel gravante, vel quo-
modocunque anguſtante. Ideoque in ſignificationibus potis-
ſimum fiunt in multis ipſae pulſuum inaequalitates, rece-
dente ad profundum ſanguine. Hi ergo pulſus affectiones

Ed. Chart. VIII. [317.]

οὖν οἱ σφυγμοὶ τὰς ἄρτι εἰρημένας διαθέσεις ἐνδείκνυνται, κα-
τάψυξιν δὲ ἰσχυρὰν ὁ ἀραιός· ὥστ᾽ ἄλλως μὲν γενόμενος οὐκ
ἔστιν ὀλέθριος· ὑπό τε γὰρ τοῦ περιέχοντος ἐν χειμῶνι τοιοῦ-
τοι γίνονται σφυγμοὶ καὶ διὰ τροφὴν ἐν κοιλίᾳ φλεγματω-
θεῖσαν ἐν ἅπασι τοῖς βουλιμιῶσι τὸ δ᾽ ἐπὶ πυρετοῖς οὐκ
ἀκινδύνοις ἀραιότητα γενέσθαι σφυγμοῦ σβεννυμένης τῆς ἐμ-
φύτου θερμασίας ἐστὶ σημεῖον. ἔνιοι δὲ τῶν οὕτως διακειμέ-
νων ὀρέγονται τροφῆς, καὶ εἰ προσενέγκῃς, ἐσθίουσι προθύ-
μως, ὡς δόξαι τοὺς ὁρῶντας ὑγιεινῶς ἔχειν αὐτούς· ἀπόλ-
λυνταί γε μὴν εὐθέως, ἔνιοι μὲν κατὰ τὸν καιρὸν τῆς ἐπιση-
μασίας ἐν καταφορᾷ γενόμενοι, τινὲς δ᾽ ἄνευ καταφορᾶς
ψυχθέντες σφοδρῶς, οὐκέτι ἐξεθερμάνθησαν. οὐ μόνον δὲ, ὡς
ἔφην, τὸ γένος τοῦτο ἀνωμαλίας συμπίπτει κατὰ τὰς εἰσβο-
λὰς τῶν πυρεκτικῶν παροξυσμῶν, ἀλλὰ καὶ τὸ κατὰ μέγεθος
καὶ μικρότητα καὶ τάχος καὶ βραδυτῆτα σφοδρότητά τε καὶ
ἀμυδρότητα. προσέχειν δ᾽ ἀκριβῶς ἐν ἅπασιν αὐτοῖς, ὁπό-
τεροι πλείους εἰσίν. εὔδηλον γὰρ ὅτι χαλεπώτερον ἔχουσιν οἱ
πλείους τὸν κίνδυνον, οἷον ὅταν ἀμυδροῖς τέτταρσιν ὁ πέμπτος

nuper dictas indicant, refrigerationem autem validam ra-
rus, nam qui alia de caufa evenit, non eft perniciofus. Ab
ambiente enim per hiemem tales pulfus fiunt et ob alimen-
tum in ventriculo in pituitam verfum, in omnibus qui bu-
limo laborant. At fi in febribus periculo non vacantibus
raritas pulfus fiat, intermorientis innatae caliditatis eft
fignum. Nonnulli vero qui ita affecti funt cibum appetunt,
fique obtuleris, prompte comedunt, ita ut qui vident exi-
ftiment eos fe falubriter habere. Intereunt fane ftatim non-
nulli quidem in tempore fignificationis, cataphora detenti;
aliqui vero fine cataphora vehementer refrigerati non
amplius recaluerunt. Non folum autem, ut dixi, genus
hoc inaequalitatis invafionibus febrilium paroxysmorum con-
tingit, fed etiam genus inaequalitatis in magnitudine et par-
vitate, in celeritate et tarditate, in vehementia et lan-
guore. Animadvertere autem diligenter oportet in omnibus
ipfis, quinam plures fint; conftat enim quod qui plures
funt gravius habent periculum; ut quando quatuor langui-

Ed. Chart. VIII. [317.]

ἕπηται σφοδρὸς ἢ μετρίως εὔτονος. ἄμεινον γὰρ πολλῷ τέτ-
ταρσι σφοδροῖς τὸν πέμπτον παρεμπίπτειν ἀμυδρόν. ὅταν γε
μὴν ἐφεξῆς ἀμυδροὶ φαίνωνται πάντες, ἐὰν μὲν ἔν τινι τῶν
ἄλλων γενῶν ἢ τισὶν εὑρίσκῃς ἀνωμαλίαν, ἄχρι πολλοῦ ψαῦε
τῆς ἀρτηρίας, ἐπιτηρῶν, εἴ που κἂν εἷς φανείη σφοδρός. ὅταν
δὲ ὁμαλῶς μοχθηρὸς ὁ σφυγμὸς ἐν ἅπασι τοῖς γένεσιν ᾖ, οὐ
πόῤῥω θανάτου γίνωσκε τοὺς τοιούτους ἥκοντας· ὁμαλῶς δὲ
μοχθηρός ἐστι σφυγμὸς ὅ τ᾽ ἀμυδρότατος καὶ ὁ πυκνότατος.
ὁ μὲν γὰρ τάχιστος οὐδὲ γίγνεταί ποτε μετ᾽ ἀμυδροτάτου, βρα-
δύτατος δ᾽ ἅμα καὶ ἀμυδρὸς εἰ γένοιτο, θαυμάζοιμ᾽ ἂν, εἰ
μὴ ψυχροῖς ἤδη τοῖς ἄκροις διακείμενος ὁ ἄῤῥωστός ἐστιν. ὅ γε
μὴν ἀμυδρὸς ἅμα καὶ μέγας ἐξ ἀνάγκης μέν ἐστι καὶ μαλακὸς,
εἴωθε δὲ ληθάργοις τε καὶ ταῖς ἄλλαις καταφοραῖς συνεῖναι,
δι᾽ ὑγρότητα πολλὴν ἤτοι τῆς γαστρὸς καὶ μάλιστα τοῦ στό-
ματος αὐτῆς ἢ ἐγκεφάλου τοιοῦτος ἀποτελούμενος, ἤ τινος
ἄλλου κυρίου μορίου, ἢ καὶ παντὸς τοῦ σώματος. εὐΐατος
μὲν οὖν ἐστιν ὁ ἐπὶ γαστρὶ καὶ στομάχῳ, χαλεπώτατος δὲ ὁ

dos quintus fequitur vehemens, vel mediocri tenore praedi-
tus; melius enim longe eft quatuor vehementibus quin-
tum intercurrere languidum. Quum autem omnes deinceps
languidi apparent, fi fane in aliquo aliorum generum, vel
aliquibus inaequalitatem invenias, arteriam diutius tange,
obfervans ficubi vel unus appareat vehemens. Quando vero
aequaliter pravus in omnibus generibus eft, fcias non procul
a morte ejusmodi aegrotantes abefle. Aequaliter autem pra-
vus eft pulfus, qui languidiffimus et frequentiffimus eft; nam
celerrimus nunquam fit cum languidiffimo; tardiffimus autem
una et languidus fi fiat, mirarer utique, fi non frigiditate
jam extremorum aegrotus laboraret. Sane, qui languidus
una eft et magnus, neceffario etiam mollis eft, foletque
una cum lethargis et aliis cataphoris adefle; ob humidita-
tem multam vel ventriculi, et praecipue oris ipfius, vel
cerebri, vel alterius cujusdam principis partis, vel etiam
totius corporis, talis redditus. Ac facile quidem curari
poteft qui ex ventriculo et ftomacho fit; difficillime autem

διὰ τὸν ἐγκέφαλον ἀμυδρὸς· ἅμα καὶ μαλακὸς γιγνόμενος, ἔτι
δὲ μᾶλλον ὁ δι' ὅλην τὴν ἕξιν τοῦ σώματος εἰς οἰδηματώδη
διάθεσιν ἀφικνουμένην ἤ τι τῶν κυρίων σπλάγχνων. ἐνίοτε
δὲ πολλοῖς ἐφεξῆς ἀραιοῖς εἷς ἕπεται πυκνὸς, ἢ τεταγμένος ἢ
ἄτακτος. καὶ γίνεται πολλάκις ὁ τοιοῦτος σφυγμὸς, ὃν ἰδίως
ὀνομάζομεν παρεμπίπτοντα, κατὰ τὸν ἐναντίον τρόπον τῷ
διαλείποντι συνιστάμενος. ἐκεῖνος μὲν γὰρ ἐκτεινομένης τῆς
ἀραιότητος, οὗτος δὲ συστελλομένης γίγνεται τῆς πυκνότη-
τος· καὶ ὅταν γε μετὰ σφοδρότητος τοιοῦτος γένηται, κρί-
σιμόν ἐστι σημεῖον. ἄκουε δέ μου κρίσιν ἐν ἅπασι τοῖς τοιού-
τοις λόγοις ὀξύῤῥοπον ἐν νόσῳ μεταβολὴν, οὐκ ἐξάπαντος
εἰς ἀγαθὸν τελευτῶσαν, γίγνεται δὲ ἡ τοιαύτη κρίσις ἤτοι δι'
ἐκκρίσεως ἢ ἀποσκήματος. ἥντινα κρίσιν ἐξ ἄλλων σημείων
διαγνώσῃ τῶν ἐν τοῖς περὶ κρίσεων εἰρημένοις, εἴτε τῶν ἀγα-
θῶν ἐστι, εἴτε τῶν μοχθηρῶν. οὗτοί τε οὖν ἅπαντες οἱ
σφυγμοὶ κατὰ τὰς ἐπισημασίας γίγνονται καὶ τῶν κατὰ μίαν
διαστολὴν τῆς ἀρτηρίας ἔνιοι. περὶ ὧν ἤδη λεγέσθω.

qui ob cerebrum languidus una et mollis fit; adhuc vero
magis qui ob totum corporis habitum, qui in oedematofam
affectionem pervenerit, vel ob aliquod ex principibus vifce-
ribus. Nonnunquam vero multos deinceps raros unus in-
fequitur frequens, vel ordinatus, vel inordinatus; fit faepe-
numero talis pulfus, quem peculiariter intercurrentem no-
minamus; qui contrario modo ac intermittens conftruitur;
ille enim extenfa raritate, hic autem fit contracta crebritate.
Et ubi cum vehementia talis fiat, criticum eft fignum. In-
tellige autem ex me crifim in omnibus ejusmodi fermonibus,
fubitam in morbo mutationem, non perpetuo in bonum de-
finentem. Fit autem talis crifis vel per excretionem, vel
per decubitum, quam fane crifim ex aliis fignis dignófces,
quae in libris de crifibus dicta funt, five bona fit, five prava.
Hi igitur omnes pulfus in fignificationibus fiunt; et nonnulli
ex iis, qui in una arteriae diaftole inaequales funt; de qui-
bus jam dicatur.

Ed. Chart. VIII. [317.]

Κεφ. ιη. Τῶν ἀνωμάλων διαστολῶν τῆς ἀρτηρίας ἔνιαι μὲν ἡσυχίᾳ διακοπτομένην ἔχουσι τὴν κίνησιν, ἔνιαι δὲ συνεχῆ μὲν, οὐχ ὁμοιομερῆ δέ. περὶ πρώτης οὖν ἐρῶ τῆς ἡσυχίᾳ διακοπτομένης. καὶ γὰρ καὶ σαφὴς ἡ διάγνωσις αὐτῆς ἐστι, παντὸς οὑτινοσοῦν, εἴ γε μὴ παντάπασιν ὀνώδης εἴη, δυναμένου γνωρίζειν, ὅταν ἐν τῷ διαστέλλεσθαι στῆναι βραχὺ συμβῇ τὴν ἀρτηρίαν, εἶθ' οὕτως προσθεῖναι τὸ λοιπὸν τῆς διαστολῆς· ὅπερ ἐν μικροῖς ἢ ταπεινοῖς σφυγμοῖς οὐ δύναται γενέσθαι. δῆλον οὖν ἐστιν ἐξ αὐτοῦ τοῦδε μήτε τὸν χρόνον τῆς διαστολῆς ἐκλελύσθαι μήτε τὴν δύναμιν ἀῤῥωστεῖν, ἐν αὐτῷ γε τούτῳ μόνῳ τῷ νῦν εἰρημένῳ τῆς εἰς τὸ παρὰ φύσιν ἐκτροπῆς γενομένης. ὅπερ οὐχ ἥκιστα κἀπὶ τῶν ἄλλων ἁπάντων μεμνῆσθαί σε χρή. κατὰ γὰρ τὸ διδασκόμενον ἑκάστοτε μόνον ἡ διάγνωσίς τε καὶ πρόγνωσις γίνεται, τῶν ἄλλων ἁπάντων ἐχόντων κατὰ φύσιν ἢ μικρὰν πάνυ μεταβολὴν ἐσχηκότων· αὐτίκα γέ τοι τὸ νῦν ἡμῖν εἰρημένον ἀληθές ἐστιν, ὅταν ὁ χιτὼν τῆς ἀρτηρίας κατὰ φύσιν ἔχῃ. μαλακοῦ γὰρ ἀμέτρως αὐτοῦ γενηθέντος, ὁποῖος ἐν ληθάρ-

Cap. XVIII. Ex inaequalibus arteriae diaſtolis nonnullae quiete interſectam habent motionem; nonnullae continuam quidem, at non ſimilarem. De prima igitur dicam, quae quiete interſecatur; nam et manifeſta eſt ipſius dignotio, quum quilibet, niſi omnino aſininus ſit, cognoſcere poſſit, quando contigerit ut arteria, dum dilatatur, parumper ſtet; tum ita reliquum diaſtoles addat, quod ſane in parvis vel humilibus pulſibus fieri non poteſt. Manifeſtum igitur ex hoc ipſo eſt neque uſum diaſtoles eſſe exolutum neque facultatem eſſe infirmam, ſcilicet in hoc ipſo ſolo, quod nunc dictum eſt, everſione in ſtatum praeter naturam facta. Quod ſane non minime et in aliis omnibus meminiſſe te oportet. Par id enim ſolum, quod ſubinde docetur, tum dignotio tum praecognitio fit, aliis omnibus ſecundum naturam ſe habentibus, vel parvam omnino mutationem adeptis. Porro, quod nunc diximus, verum eſt, quando arteriae tunica ſecundum naturam ſe habet; nam ubi ipſa immodice mollis reddita fuerit, qualis lethargis,

Ed. Chart. VIII. [317. 318.]

γοις καί τισιν ἄλλαις φαίνεται καταφοραῖς, οὐκ ἔστιν ἀληθὲς
ὑπὸ ῥώμης τε καὶ δυνάμεως ἀποτελεῖσθαι τὸν μέγιστον σφυγ-
μὸν, καὶ τῆς χρείας ἤτοι αὐξανομένης ἢ μειουμένης γε πάντως.
εἰ μὲν γὰρ ὑπὸ δυοῖν τοῦτ᾽ ἐγένετο μέγας σφυγμὸς, αὐξήσεως
χρείας καὶ ῥώμης δυνάμεως, οὐδεμιᾶς ἂν ἔδει προσθεῖναι τῷ
λόγῳ· νυνὶ δὲ, ἐπειδὴ προσεπισκέπτεσθαι χρὴ τὸν χιτῶνα
τῆς ἀρτηρίας, οὐκ ἀληθὴς ὁ λόγος ἔσται λεγόμενος ἁπλῶς.
μεμνῆσθαι γάρ σε χρὴ τῶν εἰρημένων ἐν τῷ πρώτῳ τῶν ἐν
σφυγμοῖς αἰτίων, ὃ πολλάκις ἀναγινώσκειν προσήκει, τὰ θε-
μέλια τῆς περὶ σφυγμῶν ἁπάσης θεωρίας ἐχόντων· ὧν χωρὶς
οὐδὲν τῶν ἄλλων δύναται συστῆναί τε καὶ γνωσθῆναι. τὰς
γὰρ ὡς ἂν εἴποι τις αἰτίας συνεκτικὰς ἢ προσεχεῖς τῶν σφυγ-
μῶν τῆς γενέσεως, ἐν τρισὶ τούτοις γένεσιν οὔσας ἔδειξα, τῇ
χρείᾳ δι᾽ ἣν αἱ ἀρτηρίαι κινοῦνται, τῇ κινούσῃ δυνάμει, τῷ
χιτῶνι. τὰ γὰρ ἄλλα πάντα, ὅσα τοὺς σφυγμοὺς ἀλλοιοῖ,
διὰ τούτων μέσων ἐργάζονται τὴν μεταβολήν. ὅταν μὲν οὖν
ὁ χιτὼν τῆς ἀρτηρίας κατὰ φύσιν ἔχῃ, κατὰ δὲ τὴν διαστολὴν
ἡσυχία τις γενομένη τὴν ἀνωμαλίαν ἐργάζηται, ῥώμη τε δυνά-

et quibusdam aliis cataphoris confpicitur, non eft verum a
robore facul[318]tatis maximum pulfum effici, et ab ufu
vel aucto vel omnino non imminuto. Si enim a duobus
his folis fieret magnus pulfus, augmento inquam ufus et
robore facultatis, nihil amplius addere fermoni oporteret.
Nunc autem, quia confiderare etiam oportet arteriae tuni-
cam, non verus erit fermo fimpliciter prolatus. Meminiffe
enim te oportet eorum, quae dicta funt in primo de caulis
pulfuum, qui liber faepius legi debet, ut qui fundamenta
totius fpeculationis pulfuum contineat, fine quibus nec con-
ftitui nec cognofci quicquam aliud poteft. Caufas enim,
ut quifpiam dicat, continentes vel proximas generationis
pulfuum in tribus his generibus effe oftendi; ufu, propter
quem arteriae moventur, facultate, quae movet, et tunica.
Alia enim omnia quae pulfus variant per haec media mu-
tationem faciunt. Ubi igitur arteriae tunica fecundum na-
turam fe habet, in diaftole vero quies aliqua facta inaequa-
litatem efficit, tunc et robur facultatis eft et ufus diafto-

Ed. Chart. VIII. [318.]

μεως ἐστὶ καὶ χρεία διαστολῆς μεγάλης. ἐδείχθη δὴ χρεία τῆς τῶν σφυγμῶν γενέσεως αὐξανομένη διὰ πλῆθος θερμασίας, ἢ κένωσιν πνεύματος ψυχικοῦ. κενοῦται δὲ τοῦτο τοῖς γυμναζομένοις εἰς ὑπηρεσίαν τῶν κατὰ τοὺς μῦς κινήσεων. ὅταν οὖν, ὡς ἔφην, ἥ τε χρεία τῆς τῶν σφυγμῶν γενέσεως αὐξηθῇ δι' ἥντινα αἰτίαν, ἥ τε κατὰ τὴν καρδίαν δύναμις ἡ τὰς ἀρτηρίας κινοῦσα κατὰ τὸν ἑαυτῆς λόγον ἐρρωμένη (διαμένῃ e margine), βαρύνηται δ' ὑπὸ πλήθους χυμῶν ἢ πάχους ἐμφράττοντος ἢ θλίβοντος τὰς ἀρτηρίας μεγάλως, αἱ καθ' ἕνα σφυγμὸν ἀνωμαλίαι γίνονται, διακοπτούσης ἡσυχίας τὸ συνεχὲς τῆς διαστολῆς. ἔνθα δή σε προσέχειν ἀκριβῶς ἀξιῶ τοῖς δύο μέρεσι τῆς κινήσεως, ἐπισκοπούμενον ἑαυτῷ ἀμυδρότητά τε καὶ σφοδρότητα καὶ τάχος καὶ βραδυτῆτα. γίνονται μὲν γὰρ θ' διαφοραὶ καθ' ἑκάτερον τούτων, ὡς κἀν τῷ πρώτῳ τῆς περὶ τῶν σφυγμῶν διαφορᾶς ἔμαθες. ἐνδείκνυται δὲ πρὸς τοῖς κατὰ τὰς διαθέσεις εἰρημένοις, ὅπως ἡ ζωτικὴ δύναμις ἔχει. ἀρρώστων μὲν γὰρ ἀμφοτέρων τῶν κινήσεων οὐσῶν ἐν τοῖς σφυγμοῖς, ἔσχατος κίνδυνος· εὐρρώστων δέ, σωτηρίας ἐλπίς.

les magnae. Oſtenſum ſane eſt uſum generationis pulſuum augeri ob caliditatis multitudinem, vel ſpiritus animalis inanitionem; inanitur autem ſpiritus iis qui ſe exercent in miniſterium motionum quae per muſculos fiunt. Ubi igitur, ut dixi, tum uſus generationis pulſuum auctus fuerit ob quamlibet cauſam, tum facultas, quae in corde eſt, a qua arteriae moventur, ex ſui ipſius ratione valens permaneat, at gravetur a multitudine humorum, vel craſſitie arterias magnopere obſtruente, vel premente; inaequalitates in uno pulſu fiunt, quiete continuitatem diaſtoles interſecante. Quo ſane loco hortor te ut duabus motionis partibus mentem diligenter adhibeas; per te ipſe conſiderans tum languorem et vehementiam, tum celeritatem et tarditatem, fiunt enim in his utrisque novem differentiae, ut in primo de differentia pulſuum didiciſti. Indicant autem praeter ea quae de affectionibus dicta ſunt, quomodo vitalis facultas ſe habeat. Ubi enim ambae motiones infirmae ſunt in pulſibus, extremum eſt periculum ubi robuſtae, ſalutis eſt ſpes.

εἰ δ᾽ ἀμφότεραι μέσως πως ἔχοιεν εὐῤῥωστίας τε καὶ ἀῤῥω-
στίας, ἐν τῷ μέσῳ δηλοῦσι καθεστάναι τὸν, ἄνθρωπον ὀλέ-
θρου τε καὶ σωτηρίας· ἐὰν δὲ, τῆς προτέρας κινήσεως ἀμυ-
δρᾶς οὔσης, ἡ μετὰ τὴν ἡσυχίαν εὔῤῥωστος φαίνηται, χεῖρον
μὲν τοῦτο τοῦ τὰς δύο κινήσεις ἰσχυρὰς ὑπάρχειν, ἧττον δὲ
χεῖρον ἀμυδρῶν οὐσῶν. εἰ δ᾽ ἔμπαλιν τοῦδε φαίνοιτο, τῆς
προτέρας οὔσης ἰσχυρᾶς, ἡ μετὰ ταύτην ἄτονος, οὐκ ἀγα-
θόν· βέλτιον γάρ ἐστι τὴν δευτέραν κίνησιν ἀμείνονα φαί-
νεσθαι τῆς προτέρας.

Κεφ. ιθ´. Ἐφεξῆς οὖν ἐρῶ τὴν τάξιν τῶν θ᾽ τούτων
ἀνωμαλιῶν, ἀπὸ τῆς ἐπιεικεστάτης αὐτῶν ἀρξάμενος· εἶτα
κατὰ βραχὺ διὰ τῶν μέσων ἐπὶ τὴν χειρίστην ἀφικόμενος.
ἐπιεικεστάτη μὲν οὖν ἁπασῶν ἐστιν ἡ τὰς κινήσεις ἀμφοτέ-
ρας εὐτόνους ἔχουσα. δευτέρα δὲ ἡ τὴν προτέραν μέσην,
εὔῤῥωστον δὲ τὴν δευτέραν. τρίτη δὲ ἡ τὴν μὲν προτέραν
εὔτονον, μέσην δὲ τὴν ὑστέραν. τετάρτη δὲ ἡ ἀμφοτέρας
ἔχουσα μέσας. πέμπτη δὲ ἡ τὴν μὲν προτέραν ἀσθενῆ, τὴν
δὲ ὑστέραν ἰσχυράν. ἕκτη δὲ ἡ τὴν μὲν προτέραν ἀσθενῆ,

Si vero ambae in medio quodammodo fint infirmitatis et
roboris, in medio indicant confiftere hominem exitii et fa-
lutis. Si autem priori motione languida exiftente, ea quae
poft quietem eft robufta appareat, deterius quidem hoc eft
quam fi duae motiones fortes exifterent, minus vero malum
quam fi languidae effent. Si vero e contrario appareat ut
prior fit valida, quae poft ipfam eft, infirma, non bonum
eft, melius enim eft ut pofterior motio priore fit praeftan-
tior.

Cap. XIX. Deinceps igitur ordinem narrabo novem
harum inaequalitatum, a mitiffima ipfarum aufpicatus; poft-
ea paulatim per medias ad peffimam perveniens. Ac mi-
tiffima quidem omnium eft quae motiones ambas tenore
praeditas habet. Secunda, quae priorem quidem mediam,
robuftam vero pofteriorem. Tertia, quae priorem tenore
praeditam, mediam vero pofteriorem. Quarta, quae ambas
habet medias. Quinta´, quae priorem quidem invali-
dam, pofteriorem vero fortem. Sexta, quae priorem inva-

Ed. Chart. VIII. [318.]

μέσην δὲ τὴν δευτέραν. ἑβδόμη δὲ ἡ τὴν μὲν προτέραν εὔῤ-
ῥωστον, ἄῤῥωστον δὲ τὴν δευτέραν. ὀγδόη δὲ ἡ τὴν μὲν
προτέραν ἄῤῥωστον, μέσην δὲ τὴν δευτέραν. ἐννάτη δὲ ἡ
χειρίστη πασῶν, ἡ ἀμφοτέρας ἀῤῥώστους ἔχουσα. ἀνάλογον
δὲ ταῖς κατὰ τὴν ῥώμην καὶ ἀῤῥωστίαν συζυγίαις τῶν εἰρημέ-
νων δύο μορίων τῆς κινήσεως αἱ κατὰ τάχος εἰσὶ καὶ τὴν βρα-
δυτῆτα. βέλτιον μὲν γὰρ ἐν τοῖς τοιούτοις σφυγμοῖς τὸ τάχος
τῆς βραδυτῆτος, οὐ μὴν τοσούτῳ βέλτιον ὅσῳ σφοδρότης
ἀμυδρότητος. ἄντικρυς γὰρ αἱ ποιότητες αὗται τῶν σφυγ-
μῶν ἐνδείκνυνται τὰς διαφορὰς τῆς δυνάμεως κατὰ ῥώμην τε
καὶ ἀῤῥωστίαν. εὔδηλον δ᾽ ὅτι μεγίστη μὲν ἐλπὶς εἰς σωτη-
ρίαν ἐπὶ τῇ ῥώμῃ τῆς δυνάμεως, ἐλαχίστη δὲ ἐπὶ ταῖς ἀῤῥω-
στίαις. ἀλλὰ κατ᾽ ἀναλογίαν γέ τινα τοῖς εἰρημένοις ἐπὶ τῶν
κατὰ βραδυτῆτα καὶ τάχος διαφορῶν ἡ παραβολή σοι γι-
νέσθω πρώτης μὲν συζυγίας γενομένης, καθ᾽ ἢν αἱ κινήσεις
ἀμφότεραι ταχεῖαι. δευτέρα δὲ, καθ᾽ ἢν ἡ μὲν προτέρα μέση,
ταχεῖα δὲ ἡ δευτέρα. τρίτη δὲ, καθ᾽ ἢν ἡ μὲν προτέρα ταχεῖα,
μέση δὲ ἡ δευτέρα. τετάρτη δὲ, καθ᾽ ἢν ἀμφότεραι μέσαι.

lidam, mediam vero posteriorem. Septima, quae priorem
robustam, infirmam autem posteriorem. Octava, quae
priorem mediam, infirmam vero posteriorem. Nona, quae
pessima omnium est, quae ambas infirmas habet. Conjuga-
tionibus autem in robore et infirmitate praedictarum dua-
rum partium motionis consistentibus, proportione respondent
conjugationes in celeritate et tarditate consistentes. Melior
etenim est in ejusmodi pulsibus celeritas tarditate, non tamen
tanto melior quanto vehementia languore. Aperte enim
qualitates ipsae pulsuum differentias facultatis in robore
et infirmitate indicant. Constat autem maximam quidem
spem esse salutis ex facultatis robore, minimam autem ex
infirmitatibus. Sed ad proportionem quandam cum iis
quae dicta sunt, comparatio tibi fiat in differentiis secundum
tarditatem et celeritatem, ut prima quidem conjugatio
fiat, in qua motiones celeres sint. Secunda autem, in qua
prior media, celer autem posterior. Tertia, in qua prior
quidem celer, media autem posterior. Quarta, in qua ambae

Ed. Chart. VIII. [318.]

καὶ πέμπτη, καθ᾽ ἣν ἡ μὲν προτέρα βραδεῖα, ταχεῖα δὲ ἡ
δευτέρα. καὶ μετ᾽ αὐτὴν ἡ ἕκτη, καθ᾽ ἣν τῆς προτέρας βρα-
δείας οὔσης ἡ δευτέρα μέση γίνεται. τῆς δὲ ἑβδόμης συζυ-
γίας ἡ μὲν προτέρα κίνησις ὠκεῖα, βραδεῖα δὲ ἡ δευτέρα. τῆς
δὲ ὀγδόης μέση μὲν ἡ προτέρα, βραδεῖα δὲ ἡ δευτέρα. τελευ-
ταία δ᾽ αὐτῶν ἐστιν ἡ ἐννάτη, βραδείας ἀμφοτέρας ἔχουσα
τὰς κινήσεις.

Κεφ. κ΄. Ἀποβλέπειν οὖν σε χρὴ πρὸς ἀμφοτέρας τας
διαφορὰς, καὶ σκοπεῖσθαι τῷ νῷ τὰς ἐπιπλοκὰς αὐτῶν. ἔσθ᾽
ὅτε γὰρ ἡ μὲν κατὰ βραδυτῆτα καὶ τάχος συζυγία χαλεπὴ γί-
νεται, βελτίων δὲ ἡ κατὰ ῥώμην τε καὶ ἀῤῥωστίαν. ἐκ τῆς
τοιαύτης οὖν ἐπιπλοκῆς καὶ ὁ δορκαλίζων ὀνομαζόμενος γίνε-
ται σφυγμός. ἐφ᾽ οὗ τὸ δεύτερον μόριον τῆς κινήσεως εὐτο-
νώτερόν τε καὶ θᾶττόν ἐστι τοῦ προτέρου. καὶ εἴη ἂν
οὗτος ὁ μετριώτατος τῶν διακοπτομένων ἡσυχίᾳ κατὰ τὴν
διαστολὴν τῶν τῆς ἀρτηρίας σφυγμῶν, καὶ ὅταν γε αὐτῷ
συνέλθῃ πέψις τις νοσήματος, ἐπαγγέλλεται κρίσιν ἀγα-
θήν. ὥσπερ δὲ τὰς κατὰ σφοδρότητα καὶ ἀμυδρότητα καὶ

mediae funt. Quinta, in qua prior tarda, celer pofte-
rior. Et poft ipfam fexta, in qua priori exiftente tarda,
pofterior media fiat. Septimae autem conjugationis prior
quidem motio velox, tarda autem pofterior. Octavae me-
dia quidem prior, tarda autem pofterior. Ultima harum
eft nona, quae tardas ambas motiones habet.

Cap. XX. Infpicere itaque te oportet ad ambas dif-
ferentias, menteque confiderare earum complicationes.
Quandoque enim quae in tarditate et celeritate confiftit
conjugatio, gravis redditur; melior autem quae in robore
et imbecillitate eft. Ex tali igitur complicatione et qui ca-
prizans nominatur pulfus gignitur; in quo pofterior parti-
cula motionis robuftior et valentior eft priore. Fueritque
hic pulfuum, qui fecundum diaftolen arteriae quiete inter-
fecantur, modeftiffimus, et ubi cum ipfo juncta fuerit aliqua
morbi concoctio, crifim bonam annunciat. Quemadmodum
autem conjugationes, quae in vehementia et languore, ce-

τάχος καὶ βραδυτῆτα συζυγίας ἐπισκοπεῖσθαι κατὰ τοὺς
τοιούτους σφυγμοὺς ἀναγκαιότατόν ἐστιν εἰς πρόγνωσιν, οὕ-
τως καὶ τὴν κατὰ μέγεθός τε καὶ ὕψος. ὅτι μὲν γὰρ οὐκ ἐν-
δέχεται τῶν ταπεινῶν εἶναι σφυγμῶν τὸν ἡσυχίᾳ διακοπτόμε-
νον, εἴρηται πρόσθεν. εἰς ὅσον δ' ὕψους ἥκει, σκοπεῖσθαι
προσήκει. δύναται γάρ τις ἀποκεχωρηκέναι μὲν τῶν ταπεινῶν,
ἔτι δὲ μέσος ὑπάρχων ἢ ὑψηλότερος τοῦ μέσου βραχὺ, μὴ
μέντοι τέλεον ἔχων ὕψος. ὅπερ ἂν ἔχῃ, πάντως ἐπαγγέλλεται
πρὸς κρίσιν ἐξορμᾶν τὴν φύσιν. οὐ μὴν ἀγαθήν γε πάντως
ἔσεσθαι δηλοῖ τὴν κρίσιν ταύτην, ἐὰν μὴ καὶ τοὺς ἄλλους
ῥυθμοὺς ἔχῃ τὸ νόσημα πρὸς ἀγαθὴν κρίσιν, οὓς ἐν τῷ περὶ
κρίσεων εἴπομεν. ἐν οἷς ἐστιν ὁ μέγιστός τε καὶ ἀσφαλέστατος
σκοπὸς ἀπὸ τῆς τοῦ νοσήματος πέψεως λαμβανόμενος· μετ'
αὐτὸν δὲ ὁ ἀπὸ τῆς ῥώμης τοῦ κάμνοντος. δύο δὲ τούτους
ἔμαθες ἔχειν σκοποὺς ἐν ταῖς περὶ σωτηρίας καὶ θανάτου προ-
γνώσεσιν, εὐρρωστίαν δυνάμεως καὶ πέψιν νοσήματος. ἀκιν-
δυνότατα μὲν γὰρ οἱ κάμνοντες ἔχουσιν, ἔνθα ταῦτ' ἐστὶν

leritate et tarditate confiſtunt, conſiderare in hujusmodi
pulſibus maxime eſt neceſſarium ad praecognitionem, ſic
etiam eam quae in magnitudine et altitudine verſatur.
Quod enim non contingat ex humilibus eſſe pulſibus eum
qui quiete interſecatur, dictum eſt prius; ad quantam vero
altitudinem perveniat, conſiderare convenit. Poteſt enim
aliquis receſſiſſe quidem ab humilibus, adhuc tamen medius
eſſe, vel paulo altior medio eſſe, non tamen habere per-
fectam altitudinem, quam ſi habeat, omnino annunciat na-
tura ad criſim excitari; non tamen bonam hanc criſim fore
omnino oſtendit, niſi et alios ſcopos habeat morbus ad bo-
nam criſim, quos in tractatu de criſibus diximus; inter quos
is eſt tum maximus tum tutiſſimus ſcopus qui a morbi
concoctione ſumitur; poſt ipſum vero qui a laborantis ro-
bore; duos namque hos ſcopos in praecognoſcenda ſalute
vel morte habendos eſſe didiciſti, fortitudinem inquam
virtutis et concoctionem morbi; citra enim omne pericu-
lum tutiſſimeque ſe habent ipſi laborantes, ubi haec ambo

ἄμφω· ὀλεθριώτατα δὲ, ἔνθα μηδ᾽ ἕτερον· ἐν τῷ μέσῳ δ᾽,
ὅταν θάτερον. αἱ δὲ κατὰ τὸ μᾶλλόν τε καὶ ἧττον αὐτῶν συ-
ζυγίαι καὶ τὴν ἐλπίδα τῆς σωτηρίας ἢ τὴν τοῦ θανάτου προσ-
δοκίαν αὐξάνουσί τε καὶ μειοῦσιν. ὅπερ οὖν ἔλεγον, ὡς εἰς
ἀμυδρότητα καὶ σφοδρότητα καὶ τάχος καὶ βραδυτῆτα τῶν
μερῶν τῆς κινήσεως ἐν τοῖς τοιούτοις σφυγμοῖς σε βλέπειν ἐστὶ
χρήσιμον, οὕτως καὶ τὸ μέγεθος αὐτῶν ὁρᾶν καὶ τὴν μικρό-
τητα, καὶ μᾶλλόν γε ταπεινότητά τε καὶ ὕψος, εἰ καὶ μὴ
χωρὶς τῶν ἄλλων διαστάσεων γένοιτο. διὰ τοῦτο οὖν οὐδ᾽
ἐν ταῖς καταψυχούσαις ἱκανῶς εἰσβολαῖς τῶν παροξυσμῶν οἱ
τοιοῦτοι φαίνονται σφυγμοί· ταπεινοῦνται γὰρ ἐν τούτῳ τῷ
καιρῷ καὶ σμικρύνονται. τὰ μὲν οὖν ἐπείγοντα πρὸς τὰ τῆς
τέχνης ἔργα τοῖς τὰς διεξόδους ἀναγινώσκουσιν εἴρηται.

Κεφ. κα΄. Νυνὶ δὲ πάλιν ἀναλαβόντες ἀπ᾽ ἀρχῆς τὸν
λόγον, ἐροῦμεν ὁπόσοι τέ εἰσιν οἱ κατὰ τὴν διαστολὴν τῆς
ἀρτηρίας φαινόμενοι σφυγμοὶ, τίς τε καθ᾽ ἕκαστον αὐτῶν
ἐστι διάθεσις ὑφ᾽ ἧς γίνεται, τίς τε ἡ πρόγνωσις ἐξ ἑκάστης
αὐτῶν. ἐπιβάλλειν δέ σε βούλομαι κατὰ τὰς ἀρτηρίας τοὺς

adfunt; perniciofiſſime, ubi neutrum; in medio, quando
alterutrum. Dum autem haec magis vel minus inter fe con-
junguntur, ſpem quoque ſalutis, vel expectationem mortis,
et augent, et minuunt. Quod igitur dicebam utile eſſe ut
in languorem et vehementiam, cele[319]ritatem et tardi-
tatem partium motionis in ejusmodi pulſibus inſpiceres; ita
etiam magnitudinem ipforum et parvitatem inſpicere expe-
dit; et magis ſane humilitatem et altitudinem; etiam fi non
fine aliis duabus dimenfionibus fiant. Propter hoc igitur
nec in perfrigerantibus admodum invafionibus paroxysmo-
rum tales apparent pulſus, humiles enim hoc tempore et parvi
redduntur. Ac ea quidem quae ad artis opera excitant,
iis qui diexodos legunt, dicta funt.

Cap. XXI. Nunc vero rurfus fermonem ab initio
refumentes, dicamus quot fint pulfus qui in diaftole arteriae
confpiciuntur; quaeque in fingulis ipforum fit affectio a
qua fiunt; et quae praecognitio ex fingulis ipfis fiat. Inji-
cere autem te volo fuper arterias digitos, qui molles fint;

Ed. Chart. VIII. [319.]

δακτύλους ἁπαλοὺς ὄντας, οὔτ᾽ ἐπιπολῆς ψαύοντας τήν γε πρώτην οὔτε θλίβοντας βιαίως. εἶτ᾽ ἂν μὲν ἰσχυρῶς αἰσθάνῃ πληττόμενος ὑπὸ τῆς ἀρτηρίας διαστελλομένης, ἔτι καὶ μᾶλλον ἐπιθλίβειν· ἐὰν δὲ αὐτὸ πράττοντος ἀναίσθητος ἡ κίνησις γίγνηται, παντάπασιν ἐπιπολῆς ψαύειν. ἰσχυρὰν μὲν γὰρ ἐνδείκνυται τὴν δύναμιν ὁ πρὸς τὴν θλίψιν ἀντιβαίνων σφυγμός, ἀσθενῆ δὲ ὁ καταπίπτων τε καὶ νικώμενος. ἐνίους γοῦν εὑρήσεις μεγίστους, ἐπιπολῆς ψαυόντων, μικροὺς δ᾽, εἰ θλίψαις, φαινομένους· ἐνίοτε δ᾽ οὐδ᾽ ὅλως ἔτι σωζομένους, ἀλλ᾽ ἀπολλυμένους παντάπασιν. ὥστ᾽ ἐκ τοῦ κατὰ τὴν θλίψιν ποσοῦ τὸ ποσὸν τῆς κατὰ τὴν δύναμιν ἀσθενείας τε καὶ ῥώμης διαγινώσκεσθαί σοι, μέγιστον ἀγαθὸν τῶν ἐν τοῖς σφυγμοῖς ὑπάρχον. ἐὰν γοῦν ποθ᾽ εὕρῃς ἐπ᾽ ἀνθρώπου πυρετῶδες νόσημα νοσοῦντος ἅμα τοῖς τῆς πέψεως σημείοις ἰσχυρὰν τὴν δύναμιν, ἀκινδυνότητα τοῦτον ἔχειν ἴσθι, διὰ ταχέων δὲ λύεσθαι τὴν νόσον. ἐὰν δὲ ἰσχυρὰ μὲν ἡ δύναμις ᾖ, τῆς δ᾽ ἐν τοῖς χυμοῖς πέψεως μηδὲν σημεῖον, ἐν χρόνῳ πλέονι νοσήσας σωθήσεται, μεμνημένων ἡμῶν, ἃ καὶ χωρὶς ἀναμνή-

primumque nec fuperficietenus tangas, nec violenter premas; poftea, fi ipfos vehementer ab arteria, dum dilatatur, percuti fentias, adhuc etiam magis comprime, fi vero dum hoc facis, motus evadat infenfilis, omnino fuperficietenus tange. Validam etenim facultatem pulfus ille indicat, qui preffioni refiftit, invalidam autem qui decidit et vincitur. Nonnullos igitur maximos effe comperies, fi fuperficietenus tangas; parvi tamen, fi prefferis, apparent; quandoque etiam nullo adhuc modo fervantur, fed penitus abolentur; ita ut ex preffionis quantitate quantitas etiam tum imbecillitatis tum roboris facultatis tibi dignofcatur; quod eorum, quae in pulfibus funt, maximum exiftit bonum. Si ergo aliquando inveneris in homine febrili morbo laborante, una cum fignis concoctionis validam facultatem, citra omne prorfus periculum hunc effe fcito et cito morbum folutum iri. Si vero valida quidem fuerit facultas, nullum autem in humoribus fignum concoctionis appareat, in tempore diuturniori aegrotaturus fervabitur, recordantibus nobis ea quae etiam

σεως τῆς ἐμῆς οἱ νοῦν ἔχοντες ἴσασιν, ὡς ἅπαντα τὰ κατὰ
τὰς προγνώσεις λέγεται χωρὶς τοῦ τοὺς νοσοῦντας ἁμαρτεῖν,
ἤ τινα βλάβην ἔξωθεν γενέσθαι. μεγάλην δὲ ἔφην ἔχειν ἰσχὺν
ἐν τοῖς πυρετώδεσι νοσήμασι τὴν ῥώμην τῆς τὰς ἀρτηρίας κινού-
σης δυνάμεως, ἣν καὶ ζωτικὴν ὀνομάζομεν, ἐπειδὴ πολλάκις,
ὅταν ὁ κίνδυνος ᾖ διὰ τὸ νευρῶδες γένος, οὐδὲν μέγα συμβάλ-
λονται τῆς ζωτικῆς δυνάμεως ὁ τόνος· ἀλλ᾽ ἐπισκεπτόμεθα
τηνικαῦθ᾽ ὅπως ἔχει ῥώμης ἡ ψυχικὴ δύναμις. ἄμεινον μὲν
οὖν ἀμφοτέρας ἐῤῥῶσθαι καὶ πρὸς αὐταῖς γε τρίτην τὴν φυ-
σικὴν ὀνομαζομένην, ἧς ἀρχὴ τὸ ἧπάρ ἐστιν· ὥσπερ τῆς μὲν
ζωτικῆς ἡ καρδία, τῆς ψυχικῆς δ᾽ ὁ ἐγκέφαλος. ἐπικρατεῖ δὲ
καθ᾽ ἕκαστον εἶδος νοσήματος εἰς τὸ τῆς προγνώσεως βέβαιον
ἡ τῆς οἰκείας δυνάμεως τῶν πεπονθότων μορίων ῥώμη. τοῦ
μὲν οὖν ἰσχυροῦ σφυγμοῦ τὸν τόνον, ὁποῖός τις ἐστὶ, θλί-
βων διαγνώσῃ, συνεμφαινομένου μὲν αὐτῷ καὶ τοῦ μεγέθους
τῆς διαστολῆς ἀκριβῶς τε διαγινωσκομένου. βεβαία δὲ καὶ ἡ
γνῶσις γίνεται τῶν μεγάλων σφυγμῶν, ἐξ ἐπιπολῆς ψαυόν-
των· ἴσθι δὲ μέγιστον σφυγμὸν ἐκεῖνον, ὃς ἂν κατὰ πολλὰ

fine mea admonitione ii qui mentem habent fciunt; om-
nia fcilicet quae ad praecognitiones fpectant intelligi
debere, fi aegrotantes non erraverint, aut nulla noxa ex-
trinfecus evenerit. Magnam vero dixi habere vim in mor-
bis febrilibus robur facultatis arterias moventis, quam et
vitalem nominamus, quandoquidem faepenumero, ubi pe-
riculum fit ob nervofum genus, non magnopere confert vi-
talis facultatis tenor; fed tunc infpicimus quomodo ani-
malis facultas robore fe habeat. Ac melius quidem eft am-
bos valentes effe, et praeter ipfas tertiam, quae naturalis ap-
pellatur, cujus principium eft jecur, quemadmodum fane
vitalis cor, animalis autem cerebrum. Principatum autem
tenet in unaquaque morbi fpecie ad praecognitionis ftabili-
tatem robur ipfum propriae facultatis affectarum partium.
Validi igitur pulfus tenorem, qualis fit, premendo digno-
fces, unaque cum ipfo magnitudo etiam diaftoles apparet,
exquifiteque dignofcitur, firma etiam magnorum pulfuum
fit cognitio, fi fuperficietenus tangas. Scito autem maxi-
mum pulfum illum effe quem fecundum multas arteriae

μέρη τῆς ἀρτηρίας ψαύῃ, ἤτοι μήκους, πλάτους καὶ βάθους·
ὡς καὶ μακρὸν, ὃς ἂν κατὰ τὸ μῆκος ἐπικρατοῖ, καὶ πλατὺν,
ὃς ἂν κατὰ τὸ πλάτος, καὶ ὑψηλὸν παραπλησίως, ὅταν κατὰ
τὸ ὕψος· εἴρηται δὲ καὶ βάθος. ὥσπερ δ᾿ ἐν ὅλῳ τῷ πρώτῳ
περὶ διαγνώσεως σφυγμῶν ὑπὲρ τοῦ κατὰ τὴν συστολὴν αἰ-
σθητοῦ τε καὶ ἀναισθήτου, οὕτως ἐν τῷ δευτέρῳ περὶ τῆς
κατὰ τὸ μέγεθός τε καὶ μικρότητα διαφορᾶς ἐπιδέδεικται, δει-
κνύντος μου παραβάλλειν χρῆναι τὸ ποσὸν τῆς κατὰ τὸν κύ-
κλον διαστολῆς τῆς ἀρτηρίας, τὸ κατὰ τὸ περιὸν εὑρεῖν, καὶ
ζητεῖν εἰς ὅσον ἐξαίρεται (C. ἐξαιρεῖται) μέγεθος ἀρτηρία εὐρυ-
τάτη τῇ στενοτάτῃ (F. add. συμβαλλομένη V. L. collata).
κατὰ ταὐτὸν οὖν κἀπὶ τῶν παίδων ἔνιοι τὸν σφυγμὸν εἶναι
μικρὸν λέγουσι, οὐ τῇ κατὰ τὴν ἀρτηρίαν εὐρυχωρίᾳ παρα-
βάλλοντες τὴν διαστολὴν, ἀλλὰ τῇ τῶν ἀκμαζόντων· ὡς ἐάν
γε λογίσηταί τις, ὁπηλίκη κατὰ κύκλον οὖσα τῶν παίδων ἡ
ἀρτηρία τὸν σφυγμὸν πηλίκον ἐργάζεται, γνώσεται ὅτι κα-
λῶς ὁ Ἡρόφιλος ἔφη τὸν σφυγμὸν αὐτῶν ἱκανὸν εἶναι τῷ
μεγέθει. δύο μὲν δή σοι ταῦτα γένη σφυγμῶν ἐν τῇ διαστολῇ

partes tangere poſſis, ſeu ſecundum longitudinem, latitu-
dinem et profunditatem; ſicuti et longum, qui ſecundum
longitudinem ſuperat; latum, qui ſecundum latitudinem, et
altum ſimiliter, qui ſecundum altitudinem, quae et pro-
funditas dicitur. Quemadmodum autem in toto primo de
dignotione pulſuum libro de ſenſili ſyſtoles parte et inſen-
ſili monſtratum eſt, ita etiam in ſecundo de differentia,
quae in magnitudine et parvitate conſiſtit; ubi oſtendo quan-
titatem diaſtoles cum quantitate circuli arteriae comparan-
dam eſſe, quo id quod quaeris invenias: nec quaeren-
dum eſſe ad quantam magnitudinem adtollatur arteria la-
tiſſima, anguſtiſſimae collata. Hac eadem ratione et in
pueris nonulli dicunt pulſum eſſe parvum, diaſtolen non
cum capacitate arteriae, ſed cum ea quae eſt vigentium,
comparantes; nam ſi quantitatem circuli arteriae puerorum,
et quantitatem pulſus eorum exiſtimet, is profecto noſcet
Herophilum recte pronuntiaſſe, eorum pulſum ſatis magnum
eſſe. Duo equidem tibi haec genera pulſuum in arteriae

Ed. Chart. VIII. [319.]

τῆς ἀρτηρίας ὑποπεσεῖται καθ᾽ ὃν εἴρηται τρόπον ἐπιβάλ-
λοντι τοὺς δακτύλους, τὸ μὲν ἕτερον ἐν ποσότητι μήκους καὶ
πλάτους καὶ βάθους, τὸ δ᾽ ἕτερον ἐν τῷ τῆς πληγῆς εὐτόνῳ.
καὶ καλεῖν γ᾽ ἔξεστί σοι τὸν ἰσχυρῶς πλήττοντα τὴν ἁφὴν ὅτῳ
περ ἂν ἐθέλῃς ὀνόματι. καὶ γὰρ ἰσχυρὸν καὶ σφοδρὸν εὔτο-
νόν τε καὶ ῥωμαλέον ὀνομάζων οὐδὲν βλάψεις τὰ τῆς τέχνης
ἔργα. καλοῦμεν δ᾽ ἡμεῖς αὐτὸν σφοδρὸν τοῖς πρὸ ἡμῶν ἑπό-
μενοι ὁμοίως σφυγμόν· καὶ ὅτι μάλιστα σύνθετός ἐστιν ἡ τῆς
σφοδρότητος νόησις ἐξ ἰσχύος τε καὶ τόνου. ἐπεὶ δὲ τὸ προ-
γινώσκειν ὀρθῶς οὐκ ἐκ τῆς τῶν ὀνομάτων, ἀλλ᾽ ἐκ τῆς τῶν
πραγμάτων ἀκριβοῦς γνώσεως γίνεται, χρήσθω μὲν ἕκαστος ὡς
ἂν βούληται τοῖς ὀνόμασι, σπουδαζέτω δὲ τὴν τῶν πραγμάτων
ἐπιστήμην. ὥσπερ δὲ ὁ σφοδρὸς σφυγμὸς ἀεὶ ῥώμην ἐνδείκνυ-
ται δυνάμεως, οὕτως ὁ σκληρὸς ἤτοι τετάσθαι τὴν ἀρτη-
ρίαν ἢ σκληρὰν γεγονέναι, εἰ μὴ ἄρα καὶ τὸ τεταμένον σῶμα
φαίη τις ἐξ αὐτοῦ τετάσθαι γεγονέναι σκληρόν· οὕτως γὰρ ὁ
σκληρὸς ἀεὶ δηλώσει τὴν κατάστασιν τοῦ χιτῶνος τῆς ἀρτηρίας
ποιότητα. φαίνεται δ᾽ οὖν ὁ τοιοῦτος σφυγμὸς ἐπὶ φλεγμοναῖς

diaſtole occurrent, ſi eo quo dictum eſt modo digitos in-
jicias; alterum in quantitate longitudinis, latitudinis et
profunditatis, alterum in percuſſionis tenore. Vocarique
tibi licet eum qui fortiter tactum percutit quocunque vo-
les nomine; nam ſi et fortem et vehementem, et tenore
praeditum et robuſtum nomines, nihil artis opera laeſeris,
vocamus autem et nos ipſum vehementem pulſum, ſuperio-
res ſecuti: etſi potiſſimum vehementiae notio ex fortitu-
dine et celeritate eſt compoſita. Sed quoniam recta prae-
cognitio non et nominum, ſed ex rerum exquiſita cogni-
tione fit; nominibus quidem unusquisque ut velit uta-
tur, in rerum autem ſcientiam ſtudium adhibeat. Quem-
admodum autem vehemens pulſus ſemper robur indicat
facultatis, ita durus vel tenſam eſſe arteriam, vel duram
evaſiſſe; niſi forte quis dicat, et quod tenſum eſt corpus,
ex eo quod tenſum ſit, durum evaſiſſe; ita enim durus pul-
ſus ſemper indicabit qualitatem, quae in conſtitutione arte-
riae tunicae eſt. Apparet igitur talis pulſus ex phlegmonis,

ἢ ἐμφράξεσιν ἢ πληρώσεσιν ἢ τάσεσι τῶν νευρωδῶν μορίων,
ἢ ἐπὶ σκίῤῥοις οὐ μόνον τῶν νευρωδῶν, ἀλλὰ καὶ τῶν ἄλλων,
ἐὰν ᾖ κύρια. καὶ γὰρ ἧπαρ καὶ γαστὴρ καὶ σπλὴν καὶ μήτρα
τοιοῦτον ἐργάζονται τὸν σφυγμὸν, ὅταν σκιῤῥωθῶσι. γίνε-
ται δὲ καὶ διὰ ψύξιν ἰσχυρὰν καὶ ξηρότητα, καὶ ὅταν γέ σοι
κατὰ πρώτην εὔσοδον ὁ σφυγμὸς φανῇ τὸ μαλακὸν οὐκ ἔχων
τῆς προσβολῆς τοιοῦτον ὁποῖον ἐν τῷ κατὰ φύσιν ἔχει, τῶν
εἰρημένων τι παθῶν ἐννόει κατὰ τὸν ἄνθρωπον εἶναι. διακρι-
νεῖς δὲ τί ποτ᾽ ἐστὶν ἔκ τε τῶν ἄλλων συμπτωμάτων καὶ τῶν
προηγησαμένων αἰτίων, οἷον εἰ ψυχρὸν πόμα παρὰ τὸ ἔθος,
ἢ ἐν ὕδατι ψυχρῷ διατριβὴ πολυχρόνιος, ἢ ἐν ἀέρι τοιούτῳ,
καὶ μάλιστα μὴ προηραιωμένου τοῦ σώματος. ἀλλὰ καὶ δοῦ-
λόν τις πλήξας τῇ χειρὶ, καὶ θλάσας τοῦ μέσου δακτύλου
τὸν κατὰ τὸ πρῶτον ἄρθρον τένοντα, κατὰ συντυχίαν ἑτέρων
αἰτίων ἐπύρεξεν. εὑρὼν δ᾽ ἐγὼ τὸν σφυγμὸν αὐτοῦ σαφῶς
ἐνδεικνύμενον τετάσθαι τὴν ἀρτηρίαν, ἰδὼν δὲ καὶ τὴν
χεῖρα περιβεβλημένην ἐρίῳ, τί ποτ᾽ ἐστὶ κατ᾽ αὐτὴν ἠρόμην.

vel obftructionibus, vel repletionibus, vel tenfionibus ner-
vofarum partium, vel ex fcirrhis, non folum nervofarum
partium, fed et aliarum, fi principes fint; etenim jecur et
ventriculus et lien et uterus talem efficiunt pulfum, ubi
fcirrhum contraxerunt; fit etiam et propter validam re-
frigerationem et ficcitatem. Et ubi fane tibi in primo in-
greffu pulfus videatur talem occurfus mollitiem non ha-
bere, qualem, dum fecundum naturam eft, habet, aliquam
ex praedictis affectibus in homine effe exiftima. Discernes
autem quinam fit tum ex aliis fymptomatibus tum ex cau-
fis quae praecefferunt, qualis eft frigidus potus praeter
confuetudinem, vel diuturna in aqua frigida mora, vel in
aëre tali, ac praefertim non prius marefacto corpore.
Sed et quidam, ubi fervum manu percuffiffet, ac medii di-
giti tendonem, qui ad primum articulum eft, contudiffet,
ex aliarum caufarum concurfu febricitavit; ego vero, ubi
ejus pulfum aperte indicare tenfam effe arteriam inveniffem,
manumque lana circumvolutam confpexiffem, quidnam

Ed. Chart. VIII. [319. 320.]

ὁ δὲ οὐδὲν ἔφη πρᾶγμα κατά γε τοῦθ᾽ ὑπάρχειν αὐτῷ· πλη-
γεὶς γὰρ ἐκ τοῦ πατάξαι τινὰ, κηρώτιον ἐπιτεθεικέναι σύνη-
θες αὐτῷ. ἐγὼ μὲν οὖν οὐδεμίαν ἑτέραν αἰτίαν εὑρίσκων τῆς
κατὰ τὸν σφυγμὸν τάσεως, ἐκέλευον ὑπαλλάξαι τὴν θερα-
πείαν τοῦ δακτύλου, καὶ χρῆσθαι τῇ πρὸς τὰ τοιαῦτα πάθη
τῶν νεύρων ἀγωγῇ. καταφρονήσας δέ μου τῆς συμβουλῆς ὁ
ἄνθρωπος ἐσπάσθη διὰ τῆς ἐπιούσης νυκτός. καὶ πλευρι-
τικοῖς τε καὶ φρενιτικοῖς καὶ ὅσοις αἱ φρένες φλεγμαίνουσι
σκληρὸς ὁ σφυγμὸς φαίνεται, τετάσθαι τὴν ἀρτηρίαν ἐνδει-
κνύμενος. ὥσθ᾽ ὅταν ἀμφίβολος ᾖ τῶν παθῶν τούτων ἡ διά-
γνωσις ἔτ᾽ ἀρχομένων, οὐ σμικρὰν ἕξεις μοῖραν ἐπὶ διάγνωσιν
αὐτῶν ἐκ τῶν τοιούτων σφυγμῶν. εἰ δὲ πρὸς ἤδη νοσοῦντα
χρονίως παραγένοιο νῦν πρῶτον εἰσαχθεὶς, ἐὰν ὁ σφυγμὸς
αὐτοῦ φαίνοιτό σοι σκληρὸς, ἐπισκέπτου σκιῤῥουμένην ἤδη
φλεγμονὴν σπληνός. ἐνδείξεται δ᾽ αὐτὴν καὶ ἡ χροιὰ τοῦ
προσώπου, καθάπερ γε κἂν ἧπαρ ᾖ τι τοιοῦτον πεπονθὸς,
ἴδιον γὰρ ἐφ᾽ ἑκατέρων τῶν σπλάγχνων γίνεται τὸ χρῶμα,
τῷ τετριμμένῳ σαφῶς ἐνδεικνύμενον, ὃ πρότερον πέπονθεν.

effet in ipfa, interrogavi; ipfe vero nullam dixit rem in hoc
ipfi ineffe; percuffus enim ex eo, quod quendam feriiffet,
ceratum fibi familiare impofuiffe. Ego igitur nullam aliam
caufam inveniens tenfionis ipfius pulfus, juffi ut curatio-
nem digiti immutaret, atque ea quae ad tales nervorum
affectus convenit uteretur; at vir ille, neglecto meo
confilio, nocte fequenti convulfus eft. Phreniticis quo-
que et pleuriticis quibus feptum transverfum phlegmone la-
borat, durus pulfus apparet, tenfam effe arteriam indi-
cans, quare ubi ambigua fit horum affectuum adhuc inci-
pientium dignotio, non parvam ex talibus pulfibus pro-
portionem ad eos dignofcendos habebis. Si vero ad diutius
jam aegrotan[320]tem accedas, tum primum introductus es,
fi pulfus ipfius durus tibi videatur, obferva lienis phleg-
monem fcirrhum jam contrahere; indicabit autem ipfam et co-
lor faciei, ficuti fi et jecur aliquo tali morbo fit affectum, pro-
prius enim ex utrisque vifceribus gignitur color, qui homini
in arte verfato aperte indicat, utrum eorum affectum fit.

Ed. Chart. VIII. [320.]

ἀλλ᾿ οὐ νῦν ὁ περὶ τούτου λόγος· ὅσα γὰρ ἐκ σφυγμοῦ εἰς
πρόγνωσίν ἐστι χρήσιμα, ταῦτα νῦν ἡμῖν πρόκειται διελθεῖν.
ἐὰν οὖν ἴδῃς οὐ προτεθεαμένος τὸν ἄῤῥωστον ἐν πυρετώδει
νοσήματι καθεστῶτα, χωρὶς τοῦ πεπονθέναι τὴν ἄνωθεν ἀρ-
χὴν, ἐπανελθόντος δὲ ὁ σφυγμὸς φαίνηται σκληρὸς, ἢ ὕδωρ
ψυχρὸν οὗτος ἔπιεν ἢ ὀπώραν ψύχουσαν ἐν τῷ μεταξὺ χω-
ρισθέντος σου προσηνέγκατο. ταυτὶ μὲν οὖν ἴσθι γενόμενα.
σφοδρὸν δὲ ὅταν εὑρίσκῃς ὁμαλόν τε καὶ μέγαν σφυγμὸν, ἅμα
τῷ κατὰ φύσιν ἔχειν τὸν χιτῶνα τῆς ἀρτηρίας, μέγιστον τοῦτο
σημεῖον εἰς σωτηρίαν τοῦ κάμνοντος ἔστω. τὸ γάρ τοι τοῦ
τάχους ἢ τῆς βραδυτῆτος ἐπὶ τῶν οὕτως ἐχόντων οὐδὲν μέγα
νῦν ἐνδείξεται πρὸς σωτηρίαν ἢ θάνατον· ἀλλὰ τὸ μὲν τάχος
ἐπὶ θερμασίᾳ μείζονι γιγνόμενον εὕρῃς, τὴν βραδυτῆτα δὲ
ἐπὶ ψύξει. ταυτὶ μὲν οὖν ἐν πυρετώδει νοσήματι κατὰ τὸν
εἰρημένον σφυγμὸν οὐχ οἷόν τε γενέσθαι. τὸ τάχος δὲ συνε-
χέστατα γίνεται, καὶ τὰ πολλὰ δὲ ἐν τοῖς ἀκινδυνοτάτοις πυ-
ρετοῖς, ὧν εἰσὶ καὶ οἱ γνήσιοι τριταῖοι. μεγάλοι γάρ εἰσιν ἐπ᾿

Sed in praefenti non eſt de hoc fermo. Quaecunque enim ex
pulfu ad praecognitionem funt utilia, haec nunc percurrere
nobis eſt propofitum. Si igitur laborantem invifas non
prius a te vifum, qui in febrili morbo conftitutus fit, fine
fuperioris principii affectu, quum autem redieris, pulfus
appareat durus, hic certe, dum tu abfuiſti, aquam frigidam
potavit, vel autumnalem aliquem fructum refrigerantem
ingeffit. Atque haec quidem fieri folere ſcito. Vehemen-
tem vero quum invenias et aequalem et magnum pul-
fum, fimulque arteriae tunicam fecundum naturam habere,
maximum hoc fignum ad laborantis falutem fit. Nam cele-
ritas, vel tarditas in iis, qui ita habent, nihil effatu
dignum nunc indicabit ad falutem, vel mortem. Verum
celeritatem quidem ex caliditate majore fieri comperies,
tarditatem ex refrigeratione. Atque haec quidem per
febrilem morbum in praedicto pulfu fieri non poffunt.
Celeritas autem frequentiffime fit, ac magna ex parte in
febribus periculo prorfus vacantibus, ex quibus funt et
legitimae tertianae; magni enim funt in his pulfus et cele-

Ed. Chart. VIII. [320.]

αὐτῶν οἱ σφυγμοὶ καὶ ταχεῖς κατὰ τὴν ἀκμὴν τῶν παροξυσμῶν,
γίνεται δὲ διὰ τὸ πλῆθος τῆς θερμασίας. εἴρηται δὲ ἐν τοῖς
περὶ διαγνώσεως σφυγμῶν κατὰ τὸ τρίτον καὶ τοῦ δευτέρου
τὰ πρῶτα περὶ τῆς τοῦ τάχους διαγνώσεως, ἐπιδεικνύντος
μου σφαλλομένους τοὺς ἄνευ τοῦ συνεπιβλέπειν τὸ μέγεθος
τῆς διαστολῆς ἐκ τοῦ χρόνου μόνου τῆς κινήσεως ἀποφαινο-
μένους τι περὶ βραδυτῆτος ἢ τάχους σφυγμῶν· οὐ γὰρ ἁπλῶς
ὁ ἐν ἐλάττονι χρόνῳ διαστελλομένης τῆς ἀρτηρίας γινόμενος
σφυγμὸς ὠκύτερός ἐστι τοῦ πλέονι χρόνῳ διαστελλομένης ἀπο-
τελουμένου· δυνατὸν γὰρ ἐν βραχυτάτῃ διαστολῇ, καίτοι μὴ
ταχέως κινουμένης τῆς ἀρτηρίας, ὀλιγοχρόνιον γενέσθαι τὸν
σφυγμόν· ὥσπερ αὖ πάλιν ἐν μεγίστῃ μὲν, ἀλλὰ κινουμένης
ταχέως, πολυχρόνιον. ἄμεινον οὖν ἔφην εἶναι τῷ ῥοίζῳ τῆς
κινήσεως προσέχειν, οὐ ποσότητι χρόνου τῆς ὅλης διαστολῆς.
ὁ μὲν οὖν ταχὺς ἐπὶ πλήθει γίνεται θερμασίας, ἐρρωμένης
δηλονότι τῆς δυνάμεως, ὁ δὲ βραδὺς ἐπὶ ψύξει· καὶ ὅταν γε
βραδὺς ἅμα καὶ σμικρὸς καὶ ἄτονος ὁ σφυγμὸς ᾖ, πλησίον
ἥκουσι θανάτου· μέμνησο δ' ἐν πᾶσι τοῖς οὕτω λεγομένοις

res in paroxyſmorum vigore, hocque fit ob caliditatis co-
piam. Dictum autem eſt in tertio de dignotione pulſuum
et in primis partibus ſecundi de celeritatis dignotione; ubi
oſtendo eos errare qui diaſtoles magnitudinem non con-
fiderantes, ex ſolo motionis tempore aliquid de tarditate,
vel celeritate pulſuum pronuntiant, non enim abſolute
pulſus, qui fit dum in minori tempore arteria dilatatur, eo
ocyor eſt qui efficitur dum in majori tempore arteria dilata-
tur; fieri enim poteſt ut in breviſſima diaſtole licet non
celeriter moveatur arteria, brevis temporis fiat pulſus; ſic-
uti rurſus in maxima quidem diaſtole, ſed celeriter arteria
ſe movente, multi temporis. Satius igitur dixi eſſe ut
motionis impetum, non quantitatem temporis totius diaſto-
les adtendamus. Ac celer quidem ex caliditatis copia fit,
valida nimirum exiſtente facultate, tardus autem ex refri-
geratione. Et ubi ſane tardus ſimul et parvus et tenoris
vacuus pulſus fit, prope ad mortem veniunt. At in omni-
bus quae ita dicuntur, memento ejus differentiae qua

Ed. Chart. VIII. [320.]

τῆς κατὰ τὰς ἡλικίας διαφορᾶς· οὐ γὰρ μόνον φλεβοπαλία
παιδικὴ γέροντι κακὸν, ἀλλὰ γεροντικὴ παιδί. δέκα γοῦν χρό-
νων τῶν πρώτων, ὡς Ἡρόφιλος ἐμέτρει τοὺς σφυγμοὺς, εἰ
παιδίῳ γεννηθείη ποτὲ τὸ μεταξὺ δυο πληγῶν διάστημα, ψύ-
ξεως ἐσχάτης καὶ διὰ τοῦτο καὶ νεκρώσεώς ἐστι σημεῖον· ὡσ-
περεὶ γέροντι πάλιν παιδίων σφυγμὸς, ἐν ᾧ τῆς διαστολῆς ὁ
χρόνος ἴσος ἐστὶ τῷ τῆς συστολῆς, ἐκπεπυρῶσθαι σημαίνει
τὴν φύσιν. ἀλλὰ τοῦτο μὲν οὐδ᾽ εἶδον ποτὲ, παιδίῳ δὲ πολ-
λάκις ὁ τοιοῦτος ὤφθη σφυγμός. ὅ γε μὴν τοῦ γέροντος ὅταν
οὕτω γένηται ταχὺς, ὡς τὸν μεταξὺ τῶν δυοῖν πληγῶν χρόνον
διπλάσιον εἶναι τοῦ τῆς πληγῆς, ἔστι μὲν οὖν καὶ τοῦτο σπά-
νιον, ἀλλ᾽ οὐ προσωτέρω γ᾽ ἔτι προέρχεται· φθάνει γὰρ ἀπο-
θνήσκειν. εἰς τοῦτο δ᾽ ἀφικνούμενος, εἰς τὸν ἴδιον μὲν ἔρχε-
ται τῆς τοῦ κάμνοντος ἡλικίας σφυγμὸν, ἐφεξῆς δὲ ἐπὶ τὸν
ἀραιότερον. ἔνθα τις καὶ ἀπάτη γίνεται τοῖς ἀγυμνάστοις
περὶ τοὺς σφυγμούς. ὅταν ὑπὸ θερμασίας παμπόλλης εἰς τά-
χος ἄμετρον ὡς πρὸς τὴν ἡλικίαν ὁ σφυγμὸς ἀφίκηται,

in aetatibus eft. Non enim folum puerilis venarum faltus
feni malus eft, fed etiam fenilis puero. Decem igitur tem-
porum, quemadmodum Herophilus metiebatur ipfos pulfus,
fi puerulo fiat aliquando fpatium illud, quod inter duas eft
percuffiones, refrigerationis extremae, et ob id etiam ex-
tinctionis eft fignum; ficuti rurfus, fi feni puerulorum
pulfus, in quo tempus diaftoles tempori fyftoles eft
aequale, accenfam effe naturam fignificat. Sed hoc certe
nunquam vidi. In puerulo autem faepe talis vifus eft pul-
fus. Sane fenis pulfus, ubi ita celer fiat, ut tempus
quod inter duas eft percuffiones decuplo fit majus tempore
percuffionis, eft quidem et hoc rarum. Verum non ulte-
rius adhuc procedit; prius enim moritur; ad hoc autem
perveniens, ad eum quidem pulfum accedit qui aetatis la-
borantis proprius eft, deinceps autem ad rariorem. Quo
in loco quaedam etiam deceptio oritur iis qui circa pulfus
non funt exercitati. Quando a caliditate permulta in ce-
leritatem immoderatam, quatenus ad aetatem fpectat, pulfus

Ed. Chart. VIII. [320.]

ξηρανθείσης ἐν τῇ τοιαύτῃ διαθέσει τῆς καρδίας εἰς τοσοῦτον
ὡς καὶ θανατώδη δυσκρασίαν ἔχειν, ἀναγκαῖόν ἐστι τὴν θερ-
μασίαν ταύτην ἐναποσβεσθῆναι τῇ κατὰ φύσιν· εἰκότως οὖν
ἐν τούτῳ τῷ καιρῷ βραδύτερος ὁ σφυγμὸς γίνεται, καί τις, ὡς
ἔφην, δόξει πρὸς τὸ κατὰ φύσιν αὐτὸν ἐπανέρχεσθαι, καίτοι
γε ὁδοιποροῦντα πρὸς νεκρώδη ψύξιν, οὐ γεροντικὴν κρᾶσιν.
ὅ γε μὴν διορισμὸς τῶν τε πρὸς τὸ κατὰ φύσιν ἐπανερχομένων
σφυγμῶν καὶ τῶν ἐπὶ θάνατον ἰόντων οὐ χαλεπός. ἀμυδρό-
τερος γὰρ τοῦ ἔμπροσθεν ἀεὶ καὶ μᾶλλον τῶν ὀλεθρίως ἐχόν-
των ἀποτελεῖται σφυγμός. καὶ τούτῳ μάλιστα πρόσεχε τῷ
γνωρίσματι κατὰ τὰς ἀμφιβόλους ἁπάσας διαθέσεις, μὴ τρεῖς
ἢ τέτταρας μόνας διαστολὰς τῆς ἀρτηρίας σκοπούμενος, ἀλλ᾽
ὅταν ἐν τοσαύταις ἀμυδρὸς ᾖ, περιμένων ἑτέρας. ὁρᾶται γὰρ
ἔσθ᾽ ὅτε ὁ πέμπτος ἢ ὁ στ᾽ ἐπ᾽ αὐταῖς εὔτονος· ὅπερ ὅταν
εὑρήσεις, γίνωσκε τὴν δύναμιν οὐ κατὰ τὸν ἑαυτῆς λόγον ἀρ-
ρωστοῦσαν, ἀλλ᾽ ὑπὸ πλήθους ἢ ἐμφράξεως ἢ θλίψεως ἤ τι-
νος ὅλως στενοχωρίας ἢ βάρους κωλυομένην εἰρρώστως κινεῖ-

pervenerit, corde in tali affectione adeo exiccato, ut et letha-
lem intemperiem habeat, neceffe eft hanc ipfam caliditatem
extingui una cum ea quae fecundum naturam eft. Jure
ergo hoc tempore tardior ipfe pulfus fit. Ac aliquis, ut di-
cebam, opinabitur ipfum ad naturalem ftatum redire; quam-
vis ad mortiferam refrigerationem iter habeat, non ad fen-
filem temperaturam. At certe diftinguere pulfus qui ad
naturalem ftatum redeunt ab iis qui ad interitum tendunt
haud difficile eft, languidior enim priore femper magis ac
magis efficitur pulfus eorum qui perniciofe fe habent. Et
huic praecipue notae mentem adhibe in ambiguis omnibus
affectionibus, non tres, aut quatuor folas arteriae diaftolas
confiderans, fed ubi in tot diaftolis languidus fuerit, alias
expectans, confpicitur enim interdum quintus vel fextus
poft ipfas tenore praeditus, quod quum inveneris, fcito
facultatem non ex fua ipfius ratione infirmam effe, fed a
multitudine, vel obftructione, vel compreffione, vel aliqua
omnino anguftia, vel gravitate prohiberi ne valide movea-

σθαι, παραπλησίως τοῖς ἰσχυροῖς ἀνθρώποις, ἐπειδὰν ἤτοι
γ᾽ ἐμποδίζωνται διὰ δεσμῶν ἢ ὑπὸ μεγεθῶν φορτίου βαρύ-
νωνται. καὶ ὅταν γε τὴν μίαν ἐκείνην διαστολὴν εὔτονόν τε
καὶ ὑψηλὴν ποιῆται, γίγνωσκε τηνικαῦτα πρὸς τὴν τῶν λυ-
πούντων ἔκκρισιν ἐπεγειρομένην τὴν φύσιν. ἐὰν μὲν οὖν
ἱκανῶς ἰσχυρὸς ὁ ε΄ ἢ στ΄ παρεμπίπτῃ σφυγμὸς ἅμα τοῖς διὰ
τῶν οὔρων φαινομένοις τῆς πέψεως σημείοις, ἐγχωρεῖ σωθῆ-
ναι τὸν ἄνθρωπον· ἐὰν δὲ χωρὶς πέψεως ἐπὶ τὴν ἔκκρισιν ἡ
φύσις ἐξορμήσῃ, τεθνήξεται κρινόμενος. ἐν περιπνευμονίαις δὲ
μάλιστα τοιοῦτοι φαίνονται σφυγμοί· λέγω δ᾽ οὐ τὴν κατὰ
σφοδρότητα καὶ ἀμυδρότητα μόνην ἀνωμαλίαν, ἀλλὰ καὶ τὴν
κατὰ μέγεθος καὶ μικρότητα καὶ τάχος καὶ βραδυτῆτα. καὶ
χρὴ διδόναι πλέον ὀξιμέλιτος αὐτοῖς, ὀξυτέρου τὴν κρᾶσιν,
ἅμα τοῖς ἄλλοις ὅσα χωρὶς τοῦ τὸν πυρετὸν ἐξάπτειν τέμ-
νει τάχος χυμῶν. ὑπὸ τοιούτων γὰρ αἱ πλησίον τῆς καρδίας
ἀρτηρίαι φραττόμεναι τοὺς ἀνωμάλους ἐργάζονται σφυγμούς,
οὐ μόνον τὴν συστατικὴν ἀνωμαλίαν, ἀλλὰ καὶ κατὰ μίαν

tur, quemadmodum accidit fortibus hominibus, ubi vel a
vinculis impediantur, vel ab oneris magnitudine graventur.
Et ubi unam illam diaftolen tum tenore praeditam tum
altam faciat, fcito tunc naturam ad noxiorum humorum ex-
cretionem excitari. Quum ergo fatis fortis quintus vel
fextus intercurrat pulfus, una cum fignis concoctionis per
urinas apparentibus, poterit fervari homo, fi vero fine con-
coctione natura ad excretionem impetum fecerit, morietur
dum judicatur. In peripneumoniis autem praecipue tales
videntur pulfus, dico fane non fecundum eam folum inae-
qualitatem quae in vehementia et languore, fed et fecun-
dam eam quae in magnitudine et parvitate, celeritate et
tarditate confpicitur. Dandumque eft ipfis multum oxime-
litis, quod acidiori fit temperamento, una cum aliis, quae-
cunque febrem minime accendendo craffitudinem humo-
rum incidunt. Quum enim arteriae, quae cordi vicinae
funt, ab hujusmodi humoribus obftruantur, pulfus effi-
ciunt inaequales, non ea folum inaequalitate quam fyftema-

Ed. Chart. VIII. [320.]

διαστολήν· ὑπὲρ ἧς εἴρηται μὲν ἤδη καὶ πρόσθεν, ἀλλὰ καὶ
νῦν ἀναμνήσομεν ὑμᾶς αὐτούς. ὡς περὶ τῶν ἐν εἰσβολαῖς
πυρεκτικῶν παροξυσμῶν καὶ ἀναβάσεσι συνεδρευόντων σφυγ-
μῶν ὄντος ἡμῖν τοῦ λόγου, καὶ τῶν ἀνωμαλιῶν ἐμνημονεύ-
σαμεν, ὅσαι γίνονται πολλάκις ἐν τοῖς τοιούτοις καιροῖς κατὰ
μέγεθος καὶ μικρότητα καὶ τάχος καὶ βραδυτῆτα καὶ σφοδρό-
τητα καὶ ἀμυδρότητα.

Κεφ. κβ'. Ἡ δὲ διὰ τὸν χιτῶνα τῆς ἀρτηρίας διαφορὰ
σφυγμῶν, καθ' ἣν ὅ τε μαλακὸς καὶ ὁ σκληρὸς εὑρίσκονται,
κατ' οὐδέτερον τῆς ἀνωμαλίας φαίνεται. λέγω δὲ οὐδέτερον,
τό τε ἐν ἀθροίσματι πολλῶν ἐφεξῆς σφυγμῶν καὶ τὸ καθ'
ἕνα μόνον. ὅμως γε μὴν διὰ τὸν χιτῶνα σκληρυνθέντα γίνε-
ταί τις ἀνωμαλία κατὰ διαφέροντα μόρια τῆς ἀρτηρίας, ὅταν
ᾖ τε χρεία τῆς γενέσεως τῶν σφυγμῶν ἐπείγῃ καὶ ἡ δύναμις εὔρ-
ῥωστος ᾖ. βιαζομένης μὲν γὰρ αὐτῆς διαστέλλειν τὸν χιτῶνα
τῆς ἀρτηρίας ὄντα σκληρὸν, ὁ κλονώδης ἀποτελεῖται σφυγμός.

ticam collectivam vocant, fed ea etiam quae in una eft dia-
ftole, de qua dictum quidem jam et fupra eft, fed et
nunc quoque vobis ipfius mentionem faciemus, ficuti fane,
dum fermo nobis erat de pulfibus qui invafionibus febrilium
paroxyfmorum et incrementis affident, mentionem etiam
earum inaequalitatum fecimus quaecunque faepenumero
in talibus temporibus fiunt fecundum magnitudinem et
parvitatem, celeritatem et tarditatem, vehementiam et
languorem.

Cap. XXII. Differentia autem pulfuum propter ar-
teriae tunicam eveniens, fecundum quam mollis et durus
pulfus inveniuntur, in neutro genere inaequalitatis apparet.
Dico autem neutrum, tum id quod in collectione multorum
deinceps pulfuum confpicitur tum id quod in uno folum
pulfu, verumtamen propter tunicam induratam fit quaedam
inaequalitas in diverfis arteriae partibus, quando tum ufus
generationis pulfuum urgeat tum facultas robufta fit. Dum
enim ipfa cogitur dilatare arteriae tunicam, quae dura fit,

ὁ δ᾽ αὐτὸς οὗτος γίνεταί ποτε καὶ δίκροτος, ὅταν τὸ φαινό-
μενον μέρος τῆς ἀρτηρίας, ἅτε μὴ βαρυνόμενον ὑπὸ τῶν ἐπι-
κειμένων σωμάτων, εἰς ὕψος ἀρθῇ πρότερον, ὑπὸ δὲ τῶν
ἑκατέρωθεν αὐτοῦ βραδυνόντων περὶ τὴν ὁδὸν ἐκείνων ἀντι-
σπασθῇ πάλιν εἴσω διὰ τὴν σκληρότητα τοῦ χιτῶνος, εἶτ᾽ αὖ-
θις συνανενεχθῇ. διὸ καὶ μάλιστα φαίνεται γινόμενος ὁ τοιοῦ-
τος σφυγμὸς ἐφ᾽ ὧν τὸ μῆκος συνῄρηται· μακροῦ δ᾽ ὄντος
αὐτοῦ δίκροτος ὁ σφυγμὸς οὐδέποτε ὤφθη, καθάπερ οὐδ᾽ ὁ
κλονώδης βραχέος. ὁ γάρ τοι κλονώδης ἔοικε τῇ τῶν ἀκον-
τίων καὶ ῥάβδων φορᾷ, κατὰ τὰ σμικρὰ μόρια τῆς ἀρτηρίας
οὕτως κινουμένων. κλονώδης δ᾽ ὑποπίπτει σφυγμὸς ἤτοι τοῖς
τέτταρσι δακτύλοις ἢ πάντως γε τοῖς τρισίν· ὅταν δὲ εἷς ἢ
δύο μόνον αἰσθάνωνται δάκτυλοι τῆς κινήσεως, ἡ τῶν ἑκα-
τέρωθεν μερῶν τῆς ἀρτηρίας ἀνωμαλία λανθάνει· πρὸς
τούτῳ δὲ καὶ τὸ μηδ᾽ ἀντισπᾶσθαι τὸ φθάσαν ἀναφέρεσθαι
μέρος ὑπὸ τῶν βαρυνόντων συμβαίνει. πάντα γὰρ ὁμοίως
ἔκκειται, πάνθ᾽ ὁμοίως ἠλευθέρωται τοῦ βάρους τῶν ἐπικει-

vibratus efficitur pulfus, hic autem ipfe fit quandoque
etiam [321] dicrotus, quando ea' arteriae pars quae appa-
ret, quippe quae ab incumbentibus corporibus non grave-
tur, in altitudinem elevata prius fuerit, ab iis autem, quae
ab utroque ipfius latere fitae funt, in itinere tardantibus,
retrahatur rurfus intro propter tunicae duritiem, poftea
rurfus fimul elevetur. Ideoque in iis praecipue fieri con-
fpicitur tales pulfus in quibus prolixitas contracta eft,
quum vero longa ipfa eft, dicrotus pulfus nunquam vifus
eft; quemadmodum neque vibratus, ubi brevis ipfa eft.
Etenim vibratus fimilis eft jaculorum et virgarum vibratui,
quum per exiguas particulas arteria ita movetur, fubjicitur
autem pulfus vibratus, vel quatuor digitis, vel omnino
tribus; quando autem unus, vel duo tantum digiti motio-
nem fentiunt, tunc inaequalitas partium arteriae, quae
utrinque funt, latet; praeter hoc etiam evenit ut pars
quae prius adtollebatur, a gravantibus non revellatur;
omnes enim fimili modo liberatae funt a gravitate incum-

Ed Chart. VIII. [321.]

μένων σωμάτων. ἅτε οὖν ἐνδεικνύμενος ὁ σφυγμὸς οὗτος καὶ
ῥώμην δυνάμεως καὶ πλῆθος θερμασίας, εἰκότως ἐνίοτε κρί-
σιν ἐσομένην ἀγγέλλει· καὶ ὅσῳ γ᾽ ἂν μᾶλλον ᾖ κλονώδης,
τοσούτῳ μᾶλλον ἔλπιζε τὴν κρίσιν· πότερον δ᾽ ἀγαθὴν ἢ κα-
κὴν, ἀεὶ γὰρ τούτου μέμνησο, διὰ δὲ τῆς περὶ κρίσεων πραγ-
ματείας μαθήσῃ. κυριώτατον δ᾽ ἐν αὐτοῖς ἐστιν ἡ πέψις τῶν
νοσοποιῶν χυμῶν, ἔν γε τοῖς πυρετώδεσι νοσήμασι· καὶ
γὰρ καὶ τούτου μέμνησο διαπαντὸς, ὡς εἰς τὰ τῆς ἄνωθεν
ἀρχῆς νοσήματα πέψις τῶν κατὰ τὰς φλέβας χυμῶν οὐδὲν
μέγα συμβάλλεται. τὸν μὴν ἐπ᾽ ἐκείνοις κίνδυνον ὅπως χρὴ
προγινώσκειν, ἔν τε τοῖς εἰς τὸ προγνωστικὸν ὑπομνήμασιν
ἔχεις κἂν τοῖς περὶ κρίσεων εἰρημένοις. ἐκ σφυγμῶν δὲ το-
σοῦτον εἰς τὴν ἐκείνων τῶν νοσημάτων διάγνωσίν τε καὶ πρό-
γνωσιν ὄφελος, ὅσον ἐκ σκληροῦ καὶ μαλακοῦ λαβεῖν ἐστι,
καὶ λέλεκταί μοι πρόσθεν ὑπὲρ αὐτῶν· ἔστι δέ τις τῷ κλο-
νώδει σφυγμῷ κατὰ μὲν τὴν ἐν διαφέρουσι μορίοις ἀνωμαλίαν
ὁμοιότατος, ἐναντίος δὲ κατὰ τὴν τοῦ χιτῶνος ποιότητα.

bentium corporum. Quum ergo hic pulſus et robur facultatis et
copiam caliditatis indicet, jure aliquando criſim futuram nun-
tiat; et quo magis utique fuerit vibratus eo etiam magis criſim
ſperato; utrum autem bonam, vel malam, ſemper enim hujus
eſto memor, ex tractatione de criſibus addisces. Principaliſſi-
mum autem in ipſis eſt concoctio morbificorum humorum
in febrilibus morbis; etenim et hujus etiam perpetuo eſto
memor, quandoquidem ad ſuperioris principii morbos con-
coctio humorum qui ſunt in venis non magnopere conduc-
cit. Periculum ſane quod ex ipſis imminet, quomodo prae-
cognoscere oporteat. tum in commentariis in prognoſti-
cum tum in iis quos de criſibus ſcripſimus, habes. Ex
pulſibus autem tantum utilitatis ad eorum morborum tum
dignotionem tum praecognitionem, quantum ex duro et
molli capi poteſt dictumque a me ſuperius de ipſis eſt.
Eſt autem quidam vibrato pulſui, ſecundum quidem eam
inaequalitatem quae in diverſis particulis verſatur, ſimilli-
mus; contrarius autem ſecundum tunicae qualitatem; vibra-

Ed. Chart. VIII. [321.]

σκληρὸς μὲν γὰρ ὁ κλονώδης, οὐ σκληρὸς δ᾽ ἐκεῖνός ἐστιν,
ἀλλ᾽ ἔτι καὶ τοῦ κατὰ φύσιν αὐτοῦ μαλακώτερος. ὀνομάζομεν
δὲ αὐτὸν κυματώδη, διότι κύμασιν ἐοικυῖαν ἔχει τὴν ἀνωμα-
λίαν. φαίνεται δὲ ἐνίοτε μὲν εὔτονος μετρίως, ἐνίοτε δὲ τῶν
εὐτόνων τε καὶ ἀσθενῶν μεταξύ. εἴρηται δὲ ὅτι τὸν εὔτο-
νον σφυγμὸν σφοδρὸν ὀνομάζομεν, τοῖς ἔμπροσθεν ἑπόμενοι,
ὥσπερ καὶ τὸν ἄτονον ἀμυδρόν. οὗτος οὖν ὁ σφυγμὸς ὁ κυ-
ματώδης ἱδρῶτα τὸ ἐπίπαν ἀγγέλλει, καὶ τοσούτῳ μᾶλλον,
ὅσῳ περ ἂν ᾖ μαλακώτερος μὲν, οὐκ ἄτονος δέ. παρεμ-
πίπτοντος δ᾽ αὐτῷ τοῦ ὑψηλοῦ, βεβαιότατον ἕξεις ἱδρῶτος
σημεῖον. ἀεὶ γὰρ οὗτος σημαίνει τινὰ ἔκκρισιν, μετὰ μὲν τοῦ
κυματώδους ἢ ἁπλῶς μεγάλου, οὐ μὴν σκληροῦ, κρισίμων
ἱδρώτων· μετὰ δὲ τοῦ κλονώδους ἢ ἁπλῶς σκληροῦ καταμη-
νίων μᾶλλον ἢ αἱμορραγίας ἐκ ῥινῶν, ἢ δι᾽ αἱμορροΐδος, ἢ
γαστρὸς ἐκταραχθείσης. ἥτις δὲ τῶν ἐκκρίσεων ἔσται μᾶλλον,
ἐκ τῶν γεγραμμένων ἐν τοῖς περὶ κρίσεων διορίζου. ὅταν δὲ
ὁ κυματώδης οὗτος σφυγμὸς ἀμυδρὸς ᾖ, σκωληκίζων γίνεται,

tus enim durus eſt, ille vero non durus, imo et eo
etiam ipſo qui ſecundum naturam eſt mollior exiſtit; nomi-
namus autem ipſum undoſum, propterea quod undis ſimi-
lem habet inaequalitatem; apparet autem interdum quidem
tenore praeditus moderate, interdum vero inter tenore prae-
ditos et imbecillos medius. Dictum vero eſt quod te-
nore praeditum pulſum vehementem nominamus ſuperio-
res ſecuti, quemadmodum et tenoris vacuum languidum.
Hic igitur pulſus, undoſus inquam, ſudorem ut plurimum
nuntiat; ac tanto magis quanto mollior quidem fuerit, non
tamen tenoris vacuus. Si vero ipſi intercurrat altus, fir-
miſſimum habetis ſignum ſudoris. Semper enim aliquam
excretionem ſignificat; cum undoſo quidem, vel abſolute
magno, non tamen duro, criticorum ſudorum; cum vibrato
autem, vel abſolute duro, menſtruorum potius, vel eru-
ptionis ſanguinis e naribus, vel per haemorrhoidas, vel
alvo exturbata; quaenam vero excretionum futura ſit, ex
iis quae in libris de criſibus ſcripta ſunt discerne. Quando
autem undoſus hic pulſus languidus fuerit, vermiculans

Ed. Chart. VIII. [321.]

τὴν ὀνομασίαν εἰληφὼς ταύτην ἀπὸ τῆς κατὰ τὴν ... ὁμοιό-
τητος τῆς πρὸς σκώληκα. τρεῖς γὰρ τούτους σφυγμοὺς οἱ πρὸ
ἡμῶν παρωνόμασαν ζώοις, δορκαδίζοντα, σκωληκίζοντα καὶ
μυρμηκίζοντα, διὰ τὸ τῆς κινήσεως ὅμοιον οὕτω θέμενοι τὰς
προσηγορίας. ἀλλὰ περὶ μὲν τοῦ δορκαδίζοντος ἐν τῇ τελευτῇ
τοῦ λόγου δεδήλωται· περὶ δὲ τοῦ σκωληκίζοντος ἄρτι λελέξε-
ται, διότι μικρότερος μέν ἐστι τοῦ κυματώδους, ἀμυδρὸς δὲ
ἀεὶ, καὶ διὰ τοῦτο μεταπίπτει ῥᾳδίως εἰς τὸν μυρμηκίζοντα,
τελειοτάτην ἀρρωστίαν δυνάμεως ἐνδεικνύμενον, ὥσπερ γε καὶ
ὁ κατὰ τὸ πρότερον μόριον τῆς ἀρτηρίας τὴν κίνησιν ἔχων
προτέραν, φαινομένην ὡς θηριδίου διέρποντος. ἀλλὰ τούτῳ
γ᾽ οὐδὲν ἴδιον ἐξαίρετον ὄνομα τίθεται. γίνεται δ᾽ οὖν καὶ
αὐτὸς ἀσθενούσης τῆς δυνάμεως, καὶ εἰ μὴ φθάσει ῥωσθῆναι,
μεταπίπτει ῥᾳδίως εἰς τὸν μυρμηκίζοντα, πάντων σφυγμῶν
ἀμυδρότατον καὶ μικρὸν ὄντα, καὶ τοῦτο καὶ χείριστον, ὡς
ἀρρωστίαν δυνάμεως οἰκείαν ἐνδεικνύμενον, οὐ διὰ πλῆθος
βαρῦνον ἢ θλίψιν ἢ ἔμφραξιν. ἔστω δέ σοι μέγιστον γνώρισμα

fit, nomenclaturam hanc adeptus a fimilitudine quam cum
greffu vermis habet. Tres enim hos pulfus fuperiores me-
dici ab animalibus denominarunt, caprizantem, vermicu-
lantem et formicantem, ob motionis fimilitudinem ita ap-
pellationem imponentes. Sed de caprizante quidem in fine
fermonis oftendetur. De vermiculante autem mox dicetur,
propterea quod minor quidem eft undofo, languidus autem
femper, et propter hoc facile tranfit in formicantem, vires
fummopere imbecillas effe indicantem; quemadmodum et
ille qui in priori arteriae particula priorem motionem ha-
bet, quae tanquam beftiolae perreptantis effe videatur; ve-
rum huic nullum proprium ac peculiare nomen pofitum eft;
fit igitur ipfe imbecilla exiftente facultate, ac nifi prius ea
roboretur, tranfit facile in formicantem omnium pulfuum
languidiffimum et minimum, ideoque etiam peffimum; ut
qui imbecillitatem facultatis propriam indicet, non ob co-
piam gravantem, vel compreffionem, vel obftructionem.
Efto autem tibi maximum indicium ad difcernendum,

πρὸς διορισμὸν δυνάμεως ὑπὸ θλίψεως ἢ ἐμφράξεως ἢ πλή-
θους ἀδυνατούσης ἐξαίρειν εἰς μέγεθος τὴν ἀρτηρίαν ἢ κατὰ
τὴν ὁμαλότητα καὶ ἀνωμαλίαν διαφορά. διὰ μὲν γὰρ τὸν
ἴδιον λόγον ἀῤῥωστούσης αὐτῆς, ὁμαλὸς ὁ σφυγμὸς διαμένων
κατὰ πάσας ἐφεξῆς τὰς διαστολάς· ὑπ᾽ ἄλλης δ᾽ αἰτίας ἐμπο-
διζόμενος κινεῖσθαι τὴν κατὰ φύσιν κίνησιν, κίνησις ἀνώμαλος
γίνεται. ὅ γε μὴν σκωληκίζων καὶ πολὺ μᾶλλον ὁ μυρμηκίζων
οὐδ᾽ ὤφθησάν ποτε τὴν συστηματικὴν ἀνωμαλίαν ἀνώμαλοι
δι᾽ οἰκείαν ἀῤῥωστίαν δυνάμεως γινόμενοι. καθάπερ γε καὶ ὁ
φαντασίαν ἐκπέμπων θηριδίου διέρποντος· ὁποῖον ἐχρῆν δια-
φαίνεσθαι τὸν σφυγμὸν, εἰ τὸ παρὰ καρδίας ἐπιπεμπόμενον
πνεῦμα, διὰ τῶν ἀρτηριῶν φερόμενον, αἴτιον ἐγίγνετο τῆς
διαστολῆς. ἐδείχθη δὲ ὅτι δυνάμεως, οὐχ ὕλης πνευματικῆς,
ἀπὸ τῆς καρδίας διάδοσις γίνεται τῶν χιτώνων τῶν ἀρτηριῶν·
καὶ ταύτης ἅπασαι μεταλαμβάνουσαι παραπλησίως τῇ καρδίᾳ
διαστέλλουσιν ἑαυτὰς, ἕλκουσαι πανταχόθεν ὅθεν ἄν δύνων-
ται τὸ πληρῶσον αὐτῶν τὴν διαστολήν. ὡς δὲ Ἐρασίστρατος
ἔλεγεν, ὁ σφυγμὸς γίνεται φορᾷ τοῦ παρὰ καρδίας ἐπιπεμ-

quando facultas prae compreſſione, vel obſtructione, vel
copia non poſſit arteriam in magnitudinem elevare, ipſa ſci-
licet ſecundum aequalitatem et inaequalitatem differentia,
nam ubi ipſa ob propriam rationem infirma eſt, pulſus ipſe
aequalis permanet per omnes deinceps diaſtolas: ubi vero
ab alia cauſa impeditur quin motu ſecundum naturam mo-
veatur, motio inaequalis fit. Sane vermiculans et multo
magis formicans nunquam viſi ſunt collectiva inaequalitate
inaequales ob propriam imbecillitatem facultatis fieri, quem-
admodum certe et qui imaginem refert beſtiolae per-
reptantis; qualem pulſum apparere oportebat, ſi qui a
corde immittitur ſpiritus, dum per arterias ſertur, cauſa
fuiſſet diaſtoles. Oſtenſum autem eſt facultatis, non mate-
riae ſpirituoſae a corde per arteriarum tunicas diſtributio-
nem fieri, et hujus omnes dum participes ſiunt, eodem mo-
do quo cor ſe ipſas dilatare, trahentes undequaque, unde
utique poſſunt, quod ipſarum diaſtolen ſit repleturum Ut
Eraſiſtratus autem dicebat, pulſus fit, quum ſpiritus qui a

πομένου πνεύματος διὰ τῶν ἐν ταῖς ἀρτηρίαις κοιλοτήτων.
ὄντων δὲ ζ καὶ κ' σφυγμῶν κατὰ τὸ ποσὸν τῆς διαστολῆς, εἷς ἐξ
αὐτῶν, ὃς ἂν ἐλάχιστος ᾖ, μυρμηκίζων ὀνομάζεται. συμβέβηκε
δ', ὡς ἔφην, αὐτῷ καὶ ἀμυδροτάτῳ πάντων εἶναι σφυγμῶν, καὶ
δι' αὐτό γε τοῦτο καὶ μικροτάτῳ· καὶ διότι μικρότατός ἐστι,
διὰ τοῦτο καὶ πυκνότατος γίνεται. τῆς γὰρ δυνάμεως ἀῤῥω-
στούσης ἐσχάτως, ἐλαχίστη κατὰ τὰς τρεῖς διαστάσεις ἡ δια-
στολὴ γίνεται, συναιρουμένου τοῦ μήκους καὶ πλάτους καὶ
βάθους αὐτῆς εἰς ἐλάχιστον. εἴρηται δὲ ἡ αἰτία δι' ἣν ἐν τοῖς
μικροῖς σφυγμοῖς τοὐπίπαν ἕπεται πυκνότης, ὡς διὰ τὸ κατά
τε τὴν δύναμιν καὶ τὴν χρείαν τῶν ὀργάνων ἐλλιπές. ὥσπερ
δὲ ἐν τῷ μᾶλλόν τε καὶ ἧττον οὐκ ὀλίγη ἡ διαφορὰ κατὰ τὸν
μικρὸν γίνεται σφυγμὸν, οὕτως καὶ κατὰ τοὺς ἄλλους ἓξ
καὶ κ', ὑπὲρ ὧν ὀλίγον ἔμπροσθεν εἰρήσεται.

Κεφ. κγ'. Νυνὶ δὲ προσθῶμεν τοὺς κατὰ μίαν δια-
στολὴν σφυγμοὺς, ἐν διαφέρουσι δὲ μορίοις τῆς ἀρτηρίας τὴν
ἀνωμαλίαν ἔχοντας. ὧν εἰσι καὶ οἱ μύουροι καλούμενοι, κατὰ

corde imittitur per arteriarum cavitates fertur. Quum
autem pulſus ſecundum diaſtoles quantitatem ſint ſeptem
et viginti, unus ex ipſis, qui utique minimus ſit ſecundum
tres dimenſiones, formicans nominatur; huic autem accidit
ut et languidiſſimus omnium pulſuum ſit, ob idque ipſum
minimus; et quia minimus eſt, idcirco etiam frequentiſſi-
mus efficitur. Quum enim facultas extreme invalida ſit,
minima ſecundum tres dimenſionem diaſtole fit, ipſius nimi-
rum longitudine, latitudine et profunditate in minimum con-
tractis. Dicta etiam eſt cauſa propter quam pulſus par-
vos ut plurimum crebritas comitetur, nimirum ob inſtru-
mentorum defectum, habita ratione ad facultatem et uſum.
Quemadmodum autem in parvo pulſu non exigua ſecundum
magis et minus exiſtit differentia, ita etiam et in aliis ſex
et viginti, de quibus paulo inferius dicetur.

Cap. XXIII. Nunc autem addamus pulſus qui in
una diaſtole, ſed in differentibus arteriae particulis inae-
qualitatem habent; inter quos ſunt et qui myuri vocantur, quaſi

Ed. Chart. VIII. [321. 322.]

μὲν τὸ πλησιέστερον τῆς καρδίας μέρος εἰς ὄγκον ἐξηρμένην τὴν διαστολὴν ποιούμενοι, κατὰ δὲ τὰ πόῤῥω μεμειωμένην· ὥστε τριῶν ἐπιβεβλημένων αὐτῇ δακτύλων, ὅσῳ τοῦ πρώτου δακτύλου κατὰ τὸν δεύτερον ἡ κίνησις ἐλάττων φαίνεται καὶ πλάτει καὶ βάθει, τοσούτῳ τοῦδε κατὰ τὸν τρίτον, ἐκλυομένου δηλονότι τοῦ τόνου τῆς κινούσης τὴν ἀρτηρίαν δυνάμεως, ἣν ἡ καρδία χορηγεῖ ἁπάσαις αὐταῖς. ἐνίοτε δὲ παραπλησίως μὲν ὑποπίπτει τοῖς ἐπιβεβλημένοις δακτύλοις ὁ σφυγμός, ἀλλ᾽ ἡ δευτέρα κίνησις τῆς πρώτης ἀμυδροτέρα φαίνεται, καὶ μετ᾽ αὐτὴν ἡ τρίτη πάλιν ἀμυδροτέρα τῆς δευτέρας, εἶθ᾽ ἑξῆς ἡ τετάρτη καὶ πέμπτη, καὶ πᾶσαι κατὰ τὸ ἑξῆς ἀφαιροῦσι μέχρις ἂν εἰς ἀκινησίαν ἀφίκωνται τελείαν ὡς πρὸς τὴν ἡμετέραν αἴσθησιν. εἶτ᾽ ἀράντων τοὺς δακτύλους, καὶ βραχὺ διαλειπόντων ἐπιτιθέντων τε πάλιν, αἴσθησις γίνεται κινήσεως. ἐνίοτε δὲ καὶ χωρὶς τῆς ἄρσεως αὐτῶν ἐπανέρχεται πάλιν ἡ κίνησις, ὡς αἰσθητὴν γίγνεσθαι. συμβαίνει δὲ καὶ τὰ τοιαῦτα περὶ τοὺς σφυγμοὺς διὰ τὴν ἀῤῥωστίαν τῆς δυνάμεως, μὴ φερούσης αὐτῆς τὴν ἐπιβολὴν τῶν δακτύλων, ἀλλ᾽ ὡς

muricandas dixeris; alii decurtatos interpretantur; in parte quidem quae cordi propinquior eſt diaſtolen in tumorem elevatam facientes, in longinquis autem imminutam, ita ut tribus injectis ipſi digitis, quanto primi digiti ad ſecundum motio minor apparet et latitudine et profunditate, tanto hujus ad tertium; nimirum quod tenor facultatis arteriam [322] moventis, quam cor univerſis ipſis ſuppeditat, exolvatur. Interdum autem ſimiliter quidem occurrit injectis digitis pulſus; verum ſecunda motio languidior quam prima apparet, et poſt ipſam tertia rurſus languidior quam ſecunda; dein quarta et quinta et univerſae conſequentes detrahunt, quousque ad abſolutam immobilitatem ut ad noſtrum ſenſum pervenerint; deinde digitis ſublatis parvaque intermiſſione facta iterum impoſitis, motio ſenſu percipitur. Interdum autem et non ſublatis digitis redit iterum motio, ita ut ſenſilis fiat. Contingunt autem et talia circa pulſus ob facultatis infirmitatem, quae injectionem digitorum non ferat, ſed tan-

Ed. Chart. VIII. [322.]

ὑπὸ φορτίου νικωμένης τε καὶ καταπιπτούσης. διὸ καὶ με-
τριώτατα προσήκει ψαύειν τηνικαῦτα, μᾶλλον ἐκ τῶν κάτω
μερῶν τῆς ἀρτηρίας ἐπιβάλλων τοὺς δακτύλους, περιστρέφον-
τος τὴν χεῖρα τοῦ κάμνοντος. εἰ δ᾽ αὖ πάλιν ἐπιπολῆς ἀκρι-
βῶς ψαύοις, κατὰ θάτερον τρόπον οὐκ αἰσθήσῃ τῆς κινήσεως
διὰ τὴν σμικρότητα τῆς διαστολῆς. ἀκριβῶς οὖν σε χρὴ τηνι-
καῦτα τῷ ποσῷ τῆς διαστολῆς, ὃ κατὰ τὴν ἐπιβολὴν τῶν
δακτύλων ἐποίησω· καὶ οὕτως ἐν μέρει ποτὲ μὲν ἀνιέναι καὶ
κουφίζειν βραχὺ, ποτὲ δὲ θλίβειν, τῆς διαγνώσεως τῶν τοιού-
των σφυγμῶν κατορθουμένης ἐν ἀκριβεῖ συμμετρίᾳ τῆς τῶν
δακτύλων ἐπιβολῆς, διὰ τὸ τὴν μὲν ἐπιπολῆς ψαῦσιν οὐδέπω
διαγινώσκειν τὴν διαστολὴν τῆς ἀρτηρίας, ὅταν ἐπὶ βραχὺ γέ-
γνηται, τὴν δὲ ταύτης βιαιοτέραν ἀφανίζειν τε καὶ τελέως
ἀπολλύναι τὴν διάγνωσιν τῆς κινήσεως. ἔνιοί γε μὴν τῶν
τοιούτων σφυγμῶν, ὅταν ἀπόλλυνται μειωθείσης κατὰ βραχὺ
τῆς διαστολῆς, αὖθις ἐπανέρχονται, καὶ καλοῦμεν αὐτοὺς
μυούρους παλινδρομοῦντας. ἂν μὲν οὖν εἰς ἐσχάτην βραχύ-
τητα κινήσεως ἀφικόμενοι πάλιν αὐξήσωσιν αὐτὴν, αὐτὸ

quam ab onere et vincatur et concidat.   Quapropter et
modeſtiſſime tunc tangere debes, ex infernis potius arte-
riae partibus digitos injiciens manumque laborantis con-
vertens.   Si vero rurſus ſuperficietenus admodum tangas,
ſecundum alterum modum motionem non ſenties, ob parvi-
tatem diaſtoles.   Accurate igitur te mentem adhibere tunc
oportet quantitati diaſtoles, quam in digitorum applica-
tione inveniſti, atque ita alternatim interdum quidem re-
mittere ac levare oportet paullulum, interdum vero com-
primere, quandoquidem recta talium pulſuum dignotio in
exquiſita applicandorum digitorum ſymmetria conſiſtit; pro-
pterea quod ea quidem attrectatio, quae ſuperficiaria eſt,
nondum dignoscat arteriae diaſtolen, quando exigua fiat;
ea vero quae hac violentior eſt obſcuret, abſoluteque
perdat dignotionem motionis.   Nonnulli talium pulſuum
quando perduntur diaſtole paullatim imminuta, rurſus re-
deunt, vocamusque myuros, id eſt recurrentes.   Si igitur
ad extremam brevitatem motionis perducti rurſus ipſam

τοῦτο νῦν εἰρημένον ἔχουσιν ὄνομα, μύουροι παλινδρομοῦν
τες. ἐὰν δὲ εἰς ἀκινησίαν πάντη τελευτήσαντες ἐνταῦθα
στῶσι, μηκέτι αἰσθητὴν κίνησιν ποιησάμενοι, τοὺς τοιούτους
ἐκλείποντας ὀνομάζομεν· ἐὰν δὲ καὶ μετὰ τὴν ἀκινησίαν αὖθις
ἄρξονται κινεῖσθαι πάλιν, καὶ αὐτοὺς ὀνομάζομεν ἐκλείποντας
παλινδρομοῦντας. εὔδηλον δ᾽ ὅτι πάντες οἱ τοιοῦτοι σφυγμοὶ
γίνονται δι᾽ ἀῤῥωστίαν δυνάμεως, ἐνίοτε μὲν αὐτῆς μόνης
κατὰ τὸν ἴδιον ἀῤῥωστούσης, ἐνίοτε δὲ καὶ διά τι πλῆθος ἢ
θλίψιν ἢ ἔμφραξιν τῶν πλησίον τῆς καρδίας ἀρτηριῶν, ὡς
μικτὴν ἀποτελεῖσθαι διάθεσιν. καὶ εἰ μὴ παντάπασιν ὁ σφυγ
μὸς ἐπ᾽ αὐτῶν ἀμυδρός τε καὶ μικρὸς ἐγένετο, σαφῶς ἂν ἐφαί
νετο κατὰ μίαν διαστολῆς ἀνωμαλίαν· νῦν δὲ οὐ φαίνεται διὰ
τὴν ταπεινότητα τῆς κινήσεως, ἣν ποιεῖται κατὰ τὴν διαστο
λὴν ἡ ἀρτηρία. διὸ καὶ πυκνοὶ τοὐπίπαν εἰσὶν οἱ τοιοῦτοι
σφυγμοὶ κατ᾽ ἐκεῖνο τὸ γένος τῆς πυκνότητος, ὃ τοῖς ἀναι
σθήτον ἔχουσι τὴν συστολὴν φαίνεται. διττῶς γὰρ ἔφαμεν
γίνεσθαί τε καὶ λέγεσθαι πυκνὸν τὸν σφυγμὸν, ἤτοι τῆς συ
στολῆς τῶν πρώτων μερῶν αἰσθανομένων ἡμῶν ἢ μηδ᾽ ὅλως

auxerint, hoc ipſum nunc dictum nomen habent, myuri
recurrentes; ſi vero ad perfectam immobilitatem redacti,
illic ſteterint, nec amplius ſenſilem motionem fecerint, tales
deficientes nominamus. Si autem et poſt immobilitatem
rurſus inceperint iterum moveri, et hos nominamus deficientes recurrentes; conſtat autem omnes tales pulſus fieri
ob imbellicitatem facultatis, quae interdum quidem ipſa ſola
ex propria ratione infirma fit, interdum vero et ob aliquam
multitudinem, vel compreſſionem, vel obſtructionem arteriarum cordi vicinorum, ita ut mixta efficiatur affectio.
Sique non omnino pulſus in ipſis languidus et parvus factus eſſet, manifeſte utique appareret inaequalitas in una
diaſtole; nunc autem non apparet, ob humilitatem motionis, quam facit in diaſtole arteria; ideoque frequentes ut
plurimum ſunt tales pulſus ſecundum illud genus frequentiae, quod iis qui inſenſibilem habent ſyſtolen apparet.
Dupliciter enim diximus fieri et dici frequentem ipſum pul
ſum, vel ubi primas ſyſtoles partes non ſentimus, vel ubi

Ed. Chart. VIII. [322.]

αἰσθητῆς οὔσης αὐτῆς. ἐὰν οὖν αἰσθανώμεθα τῶν πρώτων
τῆς συστολῆς, ὁ μεταξὺ χρόνος τοῦ τε τῆς διαστολῆς πέρατος
καὶ τῆς ἀρχῆς τῆς συστολῆς, ἀραιὸν ἢ πυκνὸν ἐργάζεται τὸν
σφυγμόν. ἐπεὶ δὲ καὶ χρόνου τί καὶ μεγέθους διαστολῆς ἔχειν
χρὴ τὴν ἀρτηρίαν εἰς αἴσθησιν τῶν πρώτων τῆς διαστολῆς,
ἀδύνατόν ἐστιν ἐπὶ τῶν ἀμυδρῶν τε καὶ μικρῶν σφυγμῶν
ἄγεσθαί ποθ᾽ ἡμᾶς αὐτούς· ὥστ᾽ ἐπὶ τούτων ὁ τῆς ἐντὸς
ἠρεμίας χρόνος ἀδιάγνωστος ἔσται. καὶ διὰ τοῦθ᾽ ὅλος ὁ συγ-
κείμενος ἔκ τε τούτου καὶ τοῦ τῆς συστολῆς καὶ τῆς μετ᾽ αὐ-
τὴν ἡσυχίας καὶ τῶν πρώτων τῆς αἰσθητῆς συστολῆς ἀναί-
σθητος γινόμενος, ἤτοι πυκνὸν ἢ ἀραιὸν ἐργάζεται τὸν σφυγ-
μόν. ἀλλὰ περὶ μὲν τοῦ διὰ τὴν ποσότητα τῆς ἐκτὸς ἠρεμίας
ἀραιοῦ καὶ πυκνοῦ κατὰ τὸ πρὸ τούτου δεδήλωται γράμμα·
περὶ δὲ τοῦ νῦν εἰρημένου πυκνοῦ καὶ ἀραιοῦ λέγειν ἤδη και-
ρὸς, ἀναμνησθέντων ἡμῶν πρότερον τῶν δεδειγμένων ἐν τῇ
περὶ τῶν ἐν τοῖς σφυγμοῖς αἰτίων πραγματείᾳ. τὴν γὰρ ὡς
ἂν εἴποι τις αἰτίαν συνεκτικὴν πυκνότητος σφυγμῶν ἐδείκνυ-
μεν εἶναι τὸ τῆς διαστολῆς ἐλλιπές· ἐπειδή περ, ὅταν μὲν ᾖ

nullo modo ipfa fenfilis eft. Si igitur primas fyftoles par-
tes fentimus, tempus quod eft inter finem diaftoles et prin-
cipium fyftoles rarum vel frequentem facit pulfum. Quo-
niam autem et tenoris quid et magnitudinis diaftoles ha-
bere oportet arteriam, quo primas fyftoles partes fentia-
mus, impoffibile eft in languidis parvisque pulfibus ipfam
nos unquam fentire; quare in his tempus internae quietis
dignofci nequit. Et propter hoc, totum illud quod conftat
ex hoc et eo quod eft fyftoles et quietis quae eft poft ipfam, et
primarum partium fenfilis diaftoles infenfile exiftens, vel
frequentem, vel rarum efficit pulfum. Sed de raro ac fre-
quenti pulfu fecundum quantitatem externae quietis jam
in iis quae fuperius fcripta funt oftenfum eft. De nunc
autem dicto frequenti et raro dicere jam tempus eft, memo-
ria repetentibus prius nobis ea quae in tractatione de cau-
fis pulfuum oftenfa funt; nam caufam, ut quispiam dicat,
fynecticam continentem frequentiae pulfuum oftendimus
effe defectum diaftoles, propterea quod, ubi magnus fit

Ed. Chart. VIII. [322.]

χρεία τῆς ἐνεργείας, ταύτης πληρωθείσης σύμμετρον ἡσυχάζει
χρόνον ἡ ἀρτηρία, μὴ πληρωθείσης δὲ τῆς χρείας διὰ τὸ τῆς
διαστολῆς ἐλλιπὲς ἀναγκάζεται τῆς δευτέρας κινήσεως πρωϊ-
αίτερον ἄρχεσθαι. ἐπεὶ τοίνυν ἐν τοῖς μικροῖς πάνυ σφυγμοῖς
ἀπλήρωτος ἡ χρεία γίνεται τῆς διαστολῆς, ὅσον ἐνδεῖ, τοῦθ᾽ ἡ
φύσις ἐκπληροῦν ἀναγκαζομένη τῆς δευτέρας κινήσεως ἄρχε-
ται πρωϊαίτερον. εἰς ὅσον δὲ ὁ μεταξὺ χρόνος τῶν διαστολῶν
γίνεται βραχύτερος, εἰς τοσοῦτο πυκνότερος ὁ σφυγμὸς φαί-
νεται. ἐλλιπὴς δὲ τῆς διαστολῆς ἡ χρεία γίνεται κατὰ τοὺς
μικροὺς σφυγμοὺς διὰ τὴν μικρότητα. καὶ τοῦτ᾽ ἐξ ἀνάγκης
ἔπεται διαπαντός· οὐχ ὥσπερ ἐπὶ τῶν μεγάλων ἔστιν ὅτε.
πλῆθος γὰρ ἐπὶ τούτων εἶναι χρὴ θερμασίας ἢ δαπάνην
ψυχικοῦ πνεύματος, ἵνα ὁ σφυγμὸς γένηται πυκνός. ᾧ λόγῳ
πάλιν, ἐφ᾽ ὧν αἰσθητὴ τῆς ἀρτηρίας ἐστὶν ἡ συστολὴ, βρα-
χὺς μεταξὺ χρόνος γίνεται τοῦ τε τῆς ἀποχωρήσεως αἰσθητοῦ
πέρατος καὶ τῆς ἀρχῆς τῆς διαστολῆς. οὗτος μὲν οὖν ὁ χρόνος
συναναιρεῖται σπευδούσης τῆς φύσεως ἐπὶ τὴν διαστολὴν,
ἔνθα χρεία τῆς ἀρτηρίας ἐστὶν ἐπισπᾶσθαι πλέονα τὸν ἔξωθεν

ufus actionis, hoc completo arteria moderato quiescit tem-
pore, non completo autem ufu cogitur ob diaſtoles defe-
ctum fecundam motionem maturius incipere. Quoniam
igitur in parvis admodum pulſibus incompletus redditur
ufus diaſtoles, quantum deeſt, id natura explere coacta, fe-
cundam motionem maturius incipit. Quanto autem tem-
pus quod eſt inter diaſtolas redditur brevius, tanto fre-
quentior pulſus ipſe apparet. Deficiens autem redditur
ufus diaſtoles in parvis pulſibus ob parvitatem. Et hoc
ex neceſſitate ſequitur perpetuo, non quemadmodum in
magnis, quandoque. Copiam enim caloris in his eſſe opor-
tet, vel abſumptionem vitalis ſpiritus, ut frequens fiat pul-
ſus, qua ratione rurſus, in quibus ſenſibilis eſt ipſa arteriae
ſyſtole, tempus inter ſenſibilem finem receſſionis et princi-
pium diaſtoles breve redditur. Atque hoc quidem tempus
contrahitur natura ad diaſtolen properante, ubi opus eſt
arteriis, ut aërem externum copioſiorem attrahant, et hoc

ἀέρα· καὶ γίνεται τοῦθ᾽, ὡς ἔφην, διὰ πλῆθος θερμασίας ἢ
δαπάνην πνεύματος. ὁ δ᾽ ἕτερος χρόνος ὁ τῆς ἐκτὸς ἠρεμίας
βραχύνεται κατ᾽ ἐκείνας τὰς διαθέσεις, ἐν αἷς ἡ φύσις ἐπείγε-
ται λιγνυώδη τε καὶ καπνώδη περιττώματα κατὰ τὰς ἀρτηρίας
ἠθροισμένα κενῶσαι. καὶ διὰ τοῦτ᾽ ἐν τῷ πρὸ τούτου γράμ-
ματι βεβαιότατον ἔφην εἶναι σημεῖον εἰσβολῆς παροξυσμῶν
πυρεκτικῶν ἐπὶ σήψει χυμῶν γιγνομένων ὀλιγοχρόνιον μὲν
εἶναι τὴν ἐκτὸς ἡσυχίαν, ταχυτέραν δὲ τὴν κίνησιν τῆς συ-
στολῆς.

Κεφ. κδ᾽. Περὶ μὲν οὖν ἀραιότητός τε καὶ πυκνότη-
τος ἱκανὰ ταῦτα· πρὸς δὲ τοὺς ὁμογενεῖς τοῖς ὀλίγον ἔμπρο-
σθεν εἰρημένοις σφυγμοῖς ἐπανέλθωμεν. ἔστι δή τις ὑψηλό-
τερον ἔχων τὸ μέσον, ὡς κατὰ μῆκος σκοποῦντι, τὰ δὲ ἑκα-
τέρωθεν αὐτοῦ ταπεινότερα· καλοῦμεν δ᾽ αὐτὸν ἐπινενευ-
κότα τε καὶ περινενευκότα. φαίνεται δ᾽ ὁ σφυγμὸς οὗτος ἐπ᾽
ἀῤῥώστοις δυνάμεσι γιγνόμενος, ὅταν ἡ κατασκευὴ τοῦ σώ-
ματος ᾖ τοιαύτη τὴν φύσιν ὡς ὀλίγον μέν τι δέρμα κοῦφον
ἐπιβεβλῆσθαι τῷ μέσῳ τοῦ μήκους τῆς ἀρτηρίας, τὰ δ᾽ ἑκα-

fit, ut dixi, ob caloris copiam, vel ob fpiritus abfumptio-
nem. Alterum autem tempus, quod eſt externae quietis,
per illas affectiones breviatur in quibus natura feſtinat fuli-
ginofa et fumofa excrementa in arteriis collecta evacuare.
Et propter hoc in iis, quae fuperius fcripta funt, firmiſſi-
mum dixi eſſe ſignum invaſionis paroxysmorum febrilium
ex putredine humorum evenientium, brevis quidam tem-
poris eſſe externam quietem, velociorem autem eſſe motio-
nem fyſtoles.

Cap. XXlV. Ac de raritate quidem et frequentia
pulſuum haec ſint ſatis. Ad eos vero qui paulo ante dictis
pulſibus funt congeneres redeamus. Quidam ſane eſt, qui
altius habet medium, ſi longitudinem ſpectes, ea vero, quae
ab utraque ipſius parte funt, humiliora, vocamusque ipfum
innuentem et circumnuentem. Videtur autem hic pulſus
ex imbecillibus facultatibus gigni, quando corporis conſtru-
ctio talis ſit natura ut pauca quidem cutis, eaque levis, me-
dio longitudinis arteriae incumbat, quae vero ab utraque

Ed. Chart. VIII. [322. 323.]

τέρωθεν τοῦδε κατὰ τὸ μῆκος ἐκ τῶν ἄνω καὶ κάτω μερῶν
βαρύνεσθαι. δι᾿ αὐτὸ γάρ τοι τοῦτο καὶ τῶν παχέων ὁ σφυγ-
μὸς τῷ μήκει βραχὺς φαίνεται, κἂν εὔῤῥωστος ᾖ· τῶν δ᾿
ἰσχνῶν μακρὸς, κἂν ἀῤῥωστότερος ὑπάρχῃ.

Κεφ. κέ. Καί πως πάλιν ὁ λόγος ἤδη πρὸς τὸ μικρῷ
πρόσθεν ἀναβληθὲν ἥκει περὶ τῶν ἐν τῷ διαγράμματι ζʹ καὶ κʹ
σφυγμῶν, ὧν ἡ γένεσις ὡς ἐπὶ στοιχείοις ἐστὶ τοῖς ἐννέα
σφυγμοῖς, τρισὶ μὲν τοῖς κατὰ τὸ μῆκος τῆς ἀρτηρίας θεω-
ρουμένοις, τρισὶ δὲ κατὰ τὸ πλάτος, καὶ τρισὶν ἄλλοις τοῖς
κατὰ τὸ βάθος. ἐκ γὰρ τῆς τούτων πρὸς ἀλλήλους ἐπιμιξίας
ἅπασαι συζυγίαι γίνονται τῶν σφυγμῶν ἑπτὰ καὶ εἴκοσιν· ὧν
μία μὲν κατὰ τὸ μῆκος, περὶ ἧς ἀρξάμεθα λέγειν ἄρτι, δει-
κνύντες αὐτὴν φαίνεσθαι διά τε τὴν ἐν πάχει καὶ λεπτότητι
διαφορὰν τοῦ σώματος, ἀῤῥωστίαν τε καὶ ῥώμην δυνάμεως,
ἐκ τούτου δὲ πρὸς τοῖσδε θερμασίαν πολλήν· εἰ δὲ εἰς δύο
κεφάλαια τὸν λόγον ἀναγαγεῖν ἐθέλεις, διά τε τὴν κατὰ κύ-
κλον τῆς ἀρτηρίας γινομένην ἧττον ἢ μᾶλλον διαστολὴν καὶ

ipfius parte funt, fecundum longitudinem ex fupernis et
infernis partibus graventur. Ob hoc enim ipfum et craf-
forum pulfus longitudine brevis confpicitur, quamvis ro-
buftus fit, gracilium autem longus, quamvis imbellicior
exiftat.

Cap. XXV. Ac quodammodo jam rurfus oratio ad
id quod paulo ante rejecimus venit, hoc eft feptem et vi-
ginti pulfus in tabella defcriptos; quorum generatio tan-
quam ex elementis eft ex novem pulfibus; quorum tres
fecundum longitudinem arteriae confiderantur, tres fecun-
dum latitudinem et tres [323] alii fecundum profundita-
tem. Ex horum enim inter fe commixtione univerfae con-
jugationes oriuntur pulfuum feptem et viginti; quorum una
eft fecundum longitudinem, de qua nuper dicere inceperа-
mus, oftendentes ipfam apparere ob differentiam tum cor-
poris in craffitie et tenuitate, tum facultatis in robore et
imbecillitate, tum tertio caliditatis in multitudine et pauci-
tate. Si vero in duo capita fermonem reducere velis, ob
majorem vel minorem diaftolen, quae fecundum circulum

διὰ λεπτότητα καὶ πάχος τοῦ σώματος. ὅσον μὲν γὰρ ἐπ'
αὐτῇ τοῦ πράγματος τῇ φύσει πάντων οἱ σφυγμοὶ γίνονται
κατὰ τὸ μῆκος ἴσοι, πλὴν εἴ ποτ' ἤδη τῶν ἀποθνησκόντων
ἀπέψυκται τὰ κῶλα· φαίνονται δ' οὐκ ἴσοι διὰ τὸ τῶν ἐπι-
κειμένων σωμάτων ταῖς ἀρτηρίας ἄνισον. τῶν γοῦν ἐκτετη-
κότων ἐν χρονίοις νοσήμασιν ἡ κατὰ ῥάχιν ἀρτηρία φαίνεται
σφύζουσα, τῆς χειρὸς ἐπιβαλλομένης τῷ καθ' ὑπογάστριον
δέρματι· καὶ μᾶλλόν γε τοῖς ἰσχνοῖς φύσει συμβαίνει τοῦτο,
καὶ πολὺ μᾶλλον, ὅταν πυρέξωσιν ἢ οἶνον πίωσιν, ὡς ἂν
εἰς μέγεθος αὐτοῖς ἐξαιρομένης τῆς διαστολῆς. ἔμπαλιν δὲ
τοῖς παχέσι, κἂν ἰσχυροὶ τὴν δύναμιν ὦσι καὶ ὑπέρθερμοι,
βραχὺς ὁ σφυγμὸς γίνεται κατὰ τὸ ἀρτηρίας μῆκος. ὥσθ' ἡ
μὲν ἰσχνότης τοῦ σώματος εἰς τὸ μῆκος τοῦ σφυγμοῦ συντελεῖ
τῶν ἄλλων ἁπάντων μάλιστα, δευτέρα δ' ἐπ' αὐτῇ ῥώμη δυ-
νάμεως. ἐστι καὶ τρίτη θερμασία. τὰ δ' ἐναντία τῶνδε τὸν
ἐναντίον ποιεῖ σφυγμὸν, ὃν ἔφην καλεῖσθαι βραχύν. ὁ δὲ στε-
νὸς σφυγμὸς γίνεται διὰ στενοχωρίαν τῶν περικειμένων χωρίων

arteriae fiat, et ob tenuitatem et craſſitiem corporis. Quatenus
enim ad ipſam rei naturam attinet, omnium pulſus fiunt ſe-
cundum longitudinem aequales, niſi ſi quando jam morien-
tium refrigerati ſint artus; videntur autem non eſſe aequa-
les, ob corporum arteriis incumbentium inaequalitatem.
Eorum igitur qui diuturnis in morbis contabuerunt arteria
quae ſecundum ſpinam eſt pulſare conſpicitur, ſi manum
ſuper cutim hypochondrii injiciatur, ac magis etiam hoc iis
qui natura ſunt graciles accidit, et multo ſane magis, ubi
febricitaverint, vel vinum biberint; propterea quod eo tem-
pore diaſtole ipſis in magnitudinem attollatur; contra autem
craſſis, quamvis fortes facultate ſint et praecalidi, brevis
tamen ſit pulſus ſecundum arteriae longitudinem; quare
gracilitas corporis maxime aliorum omnium ad pulſus longi-
tudinem conſert, ſecunda poſt hanc fortitudo facultatis,
tertia caliditas. Contraria autem horum contrarium ſa-
ciunt pulſum, quem dixi vocari brevem. Anguſtus autem
pulſus ſit ob anguſtiam circumpoſitarum regionum arteriae,

Ed. Chart. VIII. [322.]

τῆς ἀρτηρίας, ἀῤῥωστίαν τε δυνάμεως καὶ ψύξιν ὀργάνου τε
σκληρότητα καὶ δέρματος ῥυσότητα καὶ πάχος. ὁ δὲ ὑψηλὸς
τὰ ἐναντία, ῥώμην δυνάμεως, θερμασίαν πολλὴν, ὀργάνου
μαλακότητα, δέρματος λεπτότητα καὶ τάσιν. εὔδηλον δ᾽ ἐκ
τῶν εἰρημένων ὅτι τοῦ τεσσαρεσκαιδεκάτου κατὰ τὸ διά-
γραμμα σφυγμοῦ, τοῦ καὶ τὸ μῆκος καὶ τὸ πλάτος καὶ τὸ
βάθος ἔχοντος σύμμετρον, ἤτοι πάντα κατὰ φύσιν ἐστὶν, ἢ
καί τις ἐξ ὑπεναντίων μίξις εἰς μέσην κατάστασιν ἄγει τὴν
διαστολήν. ἐγχωρεῖ γὰρ τῷ κάμνοντι τοσοῦτον τὴν δύναμιν
ἀσθενεστέραν εἶναι κατά τινα καιρὸν ὅσον καὶ τὴν τοῦ σώ-
ματος ἕξιν ἰσχνοτέραν, ὥσθ᾽ ὅσον εἰς βραχύτητα διὰ τὴν
ἀῤῥωστίαν τῆς δυνάμεως ἧκεν ὁ σφυγμὸς, τοσοῦτον ἐκ τῆς
ἰσχνότητος προστίθεσθαι. δυνατὸν δὲ καὶ διὰ πλῆθος θερμα-
σίας ὅσον τούτοις ἐκλέλοιπεν ἀναπληροῦσθαι, πάλιν δ᾽
αὖ κατὰ τἀναντία τῆς δυνάμεως εὐῤῥωστοτέρας γενομένης,
ὅσον εἰς τὸ μῆκος ἂν ἐπέδωκεν ὁ σφυγμὸς, τοσοῦτον καὶ πο-
λυσαρκίαν ἀφαιρεῖσθαι. δυνατὸν δὲ καὶ τὸν εἰς μῆκος ηὐξη-
μένον ὅσον ἐπὶ τοῖς ἄλλοις αἰτίοις βραχύτερον γενέσθαι

imbecillitatemque facultatis et refrigerationem, inftrumenti-
que duritiem et cutis rugofitatem ac craffitiem.   Altus an-
tem ob contraria, robur facultatis, caliditatem multam, in-
ftrumenti molliem, cutis tenuitatem et tenfionem.   Patet
autem ex dictis, quod decimi quarti pulfus in tabella de-
fcripti, qui et longitudinem et latitudinem et profundita-
tem habet moderatam, vel omnia fecundum naturam
funt, vel aliqua ex fubcontrariis mixtio in mediam
conftitutionem ducit diaftolen; contingit enim laboranti
tanto facultatem imbecilliorem effe aliquo tempore, quanto
etiam fuerit habitu corporis graciliore. Ita ut quantum pulfus
in brevitatem pervenit ob imbecillitatem facultatis, tantum
ex gracilitate ei addatur; poffibile eft etiam ut quantum
his defecit, tantum ob caliditatis copiam reficiatur.   Rurfus
autem per contraria, viribus robuftioribus redditis, quan-
tum in longitudinem increvit pulfus, tantum etiam ob car-
nis copiam de eo detrahatur; poffibile etiam eft, ut qui in
longitudinem, quatenus ad alias caufas auctus eft, brevior

διὰ ψύξιν. ὑπολογιστέον δέ τι καὶ τῇ τοῦ χιτῶνος σκληρότητι
κατὰ τὰς τοιαύτας ἐπισκέψεις. ἀλλ᾽ ἐὰν ὅσον ἐπὶ τοῦτο κατὰ
φύσιν ἔχῃ, καὶ μήτε εἰς εὐσαρκίαν ἢ ἰσχνότητα φαίνηται μετα-
βολὴ γεγονυῖα, μήτε εἰς ἀμυδρότητα καὶ σφοδρότητα τροπή
τις, ἀλλ᾽ ἐν τούτοις ἔχῃ κατὰ φύσιν, ἐὰν σύμμετρος φαίνηται
καὶ μῆκος καὶ βάθος καὶ πλάτος, ἐνδείξεταί σοι μήτε θερμα-
σίαν εἶναι πλείονα κατὰ τὸ σῶμα μήτε δαπάνην πνεύματος
ψυχικοῦ. ταυτὶ μὲν οὖν κἀξ αὐτοῦ τοῦ μηδεμίαν ἐνέργειαν
ἰσχυρὰν ἐνεργηκέναι τὸν κάμνοντα διαγνῶναι ῥᾷστόν ἐστιν·
ἐν γὰρ ταῖς προαιρετικαῖς κινήσεσι δαπανᾶται τὸ πνεῦμα·
τὴν δὲ τῷ βάθει τοῦ σώματος αὐξανομένην θερμασίαν, ἐὰν
τἆλλα πάντα συμμέτρως ἔχῃ, διὰ τοῦ σφυγμοῦ μόνου προ-
γνῶναι δυνατόν ἐστιν. ἡ γὰρ τῆς ἀναπνοῆς μεταβολὴ οὐ σα-
φὴς γίνεται κατὰ τὰς τοιαύτας διαθέσεις, ἐν αἷς ὀλίγον πλέον
ἤθροισται τῆς κατὰ φύσιν θερμασίας ἐν τῇ καρδίᾳ, τῶν ἄλ-
λων ὡσαύτως ἐχόντων. ἀλλὰ προσέχειν ἐνταῦθα χρὴ τῷ με-
γέθει καὶ τῷ τάχει τοῦ σφυγμοῦ. πρῶτον μὲν γὰρ εἰς μέγεθος

evaferit ob refrigerationem. In his autem confiderationi bus ali-
qua etiam ratio duritiei tunicae habenda eft. Sed fi quantum ad
hoc fecundum naturam fe habeat, nec ad corpulentiam, vel
gracilitatem videatur mutatio facta effe, neque in languorem
et vehementiam converfio aliqua, fed in his fecundum natu-
ram fe habeat, fi moderatus videtur fecundum longitudi-
nem et profunditatem et latitudinem, indicabit tibi neque
caliditatem effe copiofam in corpore, neque abfumptionem
fpiritus animalis. Atque haec quidem et ex eo, quod nul-
lam validam actionem laborans obierit, dignoscere facilli-
mum eft. In voluntariis enim motionibus abfumitur fpiri-
tus. Caliditatem autem in profundo corporis auctam, fi
caetera omnia moderata fe habeant, ex pulfu folo praeco-
gnoscere potes. Refpirationis enim mutatio non fit mani-
fefta in talibus affectionibus, in quibus parum plus calidita-
tis fecundum naturam in corde collectum eft, aliis eodem
modo fe habentibus. Sed mentem hoc in loco adhibere
oportet **magnitudini** et celeritati pulfus; primum enim in

Ed. Chart. VIII. [323.]

ἐπιδίδωσιν, ὅταν ὁ χιτὼν τῆς ἀρτηρίας ἤτοι μαλακώτερος ᾖ
τοῦ κατὰ φύσιν ἢ σύμμετρος· ἔπειτα δὲ εἰς τάχος, αὐξα-
νομένης τῆς θερμασίας. ὅταν δὲ ὑπὸ σκληρότητος ὁ χιτὼν
τῆς ἀρτηρίας εἰς μέγεθος ἀξιόλογον ἀδυνατῇ διαναστῆναι,
τηνικαῦτα καὶ ἡ εἰς τάχος ἐπίδοσις τοῦ σφυγμοῦ γίνεται
πρωϊαίτερον. ἡ γάρ τοι χρεία τῆς τῶν σφυγμῶν γενέσεως
αὐξανομένη, μέχρι μὲν ἂν ἱκανὸν αὐτῇ τὸ μέγεθος τῆς δια-
στολῆς ᾖ, οὐδὲν ὅλως αἰσθητὸν εἰς τάχος ἀλλοιοῖ τὴν κίνησιν,
ἢ παντάπασιν ὀλίγον· ὅταν δὲ μείζονος μὲν ἡ χρεία δέηται
διαστολῆς, μὴ δύνηται δὲ ὁ χιτὼν τῆς ἀρτηρίας ἐκτείνεσθαι
διὰ σκληρότητα, τηνικαῦτα τῷ τάχει πολλὴ προσθήκη γίνεται.
καὶ ὅταν δὲ μηδὲ τοῦτο ἐξαρκῇ, κλονώδης ὁ σφυγμὸς ἀποτε-
λεῖται, διαμενούσης γε δηλονότι τῆς δυνάμεως εὐῤῥώστου.

Κεφ. κστ'. Πάντων μὲν οὖν τῶν ἐν τῷ διαγράμματι
σφυγμῶν διέρχεσθαι καθ' ἕκαστον ἰδίᾳ μακρὸν ἂν εἴη, μέθο-
δον δ' ἐπ' αὐτοῖς ἄμεινον ὑφηγήσασθαι μετὰ γυμνασίας· ὅπερ
κἂν τῷ πρώτῳ περὶ τῆς τῶν σφυγμῶν προγνώσεως ἐποίησα.
πρὸ τοῦ δ' ἐπὶ ταύτην ἐλθεῖν βέλτιόν ἐστιν ἐγνῶσθαί τι

magnitudinem crescit, ubi tunica arteriae vel mollior fit quam
ftatus fecundum naturam ferat, vel moderata, poftea vero in
celeritatem aucta caliditate. Ubi vero prae duritie tunica
arteriae in magnitudinem notabilem non poffit diftendi, tunc
et incrementum pulfus in celeritatem maturius fit; etenim
ufus generationis pulfuum auctus, quousque magnitudo
diaftoles fufficiens ipfi fit, nihil penitus fenfile, vel omnino
parum, motionem in celeritatem variat. Ubi vero majoris
diaftoles ufus requiritur, non poffit autem tunica arteriae
extendi ob duritiem, tunc celeritati multa accefsio fit. Ubi
autem nec hoc fatis fit, vibratus efficitur pulfus, perma-
nente nimirum facultate robufta.

Cap. XXVI. Ac omnes quidem in tabella defcriptos
pulfus figillatim percurrere longum jam effet, at methodum
in ipfis praefcribere cum exercitatione praeftiterit, quod
fane et in primo de praecognitione ex pulfibus feci. Ante-
quam autem ad hanc accedam, melius eft de ipfis ftatuiffe,

Ed. Chart. VIII. [323.]

περὶ αὐτῶν, ἃς ἐνίοτε βραχυτάτη μὲν ἐπίδοσις ἤτοι γε εἰς
πλάτος ἢ εἰς ὕψος ἢ εἰς τἀναντία γίγνεται, πολλὴ δὲ φαίνε-
ται διὰ τὸ παραβάλλειν ἡμᾶς τὸν νῦν φαινόμενον σφυγμὸν τῷ
πρόσθεν ὑπάρχοντι. τοῦτο οὖν ὁρᾶται κἀπὶ τῶν κρίσεων
συμβαῖνον, ὅταν ἐφ᾽ ὑψηλῷ φανέντι τῷ σφυγμῷ πολλῶν
ἱδρώτων ἐκραγέντων εἰς τὴν ἐναντίαν ἰδέαν ἡ μετάπτωσις
γένηται καὶ φαίνηται ταπεινός τε ἅμα καὶ πλατὺς ὁ σφυγμός.
διότι καί τισι τῶν ἰατρῶν γέγραπται τὸν πλατὺν σφυγμὸν
ὁρᾶσθαι πολλάκις ἐπὶ τῶν ὑπόγυιον κεκριμένων. αὐτὸς γὰρ
φαίνεται τοῖς, ὡς εἴρηται, κριθεῖσι πλατύτερος, οὐ μὴν το-
σούτῳ γε κατὰ ἀλήθειαν ἐν τούτῳ τῷ καιρῷ γίνεται πλατύ-
τερος ὅσῳ φαίνεται διὰ τὸ πρόσθεν μὲν ηὐξῆσθαι τὸ ὕψος
ἐπὶ πλέον τοῦ κατὰ φύσιν, ἐν δὲ τῷ μετὰ τὴν κρίσιν χρόνῳ
μηδὲ τὸ κατὰ φύσιν ἔτι φυλάττεσθαι. διὰ μὲν γὰρ τὴν κένω-
σιν αἱ περικείμεναι ταῖς ἀρτηρίας χῶραι χαλαραὶ γίνονται,
στενοχωροῦσαι πρότερον αὐτάς· καὶ διὰ τοῦτο πλατύτερος
ὄντως ὁ σφυγμὸς φαίνεται. φαίνεται δὲ πολὺ πλατύτερος ἢ
κατὰ ἀλήθειαν ἐστὶν, εἰς ταπεινότητα μεταπεσόντος τοῦ

aliquando breviſſimum quidem incrementum vel in latitu-
dinem, vel in altitudinem, vel in contraria fieri, multum
tamen apparere, quia nos pulſum, qui nunc apparet, cum
eo qui prius erat comparamus. Hoc ergo et in criſibus
evenire conſpicitur, ubi poſt pulſum, qui altus apparuerit,
ſudoribus multis eruptis, in contrariam ideam mutatio fiat,
appareatque humilis una et latus ipſe pulſus; quapropter et
a quibusdam medicis ſcriptum eſt, latum pulſum conſpici
ſaepenumero in recens judicatis; ipſe enim latior apparet
in iis qui, ut dictum eſt, judicati ſunt; non tamen revera
eo tempore fit latior, ſicut apparet, propterea quod prius
quidem altitudo aucta eſſet, plus quam ſtatus ſecundum na-
turam exigeret; at tempore poſt criſim, nec ea etiam quae ſe-
cundum naturam eſt amplius ferret; ab evacuationem enim
regiones quae arteriis circumpoſitae ſunt laxae evadunt,
quum prius ipſas anguſtaſſent et ob id pulſus vere latior appa-
ret. Apparet autem multo latior quam re vera ſit, altitudine in
humilitatem collapſa; tum quia nullo modo in tumorem nota-

Ed. Chart. VIII. [323.]

ὕψους, διά τε τὸ μηδ᾽ ὅλως εἰς ὄγκον ἀξιόλογον αἴρεσθαι τὴν
διαστολὴν καὶ διὰ τὸ χαλαρόν τε καὶ ῥυσὸν γίνεσθαι τὸ ἐπι-
κείμενον αὐταῖς δέρμα. καθ᾽ ὃν καιρὸν εἰ περιστρέψας τὸ κῶ-
λον ἐν τοῖς κάτω μέρεσιν αὐτοῦ ποιήσαις τὴν ἀρτηρίαν,
οὔθ᾽ οὕτως ἔτι ταπεινὸς ὡς ἔμπροσθεν οἴθ᾽ οὕτω πλατὺς
ὁ σφυγμὸς φαίνεται. καὶ κατὰ τὸν ὕδερον δὲ τὴν ὅλην ἕξιν
ἐξοιδίσκοντα καθάπερ (ἐν) νεκροῖς σώμασι, διαφέροντα πολὺ
τοῦ τε τυμπανίου καλουμένου καὶ τοῦ ἀσκιτοῦ, πλατεῖς οἱ
σφυγμοί· καὶ μάλισθ᾽ ὅταν τῆς ἀρτηρίας ἁπτώμεθα, κατὰ τὸ
ἄνω μέρος, οὐ τὸ κάτω, τοῦ κώλου τεταμένου. ὁρᾶται δὲ
τοιοῦτος ἐνίοτε κἀπὶ τῶν κάκιστα διακειμένων ληθαργικῶν.
ἐκθηλύνεται γὰρ ἐπὶ τούτοις ἡ τοῦ σώματος ἕξις, ὡς διὰ τὴν
πολλὴν ὑγρότητα καὶ μαλακότητα χαλαρὸν καὶ ἀστήρικτον γί-
νεσθαι, καὶ τὸν νῶτον τῆς ἀρτηρίας μὴ δυνάμενον σχεῖν ἑαυ-
τὸν μηδὲ ὑψηλὸν ἀνέχειν, ὡς ὅτε εἶχε κατὰ φύσιν. ἐπὶ τού-
των οὖν, ὡς ἔφην, ἐὰν ἐκ τῶν κάτω μερῶν τοῦ κώλου ψαύῃς,
οὐκέτι σοι φανεῖται πλατὺς ὁ σφυγμός. τούτῳ δὲ δεῖ σε
προσέχειν ἀκριβῶς καὶ διορίζεσθαι καὶ σκοπεῖσθαι, πῶς ἐσχη-

bilem attollatur diaftole, tum etiam quia cutis quae arte-
riis incumbit laxa rugofaque fiat; quo tempore fi converfo
membro in infernis ipfius partibus arteriam ftatueris, neque
ita amplius humilis ut prius, neque ita latus pulfus appa-
rebit. Porro et in hydrope, in quo totus habitus quem-
admodum in mortuis corporibus intumefcit (qui fane hy-
drops multum differt a tympania vocato et ab ascite) pul-
fus lati apparent; ac praefertim quando arteriam tangimus,
membro fecundum fupernam partem, non infernam, collo-
cato. Confpicitur etiam talis quandoque pulfus in lethargi-
cis, qui peffime affecti fint; effeminatur enim in his ipfe
corporis habitus, ita ut ob multam humiditatem et molli-
tiem laxum ac inconftans fiat ipfum etiam dorfum arteriae,
haud potens fe ipfum continere, neque fublime fe fuftinere,
ficuti dum fecundum naturam fe habebat. In his igitur, ut
dixi, fi ex infernis partibus membrum tangas, pulfus non
amplius tibi latus adparebit. Hoc autem diligenter te anim-
advertere oportet, definireque ac confiderare quomodo

Ed. Chart. VIII. [323. 324.]

ματισμένου τοῦ κώλου τὴν ἐπιβολὴν ἐποιήσω τῆς χειρός. ὡς
τὰ πολλὰ μὲν γὰρ ἁπτόμεθα τῆς κατὰ τὸν καρπὸν ἀρτηρίας,
ἐνίοτε δὲ ἤ τινα τῶν κροτάφων ἢ βραχίονα. συνεπινοεῖν δὲ
δεῖ τὰ τῶν ὑπαρξάντων πρὸς τὰ παρόντα νῦν παραβάλλειν,
καὶ σκοπεῖσθαι μή τι δι᾽ ἐκεῖνα πλέον μεταβέβληκεν ἢ κατὰ
ἀλήθειαν ὁ σφυγμὸς ἀλλοιούμενος φαντάζεται. τούτων οὖν
σοι μεμνημένῳ τῶν ἐφεξῆς ποιήσομαι λόγον.

Κεφ. κζ΄. Ἔστω τινὸς ἀῤῥώστου νῦν πρῶτον ἡμῖν
ὁρωμένου τὸν ἐν τῷ καρπῷ τῆς χειρὸς φαίνεσθαι σφυγμὸν
μακρότερον, ὡς εἰς ἓξ δακτύλων ἢ πλειόνων ἐπιβολὴν αἰσθη-
τὴν εἶναι τὴν κίνησιν. ἤδη μὲν οὖν δῆλον ὡς ἀναγκαῖόν
ἐστιν ἰσχνὸν εἶναι τὸν ἄνθρωπον τοῦτον· ἀδύνατον γὰρ εὐ-
σάρκου τοῦ σώματος ὄντος εἰς τοσοῦτον γενέσθαι μακρὸν
τὸν σφυγμόν. ἐφεξῆς οὖν σκόπει τὴν σύστασιν τοῦ χιτῶνος
τῆς ἀρτηρίας, ὡς πρὸς τὴν ἡλικίαν τε καὶ τὴν ἕξιν τοῦ σώ-
ματος ἀποβλέπων τοῦ κάμνοντος. ὁ μὲν γὰρ ἐν τοῖς παι-
δίοις μαλακώτερός ἐστι τοῦ τοῖς τελείοις ὑπάρχοντος, ὁ δ᾽ ἐν
ταῖς γυναιξὶ τοῦ τοῖς ἀνδράσιν, ὁ δ᾽ ἐν τοῖς φύσει μαλακο-

figurato membro applicationem manus feceris; ut pluri-
mum [324] enim arteriam quae ad carpum eſt tangimus,
interdum autem aliquam ex iis quae vel in temporibus ſunt
vel in brachio. Perpendere praeterea oportet ea quae
praecefferunt, ac cum iis quae nunc adſunt conferre,
inſpicereque numquid propter illa magis immutatus fit pul-
ſus quam re vera alteratus appareat. His igitur tibi in memo-
ria habitis eorum quae ſequuntur ſermonem faciam.

Cap. XXVII. Eſto ut aegrotantis cujusdam nunc
primum a nobis viſi pulſus in carpo manus appareat lon-
gior, ita ut ad ſex, vel etiam plurium digitorum injectio-
nem motio fit ſenſilis. Jam ergo conſtat neceſſarium eſſe
hominem hunc eſſe gracilem, impoſſibile enim eſt bene
carnoſo exiſtente corpore tam longum fieri pulſum. De-
inceps igitur conſidera conſtitutionem tunicae arteriae, ad
aetatem habitumque corporis aegrotantis reſpiciens. Pul-
ſus enim qui in puerulis eſt mollior eſt quam qui in adul-
tis; qui in foeminis quam qui in viris; qui in natura mol-

Ed. Chart. VIII. [324.]

σάρκοις τε καὶ λεπτοῖς τοῦ τοῖς ἐναντίοις. ἐὰν οὖν σοι φαί-
νεται (C. φανεῖται) πολλῷ σκληρότερος τοῦ κατὰ φύσιν ὁ
σφυγμὸς γεγονέναι, σκόπει τὸν ὄγκον τῆς διαστολῆς. ὀνομάζω
δὲ ἄρτι ὄγκον τὴν κατὰ κύκλον ὅλης τῆς ἀρτηρίας κίνησιν, ἧς
ὕψος τε καὶ πλάτος ἐπινοίᾳ τέμνομεν· οὐ γὰρ διώρισται κα-
θάπερ ἐν τοῖς κυβικοῖς σώμασι τὸ πλάτος τοῦ ὕψους ἐπὶ
τῆς ἀρτηρίας. τοιούτου δὲ ὄντος τοῦ σφυγμοῦ πάντως μὲν
ἀναγκαῖον εἶναί τινα διάθεσιν τῶν σκληρὸν ἐργαζομένων αὐ-
τόν. ἔμαθες δὲ τὰς διαθέσεις, ψύξιν ἰσχυρὰν ὡς πηγνύναι τὸ
σῶμα τῆς ἀρτηρίας, ἢ ὑπερβάλλουσαν ξηρότητα καθάπερ ἐν
τοῖς μαρασμοῖς, ἢ σκίῤῥον σπλάγχνου τινός, ἢ μεγίστην φλεγ-
μονὴν σπασμώδη κατασκευὴν ἔν τινι τῶν νευρωδῶν μορίων.
ἀλλὰ τό γε πρόσωπον εὐθέως ἐνδείξεταί σοι, πότερα μαρασ-
μός ἐστιν, ἢ τι τῶν ἄλλων· προσήκει γὰρ τὸν μαρασμὸν ὡς
ἀνίατον ὑπάρχειν, ὁπόταν δι' αὐτὸν ἀρτηρία τοσαύτην λάβῃ
ξηρότητα. κοίλους τε οὖν ὄψει τοὺς ὀφθαλμοὺς τῶν οὕτως
ἐχόντων, ὡς ὑπερέχειν ἐν κύκλῳ τὰ περιγράφοντα τοὺς χιτῶ-

lioribus et albis quam qui in contrariis. Si igitur tibi
multo durior quam is qui fecundum naturam eſt pulſus
factus eſſe videatur, tumorem diaſtoles conſiderato; tumo-
rem autem nuper nominabam motionem fecundum totius
arteriae circulum, cujus altitudinem et latitudinem cogita-
tione fecamus; neque enim in arteria, ſicuti in cubicis cor-
poribus, latitudo ab altitudine diſtincta eſt. Quum autem
talis ſit ipſe pulſus, omnino quidem neceſſarium eſt quan-
dam eſſe affectionem ex iis quae durum pulſum efficiunt.
Has autem affectiones didiciſti, refrigerationem validam, ut
corpus arteriae congeletur, vel excedentem ſiccitatem,
quemadmodum in marasmis, vel alicujus visceris ſcirrhum,
vel maximam phlegmonem, vel ſpasmoſam affectionem in
aliqua nervoſa parte. Sed et facies ſtatim tibi indicabit,
nunquid marasmus ſit, an quid aliud; conſentaneum eſt
enim marasmum ut incurabilem eſſe, quando ob ipſum ar-
teria tantum acquiſierit ſiccitatem. Cavos igitur inſpicies
oculos eorum qui ita ſe habent ut in orbem emineant oſſa

νας αὐτῶν ὀστᾶ, καὶ τἄλλα ὅσα κατὰ τὸ περὶ τοῦ μαρασμοῦ
βιβλίον ἔμαθες. ἀλλὰ καὶ τοὺς μὲν οὕτω διακειμένους καὶ
πρὶν ἅψασθαι τῶν σφυγμῶν ἔνεστί σοι διαγινώσκειν ἐκ μό-
νου τοῦ προσώπου. μὴ φαινομένου δ᾽ αὐτοῦ τοιούτου, τὴν
σκληρότητα τοῦ σφυγμοῦ τοὐπίπαν μὲν εὑρήσεις διὰ σπλῆνα
γεγονυῖαν ἐσκιῤῥωμένον· ἤδη δὲ καὶ δι᾽ ἄλλο τι μόριον κύριον,
ὃ καὶ διὰ τῆς ἁφῆς ἑτοίμως γνώσῃ. καὶ συμπτώματα δ᾽ ἕπε-
ται διορίζοντα σαφῶς ἀπὸ τῶν ἄλλων αὐτά. τοῦ μὲν γὰρ
ἥπατος εἰς τηλικοῦτον ἥκοντος σκίῤῥον ὡς τὸν σφυγμὸν οἷον
εἶπον ἐργάζεσθαι, τὰ τῶν ὑδέρων συμπτώματα παρὰ πρόσω-
πον ἤδη σοι φανεῖται. τῶν δὲ κατὰ γαστέρα τε καὶ κύστιν
ἤ τι τῶν ἐντέρων πασχόντων αἱ διάῤῥοιαι δηλώσουσιν· ὥσ-
περ γε διαφράγματος ἢ ὑπεζωκότος πασχόντων αἱ τούτων
ἴδιαι δύσπνοιαι. μεμάθηκας δ᾽ αὐτῶν τὴν ἰδέαν ἐν τοῖς περὶ
δυσπνοίας ὑπομνήμασιν. ἐὰν δὲ μηδὲν τούτων φαίνεται, σκό-
πει μή τις εἴη σπασμώδης διάθεσις. ἐπί τε γυναικῶν ἐπισκέπ-
του μὴ τὸ σκιῤῥῶδες τοῦτο πάθος ἐν ταῖς μήτραις ἐστί.
μηδενὸς δὲ τοιούτου φαινομένου, ψύξις ἰσχυρὰ καὶ πρόσφα-

quae ipforum tunicas circumfcribunt, et quaecunque alia in
libro de marasmo didicifti. Sed et eos qui ita affecti funt,
antequam pulfum tangas, dignoscere tibi licet vel ex fola
facie. Quum autem ipfe non videatur talis, duritiem pulfus
ut plurimum quidem invenies ob lienem induratum ortam,
jam vero et propter aliam quampiam principem particulam,
quam ex tactu promte cognosces, fymptomataque etiam
comitantur quae clare has ab aliis diftinguunt. Si enim
jecur ad tantum fcirrhum pervenerit ut pulfum qualem
dixi efficiat, hydropum fymptomata in facie jam tibi appa-
rebunt. Si vero venter, vel vefica, vel inteftinorum ali-
quid patiantur, diarrhoeae indicabunt; ficuti fi diaphragma,
vel membrana fuccingens, propriae eorum fpirandi difficul-
tates, didicifti autem earum ideas in commentariis de diffi-
cultate fpirandi. Si vero nihil horum appareat, confidera
an aliqua adfit fpasmofa affectio. Ac in mulieribus infpice
an fcirrhofus hic affectus in utero fit. Quum autem nihil
talc appareat, refrigeratio valida ac recens vel ex aquae

Ed. Chart. VIII. [324.]

τος ἢ ἐξ ὕδατος ψυχροῦ ἢ οἴνου πόσεως· ἐπ᾽ ἐκείνων γὰρ ἡ
ἀρτηρία φαίνεται νεναρκηκυῖα περὶ τὴν κίνησιν. ἔοικε δὲ τῶν
οὕτως ἐχόντων ὁ ἄκρατος ξηραίνειν τὴν ἕξιν αὐτῶν, ὥσπερ τὸ
ψυχρὸν ὕδωρ πηγνύναι. καὶ ὀπῶραι δὲ ψυχραὶ κατὰ τὴν
ἀφὴν καὶ τὴν δύναμιν ἐργάζονται σκληρὸν σφυγμόν. ἀλλ᾽ αἱ
μὲν ἀπὸ τῶν ἔξωθεν αἰτίων βλάβαι ταχὺ συναποκαθίστανται,
θερμαινόντων ἡμῶν τὸν κάμνοντα, καὶ διὰ τοῦτο καὶ οἱ
σφυγμοὶ συναποκαθίστανται· παραμένουσι δὲ ταῖς ἐπὶ τῷ
σώματι διαθέσεσι δυσιάτοις οὔσαις. ὅταν οὖν ὁ μακρὸς σφυγ-
μὸς ἅμα καὶ σκληρὸς ᾖ, τὰς ἐπισκέψεις, ὡς εἴρηται, ποιήσῃ.
συμμέτρου δὲ ὄντος αὐτοῦ κατὰ τὴν ἐν σκληρότητι καὶ μα-
λακότητι διαφορὰν, προεπισκέπτου τὸ ποσὸν τῆς διαστολῆς.
ἂν μὲν γὰρ ἀξιολόγως διαστέλλεται καθ᾽ ἑκατέρας τὰς διαστά-
σεις ἡ ἀρτηρία, τήν τε εἰς μῆκος καὶ τὴν εἰς ὕψος, καὶ μήτε
διὰ πρόσφατον τροφὴν ἢ οἴνου πόσιν ἢ λουτρὸν ἤ τινα ἄλλην
κίνησιν τοῦτο γέγονεν, εὔδηλον δήπου πυρέττειν τὸν ἄνθρω-
πον. ἐὰν δὲ καὶ τάχος ἅμα τῇ τοιαύτῃ σφοδρότητι καὶ πυ-
κνότης προσῇ, δῆλον ὅτι καὶ ὁ πυρετὸς μείζων ἐστί. ἐὰν δὲ

frigidae vel vini potione, in illis enim arteria videtur ſtu-
pefacta circta motum. Videtur autem in iis qui ita habent
vinum meracum exſiccare eorum habitum, ſicuti frigida
aqua congelare. Jam vero et fructus autumnales tactu
et facultate frigidi durum pulſum efficiunt. At noxae quae
ab externis cauſis proveniunt celeriter conquiescunt ſi nos
laborantem calefaciamus; et ob id etiam pulſus una quiescunt;
perſeverant autem cum affectionibus quae in corpore ſunt,
ſi ipſae curatu difficiles ſint. Si ergo longus pulſus una et
durus ſit, conſiderabis, ut dictum eſt. Ubi vero modera-
tus ipſe ſit ſecundum eam differentiam quae eſt in duritie
et mollitie, tunc inſuper quantitatem diaſtoles conſidera; ſi
enim arteria ſecundum utrasque dimenſiones, longitudinem
inquam et altitudinem, inſigniter dilatetur idque non ob recens
alimentum, vel vini potionem, vel lavacrum, vel aliquam
aliam motionem evenerit, conſtat certe hominem febricitare.
Si vero et celeritas et frequentia una cum tali vehementia adſit,
patet majorem etiam eſſe febrem. Si autem ſecundum alti-

Ed. Chart. VIII. [324.]

κατὰ μὲν ὕψος τε καὶ πλάτος ᾖ σύμμετρος ὁ σφυγμός, ἐπὶ δέ
γε τῷ τάχει καὶ προσέτι καὶ πυκνὸς ἱκανῶς ᾖ, πολλὴν μὲν
ἐνδείκνυται θερμασίαν, ἀσθενῆ δὲ τὴν δύναμιν. εἰ γὰρ ἦν
ἰσχυρὰ, μέγεθος ἂν ὑπῆρχε τοῖς σφυγμοῖς. ἀλλὰ καὶ δι' αὐτὸ
τοῦτο ταχὺς ἱκανῶς γίνεται καὶ πυκνὸς, ὅτι μὴ πληροῦται
διὰ μακρότητα τῆς διαστολῆς ἡ χρεία. φανεῖται δέ σοι πάν-
τως ὁ τοιοῦτος ἀμυδρός. ἴδιον γὰρ ἀχώριστον τοῦτο σημεῖον
ἐν σφυγμοῖς ἐστιν ἀρρωστούσης δυνάμεως· ὥστ' ἐκ περιουσίας
ἅπαντα τἆλλα τὰ τῆς δυνάμεως ἀσθένειαν ἢ ῥώμην σημαί-
νοντα σκοπεῖσθαι· πρός γε μὴν ἐπιστήμην ἀκριβῆ τῆς κατὰ
τοὺς σφυγμοὺς θεωρίας γίνεται χρήσιμα μαρτυρούμενά τε καὶ
μαρτυροῦντα τῇ διὰ τῶν ἀμυδρῶν τε ** ἔθος τοὺς μὲν εὐτόνους
ὀνομάζω σφοδροὺς, τοὺς δὲ ἀτόνους ἀμυδρούς. φέρε γάρ τινι
συμμέτρως ἔχοντι σαρκώσεως τὸν σφυγμὸν φαίνεσθαι σύμμε-
τρον κατὰ μέγεθος, τοῦ χιτῶνος τῆς ἀρτηρίας καὶ αὐτοῦ
συμμέτρως ἔχοντος ἐν τῇ κατὰ σκληρότητα καὶ μαλακότητα

tudinem et latitudinem moderatus fit ipfe pulfus et praeter
celeritatem fit etiam fatis frequens, multam quidem indicant
effe caliditatem, imbecillam autem facultatem; fi enim effet
valida, magnitudo utique pulfibus ineffet. Sed et propter hoc
ipfum velox fatis fit et frequens, propterea quod ufus ob
diaftoles parvitatem non completur. Talis autem pulfus
languidus tibi omnino apparebit; proprium enim et infepa-
rabile hoc fignum in pulfibus eft infirmae facultatis; ut jam
cetera omnia quae facultatis imbecillitatem, vel robur figni-
ficant, ex abundantia confiderentur; quippe ad exquifitam
fcientiam fpeculationis pulfuum funt utilia, comprobata
comprobantiaque praecognitionem, quae ex languidis et
vehementibus pulfibus fit. Dictum autem eft fuperius, quod
ob medicorum confuetudinem, vehementes nomino pulfus
eos qui tenore praediti funt; languidos autem eos qui teno-
ris funt vacui. Age enim cuipiam, qui in carnis incremento
moderate fe habeat, pulfus appareat moderatus fecundum
magnitudinem, tunica etiam ipfa arteriae moderate fe habente
in differentia, quae eft fecundum duritiem et mollitiem, quae

Ed. Chart. VIII. [324.]

διαφορᾷ, καλουμένη δὲ ὀνόματι κοινῷ κατάστασιν τοῦ χιτῶνος. ἐπὶ τοῦ τοιούτου σφυγμοῦ τὴν δύναμιν ἐῤῥῶσθαι πάντως ἐρεῖς, πρὶν γνῶναι σφοδρότητος ὅπως ἔχει. οὐ γὰρ δὴ κατά γε πᾶσαν ἐπιβολὴν τῆς ἁφῆς εὐθὺς ὁ σφοδρὸς διαγινώσκεται σφυγμός, ἀλλὰ μόνον ὅταν θλίψωμεν τὴν ἀρτηρίαν. ἡ γὰρ ἐπιπολῆς ψαῦσις ἀκριβῶς μὲν διαγινώσκει τὸ μέγεθος, οὐδ᾽ ὅλως δὲ τὴν σφοδρότητα. θλιψάντων μέντοι γε σαφῶς ἡ μὲν σφοδρότης φαίνεται, καθάπερ γε καὶ ἡ ἀμυδρότης. συνεκφαίνεται δὲ καὶ τὸ μέγεθος. ἀνιέναι γὰρ εἰς ὕψος ἡ ἀρτηρία κωλυομένη διὰ τὴν θλίψιν, ἅμα μὲν εὔτονον ποιεῖται τὴν ἀντίβασιν, ἅμα δὲ ἔμφασίν τινα τῆς εἰς τὸ πλάτος ἐκτάσεως. ἐν οἷς ἔνδειξις γίνεται τῆς κωλύσεως διὰ τὴν θλίψιν τῆς εἰς ὕψος ἀνόδου ἀλλ᾽ ὅταν γε σκληρὸς ὁ χιτὼν ᾖ τῆς ἀρτηρίας, οὐδὲ γίγνεταί πω μεγίστη διαστολή. καὶ διὰ τοῦθ᾽ ὅταν ᾖ κυρίου σπλάγχνου φλεγμονὴ καὶ δι᾽ αὐτὴν ὁ σφυγμὸς σκληρὸς, ἐὰν πρὸς τούτοις ἡ διαστέλλουσα τὰς ἀρτηρίας δύναμις εὔῤῥωστος ᾖ, κλονώδης ὁ σφυγμὸς ἀποτελεῖται. ὅταν γὰρ ᾖ τε

communi nomine vocatur conſtitutio arteriae; in tali pulſu virtutem valere omnino dices, antequam noscas quando in vehementia ſe habeat; neque enim ſane ſecundum onnem tactus injectionem ſtatim vehemens dignoscitur pulſus, ſed ſolum quum arteriam comprimimus. Superficiaria enim attrectatio exquiſite quidem dignoscit magnitudinem, at nullo modo vehementiam. Si vero compreſſerimus, aperte quidem vehementia apparet, quemadmodum ſane et languor: apparet autem una et ipſa magnitudo. Quum enim ascendere in altitudinem prohibeatur arteria ob compreſſionem, ſimul quidem tenore praeditum facit occurſum, ſimul vero imaginem quandam extenſionis in latitudinem: in quibus indicatio apparet prohibitionis ascenſus in altitudinem ob compreſſionem. Verum quando dura ſuerit tunica arteriae, neque tunc maxima ſit diaſtole. Et propter hoc, quum ſuerit principis visceris phlegmone et propter ipſam pulſus durus ſit, praeter haec facultas quae arterias dilatat, robuſta ſit, vibratus ſit pulſus; ubi enim tum uſus diaſto

Ed. Chart. VIII. [324. 325.]

χρεία τῆς διαστολῆς αὔξησῃ καὶ ῥώμη παρῇ τῇ ζωτικῇ δυνάμει,
βιαίως διαστελλομένης τῆς ἀρτηρίας, ὁ κλόνος ἀποτελεῖται.
τὰ πολλὰ δὲ ἐν ταῖς τοιαύταις διαθέσεσιν οὐκ ἔστιν εὔῤῥωστος
ἡ δύναμις· ἀλλ' ἀγαπήσειεν ἄν τις ἐν ἰσχνῷ σώματι διὰ μῆκος·
νόσου γεγονότι μετρίως ἔχειν τόνου τὴν δύναμιν. διὰ τοῦτ'
οὖν οὐδὲ κλονώδεις αὐτοῖς οἱ σφυγμοὶ γίνονται. πιοῦσί γε
μὴν οἶνον ἀκρατέστερον ἢ πλέον κλονώδεις αὐτοῖς ἐνίοτε
φαίνονται, τῆς τε δυνάμεως ῥωννυμένης καὶ τῆς πυρετώδους
θερμασίας αὐξανομένης. οὗτοι μὲν οὖν οἱ σφυγμοὶ πολλάκις
φαίνονται, σπάνιοι δὲ οἱ τὸ μὲν ὕψος φυλάττοντες ἅμα τῷ
πλάτει, τῷ μήκει δὲ βραχεῖς, σπανιώτατοι δ' αὐτῶν οἱ καὶ
τὸ μῆκος ἅμα τῷ πλάτει συστέλλοντες. τούτων δ' ἔτι σπα-
νιώτερος ὁ ὑψηλὸς ἅμα καὶ στενὸς καὶ βραχύς, ἐν μὲν τοῖς
μακρὸν ἔχουσι τὸν σφυγμὸν, ὅθ' ὑγίαινον, οὐδὲ γενέσθαι δυ-
νάμενος· ἐν δὲ τοῖς βραχὺν, ἐπὶ πλήθει συνιστάμενος, ἐῤῥω-
μένης τῆς δυνάμεως. διὸ καὶ τοὐπίπαν ἀνώμαλος φαίνεται κατὰ
τὰ δύο γένη τῆς ἀνωμαλίας. ὥσπερ γάρ ἐστι σημεῖον ἐῤῥωμέ-
νης δυνάμεως ὁ σφοδρὸς σφυγμὸς, οὕτω μετ' ἐκεῖνον ὁ ὑψηλὸς,

les auctus fit, tum robur vitali facultati adfuerit, dum violenter
dilatatur arteria, vibratio efficitur. Magna tamen ex parte in ta-
libus affectionibus non eft robufta facultas; imo certe quispiam
contentus effe deberet, fi in corpore ob morbi longitudinem
extenuato facultas vel mediocrem tenorem haberet; propter
hoc igitur neque vibrati ipfis pulfus fiunt. Iis fane qui
vinum meracius vel copiofius biberunt, pulfus vibrati
quandoque apparent, quod et facultas roboretur et febrilis
caliditas augeatur. Atque hi quidem pulfus faepenumero
confpiciuntur; raro vero qui altitudinem quidem fervant una
cum latitudine, longitudine autem funt breves; rarius au-
tem ipfis ii [325] qui et longitudinem una cum latitudine
contrahunt; his adhuc rarius qui altus una et anguftus et
brevis fit; qui in iis quidem, qui dum fani erant longum habe-
bant pulfum, ne fieri quidem poteft; in iis autem qui brevem,
ex multitudine confiftit, valida exiftente facultate. Quare
etiam ut plurimum inaequalis apparet fecundum duo genera
inaequalitatis. Sicuti enim vehemens pulfus validae facul-
tatis eft fignum, ita poft ipfum altus, quando in longitudine

Ed. Chart. VIII. [325.]

ὅταν ἐν τῷ μήκει βραχύνηται. δῆλος οὖν ἐστι τηνικαῦτα μήτε
διὰ λεπτότητα τοῦ σώματος εἰς ὕψος ἀνιὼν μήτε διὰ μαλα-
κότητα τοῦ χιτῶνος τῆς ἀρτηρίας· εἰ γὰρ διὰ τούτων παρεῖτο,
βραχὺς ὁ σφυγμὸς οὐκ ἂν ἦν. ὡς τὸ πολὺ μὲν οὖν ὁ ὑψηλὸς
σφυγμὸς εὐθὺς καὶ πλατύς ἐστιν· εἰ δὲ μὴ, σύμμετρος κατὰ
τὸ πλάτος. ἐστενῶσθαι δὲ τὸν αὐτὸν καὶ ὑψηλότερον εἶναι
τοῦ συμμέτρου χωρὶς ἀνωμαλίας συστηματικῆς ἀδυναμία
ἐστίν· καὶ ταύτης ἐλάττους ἀριθμῷ τοὺς ὑψηλοὺς σφυγμοὺς
ἐχούσης τῶν συμμέτρων κατὰ τὸ βάθος. ἀλλὰ καὶ κατὰ μίαν
διαστολὴν ὁ τοιοῦτος ἀνωμαλίας χωρὶς μὴ πάνυ τι φαίνεσθαι.
καὶ μέντοι κἂν κολουθῇ κατὰ μῆκος ὁ ὑψηλὸς σφυγμὸς, ἀλλ᾽
εἰς τοσοῦτόν γε εἰς ὅσον ἐν τῷ μυρμηκίζοντι οὐ κολουθή-
σεται. δακτύλου γοῦν ἑνὸς ἐπιβολὴν ἐκπληροῖ, τοῦ μυρμηκί-
ζοντος οὐδὲ τὸ τρίτον μέρος τοῦ ὅλου πληροῦντος. ὁ δ᾽ οὖν
ὑψηλός τε ἅμα καὶ βραχὺς τῷ μήκει σφυγμὸς, ὅταν σκληρότε-
ρός τε ἅμα γένηται** δηλονότι. τὴν δ᾽ ἀρχὴν οὐδὲ ὤφθη ποτέ
μοι μακρὸς ἅμα καὶ δίκροτος. ἀλλ᾽ ὅ γε μῆκος προσλαβὼν

breviatur. Conſtat igitur tunc neque ob tenuitatem corpo-
ris ipſum in altitudinem ascendere, neque ob mollitiem
tunicae arteriae; nam ſi ob haec attolleretur, brevis
pulſus non eſſet. Magna ergo ex parte altus pulſus
ſtatim etiam latus eſt: ſin minus, at certe moderatus ſecun-
dum latitudinem. Anguſtatum autem hunc ipſum eſſe, altio-
remque moderato eſſe ſine collectiva inaequalitate, impoſſi-
bile eſt; quae etiam minores numero altos pulſus habeat
quam moderatus ſecundum profunditatem. Sed et ſecun-
dum unam diaſtolen talis pulſus fit inaequalis, ita ut abſo-
lute altus una et anguſtus ſine inaequalitate non admodum
frequenter appareat. Et ſane altus pulſus, licet ſecundum
longitudinem mutilatus ſuerit, non tamen tantum quantum
formicans mutilabitur, digiti certe unius injectionem explet,
quum formicans ne tertiam quidem totius compleat. Igitur
altus ſimul et brevis longitudine pulſus, quando durior una
ſuerit, dicrotus etiam ſimul evadit. Verum nunquam a me
viſus eſt longus una et dicrotus; ſed quum longitudinem

ἐπὶ τοῖς εἰρημένοις αἰτίοις κλονώδης γίνεται· τὰ δ' αἴτια πλῆ-
θος θερμασίας καὶ ῥώμη δυνάμεως καὶ ὀργάνου σκληρότης.
ἐνίοτε δὲ καὶ διὰ πάθος ἐν νόσοις ἡ θέσις ἡ τῆς ἀρτηρίας
ὑπαλλάττεται καὶ διαστρέφεται, δυσκρασίας τινὸς ἀνωμάλου
κατὰ τοὺς χιτῶνας αὐτῆς ἢ τὰ πέριξ σώματα γινομένης· ὡς
τὸ μὲν ἐξηράνθαι μέρος, τὸ δὲ μὴ, καὶ τὸ μὲν ἐσκληρύνθαι,
τὸ δὲ μὴ, καὶ τὸ μὲν ὑπό τινος τῶν περικειμένων σωμάτων ἑλ-
κόμενον τετάσθαι, τὸ δὲ ἐξεῶσθαι τῆς θέσεως. ἀλλὰ ταῦτα
μέν ἐστι σπάνια, τὰ δὲ διὰ θερμασίαν ἢ ψύξιν ὅλου τοῦ κώ-
λου σὺν τοῖς περικειμένοις ἢ ὑγρότητα καὶ πλῆθος ἢ ἔνδειαν
ἢ ξηρότητα πολλάκις συμβαίνει. μεμνῆσθαι μέντοι χρὴ καὶ
τῶν σπανίως γιγνομένων· ὥστ' ἐπειδὰν ἀφίκῃ πρὸς ἄῤῥωστον
ὃν οὔπω πρότερον εἶδες, ἀπὸ τῶν ὡς ἐπιπολὺ γιγνομένων
ἀρξάμενον μεταβαίνειν ἐπὶ τὰ μὴ πάνυ πολλάκις ὁρώμενα,
κἄπειθ' οὕτως ἐπὶ τἄλλα μέχρι τῶν σπανιωτάτων, ὥσπερ
ἀμέλει κἀπὶ τοῦ βραχέος μὲν κατὰ τὸ μῆκος, ὑψηλοῦ δὲ κατὰ
τὸ βάθος σφυγμοῦ παράδειγμα   γινόμενος τῆς ἀπὸ τῶν

assumserit, ex praedictis caussis vibratus evadit. Caussae
sunt copia caloris et robur facultatis et instrumenti duri-
ties; nonnunquam etiam et propter affectum in morbis situs
arteriae immutatur ac pervertitur, intemperie quapiam inae-
quali in tunicis ipsius, vel circumjacentibus corporibus orta; ut
alia quidem pars sit exiccata, alia vero non, et alia quidem sit
indurata, alia vero non: et alia quidem ab aliquo circum-
jacentium corporum attracta sit tensa, alia vero de suo
situ extrusa sit. Sed haec quidem sunt rara. Quae autem
fiunt ob caliditatem, vel refrigerationem totius membri una
cum circumjectis partibus, aut humiditatem et multitudi-
nem, aut defectum et siccitatem, ea saepenumero contin-
gunt. Meminisse tamen oportet et eorum quae raro eve-
niunt, ut quando perveneris ad aegrotum, quem haud prius
inspexeris, ab iis auspicatus quae magna ex parte eve-
niunt, ad ea transeas quae non admodum frequenter con-
spiciuntur, atque ita ad alia usque ea quae rarissima sunt;
quemadmodum sane et in pulsu, qui brevis secundum lon-
gitudinem et altus secundum profunditatem est, exemplum

Ed. Chart. VIII. [325.]

πολλάκις ὁρωμένων ἐπὶ τὰ σπανιώτερα μεταβάσεως. εὔλογον
οὖν ἐστιν, ὅταν ὁ σφυγμὸς οὗτος ὀφθῇ θεάσασθαι πρότερον
ὅπως ἔχει παχύτητος ὁ ἄνθρωπος. εἰ μὲν γὰρ εὔσαρκός τε
καὶ πίων ἱκανῶς εἴη, κατὰ λόγον ὁ σφυγμὸς φαίνεται· μικρὸς
γὰρ ἔσται. διότι ἐν ταῖς ἀμετρωτέραις σαρκώσεσιν ἡ σὰρξ
ὑποχεομένη κωλύει διαστέλλεσθαι τὸ ἀγγεῖον, εἰς ὅσον ἐπε-
φύκει· ἀλλὰ καὶ τὸ μῆκος αὐτοῦ βραχύτερον γίνεται καὶ τὸ
πλάτος στενώτερον, τῷ πλήθει τῆς σαρκὸς θλιβόμενον. τῶν
δ᾽ ἰσχνῶν μὲν τὴν ἕξιν, τἆλλα δὲ εὐῤῥώστων, ἱκανὸν μὲν τό
γε πλάτος καὶ τὸ μῆκος ὁ σφυγμὸς ἔχει, ἀξιόλογον δὲ καὶ τὴν
εἰς ὕψος ἀνάβασιν. ἔτι δὲ μᾶλλον ἐφ᾽ ὧν χαλαρόν ἐστι τὸ
δέρμα, κατάδηλον γίνεται τὸ τοῦ διαστήματος αὐτοῦ τε καὶ
τοῦ τῆς ἀρτηρίας χιτῶνος. ᾧ δῆλον ὅτι τὰ μὲν κουφότερα
σώματα ῥᾳδίως συνεξαίρουσιν αἱ ἀρτηρίαι διαστελλόμεναι, τὰ
δὲ βαρύτερα δυσχερέστερον· ὅσα δ᾽ ἱκανῶς βαρέα, ταῦτα
οὐδ᾽ ὅλως κινοῦσι.

tibi adeſt tranſitionis ab iis quae ſaepe ad ea quae rariſſime
conſpiciuntur. Rationi igitur conſonum eſt, ut quando hic
pulſus viſus fuerit, inſpicias prius quomodo ſe habeat homo
ille quoad craſſitiem. Si enim bene carnoſus et pinguis ſatis
ſit, pulſus ſecundum rationem apparet, parvus enim erit.
Quare in immoderatis carnis incrementis caro quae effun-
ditur prohibet dilatari vas, quantum ex natura poterat,
ſed et longitudo ipſius brevior fit et latitudo anguſtior:
quod a carnis multitudine comprimantur. Eorum autem
qui habitu ſunt graciles, in ceteris autem robuſti, ſatis qui-
dem magnam latitudinem et longitudinem pulſus habent;
notabilem quoque in altitudinem ascenſum: adhuc etiam
magis in quibus laxa eſt cutis perſpicuum ſit illud ſpa-
tium quod inter ipſam et arteriae tunicam intercedit.
Ex quo patet leviora quidem corpora facile ſimul at-
tolli ab arteriis, dum dilatantur; graviora autem dif-
ficilius; quae vero admodum gravia ſunt, ea nullo modo
moveri.

Κεφ. κη΄. Νῦν δὲ περὶ τῶν σφυγμῶν εἴπωμεν, διὰ τί
ἐπὶ ταῖς μετρίαις βλάβαις τῆς τε δυνάμεως ἅμα καὶ τῆς θερ-
μασίας πυκνοὶ μὲν γίνονται, μικροὶ δὲ οὐκέτι οὐδὲ βραδεῖς,
ἀλλὰ σύμμετροι. τέσσαρες γοῦν συζυγίαι διάφοροι γίνονται.
ἢ μὲν γὰρ διὰ θερμασίαν μόνην ἢ διὰ ψύξιν ἀλλοιοῦνται. καὶ
κατὰ μὲν τὴν ἀῤῥωστοτέραν ἅμα καὶ θερμὴν, εἰ μὲν ἐπὶ
πλέον ὑπ᾽ ἀμφοτέρων τῶν αἰτίων δυναστεύοιτο, ἥ τε δύναμις
ἱκανῶς ἄῤῥωστος εἴη, καὶ τὸ θερμὸν πυρῶδες, μικροὶ μὲν καὶ
βραδεῖς οἱ σφυγμοὶ καὶ πυκνότατοι γίνονται. μετρίας δ᾽ οὔσης
τῆς βλάβης, πυκνοὶ μὲν ὁμοίως, σύμμετροι δὲ κατὰ τὴν διάστα-
σίν τε καὶ κίνησιν. δευτέρα δὲ συζυγία ἐξ ἀῤῥωστίας τε καὶ κατα-
λήψεως σύγκειται. ἐν αὐτῇ ἀμυδρὸς μὲν εἰς τοσοῦτον εἰς ὅσον
ἂν καὶ τὰ τῆς δυνάμεως ἔχοι κακῶς ὁ σφυγμὸς γίνεται, μι-
κρὸς δὲ καὶ βραδὺς, ὥσπερ καὶ οἱ ἐπὶ τῆς προτέρας συζυγίας.
οὐ μὴν ὁμοίως γε ἐκείνοις εἰς ἔσχατον ἀφικνεῖται. πλὴν εἰ ἡ
δύναμις ἐσχάτως εἴη κεκμηκυῖα, δῆλον ὡς μικρότατος ἐπὶ τῶν
τοιούτων ὁ σφυγμὸς ἔσται, καὶ διαλείπων καὶ ἐκλείπων τὰ
πολλά. τρίτη δὲ συζυγία σφυγμῶν ἀλλοιώσεως, αὐξανομένης

Cap. XXVIII. Nunc autem de pulfibus dicamus,
propter quod ex mediocribus laefionibus facultatis fimul et
caliditatis frequentes quidem fiant, parvi vero non adhuc
neque tardi, fed moderati. Quatuor igitur conjugationes
diverfae oriuntur, vel enim ob caliditatem folam, vel ob
refrigerationem alterantur. Et fecundum imbecilliorem una
et calidam, fi multum quidem ab ambabus caufis fuperetur,
facultasque fatis imbecilla fit et calor igneus, parvi et tardi
pulfus et frequentiffimi fiunt. Si vero mediocris fit laefio,
aeque quidem frequentes, fed moderati fecundum diftentio-
nem et motionem. Secunda autem conjugatio ex imbecilli-
tate et refrigeratione conftat; in ipfa languidus quidem eate-
nus fit pulfus quatenus etiam male fe habet facultas; par-
vus item et tardus, quemadmodum et pulfus prioris conju-
gationis, non tamen aeque ut illi ad extremam frequen-
tiam pervenit; nifi facultas extreme fatigata fit, tunc enim
conftat minimum in talibus fore pulfum, et intermittentem
et deficientem plerumque. Tertia vero conjugatio alteratio-

Ed. Chart. VIII. [325.]

ὁμοῦ θερμασίας τε καὶ δυνάμεως· ἐν ᾗ σφοδρότατοι μὲν καὶ μέγιστοι, τάχιστοι δὲ οὐκέτι ὁμοίως οἱ σφυγμοὶ γίνονται, πυκνότατοι δὲ τὰ πολλὰ μὲν οὐκ ἐναργῶς, ἔστιν ὅτε (δὲ) καὶ σαφῶς ὑπὲρ τὸ κατὰ φύσιν εἰσίν. καὶ γίνεται τοῦτο, ὅταν ἐπὶ πλεῖστον αὐξηθῇ τὰ τῆς θερμασίας. λοιπὴ δὲ συζυγία τῆς κατὰ τοῦτο τὸ γένος τῶν σφυγμῶν ἀλλοιώσεως, ὅταν εἰς ταὐτὸν ἀφίκηται ῥώμη τε δυνάμεως καὶ θερμασίας ἔνδεια. γίνονται δ᾽ οὗτοι σύμμετροι μὲν τῷ μεγέθει, βραδύτεροι μέντοι καὶ ἱκανῶς ἀραιοὶ, καὶ μάλιστα, ὅταν ἐπὶ πλέον ἡ ψύξις κρατῇ. τὸ μέντοι τῆς διαστάσεως αὐτῶν ποσὸν οὐ κωλύεται σαφῶς οὐδ᾽ ἐναργῶς διὰ τὴν εὐρρωστίαν τῆς δυνάμεως. οὐ μὴν οὐδὲ βραδύτης ἐπὶ πολὺ κρατεῖ διὰ τὴν αὐτὴν αἰτίαν. ἐρρωμένη γὰρ ἡ δύναμις — (Cetera desunt).

nis pulſuum eſt, augescente ſimul tum caliditate tum facultate; in qua vehementiſſimi quidem et maximi, celerrimi tamen non aeque fiunt pulſus, frequentiſſimi autem magna quidem ex parte non evidenter quandoque; tamen ſupra naturalem ſtatum excedunt: hocque fit, ubi caliditas plurimum aucta fuerit. Reliqua autem conjugatio alterationis ſecundum hoc genus pulſuum eſt, quando in idem conveniunt robur ſacultatis et caliditatis defectus; fiuntque hi mo derati quidem magnitudine, tardiores tamen et admodum rari, ac praeſertim cum refrigeratio multum pervaluerit. Diſtentionis ſane ipſorum quantitas non impeditur manifeſte, nec evidenter, ob facultatis fortitudinem. Neque vero tarditas etiam multum praepollet ob eandem cauſam; valens enim facultas naturales motionis menſuras conſervat, quamvis uſus non poſtulet. Magnopere etenim uſum eſſe exolutum oportet, frigiditate vehementer praepollente, ut pulſus evidenter minor fiat. Magna tamen ex parte naturalem diſtentionis quantitatem ſervat, vel parvo quid nec admodum aperte fit minor; multo certe tardior quam minor in refrigerationibus apparet.

Cap. XXIX. Redeamus autem ad praecognitiones quae in febribus fiunt, ut qualis ſit ſingularum ex pulſibus dignotio hoc in loco dicamus. Ephemerae igitur omnes in

Ed. Chart. VIII. [325. 326.]

magnitudinem et celeritatem et frequentiam pulfus quantum
in ipfis eft mutant. Pari modo et hecticae febres in eas-
dem differentias alterant pulfus quantum in ipfis eft: et
magis in ipfis immutatur celeritas. At quae fiunt ex pu-
tredine humorum, in vigoribus quidem ambas habent mo-
tiones celeres, diaftoles inquam et fyftoles: pari modo et
frequentias ambas aeque alterant: in invafionibus autem
non aeque, fed folum intendunt fyftoles celeritatem; in
afcenfionibus autem cum hanc quidem tum vero ex-
tremam quietem plurimum concitant; ut frequentiffimus
appareat fecundum ipfam pulfus. Et hi foli febrium
funt proprii pulfus ex fui ipforum ratione. Alii autem alias
affectiones magis fequuntur. Duo autem funt genera ta-
lium affectionum, vel facultatis, vel inftrumentorum vitium,
ad tria enim haec refpiciendo, caufas quae pulfus immu-
tant, invenire oportet, inftrumentum, ufum et facultatem.
Animum autem diligenter hoc in loco adhibere opor-
tet, propterea quod diffident inter fe fapientes medici
[326] de propriis febris pulfibus, errantque cuncti, altera-
tiones ipfas pulfuum, quae ex facultatis, vel inftrumen-
torum vitio proficiscuntur, proprias ipfarum febrium effe
arbitrantes. Eft autem infeparabile maximeque pro-
prium invafionibus febris ex putredine humorum ortae
ut fyftole arteriae velocior fiat, et quicunque in cognos-
cenda fyftole fuerit exercitatus hoc habebit infepara-
bile principii paroxysmi fignum, quando pulfus aliquem
habet tenorem. Quo modo autem incipienda fit exer-
citatio, copiofiffime in primo de dignotione pulfuum di-
ctum eft. Equidem in multis multoties, quorum nun-
quam antea, nec dum valerent, nec dum aegrotarent,
pulfus tetigeram, hoc folo figno fretus, nunquam lapfus
fum. Quando igitur pulfus in aliis non mutatus cele-
rior fiat fecundum fyftolen, principii paroxysmi fignum
infeparabile ftatuito; fit autem ftatim talis pulfus etiam
frequentior fecundum externam quietem, incumbente na-
tura ad propulfandum fumofum excrementum: propter
quod celerius contrahebatur. Ephemeris autem febribus

hoc non adeſt, quia ſine putredine humorum fiunt. Sed
nec etiam hecticis, quoniam nec incipiunt unquam, niſi
caſu aliqua alia affectio cum ipſis coiverit. Si autem primo
die, cum recens de ſanitate in morbum homo quispiam de-
cidit, pulſum tangamus, ſtatim etiam febris genus ab hoc
ſigno indicabitur. Diſtinguuntur autem qui ex phlegmo-
nis oriuntur ab iis qui ex putredine humorum ſola ipſa
duritie; durus enim eſt occurſus in iis qui ex phlegmone.
Si igitur diſtinguere potes durum arteriae occurſum ex
tenſione ortum ab eo qui ex refrigeratione et duritie
fit, tres habebis ex hoc praecognitiones cauſarum prae-
teritarum, potum frigidum, vinum meracius et phlegmo-
nem, quam non ſolum cauſam, quae ante paroxysmum
extiterit, ſed quae etiam permaneat, dicimus; frigidae
vero et largioris meraci potionem, praeceſſiſſe eam quidem,
ſed affectionem quae ab ipſa fit ſervari. Ac induran-
tur quidem ex nocuis frigidae potionibus arteriarum tuni-
cae; exiccantur autem ex largioris vini potionibus. Haec
quidem ita diſtinguantur. Quae vero prima die nequa-
quam habent praedictam notam, eae vel ephemerae ju-
dicandae ſunt, vel hecticae. Ac rariſſime quidem ſtatim
a principio conſiſtit febris hectica; non tamen impoſſibi-
lis eſt talis generatio ipſius, ſed viſae ſunt alicubi a nobis
etiam tales. Ac cunctas quidem ipſarum notas in tracta-
tione de febrium differentia contemplamur; quae vero a
pulſibus ſumuntur, nunc dicentur. Neque magnus ne-
que vehemens pulſus una cum hectitis unquam invadit
febribus, ſed ſi alterutrum horum inſit ipſis, non ſunt
hecticae: ſi vero etiam omnia ſimul adſint, aperte ſunt
ephemerae.

Cap. XXX. His ita definitis, deinceps conſideran-
dum eſt, quid unusquisque pulſus in his ad criſim ſignifi-
cet. Si igitur undoſus ipſe pulſus fiat et mollis inſigni-
ter, ſperare oportet ſudores. Durus autem vomitus ma-
gis quam ſudores praemonſtrare ſolet. Nam altus omnis
excretionis eſt nota, quemadmodum et vehemens. Magnus
autem ſi fuerit, motionis ad externa magis quam ad in-

terna fignum eft: duplex autem cum fit utraque, ad ex-
terna quidem per fanguinis eruptionem et fudores, ad in-
terna vero per ventrem et ftomachum; undofus quidem
pulfus fudores, magnus vero fimpliciter fanguinis eruptio-
nes praemonftrabit; motione vero ad interna fuperante,
ubi adfuerint vomituum figna, dejectione alvi aegrotus judi-
cabitur; ubi adfuerint, per fudores magis: fi vero et haec
adfuerint et venter infigniter fubducatur, per utraque. In-
aequalis autem pulfus in plurimis fit crifibus, ac praefertim
ubi aliquid certaminis et periculi habeant; multo vero ma-
gis, ubi biliofi humores ad ventrem confluant, fimulque
adfint alia vomituum figna, quae ab Hippocrate dicta funt:
et omnino inaequales fiunt, quod mordeatur graveturque
ftomachus.

Cap. XXXI. Quoniam autem fubftantia facultatis
fingularum partium in bona cujusque ipfarum temperatura
pofita eft (tunc enim proprium opus ftrenue perficit, quum
temperatiffima eft: et fane male etiam agit, ubi intempe-
rata reddita fit: et eatenus male quatenus intemperata fit:)
ideo propofitum eft nobis deinceps dicere qualis pulfus
fingulas aliarum corporis partium affectiones fequatur.
Diximus autem de corde ubi de febribus fermonem ha-
buimus. Prope illud funt refpiratoriae partes animalis,
hae autem funt pulmo et thorax. poftea alimenti inftru-
menta, hoc eft jecur et venter inteftinaque et lien et re-
nes et veficae ambae. Si igitur pulmo fe ipfo fiat aliquando
calidior, ftatim et cor calefacit; fique frigidior fit, nec hoc
denegat, fummatim, fuas intemperaturas citius quam alia
inftrumenta cordi impertit. Caufa hujus rei eft quod cordi
maxime omnium eft vicinus, perque vafa ei maxime affinis
exiftit, et per maxima oftia in ambos finus confluxum ha-
bent. Pulmoni igitur morbofe calefacto, cor concalefactum
pulfus efficit, qui ex ufu pulfuum aucto fieri folent. Si
vero longiori tempore hoc accidat, periculum ipfi eft ne
hecticam contrahat febrem. Refrigerato autem pulmone,
cor compatiens per initia quidem in eam alterationem ducet
pulfus quam prius oftendimus, dum ufus exolvitur, con-

ſtitui; in fluxionibus autem commune omnium eſt ipſa pul-
ſuum inaequalitas, obſtructioque prompte et conſtipatio et
compreſſio principaliſſimarum arteriarum ex talibus ſit fluxio-
nibus: nec minus etiam plenitudo, quae ad vires refertur;
quod tam prope pulmonem ſitum ſit cor, et per magna
oſtia confluxum habeat, ac ex tenuibus quidem et paucis
fluxionibus minor ſit inaequalitas, ex craſſis autem et
viſcidis et multis major; etenim hae obſtruunt et com-
primunt et gravant magis. Duriores autem pulſus ſiunt quam
naturalis ſtatus exiſtit ex ſiccis intemperaturis ac phleg-
monoſis vel ſcirrhoſis tumoribus pulmonis: quemadmodum
ſane et molliores ob oedematoſas affectiones. Sane in pul-
ſibus alia etiam quaedam gignitur differentia praeter ſuperius
dictas ex eo quod fluxio aliquando quidem in ipſas ſolum
incidat aſperas arterias, aliquando autem et in laeves et
venas, vel etiam intermedias regiones ipſorum univerſas oc-
cupet; ex aſperis enim arteriis ſolis repletis nulla ſecun-
dum duritiem ſit mutatio pulſibus: ex laevibus autem arte-
riae quae in toto animali ſunt, dum tenduntur, duriorem
efficiunt pulſum, oedemata vero molliorem ipſum reddunt,
tenſionem nullam facientia, quemadmodum in phlegmo-
noſis et ſcirrhoſis tumoribus evenit. Ad talium autem in
temperaturarum ſimilitudinem thoracis etiam intemperatu-
rae easdem faciunt alterationes; tumores vero pro quan-
titate et idea ſingulorum qui ipſos faciunt humorum. Tar-
dius autem thoraci compatitur cor, celerius, pulmone af-
fecto. Pleuritici autem duriorem ſemper habent pulſum
quam peripneumonici; major enim eſt tenſio ex duris et
denſis partibus in tumorem elevatis. Aequalis autem ut
plurimum ex tumoribus coſtas [327] occupantibus eſt
pulſus, ex iis autem qui in pulmone ſunt inaequalis.
Jecore autem aegrotante ex phlegmonis minus duri ſiunt
quam ex thoracis phlegmonis, tanto quanto quam ex pul-
monis magis; compatitur autem promptius cor jecori, re-
motius licet quam thorax jacenti, ob venae cavae commu-
nionem. Ex diaphragmate autem male affecto citra febrem
durus quidem ſit pulſus et parvus, non tamen multum fre-

quens, fed vel omnino parum, vel nullo modo ad talem
pervenit mutationem   Maxima autem nota pleuritidis per-
niciofae eft, fi durus admodum pulfus evaferit, et ob id
etiam parvus, et ob haec duo et caliditatem frequentiffi-
mus; nullus enim pleuriticus ex tali pulfu fervatus eft.
Dictum autem mihi in ifagoge eft pleuriticorum pulfum
celerem et frequentem, nec valde magnum effe, et quia
nervofiorem durioremque efficit arteriam, tanquam ad ve-
hementiam vertat, inexercitatis imponere, qui duram per-
cuffionem a vehementi difcernere nequeunt.   Verum de his
fermonem protrahere hoc in loco non oportet.   Ventricu-
lus autem male affectus intemperie quidem eo modo quo
praedictae partes pulfus alterabit; fi vero tumor in ejus
ore fubortus fit, durior pulfus erit ob nervorum multitu-
dinem, non tamen ita durus ut ex diaphragmate.   Quem-
admodum autem ex doloribus oris ventriculi facultas celer-
rime fatigatur, eadem ratione non fuftinet copiam ne qui-
dem paulifper, fed gravatur ac fatigatur, pulfusque inae-
quales efficit.   Os autem ventriculi dum facultatem, vel
gravatam a multitudine materiae, vel debilitatam habet,
jure etiam pulfus efficit nonnunquam quidem languidos et
frequentes et parvos, nonnunquam vero inaequales.   Ita
et in aliis alimenti inftrumentis invenies mutationes pulfuum,
ad praedicta refpiciens; quaecunque enim dura et contenta
et nervis plurimis duris praedita funt, facile haec pulfus
efficiunt duros; qui vero contrario modo fe habent, molles.
Vefica autem et uterus fitu quidem nihil inter fe differunt;
durior tamen eft et nervofior vefica; quare ubi phlegmone
laborat, pulfus magis quam uterus duros efficit.   Variabit
autem citius magisque ipfum in magnitudinem et parvita-
tem et alias differentias uterus.   Percurram autem alio-
rum inftrumentorum intemperies, et primo, exercitationis
gratia, intemperies cerebri.   Attendere ergo oportet ad
confiftentiam arteriae, utrum a ficcitate, vel tenfione tu-
nica appareat dura; deinde, fi ex ficcitate appareat, duo-
rum alterum cenfendum eft in cerebro exiftere, vel intem-
periem calidam et ficcam, vel bilis redundantiam; fi ex ten-

fione, phlegmonofam affectionem; fi ex utrisque, cenfere
oportet et ipfam affectionem compofitam effe ex fanguineo
et biliofo humore.   Quicunque autem ex nigra bile, quae
ob putredinem ebullierit, tale quid patiuntur, duros habent
pulfus ob ficcitatem et tenfionem; ftatim vero et parvos ob
duritiem, et celeriores quam qui fecundum naturam funt,
quando febricitant; et frequentiores, propterea quod ufus
non adimpleatur.   Humidae autem intemperaturae molles
tractu temporis pulfus reddunt, et hominem ipfum comato-
fum.   Si vero febrilis ipfis conjungatur caliditas, lethargus
nominatur ipfe morbus; fitque pulfus non mollis tantum,
fed etiam magnus.   Si vero ex putrefcente pituita in cere-
bro talis gignatur affectio, erit quidem et hoc modo morbus
lethargus, habebitque pulfus imaginem quandam tenfae ar-
teriae, quamvis mollis ipfa fit; et magni eatenus in ejus-
modi morbis omnibus funt, quatenus caliditas aucta fit;
celeritas autem, vel omnino minima, vel nullo modo his
intenditur; ita vero et frequentia.   Refrigeratione autem
morbofa in cerebro eveniente, quando in fympatheiam per-
venit cor, minores et tardiores et rariores quam qui fecun-
dum naturam funt, pulfus fient; et fi quidem citra mate-
riam fola intemperies fit cerebri, fine tenfione, fi vero cum
materia, melancholica quidem ipfa exiftente, tendi arterias
et propter hoc duriorem apparere pulfum continget; pi-
tuitofa autem non fimpliciter, fed fi quidem craffa et
vifcida fit pituita, tendentur; fi vero humida et fpirituofa,
fine tenfione mollis erit pulfus; fi vero permixta fit, mollis
fimul et cum tenfione quadam.   Quoniam autem tenuis me-
ninx non videtur unquam pati ullum ex praedictis morbis
fine cerebro, ficuti neque cerebrum citra meningem, et dura
meninx quam plurimum diftans a cerebro poteft etiam fola
pati; fcito, fi affecto notabilis ipfius genita fuerit, corque
in fympatheiam attraxerit et arterias, pulfus perinde ac
in cerebri affectionibus variabitur, nifi quod in mollitie et
duritie non eatenus mollem et durum quatenus cerebrum
efficiet, fed multum quidem durum, parum vero mollem.
Quaecunque enim corpora natura dura indurantes fufce-

perunt affectiones, ad maximam perveniunt duritiem, quem-
admodum et natura mollia, quae humectantes et funden-
tes affectiones receperunt, perfecte exoluta fiunt et mollia.
Si igitur affecta pars denfa et dura fit, duros efficit pulfus;
fi vero carnofa, fi quidem vel phlegmone correpta fit, vel
fcirrho, duros, fed minus quam praedictae partes, fi oede-
mate laboret, molles. Mufculos autem abdominis et tho-
racis phlegmone tentatos febres quidem facile comitantur,
et propter hoc et pulfus magni fiunt et veloces et frequen-
tes, durus autem in ipfis abunde pulfus, vel fpafmofus
nunquam fit. Mufculis vero cubiti et tibiae phlegmone
tentatis, et praefertim qua parte ipforum exoriuntur tendo-
nes, facile quidem eft corripi et fpafmo; facillime etiam
pulfus et tendunt et indurantur, adhuc vero magis, fi ten-
do aliquis ex iis qui in extremis funt manibus vel pedi-
bus phlegmone tentatus fit, prompte quidem pulfus ipfis fit
durus, prompte etiam fpafmo corripiuntur; fiunt etiam
abunde duri et ob jecoris, vel lienis fcirrhum, fed ex his
ita duris nullum fpafmi imminet periculum. Ac lieni qui-
dem cum fcirrho magnopere effet affectus, vidimus etiam
multoties nequaquam fupervenire hydropem; jecori vero
neceffario fuccedit, tuncque pulfus ambarum affectionum
fignis praeditus eft, tunica quidem et humidiori et molliori,
indicante tamen aperte tenfionem ex fcirrho ortam, et ob
id etiam duriore   Hydrops autem ipfe per fe ipfum fine
vifcerum phlegmone nullam facit in pulfu tenfionem. Quo
modo autem affectus uteri pulfus alterant, dictum eft, quan-
do ipfum veficae comparabamus. Si vero elythroeides tu-
nica phlegmone tentetur, durus fit pulfus et minor. Ex
teftibus autem phlegmone tentatis non aeque durus et
magnus propter febrem. Et haec quidem magna ex parte
ab internis caufis efficiuntur.

Cap. XXXII. Multoties autem et ab aliqua externa
caufa mutationes pulfuum fiunt, quae in hunc modum dis-
cernendae funt. Ea quidem quae ex balneis et curfibus,
frictionibus et aliis motionibus fit, brevis temporis eft;
atque ita celeriter ad priftinam regreditur conftitutionem;

Ed. Chart. VIII. [327. 328.]

quare licet tibi, ubi pulfus tetigeris atque deinde aliquan-
tifper intermiferis, ac rurfus tetigeris, apertiffime dignofce-
re mutationem. Magnitudo [328] autem pulfuum a vino et
alimento orta diutiffime permanet, diftinguiturque per con-
junctam ipfi vehementiam; vehemens enim non minus quam
magnus pulfus his fit; nunc autem fupponitur qui duntaxat
redditus fit major; non igitur ab his alteratus eft. Jam et
magnitudo ab ira orta cum vehementia fit, quae alioqui
prudentem non lateat, fi in oculos et univerfum vultum
infpiciat. Ei vero qui iram velit occultare, inaequalis pul-
fus fit; adhucque etiam magis inaequalis eft iis qui anguntur
et verecundantur. Magnitudinis autem incrementum, quod
fit a femicoctis in corpore humoribus, qui coquuntur, alunt-
que naturam, perinde ut iis, qui cibum fumpferunt, una
etiam auget vehementiam. Eodem etiam modo, fi quis in
fole, vel ad ignem calefactus fit, cutis ipfius fqualida et
non humida ut a balneis erit. Atque ii quidem fub con-
trario quodam modo affecti funt ac loti, quod ad mollitiem
et humiditatem cutis attinet; medium inter utrosque locum
obtinent fricti et exercitati. Hae quidem ipfae funt artifi-
ciales dignotiones caufarum, quae pulfus in magnitudinem
et in fanis et in aegrotis vertunt. Externae vero aliae
quidem ex indagatione, cum fcilicet inter inimicos aut in-
fidiatores, aut malignos tentatores, confiderationes facitis.
Interdum autem magnitudinem adeptus eft pulfus, vel quia
medicamentum calefaciens aegrotus fumpferit, vel fignifica-
tionis ratione. In his quidem primum confiderare oportet pa-
roxysmi tempus, poftea laborantis morem et confuetudi-
nem; fi enim aliquo alio tempore, et non paroxysmi
magnitudinem pulfus ipfe affumpferit, probabile eft a ca-
lefacientibus potius, non paroxysmi ratione factam effe al-
terationem; fi vero in paroxysmo, probabilius eft fignifi-
cationis ratione. Diftingues autem exquifite, fi parumper
intermittens rurfus tetigeris. Caliditatem enim a medica-
mento ortam, propter quam pulfus increvit, femper magis
ac magis exolvi contingit progrediente tempore; intendi
autem eam quae a paroxysmo fit. De confuetudine autem

et more fciendum quosdam quidem infuetos effe formido-
lofosque ad medicamentorum potiones, nonnullos autem
confuetos; fimiliter et de moribus. Quidam enim infidia-
tores funt, animoque tenentur, ut cunctos tanquam nihil
firmi fcientes redarguant, quidam vero fimplices funt et
modefti. In his ergo fufpicandum non eft quicquam clam
factum effe; in infidiantibus vero fufpicari oportet omnia.
In primo autem de caufis pulfuum libro oftenfum eft, ubi
paulo augeatur caliditas, et in magnitudinem quidem evi-
denter increfcere pulfum, in celeritatem vero non eviden-
ter; ubi amplius aucta fit, magnitudinem quidem affumere,
fed in celeritatem evidenter increfcere, et aliquid etiam fre-
quentiae adipifci; quemadmodum ubi plurimum aucta fit,
et ufus generationis pulfuum fupra maximam fit diaftolen,
in magnitudinem quidem non increfcere, quando ad extre-
mum auctus fit, fed celeritati quantum poteft una cum fre-
quentia addere; et ubi non amplius celeritatem intendere
poffit, frequentiam incitare. Si vero aegroto cuipiam, qui
minorem quam fecundum naturam eft pulfum habeat,
major poftea fiat fine externa motione, huic caliditas am-
plior priore facta eft. De minori autem eadem eft ratio;
minor enim fe ipfo fit, vel facultate imbecilliori reddita,
vel inftrumentis durioribus, vel ufu exoluto. Sed neque
facultas imbecillior evafit nunc, alioqui omnino languor una
cum parvitate effet: nec corpus arteriae durius, ita enim
non folum minor, fed etiam durior effet pulfus; fupereft
ergo ufum tantum mutatum effe. Et fane ex majori quam
fit is qui fecundum naturam eft pulfu talem neceffario
factam effe verfionem notum eft iis qui memoria tenent
ea quae oftenfa funt in primo de caufis pulfuum libro.
Nam et quae ex naturali ftatu in parvitatem fit verfio ob
frigiditatem, ftatim etiam rariorem ipfum efficit et tardio-
rem; et quae ex magno fupra modum aucto moderati fit
imminutio, ftatim etiam celeritatis et frequentiae aliqui d
detrahit, propterea quod qui multum fupra naturalem fta-
tum auctus fit in tribus generibus mutetur. Qui ergo de
magnitudine tantum detraxit pulfus, caetera autem immutata

Ed. Chart. VIII. [328.]

fervat, paulo major eft ea qui fecundum naturam eft; hic
enim folus ex pauco caliditatis augmento conftat. Aliorum
vero qui magnitudine variantur nullus nifi fimul celeri-
tatem affumat, vel frequentiam, talis evadit. Qui vero
usque adeo eft immutatus a caliditate ut non magnitudi-
nem folum, fed et celeritatem immutet et frequentiam,
contrarium iter tenebit per easdem genere alterationes,
quare non folum minor. fed et tardior et rarior erit
quam prius. Dum autem calefit, magnitudo evidenter pri-
mum, poftea celeritas, deinde frequentia ipfa advenit. Dum
refrigeratur, contra, raritas quidem evidenter primo, fe-
cundo tarditas, ultimo parvitas. Tot enim funt quae re-
frigerationem efficiunt caufae quot quae calefaciunt Et-
enim aër frigidus extrinfecus occurrens, quemadmodum et
aqua frigida, vel lavacrum, vel medicamentum corpori in-
unctum, refrigerat; vel etiam longa aliqua quies et veluti
latebra frigidius efficit corpus; et eorum quae intro reci-
piuntur, ut aër, qui infpiratur frigidus et alimentum pitui-
tofum et medicamentum aliquod frigidum, et aquae frigidae
ufus immodicus: et ex animi affectibus, diuturnus timor;
et ex humoribus qui in corpore continentur, quicunque fri-
gidi temperamento, quiefcentes prius, commoti nunc fint,
aut omnino validiores aliquo modo facti fint calidis. Haec
autem diftinguere oportet eo modo quo de caufis calefa-
cientibus diximus. Ipfa quidem effentia magnorum et par-
vorum pulfuum fecundum circulum arteriae confiftit, ubi
longitudo par perpetuo fervatur, non tamen apparet par,
fed aliqua pars occultatur. At dictum quidem eft de hac
re in fecundo de caufis pulfuum libro; bis enim de eisdem
dicere non eft neceffe.

Cap. XXXIII. Quoniam autem de magnis et parvis
pulfibus quid fignificent dictum eft, jam in praefentia ad
fermonem de frequentia et raritate transeundum eft. Pura
ergo et minime excrementofa caliditas diaftolen efficit ma-
jorem fimul et velociorem; quae vero putribus turbata eft
excrementis, fyftolen. Ubi vero ex magnitudine diaftoles
pulfus fit frequentior auctam effe fignificat caliditatem

multam in corpore puram; ubi autem, quod maturius in-
cipiat fystole, impurae et excrementofae caliditatis copiam
indicabit. Simili modo fi rarior pulfus fiat fecundum ex-
ternam quietem; fi quidem ex brevitate diastoles, refrigera-
tam effe in animali caliditatem oftendit; fi vero, quod tar-
det fystole, minora reddita effe fumofa excrementa; fecun-
dum internam vero quietem, contra; fi vero propterea,
quod producta fit fystole, pulfus frequens evaferit, copiam
fubnutriri fumoforum excrementorum; fi vero propterea
quod maturius incipiat diastole, auctam effe caliditatem;
rurfus autem fecundum hanc eandem quietem rarior quum
fit pulfus, fi fane ex eo, quod imminuta fit fystole, pau-
ciora reddita effe excrementa oftendet; fi vero propterea
[329] quod tardet diastole, imminutam effe caliditatem.
Duplex autem eft pulfuum quies, longi quidem temporis,
quae duorum pulfuum tempus excedit; brevis autem tem-
poris, quae eft intra duorum pulfuum tempus. Quies vero
temporum unius pulfus inter intermiffiones eft modera-
tiffima; ac multi ex ea fervati funt tum fenes tum pueri;
aetate autem florens ex hac nullus, verum ex ignoratione
quidam longam raritatem intermiffionem effe opinantes,
exiftimant fervatos effe quosdam aetate florentes ex tali
pulfus pravitate. Eft quidem et haec gravis, ac praecipue
aetate florentibus; non tamen perniciofa omnino; in pue-
ris fane et fenibus adhuc etiam magis mitis. Mors porro
repentina ex intermittentibus evenit pulfibus, quo modo
ex apoplexia; extinguitur enim in utrisque calidi-
tas quae in corde eft, refpiratione privata. Ac raritas
quidem ab intermiffione pulfuum diftincta eft prolixitate
temporis; interdum vero etiam, quod raritas cum aequali-
tate aliquando confiftat omnium percuffionum, intermit-
tens vero pulfus necefario inaequalis fiat; interdum enim
per tres, interdum per quatuor, aliquando per quinque
percuffiones, vel etiam plures intermittere invenitur; et
quiefcere unum tempus motionis, vel etiam plura. Quae
igitur eft in ipfo cordis corpore refrigeratio magna, eatenus
etiam pulfus languidos efficit et tardos et parvos, quatenus

et ipfa dominatur; quae vero ab aliqua alia parte profi-
cifcitur, raritatem plus quam alia praedicta genera a na-
turali ftatu amovet. Ubi ergo corpus ipfum cordis refri-
gerationem fufcipit, mors inevitabilior eft. Ac raritas qui-
dem pulfuum usque adeo perniciofa eft. Huic vero con-
traria eft frequentia, ficuti et intermiffioni intercurfio; nam
intercurrens pulfus ex inaequali fit frequentia, propterea
quod faepenumero actionem fuam minus plene ac ufus
poftulat cor obierit. Jam id ipfum fit, ubi vel cor a
multitudine gravatur, vel inftrumenta funt obftructa, aut
anguftata, quae fane, opinor, et intermittentium erant cau-
fae. Enimvero multoties intercurrentes pulfus crifim at-
tulerunt; eft enim veluti conatus quidam naturae ad certa-
men fe parantis. Quod fi ex hujusmodi crifibus perierunt
quidam, nihil hoc facit ut gravior fit intercurrentium af-
fectio quam intermittentium; multo enim plures ex inter-
mittentibus pereunt, eadem etiam ratione ex valde raris qua
ex frequentibus. Etenim febres omnes perurentes frequen-
tem habent pulfum, quum tamen aliquando ipfarum peri-
culo vacent; qui autem in fyncopis funt frequentes, ob
languorem, quae a nulla unquam fyncope feparatur, funt
periculofi. Praeftiterit autem ut confideremus de extremi-
tatibus, quae in omnibus pulfuum generibus funt. Ac ex-
trema quidem frequentia nihilo minus quam fyncope labo-
rantibus ineft iis qui perurentes febricitant, nec ex toto
tamen perniciofe habent. Raritas autem non eft unquam
fine periculo, ficuti nec languor, nec parvitas. Etenim
tres hae differentiae pulfuum, cum ad extremum perve-
niunt, perpetuo funt periculofae; extrema autem magni-
tudo, ubi una cum morbofa mollitie confiftit, periculofa eft,
ubi autem cum aliqua falubri tunicae arteriae conftitutione,
nihil abfurdi habet. Videtur autem et velocium pulfuum
genus minus periculofum effe quam tardorum, fi quidem
extrema etiam celeritas minus quam extrema tarditas eft
periculofa; extrema enim tarditas, ficuti fane et raritas,
tunc accidunt, ubi innata caliditas extinguitur. Incremen-
tum autem in celeritatem et ob ufum urgentem fit et omnino

a facultate valida. Archigenes vero et hic etiam fallitur,
qui formicantem pulfum fufpicatur celerem effe; neque
enim celer omnino eft, neque ad extremum venit frequen-
tiae, fed omnes pulfus, qui a naturali fymmetria multum
recedunt, non boni funt. Ac certe languidiffimus et tar-
diffimus et rariffimus omnium eft deterrimus; poft hos au-
tem minimus et molliffimus et duriffimus; poftea frequen-
tiffimus. Ac non celerrimus, neque maximus; fed hi funt
modice periculofi. Solus autem ex extremis optimus eft
omnium vehementiffimus. Et fane caprizans pulfus ex
genere eft eorum, qui quiete intercipiuntur; inaequalibus-
que cordis intemperiebus interdum fupervenit; ficuti et di-
crotus ex genere quidem eft eorum qui intro retrahuntur,
comitatur tamen et ipfe interdum inaequales cordis intem-
peries et tum magis, fi fuliginofa excrementa multa in mul-
tis ipfius partibus fint. Ipfa autem inaequalitas confiftit in
fitu partium, ex eo quod arteria furfum, vel deorfum,
antrorfum, vel retrorfum, dextrorfum, vel finiftrorfum,
traducta effe videatur, in motione vero ex eo, quod citius
vel tardius, maturius vel ferius, vehementius vel langui-
dius, diuturniori tempore vel breviori, femper vel nullo
modo, moveatur; in fingulis autem partibus, ex eo quod
interfectus perfpicue fit, ex quibus eft et caprizans; fimili
modo, ex eo quod recurrit, ex quibus eft et dicrotus. Et
caprizans quidem eft ex iis qui fecundum unam diaftolen
funt inaequales; quando quae poft quietem eft fecunda motio
et ocyor et vehementior priore fit. Tradidimus autem in
tractatione de differentia pulfuum hujus nomenclaturae cau-
fam Ac ea quidem, quae in uno pulfu intermittit inae-
qualitas, graviffima omnium eft inaequalitatum; non finit
enim fimplices motiones fieri fecundum naturam; fed impe-
dimento eft, ac privat motione arterias, non per tres, aut
quatuor aut per aliquos adhuc plures pulfus, fed in ipfo
ftatim primo, et mortem propinquam minatur.

Cap. XXXIV. Ac ea quidem quae propofita funt
omnia, jam finem habent, nam quum fingularum particula-
rum affectiones cunctas percurreremus, qualemnam pulfum

Ed. Chart. VIII. [329. 330.]

unaquaeque verſio faciat declaravimus. Nunc vero in pauca capita ſynopſin ipſorum redigere conemur. Praeſentium igitur dignotio eſt affectuum inventio. praeteritorum autem dignotio eſt inventio cauſarum, quae affectiones faciunt. Si igitur univerſae affectiones a nobis abunde diſtinctae ſunt, traditaeque ſunt omnes effectrices cauſae in aliis tractationibus; nihil jam reſtare amplius videtur iis, quae neceſſaria ſunt ad praecognitionem vel praeteritorum vel praeſentium. Quod autem futurorum praecognitio ex praeſentibus fiat, ſaepius quidem jam et per ea quae ſuperius dicta ſunt oſtendimus, et nunc etiam neceſſe eſt ut totum ſermonem per capita percurramus, initium ſumentes a dignotione eorum quae futura expectamus. [330] Ac unum quidem et primum eſt, quorſum terminabitur morbus, ad perniciemne an ad ſalutem. Alterum ab hoc, in quo praecipue hoc erit tempore. Tertium ab his, quisnam modus erit mortis, aut ſalutis. Omnium autem praecognitio ex affectionibus eſt, ex ipſis enim, ut oſtendimus, et morbi idea et facultatis infirmitas ac robur dignoſcitur. Haec autem ſi inter ſe conferantur, ea quae futura ſunt praecognoſcuntur. Morbi enim cognitio ex loco affecto eſt: facultatis autem ex eucraſia et dyscraſia ſolidorum corporum. Haec autem ſi inter ſe conferantur, ſi quidem vigorem morbi ferre poteſt facultas, neceſſe eſt ſervari hominem, ſi nihil extrinſecus ſit erratum; ſi vero non poteſt, omnino morietur. Tempus autem, in quo praedictorum utrumque erit, ex hisce praecognoſcitur. Qui ſuperſtites futuri ſunt, eo tempore ſervabuntur, in quo natura morboſam affectionem perfectiſſime ſuperabit. Morientur autem eo tempore quo morbus adeo erit natura ſuperior ut aliqua ex actionibus ad vitam neceſſariis pereat. At vero etiam modus tum mortis tum ſalutis ex eisdem praecognoſcetur. Actionum enim ad vitam neceſſariarum, quae pereunt, nonnullae quidem facultatis vitalis ſuffocationem inferunt, nonnullae vero proſternationem, nonnullae autem quid alterutri proportione reſpondens. Ac illae quidem quae ſuffocationem inferunt, ex reſpiratoriis ſunt affectionibus;

Ed. Chart. VIII. [330.]

nonnullae vero et in ipfo corde protinus confiftunt. Quae autem vires profternunt, ex ftomachicis quas vocant funt affectionibus, ob quas fyncope corripiuntur; et infuper ex jecoris affectionibus diuturnis, ob quas non aluntur, et ex doloribus diuturnis, aut vehementibus, itemque ex hecticis omnibus febribus. Animalis autem facultatis imbecillitates magnis cerebri intemperiebus comites funt; ejusdem vero quafi fuffocationes, impletionibus ventriculorum ipfius et obftructionibus meatuum, qui in ipfos penetrant. Quare quicunque exquifite omnia dignofcit, hic etiam futura perfectiffime praecognofcet. Ante omnia autem vitalem facultatem, quae pulfus facit, quomodo fe habeat dignofcere oportet. Nonnunquam enim ex fua ipfius ratione infirma eft, nonnunquam vero a multitudine gravatur, et tria inaequalitatum genera conftituuntur, fecundum magnitudinem et parvitatem, fecundum celeritatem et tarditatem, fecundum frequentiam et raritatem. Si ergo pulfus vehementes et magni plures contrariis exiftant, minus facultas a multitudine fatigata eft; fi vero parvi et languidi, magis. Ex pulfibus autem fecundum unam percuffionem inaequalibus, tum quos interfecto quiete motu tum quos continuo permanente diximus fieri, omnes hi robuftiorem effe facultatem indicant quam omnes ii qui languidiorem et tardiorem motum faciant. In tali igitur pulfuum conftitutione altus pulfus monftrabit naturam fuperiorem jam effe multitudine. Altior vero fimul et vehementior tum robur indicat facultatis tum motionem minime impeditam. Infpicere autem tunc motionem fyftoles oportet; hincque crifeως morem difcernere. Melior enim crifis fubfequi folet, celeritate fyftoles multum exoluta. Si vero et alia concoctionis figna, quae in libris de crifibus fcripta funt, adfint, optimam crifin talis praemonftrat conftitutio. Si vero celeritas fyftoles parum exoluta fit, vel nondum videatur concoctus effe morbus, fiet quidem crifis per excretionem, non tamen bona omnino. Sciendum autem eft non eandem effe facultatem vitalem et nutricem naturalemque; illa enim folum pulfus gignit, naturalis autem et quod familiare eft ad nutritionem trahit,

Ed. Chart. VIII. [330.]

et quod ejusmodi non eſt excernit, unaque etiam nimirum retinet ac alterat id quod familiare eſt. Vitalem certe nec in ſtirpibus eſt invenire, nec in animalibus quae frigida ſint, ut ſunt oſtrea et quaecunque petris vel quibusdam aliis ſolidis corporibus adnaſcuntur; quaecunque autem animalia calida ſunt et praeſertim ſanguinea, apertiſſimam et vehementiſſimam hanc habent facultatem. Naturalis porro facultas criſes efficit, et quatenus hujus participes ſunt arteriae ſuperfluum abjiciunt. Per alteram autem facultatem, pulſatricem inquam, cujus ſolae arteriae ſunt participes, excernunt in ſyſtolis fumoſum excrementum, quemadmodum in diaſtolis attrahunt, quod ipſas refrigeret. Semper autem aequalis magnitudine eſt diaſtole ipſi ſyſtolae, niſi forte quaedam, digitis admotis, repente mutatio fiat. In hoc tamen differunt, quod modo quae ad interna ſit motio ſuperet, modo quae ad externa, ſique motio, quae ad interna ſit, ſuperet, fumoſam aliquam in arteriis eſſe caliditatem ſignificant; ſi vero quae ad externa, igneam et puram. Ac ob hanc quidem cauſam pulſus altus excretionis eſt nuncius. Copia vero excretionis tum ex eo, quod plethorica praefuerint ſigna tum ex praeſenti flammea caliditate praecognoſcitur, ob hancque eandem caliditatem pulſus magni apparent et alti. Peſſimae igitur excretionum ſunt illae, in quibus pulſus nec magnus eſt et velox in ſyſtole apparet. Ubi vero inconcoctus exiſtat morbus, ſi pulſus tenoris vacuus ſit, periculum imminet ſyncopes. Ubi autem pituitoſior morbus ſit, quando in inaequalibus pulſibus mutatio in plures vehementes et magnos ſit, per abſceſſum erit criſis. Ubi vero cum pulſu qui excretorius exquiſite ſit, una etiam adſint haemorrhagica quae vocant ſigna, ex naribus ſanguis erumpet; ubi haec ipſa abſint, ex alia quadam regione; quemadmodum in libris de criſibus per diexodon dictum eſt. Et haec quidem ſunt quae de pulſibus in ſynopſin redigere propoſueramus.

ΓΑΛΗΝΟΥ ΠΕΡΙ ΚΡΙΣΕΩΝ
ΒΙΒΛΙΟΝ Α.

Ed. Chart. VIII. [377.]　　　　　　　Ed. Baſ, III. (389.)

Κεφ. ά. Εἴτε τὴν ἀθρόαν ἐν νόσῳ μεταβολὴν, εἴτε τὴν ἐπὶ τὸ βέλτιον ῥοπὴν μόνην, εἴτε τὴν προηγουμένην αὐτῶν ταραχὴν, εἴτε καὶ τὴν λύσιν ἅπασαν τοῦ νοσήματος, εἴτε καὶ ταύτης μόνην τὴν ἀγαθὴν θέλοι τις ὀνομάζειν κρίσιν, οὐ πρόκειταί μοι διαιρεῖσθαι τανῦν, ὅ τι μὴ πάρεργον· ἀλλ᾽ ὡς ἄν τις κάλλιστα προγινώσκοι τὰ τοιαῦτα σύμπαντα, διελθεῖν ἔγνωκα. ἀρίστη δ᾽ ἀρχὴ τῆς προγνώσεως αὐτῶν ἥπερ δὴ καὶ τῆς ἐσομένης ἀκμῆς. οὕτω δὲ προσαγορεύεται τὸ σφοδρότατον μέρος ὅλης τῆς νόσου.

GALENI DE CRISIBVS LIBER I.

Cap. I. Sive fubitam in morbo mutationem, five ad meliorem ftatum inclinationem folam, five perturbationem, quae eas antecedit, five omnem morbi folutionem, five eam tantum, quae bona fit, crifim velit quis appellare, non eft mihi nifi obiter hoc in loco diftinguere propofitum: fed quo pacto haec omnia quispiam optime praenoscat, percenfere decrevi. Optimum autem praenotionis eorum principium quod etiam futuri ftatus: fic autem appellatur vehementiſſimum totius morbi tempus.

ΓΑΛΗΝΟΥ ΠΕΡΙ ΚΡΙΣΕΩΝ ΒΙΒΛΙΟΝ Δ. 551

Ed. Chart. VIII. [377. 378.]   Ed. Baf. III. (389. 390.)

Κεφ. β'. Τέσσαρα μὲν γὰρ ἅπαντα τὰ μόρια τῶν
νόσων ἐστὶν, ἀρχὴ καὶ αὔξησις καὶ ἀκμὴ καὶ παρακμή. φθά-
νουσι δ' ἔνιαι τῶν νόσων διά τε τὴν σφῶν αὐτῶν κακοή-
θειαν καὶ διὰ τὴν τοῦ κάμνοντος ἀδυναμίαν ἐν τῷ τῆς
ἐπιδόσεως χρόνῳ διαφθεῖραι τὸν ἄνθρωπον, ὥσπερ ἕτεραί
τινες ἐν τῷ τῆς ἀκμῆς. εἰ δὲ κἂν τῷ τῆς παρακμῆς χρόνῳ
δύναιτό τις ἀποκτεῖναι νόσος, εὐλόγως ἐζήτηται. περὶ μὲν
δὴ τούτου προϊόντος τοῦ λόγου διορισθήσεται. τὰ δὲ οὖν
τέτταρα μόρια ταῦτα καλοῦσιν μὲν ἔνιοι καὶ καιροὺς ὅλου
τοῦ νοσήματος, δι' αὐτὸ δὲ τοῦτο καὶ καθόλου καιροὺς ὀνο-
μάζουσιν, ὡς ἂν διαφέροντας δηλονότι τῶν κατὰ μέρος, εἰς
οὓς ἕκαστος τῶν παροξυσμῶν διαιρεῖται. [378] ὁρίζονται δὲ
οὐχ ἡμερῶν ἢ ὡρῶν ἀριθμῷ, καθάπερ ἂν οἰηθείη τις.
(390) οὐ γὰρ ἐνδέχεται τὴν ἐν τέτταρσιν ἡμέραις λυθεῖσαν
νόσον ἰσόχρονα κεκτῆσθαι τὰ μόρια τῇ μέχρι τῆς τεσσαρα-
κοστῆς ἐκταθείσῃ. καὶ μέχρι μὲν τοῦδε σχεδὸν ἅπαντες ὁμο-
λογοῦσιν ἀλλήλοις. ὅτῳ δὲ χρὴ κρίνειν τε καὶ διορίζειν τοὺς
εἰρημένους καιροὺς, οὐκ ἔτι ἐν τῷδε συμφωνοῦσιν ἀλλήλοις·

Cap. II. Sunt enim omnia morborum tempora qua-
tuor numero, principium, incrementum, ftatus et declina-
tio. Quidam vero morbi ob eorum malignitatem atque ob
aegrotantis imbecillitatem ftatim in tempore incrementi ho-
minem occidunt; ficut et quidam alii in ipfo ftatu. An
vero etiam in declinationis tempore aliquis morbus poffit
occidere, non fine ratione quaefitum eft; fed de hoc pro-
cedente fermone determinabitur. Has autem quatuor par-
tes quidam etiam tempora univerfi morbi appellant. Ean-
dem autem ob caufam tempora etiam vocant univerfalia, ut
quae a particularibus differant, in quae fingulae acceffiones
dividuntur. Definiuntur autem non dierum vel horarum, ut
quispiam exiftimaverit, numero; neque enim fieri poteft,
ut morbus qui in quatuor diebus fit finiturus, aequalia ha-
beat tempora partium cum eo, qui usque ad quadragefi-
mum diem debeat extendi. Et omnes quidem hucusque
confentiunt. Quomodo autem judicare atque diftinguere
hujusmodi tempora oporteat, non etiam in hoc omnes inter

ἀλλ᾽ οἱ μὲν εἰ προλαμβάνουσιν ἢ ὑστερίζουσιν οἱ παροξυσ-
μοὶ σκοποῦσιν, οἱ δὲ εἰς τὸ μῆκος αἰτῶν ἀποβλέπουσιν, οἱ
δὲ εἰς τὸ μέγεθος, ὅπερ δὴ καὶ σφοδρότητα προσαγορεύουσιν.
ἔνιοι δὲ τὰ αὐτὰ ταῦτα καὶ κατὰ τὰς ἀνέσεις ἐπισκοποῦνται,
κἄπειτα πρὸς ἀλλήλους ἐρίζουσιν, ἐνὸν ἅπαντά τε συνθεῖναι
τὰ λελεγμένα καὶ πρὸς αὐτοῖς ἕτερα τὰ νῦν ῥηθησόμενα,
μόγις γὰρ ἂν οὕτως τις ἀκριβῆ στοχασμὸν ποιήσαιτο τοῦ κα-
θεστῶτος καιροῦ. τὸ δὲ παραλιπεῖν ὁτιοῦν ἐξ αὐτῶν ἄσκε-
πτον εἰς τοσοῦτόν ἐστι βλάπτον τὴν πρόγνωσιν εἰς ὅσον
ἂν ἢ μεγέθους ἢ δυνάμεως ἥκῃ τὸ παραλειπόμενον.

Κεφ. γ´. Εἰ τοίνυν ἐπιδίδωσιν ἡ νόσος, οὐ μόνον ἐν
τῷ προλαμβάνειν τοὺς παροξυσμοὺς τεκμαίρεσθαι προσῆκεν,
ἀλλὰ καὶ τὸ μῆκος αὐτῶν ἐπισκοπεῖσθαι χρὴ, καὶ τὸ μέγεθος,
καὶ τὸ ἦθος τὸ μετὰ συμπτωμάτων, εἰ τύχῃ, ἢ ἄνευ τούτων,
ὥσπερ οὖν κἀπὶ τοῦ διαλείμματός τε καὶ τῆς παρακμῆς τὰ
αὐτὰ ταῦτα θεωρεῖν ἀξιῶ. καλῶ δὲ διάλειμμα μὲν, ἐπειδὰν
εἰς ἀπυρεξίαν ὁ παροξυσμὸς παύηται· παρακμὴν δὲ τὸ μετ᾽

confentiunt; fed nonnulli quidem, fi anticipent, aut cuncten-
tur acceffiones, confiderant; hi vero ad earum longitudinem
refpiciunt; alii ad magnitudinem, quam etiam vehemen-
tiam nominant; quidam et haec ipfa in remiffionibus confi-
derant; deinceps invicem altercantur, quum liceat quae
diximus omnia conjungere, ac praeterea alia quae nunc
dicentur; hac enim via vix quispiam exquifitam faceret
conftituti temporis conjecturam. Si vero quidpiam ex his
indiscuffum praetermittatur, tantum praecognitioni nocebit
quantum vel magnitudinis vel virium quod praetermit-
titur obtinebit.

Cap. III. Numquid igitur morbus augeatur, non ex eo
tantum conjicere oporteat, quod acceffiones anticipent; fed
etiam earum longitudinem oportet annotare et magnitudi-
nem quoque ac morem qui cum fymptomatibus verbi gratias,
vel fine his evenit; ficut etiam in intermiffione et declina-
tione haec eadem exiftimo confideranda. Voco autem inter-
miffionem quando febris in quietem defierit; declinationem

Ed. Chart. VIII. [378.]   Ed. Baf. III. (390.)

αὐτὴν ἀκμὴν ἅπαν αὐτοῦ μέρος, ἕως τῆς αρχῆς τοῦ δευτέρου
παροξυσμοῦ. τὸ γάρτοι προλαμβάνειν αὐτὸ καθ᾽ ἑαυτὸ μό-
νον οὐχ ἱκανὸν αὐξήσεως σημεῖον ὑπάρχει, ἰδιότητι πολλά-
κις ἑπόμενον νόσου μᾶλλον ἢ διὰ τὴν ἀνάβασιν αὐτῆς γιγνό-
μενον. ἀμέλει καὶ τριταῖαί τινες ἤδη καὶ τεταρταῖαι καὶ
ἀμφημεριναὶ περίοδοι, μέχρι παντελοῦς λύσεως, οὕτως ὤφθη-
σαν παροξυνόμεναι. καὶ καλεῖν γε τοῖς ἰατροῖς ἔθος ἐστὶ τοὺς
τοιούτους τύπους προληπτικούς, ὥσπερ ἑτέρους ὑστερητι-
κοὺς, οἳ ἂν ἀπ᾽ ἀρχῆς εὐθὺς ἐπιλαμβάνουσί τι τοῦ μέλλοντος
χρόνου. ἀλλά τοι κἀπὶ τούτων τὸ τῆς ἀναλογίας πλέον ἐπι-
λαβεῖν, ἢ προλαβεῖν, τὸ μὲν παρακμῆς, τὸ δ᾽ αὐξήσεως
εἶναι δοκεῖ γνώρισμα. τὸ δὲ ἁπλῶς προλαμβάνειν, ἢ ὑστερί-
ζειν, οὐδετέρου. σκοπεῖσθαι δὲ προσήκει οὐ τοῦτο μόνον, εἰ
προύλαβεν ὁ δεύτερος παροξυσμὸς τῆς συνήθους ὥρας, ἀλλ᾽
εἰ καὶ τὸ μῆκος αὐτῷ τοῦ χρόνου ταὐτὸν, ἢ τὸ μέγεθος ἴσον,
ἢ εἰ νῦν κακοηθέστερος, ἢ ἁπλούστερος ἐγένετο. τὰ δ᾽ αὐτὰ
ταῦτα κἀπὶ τῶν διαλειμμάτων τε καὶ τῶν παρακμῶν ἐπι-
σκοπεῖσθαι χρή. τὸ μὲν δὴ μῆκος τοῦ χρόνου ῥᾷστον κατα-

omnem ejus partem quae ſtatum ipſum ſubſequitur usque ad
ſecundae acceſſionis principium. Nam anticipatio ſola per
ſe ipſam non eſt ſufficiens ſignum incrementi, quod ſaepe
morbi proprietatem conſequitur potius quam ejus incremen-
tum, quum et quartani et tertiani et quotidiani quidam cir-
cuitus usque ad integram ſolutionem ita anticipare viſi fue-
rint. Conſueverunt autem medici tales typos anticipan-
tes nominare; ſicut alios vocant tardantes, quicunque ſta-
tim ab initio futuri temporis aliquid poſterius aſſumunt.
Sed et in his plus quam proportio exigit vel anticipare,
vel cunctari, alterum incrementi, alterum declinationis
videtur eſſe indicium; ſimpliciter autem anticipare, vel
cunctari, neutrius. Convenit autem non ſolum advertere,
numquid ſecunda acceſſio conſuetam anticipaverit horam,
ſed numquid etiam longitudo temporis eadem, aut magni-
tudo aequalis, aut quae nunc adeſt ſit malignior aut ſim-
plicior. Haec ipſa etiam ſunt in intermiſſionibus et de-
clinationibus inſpicienda. Longitudinem quidem temporis

μαθεῖν· τὸ μέγεθος δὲ, ὅπερ καὶ σφοδρότητα καλοῦσι, καὶ
μέντοι καὶ τὸ ἦθος, ὅπερ καὶ τρόπον ὀνομάζουσιν, ἔκ τε τῆς
οἰκείας τοῦ νοσήματος ἰδέας θεωρεῖν, κἀκ τῶν ἐπιγινομένων
αὐτῷ συμπτωμάτων. ἐκ μὲν τῆς οἰκείας ἰδέας τοῦ νοσήματος,
εἰς τὰ συμπληροῦντα τὴν ἰδίαν αὐτοῦ φύσιν ἀποβλέποντα,
καθάπερ, εἰ τύχῃ, ἐπὶ πλευρίτιδος, εἴς τε τὸ νυγματῶδες ἄλ-
γημα τῆς πλευρᾶς καὶ τὸν ὀξὺν πυρετὸν καὶ τὴν βῆχα καὶ
δύσπνοιαν. ἐκ δὲ αὖ τῶν ἐπιγινομένων αὐτῷ συμπτωμάτων,
εἰ πολλὰ καὶ πολυχρόνια καὶ ἰσχυρὰ καὶ κακοήθη γίγνοιτο,
ἢ τοὐναντίον ὀλίγα καὶ ὀλιγοχρόνια καὶ μικρὰ καὶ ἁπλᾶ.
[379] καὶ μὲν δὴ καὶ ὁ τοῦ διαλείμματός τε καὶ ὁ τῆς παρα-
κμῆς χρόνος, εἰ μακρότερος τοῦ πρόσθεν, ἢ βραχύτερος, ἢ
δυσφορώτερος, ἢ εὐφορώτερος, ἢ εἰ παραμένει τι τῶν ἐκ
τοῦ παροξυσμοῦ συμπτωμάτων, ἢ πέπαυται πάντα. εἰ μὲν
γὰρ τὰ χείρω τῶν εἰρημένων εὑρίσκοιτο, σαφῶς ἐπιδίδωσιν ἡ
νόσος· εἰ δὲ τὰ βελτίω, παρακμάζει. προλαμβανέτω γὰρ ὁ
παροξυσμὸς τῆς συνήθους ὥρας καὶ μακρότερος γινέσθω καὶ
σφοδρότερος καὶ κακοηθέστερος καὶ σὺν πολλοῖς καὶ μοχθη-

facillimum eſt cognoscere; magnitudinem vero, quam et
vehementiam vocant et morem, quem etiam modum appel-
lant, tum ex propria morbi ſpecie tum ex ſupervenien-
tibus ei ſymptomatibus ſpectanda cenſeo. Ex propria qui-
dem morbi ſpecie ea quae propriam ipſius complent natu-
ram contemplando, veluti exempli cauſa in pleuritide
ad lateris dolorem pungentem et febrem acutam et tuſſim
et ſpirandi difficultatem. Ex ſupervenientibus vero ſym-
ptomatibus, ſi multa, ſi diuturna et valida atque mali-
gna etiam extiterint, aut contra pauca ac brevis
temporis et parva et ſimplicia fuerint. Sic et inter-
miſſionis ac declinationis tempus, ſi longius praecedente
vel brevius, aut toleratu difficilius vel facilius, aut ſi quod
ex acceſſione ſymptomata remanſerint aut omnia ceſſarint.
Si enim iis quae diximus adſint pejora, morbus augetur ma-
nifeſte, ſi vero meliora, declinat. Sit enim ut acceſſio con-
ſuetam anticipet horam, longior etiam ſiat atque vehemen-
tior maligniorque et cum multis pravisque ſymptomatibus,

ροῖς συμπτώμασι ἐνοχλείτω. γινέσθω δὲ καὶ ὁ τῆς παρακμῆς
χρόνος βραχύς τε ἅμα καὶ οὐκ ἀκριβῶς εὔφορος, οὐδὲ ἐλεύ-
θερος ἁπάντων τῶν ἐκ τοῦ παροξυσμοῦ συμπτωμάτων, οὐ-
δεὶς ἄν, οἶμαι, περί γε τῶν οὕτω καμνόντων ζητήσειεν, ὡς
οὐκ ἐπιδίδωσιν αὐτοῖς εἰς μέγεθος ἡ νόσος. αὖθις δὲ τἀναν-
τία πάντα τούτοις γινέσθω. τῆς μὲν εἰσβολῆς ὑστεριζούσης,
τοῦ μήκους τε καὶ τοῦ μεγέθους τοῦ κατὰ τὸν παροξυσμὸν
ἐλαττουμένου καὶ τῆς κακοηθείας πραϋνομένης καὶ τῶν
ἐπιγινομένων συμπτωμάτων ἐλαττόνων τε καὶ ἁπλουστέρων
ὄντων, ἢ οὐδ᾽ ὅλως ἐπιφαινομένων, καὶ τοῦ διαλείμματος,
ἢ τῆς παρακμῆς εὐφόρου καὶ μακρᾶς γινομένης, καὶ πάντα
ἐξαλειφούσης τὰ τοῦ παροξυσμοῦ συμπτώματα, καὶ γὰρ καὶ
ταῦτα σαφέστατα παρακμῆς γνωρίσματα, καθάπερ τὰ πρό-
τερα τῆς ἐπιδόσεως. ὅταν δὲ ἰσάζῃ πως μάλιστα τὰ κατὰ
τοὺς παροξυσμοὺς ἀμφοτέρους, ἀκμάζειν δηλοῖ τὴν νόσον.
ἆρ᾽ οὖν ἤτοι πλείω τοῦ δέοντος ἡμεῖς εἴπομεν; ἢ Ἱπποκράτης
τι παραλέλοιπεν ἐν οἷς ἐκδιδάσκων, ὅπως ἄν τις ἐκ περιόδων
εὑρίσκοι νοσήματος ἐπίδοσιν, ἀλλήλοις φησὶ χρῆναι παρα-

fit etiam ut declinationis tempus breve fiat, neque exqui-
fite toleratu facile, neque omnino a fymptomatibus acceffio-
nis liberum, nullus, arbitror, de hujusmodi aegrotantibus
quaeret num morbus in eis ad magnitudinem crescat.
Rurfus vero fiant omnia his contraria, nimirum ipfius infultus
initium tardet, longitudoque acceffionis ac magnitudo mi-
nuatur, malignitas mitigetur et ea quae fuperveniunt fym-
ptomata minora fimplicioraque fint, vel neque omni-
no mox appareant, intermiffio etiam, vel declinatio tole-
ratu facilis longaque fuccedat, omniaque deleat acceffionis
fymptomata, nam et haec manifefiffima funt declinationis
indicia, ficuti priora augmenti. Quum vero quae ad acceffio-
nes ambas pertinent aequalia fuerint, morbum in ftatu effe
demonftrant. Numquid igitur plus quam erat opportunum
a nobis eft dictum? aut aliquid ab Hippocrate praetermiffum,
ubi docet, quo pacto quispiam ex circuitibus inveniat morbi
incrementum? Ait enim, *Acceffiones effe invicem confe-*

βάλλειν τοὺς παροξυσμοὺς, εἰ ἐπὶ τὸ πρωϊαίτερον, ἢ οὔ·
καὶ εἰ ἐπὶ πλείονα χρόνον,-ἢ οὔ· καὶ εἰ μᾶλλον, ἢ οὔ. τὸ
μὲν γὰρ πρωϊαίτερον, ἢ οὔ, τοιόνδε τι δηλοῖ, εἰ τῆς συνή-
θους ὥρας ὁ παροξυσμὸς προὔλαβεν, ἢ ὑστέρισε. τὸ δὲ ἐπὶ
πλείονα χρόνον, ἢ οὔ, πότερον πολυχρονιώτερος, ἢ βραχυ-
χρονιώτερος ἐγένετο. τὸ δὲ μᾶλλον, ἢ οὔ, τὰ λοιπὰ τῶν
εἰρημένων ἡμῖν ἔμπροσθεν ἐν ἑαυτῷ περιλαβὸν ἔχει. καὶ γὰρ
καὶ τὸ μέγεθος καὶ τὸ ἦθος, αὐτοῦ τε τοῦ νοσήματος καὶ
τῶν ἐπιγινομένων αὐτῷ συμπτωμάτων, ἔτι τε πρὸς τού-
τοις τὸν ἀριθμὸν αὐτῶν ἐν τῷ μᾶλλόν τε καὶ ἧττον νοεῖν χρὴ
περιεχόμενον. οὕτω δὲ καὶ τῆς παρακμῆς, ὡς μέρους καὶ αὐ-
τῆς τοῦ σύμπαντος παροξυσμοῦ τὸ μᾶλλόν τε καὶ ἧττον, ἐκ
τῶν αὐτῶν γε τούτων σκοπῶν ἐξευρίσκειν χρή. ἐπιδόσεως μὲν
δὴ, καὶ ἀναβάσεως καὶ αὐξήσεως, ἅπαντα γὰρ ταῦτα προσα-
γορεύουσι τὸν δεύτερον καιρὸν τῆς νόσου, τό τε πρωϊαίτερον
παροξύνεσθαι καὶ τὸ πλείονα χρόνον καὶ τὸ μᾶλλον, γνωρίσ-
ματα, καθάπερ γε τῆς παρακμῆς τἀναντία τό θ᾽ ὑστερί-
ζειν τὸν παροξυσμὸν καὶ βραχυχρονιώτερον γίνεσθαι, καὶ

rendus; fi citius, vel non; fi in longius tempus, vel
non; fi denique magis, vel non. Hoc enim verbum
(citius, vel non) nihil aliud oftendit, nifi utrum acceffio
horam confuetam anticipaverit, vel tardior facta fit; illud
autem, in longius tempus, vel non, numquid longius per-
duraverit tempus an brevius; illud vero, magis vel non,
reliqua omnia, quae prius a nobis explicata funt in fe com-
prehendit, nam et magnitudinem et morem ipfius morbi et
fupervenientia et fymptomata, eorumque infuper numerum
in eo quod dicitur magis ac minus comprehendi exiftimes,
fic et declinationis, ut quae et ipfa fit totius acceffionis
pars, magis ac minus ex eisdem invenire oportet intentio-
nibus. Incrementi itaque et ascenfus et augmenti, his enim
omnibus nominibus fecundum morbi tempus appellant, fi
citius fiat acceffio, fi longiori tempore duret, fi magis etiam
indicia funt, ficut his contraria declinationis figna often-
dunt, fi videlicet tardius fiat acceffio, fi breviori tempore

Ed. Chart. VIII. [379.]   Ed. Baf. III. (390.)

παντοίως τοῦ πρόσθεν ἀσθενέστερον. ἀκμῆς δ᾽ ἐστὶ ση-
μεῖον ἡ ἐπὶ τῶν αὐτῶν μονή τε καὶ στάσις. καίτοι πολλάκις
ἐν ταῖς νόσοις οὐδεὶς αἰσθητὸς χρόνος εὑρίσκεται τοιοῦτος.
ἀλλ᾽ ὁ τέταρτος, εἰ τύχῃ, παροξυσμὸς, ἔτι τὰ τῆς ἀναβάσεως
ἔχων σημεῖα τὸν πέμπτον ἤνεγκε παρακμαστικὸν, ὀξυῤῥόπου
δηλονότι τῆς ἀκμῆς γενηθείσης, ὡς μηδὲ γνωρίσαι τινὰ παροῦ-
σαν αὐτὴν, ἀλλὰ τοῦ πρώτου χρόνου τῆς παρακμῆς δεη-
θῆναι πρὸς ἀκριβῆ διάγνωσιν. παραπλήσιον δέ τι κἂν ταῖς
αὐξήσεσιν ὑπάρχει τῶν νοσημάτων. ἐνίοτε γὰρ ὁ πρῶτος
παροξυσμὸς ἀρχήν τε ἅμα καὶ ἀνάβασιν ἔχει καὶ ἀκμὴν ἐν
ἑαυτῷ· κατὰ μὲν τὰ πρῶτα μέρη δηλονότι τὴν ἀρχὴν,
ἐφεξῆς δ᾽ αὐτῇ τὴν ἀνάβασιν, ὑστάτην δὲ δηλονότι τὴν
ἀκμήν. εἶθ᾽ ἑξῆς ὁ δεύτερος ἐναργῶς ἐφαίνετο παρακμαστι-
κός. ἀλλ᾽ ἐπιστάντος μὲν τοῦ δευτέρου παροξυσμοῦ, τηνι-
καῦτα γνωρίζειν ὁποῖός τις ὁ πρῶτος ἐγένετο παροξυσμὸς,
πρὸς τῷ παντὸς ἔργον ὑπάρχειν ἰατροῦ, καὶ τὴν ἀξιο-
λογωτάτην χρείαν ἀπόλλυσι τῆς προγνώσεως, ὡς ἐπι-
πλέον ἐν τοῖς τῆς θεραπευτικῆς μεθόδου δέδεικται γράμμασιν.

duret, fitque omnino praecedente debilior. Statum vero
indicant, fi in eisdem permaneant ac perfiftant. Et quidem
faepe in morbis nullum fenfibile tempus invenitur hujusmodi,
fed habente adhuc quarta, fi ita contigerit, accessione indi-
cia augmenti, quinta superveniet accessio declinationis prin-
cipium, quomodo videlicet ftatus momentaneus extiterit,
adeo ut nemo quum adeffet agnoverit, fed, ut exquifite di-
gnoscatur, primum declinationis tempus fit neceffarium. Si-
mile quiddam etiam accidit in morborum augmentis, nam
interdum prior accessio principium fimul habuit et ascensum
et ftatum, fcilicet in prima fui parte principium, deinde
ascensum, poftremo vero ftatum, deinde fecunda accessio
manifefte visa eft declinare. Sed praesente quidem fecunda
accessione, tunc demum cognoscere qualis fuerit illa quae
praecessit praeter id, quod unusquisque medicus id facere
poteft, rem etiam maximi momenti in ufu medicinae de-
ftruit, praenotionem fcilicet, de qua plenius in libris de arte

Ed. Chart. VIII. [38ο.]   Ed. Baf. III. (39ο. 391.)

[38ο] ἰατροῦ δ᾽ ἐστὶ γενναίου καὶ τῆς Ἱπποκράτους γνώμης ἀξίου προγνῶναι τὴν μέλλουσαν ἀκμὴν, εἴ γε δὴ καὶ τὰ διαιτήματα σύμπαντα πρὸς αὐτὴν ἀποβλέπων ποιεῖται. κατὰ ταὐτὰ δὲ καὶ τὴν ἐπίδοσιν δηλονότι καὶ τὴν ἀρχὴν τοῦ νοσήματος οὐκ ἐπειδὰν συμπληρωθῇ, τότε γνωρίζειν, (391) ἀλλ᾽ ἐκ πολλοῦ χρόνου προγινώσκειν ἄμεινον ἂν ἦ.

Κεφ. δ΄. Καίτοι γε τὴν ἀρχὴν τοῦ νοσήματος οὐδὲ παροῦσαν ὁρῶ διαγινώσκοντας τοὺς πλείστους τῶν ἰατρῶν· ὥσπερ οὐδὲ τὸν θαυμασιώτατον Θεσσαλὸν, ὃς ἐν μὲν ταῖς ἀρχαῖς στέλλειν παρακελεύεται, κἂν στεγνὸν ᾖ τὸ νόσημα καὶ χαλάσεως ὅσον ἐφ᾽ ἑαυτῷ δεόμενον. ὅπως δ᾽ ἄν τις αὐτὴν γνωρίζοι, καθάπερ τι σαφέστατον ὑπάρχον, οὐδ᾽ ἐπεχείρησεν εἰπεῖν. ἔχει δ᾽ ἀπορίαν οὐ σμικράν. εἰ μὲν γὰρ τὴν πρώτην ἀκριβῶς εἰσβολὴν ἀρχὴν τίθεσθαι προσήκει τοῦ σύμπαντος νοσήματος, ἀμερής ἐστιν αὐτὴ καὶ ἄχρονος. εἰ δὲ τὸν πρῶτον παροξυσμὸν, ἴσμεν· τοῦτον ἐνίοτε τήν τε ἐπίδοσιν ὅλην καὶ τὴν ἀκμὴν ἐν ἑαυτῷ περιλαμβάνοντα, πρὸς τῷ καὶ ἀλογώτατον εἶναι τήν τε ἐν ἑπτὰ ταῖς πάσαις ἡμέραις λυθησομένην

curativa diximus. Generoſi autem medici atque arte Hippocratica digni eſt officium futurum ſtatum praecognoscere, quum omnem victus rationem ad ipſum inſpiciens inſtituat. Eadem ratione principium morbi atque augmentum non ubi jam perfecta ſunt cognoscere, ſed multo antea praeſtabit praenoscere.

Cap. IV. Video tamen plurimos medicorum neque praeſentis etiam principii notitiam habere, ſicut apprime admirabilem Theſſalum, qui in principiis contrahere jubet, etiamſi morbus fuerit adſtrictus ac pro ſui natura egens relaxatione, quo pacto vero quispiam ipſum principium agnoscat, tanquam rem notiſſimam dicere praetermiſit. Sed hoc non parvam habet dubitationem. Nam ſi primum exquiſite inſultum pro principio morbi totius ſtatuere oportet, indiviſibile erit, atque ſine tempore; ſi vero primam acceſſionem ſcimus hanc aliquando et ejus augmentum et ſtatum in ſe ipſa comprehendere, praeter id, quod extra omnem rationem eſt, ut qui in ſeptem ad ſummum diebus

BIBΛION A. 559

Ed. Chart. VIII. [38o.]　　　　　　　Ed. Baf. III. (3g1.)

νόσον καὶ τὴν εἰς μῆνας ἓξ ἐκταθησομένην καὶ συμπάσας
τὰς μεταξὺ τὸν πρῶτον μόνον παροξυσμὸν ἔχειν ἀρχήν. ὡς
γὰρ οὐδ᾽ ἐπίδοσιν, οὐδ᾽ ἀκμὴν, ἢ παρακμὴν ἰσόχρονον
ἅπαντα κέκτηται τὰ νοσήματα, κατὰ τὸν αὐτὸν, οἶμαι, τρό-
πον οὐδ᾽ ἀρχήν. οὐ μὴν οὐδὲ τὸν πρῶτον ὑπερβάς τις πα-
ροξυσμὸν, εἶθ᾽ ἕξει τοι περιγράψαι τὴν ἀρχήν. εἰ γὰρ ὁ δεύ-
τερος εὐθὺς διαδέχοιτο τὰ τῆς αὐξήσεως ἔχων γνωρίσματα,
καὶ μετ᾽ αὐτὸν ὁ τρίτος ᾿ς καὶ τέταρτος, οἵ τ᾽ ἄλλοι σύμ-
παντες οἱ ἐφεξῆς, ὁ τὸν πρῶτον παροξυσμὸν παραλιπὼν, ὡς
οὐκ ἀρχὴν, ἢ πάντα τὸν μεταξὺ χρόνον, ἄχρι τῆς ἀκμῆς ἀρ-
χὴν εἶναι φήσειε, καὶ οὕτως ἀπόλλυται παντάπασιν ἡ ἀνά-
βασις, ἢ ποῖ πρῶτον παύσει τὴν ἀρχὴν οὐκ ἔθ᾽ ἕξει λέγειν.
τίς οὖν ἡ τῆς ἀπορίας ἴασις; εἰ μὲν ἐκμανθάνειν ἐβούλοντο τὰ
πρὸς Ἱπποκράτους γεγραμμένα σημεῖα, ταχεῖα ἂν ἐγένετο ἡ
διδασκαλία. νυνὶ δὲ πρὸς τῷ μὴ βούλεσθαι μαθεῖν τὰ πρὸς
Ἱπποκράτους γεγραμμένα ὀρθῶς, ἔτι τε καὶ διαβάλλειν ἐπι-
χειροῦσιν, ἂν μὴ γινώσκουσιν. ἀλλ᾽ ἐκείνοις μὲν ἀδύνατος ἡ

morbus finiri debet, et qui ad menfes fex extendi, omnes-
que qui in medio tempore terminantur, folam habeant
primam pro principio acceffionem. Sicuti enim neque
omnes morbi augmentum, aut ftatum, aut declinationem
aequalis habent temporis, eodem, arbitror, modo neque prin-
cipium. Neque tamen, fi quispiam primam acceffionem
praeterierit, jam poterit principium circumfcribere; nam
fi fecunda ftatim fubfequatur, quae habeat augmenti indi-
cia, et poft ipfam tertia et quarta et fic aliae deinceps omnes,
qui primam omiferit acceffionem, tanquam non principium,
vel omne tempus medium usque ad ftatum diceret effe prin-
cipium, atque ita omnino tolleret ascenfum, aut ubi pri-
mo finiret principium, non haberet exprimere. Quaenam
eft hujus dubitationis medela? Si quidem velint quae funt
ab Hippocrate fcripta perdiscere, facilis atque expedita effet
ifta doctrina; nunc vero praeter id quod quae funt ab Hip-
pocrate optime tradita nolunt addiscere, illa quae igno-
rant damnare conantur. Sed illis quidem invenire non

τῆς ἀμαθίας ἴασις, ἡμῖν δ' εὔπορος. τοῦτο γὰρ παροξυσ-
μούς, φησὶ, καὶ τὰς καταστάσιας δηλώσουσιν αἱ νοῦσοι
καὶ αἱ ὧραι τοῦ ἔτεος καὶ αἱ τῶν περιόδων πρὸς ἀλλή-
λας ἐπιδόσιες. ὅτι μὲν δὴ καταστάσιες τῶν νοσημάτων
τὰς οἷον ἰδέας αὐτῶν ὀνομάζει, καθ' ἃς ἐκ τοιῶνδε καὶ
τηλίκωνδε σύγκειται τῶν καθόλου καιρῶν, ἐν ἐλαχίστω
μάλιστ' ἄν τις τῷδε τῷ τεκμηρίῳ καταμάθοι. προειπὼν
γὰρ ἐν τῷ πρώτῳ τῶν ἐπιδημιῶν· εἰσὶ δὲ ἤδη τρόποι
καὶ καταστάσιες καὶ παροξυσμοὶ τουτέων ἑκάστῳ τῶν πυ-
ρετῶν, ἐφεξῆς φησι· αὐτίκα γὰρ συνεχής ἐστιν οἷσιν ἀρ-
χόμενος ἀνθεῖ καὶ ἀκμάζει, μάλιστα καὶ ἀνάγει ἐπὶ τὸ
χαλεπώτερον. περὶ δὲ κρίσιν καὶ ἅμα κρίσει ἀπολεπτύ-
νεται. ἔστι δ' οἷσιν ἄρχηται, μαλθακός τε καὶ ὑποβρύ-
χιος. ἐπαναδιδοῖ δὲ καὶ παροξύνεται καθ' ἑκάστην ἡμέ-
ραν. περὶ δὲ κρίσιν ἅλις ἐξέλαμψε, σαφῶς ἐνδεικνύμε-
νος ὡς τὴν ἐκ τῶν ὅλων τοῦ νοσήματος καιρῶν ποιὰν
σύνθεσιν ὀνομάζει κατάστασιν. ὅπως οὖν αἱ νόσοι καὶ
ὧραι τοῦ ἔτους καὶ τῶν περιόδων πρὸς ἀλλήλας ἐπιδόσεις

poteſt ignorantiae medela, nobis vero perfacile. Inquit
enim: *Acceſſiones et conſtitutiones morbi oſtendunt et
anni tempora et circuituum invicem incrementa.* Quod
quidem morborum conſtitutiones quandam veluti eorum
ideam ac formam nominat, ſecundum quam ex talibus et
tantis conſtituuntur univerſalibus temporibus, minima quis-
piam hac conjectura comprehenderet. Nam quum in pri-
mo epidemiorum libro antea dixiſſet: *Sunt autem modi
et conſtitutiones et acceſſiones harum quarumlibet febrium.*
Deinceps ſubjungit: *Statim enim continua, quibus incipiens
floreſcit ac viget, maxime et ad difficilius attollitur, circa
autem criſim et ſimul cum criſi extenuatur. Eſt autem
quum incipit, mollis ac latens, inſurgit autem atque
exacerbatur ſingulis diebus, circa criſin autem satis emi-
cat.* Ex quibus verbis manifeſte oſtendit ſe qualemcunque
ex totius morbi temporibus compoſitionem nominare. Quo
igitur modo morbi et anni tempora et circuituum adinvicem

BIBΛION A. 561

Ed. Chart. VIII. [381.] Ed. Baf. III. (391.)

[381] ἐπιδείξονται τοὺς καθόλου καιροὺς τοῦ νοσήματος: ἐν
τούτῳ γάρ ἐσμεν τῷ ζητήματι· τεταρταῖος μὲν γάρ τις πυρε-
τὸς εἰσβάλλων οὐκ ἂν τὸν πρῶτον μόνον ἔχοι παροξυσμὸν
τὴν ἀρχὴν, ὥσπερ οὐδὲ τριταῖος ἀκριβὴς, ἕως τῆς ἑβδόμης
ἡμέρας ἄρχεσθαι δύναται. κατὰ δὲ τὰ αὐτὰ ταῦτα καὶ περὶ
τῶν ἄλλων νοσημάτων γινώσκειν. καῦσος μὲν γὰρ καὶ πλευ-
ρῖτις καὶ περιπνευμονία βραχυχρόνιον ἔχουσι τὴν ἀρχήν·
ἐπιληψίαι δὲ καὶ ἰσχιάδες καὶ ἀρθρίτιδες καὶ νεφρίτιδες πο-
λυχρόνιον. οὕτως μὲν ἀπὸ τῶν νοσημάτων αὐτῶν· ἀπὸ δὲ
τῶν ὡρῶν τοῦ ἔτους οὕτως. οἱ θερινοὶ τεταρταῖοι ὡς τα
πολλὰ γίνονται βραχέες· οἱ δὲ φθινοπωρινοὶ μακροὶ, κα
μᾶλλον οἱ πρὸς τὸν χειμῶνα συνάπτοντες. οὕτως δὲ καὶ πᾶν
ἄλλο νόσημα θέρους μὲν ὀξύτερον, χειμῶνος δὲ χρονιώτε-
ρον κρίνεται. καὶ δῆλον ὅτι καὶ τὴν ἀρχὴν ἐν θέρει μὲν
ὀλιγοχρονιωτέραν, ἐν χειμῶνι δὲ ἕξει μακροτέραν, ἀνάλο-
γον δὲ ταύτῃ καὶ τοὺς ἄλλους καιροὺς τοῦ νοσήματος.
οὕτως μὲν γὰρ καὶ ὧραι τοῦ ἔτους τὴν κατάστασιν τῶν
νοσημάτων προμηνύουσιν αἱ δὲ τῶν παροξυσμῶν ἐπι-

incrementa univerfalia tempora morbi commonftrabunt?
nam hoc erat quod quaerebamus. Nam quartana aliqua
febris invadens non utique habet acceffionem primam prin-
cipium, ficut neque exquifita tertiana usque ad diem fepti-
mum fuum poteft principium extendere. Eodem pariter
modo et de aliis morbis judicandum. Nam febris ardens
et pleuritis et inflammatio pulmonis brevis temporis habent
principium, morbus autem comitialis et articularis et coxen-
dicum et nephritis longi temporis. Sic quidem a morbis
ipfis. A temporibus autem anni hoc modo: *Aeftivae quar-*
tanae magna ex parte breves funt, autumnales vero longae
et praefertim quae hiemem attingunt. Sic et omnis mor-
bus alius aeftate quidem breviorem, hieme vero diuturnio-
rem habet crifim, et principium fic aeftate brevius, hieme
vero longius habebit, fimilem quoque fervabit in aliis
temporibus proportionem. Sic quidem et anni tempo-
pora morborum conftitutiones praenunciant. Acceffionum
autem incrementa hoc modo. Ait enim *acceffiones effe in-*

δόσεις οὕτως. ἀλλήλοις φησὶ χρῆναι παραβάλλειν τοὺς
παροξυσμούς, εἰ ἐπὶ τὸ πρωϊαίτερον, ἢ οὔ, καὶ εἰ ἐπὶ
πλείονα χρόνον, ἢ οὔ, καὶ εἰ μᾶλλον, ἢ οὔ. ταῦτα γὰρ
ἅπαντα συνθεὶς ἐγγυτέρω τῆς ἀκριβοῦς ἀφίξῃ διαγνώσεως.
εἰ δὲ μηδὲν αὐτῶν ἐπισκεψάμενος οἴει δύνασθαι γνωρίζειν ἀρ-
χὴν νοσήματος, ἢ διορίζειν ἀναβάσεως, οὐκ ἂν οὐδ' ἐγγύς
ποτε τῆς ἀληθείας ἀφίκοιο.

Κεφ. έ. Ἆρ' οὖν ἱκανὰ ταῦτά ἐστι πρὸς τὴν ἀκριβῆ
τῶν καιρῶν τῆς νόσου διάγνωσιν; οὐδαμῶς. ἀλλ' ἤδη μέν
τινα τεχνικὸν ἔχοντα στοχασμὸν, ἀκριβείας δ' ἀπολιμπανό-
μενα τοσοῦτον ὅσον τοῦ μηδόλως ὄντος πλεονεκτεῖν. τί δὴ
τούτοις προστιθέμενον ἀκριβῆ ποιήσει τὴν πρόγνωσιν, ὅλον
ἀναγνοὺς εἴσῃ τὸν ἀφορισμὸν ᾧδέ πως ἔχοντα. τοὺς πα-
ροξυσμοὺς καὶ τὰς καταστάσιας δηλοῦσιν αἱ νοῦσοι καὶ αἱ
ὧραι τοῦ ἔτεος καὶ αἱ τῶν περιόδων πρὸς ἀλλήλας ἐπιδό-
σιες, ἤν τε καθ' ἡμέρην, ἤν τε παρ' ἡμέρην, ἤν τε καὶ διὰ
πλείονος χρόνου γίνωνται. ἀτὰρ καὶ τοῖσιν ἐπιφαινομένουσιν,
οἷον ἐν πλευριτικοῖσι, πτύελον αὐτίκα ἢν ἐπιφαίνηται, ἀρχο-
μένου μὲν βραχύνει, ἢν δὲ ὕστερον ἐπιφαίνηται, μηκύνει.

vicem conferendas, ſi citius fiant vel non, ſi in longius
tempus vel non, ſi magis vel non. Nam ſi haec omnia con-
junxeris, ad exquiſitam dignotionem propius accedes. Si
vero nihil ex iſtis animadvertens putas poſſe morbi prin-
cipium cognoscere, vel ab ascenſu diſtinguere, nunquam
prope accedes ad veritatem.

Cap. V. Numquid igitur haec ad exquiſitam tempo-
rum morbi ſufficiunt cognitionem? nequaquam, ſed habent
aliquid quidem artificioſae conjecturae, tantum vero ab ex-
quiſita ratione deficiunt quantum illam quae nullo modo eſt
ſuperant. Quid vero illis additum exquiſitam faciat prae-
notionem, ſi totum leges aphorismum, intelliges, in quo ita
ſcribitur: *Morbi autem acceſſiones et conſtitutiones oſten-
dunt et anni tempora et circuituum adinvicem incrementa,
ſive quotidie, ſive alternis diebus, ſive per majora inter-
valla fiant. Sed et ex iis quae mox apparent conjicere oportet,
veluti in pleuritide ſi ſputum ſtatim appareat, incipientem
morbum facit breviorem, ſi vero poſterius, longiorem et urinae*

καὶ οὖρα καὶ ὑποχωρήματα καὶ ἱδρῶτες καὶ δύσκριτα καὶ
εὔκριτα καὶ βραχέα καὶ μακρὰ τὰ νοσήματα ἐπιφαινόμενα
δηλοῖ. ταῦτα μὲν ἐν τοῖς ἀφορισμοῖς. ἐν δ᾽ αὖ τῷ πρώτῳ
τῶν ἐπιδημιῶν πεπασμοὺς τῶν ἀπιόντων εἶναί φησι πάντας
πάντοθεν ἐπικαίρους καὶ καλὰς καὶ κρισίμους ἀποστάσιας
σκοπέεσθαι. εἶτα ἐπιφέρων ἐρεῖ· πεπασμοὶ ταχύτητα κρί-
σιος καὶ ἀσφάλειαν ὑγιείης σημαίνουσι. ἀλλ᾽ οἱ πεπασμοὶ
δήπουθεν οὗτοι πάντες ἐν τοῖς πεπαινομένοις, τοῦτ᾽ ἔστιν
ἐν τοῖς πεττομένοις εἰσί. τίνα οὖν ταῦτά ἐστιν; οὐκ ἄλλα
τινὰ ἢ ἅπερ ὠνόμασεν ἐπιφαινόμενα. τὰ μὲν γὰρ ἴδια τῶν
νοσημάτων αὐτῶν συμπτάματα συνεισβάλλει δήπου καὶ συν-
άρχεται, τὰ δ᾽ ἄλλα πάντα ἐπιφαίνεται. συνεισβάλλει μὲν
οὖν τῇ πλευρίτιδι πάντως ὅ τ᾽ ὀξὺς πυρετὸς καὶ τὸ τῆς
πλευρᾶς ἄλγημα τὸ νυγματῶδες, ἥ τε δύσπνοια καὶ ἡ βήξ.
ἐπιφαίνεται δὲ τὰ μὲν ὡς ἴδια τοῦ νοσήματος αὐτοῦ, τὰ δ᾽
ὡς κοινὰ τῶν πυρεττόντων ἁπάντων. [382] ὡς ἴδια μὲν οὖν
αὐτῆς τῆς νόσου πρῶτον μὲν ἤτοι μηδενὸς ὅλως ἀναγομέ-
νου μετὰ τῆς βηχός, ὅπερ ἱκανόν ἐστιν ἀπέπτου νοσήματος

*et alvi excrementa et fudores, vel bonam morborum indi-
cationem, vel malam, et longum vel brevem, futurum mor-
bum, poft apparentia commonftrabunt.* Haec quidem ab
Hippocrate in aphorismis fcribuntur, in primo autem libro
epidemiorum, *Omnes* inquit *coctiones excrementorum ubi-
que effe opportunas et bonos criticosque abfceffus oftendere.*
Deinde inferens inquit: *Coctiones celeritàtem judicii et fe-
curitatem fanitatis oftendunt.* Sed coctiones hae quidem
omnes iis adfunt quae coquuntur; quaenam igitur haec funt?
Non alia fane quam illa quae mox apparentia nominavit,
nam quae propria funt morbi accidentia, fimul cum morbo
invadunt, fimulque incipiunt, reliqua vero omnia mox appa-
rent. Invadunt igitur una cum pleuritide et febris acuta
et lateris dolor punctorius et difficilis anhelitus et tuffis:
mox apparent autem quaedam ut ipfi morbo propria, non-
nulla autem ut communia omnibus febricitantibus. Ut
propria quidem ipfius morbi primum quidem, fi nihil edu-
catur cum tuffi, quod fufficiens eft morbi coctione ca-

γνώρισμα δεύτερον δὲ, εἰ ἰ'νάγοιτο μὲν, ἀλλ' οὐ χρηστόν.
ἔστι δὲ καὶ τοῦτο διττόν· ἓν μὲν τὸ μὴ πεπέφθαι μόνον,
ἕτερον δὲ τὸ καὶ μοχθηρὸν εἶναι. τούτων δὲ ἁπάντων ἀφώ-
ρισται τὸ πεπεμμένον, ὃ δὴ καὶ πτύελον ἤδη καλοῦσιν ἰδίως.
οὐ γὰρ δὴ τό γ' αἱματῶδες καὶ τὸ χολῶδες καὶ τὸ ἀφρῶδες
οὕτως ὀνομάζομεν, ἀλλὰ ταυτὶ μὲν μᾶλλόν πως πτύσματα
προσαγορεύομεν. ὅταν δὲ μήθ' αἵματος μήτ' ὠχρᾶς ἢ με-
λαίνης χολῆς ἐπιμιξίαν ἔχῃ, τὸ τοιοῦτον ἤδη πτύελον ὀνομά-
ζομεν. ὅταν οὖν τοῦτο ταχέως ἐπιφαίνηται, βραχύνει τὸ νό-
σημα. τὸ δ' ἤτοι μηδόλως ἀνάγειν ἢ ἄπεπτον εἰς πλείονα
χρόνον ἐκταθήσεσθαι δηλοῖ τὸ νόσημα. τὸ δὲ καὶ μοχθηρὸν
ἀνάγεσθαι τὸ πτύσμα κινδύνου δηλωτικόν· εἰ δὲ καὶ κο-
κόηθες εἴη, θανάτου. τί μὲν οὖν ἔστι τὸ πτύελον νῦν
οὐ δέομαι λέγειν. ὅσα δὲ ἰδίως ὀνομάζεται πτύσματα, καὶ
(392) τούτων ὅσα μὲν ὑπόξανθά τε καὶ ὑπόπυῤῥα καὶ ὕπωχρα καὶ ὕπαφρα καὶ λεπτὰ, μόνης ἀπεψίας ὑπάρχει γνωρίσ-
ματα. κακὸν δὲ οὐδὲν ἐπίσημον ἐνδείκνυται· τὰ δ' ἀκράτως

rentis indicium; fecundo autem, fi educatur quidem fed
non bonum. Eft autem et hoc duplex, unum quidem,
quod folum caret coctione, alterum vero, quod etiam pra-
vum exiftit. Ab his vero omnibus id quod coctum eft
feparatur, quod etiam proprie fputum appellant; neque
enim quod fanguineum eft ac bibliofum atque fpumofum
ita nominamus, fed potius quodammodo fputamen vocamus,
quum vero neque fanguini, neque bili pallidae, vel nigrae
commixtum fuerit, id quod tale fuerit, jam fpiritum voca-
mus. Quando igitur hoc cito apparuerit, morbum facit bre-
viorem, quum vero nullo modo educitur aut crudum, indi-
cat morbum in longius debere protendi; fi autem pravum
educitur fputamen, periculum imminere fignificat; fi autem
etiam malignum fuerit, mortem minatur. Quid igitur fit
fputum, nunc non eft opus exponere. Quae vero proprie
fputamina nominantur, ex his quaecunque fubflava et fub-
rufa et fubpallida, et fubfpumofa et tenuia exiftunt, folam cru-
ditatem fignificant, nullum vero infigne malum praenun-
ciant, quae vero fine alia commixtione funt flava ac rufa,

ξανθὰ καὶ πυῤῥὰ καὶ παχέα καὶ ἀφρώδη καὶ χλωρὰ καὶ γλίσχρα
καὶ στρογγύλα καὶ τούτων ἔτι μᾶλλον τὰ μέλανα μοχθηρά.
προσεπισκέπτεσθαι δὲ καὶ τὸν τῆς ἀναγωγῆς αὐτῶν τρόπον.
εἰ μὲν γὰρ εὐπετῶς ἀποπτύοιτο, πρόδηλον ὡς τὰ τοιαῦτα
μέν ἐστιν ἀγαθὰ, τὰ δ᾽ ἐναντία μοχθηρά. καὶ τί δεῖ πλείω
λέγειν ἡμᾶς, ἔχοντάς γε τὴν ἐκ τοῦ προγνωστικοῦ παραγράψαι
ῥῆσιν; πτύελον δὲ χρὴ ἐπὶ πᾶσι τοῖσιν ἀλγήμασι τοῖσι περὶ
τὸν πνεύμονά τε καὶ τὰς πλευρὰς ταχέως τε ἀποπτύεσθαι
καὶ εὐπετέως, συμμεμιγμένον τε φαίνεσθαι τὸ ξανθὸν ἰσχυ-
ρῶς τῷ πτυέλῳ. δῆλος ἐνταῦθά ἐστι πτύελον ἰδίως ὀνο-
μάζων τὸ κατὰ φύσιν. ᾧ δὴ καὶ συμμεμίχθαι φησὶ χρῆναι
τὸ ξανθόν. τὸ δ᾽ ἰσχυρῶς ἔνιοι μὲν οὐδὲ γράφουσιν ὅλως.
οἱ δ᾽ οὖν καὶ γράφοντες οἱ μὲν ἐπὶ τὸ ξανθὸν, οἱ δὲ ἐπὶ
τὸ συμμεμιγμένον ἀναφέρουσιν, ἵν᾽ ἑκάτερος ᾖ τῶν λόγων
τοιόσδε. συμμεμιγμένον τὸ ἰσχυρῶς τῷ πτυέλῳ φαίνεσθαι τὸ
ξανθὸν, ἢ πάλιν τὸ ἰσχυρῶς ξανθὸν συμμεμιγμένον φαίνε-
σθαι τῷ πτυέλῳ. τεχνικώτερον δ᾽ ἐστὶ τὸ πρότερον. ἀεὶ γὰρ
τὰς ἀνωμάλους ἁπάντων κινήσεις καὶ τῶν πολὺ διαφερόντων

craſſa atque ſpumoſa et viridia, viscoſa atque rotunda, at-
que his etiam magis nigra, ſunt prava. Conſiderandum
etiam quis ſit eorum eductionis modus, nam ſi facile ex-
puantur, conſtat quidem bona eſſe, contraria vero mala.
Et quid oportet nos plura dicere, quum poſſimus verba, quae
in libro prognoſtico ſcribuntur, apponere? *Sputum oportet*
in omnibus qui ſunt circa pulmonem ac latera celeriter
expui ac facile, commixtumque videri vehementer flavum
ſputo. Neque in dubio eſt quod hoc loco Hippocrates
ſputum vocat, id quod ſecundum naturam ſe habet, cui
flavum admixtum eſſe oportere inquit. Verbum autem illud,
vehementer, nonnulli quidem neque omnino adjungunt, qui-
dam vero ad commixtum referunt, ut ſermo uterque ita ſe
habeat, commixtumque vehementer ſputo videri flavum,
vel flavum vehementer commixtum videri ſputo. Sed
prior ſenſus eſt artificioſior, ſemper enim inaequales om-
nium motus et eorum quae plurimum diſtant complexio-

ἐπιπλοκὰς αὐτός τε ὁ Ἱπποκράτης μέμφεται καὶ ἡ πεῖρα
διδάσκει οὕτως ἔχειν. οὐ μὴν οὐδ᾽ ὁ λόγος ἄπορος, ἀλλ᾽ οὐκ
ἐν καιρῷ νῦν ἂν εἴη λεγόμενος. ὅτι δὲ τὸ ἰσχυρῶς ἐπὶ τὸ
συμμεμίχθαι τὴν ἀναφορὰν ἔχει, πρόδηλον κἀκ τῶν ἐπιφερο-
μένων. εἰ γὰρ πολλῷ, φησὶν, ὕστερον μετὰ τὴν ἀρχὴν τῆς
ὀδύνης ἀποπτύοιτο ξανθὸν ἐὸν, ἢ πυῤῥὸν, ἢ πολλὴν βῆχα
παρέχον, ἢ μὴ ἰσχυρῶς συμμεμιγμένον, κάκιον γίνεται. δῆλος
γάρ ἐστιν ὁ Ἱπποκράτης ἀντιτάττων ἐνταῦθα τὰ ἐκ τοῦ
δευτέρου λόγου ξύμπαντα τοῖς ἐκ τοῦ πρώτου, τῷ μὲν τα-
χέως τὸ πολλῷ ὕστερον μετὰ τὴν ἀρχὴν τῆς ὀδύνης ἀπο-
πτύοιτο, τῷ δ᾽ εὐπετέως τὸ πολλὴν βῆχα παρέχον, τῷ δὲ
συμμεμιγμένον τε φαίνεσθαι τὸ ξανθὸν ἰσχυρῶς τῷ πτυέλῳ
τό τ᾽ ἄμικτον ἁπλῶς καὶ μόνον ξανθὸν, τό τε μεμιγμένον μὲν
ἐξ ἀμφοῖν, τοῦ τε κατὰ φύσιν πτυέλου καὶ τοῦ ξανθοῦ χρώ-
ματος, ἢ πυῤῥοῦ, μὴ μέντοι ἰσχυρῶς. ἀλλὰ καὶ μετὰ ταῦτα
συνάπτων ἐρεῖ σαφέστερον ἔτι τὴν αὐτὴν γνώμην ἐξηγούμενος.
τό τε γὰρ ξανθὸν ἄκρητον ἐὸν κινδυνῶδες· ἄκρητον δ᾽ ἐστὶ

nes damnat Hippocrates. Experientia quoque ita effe pro-
batur, neque etiam ratio dubia eft: non tamen eam nunc
explicare effet opportunum. Quod autem verbum illud,
vehementer, ad commixtum relationem habeat, ex iis etiam
patet quae fubjunguntur. *Si enim*, inquit, *multo poft do-
loris principium expuatur flavum, vel rufum, vel multam
excitans tuffim, vel non vehementer commixtum, pejus
efficitur.* Videtur enim in hoc loco Hippocrates quae-
cunque in fecundo fermone dicuntur iis opponere quae in
primo dicebantur, verbo quidem, *celeriter illa*, multo poft
principium doloris expuatur, verbo, *facile, illa*, multam
excitans tuffim, illis vero, *commixtum videri flavum vehe-
menter fputo*, impermixtum fimpliciter ac folum flavum,
tum quod ex utrisque commixtum eft, colore fcilicet fputi
naturalis et flavo, vel rufo, non tamen vehementer. Sed
et poft haec fubjungens manifeftius dicet, fuam adhuc men-
tem aperiens, his verbis: *Nam flavum impermixtum ex-
iftens, periculofum (impermixtum eft autem id quod fputo*

Ed. Chart. VIII. [382. 383.]   Ed. Baf. III. (392.)

δήπου τὸ μὴ μεμιγμένον τῷ πτυέλῳ· τὸ λευκὸν καὶ γλίσχρον
καὶ στρογγύλον ἀλυσιτελές. [383] εἶθ᾽ ἑξῆς πάλιν ἐπὶ τὰ
χαλεπώτερα κατὰ βραχὺ παραγινόμενος τῷ λόγῳ, κακὸν δὲ
καὶ χλωρόν τε ἐὸν κάρτα καὶ ἀφρῶδές φησιν. εἶθ᾽ ἑξῆς· εἰ
δὲ εἴη οὕτως ἄκρητον ὥστε καὶ μέλαν φαίνεσθαι, δεινότερόν
ἐστι τοῦτο ἐκείνων. ἐκ μὲν δὴ τῶν ἰδίων τῆς πλευρίτιδος
οὕτω χρὴ διορίζεσθαι. προσεπιβλέπειν δὲ δεῖ καὶ τὰ κοινὰ
τῶν ὀξέως νοσούντων ἁπάντων. ἐφεξῆς δ᾽ αὐτὰ καταριθμεῖ-
ται γράφων ὡδί· ἔστι δὲ τὰ μὲν ἀγαθὰ ταῦτα, εὐπετέως φέ-
ρειν τὸ νόσημα, εὔπνουν εἶναι, τῆς ὀδύνης ἀπηλλάχθαι, τὸ
πτύελον ῥηϊδίως ἀναβήσσειν, τὸ σῶμα πᾶν θερμόν τε ὁμαλῶς
εἶναι καὶ μαλθακὸν καὶ δίψην μὴ ἔχειν. οὖρα δὲ καὶ διαχω-
ρήματα καὶ ὕπνους καὶ ἱδρῶτας, ὡς διαγέγραπται, ἕκαστα
εἰδέναι ἀγαθὰ ἐόντα. ταυτὶ μὲν οὖν ἀγαθὰ σημεῖα, τά τ᾽
ἴδια τῶν ἀναπνευστικῶν ὀργάνων καὶ προσέτι τὰ τῶν ἄλλων
ἁπάντων ὀξέων νοσημάτων κοινά, κατὰ τὸ συνεχὲς ἐφεξῆς
ἀλλήλων γεγραμμένα. συνάπτων δ᾽ αὐτοῖς ἐπάγει· κακὰ
δὲ τἀναντία τουτέων, δυσπετέως φέρειν τὴν νοῦσον, πνεῦμα

non commiscetur) album autem et viscofum et rotundum
inutile. Deinde rurfus paulatim ad difficiliora fermone
progrediens: *Malum autem, quod viride eft valde et fpu-
mofum.* Ac deinceps addit: *Si vero ita fit impermixtum,
ut etiam nigrum appareat, omni alio pejus eft.* Ex pro-
priis quidem pleuritidis ita diftinguere oportet. Sed prae-
terea infpicienda funt omnia, quae funt morbis acutis com-
munia, quae deinceps connumerat ita fcribens: *Sunt autem
haec bona, facile ferre morbum, bene fpirare et effe dolo-
ris expertem et fputum facile expuere, corpus totum aequa-
liter calidum effe et molle et fitim non habere, urinas au-
tem et alvi excrementa et fomnos et fudores, quemadmo-
dum fcriptum eft, haec omnia bona effe fciendum eft.*
Haec itaque funt bona figna, tum propria eorum inftrumen-
torum, quibus vis fpirandi eft demandata, tum communia
omnibus aliis morbis acutis continuatim ordine invicem
fcripta. Atque ipfis adjungens infert: *Mala autem funt
his contraria, difficulter ferre morbum, fpiritum magnum*

μέγα καὶ πυκνὸν εἶναι, τὴν ὀδύνην μὴ παύεσθαι τὸ πτύε-
λον μόλις ἀναβήσσειν· διψᾶν κάρτα· τὸ σῶμα ὑπὸ τοῦ πυρὸς
ἀνωμάλως ἔχεσθαι· καὶ τὴν μὲν κοιλίαν καὶ τὰς πλευρὰς
θερμὰς εἶναι ἰσχυρῶς, τὸ δὲ μέτωπον καὶ τὰς χεῖρας καὶ
τοὺς πόδας ψυχρούς. οὖρα δὲ καὶ διαχωρήματα καὶ ὕπνους
καὶ ἰδρῶτας, ὡς διαγέγραπται, ἕκαστα εἰδέναι κακὰ ἐόντα.
γέγραπται δὲ καὶ περὶ τούτων δηλονότι κατὰ τὸ προγνωστι-
κὸν, ὁμοίαν αὐτοῦ τὴν διδασκαλίαν ἐφ᾽ ἑκάστων τούτων
ποιουμένου, οἵαν περ καὶ νῦν ἐπὶ τῶν πτυσμάτων. ὡς γὰρ
ἐν τούτοις τὸ μέν τι πέψεώς ἐστι σημεῖον, τὸ δ᾽ ἀπεψίας,
τὸ δ᾽ ὀλέθρου· καὶ τὸ μὲν τῆς πέψεως εὐθὺς ἐν ἀρχῇ φαι-
νόμενον ἐν τάχει σωθήσεσθαι τὸν ἄνθρωπον δηλοῖ, τὸ δὲ
τῆς ἀπεψίας ἐν χρόνῳ, τὸ δ᾽ ὀλέθριον ἀπολεῖσθαι, καὶ
τὸ μὲν μεγάλως ὀλέθριον ἐν τάχει, τὸ δ᾽ ἧττον ἐκείνου
χρονίως. οὕτω κἀπὶ τῶν οὔρων αὐτῶν διώρισται καὶ τῶν
διαχωρημάτων καὶ τῶν ἄλλων ἁπάντων, ὑπὲρ ὧν ἐφεξῆς
ἡμῖν ὁ λόγος ἔσται. καὶ γὰρ τούτων ἁπάντων τὰ μὲν

effe ac crebrum, non ceffare dolorem, vix fputum ex-
puere, vehementer fitire, totum corpus ab igne inaequali-
ter detineri et ventrem quidem ac latera calida effe vehe-
menter, frontem autem ac manus frigidas et pedes frigi-
dos, urinas vero et alvi excrementa et fomnos et fudores,
quemadmodum fcriptum eft, fingula haec mala effe co-
gnoscere oportet. Scriptum autem eft de his in eo volu-
mine quod prognofticon infcribitur, in quo fimilem in his
fingulis ipfe tradit doctrinam, qualem et nunc in fputami-
nibus. Sicuti enim in his hoc quidem eft coctionis fignum,
hoc vero cruditatis, hoc autem mortis, et quod coctionis
eft fignum, fi in principio ftatim appareat, propere falutem
fubfequuturam oftendit, quod autem cruditatis, morbum in
longius tempus extendi debere, quod autem exitiale eft, ho
minem moriturum fignificat; et fi valde exitiale fuerit, cito;
fi vero remiffius extiterit, in longo tempore. Eadem in
urinis ipfis et alvi excrementis et reliquis omnibus, de qui-
bus eft fermo futurus, diftinctio eft adhibita; etenim haec
omnia nonnulla quidem coctionis, nonnulla vero crudita-

πέψεως, τὰ δ' ἀπεψίας, τὰ δ' ὀλέθρου σημεῖα. καὶ γὰρ τὸ
μέλαν πτύσμα πρὸς τῷ μὴ πεπέφθαι καὶ ὀλέθριόν ἐςιν.
οὕτω δὲ καὶ οὖρον μέλαν οὐκ ἄπεπτον μόνον, ἀλλὰ καὶ ὀλέ-
θριον. ἔςι δὲ ἁπλῶς ἄπεπτον τὸ λεπτὸν καὶ λευκὸν, ὅπερ
ὑδατῶδες ὀνομάζομεν.

Κεφ. ς΄. Ἐπὶ τὸν ἀφορισμὸν οὖν αὖθις ἐπανέλθω-
μεν τὸν λέγοντα, τοὺς δὲ παροξυσμοὺς καὶ τὰς καταστά-
σιας δηλώσουσιν αἱ νοῦσοι καὶ αἱ ὧραι τοῦ ἔτεος καὶ αἱ
τῶν περιόδων πρὸς ἀλλήλας ἐπιδόσιες, ἤν τε καθ' ἡμέρην,
ἤν τε παρ' ἡμέρην, ἤν τε καὶ διὰ πλείονος χρόνου γίνωνται.
ἀτὰρ καὶ τοῖσιν ἐπιφαινομένοισιν οἷον ἐν πλευριτικοῖσι πτύε-
λον, ἢν αὐτίκα ἐπιφαίνηται, ἀρχομένου μὲν βραχύνει, ἢν
δὲ ὕστερον ἐπιφαίνηται, μηκύνει. καὶ οὖρα καὶ ὑποχωρή-
ματα καὶ ἰδρῶτες καὶ δύσκριτα καὶ εὔκριτα καὶ βραχέα καὶ
μακρὰ τὰ νοσήματα ἐπιφαινόμενα δηλοῖ. σαφῶς γὰρ ταῦτα
τῶν ἐν τῷ προγνωστικῷ γεγραμμένων ἁπάντων ἐστὶν ἐπιτομὴ,
[384] τὰ κεφάλαια μόνον αὐτὰ τῶν ἐν ἐκείνῳ κατὰ μέρος εἰ-

tis et quaedam etiam mortis indicia funt.　Nigrum enim
fputamen praeter id quod crudum eft, etiam mortem por-
tendit; fic et urina nigra non cruda folum, fed etiam letha-
lis eft. Eft autem fimpliciter cruda quae alba eft ac tenuis,
quam aquofam nominamus.

Cap. VI.　Rurfus igitur ad aphorismum redeamus,
in quo ita fcribitur: *Accefsiones autem et conftitutiones,
morbi oftendunt et anni tempora et circuituum adinvicem
incrementa, five quotidie fiant, five alternis diebus, five
longius tempus intermittant. Sed et ex iis quae poftea
apparuerint, conjecturam accipere oportet: velut in pleu-
ritide, fi fputum ftatim morbo incipiente appareat, brevem
futurum fignificat; fi vero pofterius, longiorem. Et urinae
etiam, et alvi excrementa, et fudores, et bonam et ma-
lam crifim habituros et cito, vel tarde finituros morbos,
quum mox apparent, indicant.* Nam haec liquido funt
eorum omnium quae in prognofticis fcribuntur compendium
quum antiquus ille auctor fola capita eorum quae in eo

ρημένων, εἰς τοὺς ἀφορισμοὺς μεταθεῖναι πειραθέντος τοῦ
παλαιοῦ. τίνα δ᾽ ἦν τὰ κεφάλαια; πολλάκις γὰρ αὐτὰ ἀνα-
λαμβάνειν κάλλιον οἶμαι, ἵνα κἂν νῦν τις αἰδεσθεὶς μάθη
ἀρχῆς τε νοσήματος εἶναι διαγνωστικὸς καὶ τῆς μελλούσης
ἀκμῆς προγνωστικός, τουτέστιν, ὡς αὐτός φησι, καὶ ἡ τοῦ
νοσήματος ἰδέα καὶ ἡ τῆς ὥρας φύσις, καὶ τῶν παροξυσμῶν
αἱ περίοδοι, καὶ τὰ τοῖς νοσήμασι ἐπιφαινόμενα. καὶ δὴ πά-
λιν ἐπὶ τοῦ αὐτοῦ παραδείγματος ὁ λόγος μοι γινέσθω,
διαστελλομένῳ βραχύ τι περὶ τῶν ὀνομάτων, οἷς οἱ παλαιοὶ
μὲν, ὥσπερ ἦν καὶ προσῆκον, ἐχρῶντο τοῦ δηλῶσαι τὸ
νοούμενον ἕνεκα. τὸ σύμπαν δ᾽ αὐτῆς ἦν σπούδασμα ἡ τῶν
πραγμάτων αὐτῶν ἀκριβὴς γνῶσις. οἱ νεώτεροι δὲ ὀλίγου
δεῖν ἅπαντες ἐν τοῖς ὀνόμασι κατατρίβουσι τὸν ἑαυτῶν βίον,
ἀμελήσαντες τῶν πραγμάτων. ἀρχὴν οὖν τῆς νόσου καὶ τὴν
πρώτην μὲν εἰσβολὴν καὶ τὴν ἀμερῆ τοῦ πρώτου παροξυσ-
μοῦ καλοῦσι. καθάπερ τὸ νῦν, τὸ ἀπλατές. ἤδη δὲ καὶ χρό-
νον τινὰ πλατύτερον. ὥσπερ ἐπ᾽ αὐτοῦ πάλιν τοῦ νῦν, ἐπει-
δὰν ἤτοι χειμῶνα νῦν εἶναι λέγωμεν, ἢ θέρος, ἤ τινα τῶν

libro figillatim fcribuntur, in aphorismos transferre tenta-
verit. Quaenam igitur funt haec capita? faepius enim re-
petere mihi videtur melius, ut quis etfi nunc erubescens,
discat et morbi principium cognoscere et futurum ftatum
praevidere, hoc eft, ut ipfe dicit, formam morbi et natu-
ram temporis acceffionis circuitus, et quae in morbis mox
apparent. Erit autem mihi fermo in eodem exemplo, ad-
hibita brevi diftinctione de nominibus, quibus, ut par erat,
veteres utebantur ad folum mentis conceptum explicandum,
quum omni ftudio incumberent ad exquifitam rerum cogni-
tionem; juniores vero fere omnes circa nomina fuam con-
terunt vitam, minime de rebus foliciti. Principium igitur
morbi primum infultum indivifibilem primae acceffionis,
veluti et ipfum, nunc, quod 'fine latitudine eft, vocant; fed
et jam aliquod tempus latum, quod etiam in ipfo, nunc,
obfervamus, quando dicimus nunc effe hiemem, vel aefta-
tem, vel aliquid aliud tempus. Quod igitur in nullo fer-

ἄλλων ὡρῶν. ὅτι μὲν οὖν ἐν οὐδενὶ τῶν τοιούτων λόγων ὁ
Ἱπποκράτης, οἷος ὅ τε προγεγραμμένος ἀφορισμός ἐστιν καὶ
ἄλλοι πολλοὶ τῶν ἐφεξῆς εἰρησομένων, ἀρχὴν ὀνομάζει τὴν
πρώτην (393) ἐκείνην καὶ ἀμερῆ τῶν νοσημάτων εἰσβολὴν,
εὔδηλον παντί. πῶς γὰρ ἤτοι τὸ περὶ τὰς ἀρχὰς τῶν νούσων
σκεπτέον, εἰ αὐτίκα ἀνθεῖ, δύναιτ᾽ ἄν τις οὕτως εἰρῆσθαι νο-
μίζειν, ἢ τὸ, ἀρχομένων τῶν νούσων, ἤν τι δοκέῃ κινέειν,
κίνει· ἀκμαζουσῶν δὲ ἡσυχίην ἔχειν βέλτιόν ἐστι. καὶ τὸ, ἢν
οὖν ἐν ἀρχῇ τῆς νούσου τὸ πρόσωπον τοιόνδε ᾖ. τὸ γὰρ
νεκρῶδες ἐκεῖνο πρόσωπον, ἐφ᾽ οὗ ταῦτα λέγεται, κατὰ τὴν
ἀκριβῶς πρώτην εἰσβολὴν τῶν νοσημάτων οὐκ ἄν ποτε δύ-
ναιτο συστῆναι. κατὰ ταῦτὰ δὲ κἂν τῷ λέγειν· ἐν τοῖσιν
ὀξέσι πάθεσιν ὀλιγάκις καὶ ἐν ἀρχῇσι τῇσι φαρμακίῃσι χρέε-
σθαι, τὴν εἰς πλάτος χρόνου προήκουσαν ἀρχὴν ἐνδείκνυται.
καὶ πολὺ δὴ μᾶλλον ἐν τῷ φάναι· κατὰ τὰς ἀρχὰς καὶ τὰ
τέλη πάντα ἀσθενέστερα, κατὰ δὲ τὰς ἀκμὰς ἰσχυρότερα.
καὶ μὲν δὴ καὶ τῶν νοσημάτων ὁκόσων ἀρχομένων ἢν χολὴ
μέλαινα ἢ ἄνω, ἢ κάτω ὑπέλθοι, θανάσιμον, ὡσαύτως
εἴρηται. κατὰ δὲ τὸν αὐτὸν τρόπον ἐν τῷ περὶ διαίτης ὀξέων,

mone tali, qualis eft is quem antea fcripfimus aphoris-
mus et multi alii qui poftea dicentur, principium vocet
Hippocrates primum illum et indivifibilem morbi infultum,
unicuique liquet. Quomodo enim circa morborum princi-
pia confiderandum, fi ftatim morbus florefcat, in eo figni-
ficatu dictum quifpiam poffet arbitrari? vel illud? *Inci-*
pientibus morbis, fi quid movendum videtur, move; confi-
ftentibus vero, melius eft quiefcere. Et illud? *Si igitur*
in principio morbi facies talis erit; nam facies illa mor-
tuae fimilis, de qua ifta dicuntur, neque illo exquifite
principio morbi unquam fieri potuiffet. Eodem modo,
quum dicitur: *In acutis morbis raro et in principiis uten-*
dum purgationibus; de principio intelligitur, quod ad tem-
pus latum extenditur. Multo magis quum fcribit: *Circa*
principia et fines omnia debiliora, circa ftatum fortiora.
Neque in alio fenfu dictum eft, *In quorum morborum prin-*
cipiis nigra bilis vel infra vel fupra exierit, mortale.
Eodem modo in libro De ratione victus in acutis morbis, in

Ed. Chart. VIII. [384. 385.]   Ed. Baf. III. (393)

ἐπὶ τοῦ καταλόγου τῶν σφοδρῶν ἐκείνων συμπτωμάτων ἐπή-
νεγκε· ταῦτα δὲ ἐν ἀρχῆσιν ἐπιφαινόμενα παραφροσύνης ἐστὶ
δηλωτικὰ σφοδροτάτης, καὶ ὡς ἐπὶ τὸ πολὺ ἀποθνήσκουσιν.
κατὰ ταὐτὰ δὲ τούτοις δηλονότι καὶ τὸ κατὰ τὸν ἀφορισμὸν
ἔχει τὸν νῦν ἡμῖν προκείμενον, ἐν ᾧ φησιν· οἷον ἐν πλευρι-
τικοῖσιν; πτύελον αὐτίκα ἢν ἐπιφαίνηται, ἀρχομένου μὲν
βραχύνει. οὐ γὰρ δὴ τήν γε πρώτην ἀκριβῶς εἰσβολὴν σημαί-
νει νῦν τὸ ἀρχομένου διά τε τὴν φύσιν αὐτὴν τῶν πραγμά-
των καὶ διὰ τὸ μηδ' ἂν ἐπιφαινόμενα τὰ τοιαῦτα δύνασθαι
λεχθῆναι. τίνι γὰρ ἔτι διοίσει τῶν συνεισβαλόντων; ἐκεῖνα
μὲν γὰρ σαφῶς ἔχει τὴν αὐτὴν ἀρχὴν ἀλλήλων τε καὶ τῇ
συμπάσῃ νόσῳ. ἐπιφαίνεται δὲ τὰ μὲν εὐθὺς ἐν τῇ πρώτῃ
τῶν ἡμερῶν, τὰ δ' ἐν τῇ δευτέρᾳ, τὰ δ' ἐν τῇ τρίτῃ τε καὶ
τετάρτῃ, τὰ δὲ καὶ προεληλυθότος ἤδη τοῦ νοσήματος.

Κεφ. ζ. [385] Ἡ δὲ κατὰ πλάτος ἀρχὴ κοινῇ μέν
τινι ταύτῃ καὶ προχείρῳ φαντασίᾳ καὶ μήπω μηδὲν ἐχούσῃ
τεχνικὸν ἐν τῷ πρώτῳ παροξυσμῷ περιέχεται. καὶ διὰ τοῦτο

connumeratione illorum vehementium accidentium intulit:
*Haec autem fi in principiis appareant, vehementiffimum
delirium oftendunt; ut plurimum autem moriuntur.* Eo-
dem modo fe habet etiam in aphorismo, de quo paulo ante
facta eft mentio, ubi inquit: *Veluti in plenitudine, fi fputum
ftatim appareat incipiente morbo, morbum oftendit brevio-
rem.* Neque enim dictio illa, *incipiente*, primum exqui-
fite infultum hoc loco fignificat, tum quia huic fenfui rerum
natura repugnat, tum quia dicere non potuiffet, *poft appa-
reant;* quomodo enim different ab iis quae fimul inva-
dunt illa quae exquifite idem habent principium invicem
et cum univerfo morbo? Poft apparent autem quaedam
ftatim in prima die, quaedam in fecunda, quaedam in
tertia, quaedam in quarta, quaedam, quum jam proceffe-
rit morbus.

Cap. VII. Principium vero fecundum latitudinem
communi quadam et prompta imaginatione, in qua nullum
adhuc eft artificium, in prima acceffione continetur. Atque

τὰ μὲν εὐθὺς ἀρχόμενα τὴν ἀκμὴν ἀπειληφέναι λέγεται,
καθάπερ ἐν τῷ πρώτῳ τῶν ἐπιδημιῶν, ἐπειδή φησιν, αὐτίκα
γὰρ συνεχής ἐστιν οἷσιν ἀρχόμενος ἀνθεῖ καὶ ἀκμάζει. τὸ γὰρ
ἀρχόμενον οὐκ ἐπὶ τοῦ καιροῦ τοῦ νοσήματος εἴρηται νῦν,
ἢ μάχοιτ' ἂν αὐτῷ τὸ ἀνθεῖν τε καὶ ἀκμάζειν· ἀλλ' ἐπὶ τοῦ
χρόνου δηλονότι τοῦ μετὰ τὴν ἀκριβῶς ἀρχὴν τὴν πρώτην,
ἄχρι τρίτης τῆς ἡμέρας τὸ πλεῖστον ἐκτεταμένου. πάντως μὲν
γὰρ ὁ πυρετὸς οὗτος ἀρχήν τινα τὴν πρώτην ἐκείνην καὶ
ἀπλατῆ ποιησάμενος, ἔπειθ' οὕτως ἀναβάσει τινὶ χρησάμενος,
ἀπολαμβάνει τὴν οἰκείαν ἀκμήν, ὁ μὲν εὐθὺς ἐν τῇ πρώτῃ
τῶν ἡμερῶν, ὁ δὲ ἐν τῇ δευτέρα. οὐ μὴν ὑπό γε τῆς εἰσβο-
λῆς τοῦ πρώτου παροξυσμοῦ δύναιτ' ἄν τις γενέσθαι πυρε-
τὸς ἀκμάζων. ἀλλ' ἄν τε κατὰ τὴν πρώτην ἡμέραν ἄν τε
κατὰ τὴν δευτέραν ἀκμάσας ἐντεῦθεν ἄχρι τῆς παντελοῦς
λύσεως ἐκταθῇ, μηδεμίαν αἰσθητὴν ἑτέραν παροξυσμοῦ λαβὼν
εἰσβολήν, οὕτως ἂν ἀπ' ἀρχῆς εὐθὺς λέγοιτο τὴν ἰδίαν ἀκμὴν
ἐσχηκέναι. καὶ τοῦτ' ἔστι τὸ πρὸς Ἱπποκράτους λεγόμενον.
αὐτίκα γὰρ συνεχής ἐστιν οἷσιν ἀρχόμενος ἀνθεῖ καὶ ἀκμάζει.

ideirco quaedam ftatim quum incipiunt, ftatum accepiffe
dicuntur; quemadmodum in primo epidemiorum, ubi in-
quit: *Statim enim continua eft, quibus incipiens florescit
ac viget.* Nam verbum id, *incipiens,* hoc loco non dici-
tur de vero morbi tempore, alioqui repugnaret ei floresce-
re atque vigere, fed de eo, quod fubfequitur principium
exquifite dictum, quod ut plurimum ad tertium extendi-
tur diem. Omnino enim febris haec, ubi principium illud
indivifibile fecerit, deinde hoc pacto incremento quodam ufa
fuerit, proprium recipit ftatum, quaedam in prima ftatim
die, quaedam in fecunda, non tamen in primo infultu pri-
mae accefſionis poffet aliqua febris habere ftatum. Sed five
in primo die, five in fecundo, iftum habeat, atque hinc
usque ad integram folutionem extendatur, nullum fenfibi-
lem alterius accefſionis infultum accipiens, haec ftatim ab
initio proprium habuiffe ftatum diceretur. Et hoc eft quod
ab Hipppocrate dicitur: *Statim enim continua eft quae*

τοιοῦτον οὖν ἐστι καὶ τὸ ἐν πλευριτικοῖσι πτύελον, ἢν αὐ
τίκα ἐπιφαίνηται, ἀρχομένου μὲν βραχύνει πρὶν τὸν δεύτε
ρον εἰσβάλλειν δηλονότι παροξυσμόν. ἔτι γὰρ ἄρχεσθαι λέ
γοιτ᾽ ἄν ἡ πλευρῖτις, οὐ μόνον ἐπειδὰν ἀνάβασιν ὁ τοιοῦτος
ἔχῃ παροξυσμός, ἢ ἀκμήν, ἀλλὰ κἂν τῇ παρακμῇ συμπάσῃ.
καὶ ὅλως πρὶν εἰσβάλλειν τὸν δεύτερον παροξυσμόν, διὰ τρίτης
τοὐπίπαν ἐν πλευρίτισιν ἀπαντῶντα. πᾶν οὖν ὅ τι ἂν ἐπιφαί
νηται σημεῖον, ὀλιγοχρόνιόν τε ἅμα καὶ σωτήριον ἔσεσθαι
δηλοῖ τὸ νόσημα. τοιοῦτον δὴ καὶ τὸ πτύελόν ἐστι τὸ ἐν
τοῖς πλευριτικοῖς. ἑκάστου γὰρ τῶν μορίων τοῦ σώματος
τὸ περίττωμα τὴν ὑπάρχουσαν αὐτῷ διάθεσιν ἐνδείκνυται,
πεπεμμένον μὲν ὑγιεινήν, ἄπεπτον δὲ ὑπάρχον νοσεράν.
οὕτω γοῦν εἴρηται κἀκεῖνα. διαχώρημα δὲ ἄριστόν ἐστιν τὸ
μαλθακόν τε καὶ συνεστηκός, καὶ τὴν ὥραν, ἤν περ καὶ
ὑγιαίνοντι ὑπεχώρει. πλῆθος δὲ πρὸς λόγον τῶν εἰσιόντων.
τοιαύτης γὰρ ἐούσης τῆς διεξόδου ἡ κάτω κοιλίη ὑγιαίνοι ἄν.
καὶ τοίνυν καὶ τὸ πτύελον, ἐπειδὴ μὲν ἀκριβὰς ὅμοιον ᾖ

incipiens florescit ac viget. Tale igitur eft: Si fputum
in pleuritide ftatim poft apparuerit incipiente morbo, eum
facit breviorem, id eft ante quam fecunda acceffio invaferit, adhuc enim pleuritis diceretur incipere, non folum
quando hujusmodi acceffio ascenfum habeat vel ftatum, fed
in tota declinatione, atque omnino ante quam fecunda invadat acceffio, quae ut plurimum in pleuritide tertio fit die.
Quodcunqne igitur coctionis fignum poft apparuerit, brevem
et falutarem morbum futurum oftendit; tale quidem eft fputum quod in pleuritide apparet; nam cujusque partis in
corpore fuperfluitas eam quae illi ineft dispofitionem
oftendit; fi cocta quidem fuerit, falubrem; cruda autem
aegram. Ita igitur et illa fcripta funt: Alvi autem excrementa optima funt quae mollia funt et cohaerentia et quae
eandem exitus horam fervant quam in fanitate habuerunt. Quantitas vero effe debet pro ratione cibi qui affumitur; nam fi exeuntia talia fuerint, ventrem inferiorem
fanum effe indicant. Et fputum quoque quum fuerit ex

Ed. Chart. VIII. [385. 386.]   Ed. Baf. III. (393.)

τοῖς τῶν ὑγιαινόντων, ἀκριβῶς ὑγιαίνειν ἐνδείξεται τὰ της
ἀναπνοῆς ὄργανα· παραποδιζόμενον δέ τι καὶ τοῦ κατὰ φύ-
σιν ἐξιστάμενον εἰς τοσοῦτον ἐκεῖνα βεβλάφθαι δηλοῖ εἰς
ὅσον ἂν καὶ αὐτὸ τῆς κατὰ φύσιν ἰδέας ἀπολείπηται. τὸ δ'
ἐναντιώτατον τοῦ κατὰ φύσιν ἄπεπτόν ἐστιν καὶ μεγάλην
ἐνδείκνυται τὴν τῶν πεπονθότων τόπων ἀσθένειαν. εἰ δὲ καὶ
μοχθηρᾶς αἰτίας ἔχει τι γνώρισμα, καθάπερ τὸ μέλαν, ὀλε-
θριώτατον ἤδη τὸ τοιοῦτον. οὕτω δὲ ἔχει κἀπὶ τῶν οὔρων.
καὶ γὰρ καὶ τούτων ὅσα μὲν ὁμοιότατα τοῖς τῶν ὑγιαινόν-
των ἐστὶν, ταυτὶ μὲν ἱκανῶς εὐρωστεῖν ἐνδείκνυται τὸ φλεβῶ-
δες γένος τῶν ὀργάνων· ὅσα δὲ ἀπεπτότερα, τὴν ἀρρωστίαν
αὐτῶν μηνύει. [386] τὰ δὲ ἐναντιώτατα τοῖς τῶν ὑγιαινόντων
αὐτὰ μὲν τελέως ἐστὶν ἄπεπτα, μεγάλην δὲ ἀρρωστίαν ἐν-
δείκνυται τοῦ φλεβώδους γένους παντός. ὅσα δὲ καὶ τῆς κρα-
τούσης αἰτίας ἐμφαίνει τὸ μοχθηρὸν, ὥσπερ καὶ τὰ μέλανα,
ταυτὶ ἐσχάτως ὀλέθρια. ταυτὶ μὲν οὖν τὰ τρία γένη τῶν ση-
μείων ἐνδείκνυται πέψιν ἰδίαν ἑκάστῳ. τῆς μὲν κάτω γαστρὸς

quifite fimile illi quod advenit fanis, integram fanitatem in-
ftrumentorum, quibus vis fpirandi eft demandata, fignifi-
cat; fi quo modo autem impediatur, atque a naturali recef-
ferit habitu, tantum eam laefam effe demonftrat quantum
ab ipfa naturali forma recefferit. Quod vero illi quod fe
cundum naturam eft maxime contrarium exiftit, crudum
eft, magnamque oftendit partium affectarum imbecillitatem,
quod fi etiam vitiofae caufae aliquod fignum habuerit, quem-
admodum nigrum, perniciofiffimum hoc eft. Ita etiam in
urinis fe res habet. Nam et hae quae fanorum urinis fimil-
limae funt, venofum inftrumentorum genus fatis robuftum
effe demonftrant, quae vero crudiores funt, ejusdem imbe-
cillitatem fignificant: quae vero maxime funt fanorum uri-
nis contrariae, hae quidem omnino funt crudae et maximam
indicant imbecillitatem venofi generis univerfi; quaecunque
vero et fuperantis caufae pravitatem oftendunt, veluti ni-
grae, hae funt fumme exitiales. Haec igitur tria fignorum
genera propriam cujusque partis coctionem fignificant, in-
ferioris quidem ventris excrementa, quae fecundum natu-

τὰ κατὰ φύσιν διαχωρήματα. τοῦ φλεβώδους δ᾽ αὖ γένους
τὰ οὖρα. τῶν δ᾽ ἀναπνευστικῶν ὀργάνων μόνον τὰ πτύσ-
ματα. καθάπερ δὲ ταῦτα τῶν τόπων αὐτῶν ὅθεν ἐκκρίνε-
ται τὰ γνωρίσματα φέρει, κατὰ τὸν αὐτὸν, οἶμαι, τρόπον
καὶ τὰ οὖρα νεφρῶν καὶ οὐρητήρων καὶ κύστεως καὶ καυλοῦ.
ἀλλὰ τὰ μὲν ἐπὶ τοῖς τούτων ἀῤῥωστήμασιν οὖρα διὰ τῶν
ἀφορισμῶν ἰδίᾳ κατέλεξεν ὁ Ἱπποκράτης. τὰ δὲ τοῖς ὀξέσι
νοσήμασι συνεδρεύοντα κατὰ τὸ προγνωστικὸν ἔγραψεν. ὅτι
δὲ τοῦτο τὸ βιβλίον σύμπαν, ὡς ἤδη πολλάκις ἀποδέδεικται,
περὶ μόνων ἐστὶ τῶν ὀξέων, ἀμέλει τελειώσας ἐν αὐτῷ σύμ-
παντα τὸν περὶ τῶν οὔρων λόγον ἐπὶ τῷ τέλει προσέθηκε,
μὴ ἐξαπατάτω δέ σε ἥν τι αὐτέη ἡ κύστις νόσημα ἔχουσα
τῶν οὔρων τι ἀποδιδοίη τουτέων, οὐ γὰρ τοῦ ὅλου σημεῖον,
ἀλλ᾽ αὐτῆς καθ᾽ ἑαυτήν. ὡς οὖν τῆς κύστεως ἐμνημόνευσε,
παράδειγμα τῷ λόγῳ ποιησάμενος αὐτήν, οὕτω καὶ νεφρῶν
καὶ οὐρητήρων καὶ καυλοῦ συνυπακούειν χρή. μεγίστη δ᾽
ἀπόδειξις αὐτὰ τὰ πρὸς αὐτοῦ γραφέντα διὰ τῶν ἀφορισμῶν.
ὥσπερ γὰρ κύστεως, οὕτω καὶ νεφρῶν νοσούντων γράφει

ram fe habuerint, venofi vero generis urinae, inftrumento-
rum autem duntaxat quibus fpiramus fputamina. Sicuti
vero haec partium ipfarum ex quibus excernuntur indicia
praebent, eodem, ut arbitror, modo et urinae renum et mea-
tuum, per quos urina defluit, et veficae et penis. Sed uri-
nas quidem, quae in harum partium morbis accidunt, in
aphorismis feparatim Hippocrates fcripfit; quae vero morbis
affident acutis, in prognofticis, quoniam hic liber, ut jam
faepius oftendimus, de folis eft morbis acutis. Et quum in
eodem libro compleviffet omnem de urinis fermonem, poftea
in fine fubjunxit: *Ne decipiaris autem, ſi veſica quopiam
vitio affecta aliquam ex his urinam reddiderit, neque
enim totius ſignum, ſed ipſius per ſe ipſam.* Sicuti igitur
veficae meminit, facto in ea fermonis exemplo, ita et renes
et vafa deferentia urinam et penem, fubaudire oportet. Ma-
xima autem ad haec demonftratio funt, quae ab ipfo in apho-
rismis funt fcripta. Sicut enim veficae, ita et renum aegro-

σημεῖον. ὁκόσοισιν ἐν τῷ οὔρῳ, φησὶν, παχεῖ ἐόντι, σαρκία μικρὰ, ἢ ὥσπερ τρίχες συνεξέρχονται, τουτέοισιν ἀπὸ τῶν νεφρῶν ἐκκρίνεται. ταυτὶ μὲν οὖν, ὡς ἔφην, τὰ τρία γένη τῶν σημείων ἕκαστον ἰδίας πέψεως ἐνδεικτικὸν ὑπάρχον· οὖρα μὲν τῆς κατὰ τὰς φλέβας, διαχωρήματα δὲ τῆς κατὰ γαστέρα, πτύσματα δὲ τῆς τῶν ἀναπνευστικῶν ὀργάνων, καὶ οὐκ ἐνδέχεται δέ ποτε μὴ οὐκ ἀγαθόν τι μέγα δηλοῦν τὸ τῆς πέψεως σημεῖον. αἱμοῤῥαγίαι δὲ καὶ (394) ἱδρῶτες καὶ παρωτίδες καὶ τὰ ἄλλα ἀποσκήμματα σὺν μὲν τῷ καιρῷ πέφυκεν ὠφελεῖν, ἀκαίρως δὲ οἰδὲν ὀνίνησι. ὅθεν μοι δοκεῖ τὰ τοιαῦτα αἰνίττεσθαι διὰ τοῦ περὶ χυμῶν βιβλίου λέγων τὰ κρίνοντα ἐπὶ τὸ βέλτιον μὴ αὐτίκα ἐπιφαίνεσθαι. καὶ γὰρ οὐ ταῦτα μόνον, ἀλλὰ καὶ δύσπνοιαι καὶ παραφροσύναι καὶ δάκρυα καὶ ἀγρυπνίαι καὶ κώματα καὶ σκοτόδινοι καὶ μαρμαρυγαὶ καὶ ἆσαι καὶ καρδιαλγίαι καὶ κεφαλαλγίαι καὶ τἄλλα σύμπαντα τὰ καθ' ἕκαστον μόριον ἀλγήματα διορισμοῦ δεῖται πηνίκα μέν ἐστιν ὠφέλιμα, πηνίκα δὲ βλαβερὰ, πηνίκα

tantium figna confcribit. *Quibus,* inquit, *in urina craſſa carunculae parvae, aut veluti capilli exeunt, iis a renibus excernuntur.* Haec igitur tria fignorum genera, ut dixi, fingula quaeque coctionis praebent indicium; urinae quidem ejus quae fit in venis, dejectiones autem ejus quae in ventre, fputamina vero ejus quae in fpirandi inftrumentis, neque unquam ufu contingit, quin bonum aliquod magnum oftendant coctionis indicia. Sanguinis autem profluvia et fudores et parotides et reliqui decubitus, fi in tempore quidem fiant opportuno, prodeſſe poſſunt, intempeftiva autem nihil juvant. Quo fit ut mihi videatur haec eadem innuere in libro de humoribus, ubi fcribit: *Decernentia in melius non ftatim appareant.* Etenim non haec tantum, fed difficultas anhelitus et deliria et lachrymae et vigiliae et comata et tenebricofae vertigines et hallucinationes et anxietates et oris ventriculi capitisque dolores, reliquive cafus, atque dolores, qui fingulis partibus corporis eveniunt, exigunt diftinctionem et quando juvent et quando noceant et quando

δ' οὐ μόνον οὐδὲν ὀνίνησι, ἀλλὰ καὶ σημεῖα γίνεται μοχθη-
ρότατα. καθάπερ οὖν ἔν τι ποσὸν ἀφωρισμένον οὐκ ἐδήλου
τὸ τῆς ἀρχῆς ὄνομα, κατὰ τὸν αὐτόν, οἶμαι, τρόπον οὐδὲ
τὸ αὐτίκα. πλάτος δὲ ἔχον χρόνου τοσοῦτον ὅσον περ καὶ
τὸ τῆς ἀρχῆς ἐστιν. δῆλον δὲ ὡς καὶ πολλάκις ἀντ' ἐπιῤῥήμα-
τος τῷ αὐτίκα χρώμεθα τοῦ ἀμέλει, καθάπερ κἀν τῷ τοιῷδε
λόγῳ φαίνεται κεχρημένος ὁ Ἱπποκράτης· εἰσὶ δὲ τρόποι καὶ
καταστάσιες καὶ παροξυσμοὶ τουτέων ἑκάστου τῶν πυρετῶν·
αὐτίκα γὰρ συνεχής ἐστιν οἷσιν ἀρχόμενος ἀνθεῖ καὶ ἀκμάζει.
τουτὶ γὰρ τὸ αὐτίκα πλέον οὐδὲν δηλοῖ τοῦ ἀμέλει, καθά-
περ, οἶμαι, κἀν τῷ περὶ διαίτης ὀξέων. ἐν οἷς οὕτω φησίν·
ἢν οὖν μὴ προστιμωρήσῃ τις, ὅσον δεῖται αὐτάρκης εἶναι ὁ
τρόπος τῆς τοιαύτης πτισανοροφίης, πολλαχόθεν βεβλάψε-
ται. οἷσί τε γὰρ σῖτος αὐτίκα ἐγκατακέκλεισται, εἰ μή τις
ὑποκενώσας τὸ ῥόφημα δοίη. τὸ μὲν οὖν αὐτίκα τοιόνδε
σημαίνει. [387] ἔστι δὲ τοῦ αὐτίκα πάμπολλα παραδείγματα
παρά τε τῶν ἄλλων ἁπάντων Ἑλλήνων εὑρεῖν, οὐχ ἥκιστα
δὲ καὶ παρ' Ἱπποκράτους. ἐπὶ δὲ θάτερον ἤδη μεταβῶμεν.

non modo nihil profint, fed etiam figna fint deterrima.
Quemadmodum igitur principii vocabulum nullum determi-
natum tempus fignificabat, eodem, arbitror, modo neque id
verbum ftatim; tantam vero temporis temporis latitudinem
quantum et principii nomen.   Liquet autem quod etiam
faepius pro ilicet, adverbio, ftatim, utimur, veluti in eo
dicto videtur ufus Hippocrates: *Infunt autem modi et con-
ftitutiones fingulis hisce febribus, ftatim enim continua eft,
quibus florescit ac viget;* nam hoc verbum ftatim nihil
fignificat quam ilicet, quemadmodum, ut arbitror, libro
De ratione victus in morbis acutis, ubi ita inquit: *Nifi ergo
quispiam curet quantum decet, fufficientem effe modum
hujusmodi forbitionis ptifanae, faepius nocebit; quibus
enim cibus ftatim obfervatus fuerit, iis fi quis non fubdu-
cto ventre forbitionem dederit etc.* id verbum, ftatim, tale
aliquid lignificat.   Sunt autem ejus verbi fignificatus quam-
plurima exempla apud omnes alios Graecos et maxime
apud Hippocratem.   Ad alterum autem transgrediamur.

ἐπειδὰν γάρ φησι, τὰ κρίσιμα μὴ αὐτίκα ἐπιφαίνεσθαι, τὸ
παραχρῆμα δηλοῖ, τουτέστι κατὰ τὴν ἀρχὴν τοῦ νοσήματος.
ἔστι δ᾽ οὐ ταῦτα τά γε νῦν εἰρημένα κρίσιμα καὶ τὰ τῆς
πέψεως γνωρίσματα. τοῖς μὲν γὰρ οὐκ ἐγχωρεῖ τὸ μὴ οὐ
κρίσιν τινὰ πάντως, ἢ ἀγαθὴν, ἢ κακὴν ποιήσασθαι. τὰ δὲ
τῆς πέψεως σημεῖα σωθήσεσθαι μὲν δηλοῖ τὸν ἄνθρωπον,
οὐ μέντοι γε κριθήσεσθαι πάντως. οὔτε γὰρ εἰ τὴν ἀθρόαν
ἀκούοιμεν ἐν νόσῳ μεταβολὴν, οὔτ᾽ εἰ τὴν προηγουμένην αὐ-
τῆς ταραχὴν, ἐξ ἀνάγκης τὰ τῆς πέψεως σημεῖα τῶν εἰρημέ-
νων ἔσται. δύναται γὰρ ἐν χρόνῳ πλείονι κατὰ βραχὺ τὸ νό-
σημα πεττόμενον ἐπὶ τὴν παντελῆ λύσιν ἀφικέσθαι. δηλω-
θήσεται δὲ κἂν τοῖς ἐφεξῆς ἔτι σαφέστερον ὅπη διενήνοχε τὰ
κρίσιμα συμπτώματα τῶν τῆς πέψεως σημείων. νυνὶ δὲ ἀρ-
κεῖ τό γε τοσοῦτον ἐπιδεδεῖχθαι, ὡς τῆς μὲν ἐν τοῖς ἀναπνευ-
στικοῖς ὀργάνοις πέψεως τὰ πτύελα, τῆς δ᾽ ἐν ταῖς φλεψὶ τὰ
οὖρα, τῆς δὲ κατὰ τὴν γαστέρα τὰ διαχωρήματα τίθεσθαι
χρὴ σημεῖα. καὶ ὡς ἐπὶ μὲν τῶν πυρετῶν ἁπάντων, ἐπειδὴ τοῦ
φλεβώδους γένους εἰσὶ παθήματα, καὶ γὰρ καὶ τὰς ἀρτηρίας

Quum enim inquit: *Signa decretoria non ſtatim appare-
ant, hic, ſtatim, quamprimum ſignificat, hoc eſt in principio
morbi.* Non ſunt autem eadem decretoria et quae coctio-
nis indicia dicuntur; non enim fieri poteſt quin iſta omnino
vel bene, vel male decernant. At vero coctionis ſigna ſalu-
tem quidem hominis, non tamen per criſim omnino futu-
ram oſtendunt; neque enim ſi ſubitam in morbo mutatio-
nem intellexeris criſim, neque ſi praecedentem perturbatio-
nem, neceſſario coctionis ſigna dictorum erunt, quum illud
accidere poſſit, ut morbus in longiori tempore paulatim
coctus ad integram deveniat ſolutionem. Oſtendetur autem
et in ſequentibus adhuc manifeſtius, quomodo differant de-
cretoria ſymptomata a coctionis ſignis, nunc vero hoc tan-
tum oſtendiſſe ſufficiat, quod coctionis quae in ſpirandi
inſtrumentis fit, ſputa, ejus vero quae in venis, urinas,
illius autem quae in ventre, alvi excrementa ſigna ſta-
tuere oportet Et quod in febribus omnibus, quoniam ve-
noſi generis ſunt paſſiones, nam et arterias in hoc genere

Ed. Chart. VIII. [387.]   Ed. Baf. III. (394.)

ἐν τούτῳ νῦν τῷ γένει περιλαμβανέτω, τοῖς οὔροις μάλιστα
προσεκτέον ἐστίν. ἐπὶ δὲ τῶν πλευριτικῶν πρώτοις μὲν
τοῖς πτύσμασι, ἤδη δὲ καὶ τοῖς οὔροις, ὅτι καὶ μετὰ πυρετοῦ
πάντως ἡ πλευρῖτις. ἐπὶ δὲ τῶν κατὰ τὴν γαστέρα χωρὶς
μὲν πυρετοῦ τοῖς διαχωρήμασι μόνοις, σὺν πυρετῷ δὲ καὶ
τοῖς οὔροις.

Κεφ. η΄. Ἡ τοίνυν ἑκάστου τῶν νοσημάτων ἴδιος
ἀρχὴ τοῖς τῆς πέψεως σημείοις ὁρίζεται, διαφέρουσα τῆς ἐν
πλάτει λεγομένης ἀρχῆς τῆς ἀτέχνου πάμπολλα. μακροτέρα
γὰρ ἐκείνη τῆς τρίτης ἡμέρας οὐκ ἐπινοεῖται προϊοῦσα, κα-
θάπερ κἂν τῷ προγνωστικῷ δεδήλωται σαφέστατα. προειπὼν
γάρ· ἢν μὲν οὖν ἐν ἀρχῇ τῆς νόσου τὸ πρόσωπον τοιοῦτον
ᾖ, μετὰ ταῦτά φησιν· ἢν δὲ καὶ παλαιοτέρου ἐόντος τοῦ νο-
σήματος, ἢ τριταίου, ἢ τεταρταίου, τὴν κατὰ πλάτος ἀρχὴν
ἐνδεικνυμένου ἀκριβῶς ἡμῖν, ἄχρι τῆς τρίτης ἡμέρας ἐκτεί-
νεσθαι. τὴν δ᾽ ὄντως ἑκάστου νοσήματος ἰδίαν ἀρχὴν, ἣν
δὴ καὶ μέρος ὑπάρχειν ἔφαμεν αὐτοῦ, μέχρι παμπόλλων
τετράδων ἐνδέχεται προέρχεσθαι. παύεται γὰρ τότε πρῶτον,

comprehendimus, ad urinas praecipue attendere oportet, in
iis autem qui pleuritide afficiuntur, primum quidem fputa,
fecundo loco urinas, quoniam is morbus omnino cum febri-
bus jungitur, in paffionibus autem ventris, fi fine febre
fuerint, fola alvi excrementa infpicere oportet, fi autem
cum febre, etiam urinas.

Cap. VIII. Proprium igitur uniuscujusque morbi
principium coctionis fignis determinatur. Differt autem
ab eo quod fecundum latitudinem principium dicitur, quod
nullum habet artificium, quod ultra tertium diem non ex-
tendi intelligitur; ficuti etiam in prognoftico manifeftiffime
oftenditur. Nam quum antea dixiffet, *Si in principio
morbi talis fuerit facies;* poftea fubjungit. *Si autem lon-
gior morbus fuerit quam triduanus, aut quatriduanus;*
principium fecundum latitudinem manifefte nobis oftendens
usque ad tertium diem extendi. Verum autem uniuscujus-
que morbi principium, quod etiam partem ipfius effe diximus,
usque ad multos quaternarios extendi contingit; tunc enim

ἐπειδὰν τὰ τῆς πέψεως ἐπιφανῇ σημεῖα. τὸ δ᾽ ἀπὸ τοῦδε
σύμπαν ἕως τῆς ἀκμῆς ἕτερον ἤδη μέρος ἐστὶν, αὔξησίς τε
καὶ ἀνάβασις ὀνομαζόμενον. εἶτ᾽ ἀκμὴ μετὰ ταῦτα, τὸ σφο-
δρότατον τῆς ὅλης νόσου μόριον. ὑστάτη δὲ πασῶν ἡ πα-
ρακμή. πέψεως μὲν ο ͅ ν δὴ σημεῖα, πολλάκις γὰρ δεῖ τὰ
χρησιμώτατα λέγειν, οὐκ ἔστιν ὅτε κακῶς ἐπιφαίνεται. τὰ
κρίσιμα δ᾽ ἔστιν ὅτε κακῶς. οὔτε γὰρ ἐν ταῖς ἀναβάσεσιν
οὔτ᾽ ἐν ταῖς ἀρχαῖς, ἀλλ᾽ ἐν ταῖς ἀκμαῖς αὐτὰ ἐπιφαίνεσθαι
χρή. περὶ μὲν δὴ τῶν ἐν ταῖς ἀναβάσεσί τε καὶ ταῖς ἀκμαῖς
ἐπιφαινομένων ἐφεξῆς ἐροῦμεν· περὶ δὲ τῶν ἐν ταῖς ἀρχαῖς
ἤδη λέγωμεν, ἀναμνήσαντες πάλιν ὡς ἐν ἅπαντι τῷ μετὰ
ταῦτα λόγῳ, παρέντες τὰ δύο σημαινόμενα τῆς ἀρχῆς, τό τε
τῆς πρώτης εἰσβολῆς τῆς ἀπλατοῦς τό τε τῆς τοῦ πρώτου
παροξυσμοῦ, [388] περὶ μόνου τοῦ τρίτου διαλεξόμεθα χρό-
νου, τοῦ τῆς ἀπεψίας. καὶ γὰρ καὶ τεχνικὴ τῆσδε τῆς ἀρχῆς
ἡ διάγνωσίς ἐστιν καὶ μεγάλα δηλοῦν πέφυκεν. οὔτ᾽ οὖν
ἱδρῶτες οὔτ᾽ ἔμετοι καὶ διαχωρήματα γαστρὸς οὔτε παρω-

primum finitur, quum coctionis figna apparuerint. Reli-
quum vero deinceps tempus usque ad ftatum jam alterum
tempus eft, quod augmentum et afcenfus nominatur. De-
inde poft haec ftatus, qui eft vehementiffima totius morbi
pars. Ultima vero omnium eft declinatio. Coctionis igitur
figna, faepius enim quae utilia funt repetere convenit,
nunquam male apparent: decretoria autem eft ubi male;
neque enim in augmentis, neque in principiis, fed in fta-
tibus illa apparere convenit. De iis quidem quae in aug-
mentis ac ftatibus apparent poftea dicemus. Jam vero
de iis quae videntur in principiis dicamus, illud prius ad
memoriam revocantes, quod in reliquo fermone, qui fe-
quitur, duo principii fignificata praetermittentes et illud,
quod eft primi infultus, qui fine latitudine eft, et alterum,
quod eft primae acceffionis; de folo tertio differemus, vi-
delicet cruditatis; nam et hujus artificiofa quaedam digno-
tio et magna oftendere natura apta eft. Neque igitur fu-
dores et vomitus et alvi excrementa, neque parotides, ne-

τίδες οὔτε αἱμοῤῥαγίαι κατὰ τοῦτον ἐπιφανεῖσαι τὸν χρόνον,
ἔκριναν ποτε νόσημα. ταυτὶ μὲν οὖν ἤδη καὶ ὡς αἴτια πε-
πίστευται τὰς νόσους ἀπαλλάττειν· τὰ δ᾽ ὡς σημεῖα τούτων
δηλωτικὰ παραφροσύναι τ᾽ εἰσὶ καὶ ἀγρυπνίαι καὶ κώματα
καὶ ἀλγήματα καὶ δάκρυα καὶ δύσπνοιαι καὶ σκοτόδινοι καὶ
πάνθ᾽ ὅσα τοιαῦτα. καὶ γὰρ οὖν καὶ ταῦτα χωρὶς τῶν τῆς
πέψεως σημείων ἐπιφανέντα κακίστων διαθέσεών ἐστι γνω-
ρίσματα. σύμπαντα μὲν οὖν δὴ ταῦτα, τά τε ὡς αἴτια τά
τε ὡς σημεῖα κρίσιμα, μὴ αὐτίκα φαινέσθω τουτέστι μὴ
κατὰ τὸν πρῶτον καιρὸν τοῦ νοσήματος, ἡνίκα τελέως ἄπε-
πτον ὑπάρχει· τὰ δ᾽ ἄλλα τρία γένη τῶν τὴν πέψιν δηλούν-
των σημείων, εἰ καὶ κατὰ τὴν πρώτην εὐθὺς ὥραν φαίνοιτο
τοῦ πρώτου παροξυσμοῦ, καλῶς ἐπιφαίνηται.

Κεφ. θ᾽. Πάλιν οὖν ἀναλαβόντες εἴπωμεν ταὐτό.
τοὺς καθόλου καιροὺς τῶν νοσημάτων ἔκ τε τῶν νόσων
αὐτῶν πρῶτον χρὴ στοχάζεσθαι, πηλίκοι τινὲς ἔσονται τῷ
χρόνῳ, κἀκ τῶν ὡρῶν τοῦ ἔτους καὶ τῆς τῶν περιόδων
ἀναλογίας, καὶ πρὸς τούτοις ἅπασιν ἐκ τῶν ἐπιφαινομένων,

que profluvia fanguinis, hoc tempore appareant, unquam
per crifim morbi finierunt. Haec igitur jam etiam veluti
caufae morbos finire creduntur. quae vero veluti horum
figna funt indicativa, deliria exiftunt, atque vigiliae et
fomni graves et dolores et lachrymae et difficultates fpirandi
et vertigines tenebricofae et quaecunque fimilia; etenim
haec, fi absque coctionis fignis apparuerint, funt peffimo-
rum affectuum indicia. Haec igitur univerfa, et quae ut
caufae et quae ut figna crifis funt, non ftatim appareant,
hoc eft, non in primo morbi tempore, quando omnino
nulla adeft coctio; reliqua autem tria quae coctionem often-
dunt figna, etiam fi in prima protinus accefionis hora appa-
ruerint, ad bonum apparent.

Cap. IX. Rurfus ergo repetentes dicamus. Haec
univerfalia morbi tempora ex morbis ipfis primum conjici
oportet, quantum extendi debeant; deinde ex anni tempo-
ribus et circuituum proportione; et praeter haec omnia

ἐν οἷς πρῶτα καὶ κυριώτατα τὰ τῆς πέψεώς ἐστι σημεῖα,
δι᾽ ὧν τὴν μὲν ἤδη περιγεγραμμένην ἀρχὴν ἀκριβῶς γνωρίσαις.
ἐκ ταύτης δὲ τὴν μέλλουσαν ἀκμὴν στοχασμῷ τεχνικῷ προ-
γνώσῃ τῷ μετ᾽ ὀλίγον εἰρησομένῳ. καλῶ δὲ τεχνικὸν στο-
χασμὸν ὃς ἂν ἐγγυτάτω τῆς ἀληθείας ἀφίκηται. ὥσπερ οὖν
ἀρχῆς ἀκριβὴς διάγνωσις οὐκ ἔστι πρὶν ἄρξασθαι τὴν ἀνά-
βασιν, οὕτως οὐδὲ τῆς ἀναβάσεως πρὶν εἰσβαλεῖν τὴν ἀκμήν.
ἀσκητέον δὲ κἀνταῦθα πρότερον εἰσβάλλουσαν ἀκμὴν γνωρί-
ζειν, ἔπειθ᾽ οὕτως προγινώσκειν. ἐπεὶ δὲ καὶ τούτων ἁπάντων
ἡγεμὼν Ἱπποκράτης ἐστὶ, δίκαιον ἂν εἴη κἀνταῦθα τὰς ἐκεί-
νου ῥήσεις ἐξηγουμένους διαπεραίνεσθαι τὸν λόγον. ἄμεινον
δ᾽ ἴσως ἐστὶν πρὶν ὑπάρξασθαι τοῦτο ποιεῖν ἔτι βραχὺ περὶ
τῶν εἰρημένων προσθεῖναι. ἢν γὰρ ὡς μέρος τοῦ νοσήματος
ἐζητοῦμεν εὑρεῖν ἀρχὴν, εἴτε ἰσόχρονος ἐν ἁπάσαις ταῖς νό-
σοις ἐστὶν, εἴτε καθ᾽ ἑκάστην αὐτῶν ἴδιος, ἐν ᾗ καὶ τὸν Θεσ-
σαλὸν ἔφαμεν ἐξευρηκέναι τὸ ληρῶδες ἐκεῖνο παράγγελ(395)μα,
τὸ δεῖν ἐν ἀρχῇ στέλλειν τὰ νοσήματα, κἂν ἐκ τῆς στενῆς ἢ

ex poft apparentibus, in quibus prima et praecipua funt
figna coctionis, ex quibus circumfcriptum jam principium
poffis exquifite cognofere. Ex hoc autem futurum ftatum
conjectura artificiofa, quam paulo poft aperiemus, agnofces;
voco autem conjecturam artificiofam quae prope ad veri-
tatem accefferit. Sicut igitur non habetur exquifita prin-
cipii cognitio prius quam incipiat afcenfus, ita neque afcen-
fus ante quam ftatus invadat. Exerceri autem debemus
et hoc loco ut invadentem ftatum cognofcamus, deinde ut
praenofcamus. Quoniam vero et horum omnium dux eft
Hippocrates, aequum eft ut hoc in loco ejus verba exponen-
tes fermonem tranfigamus. Praeftat vero fortaffis, antequam
aggrediamur haec facere, pauca quaedam eorum quae nu-
per diximus apponere. Quod enim prius tanquam morbi
partem principium invenire quaerebamus, utrum aequa-
lis fit temporis in omnibus morbis, aut in fingulis pro-
prium tempus habeat, de quo diximus Theffalum deli-
rum illud inveniffe praeceptum: oportet in unoquoque
morbi principio adftringere, etiam fi morbus ex conftricta

κενότητος. Ἱπποκράτης μὲν πάντων πρῶτος ἀκριβῶς ἐδήλωσε,
οὐ μὴν μανθάνουσιν οὐδ᾽ αὐτὸ διὰ τὸ τάχος τῆς ἑρμηνείας.
ἀρκέσει δὲ ἕν γε τῷ παρόντι διὰ μιᾶς ῥήσεως ἐπιδεῖξαι τὴν
γνώμην αὐτοῦ, καὶ γὰρ τὰς ἄλλας ῥήσεις ἄν τις εἰ μὴ παν-
τάπασιν ἀταλαίπωρος εἴη, κατὰ τὸν αὐτὸν, οἶμαι, τρόπον
ἐξευρίσκειν δύναιτο, προχειρισάμενος δὴ τόνδε τὸν ἀφορισμόν·
πέπονα φαρμακεύειν καὶ κινέειν μὴ ὠμὰ, μηδὲ ἐν ἀρχῇσιν, ἢν
μὴ ὀργᾷ. τὸ μὲν δὴ ὀργᾶν κυρίως μὲν ἐπὶ τῶν ζώων εἴθι-
σται λέγεσθαι τῶν ἐπειγομένων χρῆσθαι συνουσίᾳ. μετενή-
νεκται δὲ νῦν ἐπὶ τὰ κατεπείγοντα καὶ κινούμενα ταχέως
νοσήματα. καὶ μάλιστα ἐπειδὰν ἐρεθίζηταί πως ἡ τοῦ κάμνον-
τος αἴσθησις, ὑπὸ τῆς τῶν ὑγρῶν τε καὶ πνευμάτων ἀτάκτου
κινήσεως. [389] ἐπὶ γὰρ τούτων μόνων εὐλόγως ἄν τις χρή-
σαιτο καταρχὰς φαρμακείαις, σύμμαχον ἔχων εἰς τὸ τῆς ὁλ-
κῆς εὐπετέστερον τὴν τῶν πλεοναζόντων ὑγρῶν κίνησιν, ὡς
τά γε πρὸς τῷ τελέως ὑπάρχειν ἄπεπτα, τὸ μόνιμόν τε καὶ
ἑδραῖον ἔχοντα, χαλεπῶς ὑπακούειν ταῖς ὁλκαῖς τῶν καθαι-
ρόντων φαρμάκων. οὕτως οὖν εἴρηται κἀκεῖνα. ὁκόσοισι δὲ

fuerit communitate, primus omnium Hippocrates diligentif-
fime oftendit, non tamen quid ille dicat intelligunt, ob enar·
rationis brevitatem. In praefentia autem fufficiat, ex uno
dicto prisci auctoris mentem explanare, nam et alia, nifi
quis omnino indiligens fuerit, fimili modo inveniet. In
medium autem adducemus iftum aphorismum: *Cocta medi-
cari et movere non cruda, neque in principiis, nifi tur-
geant,* quod verbum turgere proprie de animalibus dici
confuevit quae ad coitum rapiuntur, translatum autem eft
ad eos qui urgent et celeriter moventur morbos et praeci-
pue quum laborantis fenfus ab inordinata humorum et fpiri-
tuum agitatione quodammodo irritatur, nam in his tantum
quispiam rationaliter pharmaco in principiis uteretur, quum
coadjuvantem habeat ad facilius attrahendum fuperabun-
dantium humorum motum, quemadmodum qui praeter id
quod omnino crudi funt, quum ftabiles etiam et fixi fint,
purgantium medicaminum tractibus difficulter obediunt.
Sic etiam illa dicta funt: *Quicunque ea quae inflamman-*

Ed. Chart. VIII. [389.]   Ed. Baf. III. (395.)

τὰ φλεγμαίνοντα ἐν ἀρχῇ τῶν νούσων, εὐθέως ἐπιχειροῦσι
λύειν φαρμακείῃ, τοῦ μὲν συντεταμένου καὶ φλεγμαίνοντος
οὐδὲν ἀφαιροῦσιν· οὐ γὰρ ἐνδιδοῖ ὠμὸν ἐὸν τὸ πάθος· τὰ
δ᾽ ἀντέχοντα τῷ νοσήματι καὶ ὑγιεινὰ συντήκουσιν. ἀλλὰ
περὶ μὲν τούτου σκέψασθαι τῆς θεραπευτικῆς μεθόδου ἔργον
ἐστίν. τὸν δ᾽ οὖν Ἱπποκράτην καλεῖν ἀρχὴν ἐκεῖνον ἅπαντα
τὸν χρόνον τοῦ νοσήματος, ἐν ᾧ παντελῶς ἐστιν ἄπεπτον,
ἤδη φαίνεται. προειπὼν γὰρ ὡς πέπονα χρὴ φαρμακεύειν,
ἐπήνεγκεν μὴ ὠμὰ, μηδὲ ἐν ἀρχῇσιν, ὡς τότ᾽ ἀρχῆς οὔσης,
ὅτ᾽ ὠμὸν τὸ νόσημα καὶ ἄπεπτον ὑπάρχει.

Κεφ. ί. Πῶς οὖν, ἀναληπτέον γὰρ αὖθις ὅθεν προ-
λέγοντες ἀπελίπομεν, ὅρον ἐπιθήσει τις οὕτω σαφῆ τῷ πέρατι
τῆς ἀναβάσεως, ὥσπερ καὶ τῷ τῆς ἀρχῆς; πῶς δὲ ἄλλον ἢ
τὰ τῆς ἀκμῆς θεασάμενος γνωρίσματα; λέγει δὲ καὶ ταῦτα ὁ
Ἱπποκράτης ἑνὶ μὲν λόγῳ τῷδε· κατὰ τὰς ἀρχὰς καὶ τὰ
τέλη πάντα ἤδη ἀσθενέστερα, κατὰ δὲ τὰς ἀκμὰς ἰσχυρότερα.

tur, ſtatim in principio morborum ſolvere medicamento
tentant, ab eo quidem, quod intentum eſt atque inflam-
matum, nihil adimunt, neque enim cedit cruda adhuc af-
fectio, quae vero morbo reſiſtunt et ſana ſunt, colliquescere
faciunt. Sed harum rerum contemplatio ad eos pertinet
libros, in quibus de curandi arte tractatur. Quod vero
Hippocrates vocet principium, totum illud tempus morbi
in quo omnino crudus eſt, jam liquet, nam quum antea di-
xiſſet quod cocta pharmaco purgare oportet, ſubjunxit,
non cruda, neque in principiis, ac ſi principium exiſtat,
quando crudus incoctusque eſt morbus.

Cap. X. Quomodo igitur, nam rurſus repetenda
ſunt quae prius, quum de ipſis loqueremur, omiſimus,
terminum aliquem quispiam ita manifeſtum praefiniet ultimae
parti ascenſus, quemadmodum fini principii? quomodo ali-
ter quam ſtatus indicia inſpiciendo? Dicit autem haec Hip-
pocrates in uno quidem ſermone: *In principiis quidem om-
nia ſunt imbecilliora, in ſtatu vero fortiora.* In altero
vero hoc: *Ubi quidem peracutus eſt morbus, ſtatim extremos*

ἑτέρῳ δὲ τῷδε· ὅκου μὲν οὖν κάτοξυ τὸ νόσημα, αὐτίκα
καὶ τοὺς ἐσχάτους πόνους ἔχει. πῶς οὖν ἐπιγνῶμεν αὐτό;
διὰ τοῦθ᾽, ὅτι νῦν ἰσχυρότατόν ἐστι νόσημα καὶ τοὺς
μεγίστους ἔχει παροξυσμούς. εἰ μὲν γὰρ ἀθρόως μέλλει
μεταβάλλειν, ὅπερ δὴ κρίνεσθαι καλέσομεν ἐν τῷ παρόντι,
τὴν ἀρχὴν τῆς κρίσεως ἔσχατον ὅρον ἀναβάσεως θετέον·
εἰ δὲ κατὰ βραχὺ, τοῖς ἐν ταῖς περιόδοις παροξυσμοῖς δο-
κιμαστέος. εἰ μὲν γὰρ ἐπὶ τὸ πρωϊαίτερόν τε καὶ πλείονα
χρόνον, καὶ μᾶλλον, ὡς αὐτὸς ἔλεγεν, εἴησαν γινόμενοι,
δῆλον ὡς ἐπὶ τὴν ἀκμὴν ἀνέρχεται καὶ αὐξάνεται τὸ
νόσημα. τῆς δὲ ἐπὶ τοὐναντίον μεταβολῆς αὐτοὺς ἐκδεξα-
μένης, παύεται καὶ παρακμάζει. συμβαίνει δέ ποτε δύο
παροξυσμοὺς γινομένους μεγίστους μὲν τῶν ἄλλων, ἴσους
δ᾽ ἀλλήλοις τὸν τῆς ἀκμῆς περιγράψαι καιρόν· ἐνίοτε δ᾽
ἕνα καὶ τῶν ἔμπροσθεν ἁπάντων καὶ τῶν μετ᾽ αὐτὸν
γενέσθαι μέγιστον. εἰς τρεῖς δὲ παροξυσμοὺς ἐν μὲν τοῖς
ὀξέσι οὐ πάνυ τι προέρχεσθαι συμβαίνει τὸν τῆς ἀκμῆς
καιρόν· ἐν δὲ τοῖς χρονίοις οὐκ εἰς τοσούτους μόνον,
ἀλλὰ καὶ πολὺ πλείονας. οὕτω μὲν διαγινώσκειν χρὴ τοὺς

labores habet. Quomodo igitur noc ipfum cognoscimus
quod nunc validiſſimus ſit morbus et maximas habeat acceſ-
ſiones? Si enim ſimulatque ex toto debeat fieri transmutatio,
judicari in praeſentia vocabimus, principium criſis ulti-
mum ascenſus terminum eſſe ſtatuendum eſt; ſi vero pau-
latim, ad eas quae ſiunt in periodis acceſſiones eſt attenden-
dum; ſi enim citius et longiori tempore et magis, ut ipſe di-
cebat, fiant, liquet morbum ad ſtatum ascendere atque au-
geri, ſicut quum ad contrarium mutatio ſubſequitur, ceſſat
atque declinat. Contingit autem nonnunquam duas acceſ-
ſiones, ubi maxime factae fuerint invicem aequales, ſtatus
tempus circumſcribere, nonnunquam vero unam omnibus
aliis praecedentibus, reliquisque ſequentibus eſſe majorem.
Ad tres autem extendi acceſſiones ſtatus tempus in morbis
acutis non admodum accidit, in diuturnis vero non modo
ad totidem, ſed longe plures. Ita quidem cognoſcere opor-

Ed. Chart. VIII. [389. 390.]   Ed. Baf. III. (395.)

καθόλου καιρούς, ἢ γινομένους, ἢ γεγονότας ἄρτι, μέλλον-
τας 'δ' ἔσεσθαι καθ' ἕτερον τρόπον.

Κεφ. ια'. Ἵνα σαφὴς ᾖ τοῖς ἀκούουσι, ἀνάγκη πρό-
τερον εἰπεῖν τι περί τε διαχωρημάτων καὶ οὔρων, ὡς πρό-
τερον εἴπομεν περὶ τῶν πτυσμάτων. διαχώρημα τοίνυν ἄρι-
στόν ἐστι τὸ μαλθακόν τε καὶ συνεστηκὸς, καὶ τὴν ὥρην,
[390] ἥν περ καὶ ὑγιαίνοντι ὑπεχώρει. πλῆθος δὲ πρὸς λόγον
τῶν εἰσιόντων. ἐνταῦθα μὲν ἀπό τε συστάσεως αὐτοῦ καὶ
ποσότητος καὶ τοῦ καιροῦ τῆς ἐκκρίσεως ποιεῖται τὴν διάγνω-
σιν, ἐπειδὴ τὴν κάτω κοιλίαν ὑγιαίνουσαν ἐνδείκνυται τὸ
τοιοῦτον διαχώρημα. διὰ τοῦτο οὖν ἐπιφέρων ἐρεῖ· τοιαύτης
γὰρ ἐούσης τῆς διεξόδου, ἡ κάτω κοιλίη ὑγιαίνοι ἄν. κάτω
δὲ κοιλίαν εἴρηκε νῦν ἀντιδιαιρούμενος τῷ θώρακι. διὰ τοῦ-
το τοίνυν οὐδὲ τῆς χροιᾶς ἐμνημόνευσε τοῦ διαχωρήματος.
οὐδὲν γὰρ ὡς πρὸς τὴν τῆς κοιλίας αὐτῆς ἀκριβῆ διάγνωσιν,
ὅπως ἔχῃ διαθέσεως, ἡ χροιὰ τῶν διαχωρημάτων ἐνδείκνυται.
τοῦ γὰρ πεπέφθαι καλῶς ἱκανὰ τὰ προειρημένα γνωρίσματα
τὸ μαλθακόν τε εἶναι καὶ συνεστηκὸς τὸ διαχώρημα, καὶ μήτε

tet tempora univerfalia, aut quum fiunt, aut nuper facta,
fed quae futura funt, alio modo.

    Cap. XI. Qui modus ut clarior fiat audientibus, ne-
ceffe eft prius dicere aliquid de alvi excrementis et de uri-
nis, ficuti prius diximus de fputis. Alvi igitur excremen-
tum optimum, ait Hippocrates, eft, quod molle atque co-
haerens eft, quodque ea hora exierit qua tempore fanitatis
confueverat, quantitate vero, quae fit pro ratione cibi as-
fumpti. Hoc in loco ab ipfius confiftentia et quantitate et
tempore excretionis facit dignotionem. Quia vero infe-
riorem ventrem fanum oftenduut hujusmodi excrementa,
idcirco fubjungens inquit: *Tali enim exiftente dejectione,
inferior venter fanus eft.* Nunc vero inferiorem ventrem
vocat ad differentiam thoracis. Propterea igitur neque co-
loris meminit excrementi, quoniam nullam vim habet ad in-
ferioris ventris difpofitionem exquifite indicandam. Nam
quod id excrementum fit bene concoctum, fufficiunt indicia
praedicta quod videlicet fit molle atque cohaerens, et non

προλαμβάνειν τὸν κατὰ φύσιν καιρὸν, μήθ᾽ ὑστερίζειν. καὶ
τὸ πλῆθος ἀνάλογον τοῖς ἐδέσμασιν. ὥσπερ δ᾽ εἰ ταῦτα εἴη,
πάντως πέπτεται, οὕτως οὐκ ἔτι, εἰ μὴ τούτων τι παρείη,
πάντως οὐ πέπτεται. δύναται μὲν γὰρ αὐτὴ ἡ γαστὴρ ἐῤῥᾶ-
σθαι περὶ τὸ ἑαυτῆς ἔργον, ἤτοι εἰ διά τινα θερμασίαν
ἰσχυρὰν παρακειμένων αὐτῇ μορίων, ἐξικμάζεσθαί τε καὶ
ξηραίνεσθαι τὸ καλῶς πεφθὲν, ἢ δι᾽ ἀῤῥωστίαν ἀναδόσεως
ὑγρότερον τοῦ δέοντος ὑπιέναι. τὸ μέντοι μαλθακόν τε καὶ
συνεστηκὸς ἄντικρυς μὲν ἐνδείκνυται τὴν πεπτικὴν ἐνέργειαν
ἐῤῥῶσθαι, συνενδείκνυται δὲ καὶ τὸ τὴν ἀνάδοσιν ἀμέμπτως
ἀποτελεῖσθαι. καὶ πρὸς τούτοις ἔτι τὸ μηδὲν φλεγμαίνειν
τῶν κατὰ τὴν γαστέρα μορίων. εἰ δέ τῳ δοκεῖ παραλελεῖφθαι
τὸ λεῖον, εἶναι γὰρ χρὴ τὸ καλῶς πεπεμμένον εὐθὺς καὶ
λεῖον, οὐκ ὀρθῶς οὗτος διαγινώσκει. τὸ γὰρ συνεστηκὸς οὐκ
ἐνδέχεται μὴ οὐχὶ καὶ λεῖον ὑπάρχειν. ἡνῶσθαι γὰρ αὐτὸ δεῖ
τοῖς μορίοις ἅπασι καὶ οἷον ἓν ὑπάρχειν ἀκριβῶς. εἰ δὲ τὰ
μὲν ὁλόκληρά τε καὶ τραχέα καὶ σκληρὰ τῶν μορίων αὐτοῦ

anticipet tempus naturale, neque pofterius exeat, et ejus
quantitas fit pro ratione ciborum aſſumptorum. Sicuti vero
ſi haec omnia adſint, omnino coctum eſt, ita non etiam ſi
horum aliquid non adſit, omnino incoctum eſt; fieri enim
poteſt ut ipſe quidem venter circa proprium opus robuſtus
ſit, fed vel propter vehementem vicinarum partium calidita-
tem exugatur atque exiccetur, quod bene concoctum fue-
rit, aut propter diſtributionis imbecillitatem humidius quam
oporteat egeratur. Quod quidem molle et cohaerens eſt,
concoctricem vim validam eſſe liquido oſtendit ac digeſtio-
nem optime fieri ac praeterea nullam ventris partibus in-
flammationem ineſſe. Si cui vero id verbum, *laeve*, prae-
termiſſum eſſe videtur, nam quod bene concoctum ſit, id
protinus etiam laeve eſſe oportet, hic non recte discernit;
nam quod cohaeret fieri non poteſt ut etiam laeve non
ſit; nam unitum oportet eſſe in partibus omnibus et veluti
unum exiſtere exquiſite. Si vero aliquae quidem ejus partes
integrae et asperae et durae viderentur, aliquae autem hu-

φαίνοιτο, τὰ δ᾽ ὑγρὰ καὶ ὑδατώδη, πῶς ἂν εἴη ταῦτα πρὸς
ἄλληλα συνεστηκότα; διαλέλυται γὰρ οὕτω γε ἀπ᾽ ἀλλήλων,
καὶ τὰ μὲν τραχέα τε καὶ σκληρὰ κεχώρισται πάντῃ. τὸ δ᾽
ὑγρὸν, ὡς ἂν ὑδατῶδές τε καὶ λεπτὸν ἔτι μένῃ, οὐθ᾽ ἑαυτὸ
συνδεῖν δύναται τοῖς στερεοῖς οὔτε δι᾽ ἑαυτοῦ κἀκείνοις τινὰ
κοινωνίαν ἐργάζεσθαι, περιῤῥέον τ᾽ αὐτοῖς ἐν κύκλῳ καὶ
ἀποῤῥέον, ἀνώμαλόν τε ἅμα καὶ οὐδαμῶς γε συνεστηκὸς ἐρ-
γάζεται τὸ διαχώρημα. τὸ μὲν δὴ τοιοῦτον, λέγω δὴ τὸ μαλ-
θακόν τε καὶ συνεστηκὸς, ὑγιαίνειν μὲν ἐνδείκνυται πάντως
τὴν γαστέρα. συνενδείκνυται δὲ, ὡς ἔφην, καὶ τὸ μηδὲν τῶν
πέριξ πεπονθέναι καὶ τὸ τὴν ἀνάδοσιν ἀμέμπτως γίνεσθαι.
πάντως γὰρ ἂν ὑγρὸν ἦν, ἐλλιπῶς αὐτῆς ἐπιτελουμένης. εἰ
δὲ καὶ τὸν καιρὸν φυλάττει τῆς ἐκκρίσεως, καθ᾽ ὃν ὑγιαίνον-
τος ἐγένετο, δῆλον ὡς οὔτε βραδυπεψίαν οὔτε τῆς καθεκτικῆς
ἢ ἀποκριτικῆς δυνάμεως ἐνδείκνυταί τι σφάλμα. τὸ μὲν δὴ
ὀψιαίτερον ἢ χρὴ διαχωρεῖν, ἢ τὴν πέψιν αὐτὴν, ἢ τὴν διὰ τῶν
ἐντέρων φορὰν ἐνδείκνυται βραδυτέραν· τὸ δὲ πρωϊαίτερον τὴν
ἀῤῥωστίαν τῆς καθεκτικῆς δυνάμεως, οὐ γὰρ δὴ ῥώμην γε τῆς

midae et aqueae, quando hae forent fimul juncta? nam hoc
pacto adinvicem diffolverentur, et asperae quidem et durae
partes feorfum confifterent, humidae autem tanquam aqueae
et tenues adhuc remanentes, non poffent folidis alligari, ne-
que ullam per fe cum illis habere communionem, circum-
fluentes vero undequaque et defluentes inaequale neque
ullo pacto cohaerens facerent excrementum. Quod quidem
tale eft, dico autem molle atque cohaerens, omnino ven-
tris fanitatem oftendit, fed fimul etiam illud indicat, ut
dixi, nullum ex iis quae circumjacent membris aliquo
modo pati, et digeftionem optime fieri; nam ubi ipfa non
integre fieret, omnino humidum effet excrementum. Si
vero excretionis fervetur tempus, quod fuerat in fano cor-
pore, ex eo liquet neque coctionis tarditatem adeffe, ne-
que ullum facultatis vel retentricis vel expultricis erro-
rem; nam fi tardius qnam oporteat excernatur, coctio-
nis, aut motus, quo per inteftina defertur, tarditas often-
ditur; fi autem citius, facultatis retentricis imbecillitas;

ἀλλοιωτικῆς. οὐ γὰρ ἐνδέχεται τὸν νοσοῦντα, καὶ μάλιστα
ὀξέως, ῥωμαλεωτέραν ἔχειν τοῦ κατὰ φύσιν τὴν κοιλίαν, ἀλλ'
ἀγαπητὸν, εἰ μὴ πολλῷ τινι τοῦ κατὰ φύσιν ἀπολείποιτο.
τὸ μέντοι σὺν δήξει τινὶ ταχέως διεξερχόμενον ἐρεθισμῷ δη-
λονότι τὸ τοιοῦτον ἔπαθεν, οὔτε δ' ἰσχὺν οὔτε ἀῤῥωστίαν
ὅλως ἐνδείκνυται δυνάμεως. ἀλλὰ τό γε χωρὶς δήξεως, ἤ τι-
νος ἄλλου συμπτώματος ἐν τῷ προσήκοντι καιρῷ κενούμενον,
ἐῤῥῶσθαι τὰς τρεῖς τῆς κοιλίας ἐν(396)δείκνυνται δυνάμεις,
τὴν ἀλλοιωτικὴν, τὴν καθεκτικὴν καὶ τὴν ἀποκριτικὴν,
[391] ὅτι δὲ τέσσαρες αἱ πᾶσι φυσικαὶ δυνάμεις ἐν ἑκάστῳ
τῶν τοῦ σώματος ἡμῶν μορίων εἰσὶν ἑτέρωθι δέδεικται.
καὶ νῦν οὐ χρὴ τῶν ουτω τι παρεμπιπτόντων ἀπόδειξιν μα-
θεῖν. ἰδίᾳ γὰρ ὑπὲρ ἑκάστου γέγραπται. λοιπὸν οὖν ὑπὲρ
τοῦ χρῆναι πρὸς λόγον τῶν εἰσιόντων εἶναι τὰ κενούμενα,
διελθεῖν ἀπολείπεται. τὸ τοίνυν μαλθακόν τε καὶ συνεστη-
κὸς καὶ κατὰ τὴν τῶν ὑγιαινόντων ὥραν ἐκκρινόμενον, εἰ μὴ
διασώζοι τὴν τῶν ἐδηδεσμένων ἀναλογίαν, ἴσχεταί πού τι

neque enim id evenit propter robur alteratricis, quum fieri
non poſſit, ut qui aegrotat, acute praeſertim, ventrem ha-
beat robuſtiorem quam ſanitatis tempore, quum bene cum
eo agatur, ſi non multo ſit imbecillior. Si vero cum ali-
quo morſu celeriter exeat, id ex irritatione quapiam con-
tingit, neque robur aut imbecillitas aliqua exinde ſignifica-
tur. Sed ſi ſine morſu aut aliquo alio ſymptomate in tempore
opportuno excernatur, tres ventriculi facultates vigere de-
monſtrat, alteratricem, retentricem et expultricem. Quod
vero quatuor ſunt naturales facultates in qualibet noſtri cor-
poris parte alibi oſtendimus, neque nunc oportet aliquid
horum ita incidentium demonſtratione perdiscere, quo-
niam de his ſingulis ſeparatim ſcripſimus. Reliquum eſt
igitur ut oſtendamus oportere alvi excrementa quae emit-
tuntur ad ea quae aſſumuntur, ſervare proportionem. Ex-
crementum igitur molle atque cohaerens et quod horam
qua excernebatur ſanitatis tempore ſervat, niſi etiam ſerva-
verit ad ea quae aſſumuntur convenientem proportionem,

μέρος αὐτοῦ κατὰ τὸ τυφλὸν ἔντερον, ἢ τὸ κῶλον, ἢ κἂν ταῖς
ἄλλαις ἕλιξι ταῖς λεπταῖς. οὐκ ἀγαθὸν δὲ τοῦτο καὶ ὡς
σημεῖον καὶ ὡς αἴτιον. ὡς σημεῖον μὲν, ὅτι τὴν ἀποκριτικήν
τε καὶ προωστικὴν ὀνομαζομένην δύναμιν ἄῤῥωστον εἶναί φη-
σιν· ὡς αἴτιον δὲ, ὅτι μένει τινὰ τῶν περιττωμάτων ἔνδον
ἃ ἐχρῆν ἐκκρίνεσθαι μᾶλλον. ὥστε τὸ μὲν ἅμα ταῦτ᾽ ἔχον
ἅπαντα τὰ προειρημένα γνωρίσματα διαχώρημα βεβαίως ἐν-
δείκνυται τὴν κάτω κοιλίαν ὑγιαίνειν· εἰ δέ πῃ τινος αὐτῶν
ἀπολείποιτο, ποτὲ μὲν αὐτῆς τῆς γαστρὸς ἐνδείξεταί τινα
διάθεσιν, ἐνίοτε δὲ βεβλάφθαι τὴν ἀνάδοσιν, ἢ καί τι τῶν
πέριξ ὀργάνων οὐχ ὑγιαίνειν, ἢ καί τι σύμπτωμα κρατεῖν,
ὡς ἐπὶ τῆς δήξεως ἐλέγετο. ποῖον οὖν τι τὸ κατὰ φύσιν ἔχον
ἀκριβῶς ἐστι διαχώρημα, τὸ μηδὲν μήτ᾽ ἐν τῇ γαστρὶ μήτ᾽
ἐν τοῖς πέριξ ὀργάνοις ἐνδεικνύμενον σφάλμα· τοιοῦτον δ᾽ ἂν
εἴη τὸ πρὸς τὸ τὰ προειρημένα διαφυλάττειν ἅπαντα, δύο
ταῦτ᾽ ἔτι προσειληφός, ἅπερ αὐτὸς Ἱπποκράτης ἐφεξῆς ἐδί-
δαξε γράφων ὡδί· ὑπόπυῤῥον δ᾽ ἔστω καὶ μὴ λίην δυσῶδες.

aliqua ejus pars intra caecum et id quod vocatur colon in-
teſtinum retinetur, aut in aliis tenuibus inteſtinis. Non eſt
autem hoc neque ut ſignum neque ut cauſa bonum; ut
ſignum quidem, quoniam vim expultricem nominatam ac
propulſoriam debilem eſſe ſignificat; ut cauſa autem, quo-
niam ibi quaedam excrementa intus remanent, quae potius
emitti oportebat, adeo ut, quod habet haec omnia praedi-
cta ſigna excrementum, firmiter indicet inferioris ventris
ſanitatem. Quod ſi ex his ullum deficiat, nonnunquam
ipſius ventris aliquem affectum ſignificat, aliquando autem
digeſtionem eſſe offenſam, aut alipuod circumſtantium orga-
norum non eſſe ſanum, aut aliquod ſymptoma dominari,
ſicuti et in morſu dicebatur. Quodnam igitur erit exquiſite
ſecundum naturam ſe habens excrementum? quod neque in
ventre, neque in circumſtantibus organis aliquod vitium eſſe
ſignificat. Tale autem eſt quod praeter ea quae praedi-
ximus omnia, etiam illa duo recipit quae Hippocrates
ipſe ſcribit deinceps in hunc modum: *Subflavum autem*

εἰ γὰρ ἤτοι πυῤῥὸν ἀκράτως, ἢ μηδόλως ὑπόπυῤῥον, ἀλλὰ
καὶ κατὰ τὴν τῶν ἐδηδεσμένων εἴη χροιὰν, ἤτοι πλέον εἰς τὴν
γαστέρα συῤῥεῖν ὠχρᾶς χολῆς, ἢ μηδόλως ὑπιέναι δηλώσει.
τούτων δὲ τὸ μὲν πρότερον, εἰ μὲν κατ᾽ ἀρχὰς γίγνοιτο, χο-
λωδεστέραν ἐνδείκνυται τὴν νόσον· εἰ δ᾽ ἐν τοῖς τῆς παρακμῆς
χρόνοις, ἐκκαθαίρεσθαι χρηστῶς τὸ σῶμα. περὶ μὲν δὴ τού-
των ἐν τοῖς ἐφεξῆς ἀκριβέστερον διορισθήσεται· τὸ δὲ ἄπε-
πτον διαχώρημα τὸ λεπτὸν καὶ τραχὺ καὶ ἀχύμωτόν ἐστι,
καὶ τὴν τῶν ἐδηδεσμένων διαφυλάττον ποιότητα. τρίτον δ᾽
ἐπὶ τούτοις ἐστὶ γένος διαχωρημάτων τὸ μηκέτι ἐκ τῆς τῶν
σιτίων διαθέσεως, ἀλλ᾽ ἐκ τῶν συῤῥεόντων εἰς τὴν γαστέρα
περιττωμάτων ἐκ παντὸς τοῦ σώματος ἐνδείκνυσθαί τι δυνά-
μενον, οἷόν περ καὶ τὸ πυῤῥὸν ἀκράτως, ὡς ὀλίγον ἔμπρο-
σθεν ἐλέγομεν. ἀλλὰ τοῦτο μὲν ὅταν ὁ τῆς πικρᾶς χολῆς χυ-
μὸς ἄκρατός τε καὶ πολὺς εἰς τὴν γαστέρα συῤῥέῃ, γίγνεται·
τὸ χλωρὸν δὲ τῆς ἰώδους χολῆς ἐστι γνώρισμα, καθάπερ
γε τὸ μέλαν ἤτοι τῆς μελαίνης, ἤ τινος αἵματος αὐτόθι
κατοπτηθέντος. εἰ δ᾽ οἷον πελιδνόν τε φαίνοιτο κατὰ τὴν

erit et non admodum foetidum.   Si enim flavum exquifite,
vel nullo modo fubflavum extiterit, fed etiam fecundum
ciborum colorem, alterum duorum fignificat, fcilicet plus
flavae bilis in ventrem confluere aut nihil omnino; horum
vero primum quidem, fi circa initia fiat, biliofiorem mor-
bum oftendit; fi vero declinationis tempore, corpus inte-
gre repurgari.   De his quidem in fequentibus exquifitius
dicemus.   Incoctum autem excrementum eft tenue et al-
bum et afperum et humoris expers et comeftorum fervat
qualitatem.   Tertium praeter haec eft excrementorum ge-
nus, quod non ex ciborum fit difpofitione, fed ex confluen-
tibus ad ventrem ex toto corpore fuperfluitatibus, quod ali-
quid poteft indicare, veluti id quod paulo antea flavum
exquifite dicebamus.   Sed hoc quidem quando flavae ama-
raeque bilis humor impermixtus et multus ad ventrem flu-
xerit, exiftit, viride autem eft aeruginofae bilis Indicium,
ficuti nigrum, vel atrae bilis, vel fanguinis cujufpiam in
eo loco perufti; fi autem veluti lividum quoddam in excre-

διαχώρησιν, οὐδενὸς ἐδηδεσμένου τοιούτου, ψύξιν τινὰ καὶ
νέκρωσιν οὐκ ἀγεννῆ τῶν ἐντὸς ὑποδείκνυσιν, ὥσπερ εἰ καὶ
λιπαρὸν, οὐδενὸς ἐδηδεσμένου λιπαροῦ, συντήξεώς ἐστι γνώ-
ρισμα. καὶ μὲν δὴ καὶ τὸ γλίσχρον, εἰ μὴ καὶ τοῦτο κατὰ
τὴν τοῦ σιτίου φύσιν εἴη τοιοῦτον, συντήξεώς ἐστι σημεῖον.
ἀλλὰ τὸ μὲν λιπαρὸν πιμελῆς τηκομένης γίνεται, τὸ δ᾽ αὖ
γλίσχρον αὐτῶν τῶν στερεῶν τοῦ ζώου μορίων, ὥστε χεῖρον
μακρῷ. καὶ μὲν δὴ καὶ τὸ λίαν δυσῶδες εἰ μὴ καὶ τοῦτ᾽ εἴη
κατὰ τὸ σιτίον, οὐ μικρὰν ἐνδείκνυται σῆψιν. ἁπλῶς δ᾽ εἰπεῖν
ἐπὶ πάντων εἰ μὴ κατὰ τὸ σιτίον ἡ ποιότης εἴη τῶν διαχωρη-
μάτων, οὕτως ἤδη σκοπεῖσθαι τὴν διάθεσιν, ὥστε κἂν μὴ
λέγηταί που τοῦτο, προσυπακούειν αὐτὸ χρή. καὶ πάντα γε
τὰ ὑφ᾽ Ἱπποκράτους εἰρημένα διὰ τοῦ προγνωστικοῦ, ὡς εἴ-
ρηται, δῆλον, διοριζομένων ἡμῶν [392] ἀεὶ τὸ δι᾽ ἄλλο τι
καὶ οὐ διὰ τὸ νόσημα γεγονός. λοιπὸν δ᾽ ἂν εἴη περί τε τοῦ
τρύζοντος εἰπεῖν καὶ ἀφρώδους καὶ ποικίλου. τὸ μὲν δὴ τρύ-
ζον ὠνόμασται μὲν ἀπὸ τοῦ γιγνομένου ψόφου κατὰ τὴν
διαχώρησιν, ἐνδείκνυται δὲ τὸ μὲν ἐκκρινόμενον αὐτὸ σὺν

mento apparuerit, ubi non fuerit tale aliquid aſſumptum,
partium internarum validum frigus ac velut mortificationem
indicat, ſi vero pingue, ubi non fuerit tale aliquid aſſum-
ptum, colliquationis eſt ſignum, quinetiam viscoſum, niſi
et hoc ex cibi natura tale ſit, colliquationis eſt indicium.
Sed quod quidem pingue eſt, ex pinguedine fit liquefacta:
quod vero viscoſum, ex ipſis ſolidis animalis partibus con-
tabescentibus, quare multo gravius. Et quidem quod ſoetet
vehementer, ſi etiam hoc ex cibo non accidit, vehementem
putrefactionem oſtendit. Ut autem ſummatim dicamus, in
omnibus, niſi pro cibi qualitate talia fuerint excrementa,
ita oportet affectionem conſiderare, adeo ut ſicubi hoc tacea-
tur, ſubintelligere tamen oporteat, et quaecunque ab Hip-
pocrate in prognoſticis dicuntur, ita dicuntur, ſemper di-
ſtinguentibus nobis, ſi quid ob aliud aliquid, non morbum
fiat. Reliquum eſt ut de ſtridente et ſpumoſo et vario di-
camus. Stridens quidem ab eo qui inſit ſono, quum excer-
nitur, nominatur; indicat autem ipſum excrementum fla-

ὑγρότητι λεπτῇ φυσῶδες εἶναι, τὰ δ' ὄργανα συνῆχθαί τε
καὶ οἷον ἐσφίχθαι καὶ στενοχωρεῖσθαι· τὸ δ' ἀφρῶδες, ὥσπερ
οὖν κἀπὶ τῶν ἐκτὸς, ἤτοι ζέοντός τινος, ἢ φυσώδους πνεύ-
ματος· ὑγρῷ μαχομένου γίγνεται. τὸ μὲν δὴ πρότερον ἀμέ-
τρου θερμασίας συντηκούσης τὸ σῶμα, τὸ δὲ δεύτερον ἀνω-
μάλου ταραχῆς ἐστιν ἔκγονον. τὰ δὲ ποικίλα ποικίλαις ἔχε-
σθαι τὸ σῶμα διαθέσεσιν ἐνδείκνυται. διὰ τοῦτο οὖν καὶ
χρόνια καὶ κακοήθη.' αἱ πολλαὶ γὰρ διαθέσεις καὶ χρόνου
πλείονος εἰς πέψιν δέονται καὶ τὸν κίνδυνον ἐπιφέρουσιν
ὁμότιμον τῷ πλήθει. καὶ γὰρ πέττεται ῥᾷον ἁπλῆ διάθεσις
καὶ ἧττον κινδυνώδης ἐστὶ τῆς πολυειδοῦς. οὕτω μὲν δὴ καὶ
περὶ τῶν διαχωρημάτων δεῖ γινώσκειν.

Κεφ. ιβ'. Ἐφεξῆς δὲ περὶ τῶν οὔρων εἴπωμεν. ἄρι-
στον μὲν οὖν κἀνταῦθα τὸ τοῖς τῶν ὑγιαινόντων ὁμοιότα-
τον. ὅσον δὲ οὐ τοιοῦτον, ἢ ἁπλῶς ἄπεπτόν ἐστιν, ἢ πρὸς
τούτῳ καὶ ὀλέθριον. ἄπεπτον δὲ καὶ πεπεμμένον ὀνόματι
μὲν ἕν, ὥσπερ οὖν καὶ τῷ γένει· πάμπολυ δὲ ἐν τῷ μᾶλλόν

tum cum tenui humiditate habere permixtum, organa autem
in unum coacta atque in anguſtum reſtricta. Spumoſum
vero fit, ſicuti etiam in exterioribus accidit, quum ſcilicet
fervor ineſt, vel aliquis flatuoſus ſpiritus humiditate com-
mixtus eſt. Primum immoderatae caliditatis corpus colli-
quantis, fecundum vero eſt inaequalis perturbationis effe-
ctus. Varium autem variis corpus affectibus detineri in-
dicat; ob hoc igitur et diuturnum et malignum exiſtit,
multi enim variique affectus ad coctionem longiori indigent
tempore, periculumque afferunt multitudini aequale, nam ſim-
plex affectus facilius concoquitur et minus eſt quam multiſor-
mis periculoſus. Sic quidem de excrementis judicare
oportet.

Cap. XII. Deinceps de urinis dicamus. Ex his igi-
tur illa optima eſt, quae urinae ſanorum eſt ſimillima; quae-
cunque vero non eſt talis, vel ſimpliciter incocta eſt, vel
praeter hoc et perniciofa. Coctum autem et incoctum no-
mine quidem ſunt unum, ſicuti et genere, plurimam vero

τε καὶ ἧττον ἀλλήλων διαφέρουσιν. ὅρους οὖν κἀνταῦθα
πειραθῶμεν ἐπιθεῖναι σαφεῖς, οἷς ἅπαν τοὐν μέσῳ διακριθή-
σεται. τὸ μὲν δὴ κάλλιστα πεπεμμένον ἐν τοῖς ἀκριβῶς
ὑγιαίνουσι σκοπεῖσθαι προσήκει. τοιοῦτον δ᾽ ἐστὶν ὑπό-
πυῤῥόν τε ἅμα καὶ ὑπόξανθον καὶ πλέον γε ὑπόπυῤῥον ἢ
ὑπόξανθον. εὐθὺς δὲ τοῦτο καὶ τάχους ἔχει συμμέτρως. τὸ
δή τοι λεπτότερον ἢ παχύτερον αὐτοῦ πέψιν ἐνδεῆ σημαί-
νει. τὸ μὲν γὰρ οὔπω κεχύμωται, τὸ δ᾽ ἔτι τετάρακται.
μάθοις δ᾽ ἂν ἐκ τῶν ἀποκρινομένων μὲν λεπτῶν τε καὶ κα-
θαρῶν, μετὰ ταῦτα δ᾽ ἤτοι μενόντων ἀεὶ λεπτῶν ἢ μετ᾽
ὀλίγον ἀναθολουμένων, ὡς ἀμφότερα μὲν εἶναι ἄπεπτα, δια-
φέρει δὲ τῷ τὸ μὲν οὐκ ἐγχειρεῖσθαί πω πέττεσθαι, τὸ δ᾽, ὅτι
φυσώδη αὐτῷ πνεύματα ἀναμέμικται ταραχή τις, οἷα καὶ τοῖς
νέοις οἴνοις τοῖς ἔτι ζέουσι γίγνεται. οὔσης γὰρ τριττῆς δια-
φορᾶς τῶν οὔρων τῶν θολερῶν, ἢ γὰρ οὐρηθέντα τοιαῦτα
καθίσταται μετ᾽ ὀλίγον, ἢ μένει παραπλήσια μέχρι παντός,
ἢ καθαρὰ μὲν ἐκκρίνεται, μετὰ ταῦτα δ᾽ ἀναθολοῦται.

in eo, quod magis aut minus differentiam habent. His igi-
tur etiam manifeflos terminos tentemus apponere, quibus
quod eft in medio fecernatur. Quae quidem optime eft co-
cta, in iis qui fupremum fanitatis obtinent gradum confide-
rare oportet; talis enim eft fubrufa et fubflava, magisque
fubrufa quam fubflava; ftatim vero et haec mediocrem
craffitiem habet. Nam quae ipfa craffior eft aut tenuior,
coctionem imperfectam fignificat, fiquidem altera nondum
in humorem converfa eft, altera vero adhuc conturbata eft.
Hoc autem intelligere licet ex iis quae tenues ac purae excer-
nuntur, pofthac vero vel remanent femper tenues, aut paulo
poft conturbantur, quoniam utraeque coctione carent; eo
autem differunt, quod altera nondum concoqui coepit, al-
tera vero quoniam flatuofi fpiritus ipfi permixti funt, per-
turbatio quaedam veluti in novis vinis adhuc ferventibus
ineft. Nam quum triplex fit urinarum turbidarum differen-
tia, quia vel, quum tales mictae fuerint, paulo poft refi-
dent, vel femper fimiles permanent, vel purae quidem min-

μοχθηρὸν μὲν τὸ τρίτον μέρος τῶν εἰρημένων, ἐπιεικὲς δὲ τὸ
πρῶτον, ἐν μέσῳ δ᾽ ἀμφοῖν ἐστι τὸ δεύτερον. τὸ μὲν γὰρ
εὐθὺς καθιστάμενον ὀλίγον ἔτι τῆς ἀνωμάλου ταραχῆς ἀπο-
λείπεσθαι δηλοῖ, τὸ δ᾽ ἀεὶ διαμένον ὅμοιον ἀκμάζειν ἔτι
τὸν ἐν τοῖς αἵμασι σάλον ἐνδείκνυται, τὸ δ᾽ ἔξω ταραττόμε-
νον ἄρχεσθαι πέττεσθαι μέλλει, ὥστ᾽ εὐλόγως κάκιστον μὲν
τοῦτο. καὶ γὰρ καὶ χρόνου παμπόλλου δεῖται, καὶ δυνάμεως
ἰσχυρᾶς εἰς τὴν πέψιν. τὸ δ᾽ οὐρούμενον μὲν θολερὸν, εὐθὺς
δ᾽ ὑπόστασιν ἔχον χρηστὴν, οὐκ εἰς μακρὰν πεφθήσεσθαι δη-
λοῖ τὸ νόσημα, καὶ διὰ τοῦτο ἐπιεικέστερον. ἐν τῷ μέσῳ δ᾽
ἀμφοῖν ἐστι τὸ λοιπὸν καὶ τρίτον. ἅτε γὰρ ἀκμαζούσης τα-
ραχῆς ἔκγονον ὑπάρχον, ὅσον ἀπολείπεται κακίᾳ τοῦ μέλ-
λουσαν ἔτι τὴν ταραχὴν ἐνδεικνυμένου, τοσοῦτον πλεονεκτεῖ
τοῦ χαυομένην ἤδη κεκτημένου. τὸ τοίνυν ἐσχάτως ἄπεπτον
[393] ὑπὲρ ἅπαντα ταῦτ᾽ ἐστίν. εἴη δ᾽ ἂν ὑδατῶδες ἀκριβῶς
τὸ τοιοῦτον, οὔτ᾽ ἤδη πεττόμενον, ὡς τὸ θολερὸν, οὔτε
μέλλον, ὡς τὸ μετ᾽ ὀλίγον ἀναθολούμενον, ἀλλ᾽ οἷον ἀπε-

guntur, poftea vero conturbantur. Prava quidem ex dictis
tertia, mitis autem prima, media vero inter utramque fe-
cunda. Quoniam quae ftatim quidem refidet, parum ali-
quid inaequalis turbulentiae fupereffe demonftrat, quae
vero femper manet fimilis, vigere adhuc, quae eft in fan-
guine, perturbationem oftendit: quae vero extra conturba-
tur, debet incipere concoqui, quare optimo jure ea peffi-
ma eft; nam et longiori tempore et facultate valida in-
diget ad coctionem. Sed quae turbulenta meitur ftatim-
que hypoftafin bonam habet, morbum haud ita multo
poft concoquendum fignificat, atque idcirco mitior. Me-
dio autem loco fe habet fecunda, nam ea ut quae vi-
gente fit conturbatione, quantum malitia differt ab ea,
quae adhuc futuram perturbationem fignificat, tantum fu-
perat eam, quae jam quiescentem obtinet. Quae vero ad
fummum incocta eft, has omnes vincit; eft autem aquofa
exquifite, neque jam coqui incipiens, qualis turbulenta, neque
in fpe ut coqui debeat, ficuti quae paulo poft perturbatur: fed

BIBΛION A. 597

Ed. Chart. VIII. [393.]   Ed. Baf. III. (396. 597.)

γνωσμένης τῆς πέψεως σύμπτωμα. τὸ τοιοῦτον τοῦ φλεβώ-
δους γένους ὑπάρχει πά(397)θος, οἶον ἀκριβῶς ἀπεψία γα-
στρός. ὅταν δὲ καὶ ταχέως διεξέρχηται τοῦτο, καλεῖται μὲν
ὑπό τινων ὕδερος εἰς ἀμίδα τὸ πάθημα, διαβήτην δ᾽ ἔνιοι
προσαγορεύουσι. ἄλλος δέ τις παλαιὸς ἀνὴρ εἰς οὖρα διάῤ-
ῥοιαν ὠνόμαζε. περὶ μὲν δὴ τῶν ὀνομάτων ἑτέρωθι σκο-
πείσθω· τὸ δ᾽ οὖν πάθημα τοιοῦτόν ἐστιν οἶον ἐν τῇ περὶ
γαστέρα λειεντερίᾳ νέκρωσις, ὡς ἂν εἴποι τις, ἀμφοτέρων τῶν
δυνάμεων, ἀλλοιωτικῆς τε καὶ καθεκτικῆς ὑπάρχον. ἀλλὰ
τοῦτο μὲν ἀπέπτων οὔρων τὸ χείριστον· ἐφεξῆς δ᾽ αὐτῷ τὸ
ὑδατῶδες, ὅσον μὲν ἐπὶ τῷ μὴ πεπέφθαι παραπλήσιον. τῷ
δὲ μηδὲν ἄλλο συνενδείκνυσθαι κακὸν καὶ ὀλέθριον ἧττον.
ἐκεῖνο μὲν γὰρ οὐ τῆς ἀλλοιωτικῆς μόνον δυνάμεως, ἀλλὰ καὶ
τῆς καθεκτικῆς ἀῤῥωστίαν ἐσχάτην δηλοῖ, τουτὶ δὲ τῆς ἑτέρας
μόνης, τῆς ἀλλοιωτικῆς. ὅσῳ δ᾽ ἂν πλείους οὑτινοσοῦν γέ-
νους ὀργάνων ἐνέργειαί τε καὶ δυνάμεις ἐμποδισθῶσιν, ἢ καὶ
παντάπασιν ἀπόλωνται, τοσούτῳ χεῖρόν ἐστι τὸ νόσημα.
διὰ ταῦτ᾽ ἄρα χείριστον μὲν ἡ εἰς οὖρα διάῤῥοια, διττὴ γὰρ

velut defperatae coctionis accidens, quae talis eſt, venoſi generis
affectus exiſtit, qualis eſt in ventriculo extrema ipſa crudi-
tas. Quum vero etiam ſtatim transcurrit, vocatur a non-
nullis hydrops ad matellam, alii diabetem appellant, qui-
dam vero alius antiquus ad urinas profluvium nominavit;
fed de nominibus alibi conſideretur. Hic igitur affectus talis
eſt, qualis circa alvum laevitas inteſtinorum, mortiſicatio,
ut diceret quispiam, utriusqué virtutis, et retentricis et al-
teratricis, at haec inter omnes urinas crudas peſſima exiſtit.
Sed poſt ipſam eſt aquoſa, quae quantum quidem ad cru-
ditatem attinet priori ſimilis eſt, fed quia nullum aliud com-
monſtrat, minus pernicioſa; illa enim non modo virtutis al-
teratricis, fed et retentricis imbecillitatem ſummam ſignifi-
cat, haec autem alterius ſolius, alteratricis. Quanto autem
plures inſtrumentorum cujusque generis actiones et facultates
tes impeditae fuerint, aut ex toto perierint, tanto deterior
eſt morbus, atque idcirco peſſimum eſt ad urinas proflu-

598 ΓΑΛΗΝΟΥ ΠΕΡΙ ΚΡΙΣΕΩΝ

Ed. Chart. VIII. [393.]　　　　　　　Ed. Baſ. III. (397.)

ἡ κακία. μοχθηρὸν δ᾽ ἱκανῶς καὶ τὸ λεπτὸν οὕτως καὶ
λευκὸν, οἷόν περ καὶ τὸ ὕδωρ. ἁπλῆ μὲν ἡ διάθεσις, ἀλλ᾽
ἔσχατον ἀῤῥωστίας γνώρισμα. τούτῳ δ᾽ ἐγγύς ἐστιν ἕτερον
οὖρον, ἐν πολλαῖς τῶν νόσων φαινόμενον, ὡς οἴνου δοκεῖν
ἱκανῶς λευκοῦ καὶ λεπτοῦ μεμιγμένην ἔχειν ἰδέαν. ἡ γένεσις δ᾽
αὐτοῦ ἐκ τοῦ προειρημένου λεπτοῦ καὶ ὑδατώδους οὔρου
βραχὺν ἰχῶρα λεπτὸν ἐκ τῆς πυῤῥᾶς χολῆς ὑποδεξαμένου. καὶ
γὰρ εἰ κἀκτὸς εἰς ὕδωρ καθαρὸν ἐμβάλοις ὠχρᾶς ὀλίγον, ἢ
αὐτῆς τῆς χολῆς, τοιοῦτόν σοι φανεῖται. τουτὶ μὲν οὖν ἐγγυ-
τάτω τοῦ παντελοῦς ἀπέπτου, τὸ δ᾽ ὕπωχρον ἐφεξῆς τούτῳ.
τὸ δ᾽ ὠχρὸν, εἴη μὲν ἂν ἤδη τοῦτο καὶ ὑπόπυῤῥον. εἰ γὰρ
εἰς ὕδωρ ἐμβάλλοις, ἢ πυῤῥοῦ χρώματος ὀλίγον, ἢ ὠχροῦ
πλέον, ὅμοιόν σοι φανεῖται. πέπτεται δ᾽ ἤδη τοῦτο, τῆς
χρόας γε ἕνεκα. χρὴ δὲ αὐτὸ καὶ τῷ πάχει τοσοῦτον ἀποκε-
χωρηκέναι τοῦ ὑδατώδους, εἰ μέλλοι πεπέφθαι καλῶς, ὅσον
καὶ τῷ χρώματι. τὸ δ᾽ ἄριστον ἁπάντων τῶν οὔρων ὑπό-
πυῤῥόν ἐστιν καὶ ὑπόξανθον, ὡς εἴρηται καὶ πρόσθεν, οἷον
εἰ κἀκτὸς ἐργάσασθαι θελήσοις, αἵματος ὀῤῥῷ καὶ χολῆς

vium, quoniam duplex eſt vitium. Prava autem ſufficien-
ter eſt, quae tenuis et alba eſt ſicuti aqua; nam ſimplex
quidem eſt dispoſitio, ſed ultimae eſt imbecillitatis indicium.
Huic proxima eſt altera urina, quae in multis apparet mor-
bis, ut videatur mixtam habere formam vini maxime tenuis
et albi: ejus autem generatio eſt ex ea, quam nuper diximi-
mus, alba et aquoſa, ut quae paucum ichorem ex bile ruſa
ſuſceperit, nam et ſi exterius in aquam puram ochrae pa-
rum, vel ipſius etiam bilis injeceris, talis tibi aqua repraeſentabitur. Haec quidem urina proxime accedit ad crudam.
Poſt hanc eſt ſubpallida, pallida vero jam et ſubruſa eſt; ſi
enim in aquam injeceris vel ruſi coloris parum, vel pallidi
multum, ſimile tibi videbitur: haec vero quantum ad co-
lorem attinet concocta jam eſt, oportet autem tantum eam
recedere ſua craſſitie ab aquoſa, quantum colore, ſiqui
dem bene concoqui debeat. Optima autem omnium urina
ſubruſa ac ſubflava eſt, quemadmodum et antea diximus;
veluti ſi etiam extra tale quid facere velles, ſanguinis ſerum

ΒΙΒΛΙΟΝ Α. 599

Ed. Chart. VIII. [393.]   Ed. Baf. III. (397.)

πυῤῥᾶς ἐπιθολώσας ὕδωρ. λόγῳ δ᾽ εἰπεῖν οὐκ ἐγχωρεῖ τὸ
ποσὸν τῆς μίξεως, ἀλλ᾽ ἢ παρ᾽ ἄλλου χρὴ μαθεῖν, περὶ
ἀρίστου οὔρου, ἢ αὐτὸν ἐκ τῆς πείρας διδαχθῆναι τοῦ κατὰ
φύσιν οὔρου τὴν ἰδέαν, ἐπ᾽ αὐτῶν τῶν ὑγιαινόντων ἐξετά-
ζοντα. πεττομένου γὰρ ἔτι τοῦ αἵματος, ὅσον ἂν οὐρηθῇ,
λείαν καὶ ὁμαλὴν καὶ λευκὴν ὑπόστασιν καὶ πολλὴν ποιεῖται.
τελειωθείσης δὲ τῆς πέψεως, ἐπιτείνεται μὲν αὐτῷ τὰ τοῦ
χρώματος, ἔλαττον δ᾽ ὑφίσταται, κἂν εἰ πλείονα χρόνον ἐπὶ
τούτοις ἄσιτον φυλάττοις τὸν ἄνθρωπον, ὄψει πυῤῥότερον
ἀεὶ καὶ μᾶλλον αὐτὸ γινόμενον. ἐδείκνυτο γὰρ δὴ κἀν τοῖς
τῶν φυσικῶν δυνάμεων ὑπομνήμασι, ὅσον ἀμετρότερον ἐθερ-
μάνθη τῆς τροφῆς καὶ μάλιστα εἰ πῖον εἴη καὶ γλυκὺ, χολὴ
πικρὰ γινόμενον. ἐπεὶ δὲ καὶ ξανθὴν ὀνομάζουσι καὶ πυῤῥὰν
καὶ ὠχρὰν τὴν τοιαύτην χολὴν, καὶ μεστὰ πάντα ἐστὶ τὰ
τῶν ἰατρῶν βιβλία, τῶν μὲν οὕτως, τῶν δ᾽ ἐκείνως κα-
λούντων, τινῶν δὲ καὶ ἀδιαφόρως, ἄμεινον ἐν τῷδε πάλιν
ἐπιστῆσαι τὸν λόγον, ἵν᾽ ἕπηταί τις ἀκριβέστερον τοῖς λεγομέ-
νοις. ἐγγυτάτω τὴν φύσιν ἐστὶν τὸ πυῤῥὸν χρῶμα τῷ ξανθῷ,

ac bilem rufam aquae permifcens. Sermone autem non
poffum exprimere mixtionis quantitatem, fed vel ab altero
oportet addifcere de optima urina, aut per te ipfum ex-
perientia percipere, qualis fit urinae fecundum naturam fe
habentis forma, eam in fanis corporibus perquirendo. Nam
quum adhuc coquitur fanguis, urina, quae mingitur, laevem
et aequalem et albam hypoftafin ac multam facit; jam vero
perfecta coctione color quidem urinae intenditur, minus au-
tem fubfidet, et fi longiori poft hoc tempore hominem a cibo
prohibueris, videbis ipfam fieri continuo magis rufam. Nam
et in commentariis de facultatibus naturalibus oftendebatur,
quicquid alimenti fupra modum calefit et praefertim fi
pingue fuerit et dulce, verti in amaram bilem. Quoniam
vero et flavam et rufam et pallidam nominant hujusmodi
bilem, plenique funt medicorum libri, in quibus hoc vel
illo modo appellatur, licuti in quibusdam fine discrimine,
melius eft hoc in loco illud rurfus annotare, ut exactius quis
dicta affequatur, quod rufus color ad flavum proxime acce-

600 ΓΑΛΗΝΟΥ ΠΕΡΙ ΚΡΙΣΕΩΝ

Ed. Chart. VIII. [394.]   Ed. Baf. III. (397.)

[394] διαφέρει δ' ἀλλήλων τῷ τὸ μὲν λευκότερον εἶναι, τὸ
δὲ στιλπνότερον. καὶ γὰρ οὖν καὶ ἡ πικρὰ χολὴ ποτὲ μὲν
πυῤῥὰ φαίνεται μᾶλλον, ποτὲ δὲ ξανθὴ, πολλάκις δ' ἄν σοι
καὶ ὠχρὰ δόξειεν εἶναι, λευκοτέρα μὲν καὶ θολωδεστέρα γινο-
μένη, πυῤῥά· στίλβουσα δὲ καὶ καθαρωτέρα, ξανθή. τὸ
γὰρ οἷον πυρῶδες ἐλλάμπον αὐτῇ ξανθότερον ἀπεργάζεται.
ὅσον δ' ἐστὶ τὸ πυῤῥὸν τοῦ ξανθοῦ λευκότερον, τοσοῦτον
ἐκείνου τὸ ὠχρόν. ὅσον δ' αὖ πάλιν ἧττον λευκόν ἐστιν τὸ
ξανθὸν τοῦ πυῤῥοῦ, τοσοῦτον τοῦ ξανθοῦ τὸ ἐρυθρόν.
ὅθεν καὶ ἡ τοῦ αἵματος χρόα ποτὲ μὲν ξανθοτέρα, ποτὲ δ'
ἐρυθροτέρα φαίνεται. διὸ καὶ τοῦτο ποτὲ μὲν ἐρυθρὸν ὀνο-
μάζουσι, ποτὲ δὲ ξανθόν. οὐδέποτε μέντοι τὸ ξανθότατον
αἷμα τὴν αὐτὴν ἔχει χρόαν τῇ ξανθοτάτῃ χολῇ, ἀλλ' ἔστιν
ἐκείνη μὲν ξανθοτέρα, τὸ δὲ αἷμα πάντως ἐρυθρότερον. τὸ
γὰρ ἀκριβῶς ξανθὸν αἷμα μέσον ἀκριβοῦς αἵματος καὶ χο-
λῆς ἐστιν ἐπὶ τῶν κατὰ φύσιν ἐχόντων, ὥστε ἑκατέρου αὐτῷ
τῶν χυμῶν προσιόντος μηδέποτε μὲν ἀκριβῶς γίνεσθαι ξαν-
θὸν, ἑαυτοῦ μέντοι ξανθότερον. αὕτη μὲν οὖν ἡ αἰτία τοῦ

dit, in hoc autem differunt, quod alter magis ad album,
alter ad fplendidum vergit. Nam et amara bilis aliquando rufa
apparet, aliquando flava, faepius autem et pallida tibi videtur
effe, fi quidem albior et turbulentior facta fit, rufa, fi vero fplen-
dens fit et purior, flava ; nam quod veluti igneum in bile fplen-
det, ipfam reddit flaviorem. Quantum vero flavo rufum eft al-
bius, tantum illo pallidum; quantum rurfus minus album
eft flavum quam rufum, tantum flavo rubicundum, quia
et fanguinis color nonnunquum flavior exiftit, nonnunquam
rubicundior apparet; unde et fanguinem ipfum aliquando
flavum, aliquando rubrum dicunt. Nunquam vero fan-
guis maxime flavus eundem habet cum bile flaviffima co-
lorem; fed eft illa quidem flavior, fanguis vero rubi-
cundior; nam qui apprime flavus eft fanguis, medius eft
inter bilem ac exquifitum fanguinem in iis qui fecundum
naturam fe habuerint; quare fi uterque humor in ipfo
conjungatur, nunquam fiet exquifite flavus, fe ipfo tamen
magis flavus. Haec igitur caufa eft ut appellationes con-

BIBΛION Λ.   601

Ed. Chart. VIII. [394.]   Ed. Baſ. III. (397.)

συγκεχύσθαι τὰς προσηγορίας. ὅσον δ᾽ εἰς τὴν χρείαν διαφέ-
ρει, ῥᾷστον ἐξευρεῖν, ὅτι τῶν κατὰ φύσιν οὔρων ὅρος ὁ τῆς
ἀκριβοῦς τοῦ αἵματος πέψεως πρῶτος καιρός ἐστιν ἐν τοῖς
ὑγιαίνουσιν ἄριστα σώμασι. ὁ δὴ τοῦτο θεασάμενος, εἶθ᾽
οἷον κανόνα τινὰ τῶν ἄλλων οὔρων ἑαυτῷ ποιησάμενος, ἐξευ-
ρήσει ῥᾳδίως τὰς ἀλλοιούσας αὐτὸ διαθέσεις. εἰ μὲν γὰρ τὴν
χρόαν ἀκριβῶς ἐπιφυλάττει, ὑπόστασίν τε καὶ λευκὴν καὶ
λείαν καὶ ὁμαλὴν καὶ πολλὴν ποιεῖται, πέψεως μὲν ἂν εἴη γε
καὶ οὕτως ἀκριβοῦς γνώρισμα. πλέονα δὲ τὸν ὠμὸν ὀνομα-
ζόμενον χυμὸν ἐκκαθαίρεσθαι δηλοῖ. διὰ τοῦτο καὶ τοῖς
παιδίοις σχεδὸν ἅπασι καὶ τῶν τελείων τοῖς ἀργῶς διαιτω-
μένοις, ἢ ἄλλως ἐμπιπλαμένοις ἱκανὴν ὑπόστασιν ἴσχει τὰ
οὖρα. πλεῖον γὰρ ἐν τούτοις ἅπασι τὸ ἀκατέργαστόν τε καὶ
ὠμὸν, τοῖς μὲν διὰ τὴν ἀργίαν, τοῖς δὲ διὰ τὴν πλησμονὴν,
τοῖς παιδίοις δὲ καὶ διὰ τὴν πλησμονὴν, ἀδδηφάγοι γὰρ μᾶλ-
λον, ἀλλὰ καὶ διότι μία τῆς γαστρὸς ἐνέργεια δυοῖν ἑτέραις

fundantur. Quantum autem ad uſum refert, facillimum
invenire eſt quod urinarum, quae ſecundum naturam ſe
habent, terminus eſt in optime ſanis corporibus primum
exquiſitae coctionis ſanguinis tempus; et qui hanc fuerit
contemplatus, deinde veluti regulam aliarum urinarum ſibi
ſtatuerit, quaenam ipſam mutent affectiones, facile inveniet.
Nam ſi colorem exquiſite ſervaverit, hypoſtaſin vero al-
bam et laevem et aequalem et multam fecerit, ſic quidem
coctionis etiam ſignum exquiſitum fuerit; plus autem de
humore, qui crudus nominatur, evacuari demonſtrat.
Propterea et in pueris omnibus fere et perfectam aetatem
habentibus, qui otioſam vitam degunt, aut quovis alio
modo repleti ſunt, ſatis multam urinae habent hypoſtaſin;
quoniam in his omnibus plus eſt de inconfecto et crudo hu-
more, his quidem propter deſidem vitam, illis vero propter
ſatietatem, pueris vero et ob ſatietatem, voraciores enim
ſunt, et ob id etiam, quod una ventriculi functio non poteſt
duobus ſimul ſufficere, augendo ſcilicet atque alendo; an-
tequam ergo in ipſo ſufficienter alimentum coctum ſit, ipſum

ἐνεργείαις ἱκανῶς ἐξαρκεῖν ἀδύνατος, αὐξήσει τε ἅμα καὶ
θρέψει. πρὶν οὖν ἀκριβῶς ἐν αὐτῇ πεφθῆναι τὴν τροφὴν,
ἕλκει τὸ σῶμα. κἀντεῦθεν πλεῖστον τὸν ὠμὸν ἀθροίζει χυμόν.
διὰ τοῦτο καὶ τοῖς ἐξ ἀργίας τε καὶ πλησμονῆς πυρέττουσιν,
ἢν σώζεσθαι μέλλουσι, ἐξ ἀνάγκης ὑφίσταται πλεῖστον. ἔμπα-
λιν δὲ τοῖς ἐξ ἐνδείας καὶ πόνου πυῤῥὰ μὲν καὶ χολώδη τὰ
οὖρα, λύεται γὰρ ἡ νοῦσος καὶ πρὶν ὑποστῆναι πολλάκις.
ἀρκεῖ γὰρ ἐπὶ τούτων καὶ νεφέλη καὶ ἐναιώρημα χρηστόν.
τοιοῦτον δ' ἐστὶ τὸ λευκὸν καὶ λεῖον καὶ ὁμαλόν. καὶ γὰρ
οὖν αὐτῶν τῶν ὑγιαινόντων τοῖς πονοῦσι πλέον καὶ ἧττον
προσφερομένοις σιτία χολωδέστερα τὰ οὖρα. διόπερ οὐδὲ
ἁπλῶς ὁ Ἱπποκράτης ἔψεξε τὸ πυῤῥὸν, ἀλλ' ὅταν ἅμα τῷ
τοιοῦτον εἶναι καὶ λεπτὸν ὑπάρχῃ. λέγει γ' οὖν ὧδε· ἔστ'
ἂν δὲ πυῤῥὸν εἴη τὸ οὖρον καὶ λεπτὸν, ἄπεπτον σημαίνει τὸ
νόσημα εἶναι. δῆλον δὲ καὶ ὡς οὐδὲ ὑφίσταταί τι τοῖς τοιού-
τοις οὔροις. οὐ γὰρ ἐγχωρεῖ τὸ λεπτὸν ἱκανῶς, οὐδὲ εἰ πάμ-
πολυν χρόνον ἀτρεμοῦν ἀποκέοιτο, λαβεῖν τινα διάκρισιν,
ὥστε τὸ μὲν ἐμφερόμενον αὐτῷ παχύτερον ὑποστῆναι, τὸ

ad ſe corpus trahit, atque hinc ſit ut plurimum crudi hu-
morum coacervet. Haec quoque cauſa eſt ut iis qui ex
otio et repletione ſebricitant, ſi ſanitati reſtitui debent, ne-
ceſſario plurimum ſubſideat; contra ii, qui ex inedia et la-
bore, ruſae quidem et bilioſae urinae ſunt; ſolvitur enim
morbus prius quam aliquid ſubſideat plerumque; ſufficit
enim in his et nebula et ſuſpenſum bonum, tale autem eſt
album et laeve et aequale; nam ex ipſis ſanis, qui multum
laborant, et pauciori cibo veſcuntur, iis ſunt urinae bilio-
ſiores. Quare neque ſimpliciter Hippocrates vituperavit
urinam rufam, ſed quando ſimul cum rubore habuerit tenui-
tatem; ita igitur inquit: *Donec ruſa faerit urina ac
tenuis, morbum crudum ſignificat.* Liquet autem quod
neque aliquid ſubſidet hujusmodi urinis; neque enim con-
tingit ut quae tenuis ſufficienter fuerit, vel ſi multo tem-
pore quieta ſteterit. aliquam recipiat ſecretionem. adeo ut
craſſior pars, quae in ipſa pendebat, ſubſideat, tenuior

λεπτότερον δὲ ἐπιπολάσαι. μόνου γὰρ τοῦ παχύτητά τινα
κεκτημένου τὸ τοιοῦτον πάθημα. οὐ μὴν οὐδὲ εἰ συμμέτρως
εἴη παχὺ, καί τινα βραχεῖαν ὑπόστασιν ἔχον, τοῦτο πέπεπται.
εἰ γὰρ ἤτοι κριμνώδεις ἢ πεταλώδεις, [395] ἢ πιτυρώδεις
ἢ μελαίνας ἢ χλωρὰς ἢ πελιδνὰς ἢ δυσώδεις ὑποστάσεις ἔχοι,
πρὸς τῷ καὶ πᾶν τὸ τοιοῦτον ἄπεπτον εἶναι καὶ ἄλλως ὀλέ-
θριον ὑπάρχει. αἱ μὲν γὰρ κριμνώδεις δυοῖν εἰσι διαθέσεων
γνωρίσματα, συντήξεως ἁδρομεροῦς καὶ θερμασίας καυσώ-
δους, ἐκφρυγούσης τὸ αἷμα. αἱ δὲ πεταλώδεις αὐτῶν τῶν
ἀγγείων εἰσὶ, τὰ ἐπιπολῆς μόρια, πάντως δήπου ἀναλυομέ-
νων τε καὶ συντηκομένων, ὡσαύτως δὲ καὶ αἱ πιτυρώδεις,
πλὴν ὅσον ἁδρόταται (398) μὲν αὗται καὶ σμικρόταται. πλα-
τύτεραι δὲ καὶ λεπτότεραι τούτων αἱ πεταλώδεις, μέλαιναι
δ᾽ ὑποστάσεις ἢ θερμασίαν ἄκρατον καὶ πυρώδη σημαίνου-
σιν, ἢ νέκρωσιν ἐκ καταψύξεως ἰσχυρᾶς. οὕτω γὰρ δὴ φαί-
νεται καὶ τἀκτὸς ἡμῶν μόρια μελαινόμενα, τὰ μὲν ὑπερ-
θερμανθέντα, καθάπερ τοῖς εἰληθεροῦσι, τὰ δ᾽ ἐσχάτως

vero fuperferatur; nam hoc folum advenit iis quae aliquam
craffitiem habent. Non tamen fi etiam mediocriter craffa
fuerit, et breve quicquam quod fubfideat habuerit, jam
cocta erit; fi enim vel farinae hordei craffiori, vel fquamis,
vel furfuribus fimiles hypoftafes habuerit, vel nigras, vel
virides, vel lividas, vel foetidas, praeter id, quod quae-
quaecunque tales funt, cruditatem habent, etiam alioquin
funt perniciofae. Nam farinae hordeaceae craffiori fimiles,
duarum funt difpofitionum indicia, grandis fcilicet colliqua-
tionis et caliditatis aeftuofae, quae fanguinem adurit. At
quae fquamas repraefentant, funt vaforum partes fuperfi-
ciales, quae fcilicet omnino refolvuntur ac colliquantur.
Ita et furfureae praeter quam quod quantum hae craffio-
res ac minores funt, tantum fquamis fimiles, latiores ac
tenuiores his funt. Nigra vero fedimenta vel excedentem
caliditatem atque igneam oftendunt, vel ex frigiditate ve-
hementi mortificationem; fic enim et extrinfecus noftri cor-
poris partes nigro affici colore videmus, partim fcilicet ex
nimio calore, ut qui fe foli aeftivo expofuerunt, partim ex

ψυχθέντα, καὶ οἷον νεκρωθέντα, καθάπερ τοῖς τε πρεσβυ-
τέροις καὶ τοῖς ἄλλοις ὁπωσοῦν ἰσχυρῶς ψυχθεῖσι. καὶ γὰρ
οὖν καὶ αὐτῶν ὅλων τῶν οὔρων ἡ μέλαινα χρόα, καὶ προσέτι
τῶν ἐναιωρουμένων αὐτοῖς, ἢ ἐποχουμένων νεφελῶν, εἰς τὰς
αὐτὰς αἰτίας ἀνάγεται, θερμασίαν, ἢ νέκρωσιν ἐκ καταψύ-
ξεως ἰσχυρᾶς. κάκιστον μὲν δὴ σύμπαν τὸ οὖρον μελανθὲν,
ὥστε οὐδένα οἶδα σωθέντα τῶν τοιοῦτον οὐρησάντων,
ἧττον δ᾽ ὀλέθριον ἡ ὑπόστασις αὐτοῦ μόνη μελανθεῖσα.
ταύτης δ᾽ ἐστὶν ἧττον ἐναιώρημα μέλαν, ἔτι δ᾽ ἧττον ἡ
νεφέλη. τὸ δ᾽ αὖ χλωρὸν χρῶμα κατὰ τὴν ἐπὶ τὸ μέλαν
ὁδὸν γίνεται, καὶ ἔστιν ὥσπερ οἷον προοίμιον τοῦ μέλανος.
εἰ γὰρ κακόηθες εἴη τὸ νόσημα, καὶ τοῖς ἐμέτοις καὶ τοῖς
διαχωρήμασι καὶ τοῖς οὔροις τοῖς χλωροῖς, ἐφεξῆς ἐπιφαίνε-
ται τὰ μέλανα. πελιδνὸν δὲ χρῶμα μόνης ψύξεως ἔκγονον,
ἡ δ᾽ αὖ δυσώδης ὀσμὴ σήψεως ἴδιον. εἰ δ᾽ οἷον ἔλαιον οὐ-
ροῖτο, συντήξεως γνώρισμα. τὰ μὲν δὴ τοιαῦτα τῶν οὔρων
μοχθηρά· τὰ δ᾽ εὔχροά τε ἅμα καὶ ἤτοι τὰς ὑποστάσεις

vehementi frigore et veluti mortuas, quemadmodum in fe-
nibus, aut quibuscunque aliis fupra modum refrigeratis.
Ipfarum itaque totarum urmarum color niger; atque etiam
eorum quae in ipfis fufpenduntur; aut earum quae fupra
vehuntur nebularum; ad easdem caufas refertur, calorem
fcilicet immoderatum, aut mortificationem ex refrigeratione
vehementi. Peffima igitur eft omnis urina denigrata, adeo
ut neminem unquam fervatum viderim ex iis qui talem
urinam minxerunt; minus vero perniciofa, fi folum id
quod fubfidet, nigrum fuerit; atque adhuc minus, fi folum
id quod in medio jacet; ac multo minus etiam, fi nebula.
Color vero viridis fit in transitu ad nigrum, et eft quoddam
veluti prooemium nigri; nam fi morbus malignus fuerit et
vomitionibus et alvi dejectionibus et urinis viridibus, poft-
modum nigrae superveniunt. Color autem lividus eft folius
frigiditatis effectus; odor vero gravis, putrefactionis. Quod
fi veluti oleum meiatur, colliquationis eft fignum. Tales
quidem urinae pravae funt. Quae autem bene coloratae

λευκὰς καὶ λείας καὶ ὁμαλὰς, ἢ νεφέλας τινὰς ὁμοίως, ἢ
ἐναιωρήματα ποιούμενα, πάντων οὔρων ἐστὶ τὰ χρηστότατα,
μάλιστα μὲν ὧν ἡ ὑπόστασις εἴη τοιαύτη, δεύτερα δὲ ὧν
ἐναιωρήματα, τρίτα δὲ ὧν αἱ νεφέλαι. ταῦτα μὲν οὖν τὰ
τῆς πέψεώς ἐστι γνωρίσματα, τὰ δ' ἄλλα σύμπαντα τὰ μὲν
ἀπεψίας, τὰ δ' ὀλέθρου. τὸ μὲν γὰρ λευκὸν καὶ τὸ λεπτὸν
καὶ τὸ θολερὸν ἀπεψίας, τὸ δ' αὖ κριμνῶδες καὶ τὸ πετα-
λῶδες καὶ τὸ πιτυρῶδες καὶ τὸ μέλαν καὶ τὸ χλωρὸν καὶ τὸ
πελιδνὸν καὶ τὸ ἐλαιῶδες καὶ τὸ δυσῶδες ὀλέθρου, τὸ δ'
ὑπόπυῤῥόν τε καὶ ὑπόξανθον ἔτι καὶ λεπτὸν, ᾗ μὲν λεπτὸν,
ἄπεπτον, ᾗ δὲ τῇ χρόᾳ τοιοῦτον, ἤδη πέπεπται. μέσον δ'
ἐστὶ τῶν ἀκριβῶς ἀπέπτων τε καὶ πεπεμμένων, ὥσπερ δὴ καὶ
οἷς λευκὰ μὲν ἐναιωρήματα καὶ λεῖα, διεσπασμένα δὲ καὶ μὴ
συνεχῆ. τοῦτο μὲν δεῖ κἂν ταῖς ὑποστάσεσι θεωρεῖν, εἰ μὴ
λευκαὶ καὶ λεῖαι μόνον, ἀλλὰ καὶ εἰ παντοίως ὁμαλαὶ, τῷ τε
μὴ διεσπάσθαι κατά τι καὶ τῷ διὰ παντὸς γίνεσθαι τοῦ χρό-
νου τοιαῦται. εἰ γὰρ ἐναλλὰξ οὐροῖτο καθαρὰ τοῖς ὑφιστα-

ſunt, et hypoſtaſes habent albas et laeves et aequales, aut
nebulas quasdam, aut ſuſpenſa ſimilia, omnes urinas boni-
tate praecellunt, maxime autem in quibus hypoſtaſis talis
fuerit; ſecundum bonitatis obtinent locum, in quibus ſus-
penſa talia ſunt; tertium, in quibus nebulae. Hae igitur
coctionis ſigna ſunt; reliquae vero omnes partim cruditatem
partim perniciem portendunt. Nam quae alba eſt et quae
tenuis et quae turbulenta, cruditatem; at quae ſarinae hor-
dei craſſiori, aut ſquamis, aut ſurſuribus ſimilis eſt, quae
nigra, aut viridis, aut livida eſt, aut oleaginea, aut ſoetida,
perniciem ſignificat. Quae autem ſubruſa, aut ſubſlava eſt,
adhuc autem tenuis, qua quidem tenuis, cruda exiſtit; qua
vero talem habet colorem, jam coquitur; eſt autem media
inter eas quae ſunt exquiſite crudae et coctae; ſicuti et quibus
alba quidem ſunt et laevia quae ſuſpenſa ſunt, divulſa vero
et minime continua. Hoc vero etiam in ſubſidentibus contêm-
plari oportet, ſi non modo alba ſint et laevia, ſed ſi omnino
aequalia, et quia in nulla parte divulſa ſint, et quia omni
tempore talia ſint; nam ſi alternatim meiatur pura in ſub-

μένοις, ἡμιπέπτου νοσήματος γνωρίσματα. περί τε οὖν τού-
των ἁπάντων ὁ θαυμάσιος Ἱπποκράτης πρῶτος ὧν ἴσμεν
ἀπεφήνατο κάλλιστα, καὶ ὡς τοῖς μὲν ἀνδράσι καὶ ταῖς γυ-
ναιξὶ τὰ μέλανα τῶν οὔρων εἴη κάκιστα, τοῖς δ' αὖ παι-
δίοις τὰ ὑδατώδεα. τοῖς μὲν γὰρ παιδίοις συνηθέστερα τὰ
παχύτερα, τοῖς δ' αὖ τελείοις τὰ πυῤῥότερα. τὸ δ' ἐναν-
τίον ἀεὶ τοῖς οἰκείοις ὀλέθριον. [396] ἀλλὰ καὶ περὶ τῶν
ὑπερύθρων οὔρων, εὐθὺς δὲ καὶ τὴν ὑπόστασιν ὑπέρυθρόν
τε καὶ λείαν ἐχόντων, ὀρθῶς εἶπεν ὡς σωτήρια μὲν ἱκανῶς
ἐστι, χρονιώτερα δὲ τῶν ἀρτίως ὀνομασθέντων ἡμιπέπτων.
αἵματος γὰρ ὀῤῥὸς ἐπιχρώζει τὰ τοιαῦτα. χρὴ δὲ οὐ τοῦτο
μόνον, ἀλλὰ καὶ τῆς πυῤῥᾶς τι μεμίχθαι χολῆς. εἰ δ' οὕτως
ἐστὶ καὶ τὸ κατὰ φύσιν ἀσθενὲς θερμὸν, ὡς μήτε τὴν ξαν-
θὴν χολὴν γεννᾷν ἤδη, μήθ' αἷμα πεττόμενον ἀκριβῶς, ἀλλ'
ἔτ' ὀῤῥῶδές τε καὶ ὑγρὸν, ὅτι μὲν εἰς πέψιν αὐτοῦ χρόνου
δεῖ πρόδηλον, ὅτι δ' ἀκίνδυνος ἡ διάθεσις ἡ τῆς ὕλης ἐν-
δείκνυται φύσις, οὔτε λεπτὴ καὶ ὑδατώδης, οὔτε μὴν παχεῖα

fidentibus, femicoctum effe morbum oftendit. De hisce igi-
tur omnibus admirabilis Hippocrates primus omnium quos
fcimus optime docuit; et quod in viris quidem et mulie-
ribus nigrae urinae peffimae funt, in pueris autem aquae
fimiles; nam in his magis confuetae craffiores, in perfectis
autem magis rufae; quod vero maxime contrarium eft con-
fuetis, perniciofum. Sed et de fubrubentibus urinis et
ftatim habentibus hypoftafin fubrubentem ac laevem, recte
dixit, quod funt quidem fatis falutares, fed diuturniores iis
quas paulo ante femicoctas nominavi; fanguinis enim ferofa
fuperfluitas iftas intingit; oportet autem non modo hanc,
fed etiam aliquid rufae bilis admifceri. Si vero calor na-
turalis adeo eft imbecillis ut neque rufam generet bilem,
neque fanguinem exquifite coctum, fed adhuc ferofum at-
que humidum, quod quidem ad fui coctionem tempore egeat,
eft manifeftum; quod vero haec difpofitio fine periculo fit,
materiae natura commonftrat, quae neque tenuis aut aquae

τελέως, ἀλλ' οὔτε δριμεῖά τις, ἢ σεσηπυῖα, χρηστὴ δ' οὖσα,
καὶ τῆς τοῦ αἵματος ἰδέας ἐγγύς.

Κεφ. ιγ'. Ἀλλ' ἐπεὶ καὶ περὶ τῶν οὔρων ὅσον εἰς
τὰ παρόντα χρήσιμον εἴρηται πᾶν, ἐφεξῆς ἂν εἴη λέγειν ὅπερ
ὑπεσχόμεθα πρόγνωσιν ἀκμῆς, καὶ τῶν ἄλλων τῆς νόσου και-
ρῶν. εἰ μὲν δὴ τοιοῦτόν τι σημεῖον ἕν, ἢ καὶ πλειόνων ση-
μείων ἄθροισμα εἴχομεν τᾶν μελλόντων ἔσεσθαι βεβαίως δη-
λωτικὸν, οὔτ' ἂν αὐτὸς ὁ Ἱπποκράτης εἴρηκε μακρὰν τὴν
τέχνην, οὔτε ἂν οἱ νῦν ἐθαύμαζον, εἰ δυνατόν ἐστιν εἰς πρό-
γνωσιν ἰατρικὴν τὰ τοιαῦτα πάνθ' ἥκειν. ἐπεὶ δ' οὔτε ση-
μεῖον οὐδὲν οὕτω πιστὸν ὡς ἀκριβῶς ἐνδείξασθαι τὸν μέλ-
λοντα χρόνον ἑκάστου τῶν καιρῶν, ἀλλ' οὐδὲ κατὰ συνδρομάς
τινας ἀλλήλοις ἐπιπλεκόμενα τὰ σημεῖα τῇ πείρᾳ μόνῃ κρι-
θῆναι δύνανται, πάμπολλαι γὰρ ἂν οὕτως αἱ συνδρομαὶ γε-
νήσονται τὸ πλῆθος ὡς μήτε ἀριθμῆσαί τινα αὐτὰς, μήτε
τηρῆσαι, μήτε μνημονεῦσαι δύνασθαι, διὰ τοῦτο ἀναγκαῖον
ἑκάστου σημείου τὴν φύσιν ἀκριβῶς ἐπισκέπτεσθαι τῷ μέλ-
λοντι προγνώσεσθαι ἀκριβῶς, ἵν' ἐκ τῆς δυνάμεως ἑκάστου

similis eft, neque integre craffa, fed neque acris quidem aut
putrida, fed utilis exiftit, et prope naturam fanguinis.
Cap. XIII. Sed poftquam etiam de urinis quantum
ad praefentia erat utile omnino dictum eft, reliquum eft ut
dicamus, quod polliciti fumus facere, praecognitionem flatus,
atque aliorum temporum morbi. Ergo fi unum quidem
aliquod tale fignum, aut etiam plurium collectio firmiter
indicare poffet id quod futurum eft, neque ipfe Hippocra-
tes dixiffet *artem longam,* neque noftri temporis medici
admirarentur, fi poffibile eft in praecognitionem medicina-
lem ejuscemodi omnia venire. Quoniam vero neque fignum
ullum ita fidele eft ut exquifite oftendat fingula ex futuris
temporibus; fed neque quae fecundum concurfus quosdam
figna funt complicata, fola poffunt experientia judicari,
multi enim numero hoc pacto concurfus fierent, adeo ut
nemo eos poffet enumerare, neque obfervare, neque me-
moria tenere; idcirco neceffarium eft figni cujusque natu-
ram exquifite confiderare, fi quis vult recte praenoscere, ut

τὴν πρόγνωσιν ἢ ποιούμενος. οὐ γὰρ δὴ τά γε πλείω πάντως
ἰσχυρότερα τῶν ἐλαττόνων, ἐν γὰρ ἐνίοτε σημεῖον ἰσχυρὸν
πιστότερον γίνεται πολλῶν ἀσθενῶν. ταῦτ᾽ ἄρα καὶ ὁ θαυ-
μάσιος Ἱπποκράτης ἔλεγεν ἐν τῷ προγνωστικῷ· τὰ σημεῖα
δεῖν ἐκμανθάνοντα πάντα κρίνειν ἐκλογιζόμενον τὰς δυνάμεις
αὐτῶν πρὸς ἀλλήλας· ὥστ᾽ εὐλόγως καὶ τὴν διδασκαλίαν
αὐτῶν ἐποίησε κατὰ τὰς δυνάμεις, οὐχ ἁπλῶς ἐφεξῆς ἀγαθά
σημεῖα καταλέξας, εἶτ᾽ αὖθις τὰ κακά, προσεπισημηνάμενος
δ᾽ ἐν τοῖς ὀνόμασιν ἑκάστου τὴν φύσιν, ὀλέθριόν τε καὶ δει-
νὸν ὀνομάζων καὶ δεινότερον καὶ δεινότατον καὶ ἧττον δεινὸν,
ἢ μᾶλλον δεινὸν, οὕτω δὲ καὶ πονηρὸν καὶ πονηρότερον καὶ
πονηρότατον καὶ θανατῶδές γε νὴ Δία καὶ κακὸν ἁπλῶς.
ἐνίοτε δὲ καὶ τὸ κάρτα προσγράφει καθ᾽ ἑκατέρων τῶν ση-
μείων τὰ γένη, τά τε νῦν εἰρημένα τὰ μοχθηρὰ καὶ τὰ χρη-
στόν τι δηλοῦντα. καὶ γὰρ οὖν καὶ κατ᾽ ἐκεῖνα τὸ μὲν ἄριστον
λέγει, τὸ δὲ ἀγαθὸν ἁπλῶς, τὸ δὲ μᾶλλόν τε καὶ ἧττον. τοι-
οῦτον δέ τι καὶ τὸ κάρτα, μεγάλην ἔχειν δύναμιν εἰς σωτηρίαν

ex vi uniuscujusque praecognitionem faciat. Neque enim
quae plurima funt, illa omnino paucioribus funt potentiora;
faepe enim fignum unum validum multis debilibus fidelius
exiſtit. Haec igitur etiam admirabilis dicebat Hippocrates
in libro prognoſticorum: *Signa oportet ediſcentem omnia,
judicare vires eorum, invicem comparantem.* Quare et
cum ratione fecundum vires eorum tradidit difciplinam,
non fimpliciter deinceps bona figna connumerans, de-
inde rurfus mala, annotans autem in appellationibus unius-
cujusque naturam, perniciofum et grave nominans et gra-
vius et graviffimum et minus grave et magis grave; fic et
pravum et pravius et praviffimum et mortiferum quoque per
Jovem et malum fimpliciter, nonnunquam vero, valde,
adjiciens utrique fignorum generi, et iis quae nunc dicta
funt prava et iis quae bonum aliquod oftendunt. Nam
et in illis hoc quidem optimum dicit, hoc vero bonum fim-
pliciter, hoc autem magis, hoc vero minus. Tale vero
eſt et quod dicit, valde, magnam habere vim ad falutem.

Ed. Chart. VIII. [396. 397.]   Ed. Baf. III. (398.)

φησίν. ἐνίοτε δ᾽ οὐδὲν τούτων προσθεὶς, ὅτι χρόνου σημεῖον
ἔσται, καὶ μακρᾶς λύσεως ἐμνημόνευσεν, ἡμῖν, ὡς οἶμαι,
καταλιπὼν λογίζεσθαι περὶ τῶν τοιούτων ἁπάντων, ὡς οὔτε
πονηρὰ τὸ σύμπαν οὔτ᾽ ἀκίνδυνα τελέως ἐστὶν, ἀλλὰ σὺν
μὲν ἰσχυρᾷ τῇ δυνάμει σωτήρια, σὺν ἀσθενεῖ δὲ κινδυνώδη.
[397] ταῦτα οὐκ ἀναγνῶναι χρὴ μόνον ἐκ τῶν Ἱπποκράτους
συγγραμμάτων, ἀλλὰ καὶ μνημονεῦσαι καὶ παραφυλάξαι
πολλάκις ἐπὶ τῶν ἀσθενούντων, ἵν᾽ ἐκ τοῦ συνεχῶς ἑωρακέ-
ναι τὴν ἀκριβῆ τῆς δυνάμεως αὐτῶν ἔχωμεν διάγνωσιν· ἀνα-
πεμπάζεσθαι δὲ πρὸς ἑαυτοὺς ἀεὶ καὶ σκοπεῖν τίνα μὲν
ἄριστα σημεῖα, τίνα δέ χείριστα, τίνα δ᾽ ἐν τῷ μεταξὺ τού-
των ἐστὶν οἷον βαθμούς τινας ἔχοντα, τὰ μὲν ἐγγὺς τοῖς ἀρί-
στοις, τὰ δ᾽ ἐγγὺς τοῖς χειρίστοις, καὶ τίνα μὲν ἧττον, τίνα
δὲ μᾶλλον, ἐπὶ τοῦ ἐναλλὰξ εὑρῆσθαι, ἐγγὺς καὶ πόῤῥω
τούτων ἐστὶ, τίνα δ᾽ ἀκριβῶς μέσα θετέον ἐστὶν ἀγαθῶν τε
καὶ κακῶν σημείων· ἔπειτ᾽ ἐφεξῆς σκοπεῖσθαι τίνα μὲν ἀεὶ
κακὰ, τίνα δὲ διὰ παντὸς ἀγαθὰ, τίνα δὲ τοῖς καιροῖς ὑπαλ-
λάττεται ὅλης τῆς νόσου, ποτὲ μὲν ἀγαθὰ, ποτὲ δὲ κακά

Nonnunquam vero nihil ex his addens, quod temporis in-
dicium erit et longae folutionis meminit, nobis, ut arbitror,
de hisce omnibus ratiocinandum relinquens, quae neque
omnino prava funt, neque penitus extra periculum, fed
cum valida quidem facultate falutaria, cum debili autem
periculofa. Haec igitur non folum legenda funt in Hippo-
cratis libris, fed et memoranda faepius atque obfervanda
in aegrotantibus; nam ex continua infpectione exquifitam
eorum poteftatis habemus notitiam. Semper autem mente
revolvere oportet ac confiderare, quaenam fint figna optima,
quae peffima, et quae in medio confinio horum veluti gra-
dus quosdam habentia, nonnulla quidem optimis, nonnulla
vero deterrimis proximiora; et quae quidem minus, quae
vero magis; eo quod alternatim modo prope illa, modo
procul reperta funt; et quaenam exquifite media ponenda
fint inter bona et mala figna. Deinde confiderandum, quae-
nam femper mala fint et quae femper bona: et quaenam in
totius morbi temporibus permutentur, quum aliquando bona

τοιαῦτα γινόμενα, καὶ ποτὲ μὲν ἄπιστα, ποτὲ δὲ πιστά.
καὶ γὰρ οὖν καὶ τοῦτο πρὸς Ἱπποκράτους εἴρηται θαυμαστῶς,
ὅτι τοῖς μὴ κατὰ λόγον κουφίζουσιν οὐ δεῖ πιστεύειν, οὐδὲ
φοβεῖ(399)σθαι ᾗην τὰ μοχθηρὰ γινόμενα παραλόγως. ὅπερ
εἰ μὴ γινώσκει τις, οὐδ᾽ οἷός τ᾽ ἔσται προγνῶναι σαφῶς. ἀλλ᾽
ἐνίοτε μὲν ἐνεστηκυίας ἤδη τῆς κρίσεως οὐδὲν ἂν ἰδιώτου
φαίνοιτο διαφέρων, ἀλλὰ ταράττοιτό τε ἅμα καὶ φοβοῖτο
περὶ τοῦ μέλλοντος, ἐνίοτε δ᾽ ἂν οἰηθεὶς ἀπηλλάχθαι τῆς νό-
σου τὸν κάμνοντα, κἄπειτα συγχωρήσας ἀδεῶς διαιτᾶσθαι,
μέγα τι κακὸν ἐξειργάσατο. διαπαντὸς δ᾽ ἂν κακῶς διαιτῴη,
μὴ προγινώσκων τὴν ἐσομένην ἀκμήν. εἰ μὴ γὰρ πρὸς ταύ-
την ἀποβλέπων τις εὐθὺς ἐξ ἀρχῆς καταστήσει τὸν τῆς διαί-
της τρόπον, οὐκ ἔστιν ὅπως οὐ μέγα τι κακὸν ἐξεργάσεται
τὸν κάμνοντα.

Κεφ. ιδ'. Ταῦτ᾽ οὖν ἤδη λέγωμεν ἡμεῖς, ὡς προὐθέ-
μεθα, διαλεγόμενοι κατὰ γένος ἕκαστον. καὶ πρῶτόν γε τῶν
σημείων ἁπάντων, ὡς ἔστι τριττή τις διαφορά, διέλθωμεν,

fiant, aliquando mala et nonnunquam fida, nonnunquam
vero infida. Etenim hoc ab Hippocrate dictum eſt admira-
tione dignum, *quod iis quae non ſecundum rationem le-
vant non oportet credere, neque vereri valde mala, quae
venerunt contra rationem.* Quod niſi quis noverit, nequa-
quam poterit manifeſte praecognoſcere; ſed aliquando in-
ſtante criſi nihil a vulgari quopiam differre videbitur, ſed
ſimul perturbabitur ac compaveſcet de futuris; nonnun-
quam vero exiſtimans liberatum eſſe a morbo aegrotantem,
atque ei victus libertatem permittens, magni alicujus mali
occaſionem afferet. Omnino autem male victum inſtituet,
futurum ſtatum non praecognoſcens; niſi quis enim ad
hunc reſpiciens ſtatum ab initio victus modum adhibue-
rit, fieri non poteſt quin magnum malum aliquod aſſerat
aegrotanti. Cap. XIV. Haec igitur jam nos dicamus, quemad-
modum propoſuimus, ſingula per genera dividentes. Et
primum, quod ſignorum omnium triplex differentia ſit ex-

ἔπειτα δ᾽ ἑκάστου τὰς δυνάμεις· εἶθ᾽ ὡς ἄν τις μάλιστα προ-
γινώσκοι τοὺς καιροὺς τῶν νοσημάτων. ἡ μὲν δὴ τριττὴ φύ-
σις ἁπάντων τῶν σημείων ὁποία τίς ἐστιν, εἴρηται μὲν καὶ
πρόσθεν, ἀλλ᾽ οὐδὲν χεῖρον ἀναμνῆσαι καὶ νῦν, ὡς τὰ μὲν
πέψεώς τε καὶ ἀπεψίας ἐστὶ, τὰ δ᾽ ὀλέθρου καὶ σωτηρίας
ἐνδεικτικά. ταυτὶ μὲν οὖν τὰ δύο γένη· τρίτον δ᾽ ἐπὶ τούτοις
ἄλλο γένος ἀνακειμένων ταῖς κρίσεσι τῶν σημείων. ἀπεψίας
μὲν οὖν καὶ πέψεως γνωρίσματα διαχωρήματά τε καὶ πτύσ-
ματα καὶ οὖρα τίθεσθαι χρή· τὰ δ᾽ ὀλέθρου καὶ σωτηρίας
ἐνδεικτικὰ σημεῖα τά τε σὺν αὐτοῖς ἐστιν ἐκκρινόμενα καὶ
τὰ καθ᾽ ὅλον τὸ σῶμα φαινόμενα· περὶ ὧν ἐπὶ πλεῖστον ἐν
τῷ προγνωστικῷ διῆλθεν ὁ Ἱπποκράτης. εἴς γε μὴν τὰς κρί-
σεις συνεισφέρει μὲν τινὰ καὶ τούτων, οὐ μὴν ἀλλ᾽ ἴδιόν τι
γένος αὐτῶν ἐστιν ἐξαίρετον, ὃ μικρὸν ὕστερον ἅπαν εἰρήσε-
ται. τὰ μὲν δὴ τῆς ἀπεψίας τε καὶ πέψεως σημεῖα βεβαίαν
ἀεὶ τὴν οἰκείαν ἔχει δύναμιν, ἄν τ᾽ εὐθὺς ἐν τῇ πρώτῃ
τῶν ἡμερῶν ἄν τε καὶ κατὰ τὰς μετ᾽ αὐτὴν ἐπιφαίνηται.
τὰ μέντοι τοῦ τρόπου τῶν νοσημάτων τριχῶς· διῄρηται·

ponamus, deinde fingulorum vires, poſtmodum quo pacto
quispiam morborum tempora praecognoſcat.   Triplex qui-
dem fignorum omnium natura qualis fit, mihi antea dictum
eſt; fed nihil deterius eſt nunc repetere, quod nonnulla
quidem cruditatis et coctionis, quaedam mortis et falutis
funt figna; haec quidem duo funt genera; tertium autem
et aliud genus eſt quod criſibus ineſt.   Coctionis igitur et
cruditatis figna, alvi excrementa et fputa et urinas ſtatuere
oportet.   Mortem autem atque falutem portendentia funt
quae una cum iſtis excernuntur et quae per totum apparent
corpus, de quibus latius in libro prognoſticorum Hippocra-
tes ſcribit.   Sane ad crifes aliquid quidem valent et non-
nulla ex his; eſt tamen proprium atque praecipuum eorum
genus, quod totum paulo poſt explicabimus.   At crudita-
tis et coctionis figna femper conſtantem habent propriam
poteſtatem, five ſtatim in primo die, five in fequentibus
apparuerint.   Modi autem morborum figna tripartita funt;

τὰ μὲν, ὡς καὶ πρόσθεν ἐλέγετο, τοῖς οὔροις τε καὶ διαχωρή-
μασι καὶ πτυέλοις ἐμφαινόμενα, τὰ δὲ ἐν ταῖς διαθέσεσιν
ὅλου τοῦ σώματος εὑρισκόμενα, τὰ δ᾽ ἐν ταῖς φυσικαῖς τε
καὶ ψυχικαῖς ἐνεργείαις ἐμφαινόμενα. ταῦτα δ᾽ οὐκ ἔτι σύμ-
παντα πιστὰ κατὰ πάντας τῶν νοσημάτων τοὺς καιρούς.
ἀλλ᾽ ἐφεξῆς αὐτὰ διαιρήσομεν. τὰ δὲ δὴ κρίσιμα συμπτώματα,
διττὴ μὲν καὶ ἡ τούτων φύσις, [398] ἢ ὡς αἰτίων τε ἅμα
καὶ ὡς σημείων, ἢ ὡς σημείων μόνον. ἄπιστός τε πᾶσα καὶ
τἀναντία σημαίνουσί τε καὶ δρῶσι, κατὰ τοὺς διαφέροντας
καιροὺς τῶν νοσημάτων. ἐν τούτοις δὲ δὴ καὶ τὸ σύμπαν
ἐστὶν ἀγώνισμα τῆς προγνώσεως. ἐν ἄλλῳ μὲν γὰρ καιρῷ
καὶ κατ᾽ ἄλλην διάθεσίν ἐστι κρίσιμα, κατ᾽ ἄλλην δέ τινα
διάθεσιν, ἢ καιρὸν τῆς νόσου, συμπτώματα μὲν, ἢ σημεῖα
γίνεται μοχθηρά, κρίσιμα δὲ οὐδ᾽ ὅλως ἐστί. εἴρηται δὲ περὶ
τούτων καὶ πρὸς Ἱπποκράτους πολλάκις. ἀλλ᾽ ἀρκεῖ κατά
γε τὸ παρὸν ὑπομνῆσαι διὰ μιᾶς ῥήσεως ἐκ τοῦ δευτέρου τῶν
ἐπιδημιῶν· τὰ κρίσιμα μὴ κρίνοντα τὰ μὲν θανατώδεα,
τὰ δὲ δύσκριτα. τουτὶ δ᾽ οὐκ ἔτι τοῖς τῆς πέψεώς τε καὶ

nam quaedam, ut fupra dicebatur, in urinis et alvi excre-
mentis et fputis apparent, quaedam in difpofitione totius
corporis inveniuntur, quaedam in naturalibus et animalibus
videntur actionibus; haec vero non omnia fidelia funt in
omnibus morbi temporibus, fed deinceps ipfa dividemus.
Criticorum autem accidentium duplex quidem natura eft,
quoniam aliqua funt tanquam caufae et figna, aliqua tan-
quam figna folum.   Infida vero eft univerfa eorum natura
et contraria fignificans, et faciens in diverfis morborum
temporibus.   In his autem totum eft praecognitionis certa-
men; nam in alio quidem tempore fecundum aliam difpo-
fitionem critica funt, fecundum vero aliam aliquam difpo-
fitionem, vel morbi tempus, accidentia, vel figna prava
fiunt, critica vero neque omnino funt.   De hisce vero ab
Hippocrate etiam faepius dictum eft; fufficit autem in praes-
entia unius dicti ex fecundo Epidemiorum libro meminiffe:
*Decretoria, quae non decernunt, quaedam mortalia funt,
quaedam vero difficulter decernunt.*   Hoc vero haudqua-

ἀπεψίας ὑπάρχει σημείοις, ἀλλὰ διὰ παντὸς ἕκαστον αὐτῶν ἕν
τι σημαίνει καὶ ταὐτὸν ἀεὶ, τὸ μὲν εὔχρουν εἰ τύχῃ καὶ λευκὴν
καὶ λείαν καὶ ὁμαλὴν ὑπόστασιν ἔχον οὖρον πέψεως σημεῖον,
τὸ δὲ λεπτόν τε ἅμα καὶ μηδεμίαν ὑπόστασιν ἔχον ἀεὶ ση-
μεῖον ἀπεψίας. καὶ τὸ μὲν τῆς πέψεως ἀγαθὸν ἀεὶ, τὸ δὲ
τῆς ἀπεψίας οὐκ ἀγαθόν ἐστιν, εἴ τι μεμνήμεθα τῶν ἔμ-
προσθεν εἰρημένων. εἰ μέντοι κεφαλαλγίαν, ἢ παραφροσύνην,
ἢ σκοτοδινίαν, ἢ δύσπνοιαν, ἢ ἄλυν, ἢ κῶμα θεάσῃ, βέ-
βαιον οὐδὲν ἐπὶ τούτοις οὔτ᾽ ἀγαθὸν οὔτε κακὸν ἔχεις προ-
γνῶναι. κατὰ δὲ τὸν αὐτὸν λόγον οὐδ᾽ ἱδρῶτας, ἢ ἐμέτους,
ἢ κοιλίας, ἢ οὔρων ἔκκρισιν πολλὴν, ἢ αἱμοῤῥαγίαν ἐκ ῥινῶν,
ἢ ὑστερῶν, ἢ αἱμοῤῥοΐδων, ἢ παρωτίδας, ἢ τἆλλα ἀποσκήμ-
ματα. σύμπαντα γὰρ ταῦτα καὶ κρίσιμα καὶ οὐ κρίσιμα γί-
γνεται, κατὰ διττὸν τρόπον, ἢ τῷ μηδ᾽ ὅλως ποιῆσαι κρίσιν
ἢ τῷ κακῶς ἐργάσασθαι. τραχήλου μὲν γὰρ πόνος καὶ κρο-
τάφων βάρος καὶ μαρμαρυγαὶ καὶ σκοτόδινοι καὶ κεφαλαλ-

quam ineſt coctionis, aut cruditatis ſiguis, ſed ex his unum-
quodque unum atque idem ſemper ſignificat; ut verbi gratia
urina quae bene colorata eſt et albam et laevem et aequa-
lem habet hypoſtaſin, coctionis eſt ſignum; tenuis autem
et quae nullum ſedimentum habet urina, ſemper eſt crudi-
tatis ſignum. Et quae quidem coctionem ſignificat, bona
eſt ſemper; quae vero cruditatem, non bona; ſiquidem
eorum quae prius diximus recordamur. Si tamen capi-
tis dolorem, aut delirium, aut vertiginem tenebricoſam,
aut difficilem anhelitum, aut anxietatem, aut gravem ſom-
num inſpexeris, nihil in his ſtabile, neque bonum, neque
malum poteris praecognoſcere; ſecundum eandem rationem
neque ſudores, vel vomitus, aut ventris, aut urinae multum
profluvium, aut ſanguinem de naribus, vel de utero, vel
de haemorrhoidibus emanantem, aut parotidas aliosque
decubitus. Haec enim omnia et decernentia et non decer-
nentia ſunt ſecundum duplicem modum, aut quia nullo
modo decernunt, aut quia male. Nam colli dolor, vel
temporum gravitas, vel hallucinationes atque tenebricoſae

γίαι καὶ δάκρυον παρἀρρέον ἀκούσιον, ἐξέρυθρόν τε τὸ
πρόσωπον ἅμα τοῖς ὀφθαλμοῖς, ἢ τὸ κάτω χεῖλος σειόμενον,
ἢ ἀγρυπνία τις, ἢ κῶμα, σημεῖα μόνον ἐστὶν ἐνίοτε κρίσιμα,
καθάπερ καὶ ἆσθμα καὶ ἄλυς τις, ἢ δύσπνοια καὶ ὑποχόν-
δριον ἀνασπώμενον, ἄση τέ τις, ἢ ναυτία ἱκανὴ καὶ καῦμα
καὶ δίψος σφοδρὸν, καρδιαλγία, καὶ τὸ φέρειν μὴ δύνασθαι
τὴν κατάκλισιν, καὶ τὸ παραπαίειν καὶ βοᾶν. γίνεται οὖν
ἤδη καὶ ταῦτα πολλάκις ὑπογυίου κρίσεως σημεῖα· τὸ δ'
ἕτερον γένος οὐχ ὡς σημείων ἐστὶ μόνον κρισίμων, ἀλλὰ καὶ
ὡς αἰτίων. ἔστι δ' ἔμετοί τε καὶ διαχωρήσεις γαστρὸς καὶ
οὔρων πλῆθος καὶ ἱδρῶτες, αἱμορραγίαι τε καὶ παρωτίδες καὶ
ἀποσκήμματα. συμβαίνει δὲ μήτ' ἐπὶ τοῖς πρώτοις συμπτώ-
μασι, ἃ δὴ καὶ σημεῖα μόνον ἐστὶ κρίσεως, μήτ' ἐπὶ τοῖς
δευτέροις, ἃ δὴ καὶ τὴν τῶν σημείων ἔχει δύναμιν, καὶ τὴν
τῶν αἰτίων γε ἐξ ἀνάγκης γίνεσθαι κρίσιν. ἕτερον δὲ γένος
ἐστὶ σημείων τε ἅμα καὶ συμπτωμάτων, οὔτε κρίσιμον ὀνο-
μαζόμενον, ὃ μήτε δηλοῖ μήτε· ποιεῖ κρίσιν, οὔθ' ὁμοίως

vertigines et capitis dolores, et lachrymarum involuntarius
effluxus, faciesque una cum oculis rubens, aut inferius la-
brum agitatum, vel vigiliae aliquae, vel fomnus gravis, funt
tantum figna crifis aliquando; ficuti et afthma et quaedam
anxietas, vel difficultas anhelitus et contracta hypochondria,
et ftomachi faftidium quoddam, vel naufea infignis et aeftus
et fitis vehemens, et oris ventriculi dolor, et non poffe ferre
decubitum et delirare atque exclamare. Fiunt igitur et
haec faepius jam imminente crifi indicia. Alterum genus
non folum fignorum decretoriorum, fed etiam caufarum
obtinet vicem. Sunt vero haec vomitus et excrementa
alvi et multitudo urinarum et fudores et fanguinis eruptio-
nes et parotides atque alii decubitus. Contingit autem
neque in primis fymptomatis, quae tantum funt figna crifis
neque in fecundis, quae et fignorum et caufarum vim ha-
bent, crifim ex neceffitate fequi. Alterum vero genus eft
fignorum fimul atque fymptomatum, quod neque decre-
torium nominatur, quoniam neque oftendit neque facit cri-

πιστὸν ὅλον, ὥστε κατὰ τὰς πέψεις, οὔτ᾽ ἄπιστον τελέως
ἅπαν, ἀλλ᾽ ἔστιν εὑρεῖν ἐν αὐτοῖς ἔνια μὲν ἀγαθὰ διὰ παν-
τὸς, ἔνια δὲ φαῦλα. τὸ δ᾽ οὖν ὡς τὸ πολὺ τοιαῦτ᾽ εἶναι
πάντ᾽ ἔχει. τὸ μὲν οὖν ἐῤῥῶσθαί τε τὴν διάνοιαν καὶ εὖ
ἔχειν πρὸς τὰς προσφορὰς ἀγαθόν. ἀγαθὸν δὲ καὶ ἡ εὔ-
πνοια καὶ ἡ εὐσφυξία καὶ ἡ εὐφορία καὶ τὸ τοῖς ὑγιαίνουσιν
ὁμοιότατον πρόσωπον, εὐσχήμων τε κατάκλισις, ὁμαλότης τε
τοῦ σώματος σύμπαντος, ὅσα τε ἄλλα κατὰ τὸ προγνωστικὸν
ὑφ᾽ Ἱπποκράτους εἴρηται· κακὰ δὲ τἀναντία τούτου, τουτέστι
δυσφορία, κακοσφυξία, δύσπνοια, καὶ μάλισθ᾽ ἡ ψυχροῦ τοῦ
πνεύματος ἐπνεομένου γινομένη· [399] καὶ τὰ ἄλλα ὅσα
κατὰ τὸ προγνωστικὸν ὑφ᾽ Ἱπποκράτους εἴρηται, διορίζοντος
σαφῶς ἑκάστου σημείου τὴν δύναμιν. ὅσα μὲν γὰρ ἁπλῶς
ἀγαθὰ καὶ δεινὰ καλεῖ, πλειστάκις ἐστὶ τοιαῦτα.

Κεφ. ιέ. Τὰ δ᾽ ἄριστά τε καὶ χείριστα πρὸς αὐτοῦ
λεγόμενα, καὶ μάλιστα ἐφ᾽ ὧν προστίθησι τὸ κάρτα, τοιαύ-
την ἔχει δύναμιν ὡς ἤτοι διαπαντὸς ἕν τι δηλοῦν ἢ σπάνιον

fim, neque omnino fidum eft, ficuti coctiones, neque infi-
dum ex toto; fed eft invenire inter ea quaedam bona fem-
per, quaedam autem mala; atque haec quidem effe talia ut
plurimum omnibus ineft. *Mente igitur conftare atque
ad ea quae offeruntur bene fe habere bonum; bonum
etiam facilis anhelitus et facilis tolerantia et pulfuum
bonitas et facies fimillima fanis*, decens accubitus, et
totius corporis aequalitas, et quaecunque alia Hippocrates
in prognofticis fcribit. *His contraria mala*, hoc eft,
*diffioilis tolerantia, pulfuum malitia, et fpirandi difficul-
tas, et maxime quae per frigidi fpiritus expirationem fit*,
atque alia multa, quae in prognofticis ab Hippocrate dicta
funt, manifefte definiente figni cujusque potentiam: quae-
cunque enim fimpliciter bona et mala nominat, faepius talia
exiftunt.

Cap. XV. At quae ab eo optima et peffima dicuntur,
et quibus praefertim adjunxerit id verbum, valde, talem
vim habent, quod femper unum quoddam oftendunt, aut

εἶναι τὸ μὴ δηλῶσαι, τοιαύτης δή τινος οὔσης διαφορᾶς ἐν
τοῖς σημείοις, εἰ μὲν ἀδύνατόν ἐστι διακρῖναι πότε τὰ κρίσιμα
σημεῖα σημαίνει κρίσιν, ἢ πότε τὰ κρίνοντα συμπτώματα
κρίσιν ἀγαθὴν, ἢ κακὴν ἐπιφέρει, μάτην μὲν ἂν Ἱππο-
κράτης ἔλεγε· τοῖσι μὴ κατὰ λόγον κουφίζουσι οὐ δεῖ πι-
στεύειν, οὐδὲ φοβεῖσθαι λίην τὰ μοχθηρὰ γινόμενα παραλό-
γως· ἡμεῖς τε μάτην ἐνεστησάμεθα πραγματεύσασθαί τι περὶ
κρίσεων. εἰ δ᾽ οὔτ᾽ ἄλλο τι τῶν πάντων, οὐδὲ ταῦτ᾽ εἴρηται
πρὸς Ἱπποκράτους μάτην, εἴη ἄν τι πάντως γνώρισμα πιστὸν,
ᾧ τὸ κατὰ λόγον τε καὶ παρὰ λόγον διορίζεκαι. τί δὲ τοῦτ᾽
ἔστι, ἡδέως ἂν ἤκουσα παρὰ τῶν ὑπερφρονούντων τῆς πα-
λαιᾶς ἰατρικῆς. ἡμεῖς μὲν γὰρ πεπείσμεθα τὸ πρὸς Ἱπποκρά-
τους λεγόμενον ἀληθὲς εἶναι πάντως, ὡς πεπασμοὶ ταχύ-
τητα κρίσεως, ἀσφαλείην ὑγιεινὴν σημαίνουσιν, ὠμὰ δὲ καὶ
ἄπεπτα καὶ εἰς κακὰς ἀποστάσιας τρεπόμενα ἀκρισίας, ἢ
πόνους ἰσχυροὺς, ἢ θανάτους, ἢ τῶν αὐτῶν ὑποστροφάς.
ὥστε καὶ τὸν τῆς ἀρχῆς καιρὸν οὐκ ἄλλῳ τι(400)νὶ κρίνομεν,

raro non indicant. Hac igitur exiftente inter figna diffe-
rentia, fi quidem impoffibile eft diftinguere, quando figna
decretoria crifim oftendunt, vel quando ea quae decernunt
fymptomata bonam, aut malam afferunt crifim, fruftra
ea verba pronunciaffet Hippocrates: *his quae non cum ra-
tione levant non oportet fidere, neque vereri multum mala,
quae fiunt praeter rationem;* fruftraque nos de crifibus
tractare inftituiffemus. Si vero neque aliud quicquam ex
omnibus, neque haec ab Hippocrate fruftra dicta funt, erit
omnino aliquod fignum fidum, quo id quod fecundum ra-
tionem eft ab eo quod praeter rationem feparatur. Sed
quidnam hoc fit, libenter audirem ab iis qui veterem ne-
gligunt medicinam. Nos enim credimus verum id effe, quod
ab Hippocrate dicitur, quod *Coctio crifis celeritatem, et
fecuram fanitatem fignificat: cruda autem et incocta, et
in malos converfa abfceffus, crifium defectum, aut vehe-
mentes labores, aut mortes, aut eorundem recidivas.*
Unde et principii tempus, ficuti etiam diximus antea, non

ὡς καὶ πρόσθεν ἔφαμεν. ἐκεῖνοι δὲ οὐδὲ ἡμῖν ἔδοσαν ἀρχῆς
γνώρισμα, διὰ τοῦτο οὐκ ἴσασι διακρῖναι πότε μὲν ὀλεθρίως
δυσφορεῖ τις, ἢ παραπαίει, πότε δ᾽ ἐγγὺς οὔσης τῆς κρίσεως·
ἀλλ᾽ ὅμοιοι τοῖς ἰδιώταις εἰσὶν, οὔτ᾽ εἰς ὅ τι τελευτήσει τὰ γι-
νόμενα προγινώσκοντες οὔθ᾽ ὅ τι χρὴ ποιεῖν ἐξευρίσκοντες.
ἀλλὰ περὶ μὲν τούτων εἰρήσεται καὶ πάλιν.

Κεφ. ιστ'. Πῶς δ᾽ ἄν τις, εἰ καὶ μήπω παρεῖεν οἱ
καθόλου καιροὶ τῆς νόσου, οἷός τ᾽ εἴη προγινώσκειν αὐτοὺς
τῇ χρείᾳ τῆς τέχνης συμφορώτατα, τοῦτο ἤδη δίειμι. πρόκει-
ται μὲν γὰρ εὐθὺς ἀπὸ τῆς πρώτης ἡμέρας εἰδέναι τό γε το-
σοῦτον, ὡς ἤτοι κατὰ τὴν πρώτην ἢ τὴν δευτέραν τετράδα
κριθήσεται τὸ νόσημα. τὸ γὰρ εἴτε τεσσαρεσκαιδεκαταῖον, εἴτε
εἰκοσταῖον, οὔπω δῆλον. ἀλλ᾽ οὐδὲν ἐκ τούτου μέγα τὸ τῆς διαί-
της εἶδος ὑπαλλάττεται, καθάπερ εἰ τεταρταῖον ἢ πεμπταῖον
κρίνεσθαι μέλλον, οὕτως αὐτό τις διαιτήσειεν, ὡς εἰ καὶ τεσσα-
ρακοσταῖον ἔμελλε λυθήσεσθαι. τουτὶ μὲν γὰρ ἐσχάτως ἄτο-
πον. καὶ ὅστις ἰατρὸς οὐ προγινώσκει κατὰ τὴν πρώτην, ἢ

alio quopiam diftinguimus. Illi autem nullum nobis prin-
cipii indicium dederunt; atque ob id nequeunt diftinguere,
quando exitialiter quispiam fe male habet, vel delirat; et
quando imminente jam crifi; at fimiles vulgaribus funt, ne-
que quem finem ea quae fiunt fint habitura praenofcen-
tes, neque quid facere oporteat, invenientes. Sed de his
quidem etiam iterum dicetur.

Cap. XVI. Quomodo vero etiamfi nondum adfint
univerfalia morbi tempora quispiam ipfa praenoscere queat,
quum maxime ad ufum artis fit neceffarium, hoc jam expono.
Propofitum enim eft ftatim a primo die faltem tantum
cognoscere, quod vel in primo quaternario, vel in fecundo
morbus decernetur; nam utrum in decimo quarto, vel vige-
fimo die illud fiat, nondum liquet. Verum ex hoc haud
magna fequitur in victus ratione mutatio, quemadmodum fi
quarto, vel quinto die crifis affutura effet ac talem aliquis
victum inftitueret, qualis fi quadragefimo die morbus finiri
deberet inftitueretur, hoc enim maxime effet abfurdum. Et
quicunque medicus primo vel faltem fecundo die non prae-

τὸ πλεῖστόν γε τὴν δευτέραν ἡμέραν, τὸ μὴ δυνάμενον ἐξωτέρω τῆς πρώτης ἐκταθῆναι νόσημα ἑβδομάδος, μέγιστα τοῦτον εἰκὸς ἁμαρτάνειν. εἰ μὲν οὖν ἅπαξ, ἢ δίς ποτε σφαλείη περὶ τὸ τοιοῦτον, συγγνωστός· εἰ δ᾽ ὅλως οὐκ οἴεται πρόγνωσιν οὐδεμίαν εἶναι τῆς ἐσομένης ἀκμῆς τοῦ νοσήματος, οὐδὲ σμικρὸν οὗτος ἐπαΐει τέχνης ἰατρικῆς. ἐγώ γ᾽ οὖν τοσοῦτον ἀποδέω τοῦ τὸ μέλλον [400] πᾶν ἄγνωστον ὑπολαμβάνειν, ὥστ᾽ εἰς ἐπιστήμην βεβαίαν ἐνίοτε ἥκειν αὐτὸ πείθομαι. τί γὰρ ἂν, εἴ τις εὐθὺς κατὰ τὴν πρώτην ἡμέραν οὐδὲν ἔχων σημεῖον κινδυνῶδες, ἀλλὰ καὶ προσέτι σύμπαντα σωτήρια, πυρέττοι μὲν ὀξέως, οὐροίη δὲ εὔχρουν τε ἅμα καὶ συμμέτρως παχὺ, ἆρα οὐ πρόδηλον ἰατρῷ τοῖς ἔργοις τῆς τέχνης προσηδρευκότι περὶ μὲν πρώτην τετράδα τὸ τοιοῦτον κριθήσεσθαι; καὶ μᾶλλον, εἰ νεφέλη τις, ἢ ἐναιώρημα χρηστὸν αὐτῷ γένοιτο, καὶ πολὺ δὲ μᾶλλον, εἰ καὶ ὑπόστασις ἀγαθή; ἀλλὰ δὴ τοῦτο διὰ συντόμου μὲν εἴρηται, μαθεῖν δ᾽ οὐκ ἐνδέχεται διὰ συντόμου αὐτό. πάντα γὰρ χρὴ ἐπίστασθαι τὰ ἀγαθά τε καὶ κακὰ σημεῖα τὸν ἀκριβῶς αὐτὰ προγνωσόμενον.

cognoscit morbum, qui extra primum feptenarium nequeat extendi; hunc permultum erraturum fit verifimile. Si igitur femel, vel bis tali errore delinqueret, venia dignus foret; fi vero putet nullam effe futuri ftatus praecognitionem, hic nec minimam medicinae artis partem eft affequutus. Ego vero tantum abeft ut quod futurum fit penitus incognitum putem, ut de eo certam interdum haberi fcientiam exiftimem. Quid enim fi aliquid primo ftatim die nullum habens fignum periculofum, verum infuper omnia falutaria, acuto quidem febricitet, urinam autem meiat bene coloratam ac mediocriter craffam? an non in propatulo eft medico, qui in artis operibus eft exercitatus, hunc in primis quatuor diebus crifim habiturum, et eo magis, fi nebula aliqua vel fuspenfio bona ibi afforet, atque etiam tanto plus, fi bonum fedimentum? Sed hoc quidem breviter dictum eft, non tamen brevi tempore disci poteft; *omnia enim et bona et mala figna cognoscere oportet,* qui id certiffime fit praeco-

Ed. Chart. VIII. [400.]   Ed. Baf. III. (400.)

ὥσπερ οὖν εἰδὼς ταῦτα καὶ ὁ Ἱπποκράτης ἔλεγεν· οἵ τε γὰρ
εὐηθέστατοι τῶν πυρετῶν καὶ ἐπὶ σημείων ἀσφαλεστάτων
γινόμενοι τεταρταῖοι παύονται, ἢ πρόσθεν, οἵ τε κακοη-
θέστατοι καὶ ἐπὶ σημείων δεινοτάτων γινόμενοι τεταρταῖοι
'κτείνουσιν, ἢ πρόσθεν· εὐήθεις μὲν εἰπὼν τοὺς ἐναντίους
τοῖς κακοηθέσιν, ἀποφηνάμενος δὲ ὡς οὐδέτεροι τὴν τετάρτην
ἡμέραν ὑπερβαίνουσι. ἀλλ' οἱ μὲν λύονται πάντως, οἱ δὲ
ἀναιροῦσιν. ὡς οὖν ὁ πάντ' ἔχων ἀσφαλέστατα σημεῖα πυρε-
τὸς ὀξὺς, ἐν τῇ πρώτῃ περιόδῳ τῶν κρισίμων ἡμερῶν ἴσχει
τὴν λύσιν, οὕτως ὁ παρακείμενος αὐτῷ τῆς ἑβδόμης οὐκ ἂν
ἐξωτέρω προβαίη. τίς δ' ἐστὶν οὗτος, ἢ δῆλον ὅτι ᾧ πάντα
οὐκ ἔστι ἀσφαλέστατα; λέλεκται γὰρ οὖν ἤ᾿δη καὶ πρόσθεν
ὡς οὐ ταὐτόν ἐστιν ὑπερθετικῶς εἰπεῖν ἢ ἁπλῶς ὁτιοῦν.
οὐκ οὖν οὐδ' ἀσφαλές τε καὶ ἀσφαλέστατον, οὐδὲ κακόηθες
καὶ κακοηθέστατον, οὐδὲ δεινὸν καὶ δεινότατον, ἴσην ἔχει
τὴν δύναμιν. ἔστω δή τις εὐθὺς ἀπὸ τῆς πρώτης ἡμέρας πυ-
ρετὸς ὀξὺς, οὐκ ἄκρως μὲν ἁπλούστατός τε καὶ ἐπὶ σημείων
ἀσφαλεστάτων, ἁπλοῦς μέντοι καὶ ἐπὶ σημείων ἀσφαλῶν.

gniturus, quemadmodum horum habens fcientiam ajebat
Hippocrates: *Et mitiſſimae febres, quae cum ſignis ſe-
curiſſimis fiunt, quarto die ſedantur vel prius, at quae
maligniſſimae ſunt et cum ſignis graviſſimis accidunt,
quarto die accidunt vel antea;* mites quidem nominans con-
trarias malignis, et quod neutrae quartum transcendunt
diem, fed hae quidem omnino folvuntur, hae vero interfi-
ciunt, oftendens. Sicuti igitur quae omnia habet figna
tutiſſima febris acuta, in prima periodo decretoriorum dierum
folutionem habet, fic quae ifti proxime adjacet, diem fepti-
mam non transcendet. Sed quaenam eft haec? illa videli-
cet cui non omnia funt tutiſſima figna. Dictum igitur eft et
antea quod non idem fit fuperlative et fimpliciter dicere
quicquam; non igitur fecurum et fecuriſſimum, neque ma-
lignum et maligniſſimum, neque grave et graviſſimum, ean-
dem vim habent. Sit jam a primo ftatim die febris acuta,
fed non fupreme, fimpliciſſimaque et cum tutiſſimis fignis,

ὃν γὰρ Ἱπποκράτης εὐήθη καλεῖ, τοῦτον ἐγὼ ἁπλοῦν ὀνο-
μάζω, σαφηνείας ἕνεκεν φεύγων τὴν ὁμωνυμίαν, οὗτος εἰς
τὴν δευτέραν τετράδα προβήσεται. τὸ δ᾽ εἴτε κατὰ τὴν πέμ-
πτην ἡμέραν, ἢ τὴν ἕκτην, ἢ τὴν ἑβδόμην κριθήσεται, προϊόν-
τος τοῦ λόγου διορισθήσεται. κατὰ ταῦτα δὲ καὶ ὁ κακοήθης
τε καὶ ἐπὶ σημείων δεινῶν γινόμενος, καὶ γὰρ καὶ οὗτος ὅσον
ἀπολείπεται τοῦ κακοηθεστάτου καὶ μετὰ σημείων δεινοτά-
των γινομένου, τοσοῦτον καὶ τὸν θάνατον ὀψιαίτερον ποιή-
σει. εἰ δέ τις ἁπλοῦς τε καὶ ἁπλουστάτους καὶ κακοήθεις τε
καὶ κακοηθεστάτους πυρετοὺς ἀγνοεῖ διαγινώσκειν, οὔτ᾽ εἰ
καλῶς οὔτ᾽ εἰ μὴ καλῶς εἶπεν ὑπὲρ αὐτῶν Ἱπποκράτης, οἷός
τ᾽ ἔσται ποτὲ τῇ πείρᾳ βασανίσαι. εἰ δὲ μηδὲ τὰς τῶν ση-
μείων εἰδείη δυνάμεις, ἀλλ᾽ ἁπλῶς οἴοιτο τὰ μὲν ἀγαθὰ, τὰ
δὲ κακὰ μόνον ὑπάρχειν αὐτῶν, ἔτι καὶ μᾶλλον ὡς ἐπῳδὴν
γραὸς ἀναγνώσεται τὰ πρὸς Ἱπποκράτους γεγραμμένα. τοὺς
μὲν δὴ τοιούτους τῶνδε τῶν ὑπομνημάτων ἀπαλλάττεσθαι
ἀξιῶ· τοῖς δὲ τὸ προγνωστικὸν Ἱπποκράτους ἀκριβῶς ἀνε-
γνωκόσιν ἐφεξῆς διαλέξομαι. κατὰ μὲν δὴ τὴν πρώτην ἡμέραν,

verum fimplex et cum fignis tutis, quam Hippocrates mitem
nominat, ego hanc clarioris doctrinae gratia fimplicem voco,
fugiens aequivocationem, haec febris ad fecundum quater-
narium progredietur. Nunquid vero vel quinto die vel fexto,
vel feptimo judicabitur, procedente fermone determinabitur.
Eodem modo et maligna et cum gravibus facta fignis; nam
et haec quantum abeft a maligniffima et cum graviffimis fi-
gnis adveniente, tanto et mortem afferet tardiorem. Si
quis fimplices et fimpliciffimas et malignas ac maligniffimas
febres diftinguere nescit, neque fi recte aut fecus de his Hip-
pocrates dixerit, unquam poterit experientia perpendere.
Quod fi neque fignorum vires intelligat, fed fimpliciter opi-
netur haec quidem bona, illa vero mala tantummodo effe,
adhuc magis tanquam vetulae cantilenam quae ab Hippo-
crate fcripta funt leget. Ego quidem talibus ab his com-
mentariis cenfeo recedendum; at qui libros prognofticos
Hippocratis accurate legerunt, iftis deinceps verba faciam.
In primo quidem die, fic vero me ubique intelliges totum

BIBΛION A. 621

Ed. Chart. VIII. [400. 401.]   Ed. Baf. III. (400.)

οὕτως δὲ ἄκουέ μου διαπαντὸς ὅλον τὸν ἐξ ἡμέρας τε καὶ
νυκτὸς χρόνον, εἰς τὰς τέτταρας ἐπὶ ταῖς εἴκοσι ὥραις τεμνό-
μενον, ὑδατῶδες μὲν ἀκριβῶς οὐρείσθω, πυρετὸς δὲ ἔστω
βληχρός· οὗτος ὁ ἄνθρωπος εἰς μακρὸν ἐκταθήσεται χρόνον.
ὁπόσον δέ τινα τοῦτον ἐν μὲν ταῖς πρώταις ἡμέραις οὔτε
δυνατὸν γνῶναι οὔτε εἰδέναι χρήσιμον. οὐ γὰρ ἕνεκα δεό-
μεθα τῆς τοιαύτης προγνώσεως, ἔχομεν ἤδη τοῦτο τὸ τῆς
διαίτης τὸ σχῆμα καταστήσασθαι πρόσφορον, τῆς ἀκμῆς μετὰ
πολλὰς ἡμέρας ἐσομένης. καθ᾽ ἑκάστην μέντοι τετράδα παρα-
φυλάττων ἀκριβῶς τὰ σημεῖα, καὶ αὐτὸν τὸν τῆς ἀκμῆς χρό-
νον [401] ἀκριβῶς δυνήσῃ προγνῶναι. χρὴ γὰρ, φησὶν,
ἀπὸ τῆς πρώτης ἡμέρας ἐνθυμέεσθαι, καὶ καθ᾽ ἑκάστην τε-
τράδα προστιθεμένην σκέπτεσθαι, καὶ οὐ λήσεις ὅπῃ τρέψε-
ται τὸ νόσημα. ταυτὶ μὲν οὖν κἂν τοῖς ἐφεξῆς ἐπιπλέον ἐξερ-
γασόμεθα. πρὸς δὲ τὴν τοῦ πρώτου καιροῦ πρόγνωσιν, ὃν
ἀρχὴν ὀνομάζουσιν, εἰς ὅσον ἐκταθήσεται χρόνον, ἤδη μέγα τι
κατὰ τὴν πρώτην ἡμέραν ἐδείχθη λαμβανόμενον, ὅπερ ἐπὶ τῆς
δευτέρας ἡμέρας ἔτι σαφέστερον ἔνεστι διορίζεσθαι. μενόντων

ex die et nocte tempus in viginti ac quatuor horas parti-
tum accipientem, urina quidem fit exquifite aquea, febris
vero debilis, hic homo diu fuperftes manebit. Sed quantum
hoc erit, in primis diebus cognosci non poteft, neque co-
gnitu utile eft; nam cujus gratia tali egemus praecognitione,
jam id habemus, victus fcilicet formam convenientem con-
ftituere, quum ftatus poft multos dies fit fubfequuturus. Sin-
gulis quidem quaternariis figna diligenter obfervans, etiam
ipfum ftatus tempus exquifite poteris praecognoscere.
Oportet enim, inquit, *a primo die confiderare et in fingu-
lis quaternariis adjectis animadvertere*, neque te latebit
quo fe morbus convertet. Haec quidem etiam in fequenti-
bus pluribus ac diligentius exequemur. Ad primi vero
temporis praecognitionem, quod principium vocant, in
quantum extendetur tempus, jam magnum aliquid oftenfum
eft in primo die fuiffe acceptum, quod fequenti die adhuc
manifeftius eft diftinguere. Similiter enim febre et urina

γὰρ ὁμοίως τοῦ τε πυρετοῦ καὶ τῶν οὔρων, οὐ μόνον ὡς οὔπω τῆς ἀναβάσεως ἡ νόσος ὑπήρξατο λέγειν ἔχομεν, ἀλλ᾽ ὡς οὐδὲ θᾶττον ἄρξεται τῆς ἑβδόμης ἡμέρας. ἔμαθες γὰρ ὡς ἐσχάτως ἄπεπτον ὑπάρχει τὸ ὑδατῶδες οὖρον. ὥστ᾽ οὐ μόνον ἤδη παρόντα διαγινώσκειν οἷόν τε τὸν τῆς ἀρχῆς καιρὸν, ἀλλὰ καὶ προγινώσκειν πολλάκις εἰς ὅ τι τελευτήσει.

Κεφ. ιζ'. Ἐπὶ μὲν δὴ τῶν οὕτως χρονίων ἱκανῶς ἐστιν ὁ καιρὸς τῆς ἀρχῆς μακρός ἐπὶ δὲ τῶν κατοξέων ἐσχάτως στενός. εἰ γὰρ εὐθὺς ἐν τῇ πρώτῃ τῶν ἡμερῶν ἐν τοῖς οὔροις τι φαίνοιτο σημεῖον πέψεως, ἐκπέπτωκεν ἤδη τοῦτο τῆς ἀρχῆς. ἆρ᾽ οὖν οὐδ᾽ ἤρξατο τοῦτο τὸ παράπαν; ἢ τοῦτο μὲν ἀδύνατον; οὐ γὰρ ἐνδέχεταί τι νόσημα τὴν ἰδίαν ἀκμὴν ἀπολαβεῖν ἄνευ τῆς ἀρχῆς τε καὶ τῆς ἀναβάσεως. ἐσχάτως δὲ βραχὺς ἑκάτερος ὁ χρόνος αὐτῶν γίνεται, ὡς πολλάκις ἐν τῇ πρώτῃ τῶν ἡμερῶν ἀκμάσαι τὴν νόσον. οὕτως οὖν ὀξείας ἀρχῆς οὐδὲ πρόγνωσιν δεῖ ζητεῖν τοῦ τέλους, ἀλλ᾽ ἀγαπᾷν εἰ παροῦσάν τε διαγινώσκειν τις δύναιτο καὶ ὁπηνίκα πρῶτον εἰς τὴν ἀνάβασιν μεταπίπτει σαφῶς γνωρίζειν.

manentibus, non folum quod nondum morbus incrementum inceperit, dicere poffumus, fed quod neque ante feptimum diem fit incepturus; didicifti enim quod extreme cruda eſt aquoſa urina. Quare non folum praefens jam principii tempus internoscere datur, verum etiam faepius praecognoscere, quo finietur.

Cap. XVII. In his quidem adeo diuturnis fatis longum eſt principii tempus, in peracutis extreme anguſtum. Nam fi ſtatim in prima die in urinis appareat aliquod ſignum coctionis, jam hic principium transgreſſum eſt. Numquid igitur neque omnino incipit? an hoc quidem impoſſibile? neque enim fieri poteſt ut morbus aliquis proprium ſtatum recipiat, non praecedente principio et incremento. Extreme breve utrumque horum temporum faepius fieri contingit, adeo ut in primo die morbus ad ſtatum perveniat. Ita igitur acuti principii ne praecognitionem quidem finis inquirere oportet, fed fatis putare, fi dum adeſt, cognosci poſſit, et quum primum ad ascenſum convertitur, manifeſte deprehenda-

ἔστι δὲ κοινὴ τῶν τοιούτων ἀρχῶν τε καὶ ἀναβάσεων ἡ διά-
γνωσις τοῖς τοῦ πρώτου παροξυσμοῦ μέρεσιν. ἡ γὰρ αὐτὴ
κἀκείνου καὶ τοῦ σύμπαντος νοσήματος ἀρχή τε καὶ ἀνά-
βασις γίνεται· οὐ γὰρ δὴ κἀκεῖνος εὐθὺς ἀπ᾽ ἀκμῆς ἄρχεται.
τοῦτο γὰρ οὐ μόνον οὐδεὶς οἶδεν,· ἀλλ᾽ οὐδ᾽ ἐπινοῆσαι δύνα-
ται, πυρετὸν ὀξὺν εὐθὺς ὑπὸ τὴν πρώτην εἰσβολὴν ἀκμάζοντα
συστῆναι, (401) καθάπερ ὑπὸ κεραυνοῦ πληγέντος τοῦ ἀν-
θρώπου. πῶς οὖν ἐν τῇ πρώτῃ τῶν ἡμερῶν ἀκμάζον γνω-
ρισθήσεται τὸ νόσημα; πῶς δ᾽ ἄλλως ἢ εἰ τὰ τῆς πέψεως
εὐθὺς ἔχει σημεῖα; παραπλήσιον γάρ τι συμβαίνει κατὰ τὴν
τῶν ὠμῶν χυμῶν πέψιν οἷόν τι κἂν τοῖς φλεγμαίνουσι μο-
ρίοις συμπίπτει. λέγει δέ που καὶ περὶ τούτων ὁ Ἱπποκρά-
της ὧδε· περὶ μὲν τὰς γενέσιας τοῦ πύου οἱ πόνοι καὶ οἱ
πυρετοὶ συμβαίνουσι μᾶλλον ἢ γενομένου. ὥσπερ οὖν οὐκ
ἐνδέχεται διαπυησάσης φλεγμονῆς ἔτ᾽ ἀκμαῖον πυρετὸν εἶναι,
ἢ πόνον ἀπαντῆσαι, κατὰ τὸν αὐτὸν τρόπον οὐδ᾽ ἂν ὑφί-
στηταί τι χρηστὸν ἐν τοῖς οὔροις ἀκριβῶς. νεφέλης μέντοι γε

tur. Eſt autem communis talium principiorum atque in-
crementorum cognitio cum primis acceſſionis partibus; idem
enim et ejus et univerſi morbi principium atque incremen-
tum, nam neque ipſa ſtatim incipit a ſtatu. Hoc enim
non modo nemo unquam vidit, ſed neque etiam cogitatione
aſſequi poteſt febrem videlicet acutam ſtatim in primo in-
ſultu in ſtatu conſiſtere, ac ſi fulmine foret homo percuſſus.
Quomodo igitur in primo die febris in ſtatu conſiſtere agno-
ſcetur? quomodo aliter quam ſi ſtatim habuerit ſigna coctio-
nis? Tale enim quiddam accidit circa humorum crudorum
coctionem, quale etiam partibus, quae inflammationem pa-
tiuntur, advenit. Ita autem et de his quodam in loco inquit
Hippocrates: *Circa puris generationes dolores ac febres
contingunt, magis quam ubi jam eſt generatum.* Quem-
admodum igitur jam ſuppurata inflammatione non contingit
febrem adhuc in ſtatu eſſe, aut dolorem obviare, eodem
modo neque ſi quicquam in urinis ſubſidat exquiſite bonum.
Nebula quidem ſola aut quibusdam bonis ſuspenſis factis,
ſtatus tempus nondum adeſt, ac multo minus, quum haec

624 ΓΑΛΗΝΟΤ ΠΕΡΙ ΚΡΙΣΕΩΝ

Ed. Chart. VIII. [401. 402.]   Ed. Baf. III. (401.)

μόνης, ἢ τινων ἐναιωρημάτων ἀγαθῶν γινομένων, ὁ τῆς
ἀκμῆς καιρὸς οὔπω πάρεστι. καὶ πολὺ δὴ μᾶλλον, ἐπειδὰν
μηδὲν τούτων ᾖ, πλὴν εἰ μὴ πάνυ σφόδρα χολῶδες εἴη τὸ νό-
σημα. ὅστις ἂν οὖν ἅπασι τοῖς εἰρημένοις πολλάκις ἐπὶ τῶν
ἀῤῥώστων ἀκριβῶς τὸν νοῦν προσέσχε, τοῦτον οὐκ ἄν ποτε
λάθοι καιρὸς οὐδείς. ἀλλ᾽ εἰ μὲν ὀξὺς εἴη, παρόντα τε ἂν
αὐτὸν διαγινώσκοι ἀκριβῶς, καὶ προγινώσκοι τ᾽ ἂν ὅσον
οὔπω γενησόμενον· εἰ δὲ χρόνιος, ἐκ πολλοῦ μὲν στοχάσαιτο
ἂν, προσιόντος δ᾽ ἐγγυτέρω σαφέστερον ἔτι προγινώσκοι.
καθόλου γὰρ χρὴ τοῦτο γινώσκειν, ὡς εἰ μή τι σαφὲς ὀφθείη
πέψεως γνώρισμα, [402] τὸ ἄχρι τοῦδε σύμπαν ἀρχὴ τοῦ
νοσήματος ὑπάρχει. ὁπόσον οὖν ἔτι λείπεται τοῖς ἐνεστῶσι
εἰς τὸ σαφὲς ἐκεῖνο τῆς πέψεως γνώρισμα, παρά τε τῆς τοῦ
νοσήματος κινήσεως καὶ φύσεως, ὥρας τε καὶ χώρας καὶ ἡλι-
κίας, καὶ κράσεως αὐτοῦ τοῦ κάμνοντος ἐξευρήσεις. εἰ μὲν
γὰρ τό τε νόσημα χρόνιον εἴη φύσει, καθάπερ ἀμφημερινὸς εἰ
τύχοι, καὶ φαίνοιτο βραδέως ἐπὶ τοῦδε τοῦ κάμνοντος κι-
νεῖσθαι καὶ οἷον τύφεσθαι καὶ καταπνίγεσθαι, καὶ ἡ ὥρα
τοῦ ἔτους εἴη χειμὼν καὶ τὸ χωρίον ψυχρὸν, ἥ θ᾽ ἡλικία

ipſa defuerint, praeterquam ſi biliofus valde morbus extite-
rit. Quicunque igitur iis omnibus quae a nobis dicta ſunt
faepius in aegrotis mentem diligenter adhibuerit, hunc nul-
lum unquam latebit tempus, ſed ſi quidem acutum fuerit et
dum praeſens erit, exacte cognoscet et ſtatim ſubfequutu-
rum praecognoscet; ſi vero diuturnum, ex multo utique
tempore conjicies, ac propius accedens manifeſtius etiam
praecognoscet. Nam in univerſum oportet cognoscere
quod niſi manifeſtum appareat indicium coctionis, totum
illud tempus intermedium eſt principium morbi. Quan-
tum igitur adhuc praeſentibus deficit ad manifeſtum illud
coctionis indicium et a morbi motu et natura et tempore
anni et regione et aetate et temperie ipſius laborantis inve-
nies. Nam ſi morbus natura diuturnus extiterit, quemad-
modum exempli gratia febris quotidiana, et videatur tarde
in hoc aegrotante moveri, ac quodam modo ſuccendi ac
ſuffocari, et tempus anni fuerit hiems et regio frigida, aetas-

καὶ ἡ φύσις τοῦ κάμνοντος ἐπὶ τὸ ψυχρότερον ῥέποι, πολλοῦ
τοῦ μεταξὺ δεήσει χρόνου πρὸς τὴν τοῦ σαφοῦς σημείου γέ-
νεσιν, ὃν ἅπαντα τῆς ἀρχῆς ἀριθμητέον. ἔστω σοί γ' οὖν
χειμῶνος ἀρξάμενος ἀμφημερινὸς ἐν οὕτως ἔχοντι σώματι
καθάπερ εἴρηται νῦν, ἅμα τοῖς ἀκριβῶς ἀπέπτοις καὶ ὑδα-
τώδεσιν οὔροις, οὐ μόνον οὐκ ἂν τῆς ἑβδόμης ἡμέρας ἐντὸς,
ἀλλ᾽ οὐδὲ τῆς τεσσαρεσκαιδεκάτης δύναιτό τις ἔχειν σαφὲς
σημεῖον πέψεως. οὕτω δὲ προσαγορεύω τά τε τῶν ἀμυδρῶν
μεταξὺ καὶ τὰ τῆς τελείας πέψεως. ἡ μὲν οὖν τελεία πέψις
ἐστίν, ὅταν ἐν τοῖς οὔροις ὑφίστηταί τι λευκόν τε καὶ λεῖον
καὶ ὁμαλὸν καὶ συνεχές· ἡ δ᾽ ἀμυδρὰ πέψις, ὅταν ἐξ ὑδατά-
δους οὔρου μετρίως ὕπωχρον γένηται. καὶ μὲν δὴ καὶ εἰ θο-
λερὸν γένοιτο καὶ μένοι τοιοῦτον, καὶ τοῦτο ἀσαφοῦς τέ
ἐστιν καὶ ἀμυδρᾶς πέψεως γνώρισμα. καὶ τὸ πυῤῥόν τε καὶ
λεπτὸν ἐκ ταὐτοῦ γένους ἐστίν. ἀλλ᾽ οὐδὲν τούτων τὴν
ἀρχὴν πεπαῦσθαι δηλοῖ. σαφεστέρου γὰρ ἀεὶ τὰ τοιαῦτα δεῖ-
ται γνωρίσματος, ἤτοι νεφέλης λευκῆς ἢ ἐναιωρήματος ὁμαλοῦ

que atque natura laborantis ad frigidum declinaverit, mul-
tum interim tempus erit neceffarium ad manifefti figni gene-
rationem, quod totum tempus principio erit contribuen-
dum. Sit igitur ita ut hiberno tempore incipiat febris
quotidiana in corpore ita fe habente, quemadmodum nunc
diximus, una cum exquifite crudis et aquofis urinis, non
modo neque intra feptimum, fed neque etiam decimum-
quartum diem quispiam habere poffet manifeftum coctio-
nis fignum: fic autem appello ea quae inter debilis funt et
perfectae coctionis indicia. Perfecta igitur coctio eft, quan-
do in urinis fubfederit aliquod album et laeve, aequale et
continuum. Debilis autem coctio eft, quando ex aquofa
mediocriter fubpallida facta fuerit, et quidem fi turbulenta
apparuerit et talis permanferit, haec quoque obfcurae et de-
bilis coctionis eft fignum, et rufa etiam ac tenuis ex eodem
genere eft. Sed nihil horum jam principium effe finitum
oftendit; haec enim manifeftius indicium femper expetunt,
vel folam nebulam albam aut fuspenfum aequale continuum

τε καὶ συνεχοῦς καὶ λευκοῦ. καὶ μὲν δὴ καὶ ἡ ἐρυθρὰ νεφέλη
καὶ ἡ ὑπόστασις ἡ τοιαύτη. καὶ χωρὶς ὑποστάσεως δὲ τὸ εὔ-
χρουν οὖρον ἅμα τῷ συμμέτρῳ πάχει πεπαῖσθαι δηλοῖ τὴν
ἀρχήν.

Κεφ, ιη΄. Οὕτω δὲ κἂν τοῖς περιπνευμονικοῖς τε καὶ
πλευριτικοῖς πάθεσι τὰ μὲν ἰδίως ὀνομαζόμενα πτύελα ταῖς
ἐν τοῖς οὔροις ὑποστάσεσιν ἔοικε, τὸ δὲ μηδ᾽ ὅλως ἀποπτύειν
μηδὲν, ἀλλὰ βήττειν μόνον ξηρῶς, οἷόν περ τὸ ἐν τοῖς οὔροις
ἐστὶν ἄπεπτον ἐσχάτως, ὅπερ ὑδατῶδες καλοῦμεν. εἰ δὲ ἐκ τοῦ
μηδ᾽ ὅλως πτύειν εἰς τὸ πτύειν μὲν, ἀλλ᾽ ὑγρά τε καὶ τελέως
ἄπεπτα μεταισταίη, δῆλον ὡς ἀμυδρά τε καὶ ἀσαφὴς αὐτῶν
παντάπασιν ἡ τοιαύτη μεταβολὴ καὶ οὔπω πέπαυται τοῦ
νοσήματος ὁ πρῶτος καιρὸς, ὃν ἀρχὴν ἔφαμεν ὀνομάζεσθαι.
πότ᾽ οὖν αὕτη μὲν παύσεται, μεταστήσεται δὲ τελέως εἰς τὴν
ἐπίδοσιν ἡ νόσος; ὅταν ἄρξηται πτύειν ὀλίγα πέπονα, τὸ δ᾽
ἀπὸ τούτου σύμπαν ἄχρι τῆς ἀκμῆς ἀεὶ καὶ μᾶλλον αὐτοῦ
πλείω καὶ βελτίω καὶ εὐπετέστερον ἀποπτύοντος. ὅταν δὲ

atque album. Et quidem et rubens nebula et fedimentum
tale et fine fedimento bene colorata urina et craffitie medio-
cris principium finiiffe oftendit.

Cap. XVIII. Sic peripneumonicis et pleuriticis affe-
ctibus ea quae proprie fputa vocantur urinarum fedimentis
affimilantur, nihil vero omnino expuere, fed tuffim tantum-
modo ficcam habere tale quiddam eft, quale in urinis extre-
me crudum, quod aquofum nominamus. Quod fi ab eo
quod eft nihil expuere ad expuere, verum liquida et om-
nino cruda fiat transmutatio, liquet quod debilis et obfcura
omnino eft hujusmodi permutatio et nondum eft finitum pri-
mum morbi tempus, quod principium diximus nominari.
Quando igitur hoc quidem ceffabit atque integre ad aug-
mentum morbus convertetur? quando coeperit pauca ex-
puere cocta, reliquo vero omni tempore abhinc usque ad
ftatum femper eo plura ac meliora atque facilius ex-
puente. Quum vero exquifite cocta fuerint et multa et fine
difficultate educta, tunc ftatus eft tempus. Quando vero

ἀκριβῶς ᾖ πέπονά τε καὶ πολλὰ καὶ μὴ δυσχερῶς ἀναπτυό-
μενα, τῆς ἀκμῆς ὁ καιρός. ὅταν δὲ ὁμοίως μὲν ἀκριβῶς πέ-
πονά τε καὶ ἀλύπως ἀναγόμενα, μειωθῇ δὲ τὸ πλῆθος ᾖ τ᾽
ὀδύνη μηκέτ᾽ ᾖ, πεπαῦσθαι χρὴ νομίζειν τὴν ἀκμὴν, παρα-
λαμβάνει γὰρ ἡ παρακμή. ὑποθώμεθα οὖν τινα πάλιν ἄῤῥω-
στον ὑπὸ πλευρίτιδός τινος ἐχόμενον, οὔτ᾽ ἀναπτύοντά τι καὶ
οὐροῦντα λεπτὰ μὲν, ἀλλ᾽ εὔχροα. περὶ δὲ τὴν ἑνδεκάτην ἡμέ-
ραν ἀρχέσθω μὲν πτύειν, ὑγρὰ δὲ καὶ ἄπεπτα. ταῦτον ὅτι
μὲν οὐκ ἄν τις φαίη πρὸ τῆς ἑνδεκάτης ἡμέρας ἐν ἄλλῳ τινὶ
τοῦ νοσήματος εἶναι καιρῷ [403] πλὴν ἐν ἀρχῇ, παντί που
δῆλον. ἐπὶ δὲ τῆς ἑνδεκάτης ἴσως μὲν ἄν τῳ δόξειε μετα-
πεπτωκέναι σαφῶς, ἀλλ᾽ οὐχ ὧδε ἔχει. ἡ γὰρ ἑνδεκάτη τῆς
τεσσαρεσκαιδεκάτης ἐπίδηλος οὖσα τὴν τοῦ δευτέρου καιροῦ
τῆς νόσου σαφῆ καὶ βεβαίαν ἀρχὴν ἐκείνην ἕξειν προδηλοῖ.
παραφυλάξοις γ᾽ οὖν αὐτὴν τὴν τεσσαρεσκαιδεκάτην, εἰ τοῖς
ἑνδεκάτης προδεδηλωμένοις ὁμολογεῖ. καὶ μετὰ ταύτην αὖθις
τὴν ἑπτακαιδεκάτην, ἐπεὶ καὶ ἥδε τῆς εἰκοστῆς ἐστιν ἐπίδηλος,
ὡς ἐν τοῖς περὶ κρισίμων εἴρηται. φέρε δὴ κατὰ ταύτην αὐτὸν

fimiliter quidem exquifite cocta et fine moleftia educta, eo-
rum autem multitudo minuta fuerit, dolorque non amplius
affuerit, tunc ftatum ceffaffe judicare oportet, fubfequitur
enim declinatio. Supponamus igitur aegrotum aliquem
pleuritide correptum neque expuentem aliquid et urinas
mingentem tenues quidem, fed bene coloratas, circa vero
diem undecimum expuere quaedam incipiat, verum liquida
et cruda; hunc quidem quod nemo diceret ante diem un-
decimum effe in alio morbi tempore quam in principio om-
nibus eft manifeftum. In undecimo vero fortaffis videretur
cuiquam manifefte transgreffus, verum non ita fe habet,
nam dies undecimus quartidecimi index exiftens fecundi
temporis morbi manifeftum ac certum principium illum ha-
biturum praemonftrat. Obfervabis igitur diem decimum-
quartum, fi praeoftenfis ab undecimo confentiat, et poft
hunc rurfus decimum feptimum, quoniam et hic vigefimi eft
index, quemadmodum in libris de diebus decretoriis dixi-
mus. Age jam hoc die fuppouamus expuere pauca quidem,

Ed. Chart. VIII. [403.]   Ed. Baf. III. (401.)

πτύσαι μικρὰ μὲν, πέπονα δὲ, κατὰ τὴν εἰκοστὴν τούτῳ δυ-
νατόν ἐστίν τινα γενέσθαι κρίσιν, οὐ μὴν τελείαν γε διὰ τὴν
τοιαύτην αἰτίαν, ὅτι οὐ τὴν αὐτὴν ἔχουσι δύναμιν, οὔτ' αὖ
τῶν ἐπιδήλων αἱ πρῶται ταῖς ὑστέραις, οὔθ' αἱ πρῶται κρί-
σιμοι ταῖς ἐξ ὑστέρου κρισίμοις. ἀλλ' ἰσχυρότεραι μὲν αἱ
πρῶται. χρονίζοντος δ' ἤδη τοῦ νοσήματος ἀσθενέστεραι
γίνονται. χρὴ τοίνυν ἐπὶ προήκοντι τῷ νοσήματι, καὶ μά-
λισθ' ὅταν ἱκανῶς ἄπεπτον ᾖ, μεγάλην γίνεσθαι μεταβολὴν,
ἵν' ἀσφαλὴς ἐλπισθῇ κρίσις. μεγάλη δέ τίς ἐστι μεταβολὴ, πέ-
πονα τελέως οὐρῆσαί τε καὶ πτύσαι. τοιαῦτα δὲ οὐχ ὑπέκειτο
τὰ κατὰ τὴν ἐπτακαιδεκάτην. ὥστε οὐκ ἐνδέχεται κατὰ τὴν
εἰκοστὴν ἡμέραν τὸν τοιοῦτον ἄῤῥωστον ἀπαλλαγῆναι τοῦ νο-
σήματος, ἢ καὶ κριθῆναι τελέως· ἀλλ' ἀρκεῖ μεταβολήν τινα
ἀξιόλογον γενέσθαι. δυνήσεται γὰρ ἔν τινι τῶν ἐφεξῆς κρισί-
μων ἡ τελεία λύσις ἀπαντῆσαι. ἆρ' οὖν ὑπόθεσις μόνον ἐστὶν
ὁ λόγος, ἢ καὶ τοιοῦτος ὦπται ἄῤῥωστος; ἐμοὶ μὲν δοκεῖ
ταῦτ' ἔχειν ἅπαντα τὰ νῦν εἰρημένα ὁ ἐν τῷ τρίτῳ τῶν
ἐπιδημιῶν ὑφ' Ἱπποκράτους γεγραμμένος ὄγδοος, ἀπὸ τῆς

fed cocta, huic die vigefimo poffibile eft aliquam advenire
crifim, non tamen perfectam ob talem caufam, quoniam
non eandem vim habent, neque inter indices primi cum
pofterioribus, neque primi decretorii cum ultimis decreto-
riis, at valentiores quidem primi funt, in longum autem
jam protracto morbo imbecilliores redduntur.   Oportet igi-
tur procedente morbo et tum praecipue, quando admodum
crudus extiterit magnam fieri tansmutationem, ut fecura
crifis fperetur.   Magna autem eft permutatio, quum per-
fecte cocta minguntur atque expuuntur, talia vero non fup-
ponebantur in die decimofeptimo affuiffe, quare nec fieri
poteft ut hic aegrotus in die vigefimo liberetur, ut perfe-
ctam crifim habeat, fed mutationem aliquam effatu dignam
fieri fat eft, poterit enim in aliquo ex fequentibus decreto-
riis diebus integra folutio advenire.   Nunquid igitur folum
fuppofitio quaedam eft hic fermo, vel eft vifus etiam talis
aegrotus?   Mihi quidem habere haec omnia quae nunc di-
ximus ille videtur de quo fcribit Hippocrates in tertio epidemio-

λοιμώδους καταστάσεως. ἔχει δ᾽ ἡ σύμπασα ῥῆσις ὦδε· ἐν
Ἀβδήροις Ἀναξίων, ὃς κατέκειτο παρὰ τὰς Θρηϊκίας πύλας·
πυρετὸς ὀξὺς ἔλαβε. πλευροῦ δεξιοῦ ὀδύνη ξυνεχής. βὴξ
ξηρά. οὐδὲν ἔπτυε τὰς πρώτας, διψώδης, ἄγρυπνος. οὖρα
δ᾽ εὔχροα, λεπτὰ καὶ πολλά, ἕκτῃ παράληρος. πρὸς δὲ τὰ
θερμάσματα οὐδὲν ἐνεδίδοτο. ἑβδόμῃ ἐπίπονος. ὅ τε γὰρ πυ-
ρετὸς ἐπέτεινεν, οἵ τε πόνοι οὐ ξυνεδίδοσαν· αἵ τε βῆχες ἠνω-
χλεον, δύσπνους τε ἦν. ὀγδόῃ ἀγκῶνα ἔτεμον. ἐῤῥύη πολὺ
οἷον ἔδει. ξυνέδωκαν οἱ πόνοι. αἱ μέντοι βῆχες αἱ ξηραὶ
παρείποντο. ἑνδεκάτῃ ξυνέδωκαν οἱ πυρετοί, σμικρὰ περὶ κε-
φαλὴν ἵδρωσε. βῆχες καὶ τὰ ἀπὸ πνεύμονος ὑγρότερα. ἑπτα-
καιδεκάτῃ ἤρξατο σμικρὰ πέπονα πτύειν. ἐκουφίσθη. εἰκοστῇ
ἵδρωσεν, ἀπύρετος ἐγένετο. μετὰ δὲ κρίσιν ἐκουφίσθη.
διψώδης δὲ ἦν, καὶ τῶν ἀπὸ πνεύμονος οὐ χρη(402)σται
αἱ καθάρσιες. ἑβδόμῃ καὶ εἰκοστῇ ὁ πυρετὸς ὑπέστρεψεν.
ἔβηξεν. ἀνήγαγε πέπονα πολλά. οὔρων ὑπόστασις πολλὴ

rum, ille, inquam, aegrotus a peftilenti conftitutione ordine
octavus. Ita autem omnis fermo fe habet: *In Abderis erat*
Anaxion, qui habitabat circa portas Thracias. Febris
acuta invafit hominem, lateris dextri dolor continuus ad-
erat; tuffis ficca, neque expuebat primis diebus; fitibun-
dus erat et pervigil, urinae bene coloratae, tenues et mul-
tae. Sexto die deliravit, a fomentis nulla fiebat doloris
remiffio. Septimo die gravius fe habuit, nam et febris
intendebatur, neque dolores minuebantur et tuffes infefta-
bant, difficilemque habebat anhelitum. Octavo die ve-
nam in cubito fecui, fanguis multus effluxit, qualem
oportuit, dolores remiffi funt, tuffes tamen ficcae infeque-
bantur. Undecimo die febres minores factae funt, parum
circa caput fudavit, tuffes et quae exibant a pulmone, hu-
midiora erant. Decimofeptimo coepit quaedam pauca con-
cocta expuere, levatus eft. Vigefimo fudavit, febre libe-
ratus eft, poft crifim levatus eft, fiticulofus vero erat, ne-
que a pulmone bonae erant expurgationes. Septimo et vi-
gefimo febris rediit et tuffiit, eduxit concocta multa, uri-
nis fedimentum multum et album, fine fiti reftitit, bene

καὶ λευκή. ἄδιψος ἐγένετο. εὔπνους. τετάρτῃ καὶ τριακοστῇ
ἵδρωσε διόλου, ἀπύρετος ἐκρίθη πάντη. τούτῳ τἄλλα, κα-
θάπερ ὑπεθέμεθα ἡμεῖς, φαίνεται γεγονότα καὶ τῶν οὔρων,
εἰ καὶ μὴ πολλάκις, ὡς εἴωθεν ἐπὶ τῶν ἄλλων ἀῤῥώστων,
ἀλλὰ δίς γ᾽ οὖν μνημονεύσας ἐν ἀρχῇ μὲν ὡς λεπτῶν, ἐπὶ δὲ
τῆς ἑβδόμης καὶ εἰκοστῆς ἡμέρας προσγράψας οὔῥοις ὑπόστα-
σις πολλὴ λευκὴ δῆλός ἐστιν ἀκριβῶς πέπονα τότε πρῶτον
αὐτὸν οὐρῆσαι λέγων. διὰ τοῦτ᾽ οὖν, ὡς καὶ πρόσθεν εἶπον,
ἐπὶ μὲν τῆς εἰκοστῆς ἐκρίθη τινὰ ἐλλιπῆ κρίσιν, διότι κατὰ
τὴν ἑπτακαιδεκάτην ἤρξατο μικρὰ πέπονα πτύειν. οὐ μὴν τε-
λεία γε ἡ κρίσις ἐγένετο, διότι μηδὲ πέψις ἀκριβὴς οὔρων, ἢ
πτυέλων· [404] διὰ τοῦτο οὖν ἐρεῖ· διψώδης δὲ ἦν καὶ τῶν
ἀπὸ πνεύμονος οὐ χρησταὶ αἱ καθάρσιες. ἐνταῦθα οὖν μοι
πάλιν ἀναμνησθεὶς ὡς ὀρθῶς εἴρηται, τὰ ἐγκαταλιμπανό-
μενα ἐν τῇσι νούσοισι μετὰ κρίσιν ὑποστροφὰς εἴωθε ποιεῖν.
τῆς ἑβδόμης καὶ εἰκοστῆς ἡμέρας τὴν διήγησιν ἀνάγνωθι,
τόνδε τὸν τρόπον ἔχουσαν· ἑβδόμῃ καὶ εἰκοστῇ ὁ πυρετὸς

fpirans factus eft.   Quarto et trigefimo die fudavit per
totum corpus, fine febre reftitit, atque ex toto iudicatus
eft.   Huic fane et alia, quemadmodum fuppofuimus, vi-
dentur adveniffe.   Et de urinis quamvis non pluries, quem-
admodum confuevit in aliis aegrotis, fed bis faltem mentio-
nem faciens, in principio quod tenues effent, in feptimo
et vigefimo die fubjungens, urinis fedimentum multum et
album palam facit, tum primum exquifite coctas urinas
minxiffe, propterea igitur, ut et antea dixi, in die vigefimo
crifim quandam habuit, fed imperfectam quidem, quoniam
in decimo feptimo coepit quaedam cocta expuere, non ta-
men integra crifis fubfecuta eft, quoniam neque exquifita
coctio urinarum aut fputorum; propterea igitur inquit,
*erat autem fiticulofus, atque ex pulmone non erant bonae
expurgationes.*   Hic igitur nobis ad memoriam revocans,
quod recte dictum eft, *Quae relinquuntur in morbis poft cri-
fim, recidivas facere confueverunt.*   De feptimo ac vige-
fimo die lege enarrationem, quae ita fe habet: *Septimo et*

Ed. Chart. VIII. [404.]   Ed. Baf. III. (402.)

ὑπέστρεψεν, ἔβηξεν. ἀνήγαγε πέπονα πολλά. οὔροις ὑπόστα-
σις πολλὴ λευκή. ἄδιψος ἐγένετο. προειπὼν γὰρ ὡς ἐν τῷ
μεταξὺ τῶν ταῖς μετὰ τὴν εἰκοσιὴν ἥ τε δίψα παρέμενεν
αὐτῷ καὶ τῶν ἀπὸ πνεύμονος οὐ χρησταὶ αἱ καθάρσιες ἦσαν,
ἐφεξῆς φησι ὡς ἐπὶ τῆς ἑβδόμης καὶ εἰκοστῆς ἡμέρας ὑπο-
στρέψας ἐπύρεξεν, ἄδιψος ἐγένετο, καὶ χρηστὰ πτύειν ἤρ-
ξατο, κἂν τοῖς οὔροις ὑπόστασιν ἔσχε πολλήν τε καὶ λευκήν.
τοῦτ' οὖν ἐστιν αὐτῷ τὸ πρόσθεν ῥηθὲν, ὡς ἐν τοῖς πυρετώ-
δεσι νοσήμασιν ὅμοιόν τι συμπίπτει τοῖς κατὰ τὰς ἐκπυΐσκο-
μένας φλεγμονάς. ὡς γὰρ ἐκεῖ κατὰ τὰς γενέσιας τοῦ πύου
οἵ τε πόνοι καὶ οἱ πυρετοὶ μάλιστα συμβαίνουσιν, οὕτως κἀν-
ταῦθα πεττομένων τῶν τοὺς πυρετοὺς ἐργαζομένων χυμῶν.
οὕτως γ' οὖν κἀπὶ τοῦ Ἀναξίωνος, ὅσον ἐκ τῆς προτέρας
κρίσεως τῆς ἐλλιποῦς ὑπελείπετο ἂν, τοῦτ' αὖθις ζέσαν ἐν τῷ
τῆς πέψεως καιρῷ τὸν πρὸ τῆς κρίσεως ἐγέννησε πυρετόν.
ὅτι δὲ τῆς ἐμφύτου θερμασίας ἐργαζομένης αὐτὸ καὶ οὐχὶ
τῆς πυρεκτικῆς, οὐχ ἥκιστα καὶ ἡ τῶν ἡμερῶν ἐνεδείξατο
φύσις. πρώτη μὲν γὰρ ἡ ἑνδεκάτη χρηστῆς μὲν, ἀλλ' ἀμυδρᾶς

vigefimo rediit febris, tuffiit, eduxit concocta multa, uri-
nis multum fedimentum album, fine fiti reftitit. Nam
quum antea dixiffet quod in tempore intermedio
poft vigefimum diem et fitis remanfit et a pulmone non
erant bonae expurgationes, deinceps inquit quod in fe-
ptimo et vigefimo die faeta recidiva febricitavit, fine
fiti autem reftitit et bona expuere coepit, in urinis fub-
fidentiam habebat multam atque albam. Hoc igitur eft
quod prius dicebatur, quod videlicet in morbis febrilibus
tale quid accidit, quale in iis quae fuppurant inflammationi-
bus. Sicuti enim ibi, quum generatur pus et dolores et
febres praecipue contingunt, ita et hic dum concoquuntur
humores qui febrem inducunt. Sic igitur et in Anaxione,
quantum ex prima illa crifi defecta relictum erat, hoc rur-
fus effervescens in coctionis tempore, illam quae antecellit
fecundam crifim febrem generavit. Hoc vero a naturali
calore, non antem febrili proveniffe, dierum natura non
minime indicabat; primum enim undecimus bonam, fed

Ed. Chart. VIII. [404.]   Ed. Baf. III. (402.)

ὑπήρξατο πέψεως. εἶθ᾽ ἡ ἑπτακαιδεκάτη σαφέστερον ὑπέ-
δειξε σημεῖον πέψεως. εἶθ᾽ ἡ εἰκοστὴ κρίσιν ἐλλιπῆ. μετὰ δὲ
ταύτην ἡ ἑβδόμη καὶ εἰκοστὴ τελείας πέψεως ἤνεγκε γνώ-
ρισμα. διὰ τοῦτο οὖν ἐπιφέρων ἐρεῖ· τετάρτῃ καὶ τριακοστῇ
ἵδρωσε δι᾽ ὅλου, ἀπύρετος ἐγένετο, ἐκρίθη πάντῃ. δῆλον γὰρ
ὡς ἐν ταῖς ἑπτὰ ταῖς μετὰ τὴν ἑβδόμην καὶ εἰκοστὴν ἐπέφθη
τε ἅμα καὶ ἐξεκρίθη σύμπαντα τὰ τοῦ νοσήματος αἴτια, διὰ
μὲν τῶν οὔρων τὰ τοὺς πυρετοὺς ἐργαζόμενα, διὰ δὲ τῶν
πτυσμάτων τὰ κατὰ τὸν θώρακα. μεμνῆσθαι δὲ χρὴ τοῦδε
τοῦ λόγου πρός τε τὰ παρόντα καὶ τὰ μέλλοντα λεχθήσε-
σθαι, καὶ τὰ τρία ταῦτα ἡγεῖσθαι ἀλλήλων διαφέροντα, τήν
τε ἀμυδρὰν πέψιν καὶ τὴν σαφῆ καὶ τὴν τελείαν. ἀμυδρὰ μὲν
γὰρ κατὰ τὴν ια᾽, σαφὴς δὲ κατὰ τὴν ιζ᾽, τελεία δὲ κατὰ τὴν ζ᾽
καὶ εἰκοστὴν ἐγένετο, μεθ᾽ ἣν ἐν ἑπτὰ ταῖς ἁπάσαις ἡμέραις
ἡ νόσος ἐλύθη, καὶ οὕτως ξύμπας ὁ καιρὸς ἀκμὴ ἐγένετο,
καθάπερ ἐν τοῖς ἐφεξῆς ἔτι σαφέστερον ἐπιδειχθήσεται. τοῦτο
οὖν τὸ πτύελον, ὃ κατὰ τὴν ἑβδόμην καὶ εἰκοστὴν ἐφάνη,
εἴπερ ἐφάνη κατὰ τὰς πρώτας ἡμέρας τοῦ νοσήματος μετὰ

obfcuram incepit coctionem; deinde decimusfeptimus fignum
coctionis manifeftius oftendit; deinde vigefimus crifim im-
perfectam, poft hunc vero feptimus et vigefimus integrae
coctionis indicia dedit. Propterea fubinferens inquit:
Quarto et trigefimo die fudavit per totum, fine febre refti-
tit, atque ex toto judicatus eft. Liquet enim quod in tri-
gefimo quarto die, qui feptimus eft poft feptimum et vigefi-
mum, concoctae funt fimul et excretae omnes morbi caufae,
per fputa vero quae in thorace. Oportet autem hujus
meminiffe fermonis et ob praefentia et ob illa quae dicenda
funt, et haec tria invicem differre arbitrandum et obfcuram
coctionem et manifeftam atque perfectam; obfcura enim
undecimo, manifefta vero decimofeptimo, perfecta vero vi-
gefimofeptimo facta eft; poft quem in omnibus feptem diebus
morbus folutus eft, et fic totum hoc tempus ftatus, quemadmo-
dum et in fequentibus manifeftius oftendemus. Hoc igitur
fputum, quod feptimo et vigefimo die apparuit, fi quidem
in primis morbi diebus apparuiffet cum urinis bonum fedi-

τῶν τὴν χρηστὴν ὑπόστασιν ἐχόντων οὔρων, οὐκ ἐνεδέχετο
μὴ οὐ κατὰ τὴν πρώτην ἑβδομάδα κριθῆναι τὸ νόσημα. πρώ-
τας δ᾽ ἡμέρας δηλονότι τοῦ νοσήματος εἶπον ἃς ἡ πρώτη
τετρὰς διορίζει.

Κεφ. ιθ᾽. Καὶ γὰρ καὶ τὴν ἀρχὴν τοῦ νοσήματος
κατὰ τὸ δεύτερον σημαινόμενον ἐν τούτῳ περιγράφεσθαι τῷ
καιρῷ πρόσθεν ἔλεγον. καὶ τοῦτ᾽ ἔστι τὸ ἐν τοῖς πλευριτι-
κοῖς, πτύελον αὐτίκα ἢν ἐπιφαίνηται ἀρχομένου μὲν βρα-
χύνει. τριχῶς γὰρ τῆς ἀρχῆς λεγομένης, καθ᾽ ἕνα μὲν τρόπον
τῆς πρώτης εἰσβολῆς τῆς ἁπλῆς, ἢ τῆς ἀπλατοῦς, [405] καθ᾽
ἕτερον δὲ τῆς εἰς τὴν τρίτην ἡμέραν ἐκτεταμένης, ἢν μόνην
ὁ Θεσσαλὸς ὀνειρώττειν μοι δοκεῖ, καὶ πρὸς τούτοις ἔτι τῆς
ὡς μέρος ὅλου τοῦ νοσήματος, ἢν τὰ τῆς σαφοῦς πέψεως ὁρί-
ζει σημεῖα. καὶ περὶ πασῶν ὁ Ἱπποκράτης ποιεῖται τὸν λόγον,
ὡς ἐκ τῶν προγεγραμμένων ἐστὶν δῆλον, ἔν τε τοῖς ἐφεξῆς
ὑπομνήμασιν ἐναργέστερον ἐπιδειχθήσεται. νυνὶ δὲ ὅτι τὴν
κατὰ τὸ δεύτερον σημαινόμενον ἀρχὴν ἐδήλωσεν, ὁπότε τοῖς
πλευριτικοῖς τὸ κατὰ τὴν ἀρχὴν ἐπιφαινόμενον πτύελον βρα-

mentum habentibus, fieri non potuiffet quin in prima fe-
ptimana morbus judicaretur. Primos voco dies morbi quos
primus quaternarius coërcet.

Cap. XIX. Et primum igitur morbi principium
juxta fecundum fignificatum in hoc circumfcribi tempore
prius dicebam, et hoc eft quod inquit: *In pleuriticis fputum
fi ftatim appareat, incipiente morbo ipfum breviorem facit.*
Nam quum principium triplex dicatur, fecundum unum quidem
modum de primo infultu, qui fimplex eft et latitudine caret,
fecundum alteram vero de eo, quod ad tertium extenditur
diem, quod folum mihi fomniare videtur Theffalus, et prae-
ter haec etiam id, quod tanquam pars accipitur totius morbi,
quod manifeftae coctionis figna definiunt, de omnibus his
Hippocrates verba facit, quemadmodum ex iis quae antea
fcripfimus liquet et in fequentibus commentariis manifeftius
oftendetur. Quod vero juxta fecundum fignificatum princi-
pium oftenderit, quum dixit id fputum, quod in pleuriticis
appareat in principio breviorem facere, neminem latere ar-

χύνειν ἔφησε, πρόδηλον, οἶμαι, γέγονε. περὶ μὲν δὴ τούτου
κἂν τοῖς ἐφεξῆς ἤδη διαιρήσομαι. ὅπως δ' ἄν τις ἢ παροῦ-
σαν ἤδη καὶ συμπεπληρωμένην τὴν ὡς μέρος ὅλου τοῦ νοσή-
ματος ἀρχὴν διαγινώσκειν, ἢ μέλλουσαν ἔτι συμπληροῦσθαι
προγινώσκειν δύναιτο, σαφῶς μοι δοκῶ δεδεῖχθαι. τῆς μὲν
γὰρ συμπεπληρωμένης βέβαιον σημεῖον ἡ σαφὴς πέψις ἐστὶ,
τῆς μελλούσης δὲ ἥ τε τοῦ νοσήματος αὐτοῦ φύσις ἥ θ' ὥρα
τοῦ ἔτους, ἢ θ' ἡλικία τοῦ κάμνοντος, ἐξ ἐπιμέτρου δὲ καὶ
τὸ χωρίον ἐν ᾧ νοσεῖ, καὶ ὁ τρόπος τῆς προγεγενημένης διαί-
της, ὑγιαίνοντος ἔτι τοῦ κάμνοντος. εἰδικώτερα δὲ ἤδη γνω-
ρίσματα τῆς μελλούσης ἔσεσθαι τελευτῆς τῷ πρώτῳ καιρῷ
τῆς νόσου τὰ τῆς πέψεώς ἐστι σημεῖα. καὶ ὡς χρὴ ταῦτα
προγινώσκειν ὁπηνίκα μάλιστα γενήσεται, ῥηθήσεται μὲν ἐπι-
μελέστερον ἔτι καὶ διὰ τῶν ἑξῆς. εἰρήσεται δὲ καὶ νῦν, ὡς
ἐπισκέπτεσθαι χρὴ πόσον ἀπολείπεται τὰ παρόντα τῆς ἀπεψίας
σημεῖα τῶν ἐσομένων ἐν τῇ σαφεῖ πέψει, τίς τε τοῦ νοσήμα-
τος ὁ τρόπος ἐστὶ τῆς κινήσεως, τοῦτ' ἔστι εἴτ' ὀξέως, εἴτε
ἀργῶς καὶ οἷον τυφόμενον κινοῖτο. χρησιμώτατον δ' εἰς

bitror, fed hoc etiam in fequentibus diftinguemus Quo
pacto vero quispiam aut jam praefens atque perfectum id,
quod tanquam totius pars morbi principium accipitur, co-
gnoscere queat, aut jam finiturum praecognoscere, mihi jam
videor demonftraffe. Nam jam perfecti principii manife-
ftum et firmum eft fignum coctio manifefta, finituri autem
et ipfius morbi natura et tempus anni et aetas laborantis,
praeterea autem et regio in qua aegrotat, et modus ejus
qui antecefferit victus, quum nondum morbo correptus
effet. Specialiora vero indicia futuri finis primo morbi tem-
pore coctionis indicia funt. Et quo pacto haec praeco-
gnoscere oporteat, quando maxime futura fint, dicetur
quidem diligentius et in iis quae fequuntur, dicetur autem
et nunc quod confiderare oportet, quantum diftant praes-
entia cruditatis figna ab iis quae aderunt in manifefta co-
ctione, et quisnam fit in morbo motus, hoc eft utrum acute
aut tarde ac veluti fuccenfus moveatur. Utiliffimum vero

ταῦτα, μᾶλλον δὲ καὶ ἀναγκαιότατόν ἐστιν ἀκριβῶς ἐπίστα-
σθαι διαγινώσκειν, ὁπόσον ἀλλήλων ἀπολείπεταί τε καὶ πλεο-
νεκτεῖ τά τε τῆς ἀπεψίας καὶ τὰ τῆς πέψεως σημεῖα. καὶ γὰρ
καὶ τὰ τῆς ἀπεψίας οὐ σμικρὰν ἔχει πρὸς ἄλληλα τὴν διαφο-
ρὰν, καὶ τὰ τῆς πέψεως ἔτι δὴ μᾶλλον. εἰ μὲν δὴ τὰ τῆς
παντελοῦς ἀπεψίας γνωρίσματα κατὰ τὴν πρώτην τετράδα
παραμένει, μακρὸς ὁ τῆς ἀρχῆς ἔσται τῷ τοιούτῳ νοσήματι
καιρός· εἰ δέ γε τὰ τῆς ἀμυδρᾶς μετρίως ἐν αὐτῇ φανείη,
μακρὸς μέν ἐστι καὶ οὗτος, ἀλλ᾽ οὐχ ὁμοίως τῷ πρόσθεν. εἰ
δὲ βραχέα τὰ τῆς ἀπεψίας εἴη σημεῖα, καὶ τὸ μέλλον ἔσται τῆς
ἀρχῆς ὀλίγον. ἐπὶ δὲ τούτοις ἔτι κἀκεῖνα χρὴ προστιθέναι
τὰ πρὸς Ἱπποκράτους εἰρημένα χρόνου πλείονος ὑπάρχειν ἐν-
δεικτικὰ, περὶ ὧν ἐπὶ πλέον ἐν τοῖς ἐφεξῆς ὁ λόγος ἡμῖν ἔσται.
νυνὶ δὲ παραδείγματος ἕνεκα τοῦδε τοῦ ἀφορισμοῦ μνημονεύ-
σωμεν. οἱ ψυχροὶ ἱδρῶτες σὺν μὲν ὀξεῖ πυρετῷ θάνατον,
σὺν πραϋτέρῳ δὲ μῆκος νόσου σημαίνουσι. ἐὰν γὰρ ἐν ταῖς
πρώταις ἡμέραις, ἔτι τῶν τῆς ἀπεψίας σημείων ἐπικρατούν-
των, ἐπιφαίνηταί τινα τοιαῦτα, προσθήσει τῷ χρόνῳ τῆς

ad haec, imo vero fummopere neceffarium eft exquifite
fcire dignoscere quantum invicem fuperant ac fuperantur
et coctionis et cruditatis figna, nam et cruditatis figna non
parvam inter fe habent differentiam, adhuc autem magis et
coctionis. Si quidem integrae cruditatis iudicia in primis
quatuor diebus permaneant, longum erit huic morbo prin-
cipii tempus, fi vero obfcurae mediocriter in ipfo apparue-
rint, longum quidem et hoc erit, fed non priori fimiliter;
fi autem parva fuerint cruditatis figna, futurum etiam prin-
cipii tempus ftatim erit. His addenda funt et illa quae ab
Hippocrate dicta funt longioris temporis effe fignificativa,
de quibus in fequentibus nobis plenior erit fermo. Nunc
ergo gratia exempli hujus aphorismi meminerimus: *Frigi-
di fudores cum acuta quidem febre mortem fignificant,
cum mitiori vero morbi diuturnitatem.* Nam fi in primis
diebus praevalentibus adhuc cruditatis fignis aliqua talia
figua apparuerint, principii tempori addent, et liquet etiam

Ed. Chart. VIII. [405. 406.]   Ed. Baf. III. (402. 403.)

ἀρχῆς. καὶ δηλονότι τὰ τῆς ἀναβάσεως ἔσται μακρότερα. καὶ ἡ ἀκμὴ κατὰ ταυτὰ μετὰ χρόνον ἀπαντήσεται πάμπολυν. οὕτω δὲ καὶ ἡ λύσις τοῦ νοσήματος.

Κεφ. κ΄. Ὥστ᾽ οὐ μόνου τοῦ πρώτου καιροῦ κατὰ τὰς πρώτας ἡμέρας ἕξεις τινὰ τεχνικὸν στοχα(403)σμὸν, ἀλλὰ καὶ τῶν ἐφεξῆς. ἀκριβέστερον δὲ ἀεὶ καὶ μᾶλλον αὐτὸν προγνώσῃ, ταῖς ἐφεξῆς τετράσι προσέχων τὸν νοῦν. ἡ γὰρ ἐπιδείξασα πρώτη τὸ τῆς πέψεως σημεῖον ἀμυδρὸν αὐτή σοι σαφέστερον ἐνδείξεται τὸν ὑπόλοιπον χρόνον τῆς ἀρχῆς, εἰδότι γε τοῦτ᾽ ἤδη βεβαίως, ὅτι σύμπας ὁ χρόνος, ὁ μήπω μηδὲν ἔχων σαφὲς σημεῖον πέψεως, ὁ πρῶτός ἐστι τῶν τεσσάρων καιρῶν τοῦ [406] νοσήματος, ὃν ἀρχὴν ὀνομάζομεν, εἰ γὰρ πρὸς τοῦτο ἀποβλέπεις, οὐδὲν ἔτι χαλεπὸν ἐξευρεῖν, εἰ ἐν τοσαῖσδε ταῖς πρώταις ἡμέραις ἀπεχώρησε τῶν κατὰ τὴν πρώτην ἡμέραν φανέντων τοσῶνδε, πόσαις ἔτι τὸ ὑπόλοιπον ἄχρι τῆς σαφοῦς πέψεως ἀνύσει· ἐκεῖθεν δ᾽ ἄρχεται μὲν ἡ ἀνάβασις, ἤτοι δὲ ἐλλιπής τις ἐπιφανεῖται κατὰ ταύτην ἡ κρίσις, ὡς ἐπὶ τοῦ πλευριτικοῦ παρεθέμην ὀλίγον ἔμπροσθεν,

quod tempus incrementi longius erit, atque eadem ratione ſtatus poſt multum tempus occurret, ſic autem et morbi ſolutio.

Cap. XX. Quare non ſolum primi temporis in primis diebus aliquam habebis artificioſam conjecturam, ſed etiam ſequentium. Exquiſitius autem et magis ipſa praecognosces, ſi ſuccedentibus quartanariis mentem adhibueris. Nam primus qui obſcurum coctionis ſignum oſtendit, ipſe manifeſtius reliquum principii tempus indicabit: quum jam hoc tibi ſine ulla dubitatione conſtabit, quod univerſum illud tempus, in quo nullum eſt manifeſtum coctionis ſignum, primum eſt ex quatuor morbi temporibus, quod nos principium nominamus. Nam ſi ad hoc reſpexeris, nihil erit amplius difficile invenire, ſi in tot primis diebus ab iis quae primo die apparuerunt tot jam praeterierint, quot adhuc erunt reliqua tranſigenda usque ad manifeſtam coctionem. Inde autem incrementum incipit, ſed in hoc vel aliqua defecta criſis apparebit, quemadmodum paulo antea in pleu-

BIBΛION Λ. 637

Ed. Chart. VIII. [406.]　　　　　　　Ed. Baf. III. (403.)

ἤ εἴπερ ἀναμείνειε τὸ νόσημα τὴν τελείαν ἀκμὴν, οὕτω καὶ ἡ
κρίσις ἐστὶ τελεία. πολλάκις δὲ οὐδὲ γίνεται ἡ κρίσις οὐδεμία
μετὰ τὸν τῆς ἀκμῆς καιρὸν, ἀλλὰ κατὰ βραχὺ λύεται τὸ νό-
σημα, χρόνῳ πλείονι πεττόμενον. ὅπως δὲ χρὴ πρὶν γενέσθαι
ταῦτα προγινώσκειν ἐσόμενα, διὰ τῶν ἐφεξῆς ὑπομνημάτων
εἰρήσεται. δείξω γὰρ ἐν αὐτοῖς σαφῶς πηνίκα μὲν ἐν ταῖς ἀνα-
βάσεσι, πηνίκα δὲ ἐν ταῖς ἀκμαῖς κρίνεται τὰ νοσήματα,
πηνίκα δ᾽ οὐδόλως κριθέντα, κατὰ βραχὺ πεττόμενα, λύεται.
καὶ δῆλον ὡς τὴν μὲν τοιαύτην λύσιν οὐκ ὀνομάζω κρίσιν·
εἰ δέ τις ἀθρόα γίνηται μεταβολὴ, καὶ πολὺ δὴ μᾶλλον ἔτι
τὴν προηγουμένην αὐτῆς ταραχὴν οὕτως προσαγορεύω, καὶ
δὴ καὶ τὰς τούτων προγνώσεις ἐν τοῖς ἐφεξῆς ἐρῶ. κάλλιον
γὰρ οὐ μόνον ὅτι κατὰ τόνδε τὸν καιρὸν ἡ νόσος ἀθρόαν
ἕξει τὴν λύσιν, ἀλλὰ καὶ πότερον μετὰ μεγάλου τινὸς ἀγῶνος,
ἢ χωρὶς σάλου τε καὶ κινδύνου παντὸς, ἐπίστασθαι. ταῦτ᾽
οὖν ἅπαντα διὰ τῶν ἐφεξῆς ὑπομνημάτων ἐπιδειχθήσεται,
καὶ πρὸς τούτοις ἔτι προγνώσεις κρίσεων ἀγαθῶν τε καὶ

riticis oſtendi, vel ſi morbus expectaverit integrum ſtatum,
ſic et criſis integra erit. Saepius vero neque ulla ſit criſis
in ſtatus tempore, ſed paulatim morbus ſolvitur, longo
tempore coctionem recipiens. Quo pacto autem, antequam
fiant haec, futura praecognoscere oporteat, in ſequentibus
commentariis explicabitur; nam in ipſis liquido oſtendam,
quando in incrementis, quando etiam in ſtatibus morbus
criſim habeat et quando, ſine ulla omnino criſi paulatim co-
ctus diſſolvatur. Et clarum eſt quod hujusmodi ſolutionem
neque criſim nomino, ſi qua vero confertim fiat permutatio,
et multo magis adhuc eam agitationem quae ipſam praece-
dit, ita appellare conſuevi. Equidem harum quoque prae-
cognitiones in ſequentibus dicam. Melius enim eſt non ſo-
lum, quod in tempore integram morbus habebit ſolutionem,
ſed etiam utrum cum magno aliquo certamine, vel ſine
vexatione atque periculo aliquo intelligere. Haec igitur
omnia in ſequentibus commentariis oſtendentur et praeterea
bonarum et malarum criſium praecognitiones, perfectarum

κακῶν καὶ τελείων καὶ ἀτελῶν. ἐν ἀρχῇ δ᾽ αὐτῶν πάντων
προτάξω διαγνώσεις αὐτῶν τῶν εἰσβαλλόντων νοσημάτων.
ἐπειδὴ γὰρ ἀπό τε τοῦ νοσήματος ἔφαμεν χρῆναι διαγινώσκειν
τι περί τε τῶν καθόλου καιρῶν καὶ προσέτι τῆς ὥρας τοῦ
ἔτους καὶ τῶν ἄλλων ὧν εἴπομεν, εἰ μὴ συμπάντων αὐτῶν
εἰδείημεν διάγνωσίν τινα, εὐθὺς ἀπὸ τῆς πρώτης ἡμέρας ὅμοιόν
τι πεισόμεθα τοῖς πολλοῖς τῶν νεωτέρων ἰατρῶν. ὡς γὰρ κἀ-
κεῖνοι δι᾽ ἀλλήλων ἑκάτερον τῶν ἀγνοουμένων διδάσκειν ἐπι-
χειροῦσιν, ἢ διὰ τοῦ μᾶλλον ἀγνώστου τὸ σαφέστερον, οὕ-
τως καὶ ἡμεῖς ποιήσομεν, ἂν μὴ τοῦ νοσήματος ἑκάστου τῆς
ἰδέας εὐθὺς ἐν ταῖς πρώταις ἡμέραις ἔχωμέν τινα διάγνωσιν.
ἄριστον μὲν οὖν ἐστιν εἰ κατ᾽ αὐτὴν τὴν πρώτην ἡμέραν, καὶ
τοῦτο μυριάκις ἐδείξαμεν ἤδη δυνατὸν ὑπάρχειν καὶ τριταίας
τε καὶ τεταρταίας καὶ ἀμφημερινὰς περιόδους, ἐν τῇ πρώτῃ
τῶν ἡμερῶν διαγνόντες. εἰ δέ ποτε μὴ οἷόν τε εἴη σαφῶς ἐν
ταύτῃ διαγνῶναι, στοχασμὸν μὲν ἤδη τινὰ τεχνικὸν ἕξομεν,
ἐξ οὗ καλῶς ὑπαρξόμεθα διαίτης. ἀκριβώσομεν δ᾽ αὐτὸν ἐν
τῇ δευτέρᾳ τῶν ἡμερῶν, ἢ τρίτῃ γε πάντως, ἢ τετάρτῃ.

quoque ac imperfectarum. In horum vero omnium princi-
pio praeponam ipforum morborum invadentium digno-
tiones. Quoniam enim et ab ipfo morbo diximus oportere
quaedam de temporibus univerfalibus noffe, ac praeterea a
tempore anni et ab aliis quae diximus, nifi eorum omnium
ftatim a primo die aliquam habeamus cognitionem, fimile
quiddam multis medicorum juniorum patiemur. Nam ficuti
illi utrumque ignotorum alterum per alterum monftrare
conantur, vel quod notius eft per id quod minus notum
eft, fic et nobis accidet, nifi uniuscujusque morbi formam
ftatim a primo die aliquo modo dignoscamus. Optimum
igitur eft, fi in ipfo primo die dignoscamus, et hoc millies
jam fieri poffe probavimus et tertianos et quartanos et quo-
tidianos circuitus in primo ftatim die agnovimus; fi vero ali-
quando in hoc manifefte dignosci non poffit, tunc conjectu-
ram uiquam artificiofam habebimus, ex qua bonam victus
rationem inftituere incipiemus, exactam autem notitiam affe-
quemur in fecundo die, vel omnino in tertio vel in quarto.

Ed. Chart. VIII. [406.]   Ed. Baf. III. (403.)

καὶ τοίνυν καὶ αὐτὸ τοῦτο κάλλιον ἂν εἴη δηλῶσαι καὶ δοῦ
ναι γνωρίσματα τῶν τ᾽ εὐθὺς ἀπὸ τῆς πρώτης ἡμέρας ἀκρι
βῶς διαγνωσθῆναι δυναμένων καὶ τῶν ἄχρι μὲν στοχασμοῦ
τινος οὐκ ἀτέχνου κατελπιζομένων, ἀκριβῶς δ᾽ ἐν τῇ τρίτῃ
τε καὶ τετάρτῃ διοριζομένων. αὖθις οὖν ἀπὸ τούτων πρῶτον
ἀρξάμενοι κατὰ τὸ δεύτερον ὑπόμνημα καὶ τῶν ἄλλων ἑκά
στου ὧν ὑπεσχόμεθα κατὰ τὴν οἰκείαν τάξιν ἀποδώσομεν.

Et hoc igitur ipfum melius fuerit oftendere et praebere indicia eorum quorum a primo die ftatim exquifitam poffumus habere cognitionem, eorumque etiam quae conjectura
quadam non inartificiofa dignoscere fperamus, fed exacte
in tertio et quarto discernimus. Rurfus igitur ab his primo
aufpicati in fecundo libro, reliqua etiam fingula quae promifimus convenienti ordine profequemur.

ΓΑΛΗΝΟΥ ΠΕΡΙ ΚΡΙΣΕΩΝ
ΒΙΒΛΙΟΝ Β.

Ed. Chart. VIII. [407.]   Ed. Baf. III. (403.)

Ι´.εφ. α´. Εἴρηται μὲν ἤδη καὶ πρόσθεν εὐθὺς κατ᾽
ἀρχὰς, ἀλλ᾽ ἄμεινον ὑπομνῆσαι καὶ νῦν ὡς εἴτε τὴν σύμπα-
σαν ἐν νόσῳ μεταβολὴν, εἴτε τὴν ἀθρόαν μόνην, εἴτε τὴν
ἀγαθὴν, εἴτε τὴν προηγουμένην ἁπασῶν τῶν ὀξυῤῥόπων ἀλ-
λοιώσεων ταραχὴν ὀνομάζειν ἐθέλοι τις κρίσιν, οὐ πρόκειταί
μοι τανῦν διαιρεῖσθαι, ἀλλ᾽ ὡς ἄν τις ἄριστα ταύτας ἁπάσας
ἤδη τε παρούσας διαγινώσκοι καὶ μελλούσας ἔσεσθαι προγι-
νώσκοι, τοῦτ᾽ εἶναι τὸ σπούδασμα τῷ λόγῳ τῷδε. ὃ δὲ μέ-
γιστον ἤδη καὶ ἀναγκαιότατον ἀποδείξαντες εἰς ἅπαντα τὰ

GALENI DE CRISIBVS LIBER II.

Cap. I. Dictum quidem et jam antea eſt ab initio,
ſed et nunc etiam melius eſt meminiſſe, quod ſive univerſam
in morbo mutationem, ſive ſubitam tantum, ſive bonam,
ſive eam quae antecedit omnes ſubitas alterationes, pertur-
bationem quiſpiam velit nominare criſim, non meum eſt
hoc in loco propoſitum definire, ſed quo pacto optime quiſ-
piam has omnes jam praeſentes dignoſceret et futuras adhuc
praecognoſceret, id eſt hujuſmodi ſermonis inſtitutum.   At
quum maximum ac ſummopere neceſſarium ad haec omnia

Ed. Chart. VIII. [407. 408.]   Ed. Baf. III. (403.)

τοιαῦτα, τὸ διαγινώσκειν τε παρόντας ἤδη τοὺς καιροὺς τῶν
νοσημάτων, καὶ μέλλοντας ἔσεσθαι προγινώσκειν, ἐφεξῆς
ἑκάστου νοσήματος διαγνώσεις τε καὶ προγνώσεις ἐγράψαμεν.
ἐπεὶ δὲ ἐκ πολλῶν αὐτὰς γινομένας ἀπεδείξαμεν, ὧν ἕν τι καὶ
ἡ τοῦ νοσήματος ὑπῆρξε φύσις, ὅπως ἄν τις καὶ αὐτὴν ταύ-
την κάλλιστα κατὰ τὴν πρώτην ἡμέραν οἷός τ᾽ εἴη γνωρίζειν,
εἰς τόνδε τὸν δεύτερον ἀνεβαλλόμεθα λόγον. εἰ μὲν δή τις
αὐτοῖς ἡμῖν παρέτυχεν ἐπὶ τῶν νοσούντων ἐκ τοῦ πρώτου
παροξυσμοῦ, καὶ ἀμφημερινὸν πυρετὸν καὶ τριταῖον καὶ τε-
ταρταῖον καὶ ἡμιτριταῖον καὶ καῦσον, καὶ ἄλλα τινὰ νοσή-
ματα προγινώσκουσιν, ἔργων τῆς θεωρίας εἴληφε βάσανον.
εἰ δέ τις οὔπω παρεγίνετο προρρήσει τοιαύτη, δίκαιον δὴ
τοῦτόν ἐστι μήτε θαυμάζειν ἤδη τὰ λεγόμενα, πρὶν κρῖναι
τὴν ἐν αὐτοῖς ἀλήθειαν, ἀλλὰ μηδὲ προκατεγνωκέναι, πρὶν
ἀκοῦσαί τε σύμπαντος λόγου, καὶ τῇ πείρᾳ βασανίσαι. τὸ
μὲν οὖν ἀκοῦσαί τε καὶ συνιέναι [408] τῶν λεγομένων ἁπάν-
των κοινόν. οὕτως γὰρ εἰρήσεταί μοι σαφῶς, ὡς μηδὲ λαθεῖν
ἄν τινα. τὸ δὲ καὶ τῇ πείρᾳ κρῖναι τοὺς λόγους, εἰ μὲν ἡμῖν

jam demonftraverimus, tum dignoscere praefentia jam mor-
borum tempora, tum praecognoscere futura, deinceps uni-
uscujusque temporis tum dignotiones tum praecognitiones
fcripfimus. Et quoniam eas ex multis fieri demonftravi-
mus, quorum unum eft ipfius morbi natura, quo pacto et
hanc optime quispiam poffet dignoscere in hunc fecundum
librum tradere diftuli. Si quispiam nobiscum affuit in cura-
tione aegrotantium, ex prima acceffione et quotidianam feb-
rem et tertianam et quartanam et femitertianam et caufum
appellatum, plurimosque alios morbos praenoscentibus, ex
ipfo opere hujus contemplationis habuit experientiam; quod
fi nunquam talibus praedictionibus interfuit, aequum eft hunc
neque admirari ea quae dicemus, antequam veritatem in
ipfis experiatur, fed neque etiam damnare, priusquam uni-
verfo fermoni noftro auscultaverit, atque ufu ipfo explora-
verit. Audire quidem atque intelligere ea quae dicuntur
omnibus commune eft; ita enim a me clare explicabuntur, ut
neminem latere poffint; fermones autem noftros experientia

μέλλει συμπαραγίνεσθαι, ῥᾷστον. εἰ δ' αὐτὸς ἐφ' ἑαυτοῦ
βασανίζειν, οὐκ ἔθ' ὁμοίως εὐπετές. ἀλλὰ καὶ τὰς ἐν τοῖς
σφυγμοῖς διαφορὰς ἠσκῆσθαι χρὴ διαγινώσκειν αὐτὸν ἀκρι-
βῶς, ἁπάντων τε τῶν ἔργων τῆς τέχνης ἐμπειρίαν ἔχειν ἱκα-
νήν. τὴν γὰρ ἀληθῆ θεωρίαν οὐκ ἐκ τῶν κακῶς ὑποκρινο-
μένων, ἀλλ' ἐκ τῶν ὀρθῶς μεταχειριζομένων εὔλογον δοκι-
μάζεσθαι. τούτους οὖν μόνους ὁ λόγος ὅδε καὶ μαθητὰς
προσίεται, καὶ κριτὰς, ὧν ἂν διδάξῃ, τίθεται. τοὺς δ' ἄλ-
λους, ὅσοι τὴν ἰατρικὴν τέχνην εἰς τοσοῦτον ὕβρισαν, ὡς ἐξ
μηνῶν εἶναι νομίζειν μάθημα, τούτους οὔτε κριτὰς οὔτε
μαθητὰς προσίεται. τὸ μὲν γὰρ οὐ δύνανται, τὸ δ' οὐ
βούλονται.

Κεφ. β'. Λεκτέον οὖν ἤδη πῶς ἄν τις ἐν τῇ πρώτῃ
τῶν ἡμερῶν, ἀκριβῶς διαγινώσκοι τοῦ νοσήματος τὴν φύσιν.
ἡμέραν δηλονότι παρ' ὅλον τὸν λόγον εἰρησομένοις, οὐκ ἐκ
τῆς ἡμέρας αὐτῆς μόνης συνεστῶσαν, ἀλλὰ κἀκ τῆς νυκτὸς
χρόνου. καθάπερ οὖν καὶ τὸν μῆνα τριάκοντα ἡμερῶν εἶναι
λέγομεν, οὐ μόνον τοῦτον τὸν χρόνον, ὃν ὑπὲρ τῆς γῆς ὁ

comprobare, fi quidem nobiscum futurus eft, illi erit quam
facile, quod fi ipfe per fe ipfum explorare voluerit, non
aeque expeditum. Verum et in pulfuum differentiis exer-
citatum effe oportet, atque omnium artis operationum fuffi-
cientem habere experientiam, veram enim fpeculationem
non ex iis, quae male judicantur, fed ex iis, quae recte
pertractantur, aequum eft comprobari. Hos igitur folos
ad difciplinam, atque eorum, quae docentur, judicium
fermo nofter admittit, reliquos vero qui medicinae artem
adeo dedecorarunt, ut eam fex menfium fecerint difciplinam,
hos neque judices, neque difcipulos adhibet; alterum enim
non poffunt, alterum nolunt.

Cap. II. Dicendum jam igitur quo pacto quispiam
in primo die morbi naturam exacte dignoscat. Diem autem
per totum hunc fermonem noftrum in eo accipiemus fignifi-
catu, ut non folum lucem, fed noctem etiam complectatur;
ficuti et menfem ex triginta diebus conftare dicimus, non id
tempus tantum, quo fol fupra terram fertur, appellantes

ἥλιος φαίνεται προσαγορεύοντες ἡμέραν, ἀλλὰ καὶ τὸν τῆς
νυκτὸς αὐτοῦ προστιθέντες, οὕτως δέ πως καὶ τὸν ἐνιαυτὸν
πέντε καὶ ἑξήκοντα καὶ τριακοσίων ἡμερῶν εἶναί (404) φαμεν.
ὥσπερ δὲ περὶ τοῦ τῆς ἡμέρας ὀνόματος, καὶ τοῦ κατ᾽ αὐτὸ
σημαινομένου διῄρηται, κατὰ τὸν αὐτὸν, οἶμαι, τρόπον χρὴ
μηνῦσαι καὶ περὶ τοῦ νοσήματος. ὅτι δὲ διάθεσίς τίς ἐστιν
ἐνέργειαν βλάπτουσα, καὶ ὅτι διττὴ πολλάκις συνίσταται ἅμα.
δέδεικται δ᾽ ἄμφω ταῦτα ἐν τῷ περὶ τῆς τῶν νοσημάτων δια-
φορᾶς ὑπομνήματι. τὴν μὲν οὖν ἁπλῆν διάθεσιν οὐδεὶς τῶν
ἀκριβῶς εἰδότων ἀγνοήσει κατὰ τὴν πρώτην ἡμέραν. ἴδια γὰρ
ἔχει τὰ γνωρίσματα· τὴν δ᾽ ἐπίμικτον οὐχ ἅπασιν ἐγχωρεῖ
διαγνῶναι κατ᾽ ἀρχάς. καὶ οὐδέν γε τοῦτο ἄτοπον εἰς διττῆς
διαθέσεως ἐπίγνωσιν, ἡμερῶν δεηθῆναι δυοῖν. ὥσπερ καὶ εἰ
τριττή τις εἴη, τριῶν. ἀλλὰ τό γε μίαν ἁπλῆν ἀγνοῆσαι διά-
θεσιν, ἄτοπόν τε καὶ δεινῶς αἰσχρόν. ἠσκῆσθαι τοίνυν ἁπά-
σας χρὴ τὰς ἁπλῶς διαθέσεις, ἑκάστην ἰδίᾳ τετελειωμένην τ

diem, fed etiam illi tempus noctis adjicientes; fic enim an-
num quodammodo dicimus trecentos et fexaginta quinque
dies complecti. Sicuti autem de diei nomine et de ejus fi-
nificatu diftinximus, eodem, ut arbitror, modo de morbi often-
dere oportet, quod eft affectio quaedam praeter naturam
laedens actiones et quod duplex faepe una confiftit. Haec
vero utraque in libris de morborum differentiis funt demon-
ftrata. Simplicem itaque affectionem nemo, qui perfpicaci
fit intelligentia, in primo die ignorabit; habet enim propria
indicia; eam vero, quae commixta eft, non omnibus per
initia contingit cognoscere. Neque vero abfurdum eft ad
duplicis affectionis cognitionem duobus opus effe diebus,
ficuti fi triplex fuerit tribus; at vero unam fimplicem igno-
rare affectionem, abfurdum et maxime turpe. Oportet ita-
que in omnibus fimplicibus affectionibus exercitari, ut fin-
gulas feorfum et jam perfectas noscamus; nam nifi in hoc
accurate antea laboraverimus, neque incipientem et parvam
adhuc exiftentem agnoscemus, ficuti neque olivam vel
ficum vel quercum nuper terra pullulantem poteris unquam

ἤδη γνωρίζειν ἑτοίμως. εἰ μὴ γὰρ ἐν τούτῳ προγυμνάσαιο φι-
λοπόνως, οὐδὲ ἀρχομένην ἔτι, καὶ σμικρὰν οὖσαν διαγνοίης.
ὥσπερ οὐδ᾽ ἐλαίαν ἢ συκῆν ἢ δρῦν ἄρτι τῆς γῆς ἀνίσχοντα
δύναιο ἄν ποτε διαγινώσκειν, ἀγνοῶν ἔτι τὰ τέλεια φυτά.
τὸ δὲ τούτου μεῖζον, ὡς οὐδ᾽ αὐτὰ τέλεια γινώσκειν ἁπλῶς
ἀρκεῖ, ἀλλὰ χωρὶς μὲν τοῦ προγινώσκειν ἐκεῖνα τῶν νεογνῶν
οὐδὲν ἄν ἰδίᾳ γνωρίσαις. οὐ μὴν οἶδ᾽ εὐθέως τε καὶ πρώτως
ἐντυχὼν νῦν, ἀλλ᾽ ὡς καὶ τῶν τελείων ἕκαστον οὐκ ὀλιγάκις
θεασάμενος ἱκανὸς διαγινώσκειν ἑτοίμως ἐγένου, κατὰ τὸν
αὐτόν, οἶμαι, τρόπον χρή σε καὶ τῶν ἄρτι γεννωμένων ἕκα-
στον, οὐχ ἅπαξ οὐδὲ δὶς, ἀλλὰ πολλάκις θεασάμενον ἱκα-
νῶς αὐτῶν γενέσθαι γνώριμον. μὴ τοίνυν ἐάν τι τῶν τῇδε
γεγραμμένων ἐπιχειρῶν ἀσκεῖν ἐν τῇ πρώτῃ πείρᾳ σφαλῇς,
ἀπογινώσκειν εὐθὺς ὡς ἀδυνάτου, μηδὲ ἀποχωρεῖν τῆς μελέτ-
της, πρὶν πάνυ [409] πολλάκις ἐν αὐτῇ γυμνάσασθαι. οὐδὲ
γὰρ τοὺς τὴν τοξικὴν μελετῶντας, καίτοι πολλάκις ἁμαρτά-
νοντας τοῦ σκοποῦ, τό γε κατ᾽ ἀρχὰς, ὅμως οὐδὲ τούτους
ἀφισταμένους ὁρᾷς τῆς ἀσκήσεως, οὐδ᾽ ἀθυμοῦντας ἀποτυχίας.

internoscere, fi jam perfectas plantas ignoraveris: quod
vero hoc etiam majus eſt, neque ipfas jam perfectas fimpli-
citer cognoscere fufficit, fed niſi jam perfectas praecogno-
veris, nullum ex iis, quae nuper natae funt, feparatim in-
ternosces; non tamen neque ſtatim neque quamprimum
quum in iſtas incideris, fed ficuti ex perfectis fingulas non
femel, neque raro confpicatus, fufficiens ad prompte cogno-
fcendum factus es, eodem, arbitror, modo te oportet et
ex iis, quae nuper natae funt, fingulas non femel neque
bis, fed faepius contemplando, fufficientem ipfarum habere
notitiam. Quare fi quid eorum, quae in hoc loco fcribun-
tur, ad exercitationem referre tentaveris, prima autem te
experientia fefellerit, non propterea ſtatim defperaveris,
quaſi id affequi non poffis; neque a meditatione recedas
prius quam faepiffime in eadem exercitatione perſtiteris.
Neque enim qui fagittandi artem meditatione affequi ſtudent,
licet faepius in principio aberrent a meta, vides ob id fuum
exercitium demittere, aut propter aberrationem animo con-

ὁπότ᾿ οὖν τοξικὴν οὕτω σμικρὰν τέχνην, ὡς καὶ τοῖς ἀνδρα-
πόδοις ἀσκεῖσθαι καλῶς, οἷ δυνατόν ἐστιν εὐθὺς ἐξ ἀρχῆς
κατορθοῦσθαι, τί χρὴ νομίζειν ἐπὶ τῆς τῶν Ἀσκληπιῶν τέχνης,
οὕτω μὲν πολλῆς θεωρίας δεομένης, οὕτω δ᾿ ἀκριβοῦς τε καὶ
φιλοπόνου τῆς ἐπ᾿ αὐτῶν τῶν ἔργων τριβῆς; εἰ μὲν δή τις
εἴης τῶν ἐπὶ τοῖς καλλίστοις ταλαιπωρεῖσθαι προῃρημένων,
ἅπαντα μὲν πρώτως ἔκμαθε ἀκριβῶς, τὰ λεγόμενα καθ᾿ ἕκα-
στον τῶν νοσημάτων, ἐφεξῆς δ᾿ ἐπὶ τῶν ἔργων ἄσκησον.
εἶθ᾿ οὕτως ἐπιχείρει κρίνειν αὐτὰ, πότερον ἀληθῶς ἢ ψευ-
δῶς εἴρηται. εἰ δ᾿ ἀταλαίπωρός τε καὶ ῥᾴθυμος εἴης, ἢ τα-
λαίπωρος μὲν ἀλλ᾿ εἰς τὰ χείρω, πλοῦτόν τε καὶ τιμὴν καὶ
δύναμιν πολιτικὴν ἀληθείας προαιρούμενος, ἄμεινόν σοι μηδ᾿
ἅπτεσθαι τῆσδε τῆς θεωρίας, μηδ᾿ εἰς ἀνάπλεων βορβόρου
φρέαρ ἐμβάλλειν ὕδωρ καθαρόν. ἀφανίσεις τε γὰρ τὸ ὕδωρ
καὶ τὸ φρέαρ οὐδὲν ὠφελήσεις. τὴν οὖν ἁπλῆν διάθεσιν ἑκά-
στου τῶν νοσημάτων, ἐπὶ γὰρ τὸν τῆς ἀληθείας ἑταῖρον ἤδη
τρέψομαι, πρῶτον ἄσκησόν μοι γνωρίζειν αὐτὴν ἐφ᾿ ἑαυτῆς,

---

triſtari.   Quando igitur ſagittandi artem, minimam exiſten-
tem, adeo ut etiam a mancipiis commode pertractetur, nemo
ſtatim incipiens aſſequi integre poteſt, quid de arte Ascle-
piadum exiſtimare oportet, quae tam multa indiget contem-
platione et tam exquiſita ac laborioſa in operibus exercita-
tione? Siquidem unus ex eorum numero ſueris, qui pro re-
bus pulcherrimis atque honeſtiſſimis laborare inſtitueris,
primum omnia, quae dicentur in ſingulis morbis, diligenter
perdisces, deinde in ipſis operibus exercitaberis, deinde ita
de his ferre ſententiam tentabis, nunquid vere aut ſalſo di-
ctum ſit.   Quod ſi, ut diximus, otioſam et ſocordem vitam
egeris, vel laborioſam quidem, ſed circa deteriora, divitias,
honorem et civilem potentiam veritati praeferendo, melius
tibi fuerit, neque hanc contemplationem attingere, ne in
plenum coeno puteum aquam puram inſundas; nam et aquam
corumpes, neque puteum quicquam juvabis.   Simplicem
igitur morborum ſingulorum affectionem, jam enim ad veri-
tatis amicum me converto, primo ipſam per ſe ipſe ipſam

646 ΓΑΛΗΝΟΥ ΠΕΡΙ ΚΡΙΣΕΩΝ

Ed. Chart. VIII. [409.]   Ed. Baf. III. (404.)

οὐκ ἐκ τῶν ἔξωθεν αὐτῇ προσκειμένων μόνον, ἅπερ οἱ πολ-
λοὶ θεῶνται, ἀλλὰ πρῶτον μὲν καὶ μάλιστα ἐκ τῶν κατὰ τὴν
ἰδίαν οὐσίαν ὑπαρχόντων· ἐπεὶ δ᾽ ἤδη καὶ τῶν ὡς ἐπὶ τὸ
πολὺ συμβεβηκότων. οἷον ἐπὶ τοῦ καλουμένου τριταίου μὴ
τοῦτο μόνον ἐπισκέπτου, τὸ διὰ τρίτης γίνεσθαι τοὺς πα-
ροξυσμούς, εἰς ἀπυρεξίαν τελευτῶντας. εἰ γὰρ ἤτοι δύο τρι-
ταῖοι γενηθεῖεν, ἢ δύο τεταρταῖοι, καθ᾽ ἑκάστην μὲν ἡμέραν
οἱ δύο τριταῖοι· διὰ τρίτης δ᾽ οἱ δύο τεταρταῖοι παροξύνον-
ται, ἢ τοὺς δύο τριταίους ἕνα νομίσεις ἀμφημερινόν· ἢ τοὺς
δύο τεταρταίους ἕνα τριταῖον. ἀλλὰ τὴν ἰδέαν ἐπισκοπεῖ-
σθαί σε κελεύω τῶν πυρετῶν. οὔτε γὰρ ταῖς εἰσβολαῖς τῶν
παροξυσμῶν ἐοίκασιν, οὔτε ταῖς ἀναβάσεσιν; οὔτε ταῖς ἀκ-
μαῖς, οὔτε ταῖς παρακμαῖς, οὔτε τῇ ποιότητι τῆς θερμασίας,
οὔτε τῇ κινήσει τῶν ἀρτηριῶν, οὔτε τοῖς ἐπιγινομένοις συμ-
πτώμασιν. εἰ μὲν οὖν μηδέποτ᾽ ἦν θεάσασθαι τριταῖόν τε καὶ
ἀμφημερινόν, αὐτὸν καθ᾽ ἑαυτὸν ἑκάτερον, ἄδηλος ἂν ἦν
αὐτῶν ἡ διάγνωσις, ἐπεὶ δὲ καὶ τριταῖον, αὐτόν ἐστιν ἰδεῖν
καθ᾽ ἑαυτόν, ἀρξάμενόν τε καὶ προελθόντα καὶ τελειωθέντα

cognoscere ſtudeas, ac circa hoc te exerceas non ex
iis ſolum, quae ipſi extrinſece adiacent, qualis eſt con-
templatio multorum, ſed primum quidem ac maxime ex
iis, quae ſecundum propriam inſunt ſubſtantiam: deinde jam
ex iis, quae ſaepius accidunt, veluti in ea febre, quae ter-
tiana nominatur, non hoc tantum advertas, ſi tertio quoque
die fiant acceſſiones in infebricitationem deſinentes; nam ſi duae
tertianae fierent aut duae quartanae, duae quidem tertianae
quolibet die, per tertium autem duae quartanae, accenduntur;
quare vel duas tertianas unam putabis quotidianam, vel duas
quartanas unam tertianam. Sed formamipſam febrium te in-
ſpicere jubeo; neque enim in inſultibus acceſſionum ſimiles ſunt
neque incrementis neque ſtatibus neque remiſſionibus, neque in
caloris qualitate, neque in motu arteriarum, neque in iis quae ſu-
perveniunt ſymptomatis. Si ergo neque tertianam ipſam per ſe
ipſam neque quotidianam unquam inſpicere licuiſſet, in-
certa foret earum dignotio, ſed quoniam et tertianam ſepa-
ratim datur contemplari, exorſam et progreſſam et perfe-

καὶ λυθέντα, καὶ ἀμφημερινὸν ὡσαύτως, οὐδέν ἐστιν χαλε-
πὸν ἀμφημερινοῦ ἑνὸς διακρῖναι δύο τριταίους.

Κεφ. γ´. Ἄρξαι δή μοι πρῶτον ἀσκεῖν ἀπὸ τῶν
ἀκριβῶν τύπων. οὔτε γὰρ ἄλλο τι μάτην ὁ Ἱπποκράτης εἶπεν
οὔθ᾽ ὡς ὁ ἀκριβὴς τριταῖος ἐν ἑπτὰ περιόδοις κρίνεται τὸ
μακρότατον. τίς οὖν ὁ ἀκριβὴς τριταῖος οὗτος; οὐδὲν γὰρ
παρ᾽ Ἱπποκράτους αὐτοῦ γνώρισμα γέγραπταί τι τοιοῦτον,
οἷον καὶ τοῖς ἐπιτυχοῦσιν εἶναι πρόδηλον. ἀλλ᾽ εἰ μέν σε χει-
ραγωγήσαιμι, μαθήσῃ ῥᾳδίως τίνα λέγει τὸν ἀκριβῆ τρι-
ταῖον. [410] εἰ δ᾽ ἐάσαιμί σε κυλινδεῖσθαι κατὰ τὰ βιβλία,
πρὶν εἰσαχθῆναι προσηκόντως, οὐκ ἂν οὐ μόνον ἐκμάθοις
οὐδὲν, οὔτε περὶ τριταίου τι χρηστὸν, οὔτ᾽ ἄλλου τινὸς τῶν
ἁπάντων, ἀλλὰ καὶ παρακούσαις μυρίων. ὅταν οὖν ἀναγνῷς
ἐν ἀφορισμοῖς τὰ πλεονάζοντα κατὰ τὸ θέρος νοσήματα
πυρετούς τε εἶναι συνεχεῖς καὶ καύσους καὶ τριταίους πλεί-
στους, πρῶτον μὲν αὐτὸ δὴ τοῦτο μὴ παρακούσῃς, τὸ ὡς
θέρους μέμνηται οὐ τοῦ παρὰ φύσιν ἔχοντος, οἷον ἐν Κρανῶνι

ctam et folutam, eodemque modo qnotidianam, non ad-
modum difficile eſt ab una quotidiana duas tertianas
diſtinguere.

Cap. III. Age igitur primum incipe exercitari in
veris atque exquiſitis typis. Neque enim aliud quicquam
fruſtra ſcripſit Hippocrates, neque illud etiam, *quod exqui-
ſita tertiana in feptem circuitibus, quod longiffimum eſt,
judicatur.* Quaenam igitur eſt haec tertiana exquiſita?
nullum enim ejus indicium ſcripſit Hippocrates tale, ut etiam
vulgaribus eſſet manifeſtum. Sed ſi ego te manuduxerim,
facile intelliges, quam vocet exquiſitam tertianam, ſi vero te
per volumina circumvolvi permiſero, antequam commode
introducaris, non modo nihil utile disces, neque de tertiana
neque de aliquo alio morbo, ſed infinita erunt, quae obau-
dies. Quum igitur legeris in aphorismis, *morbos, qui tem-
pore aeſtivo maxime abundant, eſſe febres continuas et ar-
dentes et tertianas plurimas,* primum adverte, ne hoc
ipſum male accipias, quod aeſtatem intelligit, non quae
praeter naturam ſe habet, qualem aliquando ait fuiſſe in

ποτε γενέσθαι φησί, ὕοντος καύματι λάβρῳ δι' ὅλου. ἀλλ'
εἴ ποτέ τινα τάξιν καὶ κόσμον ἑκάστη τῶν ὡρῶν ἐνενόησας,
ἀναμνήσθητί μοι καὶ νῦν, ὡς ὁ μὲν χειμὼν ἅπαντος τοῦ
ἔτους ὑγρότατός ἐστι καὶ ψυχρότατος, ἐναντίως δ' αὐτῷ τὸ
θέρος ξηρότατόν τε καὶ θερμότατον. εἰ δ' ἔμπαλιν ὁ μὲν χει-
μὼν ξηρός, ὑγρὸν δὲ γίγνοιτο τὸ θέρος, οὐ κατὰ φύσιν ἔχει
τὰ τῶν ὡρῶν. οὐκ οὖν οὐδὲ τὰ θερινὰ νοσήματα τηνικαῦτα
ἐν θέρει πλεονάσει. μὴ γάρ πω δόκει διὰ τὴν προσηγορίαν τᾶν
ὡρῶν ἕκαστον τᾶν νοσημάτων γίνεσθαι τοῖον ἢ τοῖον, ἀλλὰ
διὰ τὴν περιέχοντος ἡμᾶς ἀέρος κρᾶσιν. ὡς γὰρ ἂν οὗτος ἔχῃ
φύσεως, οὕτω καὶ ἡμᾶς διατίθησι. κατὰ τοῦτο οὖν ἔλεγεν
ὁ Ἱπποκράτης ὁπόταν ἔαρ ὅμοιον τῷ φθινοπώρῳ γένηται,
φθινοπωρινὰ τὰ νοσήματα προσδέχεσθαι δεῖ. θερμὴν δέ τινα
καὶ ξηρὰν κατάστασιν ἔχειν χρὴ τὸ θέρος, ἐπειδὰν ἀκριβῶς
διασώζῃ τὴν ἑαυτοῦ φύσιν. ἀλλ' εἴπερ οὕτω τοῦτ' ἔχει, δῆλον,
ὡς τὸ μάλιστα τοιοῦτον θέρος πλείστους οἴσει τριταίους
πυρετούς. ἆρ' οὖν ὥρα μὲν ἡ θερμὴ καὶ ξηρὰ τριταίων

Cranone, *quum pluviae violentae per aeſtum toto tempore
descendiſſent*, ſed ſi ordinem aliquem ac modum in ſingulis tem-
porum ſtatibus annotaſti, tu nunc ad memoriam revoca,
quod hiems quidem prae omnibus anni temporibus humidiſ-
ſima eſt ac frigidiſſima, contraria vero aeſtas ipſi eſt calidiſ-
ſima atque ſicciſſima. Si vero contra hyems quidem ſicca,
aeſtas vero humida fuerit, temporum ſtatus haud ſecundum
naturam ſe habet. Neque igitur aeſtivi morbi tunc tempore
aeſtatis graſſabuntur, neque enim exiſtimare debes, quod
propter anni temporum appellationes, ſinguli morbi acci-
dant, tales ſcilicet vel tales, ſed propter ambientis aëris tempe-
riem; ut enim naturam habuerit, ita etiam nos afficiet.
Secundum hoc igitur ajebat Hippocrates, *Quum ver au-
tumno ſimile factum fuerit, autumnales morbos expectare
oportet.* Calidam autem et ſiccam temperiem aeſtatem ha-
bere oportet, quando exquiſite ſuam naturam ſervaverit.
Sed ſi hoc ita ſe habeat, liquet, quod aeſtas, quae maxime
talis exiſtit, plurimas afferet febres tertianas. Nunquid igi-
tur ſtatus temporis calidus et ſiccus magnum proventum feb-

πυρετῶν εὔφορος, ἡ χώρα δ᾽ οὐχ ὁμοίως ἡ θερμὴ καὶ ξηρὰ
τῆς ὑγρᾶς καὶ ψυχρᾶς εὐφορωτέρα; παντί που δῆλον· τί οὐχὶ
καὶ τοῦ κάμνοντος ἡ κρᾶσις αὐτοῦ; καὶ τοῦτ᾽ ἀναγκαῖον. εἰ
δὲ καὶ διαιτηθείη θερμότερόν τε καὶ ξηρότερον, ὅπερ ἐστὶν ἐν
πόνοις μὲν πλείοσι καὶ ἀγρυπνίαις καὶ φροντίσι καὶ λύπαις,
ἐδέσμασί τ᾽ ἐλάττοσί τε καὶ χολωδεστέροις, ἀρ᾽ οὖν οὐχὶ καὶ
κατὰ ταῦτα χολωδέστερος ἂν αὐτὸς ἑαυτοῦ γένοιτο, καὶ δη-
λονότι θερμότερός τε καὶ ξηρότερος; ὅτι μὲν γὰρ ἐπὶ θερ-
μοῖς καὶ ξηροῖς αἰτίοις ἡ ξανθὴ χολὴ πέφυκεν ἀθροίζεσθαι,
παρ᾽ Ἱπποκράτους ἐμάθομεν, ἄλλοθί τε πολλαχόθι κἀξ ὧν
ἐν θέρει πλεονάζειν αὐτήν φησι. ταῦτ᾽ εἴρηταί μοι· καὶ
τριταίου πυρετοῦ γένεσιν ἤδη μεμάθηκας. ὃς γὰρ ἂν ἐν θέρει
μὲν γένηται, καὶ τούτῳ μάλιστα θερμῷ τε καὶ ξη(405)ρῷ,
τοιοῦτον δὲ ᾖ καὶ τὸ χωρίον, καὶ ἡ τοῦ κάμνοντος φύσις
ὁμοία, καὶ τὰ πρόσθεν διαιτήματα πρὸς ταῦτ᾽ ἄγοντα, τρι-
ταῖος οὗτος δύναται εἶναι. καὶ μὴν ἄχρι γε τούτου χολώδη
πυρετὸν ἐγεννήσαμεν τῷ λόγῳ, τριταῖον δ᾽ οὔπω δεόντως.
εἰ γὰρ συνεχεῖς καὶ καύσους καὶ τριταίους πλείστους αὐτό τε
θέρος ἕκαστόν τε τῶν εἰρημένων αἰτίων ἀπεργάζεται, κοινὴ

rium tertianarum efficiet, regio autem calida et ficca non
etiam plus quam frigida et humida earundem ferax erit?
hoc etiam omnino clarum eſt. Sed nonne et aegrotantis
temperies? hoc quoque eſt neceſſarium. Quod fi victu ca-
lidiori ac ficciori etiam uſus fuerit, hoc eſt laboribus atque
vigiliis et curis atque triſtitiis, cibisque paucioribus ac bi-
lioſioribus, nonne etiam in his ipſe ſe ipſo bilioſior redde-
tur et ideo calidior et ficcior? nam quod ex cauſis calidis
ac ficcis flava bilis congeri conſuevit, didicimus ab Hippo-
crate, tum ex multis aliis, tum ex iis, quibus eam exuperare
aeſtate dicit. Haec a me dicta ſunt et jam tertianae febris genera-
tionem didiciſtis. Quae enim aeſtatis tempore, eoque prae-
cipue calido et ficco advenerit, quum etiam regio talis fuerit
et laborantis natura ſimilis et victus qui anteceſſit ad idem
ſpectaverit, haec poteſt eſſe febris tertiana. Et nos quidem
hucusque bilioſam febrem ſermone genuimus, nondum au-
tem tertianam et id jure. Nam fi febres continuas et ar-

μέχρι τοῦδε τοῖς καύσοις πυρετοῖς ἡ τοῦ τριταίου γένεσις. ἀτὰρ οὖν καὶ φαίνεται τοῦτό γε καὶ αὐτὸς ὁ παροξυσμὸς τοῦ τριταίου τῶν ὀξυτάτων τε καὶ καυσωδεστάτων πυρετῶν οὐδενὸς ἀπολείπεται. τί ποτ᾽ οὖν διήνεγκεν; ὅτι τὴν χολὴν οὗτος μὲν εἰς ἅπαν τὸ σῶμα φερομένην ἔχει, καὶ διὰ τοῦτο ῥῖγός τε σφοδρὸν αὐτοῖς προσγίνεται, καὶ χολῆς ἔμετος ἐπιφαίνεται, καὶ τὰ οὖρα καὶ οἱ ἱδρῶτες αὐτοῖς χολώδεις εἰσίν. εἴρηται δὲ καὶ περὶ τούτων ἑτέρωθι, τοῖς δ᾽ ἄλλοις καύσοις πυρετοῖς, ὅσοι μὴ διαλείπουσιν, τῆς ξανθῆς χολῆς χυμὸς ἐδείκνυτο περιεχόμενος ἐν τοῖς ἀγγείοις ἅμα τῷ αἵματι. [411] καὶ ταύτῃ διαφέρουσιν οὗτοι τῶν τριταίων, εἰ καὶ τὸν ἐργαζόμενον αὐτοὺς χυμὸν ἔχουσι τὸν αὐτὸν, ὅτι τοῖς μὲν ἐντὸς τῶν φλεβῶν ἐστι, τοῖς δὲ σφοδρῶς κινούμενος ἐπὶ παντὸς τοῦ σώματος διασπείρεται τὰ μόρια· καὶ διὰ τοῦτ᾽ αὐτὸς ἑαυτὸν ἐκκαθαίρει τῷ σφοδρῷ τῆς φορᾶς. αὕτη καὶ τοῦ παύεσθαι τὸν πυρετὸν ἐπὶ τοῖς ἱδρῶσί τε καὶ τοῖς ἐμέτοις ἡ αἰτία. τοῖς καύσοις δ᾽ ἕκαστος τῶν κατὰ μέρος παροξυσμῶν

dentes et tertianas plurimas et aeſtas ipſa et aliae, quas antea commemoravimus, cauſae ſingulae faciunt, communis eſt usque ad haec cum febribus ardentibus tertianae generatio. Sed et hoc ita ſe habere videtur, et ipſa tertianae acceſſio ab acutiſſimis, maximeque ardentibus febribus nullo modo deficit, ſed hoc differt, quod in hac per totum corpus bilis deſertur, atque ideo vehemens ſit rigor, bilisque ſupervenit vomitus, urinaeque ac ſudores bilioſi funt, dictum vero de his alibi eſt, in aliis vero ardentibus febribus, quae nullam habent intermiſſionem, flavae bilis humor in vaſis una cum ſanguine contineri oſtendebatur. Atque hae ipſae a tertianis differunt, quamvis eundem, qui eas facit, humorem habeant, quod in his quidem intra venas continetur, in illis vero quum vehementer moveatur, per ſingulas corporis partes diſſeminatur, quo fit, ut delationes impetu ipſa per ſe ipſam expurgetur. Eadem cauſa eſt cur febris ſudoribus atque vomitibus finiatur: in ardentibus autem febribus ſingulae acceſſiones ad infebricitationem non perve-

BIBΛION B. 651

Ed. Chart. VIII. [411.]   Ed. Baf. III. (405.)

εἰς ἀπυρεξίαν οὐκ ἔρχεται, διὰ τὸ μηδ᾽ ἐκκαθαίρεσθαι τὸν
αἴτιον χυμόν. ἀλλ᾽ ἐπειδὰν καὶ τούτοις ἡ χολὴ σφοδρότερον
κινηθεῖσα καὶ οἷον ζέσασα, τὸ δέ τι καὶ πρὸς αὐτῆς τῆς φύ-
σεως ῥωσθείσης ὠθουμένη πάντη τοῦ σώματος ἴῃ, ῥίγος τε
προσγίνεται καὶ λύσις ἐπιγίνεται. ὑπὸ καύσου γάρ φησιν ἐχο-
μένῳ ῥίγεος ἐπιγενομένου λύσις. ὅτι δ᾽ οὐ μόνον τὸ ψυχρὸν
αἴτιον, ἀλλὰ καὶ τὸ δριμὺ καὶ τὸ θερμὸν ἐργάζεσθαι ῥίγος
δύναται, ἐν τοῖς τῶν συμπτωμάτων αἰτίοις ἀποδέδεικται,
παραθεμένων ἡμῶν τούς τε διὰ δριμὺ καὶ θερμὸν φάρμακον
ἐπιτεθὲν ἕλκει δηχθέντας σφοδρῶς, εἶτα ῥιγώσαντας, τούς
τε περιττωμάτων πεπληρωμένους καπνωδῶν, εἶτ᾽ εἰς βαλα-
νεῖον εἰσελθόντας καὶ φρίξαντας. οὕτως γὰρ δὴ καὶ τοὺς πυ-
ρέσσοντας καὶ τοὺς ἀπεπτήσαντας σφοδρῶς, καὶ πάντας οἷς
ἂν ᾖ τὸ σῶμα μεστὸν ἀκαθαρσίας δριμείας, ἐάν τ᾽ εἰς βαλα-
νεῖον εἰσέλθωσιν, ἐάν τ᾽ εἰς χωρίον ἡλιούμενον σφοδρῶς, ἐάν
τ᾽ ἄλλην ἡντιναοῦν κίνησιν σφοδροτέραν κινηθῶσι, εὐθὺς μὲν
φρίττοντας ὁρῶμεν· ἢν δὲ καὶ διατρίψωσιν ἐπὶ πλέον εν αὐ-
τοῖς; εἰς ῥίγος τε καὶ κλόνον ἀγομένους, ὡς ἂν εἰς κίνησιν
σφοδροτέραν, ἔν τε τοῖς βαλανείοις καὶ τοῖς γυμνασίοις

miunt, quoniam qui earum caufa ft humor non expurga-
tur. Sed quando in his bilis vehementius agitatur ac veluti
effervescit, quumque impulfa a valida natura totum corpus
pervaferit, tunc rigor fupervenit et febris folvitur; nam a
febre ardente, inquit Hippocrates, habito fuperveniente
rigore folutio. Quod vero non modo caufa frigida, fed et
acris et calida rigorem faciat, in libro de caufis fymptomatum
oftendimus, addentibus nobis eos qui calido atque acri me-
dicamento ulceri impofito vehementer morfi funt atque in-
de rigorem experti, et qui excrementis pleni fuliginofis, de-
inde balnea ingreffi horruerunt. Sic enim et febricitantes
et qui vehementem cruditatem patiuntur et omnes quorum
corpus fuperfluitatibus acribus redundaverit, five balneum
five loca vehementius a fole calefacta ingreffi fuerint, five
quocunque alio citato motu agitentur, ftatim quidem vide-
mus horrere et fi diutius in eisdem perftiterint, ad rigorem
concuffumque perduci, quoniam fcilicet ubi ad balnea at-

ἐρχομένων, τῶν τέως ἡσυχαζόντων περιττωμάτων. ἅπαντα
γὰρ ταῦτα κινούμενά τε καὶ διὰ τῶν αἰσθητικῶν σωμάτων
ἐπιφερόμενα νύττει τε καὶ κεντεῖ καὶ τιτρώσκει. κἀντεῦθεν
τήν τε ἀνώμαλον αἴσθησιν καὶ τὸ ῥίγος καὶ τὸν κλόνον ἐπι-
φέρει. ταυτὶ μὲν οὖν ἑτέρωθι λέλεκται. τριταῖος δὲ πυρετὸς
ἔκγονος ὑπάρχων τῆς ξανθῆς χολῆς κινουμένης, εὐλόγως εὐθὺς
καταρχὰς, ῥίγος οὐκ ἀγεννὲς ἐπιφέρει, διαφέρων αὐτῷ τούτῳ
πρῶτον τοῦ τεταρταϊκοῦ ῥίγους, τῷ κεντεῖσθαι δοκεῖν καὶ τι-
τρώσκεσθαι τὸν χρῶτα. τοιαύτη γὰρ ἐν τριταίοις πυρετοῖς
ἡ τοῦ ῥίγους αἴσθησις, ὥσπερ ἐν τεταρταίῳ, κατάψυξιν
ἔχουσα σφοδρὰν, ὁμοιοτάτην τῇ διὰ κρύος ἐν χειμῶνι γινο-
μένη. ἐδείκνυτο γὰρ δὴ καὶ τῷ τεταρταίῳ πυρετῷ χολὴ μέ-
λαινα πλεονάζουσα μάλιστα, καθάπερ ἐν τοῖς ἀμφημερινοῖς
τὸ φλέγμα. τὸν οὖν ἀκριβῆ τριταῖον οὐκ ἐνδέχεται μὴ οὐ
μετὰ ῥίγους σφοδροῦ γενέσθαι, νύττοντος καὶ τιτρά σκοντος
τὴν σάρκα. τεταρταῖος δὲ πυρετὸς οὐκ εὐθὺς ἀπὸ τῆς πρώτης
ἡμέρας εἰσβάλλει μετὰ ῥίγους σφοδροῦ· προϊόντι γὰρ αὐτῷ
καὶ αὐξανομένῳ συναύξεται καὶ τὸ ῥίγος, ἥτ' αἴσθησις οὐ

que exercitia ventum eft, qui interim humores conquieve-
rant, vehementius moveantur; hi enim omnes agitati et per
fentientia corpora violenter delati, ftimulant, pungunt ac
feriunt, atque hinc fenfum inaequalem, rigorem concuf-
fumque invehunt. Haec quidem igitur alibi dicta funt.
Tertiana vero febris, quae ex flava bile mota ortum habet,
rationabiliter ftatim ab initio rigorem affert non mediocrem,
hoc ipfo primum a quartanario rigore differentem, quoniam
pungi videtur ac vulnerari corpus, talis enim eft in tertia-
nis febribus rigoris fenfus, ficuti in quartana febre vehe-
mentem frigefactionem habet, qualis per gelu tempore hy-
berno fentitur; nam et illud oftenfum eft, quod in quartana
febre atra bilis redundat, ficuti in quotidiana, pituita.
Tertianam itaque exquifitam febrem fieri non contingit fine
rigore vehementi pungente ac feriente carnem. Quartana
autem febris non primo ftatim die cum rigore invadit vehe-
menti; nam progrediente ipfa atque aucta una etiam rigor
augetur, fenfusque aegrotantibus adeft, non quafi pungan-

νυττομένων ἐστὶ τῶν καμνόντων, ἀλλὰ καταψυχομένων τε
καὶ οἷον θλωμένων ἄχρι καὶ τῶν ὀστῶν. οὕτως γ᾽ οὖν ἀκοῦ-
σαι λεγόντων αὐτῶν ἐστι, ὡς ὀστοκόπῳ τε συνέχεσθαι καὶ
συνθλᾶσθαι τὴν σάρκα φαντάζονται. τῶν δ᾽ ἀμφημερινῶν
οὐδὲ προηγεῖται ῥῖγος, οὔτ᾽ εὐθὺς ἐξ ἀρχῆς οὔτε προϊόντων,
ἀλλὰ περιψύχονται μόνον. ἆρ᾽ οὖν ταῦτα μόνα τὰ γνωρίσ-
ματα τῶν τριταίων πυρετῶν ἐστιν, ἢ καὶ τὰ τῶν σφυγμῶν,
οὐδὲν οὐδ᾽ ἐγγὺς ἔχει τοῖς τεταρταίοις; οὗτοι μὲν γὰρ μι-
κροὺς καὶ ἀμυδροὺς καὶ βραδεῖς καὶ ἀραιοὺς εἰς τοσοῦτον ἐρ-
γάζονται τοὺς σφυγμοὺς ἐν ταῖς ἐπισημασίαις, ὡς οὐδεμία
διάθεσις ἄλλη. τριταίοις δὲ μικροὶ μὲν καὶ ἀμυδροὶ καὶ βρα-
δεῖς καὶ ἀραιοὶ κατὰ τὰς εἰσβολὰς ἐξ ἀνάγκης γίνονται·
[412] ἀλλ᾽ ἡ βραδύτης τε καὶ ἀραιότης οὐ μικρῷ τινι τῶν
ἐν τοῖς τεταρταίοις ἀπολείπεται. δεδέσθαι γάρ σοι δόξει κατὰ
τὰς εἰσβολὰς τῶν τεταρταίων ἡ ἀρτηρία καὶ εἴσω καθέλ-
κεσθαι καὶ ἀνιέναι κωλύεσθαι. κατὰ δὲ τὰς τριταϊκὰς οὔτε
τοιοῦτον οὐδέν, ἥτε βραδύτης ἐγγὺς τῇ κατὰ φύσιν ἑκάστῃ
κινήσει. τεταρταίων δὲ πυρετῶν εἰσβαλλόντων, εἰ καὶ νέος ὁ

tur, fed refrigerentur et veluti contundantur usque ad offa;
nam ita eos audire licet dicentes, quod videantur oftocopo
detineri et carnem habere contufam imaginentur. In quoti-
dianis autem non antecedit rigor, neque ftatim ab initio, ne-
que in progreffu, fed folum perfrigeratio. Nunquid igitur
haec fola funt tertianarum febrium indicia, vel neque etiam
pulfus ullam habent cum quartanis fimilitudinem? hae enim
parvos et obfcuros et tardos et raros adeo pulfus faciunt in
invafionibus, ficuti nulla altera affectio, tertianis vero par-
vi quidem ac obfcuri, tardique ac rari, quum invadunt,
pulfus neceffario adfunt, verum tarditas ac raritas non pa-
rum ab iis abeft, qui in quartanis accidunt; nam in quarta-
narum principiis videbitur tibi arteria quodammodo effe alli-
gata, atque ad interiora retracta, neque liberum habere in-
crementum, in tertianis vero neque aliquid tale percipitur,
tarditasque prope accedit ad eum, qui fecundum naturam
eft, motum. Quum vero quartanae febres invadunt, quam-

κάμνων εἴη, γεροντικῆς ἐσχάτης ἡλικίας ἡ ἀρτηρία τούτου μι-
μεῖται τὴν κίνησιν. ἐξ οὖν τούτων ἁπάντων ὁ τοῦ γνησίου
τριταίου ἐστὶ παροξυσμὸς διενήνοχε, καὶ πρὸς τούτοις ἔτι τάξις
ἀκριβής ἐστιν καὶ ὁμαλότης ἐν τοῖς σφυγμοῖς. οὔτε γὰρ ἐν μιᾷ
κινήσει τις ἀνωμαλία κατ᾽ αὐτοὺς οὔτ᾽ ἐν ἀθροίσματι. καί-
τοι σπάνιον τοῦτό γε καὶ παντάπασιν ὀλίγαις ἀρχαῖς παροξυσ-
μῶν ὑπάρχον. ἤδη τε οὖν εἰσβάλλων ὁ τοιοῦτος πυρετός, οὐκ
ἂν οὐδένα λάθοι τῶν πολλάκις ἑωρακότων αὐτόν. ἔτι δὲ καὶ
μᾶλλον ἐν ταῖς καλουμέναις ἀναβάσεσί τε καὶ αὐξήσεσιν·
ὁμαλὸν μὲν γὰρ καὶ ἀκώλυτον ἔχει τὸ τάχος, ἐγείρεται δὲ εἰς
μέγεθος καὶ σφοδρότητα παραχρῆμα, κἂν τούτοις ἅπασιν
ἀνάλογον, εἰς πυκνότητα. καὶ τὸ τῆς φλεγμονῆς αὐτῷ ση-
μεῖον οὐ πάρεστιν. ἤδη τε οὖν δίψος ἐπιφέρει καὶ διακαίει
τὸν ἄνθρωπον καὶ μικρὸν ὕστερον ἀκμάζει καὶ τὸ θερμὸν ὁμα-
λῶς ἐκτέταται πάντη, καὶ κατ᾽ οὐδὲν ὁ θώραξ τῶν ἄκρων
θερμότερός ἐστιν. εἰ δ᾽ ἐπιβάλλοις τὴν χεῖρα, κατὰ μὲν τὴν
πρώτην προσβολὴν ἀπαντᾷ θερμασία πολλὴ καὶ δριμεῖα,
καὶ οἷον μετ᾽ ἀτμοῦ τινος ἀναφερομένη. νικᾶται δ᾽ ὀλίγον

vis aegrotus juvenis fuerit, talis fit motus arteriae qualis in
aetate decrepita. His igitur omnibus legitimae tertianae de-
prehenditur acceſſio, ac praeterea certus ordo, atque aequa-
litas pulſibus ineſt; neque enim in his aliqua in uno motu
adeſt inaequalitas, neque etiam in collectione, quamvis hoc
rarum fit et quod paucis acceſſionum principiis ſolet acci-
dere. Jam igitur haec febris, quum primum invadit, ne-
minem eorum latebit, qui ſaepius ipſam ſunt contemplati,
ſed adhuc minus in iis, qui vocantur ascenſus, atque aug-
menta, nam aequalem et liberam habet celeritatem, ſtatim-
que ad magnitudinem, atque vehementiam excitatur, his-
que omnibus frequentiam reſpondentem, neque ipſi ullum
adeſt inflammationis ſignum. Jam igitur et ſitim invehit et
hominem exurit et paulo poſt in vigore conſiſtit, ca-
lor aequaliter quaque verſus extenditur, nihiloque plus
thorax extremitatibus calet, et ſi manum impoſueris, in
primo occurſu quidem fit calor multus, atque acris, quique
veluti quodam cum vapore efferatur, paulo poſt vero a

Ed, Chart. VIII. [412.] Ed, Baf. III. (405. 406.)

ὕστερον ὑπὸ τῆς χειρός, οὐχ ὥσπερ ἐπὶ τῶν κακοήθων καύ-
σων. ἔμπαλιν γὰρ ἐκεῖναι δεινότεραι καὶ ἀηδέστεραι χρονί-
ζουσαι φαίνονται. καὶ δὴ καὶ πίνειν δὴ καιρὸς τῷ κάμνοντι.
καὶ πιόντι αὐτίκα δὴ μάλα πλῆθος μὲν ἄνεισιν ἀτμοῦ θερ-
μοῦ διὰ τοῦ δέρματος, ἀγγέλλον ἱδρῶτας· ἔμετος δ᾽ ἐπιφαί-
νεται χολῆς, ἢ γαστήρ που κατέῤῥηξε καὶ οὔρησε χολώδη.
νυνὶ μὲν γὰρ καὶ ὁ τυχὼν γνωρίσειε τὸν ἀκριβῆ τριταῖον.
ἀνέρχεται μὲν γὰρ ἱδρὼς ἀτμώδης τε καὶ θερμός, ὥσπερ ἐν
βαλανείῳ. ἅπαν δ᾽ αὐτοῖς ὁμαλῶς ἱδροῖ τὸ σῶμα, καὶ ὁ σφυγ-
μὸς οἷος ὁ τῶν ἀκριβῶς ὑγιαινόντων ἐν γυμνασίοις τε καὶ
λουτροῖς, ταχὺς καὶ μέγας καὶ σφοδρὸς καὶ πυκνός. ἦν δὲ δή-
πουθεν εὐθὺς ἐξ ἀρχῆς ἤδη καὶ ὁμαλός. ἐπὶ τούτοις ἅπασιν
εἰς ἀπυρεξίαν παύεται τὸν σύμπαντα χρόνον τοῦ παροξυσμοῦ,
ποιησάμενος ὡρῶν οὐ πλειόνων δώδεκα. πλεῖστος γὰρ οὗτος
ὁ χρόνος ἐν τριταίοις γνησίοις· (406) ὡς τὰ πολλὰ δὲ ποτὲ
μὲν ἑπτὰ πασῶν ὡρῶν ὁ παροξυσμὸς αὐτοῖς γίνεται, ποτὲ
δ᾽ ἤτοι πρωϊαίτερον ἢ ὀψιαίτερον οὐ πολλῷ παύεται. τοῦ-
τον μὲν εἰ μήπω γνωρίσαις ἀκριβῆ τριταῖον ὑπάρχειν, ἀλλ᾽

manu fuperatur, non uti in febribus malignis ardentibus acci-
dit; contra enim illae graviores ac molestiores, quanto diu-
tius perdurant, apparent.   Et jam bibenti tempus adest ae-
grotanti, et statim post potum plurimus vapor calens per
cutem exhalat, fudoris nuncius, bilisque fupervenit vomi-
tus, venterve folvitur et biliofum meit.   Nunc ergo vel
quivis exquifitam tertianam agnoscat.   Supervenit enim fu-
dor vaporofus ac calidus, quemadmodum in balneis, totum
vero ipfis corpus aequaliter fudat, talisque est pulfus, qua-
lis fanorum in exercitationibus et balneis, velox fcilicet ac
magnus et vehemens ac frequens, erat autem et statim ab
initio aequalis, fed praeter haec omnia, etiam ad infebri-
citationem definit, univerfum acceffionis tempus ultra xii.
horas non extendens, nam hoc tempus longiffimum est in
veris tertianis, faepius autem aliquando feptem horas ac-
ceffio continet, nonnunquam citius aut tardius, fed non
multo finitur.   Hanc quidem febrem fi nondum noveris ter-

ἔτ' ἀναμένεις τὴν ληρώδη διάτριτον, οὐκ ἂν οὐδ' ὄνος ἔτι Θεσσάλειος, ἀλλά τις εἴης λίθος. εἰ δὲ καὶ οὐρήσαντος αὐτοῦ τὸ οὖρον ὑπόπυρρόν τε καὶ ὑπόξανθον εἴη καὶ συμμέτρως παχύ, καὶ μικρὸν ὕστερον ἢ νεφέλην λευκὴν ἢ ἐναιώρημα χρηστὸν ἐργάζοιτο, νῦν μὲν ἂν οὐκέτ' οὐδὲ λίθος ἁπλῶς, ἀλλὰ μυλίας τις ἂν εἴης λίθος, εἰ μήπω γνωρίζεις, ὅτι καὶ τριταῖος οὗτος ὁ πυρετός ἐστι καὶ ἀκριβὴς τριταῖος, καὶ τὴν τετάρτην οὐχ ὑπερβαίνοι περίοδον. πυρροτέρων δὲ τῶν οὔρων ὄντων, καὶ μήτ' ἐναιωρήματος μηδενὸς μήτε νεφέλης ἐν τῇ πρώτῃ περιόδῳ φανείσης, εἰς τὰς ἑπτὰ περιόδους ἐκταθήσεται. πάντων δ' ἁπλούστατός ἐστι τριταίων πυρετῶν, ὃς ἂν ἅπανθ' ὅσα περ εἶπον ἔμπροσθεν, ἀκριβῶς εἶναι τριταίου γνωρίσματα προσδείξας, ὑπόστασιν ἐν τοῖς οὔροις λευκὴν καὶ λείαν καὶ ὁμαλὴν ποιήσεται κατὰ τὴν πρώτην ἡμέραν. [413] οὐ γὰρ ὑπερβήσεται τὴν τρίτην οὗτος περίοδον. ἄγε οὖν ἐπειδὴ πάντ' εἴρηται τὰ τοῦ γνησίου τριταίου γνωρίσματα, καθάπερ τινὰ γενεαλογίαν αὐτοῦ διὰ κεφαλαίων ποιησάμενοι μεταβῶμεν οὕτως ἐφ' ἕτερον. ὁ μὲν παρυξυσμὸς εἰσβάλλει μετὰ

tianam, fed expectaveris deliram illam appellatam diatritum, jam neque effes Theffalicus afinus, fed potius lapis. Si vero etiam ipfo aegroto mejente, urina fubrufa vel fubflava et craffitie mediocris apparet, ac paulo poft vel albam nebulam vel fufpenfum bonum fecerit, jam non etiam lapis fimpliciter fores, fed is, qui molaris appellatur, fi quidem hanc tertianam effe ignoraveris et exquifitam tertianam et quae ultra quartum circuitum non progredietur, rufiore vero urina exiftente, neque fufpenfo aliquo, neque nebula in primo circuitu apparente ad feptem circuitus extendetur. Inter omnes autem tertianas illa fimpliciffima eft, quae cum omnia illa nuper a me dicta exquifitae tertianaa figna commonftraverit, in urinis etiam fedimentum album et laeve et aequale ftatim in primo fecerit die; neque enim haec ultra tertium progredietur circuitum. Age igitur poftquam diximus omnia exquifitae tertianae figna, quandam veluti ipfius genealogiam per capita facientes, jam ad aliud transgrediamur. Acceffio quidem incipit cum vehementi ri-

BIBΛION B. 657

Ed. Chart. VIII. [413.] Ed. Baf. III. (406.)

ῥίγους σφοδροῦ, τοὺς σφυγμοὺς οἵους εἴρηκα ποιούμενος.
ἔπειτ᾽ ὀλίγον ὕστερον αὔξεταί τε καὶ πρὸς τὴν ἀκμὴν ἐπεί-
γεται σὺν οἷς εἴρηται πᾶσιν. εἶτα λύεται καθ᾽ ὃν εἴρηται
τρόπον. ἡ γένεσις δὲ αὐτοῦ καταστάσεως μὲν αὐχμηρᾶς καὶ
θερμῆς δεῖται, καὶ τὸ σύμπαν φάναι, θερινῆς ὥρας, ἡλικίας
δ᾽ ἀκμαστικῆς καὶ χολώδους φύσεως, ἐν πόνοις καὶ φροντίσι
καὶ ἀγρυπνίαις καὶ τροφῶν ἐνδείαις γεγενημένης. καὶ εἰ βού-
λει πρόσθες τούτοις διὰ τοὺς λιθίνους τούτους μεθοδικούς,
ὅπερ εἴωθέ που καὶ ὁ Ἀρχιγένης προσγράφειν. ἔστω δὲ δή
που καὶ ἡ παροῦσα κατάστασις ἐπιδημίαν ἐνηνοχυῖα τρι-
ταίων, ἵνα τοῖς τεχνικοῖς γνωρίσμασι καὶ τὸν ἰδιωτικὸν μὲν,
ἀληθῆ δὲ στοχασμὸν προσθεὶς, αὐξήσῃς τὸ πιστὸν τῆς προ-
γνώσεως. ὦ πρὸς τῶν θεῶν οὔπω τοῦτον ἐροῦμεν εἶναι τρι-
ταῖον, ἀλλὰ τὴν τῶν ἐριουργῶν ἀναμενοῦμεν διάτριτον, ἣν
ἐν τῇ γυναικωνίτιδι τρεφόμενος ὁ ληρώδης Θεσσαλὸς ὑπὸ πα-
τρὶ μοχθηρῶς ἔρια ξαίνοντι, κακῶς ἐτόλμα λέγειν Ἱπποκρά-
την τε καὶ τοὺς ἄλλους παλαιούς; ὁ τὰ τῆς ἰατρικῆς ἅπαντα
θεωρήματα καταλαζονευσάμενος ἑστῶτα ὑπάρχοντα καὶ βέβαια,

gore, faciens quales diximus pulſus, deinde paulo poſt
augetur, properatque ad ſtatum cum iis quae diximus om-
nibus, deinde ſolvitur eo quo diximus modo. Ipſius vero
generatio et tempeſtatem aeſtuoſam et calentem requirit et
ut ſummatim dicam, aeſtivum tempus aetatem jam conſiſten-
tem, et naturam bilioſam, quae in laboribus, vigiliis, curis
et inediis extiterit, et ſi libet, his etiam adde id quod con-
ſuevit Archigenes propter lapideos iſtos methodicos adſcri-
bere, ſit ſcilicet ut praeſens tempeſtas multas tertianas po-
pulariter tulerit, ut artificioſis indiciis vulgarem quidem,
veram tamen conjecturam adjungens, fidem praecognitionis
adaugeas. Numquid per Deos nondum etiam dicemus hanc
eſſe tertianam, ſed lanificorum diatritum expectabimus,
quam delirus Theſſalus inter mulieres educatus ſub patre
flagitioſe lanas pectente male audebat dicere in Hippo-
cratem et reliquos medicos veteres ſuperbe invehens? Qui
omnia medicinae theoremata conſtantia ac firma pronuncia-

τριταῖον εἰσβάλλοντα πυρετὸν οὐχ οἷός ἐστι γνωρίζειν, ἀλλ᾽
ἀναμένει τὴν διάτριτον. τοῦτο γάρ τοι θαυμαστόν ἐστιν. ὅσα
μὲν οὐκ ἦν βέβαια, ταῦτα εἶπεν εἶναι βέβαια, σύμπαντα δὲ
ἠγνόησε τὰ κατὰ τὴν ἀλήθειαν βέβαια. ταύτης μὲν δὴ τῆς
γραὸς οὐδὲ μεμνῆσθαι προσήκει.

Κεφ. δ'. Τοῦ δ᾽ ἀκριβοῦς τριταίου ἤδη γνωρισθέν-
τος, ἐπὶ τὸν ἀκριβῆ τεταρταῖον μετιέναι ἤδη καιρός, οὗ τὴν
μὲν ἀρχὴν ὁποία τίς ἐστιν, ἤδη προειρήκαμεν, ὡς οὐδὲν
ὅμοιον ἔχουσαν τῇ τριταϊκῇ περιόδῳ, κατά τε τὸ ῥίγος καὶ
τοὺς σφυγμούς. τὰ δ᾽ ἐφεξῆς ἤδη λέγωμεν. καίτοι τό γε τῶν
ἐν τοῖς παροξυσμοῖς σφυγμῶν ἔμπροσθεν εἰρημένων ὑπομνῆ-
σαι καὶ νῦν εὔλογον. εἰ γὰρ εἰδείης τοῦ νοσοῦντος τὸν κατὰ
φύσιν σφυγμόν, ἢ εἰ καὶ καθ᾽ ἑτέραν αὐτοῦ νόσον, ἐν ἀρχῇ
παροξυσμοῦ παραγεγονὼς εἴης, μηκέτ᾽ ἄλλο μηδὲν ἀναμείνῃς
εἰς ἀπόφασιν τοῦ τεταρταῖον εἶναι τὸν εἰσβάλλοντα πυρετόν.
ἐξαίσιος γάρ τις ἡ εἰς ἀραιότητά τε καὶ βραδύτητα τροπὴ γίνε-
ται. καὶ ἔγωγε τῶν ἐμαυτοῦ συνήθων τινάς, ὧν ἀκριβῶς εἶ-
δον τοὺς σφυγμοὺς εἰσβάλλοντος τοῦ παροξυσμοῦ θεασάμενος,

vit, tertianam febrem invadentem nequit agnoscere, fed
diatritum expectat, hoc fi quidem admirabile eft, quae qui-
dem non erant certa, haec certa dixit effe, omnia autem
quae vere certa erant, ignoravit. Sed hujus quidem vetu-
lae nec meminiffe convenit.

Cap. IV. Poftquam vero exquifitam tertianam jam
patefecimus, ad exquifitam quartanam tranfire tempus eft.
Cujus principium quale fit, jam diximus antea, quod vide-
licet nihil fimile habeat in rigore ac pulfibus cum tertianae
circuitu; nunc reliqua jam dicamus. Sed neque illud ra-
tione caret, ut pulfus, qui in acceffionibus funt, quamvis
antea memoratos, iterum repetamus, fi enim cognoveris
pulfum aegrotantis naturalem, vel in altero ipfius morbo
per initia acceffionis affueris, nihil amplius expectabis, quin
febrem invadentem quartanam effe pronuncies, nam exi-
mia quaedam ad tarditatem ac raritatem converfio fit. Ego
quidem nonnullos meos familiares, quorum pulfus exqui-
fite cognoveram, jam ingruente acceffione contemplatus,

BIBΛION B. 659

Ed. Chart. VIII. [413. 414.]   Ed. Baf. III. (406.)

ἀπεφηνάμην ὡς οὐκ ἐνδέχεται τὴν ἀρχὴν ταύτην ἄλλου τινὸς
ὑπάρχειν, ἢ τεταρταίου πυρετοῦ, καὶ οὕτως ἀπέβη. σὺ δ᾽ εἰ
τῆς περὶ τοὺς σφυγμοὺς τέχνης ἀπειροτέρως ἔχεις, εἶθ᾽ ἡ μὲν
ἀραιότης αὐτῶν καὶ βραδύτης κινήσειέ σε, ἀσφαλέστερον δ᾽
ἔτι καὶ ἀκριβέστερον διορίσασθαι βούλοιο, τῶν Ἱπποκράτους
ἀναμιμνήσκου κἀνταῦθα παραγγελμάτων· ὡς γὰρ ἐν θέρει
τριταίους πυρετοὺς πλεονάζειν, οὕτως ἐν φθινοπώρῳ τεταρ-
ταίους ἔφησε. ἐπίσκεψαι δὲ πρῶτον μὲν αὐτὸ τοῦτο, εἰ ξη-
ρὸν καὶ ψυχρὸν καὶ ἀνώμαλον ἐν τῇ κράσει τὸ φθινόπωρον
ἐγένετο, καὶ μᾶλλον ἔλπιζε τεταρταίας περιόδους ἐν αὐτῷ
συστήσασθαι πολλάς. εἶθ᾽ ἑξῆς, εἰ καὶ τὸ χωρίον αὐτὸ τοιού-
των πυρετῶν εὔφορον ᾖ, καὶ ἡ φύσις τοῦ κάμνοντος μελαγχο-
λικωτέρα. καὶ τὰ τῆς προγεγενημένης διαίτης, οἷα μέλαιναν
[414] ἀθροῖσαι χολήν. καὶ εἴ τις ἐπιδημία νῦν ἐστι τεταρ-
ταίων πυρετῶν. ἐπισφραγίζου δὲ ταῦτα τοῖς ἐφεξῆς εἰρησο-
μένοις· εἰ καὶ ὑπόσπληνος ὁ ἄνθρωπος ᾖ, ἢ εἰ ἐκ πεπλανη-
μένων πυρετῶν, ἢ εἰ καὶ τὰ τῆς ἀναβάσεως καὶ τὰ τῆς ἀκμῆς,
ἐναντιώτατα τοῖς τριταίοις εἴη πυρετοῖς, κατά τε τὰς τοῦ

quod tale principium nullius alterius quam quartanae febris,
fore contingeret pronunciavi, atque id evenit. Tu vero fi
artis, quae circa pulfus verfatur, magnam non habes peri-
tiam, deinde raritas ac tarditas eorum te moveat, fecurius
tamen ac exquifitius velis discernere, praecepta Hippocratis
hoc in loco ad memoriam revoca, qui tempore *aeftivo ter-*
tianas febres, autumnali vero quartanas graffari dixit.
Primum vero hoc ipfum confidera, numquid autumnus fri-
gidam et ficcam et inaequalem habuerit temperiem, et tunc
magis fperabis quartanos circuitus in ipfo fore frequentio-
res, poft haec, fi regio ipfa talium febrium fit ferax, et fi
aegrotantis natura atrae bili obnoxia fit, talisque ratio vi-
ctus antecefferit, quae hujusmodi humorem congerat, et fi
eo tempore quartanae febres populariter fiant. Haec autem
cum illis quae deinceps dicentur obfignabis, fi homo lienofus
fuerit, vel febres erraticas paffus fuerit, vel fi augmentum
et ftatus maxime contraria fuerint tertianis febribus et fe-

660 ΓΑΛΗΝΟΥ ΠΕΡΙ ΚΡΙΣΕΩΝ

Ed. Chart. VIII. [414.]　　　　　　Ed. Baf. III. (406.)

θερμοῦ κινήσεις, καὶ κατὰ τὰς τῶν σφυγμῶν, καὶ ἐπὶ τού-
τοις ἅπασιν εἰ λεπτὰ καὶ λευκὰ καὶ ὑδατώδη τὰ οὖρα, παν-
τάπασι γὰρ ταῦτά γε τοῖς τῶν τριταίων ἐναντιώτατα. τρι-
ταῖον μὲν δὴ τεταρταίου κατὰ τὴν πρώτην εὐθὺς ἡμέραν ὁ
μὴ δυνάμενος διακρίνειν, οὐδ᾽ ἰατρὸς ὅλως ἐστί.

Κεφ. ε΄. Ἀμφημερινὸν δὲ τριταίου μὲν ἑτοιμότερον
διορίζειν, οὔτε γὰρ μετὰ ῥίγους εἰσβάλλει κατὰ τὴν πρώτην
ἡμέραν εὐθὺς, ἀλλὰ καὶ προϊόντος τοῦ χρόνου περίψυξις αὐ-
τοῖς μᾶλλον, ἢ ῥῖγος γίνεται, καὶ σαφὴς ἀταξία τε καὶ ἀνω-
μαλία συνεδρεύει τοῖς σφυγμοῖς, κατὰ τὴν ἀρχὴν τῶν πα-
ροξυσμῶν. ἴσμεν δὲ ὅτι κἂν ταῖς ἀναβάσεσι τὸ ταχὺ τῆς
κινήσεως καὶ τὸ μέγα καὶ τὸ σφοδρὸν, ὅπερ τοῖς τριταίοις
ὑπῆρχε σαφέστατον, οὐχ ὑπάρχει τοῖς ἀμφημερινοῖς. οὐ μὴν
οὐδὲ διακαίουσι τοὺς κάμνοντας, οὐδὲ γυμνοῦσθαί τε καὶ τὴν
ἐσθῆτα ῥίπτειν ἀφ᾽ ἑαυτῶν ἀναγκάζουσιν, οὐδὲ πολὺ καὶ
πυκνὸν ἀναπνεῖν, οὐδ᾽ ἐκφυσᾶν, οἷον φλόγα τινὰ, καὶ πιεῖν
αἰτεῖν ψυχρὸν, ἀλλ᾽ ἥκιστα πυρέττοντες οὗτοι διψώδεις εἰσί.
καὶ οὖρον αὐτοῖς ἐν τῇ πρώτῃ τῶν ἡμερῶν, οἷον τοῖς

cundum caloris motum et pulſuum et praeter haec omnia, ſi
tenues et albae et aquoſae urinae fuerint; haec enim omnino
tertianarum urinis diſſimillimae ſunt. Tertianam quidem a
quartana, qui primo ſtatim die nescit diſtinguere, neque om-
nino medicus eſt.

Cap. V.　Quotidianam autem a tertiana discernere
facilius eſt; neque enim primo ſtatim die cum rigore inva-
dit, ſed et progreſſu temporis perfrigeratio potius quam ri-
gor ipſis advenit, neque ullus ordo aut aequalitas pulſibus
aſſidet, quum primum acceſſiones fiunt. Novimus autem,
quod in augmentis motus velocitas, magnitudo, atque ve-
hementia, quae omnia tertianis adſunt manifeſtiſſime, quoti-
dianis non adſunt, ſed neque deurunt laborantes, neque de-
nudare corpora et pallia jactare cogunt; neque multum, aut
frequenter reſpirare, ac veluti flammam ex ore efflare, fri-
gidumque potum erpetere, verum iſti, quum febricitant,
minime ſitiunt, urinaeque ipſis in primis diebus tales ſunt,

ΒΙΒΛΙΟΝ Β. 661

Ed. Chart. VIII. [414.]   Ed. Baf. III. (406.)

τεταρταίοις ἀρχομένοις, καὶ ἱδροῦσιν ἥκιστα περὶ τὰς πρώτας
ἡμέρας. ἐπὶ μέν γε τῷ χρόνῳ προϊόντι καὶ τοῦτ᾽ αὐτοῖς προσ-
γίνεται. τριταίου μὲν δὴ σαφῶς διενήνοχεν, ὡς ὅμοιον ἔχειν
μηδέν. ἐγγυτέρω δ᾽ ἐστὶ τεταρταίου, διαφέρει γε μὴν καὶ
τούτου σαφῶς. πρώτως μὲν καὶ μάλιστα τοῖς σφυγμοῖς οὓς
ἐπὶ συνήθων ἀῤῥώστων ἀκριβῶς ἄν τις φωράσειεν. ἤδη δὲ καὶ
τῷ ῥίγει καὶ τοῖς ἄλλοις ἅπασι τοῖς ἔξωθεν ἐφ᾽ οἷς γίνεται.
καὶ φύσεως ὑγροτέρας δεῖται καὶ βίων ἀργοτέρων τε καὶ μετὰ
πλησμονῶν. οὗτός γ᾽ οὖν καὶ παιδίοις μάλιστα πλεονάζει,
καὶ σπάνιον εἰ μὴ καὶ στόμα τῆς γαστρὸς, ἢ καὶ τὸ ἧπαρ αὐ-
τοῖς ἐπόνησεν. ἀτὰρ οὖν καὶ ἀπεψίαι προηγοῦνται πολλαὶ
καὶ βραδυπεψίαι καὶ ὀξυρεγμίαι καὶ πυρέττειν ἀρχομένων,
ὑποχόνδριον μὲν ἐν ὄγκῳ μείζονι τοῦ κατὰ φύσιν ἐξ ἅπαντος,
ὡς τὰ πολλὰ δὲ καὶ διαπεφυσημένον τε καὶ περιτεταμένον,
ὠχρόλευκός τε τούτοις ἡ χροιὰ, κἂν ὁ παροξυσμὸς ἀκμάσῃ.
καὶ ὁ χειμὼν εὔφορος τοιούτων νοσημάτων. καὶ κατάστασις
ὑγρὰ καὶ χωρίον τοιοῦτον. καὶ ἡ ἀρχὴ τῶν παροξυσμῶν εἰς

quales quartanis incipientibus adſunt, atque in primis die-
bus minime ſudant, ſed progrediente tempore hoc etiam illis
advenit. A tertiana quidem adeo manifeſte differt, ut
nihil cum ea ſimile habeat. Ad quartanam autem pro-
pius accedit, ſed et ab hac differt manifeſte, primum
quidem et maxime pulſibus, quos in aegrotis familiaribus
quispiam exacte deprehendat, ſed et rigore etiam, atque
aliis extrinſecus omnibus, popter quae accidit, nam et na-
tura eget humidiore, vitaque ocioſa et cum repletionibus,
ſic igitur et in pueris maxime exuperat, ac perrarum eſt,
quin et os ventriculi, vel hepar in ipſis male afficiatur, ſed
et cruditates antecedunt plurimae et tardae concoctiones et
acidi ructus, et quum primum febrire incipiunt, praecor-
dia ultra naturalem habitum ex toto intumescunt, magna
vero ex parte inflantur ac diſtenduntur, color his cum pal-
lore albus etiam quum acceſſio ad ſtatum venerit, taliumque
morborum hybernum tempus ferax eſt, et ſtatus temporis
humidus et ejusdem naturae locus, et acceſſionum princi-

Ed. Chart. VIII. [414. 415.]   Ed. Baf. III. (406. 407.)

ἑσπέραν. οὕτω μὲν ἀμφημεριτός καὶ τριταῖος καὶ τεταρταῖος ἀλλήλων διορίζονται κατὰ τὴν πρώτην ἡμέ(407)ραν.

Κεφ. στʹ. Τοὺς δὲ συνεχεῖς μὲν, ὁμογενεῖς δὲ τοῖς προειρημένοις πυρετοῖς, γεγυμνασμένος μέν τις οὐκ ἂν οὐδ᾽ ἐν τῇ πρώτῃ τῶν ἡμερῶν γνωρίζειν τε καὶ διακρίνειν ἀλλήλων ἀδυνατήσειεν. ἐπὶ δ᾽ οὖν τῆς δευτέρας, εἰ προσέχοι τὸν νοῦν, κἂν ἀγύμναστος εἴη. καλῶ δὲ ὁμογενεῖς πυρετοὺς συνεχεῖς ἑκάστῳ τῶν διαλειπόντων, τριταίῳ μὲν ἀκριβεῖ, τὸν ἀκριβῆ καῦσον, ἀμφημερινῷ δὲ τὸν καθ᾽ ἑκάστην ἡμέραν παροξυνόμενον, εἰς ἀπυρεξίαν δὲ μὴ παυόμενον. οὕτω δὲ καὶ [415] τεταρταίῳ, τὸν διὰ τετάρτης. ὅ τε γὰρ ἀκριβὴς καῦσος ἅπαντα τἄλλα φυλάττων ἀκριβῶς τριταίου γνωρίσματα, μόνῳ τῷ μὴ μετὰ ῥίγους εἰσβάλλειν μήτ᾽ εἰς ἀπυρεξίαν παύεσθαι διενήνοχεν. ὁ δὲ καθ᾽ ἑκάστην ἡμέραν παροξυνόμενος, ὅταν καὶ ὥραν καὶ κατάστασιν καὶ ἡλικίαν καὶ χώραν καὶ φύσιν σώματος, καὶ τὴν προγεγενημένην δίαιταν, ἔτι τε τὴν τῶν σφυγμῶν ἰδέαν, καὶ τὴν θερμασίαν τὴν αὐτὴν ἔχει τοῖς ἀκριβέσιν

pium fub vesperam invadit. Ita quidem quotidiana, tertiana et quartana primo die invicem discernuntur.

Cap. VI. At vero continuas quidem, fed quae idem genus cum praedictis habent, quispiam exercitatus neque in primo die agnoscere ac inter lefe diftinguere impos erit, fecundo vero, neque fi etiam fuerit imperitus, fi quidem mentem adhibuerit. Dico autem febres continuas idem habere genus cum fingulis intermittentibus, cum tertiana quidem exquifita exquifitam ardentem, cum quotidiana vero eam, quae quolibet die facit acceffionem, fed nunquam delinit ad infebricitationem, fic et cum quartana illam, quae quarto quoque die fimiliter. Nam exquifita febris ardens quum omnia alia fervet exquifitae tertianae indicia, eo folo differt, quod neque cum rigore invadit, neque ad infebricitationem definit. Quae vero quotidie acceffionem facit, quando et anni tempus et aëris ftatum et aetatem et naturam corporis et victus rationem antecedentem, ac praeterea pulfuum formam caloremque eundem habuerit cum exqui-

ἀμφημερινοῖς, μὴ παύηται δὲ εἰς ἀπυρεξίαν, ὁμογενής ἐστιν
αὐτοῖς. κατὰ τὰ αὐτὰ δὲ καὶ ὁ διὰ τετάρτης μὲν παροξυνό-
μενος, εἰς ἀπυρεξίαν δὲ μὴ παυόμενος, ὁμογενής ἐστι τεταρ-
ταίῳ. καὶ δῆλον, ὡς οὔτε ῥίγος αὐτῷ προηγήσεται τῶν πα-
ροξυσμῶν, οὔθ᾽ ἱδρὼς ἕψεται, καθάπερ οὐδὲ ἐν τῷ καύσῳ
τούτων οὐδέτερον, οὔτ᾽ εὐθὺς κατ᾽ ἀρχὰς οὔτε ἐφεξῆς ἄχρι
κρίσεως, οἷόν τε γενέσθαι. τούτους οὖν πρώτους ἀσκησάτω
τις γνωρίζειν τε καὶ διακρίνειν ἀλλήλων τοὺς ἁπλούς τε καὶ
ἀμίκτους ἑτερογενέσι πυρετοῖς, οὓς δι᾽ αὐτὸ τοῦτο, γνησίους
τε καὶ ἀκριβεῖς, οἱ παλαιοὶ τῶν ἰατρῶν ὀνομάζουσιν. ὁ γὰρ
ἐπὶ μόνῃ τῇ ξανθῇ χολῇ πυρετὸς ἀναπτόμενος, ἄνευ σπλάγ-
χνου κακώσεως, εἰ μὲν οὖν ἐν τοῖς ἀγγείοις ἔτι μενούσης τῆς
χολῆς ἐξάπτοιτο, καῦσος ἀκριβής ἐστιν, εἰ δὲ πάντη φερο-
μένης, τριταῖος. οὕτω δὲ εἰ καὶ μελαίνης χολῆς ἔγγο-
νος ὁ πυρετὸς ὑπάρχει. κινουμένης μὲν τεταρταῖός ἐστιν,
ἱδρασμένης δὲ διὰ τετάρτης. ὥσπερ εἰ καὶ φλέγματος, ἤτοι
γε ἀμφημερινὸς ἢ καθ᾽ ἑκάστην ἡμέραν παροξυνόμενος.

fitis quotidianis, non pervenerit autem ad infebricitationem,
idem genus cum illis obtinet. Eodem modo et quae quarto
quoque die accessionem facit, ad infebricitationem autem non
definit, ejusdem est generis cum quartana et palam est, quod
neque rigor in ea accessiones antecedat, neque sequetur fu-
dor, ficuti etiam in febre ardenti horum neutrum, neque
statim ob initio neque deinceps usque ad crisim, fieri po-
test. In his igitur dignoscendis quispiam prius se exerceat,
atque invicem distinguere studeat simplices, atque imper-
mixtas aliis, quae fint diverfi generis febres, quas ob hoc
ipfum legitimas, atque exquifitas veteres medici nomina-
runt. Nam quae ob folam flavam bilem febris accenditur
fine aliquo visceris affectu, fi quidem manente adhuc intra
vafa bile accendatur, exquifita febris ardens est, fi vero
per totum corpus deferatur, tertiana. Sic et fi ab atra bile
fit febris, quum movetur quartana est, quum firmata est,
illa, quae quarto quoque die excrescit. Sicuti fi ex pituita
ortum habeant, vel quotidianae funt, vel quae fingulis die-

οἱ γὰρ εἰς ἀπυρεξίαν λήγοντες πυρετοὶ, τριταῖοί τε καὶ τε-
ταρταῖοι καὶ ἀμφημερινοὶ, τὴν αὐτὴν ὑπόθεσιν ἔχοντες τοῖς
εἰρημένοις συνεχέσιν, ἑνὶ μόνῳ τῷ κατὰ τὰς φλέβας, ἢ πάντη
φερομένους ἔχειν τοὺς χυμοὺς, διενηνόχασιν. ὅθεν καὶ τἆλλα
μὲν αὐτοῖς τὰ αὐτά, τῷ δὲ μετὰ ῥίγους, ἢ μὴ σὺν ῥίγει, καὶ
σὺν ἐμέτοις τισὶ καὶ ἱδρῶσι, ἢ ἄνευ τούτων γίνεσθαι διαφέ-
ρουσι. συνεχῆ μὲν δὴ πυρετὸν ὀνομάζω, τὸν εἰς ἀπυρεξίαν,
πρὶν τελέως λυθῆναι μὴ παυόμενον, κἂν παρακμή τις αἰσθητὴ
φαίνηται. ὅταν δὲ μηδὲ παρακμή τις αἰσθητὴ γένηται, διὰ
παντὸς δὲ ἀπὸ τῆς πρώτης ἀρχῆς, ἄχρι κρίσεως ὅμοιος δια-
μένει, τοῦ γένους μέν ἐστιν, καὶ οὗτος τῶν καυσωδῶν πυρε-
τῶν, ὀξύτητι δ' αὐτῶν διενήνοχεν. ἀλλ' οὔτε κατὰ τὴν πρώ-
την ἡμέραν ἢ δευτέραν οἷόν τε προγνῶναι τὸν τοιοῦτον, οὔτ'
ἄλλως χρήσιμον, ἀρκεῖ γὰρ τὸ γένος γνωρίζειν, ὅτι χολώδης
τε καὶ περικαὴς καὶ κατοξύς. οὐδὲ γὰρ εἰ σύνοχον ὀνομάζει
τις αὐτὸν, ὥσπερ ἔνιοι τῶν ἰατρῶν, ὅλῳ τῷ γένει διοίσει
τῶν καυσωδῶν πυρετῶν, ἕνεκά γε τῆς προσηγορίας. ὥσπερ

bus accenduntur.   Nam quae ad infebricitationem definunt
febres tertianae, quartanae et quotidianae, eandem hypothe-
fim cum continuis de quibus diximus habent, uno folo
inter fe differunt, quod per venas, vel per totum corpus
in eis deferuntur humores; quare et reliqua ipfis comparia
adfunt, quod vero cum rigore, vel non cum rigore et vo-
mitibus quibusdam, vel fudoribus fiunt et fine his, differen-
tiam habent.   Continuam quidem nomino febrem, quae ad
infebricitationem antequam ex toto folvatur non definit, etfi de-
clinatio aliqua fenfibilis appareat.   Quum vero neque declinatio
aliqua fenfibilis fiat, femper vero a primo principio febris usque
ad crifim fimilis perfeveraverit, erit et haec ex genere febri-
um ardentium, ab iisdem vero quod fit acutior differt.   Sed
neque in primo die, neque in fecundo poffibile eft hujus-
modi febrem praenofcere, neque alioqui eft utile, fufficit
enim genus agnofcere, quod fcilicet biliofa fit, atque ardens
et peracuta; neque enim fi etiam fynochum ipfam nomina-
veris, ut quidam medici faciunt, appellationis ratione a
febribus ardentibus toto genere differt, ficuti neque ob id,

BIBΛION B. 665

Ed. Chart. VIII. [415. 416.]　　　　　　Ed. Baf. III. (407.)

οὐδ᾽ ὅτι τρεῖς αὐτοῦ τύπου συνόχου διαφορὰς εἰδότες, ἴδιον
ἐφ᾽ ἑκάστης αὐτῶν ὄνομα φέρουσι· τοὺς μὲν ἐπακμαστι-
κοὺς, τοὺς δὲ ὁμοτόνους, τοὺς δὲ ἀκμαστικοὺς, τοὺς δὲ πα-
ρακμαστικοὺς ὀνομάζοντες ἤδη, διὰ τοῦτο κατὰ γένος αὐτοῖς
ἡγητέον εἶναί τινα διαφοράν. ὅθεν οὐδ᾽ εἰς τὴν παροῦσαν
πραγματείαν ἡ διάγνωσις αὐτῶν, μέγα τι συντελεῖ. πάντες
γὰρ οὗτοι, κατὰ τὴν πρώτην ἑβδομάδα κρίνονται. τούτου
δὲ εἰς παρόντα χρεία, τοῦ λαβεῖν τινα τῆς ὅλης τοῦ νοσήμα-
τος κ̣αταστάσεώς τε καὶ κρίσεως, ἐν ταῖς πρώταις ἡμέραις
ἐπίγνωσιν. εἰ μὲν γὰρ ἀκριβὴς τριταῖός ἐστιν, ἐντὸς τῶν ἑπτὰ
περιόδων· εἰ δ᾽ ἀκριβὴς καῦσος, ἐντὸς τῆς πρώτης ἑβδομά-
δος ἐξ ἀνάγκης κριθήσεται. χρονιο͂σι δὲ πάντως ὅ τ᾽ ἀμ-
φημερινὸς, καὶ ὁ παρακείμενος αὐτῷ συνεχής. ὥσπερ καὶ ὁ
τεταρταῖός τε καὶ ὁ διὰ τετάρτης. ὥστε τρία μέν ἐστι τὰ
σύμπαντα γένη τῶν ἁπλῶν πυρετῶν, ἕκαστον δ᾽ αὐτῶν εἰς
δύο τὰς πρώτας τμηθήσεται διαφοράς· [416] ἢ γὰρ συνεχεῖς,
ἢ διαλείποντες ἔσονται. καὶ γνωρισθήσονται κατὰ τὴν πρώτην
ἡμέραν. οἱ μὲν εὐθὺς εἰσβαλλόντων τῶν παροξυσμῶν, οἱ δ᾽

quod tres fynochi differentias agnoscentes, proprium fingu-
lis ipforum nomen impofuerunt, has quidem increscentes,
illas vero in eodem vigore atque tenore perfeverantes,
alias decrescentes nominantes.　Jam ex hac diverfitate ap-
pellationum differre fecundum genus eft exiftimandum, quare
neque ad praefentem tractatum eorum dignotio plurimum
confert; hae enim omnes in prima feptimana judicantur.
Hic vero in praefenti eft neceffarium aliquam totius morbi
conftitutionis ac crifis in primis diebus affumere cognitio-
nem. Si enim tertiana pura fuerit, intra feptimum circuitnm, fi
vero exquifita febris ardens, intra primam feptimanam neceffa-
rio judicabitur.　Omnino autem diuturnae funt et quoti-
diana intermittens et illi adhaerens continua, ficuti et quar-
tana et quae per quartum excrescit.　Quare tria erunt uni-
verfa fimplicium febrium genera; fingula vero ipforum in
duas primas differentias fecabuntur, vel enim intermitten-
tes vel continuae febres erunt, et primo die dignoscentur,
aliae ftatim in primo acceffionum infultu, aliae vero in in-

ἀναβαινόντων, οἱ δ᾽ ἀκμαζόντων, οἱ δ᾽ ἐν ταῖς πρώταις
παρακμαῖς, ἢ τοῖς ἀπυρέτοις διαλείμμασι.

Κεφ. ζ. Συνθέτου μέντοι τοῦ νοσήματος ὑπάρχον-
τος, οὐκέθ᾽ ὁμοίως εὐπετὴς ἡ διάγνωσις, ἀλλ᾽ ἐνταῦθα δεῖ
μάλιστα συνέσεώς τε καὶ γυμνασίας. σύνεσιν μὲν οὖν οἴκο-
θεν ἕκαστος ἐκ τῆς ἑαυτοῦ φύσεως ἢ κεκτημένος ἢ μὴ κεκτη-
μένος ἀφίξεται. γυμνασίας δὲ τῆς νῦν εἰρησομένης, οὐκ ἂν
ἐξεύροι βελτίονα. χρὴ γὰρ δή που γνωρίζειν αὐτὸν ἀσκῆσαι
ῥᾳδίως ἁπλοῦν εἶδος πυρετοῦ, κἄπειθ᾽ οὕτως μεταβαίνειν ἐπὶ
τὰ σύνθετα. διχῶς δ᾽ ἂν γίνοιτο σύνθετον εἶδος πυρετοῦ κατὰ
τήν γε πρώτην τομὴν ἢ τῷ τοὺς εἰρημένους ἀλλήλοις μίγνυ-
σθαι, χωρὶς τόπου πεπονθότος, ἢ τῷ μόριόν τι φλεγμαῖνον
ἀνάπτειν αὐτούς. ἑκάτερα δὲ τῶν εἰρημένων διαφορῶν, ἑτέ-
ραν αὖθις ἐγχωρεῖ τομὴν ἐπιδέξεσθαι. οἵ τε γὰρ ἄνευ μορίου
πεπονθότος συνιστάμενοι, διχῶς μίγνυνται, ποτὲ μὲν ἐπι-
πλεκόμενοι, ποτὲ δὲ ὡς ἂν εἴποι τις, δι᾽ ὅλου κεραννύμενοι,
οὕτω τοι καὶ τὰ φλεγμαίνοντα μέρη, καὶ γὰρ καὶ τούτων τὰ

cremento, quaedam in vigore, quaedam in primis declina-
tionibus, vel febre vacantibus intermiſſionibus.

Cap. VII. Quod ſi morbus compoſitus fuerit, non
aeque facile dignoscetur: at hic maxime intelligentia atque
exercitatio eſt neceſſaria. Intelligentiam igitur propriam
ſuapte natura poſſidens, vel minime poſſidens, quispiam ac-
cedet, exercitationem autem ea quae nunc dicetur melio-
rem nemo reperiet. Oportet enim ad haec exercitari, ut
ſimplicem febris ſpeciem agnoscat, atque ita deinceps ad
compoſitas transgredi. Dupliciter vero genus febris com-
poſitum conſtituitur, in prima quidem fectione, vel quia
eae, quas diximus febres citra alicujus partis affectum com-
miscentur, vel quia ex partis cujuspiam inflammatione ac-
cenduntur. Nam in utraque harum differentiarum alteram
rurſus fectionem fieri contingit. Nam quae citra partis af-
fectum conſiſtunt dupliciter commiscentur, aliquando im-
plicatae, nonnunquam vero, ut quis dixerit, per ſe totas
confuſae; ſic partes quoque inflammatae; nam et ex ipſis
quaedam quidem veluti complicantur tantummodo, quae-

μὲν οἷον ἐπιπλέκεται μόνον, τὰ δὲ οἷον κρᾶσίν τινα τῶν δια-
θέσεων ἴσχει. τὴν οὖν ἐπιπλοκὴν ἀσκῆσαι χρὴ πρῶτον γνω-
ρίζειν. εἶθ᾽ οὕτως τὴν κρᾶσιν ἀρξαμένους ἀπὸ τῶν πυρετῶν.
ἐπιπλέκονται δ᾽ οἱ πυρετοὶ πολλάκις μὲν ὁμογενεῖς ὁμογε-
νέσι, ἢ ὁμοειδεῖς ὁμοειδέσιν, ἔστι δ᾽ ὅτε καὶ διαφέροντες. ἀμ-
φημερινοί τε γὰρ τριταίοις καὶ τούτοις τεταρταῖοι καὶ ἀλλή-
λων οἱ ὁμοιοειδεῖς ἐπιπλέκονται πολλάκις. ὥστε καὶ τρεῖς
ἐνίοτε τεταρταίας περιόδους ὁ αὐτὸς ἄνθρωπος ἴσχει. τούτους
μὲν οὖν γνωρίζειν οὐ πάνυ χαλεπόν. ἐνίοτε δὲ τῶν διαλει-
πόντων τις ἐπιπλέκεται τῷ συνεχεῖ, χαλεπωτάτην τε καὶ δυσ-
θήρατον μίξιν, ὑπὲρ ἧς ἐφεξῆς ἐροῦμεν, ἂν πρότερον ἁπά-
σας ἐπέλθωμεν ἃς ἐξεθέμεθα διαφοράς. ὁμοίως γὰρ τοῖς πυ-
ρετοῖς οἱ πεπονθότες τόποι τὴν μίξιν ἴσχουσιν, ἢ διαφερόντων
μορίων, ἴδιον ἑκατέρου πυρετὸν ἐξάπτοντος, οἷον σπληνὸς,
εἰ τύχῃ καὶ ἥπατος, ἢ διαθέσεως μικτῆς, οἷον φλεγμονῆς ἐρυ-
σιπελατώδους, ἢ ἐρυσιπέλατος φλεγμονώδους. ἀλλὰ καὶ ταύ-
τας ἁπάσας τὰς μίξεις ἀσκῆσαι χρὴ διαγινώσκειν, ἐπειδὰν

dam vero veluti confufionem quandam habent affectionum.
Primum igitur exercitari oportet ad hoc, ut complicationem
cognoscamus, deinde ipfam confufionem a febribus incipien-
tes. Febres quaedam complicantur unius generis cum aliis
ejusdem generis, vel unius fpeciei cum aliis ejusdem fpe-
ciei; contingit vero nonnunquam ut etiam differentes
Nam quotidianae tertianis et his quartanae et quae eandem
fpeciem fervant, invicem plerumque complicantur, quo fit
ut idem homo tres habeat quartanos circuitus, fed hos qui-
dem non eft admodum difficile agnoscere. Quandoque vero
aliqua ex intermittentium genere cum continua difficilli-
mam vixque explorabilem facit mixtionem, de qua dein-
ceps dicemus, fi prius omnes quas propofuimus fimpli-
ces differentias expofuerimus. Nam ficuti febres, ita et
affecti loci mixtionem recipiunt, vel quia differentes partes
propriam fingulae febrem accendunt, ut exempli gratia lien
et jecur, vel quia affectio mixta, veluti inflammatio cum
eryfipelate, aut eryfipelas cum inflammatione miscetur. Sed
in his omnibus mixtionibus dignoscendis exercitari oportet,

ἀκριβῶς τὰς ἁπλῶς αὐτῶν ἰδέας γνωρίζωμεν. ἑτέρα γὰρ ἰδέα
περιπνευμονικοῦ καὶ φρενιτικοῦ καὶ πλευριτικοῦ καὶ ἡπατικοῦ
πυρετοῦ, κατὰ ταῦτα δὲ καὶ τῶν ἄλλων ἑκάστου τῶν ἐπὶ μο-
ρίοις τισὶ φλεγμαίνουσι ἀναπτομένων πυρετῶν. ἕτεραι δ' αὖ
πάλιν ἰδέαι τῶν ἐπὶ τοῖς ἐρυσιπέλασι. καὶ ὅ γε κακοήθης
καῦσος, ἢ τοῖς τοῦ πνεύμονος, ἢ τοῖς τοῦ ἥπατος, ἢ τοῖς
τῆς γαστρὸς ἐρυσιπέλασιν ἐπιγίνεται. διαιρεῖσθαι δὲ χρὴ καθ'
ἕκαστον ἄῤῥωστον. πρῶτον μὲν εἰ χωρὶς τόπου πεπονθότος
ὁ πυρετὸς ἐπὶ χυμοῖς διασαπεῖσιν, ἢ μόνῳ τῷ πνεύματι τρα-
πέντι. δεύτερον δὲ εἰ μόριόν τι πεπονθὸς αἴτιον ὑπάρχει. καὶ
τίς ἡ διάθεσις αὐτοῦ. ἐπειδὰν δὲ ταῦτα διαγινώσκειν ἀσκή-
σῃς, τὰς μίξεις ἁπασῶν αὐτῶν εὑρήσεις.

Κεφ. η'. [417] Ἆρ' οὖν ἀξιώσεις με νῦν, περί τε
τῶν πεπονθότων τόπων, ἢ περὶ τῆς τῶν πυρετῶν ἁπάσης
συμπλοκῆς διεξέρχεσθαι; καὶ (408) μὴν αὐτὸς αὖ πάλιν ἐγκα-
λέσεις τῷ μήκει τῆς πραγματείας. θαυμαστὸν γὰρ δὴ καὶ τοῦ-
το πεπόνθασιν οἱ πολλοὶ τῶν ἀνθρώπων, ὀλίγα τε μανθάνειν
ἀξιοῦντες ἅμα, καὶ μηδὲν παραλείπεσθαι. τά γ' οὖν Ἀρχιγένους

quando jam exquifite omnes earum formas fimplices tenue-
rimus.   Alia enim eft forma febris phreniticae et peripneu-
monicae et pleuriticae et hepaticae, itidem et aliarum
omnium febrium, quae ex inflammatis quibusdam par-
tibus accenduntur.   Sed et aliae rurfus formae funt earum,
quae ex eryfipelatibus accidunt.   Et febris ardens maligna,
vel pulmonis, vel hepatis, aut ventriculi eryfipelatibus fu-
pervenit.   Diftinguere autem oportet in fingulis aegrotanti-
bus, primum quidem, fi fine loci affectu fit febris, vel ex
humorum putredine, vel quia folus fpiritus fit alteratus,
deinde fi membrum affectum febris fit caufa et quaenam fit
ejus affectio.   Ubi vero horum notitiam exercitatione com-
prehenderis, tunc eorum omnium mixtionem invenies.

Cap. VIII.   Nunquid igitur a me nunc exiges, ut
vel de locis affectis, vel de omni febrium complicatione re-
cenfeam? at ipfe rurfus operis damnabis prolixitatem; hoc
enim mirandum plurimi hominum patiuntur, ut pauca discere
expetant et nihil praetermittere.   Decem igitur Archigenis

περὶ τῆς τῶν πυρετῶν σημειώσεων δέκα βιβλία μακρὰ φάσκον-
τες εἶναι, μόνην ἀναγινώσκειν ἐπιχειροῦσι τὴν ἐπιτομήν, οὐδὲ
ταύτην ἅπαντες, ἀλλ᾽ εἰσὶν οἳ καὶ ταύτης ἔτι βραχύτερόν τι
ζητοῦσι. εἰσὶ δὲ οἳ καὶ μέμφονται, διότι βιβλίον ὅλον ἔγραψε
περὶ τῆς ἐννοίας τοῦ πυρετοῦ. καὶ τούτῳ μὲν ἐντυχεῖν οὐχ
ὑπομένουσιν, οὐδὲ πεισθῆναί τε καὶ μαθεῖν ὅσον Ἐρασίστρα-
τος ἐσφάλη περὶ τῆς ἐννοίας τοῦ πυρετοῦ, κελεύσαντες δέ τι
περὶ τῶν πυρετῶν αὐτοῖς ῥηθῆναι, τὴν πρώτην εὐθὺς οἱ
συγχωροῦσι διαφοράν, ὡς οἱ μὲν ἐπὶ τόποις πεπονθόσι, οἱ
δὲ ἄνευ τούτων συνίστανται. ταὐτὸ δὴ τοῦτο καὶ περὶ κρί-
σεων πεπόνθασι, ἐγκαλοῦντες μὲν ἐπὶ τοῖς παραλελειμμένοις,
μεμφόμενοι δὲ τῷ μήκει τῶν εἰρημένων, καίτοι τοῦ μήκους ᾧ
μέμφονται, διττοῦ τὴν φύσιν ὑπάρχοντος, ὡς ἐγὼ νῦν διαι-
ρήσομαι. καὶ ταῦτ᾽ ἄμφω ψέγουσι καὶ μᾶλλον αὐτῶν ἔτι
τὴν βραχυλογίαν, ταύτην μὲν ὡς ἤτοι παραλείπουσάν τινα
τῶν ἀναγκαίων, ἢ πάντως γε μὴ σαφῶς ἐκδιδάσκουσαν. τοῦ
δὲ μήκους, τοῦ μὲν ἅπαντα ἐκδιδάσκοντος τὰ χρήσιμα, μετὰ
τοῦ διαβάλλειν τὰ ψευδῶς τισιν ὑπειλημμένα, λῆρον εἶναί

de febrium fignificatione volumina quum dicunt effe longa,
folum legere compendium inftituunt, neque hoc ipfum om-
nes, fed funt qui et eo aliquid brevius poftulent, funt
qui et illum damnent, quoniam librum integrum de febris
notione confcripferit, adque ideo hunc nolunt attingere, ne-
que quicquam audire aut discere, quantum Erafiftratus in
febris notione aberraverit. Quum vero exigunt fibi ali-
quid de febribus enarrari, primam ftatim differentiam non
admittunt, quod videlicet quaedam ex locorum afpectu,
quaedam autem fine illo confiftant. Idem autem circa cri-
fes patiuntur, fi quid praetermiffum fuerit, reprehendentes,
verborum tamen damnantes prolixitatem, quamvis haec
quam accufant duplex fit, veluti hoc loco diftinguam, qua-
rum utramque quum ipfi vituperent, magis tamen fermonum
carpunt brevitatem, hanc quidem, ut quae aliquid ex iis
quae funt neceffaria praetermittat, vel faltem obfcuram
tradat doctrinam, prolixitatem vero, quae omnia enume-
rat opportuna, atque una falfas aliorum opiniones refellit,

φασι μακρόν, καὶ τοὺς αὐτὰ μόνα τὰ χρήσιμα ἐκδιδάσκοντας
ἐπαινοῦσι. τοῖς δ᾽ αὖ πάλιν ἐκεῖνα μόνα λέγουσιν ἀντιπρο-
τείνουσι τὰ τῶν ἑτεροδόξων, καὶ μέμφονται τῆς προπετείας,
εἰ χωρὶς ἀποδείξεως ἀξιοῦσι ἁπλῶς ἀποφηνάμενον πιστεύεσθαι,
οὐκ ἀνέχονται δὲ οὐδὲ τῶν αὐτὰ τὰ χρήσιμα πλατύτερον ἐκ-
διδασκόντων. ὥστ᾽ οὐδὲν θαυμαστὸν εἰ κἂν τοῖς περὶ κρίσεων
λόγοις ὁμοίως ἐγκαλέσουσι, τὴν μὲν βραχυλογίαν ψέγοντες,
ὡς ἀσαφῆ τε ἅμα καὶ πολλὰ παραλείπουσαν, ἀκούειν δὲ
πλειόνων οὐχ ὑπομένοντες, ἔτι τε προσεγκαλοῦντες ἃ μικρὸν
πρόσθεν εἴρηται. καὶ γὰρ δὴ καὶ περὶ τόπων πεπονθότων
Ἀρχιγένει γέγραπται βιβλία τρία, πάντων τῶν ἔμπροσθεν εἰς
τὴν αὐτὴν πραγματείαν γεγραμμένων ἄριστα. ταῦτ᾽ οὖν ἅπαν-
τα εἰ μεταφέρειν εἰς τόνδε τὸν λόγον ἐπιχειρήσαιμι, καὶ τού-
τοις ἔτι προσθεῖναι τὰ ὑφ᾽ ἡμῶν εὑρημένα, μέμψονται τῷ
μήκει τῆς πραγματείας. καὶ μὲν δὴ καὶ τὰ περὶ τῆς τῶν πυ-
ρετῶν διαφορᾶς, εἰ πάντα κατὰ τόνδε τὸν λόγον ἐπεξίοιμι,
πολὺ δὴ μᾶλλον ἔτι μηκύνειν αὐτοῖς δόξω. τὸ μὲν οὖν δύ-
νασθαι διαφυγεῖν ἐπήρειαν γράμμα μηδὲν οὕτως ἦν παλαιὸν,

longas eſſe nugas autumant, eosque qui ſolum utilia docent,
collaudant, rurſusque adverſus eos, qui haec tantum di-
cunt, objiciunt contrarias aliorum opiniones, temeritatem-
que reprehendunt, ſi ſine demonſtratione ſimpliciter profe-
rentibus ſibi fidem velint adhiberi, neque vero etiam illos
tolerant, qui in docendis utilibus ſermonem extendunt.
Quare neque mirandum, ſi eos, qui de criſibus ſermones
habent, eodem modo accuſabunt, brevitatem quidem vitu-
perando, ut quae obscure doceat et multa praetermittat, neque
plura audire ſuſtinendo, atque inſuper quae paulo ante dixi,
reprehendendo. Nam et de locis affectis Archigenes tres libros
conſcripſit, optime quidem omnium, qui circa eandem ma-
teriam ante fuere verſati; haec igitur ſi in praeſentem tra-
ctatum transferre tentarem, atque his praeterea addere, quae
a nobis inventa ſunt, prolixitatem operis accuſabunt, et ſi etiam
de febrium differentiis omnia hoc loco tranſigerem, multo
etiam magis viderer ipſis eſſe prolixus. Quod igitur nullus
ſcribendi modus mordacitatem poſſit effugere, tam eſt anti-

ὥστε καὶ Πλάτων αὐτοῦ μέμνηται. τὸ δ᾽ οὕτω τούτων ἐχόν-
των ἐκλέγεσθαι μέσον εἶδος λόγων, ἄριστον εἶναί μοι φαίνε-
ται. τί. δὲ τὸ μέσον ἐστὶν, οὕπερ ἐγὼ νῦν ἔχεσθαί μοι δοκῶ.
δεικνὺς μὲν ἃ χρὴ γινώσκειν ἐξ ἀνάγκης τὸν μέλλοντα καλῶς
προγνώσεσθαι λύσιν νοσήματος, ὁποία τέ τις ἔσοιτο καὶ καθ᾽
ὅντινα χρόνον. οὐχ ἅπαντα δ᾽ αὐτὰ νῦν ἐπεξερχόμενος, ἀλλ᾽
ὅσα ἀσαφῶς εἴρηται τοῖς ἔμπροσθεν ἐξηγούμενος. ὅσα δὲ
παραλέλειπται, προστιθείς. τὸ δ᾽ ἤτοι τὰ καλῶς θ᾽ ἅμα
καὶ σαφῶς εἰρημένα μεταγράφειν, ἢ τοῖς ψευδῶς εἰρημέ-
νοις ἀντιλέγειν, ὡς εἰς μακρολογίαν ἀπάγον, ἐφυλαξάμην.
[418] ἐπεὶ τοίνυν ἀποδέδεικται μὲν ἐν τῷ πρώτῳ λόγῳ τῶν
Ἱπποκράτους ἀφορισμῶν ἡμῶν ἐξηγουμένων, ὡς καὶ ἐξ αὐ-
τῆς τοῦ νοσήματος τῆς φύσεως, οὐ σμικρὰν πρόγνωσιν ἔνε-
στιν λαβεῖν εἰς τὰ μέλλοντα, θαυμαστὸν εἶναι δοκεῖ τοῖς πολ-
λοῖς, εἰ καὶ κατὰ τὴν πρώτην ἡμέραν εἴσεταί τις τῆς νόσου
τὴν ἰδέαν, ἐπειράθημεν ἐπιδεῖξαι θαυμαστὸν μὲν ἴσως ὑπάρ-
χον, οὐ μὴν καὶ ἀδύνατόν γε. καὶ τὴν ὁδὸν, ᾗ χρὴ τοῦτο

quum, quod etiam Plato hujus rei meminit. His autem ita
fe habentibus, mediam fermonis formam eligere optimum
mihi vifum eft. Quid autem eft medium? quod ego nunc
mihi videor attingere, omnia illa demonſtrans, quae opor-
tet eum de neceſſitate cognoscere, qui recte praevifurus
fit morbi folutionem, qualis et quo tempore futura fit,
non omnia quidem hoc loco tranfigens, fed ea enarrans,
quae a fuperioribus obfcure funt tradita, quae vero prae-
termiſſa haec addens, quaecunque autem manifeſte ac recte
funt a veteribus fcripta, tranfcribere, aut iis, quae funt ab
eisdem male dicta, contradicere, ut longum opus evitare
valeam, fuperfedi. Poſtquam igitur dum in primo libro
aphorismorum Hippocratis exponeremus, ibi oſtendimus,
quod ex ipfius morbi natura non parvam liceat occafionem
accipere ad fntura praenoscenda, mirum vero multis videa-
tur, fi in primo die quispiam morbi fpeciem agnoverit, quod
nos demonſtrare tentavimus difficile quidem forte eſſe, non
tamen impoſſibile, viamque qua hoc facere oportet, expo-

ποιεῖν ἐδιδάξαμεν· ἐνταῦθα ἐπισχεῖν ἔδοξέ μοι τὸ μῆκος τοῦ
λόγου, καὶ γυμνάσασθαι κελεῦσαι τὸν ἀκριβῶς ἐκμαθεῖν τὰ
τοιαῦτα προῃρημένον ἐν τοῖς Ἀρχιγένους ὑπομνήμασι περί
τε τόπων πεπονθότων, καὶ μέντοι καὶ περὶ πυρετῶν σημειά-
σεως, ἔτι τε πρὸς τούτοις περὶ τύπων. ἴσως μὲν γὰρ καὶ
ἡμεῖς εἰς τοὺς αὐτοὺς ποτε τύπους γράψομεν, ἵνα τά τε
προσεξευρημένα διέλθωμεν, ἀφέλωμέν τέ τινα τῶν ὑπ᾽
Ἀρχιγένους οὐκ ὀρθῶς εἰρημένων, ἅπαντά τε σαφῶς ἑρ-
μηνεύσωμεν. ἀλλ᾽ ἔν γε τῷ παρόντι δι᾽ ἐκείνων ἀσκεῖσθαι
προσήκει.

Κεφ. θ'. Πάλιν οὖν ἀναλαβόντες ὅσον ἐστὶν οἰκεῖον
τῆσδε τῆς πραγματείας, ἐπέλθωμεν. οἰκεῖον δ᾽ ἐστὶν, ὁδὸν
τῆς ἀσκήσεως δοῦναι περὶ τῶν συνθέτων νοσημάτων τοιαύτην,
οἵαν ὀλίγον ἔμπροσθεν ὑπὲρ τῶν ἁπλῶν ἐποιησάμεθα. τοὺς
μὲν γὰρ ἀκριβεῖς πυρετούς, εἴτε διαλείποντες εἶεν εἴτε συνε-
χεῖς, εὐθὺς κατ᾽ ἀρχὰς ἔνεστι γνωρίζειν. ὅσοι δ᾽ ἐπιμιξίαις
ἑτέρων ποικίλλονται καὶ νοθεύονται, χαλεπὸν μὲν ἐν τῇ
πρώτῃ τῶν ἡμερῶν, οὐ μὴν ἀδύνατόν γε διαγινώσκειν ἐστὶ,

fuimus, hic mihi a fermonis prolixitate abftinere vifum
fuit, atque eos, qui vellent haec exquifite cognoscere, in
Archigenis commentariis de locis affectis exercitari jubere,
atque infuper in commentariis de febrium fignificatione et
typis. Nam et forte nos in eosdem typos tractatus edemus,
ut ea quae a veteribus inventa funt tranfigamus, ac quae-
dam, quae non recte fcripta funt ab Archigene, fubtraha-
mus, omniaque dilucide aperiamus. At in praefenti in illis
oportet exercitari.

Cap. IX. Rurfus igitur, quantum hujus intereft operis, re-
petentes tranfigamus. Intereft autem viam tradere exercitatio-
nis de compofitis morbis, qualem nuper de fimplicibus fecimus.
Exquifitas enim febres, five intermittentes fint, five conti-
nuae, ftatim per initia noscere datur, quae vero ex mixtio-
ne aliarum variantur, atque adulterantur, difficile quidem
eft in die primo, non tamen impoffibile agnoscere, plurimas

Ed. Chart. VIII. [418.]   Ed. Baf. III. (408.)

τοὺς πλείστους μέντοι κατὰ τὴν δευτέραν, ἢ τρίτην, ἢ πάντως
γε τὴν τετάρτην ἀκριβῶς ἐξευρεῖν ἐγχωρεῖ. οὐδὲν γάρ ἐστιν
οὔτε γένος οὔτ᾽ εἶδος νοσήματος, ὃ μὴ περὶ τὴν τρίτην ἡμέ-
ραν, ἢ τὴν τετάρτην ἐναργῶς ἔσται δῆλον ἧς τινος ἔχεται
φύσεως. εἰσβαλέτω γάρ τις πυρετὸς φρικώδης τε ἅμα καὶ
παντοίως ἀνάμαλος ἔν τε τοῖς σφυγμοῖς καὶ τῇ καθ᾽ ὅλον
τὸ σῶμα θερμασίᾳ, ὡς πολλάκις ἐγγὺς ἀκμῆς εἶναι νομιζό-
μενος, ἢ καὶ τὰ μέσα τῆς ἀναβάσεως ἐπέχειν. αὖθις δ᾽ ἐπι-
γίνεσθαι φρικώδης καὶ τοὺς σφυγμοὺς μικροτέρους τε καὶ
ἀμυδροτέρους καὶ βραδυτέρους καὶ ἀραιοτέρους ἔχειν. καὶ τὴν
θερμασίαν ἀποχωροῦσαν μὲν τῶν ἄκρων, πλεονάζουσαν δὲ
κατὰ τὴν γαστέρα τε καὶ τὸν θώρακα, τοῦτον οὐκ ἄν τις
ἀλόγως ἐλπίσειεν ἡμιτριταῖον ἔσεσθαι. μᾶλλον δ᾽ ὑπάρχειν
μὲν ἤδη, γνωρισθήσεται δὲ τοῖς πολλοῖς ἐπὶ τῆς τρίτης ἡμέ-
ρας. ἀλλ᾽ οὗτος μὲν μικτός ἐστιν ἔκ τε τοῦ χολώδους καὶ
τοῦ φλεγματώδους πυρετῶν, τῶν ὀλίγον ἔμπροσθεν εἰρημέ-
νων, οὐκ ἐπιπλεκομένων ἀλλήλοις, ἀλλὰ διόλου κεραννυμέ-
νων. ὁ δ᾽ ἐξ ἐπιπλοκῆς αὐτῶν τετραχῶς γίνεται, ἢ τριταίου

quidem in fecundo, vel tertio, vel omnino quarto die ex-
quifite poffumus invenire. Nulla enim eft neque fpecies,
neque genus morbi, quod circa tertiam, vel omnino quartam
diem, cujus naturae fit, non evidenter innotescat. Inva-
dat igitur febris aliqua horrida fimul atque omnino inae-
qualis in pulfibus, atque in eo qui per totum corpus fen-
titur calore, ut faepe propius ftatus effe exiftimetur, vel
medium augmenti obtinere, rurfus vero horrida fiat et pul-
fus minores et obscuriores ac tardiores et rariores habeat
et calorem quidem ab extremis partibus recedentem, circa
vero ventrem atque thoracem redundantem, hanc non abs-
que ratione quispiam femitertianam fore fperet, vel potius
jam effe, a multis vero in tertio die noscetur. Sed haec
quidem mixta eft ex biliofa et pituitofa febre, de qui-
bus antea fermo habebatur, non jam invicem complica-
tis, fed per fe totas confufis. Quae autem ex complicatione
fit, quadrupliciter confiftit, vel tertiana quotidianae com-

καὶ ἀμφημερινοῦ μιχθέντων, ἢ τοῦ καθ᾽ ἡμέραν παροξύνον-
τος συνεχοῦς τῷ διὰ τρίτης, ἢ τριταίου τῷ καθ᾽ ἑκάστην
ἡμέραν παροξυνομένῳ συνεχεῖ, ἢ ἀμφημερινοῦ τῷ διὰ τρίτης
συνεχεῖ. τούτων οὐδεμία τῶν μίξεων ἀκριβῶς ἐπὶ τῆς πρώ-
της ἡμέρας διαγινώσκεται. τῆς μέντοι δευτέρας ἐπιστάσης
οὐδὲν ἔτι χαλεπὸν γνωρίσαι. πολὺ δὲ μᾶλλον ἔτι κατὰ τὴν
τρίτην, καὶ σπάνιον εὔποτε τῆς τετάρτης δεήσει. γιγνέσθω γὰρ,
εἰ οὕτως ἔτυχεν, ἐν μὲν τῇ πρώτῃ τῶν ἡμερῶν ὁ παροξυσμὸς
σὺν ῥίγει· κἄπειτα θερμός τε καὶ περικαὴς ὁ πυρετὸς ἐξαφ-
θεὶς ἀσώδης τε καὶ διψώδης ἔστω, καὶ ταχέως ἐπὶ τὴν ἀκμὴν
ἀφικέσθω τοὺς σφυγμοὺς ὁμαλούς τε ἔχων καὶ μεγάλους καὶ
σφοδροὺς καὶ πυκνοὺς καὶ ταχεῖς. ἔστω δ᾽ ὁμοίως τοῖς σφυγ-
μοῖς καὶ τὰ τῆς θερμασίας ὁμαλὰ παντοίως. [419] εἶτα σὺν
ἐμέτῳ καὶ ἱδρῶτι παυέσθω, καί τις αὐτὸν ἀπυρεξία διαδε-
χέσθω· πρόδηλον ὡς τριταίας οἰκεῖός ἐστιν ὁ τοιοῦτος πα-
ροξυσμὸς περιόδου. γινέσθω δὲ κατὰ τὴν δευτέραν ἡμέραν ὁ
τῆς ἀμφημερινῆς, οὐ γὰρ ἀναγκαῖον ὑπὲρ τῶν αὐτῶν λέγειν
μυριάκις, ἐνταῦθα χρὴ προσέχειν τὸν νοῦν ταῖς ὥραις τῶν

mixta, vel ea quae quotidie acceſſionem habet continua
illi quae per tertium continua eſt, vel tertiana ei quae
ſingulis diebus acceſſionem facit continuae, vel quotidiana
ei quae per tertium diem continua eſt. Nec ulla ex his
mixtionibus in primo die exquiſite cognoscitur, ſecundo
vero inſtanti die agnoscere facile eſt, ac multo magis tertio,
raroque eſt ut quarta dies ad id ſit neceſſaria. Fiat enim,
ſi ita contigerit, in primo die acceſſio una cum rigore, de-
iude calida atque ardens febris accendatur, ſtomachi faſti-
dium afferens ac ſitibunda, atque ad ſtatum celeriter prope-
ret, pulſus aequales habens, magnos atque veloces, vehe-
mentesque atque frequentes, ſit autem una cum pulſibus et
calor aequalis omnino, deinde cum vomitu et ſudore finia-
tur et quaedam infebricitatio ſuccedat, jam manifeſtum eſt
hujusmodi acceſſionem eſſe tertianae periodi propriam. Fiat
autem et in ſequenti die quotidianae acceſſio, neque enim
de eisdem millies dicere eſt neceſſarium, hic mentem adhi-

παροξυσμῶν, ἵνα προγνῷς τι περὶ τῆς τρίτης ἡμέρας.
εἰ μὲν γὰρ ὁ τῆς τριταίας, εἰ τύχοι, πυρετὸς περὶ τὴν
πρώτην ὥραν μέλλει γίνεσθαι, περὶ δὲ τὴν ἐνδεκάτην ὁ τῆς
ἀμφημερινῆς, οὕτω μὲν ἑκατέρων ἔσονται σαφεῖς αἱ ἀρχαὶ,
καὶ μᾶλλον εἰ ἐπὶ πλέον ἔτι διεστήκοιεν ἀλλή(409)λων. εἰ δ᾽
ἀμφότεροι περὶ τὴν αὐτὴν ὥραν εἰσβάλλοιεν, ἐπίμικτον ἔσται
πάντως τὸ εἶδος τοῦ παροξυσμοῦ, καὶ τῷ δυναμένῳ συνορᾷν
οἷον κέρασμά τι φαίνεται γινόμενον ἀμφημερινῆς τε καὶ τρι-
ταίης περιόδου. διακρίνει δ᾽ αὐτοὺς ἐναργῶς ἡ τετάρτη τῶν
ἡμερῶν, ὄντας ἤδη τῷ τεχνίτῃ κἀπὶ τῆς δευτέρας γνωρίμους.
ἔτι δὲ δυσφωροτέρα γίνεται ἡ τῶν διαλειπόντων μίξις τοῖς
συνεχέσιν, ὥστε καὶ πολλοῖς ὅλως ἀδύνατος ἔδοξεν ὑπάρχειν.
ἅμα τε γὰρ εἰς ἀπυρεξίαν παύεσθαι τὸν αὐτὸν ἄνθρωπον
καὶ μηδ᾽ ὅλως ἀπύρετον γίγνεσθαι συμβαίνει ἐκ τῆς τοιαύτης
μίξεως, ὅπερ εἶναι πάντων ἀδυνατώτερον. ἀλλ᾽ εἴ τις κἀν-
ταῦθα δύναται διαγινώσκειν ἀκριβῶς ἑκατέρου τῶν πυρετῶν
τὴν φύσιν, εἴσεται σαφῶς ὡς οὐδὲ ἡ τοιαύτη μίξις ἀδύνα-
τος. ἔναγχος οὖν τι γύναιον ἐν μὲν ταῖς ἀρτίαις φρικώδη

bere oportet ad horas acceſſionem, ut aliquid de die tertio
praenoscas.   Nam ſi tertianae febris acceſſio circa primam
horam fieri debeat, circa undecimam autem quotidianae, ſic
quidem manifeſta erunt utriusque principia et magis, ſi lon-
giori intervallo disjungantur.   Si vero utraque eadem hora
invaſerit, erit omnino mixta acceſſionis forma, et ei qui
diligentius inſpicere potuerit, quaedam apparet facta confu-
ſio quotidiani et tertiani circuitus, diſtinguit autem eos ma-
nifeſte quartus dies, quum tamen ab artifice etiam in ſecun-
do cognosci poſſint.   Adhuc autem perceptione difficilior
eſt intermittentium cum continuis mixtio, ut pluribus om-
nino impoſſibilis videatur, ſimul enim et febrem intermitti,
atque haud ſine febre hominem eſſe, ex tali accidit com-
mixtione, quo nihil minus poſſibile eſſe videtur, ſed ſiquis
hic exquiſite poſſit cognoscere utriusque febris naturam, ma-
nifeſte comprehendet quod neque hujuscemodi mixtio eſt
impoſſibilis.   Nuper igitur quaedam muliercula in paribus

παροξυσμὸν εἶχεν ἀκριβῶς ἡμιτριταϊκὸν, ἐν δὲ ταῖς περιτταῖς
ἕωθεν μέν τινα τοῦ προγεγονότος πολύ τι μικρότερον, ὡς
ἐπιπαροξύνεσθαι δοκεῖν τῇ ἑτέρᾳ τῶν ἡμερῶν τὸν ἡμιτριταϊ-
κὸν, ὅπερ δὴ καὶ συνήθως γίνεται ἐν αὐτῷ. περὶ δὲ τὴν
ὀγδόην ὥραν τῆς ἡμέρας ἕτερος εἰσέβαλλε μετὰ ῥίγους σφο-
δροῦ παροξυσμός, ἀκριβῶς ἅπαντα τριταίου πυρετοῦ φέρων
τὰ γνωρίσματα. θραυόμενος δ᾽ οὗτος ὥρας που νυκτὸς τρί-
της, ἱδρῶτί τε καὶ χολῆς ἐμέτῳ, παρέτεινεν εἰς τὴν τῆς ἀρτίου
δευτέραν ὥραν. ἤδη δὲ αὐτὸν ἐγγὺς ἀπυρεξίας ἥκοντα, διεδέ-
χετο πάλιν ὁ φρικώδης τε καὶ ἀνώμαλος ἐκεῖνος παροξυσμός,
ὃν ἐν ταῖς ἀρτίαις ἔφαμεν γίνεσθαι. κἄπειτα δι᾽ ὅλην τὴν ἡμέ-
ραν κακοήθως· ὑποστενόμενός τε καὶ αὖθις ἐπιτιθέμενος, μόλις
που τὴν ἀκμὴν ἀπελάμβανεν ἡλίου δύνοντος. ἤρχετο δὲ πα-
ρακμάζειν ὥρας που τετάρτης τῆς νυκτὸς, εἶθ᾽ ἕωθεν πάλιν
ἐπὶ δαψιλεῖ λειψάνῳ παραύξησις οὐ λίαν ἀνώμαλος ἕως τῆς
ὀγδόης ὥρας ἐπετείνετο, κἄπειτα δοκοῦντα σαφῶς ἀκμάζειν
ἤδη τὸν πυρετὸν τοῦτον ἕτερος ἐξεδέχετο παροξυσμὸς ἀκρι-
βῶς τριταϊκός. τοῦτον ἡμεῖς τὸν πυρετὸν εὐθὺς μὲν κἂν τῇ

diebus horridam acceſſionem habebat, ſemitertianae exqui-
ſitae propriam, in imparibus vero mane alteram quandam, ea
quae praeceſſerat longe minorem, ut altero die ſemitertianae
febris acceſſio ſuper acceſſionem advenire videretur, quod
in tali febre fieri conſuevit, circa octavam vero horam diei
altera invadebat acceſſio cum rigore vehementi, omnia tertianae
febris indicia exquiſite afferens; jam vero haec confracta ſudo-
ribus ac bilis vomitibus hora tertia noctis, mox extendebatur ad
diei paris horam ſecundam, et quum jam ad infebricitationem
accederet, rurſus horrida atque inaequalis illa acceſſio ſucce-
debat, quam in paribus diebus fieri diximus; deinde per totam
diem maligne compreſſa ac deinceps adaucta, vix occidente ſole
ad ſtatum perveniebat, ac declinare incipiebat hora quarta no-
ctis, deinde mane rurſus ſuper abundantes reliquias additum
augmentum non valde inaequale usque ad octavam horam in-
tendebatur, et quum jam manifeſte ſtatum obtinere febris vide-
retur, jam febrem hanc febris exquiſite tertianae acceſſio altera
ſuscipiebat. Hanc nos febrem ſtatim die ſecunda ex complica-

δευτέρᾳ τῶν ἡμερῶν ἐξ ἐπιπλοκῆς ἡμιτριταίου τε καὶ τρι-
ταίου διέγνωμεν γεγονέναι. πολὺ δ᾽ ἔτι πιστοτέραν ἡ τρίτη
τὴν διάγνωσιν παρέσχεν, ἠλπίσαμέν τε τὴν μὲν ἑτέραν περίο-
δον τὴν τοῦ τριταίου παύεσθαι ταχέως, τὴν δὲ ἑτέραν μηκύ-
νειν, καὶ οὕτως ἀπέβη, καὶ τότε σαφῶς ὤφθη κατὰ τὸ ὑπό-
λοιπον μέρος τῆς νόσου μόνος ἡμιτριταῖος ὢν, ἀρχὴν μὲν
τῆς ὅλης περιόδου τὴν ἀρτίαν ἡμέραν ποιούμενος, ἐπι-
παροξυνόμενος δὲ τῇ περιττῇ. τὰς μὲν δὴ τοιαύτας μίξεις
οὐ τοῦ τυχόντος γνωρίζειν. εἰ δέ τις πυρετὸς ἐν τῇ πρώτῃ
τῶν ἡμερῶν ἀκριβῶς ὀφθεὶς τριταῖος, εἶτ᾽ ἐν τῇ δευτέρᾳ πά-
λιν ἕτερον ὅμοιον ἀκριβῶς τῷ πρόσθεν ἐποιήσατο παροξυσμὸν,
εὐφωρότατος ὁ τοιοῦτός ἐστιν, διπλοῦς ὑπάρχων τριταῖος.
οὕτω δὲ καὶ δύο καὶ τρεῖς ἐπιπλέκονται ἀλλήλοις τεταρταῖοι
τὰ πολλὰ, οὓς ἡ τῶν παροξυσμῶν ἰδέα διακρίνει τῶν ἀμφη-
μερινῶν. οὐ γὰρ τὸ καθ᾽ ἑκάστην ἡμέραν παροξύνεσθαι
γνώρισμα βέβαιον ἀμφημερινῶν, ἀλλ᾽ ἡ τοῦ πυρετοῦ τε καὶ ἡ
τῶν συμπτωμάτων ἰδέα διακρίνει τὸν ἀμφημερινόν. [420] χρὴ
τοίνυν ἐν ἅπαντι πράγματι τεχνωθῆναι πρῶτον, ὥσπερ τις

tione ſermitertianae febris atque tertianae factam agnovimus,
longe vero certiorem tertius dies praebuit cognitionem. At-
que in ſpem venimus, alterum circuitum, qui erat tertianae
febris, cito finem habiturum, alterum in longius tempus
debere protendi, quod etiam contigit. Et tunc aperte vi-
ſum eſt in reliqua parte morbi ſolam ſupereſſe ſemitertia-
nam, quae principium quidem totius circuitus in pari die
faciebat, in die vero impari ſuperaccendebatur. Tales qui-
dem mixtiones non eſt uniuscujusque dignoscere. Si
qua vero febris in primo die exquiſite tertiana de-
prehenſa, deinde die ſequenti ſimilem priori omni-
no fecerit acceſſionem, haec longe tolerabilior eſt, du-
plex exiſtens tertiana. Sic autem et duae et tres quartanae
ſaepius invicem complicantur, quas acceſſionum forma a
quotidianis diſtinguit, neque enim quod ſingulis diebus ac-
ceſſio fiat, hoc ſufficiens ſignum eſt ad febres quotidianas in-
dicandas, ſed febris ipſius et accidentium forma. Oportet
igitur in unaquaque re primum artificem fieri, quemadmo-

ὠνόμαζε τᾶν ἡμετέρων διδασκάλων, εἶθ᾽ οὕτως ἐπιχειρεῖν τοῖς
ἔργοις. τὸ τεχνωθῆναι δ᾽ ἐστὶ τὸ γνῶναι τῆς ὑποβεβλημένης
τῇ τέχνῃ συμπάσης ὕλης· πρῶτον μὲν καὶ μάλιστα τὰς ἁπλᾶς
δυνάμεις, εἶθ᾽ ἑξῆς τὰς μίξεις αὐτῶν, ὁπόσαι τέ τινές εἰσι
καὶ ὁποῖαι. καὶ γὰρ δὴ καὶ περὶ φαρμάκων συνθέσεώς τε καὶ
χρήσεως ἡ αὐτὴ μέθοδος, ὡς ἐν τοῖς περὶ αὐτῶν ὑπομνήμα-
σιν ἐπιδέδεικται. διττῆς δὲ ὕλης οὔσής τοῖς ἰατροῖς, ἑτέρας
μὲν ἐφ᾽ ᾗ, ἢ ἐν ᾗ γίνεται τὸ τέλος, ὅπερ ἐστὶν αὐτὰ τὰ τῶν
ἀνθρώπων σώματα, δευτέρας δὲ τῆς τῶν βοηθημάτων, ὑφ᾽
ὧν, ἢ δι᾽ ὧν γίνεται τὸ τέλος, ἡ μὲν περὶ τῶν φαρμάκων
πραγματεία τῆς δευτέρας ὕλης ἐστὶν, ἡ δὲ νῦν ἐνεστῶσα
τῆς πρώτης. χρὴ γὰρ νῦν ἐκμαθεῖν ἐν τοῖς περὶ πυρετῶν λό-
γοις ὡς τρία τὰ σύμπαντά ἐστι γένη τῶν ἐπὶ χυμοῖς σηπο-
μένοις ἀναπτομένων πυρετῶν. ἔνιοι μὲν γὰρ ἐπὶ τῇ ξανθῇ
χολῇ καὶ πλεῖστοί γ᾽ ἐπὶ τῷ φλέγματι συνίστανται. λόγος δ᾽
οὗτος οὐ σμικρός ἐστιν, ὅ τι ποτὲ πασχόντων τῶν εἰρημένων
χυμῶν ἀνάπτεται πυρετός. οὐ γὰρ δὴ κατὰ τὴν φύσιν

dum nominabat quidam ex noftris praeceptoribus, deinde
fic ipfa aggredi opera. Artificem autem fieri eft quidem pri-
mum et maxime totius fubjectae materiae, fimplices vires
agnoscere, mox ipfarum etiam mixtiones quot et quales fint,
nam de medicamentorum compofitione atque ufu eadem
eft doctrinae via, quemadmodum in commentariis ipfis fcri-
ptis oftendimus. Quum autem duplex materia medicis ad-
fit, altera a qua vel in qua finis, quae eft ipfa hominum
corpora, fecunda vero auxiliorum a quibus, vel ex quibus
fit finis, ea quidem quae eft de medicamentis tractatio, ad
fecundam materiam attinet, at quae nunc inftat, ad primam.
Nunc enim discere oportet in iis qui de febribus fermones
habentur quod tria funt omnia quae ex humorum putre-
dine febrium accenduntur genera, quaedam enim ex flava
bile, haeque plurimae funt; quaedam ex pituita confiftunt.
Hic vero fermo haud parvi momenti eft, quidnam patienti-
bus dictis humoribus febris accendatur, neque enim fecun-
dum naturam fe habentibus. Sed in hoc fermone etiam illud

BIBΛION B. 679

Ed. Chart. VIII. [420.]   Ed. Baf. III. (409.)

ἐχόντων, ἀλλ' ἐν τούτῳ γε τῷ λόγῳ καὶ ὡς οὐδέν ἐστι θαυ-
μαστὸν ἐκ ψυχρῶν φύσιν χυμῶν διασαπέντων ἐξαφθῆναι πυ-
ρετὸν ἐπιδέδεικται, καὶ ὡς ἡ πᾶσα ποικιλία τῶν ἄλλων πυρε-
τῶν ἐκ τῆς τούτων γίνεται μίξεως. ἀλλὰ καὶ οἱ ἐφήμεροι
πυρετοὶ καλούμενοι, καὶ πρὸς τούτοις οἱ ἑκτικοὶ προσαγο-
ρευόμενοι ἕτερα δύο γένη εἰσὶ, τῶν ὀξέων ὀνομαζομένων
πυρετῶν ἀποκεχωρισμένα, καὶ ὡς ὀξὺς πυρετὸς, ἤτοι σηπο-
μένου τῶν εἰρημένων τινὸς χυμῶν, ἢ μορίου φλεγμαίνοντος
γίνεται, καὶ ὡς τοῦ φλεγμαίνειν ἀκουστέον ἐστὶν οὐ κατὰ
τὴν παλαιὰν συνήθειαν. ἅπαντα δὲ τὰ τοιαῦτα θαυμαστὰ
τοῖς πολλοῖς εἶναι δοκεῖ, καθάπερ νῦν καὶ τὸ μικρῷ πρόσθεν
ῥηθὲν, εἰ δύναταί ποτε μιχθῆναι διαλείπων συνεχεῖ, οὐδὲν δ'
ἧττον τούτου καὶ τὸ μηδεμιᾶς ἀπυρεξίας γινομένης περὶ
τὸν κάμνοντα, μεμίχθαι μόνους τοὺς διαλείποντας πυρετούς.
ἀλλὰ καὶ τοῦτ' ἐπεδείξαμεν ἐναργῶς οὐ τριταίοις μόνον, ἢ
ἀμφημερινοῖς, ἀλλὰ καὶ τεταρταίοις συμπίπτειν· ἐπειδὰν γὰρ
ἐπιπλακῶσιν ἀλλήλοις πλείους, εἴτ' οὖν ὁμογενεῖς, εἴτε καὶ
μὴ, φθάνει πολλάκις ὁ δεύτερος ἄρχεσθαι, πρὶν εἰς ἀπυρεξίαν

oftenfum eft, quod non fit admiratione dignum, fi ex fri-
gidis natura humoribus putrescentibus febris accenditur, et
quod omnis aliarum febrium varietas ex horum fit commix-
tione, fed et quae ephemerae et hecticae febres dicuntur,
alia duo genera funt ab iis quae acutae febres nominantur
feparata, et quod febris acuta, vel aliquo dictorum humo-
rum putrescente, vel parte inflammationem patiente gene-
ratur, et quod inflammationis vocabulum non fecundum an-
tiquam confuetudinem fit audiendum. Haec vero omnia
multis digna admiratione videntur, quemadmodum et id
quod paulo ante dicebamus, fi queat unquam intermittens
cum continua commisceri, fed nihilo minus hoc, fi nulla
infebricitatione aegrotanti adveniente, folum intermittentes
misceantur. At et hoc manifefte oftendimus, non tertianis
tantum vel quotidianis intermittentibus, fed etiam quartanis
accidere; quum enim plures invicem complicantur, five
ejusdem generis fint five diverfi, fecunda faepenumero an-

ἀκριβῆ παύσασθαι τὸν πρῶτον· εἶτ᾽ αὖθις τὸν δεύτερον· ὁ
τρίτος ὡσαύτως διαδέχεται, πρὶν καὶ τοῦτον εἰς ἀπυρεξίαν
ἀφικέσθαι. μάλιστα δὲ συμβαίνει τοῦτ᾽ ἐν τοῖς μακροτέροις
παροξυσμοῖς. ἐν γὰρ τοῖς ἐντὸς τοῦ πρώτου διαστήματος
παυομένοις, οὕτω δ᾽ ὀνομάζουσι τὸν τῶν δώδεκα ὡρῶν χρό-
νον, ἢ παμπόλλας ἐπιπλακῆναι χρὴ περιόδους, ἢ τὸν ἐκ τῶν
διαλειπόντων συντεθειμένον ἀδύνατον εἰς συνέχειαν ἀφικέ-
σθαι. παμπόλλους δὲ τῶν οὕτως ἐπιπλεκομένων πυρετῶν οἱ
μὴ γεγυμνασμένοι περὶ τὰ τοιαῦτα τῶν ἰατρῶν, εἰ μὲν ὀξύ-
τεροι φαίνοιντο, πάντας ἡμιτριταίους ὀνομάζουσιν, εἰ δὲ βρα-
δύτεροι κινοῖντο, πλάνητας. ἐπειδὴ γὰρ ἅπαξ ἐξουσίαν ἔλα-
βον ἔν τε τοῖς ἡμιτριταίοις ὑποστολὰς πολλὰς γίνεσθαι νο-
μίζειν ἔν τε τοῖς πλάνησιν ἀτάκτους ἀρχάς, ἅπαντας οὕτω
τοὺς πυρετούς, ἐφ᾽ ὧν οὐχ εὑρίσκουσι τὴν σύνθεσιν, ἡμιτρι-
ταίους, ἢ πλάνητας ὀνομάζουσι, καίτοι γε πολλάκις σαφε-
στάτην ἔχουσι τὴν ἀναλογίαν. ὥσπερ ὁ νεανίσκος ὁ περὶ τὰ
τέλη τοῦ φθινοπώρου τῇ πρώτῃ τῶν ἡμερῶν ὥρας που πέμ-

ticipat advenire, antequam prima in exquifitam infebricita-
tionem defierit; deinde rurfus fecundae tertia eodem modo
fuccedit, antequam et haec ad infebricitationem perveniat.
Hoc vero maxime accidit in longioribus acceffionibus, nam
in iis quae intra primum interftitium definunt, ita autem
vocant duodecim horarum fpatium, vel multos neceffe eft
complicari circuitus, vel eam quae ex intermittentibus
componitur, febrem, impoffibile eft ad continuitatem per-
venire. Multas vero earum quae ita complicantur febri-
um medici, qui circa talia non funt exercitati, fi quidem
acutiores videantur, omnes vocant femitertianas, fi vero
tardius moveantur, erraticas. Quum enim femel poteftatem
acceperint putandi in femitertianis fuppreffiones multas fieri
et in erraticis inordinata principia, omnes fic febres in qui-
bus non inveniunt compofitionem, femitertianas, vel erra-
ticas appellant, quum tamen faepius manifeftiffimam habeant
proportionis fimilitudinem. Sicuti adolescens, qui circa
autumni finem, quum in prima die circa quintam horam

πτης ἀρξάμενος πυρέττειν ἅμα ῥίγει βραχεῖ, κἄπειτα βαθείας
ἑσπέρας ἱδρώσας ὀλίγον, εἶθ᾽ ὥρας που νυκτὸς ἑβδόμης, πρὶν
ἀπύρετον ἀκριβῶς γενέσθαι, πυρέττειν αὖθις ἀρξάμενος ἐπὶ
ῥίγει βραχεῖ, [421] κἄπειτ᾽ ὀλίγον ἱδρώσας ἐν τῇ δευτέρᾳ τῶν
ἡμερῶν, εἶτα περὶ δεκάτην ὥραν αὖθις ὁμοίως παροξυνθείς,
εἶθ᾽ ἱδρώσας πάλιν ὁμοίως ἐν τῇ νυκτὶ, κἄπειτα τῇ τρίτῃ
τῶν ἡμερῶν ὥρας που δευτέρας ἅμα ῥίγει πυρέττειν ἀρξά-
μενος, πρὶν τὴν προτέραν παρακμὴν εἰς ἀπυρεξίαν τελευτῆ-
σαι. ἡμῖν μὲν οὖν ἅπασαν τὴν ἰδέαν τοῦ πυρετοῦ ἐπισκεψα-
μένοις ἐπιπλοκὴ τριταίων ἐπεφαίνετο τριῶν. ὅ τε γὰρ ἐν τῇ
πρώτῃ τῶν ἡμε(410)ρῶν ἀρξάμενος ὥρας πέμπτης, ὅ τ᾽ ἐν τῇ
μετὰ ταύτην νυκτὶ πάλιν ἑβδόμης, ὅ τ᾽ ἐπὶ τῆς δευτέρας ἡμέρας
ὥρας δεκάτης, ἅπαντά τε τὰ τῶν σφυγμῶν ἴδια καὶ τὰ τῆς
θερμασίας ἀπέσωζον τριταίων. ἤδη δὲ καὶ τὸ μετὰ ῥίγους καὶ
τὸ σὺν ἱδρῶτι τριταίων ἴδιον εἶχον, οὐδεὶς δ᾽ αὐτῶν εἰς ἀπυ-
ρεξίαν ἐπαύετο, τῷ φθάνειν ἄρχεσθαι τοῦ μετ᾽ αὐτὸν τριταίου
τὸν παροξυσμὸν, ὡς εἴ γε μηδεὶς ἕτερος ἐπελάμβανεν, ὡρῶν
ἄν που τριῶν, ἢ τεττάρων ἄλλων, ἀπύρετος ὁ ἄνθρωπος

coepiſſet febricitare una cum rigore brevi, deinde quum
paullulum ſudaſſet multo veſperi, mox circa horam ſepti-
mam noctis, priusquam exacte febris deſiſteret, febricitare
rurſus incepit cum rigore brevi, deinde paulum ſudavit in
ſecundo die, ac circa decimam horam iterum ſimiliter ac-
ceſſionem habuit, et ſtatim ſimiliter ſudavit in nocte, deinde
tertia die hora ſecunda coepit febricitare ſimul cum rigore,
antequam prioris diei declinatio in quietem deſineret. No-
bis igitur omnem febris formam diligenter conſiderantibus
viſa fuit trium complicatio tertianarum; nam et quae primo
die coeperat hora quinta, et quae ſequenti nocte rurſus hora
ſeptima, et quae in ſecundo die hora decima, et pulſus et
caliditatem omnia propria tertianis habebant, ſicuti etiam
rigores atque ſudores. Nulla vero ex his ad quietem
perveniebat, quoniam ſequentis ipſam tertianae acceſſionis
principium anticipabat, ſicut ſi nulla alia febris ſucceſſiſ-
ſet, horis tribus aut quatuor homo ſine febre perſtitiſſet.

ἀκριβῶς ἂν ἐγίνετο. τριῶν μὲν δὴ τριταίων ἐπιπλοκὴ κατὰ
τὴν δευτέραν εὐθὺς ἡμῖν ἐφαίνετο σαφῶς. τὸ δ' ὅτι καὶ προ-
ληπτικῶς παροξυνόντων, ἐπὶ τῆς τρίτης πρῶτον ἐγνώσθη.
δευτέρας μὲν γὰρ ὥρας ὁ παροξυσμὸς εἰσέβαλλεν, οὐ πέμπτης,
ὥσπερ ἐν τῇ πρώτῃ. τὰ δὲ τῆς τριταίας περιόδου γνωρίσματα
πάντα ἐναργέστερα τῶν ἐπὶ τῆς πρώτης ἡμέρας ἐκόμισεν. ἐν-
τεῦθεν δὲ παραφυλάττοντες ἅπαντας εὕρομεν τοὺς παροξυσ-
μοὺς ἢ δυσὶν, ἢ τρισὶν ὥραις προλαμβάνοντας, ὥστε καὶ
τὸν ἀνάλογον τῷ πρώτῳ κατὰ τὴν περίοδον ἀπαντῶντα, τῇ
μὲν πέμπτῃ τῶν ἡμερῶν ἀνίσχοντος ἡλίου γενέσθαι, τῇ δ'
ἑβδόμῃ πολὺ θᾶττον, ὡς περὶ ὥραν που τῆς νυκτὸς ἐννάτην,
εἶθ' ὁ μετὰ τοῦτον ἀνάλογον, ὥρᾳ νυκτὸς ἑβδόμῃ. ὁ δ' ἐφεξῆς
τετάρτῃ ἐγένετο, τοὐντεῦθεν δὲ πάλιν ὁ μὲν ἐφεξῆς τετάρτῃ,
ὁ δ' ἐπὶ τούτῳ πέμπτῃ, εἶθ' ἕκτῃ αὖθις, εἶτ' ὀγδόῃ, ὁ δέ-
κατος ἀπὸ τῆς ἀρχῆς ἐγένετο παροξυσμός. ἀνάλογον δὲ τούτῳ
καὶ οἱ ἄλλοι δύο μετὰ τὴν ἑβδόμην περίοδον οὐ μόνον οὐ
προελάμβανον, ἀλλὰ καὶ ὑστέριζον, ὅτε δὴ καὶ σαφέστατον

Trium vero tertianarum complicatio in fecundo ftatim die
nobis vifa eft manifefte, quod autem anticipando acceffiones
facerent, tertio die primum cognovimus; nam hora fecunda
febris invafit, non quinta, quemadmodum in primo, tertiani
vero circuitus indicia omnia iis quae in primo die apparu-
erant attulit manifeftiora. Ab hoc vero die deinceps ob-
fervantes, omnes invenimus acceffiones duabus aut tribus
horis anticipantes. Quare et illa quae primae proportione
refpondebat in circuitus fucceffione, quinto die oriente fole
facta eft, feptimo vero multo celerius, veluti circa horam
noctis nonam, deinde quae poft hanc, fecundum eandem
proportionem in hora noctis feptima, et quae fecuta eft, hora
quarta, atque abhinc rurfus quae fucceffit, quarta; et quae
poft hanc, quinta, deinde iterum fexta, deinde octava hora,
acceffio a principio decima facta eft. Secundum vero fimi-
lem huic proportionem et aliae duae poft feptimam perio-
dum non folum non anticiparunt, fed etiam tardius adve-
nerunt, quando et mihi et reliquis omnibus manifefte ap-

Ed. Chart. VIII. [421.]   Ed. Baf. III. (410.)

πᾶσιν ἐφάνη, καὶ τοῖς ἡμιτριταῖον εἶναι νομίζουσιν αὐτὸν,
ὡς ἐσφάλλοντο τὰ μέγιστα. τοῦ τε γὰρ μήκους τῶν παροξυσ-
μῶν εἰς ὥρας ὀκτὼ συναιρεθέντος, αὐτῆς τε τῆς εἰσβολῆς
οὐκέτι προληπτικῶς γινομένης, ἀλλ᾽ ὡς ὥραιν που δυοῖν
ὑστεριζούσης, εἰς ἀπυρεξίαν ἐπαύοντο τελείαν οἱ παροξυσμοί,
καὶ οὕτω δὴ κατὰ βραχὺ τοῦ μήκους ἀφαιροῦντες ἐπαύ-
σαντο, πρῶτον μὲν ὁ κουφότατος, ἐφεξῆς δὲ ὁ δεύτερος
τῷ μεγέθει, καὶ τρίτος ὁ σφοδρότατος ἐξ αὐτῶν. ὅπερ
οὐδ᾽ αὐτὸ μετρίως ἐμαρτύρησε τρεῖς εἶναι τριταίους εὐθὺς
ἐξ ἀρχῆς αὐτούς. ἀλλ᾽ οὗπερ ἕνεκα ταῦτα σύμπαντα λέγε-
ται, ἐπὶ τοῦτ᾽ αὖθις ἐπάνειμι, τὸ δεῖν ἠσκῆσθαι διαγι-
νώσκειν ἀκριβῶς ἁπάσας τὰς ἁπλᾶς διαθέσεις, ὥστε καὶ μό-
νας συνισταμένας εὐθὺς ἀπὸ τῆς πρώτης ἡμέρας ἐκ τοῦ
ῥᾴστου γνωρίζειν, ἐπιπλεκομένας δὲ ἀλλήλαις καὶ αὐτὰς, εἰ
καὶ μὴ κατὰ τὴν πρώτην ἡμέραν, ἀλλὰ κατὰ τὴν δευτέραν
γοῦν, ἢ τὴν τρίτην, ἢ πάντως γε τὴν τετάρτην ἀκριβῶς ἐπι-
γινώσκειν. ἡμᾶς οὖν οὐκ ἔλαθον οἱ τρεῖς οὗτοι τριταῖοι
κατὰ τὴν δευτέραν ἡμέραν, οὐ μὴν ἐξ ἄλλου τινὸς ἢ τοῦ

paruit, qui femitertianam febrem effe putarunt, quantum
fua opinione aberraffent. Nam acceffionum prolixitate ad
octo horas contracta, ipfoque acceffionis infultu non am-
plius anticipante, fed potius retardante duabus jam horis,
tunc acceffiones ad infebricitationem perfectam devenerunt.
Et fic jam paulatim a longitudine dementes, ceffaverunt,
primum quidem quae leviffima erat, deinceps quae magni-
tudine fecunda erat et tertia vehementiffima inter ipfas,
quod et ipfum non mediocre fuit indicium, quod ftatim ab
initio tres tertianae extitiffent. Sed cujus gratia haec omnia
dicuntur, ad hoc rurfus redeo, quod oporteat exercitari,
ut exquifite noscamus omnes fimplices difpofitiones, adeo
ut quum folae confiftunt, primo die facillime ipfas agnofca-
mus, invicem vero et fibi ipfis complicatas, etiam fi non in
primo die, faltem ın fecundo, vel tertio, vel omnino quarto
exacte difcernamus. Nos igitur haudquaquam latuerunt
tres iftae tertianae iu fecundo die, non ob aliam caufam,

Ed. Chart. VIII. [421. 422.]   Ed. Baf. III. (410.)

τὴν φύσιν ἀκριβῶς αὐτῶν ἐπίστασθαι. παραπλήσιον γάρ τι
συμβαίνει κατὰ τὰς τῶν νοσημάτων γνώσεις τῷ καθ᾽ ὅλον
τὸν βίον ἅπασιν ἡμῖν ὑπάρχοντι. τοὺς μὲν γὰρ συνηθεστά-
τους τῶν φίλων ἐκ μακροῦ διαστήματος εὐθύς τε καὶ κατὰ
τὴν πρώτην προσβολὴν τῆς αἰσθήσεως γνωρίζομεν· [422] εἰ
δ᾽ ἅπαξ, ἢ δίς τινα τύχοιμεν ἰδόντες, ἢ πλεονάκις μὲν, ἀλλὰ
μὴ συνεχῶς, οὐκ ἔθ᾽ ὁμοίως τοῦτον οὔτε ἐκ μακροῦ διαστή-
ματος οὔτε ταχέως γνωρίζομεν, ἀλλ᾽ ἐνίοτε μέχρι παμπόλλου
χρόνου διαπορούμέν τε καὶ ἀμφιβάλλομεν, ἆρά γε Κορίσκος,
εἰ οὕτως ἔτυχεν, ἢ Σωκράτης ἐστίν. οὕτως οὖν ἔχει κἀπὶ τῶν
νοσημάτων. ἴδιος ἑκάστου χαρακτήρ ἐστιν, ὃν ὁ πολλάκις τε-
θεαμένος ἐξ ἑτοίμου διαγινώσκει, καὶ μάλιστ᾽ ἐπειδὰν ἁπλοῦς
τε καὶ μόνος ὑπάρχῃ. τῶν μὲν οὖν χωρὶς τόπου πεπονθότος
ἐπὶ χυμοῖς τισι διασηπομένοις ἀναπτομένων πυρετῶν τρεῖς
εἰσιν οἱ πρῶτοι καὶ ἁπλοῖ χαρακτῆρες, ὅ τε τῶν φλεγματικῶν
καὶ ὁ τῶν μελαγχολικῶν καὶ ὁ τῶν πικροχόλων, οὓς εἴ τις
ἀκριβῶς ἀσκήσειε, διαγινώσκειν ἕκαστον ἰδίᾳ καὶ μόνον, οὐκ
ἂν ἔτι χαλεπῶς οὐδὲ τὰς μίξεις οὕτως αὐτῶν ἐξευρίσκοι.

quam quod earum naturam exquifite noscebamus. Tale enim
quid accidit in morborum cognitionibus, quod nobis omni-
bus in tota vita contingit; nam eos amicos qui nobis fami-
liariffimi funt, ex longo intervallo ftatim ac primo intuitu
agnoscimus, fi vero quempiam femel aut bis tantum videri-
mus, vel faepe quidem, non tamen continue, non jam aeque
iftum neque ex longo intervallo neque primo intuitu fta-
tim agnoscimus, fed nonnunquam diu ambigimus ac dubita-
mus, nunquid ifte Coriscus, an Socrates fit. Ita et in
morbis res ipfa fe habet: finguli proprium habent characte-
rem, quem quispiam faepius contemplatus prompte digno-
fcit, ac praecipue quum fimplex ac folus fuerit. Earum
igitur febrium quae fine loco affecto ex humoribus quibus-
dam putrefcentibus accenduntur, tres funt primi ac fimpli-
ces characteres, et earum fcilicet quae ex pituita, et quae
ex atra bile et quae ex flava ortum habent, quas fi quis-
piam exquifite dignoscere ftuduerit fingulas feorfum ac folas,
jam non amplius difficulter earum mixtiones inveniet.

BIBΛION B. 685

Ed. Chart. VIII. [422.]   Ed. Baf. III. (410.)

Κεφ. ί. Τῶν δ᾽ ἐπὶ τόποις φλεγμαίνουσιν ἤδη σύν-
θετος ἁπάντων ἰδέα· τινὰ μὲν γὰρ τοῦ τόπου γνωρίσματα
φέρουσι, τινὰ δὲ τῆς βλαπτούσης αὐτὸν αἰτίας, οἷον ἐν μὲν
τοῖς πλευριτικοῖς ὡς μὲν τόπος πεπονθὼς ὁ ὑπεζωκὼς τὰς
πλευρὰς ὑμὴν ὀδύνην ἐξ ἀνάγκης οἴσει φλεγμαίνων, ὅτι νευ-
ρώδης ἐστίν. ἀλλὰ καὶ νύττουσαν ταύτην καὶ διατεταμένην
ἐπὶ πλέον, ὅτι τὸ πεπονθὸς μέρος ὑμήν. τοιαῦται δὲ αἱ τῶν
αἰσθητικῶν ὑμένων ὀδύναι. καὶ μὲν δὴ καὶ ὅτι τῶν ἀναπνευ-
στικῶν τινος ὀργάνων ἐστὶ μόριον, ἐξ ἀνάγκης δυσπνοήσει τὸ
ζῶον. ὅτι δὲ καὶ τῆς καρδίας ἐγγὺς, μεταδώσει τι καὶ τῇ
καρδίᾳ ῥᾳδίως τῆς φλογώσεως. εἰ δὲ τοῦτο πυρέξει τὸ ζῶον,
ὥσπερ οὖν καὶ ὅτι τοῦ πνεύμονος ἐγγὺς, ἐξ ἑτοίμου μεταδώ-
σει καὶ τῷδε τῆς διαθέσεως, οὕτως ὄντι μαλακῷ τε καὶ μανῷ
καὶ δέξασθαι πᾶσαν ἑτοίμως ὑγρὰν οὐσίαν δυναμένῳ. βήξει
τοίνυν εὐθὺς ὁ ἄνθρωπος, οὐ μὴν καὶ ἀναπτύσειε πάντως
εὐθύς. ἀλλ᾽ εἰ μὲν πλεῖόν τε καὶ παχύτερον ἀποῤῥέοι τῆς φλεγ-
μονῆς, ἀναπτυσθήσεται βήττων· εἰ δὲ ὀλίγον τε καὶ λεπτὸν,

Cap. X. Eorum vero omnium quae ex locis inflam-
matione affectis accidunt, jam forma compofita eft, quae-
dam enim loci indicia prae fe ferunt; quaedam autem ejus
ob quam confiftunt caufae. Veluti in pleuritide locus qui-
dem affectus eft membrana, quae coftis fubtenditur, et quum
inflammata fit, neceffario dolorem invehet, quoniam ner-
vofa eft, fed hunc pungentem et longe extenfum, quo-
niam pars illa quae afficitur membrana eft; tales enim
funt fentientium membranarum dolores. Et quidem quo-
niam eadem pars unum eft ex fpirandi inftrumentis, ne-
ceffario animal difficilem habebit refpirationem. Quoniam
autem cordi proxima eft, facile aliquid ardoris ei impertiet,
quod fi hoc eft, febricitabit animal, ficuti quoniam pul-
moni proxima eft, facile fuum illi communicabit affectum,
quum praefertim adeo rara ac mollis fit pars ac omnem
fubftantiam humidam facile poffit admittere. Tuffiet igi-
tur ftatim homo, non tamen omnino ftatim fpuet, fed fiqui-
dem multum ac craffum ab inflammatione defluxerit, cum
tuffi expuet, fi vero paucum et tenue, irritabitur quidem

686 ΓΑΛΗΝΟΤ ΠΕΡΙ ΚΡΙΣΕΩΝ

Ed. Chart. VIII. [422.]　　　　　　　　　Ed. Baf. III. (410.)

ἐρεθιεῖ μὲν ἐξ ἀνάγκης, ὥστε καὶ κινῆσαι βῆχας, οὐ μὴν καὶ
ἀναπτυσθήσεταί γε, πρὶν ἀθροιζόμενόν τε ἅμα καὶ πεπτό-
μενον εἰς πλῆθός τε ἅμα καὶ πάχος ἐπιδιδόναι. ἀλλὰ τοῦτο
μὲν τῆς διαθέσεως ἤδη γνώρισμα αὐτῆς ἐστιν, καὶ οὐ τοῦ μο-
ρίου τοῦ πεπονθότος. ἐπειδὰν μὲν γὰρ ἀκριβῶς ᾖ τὸ πάθημα
στεγνὸν, καὶ οἶον δῆσαν ἐν ἑαυτῷ κατέχῃ τὸ σύμπαν ῥεῦμα,
τὰς ἀπτύστους προσαγορευομένας ἀποτελεῖ πλευρίτιδας. ἐπει-
δὰν δὲ ἀξιόλογον χαλάσῃ τε καὶ μεθῇ τῷ πνεύμονι, καὶ βήτ-
τουσιν οὗτοι πλείω καὶ ἀναπτύουσιν. ἰδέας οὖν τοῦτο φλεγ-
μονῆς, οὐ τόπου πεπονθότος γίνεται γνώρισμα. πότερον δὲ
φλεγματωδέστερός ἐστιν, ἢ χολωδέστερος ὁ τὴν φλεγμονὴν
ἐργασάμενος χυμός, ἐκ τῆς τῶν πτυσμάτων ἰδέας εἴσῃ. καὶ
γὰρ καὶ ἀφρώδη καὶ πυῤῥὰ καὶ ξανθὰ καὶ ὠχρὰ καὶ ἐρυθρὰ
καὶ μέλανα πτύουσι. τούτων δὲ τὰ μὲν ἀφρώδη φλεγματι-
κώτερον ἐνδείκνυται τὸ ῥεῦμα, τὰ δὲ ξανθὰ πικρόχολον
ἄκρατον. ὅσα δὲ πυῤῥὰ, πικρόχολα μὲν καὶ ταῦτα, μεμίχθαι
δὲ οὐκ ὀλίγον ὀῤῥῶδες περίττωμα τῇ ξανθῇ χολῇ δηλοῖ, καὶ
πολὺ δὴ πλέον, ἐπειδὰν ὠχρὰ πτύῃ τις. οὕτω δὲ καὶ τὰ μέ-

neceſſario, ita ut tuſſis moveatur, non tamen expuet, an-
tequam collectum ſimul atque concoctum ad multitudinem
craſſitiemque pervenerit. Sed hoc quidem ipſius affectionis
indicium eſt, non autem partis affectae. Nam quum affe-
ctio exquiſite anguſta fuerit et veluti alligans in ſe ipſa uni-
verſum fluxum cohibuerit, tunc facit pleuritides, quae ſine
ſputo nominantur, ſed quum ſatis relaxata fuerit, atque ad
pulmonem dimiſerit, tunc iſti magis tuſſiunt atque ex-
puunt; hoc igitur formam inflammationis, non autem affe-
ctum locum indicat. Nunquid vero magis pituitoſus ſit,
vel bilioſus humor is qui inflammationem facit, ex ſputo-
rum forma cognosces, nam et ſpumoſa et flava et rufa et
rubra et pallida et nigra expuunt. Ex iis vero quae qui-
dem ſpumoſa ſunt, fluxum magis pituitoſum oſtendunt, flava
autem bilioſum impermixtum, quae vero rufa ſunt, ama-
ram quidem et iſta referunt bilem, ſed non paucam ſeroſam
ſuperfluitatem cum bile commixtam eſſe ſignificant et multo
ampliorem, quando pallida quis expuerit. Sic et nigra me-

Ed. Chart. VIII. [422. 423.]   Ed. Baf. III. (410. 411.)

λανα 'μελαγχολικὸν [423] ἐνδείκνυται τὸ ῥεῦμα, καθάπερ
οὖν καὶ ὅσα τὴν χροιὰν μᾶλλόν πως ἐρυθρά ἐστι, πλεῖ-
στον μὲν αἵματος, ὀλίγον δὲ τῆς πικρᾶς χολῆς ἐνδείκνυ-
ται μετέχειν τὸν τὴν φλεγμονὴν ἐργαζόμενον χυμόν, καὶ
διὰ τοῦτο πάντων μέν ἐστιν ἐπιεικέστατον πτυσμάτων,
ὥσπερ, οἶμαι, τὰ μέλανα πάντων ὀλεθριώτατα. καὶ μὲν
δὴ καὶ τὰ μεγέθη μὲν ἐν οἷς εἴπομεν ἅπασι συμπτώμασι
μεγέθους ἔσται διαθέσεως γνωρίσματα· βραχεῖαν δ' ἐν-
δείξονται τὴν διάθεσιν αἱ σμικρότητες τῶν συμπτωμάτων.
οὔκουν ἴδια πάντων ἅπαντ' ἐστὶν, ἀλλ' ἕκαστον ἴδιόν τι-
νος γνώρισμα ἐξαίρετον. καὶ γὰρ ὅσα δοκεῖ δυοῖν, ἢ τριῶν
ὑπάρχειν ἅμα δηλωτικὰ, καὶ ταῦτ' ἀκριβῶς ἐξετάζων εὑ-
ρήσεις ἑτέρῳ μέν τινι τῶν ἐν αὐτοῖς συμβεβηκότων, ἐν-
δεικνύμενα τὸν πεπονθότα τόπον, ἑτέρῳ δὲ τὴν διάθεσιν,
ἄλλῳ δὲ τὸ μέγεθος αὐτῆς, ἄλλῳ δὲ τῶν ἑπομένων τι
συμπτωμάτων. ὁ γοῦν σφυγμὸς ὁ τῶν πλευριτικῶν ἁπάν-
(411)τωι μὲν τούτων ἐστὶν ἐνδεικτικὸς, ἀλλ' οὐχ ὡσαύ-
τως ἁπάντων. ἀλλ' ἧ μὲν ἅμα τάσει σκληρὸς, νευρῶδες
εἶναι δηλοῖ τὸ πεπονθὸς, ἧ δ' οἷον ἐμπρίων, φλεγμονὴν

lancholicum fluxum oftendunt, ficuti quae colore magis quo-
dammodo rubra funt plurimum quidem fanguinis, mini-
mum autem amarae bilis in eo qui inflammationem facit
humore contineri fignificant: atque ideo inter omnia fputa
haec funt mitiffima, ficuti nigra omnium perniciofiffima.
Et quidem in hisce omnibus fymptomatis magnitudines affe-
ctionis magnitudinem indicabunt, brevem autem affectionem
indicabunt fymptomatum parvitates. Non igitur omnium
omnia propria indicia funt, fed fingula unum quoddam
peculiare demonftrant. Nam quae et duarum vel trium
rerum fignificativa effe videntur, fi ea diligenter perquifie-
ris, altero quidem fuorum fymptomatum locum affectum,
altero vero affectionem, altero ipfius magnitudinem, altero
eorum aliquod fymptomatum quae fequuntur fignificare
reperies. Pulfus igitur pleuriticorum haec omnia indicat,
fed non eodem modo omnia, fed qua quidem una cum ten-
fione durus eft, nervofum affectum oftendit, qua vero fer-

εἶναι τὴν διάθεσιν, ἢ δὲ ταχύς τε ἅμα καὶ πυκνὸς καὶ μέγας,
ἕπεσθαι τῇ φλεγμονῇ πυρετὸν, ᾗ δ᾽ ἕκαστον τῶν εἰρημέ-
νων ἢ μεῖζον, ἢ μεῖον εἴη σημείων, ἤτοι μεγάλην εἶναι
τὴν διάθεσιν, ἢ σμικρὰν δηλώσει. ἀρκεῖ μοι ταῦτα παρα-
δείγματος ἕνεκα λελέχθαι νῦν. οὐ γὰρ δὴ περὶ πεπονθότων
γε τόπων πρόκειται διελθεῖν, ὥπερ οὐδὲ περὶ πυρετῶν, ἢ
τύπων, ἢ αἰτιῶν, ἀλλ᾽ ἐμνήσθην ἑκάστου τούτων ἅμα μὲν
ὁδόν τινα δεῖξαι βουλόμενος τῆς ἐν αὐτοῖς ἀσκήσεως, ἣν ἔχων
τις, εἰ καὶ μηδὲν ἡμεῖς γράψαιμεν, εἰς ἕκαστον τῶν προειρη-
μένων ἰδίᾳ, δύναιτ᾽ ἂν ἔκ τε τῶν τοῖς ἄλλοις γεγραμμένων,
ἤδη δὲ καὶ αὐτὸς καθ᾽ ἑαυτὸν, εἰ συνετός τε εἴη καὶ φιλόπο-
νος, ἐξευρίσκειν τὸ λεῖπον, ἅμα δὲ καὶ τὸ χρήσιμον ἐπιδεῖξαι
βουλόμενος ἑκάστου τῶν λεγομένων, ἐμνημόνευσα καὶ πυρε-
τῶν διαφορὰς καὶ τύπων καὶ διαθέσεων καὶ αἰτίων καὶ αὐ-
τῶν τῶν πεπονθότων μορίων.

Κεφ. ια´. Ἐν ἅπασι γὰρ τούτοις γεγυμνάσθαι χρὴ τὸν
μέλλοντα κατὰ τὰς πρώτας ἡμέρας ἀκριβῶς διαγνώσεσθαι

rae fimilis eft, affectum effe inflammationem, qua vero ve-
lox fimul et frequens ac magnus, ad inflammationem confe-
qui febrem, qua vero fingula quae diximus majora aut
minora exiftunt, vel magnam effe, vel parvam oftendunt
difpofitionem. Mihi vero haec exempli gratia dixiffe fuffi-
ciat, neque enim nunc de locis affectis agere propofuimus,
ficuti neque de febribus, vel typis, vel caufis. Sed horum
fingulorum memini, fimul quidem viam quandam volens
oftendere, qua fit in ipfis exercitandum, quam fi quis ha-
beat, etfi nos proprium de iis quae diximus tractatum
non fcripferimus, poffit per fe ipfum ex iis quae ab aliis
fcripta funt, fi modo perfpicaci ingenio fuerit et diligen-
tiam adhibuerit, id quod fupereft invenire; fimul autem
et utilitatem fingulorum quae dicta funt oftendere volens,
commemoravi et febrium differentias et typos et affectus et
caufas ipfasque partes affectas.

Cap. XI. Nam in his omnibus exercitatum effe
oportet eum qui debeat in primis diebus exquifite noviffe

BIBΛION B. 689

Ed. Chart. VIII. [423. 424.]   Ed. Baf. III. (411.)

τῆς νόσου τὴν ἰδέαν. ἢ γὰρ ἁπλοῦς ἐστιν ὁ πυρετὸς, ἢ σύν-
θετος, ἢ μετὰ τόπου πεπονθότος, ἢ ἄνευ τόπου πεπονθό-
τος, ἢ ἐφήμερος, ἢ ἑκτικός. ἀλλ' εἴθ' ἁπλοῦς εἴη πάντως,
γνωρίσματα φέρει τοῦ χυμοῦ τοῦ γεννῶντος αὐτὸν, εἴτε σύν-
θετος, ἐξ ὁπόσων ἂν εἴη σύνθετος ἁπλῶν πυρετῶν, ἰσάριθ-
μον ἐνδείξεται καὶ τὸ πλῆθος τῶν χυμῶν. ἀλλ' εἰ ταῦτ' ἐν-
δείξεται, καὶ εἰ χρόνιός ἐστιν, ἢ μὴ, συνενδείξεται. εἰ μὲν γὰρ
φλεγματικὸς, ἐξ ἀνάγκης χρόνιος, ἔτι τε μᾶλλον, εἰ μελαγχο-
λικός· εἰ δ' αὖ πικρόχολος, ὀλιγοχρόνιος. οὕτω δὲ καὶ ὁ
τόπος ὁ πεπονθὼς μὲν ἐν κινήσει πολλῇ καὶ θερμὸς καὶ
μανὸς καὶ κύριος ὀξυτέραν ἔσεσθαι προδηλοῖ τὴν νόσον.
ὁ δὲ μήτ' ἐν κινήσει συνεχεῖ καὶ ψυχρὸς καὶ πυκνὸς καὶ ἄκυρος,
εἰς χρόνον ἐκπέμπεσθαι μακρότερον. ὡσαύτως δὲ καὶ ἡ διά-
θεσις ἡ μὲν δυσκινητοτέρα καὶ ψυχροτέρα καὶ πυκνοτέρα
χρονιεῖν, ἡ δ' εὐκίνητος καὶ θερμοτέρα καὶ μανωτέρα τα-
χέως λυθήσεσθαι. κατὰ ταὐτὰ δὲ καὶ περὶ τῶν αἰτίων γι-
νώσκειν. [424] ὥσθ' ὅστις ἀκριβῶς ὅλην γνῷ τοῦ νοσήματος

ipfam morbi fpeciem. Vel enim fimplex eft febris, vel com-
pofita, vel cum loco affecto, vel fine loco affecto, vel ephe-
mera, vel hectica Quod fi fimplex fuerit omnino, humo-
ris indicia affert ex quo genita eft, fi vero compofita, ex quot
fimplicibus febribus compofita eft, totidem numero humo-
rum multitudinem indicabit. At fi hoc indicet, illud etiam
fignificabit, nunquid morbus diu durabit, an cito finietur;
nam fi humor pituitofus extiterit, necefſario diuturnus erit,
longe vero magis, fi atrae bilis naturam afferet; at fi ad fla-
vam bilem pertinebit, non erit diuturnus. Sic et locus
affectus, qui quidem motu multo exercetur calidus eft ac
rarus et princeps, acutiorem morbum futurum portendit;
qui vero neque in motu continuo eft, frigidusque ac denfus
et ignobilis eft, ad longius tempus extendi debere fignificat.
Eodem modo et affectio, fiquidem difficilem motum habuerit,
frigidiorque fuerit ac denfior, diu duraturum, fi autem fa-
cile moveatur, calidiorque fuerit ac rarior, cito folutum
iri. Eodem modo et de caufis judicandum eft. Quare fi
quis diligenter agnoverit totam morbi hypothefim, non par-

τὴν ὑπόθεσιν, οὐ σμικραν μοῖραν εἰς πρόγνωσιν ἕξει. τὰς
μὲν οὖν σὺν ἀγῶνί τε μεγάλῳ καὶ ὀξυῤῥόπῳ λύσεις τῶν
νοσημάτων, ἃς δὴ καὶ μάλιστα κρίσεις ἐλέγομεν ὀνομάζεσθαι,
τῶν ἐπὶ χυμοῖς θερμοῖς συνισταμένων πυρετῶν ἰδίας εἶναι χρὴ
νομίζειν. ἐφεξῆς δὲ τούτων ὅσαι μορίων εἰσὶ κυρίων, εὐκί-
νητοι καὶ θερμαὶ διαθέσεις. οἱ δὲ ἐφήμεροί τε καὶ οἱ ἑκτικοὶ
πυρετοὶ καὶ χωρὶς ταραχῆς μεγάλης καὶ οὐδ᾽ ὀξυῤῥόπους
ποιοῦνται τὰς μεταβολάς. ἀλλ᾽ ἐπεὶ καὶ ταύτας ἐνίοτε κατα-
χρώμενοι κρίσεις ὀνομάζουσιν, εἰρήσεταί τι καὶ περὶ τούτων
ἐν τοῖς ἐφεξῆς. νυνὶ δὲ τέλος ἐπιθεῖναι βούλομαι τῷ παρόντι
λόγῳ, συγκεφαλαιώσας εἰς ἓν ἅπαντα τὰ προειρημένα.

Κεφ. ιβʹ. Τὰς ἀθρόας ἐν νόσοις μεταβολὰς εἰ βού-
λοιο προγινώσκειν, ἀναγκαῖόν ἐστί σοι πρότερον ἀρχῆς καὶ
ἀναβάσεως καὶ ἀκμῆς καὶ παρακμῆς εἶναι διαγνωστικός τε καὶ
προγνωστικός. ταῦτα δ᾽ αὐτὰ διαγνώσῃ διά τε τῆς τοῦ νο-
σήματος ἰδέας καὶ τῆς χώρας καὶ τῆς ὥρας τοῦ ἔτους, ἅμα
τοῖς συστοίχοις αὐτοῖς, καὶ τῆς τῶν περιόδων ἀναλογίας καὶ

vum habebit ad praenoscendum momentum. Eas igitur
quae cum magno et cito fe inclinante certamine fiunt, mor-
borum folutiones, quas praecipue crifes nominari diceba-
mus, febrium earum quae ex calidis humoribus accendun-
tur, proprias effe eft exiftimandum, poft has earum quae-
cunque partium funt principum, facile mobiles et calidae
affectiones. Ephemerae vero et hecticae febres et fine ma-
gna perturbatione et minime fubitas faciunt permutationes,
fed quoniam et has per abufionem aliquando crifes appel-
lant, de iftis etiam deinceps aliquid dicetur. Nunc vero
finem imponere ftatuimus praefenti fermoni, ad unum om-
nia quae ante diximus caput redigentes.

Cap. XII. Subitas in morbis mutationes fi velis
praenoscere, neceffarium tibi prius eft principii et incre-
menti ac ftatus et declinationis habere dignotionem et prae-
notiunem. Haec autem dignosces et ex morbi forma et re-
gione et anni tempore, una cum illis quae his correfpon-
dent, ex circuituum etiam proportione atque etiam ex

προσέτι τῶν ἐπιφαινομένων, ἐκ μὲν τῆς τοῦ νοσήματος ἰδέας
εἰς τρεῖς τούτους ἀποβλέπων ἁπλοῦς καὶ πρώτους πυρετοὺς,
τὸν φλεγματώδη καὶ τὸν μελαγχολικὸν καὶ τὸν πικρόχολον.
ἄσκησον δὲ γνωρίζειν αὐτοὺς πρότερον ἀκριβεῖς τε καὶ γνη-
σίους, οὕτω γὰρ καὶ δυνήσῃ ποτὲ καὶ μεμιγμένους ἐξευρίσ-
κειν. ἀκριβεῖς δὲ καὶ γνήσιοι τότ᾽ εἰσὶν, ὅταν ἡλικία καὶ ὥρα
καὶ χώρα καὶ κατάστασις καὶ φύσις καὶ τὰ προγεγονότα διαι-
τήματα καὶ τὰ παρόντα συμπτώματα καὶ πάνθ᾽ ἁπλῶς ὅσα
πρόσθεν εἶπον οἰκεῖα τοῦ χυμοῦ τῆς ἰδέας ὑπάρχῃ. μενόντων
μὲν οὖν τῶν χυμῶν κατὰ τὰς φλέβας οἱ συνεχεῖς ἐπ᾽ αὐτοῖς
γίνονται πυρετοί· κινουμένων δὲ καὶ πάντῃ τοῦ σώματος
ὠθουμένων οἱ μετὰ ῥίγους ἢ φρίκης ἰσχυρᾶς ἀρχόμενοι, σὺν
ἱδρῶτι δὲ πάντως εἰς ἀπυρεξίαν τελευτῶντες. ἔστι δ᾽ αὐτῶν
ὁ μὲν τριταῖός τε καὶ ὁ διὰ τρίτης ὀλιγοχρόνιος, ὁ δὲ τεταρ-
ταῖος καὶ ὁ διὰ τετάρτης πολυχρόνιος. ἧττον δὲ χρόνιος
τούτου ὅ τ᾽ ἀμφημερινός ἐστι καὶ ὁ καθ᾽ ἑκάστην ἡμέραν
παροξυνόμενος. εἰ τούτους εἰδείης ἑτοίμως γνωρίζειν, οὐκ ἂν

mox apparentibus, ex morbi quidem forma ad has tres
fimplices et primas febres infpiciens, ad eam fcilicet quae
ex pituita et quae ex atra bile et quae ex amara generatur.
Prius igitur in iis dignoscendis exercearis quae exquifitae
funt atque legitimae, fic enim aliquando poteris etiam
compofitas invenire. Tunc vero exquifitae funt atque legiti-
mae, quando et aetas et anni tempus et regio ac conftitutio,
naturaque, atque ea quae anteceffit ratio victus, praefen-
tia quoque accidentia et omnia fimpliciter quae antea dixi,
humoris formae convenerint. Manentibus igitur in venis
humoribus, continuae ex ipfis febres generantur, fi vero
moveantur ac per totum corpus deferantur, hae quae cum
rigore atque horrore incipiunt, vehementi cum fudore vero
omnino ad infebricitationem defiinentes. Eft autem ex ipfis
tertiana quidem et quae per tertium accenditur brevis tem-
poris, ficut quartana et quae per quartum aocenditur, longi,
minus vero quam haec longa quotidiana et quae fingulis
diebus facit acceffionem. Si has noveris expedite discer

ἔτι χαλεπὸν ἐξευρίσκειν οὐδὲ τοὺς ἐπὶ τόποις τισὶ πεπονθόσι
συνισταμένους. ἐν γὰρ τοῖς φλεγμαίνουσι μορίοις ἅπασιν ἡ
σφήνωσις τῶν χυμῶν εἴργουσα διαπνεῖσθαι καλῶς τὸν τόπον
εὐθὺς μὲν σήπει τοὺς χυμοὺς, εὐθὺς δὲ καὶ θερμασίαν ἀνά-
πτει τινὰ μοχθηρὰν, οἷα κἂν τοῖς ἄλλοις ἅπασι τοῖς σηπομέ-
νοις γεννᾶται. ταύτης οὖν τῆς θερμασίας ὁ χαρακτὴρ ὅταν
ἁπλοῦς ᾖ, τῶν εἰρημένων τινὶ πυρετῶν ἐξ ἀνάγκης ἔοικε·
μᾶλλον δὲ, εἰ χρὴ τάληθὲς εἰπεῖν, εἷς ἐξ ἐκείνων ἐστὶν, ἢ πι-
κρόχολος, ἢ μελαγχολικὸς, ἢ φλεγματικός. ἤκουσας δέ που λέ-
γοντος Ἱπποκράτους τίνες εἰσὶν ὀξεῖαι νόσοι, ἢ ὡς ταύτας
καλοῦσιν ὀξείας νόσους, ὧν οἱ πυρετοὶ τοὐπίπαν εἰσὶ συνε-
χεῖς, ὥστ᾽ εἴπερ ἰδίᾳ τε καὶ καθ᾽ ἑαυτὸν ἕκαστον τῶν πυρε-
τῶν ἀσκήσαις γνωρίζειν, οὐκ ἂν ἔτι χαλεπῶς, οὐδ᾽ ὅταν ἅμα
πνεύμονος ἢ σπληνὸς ἢ ἥπατος ἢ γαστρὸς φλεγμονή τις εὑ-
ρίσκοιτο, διαγνώσῃ τε τὴν ἰδέαν αὐτοῦ καὶ τὸ μέχρι λύσεως
μῆκος ὅλης τῆς νόσου προγνώσῃ. [425] πάντως γάρ που το
ῥεῦμα τὸ τὴν φλεγμονὴν ἐργασάμενον ἢ τῆς ξανθῆς χολῆς

nere, haudquaquam difficulter eas quae ex quorundam lo-
corum affectu confiftunt, invenies. Nam in omnibus in-
flammatis partibus humorum impactio, quae locum bene
difflari prohibet, ftatim quidem humores putrefacit, fimul-
que calorem quendam pravum excitat, qualis et in reliquis
putrescentibus oritur. Hujus igitur caloris character quum
fimplex fuerit, earum alicui quas diximus febrium necef-
fario affimilatur, vel potius, fi verum velimus dicere, una
ex illis eft, vel ad amaram bilem, vel ad atram, vel ad pi-
tuitam attinens. Audivifti antem Hippocratem quodam in
loco dicentem quod quidam funt acuti morbi et quod hos
vocant acutos morbos quorum febres maxima ex parte con-
tinuae funt. Quare fi feorfum ac per fe fingulas febres
noffe meditaberis, haudquaquam difficulter, neque quum pul-
monis, aut fplenis, aut hepatis, aut ventriculi aliqua inflam-
matio affuerit, formam ipfius agnosces, totiusque morbi
usque ad folutionem longitudinem praecognosces. Om-
nino enim fluxio, quae inflammationem efficit, vel flavae

BIBΛION B. 693

Ed. Chart. VIII. [425.]   Ed. Baf. III. (411.)

ἐστιν, ἢ τῆς μελαίνης, ἢ τοῦ φλέγματος. εἰ μὲν οὖν ἀκράτου
τέ γε καὶ πολλῆς τῆς ξανθῆς χολῆς εἴη, τηνικαῦτα μὲν ἐρυ-
σιπέλατά τε καὶ τοὺς καλουμένους ἕρπητας ἐργάζεται· τῆς
μελαίνης δ᾽ ἂν εἴη, ἢ καρκίνους ἢ φαγεδαίνας ἢ ἐλέφαντας,
ἤ τι τῶν οὕτω δυσιάτων παθῶν. ὅσα δ᾽ ὑπὸ φλέγματος κα-
τασκήψαντος ἐξαίρεται, ταῦτ᾽ οἰδήματα κέκληται. ψιλὸς μὲν
οὖν καὶ μόνος ἕκαστος τῶν εἰρημένων χυμῶν ἀκριβὲς ἕκαστον
ἐργάζεται τῶν εἰρημένων παθῶν. ἀναθολωθεὶς δὲ τῷ αἵματι,
κἄπειτα κατασκήψας εἴς τι μόριον, σκιρρώδεις, ἢ οἰδηματώ-
δεις ἐργάζεται τὰς φλεγμονάς· σκιρρώδεις μὲν ὁ μελαγχολικός,
ἐρυσιπελατώδεις δὲ ὁ πικρόχολος, οἰδηματώδεις δὲ ὁ φλεγμα-
τικός. ὅταν δὲ αὐτὸ τὸ κατὰ φύσιν ἔχον αἷμα σφηνωθὲν ἐν
τῷ ῥευματισθέντι χωρίῳ διασαπῇ, φλεγμονὴ μέν ἐστι τὸ πά-
θημα, ἁπλοῦς δὲ ἐπ᾽ αὐτῇ πυρετὸς ἐξάπτεται, παραπλήσιος
μάλιστα τῶν ἐφημέρων τοῖς ἐπὶ βουβῶσι. καὶ γὰρ οὖν καὶ
αὐτὸς ὁ βουβὼν ἐξ αἵματος χρηστοῦ γίνεται. δῆλον δ᾽ ὡς,
ἐπειδὰν ὑπάρξηται σήπεσθαι τοῦτο, οὐκέτι μένει χρηστόν,

bilis eſt, vel atrae, vel pituitae. Si igitur impermixtae
multaeque flavae bilis fuerit, tunc facit eryſipelata et eos qui
herpetetes nominantur, ſicuti nigrae cancros et phagedaenas,
aut elephantes, aut aliquem ex his adeo curatu difficili-
bus morbum, quaecumque vero ingruente pituita in tumo-
rem attolluntur, haec oedemata nuncupantur. Simplex
igitur et ſolus unusquisque horum quos diximus humo-
rum quemlibet horum quos commemoravimus facit ex-
quiſitum morbum. Sanguini vero permixtus atque confu-
ſus, deinde in partem aliquam decumbens vel ſcirrhoſas
vel oedematoſas vel eryſipelatoſas facit inflammationes, ſcir-
rhoſas quidem melancholicus, eryſipelatoſas vero bilioſus,
oedematoſas pituitoſus. Quum vero ipſe ſecundum natu-
ram ſe habens ſanguis impactus in loco fluxioni obnoxio
putruerit, hic quidem affectus inflammatio eſt: ſimplex vero
ex ipſa febris accenditur, ſimilis maxime ephemeris, quae
ex inflammationibus inguinum accidunt, nam et inguinis in-
flammatio ex bono ſanguine fit. Liquet autem quod quum
hic putreſcere coeperit, non amplius bonus remanet, ſed

ἀλλ᾽ ἤδη πικρόχολον γίνεται, καὶ φυλάττεται κἂν τῷδε τὸ
τρία τὰ σύμπαντα εἶναι γένη τῶν ἁπλῶν πυρετῶν. ὁ γὰρ ἐξ
αἵματος σηπομένου γινόμενος ἤδη πως χολώδης ἐστὶν, εἴ γε
κἂν τοῖς φυσικοῖς λόγοις ὀρθῶς ἀποδέδεικται τὸ μὲν αἷμα ἡ
σύμμετρος ἐργαζομένη θερμασία, τὴν ξανθὴν δὲ χολὴν ἡ
πλείων ἤδη, τὴν μέλαιναν δὲ ἡ ἄμετρος ἱκανῶς. ὅσον μὲν οὖν
ἐστι λιπαρόν τε καὶ κοῦφον ἐν αἵματι, ξανθὴ χολὴ γίνεται·
(412) τὸ παχὺ δὲ καὶ οἷον τρὺξ, ὅταν ἀμέτρως θερμανθὲν
ἐξικμασθῇ, μέλαινα γίνεται. γίνεται δέ ποτε μέλαινα καὶ ἡ
ξανθὴ κατοπτηθεῖσα. διττὸς γὰρ δὴ καὶ ταύτης ἐδείχθη τῆς
γενέσεως ὁ τρόπος. ἅπαντες οὖν οἱ ἐπὶ μορίοις τισὶ πεπον-
θόσι πυρετοὶ τῶν εἰρημένων τινὰ χαρακτήρων ἢ ἁπλοῦν
ἢ σύνθετον ἕξουσιν. ἁπλοῦν μὲν, ὅταν ἱκανῶς κρατήσῃ τῶν
ἄλλων εἷς χυμὸς, οὐχ ἁπλοῦν δὲ, ἐπειδὰν ἐμφαίνηται τοῦ μιχ-
θέντος ἡ δύναμις. ἐνίοτε δὲ οὐκ ἐμφαίνεται μόνον, ἀλλὰ καὶ
κατ᾽ ἴσον ἰσχύει θατέρῳ, καὶ ποτὲ καὶ οἱ τρεῖς ἅμα μίγνυνται
ταῖς δυνάμεσιν ἴσοι. ἀλλὰ ὥσπερ τὸν ἀκριβῶς ἐπιστάμενον

jam ad amarae bilis naturam tranfit. Atque in hoc illud
fervatur, triplex effe genus univerfum fimplicium febrium,
quae enim ex fanguine putrescente fit, jam quodammodo
biliofa eft, fi fane in naturalibus fermonibus recte oftenfum
eft quod fanguis ex moderato calore generatur, flava au-
tem bilis ex majore, atra vero ex fufficienter immodico.
Quidquid igitur pingue et tenue in fanguine eft, fit flava bi-
lis, craffum vero ac veluti faex, quando immodice calefa-
ctum exaruerit atra. Flava etiam bilis quandoque in atram
convertitur, quum affata fuerit: duplex etenim ejus gene-
rationis modus oftenfus eft. Omnes igitur quae ex parte
aliqua affecta febres accenduntur, unum aliquem ex dictis,
vel fimplicem, vel compofitum habebunt characterem, fim-
plicem quidem, quando unus aliquis fufficienter praevalue-
rit caeteris, non fimplicem, quando commixti alterius po-
tentia apparuerit. Nonnunquam autem non folus apparet,
fed ex aequo dominatur, et nonnunquam tres fimul viribus
aequales commiscentur. Sed ficuti qui fcit et vinum et

BIBΛION B. 695

Ed. Chart. VIII. [425. 426.]　　　　　Ed. Baf. III. (412)

ἰδίᾳ γνωρίζειν οἶνον καὶ μέλι καὶ ὕδωρ οὐδ᾽ ἡ κρᾶσις αὐτῶν
διαλανθάνει, κατὰ τὸν αὐτὸν, οἶμαι, τρόπον οὐδ᾽ ὅστις
ἰδίᾳ τῶν εἰρημένων ἕκαστον τῶν πυρετῶν οἷός τ᾽ ἐστὶ γνω-
ρίζειν ἀκριβῶς, οὐκ ἀγνοήσει τὴν μίξιν αὐτῶν, ὅθεν ἀρχὴ
πάντων ἐστὶ τῶν τοιούτων ἀρίστη τοὺς τρεῖς ἐκείνους πυ-
ρετοὺς δύνασθαι γνωρίζειν ἀκριβῶς, ἀμφημερινὸν καὶ τρι-
ταῖον καὶ τεταρταῖον. ὅμοιοι γὰρ αὐτοῖς ἀκριβῶς εἰσι καὶ
οἱ παρακείμενοι συνεχεῖς, οὔκουν εἰς πολλοὺς καὶ ἀσαφεῖς
σκοποὺς, ἀλλ᾽ εἰς ὀλίγους τε καὶ σαφεῖς ἅπασαν ἀνήγαγόν
σοι τὴν ἄσκησιν. ἐν τούτοις γὰρ γυμνασάμενος οὐ χαλε-
πῶς ἐν ταῖς πρώταις τῶν ἡμερῶν διαγνώσῃ τῆς νόσου τὸν
χαρακτῆρα.

Κεφ. ιγ΄. Τὰ μὲν δύο γένη τῶν πυρετῶν ὅπως ἄν
τις ἐξ ἀρχῆς γνωρίζοι, λέλεκται. λέγω δὲ δύο γένη τῶν πυ-
[426]ρετῶν τό τ᾽ ἐπὶ μορίοις τισὶ πεπονθόσι καὶ τὸ τῶν
χυμῶν μόνον ἐξαπτομένων. ἐφεξῆς δ᾽ ἂν εἴη λέγειν ὑπὲρ τοῦ
τρίτου γένους τῶν πυρετῶν, οὓς ἐφημέρους ἔφαμεν ὀνομά-
ζεσθαι. τοῦ πνεύματος δ᾽ αὐτοῦ μόνου παθήμαθ᾽ ὑπάρχουσιν

mel et aquam feorfum exquifite discernere, neque horum
ignorabit temperiem: eodem, ut arbitror, modo neque qui
facultatem habuit eas quas antea diximus febres fingulas
exquifite nòscendi, earum mixtionem ignorabit. Quare in
omnibus talibus principio illud optimum eft, tres iftas febres
poſſe exquifite discernere, quotidianam, tertianam et quar-
tanam: fimiles enim ipfis omnino funt continuae ejusdem
generis adjacentes. Non igitur ad plures atque obfcuros
fcopos, fed ad paucos et manifeftos omnem tibi redegi exer-
citationem; in his enim exercitatus haud quaquam difficul-
ter in primis diebus characterem morbi perfpectum habebis.

Cap. XIII. Duo quidem genera febrium quo pacto
quispiam ab initio cognoscat expofui; dico autem duo
genera febrium, et quod occafione partium quarundam
affectarum et quod ex putredine humorum tantummodo
accenditur. Reliquum eft ut de tertio febrium dicamus ge-
nere, quas ephemeras appellari dicimus. Sunt autem hae
tantummodo fpiritus affectiones, absque humorum putre-

οὗτοι, χωρὶς χυμῶν σηπεδόνος, ἢ μορίου φλεγμονῆς, ἔξω τῶν ἐπὶ βουβῶσιν. αἱ προφάσεις δ᾽ αὐτῶν τῆς γενέσεως ἀγρυπνία καὶ ἀπεψία καὶ λύπη καὶ φόβος καὶ θυμὸς καὶ φροντὶς, ἔκκαυσίς τε καὶ ψύξις καὶ κόπος καὶ μέθη καὶ πάνθ᾽ ὅσα τοιαῦτα. πῶς οὖν καὶ τούτους γνωρίζειν ἐν τῇ πρώτῃ τῶν ἡμερῶν χρὴ, ἐφεξῆς δίειμι· κοινῇ μὲν ἁπάντων ὁ σφυγμὸς εἰς τάχος ἐπιδίδωσι καὶ πυκνότητα, πολλάκις δὲ καὶ μέγεθος. ἀκριβῶς δὲ ἀποσώζει τὴν κατὰ φύσιν ὁμαλότητά τε καὶ μαλακότητα καὶ τάξιν, ὡσαύτως δὲ καὶ τὰ οὖρα τὰ μὲν ἐναιωρήματα χρηστὰ, τὰ δ᾽ ὑποστάσεις ἴσχει, τὰ δὲ νεφέλας, εὔχροα δὲ πάντα, καθάπερ καὶ ἡ θερμασία πάντων μὲν ἀτμώδης ἐστὶν, ἀλλὰ τοῖς μὲν εὐθὺς ἐν τῇ πρώτῃ τῆς ἁφῆς ἐπιβολῇ, τοῖς δ᾽ ἐξ ὑστέρου, καὶ πάντ᾽ αὐτῶν ἄπεστι τὰ κακοήθη συμπτώματα, περὶ ὧν Ἱπποκράτης ἐδίδαξεν ἡμᾶς ἐν προγνωστικῷ. ταῦτα μὲν οὖν ἁπάντων ἐστὶ κοινὰ σημεῖα τῶν ἐφημέρων πυρετῶν· ἴδια δ᾽ ἑκάστῳ, καθάπερ εἴρηταί μοι κἀν τῷ πρώτῳ τῶν πρὸς Γλαύκωνα θεραπευτικῶν. ἄρξο-

dine aut partis inflammatione, nifi inflammatis inguinibus accidant. Earum autem generationis caufae funt vigiliae ac cruditas et triftitia et timor et ira et curae deuftioque ac refrigeratio, laffitudo et ebrietas et quaecunque fimilia funt. Quomodo igitur et has in prima die cognoscere oporteat, deinde exponam. Communiter quidem omnium pulfus ad celeritatem et frequentiam promovetur et faepenumero ad magnitudinem; exquifite autem fervat eam quae fecundum naturam et aequalitatem atque mollitiem et ordinem. Sic et urinae nonnullae quidem fuspenfa, nonnullae vero fedimenta bona habent, quaedam autem nebulas, omnes vero bene coloratae funt: ficuti et calor in omnibus vaporofus eft, fed quibusdam ftatim quidem in primo contactu, quibusdam vero pofterius. Atque omnibus ipfis abfunt maligna fymptomata, de quibus docuit nos Hippocrates in Prognoftico. Haec igitur communia figna funt omnium febrium ephemerarum, propria vero fingulis quae a me dicta funt etiam in primo libro artis curativae ad Glauconem. Nunc ero in-

Ed. Chart. VIII. [426.]   Ed. Baf. III. (412.)

μαι δὲ καὶ νῦν ἀπὸ τῶν ψυχικῶν παθῶν τοῦ λόγου, φροντίδος
καὶ φόβου καὶ θυμοῦ καὶ λύπης. εἰ μὲν δὴ μενόντων ἔτι τῶν
τῆς ψυχῆς παθῶν ἡ ἐπίσκεψις γένοιτο, διὰ τῶν σφυγμῶν μά-
λιστα πειρᾶσθαι διαγινώσκειν, ὡς ἐν τοῖς περὶ σφυγμῶν γέ-
γραπται. μετὰ δὲ ταῦτα καὶ τὴν ἀπὸ τῶν ἄλλων εἰσάγειν
διάγνωσιν. εἰ δ᾽ αὐτὰ μὲν εἴη πεπαυμένα, μένοι δ᾽ ἡ διάθε-
σις, ἀμυδρὸν μέν τι κἂν τοῖς σφυγμοῖς εὑρήσεις γνώρισμα
τῶν ποιησάντων τὸν πυρετὸν παθῶν, ἀποχρήσῃ δέ σοι καὶ
χωρὶς τῶν σφυγμῶν τὰ λοιπὰ πάντα. κοινῇ μὲν γὰρ ἅπασι
πυῤῥότερα τὰ οὖρα, πρόσεστι δὲ τοῖς μὲν διὰ λύπην δριμύ-
της μᾶλλον ἢ πλῆθος θερμασίας, ὡς τοῖς γε διὰ θυμὸν ἔμ-
παλιν. ἀλλὰ καὶ ἡ ἰσχνότης τοῦ σώματος ἐπιδηλοτέρα τοῖς
λυπηθεῖσιν ἢ τοῖς φροντίσασι, καὶ ἡ τῶν ὀφθαλμῶν κοιλότης
καί τις ἀήθης ἄχροια. ταῦτα μὲν δὴ καὶ τῶν ἄλλως ὁπωσοῦν
φροντισάντων κοινά, μάλιστα δὲ τοῖς ὀφθαλμοῖς ἐστι διορί-
ζειν. ἔνεστι γὰρ ἐκ τούτων τεκμήρασθαι κἂν τοῖς ὑγιαίνουσι
μὲν τὸ τῆς ψυχῆς ἦθος, καὶ νοσούντων δὲ σαφέστατα σημεῖα

choabo fermonem ab affectibus animae, a cura et timore et
ira et triftitia.   Si quidem remanentibus adhuc animi affe-
ctibus confideratio fiat, ex pulfibus maxime tentandum eft
facere dignotionem, quemadmodum in libris De pulfibus
fcriptum eft; poft autem etiam ex aliis inveftigandum.
Quod fi illi quidem affectus fedati fuerint, affectio vero re-
manferit, debile quidem et hic in pulfibus indicium inve-
nies illarum quae febrem antecefferunt affectionum: tibi autem
fine pulfibus reliqua omnia fufficient.   Communiter enim
omnibus urinae rufiores.   Adeft autem iis quidem qui ob
triftitiam febricitant, acrimonia potius quam multitudo ca-
loris, ficuti iis qui ob iram contrario modo.   Sed et tenui-
tas corporis in iis qui triftitia quam in iis qui cogitatio-
nibus vexati funt manifeftius apparet et oculorum cavitas
et quaedam infolita decoloratio.   Et haec quidem commu-
nia omnium etiam aliorum, qui quocunque modo cogitatio-
nibus impliciti fuerint, iudicia funt, fed praecipue ex ocu-
lis discernendi funt; licet enim ex his etiam in fanis animi
affectum conjicere, in aegris autem manifeftiffima figna funt

τῷ γε δυναμένῳ συνορᾷν. οὕτως μὲν δὴ τοὺς διὰ μαθήματά
τε καὶ θεωρίαν τινὰ φροντίσαντας τῶν λυπηθέντων διακρί-
νειν προσήκει, τούς γ᾽ ἐπ᾽ ἀγρυπνίας, διορίζει μὲν καὶ τὸ τῆς
ἀχροίας εἶδος. ὕποιδον γάρ ἐστιν αὐτοῖς τὸ πρόσωπον καὶ
αἱ τῶν ὀφθαλμῶν κινήσεις δῆλαι, μόγις γὰρ ἐπαίρουσι τὰ
βλέφαρα, καὶ μὴν ὑγρότης δὲ, ξηροὶ γὰρ γίνονται τοῖς λυπη-
θεῖσιν, ἢ φροντίσασιν. ἡ κοιλότης δὲ κοινὸν ἁπάντων σύμ-
πτωμα, λύπης, ἀγρυπνίας, φροντίδος, οὐ μὴν ἤδη καὶ
θυμοῦ. τούτῳ γὰρ οὔτε τὰ τῆς κοιλότητος τῶν ὀφθαλμῶν
οὔτε τὰ τῆς ἀχροίας ἐπίδηλα, καὶ μὴν θερμασία πλείων τε
καὶ ὠκέως ἐκ τοῦ βάθους ἀναφερομένη. καὶ τὸ μέγεθος τῶν
σφυγμῶν οὐκ ἀφαιρεῖται, καθάπερ ἐπ᾽ ἀγρυπνίας τε καὶ λύ-
πης καὶ φροντίδος, ὥστε θυμὸν μὲν καὶ πάνυ σαφῶς αὐτῶν
διοριεῖς. ἀλλήλων δὲ ἐκεῖνα, καθάπερ προείρηται, τῶν δ᾽
ἐπὶ κόποις πυρεττόντων τὸ δέρμα ξηρότερον ἤπερ ἄλλῳ τινὶ
τῶν ἐφημέρων πυρετῶν. [427] ἀλλὰ τοῦτο μὲν ἅπασι τοῖς
ἐπὶ κόπῳ πυρέξασι κοινόν, ἔν γε τῷ μέχρι τῆς ἀκμῆς τοῦ

ei qui infpiciendi habeat facultatem. Sic quidem illos,
qui propter difciplinas aut propter meditationem aliqua co-
gitaverunt, ab iis quos triftitia corripuit discernere opor-
tet. Eos autem qui nimium vigilarunt, diftinguit et deco-
lorationis modus, nam fubtumida ipfis facies ineft et oculo-
rum motus manifefti, vix enim attollunt palpebras; et hu-
miditas oculorum, ficci enim contriftatis fiunt et cogitanti-
bus. Cavitas vero commune omnium fymptoma eft, tri-
ftitiae, vigiliae, curarum, non tamen et irae, huic enim
neque oculorum cavitas, neque decoloratio manifefta, et
calor etiam amplior et qui celeriter ex profundo efferatur,
et pulfuum magnitudo non minuitur, quemadmodum in vi-
giliis, triftitiis et cogitationibus. Quare iram quidem ab
ipfis valde manifefte diftingues, illas vero invicem quem-
admodum antea dïximus. Eorum vero qui ex laffitudini-
bus febricitant cutis eft ficcior, plusquam in aliqua alia
febrium ephemerarum. Sed hoc quidem omnibus qui ex
laffitudine febricitant commune eft in eo acceffionis tem-

παροξυσμοῦ χρόνῳ. τῷ δὲ ἀπὸ τοῦδε τοῖς πλείστοις μὲν ὅσοι μὴ ὑπερεπόνησαν, ἰκμάδες τινὲς, ἢ ἀτμὸς θερμὸς ἐκ τοῦ βάθους ἀναφέρεται, τισὶ δὲ κἂν τοῖς μετὰ τὴν ἀκμὴν χρόνοις ἡ ξηρότης παραμένει. γίνεται δὲ τοῦτο μάλιστα τοῖς ὑπερπονήσασιν, ἢ ἐγκαυθεῖσιν, ἢ ψυχθεῖσιν ἅμα τῷ κόπῳ. καὶ μὲν δὴ καὶ τὰ τῶν σφυγμῶν οὐχ ὡσαύτως ἐν ἀμφοτέροις ἔχει· μικροὶ μὲν γὰρ τοῖς ὑπερπονήσασι, μεγάλοι δέ εἰσι τοῖς ἄλλοις. οἱ δὲ ἐπὶ τῇ πυκνώσει τοῦ δέρματος ἀναπτόμενοι πυρετοὶ, πυκνοῦται δὲ ἢ ψυχόμενον, ἢ ποιότητος στρυφνῆς ἀθρόως αὐτῷ ἐμπεσούσης, οἷόν τι καὶ τῷ λουσαμένῳ ἐν τῷ ὕδατι τῷ στυπτηριώδει ἐγένετο, οὗτοι μόνοι πάντων πυρετῶν στεγνόν εἰσι πάθος. ἔνεστι δὲ αὐτοὺς τῇ ἁφῇ διαγινώσκειν, ὥσπερ καὶ τοὺς αὐχμώδεις τῶν πυρετῶν τοὺς ἐπὶ τοῖς κόποις. οὐ γὰρ ἂν οὐδ᾽ ἡ τούτων πύκνωσις ἁφὴν γεγυμνασμένην διαλάθοι. ἀτὰρ οὖν καὶ ἡ τῆς θερμασίας κίνησις ἐπαναδιδοῦσά πώς ἐστι, πραεῖα μὲν κατὰ τὴν πρώτην ἐπιβολὴν φαινομένη, δριμεῖα δὲ, εἰ χρονίσαις ἐπὶ πλέον, γινομένη. οὐ

pore quod usque ad ſtatum protenditur, at eo tempore quod ſtatum ſequitur plurimis quidem, quicunque non ſupra modum fatigati ſunt, humiditates quaedam, vel vapor calidus ex profundo attollitur, quibusdam vero etiam in iis, quae ſtatum ſubſequuntur temporibus ſiccitas remanet. Fit vero hoc maxime iis qui ſupra modum fatigati ſunt, vel deuſti, vel refrigerati una cum laſſitudine. Et pulſus etiam non eodem modo in utrisque ſe habent, parvi enim iis qui ſupra modum ſunt fatigati, magni vero aliis ſunt. At quae ex denſata cute febres oriuntur, denſatur autem vel frigefacta, vel qualitate acerba ſubito ipſam invadente, veluti accidit eis qui aqua aluminoſa ſe balnearunt, hae ſolum ex omnibus febribus affectus aſtrictus ſunt. Licet autem ipſas ex tactu dignoscere, ſicuti et aridas febres, quae ex laſſitudine fiunt, neque enim vel harum denſitas tactum lateat exercitatum. Sed et caliditatis motus in iis quodammodo inaugescit, nam in primo manus injectu mitis apparet, acrior vero poſtmodum evadit, ſi moratus fueris. Sed

μὴν οὐδὲ τὰ οὖρα πυῤῥὰ τοῖς τοιούτοις, οὐδ᾽ ὁ τοῦ σώμα-
τος ὄγκος συμπέπτωκεν. οὔκουν οὐδ᾽ οἱ ὀφθαλμοὶ κοῖλοι
καὶ ξηροὶ γίγνοιντο ἄν, ἀλλ᾽ ἔστιν οἷς ὑγρότεροί τε καὶ προ-
πετέστεροι δόξουσιν εἶναι τῶν κατὰ φύσιν, οἱ δὲ σφυγμοὶ μι-
κρότεροι, καθάπερ ἐπὶ λύπης καὶ φροντίδος καὶ ἀγρυπνίας,
κἄν τοῖς ἄγαν ἀμέτροις γυμνασίοις. τῶν δ᾽ ἐπὶ βουβῶσι πυ-
ρετῶν τῶν ἐφημέρων οἱ σφυγμοὶ μέγιστοι γίνονται καὶ ὠκεῖς
καὶ πυκνοὶ καὶ ἡ θερμασία πολλὴ, καὶ μετὰ τὴν ἀκμὴν εὐ-
θὺς ἐκ τοῦ βάθους ἀναφέρεταί τις ἰκμὰς, θερμὴ μὲν, ἀλλ᾽
ἡδεῖα. τὸ γὰρ δριμὺ καὶ δάκνον ἥκιστα πάντων πυρετῶν
τοῖς τοιούτοις ὑπάρχει, καὶ τὸ πρόσωπον ἐρυθρὸν αὐτοῖς
γίνεται τοὐπίπαν, καὶ ἐν ὄγκῳ μείζονι, καὶ τὰ οὖρα ὑπό-
λευκα. κοινὸν δὲ τοῖς τοιούτοις ἅπασι πυρετοῖς τοῖς ἐφη-
μέροις ἡ ὁμαλότης τοῦ σφυγμοῦ. παντελῶς γὰρ ἐξ αὐτῶν
ὀλίγοι τὴν κατὰ μίαν πληγὴν ἀνωμαλίαν ἐμφαίνουσιν,
ἀλλ᾽ οὐδ᾽ οὗτοι πάνυ σαφῶς, οὐδ᾽ ἐναργῶς. εἴρηταί μοι
(413) δὴ καὶ τὰ τῶν ἐφημέρων πυρετῶν γνωρίσματα. περὶ

neque urinae rufae in talibus, neque corporis moles colla-
pfa, quare neque oculi concavi et ficci apparent, fed funt
quibus et humidiores et prominentiores iis qui fecundum
naturam effe videbuntur, pulfus vero quemadmodum in
triftitia et curis et vigiliis, atque immoderatis exercitiis mi-
nores. Earum vero febrium ephemerarum, quae ex in-
flammationibus inguinum accenduntur, pulfus maximi funt
et veloces, atque frequentes, calorque plurimus et poft fta-
tum ftatim ex profundo humiditas quaedam attollitur calida
quidem, fed fuavis, nam acrimonia et mordacitas minime
omnium his febribus adeft, et rubicunda facies maxima ex
parte ipfis ineft et in majore tumore et urinae fubalbae.
Communis vero his febribus ephemeris ineft aequalitas pul-
fuum, nam ex ipfis paucae admodum eam quae fecundum
unam pulfationem eft inaequalitatem oftendunt, fed neque
hae valde manifefte, neque liquido. Dicta a me funt et
ipfa febrium ephemerarum indicia. De hecticis autem non

Ed. Chart. VIII. [427.]   Ed. Baf. III. (413.)

δὲ τῶν ἑκτικῶν οὐ νῦν καιρὸς, οὐδεὶς γὰρ ἐν ταῖς πρώταις ἡμέραις, ἀλλ' ἐν τῷ χρόνῳ προϊόντι τοιοῦτος ἀποτελεῖται, ὥστε περὶ μὲν ἐκείνων ἐν τοῖς ἐφεξῆς εἰρήσεται, νυνὶ δὲ καταπαύσω τὸν παρόντα λόγον ἐνθάδε.

eſt praeſentis temporis ſermo; nulla enim earum in primis diebus, ſed in progreſſu temporis fi:; quare de his quidem in ſequentibus diſſeremus, hic vero libro finem faciemus.

ΓΑΛΗΝΟΥ ΠΕΡΙ ΚΡΙΣΕΩΝ
ΒΙΒΛΙΟΝ Γ.

Ed. Chart. VIII. [428.]   Ed. Baf. III. (413.)

Κεφ. α'. Πρόκειται μὲν, ὡς καὶ πρόσθεν ἐλέγετο, πάσης ἐν νόσῳ μεταβολῆς διαγνώσεις μὲν παρούσης, μελλούσης δὲ ἔσεσθαι προγνώσεις εἰπεῖν. ἐπεὶ δ' ἐξαχῶς αὗται γίνονται, πειρατέον ὑπὲρ ἑκάστου ἰδίᾳ διελθεῖν, αὐτὸ τοῦτο πρότερον ἀναμνήσαντας, ὡς ἓξ εἰσιν αἱ πᾶσαι διαφοραὶ τῶν ἐν ταῖς νόσοις μεταβολῶν. ἢ γὰρ ἐξαίφνης εἰς ὑγείαν μεταπίπτουσιν, ἢ ἐξαίφνης ἀποκτείνουσιν, ἢ κατὰ βραχὺ τούτων ἑκάτερον, ἢ μικτῶς γίνεται. κατὰ βραχὺ μὲν ἤτοι τῆς νόσου

GALENI DE CRISIBVS LIBER III.

Cap. I. Propofitum noftrum eft, ficuti et prius dicebatur, omnis in morbo mutationis praefentis quidem dignotiones, futurae vero praecognitiones dicere. Quia vero fex modis iftae fiunt, tentandum eft de fingulis feparatim fcribere, hac prius facta memoratione, quod fex funt in morbis mutationum differentiae, vel enim fubito ad fanitatem veniunt, vel fubito interimunt vel paulatim horum utrumque contingit, vel mixtim. Paulatim quidem, vel fcilicet morbo

BIBΛION Γ. 703

Ed. Chart. VIII. [428. 429.]   Ed. Baf. III. (413.)

μαρανθείσης, ἢ τῆς τοῦ κάμνοντος δυνάμεως καταλυθείσης·
μικτῶς δ᾽, ἐπειδὰν ἀθρόα μέν τις ἐπὶ τὸ κρεῖττον ἢ χεῖρον
γένηται μεταβολὴ, τοὐντεῦθεν δὲ ἕως παντελοῦς λύσεως, ἢ
θανάτου, τὸ ὑπόλοιπον ἅπαν ἀπομαρανθῇ. περὶ πρώτης
οὖν τῆς ἐξαιφνιδίου μεταβολῆς εἰς ὑγείαν εἴπομεν ὅτι τε πα-
σῶν ἐστι τῶν εἰρημένων ἀρίστη, καὶ διὰ τοῦτ᾽ αὐτὴν ἐξαιρέ-
τως ὀνομάζουσιν κρίσιν, ὅτι τε τῆς φύσεως ἀκριβῶς κρατού-
σης ἁπάντων τῶν παρὰ φύσιν ἀποτελεῖται. τῶν δ᾽ ἄλλων
μεταβολῶν ἡ μὲν εἰς ὀξὺν θάνατον τελευτῶσα κακὴ κρίσις
ἐστίν. αἱ δ᾽ ἀξιόλογον μέν τινα ποιησάμεναι τὴν ῥοπὴν, οἱ
μὴν τελείαν γε λύσιν, ἐλλιπεῖς κρίσεις ὀνομάζονται. ὥσπερ
οὖν καὶ ὅσαι κατὰ βραχὺ μαρανθείσης ἢ τῆς δυνάμεως, ἢ
τῆς νόσου γίνονται, καὶ αἵδε λύσεις ἁπλῶς, οὐ κρίσεις ὀνο-
μάζονται.

Κεφ. β΄. [429] Μόνη τοίνυν ἁπλῶς κρίσις ἡ εἰς
ὑγείαν ὀξύρροπος μεταβολὴ προσαγορεύεται, καὶ γίνεται μὲν
πάντως ἐπὶ φανεραῖς τισιν ἐκκρίσεσιν, ἢ ἀξιολόγοις ἀπο-
στάσεσιν. ὅσα γὰρ ἄλλως ἐρρᾳστώνησεν, ὑποτροπιάζει

---

marcescente, vel aegri viribus diffolutis, mixtim vero quan-
do fubita quidem aliqua ad melius, vel deterius commutatio
facta fuerit, deinceps vero usque ad perfectam folutionem,
vel mortem reliquum totum emarcuerit.   De prima igitur,
quae repente fit, permutatione dicamus, quoniam omnium
quas antea diximus optima eft, atque ideo ipfam per excel-
lentiam crifim nominant, quoniam natura, quae praeter na-
turam funt, fuperante exquifite perficitur.   Ex aliis autem
mutationibus, quae quidem ad fubitam mortem mala crifis
eft, quae vero aliquam effatu dignam faciunt mutationem,
non tamen integram folutionem, imperfectae crifes vocan-
tur, ficuti et quae fenfim marcescente, vel virtute, vel morbo
contingunt, et hae folutiones fimpliciter, non crifes no-
minantur.

Cap. II.   Sola igitur fubita ad fanitatem converfio
fimpliciter crifis nominatur.   Et quidem omnino fit per ma-
nifeftas quasdam excretiones aut effatu dignos abscessus; qui-

704 *ΓΑΛΗΝΟΥ ΠΕΡΙ ΚΡΙΣΕΩΝ*

Ed. Chart. VIII. [429.]   Ed. Baf. III. (413.)

κακοηθέστερον. ἡγεῖται δὲ τῶν ἐκκρίσεών τε καὶ τῶν ἀποστά-
σεων τούτων οὐ σμικρὰ ταραχὴ κατὰ τοῦ κάμνοντος σῶμα.
καὶ γὰρ δυσφορίαι καὶ ἀγρυπνίαι καὶ παραφροσύναι καὶ κώ-
ματα καὶ δύσπνοιαι καὶ σκοτόδινοι καὶ δυσαισθησίαι καὶ ἀλ-
γήματα κεφαλῆς καὶ τραχήλου καὶ στομάχου καὶ πολλῶν ἄλ-
λων μορίων. ἐνίοις δὲ καὶ ὤτων ἦχοι καὶ μαρμαρυγαὶ πρὸ
τῶν ὀφθαλμῶν φαίνονται καὶ δάκρυον ἀκούσιον ἐκρεῖ καὶ
οὖρον ἴσχεται καὶ χεῖλος σείεται, καὶ ἄλλο τι τρομῶδες γίνε-
ται καὶ λήθη καὶ ἄγνοια τῶν παρόντων καὶ ῥῖγος σφοδρὸν
ἐμπίπτει, καὶ τοὐπίπαν ὁ παροξυσμὸς προεισβάλλει τῆς συνή-
θους ὥρας καὶ καῦμα πολὺ καὶ δίψος ἀφόρητον ἕπεται καὶ
βοῶσι καὶ ἀναπηδῶσιν, ὥσπερ ἔμπληκτοι, καὶ τὸ τῆς κατα-
κλίσεως σχῆμα φυλάττειν οὐ δύνανται, κἄπειτ᾽ ἐξαίφνης ἱδρὼς
ἐξέβρασε πολὺς, ἤ τις ἔμετος οὐκ ὀλίγος ἐπηκολούθησεν, ἢ
γαστὴρ ἀθρόως κατέρρηξεν, ἢ καὶ λάβρως αἱμορραγοῦσιν, ἢ
καὶ πάνθ᾽ ἅμα συμπίπτει, καὶ φόβος ἐπήρτηται τοῖς ὁρῶσιν
οὐ μικρὸς, κἂν τούτῳ τις ἰδιωτῶν παρὼν ὑπ᾽ αὐτοῦ τοῦ

everint, malignius recurrunt. Antecedit autem hujusmodi
excretiones et abfcefsus non mediocris perturbatio in cor-
pore aegrotantis. Nam et difficiles tolerantiae et vigiliae
et deliria et graves fomni et difficiles anhelitus et vertigines
tenebricofae et difficiles fenfus, dolores capitis, colli et fto-
machi et multorum aliorum membrorum, nonnullis vero
aurium fonitus et vani ante oculos apparent fplendores et
lacrimae involuntariae effluunt, et urina retinetur et labrum
agitatur, aut aliquid aliud tremulum fit, oblivio et praefen-
tium ignorantia et vehemens accidit rigor et plurimum accef-
fio confuetam anticipat horam et multus aeftus, fitisque in-
tolerabilis fequitur, clamant et faliunt, ficuti furentes, ne-
que poffunt in eodem fitu recumbere, deinde repente mul-
tus fudor erumpit, aut vomitus aliquis non paucus infequi-
tur, aut venter fubito folvitur, aut abundans fit fluxus fan-
guinis, aut haec omnia fimul contingunt, unde non parvus
invadit timor infpicientes. Et quispiam homo vulgaris
quum iftis adeffet, ipfe re cogente ita pronunciavit, quod

BIBΛION Γ. 705

Ed. Chart. VIII. [429.]　　　　　　　Ed. Baf. III. (413.)

πράγματος ἀναγκασθεὶς ἐξεφώνησεν ὡς ὁ κάμνων κρίνοιτο
περὶ τῆς ζωῆς. οὐ γὰρ δὴ ἰατρῶν γέ τις ἰδίως ἔθετο τῷ γινο-
μένῳ τοὔνομα, ἀλλ᾽ ἀνάγκη πᾶσα τὸν παραγενόμενον αὐτῷ
ταραχθῆναί τε καὶ ῥῆξαι φωνὴν, καὶ κρίσιν ὀνομάσαι τὸ γινό-
μενον, ἰατροῦ γε μήν ἐστι γενναίου μήτε ταράσσεσθαι μήτ᾽
ἀγνοεῖν τὸ μέλλον ἀποβήσεσθαι. κάλλιον δὲ εἰ καὶ προγι-
νώσκειν ἐσομένην κρίσιν ἀσκήσειεν. οὐδὲ γὰρ πόῤῥω που τὸ
διαγινώσκειν τὴν ἤδη παροῦσαν ἐς ὅ τι τελευτήσει τοῦ προγι-
νώσκειν ἐσομένην ἐστὶν, ἀλλ᾽ ἐκ τῆς αὐτῆς θεωρίας ἄμφω κα-
τορθοῦται.

Κεφ. γ'. Καὶ πάντ᾽ ἤδη λέλεκταί μοι ταῦτα, τὰ μὲν
ἐν τῷ πρώτῳ τῶν περὶ κρισίμων ἡμερῶν ὑπομνήματι, τὰ δ᾽
ἐν τοῖς προηγουμένοις τοῦδε δυσί. λέξω δὲ καὶ νῦν αὐτὰ διὰ
κεφαλαίων ἅπαντα, τά τε τὴν παροῦσαν ἤδη κρίσιν ὁποία τις
ἔσοιτο δηλοῦντα καὶ τὰ τὴν μέλλουσαν ἔσεσθαι προδηλοῦντα.
πρῶτον μὲν δὴ καὶ μέγιστον ἁπάντων τὸ ἐπισκέπτεσθαι τοὺς
πεπασμοὺς, ἐξ οὔρων τε καὶ διαχωρημάτων καὶ πτυσμάτων,
ὡς ἔγωγε μυρίαις ἤδη κρίσεσι παραγενόμενος οὐδέποτε ἐθεα-

judicium tunc de vita aegrotantis ageretur, neque enim me-
dicorum aliquis primus invenit id nomen, fed omnino ne-
ceffarium fuit ut qui praefens effet conturbaretur, atque
ideo exclamaret et crifim rem ipfam nominaret. Decet
autem medicum generofum neque turbari, neque futurum
eventum ignorare; melius autem fuerit, fi fe ad praenofcen-
dam futuram crifim exercuerit; neque enim ifta dignotio,
quae habetur de praefentis crifis eventu, multum diftat a
praecognitione ejusdem futurae, fed ex eadem contemplatione
utraque perficitur.

Cap. III. Et jam haec omnia dicta funt partim qui-
dem in primo libro de diebus judicatoriis, partim in duo-
bus libris qui iftum antecedunt, dicam vero et nunc omnia
fummatim quae et praefentem crifim, quo evafura fit,
oftendunt et futuram praemonftrant. Primum quidem et
maximum inter omnia eft confiderare coctiones ex urinis
et alvi excrementis et fputis, fi quidem ego millies quum,
dum crifes fierent, intereffem, neminem unquam vidi in-

σύμην ἀπολόμενον οὐδένα τῶν ἐπὶ πεπασμοῖς κριθέντων οὐ
μὴν τὴν ἴσην γε ἀξίαν ἀπονέμειν ἅπασι χρὴ τοῖς σημείοις, ἀλλ᾽
ἐν μὲν τοῖς κατὰ θώρακά τε καὶ πνεύμονος πάθεσι προσέχειν
μὲν μάλιστα τὸν νοῦν τοῖς πτύσμασι, μὴ μέντοι μηδὲ τῶν
οὔρων τῆς ἐπισκέψεως ἀμελεῖν, προσεπιβλέπειν δὲ καὶ τὰ δια-
χωρήματα· πυρεττόντων δὲ μόνον ἄνευ σπλάγχνου τινὸς δια-
θέσεως, ἤ τινος τῶν καθ᾽ ἧπαρ ἢ νεφροὺς ἢ κύστιν ἢ σπλῆνα
φλεγμαινόντων, τοῖς οὔροις μάλιστα προσέχειν τὸν νοῦν, ὥσ-
περ εἰ καὶ τὰ κατὰ τὴν γαστέρα πεπόνθασι, [430] τοῖς δια-
χωρήμασι μὲν πρῶτον, οὐκ ἀμελητέον δὲ οὐδὲ τῶν οὔρων.
ἀεὶ γὰρ ὁπόταν ᾖ ὁ πυρετὸς, εἴτ᾽ ἐπὶ χυμοῖς μόνοις σηπομέ-
νοις ἀναπτόμενος, εἴτ᾽ ἐπὶ μορίῳ φλεγμαίνοντι συνεπόμενος,
εἰς οὖρα μάλιστά σε βλέπειν ἀξιῶ, κἀντεῦθεν γνωρίζειν τοὺς
πεπασμοὺς, ὡς ἔμπροσθεν εἴρηται. πρῶτον μὲν δὴ καὶ μέ-
γιστον ἀγαθῆς κρίσεως σημεῖον ἐνεστώσης οἱ πεπασμοὶ, δεύ-
τερον δὲ τὸ προδεδηλῶσθαι διά τινος τῶν ἐπιδήλων ᾗ συνῆ-
πται τῆς κρινούσης ἡμέρας ἡ δύναμις· ἐφεξῆς δὲ τὸ εἶδος τοῦ
νοσήματος αὐτοῦ καὶ τὸ ἦθος· εἶδος μὲν, εἰ τριταῖος, ἢ ἀμφη-

tereuntem qui praecedentibus coctionibus crifim habuiffet.
Non tamen aequa omnium fignorum dignitas exiftimanda eft,
fed in morbis quidem thoracis atque pulmonis praecipue
fputa funt animadvertenda, non tamen urinarum contem-
platio negligenda, fed et alvi excrementa funt infpicienda.
Si vero tantum febricitent fine alicujus visceris affectu, aut
cum inflammatione hepatis, vel renum, vel veficae, vel
fplenis, maxime urinis animum oportet adhibere, ficut
fi circa ventriculum affectus fit, primum excrementis
alvi, deinde neque urinae funt negligendae. Sem-
per enim quum febris affuerit, vel ex fola humorum
putredine accenfa, vel ex parte inflammationem fub-
eunte, praecipue urinas infpiciendas cenfeo, atque inde co-
ctiones agnoscendas, ficuti et maximum inftantis bonae cri-
fis indicium funt coctiones. Secundum autem, quod ab
aliqua die indicatoria antea indicetur, cui annexa eft diei
judicantis potentia. Deinceps autem infpicere oportet et
fpeciem morbi et morem; fpeciem quidem, fi tertiana vel

Ed. Chart. VIII. [430.]   Ed. Baf. III. (413.)

μεριμός, ἢ καῦσος, ἢ πλευρῖτις, ἢ περιπνευμονία· ἦθος
δὲ, εἰ μέτριον καὶ ἐπιεικὲς, ἢ πονηρόν τε καὶ κακόηθες.
ἐφεξῆς δὲ τούτοις, εἰ κατὰ τὴν τοῦ νοσήματος ἰδέαν ἡ ἔκ-
κρισις εἴη. εἰ μὲν γὰρ καῦσος εἴη ὁ πυρετὸς, ἢ αἱμοῤῥα-
γείτω διὰ ῥινῶν, ἢ ῥιγώσας σφοδρῶς ἱδρούτω πολλῷ καὶ
θερμῷ δι᾽ ὅλου τοῦ σώματος, ἢ ἐμείτω τε καὶ διαχωρείτω
χολώδη. παραπλησίως δὲ καὶ ὁ τριταῖος ἐμέτοις τε καὶ δια-
χωρήμασι χολώδεσι, καὶ ἱδρῶτι πολλῷ δι᾽ ὅλου τοῦ σώματος
κρινέσθω. φλέγμα δὲ συχνὸν ἐν ἀμφημερινοῖς ἐκκενούσθω,
καὶ πολλοὶ γινέσθωσαν ἱδρῶτες ἐν ὅλῳ τῷ σώματι. κρίνει δὲ
καὶ φρενῖτιν ἱδρὼς χρηστὸς καὶ μᾶλλον εἰ ἐκ τῆς κεφαλῆς πο-
λὺς καὶ θερμὸς ἐκρέοι, σύμπαντος ἱδροῦντος τοῦ ἄλλου σώ-
ματος. ἀλλὰ καὶ δι᾽ αἱμοῤῥαγίας τε τὰς ἐκ ῥινῶν ἔστιν ὅτε
φρενῖτις ἐκρίθη βεβαίως, οὐ μὴν λήθαργος ἢ περιπνευμονία
χαίρουσιν αἱμοῤῥαγίαις. ἐν μέσῳ δὲ αὐτῶν ἐστι πλευρῖτις.
ἧττον μὲν γὰρ ἢ καῦσος καὶ φρενῖτις, μᾶλλον δὲ ἢ περιπνευ-
μονία καὶ λήθαργος αἱμοῤῥαγίαις λυθήσεται. λύουσι δ᾽ ἱκανῶς

quotidiana vel febris ardens vel pleuritis vel peripneumo-
nia; morem, fi moderatus et mitis vel pravus atque ma-
lignus. Deinde fi formae morbi excretio refpondeat. Si
enim fit febris ardens, vel fanguis e naribus profluet, vel
poft vehementem rigorem fudor multus et calidus per totum
corpus emanabit, aut per vomitum, aut per alvum biliofa
excernentur. Ita et tertiana vomitibus et excrementis alvi
biliofis et fudoribus multis toto corpore fluentibus judicabi-
tur. Plurimum autem pituitae in quotidianis febribus ex-
cernetur et multi in toto corpore fudores fient. Judicat et
phrenitidem fudor bonus et praecipue fi ex capite multus
et calidus fluxerit, fudante fimul reliquo corpore; contin-
git autem aliquando, quod etiam per fanguinem e naribus
fluentem phrenitis judicatur. Non tamen lethargus aut
peripneumonia fluxum fanguinis amant. Inter ipfas autem
pleuritis medium obtinet locum; minus enim quam febris
ardens et phrenitis, magis autem quam peripneumonia at-
que lethargus profluvio fanguinis folvitur. Solvit autem

καὶ τὰς τοῦ ἥπατος καὶ τὰς τοῦ σπληνὸς φλεγμονὰς αἱμοῤῥα-
γίαι διὰ ῥινῶν, ἐπειδὰν ἅμα πυρετοῖς ὀξέσι φλεγμαίνῃ τὰ
σπλάγχνα. καὶ πάσας δὲ τὰς καθ᾽ ὑποχόνδρια φλεγμονὰς τὰς
θερμὰς καὶ ὀξείας (414) ἢ διὰ ῥινῶν αἱμοῤῥαγία κρίνει. χρὴ
δὲ καὶ κατ᾽ εὐθυωρίαν αἱμοῤῥαγεῖν, ἐκ δεξιοῦ μὲν μυκτῆρος
ἐφ᾽ ἥπατί τε καὶ τοῖς κατὰ τὸ δεξιὸν ὑποχόνδριον, ἐξ ἀριστε-
ροῦ δὲ ἐπί τε σπληνὶ καὶ τοῖς ταύτῃ μορίοις. ὀνίνησι δὲ καὶ
ἱδρὼς χρηστὸς ἁπάσας τὰς καθ᾽ ὑποχόνδρια φλεγμονὰς τὰς
θερμὰς καὶ ὀξείας. ἥπατος δὴ τὰ μὲν κυρτὰ φλεγμαίνοντα
τρισὶν ὑπακούει μάλιστα τρόποις ἐκκρίσεως, αἱμοῤῥαγίαις ἐκ
μυκτῆρος δεξιοῦ καὶ ἱδρῶσι χρηστοῖς καὶ οὔροις πολλοῖς, τὰ
δὲ σιμὰ διαχωρήμασί τε χολώδεσι καὶ ἱδρῶσιν, ἔστιν ὅτε δὲ
καὶ ἐμέτοις. ἐκκαθαίρεσθαι δὲ δι᾽ οὔρων ἐθέλει πολὺ δὴ
μᾶλλον ἔτι τῶν κυρτῶν τοῦ ἥπατος ἅπανθ᾽ ὅσα κατὰ νε-
φροὺς καὶ κύστιν ἐπόνησαν, ὥσπερ γε τὰ κατὰ θώρακα καὶ
πνεύμονα πτύσμασιν. οἱ δὲ ἱδρῶτες ἅπασί τε πυρετοῖς οἰ-
κεῖοι καὶ μᾶλλον τοῖς περικαέσιν. ἐπωφελοῦσι δ᾽ οὐ σμικρὰ

lienis et hepatis inflammationes fanguis e naribus profluens,
quum haec viscera una cum acutis febribus habent inflam-
mationes. Et omnes quae in praecordiis fiunt calidae atque
acutae inflammationes fluxu fanguinis judicantur. Oportet
autem per directum fluere fanguinem, ex dextra quidem
nare hepate affecto vel locis in dextris praecordiis pofitis,
ex finiftra autem liene et locis vicinis; juvat autem et fudor
bonus omnes quae funt in praecordiis inflammationes ca-
lidas et acutas. Hepatis vero gibbae quidem partes inflam-
mationem patientes tribus praecipue modis crifis obediunt,
fluxibus fanguinis e nare dextra et fudoribus bonis et uri-
nis abundantibus. Simae autem partes excrementis alvi bi-
liofis atque fudoribus, nonnunquam vero et vomitibus, ma-
gis autem expetunt per urinas expurgari, quam gibbae he-
patis partes, omnia ea quae vel in partibus renum, vel ve-
ficae laborant, ficuti loca quae ad thoracem et pulmonem
pertinent, fputis. Sudores vero omnibus febribus proprii
funt et praecipue ardentibus. Juvat autem non parum et

Ed Chart. VIII. [43o. 431.]　　　　　Ed. Baf. III. (414.)

καὶ τὰς ζεούσας φλεγμονὰς, ὅτε, ὡς εἴρηται καὶ πρόσθεν,
ἅμα πεπασμοῖς γίνονται. ἤδη δὲ καὶ τοὺς ἀμφημερινοὺς κρί-
νουσι σὺν ἐμέτοις τε καὶ διαχωρήμασι φλεγματώδεσι, καὶ
τοὺς τεταρταίους, εἰ μέλανα σὺν αὐτοῖς ἐκκενοῖτο καὶ ποι-
κίλα, καὶ τοὺς ἡμιτριταίους, εἰ χολώδη τε ἅμα καὶ φλεγμα-
τώδη. κρίνουσι δὲ καὶ παρωτίδες ληθάργους τε καὶ τὰ περὶ
τὴν κεφαλὴν ἅπαντα· καὶ τἆλλα ἀποσκήμματα τοὺς χρονί-
ζοντας ἅπαντας πυρετοὺς κρίνειν ἀσφαλῶς εἴωθεν· ἀλλ᾽ οὔπω
περὶ τῶν χρονιζόντων πρόκειται λέγειν. αἱ γὰρ ἐξαιφνίδιοι
μεταβολαὶ, τῶν ὀξέων εἰσὶν, ὧν τὴν ἀρίστην ἐξηγοῦμαι νῦν
ὁποία τίς ἐστιν, ὅτι γε πάντως οὐκ ἄνευ πεπασμοῦ, [431] ὅτι
τε κατά τινα τῶν κρισίμων ἡμερῶν γινομένη, καὶ προσέτι διὰ
τῆς ἐπιδήλου προδεδηλωμένη, καὶ μέντοι καὶ τὸ τῆς κρίσεως
εἶδος οἰκεῖον τῷ νοσήματι ποιουμένη. προσεπιβλέπειν δ᾽ ἐν-
ταῦθα κελεύω σε καὶ τὴν ἡλικίαν τοῦ κάμνοντος καὶ τὴν φύ-
σιν καὶ τὴν προγεγενημένην δίαιταν καὶ τὸ χωρίον ἐν ᾧ
νοσεῖ καὶ τὴν ὥραν τοῦ ἔτους καὶ τὴν ἐνεστῶσαν κατάστασιν.
εἰ μὲν γὰρ ὥσπερ τὸ νόσημα χολῶδες εἰ τύχοι, καὶ τούτων
ἕκαστον ὁμοίως εἴη χολῶδες, ἐκκαθαίρεσθαι χρὴ χολὴν ἐν ταῖς

efferventes inflammationes, quando, ficut et antea diximus,
una cum coctionibus emanaverint. Judicant autem et quo-
tidianas febres, fimul vomitibus, atque excrementis alvi
pituitofis adjunctis. Et quartanas etiam, fi atra fimul ac
varia excernuntur. Semitertianas vero, fi biliofa fimul et
pituitofa. Parotides autem judicant lethargos et reliquos
omnes capitis affectus. Aliique decubitus omnes febres diu-
turnas fecure judicare confueverunt. Sed nondum de diu-
turnis morbis dicere propofuimus; nam repentinae mutatio-
nes acutorum fnnt, quarum optimam qualis fit, nunc enarra-
mus, quod videlicet omnino fine coctione non eft, et quod
in aliquo die judicatorio fit, ac praeterea ab aliquo indica-
torio praejudicata fuit et etiam crifis motum facit morbo con-
venientem. Praeter haec autem hortor hoc loco ut aegrotantis
aetatem atque naturam, nec non antecedentem victum, locum-
que in quo aegrotat et anni tempus atque praefentem tem-
poris ftatum confideres. Si enim quemadmodum morbus
forte eft biliofus, haec etiam fingula aeque biliofa fint, opor-

Ed. Chart. VIII. [431.]　　　　　　　Ed. Baf. III. (414.)

κρίσεσι, ὥσπερ εἰ καὶ φλέγμα πλεονεκτεῖ, ἐκκενοῦσϑαι προσή-
κει. φλέγμα. ποικίλων δὲ ἐπικρατούντων χυμῶν ποικίλην
εἶναι χρὴ καὶ τὴν κένωσιν. ἐπειδὰν δέ σοι ταῦτα σύμπαντα
καλῶς ᾖ διηκριβωμένα, παρακολουϑεῖν ἤδη σε χρὴ τοῖς ἀπο-
βαίνουσι. εἰ μὲν γὰρ ὅ τε πυρετὸς λύοιτο κρινομένῳ τῷ κάμ-
νοντι καὶ τῶν ἄλλων ἀπαλλάττοιτο συμπτωμάτων, εὐχρού-
στερός τε γίγνοιτο πρὸς λόγον τῆς κενώσεως, εὐσφυκτότερός
τε καὶ ἰσχυρότερος ἐν ταῖς ἐξαναστάσεσιν, αὕτη μὲν ἡ ἀρίστη
κρίσις ἐστίν· εἰ δέ τι τούτων λείποι, τοσοῦτον ἀποδεῖ τῆς
ἀρίστης ἡλίκη τοῦ λείποντος ἡ δύναμις.

Κεφ. δ'. Οὕτω μὲν χρὴ διαγινώσκειν ἐνεστῶσαν ἀρί-
στην κρίσιν, ἔσεσϑαι δὲ μέλλουσαν ὧδε. τὴν τοῦ νοσήματος
ἐπισκέπτεσϑαι φύσιν, εἴτε πικρόχολός ἐστιν, εἴτε φλεγμα-
τώδης, εἴτε μελαγχολικὴ, εἴτε μικτή τις. γέγραπται δ᾽ ἐν
τῷ πρὸ τούτου λόγῳ τὰ γνωρίσματα. δεύτερον δ᾽ ἐπὶ τού-
τοις τήν τε ὥραν τοῦ ἔτους καὶ τὴν τοῦ κάμνοντος ἡλικίαν
καὶ τὴν κρᾶσιν, ὅσα τ᾽ ἄλλα τῆς αὐτῆς ἔχεται συστοιχίας,

tet bilem crifi expurgari, ficut fi pituita exuperavit, pitui-
tam oportet evacuari; variis autem humoribus exuperanti-
bus, variam etiam oportet effe evacuationem. Quum vero
haec univerfa bene tibi fuerint explorata, tunc eventus jam
tibi funt confiderandi. Si enim dum aegrotans judicatur,
febris folvatur atque aliis fymptomatis liberetur et melius
fuerit coloratus pro ratione evacuationis, cum melioribus
pulfibus et ad furgendum robuftior, haec optima crifis eft;
fi vero ex his aliquid defit, tantum ab optima deficit quanta
eft ejus quod deficit vis.

　　　Cap. IV. Sic quidem dignoscere oportet optimam
crifim praefentem, futuram vero hoc modo. Morbi natura
confideranda eft an ad amaram bilem pertineat vel atram,
aut pituitam, vel mixtas habeat fignificationes. Scripta autem
funt in libro praecedente horum indicia. Poft hoc autem
tempus anni et laborantis aetas et temperamentum et quae-
cunque alia ejus ordinis funt, de quibus paulo ante fermo-
nem habuimus, unde facta de uno mentione reliquorum

ὑπὲρ ὧν ὀλίγον ἔμπροσθεν εἴρηται. καὶ χρὴ κἂν ἕν ἐξ αὐτῶν
ποτε ῥηθῇ, καὶ τῶν μὴ ῥηθέντων ἀναμιμνήσκεσθαι. μακρὸν
γὰρ ἂν εἴη διέρχεσθαι σύμπαντα. μετὰ δὲ ταῦτα σκοπεῖσθαι
τὰς περιόδους τῶν παροξυσμῶν, εἴτε διὰ τρίτης, εἴτε διὰ τε-
τάρτης, εἴτε καθ᾽ ἑκάστην ἡμέραν, εἴτε μηδ᾽ ὅλως γίνονται,
καθάπερ ἐπὶ τῶν συνόχων ἰδίως ὀνομαζομένων ἐστὶν ἰδεῖν. εἰ
μὲν γὰρ ἐπείγοιντο καὶ προλαμβάνοιεν ἀεὶ τῆς συνήθους
ὥρας, καὶ σφοδρότεροι γίνοιντο πολλῷ, καὶ διὰ τρίτης ἀπαν-
τῶεν, ἐν τάχει κριθήσεσθαι δηλοῦσι· εἰ δ᾽ ἀργῶς κινοῖντο
καὶ τὴν αὐτὴν ὥραν εἰσβάλλοιεν, ἐφ᾽ ἑκάστῃ τε γίγνοιντο
ἡμέρᾳ, μετὰ πλείονα χρόνον ἔσεσθαι σημαίνουσι τὴν κρίσιν.
ἐπὶ δὲ τούτοις ἑξῆς, ὅπερ δὴ καὶ μέγιστόν ἐστι, τοὺς πε-
πασμοὺς ὁρᾶν, καὶ τούτων μάλιστα ταῖς ἀξιολόγοις μεταβο-
λαῖς προσέχειν τὸν νοῦν. εἰ γὰρ ἐν ἐπιδήλοις ἡμέραις γίγνοιν-
το, τὰς ἐφεξῆς αὐτῶν κρισίμους ἀπαλλάξειν τῆς νόσου τὸν
ἄνθρωπον ἐπαγγέλλονται. καθόλου γὰρ, ὡς κἂν τοῖς ἔμπρο-
σθεν εἴρηται λόγοις, ἡ σύμπασα κατάστασις τῶν νοσημάτων
διὰ τῶν εἰρημένων τεττάρων γενῶν γνωρίζεται, περὶ ὧν ἔφα-

etiam, fi vel filentio praetermittantur, meminiffe oportet,
nam longum effet omnia femper percurrere. Poft haec au-
tem acceffionum circuitus funt confiderandi, fi vel per ter-
tium, vel per quartum, vel per fingulos dies eveniant, vel
nullo modo eveniant, ficuti in iis accidit febribus, quae
proprie fynochi nominantur. Si enim properaverint ac
femper pro ratione anticipaverint horam et multo vehemen-
tius infeftaverint et per tertium occurfaverint, cito crifim
fubfecuturam denunciant, fi vero lente moveantur, atque
eadem invaferint hora et fingulis diebus fiant, poft longius
tempus crifim futuram denunciant. Praeterea, quod fane
maximum eft, coctiones infpicere oportet et harum praeci-
pue effatu dignis transmutationibus mentem adhibere. Si
enim in diebus indicatoriis fiant, indicia funt quod fequen-
tes judicatorii dies aegrotum morbo liberabunt. Summatim
enim, ut in praecedentibus fermonibus diximus, univerfa
morbi conftitutio per quatuor dicta genera manifeftatur. de

Ed. Chart. VIII. [431. 432.]   Ed. Baf. III. (414.)

μὲν ἐν ἀφορισμοῖς διειλέχθαι τὸν Ἱπποκράτην τόνδε τὸν τρό-
πον. τοὺς δὲ παροξυσμοὺς καὶ τὰς καταστάσιας δηλώσουσιν
αἱ νοῦσοι καὶ αἱ ὧραι τοῦ ἔτεος καὶ αἱ τῶν περιόδων πρὸς
ἀλλήλας ἐπιδόσιες, ἤν τε καθ᾽ ἡμέρην, ἤν τε παρ᾽ ἡμέρην, ἤν
τε καὶ διὰ πλείονος χρόνου γίνωνται. εἶτ᾽ ἐφεξῆς φησι· ἀτὰρ
καὶ τοῖσιν ἐπιφαινομένοισιν οἷον ἐν πλευριτικοῖσι πτύελον,
αὐτίκα ἢν ἐπιφαίνηται, ἀρχομένου μὲν βραχύνει, ἢν δὲ ὕστε-
ρον ἐπιφαίνηται, μηκύνει. διηγησάμεθα δ᾽ ἐπὶ πλεῖστον ἐν τῷ
πρώτῳ γράμματι περί τε τῶν ἐπιφαινομένων τούτων ση-
μείων, ἃ δὴ τὴν πέψιν ἐνδείκνυται τῆς νόσου, καὶ ὅπῃ δια-
φέρει τῶν κρισίμων ὀνομαζομένων σημείων τε καὶ συμπτωμά-
των. [432] εἴπερ οὖν ἐκείνων μνημονεύεις, ἐλπίζω σε ῥᾳδίως
ποιήσειν ἐν τῷδε τῷ λόγῳ προγνωστικόν τε καὶ διαγνωστι-
κὸν ἀρίστης κρίσεως. αἱ μὲν γὰρ ἄλλαι στοχασμῷ τινι τεχ-
νικῷ προγινώσκονται, τὴν δ᾽ ἀρίστην κρίσιν, ἢν δὴ καὶ μό-
νην ἁπλῶς ὀνομάζεσθαι κρίσιν ἔφαμεν, οὐδὲ στοχαστικῶς ἄν
τις, ἀλλὰ βεβαίως προγινώσκοι. πάντα γὰρ ἐπὶ τῶν τοιούτων
νοσημάτων ἐξ ἀρχῆς εὐθὺς ἀκίνδυνα φαίνεται τὰ σημεῖα.

quibus diximus Hippocratem in aphorismis differuiffe in
hunc modum: *Accefjiones autem et conflitutiones oflen-
dunt morbi, et anni tempora, et circuituum adinvicem in-
crementa, five quotidie, five alternis diebus, five longiore
tempore fiant.* Deinceps ita inquit: *Sed et ex pofl appa-
rentibus, veluti in pleuriticis, fputum fi flatim fuperve-
niat, incipiente morbo quidem breviorem facit, fi vero
mox apparuerit, longiorem.* In primo autem libro de
fignis mox apparentibus, quae quidem figna morbi coctio-
nem oftendunt, plurima diximus, et quo pacto ab iis quae
figna et accidentia judicatoria vocantur differant explanavi-
mus. Si igitur ea memoria retines, fpero te facilius prae-
cognoscendi ac dignoscendi optimae crifis facultatem ex hoc
fermone adepturum. Reliquae enim crifes conjectura qua-
dam artificiofa praecognoscuntur. Optimam vero crifim,
quam etiam folam crifim fimpliciter vocari diximus, non
per conjecturam, fed firma praecognitione comprehendes;
omnia enim figna in talibus morbis flatim ab initio fecura

τελέως μὲν οὖν ὄντα τοιαῦτα κατὰ τὴν πρώτην τετράδα
τὴν κρίσιν ἐπαγγέλλεται, καθότι καὶ Ἱπποκράτης ἐδίδαξεν ἐν
τῷ προγνωστικῷ λέγων ᾧδε· οἵ τε εὐηθέστατοι τῶν πυρετῶν
καὶ ἐπὶ σημείων ἀσφαλεστάτων γινόμενοι τεταρταῖοι παύον-
ται, ἢ πρόσθεν. οὐ γὰρ ἐνδέχεται πυρετὸν οὔτε τὸν ἀσφα-
λέστατα πάντα κεκτημένον οὔτε τὸν ὀλεθριώτατα μὴ οὐ
κατὰ τὴν πρώτην τετράδα τὸν μὲν λυθῆναι, τὸν δὲ ἀποκτεῖ-
ναι, καθάπερ εἰ καὶ μικρὸν ἀποχωρήσειεν ὁ μὲν ἀπὸ τῶν
ἐσχάτως ὀλεθρίων, ὁ δ᾽ ἀπὸ τῶν ἄκρως σωτηρίων, οὐκ ἐν-
δέχεται τοὺς πυρετοὺς τούτους ἐξωτέρω προβῆναι τῆς ἑβδόμης
ἡμέρας. τὸ δὲ εἴτε σφοδρὰ καὶ ἀγωνιστικὴ γενήσεται κρίσις,
εἴτε μετρία, εἴτ᾽ οὐδ᾽ ὅλως κρίσις, ἀλλὰ λύσις ἁπλῶς,
οὐκέτ᾽ ἐκ τῶν ὀλεθρίων τε καὶ σωτηρίων σημείων, ἀλλ᾽ ἐξ
ἄλλων προγινώσκεται. δύο δ᾽ ἐστὶ καὶ τούτων τὰ γένη, μέ-
γεθός τε καὶ κίνησις νοσήματος. ἐν οἷς πρώτοις εὐθὺς ἀκρι-
βῶς χρὴ γεγυμνάσθαι καὶ διακρίνειν αὐτὰ δύνασθαι ῥαδίως
ἤθους τε καὶ ἰδέας νοσήματος. ἀλλὰ τὴν μὲν ἰδέαν ὡς χρὴ
διαγινώσκειν ἐν τῷ δευτέρῳ τῶνδε τῶν ὑπομνημάτων εἴρηται.

videntur. Quum igitur talia integre fuerint, in primo
quaternario crifim futuram denunciant, ficuti Hippocrates
in prognoftico hisce verbis oftendit: *Mitiſſimae enim febres
quae cum ſecuriſſimis ſignis fiunt, quarto die ſiniuntur
vel prius.* Neque enim contingit febrem omnia ſigna ſecu-
riſſima habentem, neque illam in qua funt omnia maxime
perniciofa, alteram quidem non folvi, alteram autem non
occidere in primo quaternario aegrotantem, veluti fi haec
quidem parum ab extreme perniciofis discefferit, illa vero a
maxime falubribus, hujusmodi febres feptimum diem non
contingit transcendere. Si vero crifis vehemens et cum ja-
ctatione futura fit, aut potius moderata, vel neque crifis
omnino, fed folutio fimpliciter, non amplius ex perniciofis
fignis et falutaribus, fed potius ex aliis praecognoscitur.
Duo autem funt et horum genera, magnitudo et motus
morbi, in quibus primis diligenter oportet exercitari, ut
ipfa noscamus et facile a more ac idea morbi diftinguere va-
leamus. Sed ideam ipfam quo quidem pacto dignoscamus,

714 ΓΑΛΗΝΟΥ ΠΕΡΙ ΚΡΙΣΕΩΝ

Ed. Chart. VIII. [432.]   Ed. Baf. III. (414. 415.)

τριταῖος γὰρ καὶ ἀμφημερινός καὶ τεταρταῖος καὶ ἡμιτριταῖος
καὶ πλευρῖτις καὶ περιπνευμονία καὶ φρενῖτις εἴδη νοσημά-
των εἰσίν. εἰ δ᾽ εὐῆθες, ἢ κακόηθες, ἐκ τῶν ἑπομένων αὐτοῖς
συμπτωμάτων ἡ διάγνωσις, ἃ διεξῆλθεν ἅπαντα σχεδὸν Ἱππο-
κράτης ἐν τῷ προγνωστικῷ. τούτοις δὲ συγκαταριθμεῖν χρὴ
καὶ τὰ τῆς ἀπεψίας τε καὶ τῆς (415) πέψεως σημεῖα. μέγεθος
δὲ καὶ κίνησις νοσήματος ἕτερα τούτων ἐστίν. βληχροὶ γοῦν
ἐνίοτε καὶ μικροὶ πυρετοὶ κακόηθεις εἰσὶ σφόδρα καὶ ἄλλοι
θερμοὶ καὶ περικαεῖς, ὡς ἄσην τε ἅμα καὶ καῦμα καὶ δίψος
ἀφόρητον ἐπιφέρειν, ὅμως οὐδὲν ἔχουσιν ἐνίοτε κινδυνῶδες.
εἴρηται δὲ καὶ πρόσθεν ὡς εἴτε σφοδρότητά τις, εἴτε μέγεθος
ὀνομάζει νοσήματος, οὐ διοίσει. τούτων δὲ ἁπάντων ἡ κίνη-
σις διαφέρει, καὶ διαγινώσκεται τῷ χρόνῳ τῶν μερῶν τοῦ
παροξυσμοῦ. τεττάρων γὰρ ἐν ἑκάστῳ παροξυσμῷ μορίων
ὑπαρχόντων, ἀρχῆς τε καὶ ἀναβάσεως καὶ ἀκμῆς καὶ παρακ-
μῆς, ἤτοι ταχέως τις ἅπαντα ταῦτα διεξέρχεται πυρετὸς, ἢ
βραδέως, ἢ τινὰ μὲν αὐτῶν θᾶττον, τινὰ δὲ βραδύτερον.

in fecundo volumine diximus; nam tertiana et quotidiana
et quartana et femitertiana et pleuritis et peripneumonia et
phrenitis funt fpecies morbi. Si vero benignus aut ma-
lignus fit morbus, ex fubfequentibus ipfum fymptomatis
nofcitur, quae omnia fere Hippocrates in prognofticis enu-
meravit. In his autem annumerare oportet coctionis et
cruditatis figna, magnitudo vero et motus morbi ab his di-
verfa funt. Debiles quidem et parvae febres quandoque
valde malignae funt, et aliae calidae atque ardentes, ut
anxietatem et aeftum et fitim intolerabilem afferant, nihil
tamen habent nonnunquam periculofum. Dictum autem et
prius eft quod five vehementiam, five magnitudinem morbi
quispiam velit nominare, nihil differt. Ab hisce vero om-
nibus differt motus et ex tempore partium acceffionis com-
prehenditur. Quum enim unaquaeque acceffio quatuor ha-
beat partes, principium, augmentum, ftatum et declinatio-
nem, vel has omnes brevi tempore febris percurrit, vel
tardo, vel nonnullas quidem citius, nonnullas vero ferius:
fi omnes igitur celeriter peragat, manifeftum inde fit quod

εἰ μὲν οὖν ἅπαντα ταχέως διανύοι, πρόδηλον ὡς ἐπὶ τὴν
κρίσιν ἐπείγεται, καὶ πάντως ἐστὶ διαλείπων οὗτος. οὐ γὰρ
ἐνδέχεται τὸν πάντα ταχὺ διεξιόντα μένειν ἔτι συνεχῆ, καθά-
περ οὐδὲ εἰ μηκύνει, κατὰ πάντα τὰ μόρια διαλείπειν ἄν ἔτι
δύναιτο. δῆλον δὲ ὡς τὸν μὲν εἰς ἀπυρεξίαν παυόμενον ὀνο-
μάζω διαλείποντα, τοῦ δὲ συνεχοῦς πυρετοῦ πάντως μὲν ἔν
γέ τι μεμήκυσται μόριον, ἔστι δ' ὅτε καὶ δύο καὶ τρία καὶ
σύμπαντα. τοῦ μὲν ἰδίως ὀνομαζομένου πυρετοῦ συνόχου
πολυχρόνιος ἡ ἀκμὴ, μᾶλλον δ' ἀκμὴ πᾶς ἐστιν ὁ τοιοῦτος
πυρετός· τοῦ δὲ μὴ συνόχου μὲν, οὐ μὴν εἰς ἀπυρεξίαν γε
παυομένου πολυχρονιωτέρας μὲν τῶν ἄλλων μερῶν τῆς ἀκμῆς
γινομένης ὀξεῖα ἡ κίνησις, ὀλιγοχρονιωτέρας δὲ βραδεῖα.
διωρισμένης οὖν ἰδέας νοσήματος καὶ μεγέθους καὶ κινήσεως
καὶ ἤθους, καὶ τῆς μὲν ἰδέας ἐκ τῶν οἰκείων συμπτωμάτων
γνωριζομένης, τοῦ δὲ μεγέθους ἐκ τοῦ κατὰ ταῦτα πηλίκου,
τῆς δὲ κινήσεως ἐκ τοῦ χρόνου τῶν τοῦ παροξυσμοῦ μορίων,
[433] τοῦ δὲ ἤθους ἐκ τῶν ἐπιγινομένων συμπτωμάτων,
προσλαμβανομένων δὲ τούτοις ὥρας τε καὶ χώρας καὶ φύσεως

ad crifim properat. Et omnino hujuscemodi febris eſt de
numero intermittentium, neque enim contingit ut illa quae
omnes celeriter peragat, amplius continua permaneat, ficuti
neque ut quae in omnibus partibus prolixitatem fervat, fit
intermittens. Liquet autem quod eam quidem quae ad
infebricitationem definit voco intermittentem. Continuae
vero febris omnino convenit, ut pars aliqua aut duae, vel
omnes longae fint. Ejus quidem quae proprie fynochus
nominatur longus eſt ſtatus, magis autem tota haec febris
ſtatus eſt. Ejus vero quae non eſt fynochus, non tamen
definit ad infebricitationem, quum ſtatus aliis temporibus lon-
gior exiſtit, motus eſt velox: quod fi brevior, tardus eſt
motus. Quum igitur morbi idea et magnitudo et motus et
mos fuerint diſtincti, et idea quidem ex propriis fympto-
matis cognita, magnitudo vero ex eorundem quantitate,
motus vero ex tempore acceſſionis partium, mos autem ex
fymptomatis fupervenientibus, his quoque adjuncta confi-
deratione temporis, anni et naturae et regionis et fimilium,

καὶ τῶν ὁμοίων. ὅτι μὲν σωθήσεταί τις, ἢ τεθνήξεται, πρὸς
τρία ταῦτα ἀποβλέπων ἐξευρήσεις, ἰδέαν, ἦθος καὶ μέγεθος·
μάλιστα δ᾽ ἐν τούτοις προσέχειν τῷ ἤθει τὸν νοῦν. ὅτι δὲ
κριθήσεται, ἢ μὴ, πρῶτον μὲν ἐκ τῆς κινήσεώς τε καὶ τοῦ
μεγέθους, ἔπειτα δ᾽ ἐκ τῆς ἰδέας, εἶτ᾽ ἐκ τῆς κατὰ τὰς ὥρας
τε καὶ τὰς τοιαύτας συστοιχίας. ἐκ μέντοι τῶν ἐπιγινομένων
οὐχ ἁπάντων, ἀλλ᾽ ὅσα μικρῷ πρόσθεν εἶπον, ἀρχομέναις
ἤδη ταῖς κρίσεσι συνεισβάλλειν, ἢ βραχύ τι φθάνειν αὐταῖς,
ἅπερ δὴ καὶ κρίσιμα σημεῖα καλοῦμεν ἰδίως. τριχῇ γὰρ τῶν
ἐπιγινομένων νενεμημένων, εἴς τε τὰ δηλοῦν τὸ ἦθος πεφυ-
κότα καὶ τὰ τὴν μέλλουσαν ἔσεσθαι κρίσιν ὑπόγυον, ἔτι τε
πρὸς τούτοις ὅσα μὴ μόνον ὡς σημεῖα κρίσεως, ἀλλὰ καὶ ὡς
αἴτια τιθέμεθα. τὸ μὲν πρᾶτον ἐκ τῶν εἰρημένων γένος
ἁπλοῦν ἐστιν. τὰ μὲν γὰρ αὐτῶν ἐστι μοχθηρὰ, τὰ δὲ χρη-
στὰ τετύχηκεν ὄντα διὰ παντός. τὸ δὲ δεύτερόν τε καὶ τρίτον
οὐκ ἀεὶ ταὐτὸν οὔτε δηλοῦν οὔτε ποιεῖν πέφυκεν, ἀλλὰ τοῖς
τῆς νόσου καιροῖς ὑπαλλάττεται. λέλεκται δ᾽ ἐπὶ πλεῖστον

nunquid morietur aeger aut ſalvabitur, ad haec tria reſpi-
ciens invenies, ad ideam et morem et magnitudinem, ſed
maxime morem inſpicere oportet. Utrum vero per criſim
terminabitur morbus, aut non, primum quidem ex motu
ac magnitudine inſpicies, deinceps autem ex idea ipſius, de-
inde ex anni tempore et ex aliis quae ejusdem ſunt ordi-
nis, et ex ſupervenientibus quidem ſymptomatis non omni-
bus, ſed iis quae paulo ante memoravi, quae vel una cum
criſi ab initio invadunt, vel paululum anticipant, quae ipſa
judicatoria ſigna proprie nominamus   Nam quum ſuperve-
nientia ſymptomata trifariam dividantur, in ea ſcilicet, quae
morem morbi natura oſtendere apta ſunt, et in ea quae af-
futuram proxime criſim denunciant, et quae non ſolum
ſigna, ſed etiam cauſas criſis poſuimus, primum quidem ex
his ſimplex eſt genus, nam quaedam ipſorum prava, quae-
dam vero bona perpetuo exiſtunt, ſecundum vero et ter-
tium non ſemper neque idem facere, neque oſtendere aptum
eſt, ſed ſecundum morbi tempora variatur. Diximus au-

BIBΛΙΟΝ Γ. 717

Ed. Chart. VIII. [433.]   Ed. Baf. III. (415.)

ὑπὲρ ἁπάντων τούτων ἐν τῷ πρώτῳ γράμματι. σαφηνείας
γοῖν ἕνεκα προκεχειρίσθω τις ἄῤῥωστος ἐν τῇ πρώτῃ τῶν
ἡμερῶν ἐναργέστατα σωτηρίας ἔχων σημεῖα. πάντως μὲν
γὰρ τούτῳ κατὰ τὴν πρώτην τετράδα λυθήσεται τὸ νόσημα.
πότερον δὲ κριθὲν, ἢ λυθὲν, μεγέθει τε καὶ σμικρότητι
διορίζεται. τὰ μὲν γὰρ μεγάλα κρίνεται πάντως· ὅσα δὲ
σμικρὰ, λύεται μόνον. ἡ δ᾽ ἡμέρα τῆς κρίσεως ἐκ τῆς
κινήσεως εὑρεθήσεται. συνόχου μὲν γὰρ ὄντος τοῦ πυρε-
τοῦ καὶ μηδενὸς πλημμεληθέντος, ἀεὶ γὰρ χρὴ τούτου μεμνῆ-
σθαι, κατὰ τὴν τετάρτην ἡμέραν ἐλπίζειν ἔσεσθαι τὴν κρίσιν.
εἰ δὲ συνεχὴς εἴη, τό τε μέγεθος ὁρᾷν χρὴ καὶ τὴν κίνησιν. ἐν-
δέχεται γὰρ κατὰ τὴν τρίτην ἢ πέμπτην ἡμέραν γενέσθαι
τὴν κρίσιν, κατὰ μὲν τὴν τρίτην μεγάλου τε τοῦ νοσήματος
ὄντος καὶ ταχέως κινουμένου, κατὰ δὲ τὴν πέμπτην, εἰ μὴ
πάνυ μέγα μηδὲ ταχέως κινοῖτο. χρὴ γὰρ τὴν κρίσιν συνδρα-
μεῖν τῷ παροξυσμῷ, καὶ οὕτω σπάνιόν ἐστι τὸ κατὰ τὴν
τετάρτην κριθῆναι ὥστε Ἀρχιγένης μὲν δὶς ἔοικεν αὐτὸ παρ᾽
ὅλον αὐτοῦ τὸν βίον ἑωρακέναι, ἐγὼ δὲ μέχρι τοῦ νῦν ἅπαξ.

tem latius de omnibus his in primo libro. Doctrinae igitur
manifeſtioris gratia ducatur ad exemplum aliquis aegrotus,
qui primo die habeat ſigna manifeſtiſſima ſalutis, huic enim
omnino in primo quaternario ſinietur morbus. Utrum vero
per ſolutionem, vel criſim, magnitudine et parvitate diſtin-
guitur, ſiquidem magni judicantur omnino, qui autem parvi,
ſolvuntur ſolum. Sed dies criſis ex motu invenietur. Nam
ſi febris ſynochus fuerit ac nullus error acciderit, nam ſem-
per hujus oportet meminiſſe, in quarto die ſperandum eſt
criſim futuram. Si vero continua fuerit, magnitudinem
ac motum inſpicere oportet. Contingit enim in tertio, vel
quinto die criſim fieri, in tertio quidem, ſi morbus ſit ma-
gnus ac motum velocem habeat, in quinto autem, ſi neque
valde magnus ſit, neque velociter moveatur, oportet enim
criſim in idem tempus concurrere cum acceſſione. Et ita
raro accidit ut quarto die ſiat criſis, ut videatur bis tan-
tum Archigenes in toto tempore vitae ſuae id obſervaſſe, ego
vero ad hanc horam ſemel ſolum. Et cauſa eſt, quemad-

Ed. Chart. VIII. [433.]   Ed. Baf. III. (415.)

καὶ τοῦτο αἴτιόν ἐστιν, ὡς κἂν τοῖς περὶ κρισίμων ἡμερῶν εἴ-
ρηται, τοῦ τὴν κρίσιν πολλάκις ἐκ τῆς τετάρτης εἰς τὴν τρί-
την τε καὶ εἰς τὴν πέμπτην μεθίστασθαι. τὸ μὲν γὰρ οὕτως
ταχέως κρινόμενον νόσημα πάντως κάτοξυ· τοῖς κατόξεσι δὲ
πᾶσιν ἤτοι συνόχους ἔχειν πάντως ἀνάγκη τοὺς πυρετούς, ἢ
συνεχεῖς μὲν, ἀλλὰ διὰ τρίτης παροξυνομένους. οἱ μὲν δὴ σύνο-
χοι σπανιώτεροί τέ εἰσι καὶ μηδενὸς πλημμεληθέντος ἐν τῇ
τετάρτῃ κρίνονται, τῆς φύσεως ταῖς οἰκείαις περιόδοις ἐπὶ
τὴν κρίσιν ἀφικνουμένης. ἔστι δὲ καὶ αὐτὸ τοῦτο τὸ μηδὲν
πλημμεληθῆναι σπάνιον. οἱ δὲ συνεχεῖς ἐν τοῖς παροξυσ-
μοῖς κρινόμενοι τῇ τρίτῃ τῶν ἡμερῶν εὐλόγως, ἢ τῇ πέμ-
πτῃ λύονται. εἰ γὰρ καὶ τῇ τετάρτῃ κριθεῖέν ποτε, τῷ λόγῳ
τοῦ κατὰ τὴν τρίτην ἡμέραν παροξυσμοῦ τοῦτο πάσχουσιν.
ὁ γὰρ περὶ τὴν ἑνδεκάτην ὥραν, εἰ τύχοι, τῆς τρίτης ἡμέρας
εἰσβαλὼν παροξυσμός, ἤτοι διὰ τρίτης νυκτός, ἢ διὰ τετάρ-
της ἡμέρας ἐπιφέρει τὴν κρίσιν. ὅταν οὖν ἐν τῇ πρώτῃ τῶν
ἡμερῶν, αὖθις γὰρ ῥητέον ταὐτὰ, θεασάμενός τι πέψεως
ἐναργὲς γνώρισμα, πάντων δὲ δηλονότι τῶν ἄλλων σημείων

modum diximus in libris De diebus judicatoriis, ut crifis
faepius ex quarto die ad tertium et ad quintum transmute-
tur.   Nam morbus qui tam fubito crifim habet omnino
peracutus eft; in omnibus autem morbis peracutis neceffa-
rium eft febres, vel fynochos effe, vel continuas quidem,
fed quae per tertium exacerbantur.   Synochi quidem raro
eveniunt, et ubi nullus fit error, in quarto finiuntur per
crifim, natura propriis circuitibus ad crifim perveniente;
rarum vero etiam eft ut nullus fit error.   Continuae au-
tem febres, quae in acceffionibus crifim habent, tertio die
vel quinto rationabiliter finiuntur; nam fi quandoque etiam
quarto judicentur, ratione ejus acceffionis quae tertio die
fit, id patiuntur; quae enim circa horam undecimam, fi ita
contigerit, diei tertii acceffio invadit, vel tertia nocte, vel
quarto die invehit crifim.   Quum igitur primo die, rurfus
enim eadem repetenda, fignum aliquod coctionis manifeftum
apparuerit, reliquis etiam omnibus periculum nullum por-

BIBΛION Γ. 719

Ed. Chart. VIII. [433. 434.]   Ed. Baf. III. (415.)

ἀκινδύνων ὑπαρχόντων, εἰδείης μὲν ἤδη βεβαίως ὅτι περὶ
τὴν πρώτην τετράδα τὴν λύσιν ἀνάγκη γενέσθαι τῷ νοσήματι,
θεασάμενος δὲ τὸ μέγεθος αὐτοῦ προσεπιμάθοις ὅτι καὶ μετὰ
κρίσεως. [434] ἐκ γοῦν τῆς κινήσεως χρή σε τοῦ νοσήμα-
τος ἢ τὴν τρίτην, ἢ τὴν τετάρτην ἢ τὴν πέμπτην ἐλπίζειν·
εἰ μὲν πάνυ ταχέως κινοῖτο, τὴν τρίτην, εἰ δὲ βραδύτερόν
πως, τὴν πέμπτην, εἰ δὲ σύνοχος ὁ πυρετὸς εἴη, τὴν τετάρ-
την. συνεπιλαμβάνεται δὲ τῷ μὲν τάχει τῆς κινήσεως τό τε
μέγεθος τοῦ νοσήματος καὶ ἡ ὥρα τοῦ ἔτους καὶ ἡ ἡλικία
καὶ ἡ χώρα καὶ τὰ ἄλλα ὅσα πολλάκις εἴρηται πικρόχολα
τὴν φύσιν ὑπάρχειν, τῇ δὲ βραδύτητι τἀναντία. θέρους μὲν
γὰρ νεανίσκος φύσει θερμότερος ἐξ ἐνδείας καὶ πόνου ἐδεσ-
μάτων τε καὶ ποτῶν χολωδῶν συνεπιλήψεται τῇ τρίτῃ κρίσει,
καὶ μᾶλλον εἰ αὐχμώδης ἱκανῶς ἥ τε προγεγενημένη κατάστα-
σις εἴη καὶ ἡ νῦν ἐνεστῶσα καὶ τὸ χωρίον ἐν ᾧ νοσεῖ φύσει
θερμόν. εἰ δὲ καὶ τριταῖαι κρίσεις ἐπιδεδημηκυῖαι τηνικαῦτα
εἶεν, ἐστὶ βεβαιότερος ὁ στοχασμός. εἰ μέντοι τἀναντία πάντα
συνέλθοι, βραδυτέρα μὲν ἡ κίνησις τοῦ νοσήματος, οὐ πάνυ

tendentibus, tunc proculdubio fciemus, quod in primo qua-
ternario morbi folutionem fubfequi fit neceffarium. Quod
fi etiam ejus magnitudo infpecta fit, ulteriorem habebis noti-
tiam, quod cum crifi finietur. Ex morbi autem motu te
fperare oportet, quod crifis vel tertio die fiet, vel quarto,
vel quinto, fi quidem celer fit motus, tertio, fi vero quo-
dammodo tardior, in quinto, fi vero febris fuerit fyno-
chus, in quarto. Adjuvat motus celeritatem morbi magni-
tudo et anni tempus et regio et aetas et quaecunque alia
amarae bili conveniunt, tarditati autem metus infunt con-
traria. Aeftate enim adolescens natura calidior, poft in-
ediam et labores et cibos et potus biliofos, tertiana crifi oc-
cupabitur, et praefertim fi is qui antecefferit temporis fta-
tus admodum fqualidus extiterit et praefens etiam, et locus
in quo aegrotat fuerit natura calidior, fi vero et tertianae
crifes tunc populariter graffentur, adhuc certior eft conje-
ctura. Quod fi omnia contraria convenerint et motus
morbi tardior, neque magnitudo valde effatu digna et tem-

δέ τι τὸ μέγεθος ἀξιόλογον, ἡ δὲ ὥρα χειμών, ὁ δὲ νοσῶν
ἤτοι φύσει φλεγματωδέστερος, ἢ παρακμάζων, εἰς τὸν τῆς
πέμπτης ἡμέρας παροξυσμὸν ἐλπίζειν ἀφίξεσθαι τὴν κρίσιν,
ἔτι δὲ μᾶλλον, εἰ καὶ τὸ χωρίον ὑγρὸν εἴη καὶ ψυχρὸν, ἥ τε
παροῦσα κατάστασις ὁμοία καὶ αἱ κρίσεις ἐπιδεδημηκυῖαι
πεμπταῖαι, καὶ τἄλλα δὲ τὰ τούτοις (416) ἀνάλογα, ἀργία
τε καὶ πλησμονὴ, καὶ φλεγματώδη τὰ προεδηδεσμένα σιτία
χρόνῳ πλείονι. πάλιν οὖν ἕτερος ἄῤῥωστος ὑποκείσθω, μήπω
μὲν μηδὲν ἔχων ἐναργὲς πέψεως σημεῖον μήτ᾽ ἐν τῇ πρώτῃ
τῶν ἡμερῶν μήτ᾽ ἐν τῇ δευτέρᾳ, μὴ μέντοι κινδυνῶδες,
ἀλλὰ παντοίως ἀκίνδυνα πάντως. σωθήσεται μὲν δηλονότι
καὶ οὗτος, ἀλλ᾽ οὐκ ἐν τῇ πρώτῃ τετράδι τελέως ἀπαλλαγή-
σεται. προσέχειν οὖν αὖ δεῖ σε τὸν νοῦν ἐπιμελῶς, εἴ τι
πέψεως ἐναργοῦς ἐπιδείξει σημεῖον. εἰ γὰρ τοῦτο γένοιτο,
κατὰ τὴν ἑβδόμην ἡμέραν ἀνάγκη λυθῆναι τὸ νόσημα, μηδε-
νὸς ἐν τῷ μεταξὺ πλημμεληθέντος. εἰ δὲ μετὰ κρίσεως, ἢ μὴ,
τῷ μεγέθει τοῦ νοσήματος διορίζεσθαι. πρόδηλον γὰρ ὡς

pus anni fuerit hibernum, aeger autem vel natura pitui-
tofior, vel jam declinantis aetatis, fperandum eſt crifim ad
quinti diei accefſionem perventuram, adhuc autem magis, fi
locus natura frigidior atque humidior extiterit et praeſens
temporis ſtatus confimilis et quintanae crifes populariter
graſſentur, et reliqua his proportione reſpondentia, veluti
otium, repletio et efus ciborum pituitoforum a plurimo
tempore. Rurfus igitur alius aegrotus fubjiciatur, qui nul-
lum habeat fignum coctionis manifeftum, neque in primo
die, neque in fecundo, neque tamen perniciofum, fed om-
nino omnia fint citra periculum, falvabitur quidem et hic,
fed in primo quaternario non liberabitur integre. Oportet
igitur mentem diligenter adhibere, nunquid aliquod fignum
manifeftum coctionis oftendat; nam fi hoc fiat, necefſe eſt
ut in feptimo die aeger liberetur, modo interim nullus error
admittatur. Si vero per crifim, vel fine crifi falus fit fecutura,
hoc ex morbi magnitudine nofcitur. Liquet enim quod fi
magnus fuerit, omnino per crifim morbus finietur; quod

BIBΛION Γ. 721

Ed. Chart. VIII. [434.] Ed. Baf. III. (416.)

περ μέγα, πάντως μετὰ κρισεως· εἰ δὲ καὶ κινούμενον ὀξέως,
ἔτι δὴ καὶ μᾶλλον, ὥστε κᾂν ἁμαρτηθῇ τι μὴ πάνυ μέγα
περὶ τὸν κάμνοντα, πάντως μετὰ κρίσεως, καὶ οὕτως ἐλπίζειν
ἑβδομαίαν ἀπαντήσεσθαι κρίσιν. εἰ μέντοι μὴ πάνυ ταχέως
κινοῖτο, πλημμεληθείη δέ τι μεταξὺ περὶ τὸν ἄνθρωπον, εἰς
τὴν ἐννάτην ἡμέραν ἡ κρίσις μεταπίπτειν ὀφείλει. πάλιν οὖν
ἕτερος ἄῤῥωστος ὑποκείσθω τῶν ἀκινδύνως ἐχόντων ἐπὶ
τῆς ἑβδόμης ἡμέρας πρῶτον ἐναργὲς ἴσχων τι πέψεως ση-
μεῖον. οὗτος, εἰ μὲν μέγα τὸ νόσημα καὶ ταχέως εἴη κινού-
μενον, ἑνδεκαταῖος μᾶλλον ἢ τεσσαρεσκαιδεκαταῖος κριθήσε-
ται· μικροτέρου δὲ ὄντος, ἢ μὴ πάνυ ταχέως κινουμένου,
τεσσαρεσκαιδεκαταῖος μᾶλλον ἢ ἑνδεκαταῖος. ἐπιδιορίζεσθαι
δὲ δεῖ τοῖς ἄλλοις, εἰ μὲν καὶ νέος εἴη καὶ φύσει χολώδης καὶ
θέρος καὶ ἐν χωρίῳ φύσει θερμῷ καὶ τά τε τοῦ πρόσθεν
βίου καὶ τὰ τῆς παρούσης καταστάσεως ἐπὶ τὸ θερ-
μότερον ἅπαντα ῥέποι, πάντως ἐπὶ τῆς ἑνδεκάτης ἡμέρας
κριθήσεται οὗτος, καθάπερ εἰ καὶ τἀναντία τῶν εἰρημένων
ἅπανθ᾽ ὑπάρχει τῷ νοσοῦντι, κατὰ τὴν τεσσαρεσκαιδεκάτην.

fi etiam motus velocitas adjungatur, multo magis id fiet, ut
fi etiam aliquis error, non magnus tamen, circa aegrotan-
tem factus fuerit, omnino per crifim, et fic fperandum cri-
fim in feptimo eventuram. Quod fi non multum velociter
moveatur, aliquis vero error circa hominem interim fiat,
ad nonum diem crifis transfertur. Rurfus itaque fuppona-
mus aliquem falubri morbo laborare, qui die feptima aliquod
coctionis fignum habeat manifeftum; hic fi morbus magnus
extiterit et celeriter moveatur, undecimo potius quam de-
cimoquarto die crifim patietur, quod fi minor fuerit neque
celerem motum habuerit, decimoquarto magis quam unde-
cimo. Simul vero cum aliis eft diftinguendum, fi et juve-
nis fuerit et natura biliofus et tempus aeftivum et in loco
calido aegrotaverit, et prior victus et quaecunque praefenti
attinent ftatui, ad calidius declinaverint, omnino ifte die
undecimo crifim habebit, quemadmodum, fi omnia contraria
iis quae dicta funt, affuerint aegrotanti, in quartodecimo.

εἰ δὲ τινὰ μὲν εἴη, τινὰ δὲ μὴ, πλημμεληθέντος δέ τινος ἐν
τῷ μεταξὺ, κατὰ τὴν ἑνδεκάτην ἡμέραν οὐκ ἐνδέχεται κριθῆ-
ναι τὸ νόσημα. πολλάκις δὲ οὐδὲ κατὰ τὴν ιδ΄, ὅταν ᾖ μεῖ-
ζον τὸ ἁμαρτηθέν. εἰ μέντοι μηδὲν ἁμαρτηθείη, μικτὰ δ᾽ εἴη
τὰ συμπτώματα, γεγυμνασμένου τε καὶ ὀξέος ἐν τῷδε χρεία
τοῦ ἰατροῦ πρὸς τὸ διακρίνειν τὰ μείζονα τὴν δύναμιν ἔχοντα
σημεῖα, καὶ τῇ κατ᾽ αὐτὰ προδηλουμένῃ κρίσει πιστεῦσαι
μᾶλλον ἐπὶ τῶν οὕτως ἀμφιβόλων προγνώσεων. [435] εἰ δὲ
καὶ μὴ κατὰ τὴν ζ΄ αὐτὴν, ἀλλὰ κατὰ τὰς ἄλλας γε τὰς με-
ταξὺ τῆς ἑβδόμης τε καὶ τῆς ια΄ ἔνεστιν ἀκριβῶς ἐξευρεῖν τὸ
γενησόμενον. εἰ γὰρ ἤτοι τὸ μέγεθος ἢ τὸ τάχος τῆς τοῦ νο-
σήματος κινήσεως ἐπιταθείη κατὰ ταύτας τὰς ἡμέρας, ἀξιό-
λογός τε προσθήκη γίγνοιτο τοῖς τῆς πέψεως σημείοις, ἑνδε-
καταῖος ὁ τοιοῦτος ἄῤῥωστος κριθήσεται, καθάπερ εἰ καὶ
τἀναντία, τεσσαρεσκαιδεκαταῖος. ὑποκείσθω τοίνυν πάλιν
ἄῤῥωστος ἐν ἀκινδύνῳ νοσήματι κατὰ τὰς προτέρας ἡμέρας,
ἀργοτέραν τε τὴν κίνησιν ἔχων τοῦ πυρετοῦ καὶ μηδὲ περι-
καῶς πάνυ πυρέττων, ἀλλὰ καὶ σὺν τοῖς τῆς ἀπεψίας σημείοις·

Quod fi nonnulla quidem affuerint, nonnulla vero non, at-
que interim aliquis error inciderit, fieri non poteſt ut cri-
fis die undecimo ſubſequatur, ſaepius vero nec die decimo-
quarto, quando magis fuerit erratum. Sed fi nullus error
acciderit, mixta vero fuerint ſymptomata, hic opus erit me-
dico exercitato ao perſpicaci, ut ea quae vim majorem ha-
bent, ſigna diſtinguat, et illi quae ab ipſis oſtenditur criſi
fidem adhibeat certiorem in hisce adeo ambiguis praecogni-
tionibus. Si autem neque in ipſo ſeptimo die, in aliis certe
inter ſeptimum et undecimum id quod futurum eſt exqui-
fite discere licet. Nam fi magnitudo vel velocitas motus
morbi in eisdem diebus intendatur, ac coctionis ſignis effatu
digna acceſſio facta fuerit, hujusmodi aegrotus die undecimo
criſim patietur, ſicuti fi contra ſe habuerint, in quartode-
cimo. Subjiciatur rurſus aegrotus, qui in morbo ſalubri in
primis diebus tardiorem febris motum habeat, neque cum
nimis vehementi calore, veruntamen adſint cruditatis ſigna,

ὅτι μὲν ἐντὸς τῆς ιδ´ ὁ τοιοῦτος οὐκ ἂν ἀπαλλαγείη τοῦ νο-
σήματος ἤδη δῆλον. εἴτε δὲ κατ᾽ αὐτὴν ἐκείνην, εἴτε καὶ
ποῤῥωτέρω, τοῖς καιροῖς τῆς ὅλης νόσου διορίζεσθαι. τὰ
μὲν γὰρ τῆς ἀρχῆς σημεῖα μέχρι πολλοῦ παραμένοντα χρό-
νιον εἶναι δηλώσουσι τὸ νόσημα, τὰ δὲ τῆς ἀναβάσεως, εἰ
κατὰ τὴν δ´ ἢ τὴν ζ´ φανείη, περὶ τὴν ιδ´ ἐλπίζειν τι, διο-
ρισθήσεται δὲ ἐπὶ τῆς ια´. εἰ γὰρ ἅμα τὰ τρία τάδε συνδράμοι
κατὰ ταύτην τὴν ἡμέραν, ἥ τε τῆς κινήσεως ὀξύτης ἱκανὴν
αὔξησιν εἰληφυῖα καὶ τὸ μέγεθος τοῦ πυρετοῦ, καὶ προσέτι
πέψεως ἐναργὲς γνώρισμα, κατὰ τὴν ιδ´ ἡ κρίσις· ἔτι δὲ δὴ
μᾶλλον, εἰ καὶ τὰ τῆς ὥρας τε καὶ τὰ τῆς ἡλικίας, καὶ τὰ
τῆς φύσεως τοῦ νοσοῦντος, ὅσα τ᾽ ἄλλα τούτοις ἀνάλογον εἰς
τάχος κρίσεως συντελεῖ. μόνου δὲ τοῦ τῆς πέψεως ἐναργῶς
σημείου κατὰ τὴν ἑνδεκάτην ἡμέραν γινομένου, μὴ μέντοι
μήτε τοῦ μεγέθους τοῦ νοσήματος μήτε τοῦ τάχους τῆς κι-
νήσεως κατεπείγοντος, οὐκ ἂν ἐν τῇ ιδ´ κριθείη. ἀλλ᾽ εἰ μὲν
καὶ τὰ τῆς ὥρας καὶ τὰ τῆς ἡλικίας τοῦ κάμνοντος, ὅσα
τ᾽ ἄλλα τούτοις ἐστὶ σύστοιχα, πρὸς τὸ ψυχρότερον ῥέποι, μὴ

quod quidem intra quartumdecimum diem hic non liberabi-
tur morbo jam manifeſtum eſt. An vero in illa ipſa die,
vel poſtea, ex morbi temporibus diſtinguendum eſt, nam
principii quidem ſigna ſi diu permanſerint, diuturnum fore
morbum ſignificant. Augmenti vero ſi in quarta vel in ſe-
ptima die apparuerint, ſperandum eſt aliquid in quartode-
cimo, ſed in undecimo determinabitur. Nam ſi haec tria
in eo die conjuncta fuerint, et motus velocitas, quae ſuffi-
ciens ſumpſerit incrementum et febris magnitudo, ac prae-
terea manifeſtum coctionis indicium, fiet criſis in quartade-
cima, adhuc autem magis, ſi et anni tempus et aetas et ae-
grotantis natura et quaecunque alia his proportionibus re-
ſpondent, ad criſis celeritatem contulerint. Si vero ſolum
manifeſtum coctionis ſignum die undecima appareat, neque
tamen morbi magnitudo aut motus velocitas feſtinaverint,
tunc ultra diem decimumquartum criſis differetur. Sed ſi
quidem anni tempus et aetas aegrotantis et quaecunque alia
his proportione reſpondentia, ad frigidius declinaverint,

πρὸ τῆς κ´ ἐλπίζειν ἔσεσθαι τὴν λύσιν τοῦ νοσήματος. εἰ δὲ
μικτά πως εἴη καὶ ἡ ιδ´ τὰ σημεῖα τῆς πέψεως ἀξιολόγως αὐξή-
σειε, κατὰ τὴν ἑπτακαιδεκάτην ἡ κρίσις ἀπαντήσεται. εἰ δὲ
μηδ᾽ ἐπὶ τῆς ιδ´ νεωτερισθείη μηδὲν, ἀκριβῶς πάνυ προσέχειν
τὸν νοῦν τοῖς ἐπὶ τῆς ἑπτακαιδεκάτης ἐσομένοις. πιστότατον
γὰρ ἔσται τὸ κατ᾽ αὐτὴν φανὲν σημεῖον, εἰ καὶ πάνυ σμικρὸν
εἴη, καὶ προδηλώσει τὴν ἐπὶ τῆς κ´ ἡμέρας ἐσομένην κρίσιν.

Κεφ. ε´. Ὅτι δὲ αἱ τοιαῦται σύμπασαι κρίσεις, ἃς
ἐξηριθμησάμεθα, πασῶν εἰσιν ἄρισται, τουτέστιν ἀκίνδυνοί
τε καὶ τέλειαι καὶ ἀσφαλεῖς, εἰ τοῖς ἐξ ἀρχῆς εἰρημένοις ἅπα-
σαν ἠκολούθησέ τις, οὐδεμιᾶς ἀποδείξεως ἔτι προσδεῖται.
ὅταν γὰρ ἐπί τε σημείων ἀγαθῶν γίγνωνται καὶ πέψεως ἀκρι-
βοῦς, ἀρίστας ἀναγκαῖον ὑπάρχειν αὐτὰς, ὅπου γε καὶ ὁ πε-
πασμὸς μόνος ταχύτητι κρίσεως καὶ ἀσφάλειαν ὑγιείας ση-
μαίνει. οὐδὲ γὰρ ἐπινοῆσαι δυνατὸν ἐπ᾽ ἀκριβεῖ πέψει νοσή-
ματος ἀπαντῆσαί ποτε κρίσιν οὐκ ἀγαθὴν, ἀκριβὴς δὲ πέψις
ἐν ταῖς ἀκμαῖς γίνεται, καὶ διὰ τοῦτο ἀπ᾽ ἀρχῆς εὐθὺς ὑφ᾽

fperandum non eſt morbi ſolutionem ante vigeſimum diem
ſecuturam. Quod ſi mixta quoquo modo ſigna affuerint et
dies decimusquartus coctionem inſigniter auxerit, die deci-
mo ſeptimo criſis occurret. Si vero neque die quartodecimo
aliquid novatum fuerit, tunc ad ſeptimum decimum diem eſt
reſpiciendum, ſi enim in eo aliquod ſignum apparuerit, id
fidiſſimum erit, quamvis valde exiguum fuerit, vigeſimoque
die criſim futuram praemonſtrabit.

Cap. V. Quod vero hae criſes univerſae, quas nu-
meravi, omnium optimae ſint, hoc eſt ſecurae atque perfectae
et certae, ſi quis ea omnia quae a principio dicta ſunt, aſſe-
quutus eſt, nulla amplius egebit demonſtratione. Quum
enim poſt ſigna optima atque exquiſitam coctionem factae
fuerint, neceſſe eſt ut optimae ſint, quoniam et ſola coctio
criſis celeritatem et ſalubrem ſecuritatem oſtendit, neque
enim vel animo concipi poteſt, quod poſt morbi exquiſitam
coctionem criſis mala ſequatur. Exquiſita vero coctio fit
tempore ſtatus, atque idcirco ab initio ipſo nos admonui-

ἡμῶν παρήνητο μηδὲν οὕτως ἀσκεῖν προγινώσκειν ὡς τὴν
ἀκμὴν τοῦ νοσήματος. εἰ γὰρ καὶ τὸ σχῆμα τῆς διαίτης ὡς
πρὸς ἐκείνην συντάττεται, καὶ κρίσις ἀρίστη κατ᾽ ἐκείνην γί-
νεται, καὶ πασῶν ἐστι τῶν κρίσεων αὕτη κανών. εἰ γὰρ ἡ
ἐγγυτέρω ταύτης ἀεὶ τῆς πορρωτέρω βελτίων, οὐδὲν οὕτως
ἀσκεῖν χρὴ τὸν ἰατρὸν ὡς προγινώσκειν ἀκμήν. ἔστω γὰρ ἐπὶ
τῆς ιδ᾽ ἡμέρας ἐλπίζεσθαί σοι τὴν ἀκμήν, ἤτοι δὲ διὰ μέγεθος
τοῦ νοσήματος [436] ἢ διὰ τὸ τῆς κινήσεως τάχος, ἢ καὶ
δι᾽ ἄλλόν τινα ἔξωθεν ἐρεθισμὸν, ἐπὶ τὴν ια᾽ εἰσβάλλειν τὴν
κρίσιν, οὐκέτ᾽ οὐδὲ τελείαν αὐτὴν, οὐδ᾽ ὅλως ἀγαθὴν ἐλπί-
σαι δυνατὸν, ἀλλ᾽ ἐν παντὶ δέει κατὰ τοῦτον τὸν καιρὸν
ἀνάγκη εἶναι, καὶ μάλιστα, εἰ καὶ μὴ παντάπασιν ἀκίνδυνον
ὑπάρχει τὸ νόσημα. σωτηρίου μέντοι φαινομένου, τὸ γοῦν
ἤτοι μετὰ χαλεπῶν γενέσθαι συμπτωμάτων τὴν κρίσιν, ἢ μὴ
τελείαν, ἢ πάντως ὑποτροπιάσειν ἀναγκαῖον ὑποπτεύειν.
οὕτως ἄρα μεγίστη τις δύναμις ἐν τοῖς πεπασμοῖς ἐστι, καὶ
διὰ τοῦτο καὶ ἐν ταῖς ἀκμαῖς. καὶ γὰρ οὖν καὶ εἴ τινα κατὰ
ταύτας οὐκ ἐκρίθη νοσήματα, κριθῆναι τούτοις ἐπὶ τῶν

mus nulli alteri exercitationi tam effe intendendum quam
ad morbi flatum praecnoscendum. Nam fi forma victus ad
illum inftituitur et crifis optima in illo fit, atque omnium
crifiam ipfa eft regula, quae enim huic proximior eft altera
magis diftante potior femper eft, in nulla re adeo exerci-
tandus eft medicus, quantum in flatus praecognitione. Efto
igitur ut in die quartodecimo fpes fit fore flatum et aut ob
morbi magnitudinem, vel motus velocitatem, vel propter
aliquod aliud extrinfecum irritamentum, crifis die unde-
cimo anticipet, neque ipfam perfectam, neque omnino bo-
nam fperare poffumus: fed hoc tempore omnino timendum
eft, praefertim fi neque in totum morbus periculo vacat.
Quod fi falubris apparuerit, verendum eft ne crifis vel
cum gravibus fiat fymptomatis, vel non perfecta, vel omi-
nino revertatur, adeo magnam habent vim coctiones, ac
propterea etiam morbi flatus. Et quidem fi morbi in hoc
tempore crifim non habuere, fieri non poteft ut in declina-

παρακμῶν ἀμήχανον. ὅσα γὰρ ἂν ἅπαξ ὑπερβῇ τὸν τῆς ἀκ-
μῆς καιρὸν, ἄκριτα μείναντα, κατὰ βραχὺ ταῦτα λύεται, καὶ
μὲν δὴ καὶ κίνδυνος ἔτι θανάτου μετὰ τὸν τῆς ἀκμῆς καιρὸν
οὐδείς ἐστιν. ἐμοὶ γοῦν κριτῇ, καίτοι δοκοῦσί τινες ἑωρᾶσθαι
τεθνεῶτας ἐν ταῖς παρακμαῖς. ἀλλ᾽ εἴτε τῇ πείρᾳ χρὴ κρίνειν,
εἴτε τῷ λόγῳ, κατ᾽ ἄλλο τι τούτους ἀποθανόντας οἶδα, καὶ
οὐ κατ᾽ αὐτὸ τὸ νόσημα· πάντες γοῦν ἐφ᾽ ἁμαρτήμασιν ἀπώ-
λοντο, μάλιστα μὲν τοῖς ἑαυτῶν, ἐνίοτε δὲ καὶ τοῖς τῶν
(417) ἰατρῶν. οὕτω μὲν ἡ πεῖρα μαρτυρεῖ τὸ μηδένα κατὰ
τὰς παρακμὰς ἀποθανεῖν δι᾽ αὐτὸ τὸ νόσημα, ταύτης δ᾽
ἔτι πολὺ μᾶλλον ὁ λόγος. οὐ γὰρ ἐγχωρεῖ πεφθέντων τῶν
νοσερῶν αἰτίων, οὐδὲ τῆς φύσεως ἐπικρατούσης ἔτι, ἀπολέ-
σθαι τὸν ἄνθρωπον, ἄν γε θεραπεύηται καλῶς ὑπὸ τῶν ἰα-
τρῶν. ὅπου γὰρ διήνεγκέ τε καὶ ἀπεμαχέσατο, καὶ ἀντήρκεσε
τῷ σφοδροτάτῳ τῆς νόσου, καὶ κατηγωνίσατο τὰ λυποῦντα,
τοῦτο γάρ ἐστιν ὁ πεπασμὸς, οὐκ ἐνδέχεται ταύτην οὐκέτι νι-
κηθῆναι. καὶ μὴν εἴπερ ἀήττητος ἡ φύσις τοῦ νοσήματος εἴη,
κατ᾽ οὐδένα τρόπον ἐγχωρεῖ θάνατον ἀπαντῆσαι, εἴ γε δὴ

tione habeant, quicunque enim ſtatus tempus ſemel prae-
terierint, hi ſine criſi perſeverant et paulatim ſolvuntur.
Et nullum eſt mortis periculum tempore ſtatus elapſo, quan-
tum judicio aſſequi poſſum, et tamen quidam ſunt, qui pu-
tant ſe vidiſſe aegrotos in declinationibus periiſſe. Sed ſi
experientiae vel rationi credere oportet, novi ipſos alia ra-
tione quam morbi interiiſſe, omnes ſi quidem erroribus in-
teriere, praecipue quidem ſuis ipſorum, ſed et aliquando
medicorum. Sic quidem experientia teſtatur neminem un-
quam vi morbi in declinationibus periiſſe, ſed adhuc magis
ratio; neque enim poſſibile eſt, coctis jam cauſis morbificis,
ac jam natura victrice aegrum interire, modo recta curatio
a medicis adhibeatur. Ubi enim natura ſuperior evaſit et
debellavit et reſtitit vehementiori morbi conatui et quae in-
feſtabant, expugnavit, hoc enim eſt ipſa coctio, fieri non
poteſt ut deinceps ſuccumbat. Quod ſi a morbo natura
non vincatur, mortem ſubſequi nullo modo contingit, ſi-

μηδ᾽ ἄλλό τι θάνατός ἐστι παρὰ τὴν παντελῆ τῆς φύσεως ἧτ-
ταν, διαρκούσης δὲ καὶ κρατούσης καὶ νικώσης ἀνάγκη σά-
ζεσθαι τὸ ζῶον. ἐκ πάντων οὖν ὁ λόγος ἀναγκάζει τοῖτ᾽
ἀσκεῖν μάλιστα, τῆς νόσου προγινώσκειν τὸ μέρος, ὃ καλοῦ-
σιν ἀκμήν. καὶ γὰρ δὴ καὶ ἡ τοῦ τεθνήξεσθαι τὸν ἄνθρω-
πον, ἢ μὴ τεθνήξεσθαι πρόγνωσις, ἄνευ τοῦ προγνῶναι τὸν
καιρὸν τῆς ἀκμῆς οὐκ ἄν ποτε γένοιτο. τότε γὰρ πρῶτον
ἀποθανεῖν ἀναγκαῖον, ὅταν ἡ δύναμις ὑπὸ τοῦ νοσήματος
ἡττηθῇ. χρὴ δὲ, εἴτε δύναμιν, εἴτε φύσιν εἴποιμι, ταὐτὸν
ἀκούειν σε νῦν, καὶ μὴν οὐκ ἐγχωρεῖ σε γνῶναί ποτε, πότερον
πρῶτον ἡττηθήσεται, τοῦ μέλλοντος ἀδήλου παντάπασιν
ὑπάρχοντος. εἰ μὲν γὰρ ἐντὸς ἡμέρας μιᾶς ἡ κρίσις ἔσεσθαι
μέλλει, φθάσει δηλονότι σωθεὶς ὁ νοσῶν, πρὶν τὴν δύναμιν
ὑπὸ τοῦ νοσήματος νικηθῆναι. εἰ δ᾽ οὐκ ἐνδέχεται πρὸ τῶν
κ᾽ ἡμερῶν, εἰ τύχοι, γενέσθαι τὴν ἀκμήν, ἐνδέχεται φθάσαι
καμεῖν ἐν τῷ χρόνῳ τὴν δύναμιν, ὥστε τῶν ὁμοίων πάντων
φαινομένων ἀῤῥώστων ἐγχωρεῖ τὸν μὲν σωθῆναι, τὸν δ᾽ ἀπο-
λέσθαι διὰ τὸν καιρὸν τῆς μελλούσης ἀκμῆς. εἰ μὲν οὖν εἶχέ τις

quidem nihil aliud mors eſt niſi abſoluta naturae proſtra-
tio, ubi vero ipſa perdurat, dominatur ac vincit, hominem
neceſſe eſt liberari. Ex omnibus igitur nos ratio cogit in
id maxime eſſe incumbendum, ut eam morbi partem prae-
noscamus, quam ſtatum vocant; nam ſi moriturus eſt aeger,
aut non, nemo praecognoscet; niſi ſtatus tempus praecogno-
verit. Tunc enim primum mori aegrotantem eſt neceſſa-
rium, quum vires morbo ſuccubuerint, ſive autem vires,
ſive naturam dixero, idem te nunc intelligere oportet, et
quidem utrum prius ſuperabitur, ſciri non poteſt, ſi futu-
rum penitus fuerit incertum. Nam ſi criſis intra unum diem
eſſe debeat, ſalvabitur aeger antequam vires a morbo pro-
ſternantur. Si vero ante viginti dies., ita enim contingat,
non poſſit ſtatus advenire, fieri poteſt ut interim natura ſa-
tigetur adeo ut quum aegroti omnino ſimiliter habere vide-
antur, alter quidem ſalvetur, alter moriatur, ob ſtatus fu-
turi tempus. Si quis vero nos alium modum ſciret edocere,

ἄλλον ἡμᾶς διδάξαι διορισμὸν εἰς τὸ διακρίνειν δύνασθαι
τούς τ᾿ ἀπολεσθησομένους καὶ σωθησομένους, οἰδὲν ἂν ἴσως
εἰς τοῦτο δεοίμεθα διαγινώσκειν ἀκμὴν μέλλουσαν, εἰ οὐκ ἐν-
δέχεται τῶν ὡσαύτως φαινομένων νόσων ὅστις ἐστὶν ὁ σω-
θησόμενος, ἢ τεθνηξόμενος, ἑτέρως ἢ ὡς ἐγὼ νῦν εἴρηκα,
μεγίστη καὶ κατὰ τοῦτο χρεία τοῦ προγνῶναι τὴν ἀκμήν.
Ἱπποκράτης μὲν οὖν συντεκμαίρεσθαί φησι χρῆναι τὸν νο-
σέοντα, εἰ ἐξαρκέσει πρὸς τὴν ἀκμὴν τῆς νόσου, καὶ πότερον
ἐκεῖνος ἀπαυδήσει πρότερον, καὶ οὐκ ἐξαρκέσει τῇ διαίτῃ, ἢ
ἡ νοῦσος ἀπαυδήσει πρότερον καὶ ἀμβλυνεῖται. φαίνεται δὲ
καὶ Διοκλῆς καὶ Πλειστόνικος καὶ Πραξαγόρας καὶ Φιλότιμος
καὶ πάντες ἁπλῶς εἰπεῖν οἱ δοκιμώτατοι τῶν ἰατρῶν οὐδὲν
ἐξευρίσκοντες ἄλλο βέλτιον εἰς διάγνωσιν τοῦ τεθνήξεσθαι
τὸν ἄνθρωπον, ἢ σωθήσεσθαι. [437] τοῖς δὲ πάντῃ τὰ καλὰ
τῆς τέχνης λυμηναμένοις οὔτ᾿ ἄλλό τι σοφώτερον ἐξεύρηται,
καὶ τοῦτ᾿ ἐσχάτως ἠμέληται. τίς γὰρ αὐτῶν ἢ μέγεθος νο-
σήματος, ἢ ῥώμην δυνάμεως ἀσκεῖ διαγινώσκειν, ἢ τὴν μέλ-
λουσαν ἀκμὴν προγινώσκειν; καὶ μὴν ἄνευ τῆς τῶν τριῶν

quo morituros a falvandis poffemus diftinguere, non effet
fortaffis ad hoc ftatus neceffaria praecognitio, fed quum
aliam viam quam nuper dictam invenire nequeamus, aegro-
tis fimiliter habere apparentibus, quis falvabitur, quisve mo-
rietur, maxima ex hoc praecognoscendi ftatus neceffitas ori-
tur. Hippocrates igitur ita inquit: *Conjectura affequi
oportet, an aeger cum eo victu usque ad morbi ftatum per-
durabit, et utrum ipfe prius deficiet, neque cum eo victu
perdurabit, vel morbus antea finietur et obtundetur.* Vi-
dentur quidem et Diocles et Pliftonicus et Praxagoras et Phi-
lotimus atque omnes, ut ita dixerim, probatiffimi medici
nihil aliud melius inveniffe ad judicandum, nunquid aeger
falvabitur aut morietur: qui vero omnia bona artis dete-
riora fecerunt, ii neque aliquod aliud fapientius exogitave-
runt et hoc maxime neglexerunt. Quis enim eorum eft,
qui aut morbi magnitudinem aut naturae robur cogno-
fcer ftudeat, aut futurum ftatum praecognoscere? Et
quidem fine horum trium exacta dignotione nihil de fa-

BIBΛION Γ. 729

Ed. Chart. VIII. [437.]　　　　　　Ed. Baf. III. (417.)

τούτων ἀκριβοῦς διαγνώσεως οὐκ ἐνδέχεται περὶ σωτηρίας
οὐδὲν ἐξευρεῖν, οὐ μᾶλλον ἢ εἰ φορτίον τις ἱκανὸς κομίζειν
ἔσοιτο, χωρὶς τοῦ καὶ τὴν ῥώμην εἰδέναι τοῦ ἀνθρώπου καὶ
τὸ μέγεθος τοῦ φορτίου καὶ τὸ μῆκος τῆς ὁδοῦ. ἀνάλογον
γάρ ἐστιν ἡ μὲν δύναμις τῷ βαστάζοντι, τὸ δὲ νόσημα τῷ
φορτίῳ, τὸ δὲ μῆκος τοῦ χρόνου τὸ μέχρι τῆς ἀκμῆς τῷ μή-
κει τῆς ὁδοῦ. πῶς οὖν οἷόν τέ ἐστι γνῶναι περὶ τοῦ κάμνον-
τος, εἰ ἐξαρκέσει, μηδεμίαν ἔχοντα πρόγνωσιν περὶ τῆς ἀκμῆς;
ἐξ ἁπάντων οὖν ὁ λόγος ἀναγκάζει μηδὲν οὕτως ἀσκεῖν ὡς
τῆς μελλούσης ἀκμῆς τὴν πρόγνωσιν. εἰ γὰρ καὶ διαιτῆσαι κα-
λῶς οὐκ ἐγχωρεῖ χωρὶς τοῦ ταύτην προγνῶναι, καὶ περὶ
σωτηρίας τοῦ νοσοῦντος, ἢ περὶ θανάτου, καθ᾽ ἕτερον τρό-
πον οὐχ οἷόν τε σαφῶς ἐξευρεῖν. ἀλλ᾽ οὐδὲ περὶ κρίσεως, εἴτε
ὅλως, εἴτε μηδ᾽ ὅλως ἔσται καὶ γινομένη πηνίκα καὶ ὁποία
τις ἔσται, χωρὶς τῆς κατὰ τὴν ἀκμὴν προγνώσεως ἀδύνατον
εἰδέναι. μέγιστον ἂν εἴη καὶ πρῶτον ἁπάντων τῶν κατὰ τὴν
τέχνην ἀκμῆς μελλούσης ἀσκῆσαι πρόγνωσιν. ὅπως μὲν οὖν
χρὴ τοῦτο ποιεῖν, ἔμπροσθεν εἴρηται.

lute inveftigari contingit, non magis quam hoc, nunquid
aliquis portando oneri fufficiat fciri poteft, hominis robore,
oneris magnitudine et viae longitudine antea non perfpecta;
nam aegri vires portanti onus, morbus vero oneri, tempus
autem quod usque ad ftatum extenditur, longitudini viae
refpondet.　Quo pacto igitur de aegrotante fciri poteft,
nunquid fufficiat, fi nulla ftatus praecognitio habeatur? Ex
omnibus igitur ratio cogit nil tam ftudiofe effe discendum
quam futuri ftatus praenotionem.　Si enim neque conve-
niens victus adhiberi poteft, fi hic non praecognoscatur, neque
de aegri falute, vel morte alio modo manifeftam haberi no-
titiam contingit.　Sed neque de crifi, nunquid futura fit, aut
omnino non erit, et fi fiat, quando et qualis erit fciri po-
teft, fi praecognitio ftatus non habeatur.　Quare maximum
hoc erit artis opus et caeteris omnibus anteferendum ad prae-
cognoscendum futurum ftatum exercitatio.　Sed quomodo
hoc fieri poteft, antea diximus.

Κεφ. στ'. Νυνὶ δ' ὅπερ ἔμπροσθεν ἐλέγομεν ἀνα-
ληπτέον, ὡς ἐκ τοῦ γνῶναι μέγεθος τοῦ νοσήματος καὶ ἰσχὺν
δυνάμεως καὶ ἀκμῆς καιρὸν, εἴτε σωθήσεται προγνόντες ὁ
κάμνων, εἴτε μὴ, δυναίμεθ' ἂν συλλογίζεσθαί τι περὶ τοῦ
χρόνου καὶ τοῦ τρόπου τῆς κρίσεως. εἰ μὲν γὰρ ἀκίνδυνον
εὑρίσκοιτο τὸ νόσημα πάντη, καὶ μήτ' ὀξύτης αὐτοῦ κατεπεί-
γοι μήτε μέγεθος, ἀλλὰ μηδὲ πλημμεληθείη τι περὶ τὸν κάμ-
νοντα, τὸν τῆς ἀκμῆς καιρὸν ἡ κρίσις ἀναμένει, καὶ αὕτη μέν
ἐστιν ἡ ἀρίστη κρίσις, ἤδη γὰρ πεπεμμένου τοῦ νοσήματος
γίνεται. εἰ δέ γε ἤτοι διὰ τὸ μέγεθος, ἢ τὸ τῆς κινήσεως τά-
χος, ἢ διά τινα ἄλλον ἐρεθισμὸν, ἐντὸς τῆς ἀκμῆς ἀναγκα-
σθείη τὸ νόσημα κριθῆναι, τοσοῦτον τῆς ἀρίστης κρίσεως ἡ
νῦν ἔσται χείρων ὅσον ἔφθασε τὴν ἀκμήν. εἰ δὲ μηδ' ἐξαρ-
κέσαι δύναιτο μέχρι τῆς ἀκμῆς, ἀνάγκη μὲν ἀποθανεῖν ἐν τῷ
τοιούτῳ νοσήματι τὸν ἄρρωστον, ἀλλ' οὐ πάντως ἐγγὺς τῆς
ἀκμῆς· ἐνδέχεται γὰρ καὶ πολὺ θᾶττον αὐτῆς καὶ κατ' ἀρχὰς
εὐθὺς ὅλης τῆς νόσου. κρίσις μὲν γὰρ ἤτοι κατὰ τὴν ἀκμὴν
ἢ μικρὸν πρὸ αὐτῆς γίνεται, θάνατος δὲ ἐν τοῖς τρισὶ καιροῖς,
ἀρχῇ καὶ ἀναβάσει καὶ ἀκμῇ.

Cap. VI. Nunc vero quod nuper dicebamus repe-
tendum, fi cognoverimus ex magnitudine morbi et viribus
aegrotantis et tempore ftatus, nunquid liberabitur aut mo-
rietur, colligere ita aliquid poterimus de crifis tempore et
modo.   Si quidem morbus falubris inveniatur et neque ejus
acerbitas, neque magnitudo feftinent, neque error aliquis
circa aegrotum admittatur, ftatus tempus crifis expectat, et
haec quidem optima crifis eft, fit enim morbo jam cocto.
Si vero vel propter morbi magnitudinem, vel motus celeri-
tatem, vel propter aliquod aliud irritamentum ante ftatum
crifis venire cogatur, tanto haec optima deterior erit, quanto
ftatum anticipaverit.   Quod fi neque usque ad ftatum fuffi-
cere poffit, neceffarium eft aegrotantem ex hoc morbo in-
terire, non tamen omnino prope ftatum, contingit enim
et multo celerius et ftatim circa morbi totius initia.   Cri-
fis enim vel in ftatu, vel parum ante ipfum fit, mors
autem in tribus temporibus, principio, augmento et ftatu.

BIBΛION Γ'.   731

Ed. Chart. VIII. [437. 438]   Ed. Baſ. III. (417.)

Κεφ. ζ'.   Πλειόνων δὲ ὄντων πραγμάτων, ἵνα ὁ λό-
γος ᾖ σαφὴς, συγχωρησάτωσαν ἡμῖν οἱ σοφισταὶ καθ' ἕκα-
στον αὐτῶν ἴδιον ὄνομα θέσθαι, κἂν εἰ μὴ συγχωροῖεν δὲ
μακρὰν χαίρειν αὐτοῖς εἰπόντες, οὐ γὰρ ἐκείνοις, ἀλλὰ τοῖς
τὴν ἀλήθειαν ἀσκοῦσιν ὁ λόγος ὅδε σύγκειται, σκοπῶμεν οὕ-
τως. εἰ μὲν δή τις ἀθρόως ἀπηλλάγη τῆς νόσου, πάντως μὲν
τούτῳ κένωσις ἀξιόλογος ἀπήντησε δι' ἐμέτων ἢ γαστρὸς ἢ
ἱδρώτων ἢ οὔρων ἢ αἱμοῤῥαγίας ἐκ ῥινῶν, ἢ αἱμοῤῥοΐδων ἐξ
ἕδρας, [438] ἢ καταμηνίων φορᾶς ἐπὶ γυναικῶν, ἀλλὰ καὶ
παρωτίδες ἀπήλλαξαν οὐκ ὀλίγους, ἐν καιρῷ τῷ δέοντι φα-
νεῖσαι καὶ εἰς γόνατα καὶ εἰς πόδας καὶ εἰς ἄλλο τι καὶ ἄλλο
τῶν ἀκύρων μορίων ἀπόσκημμα. καὶ μὲν δὴ καὶ προηγεῖταί
τε καὶ συνεδρεύει τούτοις ἅπασιν οὐ σμικρὰ ταραχὴ κατὰ τὸ
σῶμα τοῦ κάμνοντος, παραπαίουσί τε καὶ δυσπνοοῦσι καὶ
ἀσώδεις εἰσὶ, καὶ τὰ ἄλλα ὅσα ἔμπροσθεν εἴρηται πάσχουσιν.
εἰς μὲν δὴ τρόπος ὅδε λύσεως νοσημάτων, ὃν οὐχ ἡμεῖς μόνοι
νῦν ἀξιοῦμεν ἕνεκα σαφοῦς διδασκαλίας ὀνομάζεσθαι κρίσιν,

Cap. VII.   Quum vero res plures ſint, concedant mihi
ſophiſtae manifeſtioris doctrinae gratia ſingulis proprium
nomen imponere.   Et ſi hoc ipſi non conceſſerint, longe
eis valere juſſis, neque enim ipſis, ſed iis qui veritati ſtudent,
hic ſermo componitur, ita conſideremus.   Si quis ſubito
morbo liberatur, omnino huic aliqua evacuatio effatu digna
contingit vel per vomitum, vel ver ventris exonerationem,
vel ſudores, vel urinas, vel ſanguinis e naribus profluvium,
aut ex ſede per haemorrhoidas, aut in mulieribus per pur-
gationem menſtruorum.   Sed et parotides non paucos in
tempore opportuno liberarunt et ad genua et ad pedes et
ad aliam quampiam partem ignobilem decubitus.   Et qui-
dem antecedit his omnibus atque aſſidet non modica in ae-
grotantium corpore perturbatio, delirant enim et difficilem
habent anhelitum et anxii ſunt atque alia quae prius dixi-
mus patiuntur.   Unus quidem hic modus eſt morborum
ſolutionis, quem non modo nos criſim nominare inſtitui-
mus manifeſtioris doctrinae gratia, ſed omnes etiam qui nos

Ed. Chart. VIII. [438.]   Ed. Baf. III. (417. 418.)

ἀλλὰ καὶ οἱ παλαιοὶ πάντες οὕτως ἐκάλουν. ἕτερος δὲ τὰ μὲν
ἄλλα τῷδε σύμπαντ᾽ ἔχων τὰ αὐτὰ, μόνῳ δὲ διαφέρων τῷ μὴ
τελέως ἀπαλλάττειν τῆς νόσου. ὀνομάζεται δὲ καὶ οὗτος ἐνίοτε
μὲν ἁπλῶς κρίσις, ὥσπερ καὶ ὁ πρότερος, ἐνίοτε δὲ μετὰ
προσθήκης ἀτελὴς κρίσις, ἢ ἐλλιπὴς κρίσις. ὅσα δὲ κατὰ
βραχὺ παύεται νοσήματα, λύεσθαι μὲν ἐν τῷ παρόντι λεγέ-
σθω, κρίνεσθαι δὲ μὴ λεγέσθω, καίτοι τοῦτο ἔφαμεν ὀνομά-
ζεσθαί ποτε καταχρωμένων κρίσιν, ἀλλὰ νῦν ἐπὶ τρισὶ τοῖς
εἰρημένοις ἴδιον ἑκάστῳ σαφηνείας ἕνεκεν ὄνομα κείσθω·
κρίσις μὲν ἁπλῶς ἡ ὀξύῤῥοπος τῆς νόσου λύσις, ἐλλιπὴς δὲ
κρίσις ἡ ὀξύῤῥοπος μείωσις· ἁπλῶς δὲ λύσις ἡ ἐν χρόνῳ τε
πλείονι καὶ κατὰ μικρὸν γινομένη. ὥσπερ δὲ ταῖς κρίσεσιν
ἐξ ἀνάγκης ἤτοι κένωσις ἀξιόλογος, ἢ πάν(418)τως γ᾽ ἀπό-
σκημμα μετά τινος ὀξείας γίνεται ταραχῆς, οὕτως ταῖς λύσε-
σιν οὔτε σάλος οὐδεὶς οὔτε κένωσις οὔτε ἀπόσκημμα συμ-
πίπτει. τρεῖς μὲν δὴ τρόποι μεταβολῆς νοσημάτων οἵδε, μέλ-
λοντος σωθήσεσθαι τοῦ κάμνοντος· τρεῖς δὲ ἄλλοι τούτοις

antecefferunt eodem nomine crifim nominabant. Alter
vero modus eſt, qui haec quidem omnia fervat, uno autem
tantum modo differt, quia non integre a morbo liberat.
Nominatur vero et hic nonunquam quidem crifis fimpliciter,
ficuti et prior, aliquando etiam cum additione crifis imper-
fecta, vel crifis defecta. Quicunque autem morbi paulatim
finiuntur, folvi quidem in praefentia dicuntur, per crifim
autem finiri nequaquam, quamvis aliquando per abufionem
hoc etiam crifim nominari dixerimus. Sed nunc fingulis
trium eorum quae diximus, claritatis caufa, fit proprium no-
men impofitum: crifis quidem fimpliciter morbi folutio
fubita, defecta vero crifis fubita morbi diminutio; folu-
tio autem fimpliciter quae in longiori tempore et paulatim
facta eſt. Sicuti vero vel effatu digna evacuatio, vel om-
nino decubitus cum veloci perturbatione necelfario in crifi-
bus fiunt, ita in folutionibus neque agitatio aliqua neque eva-
cuatio neque decubitus accidunt. Tres quidem hi funt
modi commutationis morborum, quum morbo liberari de-
bet aegrotus. Tres vero alvi oppofiti iftis exiftunt, quum

ἀντίστροφοι μέλλοντος τεθνήξεσθαι. ἢ γὰρ ἀθρόως ἀπο-
θνήσκει τις ἅμα ταραχῇ καὶ σάλῳ καί τισιν ἐκκρίσεσιν, ἢ
ἀποσκήμμασιν ἀξιολόγοις, ἢ οὐκ ἀπέθανε μὲν ἐπὶ τοῖσδε, χεί-
ρων δ᾽ ἀπεδείχθη μακρῷ. καλείσθω δὴ ταῦτα κοινῇ μὲν ἄμφω
κρίσεις οὐκ ἀγαθαὶ, μηδὲν διαφέροντος εἴθ᾽ οὕτως, εἴτε
κακὰς κρίσεις ὀνομάζομεν αὐτὰς, ἰδίᾳ δ᾽ ἑκατέρα τελεία μὲν
ἡ προτέρα, ἐλλιπὴς δὲ ἡ δευτέρα. τὸ δὲ τρίτον εἶδος τῆς κα-
κῆς μεταβολῆς, τὸ κατὰ βραχὺ γινόμενον ἄχρι θανάτου, μα-
ρασμὸς ὀνομαζέσθω. ταυτὶ μὲν οὖν τρία τρισὶν ἀντίκειται.
τέταρτος δὲ τρόπος ἐστὶν ὀξυῤῥόπου μεταβολῆς ἐπὶ τὸ χεῖ-
ρον, ἄνευ μεγάλων ἐκκρίσεων, ἢ ἀποσκημμάτων, ὃν οὐδὲ
κρίσιν ὀνομάζω. ὅτι μὲν οὖν ἕτερον εἴπομεν εἶναι τόνδε τὸν
τὸν τρόπον ἐκείνων, οὓς ἅμα σάλῳ τέ τινι καὶ ταραχῇ καὶ
σὺν ἐκκρίσεσιν ἀξιολόγοις, ἢ ἀποσκήμμασιν ἐλέγομεν γίνεσθαι,
πρόδηλον παντί. καὶ γὰρ καὶ τὸ χωρὶς ἐκείνων τῶν συμπτω-
μάτων, ἃ πρόσθεν ὠνομάσαμεν κρίσιμα καὶ τὸ χωρὶς ἐκκρί-
σεως, ἢ ἀποσκήμματος, ἕτερόν ἐστι τοῦ σὺν ἐκείνοις. εἰ δὲ
ὀρθῶς, ἢ μὴ, τῷδε τῷ τρόπῳ τοῦ θανάτου τὸ τῆς κρίσεως

moriturus eſt.   Vel enim ſubito moritur una cum turbatione
et agitatione et quibusdam excretionibus vel decubitibus effatu
dignis, vel mortem non ſubiit quidem ex iſtis, ſed multo
deterius evaſit. Vocentur autem hae duae criſes non bonae,
quum nihil referat, ſive hoc modo, ſive malas criſes nomi-
nemus, ſeorſum vero prima quidem perfecta, ſecunda vero
imperfecta.   Tertia vero ſpecies malae permutationis, quae
paulatim ſit usque ad mortem, marasmus nominetur.   Haec
igitur tria aliis tribus oppoſita ſunt.   Quartus modus eſt
ſubitae mutationis ad pejus ſine magnis excretionibus vel
decubitibus, quam neque criſim appello.   Quod igitur hunc
modum ab aliis differre dicimus, quos cum agitatione ac
perturbatione et effatu dignis excretionibus, aut decubitibus
fieri dicebamus, unicuique manifeſtum eſt; differt enim ſine
his fieri ſymptomatis, quae prius judicatoria nominavimus,
atque absque excretione vel decubitu, et fieri cum illis.   An
vero recte vel non, huic modo mortis nomeu criſis detrahi-

οὐκ ἐπιφέρομεν ὄνομα, τοῦτ᾽ ἤδη περὶ ὀνόματός ἐστιν, οὐ
περὶ πράγματος ἀμφισβητεῖν. ἐγὼ μὲν γὰρ ἐδίδαξα τρόπους
τέτταρας ἀλλήλων διαφέροντας, καὶ τοὔνομά γε ἑκάστῳ σα-
φοῦς ἕνεκα διδασκαλίας ἠξίωσα θέσθαι διάφορον. εἰ δέ τις
ἔχει βέλτιον, ἢ σαφέστερον ὀνομάζειν, οὐκ ἀμφισβητήσαιμι
ἂν αὐτῷ τῆς κλήσεως. ἔστι δὲ οὐκ ἐν τούτῳ τὸ διδάξαι τι
χρηστόν, ἀλλ᾽ ἐν τῷ καὶ διαγινώσκειν ἕκαστον τῶν τρόπων
παρόντα καὶ προγινώσκειν ἐσόμενον. οὐ μὴν οὐδ᾽ εἰ τὰς αἰ-
τίας ἐγχειρήσαιμι λέγειν ἐφεξῆς ἑκάστου τῶν τρόπων, εἶτά τις
ἀντειπὼν αὐταῖς ὡς οὐκ ὀρθῶς ἐχούσαις οἴοιτο τοῖς τρό-
ποις αὐτοῖς ἀντειρηκέναι, δεόντως ὑπολαμβάνει. [439] τὸ
μὲν γὰρ καὶ τοσούτους εἶναι τοὺς τρόπους καθ᾽ οὓς ὑγιά-
ζονταί τε καὶ ἀποθνήσκουσιν οἱ νοσοῦντες, καὶ ὀνομάζεσθαι
τοῖς εἰρημένοις ὀνόμασι καὶ διαγινώσκεσθαι παρόντας ἢ καὶ
μέλλοντας ἔσεσθαι προγινώσκεσθαι, τὸ χρήσιμόν ἐστιν αὐτὸ
πρὸς τὰς ἰάσεις, καὶ προσήκει τοῖς μὲν ὀνόμασι συγχω-
ρεῖν, τὰς διαγνώσεις δὲ καὶ τὰς προγνώσεις τῇ πείρᾳ
βασανίζειν.

mus, hoc eft de nomine, non autem de re ipfa contendere.
Ego autem quatuor modos docui invicem differentes et fin-
gulis proprium nomen manifeftioris doctrinae gratia impo-
nendum cenfui. Si quis vero melius vel manifeftius fcit no-
minare, de ejus nuncupatione minime disceptaverimus. Do-
cere vero utile aliquid haudquaquam in ifto confiftit, fed in
dignoscendo hos fingulos modos, quum adfint, et futuros
praenoscendo. Neque etiam fi horum modorum caufas ex-
plicare tentarem, deinde quispiam eisdem caufis tanquam
non recte habentibus contradicens putaret fe adverfus ipfos
modos differre, recte opinaretur. Cognoscere enim quod
tot funt modi quibus fanentur aut moriantur aegrotantes,
ac quod dictis nominibus nominantur atque ubi praefentes
fuerint, ipfos dignoscere, futuros vero praecognoscere, hoc
ipfum eft ad medendum utile, atque expedit quidem nomina
concedere, dignotiones vero ac praenotiones experientia
explorare.

*Κ*εφ. *η'*. Εἰ δὲ καὶ πόθεν εὕροιμεν αὐτὰς ἐπιχειροῦν-
των ἡμῶν διδάσκειν, ἠσκηκώς τις ἀντιλογικὴν ἕξιν, οἵαν καὶ
ὁ θαυμάσιος Ἀσκληπιάδης ἤσκησεν, ἐμποδίζοι τε καὶ δια-
κόπτοι τὸν λόγον, ἀναμιμνήσκειν χρὴ τοῦτον ὡς οὐ τὸ
πρᾶγμα αὐτὸ διαβάλλει τοῦτο πράττων, ἀλλὰ τὸν ὑπὲρ αὐ-
τοῦ λόγον. οὔτε γὰρ ὡς οὐ γίνονταί τινες ἐξαιφνίδιοι ταρα-
χαὶ περὶ τὸ τοῦ κάμνοντος σῶμα δύναιτ᾽ ἂν εἰπεῖν Ἀσκλη-
πιάδης, οὔθ᾽ ὡς οὐκ ἀκολουθοῦσιν αὐταῖς ἐκκρίσεις ἀξιόλογοι
πολλάκις, οὔθ᾽ ὡς οὐκ ἐγένετο μεγάλη μεταβολὴ τοῖς κάμνου-
σιν ἐπ᾽ αὐταῖς, οὔθ᾽ ὡς οὐ καλεῖται τὸ τοιοῦτον κρίσις· ἀλλ᾽
ὅτι διαγωνιζομένης τῆς φύσεως τοῖς νοσεροῖς αἰτίοις οὐ γίνε-
ται ταῦτα, τοῦτο πειράσεται δεικνύναι, ληρῶν μὲν κἂν τού-
τοις μακρὰ, καὶ διὰ τοὺς θαυμαστοὺς ὄγκους, καὶ πόρους
οὓς ὑπέθετο, δι᾽ οὓς οἴτε τὰς διοικούσας δυνάμεις ἔγνω τοῦ
ζώου οὔθ᾽ ἅς ἐπὶ σωτηρίᾳ πάντα ποιοῦσιν αἵδε, καὶ ὑγιαι-
νόντων τε καὶ νοσούντων, οὔθ᾽ ὡς αὗται κρίνουσι τὰς νό-
σους. ἀλλ᾽ ὅμως ἔχων γέ τι φλυαρεῖν ἐν ἀδήλοις αἰσθήσει

Cap. VIII. Si vero conantibus nobis, unde haec in-
veniamus, edocere, quispiam in contradictionibus exercita-
tus, qualem habitum admirabilis Asclepiades acquifivit, im-
pediat, ac fermonem meum interrumpat, meminiffe oper-
tet quod hic iftud agens, non rem ipfam, fed quae de ea
verba dicuntur, cavillatur. Neque enim quod nullae re-
pentinae turbationes fiant aliquando circa corpus aegrotan-
tis, poteft afferere Asclepiades, neque quod faepius poft
ipfas effatu dignae excretiones non eveniant, neque quod
magna ex ipfis non fit facta in aegrotantibus permutatio, ne-
que quod hujuscemodi res non vocetur crifis, fed quod cer-
tante natura contra caufas morbos facientes, ifta non fiant,
hoc demonftrare tentabit, non parum quidem etiam hac in
parte delirans, propter admirabiles poros atque meatus
quos ipfe fuppofuit. Quorum caufa neque novit potentias
illas, quibus animal gubernatur, neque quod hae omnia ad
falutem faciunt tam in fanis quam etiam in aegrotantibus,
neque quod ipfae funt quae morbos indicant Sed quum
poffit quidem in rebus fenfui occultis hujuscemodi fermo

πράγμασιν, οὐδὲν μέντοι τῆς ἰατρικῆς αὐτῆς ὁ τοιοῦτος ἅπτε-
ται λῆρος. οὔτε γὰρ διαγινώσκειν ἡμᾶς τοὺς τρόπους τῶν
κρίσεων οὔτε προγινώσκειν τὰ σοφίσματα ταῦτα κωλύει.
λησήσει μὲν οὖν πολλὰ πολλάκις καὶ Ἀσκληπιάδης, καὶ πάν-
τες ὅσοι μὴ γινώσκουσιν ὡς αἱ φύσιες τῶν νούσων ἰητροί.
προγνῶναι δὲ θανάτου τρόπον, ἢ σωτηρίας οὐδέποτε δυνή-
σονται. καίτοι πῶς οὐκ αἰσχρὸν ὁμοίως τοῖς ἰδιώταις ἐκπε-
πλῆχθαι τὸν ἰατρὸν ἐνεστώσης κρίσεως, ὃν ἐχρῆν οὐ μόνον
ὑπηργμένην ἤδη γνωρίζεσθαι, ἐς ὅ τι τελευτήσειν μέλλει, ἀλλὰ
καὶ προγινώσκειν ἐσομένην κρίσιν; καὶ μὴν οὐκ ἐξ ἄλλων ἀρ-
χῶν ἐγὼ ταῦτα σύμπαντα περὶ τῆς κρίσεως οὔτε μέλλοντα
προγινώσκειν οὔτ᾽ ἤδη παρόντα διαγινώσκειν ἐξεῦρον ἢ ὧν
Ἱπποκράτης ὑπέθετο. καὶ γὰρ καὶ τὸ πέττεσθαι τὰ κατὰ τὸ
σῶμα, καὶ τὸ μὴ πέττεσθαι τοῖς Ἱπποκρατείοις δόγμασιν, οὐ
τοῖς Ἀσκληπιαδείοις προσήκει, καὶ τὸ τὴν φύσιν ἔχειν δυνά-
μεις πολλὰς, αἷς διοικεῖται τὸ ζῶον, ἔν τι τῶν Ἱπποκρά-
τους δογμάτων ἐστὶν, καὶ τούτου χωρὶς οὐχ οἷόν τε τὴν
ἐνεστῶσαν ἡμῖν θεωρίαν ἐπιστήμη περιλαβεῖν. οὐ γὰρ εἰς

nugari, nihil tamen quod ad artem medendi pertineat attin-
git. Neque enim dignoscere nos crifium modos, neque prae-
noscere talia fophismata prohibent. In multis quidem
igitur faepius delirabit Asclepiades et quicunque non norunt
naturas effe morborum medicatrices, at nunquam poterunt
modum falutis aut mortis praecognoscere. Atqui quo pacto
turpe non eft medico inftante crifi more vulgarium perter-
reri, quem decuit non folum praefentem crifim, quorfum
evafura effet, intelligere, fed futuram praecognoscere? Equi-
dem hic omnia quae ad crifim attinent, vel futura praeno-
fcere, vel jam praefentia dignoscere, ex aliis principiis
haud invenio quam ex iis quae fuppofuit Hippocrates.
Etenim quod *ea quae funt in corpore, concoquantur, vel
non concoquantur*, Hippocraticis, non autem Asclepiadicis
dogmatibus congruit. Et *quod natura multas potentias
habeat, per quas animal gubernetur,* unum quoddam eft
Hippocraticum dogma et fine hoc praefentem contemplatio-
nem fcientia comprehendere minime poffumus. Neque

ἀπείρους τὸν ἀριθμὸν ἀποβλέπειν χρὴ σημείων συνδρομὰς, ὡς
ἐφ' ἑκάστης αὐτῶν ἰδίας εὐπορήσοντα τηρήσεως, ἀλλὰ τὰ
κατὰ μέρος πάντα πρὸς ἕνα τοῦτον ἀνάγειν σκοπὸν, ὑπὲρ οὗ
τὸν λόγον ποιούμενος ἠναγκάσθην ἐπιμνησθῆναι τῶν σοφι-
στῶν, ὅσοι σπουδάζουσιν οὐ μόνον οὐδὲν ἐξευρεῖν χρηστὸν,
ἀλλὰ καὶ τοῖς καλῶς εὑρημένοις λυμαίνεσθαι. καὶ μὴν ἄμεινόν
γε ἦν, ὅταν ἡμᾶς θεάσωνται, καὶ τὴν ἡμέραν ἐν ᾗ κριθήσε-
ται τὸ νόσημα προγινώσκοντας, καὶ τὸν τρόπον τῆς κρίσεως
προλέγοντας, καὶ παροῦσαν ἤδη [440] διαγινώσκοντας, ἐς
ὅ τι τελευτήσει, σπουδάσαι μαθεῖν θεωρίαν, ἐξ ἧς τὰ τοιαῦτα
εὑρίσκεται, καὶ μὴ τοῖς ἰδιώταις ὁμοίως ἐκπεπλῆχθαι, ποῖ
ποτ' ἀποβήσεται τὸ παρὸν ἀγνοῦντας. ἐγὼ γοῦν καὶ τῶν
τοιούτων ἰατρῶν ἐπειράθην οὐκ ὀλιγάκις, καὶ οἷον θαυμα-
ζόντων μὲν τὴν πρόγνωσιν ἡμῶν, ὅταν ἐπὶ τῶν ἀῤῥώστων
εὐδοκιμοῦσαν θεάσωνται καὶ σπουδαζόντων μαθεῖν, ἐπειδὰν
δέ τις ἀρξάμενος αὐτοὺς διδάσκειν περὶ πέψεώς τι διεξέρχη-
ται τῶν νοσημάτων, ἢ περὶ ῥώμης φύσεως, ἢ τῶν ἄλλων τι-
νὸς ὧν χωρὶς οὐχ οἷόν τε τὴν περὶ τὰς κρίσεις θεωρίαν

enim numero infinitos expectare oportet fignorum concurfus,
tanquam in fingulis ipforum propriam obfervationem affe-
qui poffimus, fed potius omnia particularia ad hanc unam
redigere intentionem, de qua verba faciens coactus fum fa ·
cere de fophiftis mentionem, qui non modo nihil opportu-
num invenire ftudent, fed etiam quae bene inventa funt,
conantur facere deteriora. Et tamen melius foret, quum
nos intuentur, et diem ipfum, in quo crifim morbus fubibit,
praenoscentes, atque infuper crifis modum praedicentes,
ac jam praefente etiam, quem finem fit habitura, dignoscen-
tes, tali contemplationi discendae intendere, ex qua hujus-
cemodi facultas comparatur, neque more vulgarium perter-
reri, quorfum evafurus fit morbus ignorantes. Ego qui-
dem faepius expertus fum tales medicos, qui praecognitio-
nem noftram funt admirati, quando in aegrotis illuftrem in-
fpexerunt atque discere fatagentes; fed quando quispiam ipfos
docere coeperit, aut quippiam de coctione, aut naturae ro-
bore differuerit, vel de re aliqua alia, fine qua de crifi con-

συστῆναι, καὶ, πῶς μὲν πείσεις, φασκόντων, ὡς ἔστι τις
φύσις, ἢ ὡς ἐπὶ σωτηρίᾳ πάντα πράττει τῶν ζώων, ἢ ὡς
ἐκείνης ἐκκρινούσης τὰ περιττώματα τῶν νόσων, ἀπαλλάττον-
ταί τινες, ἢ ὡς τὸ θερμόν ἐστιν ἐν τοῖς ζώοις τὸ δραστικώ-
τατον, ἢ ὡς ἐκ θερμοῦ καὶ ψυχροῦ καὶ ξηροῦ καὶ ὑγροῦ κέ-
κραται τὰ σώματα; πρὸς οὓς αὖθις εἴωθα λέγειν, ἤρξω μὲν
ὦ οὗτος ὡς μαθητής, ἀκούεις δὲ ὡς ἀντιλογικός. οὐ γὰρ
ἀπόχρη σοι τῶν ἔργων τῆς τέχνης ὧν ἐθαύμασας αὐτὸς ἐκ-
μαθεῖν τὴν μέθοδον, ἀλλὰ τὰς ἀρχὰς κρίνειν ἐπιχειρεῖς αὐτῆς,
οὐκέθ᾽ ὡς ἰατρὸς μόνον, ἀλλ᾽ ἤδη καὶ ὡς φυσικός. καίτοι γε
ἄμεινον ἦν σοι καὶ περὶ τῶν ἀρχῶν αὐτῶν ἔμπαλιν κρίνειν.
πολὺ γὰρ ἐστιν, οἶμαι, βέλτιον, ἔργα θαυμαστὰ ταῖς ἀρχαῖς
ἐκείναις ἑπόμενα θεασάμενον ἔχειν τινὰ πίστιν ἐκ τούτων
ἤδη καὶ περὶ τῶν ἀρχῶν αὐτῶν. ἀνάπαλιν γὰρ αἱ πίστεις
τῶν τεχνῶν ἔχουσι ταῖς εὑρέσεσι. πιστεύονται μὲν γὰρ ἐκ
τῶν ἔργων, εὑρίσκονται δ᾽ ἐκ τῶν ἀρχῶν. ἐμοὶ μὲν οὖν ἐξευ-
ρεῖν ἔργον τι τεχνικὸν ἀμήχανόν ἐστι μὴ χρησαμένῳ ἀρχαῖς

templatio confiftere nequit, quomodo, inquiunt, mihi perfua-
debis quod fit natura quaedam? vel quod omnia agat ad ani-
malium falutem? vel quod eadem natura expellente fuper-
fluitates, quidam a morbo liberantur? vel quod calidum in
animalibus fit efficaciffimum? vel quod ex calido, frigido,
ficco et humido corpora animalium fint temperata? Ad-
verfus quos ego dicere foleo: tu quidem o vir coepifti
tanquam discipulus, audis autem tanquam contradictor.
Neque enim tibi fufficit artis operum quorum te coepit ad-
miratio doctrinam perdiscere, fed etiam ejus principia judi-
care cònaris non folum ut medicus, fed etiam ut phyficus,
et tamen tibi fatius fuiffet contrario modo de principiis ju-
dicare, multo enim praeftare arbitror miranda opera, quae
ex illis principiis fequuntur, infpicientem, ab eisdem ope-
ribus fidem aliquam de ipfis principiis affumere. Fides
fiquidem artium contra fe habet quam inventiones, cre-
duntur enim ex operibus, inveniuntur ex principiis. Mihi
quidem opus aliquod artificiofum invenire eft impoffibile,

BIBΛION Γ. 739

Ed. Chart. VIII. [440.] Ed. Baf. IIⅠ. (418. 419.)

ἀληθέσιν, ὥστ᾽ ἀναγκαῖόν μοι τὴν φυσικὴν θεωρίαν ἐκμαθεῖν
ἀκριβῶς. σοὶ δ᾽ ἤδη τῶν ἔργων εὑρημένων τῆς τέχνης, ἀπό-
χρη μαθεῖν τὴν ὁδὸν, ὥστ᾽ εἴπερ οὐκ ἔχεις χρόνον ὡς φυσι-
κὸς ἐκμαθεῖν ἅπαντα, τοσοῦτον (419) γοῦν σοι παραστήτω
λογίσασθαι, διότι μήτ᾽ ἄλλη τίς ἐστιν ὁδὸς παρὰ ταύτην ἡ
τοῦ μέλλοντός σε προγνωστικὸν ἐργασαμένη, μήτ᾽ ἀναγκαῖον
ἔτι σοι τὰς ἀρχὰς ἐπιστήμῃ περιλαβεῖν, ἀπολαύειν ἤδη δυνα-
μένῳ τῶν ἐκ τῆς ἐπιστήμης. τῷ μὲν γὰρ πρῶτον τὰ τοιαῦτα
ἐξευρεῖν ἐπιχειροῦντι κίνδυνος ἦν οὐ σμικρὸς ἀπολέσαι μα-
ταίως τὸν χρόνον. οὐδὲ γὰρ ἂν ἐξευρεῖν ἀληθὲς οὐδὲν ἐπὶ
διεψευσμέναις ἀρχαῖς, σοὶ δὲ τοῦ μὲν ζητεῖν ἀπηλλαγμένῳ, τὰ
δ᾽ ἤδη καλῶς εὑρημένα μαθεῖν ὀρεγομένῳ, περιττόν ἐστι τὰς
ἀρχὰς ἐπιστήμῃ περιλαμβάνειν, καὶ μάλιστα, εἰ μηδὲ χρόνον
ἔχοις ἱκανὸν εἰς τοῦτο μήτε προσεξευρεῖν τι τῶν λειπόντων
ἐπιθυμεῖς, ἀλλ᾽ ἀρκεῖ σοι μονον ὀρθῶς χρῆσθαι τοῖς εὑρημέ-
νοις. ὑποθέμενος οὖν τινα ζωτικὴν εἶναι δύναμιν, ἄσκησον
αὐτῆς γνωρίζειν τὴν ἐν ἀρρωστίᾳ τε καὶ ῥώμῃ διάθεσιν.

nifi veris utar principiis, quare mihi neceſſarium fuit natu-
ralem ſcientiam diligenter perdiscere, tibi vero jam artis
operibus adinventis viam discere fufficit. Quare nifi tibi
ſuppetat tempus ut tanquam phyficus omnia discere poſſis,
tantum ſaltem tibi ratiocinari adfit, quod nulla altera fit praeter
iftam, quae te faciat futuri praecognitorem; at quod nulla
neceſſitas urgeat ad principia ſcientiae comprehendenda,
quum jam frui poſſis iis quae ex ſcientia proveniunt. Qui
enim primus ſtuduit haec invenire, magno in periculo fuit
ne fruftra tempus contereret, neque enim verum aliquod
ex falfis principiis contingit inveniri. Sed quum tu ab in-
quirendi labore fis liber, et quae jam bene inventa funt,
addiscere concupiscas, fupervacaneum foret principiorum
ſcientiam complecti, fi praefertim ad haec tempus minime
fuppetat, neque cupido te teneat aliquid eorum quae de-
fint inveniendi, fed tibi folum fufficit inventis recte uti. Tu
itaque fupponens aliquam eſſe vitalem facultatem, ſtude
ut agnoscas ejus ita in robore, ficuti in imbecillitate difpofi-

ἐπειδὰν δὲ ταῦτ᾽ ἀσκήσῃς, αὖθις ἄσκησόν μοι σαυτὸν, ἑτοί-
μως διαγινώσκειν τὰς κατὰ τὸ μέγεθός τε καὶ τὸ ἦθος ἁπάν-
των τῶν νοσημάτων διαφορὰς, εἶθ᾽ ἑξῆς τούτων ἀκμῆς μελ-
λούσης πρόγνωσιν. ὅταν δ᾽ ἤδη ταῦτα σύμπαντα ἐκμάθῃς,
ἄσκησόν μοι σαυτὸν ἀκριβῶς στοχάζεσθαι πηλίκον νόσημα,
πηλίκη ῥώμη δυνάμεως, ἐν πόσῳ χρόνῳ διενεγκεῖν ἱκανή.
πολὺ δ᾽ εἰς τοῦτο συντελέσει καὶ ἡ ἐπὶ τῶν ἔργων τριβή.
πρὶν δ᾽ ἕκαστον ὧν εἶπον ἀκριβῶς ἐκμαθεῖν, οὐδὲν ἂν εἴη σοι
πλεῖον ἀνθρώπους νοσοῦντας θεωμένῳ. πῶς οὖν ἕκαστον
αὐτῶν ἄρχεσθαι ἀκριβῶς χρὴ μανθάνειν; οὐκ ἄλλως ἢ ὡς
ἔμπροσθεν εἴρηται. καὶ γὰρ ὡς χρὴ μέγεθος ἐξευρίσκειν νόσου
καὶ ὡς ἦθος, ἔτι τε πρὸς τούτοις τὴν ἀκμὴν, ἀκριβῶς διελή-
λυθα. [441] τὴν δὲ καθ᾽ ἑκάστην δύναμιν ἀῤῥωστίαν, ἢ ῥώ-
μην, ἐν ἑτέρῳ φθάνω διῃρῆσθαι λόγῳ, τῷ περὶ πλήθους ἐπι-
σκεπτομένῳ. μανθάνειν μὲν οὖν ἐκεῖθεν αὐτῶν τὰς διαγνώσεις
ἀκριβῶς, χρῆσθαι δὲ πρὸς τὰς ἰάσεις, ὡς ἐν ἑτέροις διῄρηται
καὶ νῦν οὐχ ἧττον εἰς τὴν περὶ τὰς κρίσεις θεωρίαν.

tionem. Ubi vero in his exercitatus fueris, ftude deinceps
omnes morborum tam in magnitudine quam etiam in more
differentias prompte dignoscere et poft haec futuri ftatus
praecognitionem perdiscere. Ubi vero haec omnia didice-
ris, tunc te exerceas in comprehendendo per exquifitam
conjecturam, quantum morbum quantum virtutis robur
quanto tempore poffit perferre; multum vero ad hoc te ad-
juvabit in operibus exercitatio. Prius vero quam ea omnia
quae dixi diligenter didiceris, nihil aegrotos intuendo pro-
ficies. Sed quomodo haec omnia perdiscere oportet? non
aliter quam ficuti prius a nobis dictum eft. Etenim quod
oporteat et magnitudinem morbi invenire et morem, infuper
etiam ftatum, exacte recenfui. In unaquaque autem facultate
vel imbecillitatem, vel robur in alio libro, ubi de multitu-
dine agitur, antea narravi. Ex illo igitur eorum digno-
tiones exquifite discere oportet, uti vero ad medendum, ut
in aliis edocui, neque minus et nunc ad eam quae habe-
tur de crifibus contemplationem.

Κεφ. θ'. Ὥσπερ γὰρ ὁ πάντα ἔχων ἀγαθὰ σημεῖα τῇ πρώτῃ τετράδι τελέως ὑγιασθήσεται, κατὰ τὸν αὐτὸν, οἶμαι, τρόπον ᾧ πάντα ἐστὶ μοχθηρὰ, τεθνήξεται πάντως καὶ οὗτος ἐντὸς τῆς πρώτης τετράδος. ἀλλ' ὁ μὲν σωζόμενος ἅπαντας διέξεισι τῆς νόσου τοὺς καθόλου καιροὺς, ἀρχὴν καὶ ἀνάβασιν καὶ ἀκμὴν καὶ παρακμὴν, εἰ καί τισιν μὴ δοκεῖ γίγνεσθαι παρακμὴν κατὰ τὰς αἰφνιδίους κρίσεις. εἰρήσεται γὰρ ὀλίγον ὕστερον ὑπὲρ τούτων. τῷ τεθνηξομένῳ δὲ εἰς μὲν τὸν τῆς παρακμῆς καιρὸν ἀδύνατον ἐξικέσθαι, οὐ μὴν οὐδ' ἐξ ἀνάγκης εἰς τὸν τῆς ἀκμῆς. ἐνδέχεται γὰρ αὐτὸν καὶ κατὰ τὸν τῆς ἀναβάσεως καὶ κατὰ τὸν τῆς ἀρχῆς χρόνον ἀπολέσθαι, κριθῆναι δὲ οὐκ ἀναγκαῖον αὐτῷ, καὶ μάλιστα εἰ κατὰ τὴν ἀρχὴν ἀποθνήσκει τῆς νόσου. γίνεται δὲ τοῦτο μεγάλως τῆς φύσεως ὑπὸ τοῦ νοσήματος κρατηθείσης. τηνικαῦτα γὰρ οὐδ' ἐπιχειρεῖ διαγωνίζεσθαι πρὸς αὐτὸ, χωρὶς δὲ τοῦ διαγωνίζεσθαι κρίσις οὐ γίνεται. τέταρτος οὖν οὗτός ἐστιν ὁ τρόπος τοῦ θανάτου μηδενὶ τῶν τῆς σωτηρίας ἐοικώς. οὐδεὶς μὲν γὰρ ἀθρόως ἀπηλλάγη τοῦ νοσήματος ἄνευ κρίσεως, ἀθρόως δ'

Cap. IX. Sicuti enim qui omnia figna bona prae fe fert, in primo quaternario integre liberabitur, eodem, ut arbitor, modo qui omnia mala, hic intra primum quaternarium morietur. Sed qui quidem liberatur, omnia morbi tempora univerfalia pertranfit, principium, augmentum, ftatum et declinationem, quanquam nonnullis fieri non videatur declinatio, ubi repentinae crifes advenerint, nam paulo poft de iftis dicetur. Moriturus autem ad declinationis tempus pertingere minime poteft, non tamen neceffario etiam ad ftatum perveniet, contingit enim ipfum in augmenti et principii etiam tempore mori, crifin vero fubire non eft neceffarium, et maxime fi in principio morbi moriatur. Hoc autem accidit, ubi natura plurimum a morbo fuperatur; tunc enim neque certare adverfus ipfum aggreditur, fine certamine autem crifis non fit. Hic igitur eft quartus modus mortis, qui nulli falutarium affimilatur. Nemo fiquidem fubito morbum evafit fine crifi, multi vero fine hac fubito intere-

ἀποθνήσκουσιν οὐκ ὀλίγοι, μὴ κριθέντες, ἐν μὲν ταῖς ἀρχαῖς
τῶν παροξυσμῶν οἱ πλεῖστοι, καὶ μάλιστα δ᾽ ὅσοι διὰ πλῆ-
θος, ἢ πάχος ὕλης, ἢ μέγεθος φλεγμονῶν ὀλεθρίως ἔχουσιν.
ἐν δὲ ταῖς παρακμαῖς, ἐφ᾽ ὧν ἄῤῥωστος ἡ δύναμις· χρὴ γὰρ
καὶ τοῦτο γινώσκειν, ἅπαντος μᾶλλον ἀληθέστατον ὑπάρχον,
ὡς κἂν ταῖς παρακμαῖς τῶν κατὰ μέρος παροξυσμῶν ἀπόλ-
λυνται πάμπολλοι, καὶ τοῦτο θεασάμενοί τινες οἴονται ὡς
καὶ ἐν τῷ καθόλου καιρῷ τῆς παρακμῆς ἐνδέχεταί τινα τε-
λευτῆσαι, τὸ δ᾽ οὐχ οὕτως ἔχει. παρελθούσης μὲν γὰρ τῆς
ἀκμῆς τοῦ νοσήματος ἡ μὲν φύσις ἤδη κεκράτηκεν, οὐδὲ γὰρ
ἂν ἄλλως παρήκμασε τὸ νόσημα. τρόπος δὲ οὐδ᾽ εἷς οὐδ᾽
ἐπινοηθῆναι θανάτου δύναται τηνικαῦτα, πλὴν ἐξ ἁμαρτή-
ματος, οὐ μὴν τοῦτό γε πρόκειται νῦν σκοπεῖν, ἀλλ᾽ εἰ τῷ
λόγῳ τοῦ νοσήματος. οὔτ᾽ οὖν εἶδόν ποτε τοῦτο γινόμενον
οὔθ᾽ ὁ λόγος ἐξευρίσκει. τῶν μέντοι κατὰ μέρος παροξυσμῶν
ἐν ταῖς παρακμαῖς ἐθεασάμεθά τε παμπόλλους πολλάκις ἀπο-
θνήσκοντας, ὅ τε λόγος οὐδὲν εἶναι θαυμαστόν φησιν ἄῤ-
ῥωστον δύναμιν ἐν μὲν τῷ χρόνῳ τῆς ἀρχῆς τοῦ παροξυσμοῦ

unt, plurimique in acceſſionum principiis, illi praeſertim
qui propter materiae multitudinem, vel craſſitiem, aut in-
flammationis magnitudinem, exilialiter laborant, in decli-
natione vero propter virium imbecillitatem moriuntur. Hoc
ſiquidem plus quam quicquam aliud pro veriſſimo haberi
oportet, quod in acceſſionum particularium declinationibus
plurimi pereunt; quod nonnulli videntes, idcirco opinantur
etiam univerſalis declinationis tempore poſſe aliquem mori.
Verum non ita res ſe habet; ubi enim morbi ſtatus prae-
terierit, natura quidem jam ſuperior evaſit, neque enim
aliter morbus declinaſſet, nullus autem modus mortis tunc
advenientis excogitari poteſt, praeterquam ex errore. Sed
de hoc haudquaquam nunc conſiderare propoſuimus, ſed an
morbi ratione mori contingat. Neque igitur hoc vidi un-
quam fieri, neque id invenit ratio, ſed particularibus acceſ-
ſionibus declinantibus multos ſaepiſſime interire vidi. Ne-
que rationem ſequentibus mirum videtur, naturae vim im-

καὶ ἀναβάσεώς τε καὶ ἀκμῆς ἐξαρκέσαι, συνεχομένης ἔτι τηνικαῦτα καὶ οἷον ἐσφιγμένης τῆς ἕξεως, ἐν δὲ τῷ τῆς παρακμῆς, ἀνάπαλιν κινουμένης τῆς θερμασίας, ἐκ μὲν τῶν μέσων νῦν ἐπὶ τὰ πέρατα διαφορεῖσθαί τε καὶ διαλύεσθαι τὴν ἕξιν. ἔνιοι μὲν οὖν τῶν τοιούτων ἐξαιφνίδιον ἀποθνήσκουσιν, ὡς δοκεῖν τοῖς παροῦσιν λειποψυχεῖν μᾶλλον αὐτοὺς ἢ ἀπόλλυσθαι, τινὲς δὲ κατὰ βραχὺ καὶ οὐκ ἐξαίφνης ἀπέθανον, ἀρξάμενοι μὲν πάντες ἐπὶ τῆς ἀκμῆς τοῦ παροξυσμοῦ, λανθάνοντες δὲ τοὺς πολλοὺς οὕτως ὥστε καὶ πάνυ ταχέως αὐτοῖς καὶ θᾶττον ἢ κατὰ τὴν ἐλπίδα δοκοῦσιν οἱ τοιοῦτοι μεταπίπτειν ἐκ τῆς ἀκμῆς εἰς τὴν παρακμήν· ἀλλ' ἥ γε γνώρισις σαφεστάτη διὰ τῶν σφυγμῶν. οὐ γάρ τί που βραχὺ τοὺν μέσῳ τῶν τε θανάτου λόγῳ [442] θᾶττον τῆς ἐλπίδος εἰς φαντασίαν ἡκόντων παρακμῆς καὶ τῶν ὄντως παρακμαζόντων. ἐπ' ἀμφοτέρων μὲν γὰρ ἀθροώτερον ἡ πυρεκτικὴ θερμασία διαφορεῖται. γίνεται δ' ὑπὸ τῶν ἐναντιωτάτων αἰτίων, εἴ γε δὴ ῥώμη φύσεως ἐναντιωτάτη ἐστὶν ἀῤῥωστία. σφοδρότερος μὲν οὖν ἀεὶ καὶ μᾶλλον ὁ σφυγμός, εὐτακτότερός

becillam in principio quidem acceſſionis et augmento et ſtatu poſſe perdurare, quum adhuc habitus ipſe in unum veluti compreſſus contineatur, tempore vero declinationis a contrario ſe movente calore, hoc eſt a medio ad extrema retrocedente, naturae habitum ſpargi atque diſſolvi. Horum itaque nonnulli ſubita morte opprimuntur, ut praeſentes exiſtiment deficere animo eos potius quam mori, quidam vero paulatim, non ſubito interierunt, incipientes quidem omnes a ſtatu acceſſionis, ita vero latent multos, ut admodum celeriter ac citius quam ſperaſſent a ſtatu ad declinationem tranſire videantur. Sed manifeſtiſſime ex pulſibus cognoscuntur; neque enim parvo interſtitio differunt qui mortis ratione citius quam ſperabatur ad quandam falſam declinationem perveniunt ab iis qui vere declinant; in utrisque enim ſubito febrilis calor diſſolvitur, fit vero hoc ex cauſis maxime contrariis, ſiquidem naturae robori maxime contraria eſt imbecillitas. Vehementior igitur fit continue magis pulſus et aequalior atque ordinatior in bona

744 ΓΑΛΗΝΟΥ ΠΕΡΙ ΚΡΙΣΕΩΝ

Ed. Chart. VIII. [442.]　　　　Ed. Baſ. III. (419.)

τε καὶ ὁμαλώτερος ἐπὶ χρησταῖς γίνεται παρακμαῖς. ἀπω-
θεῖται γὰρ ἡ φύσις εὐρωστότερον ἅπασαν ἀθρόως ἔξω τὴν
πυρεκτικὴν θερμασίαν. ἀμυδρότερος δὲ καὶ ἀτακτότερος καὶ
ἀνώμαλος ἐν ταῖς ὀλεθρίοις παρακμαῖς. διαῤῥεῖ γὰρ ἅμα τοῖς
ἄλλοις καὶ ἡ πυρεκτικὴ θερμασία, κἀντεῦθεν ἡ φαντασία
τοῦ βελτίονος, εἶτ᾽ ὀλίγον ὕστερον ἢ ἀποπατῆσαι διαναστάν-
τες ἐλειποψύχησάν τε καὶ μικρὸν ἔνιοι καὶ γλίσχρον ἐφι-
δρώσαντες ἀπέθανον, ἢ καὶ χωρὶς τοῦ διαναστῆναι, κατὰ
μὲν τὰς παρακμὰς τῶν παροξυσμῶν οὕτως ἀποθνήσκουσιν
ἄνευ κρίσεως, κατὰ δὲ τὰς ἀρχὰς ὑπὸ τῆς ἀθρωτέρας ἔσω
τῶν χυμῶν ῥοπῆς, οἷον καταπνιγείσης καὶ ἀποσβεσθείσης
τῆς φύσεως, ὡς εἰ καὶ πλῆθός τις χλωρῶν ξύλων ἀθρόως ἐπι-
σωρεύσειε φλογί. λοιπὸς δέ ἐστιν ἄνευ κρίσεως ἐν τοῖς ὀλε-
θρίοις νοσήμασιν ὁ κατὰ τὰς ἀκμὰς θάνατος, τῇ σφοδρό-
τητι τοῦ παροξυσμοῦ νικηθείσης τῆς φύσεως. οὕτω δὲ κἂν
ταῖς ἀναβάσεσιν αὐτῶν ἀπόλλυνται πολλάκις, οὐ κατ᾽ ἄλλον
τινὰ τρόπον ἢ λόγῳ τῆς ἀκμῆς. ὅλως γὰρ ὅταν ὑπὸ σφο-
δρότητος νοσήματος ἡ δύναμις νικηθῇ, λόγῳ μὲν ἀκμῆς ἀπόλ-

declinatione, expellit enim natura fortius omnem ſubito fe-
brilem calorem. Debilior vero atque inordinatior et inae-
qualis eſt pulſus in lethalibus declinationibus; nam una
cum aliis tunc calor febrilis expirat, atque hinc ſpecies me-
lioris exoritur, deinde paulo poſt vel quum ad levandum
ventrem ſurrexerint, animi defectum incurrunt, et non-
nulli pauco ac tenaci ſudore effuſo moriuntur, vel etiam
ſine ſurrectione. Sic quidem in particularium acceſſionum
declinationibus ſine criſi moriuntur, in principiis vero pro-
pter ſubitum humorum ad interiora motum veluti ſuffocata
atque extincta natura non aliter quam ſi lignorum viri-
dium acervum ſuper flammas paucas affatim conjicias. Re-
liquus eſt igitur mortis ſine criſi modus, exitialibus morbis,
tempore ſtatus a vehementia acceſſionis natura ſuperata.
Sic et in augmentis plerumque moriuntur, non alio modo
quam ſtatus ratione; omnino enim quando a vehe-
mentia morbi natura ſuperatur, ratione ſtatus moriuntur.

λυνται, συμβαίνει δὲ ἐνίοτε καὶ κατὰ τὰς ἀναβάσεις τῶν πα-
ροξυσμῶν, ἀλλὰ καὶ σπανιώτερον τοῦτ᾽ ἔστι καὶ ὁ τρόπος
ὁ αὐτὸς τῷ κατὰ τὴν ἀκμήν. τρεῖς οὖν οἱ πάντες τρόποι θα-
νάτου τοῖς χωρὶς τοῦ κριθῆναι θνήσκουσι. πρῶτος μὲν ὁ
κατὰ τὰς εἰσβολὰς τῶν παροξυσμῶν ἐν ταῖς φλεγμοναῖς τού-
πίπαν μεγάλαις, ἐν κυρίοις μορίοις γινομέναις, ἢ πλήθει καὶ
πάχει καὶ γλισχρότητι τῶν χυμῶν, ἀθρόως εἴσω ῥυέντων, ὡς
ἀποφράξαι τελέως τὰς διεξόδους τοῦ πνεύματος. ἕτερος δὲ
(420) ὁ κατὰ τὰς ἀκμὰς, τῇ βίᾳ τοῦ νοσήματος ἡττηθείσης
τῆς φύσεως. ἄλλος δὲ καὶ λοιπὸς ἐν ταῖς παρακμαῖς σπανιώ-
τατος, τοῦ τόνου τοῦ ζωτικοῦ λυθέντος, τούτων οὐδεὶς ἅμα
κρίσει γίνεται. τὴν ἀρχὴν γὰρ οὐδὲ ἐπεχείρησεν ἀποτρίψασθαι
τὸ νόσημα κατὰ τοὺς τοιούτους θανάτους ἡ φύσις, ἡνίκα
δ᾽ ἐπιχειροίη μὲν, ἡττᾶται δὲ, κρίσιν ἤδη κακὴν ὀνομάζω τὸ
τοιοῦτον καὶ γίνεται πάντως ἢ σὺν ἐκκρίσεσιν, ἢ σὺν ἀπο-
στήμασιν ἀξιολόγοις ἅμα τῇ λοιπῇ πάσῃ ταραχῇ τῇ πρό-
σθεν εἰρημένῃ.

    Κεφ. ι'.   *Αἱ προγνώσεις δὲ τῶν τοιούτων κρίσεων*

Contingit vero aliquando et in augmentis aceeſſionum, ſed
rarius hoc accidit, atque idem eſt modus cum illo qui fit tem-
pore ſtatus. Tres igitur ſunt omnes mortis modi iis qui
ſine criſi moriuntur. Primus quidem in principiis acceſſio-
num, qui in magnis inflammationibus plurimum contingit,
quae partes obſident principes, vel ob humorum multitudi-
nem, craſſitiem ac tenacitatem, qui ſubito intro confluunt,
ut ſpiritus meatus exacte obſerent. Alter vero jam tem-
pore ſtatus a morbi vi natura ſuperata. Alius vero jam re-
liquus in declinationibus, qui rariſſime accidit, vigore vitali
ſoluto. Horum vero nullus contingit cum criſi; neque
enim morbum depellere in hujusmodi mortis modis ab initio
natura tentavit; ubi vero tentaverit, ſed ſuccubuerit, ma-
lam criſim talem eventum appello, et fit omnino vel cum
excretionibus, vel cum abſceſſibus effatu dignis, ſimul cum
reliqua omni perturbatione de qua diximus.

    Cap. X.   Hujuscemodi vero criſium praecognitiones

ἧττόν εἰσι βέβαιοι καὶ πάνυ συνετοῦ τε ἅμα καὶ τεχνίτου καὶ
γεγυμνασμένου δέονται τοῦ ἰατροῦ, πρῶτον μὲν εἰ γενήσον-
ται, δεύτερον δὲ εἰ κατὰ τήνδε τὴν ἡμέραν· ἔπειτ᾽ εἰ παρα-
χρῆμα τὸν ἄνθρωπον ἀναιρήσουσιν, ἢ βλάψουσι μόνον. ἀλλὰ
γυμνάζεσθαι χρὴ πρότερον ἐπὶ τὴν τῶν ἀρίστων κρίσεων πρό-
γνωσιν, ὑπὲρ ὧν ἔμπροσθεν εἶπον, εἶθ᾽ ἑξῆς ἐπὶ τῶν οὐκ
ἀρίστων μὲν, ἀγαθῶν δὲ, κᾄπειθ᾽ οὕτω μεταβαίνειν ἐπὶ τὰς
κακάς. ἅσπερ γὰρ ἐν ταύταις τὸ ἀβέβαιόν τε καὶ στοχαστι-
κὸν πλεῖστον, οὕτως ἐν ταῖς ἀγαθαῖς τὸ ἐπιστημονικόν τε
καὶ βέβαιον. ὡρισμέναι γάρ εἰσι καὶ τεταγμέναι, τῆς φύσεως
αἱ κινήσεις, ὅταν εὐρωστῇ τε καὶ κρατῇ τῆς ὕλης, καὶ τοῖς
οἰκείοις λόγοις ἐνεργῇ· ἀόριστοι δὲ καὶ ἄτακτοι, καὶ διὰ τοῦτο
[443] ἄγνωστοι κρατουμένης. ἀλλ᾽ εἰ μὲν τελέως κρατοῖτο,
τὴν ἀρχὴν οὐδ᾽ ἐγχωρεῖ κρίνειν, οὐδ᾽ ὅλως ἀντέχειν κᾄν βραχύ,
διανίσταται μὲν ὡς εἰς μάχην, ἡττᾶται δ᾽ εὐθύς. αἰτία δὲ
ταύτης τῆς ἀκαίρου ἐπαναστάσεως ἡ βία τοῦ νοσήματος, ἐρε-
θιστική τις οὖσα καὶ ὀξεῖα. φαίνεται γὰρ ἡ φύσις οὐδενὸς ἀνε-
χομένη τῶν τοιούτων, ἀλλ᾽ εὐθὺς ἀποτρίβεσθαι σπεύδουσα τὸ

minus ſtabiles ſunt et valde prudenti et arte inſtructo atque
exercitato medico indigent, primum quidem nunquid futu-
rae ſint, ſecundo an hoc die certo, deinde ſi ſtatim homi-
nem interficient, vel tantummodo nocebunt. Sed prius
exercitari oportet in optimarum criſium praecognitione, de
quibus prius locutus ſum; deinde in iis quae non ſunt opti-
mae, bonae tamen, ac deinceps ad malas descendere. Sic-
uti enim in his eſt plurima inconſtantia et conjectura, ita in
bonis ſcientia et firmitas praevalet. Determinati ſiquidem
ſunt, atque ordinati naturae motus, quum valida fuerit et
materiae dominatur et ſuis propriis rationibus operatur, in-
determinati vero atque inordinati atque ideo incogniti,
quando ſuccumbit. Sed ſiquidem integre ſuperatur, neque
ab initio criſim facere tentat, neque omnino reſiſtere, et ſi
paulum omnino ſurgat ad pugnam, ſtatim ſuccumbit. Cauſa
vero hujus intempeſtivi inſultus eſt morbi violentia, irrita-
trix quaedam exiſtens et acuta, videtur ſiquidem natura nihil
hujusmodi poſſe tolerare, ſed ſtatim properare ad expellen-

διοχλοῦν, ὡς κἂν τοῖς κατὰ τὴν γαστέρα τε καὶ τὸν στόμαχον ἰδεῖν ἔστιν ἐναργῶς ὅσα δάκνει καὶ στροφεῖ καὶ βαρυνει καὶ ὁπωσοῦν ἄλλως ἐρεθίζει. τὰ μὲν γὰρ ἐπιπολάζοντα δι' ἐμέτων ἀπωθεῖται, τὰ δ' ἐν τοῖς κατωτέροις χωρίοις δι' ἕδρας ἐκκρίνει. καὶ μέγιστον ἄρα τοῦτο σημεῖόν ἐστι κρίσεως ἀκαίρου. τὰς μὲν γὰρ ἐν καιρῷ γινομένας, ὅπερ ἐστὶν ταὐτὸν τῷ κατὰ τὴν ἀκμὴν, κἂν τοῖς πεπασμοῖς, εἰ καὶ μηδὲν ἐρεθι- στικὸν εἴη, συμπιπτούσας ὁρῶμεν τοῖς θερμοῖς καὶ μεγάλοις νοσήμασιν. ὅσα δὲ προεκρήγνυται, καλεῖ δ' οὕτως Ἱπποκρά- της ἅπαντα τὰ πρὸ τῆς ἀκμῆς ἐπὶ κρίσιν ὁρμῶντα, δι' ἐρε- θισμόν τινα τοῦτο πάσχει, καὶ χείρων ἡ κρίσις γίνεται τῆς ἐν ἀκμῇ τοσοῦτον ὅσον προύλαβεν ἡ κρίσις. ὡσαύτως δ' ἐπὶ τῶν ὀλεθρίων ἔχει νοσημάτων. οὐ γὰρ ἀναμένει τὴν ἀκμὴν, ἢ πάνυ σπανίως, ἀλλ' ἐν ταῖς ἀναβάσεσιν ἀναιρεῖ τοὐπίπαν, ἢ καὶ κατ' ἀρχάς. εἰ μὲν δὴ προδηλώσειέ τις ἐπίδηλος ἡμέρα τὴν μέλλουσαν ἔσεσθαι κρίσιν, ἅμα τε προδηλοῖ καὶ κακήν. φέρε γὰρ ἐν τῇ τετάρτῃ τῶν ἡμερῶν ὀφθῆναι πρῶτον ἐν τοῖς οὔροις νεφέλην μέλαιναν, ἢ ἐναιώρημα μέλαν, ἤ τι τῶν ἄλ-

dum id quod infeſtat, ſicut et ex iis quae ventrem aut ſtomachum mordent, torquent, refrigerant et gravant, ſive quovis alio modo ſtimulant, licet aperte inſpicere: quae enim ſupernatant, per vomitus expellere tentat, quae vero inferiora occupant loca, per ſedem excernit, et hoc eſt qui- dem maximum ſignum criſis intempeſtivae. Quae enim in tempore opportuno fiunt, quod ſane idem eſt ac in ſtatu et coctionibus, etiam ſi nullum adſit irritamentum, in calidis et magnis morbis videmus accidere. Quaecunque vero prae- rumpunt, vocat autem ſic Hippocrates omnia, quae ante ſtatum ad criſim ruunt, ob aliquod irritamentum id patiun- tur, et tanto deterior fit criſis quam illa quae in ſtatu fit, quanto magis anticipavit. In exitialibus autem morbis eo- dem modo res ſe habet; neque enim criſis ſtatus tempus ex- pectat, aut admodum raro, ſed maxima ex parte in augmen- tis interficit vel in principiis. Et ſi aliqua dies indica- trix futuram criſim praeoſtendit, ſimul malam futuram praeoſtendit. Age enim in quarto die viſa ſit pri- mum nebula in urinis nigra, vel ſuspenſum nigrum, vel

λων τῶν τοιούτων, εἶναι δὲ καὶ τὰ ἄλλα σύμπαντα σημεῖά τε
καὶ συμπτώματα ὀλέθρια, τεθνήξεται μὲν πάντως ὁ τοιοῦτος
ἄρρωστος. ἀλλ᾽ εἰ μὲν ἐν περιτταῖς οἱ παροξυσμοὶ γίνοιντο,
κατὰ τὴν ζ᾽ ἡμέραν κριθήσεται. εἰ δ᾽ ἐν ἀρτίαις, κατὰ τὴν σϛ.
βεβαιοτέραν δέ σοι ποιήσει τὴν προσδοκίαν ἡ κίνησις τοῦ
νοσήματος. εἰ μὲν γὰρ ὀξέως κινοῖτο, συνεπιμαρτυρήσει τῇ
ταχείᾳ κρίσει, τουτέστι τῇ κατὰ τὴν στ᾽ · εἰ δὲ βραδέως, τῇ
κατὰ τὴν ζ᾽. ὅταν δὲ μηδὲν ἡ ἐπίδηλος ἡμέρα προδηλώσῃ περὶ
τῆς μελλούσης ἔσεσθαι κακῆς κρίσεως, οὐδ᾽ ἡ πρόγνωσις αὐ-
τῆς εὐπετής. ὅμως δεῖ κἀνταῦθα προσέχειν τὸν νοῦν οἷς ἐρῶ
σημείοις. ἔστι δὲ αὐτῶν πρῶτον μὲν καὶ μέγιστον ἐν τοῖς ὀλε-
θρίοις νοσήμασι τοῦ χωρὶς κρίσεως τεθνήξεσθαι σημεῖον ἡ
ἀρρωστία τῆς δυνάμεως. οὐ γὰρ ἐπεγείρεται πρὸς διαμάχησιν
τοῦ νοσήματος ἡ τοιαύτη δύναμις. δεύτερον δ᾽, εἰ καὶ μηδὲν
ὅλως εἴη, μηδὲ τοὐλάχιστον σημεῖον πεπασμοῦ, κἀπὶ τούτοις,
εἰ μέγα μὲν εἴη καὶ κακόηθες τὸ νόσημα καὶ μέντοι ταχέως
κινοῖτο · ἢν γὰρ ταῦτα οὕτως ὑπάρχῃ, πάντως τεθνήξεται
πρὶν κριθῆναι ὁ ἄνθρωπος. τὴν δ᾽ ἡμέραν τοῦ θανάτου προ-

tale aliquid hujusmodi, ſint vero et omnino alia ſigna et
accidentia pernicioſa, morietur quidem omnino hic aegrotus.
Sed ſi in imparibus quidem acceſſio facta fuerit, ſeptimo die
criſis accidet, ſi vero in diebus paribus, in ſexto. Certio-
rem vero tibi expectationem faciet morbi motus, ſi enim
acute moveatur, criſim accelerantem conſignificat, hoc eſt
in ſexta venturam, ſi vero tarde, ad ſeptimum differetur.
Quum vero dies indicatrix nullum de mala criſi futura ſi-
gnum oſtenderit, neque ejus praecognitio facilis eſt, oportet
tamen hic animadvertere ea quae a me dicentur ſigna. Eſt
autem primum et maximum in morbis lethalibus ſignum,
quod ſine criſi mors ſit ſubſecutura, virium imbecillitas;
nam virtus ita proſtrata, ad pugnam contra morbum non
excitatur, ſecundum vero, ſi nullum adſit ſignum vel mini-
mum coctionis, et praeter haec ſi magnus ſit morbus at-
que malignus, atque etiam celeriter moveatur; quum enim
haec affuerint, omnino absque criſi mors ſubſequetur.
Mortis autem diem praecognosces tum quanto ſuperet mor-

BIBΛION Γ. 749

Ed. Chart. VIII. [443. 444.]   Ed. Baf. III. (420.)

γνώσῃ ἔκ τε τοῦ πόσου ὑπερέχει τὸ νόσημα τῆς δυνάμεως
ἐπισκέψασθαι κἀκ τῶν βαρυτέρων παροξυσμῶν. εἰ μὲν γὰρ
ἀξιόλογος ἡ ὑπεροχὴ, καὶ σμικρὸν ἀντέχειν ἡ δύναμις ἔτι φαί-
νοιτο, ταχὺς ὁ θάνατος· εἰ δὲ τἀναντία, βραδύτερος. ἔστω δὴ
παραδείγματος ἕνεκα πολλὴ μὲν ἡ ὑπεροχὴ, μὴ μέντοι σα-
φὴς ὑπαρχέτω, πότερα μίαν ἡμέραν, ἢ δύο παρατεῖναι δυνή-
σεται. διορισθήσεται δὲ τοῦτο ταῖς παροξυσμῶν περιόδοις.
ἐν ᾗ γὰρ ὁ παροξυσμὸς ἡμέρᾳ μέλλει γίνεσθαι, κατ᾽ ἐκείνην
τεθνήξεται, καὶ τῆς ἡμέρας αὐτῆς τὴν ὥραν ἐν ᾗ τοῦτ᾽ ἔσται
ῥᾷστον ἤδη διαγνῶναι, μεμνημένων ἐν μὲν τῷ καθόλου
τῶν ὀλίγον ἔμπροσθεν εἰρημένων, ἡνίκα ἐδίδασκον, ἐν ὁποί-
οις μὲν νοσήμασιν ἀρχαὶ τῶν παροξυσμῶν μάλιστα φέρουσι
τὸν θάνατον, ἐν ὁποίοις δὲ αἱ ἀκμαί τε καὶ παρακμαὶ, κατὰ
μέρος δὲ ἐφ᾽ ἑκάστου τῶν ἀῤῥώστων ἡ τῶν προγεγενημένων
ἡμερῶν μνήμη συνενδείξεταί σοι πάμπολυ. καὶ γὰρ εἰ μὴ κατ᾽
αὐτὴν τοῦ νοσήματος τὴν ἰδέαν οἷός τε εἴης προγινώσκειν
ἐν ὁποίῳ μάλιστα μέρει τοῦ παροξυσμοῦ τεθνή[444]ξεται,
τῶν γε ἐν ταῖς ἔμπροσθεν ἡμέραις ἀναμνησθεὶς, ὁποίῳ μά-
λιστα μέρει σφῶν αὐτῶν βαρύτατοί τε καὶ σὺν ὀλεθρίοις

bus naturam confiderando, tum graviores acceffiones in-
fpiciendo. Si enim effatu dignus fuerit exceffus et parum
refiftere adhuc vis naturae videatur, mors cito fubfequetur,
fi vero contraria affuerint, tardius. Sit igitur gratia exem-
pli multus quidem exceffus, non tamen manifeftus, an ad
unum diem, vel duos extendi poterit, hoc vero diftinguetur
acceffionum circuitibus; quo enim die debet acceffio fieri, in
illo morietur. Et qua ejusdem diei hora accidet, jam eft
dignoscere facile, fi meminerimus in univerfum eorum quae
paulo ante diximus, in quibus morbis principia acceffionum
maxime afferunt mortem, in quibus vero ftatus et declina-
tiones. Particulatim vero in fingulis aegrotantibus praece-
dentium dierum recordatio tibi plurima commonftrabit.
Si enim ex ipfa morbi idea quispiam nequeat praenoscere,
in qua parte maxime acceffionis morietur, ca quae in prio-
ribus diebus contigere ad memoriam revocans, qua maxime

ἐγένοντο συμπτώμασιν, οὕτως ἂν ἔχοις τι καὶ περὶ τῶν μελλόντων εἰκάζειν. ἔστω δὴ πάλιν ἀληθῶς ἐγνωσμένον, ὀλέθριον μὲν εἶναι τὸ νόσημα, μὴ πολλὴ δὲ ἡ τῆς δυνάμεως ἧττα. πρῶτον μὲν ἤδη δῆλον ὡς οὐκ ἐγγὺς ὁ θάνατος, ἔπειτα δὲ ζητητέον εἰ δύναται γενέσθαι κρίσις. ἡ δὲ εὕρεσις ἔκ τε τοῦ τὴν δύναμιν, ὅπως ἔχοι ῥώμης, ἐπισκέψασθαι, καὶ τοῦ νοσήματος αὐτοῦ τὴν κίνησιν, ἔτι τε πρὸς τούτοις τὰ σημεῖα τῶν πεπασμῶν. εἰ μὲν γὰρ ἥ τε δύναμις εὔρωστος ὑπάρχῃ καὶ τὸ νόσημα ταχέως κινοῖτο, καί τι σημεῖον παρείη πέψεως, οὐκ ἀπεικός ἐστιν ἐπιθέσθαι κρίσει τὴν φύσιν. εἰ δὲ ἥ τε δύναμις ὀκλάζοι πη καὶ τὸ νόσημα μὴ ταχέως κινοῖτο, καὶ μηδὲν εἴη σημεῖον πέψεως, οὐκ ἐνδέχεται κριθῆναι τοῦτον. ὅτι δὲ οὐ πάντως, εἰ τὸ νόσημα τῆς δυνάμεως ἰσχυρότερον, ἐξ ἀνάγκης ἄῤῥωστος ἡ δύναμις, ἐν ἑτέρῳ μοι δέδεικται λόγῳ καὶ χρὴ μανθάνειν ἐκεῖθεν ἴδια γνωρίσματα δυνάμεως ἀῤῥώστου πάντα μὲν γὰρ ἅμα διεξέρχεσθαι παντελῶς ἐστιν ἀδύνατον, μεμνῆσθαι δὲ πάντων ἅμα καὶ μηδὲν ὧν ἔμαθέ τις ἰδίᾳ παραλείπειν. ἀλλ᾽ ἐφ᾽ ἑκάστου τῶν νοσούντων ἅπαντα περιλαμβά-

eorum parte graviffima atque exitialia fymptomata fuftinueriut, hic etiam poterit de futuris · conjicere Sit rurfus vere cognitum quod morbus fit exitialis et non multa virium proftratio, primum ex hoc conftat mortem non effe propinquam, deinde inquirendum eft, fi poffit fieri crifis. Hujus vero inventio habetur ex contemplatione virtutis, quomodo fe habeat atque ipfius morbi motus, ac praeterea fignorum coctionis. Si enim virtus robufta fuerit et morbus velociter moveatur et aliquod fignum coctionis affuerit, non extra rationem eft quod natura tentabit crifim. Quod fi virtus quodammodo langueat ac morbus tardum motum habuerit, nullumque affuerit coctionis fignum, in hoc fubfequi crifim non contingit. Quod autem, fi morbus fit fortior virtute, non neceffario virtus ipfa fit debilis, nos alio oftendimus libro, atque inde difcere oportet propria figna virtutis imbecillis, omnia enim fimul exponi non poffunt, omnium autem meminiffe fimul et nihil praetermittere ex iis quae feparatim aliquis didicit. Sed omnia in fingulis aegrotantibus memoria complecti nihil dif-

νειν, οὐχ ὅπως ἀδύνατόν ἐστιν, ἀλλ᾽ οὐδὲ χαλεπὸν οὐδέν.
ἀναμνησθέντες οὖν πάλιν ὧν ἐν τοῖς ἔμπροσθεν διελεγόμεθα,
τῶν ἐφεξῆς ἐχώμεθα. τὰς ἀρίστας κρίσεις ἔφαμεν ἐν ταῖς ἀκ-
μαῖς γίνεσθαι. κατὰ δὲ τὰς ἀναβάσεις ἐπὶ μὲν τῶν σωθησο-
μένων ἢ ἐλλιπεῖς, ἢ οὐκ ἀσφαλεῖς· ἐπὶ δὲ τῶν τεθνηξομέ-
νων, ἢ εὐθὺς ἀναιρεῖν, ἢ μεγάλην ἐπὶ τὸ χεῖρον ποιεῖσθαι
μεταβολὴν, ἐν ἀρχῇ δὲ τοῦ νοσήματος οὐκ ἂν γενέσθαι κρί-
σιν. εἶναι δὲ τῶν μὲν ἀρίστων ἀκριβεῖς τὰς προγνώσεις, τῶν
δ᾽ ἄλλων μετὰ τοῦ στοχάζεσθαι, καὶ μᾶλλον ὅταν ἄσημοι
τυγχάνωσι γινόμεναι. καλεῖσθαι δὲ οὕτως ἔφαμεν ὅσαι μὴ
προδηλοῦνται διὰ τῶν ἐπιδήλων ἡμερῶν, ἀλλά τοι καὶ ταύ-
τας, εἰ καὶ μὴ πρὸ πολλοῦ, μελλούσας γοῦν ὅσον οὔπω γε-
νή(421)σεθαι, προγινώσκειν ἐλέγομεν δεῖν, ἔσεσθαι δὲ τὴν
πρόγνωσιν ἔκ τε τοῦ κατεπείγεσθαί τε καὶ σφοδρῶς ἐρεθίζε-
σθαι τὴν φύσιν ὑπὸ τοῦ νοσήματος, ἔκ τε τῆς παρὰ λόγον
αἰφνιδίου ταραχῆς περὶ τὸ σῶμα. πάντως γάρ τι νεωτερίζεται
μελλούσης κρίσεως, ἢ κατὰ τὴν ἀναπνοὴν, ἢ κατὰ τὴν διά-
νοιαν, ἢ τὴν ἀκοὴν, ἢ τὴν ὄψιν, ἢ τὴν εὐφορίαν, ἢ κατ᾽

ficile, nedum non impoſſibile.   Rurſus igitur memoria re-
petentes ea de quibus in praecedentibus diſſeruimus, ad
ſequentia transeamus.   Diximus optimas criſes in ſtatibus
fieri, in augmentis vero ſi ſalus ſit ſubſecutura, vel imper-
fectas, vel non ſecuras; in morituris autem vel ſubito in-
terimere, vel magnam ad pejus facere mutationem.   In
principio autem morbi non fieri criſim.   Eſſe vero optima-
rum criſium exquiſitas praecognitiones, aliarum quidem
cum conjectura et maxime cum fuerint criſes ſigno carentes;
ita autem nominari diximus quaecunque a nullo dierum in-
dicantium antea fuerint indicatae.   Sed et has, etſi non
multo prius tempore, ſaltem paulo poſt futuras praecognosci
oportere aſſeruimus, futuram autem praecognitionem ex eo,
quod urgeatur ac vehementer irritetur natura a morbo, at-
que ex ſubita praeter rationem circa corpus facta perturba-
tione.   Omnino enim fit aliqua novitas, quando criſis fu-
tura eſt, vel circa reſpirationem, vel circa mentem, vel
auditum, vel viſum, vel ferendi facilitatem, vel circa ali-

ἄλλό τι τῶν ἤδη πολλάκις εἰρημένων, ἅπερ ἑνὶ περιλαβόντες
ὀνόματι κρίσιμα συμπτώματά τε καὶ σημεῖα προσαγορεύομεν.
καὶ μὲν δὴ καὶ τὸ διὰ τῶν ἀφορισμῶν εἰρημένον ὑφ᾽ Ἱππο-
κράτους ὁκόσοισι δὲ κρίσις γίνεται, τουτέοισι νὺξ δύσφορος,
ἡ πρὸ τοῦ παροξυσμοῦ, τοῦτ᾽ ἔστιν αὐτὸ νῦν τὸ λεγόμενον.
ἐὰν οὖν ἐπὶ τῷ νοσήματι κρίσιν ἐμφαίνοντι καὶ ἡ νὺξ γένη-
ται δύσφορος, καὶ ἐπ᾽ αὐτῇ ὁ παροξυσμὸς εἰσβάλλῃ θᾶττον,
ἅμα νεωτέροις τισὶ συμπτώμασιν, ἐν ἐκείνῳ τῷ παροξυσμῷ
γενέσθαι τὴν κρίσιν ἀναγκαῖον.

Κεφ. ιά. Ὁποία δέ τις ἔσται, τουτέστιν εἰ δι᾽ αἱ-
μορραγίας, ἢ ἐμέτων, ἢ ἱδρώτων, ἤ τινος ἄλλου τῶν πολλά-
κις ἤδη προειρημένων, ἐφεξῆς πειράσομαι διηγεῖσθαι, τὴν ἀρ-
χὴν κἀνταῦθα τῷ λόγῳ ποιησάμενος ἀπὸ τοῦ συμπάντων
ἡμῖν τῶν ἀρίστων μαθημάτων ἡγεμόνος, ἐν μὲν τῷ πρώτῳ
τῶν ἐπιδημιῶν ὧδέ πως εἰπόντος· τὰ περὶ τὴν κεφαλὴν [445]
καὶ τὸν τράχηλον ἀλγήματα καὶ βάρεα σὺν πυρετοῖς καὶ
ἄνευ πυρετῶν φρενιτικοῖσι μὲν σπασμοὶ, καὶ ἰώδεα ἐπὰν
ἐμέωσιν, ἔνιοι ταχυθάνατοι τουτέων. ἐν καύσοισι δὲ καὶ τοῖ-

quod eorum quae jam faepe diximus, quae fane uno no-
mine fummatim judiciaria fymptomata et figna appellamus.
Quinetiam quod ab Hippocrate in aphorismis dicitur: *Qui-*
buscunque crifis fit, his nox molefta quae antecedit accef-
fionem, eft ipfum quod nunc nos dicimus. Quando igitur
in morbo crifim oftendente etiam nox molefta fuerit et
poft ipfam acceffio citius invaferit cum quibusdam infoli-
tis fymptomatis, neceffe eft in eadem acceffione fieri
crifim.

Cap. XI. Qualis autem erit, hoc eft utrum per fan-
guinis fluxum, vel vomitum, vel fudores, vel per aliquod
aliud ex iis quae faepe antea enumeravimus, deinceps ex-
planare tentabo. Hic quoque initium faciemus ab eo qui
nobis omnium fuit dux atque auctor optimarum disciplina-
rum, qui primo libro epidemiorum fcribit in hunc modum:
Circa caput et collum et dolores et gravitates cum febri-
bus et fine febribus. In phreniticis quidem nervorum dis-

Ed. Chart. VIII. [445.]　　　　　　　Ed. Baf. III. (421.)

σιν ἄλλοισι πυρετοῖσιν, οἶσι μὲν τραχήλου πόνος καὶ κρο-
τάφων βάρος, καὶ σκοτώδεα τὰ περὶ τὰς ὄψιας, ἢ καὶ ὑπο-
χονδρίου σύντασις οὐ μετ᾽ ὀδύνης, αἱμοῤῥαγέουσι διὰ ῥινῶν.
οἶσι δὲ βάρεα μὲν ὅλης τῆς κεφαλῆς, καρδιωγμοὶ δὲ καὶ ἀσώ-
δεές εἰσιν, ἐπανεμέουσι χολώδεα καὶ φλεγματώδεα. τὸ πολὺ
δὲ παιδίοισιν ἐν τοῖσι τοιουτέοισιν οἱ σπασμοὶ μάλιστα, γυναιξὶ
δὲ καὶ ταῦτα καὶ ἀπὸ ὑστερέων πόνοι, πρεσβυτέροισι δὲ καὶ
ὁκόσοισιν ἤδη τὸ θερμὸν κρατέεται παραπληγικά, ἢ μανικά,
ἢ μελαγχολικά, καὶ στέρησις ὀφθαλμῶν. ἐν δὲ αὐτῷ προγνω-
στικῷ Ἱπποκράτης ὧδέ πως πάλιν φησίν· ὅστις δ᾽ ἂν τῶν
πυρετῶν μηκύνῃ περιεστικῶς διακειμένου τοῦ ἀνθρώπου, μήτε
ὀδύνης ἐχούσης διὰ φλεγμονὴν μήτε δι᾽ ἄλλην πρόφασιν ἐμ-
φανέα, τουτίῳ προσδέχεσθαι ἀπόστασιν μετὰ οἰδήματός τε
καὶ ὀδύνης εἴς τι τῶν ἄρθρων, καὶ οὐχ ἧσσον τῶν κάτω.
μᾶλλον δὲ γίνονται καὶ ἐν ἐλάσσονι χρόνῳ αἱ τοιαῦται ἀπο-
στάσιες τοῖσι νεωτέροισι τριάκοντα ἐτέων. ἐπισκέπτεσθαι δὲ
εὐθὺς χρὴ τὰ περὶ τῆς ἀποστάσεως· εἰ κ᾽ ἡμέρας ὁ πυρετὸς
ὑπερβάλλῃ. τοῖσι δὲ γεραιτέροισιν ἧσσον γίνεται, πολυχρο-

tentiones, *fed et aeruginofa evomunt et quidam ex his cito
intereunt.　In febribus autem ardentibus atque aliis qui-
bus adeft colli dolor et temporum gravitas et tenebrae ocu-
lis oboriuntur, vel praecordia intenduntur absque dolore,
his profluvia fanguinis fiunt e naribus.　Qui vero totius
capitis gravitates et oris ventriculi morfus ac anxietates
habent, ifti biliofa et pituitofa evoment.　Magna vero ex
parte pueris in hujusmodi affectibus accidunt nervorum
diftentiones, mulieribus vero et haec et ex vulvis labores,
fenioribus vero et in quibus jam fuperatur calor, paraple-
giae atque furores et melancholia et oculorum privatio.
In libro autem qui Prognoftica infcribitur rurfus Hippocra-
tes in hunc modum fcribit: Quaecunque autem febres pro-
trahuntur, ut fuperftes futurus fit, neque dolores ex in-
flammatione aegrum habent, neque ex alia occafione ma-
nifefta, huic expectandus eft abfceffus cum oedemate at-
que dolore ad unum aliquem ex articulis et praecipue ex
iis qui in inferioribus locis funt.　Magis vero fiunt et in*

νεωτέρου ἐόντος τοῦ πυρετοῦ. χρὴ δὲ τὴν μὲν τοιαύτην ἀπό-
στασιν προσδέχεσθαι, ξυνεχέος ἐόντος τοῦ πυρετοῦ, εἰς δὲ
τεταρταῖον καταστήσεσθαι, ἢν διαλείπῃ καὶ ἐπιλαμβάνῃ πε-
πλανημένον τρόπον. καὶ ταῦτα πάντα ποιέων τῷ φθινο-
πώρῳ πελάσῃ. ὥσπερ δὲ τοῖσι νεωτέροισι τριάκοντα ἐτέων
ἀποστάσιες γίνονται, οὕτως οἱ τεταρταῖον μᾶλλον τοῖσι τρι-
άκοντα ἔτεσι καὶ γεραιτέροισι. τὰς δὲ ἀποστάσιας εἰδέναι
χρὴ μᾶλλον τοῦ χειμῶνος γενομένας, χρονιώτερον δὲ παυομέ-
νας, ἧσσόν τε παλινδρομεούσας. ἱκανὰ μὲν καὶ ταῦτα καὶ
πάνυ σαφῆ τὰ περὶ τῶν ἀποστάσεων εἰρημένα. συνάπτων δ'
αὐτοῖς ἐφεξῆς τὰ περὶ τῶν ἐκκρίσεων ᾧδέ πώς φησιν· ὅστις
δ' ἂν ἐν πυρετῷ μὴ θανατώδει, φησὶ, κεφαλὴν ἀλγεῖν, ἢ καὶ
ὀρφνῶδές τι πρὸ ὀφθαλμῶν φαίνεσθαι, ἢν καρδιωγμὸς τοῦ-
τέῳ προσγένηται, χολώδης ἔμετος παρέσται· ἢν δὲ καὶ ῥῖγος
ἐπιλάβῃ, καὶ τὰ κάτω τοῦ ὑποχονδρίου ψυχρὰ ᾖ, ταχύτερον
ἔτι ὁ ἔμετος παρέσται. ἢν δέ τι καὶ πίῃ, ἢ φάγῃ ὑπὸ τοῦτον
τὸν χρόνον, κάρτα ταχέως ἐμέσεται. τουτέων δὲ οἷς ἂν ἄρξη-

minori tempore hujusmodi abfceſſus junioribus nondum
xxx annos natis. Statim autem attendere oportet ad abs-
ceſſum, ſi vigeſimum diem febris transgreſſa ſit. Senio-
ribus vero minus fiunt, febre etiam diuturniore exiſtente.
Oportet autem expectare talem abfceſſum, quum febris
continua fuerit, in quartanam vero finituram, ſi inter-
mittens fuerit et more erraticae invaſerit, atque omnia
haec agens autumno appropinquaverit. Sicuti vero iis
qui ſunt juniores xxx annis abſceſſus fiunt, ſic iis qui
xxx annos habent, vel etiam ſenioribus, quartanae acci-
dunt. Abſceſſus vero ſcire oportet magis hieme fieri, ac
tardius deſinere et minus reverti. Sufficiunt quidem haec
et valde manifeſta ſunt quae de abſceſſibus dicta. Adjun-
genda autem ſunt ipſis ea deinceps quae de excretionibus
inquit in hunc modum: Quicunque autem in febre non le-
thali dixerit ſe dolere caput aut aliquod tenebroſum appa-
rere ante oculos: ſi oris ventriculi morſus huic acciderit,
vomitus bilioſus ſubſequetur. Si vero rigor invaſerit et

ται ὁ πόνος τῇ πρώτῃ ἡμέρᾳ, τεταρταῖοι πιέζονται μᾶλλον
ἢ πεμπταῖοι, εἰς δὲ τὴν ζ' ἀπαλλάσσονται. οἱ μέντοι πλεῖστοι
αὐτῶν ἄρχονται μὲν πονέεσθαι τριταῖοι, χειμάζονται δὲ
πεμπταῖοι μάλιστα, ἀπαλλάσσονται δ' ἐννναταῖοι ἢ ἑνδεκα-
ταῖοι· οἳ δ' ἂν ἄρξωνται πεμπταῖοι πονέεσθαι, καὶ τἄλλα
κατὰ λόγον αὐτοῖσι τῶν πρόσθεν γίνεται, εἰς τεσσαρεσκαιδε-
κάτην. γίνεται δὲ ταῦτα τοῖσι μὲν ἀνδράσι καὶ τῇσι γυναιξὶν
ἐν τριταίοις μάλιστα, τοῖσι δὲ νεωτέροισι γίνεται μὲν καὶ ἐν
τούτοισι, μᾶλλον δὲ ἐν τοῖς συνεχεστέροισι πυρετοῖσι καὶ ἐν
τοῖσι γνησίοισι τριταίοισιν. οἷσι δὲ ἂν ἐν τοιουτοτρόπῳ πυ-
ρετῷ κεφαλὴν ἀλγέουσιν ἀντὶ μὲν τοῦ ὀρφνῶδές τι πρὸ τῶν
ὀφθαλμῶν φαίνεσθαι ἀμβλυωγμὸς γίνηται, ἢ μαρμαρυγαὶ
προφαίνωνται· ἀντὶ δὲ τοῦ καρδιώσσειν ἐν τῷ ὑποχονδρίῳ
ἐπὶ δεξιὰ, ἢ ἐπ' ἀριστερὰ συντείνηταί τι μήτε σὺν ὀδύνῃ μήτε
σὺν φλεγμονῇ, αἷμα διὰ τῶν ῥινῶν τουτέοισι ῥυῆναι προσ-
δέχεσθαι ἀντὶ τοῦ ἐμέτου, μᾶλλον δὲ ἐνταῦθα τοῖσι νεω-
τέροισι τριάκοντα ἐτέων τοῦ αἵματος τὴν ῥύσιν προσδέχεσθαι·

partes quae funt infra praecordia, frigida fuerint, cele-
rius adhuc aderit vomitus.   Si vero etiam aliquid biberit,
aut comederit circa hoc tempus, multo etiam citius evo-
met.   Ex iis vero qui primo die dolere coeperint, quarto
die gravantur magis quam quinto, feptimo vero die liberan-
tur, plurimi vero ipforum dolere incipiunt tertio die, con-
flictantur autem quinto maxime, liberantur autem nono,
aut undecimo die.   Quicunque vero quinto die dolere coe-
perint et alia fecundum rationem priorem ipfis affuerint,
quartodecimo evadunt.   Fiunt autem haec viris quidem
ac mulieribus in tertianis praecipue, junioribus vero fiunt
quidem et in his, magis vero in febribus continuis et legiti-
mis tertianis.   Quicunque vero in hujusmodi febre caput
doluerint, loco autem tenebrofae ulicujus ante oculos ap-
paritionis vifus hebetetur, vel quidam fplendores ante ocu-
los videantur: pro oris ventriculi vero morfu in praecoi-
diis aliqua fiat extenfio vel ad dextram partem vel fini-
ftram, neque cum dolore, neque cum inflammatione: his

τοῖσι δὲ τριάκοντα ἔτεσι καὶ γεραιτέροισιν ἧσσον, ἀλλὰ τοὺς
ἐμέτους τούτοισι προσδέχεσθαι χρή. καὶ ταῦτα μὲν οὖν ἱκανά.
πρὸς τούτοις δ᾽ οὐδὲν ἧττον κἀκείνων μεμνῆσθαι προσήκει τῶν
ἐν αὐτῷ βιβλίῳ γεγραμμένων ὑπὸ Ἱπποκράτους· κεφαλῆς δὲ
ὀδύναι ἰσχυραὶ καὶ συνεχέες σὺν πυρετῷ. [446] εἰ μέν τι τῶν
θανατωδέων σημείων προσγένοιτο, ὀλέθριον κάρτα· εἰ δὲ
ἄτερ σημείων τοιουτέων, ὑπερβάλλει ἡ ὀδύνη κ᾽ ἡμέρας, προσ-
επισκέπτεσθαι χρὴ αἵματος ῥῆξιν διὰ ῥινῶν, ἢ ἄλλην ἀπό-
στασιν ἐς τὰ κάτω χωρία. ἔστ᾽ ἂν δὲ ἡ ὀδύνη νεαρὰ ᾖ, προσ-
δέχεσθαι χρὴ αἵματος ῥῆξιν διὰ ῥινῶν, ἢ ἐμπύησιν. ἄλλως τε
καὶ ἢν ἡ ὀδύνη περὶ τοὺς κροτάφους ᾖ καὶ τὸ μέτωπον. μᾶλ-
λον δὲ χρὴ τοῦ μὲν αἵματος προσδέχεσθαι τὴν ῥῆξιν τοῖσι
νεωτέροισι πέντε καὶ τριάκοντα ἐτέων, τοῖσι δὲ γεραιοτέ-
ροισι τὴν ἐμπύησιν. καὶ μὲν δὴ κἂν τῷ τῶν περιπνευμονι-
κῶν λόγῳ οἷσι δ᾽ ἂν ἀποστάσιες, φησὶ, γίνονται ἐκ τῶν περι-
πνευμονικῶν περὶ τὰ ὦτα, καὶ ἐκπυέουσιν, ἢ ἐς τὰ κάτω
χωρία, καὶ συῤῥιγοῦνται, οὗτοι περιγίνονται. εἶτα ἐπιφέρων

*fanguinis fluxus e naribus pro vomitu eft expectandus. Id
magis junioribus xxx annis, minus vero in iis qui jam
xxx annos habent et feniores funt, quum in iis vomitus
fint expectandi.* Et haec quidem fufficiunt. Praeter haec
autem et illorum nihilominus meminiffe oportet quae in
eodem libro fcribuntur ab Hippocrate: *Capitis autem dolores
vehementes atque continui cum febre, fi quidem aliquod
fignum mortale affuerit, valde eft exitiale. Si vero fine
his fignis dolor ultra xx diem progrediatur et febris deti-
neat, expectare oportet fanguinis fluxum e naribus vel
alium abfceffum ad inferiores partes. Sed dum recens do-
lor fuerit, expectare oportet fanguinis fluxum per nares, vel
fuppurationem, multoque magis, fi dolor circa tempora
et frontem appareat. Magis vero expectare oportet fangui-
nis fluxum in iis qui juniores funt xxxv, annis, in feniori-
bus vero fuppurationem.* Et etiam in fermone de peripneu-
monicis ita inquit: *Quibuscunque abfceffus fiunt ex pulmo-
nis morbis circa aures, et fuppurantur, vel ad inferiora*

ἐρεῖ· ὑποσκέπτεσθαι δὲ χρὴ καὶ τὰ τοιάδε ὧδε· ἢν ὅ τε πυρε-
τός ἔχῃ καὶ ὀδύνη μὴ πεπαυμένη ᾖ καὶ τὸ πτύελον μὴ χωρέῃ
κατὰ τὸν λόγον, μηδὲ χολώδεες αἱ διαχωρήσεις τῆς κοιλίας,
μηδὲ εὔλυτοι καὶ ἄκρητοι γίνονται, μηδὲ οὖρον πολύ τε καὶ
κάρτα, καὶ ὑπόστασιν ἔχον πολλὴν, ὑπηρετεῖται δὲ περιεστι-
κῶς ὑπὸ τῶν λοιπῶν σημείων πάντως, τούτοισι χρὴ τὰς τοι-
αύτας ἀποστάσιας ἐλπίζειν ἔσεσθαι. γίνονται δὲ αἱ μὲν ἐς τὰ
κάτω χωρία οἷς ἂν περὶ τὸ μὲν ὑποχόνδριον τοῦ φλέγματός
τι ἐγγένηται, αἱ δὲ ἄνω οἷς ἂν τὸ μὲν ὑποχόνδριον λιπαρόν
τε καὶ ἀνώδυνον διατελέῃ, δύσπνους δέ τινα χρόνον γενόμε-
νος παύσηται ἄτερ προφάσιος ἄλλης. καὶ μὲν δὴ καὶ περὶ
τῶν κατὰ τὰ ὑποχόνδρια οἰδημάτων διαλεγόμενος ὧδέπως εἶπε·
σημαίνει δὲ τὰ τοιαῦτα οἰδήματα ἐν ἀρχῇ μὲν κίνδυνον θα-
νάτου ὀλιγοχρονίου ἔσεσθαι· εἰ δὲ ὑπερβάλλει κ´ ἡμέρας ὅ τε
πυρετός ἔχων καὶ τὸ οἴδημα μὴ καθιστάμενον, εἰς διαπύη-
σιν τρέπεται. γίνεται δὲ τουτέοισι ἐν τῇ α´ περιόδῳ καὶ αἵ-
ματος ῥύσις διὰ ῥινῶν καὶ κάρτα ὠφελέει. ἀλλ᾽ ἐπανερέσθαι,

loca et ad fiſtulam perveniunt, iſti evadunt. Deinde ſubin-
ferens inquit: *Conſiderare autem oportet et talia hoc
modo.* *Si febris detinuerit et dolor non ceſſaverit et ſputum
non proceſſerit ſecundum rationem, neque alvi excrementa
bilioſa fuerint, neque facile diſſolubilia et impermixta fue-
rint, neque urina multa valde et multum habens ſedimen-
tum, reliqua autem ſigna ſalutem ſignificaverint, his opor-
tet et tales abſceſſus futuros ſperare.* *Fiunt autem non-
nullis quidem ad loca inferiora, quibus aliquid phlegmones
affuerit circa praecordia, quibusdam vero in ſuperioribus,
quibus praecordia et mollia et ſine dolore perſeveraverint.
Ubi vero aliquod tempus difficilem reſpirationem habuerit,
absque alia occaſione quieſcet.* Quin etiam de oedematibus
circa praecordia verba faciens ita inquit: *Significant autem
hujusmodi oedemata in principio quidem mortis non multo
poſt ſecuturae periculum; ſi vero proceſſerit ultra xx
dies, et febris detinens et oedema non ſubſidens ad ſuppuratio-
nem convertitur.* *Fiunt autem his in prima periodo et flu-*

Ed. Chart. VIII. [446.]   Ed. Baf. III. (421. 422.)

μὴ κεφαλὴν ἀλγέουσιν ἢ ἀμβλυωπέουσιν. εἰ γὰρ εἴη τι τοιου-
τέων, ἐνταῦθα ἂν ῥέ(422)ποι. μᾶλλον δὲ τοῖσι νεωτέροισι
πέντε καὶ τριάκοντα ἐτέων τοῦ αἵματος τὴν ῥῆξιν προσδέχε-
σθαι. καὶ μὲν δὴ καὶ ταῦτα κατὰ τὸ προγνωστικὸν εἴρηται
Ἱπποκράτει, δηλωτικὰ τρόπων κρίσεως· ὅσοι δ᾽ ἂν οὖρα λε-
πτὰ καὶ ὠμὰ οὐρέουσι πολὺν χρόνον, ἢν τὰ ἄλλα ὡς περιε-
σομένοισι σημεῖα ᾖ, τουτέοισιν ἀπόστασιν δεῖ προσδέχεσθαι
εἰς τὰ κάτω τῶν φρενῶν χωρία. ἐν μὲν δὴ τῷ προγνωστικῷ
ταῦτα διὰ συντόμων εἴρηται πρὸς αὐτοῦ, τὸν τῆς μελλούσης
τρόπον κρίσεως, ὁποῖός τις ἔσοιτο διδάσκοντος· προστίθησι
δ᾽ αὐτοῖς οὐκ ὀλίγα κατὰ μέρος κατά τε τὸ προῤῥητικὸν καὶ
τὰ τῶν ἐπιδημικῶν, οἷον καὶ ὅτι πρὸ ῥίγεος ἐπισχέσιες τῶν οὔ-
ρων, καὶ ὅτι τὰ ἐξέρυθρα ὄμματα αἱμοῤῥαγικά. κατὰ ταὐτὰ
δὲ καὶ περὶ τῶν δακρυόντων ὀφθαλμῶν καὶ τῶν μήλων τῶν
ἐρυθρῶν καὶ τῆς ῥινὸς αὐτῆς. καὶ μὲν δὴ καὶ ὡς τὸ κάτω
χεῖλος σειόμενον ἔμετον ἔσεσθαι προδηλοῖ, καὶ ὡς μετὰ κε-
φαλαλγίαν κῶμα καὶ κώφωσις ἐξαίφνης γενόμενα παρωτίδων

fluxus fanguinis ex naribus et fortiter juvant. Sed in-
terrogere oportet an doleant capite aut oculi caligent; fi quid
enim horum affuerit, huc vergit. Magis vero fluxum fan-
guinis e naribus expectare oportet in iis qui juniores funt
xxxv annis. Et haec quidem etiam in prognofticis ab Hip-
pocrate dicta funt, indicantia modus fecundum quos crifis
fit: Quicunque autem mejunt urinam tenuem ac crudam
multo tempore, fi quidem alia ipfis figna falubria affue-
rint, his abfceffum expectare oportet ad loca quae fub fepto
transverfo funt. Haec quidem in prognofticis breviter di-
cta funt ab ipfo futurum crifis modum praedocente. Addit
vero ipfis multa particulatim et libro praedictionum et epi-
demiorum, veluti quod urinarum fuppreffiones ante rigo-
rem, et quod oculi praerubri fanguinis fluxum monftrant.
Eodem modo et de oculis lachrymantibus et de malis rubris
et de ipfa nare. Ac praeterea quod labrum inferius agita-
tum futurum vomitum fignificat, et quod fomnus gravis
cum dolore capitis et furditas ftatim adveniens funt figna

ἐστὶ σημεῖα, καὶ ἄλλα πολλὰ τοιαῦτα κατὰ μέρος, ἃ δυνά-
μει περιέχεται πάντα διὰ τῶν κατὰ τὸ προγνωστικὸν εἰρημε-
νων. ὅλως γὰρ οὐδὲν ἄλλο χρὴ σκοπεῖν ἐπὶ τοῦ τρόπου τῆς
κρίσεως, ἀλλὰ τὴν ῥοπὴν τῆς φύσεως ἣν ἐνεδείξατο σαφῶς
ὁ Ἱπποκράτης ἐν τῷ προγνωστικῷ, τοῦτο μὲν καρδιωγμοῖ
καὶ ῥίγους μνημονεύσας, ἐφ' ὧν ἔμετος ἔσεσθαι μέλλει, τοῦτο
δὲ δυσπνοίας καὶ μαρμαρυγῶν, ἐφ' ὧν αἱμορραγία διὰ ῥινῶν,
ἔτι τε πρὸς τούτοις διοριζόμενος ὑπέρ τε τῶν διαχωρημάτων
καὶ τῶν οὔρων, ἐν οἷς φησι· μηδὲ χολώδεες αἱ τῆς κοιλίης δια-
χωρήσιες, μηδὲ εὔλυτοί τε καὶ ἄκρητοι γίνονται, μήτ' οὖρον
πολὺ κάρτα καὶ ὑπόστασιν ἔχον πολλήν. εἰ γὰρ δή τι τούτων
γένηται, δῆλον ὡς ἐνθάδε ῥέποι τὸ νόσημα, καὶ διὰ τούτων
ἐκκαθαίρεται· μὴ ῥέποντος δὲ ἐνταῦθα καὶ μηκύνοντος περιε-
στικῶς, ἀπόστασιν ἔσεσθαι προσδοκᾶν· τεκμαίρεσθαι δὲ καὶ
περὶ τούτων τὴν ῥοπὴν τῆς φύσεως. εἰς μὲν γὰρ τὰ κάτω
χωρία φησὶν ἔσεσθαι αὐτοὺς [447] οἷς ἄν περὶ τὸ ὑποχόν-
δριόν τι φλέγματος ἐγγένηται, τουτέστι τῆς φλογώσεώς τε καὶ

parotidum, et multa hujuscemodi alia particulatim fcribit,
quae omnia potentia continentur in us quae in libro pro-
gnofticorum fcribuntur.   Summatim enim nihil aliud opor-
tet confiderare in modo crifis praeter naturae inclinatio-
nem, quam manifefte oftendit Hippocrates in prognofticis,
partim quidem oris ventriculi morfum atque rigorem me-
morans in quibus vomitus fubfequuturus eft, partim fpi-
randi difficultatem et oculorum hallucinationes, in quibus
profluvium fanguinis e naribus expectatur; ac praeter
ifta diftinguens de urinis et alvi excrementis, in quibus
inquit: *Neque biliofa fuerint alvi excrementa, neque fa-
cile folubilia et impermixta, neque urina multa valde et
multum habens fedimentum.*   Si quid enim tale fuerit, ma-
nifeftum eft quod huc repit morbus et per ifta expurgatur;
quum vero huc non repit et protrahitur morbus cum fignis
tamen falubribus, futurum abfceffum expectare oportet.
Conjicere autem in his oportet naturae motum.   Ad loca
fiquidem inferiora futuros abfceffus inquit iis, quibus circa
praecordia aliquid phlegmones, id eft inflammationis atque
caloris affuerit, quoniam ad inferiora repant ii qui peri-

θερμασίας, ἐπειδὴ κάτω ῥέπουσιν οἱ τὴν περιπνευμονίαν ἐρ-
γαζόμενοι χυμοί. σύμπαντα γὰρ τοῦτον τὸν λόγον ὡς ἐπὶ
παραδείγματι ἐπὶ τῶν περιπνευμονικῶν ἐποιήσατο. μὴ ῥε-
πόντων δ᾽ αὐτῶν κάτω τὸ μὲν ὑποχόνδοιον λιπαρόν τε καὶ
ἀνώδυνον ἔσται διὰ παντός, ὁ δὲ ἄνθρωπος δύσπνους ἐπί
τινα χρόνον γενήσεται χωρὶς προφάσιος φανερᾶς, καὶ δῆλον
ὡς ἄνω τούτῳ τὰς ἀποστάσιας ἀναγκαῖον ἀκολουθεῖν, του-
τέστιν εἰς τοὺς περὶ τὰ ὦτα ἀδένας. εὐθὺς δ᾽ ἂν αὐτῷ καὶ
τῶν ἄλλων τι σημείων προσγένοιτο τῶν κατ᾽ αὐτὴν τὴν κε-
φαλὴν συμβαινόντων, οἷον κῶμα καὶ κώφωσις αἰφνίδιός τε
καὶ παράλογος καὶ βάρος τῆς κεφαλῆς, ἢ καὶ τῶν κροτάφων,
ἤ τι τοιοῦτον ἕτερον. οὐδὲν οὖν λείπει γνώρισμα τρόπου κρί-
σεως, ἀλλ᾽ εἴρηται πάντα χωρὶς τῶν σφυγμῶν πρὸς Ἱππο-
κράτους. ἕπεσθαι δ᾽ οἱ πολλοὶ βραχυλογίᾳ παλαιᾷ μὴ γεγυ-
μνασμένοι λείπειν οἴονταί τινα. λέγωμεν οὖν ἡμεῖς αὐτοῖς
ἑτέρᾳ λέξει σαφεῖ τὰ αὐτά· τάχα γὰρ ἂν οὕτω γε μαθόντες
οὔτ᾽ ἀδύνατον οἰήσονται προγνῶναι τὸν τρόπον τῆς ἐσομέ-
νης κρίσεως οὔτε ῥᾳθυμήσουσι ἔτι περὶ τὴν ἄσκησιν. ὅταν

pneumoniam humores efficiunt, huc fiquidem fermonem
veluti ad exemplum in peripneumonicis Hippocrates tranfi-
git. Ubi vero non repunt ad inferiora, praecordia quidem
mollia et fine dolore erunt femper, aeger vero ad aliquod
tempus difficilem habebit refpirationem fine occafione mani-
fefta. Et manifeftum quod huic in fuperioribus abfceffus
fubfequi eft neceffarium, hoc eft circa glandulas, quae funt
poft aures; ftatim enim ipfi et aliquod aliud fignum aderit
ex iis quae in ipfo capite accidunt, veluti gravis fomnus et
furditas repentina ac praeter rationem, aut gravitas capitis
et temporum, aut tale aliquid aliud. Nullum igitur indi-
cium deficit modi futurae crifis, fed omnia ab Hippocrate
exceptis pulfibus dicta funt. Multi vero prifcam brevita-
tem affequi minime confueti quaedam deficere arbitrantur.
Nos igitur altero fermone manifefte eadem ipfis dicamus,
forte enim fi hoc modo didicerint, neque impoffibile effe
arbitrabuntur praecognofcere modum futurae crifis, neque
adhuc erunt circa exercitationem fegnes. Quum igitur quod

οὖν, ὅτε κρίσις ἔσται, προγνώσῃς ἐξ ὧν ἔμπροσθεν εἰρήκα-
μεν, ἐφεξῆς ὁποία τίς ἔσται διορίζεσθαι κατὰ τάδε. πρῶτον
μὲν εἰ ὀξὺ καὶ θερμὸν τὸ νόσημα καὶ ἡ κρίσις ἐν ταῖς πρώ-
ταις περιόδοις. ἀναγκαῖον γὰρ ἐν ταῖς τοιαύταις κρίσεσιν
οὐκ ἀπόστασιν, ἀλλ᾽ ἔκκρισιν ἀπαντῆσαι. δεύτερον δ᾽ εἰ χρό-
νιον καὶ βραδύ· σὺν ἀποσκήμμασι γὰρ εἰώθασι τὰ τοιαῦτα
καθίστασθαι, καὶ μάλισθ᾽ ὅταν οὖρα λεπτὰ καὶ ὠμὰ πολὺν
χρόνον οὐρῶσιν. εἰ γὰρ πολλὴν καὶ χρηστὴν ὑπόστασιν ἔχοντα,
πεφθῆναι μᾶλλον εἰκὸς κατὰ βραχὺ τὴν νόσον, οὐκ εἰς ἀπόστα-
σιν ὁρμῆσαι. τούτων δὲ διωρισμένων ἐφεξῆς σκεπτέον, εἰ μὲν
ἐκκρίσει μέλλει κριθήσεσθαι, πότερον αἱμορραγία τις, ἢ ἱδρὼς,
ἢ ἔμετος, ἢ διαχώρησις ἔσται γαστρός· εἰ δ᾽ ἀποσκήμματι,
ποῖον μόριον, ἢ ἄρθρον ὑποδέξεται τὴν ἀπόστασιν. ἐπὶ δὲ
τῶν ἐκκρίσει μελλόντων κρίνεσθαι χρὴ διχῶς διορίζεσθαι, τοῖς
τε τῆς ἐσομένης τῆς ἐκκρίσεως σημείοις, εἰ παρείη, καὶ τοῖς
τῶν ἄλλων, εἰ μὴ παρείη. βεβαιότερον γὰρ ἐλπίσεις τὸν ἑκά-
στοτε προδηλούμενον τρόπον τῆς κρίσεως, ἂν μηδεὶς τῶν ἄλ-
λων περιέλκῃ. χρὴ τοίνυν ἐμὲ μὲν ἐφ᾽ ἑκάστου τὸν ἴδιον εἰ-

crifis aderit ex iis quae diximus praecognoveris, deinceps
qualis futura fit, hoc modo diftinguendum eft. Primum
quidem fi acutus et calidus fit morbus, etfi crifis fiat in primis
periodis, necefte eft enim in talibus crifibus non abfceffum,
fed excretionem fubfequi. Secundo autem loco fi diutur-
nus et tardus, nam hi per abfceffus quiescere confueverunt
tum praecipue quum urinae tenues et crudae longo tempore
exierint. Si enim multae et multum fedimentum habue-
rint, rationabile eft morbum potius paulatim debere coqui,
non per abfceffum terminari. His praefinitis deinceps confi-
derandum eft, fiquidem per excretionem debet judicari,
nunquid profluvium aliquod fanguinis, vel vomitus, vel fu-
dor, vel alvi fluxus erit; fi vero per abfceffum, quae pars,
vel quis articulus abfceffum fufcipiet. In iis ergo qui per
excretionem debent judicari, dupliciter diftinguere oportet,
et futurae excretionis fignis, fi affuerint, et aliorum, fi non
affuerint; certius enim fuperabis eum qui femper praeo-
ftenditur modum excretionis, fi nullum te aliud diftraxe-
rit. Me igitur oportet proprium uniuscujusque dicere, te

πεῖν, σὲ δὲ ἐπὶ τῶν ἀῤῥώστων μὴ μόνον τοῦτον ὁρᾷν, ἀλλὰ
καὶ τῶν ἄλλων ἕκαστον ἐπισκοπεῖν. εἰ γοῦν ἀλόγως γαστὴρ
ἐπισχεθῇ, ἢ οὖρα, τῆς κρίσεως ἐγγὺς οὔσης, ἐλπίζειν χρὴ ῥῖ-
γος εἰ δὲ τοῦτο, διορίζεσθαι πότερον ἱδρὼς ἐπ᾽ αὐτῷ γέ-
νοιτο, ἢ ἔμετος, ἢ διαχώρησις γαστρὸς, ἤ τινα τούτων, ἢ
πάντα. καὶ πρῶτον μὲν εἰς τὴν τοῦ νοσήματος ἰδέαν ἀποβλέ-
πειν. εἰ γὰρ ἀκριβῶς εἴη περικαὲς, εὐθὺς ἂν καὶ ἡ τοῦ ῥίγους
πρόγνωσις βεβαιοτέρα, χολῶδες γὰρ τὸ περικαές. εἴρηται δὲ
ἐν τοῖς ἔμπροσθεν ὡς ὁ χυμὸς οὗτος, ἐπειδὰν σφοδρότερον
κινηθῇ, ῥῖγος ἐργάζεται. μετὰ δὲ ταῦτα προσεπισκέπτεσθαι,
πότερον τᾶν οὔρων μόνον, ἢ καὶ τῆς γαστρὸς ἐπισχεθείσης
ἐῤῥίγωσαν. εἰ μὲν γὰρ ἀμφοῖν, ἱδρὼς ἐξ ἀνάγκης ἔσται πολύς·
εἰ δὲ τῶν οὔρων μόνων, ἐπισκέπτεσθαι χρὴ τὰ κατὰ τὴν γα-
στέρα, πότερον πλείω τῶν πρόσθεν, ἢ ἐλάττω πρὸ τῆς κρί-
σεως ἐπῆλθεν. εἰ μὲν γὰρ πλείω, ἐπισημότερον τὴν ἐνταῦθα
ῥοπὴν γνωρίζειν, εἰ δὲ ἐλάττω, τὴν εἰς ἱδρῶτας, εἰ δὲ καὶ
τὰ τῶν ἐμέτων παρείη σημεῖα, δι᾽ ἀμφοτέρων τῶν κρίσεων ὁ
τοιοῦτος κριθήσεται, καὶ ἤτοι μᾶλλον κατὰ τὴν ἑτέραν

vero in aegrotantibus non hoc folum infpicere, fed et fingula
alia confiderare. Si igitur praeter rationem alvus fuppri-
mitur, vel urina, jam prope crifi exiftente, rigorem fperare
oportet. Si is adveniat, diftinguendum eft, nunquid fudor
poft ipfum fequatur, vel vomitus, vel fubductio ventris,
vel aliqua horum, vel omnia. Et primum quidem ad morbi
ideam eft infpiciendum. Si enim exquifite ardens fuerit,
ftatim certior erit et rigoris praecognitio; quod enim incen-
dit, biliofum eft. Dictum eft autem in praecedentibus quod
humor ifte, quando vehementius movetur, rigorem facit.
Poft haec autem et illud confiderandum eft, nunquid urinis
tantum, vel etiam alvo fuppreffa riguit. Si enim ambobus,
neceffario fudor multus fubfequitur: fi vero urinis folis,
confiderare oportet, nunquid alvi excrementa plura quam
priora vel pauciora ante crifim exierint; fi enim plura,
manifeftius motus naturae ad hunc locum eft agnoscendus,
fi pauciora, ad fudores. Si vero et vomitus figna affuerint,
per has ambas excretiones judicabitur, et vel magis per ea-
rum alteram, quae magis praevalebit, vel aeque per utram-

αὐτῶν, ἥτις ἂν ἐπικρατήσῃ μᾶλλον, ἢ ὁμοίως ἑκατέρωθεν, ὅταν ἴσα πως ᾖ τὰ γνωρίσματα. μὴ παρόντων δὲ τῶν ἐμετικῶν σημείων, ἱδρῶτας μόνον προσδέχεσθαι, καὶ μᾶλλον, ἐπειδὴ παραπαίωσιν οἱ κάμνοντες ἐπιδιδόντος τοῦ παροξυσμοῦ καὶ θερμότερα τὰ ἐκτὸς καὶ ἐρυθρότερα γίνεται [448] καί τις ἀτμὸς ἀνίῃσι θερμὸς, οἷος οὐ πρόσθεν. εἰ δὲ καὶ κυματώδης ὁ σφυγμὸς γίνοιτο καὶ μαλακὸς ἐπισήμως, ἔτι μᾶλλον ἐλπίζειν ἱδρῶτας. ὁ σκληρὸς δὲ σφυγμὸς ἐμέτους μᾶλλον ἢ ἱδρῶτας προδηλοῦν εἴωθεν· ὁ μὲν γὰρ ὑψηλὸς ἁπάσης ἐκκρίσεώς ἐστι γνώρισμα, καθάπερ καὶ ὁ σφοδρός. μέγας δὲ εἴπερ εἴη, τῆς ἔξω κινήσεως μᾶλλον ἢ τῆς ἔσω σημεῖόν ἐστι. διττῆς δ᾽ οὔσης ἑκατέρας, τῆς μὲν ἔξω δι᾽ αἱμοῤῥαγίας καὶ ἱδρώτων, τῆς δ᾽ εἴσω ῥοπῆς διὰ γαστρὸς καὶ στομάχου, κυματώδης μὲν σφυγμὸς ἱδρῶτας, μέγας δὲ ἁπλῶς αἱμοῤῥαγίας προδηλώσει. τῆς δ᾽ εἴσω ῥοπῆς ἐπικρατούσης, ὅταν μὲν ἀπῇ τὰ τῶν ἐμέτων σημεῖα, διαχωρήσει γαστρὸς ὁ τοιοῦτος κριθήσεται· παρόντων δὲ δι᾽ ἐμέτων μᾶλλον. εἰ δὲ καὶ ταῦτα παρείη, καὶ ἡ γαστὴρ ἐπισήμως ὑπίῃ, δι᾽ ἀμφοτέρων. ἀνώμαλος δὲ

que, quum aequalia quodammodo indicia affuerint. Si vero figna vomitus non affueriut, folos fudores expectare oportet, et magis, quum aegrotantes deliraverint increfcente acccffione, et partes exteriores calidiores ac rubidiores exititerint et vapor quidam calidus exeat, qualis antea non aderat. Quod fi pulfus undofus fiat et infigniter mollis, adhuc amplius fudores expectare oportet. Durus autem pulfus vomitus magis quam fudores praeoftendere folet, altus enim omnis excretionis indicium eft, ficuti et vehemens. Si vero magnus fuerit, motus ad exteriora potius quam ad interiora fignum exiftit. Quum vero uterque duplex fit, hic quidem qui ad exteriora per fluxum fanguinis atque fudores, alter autem ad interiora per alvum et ftomachum, undofus quidem pulfus fudores, magnus autem fimpliciter fluxum fanguinis praeoftendet. Motu vero ad interiora fuperante, quum non aderunt figna vomituum, per ventris excrementa crifis fiet; fi vero affuerint, per vomitum potius; fi vero ea affuerint et venter infigniter fubducatur, per utraque fiet

Ed. Chart. VIII. [448.]   Ed. Baf. III. (422. 423.)

ὁ σφυγμὸς ἐπὶ τῶν πλείστων μὲν γίνεται κρίσεων, καὶ μά-
λιστα ἐπειδὰν ἀγωνιστικόν τι καὶ περικινδυνευτικὸν ἔχωσιν.
πολὺ δὲ μᾶλλον τῶν χολωδῶν εἰς τὴν γαστέρα συῤῥεόντων
χυμῶν, ἅμα τῷ καὶ τὰ ἄλλα παρεῖναι τῶν ἐμέτων σημεῖα τὰ
πρὸς Ἱπποκράτους εἰρημένα. καὶ οἱ σφυγμοὶ παντοίως ἀνώ-
μαλοι γίνονται δακνομένου καὶ βαρυνομένου τοῦ στομάχου.
ἀλλὰ τὰ μὲν ἀπὸ τῶν σφυγμῶν ἢ ὡς οὐ γινώσκων ὁ Ἱππο-
κράτης ἢ ὡς οὐκ ἀξιόλογα νομίζων οὐκ ἐξειργάσατο· τὰ δὲ
τῶν ἐμέτων σημεῖα καρδιωγμοί τέ εἰσιν ἅμα πόνῳ κεφαλῆς
καὶ (423) σκοτόδινοι σὺν τοῖς προφαινομένοις τῶν ὄψεων ὀρ-
φνώδεσι καὶ τῷ κάτω χείλει σειομένῳ καὶ πολλῷ καὶ λεπτῷ
παραῤῥέοντι σιέλῳ. πάντα δὲ ταῦτα συμπίπτει χολώδους τε
καὶ δακνώδους χυμοῦ κατά τε τὴν γαστέρα καὶ τὸν στόμαχον
ἠθροισμένου καὶ δάκνοντός τε ἅμα τὸ στόμα τῆς γαστρὸς,
ὃ δὴ καρδίαν ἐκάλουν οἱ παλαιοὶ, καὶ σὺν αὐτῷ καὶ τὸν
στόμαχον ὅλον ἔσω καὶ κάτω κατασπῶντος, ὅθενπερ καὶ τὸ
χεῖλος αὐτοῖς σείεται καὶ σίελον παραῤῥεῖ λεπτόν. ὀρφνώδη
δέ τινα πρὸ τᾶν ὀφθαλμῶν φαίνονται καὶ ἰλιγγιῶσι καὶ σκο-

crifis. Inaequalis autem pulfus in pluribus quidem crifi-
bus fit, et praecipue, quum non fiunt fine pugna et periculo:
multo vero magis quum biliofi humores ad ventriculum con-
fluunt, perftantibus etiam aliis vomitus fignis, quae fcri-
pfit Hippocrates, tunc et omnino pulfus fiunt inaequales,
quum ftomachus jam mordetur ac gravatur. Sed figna ex
pulfibus fumpta Hippocrates, vel quia non noverat, vel
quia non magni momenti exiftimavit, idcirco non eft exe-
quutus. Vomituum autem figna funt oris ventriculi mor-
fus, fimul cum dolore capitis, et vertigines obortae, cum iis
quae objiciuntur oculis, tenebrofis et cum agitatione labri
inferioris et multo ac tenui fputo defluente. Haec vero
omnia accidunt quum biliofus et mordax humor in ventre
ac ftomacho collectus fuerit et ventriculi os momorderit,
quod etiam prisci cor nominabant, et cum ipfo totum fto-
machum intus atque infra diftraxerit, unde et labrum in
ipfis agitatur, et fputum tenue defluit et tenebrofa quaedam
oculis obverfantur et hallucinantur et vertiginem patiuntur

BIBΛION Γ. 765

Ed. Chart. VIII. [448.]   Ed. Baf. III. (423.)

τοδινιῶσι καὶ κεφαλαλγοῦσι, ἀναθυμιωμένου τινὸς ἐκ τοῦ
χολώδους χυμοῦ, καὶ προσέτι τῇ κατὰ νεῦρα συμπαθείᾳ. τὰ
δὲ τῶν αἱμοῤῥαγιῶν ἴδια μαρμαρυγαὶ μὲν, ὅτι ξανθὸς ὁ χυ-
μὸς, ἀμβλυωγμοὶ δὲ, ὅτι πολὺς ἀθρόως ἀναφερόμενος ἐμ-
φράττει τὰς ὁδοὺς τοῦ πνεύματος. οὕτω δὲ καὶ οἱ ὀφθαλμοὶ
δακρύουσι τῷ πλήθει τοῦ ῥεύματος, ὥσπερ κἀν ταῖς ὀφθαλ-
μίαις. κατὰ δὲ τὸν αὐτὸν τρόπον ἐρυθροὶ φαίνονται σὺν
τοῖς μήλοις ἐνίοτε καὶ ταῖς ῥισίν. ἴδιον δὲ τῶν αἱμοῤῥαγιῶν
καὶ ἡ τῶν ὑποχονδρίων σύντασις, οὐ μετ᾽ ὀδύνης. ἔστι γὰρ
καὶ τοῦτο τῆς ἄνω ῥοπῆς τοῦ αἵματος οὐ σμικρὸν γνώρισμα,
καθάπερ οὖν καὶ ἡ δύσπνοια· καὶ γὰρ ἤδε διεξερχομένου τοῦ
αἵματος εἰς τὸν θώρακα γίνεται, σὺν ὀδύνῃ δὲ εἴπερ ἐκτα-
θείη τὸ ὑποχόνδριον, οὐχ αἱμοῤῥαγίας ἐσομένης σημεῖα, ἀλλὰ
φλεγμονῆς τινος αὐτόθι γεγενημένης ἐστὶ σύμπτωμα. καὶ μὲν
δὴ καὶ τὸ τῆς κεφαλῆς ἄλγημα, κἂν εἰ κοινὸν ἐμέτων τε καὶ
αἱμοῤῥαγιῶν εἴη σημεῖον, ἀλλά τοι κἀνταῦθα τὸ μὲν οἷον δα-
κνῶδες ἐμέτου, τὸ δὲ οἷον βαρὺ καὶ διατεῖνον καὶ σφύζον καὶ

et caput dolent, expirante rem aliquam humore biliofo, et
praeterea facta in nervis fympathia.   Propria vero figna
profluvii fanguinis quidam fulgoris motus oculis apparen-
tes, quoniam humor eft flavus, hebetudines autem quoniam
multus et totus fimul elatus ad fuperiora fpiritus meatus ob-
fervat.   Ita autem et oculi lachrymantur ob fluxus mul-
titudinem, quod etiam accidit in inflammationibus oculo-
rum.   Eodem modo rubidi aliquando videntur cum malis
nonnunquam et naribus.   Proprium vero fignum fanguinis
fluxus e naribus eft etiam praecordiorum tenfio fine dolore,
nam et hoc non parvum indicium eft fanguinis ad fuperiora
tendentis, ficuti etiam difficultas anhelitus, nam et haec
fanguine transeunte in thoracem fit.   Si vero praecordia
cum dolore extendantur, non fluxum fanguinis futurum, fed
aliquam ibi adeffe inflammationem fignificant.   Sed et dolo-
res capitis, quamvis commune fignum exiftant vomituum
et fluxus fanguinis, qui tamen velut mordaces funt, vomi-
tuum, qui vero quodammodo gravantes atque extenden-
tes pulfantesque et calidi, fanguinis fluxum proprie figni-

θερμὸν αἱμοῤῥαγίας ἴδιον. οὑτω δὲ καὶ τῶν κατὰ τὰ ὑπο-
χόνδρια σπλάγχνων αἱ φλεγμοναὶ τῶν αἱμοῤῥαγιῶν εἰσιν αἴ-
τιά τε ἅμα καὶ σημεῖα, μέλλοντός γε κριθήσεσθαι τοῦ νοσήμα-
τος ἐκκρίσεσιν. εἰ δὲ τὸ μὲν ἀνάπαλιν αἱμοῤῥαγοῖ, οὐκ ἀγα-
θόν ἐστιν. τὸ δὲ κατ᾽ ἴξιν ἀγαθὸν, ὡς Ἱπποκράτης λέγει καὶ
ἡ πεῖρα διδάσκει, ῥᾶστον ἤδη σοι καὶ τὸν αἱμοῤῥαγήσοντα
προειπεῖν μυκτῆρα, ἀφορμὴν τῆς αἱμοῤῥαγίας ἐξευρόντα.
δεξιὸν μὲν γὰρ ὑποχόνδριον ἐκ δεξιοῦ μυκτηρος ἀγαθὴν ἐπι-
φέρει τὴν κρίσιν, ἀριστερὸν δὲ ἐξ ἀριστεροῦ. μεμάθηκας δ᾽ ἔμ-
προσθεν ἤδη τά τε τῶν κακῶν καὶ τὰ τῶν ἀγαθῶν κρίσεων
σημεῖα. [449] τί δὴ οὖν ἔτι χαλεπὸν εἰπεῖν τὸν αἱμοῤῥαγή-
σοντα μυκτῆρα, καὶ τοῦ μέρους τοῦ πεπονθότος ἀκριβῶς γνω-
ρισθῆναι δυναμένου, καὶ τοῦ τῆς κρίσεως ἤθους οὐκ ἂν λα-
θόντος καὶ τῶν αἱμοῤῥαγικῶν σημείων ἐναργῶς φαινομένων;
ἐπὶ τούτοις ἅπασι καὶ τὰ παρὰ τῆς ἡλικίας καὶ τῆς ὥρας καὶ
τῆς χώρας καὶ τῆς φύσεως τοῦ κάμνοντος ἱκανὰ προδηλοῦν
τὴν ἐσομένην αἱμοῤῥαγίαν. αἱμοῤῥαγίας μὲν δὴ καὶ ἐμέτων
ἀκριβῆ τε καὶ ἴδια τὰ γνωρίσματα, δευτέρων δ᾽ ἐπὶ τούτοις
τῶν ἱδρώτων. εἰ δέ γε διὰ γαστρὸς κρίσις ἔσεσθαι μέλλει, πρό-

ficant. Sic etiam viscerum in praecordiis exiſtentium in-
flammationes cauſae ſunt una ac ſigna ſanguinis fluxuum,
quando morbus per excretionem debet terminari. Quod ſi
ad latus diverſum fluere non eſt bonum, ſecundum direc-
tum vero eſt bonum, ut docet Hippocrates et experientia
monſtrat, jam tibi facillimum eſt narem ex qua fluxurus eſt
ſanguis praedicere, ubi cauſam jam fluxuri ſanguinis inve-
neris. Dextra enim praecordia ex dextra nare bonam cri-
ſim afferunt, ſiniſtra vero ex ſiniſtra. Didiciſti vero prius
et bonarum et malarum criſium ſigna. Quid igitur difficile
eſt narem ex qua profluet ſanguis pracnoscere, quum par-
tem affectam poſſis exquiſite dignoscere, et criſis morem
non ignores, et ſigna quae fluxum ſanguinis indicant, ſint
evidenter maniſeſta? Praeter haec omnia et aetas et
tempus anni et regio et aegrotantis natura ſuturum ſangui-
nis fluxum poſſunt maniſeſtare. Sanguinis igitur flu-
xus et vomitus propria et maniſeſta ſunt ſigna, poſt haec
vero ſudorum. Si pero per excretionem alvi criſis ſit ſub-

BIBΛION Γ. 767

Ed. Chart. VIII. [449.]   Ed. Baf. III. (423.)

δηλον μὲν οὐδὲν οὕτως οὐδὲ ἴδιον, ἀλλ᾽ ἐκ τοῦ παρεῖναι μὲν
τὰ τῆς κρίσεως σημεῖα, μὴ παρεῖναι δὲ τῶν ἐμέτων, ἢ τὰ τῆς
αἱμορῥαγίας, ἢ τὰ τῶν ἱδρώτων, ἔνεστι συλλογίσασθαι. καί
τοι κἂν εἰ μηδὲν ἐκείνων παρείη, οὔπω τοῦτο μόνον, ἀλλὰ
καὶ δὴ αἱμορῥοΐδος ἐγχωρεῖ γενέσθαι τὴν κρίσιν, ἢ γυναιξὶν
ἐπιμηνίων, οὐ μὴν ἀδύνατον οὐδὲν διορίζεσθαι. βάρος μὲν
γὰρ ἐπίσημον ὀσφύος καὶ ἄλγημα καὶ τάσις ἐνταῦθα προη-
γεῖται τῶν ἐπιμηνίων. αἱμορῥοῖς δὲ οὐ πᾶσι σύνηθές ἐστιν,
ὅσοις οὖν ἐστι, τούτοις μόνοις οὐκ ἄν τις ῥᾳδίως διορίσειε.
τοῖς δ᾽ ἄλλοις ἅπασιν, ἐπειδὰν μὲν παρῇ πέψεώς τε καὶ κρί-
σεως σημεῖα, μὴ παρῇ δὲ ἐμέτων ἢ αἱμορῥαγίας ἢ ἱδρώτων,
ἐκταραχθήσεται πάντως ἡ γαστήρ. οὕτω μὲν δεῖ διακρίνειν
ἴδιά τε καὶ κοινὰ τρόπων κρίσεως γνωρίσματα τῶν ἐκκρίσει
δηλονότι μελλόντων κριθήσεσθαι νοσημάτων. εἰ δὲ εἰς ἀπό-
σκημμα τρέποιτο, κοινὰ μὲν ἅπαντα γνωρίσματα, σωτηρίως
τοῦ κάμνοντος ἔχοντος, τὸ μήτε λύεσθαι τὸ νόσημα μήτε
οὖρον πολὺ καὶ πολλὴν ὑπόστασιν ἔχον, ἀλλ᾽ ὠμὸν καὶ λεπτὸν

fequutura, manifeftum quidem nullum eft fignum nec pro-
prium, fed ex eo quod adfunt quidem crifis figna, defunt
autem vomituum, vel fluxus fanguinis, vel fudorum colli-
gere licet.   Quanquam etiamfi nullum horum fignorum ad-
fit, nondum hoc tantum. fed etiam per haemorrhoidas crifes
fieri contingit et mulieribus per menftrua.   Non tamen eft
impoffibile omnino diftinguere.   Gravitas enim lumborum
effatu digna et dolor et tenfio hic menftrua antecedit.   Hae-
morrhoides vero non omnibus confuetae funt, quibus autem
funt confuetae, in his folis non facile quis diftinguet.   Aliis
autem omnibus, quando affuerint figna coctionis, et crifis,
vomitus vero figna non affuerint, vel fluxuum fanguinis, vel
fudorum, omnino venter perturbabitur.   Ita quidem diftin-
guere oportet tum propria tum communia modorum cri-
fium indicia,   in hisce fcilicet morbis qui per excre-
tiones judicandi funt.   Si vero ad abfceffus convertantur,
communia quidem omnium indicia funt,   falutariter fe ha-
bente aegro,   quod neque morbus folvatur,   neque urina
multa et multum habens fedimentum,   fed cruda et tenuis

φαίνεσθαι· τὰ δ' ἴδια τῶν μὲν μὴ λίαν κεχρονικότων, εἰ
δυσπνούστερος ὁ κάμνων ἐξαίφνης γινόμενος ἀποπαύσαιτο
μὲν ἐν τάχει τῆς δυσπνοίας, διαδέξαιτο δ' ἂν αὐτὸν ὀδύνη,
καὶ βάρος τῆς κεφαλῆς καὶ κῶμα καὶ κώφωσις, εἰς τοὺς ὑπὸ
τοῖς ὠσὶν ἀδένας ἀνάγκη τούτῳ γενέσθαι τὴν ἀπόστασιν. εἰ
δ' εἴη πολυχρόνιον ἤδη τὸ νόσημα, καὶ μήτε τούτων παρείη
μηδὲν, ἐμφαίνοιτο δέ τινι τῶν κάτω χωρίων ἢ βάρος, ἢ τάσις,
ἢ φλόγωσις, ἢ ὀδύνη, κάτω τούτῳ τὴν ἀπόστασιν ἔσεσθαι
προσδοκᾶν. παράδειγμα δ' ἑκατέρας τῆς ἀποστάσεως ἐν νόση-
μα ποιησάμενος ὁ Ἱπποκράτης ἐν τῷ προγνωστικῷ τοῖς δυνα-
μένοις συνορᾶν τὸν λόγον ἐδίδαξε καὶ ὡς χρὴ καθόλου περὶ
πασῶν ἀποστάσεων συλλογίζεσθαι, διό μοι κἀγὼ δοκῶ κατα-
παύειν ἐνταῦθα τὸν ἐνεστῶτα λόγον. εἰ γάρ τις τοῖς ὑφ' Ἱππο-
κράτους εἰρημένοις προσθεὶς ταυτὶ τὰ ἡμέτερα μήπω τεχνικὸς
γέγονεν, ἢ προγνωστικὸς κρίσεων, ἐν τῷ μετὰ τούτου συγγράμ-
ματι, τελευταίῳ τῆς προκειμένης ἡμῖν ἐσομένῳ πραγματείας,
ἐλπίζω τὸ λεῖπον αὐτῆς ἐπιμαθήσεσθαι, τοῖς μὲν γὰρ συνετοῖς,
ἔξαρκεῖ καὶ ταῦτα καὶ οὐδὲν ἔτι τετάρτου λόγου προσδεῖ.

appareat; propria vero, ubi morbus non fuerit valde diu-
turnus, fi fubita difficultas refpirationis laboranti fuperve-
niens mox quiescat, eamque gravitas capitis ac dolor fub-
fequatur et gravis fomnus ac furditas, huic in glandibus poft
aures neceffe eft abfceffus fieri. Si vero morbus jamdiu
duravit, neque ullum ex his fignis affuerit, fed in aliquo
ex locis inferioribus vel gravitas, vel tenfio, vel inflam-
matio, vel dolor apparuerit, huic abfceffus ad partes infe-
riores eft expectandus. Exemplum vero utriusque abfcef-
fus ex uno morbo affumens Hippocrates in prognoftico, qui
poffunt ejus fermonem diligenter infpicere edocuit quo pa-
cto oporteat de omnibus abfceffibus ratiocinari. Quare mihi
vifum eft hoc in loco facere praefentis fermonis finem. Si
quis enim dictis ab Hippocrate haec quae modo fcripfimus
addiderit, nondum vero artem habet praenoscendi crifes, in
libro fequenti qui ultimus erit propofitae tractationis fpero
ipfum id quod deficit cogniturum; prudentibus enim et
haec poffunt fufficere, neque quarto egent tractatu.

ΓΑΛΗΝΟΥ ΠΕΡΙ ΚΡΙΣΙΜΩΝ ΗΜΕΡΩΝ ΒΙΒΛΙΟΝ Α.

Ed. Chart. VIII. [450.]   Ed. Baf. III. (423.)

Κεφ. α'. Τῶν νοσημάτων αἱ λύσεις, ὅσαι μὴ κατὰ βραχὺ μειωθέντων, ἀλλ᾽ ἐξαίφνης παυσαμένων γίνονται, δέονται πάντως, ἵν᾽ ὦσι πισταὶ, δαψιλοῦς τινος ἐκκρίσεως, ἢ ἀποστάσεως οὐκ ἀφανοῦς, ὡς ὅσα γε χωρὶς τούτων ἐῤῥάστώνησαν, ὑποτροπιάζειν φιλεῖ. προσέχειν οὖν χρὴ τὸν νοῦν ἀκριβῶς, καὶ διὰ φυλακῆς ἁπάσης ἔχειν τὸν ἄῤῥωστον, μηδὲν ὧν τοῖς πιστῶς ὑγιασθεῖσι συγχωροῦμεν ἐπιτρέποντες πράττειν, μήτ᾽ ἐν ἐδέσμασιν, ἢ πόμασι, μήτ᾽ ἐν λουτροῖς, μήτε κινήσεσιν, ἢ ὅλως ἔν τισι τῶν ἄλλων. εἰ μὲν γὰρ μικρὸν εἴη τὸ ῥᾳστωνή-

GALENI DE DIEBVS DECRETORIIS LIBER I.

Cap. I. Quo folutiones morborum qui non paulatim imminuti fuerunt, verum fubito finierunt, fidae fint, excretio quaedam copiofa vel abfceffus infignis requiritur; nam qui morbi citra haec quieverunt, in iis recidiva timenda eft. Quare animum diligenter adhibere convenit aegrumque in omni cuftodia tenere, nihil eorum, quae iis qui fideliter fanati funt, vel in cibo, vel in potu, vel balneis, vel motu, vel denique in aliis quibuslibet concedimus, agere ipfum permittentes. Si namque morbus qui quievit,

σαν νόσημα, τάχα ἂν ἐφ᾽ οὕτως ἀκριβεῖ διαίτῃ κατασταίη
πανταπασιν, ὡς μηκέτ᾽ αὖθις ἐπανελθεῖν· εἰ δέ τι τῶν καὶ
κοηθεστέρων, ἐπανέλθοι μὲν ἂν καὶ οὕτω διαιτωμένων, ἀλλ᾽
οὐχὶ σὺν ἐσχάτῳ κινδύνῳ. ἀμεληθὲν δὲ καὶ παροφθὲν ὡς πι-
στῶς λελυμένον πολὺ χαλεπώτερον ἢ ἐξ ἀρχῆς ἐπιφαίνεται.
χρὴ τοίνυν, εἰ μέλλοι βεβαίως παύεσθαι μέγα τι καὶ ἰσχυρὸν
νόσημα, προηγεῖσθαι τῆς λύσεως αὐτοῦ τὰ πρὸς Ἱπποκρά-
τους ὀνομαζόμενα λυ(424)τήρια σημεῖα, τοῦτο μὲν ἱδρῶτας
χρηστοὺς δι᾽ ὅλου τοῦ σώματος γενομένους, ἢ οὔρων πλῆθος,
ἢ διαχωρημάτων, ἢ ἐμέτων, τοῦτο δ᾽ αἱμορραγίαν ἐκ ῥινῶν,
ἢ τινα ἄλλην αἵματος κένωσιν, οἷον ἐξ αἱμορροΐδων, ἢ ὑστε-
ρᾶν, τοῦτο δ᾽ εἰς τοὺς ὑπὸ τοῖς ὠσὶν ἀδένας, ἢ εἰς ἄλλό τι
τῶν ἀκύρων μορίων, ἢ ἄρθρων ἀπόσκημμα. ὅσοις δὲ μηδε-
νὸς τῶν τοιούτων σημείων ἐπιφανέντος ἔδοξε πεπαῦσθαι τὸ
νόσημα, [451] περὶ τούτων ὁ πάντα θαυμαστὸς Ἱπποκράτης
ἑνὶ μὲν καθόλου λόγῳ τόνδε τὸν τρόπον ἀπεφήνατο· τὰ ἀσή-
μως ῥᾳστωνήσαντα φιλυπόστροφα· κατὰ μέρος δὲ διά τε

exiguus fuerit, forfan ob tam exactam victus rationem
prorfus fubfederit, ut poftea nunquam revertatur; fi vero
malignior exiftat, etiam tunc quum hoc vivendi modo ufus
fueris redibit, non tamen cum fummo discrimine. At fi
neglexeris parumque ftudiofe animum advertas tanquam fi-
deliter foluto, multo gravior quam a principio evadet. Ita-
que morbi cnjusdam magni et vehementis folutionem fir-
mam figna, quae folutoria vocat Hippocrates, praecedere
oportet, partim fudores bonos ex toto corpore manantes,
vel urinarum copiam, vel alvi recrementorum, vel vomi-
tuum, partim fanguinis ex naribus profufionem, vel aliam
quandam ejus evacuationem, velut ex haemorrhoidibus fluo-
rem, vel ex utero, partim in glandulis quae auribus fubja-
cent, abfceffus, aut in alia quadam ignobili parte, aut in
articulis. Caeterum quibus nullo hujusmodi figno appa-
rente morbus finiiffe videtur, de his Hippocrates undequa-
que admirabilis communi quidem fermone hunc in modum
pronunciavit *Quae fine fignis finita funt fere rever-*

Ed. Chart. VIII. [451.]　　　　　　　　　Ed. Baf. III. (424.)

τῶν ἀφορισμῶν αὐτῶν καὶ διὰ τοῦ προγνωστικοῦ γράμματος·
οὐχ ἥκιστα δὲ καὶ διὰ τῶν ἐπιδημιῶν ἐδίδαξε τίνα μὲν ὀλέ-
θρια τῶν ὑποστρεφόντων ἐστὶ, τίνα δ᾽ αὐτῶν τούτῳ μόνον
ἁπλῶς ὑποστρέφει, χωρὶς ὀλέθρου, τίνα δὲ καὶ δυνατὸν ἡμῖν
ἐστιν ἐξιᾶσθαί τε καὶ κωλῦσαι παλινδρομῆσαι. περὶ μὲν δὴ
τούτων ἐν ἑτέροις ὑπομνήμασιν ἐξηγούμεθα τὴν γνώμην αὐ-
τοῦ· περὶ δὲ τῶν ἅμα τοῖς λυτηρίοις σημείοις παυσαμένων,
ἃ δὴ καὶ κεκρίσθαι λέγεται, νῦν ἡγοῦμαι χρῆναι διελθεῖν,
ἀναγκαίων ὄντων γινώσκεσθαι τοῖς μέλλουσιν περὶ κρισίμων
ἡμερῶν ἐπίστασθαί τι χρηστόν. ἡγεῖται γὰρ ἤδη τῶν ἐν τού-
τοις ἐκκρίσεων ἢ ἀποστάσεων οὐ μικρὰ ταραχὴ κατὰ τὸ τοῦ
νοσοῦντος σῶμα, πολλάκις μὲν ἐξαιφνίδιον ἢ δυσπνοοῦντος,
ἢ παραπαίοντος, ἢ σκοτοδινιῶντος, ἢ μαρμαρυγὰς ὁρῶντος,
ἢ δακρύοντος, ἢ τοὺς ὀφθαλμοὺς ἐρυθροὺς ἴσχοντος, ἢ τοὺς
κροτάφους βαρεῖς, ἢ τὸν τράχηλον ἐπώδυνον, ἐνίοτε δ᾽ ἤτοι
τὴν κεφαλὴν ἀλγοῦντος ἢ ὀρφνῶδές τι τῶν ὀφθαλμῶν προ-
φαίνεσθαι νομίζοντος, ἢ καρδιώσσοντος, ἢ τὸ κάτω χεῖλος
οἱονεὶ κλονούμενόν τε καὶ εἴσω σπώμενον ἔχοντος, ἢ ῥίγει

tuentur; membratim vero in aphorismis et opere prognoftico,
nec minus in epidemiis perdocuit quorumnam recidiva exi-
tialis fit, quorum vero fimpliciter fiat folum recidiva fine
morte; item quae nobis curare licet et prohibere, ne re-
vertantur. De his fane in aliis commentariis fententiam
ipfius expHcavimus. At nunc de iis morbis qui fimul cum
figni folutoriis defierunt, qui fane et judicati effe dicuntur,
verba facienda effe cenfeo illis qui boni quippiam de decre-
toriis diebus intellecturi funt cognitu neceffaria. Etenim
nunc in his excretiones, vel abfceffus non mediocris prae-
cedit in aegri corpore perturbatio. Hic fiquidem frequen-
ter fpiritum fubito difficilius trahit, vel delirat, vel caligi-
nem, vel fplendores ob oculos verfari putat, vel lachrymas
fundit, vel oculos rubentes habet, vel tempora gravia, vel
in cervice dolores percipit, interim vel capite dolet, vel
nigra quaedam, feu obfcura oculis offundi queritur, vel
cardiogmo laborat, vel inferius labrum quafi tremulum ac
intro contractum habet, vel rigore vehementi conquaffatur.

σφοδρῷ τινασσόμενον· καὶ μὲν δὴ καὶ ὑποχόνδριον ἀνασπᾶ-
ται πολλοῖς, καὶ δυσφοροῦσι καὶ ἀναπηδῶσι καὶ ψυχρὸν αἰ-
τοῦσι καὶ διακαίεσθαί φασιν ἐπισημότερον ἢ πρόσθεν. ἐνίοις
δ᾽ αὐτῶν καὶ ὁ παροξυσμὸς πρωϊαίτερος ἄρχεται καὶ μακρό-
τερος καὶ σφοδρότερος γίνεται καὶ κῶμα συνεδρεύει, καὶ ἄλλο
τι καὶ ἄλλο σύμπτωμα, καὶ δὴ καὶ θεάσασθαι τοὺς παρόντας
ἅπαντας ἔστιν ἐν μεγίστῳ τηνικαῦτα καθεστῶτας φόβῳ καὶ
λεγόντων ἀκοῦσαι πάρεστιν ὡς οὐδὲν ὁ κάμνων ἀποδεῖ τῶν
ἐν δικαστηρίῳ περὶ θανάτου κρινομένων. ὅθεν οὐδὲ παρα-
γεγονέναι μοι δοκοῦσιν ἔνιοι τῶν ἰατρῶν οὐδεπώποτε τοι-
αύταις ταραχαῖς ἀῤῥώστων, ἢ οὐκ ἂν ἐζήτουν οὔτε τὸ σημαι-
νόμενον ὑπὸ τοῦ τῆς κρίσεως ὀνόματος οὔτ᾽ εἰ δυνατὸν ὑπάρχει
τὸ πρᾶγμα. πότερον γὰρ ὡς οὐ γίνονταί τινες ἀθρόαι λύσεις
ἐν νόσοις μετά τινος ἐκκρίσεως ἢ ἀποστάσεως ἀμφισβητοῦσιν,
ἢ τοῦτο μὲν ὁμολογοῦσιν ἑωρακέναι, τὰ δὲ ἄλλα συμπτώματα
τὰ μικρῷ πρόσθεν εἰρημένα συνεδρεύειν αὐταῖς ἀγνοοῦσιν;
ἢ καὶ ταῦτα γινώσκοντες οὔ φασι χρῆναι καλεῖν τὸ γινόμενον
κρίσιν; εἰ γὰρ δὴ τοῦτο, περὶ ὀνόματος, οὐ περὶ πράγματος

Quinetiam plerisqne hypochondrium attrahitur, iidem im-
placidi funt, exiliunt, frigidam expetunt et uri fe niagis
quam antea dicunt. Nonnullis ipforum acceffio quoque ma-
turior incipit et longior vehementiorqne evadit. Ad haec
cōma aut aliud quoddam atque aliud fymptoma occupat.
Atque hic jam univerfos qui adfunt in metu effe maximo
videre licet, audireque dicentes quod aeger nihil ab iis,
qui in foro de morte judicantur differat. Unde mihi qui-
dam medicorum ne adfuiffe quidem hujusmodi aegrotan-
tium perturbationibus videntur, vel non inquirerent quid
judicationis vocabulo fignificaretur, neque an res ita fieri
poffet, vel minus. Utrum enim morborum quasdam fubitas
folutiones cum excretione aliqua vel abfceffu fieri dubi-
tant, an hoc quidem vidiffe fe profitentur, alia vero fym-
ptomata, quae paulo ante recenfui, adeffe ipfis ignorant?
An haec quoque intelligunt, non autem id quod accidit ju-
dicationem appellandam effe praedicant? quod fi eft, non de
re, fed de nomine difceptatio eft. Nam fateri non cognoscere

ἀμφισβητοῦσιν· ὡς τό γε μήθ᾽ ὅτι γίνονταί τινες ἐξαιφνίδιοι
περὶ τὸν νοσοῦντα ταραχαὶ, καρδιώσσοντα καὶ ἀναπηδῶντα
καὶ παραπαίοντα καὶ τἄλλα τὰ τοιαῦτα πάσχοντα, μήθ᾽
ὅτι μικρὸν ὕστερον ἐπ᾽ αὐταῖς, ἢ ἱδρῶτος, ἢ αἱμοῤῥαγίας,
ἢ τινος ἑτέρου τοιούτου γενομένου, λύσις ἀσφαλὴς ἠκολού-
θησε γινώσκειν ὁμολογεῖν ἢ φιλονεικίας, ἢ ἀμαθίας ἐσχά-
της οὐδὲν ἀποδεῖ· οὐ γὰρ δὴ τῶν σπανίως γινομένων τὰ
τοιαῦτά ἐστιν, ἀλλὰ τῶν ὁσημέραι φαινομένων. ἡμεῖς μὲν
δὴ τὴν ὀξεῖαν οὕτως ἐν νοσήματι ταραχὴν ὀνομάζομεν κρίσιν,
καὶ τελευτᾷν γε αὐτὴν τὰ πολλὰ μὲν εἰς σωτηρίαν, ἔστι
δ᾽ ὅτε καὶ εἰς ὄλεθρον τοῦ κάμνοντος φαμέν. εἰ δέ τις ἄλλό
τι καὶ οὐ τοῦτο τὴν κρίσιν εἶναι λέγων, ἔπειτ᾽ ἀμφισβη-
τεῖ τε καὶ καταβάλλει τὸν λόγον, τὴν οἰκείαν ὑπόνοιαν ὁ
τοιοῦτος, οὐχ ἡμᾶς ἐξελέγχει. βέλτιον δ᾽ ἦν ἄρα τί ποτε ἐκ
τῆς προσηγορίας δηλοῦται γνόντας περὶ πράγματος αὐτοῖ
ποιεῖσθαι τὸν λόγον. ἀλλὰ τὴν μὲν τούτων ἀμαθίαν τε καὶ
φιλονεικίαν οὐδ᾽ ἂν αὐτὸς ὁ Ζεὺς ἐξιάσαιτο, καί μοι καὶ
ταῦτα πλείω τοῦ δέοντος εἴρηται πρὸς αὐτούς. ὅσοις δ᾽ ἐστὶ

turbationes quasdam fubitas oboriri aegro cardiogmo labo-
ranti, vel exilienti, defipienti, aliaque id genus patienti,
tum paulo poft in eis vel fudore, vel fanguinis profluvio,
vel alio quodam fimili eveniente, fecuram morbi folutionem
confequutum effe, hoc vel a contentione, vel a dementia
extrema nihil diftat, fiquidem haec non inter ea numeran-
tur quae raro contingunt, fed quae potius quotidie appa-
rent. Nos fane turbationem in morbo adeo fubitam cri-
fim appellamus, atque terminari ipfam plerumque ad falu-
tem, interim ad exitium aegrotantis, affirmamus. Si porro
quis aliud quippiam, non hoc judicium effe dicat, et deinde
contentiofus fermoni meo obftrepat, is opinionem fuam, non
me reprehendit. Praeftabat igitur fcientes quid tandem
fibi velit ipfum vocabulum de re fermonem eos inftituere.
Sed horum infcitiae ac contentioni ne Aesculapius quidem
ipfe mederi poffit. Atque haec mihi plura quam decebat

Ed. Chart. VIII. [451. 452.]　　　　　Ed. Baf. III. (424.)

τῶν ἔργων τῆς τέχνης φροντὶς, ἐκείνοις ἤδη διαλέξομαι περὶ τοῦ προτεθέντος ἐν τῷδε τῷ γράμματι σκέμματος.

Κεφ. β'. [452] Αἱ γὰρ δὴ κρίσεις αὗται γίνονται μὲν ἐν πάσαις ἡμέραις, ἀλλ' οὔτ' ἴσαις τὸν ἀριθμὸν οὔθ' ὁμοίως πισταῖς. διαφέρουσι δὲ καὶ τῷ τὰς μὲν ἀγαθὰς αἰτῶν γίνεσθαι, τὰς δὲ κακὰς, καὶ τὰς μὲν μετὰ πλειόνων τε καὶ χαλεπωτέρων συμπτωμάτων καὶ σὺν ἀγῶνι μείζονι, τὰς δ' εὐθὺς ἐξ ἀρχῆς εἰσβάλλειν ἀσφαλῶς. ἀτὰρ οὖν οὐδὲ τῷ τὰς μὲν ἐλλιπεῖς γίνεσθαι, τὰς δὲ τελείας, μικρά τις ἡ διαφορά· μεγάλη δὲ κἂν τῷ τὰς μὲν ὅτι γενήσονται διὰ τῶν ἐπιδήλων ἡμερῶν προδεδηλῶσθαι, τὰς δ' ἐξαιφνίδιόν τε καὶ ἀδοκήτως οὐ τοῖς ἰδιώταις μόνον, ἀλλὰ καὶ τοῖς τεχνίταις ἐπιφαίνεσθαι. τοσαῦται μὲν αἱ τῶν κρίσεων διαφοραὶ, τοσαῦται δὲ καὶ αἱ τῶν κρισίμων ἡμερῶν· κατὰ τὴν δωδεκάτην μὲν γὰρ καὶ ἑκκαιδεκάτην ἐγὼ μὲν οὐδένα ποτὲ γινώσκω κριθέντα, κατὰ δὲ τὴν ἑβδόμην οὐδ' ἀριθμεῖν ἔτι ἐγχωρεῖ. κατὰ δὲ τὴν ἕκτην κρίνονται μὲν, ἀλλὰ καὶ μετὰ χαλεπῶν συμπτωμάτων καὶ κινδύνων μεγίστων καὶ ἀπίστως καὶ ἀτελῶς

adverfus illos dicta funt. Caeterum quibus artis opera curae funt, cum illis jam de propofita hic confideratione differam.

Cap. II. Crifes enim ipfae omnibus diebus accidunt, fed neque pares numero, neque ex aequali fide. Hoc intercedit discriminis inter illas, quod aliae bonae, aliae malae eveniunt, quaedam cum pluribus et difficilioribus fymptomatis et majore certamine, nonnullae ftatim initio tuto invadunt. Quin etiam in hoc plurimum differunt, quod hae deficientes, illae perfecta funt, nec minus quod aliae certis ftatutisque diebus indicatae prius fiunt, aliae repente et ex improvifo non idiotis modo, fed etiam artificibus eveniunt. Tot funt judiciorum differentiae, tot etiam dierum decretoriorum. In duodecimo enim et decimofexto nullum unquam judicatum vidi. In feptimo ne vel enumerare omnes adhuc poffum. In fexto judicantur, fed cum difficilibus fymptomatis et periculo maximo, ad haec absque fide,

καὶ ἀσαφῶς καὶ ἀσήμως καὶ πρὸς κακοῦ. ὅταν οὖν μὴ μόνον
ἐμοὶ, τῷ τοσούτοις ἔτεσι παραφυλάττοντι, τοιαύτη τις εὑ-
ρίσκηται διαφορὰ τῶν ἡμερῶν, ἀλλὰ καὶ τοῖς περὶ τὸν Ἀρχι-
γένην, πάνυ δή τι τοῖς ἔργοις τῆς τέχνης προσεδρεύσασι, καὶ
τούτων ἔτι ἀνωτέρω τοῖς περὶ Ταραντῖνον Ἡρακλείδην, ἐκ
τῆς πείρας ἀθροίσασι τὴν θεωρίαν, ἔτι τε τοῖς περὶ τὸν
Φιλότιμόν τε καὶ Διοκλέα καὶ τοὺς ἄλλους παλαιοὺς καὶ πρὸ
τούτων ἁπάντων τοῖς περὶ τὸν θειότατον Ἱπποκράτην, πῶς
οὐκ ἄν τις δικαίως ἡγοῖτό τινα διαφορὰν ἐν τῷ τῶν ἡμερῶν
ἀριθμῷ; τὸ γὰρ ἐν τοσούτοις ἔτεσι καὶ τὴν ἑβδόμην ἑωρᾶσθαι
κρίνουσαν, πολλάκις τε ἅμα καὶ τελείως καὶ πιστῶς καὶ ἀκιν-
δύνως καὶ σαφῶς καὶ προδήλως καὶ χρηστῶς, καὶ τὴν ἕκτην
τὰ τούτων ἐναντία, μεγάλης τινὸς ἔχεται διαφορᾶς. τὸ δ᾽
ἐμοὶ μὲν μηδέποτε τὴν δωδεκάτην ὦφθαι κρίνουσαν, ἄλλῳ
δέ τινι σπανίως τε ἅμα καὶ ἀτελῶς καὶ ἀβεβαίως καὶ μετὰ
κινδύνου καὶ ἀσαφῶς καὶ ἀσήμως καὶ κακῶς, οὐδ᾽ αὐτὸ σμι-
κρὰν ἐνδείκνυται τὴν ἐν ταῖς ἡμέραις διαφοράν. πολλαὶ μὲν
γὰρ αἱ κατὰ τὴν ἑβδόμην κρινόμεναι νόσοι τελέως τε ἅμα

imperfecte, obfcure, fine notis et ad malum. Quum igitur
non folum mihi tot annis obfervanti hujusmodi, quaedam
dierum differentia, fed Archigeni etiam in artis operi-
bus diligenter admodum verfato, inventa fit, infuper
hoc fuperiori Tarentino Heraclidi, qui ex experientia fpe-
culationem collegit, poftremo etiam Philotimo et Diocli
aliisque veteribus, tum ante hos univerfos Hippocrati divi-
niffimo, quomodo non quis jure in dierum numero diffe-
rentiam quandam ftatuat? Nam quod in tot annis feptimum
judicantem fubinde fimul et abfolute, fideliter, tuto, mani-
fefte, confpicue, et falubriter, fextum e contrario viderim,
non parvum quoddam discrimen oftendit. Porro quod ego
quidem nunquam duodecimum viderim judicantem, alius
autem quispiam raro fimul et imperfecte, infirmiter, cum
periculo, obfcure, fine fignis et male, neque hoc exiguam
dierum differentiam indicat. Multi fiquidem morbi funt,
qui in feptimo die judicantur abfolute, pariter et fecure,
tuto, aperte, cum bonis fignis et bene, in duodecimo rari

καὶ ἀσφαλῶς καὶ ἀκινδύνως καὶ σαφῶς καὶ εὐσήμως καὶ ἀγα-
θῶς· αἱ δ᾽ ἐν τῇ δωδεκάτῃ σπάνιαι μὲν οὕτως ὡς ἡμῖν
ὦφθαι μηδέπω, κἄν εἴ τῳ δέ ποτε ἑώραται πρὸ ἡμῶν ἐν τῇ
δωδεκάτῃ τῶν ἡμερῶν ἐπιφανεῖσά ποτε κρίσις, ἢ ἀτελὴς, ἢ
ἄπιστος, ἢ κινδυνώδης, ἢ ἀσαφὴς, ἢ ἄσημος, ἢ πάντως γ᾽
ὦπται πρὸς κακοῦ γινομένη. καλῶ δ᾽ ἀτελῆ μὲν κρίσιν, ὅταν
ὑπολείπηταί τι τοῦ νοσήματος· ἄπιστον δὲ, ὅταν ὑποτρο-
πιάζῃ, κινδυνώδη δὲ τὴν μετὰ συμπτωμάτων σφαλερῶν, ἀσα-
φῆ δὲ τὴν χωρὶς ἐκκρίσεως, (425) ἤ τινος ἀποστάσεως ἐπιφα-
νοῦς, ἄσημον δὲ τὴν ὑπὸ μηδεμιᾶς τῶν ἔμπροσθεν ἡμερῶν
προδηλωθεῖσαν. ἡ κακὴ δὲ ὅτι πάντως εἰς ἀπώλειαν τελευτᾷ
τοῦ κάμνοντος οὐ δέομαι λέγειν. ἔμπαλιν δὲ τελείαν μὲν
καλῶ τὴν μηδὲν ὑπολείπουσαν τοῦ νοσήματος, πιστὴν δὲ
καὶ βεβαίαν καὶ ἀσφαλῆ τὴν μηκέτι ἐπανερχομένην, ἀκίνδυ-
νον δὲ τὴν ἄνευ συμπτωμάτων σφαλερῶν, οὕτω δὲ καὶ σαφῆ
τὴν μετά τινος ἐκκρίσεως, ἢ ἀποστάσεως φανερᾶς, εὔσημον
δὲ τὴν προδηλωθεῖσαν ὑπὸ τῆς ἐπιδήλου, ἀγαθὴν δὲ ὅτι τὴν
εἰς ὑγείαν τελευτῶσαν χρὴ νοεῖν οὐκ ἄν τινα οἶμαι λαθεῖν.

quidem adeo ut nobis vifi fint nondum, et fi cui aliquando
ante nos in duodecimo die crifis evenifſe vifa eſt, vel im-
perfecta, vel infida, vel periculofa, vel obfcura, vel fine
fignis, vel omnino ad malum accidere vifa eſt. Voco im-
perfectam judicationem, quum ex morbo quippiam relinqui-
tur, infidam feu incertam, quum morbi recidiva contingit,
periculofam, quae cum fymptomatis gravibus accidit, obfcu-
ram, quae citra excretionem, vel abfceffum quempiam evi-
dentem, evenit. Sine fignis fieri dicitur quae a nullo
priore die indicata eſt; mala quod in aegri perniciem om-
nino definat non opus eſt ut dicam. Rurfus abfolutam
voco quae nihil relinquit morbi, fidam, firmam, fecu-
ram, quae non amplius redit. Tutam quae fine periculo-
fis fymptomatibus accidit. Sic manifeſtam cui excretio
quaedam, vel abfceffus infignis ac confpicuus adeſt; cum
bonis fignis accidit quae a contemplatorio prius indicata
eſt; bonam effe quae ad fanitatem definit non puto quem-

ἀλλ᾽ ὅτι μὲν, εἴπερ ταῦθ᾽ οὕτως φαίνεται, μεγίστη διαφορὰ
τᾶν ἡμερῶν ἐστι πρὸς ἀλλήλας οὐδεὶς ἀντιλέξει.

Κεφ. γ´. [453] *Φήσει δ᾽ ἴσως τις μηδὲν ἀληθὲς εἶναι*
τῶν εἰρημένων, ἀλλ᾽ ἡμᾶς ἀργύριον εἰληφότας παρὰ τῶν κρι-
σίμων ἐπεισάγειν αὐτὰς τοῖς κατ᾽ ἰατρικὴν πράγμασιν ὥσπέρ
τινας νόθους παῖδας εἰσποιοῦντας γένει γνησίῳ. τί γὰρ ἂν
καὶ παθόντες καταψευδοίμεθα τῶν φαινομένων ἄλλό γε ἢ
ἀργυρίῳ δελεασθέντες; οὐ γὰρ δὴ κατὰ γένος γε ἡμῖν αἱ κρί-
σιμοι προσήκουσιν, ἢ πολίτιδες, ἢ συνήθεις εἰσὶν, ἵν᾽ αὐταῖς
χωρὶς μισθοῦ βοηθῶμεν. τί γὰρ ἂν εἴη καὶ βέλτιον ἢ ἐκεί-
ναις κρισίμοις εἶναι νομισθείσαις, ἢ ἡμῖν, ὡς εἰσὶν, ἀποδείξα-
σιν; ἀλλ᾽ ὥσπερ καὶ τἆλλα τὰ διὰ τῆς πείρας γνωσθέντα
δηλοῦμεν ἀδεκάστως, ἀδικώτατον εἶναι νομίζοντες ἐγκαλύπτειν
τἀληθὲς, οὕτω καὶ τὰς τῶν ἡμερῶν διαφορὰς, ἃς πολλάκις
ἐθεασάμεθα, λέγομεν ὡς εἴδομεν. ὅταν δὲ καὶ τοὺς ἀρίστους
ἰατρούς τε ἅμα καὶ ἀνθρώπους, ἄμφω γάρ ἐστον οἱ περὶ τὸν
Διοκλέα τε καὶ Ἱπποκράτην καὶ τοὺς ἄλλους ὧν ὀλίγον ἔμ-
προσθεν ἐμνημόνευσα, τὴν αὐτὴν ὑπὲρ τῶν αὐτῶν εὑρίσκωμεν

piam latere. Verum fi haec ita apparent, maximam effe
dierum inter fe differentiam nullus reclamabit.

Cap. III. Dicet forfan aliquis nihil verum effe eo-
rum quae diximus, fed nos argentum a judiciariis diebus
accipientes, ipfos in res medicas introducere tanquam no-
thos quosdam pueros germano veroque generi affimilantes.
Qua enim re moti alia quam argento contra evidentia men-
tiremur? non enim genere judicarii nobis conveniunt, ne-
que cives aut familiares funt, ut ipfis fine mercede fubvenia-
mus. Quid namque melius effet vel illis ut decretorii
effe putentur, vel nobis, fi ut funt oftenderimus? At
quemadmodum alia quoque per experientiam cognita indi-
camus libere, iniquiffimum effe putantes veritatem occul-
tare, fic et dierum differentias, quas crebro fpectavimus,
dicimus, uti vidimus. Quum autem optimos medicos fimul
et homines, ambo enim funt Diocles et Hippocrates, item
alios, quorum prius mentionem fecimus, eadem de ipfis
pronunciaffe inveniamus, adhuc etiam magis, ut puto, con-

ἀπόφασιν πεποιημένους, ἔτι καὶ μᾶλλον, οἶμαι, θαῤῥοῦμεν
ὡς ἀληθεύοντες. ἀλλ᾽ οὐχ ὁμολογοῦσι, φασὶν, ἅπαντες οὗτοι
περὶ τῶν κρισίμων ἡμερῶν, ἀλλ᾽ οἱ μὲν πλείους, οἱ δὲ ἐλάτ-
τους αὐτὰς εἶναι λέγουσιν, καὶ τὰς μὲν ὅδε τίς φησιν εἶναι
κρισίμους, τὰς δ᾽ ὅδε τις, οὐ τὰς αὐτὰς ἅπαντες, ἀλλ᾽ ὡς
ἂν ἑκάστῳ παραστῇ τις γνώμη. τί οὖν ὦ πρὸς θεῶν εἴποι τις
ἂν οἶμαι πρὸς αὐτούς; εἴ τι διαπεφώνηται, τοῦθ᾽ ὅλως
οὐκ εἶναί φατε; καὶ μὴν οὐκέτ᾽ ἂν ὁμολογήσετε, τὸ μὲν γὰρ
ἐπιμελεστέρας πείρας ἐξετάσεώς τε καὶ κρίσεως δεῖσθαι τὰ
τοιαῦτα πρὸς ἁπάντων ὡμολόγηται, τὸ δ᾽ ὅλως ἀληθεύειν
μηδένα τῶν διαφερομένων οὐχ ὅπως ὑμεῖς οἱ δεινοὶ τῶν κρι-
σίμων κατήγοροι, ἀλλ᾽ οὐδ᾽ οἱ τὴν Πυῤῥώνειον ἀπορίαν πρεσ-
βεύοντες ἀποδέχονται. τὴν γὰρ ἀνεπίκριτον οὗτοι διαφωνίαν,
οὐχ ἁπλῶς ἅπασαν ἡντιναοῦν, ἀγνοίας τοῦ πράγματος εἶναί
φασι σημεῖον. ἆρ᾽ οὖν ἀδύνατον ἐπικρῖναι τίς ἀληθεύει περὶ
τῶν κρισίμων ἡμερῶν καὶ τίς ψεύδεται; ἢ δυνατὸν μὲν, ἀλλ᾽
οὐ ῥάδιον, εἴ γε καὶ χρόνου δεῖται παμπόλλου καὶ ἀκριβείας
ἱκανῆς; αἵ τε γὰρ ἀρχαὶ τῶν νοσημάτων ἀσαφεῖς ἐνίοτε καὶ

fidimus tanquam vera dicentes. Verum non conſentiunt
univerſi hi, inquiunt, de judiciariis diebus, ſed hi plures,
illi pauciores eſſe dicunt, item quidam hos, quidam illos
judiciarios eſſe pronunciant, non eosdem univerſi, ſed ut
cuique ſua eſt opinio. Quid igitur per deos quaeſo ad illos
dicas? num in quo diſſenſum eſt, hoc omnino non eſſe di-
citis? Atqui nondum conveneritis, nam quod accuratiore
experientia, inquiſitione et judicio hujusmodi opus habeant,
apud omnes in confeſſo eſt. At quod nullus eorum qui
diſſentiunt vera nunciet, non modo non vos, o eximii de-
cretoriorum calumniatores, ſed ne Pyrrhoneam quidem du-
bitationem profeſſi recipiunt, quoniam hi diſſenſionem quae
dijudicari nequeat, non ſimpliciter univerſam quamlibet,
ignoratae rei ſignum eſſe ajunt. An igitur impoſſibile eſt
dijudicare, quis de diebus decretoriis vera, quis falſa di-
cat? An poſſibile quidem, ſed non facile, ſiquidem et
tempus longum et diligentiam accuratam deſiderat? Nam
morborum initia quandoque ſunt obſcura, et utrum in quo

πότερον ἐν ᾗ τις ἡμέρᾳ τῆς κρίσεως ὑπήρξατο, ταύτην εἶναι
τὴν κρίσιμον ὑποληπτέον, ἢ καθ᾽ ἢν πρῶτον ἐλύθη τὸ νόση-
μα, δεῖταί τινος ἐπισκέψεως. ὁ μὲν γὰρ τις, οἶμαι, θάτερον
αὐτῶν, ὁ δὲ θάτερον ὑπολήψεται, καί τις ἴσως οὐδέτερον, ἀλλ᾽
εἰς ἣν ὁ πλεῖστος χρόνος τῆς κρίσεως ἀφίκετο, ταύτην εἶναι
φήσει τὴν κρίσιμον. ὅταν οὖν πρὸς τοῦτο καὶ τοῦ πολλάκις
αὐτὰ θεάσασθαι χρῄζωμεν, ἢν δὲ τοῦτο ἐπί τινων ἡμερῶν
ἀδύνατον, ὅσαι σπανίως κρίνουσιν, ἢ κατά τινα τύχην. οὐ
γὰρ ἀδύνατος ἡ ὑπόθεσις, εἰ ἐντύχοι τις ταῖς σπανίαις ἡμέ-
ραις πρώταις· ἔπειτα πρὶν ἀναμεῖναι τὴν μακρὰν κρίσιν, ἀπο-
φαίνοιτο περὶ αὐτῶν ὡς κρισίμων, ἐκ τῶν τοιούτων ἁπάντων
ἀναγκαῖον ἐπιθολοῦσθαι τὴν ἀληθῆ τῶν κρισίμων ἡμερῶν
ἱστορίαν. εἰ μὲν γὰρ ἐν ᾗ τις ἐκρίθη, κρίσιμον εἶναι ταύτην
ἐλέγομεν, ῥᾴστη τ᾽ ἂν οὕτως ἡ γνῶσις αὐτῷ ἐγίνετο καὶ σχε-
δὸν ἁπάσαις ὑπῆρχεν ἂν εἶναι κρισίμοις. ἐπεὶ δ᾽ οὔ τι τὸ σπα-
νίον ἱκανόν, ἀλλὰ χρὴ πολλάκις ὦφθαι κρίνουσαν, ἔτι τε
προσεῖναι τῇ κρίσει τὰ μικρῷ πρόσθεν ῥηθέντα, τό τε κα-
λῶς καὶ τὸ τελείως καὶ τὸ ἀσφαλῶς καὶ τὸ σαφῶς καὶ προσ-

quis die crifim inchoavit, hunc effe decretorium fufpican-
dum fit, an in quo primum folutus eft morbus, confidera-
tionem quandam defiderat. Alius enim quispiam alterum
ipforum, arbitror, alius alterum fufpicabitur, forfan etiam
aliquis neutrum, fed in quem plurimum judicii tempus per-
venit, eundem effe decretorium dicet. Quando igitur ad
hoc etiam nobis opus eft, ut frequenter ipfa infpexerimus,
erat autem hoc in diebus quibusdam impoffibile, qui raro
judicant, vel cafu quopiam, non enim impoffibilis eft hypo-
thefis, fi quis raris diebus incidat primis, dein prius
quam longum judicium expectarit, de ipfis tanquam de-
cretoriis ferat fententiam, ex hujusmodi univerfis neceffa-
rium eft veram dierum judicii hiftoriam turbari. Si etenim
in quo quis judicatus eft, eum decretorium diceremus, facilli-
ma fic eorum cognitio evaderet et prope omnibus effe decre-
toriis liceret. Quoniam vero non fatis eft raro judicantem
vidiffe, verum crebro, tum ut crifis fit, quemadmodum
recenfui, bona, perfecta, fecura, manifefta, ad haec tuta

Ed. Chart. VIII. [453. 454.]   Ed. Baf. III. (425.)

ἔτι τό ἀκινδύνως, [454] καὶ τὸ μετὰ τοῦ προδεδηλῶσθαι, δῆλον ὡς εἰς σωριτικὴν ἀπορίαν ἐμπίπτει τὸ σύμπαν. εἰ γὰρ τινὰ μὲν ὧν εἶπον προσείη, τινὰ δ᾽ ἀπείη, καὶ ἰσάζοι γε τὰ παρόντα τοῖς μὴ παροῦσιν, ἢ βραχεῖά τις εἴη τῶν ἑτέρων ὑπεροχὴ, δῆλον ὡς ἐν ἀμφιβολίᾳ καταστησόμεθα περὶ τῆς τοιαύτης ἡμέρας, εἴτε χρὴ ταύτην κρίσιμον καλεῖν εἴτε μή. τὸ μὲν γὰρ ἤτοι πάντων ὑπαρχόντων ὧν εἶπον ἢ τῶν πλείστων τε καὶ μεγίστων ἔτ᾽ ἀμφιβάλλειν ὡς οὐκ οὔσης κρισίμου παντελῶς ἠλίθιον, ὥσπέρ γε καὶ εἰ μηδὲν αὐτῶν, ἢν παντάπασιν ὀλίγα καὶ μικρὰν ἔχοντα δύναμιν ὑπάρχῃ· καὶ γὰρ καὶ ταύτην ἐκ τῶν οὐ κρισίμων ἀριθμητέον. εἰ δ᾽ εἴη τῶν ὑπαρχόντων αὐτῇ βραχεῖά τις ἡ διαφορά, πρόδηλον ὡς εἰς ἀπορίαν καταστησόμεθα, πότερον ἐκ τῶν κρισίμων αὐτὴν ἀριθμητέον ἐστὶν ἢ μή. ἐγωγ᾽ οὖν αὐτὸς ἐκ μειρακίου μὲν ὑπηρξάμην παραφυλάττειν τὰς κρισίμους ἡμέρας, ἵνα τι κἀκ τῆς ἐμαυτοῦ πείρας ἐπικρίναιμι περὶ τῆς διαφωνίας αὐτῶν, οὐ μὴν ἤδη γε δύναμαι περί τινων ἀποφήνασθαι σαφῶς, ὅσον ἐπὶ τῇ προγεγονυίᾳ μνήμῃ. δοκεῖ δέ μοι καὶ Ἱπποκράτης, ὡς ἂν ἀληθὴς

et prius indicata, conftat univerfum in foriticam dubitationem incidere. Si enim quaedam ex his quae dixi adfint, quaedam abfint, et praefentia aequentur abfentibus, vel exiguus aliorum fit exceffus, liquet nos de hujusmodi die addubitaturos effe, decretorium, an non, appellare oporteat, fiquidem omnibus quae dixi praefentibus vel plurimis et maximis, adhuc dubitare fumma eft ftultitia, quemadmodum fi nullum ipforum, vel omnino pauca levique potentia praedita adfuerint; etenim hic ex non decretoriis numerandus eft. Quod fi parva quaedam eorum quae ei adfunt et non adfunt differentia fit, manifeftum eft nos in dubitationem venturos, utrum ex decretoriis hic referendus fit, an minus. Ego itaque ipfe ab adolescentulo quidem dies decretorios obfervare incepi, ut ex mea ipfius experientia de ipforum diffenfione dijudicarem, non tamen jam fane poffum de quibusdam clare pronunciare, quantum ad praeteritam memoriam fpectat. Tale etiam Hippocrati, viro nimirum veraci, diu admodum acci-

BIBΛION A. 781

Ed. Chart. VIII. [454.]   Ed. Baf. III. (425.)

ἀνὴρ, ἄχρι πολλοῦ χρόνου καὶ αὐτὸς τὸ τοιοῦτον παθεῖν, εἴ τι
χρὴ τεκμήρασθαι ἐκ τῶν ἐν τῷ πρώτῳ τῶν ἐπιδημιῶν, ἐν ᾧ
παμπόλλας ἤθροισεν ἡμέρας εἰς ταὐτὸν, ἃς ἐν τῷ προγνω-
στικῷ κἀν τοῖς ἀφορισμοῖς περικόπτειν φαίνεται. δέδεικται δ᾽
ἡμῖν ἤδη μὲν καὶ δι᾽ ἑτέρων, ἀλλὰ κἀὶ νῦν οὐδὲν ἧττον ἔσται
δῆλον ἐκ τῶν ἐφεξῆς εἰρησομένων ὡς πρότερον αὐτῷ τὰ τῶν
ἐπιδημιῶν γέγραπται βιβλία, βασανίζοντι διὰ τῆς πείρας ἔτι
τὰ θεωρήματα καὶ μὴ τολμᾶντι καθόλου τισὶν ἀποφάσεσιν
ἐπ᾽ αὐτῶν χρῆσθαι· διό μοι καὶ δοκοῦσιν οἱ τὰς κρισίμους
ἡμέρας ἀναιροῦντες ὡς οὐκ οὔσας, ὅτι διαπεφώνηται περὶ αὐ-
τῶν τοῖς ἰατροῖς, οὐ πάνυ τι τοῖς ἔργοις τῆς τέχνης προσε-
σχηκέναι τὸν νοῦν· ὡς εἴ γε προσεσχήκεσαν, οὐ μόνον ὅτι δια-
φέρονται περί τινων ἡμερῶν οἱ γράψαντες περὶ αὐτῶν, ἀλλ᾽
ὅτι καὶ συμφωνοῦσιν ἐν ταῖς πλείσταις ἐννοήσαντες, ἔπειτα
τῆς ἑαυτῶν πείρας ἀναμνησθέντες, ἐξεῦρον ἄν, οἶμαι, ῥᾳδίως
ἑτέρας μὲν εἶναι φύσεως τὰς ὁμολογουμένας, ἑτέρας δ᾽ ὑπὲρ
ὧν διαφέρονται. τίς γὰρ ἢ τὴν ἑβδόμην, ἢ τὴν ἑνδεκάτην, ἢ
τὴν τεσσαρεσκαιδεκάτην, ἢ τὰς ἄλλας τὰς ὁμοίας οὐκ εἶπε κρι-
σίμους; οὐδεὶς ὑστισοῦν. φαίνονται γοῦν ἅπαντες ὥσπερ ἐξ

diffe videtur, fi quid ex primo epidemiῶn conjicere oportet,
ubi multos dies in unum congeffit, quos in prognoftico et
aphorismis circumcidere videtur. Demonftratum autem no-
bis eft alibi, nec jam minus ex fequentibus clarum evadet,
prius epidemiῶn libros Hippocratem fcripfiffe, dum theore-
mata adhuc experimentis exploraret, nec generatim fen-
tentiam de eis proferre auderet. Quamobrem ii qui dies
judiciarios tollunt tanquam non exiftentes, quoniam de illis
inter medicos non conveniat, non adeo in artis operibus
animum advertiffe mihi apparent. Nam fi advertiffent, non
folum in quibusdam diebus discordare fcribentes de iis, fed
etiam in plurimis convenire ubi confiderarint, et deinde ex-
perientiae fuae meminerint, invenirent nimirum alterius
effe naturae illos, in quibus confentiunt, alterius illos, in
quibus diffentiunt. Quis enim vel feptimum, vel undeci-
mum, vel decimumquartum, vel alios quosdam fimiles, non
dixerit effe judiciarios? nemo, opinor; apparent enim om-

ἑνὸς στόματος ἀποφαινόμενοι περὶ αὐτῶν. καὶ μὴν εἴπερ ὑπὲρ
ἁπασῶν ὡμολόγουν ἀλλήλοις, ἴσως ἂν παρέστη ὑπολαμβάνειν
χωρὶς τοῦ κρῖναι καὶ βασανίσαι τἀληθὲς ἅπαντας αὐτοὺς
ἑξῆς ἀκολουθῆσαι τῷ πρώτως περὶ κρισίμων ἡμερῶν ἀποφη-
ναμένῳ. διαφερομένων δ᾽ ἐν ταῖς πλείσταις, οὐκέτ᾽ ἐνδέχεται
τοιοῦτον οὐδὲν ὑπονοεῖν. ἀλλ᾽ ἐμοὶ μὲν καὶ (426) θαυμάζειν
ἐπέρχεται τοὺς ἄνδρας ἐπὶ τῇ περὶ τὴν ἀλήθειαν σπουδῇ. τὸ
γὰρ μήτε τὰς αὐτὰς ἅπαντας εἰπεῖν, ἀλλ᾽ ἔστιν ἐν αἷς διενε-
χθῆναι, μήτε εἰκῇ τοῦτο καὶ ἀλόγως παθεῖν, ἀλλ᾽ ὅσαι μὲν
ἅπαντα διαφυλάττουσι τὰ τῶν κρίσεων γνωρίσματα τὰ μι-
κρῷ πρόσθεν ὑπ᾽ ἐμοῦ λελεγμένα, ταύτας μὲν ὡσαύτως ἀνα-
γράψαι σύμπαντας, ὅσαι δ᾽ ἀμφιβολίαν ἔχουσί τινα καὶ ἀπο-
ρίαν ἐκ τοῦ τινὰ μὲν ὑπάρχειν αὐταῖς γνωρίσματα, τινὰ δ᾽
οὐχ ὑπάρχειν, οὐκέθ᾽ ὡσαύτως ἅπαντας ἀναγράψαι, τεκμήριον
οὐ μικρόν ἐστι τοῦ φύσιν εἶναί τινα τῶν κρισίμων ἡμερῶν
ἰδίαν ἐξαίρετον. ἃς γὰρ καὶ καθ᾽ ἑαυτὸν ἕκαστος ἡμῶν ἐπὶ
τὴν τῶν τοιούτων πεῖραν ἀφικόμενος ἀποφήναιτ᾽ ἂν εἶναι κρι-
σίμους ἐκ τοῦ διαφυλάττειν ἅπαντα τῶν κρίσεων τὰ γνωρί-

nes tanquam uno ore de ipſis pronunciare.   Atqui ſi de om-
nibus inter ſcriptores conveniret, forſan ipſis omnibus or-
dine liceret ſine judicio et inquiſitione veritatis imitari ali-
quem, qui primus de judiciariis diebus differuit, quum au-
tem in plurimis diffentiant, non adhuc hujusmodi quid co-
gitare licet.   Sed mihi mirari ſubit viros ob veritatis acqui-
rendae ſtudium, nempe quod non eosdem univerſi dicant,
ſed in quibusdam diffentiant, neque temere, neque ſine ra-
tione mihi facere videntur.   At qui dies notas criſeωn uni-
verſas conſervant paulo ante a me ſcriptas, in iis univerſi
pari modo conſcribunt, qui vero ambiguitatem aliquam ac
dubitationem habent inde, quod nonnullae eis notae adſunt,
quaedam non, haud ita ſimili modo ab omnibus ſcribuntur.
Unde conjicere non eſt obſcure decretoriorum dierum na-
turam quandam eſſe propriam, eximiam.   Quos enim ſeorſ-
ſum unusquisque noſtrum ad talium experientiam deve-
niens judiciarios pronunciaverit, ex eo quod univerſas cri-
ſeωn notas conſervent, eosdem apud illos quoque in con-

σματα, ταύτας καὶ παρ' ἐκείνοις ἔστιν εὑρεῖν ὁμολογουμένας,
ὥσπερ αὖ καὶ ὅσας ἄπορον ἐκ πείρας κρῖναι, καὶ ταύτας δια-
πεφωνημένας. [445] οὐδὲν οὖν ἔγωγε τούτου μεῖζον ἕτερον
ἡγοῦμαι τεκμήριον ὑπὲρ τῶν κρισίμων ἡμερῶν τῆς φύσεως,
ὡς τὸ περὶ μὲν τῶν ἅπαντ' ἐχουσῶν τὰ κριτικὰ γνωρίσματα,
ταῦτα καὶ παρ' ἐκείνοις ἔστιν εὑρεῖν συμφωνῆσαί τε πάντας,
ὑπὲρ ὧν δέ τις καὶ αὐτὸς ἠπόρησιν, ὑπὲρ τούτων διενεχθῆναι.
ἡ γὰρ ἐν ταῖς τοιαύταις διαφωνία πίστιν βεβαίαν προσνέμει
ταῖς ὁμολογουμέναις. ἄμεινον δ' ἦν ἄρα τοῖς σοφισταῖς ἤδη
ποτὲ μισήσασι τὰ σοφίσματα, περὶ μὲν δὴ τῶν καὶ πάντ' ἐχου-
σῶν τὰ γνωρίσματα καὶ πρὸς ἁπάντων ὁμολογουμένων
ἑτοίμως ἀποφήνασθαι, σκοπεῖσθαι δὲ ὑπὲρ τῶν λοιπῶν, ὡς
τό γε διὰ τὴν ἐν ταύταις ἀπορίαν ὀλιγίσταις οὔσαις ἀνατρέ-
ψαι τὴν ἐν ταῖς πλείσταις εὐπορίαν ἐσχάτως ἄλογον. φέρ'
οὖν ἡμεῖς εἴπερ δὴ σπουδάζομεν ἀληθείας, ἐπιχειρήσωμεν ἀδε-
κάστως αὐτῶν τῇ κρίσει. καὶ πρώτας μὲν προστησώμεθα κα-
θάπερ τινὰς κανόνας τὰς ἅπαντ' ἐχούσας τὰ κριτικὰ γνωρί-
σματα δευτέρας δὲ τάξωμεν τὰς τούτων πλησίον, εἶτά τινα
καὶ τρίτον καὶ τέταρτον στοῖχον ἐφεξῆς ποιησώμεθα, καὶ

feffo effe invenias, ficut etiam quos experientia nemo po-
teft judicare, de his effe diffenfionem. Nullum igitur ego
his majus judicium de judiciariorum dierum natura exifti-
mo quam quod de iis qui omnes criticas notas habent, has
quoque apud illos reperias omnesque convenire, de qui-
bus quis dubitet, de iis diffentire. Nam in talibus controver-
fia fidem iis, qui in confeffo funt, firmam aftruit. Prae-
ftaret ergo fophiftis fi aliquando cavillationes oderint, de
illis qui omnes habent criticas notas omnibusque in con-
feffo funt, prompte fententiam dicere et de reliquis confide-
rare, quandoquidem propter dubitationem, quae in paucif-
fimis eft, certitudinem in plurimis adeo confpicuam ever-
tere maxime eft abfurdum. Age igitur nos fi veritati ftu-
demus, ipforum judicio integre manum admoliamur, et pri-
mos fane tanquam regulas quasdam omnes criticas notas
habentes apponamus, fecundos his proximos, deinde ter-
tium quendam et quartum ordinem ftatuamus et cujusque

Ed. Chart. VIII. [455.]   Ed. Baf. III. (426.)

δείξωμεν ἑκάστου τὴν ἀξίαν. ἡ γὰρ τοιαύτη γνῶσις εἰς τὰς
ἰάσεις τε καὶ λύσεις μέγα διαφέρει, μήτε τοὺς ἐν πισταῖς ἡμέ-
ραις κριθέντας δι' ὑποψίας ἡμῶν ἐξόντων ἂν ἢ λεπτῶς διαι-
τησόντων, μήτε τοὺς ἐν ταῖς ἀπίστοις ἀφυλάκτως.

Κεφ. δ'. Πρώτην μὲν τοίνυν ἁπασῶν τῶν κρισίμων
ἡμερῶν τὴν ἑβδόμην εἴπωμεν, οὐκ ἀριθμῷ δηλονότι καὶ τάξει
πρώτην, ἀλλὰ δυνάμει τε καὶ ἀξιώματι, πάντα γὰρ ἔχει συλ-
λαβοῦσα τὰ τῶν κρισίμων γνωρίσματα· καὶ γὰρ καὶ πλείστους
κρίνει καὶ τελείως καὶ μετὰ σαφοῦς ἐκκρίσεως, ἢ ἀποστάσεως
καὶ χωρὶς κινδύνου σφοδροῦ, καὶ τοὐπίπαν αὐτὴν ἡ τετάρτη
προδηλοῖ. ἤτοι γὰρ τῶν οὔρων τις ἐν ἐκείνῃ πάντως, ἢ τῶν
πτυσμάτων, ἢ τῶν διαχωρημάτων, ἢ ὀρέξεως, ἢ νοήσεως,
ἢ αἰσθήσεως, ἤ τινος ἄλλου τοιούτου σαφὴς ἐγένετο μετα-
βολή, καὶ τῇδε τῇ μεταβολῇ τὸ μὴ οὐχ ὁμοίαν ἀπαντῆσαι τὴν
ἐν τῇ ἑβδόμῃ κρίσιν ἀμήχανον, ἀγαθὴν μέν, εἰ ἐπὶ τὸ χρηστόν,
πονηρὰν δέ, εἰ ἐπὶ τὸ φαῦλον μεταβάλλοι. τὰ πολλὰ μὲν οὖν
ἀγαθαὶ κρίσεις αἱ κατὰ τὴν ἑβδόμην ἡμέραν. καὶ γὰρ αὖ καὶ

dignitatem judicemus.   Etenim hujusmodi cognitio ad cu-
rationes morborum et folutiones non leve momentum ad-
fert, ne videlicet iis timeamus, qui fidis diebus judicati
funt, aut tenuem victum praebeamus, neve infidis diebus
judicatos parum diligenter obfervemus.

Cap. IV.   Primum itaque omnium dierum decreto-
riorum feptimum dicimus, non numero videlicet et crdine
primum, fed potentia et dignitate; omnes enim fummatim
decretoriorum notas obtinet.   Etenim plurimos judicat et
abfolute, item cum manifefta excretione vel abfceffu, fine
periculo vehementi, et ut plurimum quartus eum praenun-
ciat.   Nam fi urinae in illo plane, vel fputi, vel dejectio-
nis, vel appetitus, vel mentis, vel fenfus, vel alterius cu-
jusdam fimilis manifefta contingit mutatio, illam ut non
fimilis in feptimo judicatio comitetur quomodo fieri poffet,
bona, fi ad falutem, mala, fi ad pejora portendat? Plerum-
que igitur bona judicia eveniunt in die feptimo, etenim hoc
ei practer caeteros accedit, quanquam nonnulli etiam in eo
moriuntur et evidenti converfione ad pejora pergentes in

τοῦτο ἐξαίρετον αὐτῇ πρόσεστιν. οὐ μὴν ἀλλὰ καὶ θνήσκουσί
τινες ἐν αὐτῇ, καὶ τροπὴν ἀξιόλογον ἐπὶ τὸ χεῖρον ἔνιοι λα-
βόντες ἔν τινι τῶν ἐφεξῆς κρισίμων ἀπόλλυνται. τὴν δὲ ἕκτην
ἡμέραν ὅσον ἀπολείπεται τῆς ἑβδόμης τῷ πλήθει τῶν ἐν αὐτῇ
κρινομένων, τοσοῦτον πλεονεκτοῦσαν εὑρίσκω κακοηθείᾳ, κα-
θάπερ ἐκ διαμέτρου τὴν φύσιν ἔχουσαν τῇ ζ. καὶ γὰρ καὶ τῶν
ἐν τῇ τετάρτῃ μεταβαλλόντων ἐπὶ τὸ χεῖρον οἱ πλεῖστοι κατὰ
τὴν ἕκτην ἀπόλλυνται. τοὐναντίον δὲ αὖ πάλιν εἰ χρηστὴ γέ-
νηται τροπὴ, τὴν ἑβδόμην ἀναμένει. κἂν εἰ σπανίως δέ ποτε
μεταβολὴν ἀγαθὴν ἐν τῇ τετάρτῃ γενομένην ἡ ἕκτη παρα-
λαβοῦσα κρίνειν ἐπιχειρήσειεν, ἀμήχανον ὅσην ἐπιφέρει ταρα-
χὴν καὶ κίνδυνον καὶ φόβον οὐ μικρὸν, ὡς αὐτίκα δὴ μάλα
τεθνηξομένου τἀνθρώπου. καὶ γὰρ εἰ καταφέροιτο, κάρῳ τι
παραπλήσιον αὐτοῖς γίνεται καὶ κεῖνται τελείως ἀναίσθητοί
τε καὶ ἄφωνοι. καὶ εἴ τις ἔκκρισις ἐν αὐτοῖς γίνοιτο, λειπο-
ψυχοῦσί τε καὶ ἀσφυκτοῦσι καὶ ἀχροοῦσι καὶ τρέμουσι καὶ κα-
ταπίπτουσι, τῆς ἑβδόμης ἡμέρας ἀεὶ πρὸς λόγον τῆς ἐκκρίσεως
τὴν εὐφορίαν ἐπαυξούσης. ἀτὰρ οὖν καὶ κακοήθη καὶ δριμέα
καὶ δυσώδη τὰ πολλὰ διαχωροῦσί τε καὶ ἐμοῦσι κατὰ τὰς ἐκ-

fequenti quodam decretorio intereunt. Sextum autem diem
quanto pauciores in eo judicantur quam in feptimo, tanto
quoque maligniorem invenio, ut qui fere e diametro natu-
ram feptimo oppofitam babeat. Etenim qui in quarto ad
pejorem ftatum recidunt, plerique fexto moriuntur. E con-
trario rurfus, fi bona converfio contingat, feptimum crifis
expectabit. Et fi raro interdum ad meliora converfionem
in quarto die evenientem fextus excipiens judicarit, incre-
dibile eft quanta cum perturbatione, periculo et metu hoc
fiat, quafi aeger ftatim adeo fato fit functurus. Nam fi in
cataphoram incidant, caro fimile quid ipfis obvenit, fiunt-
que tum omnis fenfus tum vocis expertes, et fiquae excre-
tio proveniat, animo confternuntur, pulfus ipforum conci-
dunt, color abit, tremunt, collabuntur. At feptimus dies
femper pro excretionis portione reficit ipfos magis ac re-
creat. Atque igitur fexto die maligna, acria, foetida magna
ex parte tum dejiciunt tum vomunt. Sudores rari quidem,

ταίας ἐκκρίσεις. ἱδρῶτες δὲ σπάνιοι μὲν οἱ ὁμαλοὶ καὶ δι᾿ ὅλου
τοῦ σώματος καὶ θερμοί· [456] κἂν εἰ γένοιντο δέ ποτε τοι-
οῦτοι, διακόπτονται τὰ πολλὰ καὶ φόβος ἐπήρτηται τοῖς
ὁρῶσι μὴ στῶσιν. ἔστι δ᾿ ὅτε παρωτίδας οὐκ εὐήθεις, ἢ καὶ
ἰκτέρους ἐπήνεγκεν, ἤ τινα ἄλλην ἀπόστασιν ἀγῶνος ἑτέρου
δεσμένην εἰς λύσιν. εἰ δὲ καὶ δι᾿ οὔρων ποτὲ κρίνοιεν, οὐδὲ
ταῦτα ἂν εὕροις χρηστά· καὶ γὰρ ὠμὰ καὶ ἄχροα καὶ λεπτὰ καὶ
μηδεμίαν ἀγαθὴν ὑπόστασιν ἔχοντα, ἀλλ᾿ ἐνίοτε μὲν οἷον
ὀστρακώδη, ἐνίοτε δὲ ψαμμώδη, πάντως δὲ ἀνώμαλόν τε καὶ
ἄπεπτον, αὐτῷ τῷ πλήθει μόνον ὠφελοῦντα κατὰ τὴν ἕκτην
ἡμέραν οἷς ἐπιφαίνεται. ταῦτα μὲν αὐτῆς τὰ μετριώτατα τῶν
ἔργων, εἴ τις μέλλει σωθήσεσθαι. τοὺς πλείστους δὲ τοὺς μὲν
αὐτίκα συνέκοψεν, ἢ ἀπέπνιξεν αἱμοῤῥαγίαις λάβροις, ἢ κε-
νώσεσιν ἀμέτροις, ἢ καὶ κατοχαῖς τισιν ἢ μανίαις, τοὺς δ᾿
εἰς προὖπτον ὄλεθρον ἐνέβαλεν, ἰκτέρους ἐπαγαγοῦσα καὶ πα-
ρωτίδας οὐ χρηστὰς ἐγείρασα καὶ μαρασμοῖς ἀνιάτοις ἐνίοτε
περιβάλλουσα, καὶ τί γὰρ οὐ κακὸν ἐπιφέρει; καί μοι πολλά-
κις ἐπῆλθε τὴν μὲν τῆς ἑβδόμης ἡμέρας φύσιν εἰκάζειν βασιλεῖ,

qui aequales et toto manantes corpore et calidi, quales fi
quando oboriuntur, faepenumero intercipiuntur, timor
invadit fpectantes ejus rei ignaros. Interdum parotides ma-
lignae, vel etiam arquatus, vel alius quidam abfceffus al-
terum certamen quo discutiatur requirens emergit. Si
vero et per urinas quandoque judicet, nec ipfas bonas inve-
neris; etenim crudae, decolores, tenues, boni nihil quod
fubfidet habentes, fed nunc quafi teftaceum, nunc areno-
fum, in totum inaequale, crudum, ipfa copia tantum in
fexto die quibus apparet conducens. Atque haec hujus
diei moderatiffima leviffimaque funt opera, fi quis falvari
debet; plurimos autem confeftim in fyncopen conjicit, vel
fuffocavit largo fanguinis profluvio, vel evacuatione parum
moderata, item vel quadam catoche, vel mania, alios in
manifeftam perniciem injecit, icteros inducens, parotidas
non bonas excitans et marcoribus infanabilibus interdum
involvens, demum quod mali genus non adfert? Mihi qui-
dem frequenter in mentem venit feptimi diei naturam regi

Ed. Chart. VIII. [456.]   Ed. Baſ. III. (426.)

τὴν δὲ τῆς ἕκτης τυράννῳ. προνοεῖται γὰρ ἡ μὲν οἷον ἀγαθός
τις ἄρχων τοῖς ὑπ᾽ αὐτὴν κρινομένοις, ἢ τῆς κολάσεως ὑφεῖναι
τοῦ μεγέθους, ἢ τὴν νίκην ἐπιλαμπρῦναι. τὴν δὲ τῆς ἕκτης
ἡμέρας ἔμπαλιν εἰκάσαις ἂν ἢ τοῖς ὀλεθρίοις αὐτὴν ἐπιχαί-
ρειν, ἢ ταῖς σωτηρίαις ἄχθεσθαι καὶ ζητεῖν ὅποι τὸν θυμὸν
ἐκπλήσει καὶ κακῶς δρᾶσαι τὸν εἰς αὐτὴν ἐμπεσόντα καὶ μα-
κρᾷ κολάσει περιβάλλουσα διαχειρώσεται. φέρ᾽ οὖν, ἐνταῦθα
γὰρ ὁ λόγος ἤδη μοι στήτω, πρὶν τῶν ἄλλων ἁπασῶν ἡμερῶν
διέρχεσθαι τὴν φύσιν, εἴ τις ἔροιτό μου περὶ τῆς ἑβδόμης ἡμέ-
ρας, εἰ κρίσιμος ὑπάρχει, κἄπειθ᾽ ἑτοίμως ἀποκριναμένου μου
περὶ τῆς ἕκτης ἐπανερωτῴη, τί ἂν ἀποκριναίμην αὐτῷ; εἰ μὲν
γὰρ αὐτὴν προσηγορίαν ἐπιφέροιμι καὶ τῇδε, τάχ᾽ ἄν τις δό-
ξειέ με καὶ τὴν φύσιν αὐτῆς ὁμοίαν ὑπολαμβάνειν· εἰ δ᾽ ὅτι
τὴν φύσιν ἐναντία, διὰ τοῦτο ταύτην ἐξαιροίμην τῶν κρισί-
μων, ἴσως ἄν τις ὑπονοήσειεν ἐκ ταὐτοῦ γένους ὑπάρχειν
αὐτὴν τῇ δωδεκάτῃ τε καὶ ἑκκαιδεκάτῃ, περὶ ὧν ἔμπροσθεν
εἶπον ὡς οὐκ εἶδον αὐτὰς κρινούσας οὐδεπώποτε. περὶ μὲν
δὴ τούτων ἑτοίμως ἀποφανοῦμαι, καθάπερ εἶπον καὶ περὶ

aſſimilare, ſexti vero tyranno. Ille ſiquidem providet
tanquam bonus aliquis princeps iis quos judicat, ut vel
ſupplicii partem adimat, vel illuſtret victoriam. Sextum
vero diem e contrario finxeris vel pernicie illius quem
judicandum accepit gaudere, vel ſalute dolere, quaerere-
que ubi animum expleat et male aegrum, qui in ipſum in-
cidit tractet et longa punitione involvens exerceat. Age
igitur, ſermo enim hic mihi ſiſtat priusquam aliorum die-
rum decretoriorum naturam explicem, ſi quis roget me de
ſeptimo die an decretorius ſit, dein ubi hoc affirmarim ex
parato, de ſexto rurſus quaerat, quid ei reſpondero? Nam
ſi eandem huic quoque appellationem imponam, putabit for-
ſan aliquis natura ipſum ſeptimo aſſimilem me exiſtimare, ſi
vero natura contrarium, ideoque ex decretoriis diebus ex-
emerim, forſan opinabitur, eodem genere cum duodecimo
et decimoſexto comprehendi, de quibus antea dixi nunquam
me videlicet vidiſſe ipſos judicantes. De his ſane quid ſen-
tiam, prompte, ut de ſeptimo dixi, enunciabo Illos enim,

τῆς ἑβδόμης. τὰς μὲν γὰρ, ὅτι μηδὲν ἔχουσι τῶν κριτικῶν γνω
ρισμάτων, οὐκ εἶναι κρισίμους ἐρῶ· (427) τὴν δ᾽, ὅτι πάντα,
διὰ τοῦτο κρίσιμον ὑπάρχειν. ἁπλῆν δ᾽ οὕτως ὑπὲρ τῆς ἕκτης
ἀπόφασιν οὐκ ἔχω ποιήσασθαι. κρίνει μὲν γὰρ πολλάκις, ἀλλ᾽
ἐπιβούλως τε καὶ πονηρῶς, ὥστ᾽ εἴπερ ἀναγκάζει μέ τις ἀπο
κρίνασθαι περὶ αὐτῆς, οὐ λόγῳ μακρῷ χρησάμενος ὥσπερ ὀλί
γον ἔμπροσθεν, ὅτε διῄειν αὐτῆς ἅπασαν τὴν φύσιν, ἀλλ᾽ ἐν
κεφαλαίῳ περιλαβὼν κακὴν ἂν εἴποιμι κρίσιμον εἶναι τὴν ἕκτην
ἡμέραν, ὥσπερ τὴν ἑβδόμην ἀγαθήν. οὐ μὴν οὕτω γε προσή
κει κατακλείειν ἑαυτὸν εἰς ἁπλῆν καὶ στενὴν ἀπόφασιν ὑπὲρ
πράγματος οὐχ ἁπλοῦ. τά τε γὰρ ἄλλα καὶ περὶ ὀνόματος
ἁμιλλώμενοι λελήθασιν οἱ πολλοὶ τῶν ἰατρῶν. οἱ μὲν γὰρ τὴν
ἀθρόαν ἐν νόσῳ μεταβολὴν ἡγοῦνται κρίσιν, οἱ δ᾽, εἰ μὴ
προσείη τὸ ἐπ᾽ ἀγαθῷ, κρίσιν οὔπω τὸ τοιοῦτον ὀνομάζου
σιν, ἔνιοι δὲ τούτων μὲν ἑκάτερον ἀποτέλεσμα κρίσεως εἶναί
φασιν, τὴν κρίσιν δὲ αὐτὴν τὸν μεταβλητικὸν ἐπιφανῶς ἐν
ὀξεῖ καιρῷ σάλον ὑπάρχειν οἴονται, ἐξ αὐτῆς δηλονότι τοῦ
νοσήματος τῆς φύσεως γινόμενον, οὐκ ἔξωθεν· εἶτ᾽ ἐρίζουσι

quod nullam criticam notam habent, non decretorios dicam;
hunc, quia omnes habet, decretorium effe; de fexto non
tam abfolutam enunciationem flatuere poffum, decernit etenim frequenter de morbis, fed dolofe et prave. Quapropter, fiquis me cogat de ipfo ferre fententiam, non longa
oratione ufus, ut paulo ante quum univerfam ejus naturam
recenferem, fed fummam complectens, fextum diem malum effe decretorium dixero, quemadmodum feptimum bonum. Non tamen fic convenit fimpliciter atque angufta oratione de re non fimplici pronunciare. Nam praeter alia
medicorum plerique rei ipfius obliti de nomine contendunt, nonnulli fubitam in morbo mutationem crifim exiftimant, quidam, nifi bene aegro cefferit, tale crifim non vocitant, aliqui horum utrumque crifeos opus effe ajunt. At
crifim ipfam perturbationem, quam jactationem dicunt, facientem confpicue mutationem in morbo acuto, ex ipfa videlicet morbi natura provenientem, non extrinfecus effe

Ed. Chart. VIII. [456. 457.]　　　　　　Ed. Baf. III. (427.)

περὶ τοῦ σημαινομένου μακρὰ, μηδ᾽ αὐτὸ τοῦτο γινώσκοντες,
ὡς ἀποχωρήσαντες τῶν ἰατρικῶν πραγμάτων ἢ διαλεκτικοῖς,
ἢ γραμματικοῖς, ἢ ῥήτορσι πρέπουσαν ἐπαναιροῦνται σκέψιν.
διαλεκτικοῦ μὲν γὰρ ὑπὲρ ὀνομάτων ὀρθότητος σκοπεῖσθαι,
ῥητόρων δὲ καὶ γραμματικῶν, εἰ σύνηθες τοῖς Ἕλλησι τοὔ-
νομα. [457] καὶ ταῦτα ποιοῦσιν ἔνιοι τῶν ἰατρῶν εἰς το-
σοῦτον ἢ διαλεκτικῆς, ἢ γραμματικῆς, ἢ ῥητορικῆς ἐπαΐον-
τες εἰς ὅσον ὄνοι λύρας. οὗτοι μὲν οὖν καὶ τὰ τῶν ἰατρῶν
ἀφέντες καὶ τὰ τῶν ἄλλων κακῶς μεταχειρισάμενοι καθ᾽ ἑκά-
τερα πλημμελοῦσιν. ἡμεῖς δὲ ὅπως μὲν ἄν τις ἄριστα χρῷτο
τοῖς ἰατρικοῖς ὀνόμασιν, ἑτέρωθι δεδηλώκαμεν· ἐν δὲ τῷ πα-
ρόντι λόγῳ τῶν ἡμερῶν τὴν φύσιν ἐξηγήσασθαι προὐθέμεθα,
τοὺς σοφιστικοὺς λήρους ἑτέροις παρέντες, οἷς οὐ τῶν ἔργων
τῆς τέχνης φροντὶς, ἀλλὰ τοῦ φλυαρεῖν, ὥσπερ ἐπὶ μειρακίων
διατριβαῖς. εἰρήσεται μὲν οὖν τι κἂν τοῖς ἑξῆς ὑπὲρ τῶν
προειρημένων ὀνομάτων, ἵν᾽ ἔχῃ τις αὐτῶν λύειν τὰ σοφίσ-
ματα, διαστελλόμενος τὰς ὁμωνυμίας. ἐν δέ γε τῷ νῦν λόγῳ

arbitrantur.　Deinde multum ac diu de fignificato conten-
dunt: neque id ipfum intelligentes, tanquam a rebus me-
dicis defcifcentes, vel dialecticis, vel grammaticis, vel rhe-
toribus convenientem fpeculationem recipiunt, fiquidem dia-
lectici munus eft de nominum rectitudine difputare, rheto-
rum et grammaticorum eft infpicere nomen, an Graecis in
ufu fit.　Atque haec nonnulli medicorum factitant, tantam
vel dialectices, vel grammatices, vel rhetorices cognitio-
nem ac intelligentiam habentes quantam afinus lyrae.　Hi
ergo medicorum res omittentes et aliena male tractantes
utrobique graviter peccant.　Nos fane quomodo quis medi-
cis nominibus optime utatur, alibi monftravimus.　In praes-
enti commentario dierum naturam interpretari ftatuimus,
fophiftarum nugas aliis relinquentes, qui artis opera parum
curant, fed nugantur velut in adolescentium exercitatio-
nibus.　Dicetur tamen nonnihil in fequentibus etiam de
praedictis nominibus, ut illorum cavillationes quis poffit di-
luere, homonymias diftinguens.　Nunc autem prius ipfam

τῷ ἐνεστῶτι τὸ χρήσιμον αὐτὸ διέλθωμεν πρότερον, ὥσπερ
ἐν ἁπάσαις ἐποιησάμεθα ταῖς πραγματείαις, ἵν᾽ ἤδη τις ἔχων
τοῦτο καὶ καρπούμενος ἐκ περιουσίας ἐλέγχειν μάθῃ τοὺς
λήρους τῶν σοφιστῶν. τά τε γὰρ ἄλλα καὶ ὡς ἄνευ τῆς
φλυαρίας αὐτῶν τῆς μακρᾶς ἔνεστιν ἐκμαθεῖν τοῖς εἰσαγομέ-
νοις εἰς τὴν τέχνην ἅπασαν ἀκριβῶς τῶν ἡμερῶν τὴν φύσιν
ἐξ αὐτῆς τῆς διδασκαλίας ἔργῳ μαθεῖν ἔστι, καίτοι γε παν-
τάπασιν ἀπέχεσθαι τῆς φλυαρίας αὐτῶν οὕτω δεδημοσιευμέ-
νης ἀδύνατον. ἀμέλει, καὶ ἡμεῖς ἐν τοῖς ἔμπροσθεν λόγοις, καί
περ ἄκοντες, ὅμως αὐτῆς ἐφηψάμεθα.

Κεφ. ε'. Νόμιζε τοίνυν ἐκεῖνα μὲν οἷον προοίμιόν τί
μοι διὰ τὸ τῆς θεωρίας ἔνδοξον γεγονέναι, τὸ δὲ χρήσιμον
αὐτὸ καὶ διαφέρον εἰς τὰ τῆς τέχνης ἔργα νῦν λέγεσθαι πᾶν
ἐφεξῆς, ὅτι μὲν χρήσιμον ὑπάρχει, καὶ χωρὶς συνηγορίας ἐν-
δεικνυμενον, ὅτι δὲ καὶ ἀληθές, οὐκ εὐθὺς φαινόμενον, ἀλλὰ
τὴν ἐξ αὐτῶν τῶν πραγμάτων κρίσιν ἀναμένον. ὥστε καὶ τοὺς
ἀναλεξομένους αὐτὸ παρακαλέσαι καιρὸς, ἐπειδὰν, ὥσπερ
ἡμεῖς ἐκρίναμεν ἅπαντα τὰ τῇδε γεγραμμένα παμπόλλῳ χρόνῳ,

utilitatem explicemus, quemadmodum in omnibus commen-
tariis fecimus, ut hunc jam tenens, eoque fruens ex abundan-
tia, fophiftarum nugas reprehendere condiscas. Nam ut
alia fine longa ipforum nugacitate artis candidati poffunt
discere, omnem adamuffim dierum naturam ex ipfa
doctrina opere poffunt confequi. Atqui in totum ab eo-
rum loquacitate tam vulgata abftinere impoffibile eft; po-
ftremo quoque in priore fermone vel inviti ipfam at-
tigimus.

Cap. V. Puta itaque illa vice prooemii alicujus pro-
pter fpeculationis celebritatem mihi effe praelibata, utili-
tatem autem ipfam et praeftantiam ad artis opera nunc de-
inceps dicere univerfam tempus poftulat. Quod quidem uti-
litas fit. etiam fine appellatione oftenditur: quod autem veritas,
non ftatim apparet, fed ex ipfis rebus judicationem expectat.
Quare lectores hoc adhortari opportunum eft, ut poftquam,
quemadmodum et nos omnia hic fcripta multo tempore ju-

καὶ αὐτοὶ βασανίσωσιν ἐπὶ τῶν ἀῤῥώστων αὐτὰ, τότ᾽ ἀπο-
φαίνεσθαι τολμᾶν ὑπὲρ τῆς ἐν τοῖς εἰρημένοις ἀληθείας, πρό-
τερον δὲ μή. πάλιν οὖν αὖθις ἀρκτέον ἡμῖν ἐστιν ἀφ᾽ ὧν
περ ἐξ ἀρχῆς τοῦ γράμματος ὑπηρξάμεθα, καὶ λεκτέον ὅσα
μὲν εἴρηται καὶ πρόσθεν διὰ κεφαλαίων ἀναλαμβάνουσιν, ὡς
ὑπομνῆσαι μόνον, ὅσα δ᾽ οὔπω λέλεκται, κατὰ διέξοδον ἑρ-
μηνεύουσιν. εἴρητο μὲν δὴ ταῦτα, τὰς λύσεις τῶν νοσημάτων
ὅσαι ἀθρόαι γίνονται, δεῖσθαί τινος ἐκκρίσεως, ἢ ἀποστά-
σεως ἐπιφανοῦς, εἶναι δὲ τῶν ἡμερῶν ἐν αἷς γίνονται τὰς
φύσεις διαφερούσας· τὴν μὲν γὰρ ἑβδόμην καὶ πολλάκις λύειν
καὶ τελέως καὶ πιστῶς καὶ ἀγαθῶς καὶ ἀκινδύνως καὶ σαφῶς
καὶ εὐσήμως, τὴν δ᾽ ἕκτην πολλάκις μὲν καὶ αὐτὴν, ἀλλ᾽
οὐχ ὁμοίως τῇ ἑβδόμῃ. καὶ γὰρ καὶ τῇ ποσότητι τῶν λυομέ-
νων ἀπολείπεσθαι καὶ τῷ τρόπῳ τῆς λύσεως πάμπολυ δια-
φέρειν. οὔτε γὰρ ἀγαθὰς ὑπάρχειν αὐτὰς, ἀλλὰ τὰς πλείστας
μοχθηρὰς, οὔτ᾽ εἴπερ ἀγαθὰς, πάντως καὶ τελείας, ἀλλ᾽ οὐδ᾽
εἰ τελείας, εὐθὺς καὶ πιστάς· ὑποτροπιάζει γὰρ ἐνίοτε τὸ νό-
σημα, κἂν ἀκριβῶς δόξῃ λελύσθαι. καὶ μὲν δὴ καὶ ὅτι τὸ

dicavimus, ipſi quoque in aegris eadem exploraverint, tum
audeant de dictorum veritate ſententiam proferre, prius au-
tem non. Rurſus igitur initium faciamus ab iis quae a
principio libri incepimus, dicamusque quaecunque quidem
prius dicta ſunt, per capita reſumentes, ut ſolum memoria
teneantur, quaecunque vero nondum diximus, enarratione
fuſa interpretemur. Haec autem dicta ſunt, morborum ſo-
lutiones quae ſubito univerſimque fiunt excretionem quan-
dam vel abſceſſum evidentem requirere. Dierum vero in
quibus eveniunt naturas eſſe differentes, etenim ſeptimum
et frequenter ſolvere et perfecte et cum fide et ſalubriter et
ſine periculo et clare et cum bonis ſignis, ſextum frequen-
ter quidem et ipſum, ſed non ſeptimo ſimiliter, nam et
pauciores ipſum judicare et ſolutionis modo plurimum dif-
ferre, neque enim bonas ſalubresque ipſas eſſe, verum ma-
las plurimas, neque, ſi bonas ſolutiones, omnino et perfe-
ctas, imo neque, ſi perfectas, ſtatim etiam cum fide, quia

μετὰ κινδύνων τε καὶ ἀσαφῶς ἰδιαίτατόν ἐστι τῆς ἕκτης ἡμέ-
ρας, καὶ τοῦτο εἴρηται. τό γε μὴν ἀσήμως οὐ πάνυ τι τῆς
ἕκτης ἴδιον, ἀλλ᾽ ἔστιν αὐτῆς ὥσπερ καὶ τῆς ἑβδόμης ἐπίδη-
λος ἡ τετάρτη. ταῦτα μὲν οὖν εἴρητο, προστιθέσθω δὲ τὰ
λείποντα. [458] τῆς ἑβδόμης τὴν φύσιν ἡ τεσσαρεσκαιδεκάτη
μάλιστα μὲν μιμεῖται, πλησίον δ᾽ αὐτῶν ἐστιν ἐννάτη τε καὶ
ἑνδεκάτη καὶ εἰκοστή. καὶ ταύταις ἐγγὺς ιζ΄ καὶ ε΄ καὶ μετὰ
ταύτας ἡ τετάρτη καὶ μετὰ ταύτην ἡ τρίτη τε καὶ ἡ ιη΄. τῆς
δ᾽ ἕκτης τὴν φύσιν οὐδεμία μὲν ἀκριβῶς ἐμιμήσατο τῶν ἄλ-
λων ἡμερῶν. εἴ ποτε δ᾽ εἰς τὴν ὀγδόην ἡμέραν ἢ τὴν δεκά-
την ἐμπέσῃ λύσις ἀθρόα νοσήματος, ὁμοιοῦταί πως τῇ κατὰ
τὴν ἕκτην, ἀλλὰ καὶ σπανίως ἐν ταύταις λύεται καὶ οὔτε πι-
στῶς οὔτε ἀγαθῶς οὔτε τελείως, ἔτι τε πρὸς τούτοις
ἀσαφῶς τε ἅμα καὶ ἀσήμως, ὥσθ᾽ ἑτέρας εἶναι φύσεως αὐτὰς
πρὸς τὰς ἔμπροσθεν εἰρημένας. ὥσπερ δ᾽ ἐν ταύταις οὐ λύε-
ται νόσημα ἀθρόως, οὕτως οὐδ᾽ ἐν ταῖς ἐφεξῆς εἰρησομέναις
δωδεκάτῃ καὶ ἑκκαιδεκάτῃ καὶ ἐννεακαιδεκάτῃ. μεταξὺ δέ πως

nonnunquam morbus revertitur, exacte licet folutus effe
videatur. Quinetiam cum periculo et obfcure fextum diem
judicare, idque ei maxime proprium effe, hoc quoque dixi-
mus. Attamen fine fignis judicium non omnino fexti pro-
prium eft, fed quartus ipfius, ut etiam feptimi index elt.
Haec igitur praefati fumus; quae reftant nunc adjiciamus.
Septi mi naturam decimusquartus maxime imitatur. Pro-
ximi his funt nonus, undecimus et vigefimus. Prope hos
vero decimusfeptimus et quintus, poft hos quartus, hunc
fequ untur tertius et decimusoctavus. At fexti naturam nul-
lus exacte aliorum dierum imitatur. Si aliquando autem
in octavum diem, vel decimum fubita morbi folutio incidat,
fi milis fere ei eft, quae in fexta accidat, verum raro in his
f olvitur, nec cum fide, nec bene, nec perfecte, infuper ad haec
ob fcure fimul et citra notas, unde alterius effe naturae ipfi
cu in fupra dictis oftenduntur. Quemadmodum in his mor-
b us fubito non folvitur, ita nec in iis quos ftatim recenfe-
b imus, duodecimo, fextodecimo et nonodecimo. Medius

BIBΛION Λ. 793

Ed. Chart. VIII. [458.]   Ed. Baſ. III. (427.)

τούτου τοῦ στοίχου τοῦ νῦν εἰρημένου πάντως, τῶν μὴ
λυουσῶν ἀθρόως ἡμερῶν, τῆς ὀγδόης λέγω καὶ τῆς δεκάτης
καὶ τῆς δωδεκάτης καὶ τῆς ἑκκαιδεκάτης καὶ τῆς ἐννεακαιδεκά-
της, καὶ τοῦ πρόσθεν εἰρημένου τῶν λυουσῶν, τῆς τε τρίτης
καὶ τετάρτης καὶ πέμπτης καὶ ἕκτης καὶ ἑβδόμης καὶ ἐννάτης
καὶ ἑνδεκάτης καὶ τεσσαρεσκαιδεκάτης καὶ ἑπτακαιδεκάτης
καὶ ὀκτωκαιδεκάτης καὶ εἰκοστῆς, ἡ τρισκαιδεκάτη μάλιστά
μοι φαίνεται τετάχθαι, μήθ᾽ ὁμοίως ἀπόβλητος οὖσα ταῖς
ἐν τῷ δευτέρῳ στοίχῳ μήθ᾽ ὁμοίως ταῖς ἐν τῷ πρώτῳ
λυειν πεφυκυῖα. τοιαύτη μέν τις ἡ τῶν εἰρημένων ἡμερῶν
ἄχρι τῆς εἰκοστῆς διαφορά· τὰς δ᾽ ἐφεξῆς ἁπάσας ὕστερον
ἐρῶ, πρότερόν γε τοῦτ᾽ ἀναμνήσας ὅπερ ὑπεσχόμην ὀλί-
γον ἔμπροσθεν, ὡς ὅσον εἰς τὰ ἔργα τῆς τέχνης διαφέρει,
μακροῦ μὲν εἰς εὕρεσιν δεῖται χρόνου, βραχυτάτου δ᾽ εἰς δι-
δασκαλίαν. τὸ δ᾽ ἄλλο πᾶν ἤτοι λῆρός ἐστι σοφιστῶν ἢ
πρὸς τούτους ἀντιλογία, λῆρος μὲν οὖσα καὶ αὐτή, κάλλιον
γὰρ ἦν αὐτῶν καταφρονεῖν, ἀλλὰ διὰ τοὺς νέους ἐνίοτε τοὺς
ὑπὸ τῶν σοφισμάτων ἐξισταμένους τῶν κατὰ φύσιν λογισμῶν
χώραν ἀναγκαίαν λαμβάνουσα. τὸ οὖν προκείμενον ἤδη δέ-

vero quodammodo eſt omnino inter ordines nunc dictos,
ordo dierum ſubito non ſolventium, octavi dico, decimi,
duodecimi, decimiſexti, decimi noni, quos jam retulimus,
et tertii, quarti, quinti, ſexti, ſeptimi, noni, undecimi,
decimiquarti, decimi ſeptimi, decimioctavi, vigeſimi, deci-
muſtertius maxime videtur mihi eſſe poſitus, nec ſcilicet ita
rejiciendus, ſicut hi qui ſecundae ſunt notae, nec ita ſol-
vere morbos natus ſicut ii qui primae ſunt notae. Hu-
jusmodi quaedam dictorum dierum ad vigeſimum usque diffe-
rentia eſt. Reliquas ordine deinceps dicturus ſum, hoc
primum in memoriam revocato, quod ante paulum promiſi.
Nam quantum ad artis opera attinet, longo ad inventionem
tempore opus eſt, breviſſimo autem ad doctrinam, quicquid
eſt aliud reliquum, vel ſophiſtarum nugae, vel adverſus
hos controverſia eſt, etſi haec quoque deliramentum ſit; prae-
ſtaret enim ipſos deſpicere; propter juvenes tamen et qui
aliquando cavillationibus circumventi a naturali ratiocina-
tione recedunt, neceſſario locum habet. Igitur quid pro-

δείκται σαφῶς, ὡς καὶ χωρὶς τῶν ὀνομάτων τοῦ τε (428) κρί-
νεσθαι καὶ κεκρίσθαι καὶ κρίσεως καὶ κρισίμου τὴν διήγησιν
ἐποιησάμην τῆς τῶν ἡμερῶν διαφορᾶς, οὐκ ἐκ λόγου τινὸς
ἢ δόγματος τῶν ἀποῤῥήτων εἰσηγησάμενος, ἀλλ᾽ ἐκ μόνης τῆς
πολυχρονίου πείρας ἀθροίσας τὴν θεωρίαν. ὅστις δὲ ταύτην
καταλιπὼν, ἢ πῶς ὁρίζεσθαι χρὴ τὴν κρίσιν, ἢ τίς λόγος
ἐστὶ δι᾽ ὃν οὐχ ὁμοίως ἐν ἁπάσαις ταῖς εἰρημέναις ἡμέραις αἱ
κρίσεις γίνονται ζητεῖ, σοφισταῖς ἀφορμὴν ἀντιλογίας παρέξει,
οἳ τοῖς τοιούτοις λόγοις ἀντιλέγοντες οἴονται τὸ πρᾶγμα δια-
βαλεῖν αὐτό· καθάπερ εἴ τις ταῖς ὀπτικαῖς αἰτίαις, ἃς οἱ φι-
λόσοφοι λέγουσιν, ἀντειπὼν ἀνῃρηκέναι νομίζει τὴν ὄψιν,
ἢ εἴ τις ἀπορήσας τοὺς περὶ τῆς κινήσεως λόγους, ἢ τοὺς περὶ
τόπου καὶ χρόνου καὶ γενέσεως καὶ φθορᾶς, οἴοιτο σὺν τοῖς
λόγοις ἀνῃρηκέναι καὶ τὰ πράγματα. τοιαύτη γάρ ἐστι καὶ ἡ
τῶν σοφιστῶν κατά τε κρίσεως καὶ κρισίμων ἡμερῶν ῥητορεία,
τὸ μὲν φαινόμενον αὐτὸ μὴ δυναμένων ὑπαλλάξαι, τὰ ση-
μαινόμενα δὲ μετατιθέντων, καὶ πρὸς ὁρισμούς τινας ἀντιλε-
γόντων, καὶ τὰ περὶ τῆς φύσεως τῶν ἀριθμῶν δόγματα δια-

pofuerimus, manifefte jam liquet.   Nam fine nominibus
etiam his judicari, judicatum effe, crifim et decretorium
differentias dierum interpretatus fum, non a ratione qua-
dam, vel dogmate abditorum eas introducens, verum ex
folo diuturno ufu fpeculationem conftituens.   Porro qui-
cunque hoc omiffo, vel quomodo crifim definire conveniat,
vel quae ratio fit, cujus occafione non aeque in univerfis
praedictis diebus crifes fiunt, disquirit, fophiftis controver-
fiae anfam praebebit, qui hujusmodi fermonibus contradi-
centes, rem ipfam fe fubvertere putant, veluti fiquis vi-
dendi caufis, quas philofophi dicunt, reclamans, fe vifum
fuftuliffe eredat, vel fiquis de motu quid dicat non habeat,
vel de loco, tempore, generatione et corruptione, cúm fer-
monibus res quoque fuftuliffe arbitretur.   Talis eft enim
de crifi et decretoriis diebus fophiftarum dicendi facultas,
qui evidens ipfum fane amovere non poffunt, fignificata
vero tranfponunt et ad definitiones quasdam reclamant,
poftremo placita de natura numerorum profcindunt.   Quan-

σειόντων. ἀλλ᾽ ἥ γ᾽ ὑφ᾽ ἡμῶν ἄρτι γεγραμμένη διδασκαλία
τούτων μὲν οὐδενὸς ἐφήψατο, καὶ διὰ τοῦτο ἀποφράττει τὸ
τῶν σοφιστῶν στόμα· τὸ χρήσιμον δ᾽ αὐτὸ διὰ ταχέων ἐκ-
διδάσκει. ὡσαύτως δ᾽ ἂν καὶ διὰ ταχέων ἐμήνυσα τὰς μετὰ
τὴν εἰκοστὴν ἡμέραν διαφορὰς, εἰ μή τίς γε κατεῖχεν ἀναγκαῖος
λόγος, ὃν καὶ αὐτὸν οἱ μὲν ἐκ τῆς ἐμπειρίας ὁρμώμενοι καὶ
μηδὲν τοῖς ἐναργῶς φαινομένοις προσδοξάζοντες ἀκριβῶς
ἴσασιν, οὐ μὴν οἵ γε πρῶτον ἀναλαμβάνοντες τὴν τέχνην.

Κεφ. στ'. [459] Ἔστι δ᾽ οὗτός τις ὁ ζητῶν ἥτίς
ποτε τῶν νοσημάτων ἡ ἀρχή· καὶ γὰρ ἀγρυπνοῦσι καὶ ἀνο-
ρεκτοῦσι καὶ κεφαλὰς βαρύνονται καὶ νωθροὶ καὶ δυσκίνητοι
καὶ κοπώδεις γίνονται καὶ μυρία τοιαῦθ᾽ ἕτερα πάσχουσιν οἱ
πλεῖστοι τῶν μελλόντων νοσήσειν. καὶ ταῦτ᾽ εἰσβάλλει μὲν
αὐτοῖς τὴν πρώτην σμικρὰ, παραύξεται δ᾽ ἀεὶ καὶ μᾶλλον
κατὰ βραχὺ περιερχομένοις ἤδη καὶ τὰ συνήθη πράττουσιν.
ἐπειδὰν δὲ πρῶτον νικηθῶσιν ὑπὸ τοῦ δυσαρεστήματος, τηνι-
καῦτα κατακλίνονται. τίνα δ᾽ οὖν ἀρχὴν τῷ νοσήματι θέσθαι
προσήκει, χαλεπὸν εἶναι δοκεῖ. τὴν μὲν γὰρ ἀκριβῶς πρώτην

quam a nobis nuper fcripta doctrina nihil horum atti-
git, atque hujus rei gratia fophiftarum os obturat, utilita-
tem ufumque breviter edocet. Pari modo dierum poft vige-
fimum differentias compendiofe tractaffem, nifi ratio quae-
dam neceffaria obftitiffet, quam et ipfam empirici, qui ni-
hil aliud recipiunt nifi evidenter apparentia, accurate nove-
runt, non tamen qui primum artem recipiunt.

Cap. VI. Haec autem ipfa ratio ea eft quae inqui-
rit, quodnam tandem fit morborum principium. Etenim
vigilant, cibos faftidiunt, capite gravantur, fegnes et ad mo-
tum pigri fiunt, toto corpore laffitudinem fentiunt, aliaque
id genus infinita patiuntur plurimi aegrotaturi. Atque haec
primo adveniunt modice, verum femper magis augescunt
paulatim, obambulantibus jam et confueta facientibus. Poft-
eaquam vero nimis quam displicere fibi coeperint, ac ab
affectu victi primum fuerint, tunc decumbunt. Unde per-
fpicuum evadit morbi principium ftatuere conveniens non
levioris effe negotii, quippe ad amuffim primum infenfibile

σχεδὸν ἀναίσθητον ὑπάρχειν, τὴν δ᾽, ὅτε κατεκλίθη, κατακλί-
σεως μὲν ἀρχὴν εἶναι, νόσου δ᾽ οὐκ εἶναι. καὶ γὰρ καὶ τὸ
καρτερικοὺς ὑπάρχειν καὶ ἀταλαιπώρους καὶ τὸ κατέχεσθαι
πρός τινος ἐπὶ πολιτικῆς πράξεως, ἢ καὶ βαδίζειν ὁδὸν μα-
κροτέραν καὶ πόῤῥω τῆς τοῦ οἴκου καταγωγῆς εἶναι, καὶ δι᾽
ἄλλας τοιαύτας αἰτίας δύναταί τις οὔπω μὲν κατακεκλίσθαι,
κεκακῶσθαι δέ· καὶ μέν γε καὶ μαλακός τις τὴν γνώμην καὶ
ταλαίπωρος καὶ δειλὸς καὶ ὕποπτος ἐπὶ μικραῖς προφάσεσιν
εὐθὺς κατακλίνεται. τὴν τίνος οὖν κατάκλισιν ἀρχὴν τοῦ νο-
σήματος ὑποληπτέον, οὐκ ἄν τις ἐξεύροι ῥᾳδίως. καὶ μὴν εἰ
μήτε τὴν πρώτην ἀκριβῶς ἀρχὴν οἷόν τε λαβεῖν ἐστι μήτε
τὴν κατάκλισιν εὔλογον ὑποθέσθαι τοῦ νοσήματος ἀρχὴν
ὑπάρχειν, δῆλον ὡς οὐδ᾽ ἄλλον τινὰ χρόνον ἢ τὸν πρὸ τῆς
κατακλίσεως, ἢ τὸν μετ᾽ αὐτήν. οἱ μὲν γὰρ ἔμπροσθεν ἅπαν-
τες ἀδίκως ληφθήσονται τῆς πρώτης ἀρχῆς παροφθείσης·
οἱ δ᾽ αὖ μετὰ τὴν κατάκλισιν ἔτ᾽ ἀδικώτερον, εἰ μηδ᾽ ὁ ται-
της χρόνος ἀρχὴ τοῦ νοσήματος ὑπάρχει. τοιαῦται μὲν αἱ ἀπο-
ρίαι, λύσεις δ᾽ αὐτῶν πολυειδεῖς. ἡ μὲν πρώτη καὶ μεγίστη
τὸ πολλὰς νόσους ἐξαίφνης εἰσβάλλειν ἢ ἅμα ῥίγεσιν, ἢ σὺν

effe, ubi jam decubuerit, non morbi, fed decubitus effe prin-
cipium. Etenim quod fortiores quidam funt malique pa-
tientes, item quod detinentur aliquo civili negotio, longius-
que eunt et procul a domo deducuntur, atque ob alias hu-
jusmodi caufas poffit quis nondum decumbere, fed male
affectus quidem effe, fi mollis quispiam animo, imbecillis,
timidus et de qualibet levi caufa fufpiciofus, ftatim decum-
bit.   Cujus igitur decubitus morbi initium putandus, nemo
facile invenerit.   Atqui fi neque primum exacte principium
capere licet, neque decubitum, morbi initium conftituere
fit aequum, conftat neque aliud tempus aliquod vel ante de-
cubitum vel poft eum. Siquidem priora omnia inique capientur,
primo principio neglecto, quae poft decubitum funt, multo in-
iquius, fi neque hujus tempus morbi exordium eft.   Hujus-
modi quidem funt dubitationes.   Porro ipforum folutiones
diverfae funt.   Prima et maxima multos morbos repente
invadere, vel fimul cum rigore, vel dolore vchementi, nullo

ἀλγήμασιν ἰσχυροῖς, μηδενὸς ὅλως αἰσθητοῦ συμπτώματος
αὐτῶν προηγησαμένου. τὰς οὖν ἄλλας ἐάσας νόσους, ἐν αἷς
ἀσαφεῖς αἱ ἀρχαὶ, τὴν πεῖραν τῶν κρινουσῶν ἡμερῶν ἐπὶ τῶν
σαφεστάτων ποιοῦμαι. καὶ γὰρ καὶ δειπνήσασιν εὐφορώτατα
πολλοῖς καὶ γυμνασαμένοις καὶ λουσαμένοις ἐξαίφνης εἰσέ-
βαλε νοσήματα, καθάπερ καὶ Ἱπποκράτης ἐπὶ πολλῶν ἀῤῥώ-
στων ἔγραψεν· ὥσπερ αὖ πάλιν ὁ αὐτὸς Ἱπποκράτης ἐφ᾽
ἑτέρων ἀῤῥώστων εἴωθε γράφειν ὅτι πρὶν ὑπάρξασθαι νο-
σεῖν ὀρθοστάδην ἠνωχλοῦντο. καίτοι καὶ αὐτὸ τοῦτο λέγον-
τες τὸ πρὶν ἄρξασθαι νοσεῖν, λελήθαμεν ἡμᾶς αὐτοὺς ἐξο-
μολογούμενοι τἀληθές. ἀρχὴν γὰρ τοῦ νοσεῖν ἐκεῖνον εἶναι
νομιστέον αὐτοῖς τὸν χρόνον ἡνίκα σαφῶς ἀρξάμενοι πυρέτ-
τειν κατεκλίθησαν. οὐ γὰρ δὴ ταυτόν γέ ἐστι κεφαλῆς ἄλγημα
καὶ πυρετὸς, ὥσπερ οὐδ᾽ ἀγρυπνία καὶ ἀνορεξία καὶ βάρος
ὅλου τοῦ σώματος, ἢ κοπώδης αἴσθησις, ἀλλ᾽ ἕκαστον τού-
των ἕτερόν τι τοῦ πυρέττειν ὑπάρχον ἀγγέλλει πυρετόν. σὺ
μὲν οὖν ὦ σοφιστὰ τὸν νοῦν τούτοις πρόσεχε. πυρετὸς δ᾽
εἰσβαλὼν καὶ μάλιστ᾽ ὀξὺς οὔθ᾽ ἡμᾶς λαθεῖν οὔτ᾽ ἰδιώτην

plane fenſibili ſymptomate eos praegreſſo. Morbis itaque
aliis, in quibus obſcura principia ſunt, omiſſis decretorios
dies in manifeſtiſſimis experiamur. Etenim et quum coena-
verint facillime plerisque et ſe exercuerint, laverintque, ſub-
ito morbus advenit, quemadmodum Hippocrates quoque de
multis aegris ſcriptum reliquit. Ut idem auctor de aliis ae-
grotis ſcribere couſuevit, quod priusquam aegrotare incipe-
rent, ſtantes fatigabantur. Et quidem hoc ipſum dicentes,
antequam morbus incepiſſet, inſcii ac imprudentes veritatem
confitemur, nam morbi initium tempus illud ipſis putan-
dum eſt, quum manifeſto febricitare incipientes decubuerint.
Non enim idem ſunt capitis dolor et febris, ſicut nec vigi-
lia et cibi faſtidium et totius corporis gravitas, vel laſſitudi-
nis ſenſus, verum ſingula haec diverſa quaedam a frebre
exiſtentia febrem denunciant. Tu igitur o ſophiſta mentem
his adverte. Febris invadens maximeque acuta, neque nos
neque idiotam quemlibet latere poteſt. Finge autem, ſi vo-

798 ΓΑΛΗΝΟΥ ΠΕΡΙ ΚΡΙΣΙΜ. ΗΜΕΡΩΝ

Ed. Chart. VIII. [459. 460.]   Ed. Baf. III. (428.)

οὐδένα δύναται. θὲς δ᾽, εἰ βούλει, καὶ λαθεῖν, ἀλλὰ θαυμά-
ζοιμ᾽ ἂν εἰ πλέον ὥρας λήσει τὸν κάμνοντα, κἂν ἀναισθητό-
τατος ᾖ. νομιζέσθω τοίνυν εἰσβεβληκέναι δεκάτης ὥρας, ἔστω
δ᾽ ἡ κατὰ ἀλήθειαν ἀρχὴ μὴ δεκάτης, ἀλλὰ θ᾽ ὥρας γεγενη-
μένη, τί τοῦτο πρὸς τὰς κρισίμους ἡμέρας; πάνυ γοῦν, ὡς
ὁρᾷς, παρὰ τοῦτο τὰ τῆς ἰατρικῆς τέχνης ἔργα διαφθείρεται,
παρ᾽ ὅσον τῶν νοσούντων ἐνίους ἔλαθεν ὥρα μία. ὅ γέ τοι
πάντων ἰατρῶν ἀκριβέστατος σύμπαντα τὰ τοιαῦτα παρα-
φυλάξας Ἱπποκράτης, [460] ὥσπερ ὅτι πολλοὶ μὲν ἐξαίφνης
ἤρξαντο πυρέττειν, οὐδενὸς ἔμπροσθεν αὐτοῖς γενομένου συμ-
πτώματος, ἔνιοι δ᾽ ὀρθοστάδην ἐνοχληθέντες, ἐνέγραψεν, οὕτω
καὶ τὰς κρίσεις ἐτήρησε γινομένας ἀφ᾽ ἧς πρώτης ἡμέρας ἐπύ-
ρεξεν ὁ ἄνθρωπος, οὐκ ἀφ᾽ ἧς ἤλγησε κεφαλὴν, ἤ τι τοιοῦ-
τον ἕτερον ἠνωχλήθη. ἐπὶ ταῖς τοιαύταις γὰρ ἀρχαῖς ἡ τῶν
κρινουσῶν ἡμερῶν ἐμπειρία τοῖς ἰατροῖς. σὺ δ᾽ εἰ τὰς λόγῳ
θεωρητὰς ἀρχὰς ἐπισκοπεῖσθαι βούλει, τάχα τοῦ τῆς ἀειπα-
θείας ἐφάψῃ δόγματος. ἀλλ᾽ οὐχ ἥ γε τῶν Ἀσκληπιαδῶν ἰα-
τρικὴ τοιαύτη, λόγῳ γὰρ θεωρητοὺς ἐκεῖνοι πυρετοὺς οὔτε

les, latere nos quoque, fed mirarer fi diutius hora aegro-
tantem, licet omnino fenfus expers fit, latuerit. Putet ita-
que invafiffe hora decima, fit autem verum initium quod
non decima, fed nona hora contigerit, quid hoc ad dies de-
cretorios? In hoc artis medicae opera nimis, uti vides, pere-
unt, quod aegrotantium nonnullos hora una latuit. Hip-
pocrates fane medicorum omnium diligentiffimus, univerfa
haec quum obfervaffet, quemadmodum quod complures re-
pente nullo prius oborto fymptomate, quidam *ftantes recti
fatigati febricitare inceperunt*, memoriae prodidit, ita ju-
dicationes evenientes a primo die, quo febricitavit homo,
non ab illo quo capite doluit, vel hujusmodi aliud quippiam
paffus eft, accurate infpexit, quoniam in hujusmodi princi-
piis decretoriorum dierum experientia medicis eft. Porro
tu, fi principia ratione contemplabilia vis infpicere, forfan
perpetuae invaletudinis placitum attinges, at non Afcle-
piadarum medicina talis eft. Ratione fiquidem contempla-

BIBΛION Λ. 799

Ed. Chart. VIII. [460.]   Ed. Baf. III. (428.)

διαγινώσκειν οὔτε θεραπεύειν ἠξίουν· οἱ δ᾿ αἰσθητοὶ καὶ σα-
φεῖς, καὶ μάλισθ᾿ ὅταν ὀξεῖς ὦσιν, ἐφ᾿ ὧν δὴ καὶ μάλιστα
τῆς τῶν κρισίμων ἡμερῶν θεωρίας χρήζομεν, οὔτ᾿ ἰδιώτην οὐ-
δένα λαθεῖν οὔτε ἰατρὸν δύνανται. τί δὴ καὶ βούλει; πότε-
ρον ἐκ τῶν ἐξαίφνης κατακλιθέντων ποιήσασθαι τὴν τήρησιν,
ἢ τῶν ὀρθοστάδην ἐνοχληθέντων; Ἱπποκράτης μὲν γὰρ ἐπ᾿
ἀμφοτέρων ποιησάμενος τὰς αὐτὰς ἐπ᾿ ἀμφοῖν ἀπεφήνατο
κρισίμους, οὐχ ὅτε πρῶτον ἤλγησε τὴν κεφαλὴν, ἀλλ᾿ ὅτε
πρῶτον ἐπύρεξε, τὴν ἀρχὴν τοῦ νοσήματος ὑποθέμενος. οὕτω
δὲ καὶ τῶν ἄλλων ἕκαστος οἷς τῆς τέχνης ἐμέλησεν, οὐ λό-
γων ψευδῶν πιθανῶς συγκεκροτημένων. ἡ μὲν δὴ τῶν νοση-
μάτων ἀρχὴ παντὸς μᾶλλον εὔγνωστος ἰατροῖς. εἰ δέ τις
ἑαυτὸν ἐξαιρεῖ τῆς προσηγορίας τῆσδε καὶ μήπω πείθεται καὶ
ληρεῖν οὐ μόνον ἡμᾶς, ἀλλὰ καὶ Ἱπποκράτην καὶ Διοκλέα
καὶ τοὺς ἄλλους ὧν ὀλίγον ἔμπροσθεν ἐμνημόνευσα νομίζει,
νικάτω νίκην οὗτος Καδμείαν.

Κεφ. ζ. Ἐμοὶ γὰρ οὐ σοφιστὰς ἐξελέγχειν πρόκειται
νῦν, ὅ τι μὴ πάρεργον, ἀλλὰ τοῖς ἀλήθειαν σπουδάζουσιν ἧς

biles illi febres neque dignoscere neque curare dignati funt,
fenfiles autem et manifeſtas et potiſſimum dierum contempla-
tionem requirimus, neque idiotam quemlibet, neque medi-
cum, latere poſſunt.   Quid jam tibi vis? an iis qui ſtatim
decubuerunt, obſervationem facere, vel qui recte obambu-
lantes defatigati ſunt? Hippocrates etenim in utrisque faciens,
eosdem de ambobus decretorios pronunciavit, non ubi pri-
mum capite doluit, ſed quum primum febricitavit, morbi
initium conſtituens.   Ita etiam ſinguli alii quibus ars curae
eſt, non ſermonibus falſis probabiliter contextis.   Jam qui-
dem morbi principium medicis facillime cognoscitur.   Si
quis vero ſe ipſum ab hac appellatione eximit, nondumque
perſuaſum habet, tum nugari non ſolum nos, ſed etiam
Hippocratem, Dioclem reliquosque alios quorum prius
mentionem fecimus exiſtimat, is Cadmeam victoriam vincat.

     Cap. VII.   Nos enim ſophiſtas reprehendere nunc
non inſtituimus, quoniam ſupervacuum, verum iis qui ve-

γινώσκω κοινωνῆσαι θεωρίας. ἔστω δή τις τοιοῦτος ἡμῖν ἄῤ
ῥωστος ἐξ ὑποθέσεως εἰς σαφήνειαν τῆς (429) διδασκαλίας
προκείμενος, τῇ δεκάτῃ τῆς ἡμέρας ὥρᾳ πυρέττειν ὀξέως ἀρξά-
μενος, ἐφ᾽ οὗ ζητεῖν ἐπιτρέψαντες τοῖς σοφισταῖς τὴν λόγῳ
θεωρητὴν ἀρχήν, αὐτοὶ τὴν δευτέραν ἡμέραν, ἢ εἴ τιν᾽ ἀρχὴν
ἑτέραν ἐν αὐτῇ ποιεῖται παροξυσμὸς ἕτερος, αἰσθητὴν καὶ
σαφῆ παραφυλάξομεν· εἶθ᾽ οὕτω καὶ τὴν τρίτην, ἵν᾽ εἴτε
διὰ τρίτης, εἴτε καὶ καθ᾽ ἑκάστην ἡμέραν οἱ παροξυσμοὶ γί-
νονται, γινώσκωμεν· ἔτι δὲ τούτου μᾶλλον, εἴτ᾽ ἐν ταῖς ἀρ-
τίαις, εἴτ᾽ ἐν ταῖς περιτταῖς ἡμέραις παροξύνεται σφοδρότε-
ρον. ἔστω δὴ συνεχὴς μὲν ὁ πυρετός, διὰ τρίτης δ᾽ οἱ
παροξυσμοί· καὶ τῇ τρίτῃ μὲν τῶν ἡμερῶν ἑνδεκάτης ὥρας,
τῇ πέμπτῃ δὲ νυκτὸς ὥρας πρώτης παροξυνέσθω, τῇ δὲ ἑβ-
δόμῃ νυκτὸς ὥρας τρίτης· ἀεὶ γὰρ ὑποκείσθω δυοῖν ὥραιν
ὑστερίζειν τὸν παροξυσμόν, ὥστε καὶ τῆς ἐννάτης νυκτὸς ὥρᾳ
πέμπτῃ παροξυνθήσεται καὶ τῆς ἑνδεκάτης ἑβδόμῃ. ἔστω δὴ
τούτῳ τὰ μὲν ἄλλα παραπλήσια δι᾽ ὅλου τοῦ νοσήματος ἀπὸ
τῆς ἀρχῆς ἕως τῆς ἑνδεκάτης νυκτός, κατὰ δὲ τὴν ἑνδεκάτην
εὐχρούστερά τε ἅμα γινέσθω τὰ οὖρα καί τινα καὶ λευκὴν

ritatem fectantur fpeculationem noftram impertimus. Po-
namus jam hujusmodi quendam aegrum, clarioris doctrinae
gratia, qui decima diei hora acuta febre conflictari incipiat,
unde fophiftis quaerere jubentes principium ratione contem-
plabile, ipfi fecundum diem an aliquod aliud initium acceffio
altera in ipfo faciat fenfibile et clarum, obfervabimus. Dein
eodem modo tertium, ut five per triduum five quotidie fiant
acceffiones, cognofcamus, hoc autem magis, five in paribus, five
in imparibus diebus vehementius intendatur. Efto febris conti-
nua, per triduum vero acceffiones, tertio quidem die hora un-
decima, quinto noctis hora prima acceffionem habet, fepti-
mo noctis hora tertia; femper enim acceffionem duabus
horis poft venire ftatuamus, quapropter etiam noni diei no-
ctis hora quinta, undecima feptima fiet acceffio. Sunto jam
huic alia fimilia per univerfum morbi decurfum a principio
ad usque noctem undecimam Undecimo vero die colora-
tiores fimul urinae reddantur et quafi albae nubeculae in iis

BIBΛION Λ. 801

Ed. Chart. VIII. [460. 461.]   Ed. Baf. III. (429.)

νεφέλην ποιείσθω πρότερον οὐ γεγενημένην. ἐνταῦθα πρῶ-
τον μὲν ἐλπὶς οὐ σμικρὰ τοῖς γε ὄντως ἰατροῖς ἐν τῇ ιδ́ λυ-
θήσεσθαι τὸ νόσημα, συμβαίνει μὴν πολλάκις ὑπερεκπίπτειν
τὴν λύσιν εἴς τινα τῶν ἐφεξῆς ἡμερῶν. ἀλλὰ τοῦτο μὲν ὅπως
γίνεται τοῦ περὶ κρίσεάν ἐστιν ἴδιον λόγου, καὶ διὰ τοῦτο
ἐν ἐκείνῳ ῥηθήσεται. [461] τὸ δέ γε νῦν εἶναι πρόκειται μὲν
ὁ περὶ τῶν κρισίμων ἡμερῶν λόγος. οὗ δ' ἕνεκα τοῦ παρα-
δείγματος ἐδεήθην, ἐγγὺς ἥκειν ἔοικεν. εἰσβαλλέτω γὰρ ὁ τῆς
τρισκαιδεκάτης νυκτὸς παροξυσμὸς οἱᾳδηποτοῦν ὥρᾳ μετὰ
ῥίγους. ἐνδέχεται γὰρ αὐτὸν καὶ προλαβεῖν τὴν ὥραν τὴν
συνήθη καὶ μὴ προλαβεῖν, ἄμφω γὰρ γίνεται, καὶ πλέον γε
θάτερον, τὸ προλαβεῖν, ὅταν μέλλῃ γενήσεσθαι κρίσις. ἔστω
δ', εἰ βούλει, καὶ δύσφορος ἡ τρισκαιδεκάτη νὺξ ἅπασα γεγε-
νημένη πρὸς τὸ βεβαιότερον ἡμᾶς ἐλπίσαι τὴν κρίσιν. οὐ γὰρ
ἐνδέχεται τὸν οὕτω νοσήσαντα μὴ κριθῆναι κατὰ τὸν ἐπὶ τῆς
τρισκαιδεκάτης νυκτὸς ἀρξάμενον παροξυσμόν. ἵν' οὖν μηδὲν
ἀδιόριστον εἴη, κείσθω μὲν ἡ νὺξ δύσφορος, εἰσβαλλέτω δὲ ὁ
παροξυσμὸς ὥρας ὀγδόης μετὰ ῥίγους σφοδροῦ, καὶ μηδὲν

innatent prius non vifae. Hic non mediocris fpes eft vere
medicis morbum in decimoquarto die folutum iri, evenit
tamen fubinde folutionem in dierum quendam fequentium
incidere. At hoc quo pacto fiat fermonis de judiciis pro-
prium exiflit, eaque de caufa in illo dicemus, nunc autem
de decretoriis diebus differere propofuimus. Cujus autem
gratia exemplum requirebam, propius venire apparet. In-
vadat enim quotacunque hora decimae tertiae noctis acceffio
cum rigore, fieri fiquidem poteft ut horam confuetam prae-
occupet, aut non praeoccupet, ambo enim eveniunt, ma-
gis tamen alterum, ut praeoccupet, quum crifis futura eft,
Sit jam quoque molefta gravisque, fi placet, tota nox deci-
matertia facta, quo certius firmiusque crifim fore fperemus,
quoniam impoffibile eft eum qui tam graviter laborarit in
acceffione quae decimatertia nocte incepit non judicari,
Jam vero ut nihil indefinitum fit, fingamus noctem gravem,
mvadat acceffio hora octava cum vehementi rigore nullum

802 ΓΑΛΗΝΟΥ ΠΕΡΙ ΚΡΙΣΙΜ. ΗΜΕΡΩΝ

Ed. Chart. VIII. [461.]　　　　　Ed. Baf. III. (429.)

ἄλλο τῶν ταῖς κρίσεσι προσεδρευόντων παρέστω σύμπτωμα˙
γινέσθω δὲ καὶ ὁ σφυγμὸς ἄτακτος μὲν καὶ ἀνώμαλος, ἀλλ᾽
αἱ πλείους κινήσεις ὑψηλαὶ καὶ μεγάλαι φαινέσθωσαν˙ ὁ
τοιοῦτος ἄῤῥωστος, ἐπειδὰν ὁ μετὰ τοῦ ῥίγους γενόμενος πα-
ροξυσμὸς ἀπολάβῃ τὴν οἰκείαν ἀκμὴν, ἱδροῦν εὐθὺς ἄρχεται
κρισίμως ἐν τῇ ιδ᾽ δῆλον᾽ τι τῶν ἡμερῶν. οὕτως γὰρ συμβαί-
νει τῆς ιγ᾽ νυκτὸς ὀγδόης ὥρας εἰσβάλλοντος τοῦ παροξυσ-
μοῦ. γινέσθω τοίνυν πρὸς λόγον ἀεὶ τῆς κενώσεως εὐπνού-
στερός τε καὶ εὐκινητότερος καὶ εὐψυκτότερος καὶ εὐφορώτε-
ρος, καὶ δι᾽ ὅλης γε τῆς ἡμέρας ἱδρούτω πολλῷ καὶ θερμῷ
διὰ παντὸς τοῦ σώματος ὁμαλῶς, εἶτ᾽ εἰς ἑσπέραν ἀκριβῶς
ἀπύρετος γινέσθω˙ ὁ τοιοῦτος ἄῤῥωστος ἀσφαλῶς κέκριται.
καὶ χρὴ λοιπὸν ἀνατρέφειν αὐτὸν κατὰ βραχὺ μηδὲν δεδιότας˙
ἥ τε γὰρ ἡμέρα πιστὴ καὶ πάντα τὰ κριτικὰ γνωρίσματα συνέ-
δραμεν. ὅτι μὲν ἐπὶ τῆς ια᾽ ἡμέρας τὸ κρίσιμον ἐν τοῖς οὔροις
ἐφάνη, σημεῖον εὐσήμου τῆς κρίσεως εὐλόγως ῥηθείσης, ὅτι δ᾽
ἥ τε νὺξ δύσφορος ἡ πρὸ τοῦ παροξυσμοῦ καὶ ἡ εἰσβολὴ μετὰ
ῥίγους, καὶ ὁ τῶν σφυγμῶν σάλος ὁ κριτικὸς καὶ οἱ ἱδρῶτες οἳ

que aliud ex iis quae in crifibus fuperveniunt fympto-
ma adfit, pulfus fiat inordinatus, inaequalis, fed mo-
tus plures elati et magni appareant; hujusmodi aeger,
ubi acceffio cum rigore invadens vigorem fuum receperit,
fudare ftatim decretorio modo in decimoquarto videlicet die
incipit; fic enim evenit, fi decimatertia nocte hora octava
acceffio invadat. Itaque jam facilius pro evacuationis ra-
tione fpiret moveatque fefe et pulfus edat meliores, tum
facilis tolerantia ifta comitetur, et toto die univerfum corpus
aequaliter fudet, dein ad vefperam in totum febri levetur,
talis aeger tuto judicatus eft. Procedente tempore paulatim
ipfum recreare cibis et reficere convenit, nihil etiam timere;
dies enim fida fuit omnesque decretoriae notae concurre-
runt. Nempe quod undecimo die in urinis quid judicato-
rium apparuit, fignum eft crifeos, quae cum bonis fignis
merito nuncupatur, item nox gravis, quae acceffionem prae-
cedit, et infultus cum rigore, pulfuum commotio decreto-

BIBΛION A. 803

Ed. Chart. VIII. [461.]　　　　　　　　Ed. Baf. III. (429.)

χρηστοὶ, διὰ τοῦτο σαφοῦς δικαίως ἂν ὀνομασθείσης, ὅτι δὲ
ἄνευ συμπτωμάτων φοβερῶν, διὰ τοῦτ᾽ ἀκινδύνου· καὶ μὲν
δὴ καὶ τελείας μὲν, ὅτι τὸν πυρετὸν ἀπήλλαξε τελείως, ἀγα-
θῆς δὲ διά τε ταὐτὸ τοῦτο καὶ ὅτι χωρὶς κινδύνου. τί δὴ
οὖν ἔτι λείπει μαρτυρῆσαι τῇ κρίσει; τούτῳ μοι τὸν νοῦν ἤδη
προσέχειν, ὅτι πιστὴ καὶ ἀσφαλὴς καὶ φόβος οὐδεὶς ὑποτρο-
πιάσαι τὸ νόσημα. πόθεν οὖν ἐλάβομεν τοῦτο; τῶν μὲν γὰρ
ἄλλων ἕκαστον ἐξ ἑνός τινος, ἢ καὶ δυοῖν, ἢ πλειόνων μὲν,
ἀλλ᾽ οὐκ ἐξ ἁπάντων γε τῶν γεγενημένων. τὸ δ᾽ ὅτι πιστὴ,
πάντων δεῖται συναριθμουμένων, ἐν οἷς ἐστι καὶ ἡ τῆς ἡμέ-
ρας φύσις. εἰ γὰρ καὶ τῶν ἄλλων ἁπάντων ὧν εἴρηκα γεγε-
νημένων εἰς τὴν πεντεκαιδεκάτην ἐξέπεσεν ἡ κρίσις, οὐκ ἂν
ὁμοίως ἦν ἀσφαλής. τὸ τοίνυν ἀκριβῶς πιστὸν ἐπισφραγίζε-
ται παρὰ τῆς ἡμέρας, καὶ αὕτη τῶν κρισίμων ἡμερῶν ἡ χρεία.
εἰ δέ τις ἡγεῖται μόνας αὐτὰς δύνασθαι τὸ πᾶν, οὗτος οὐ μό-
νον ἀγνοεῖ πλέον ἢ οὗ γινώσκει, ἀλλὰ καὶ τοῖς σοφισταῖς
ἀφορμὴν ἀντιλογίας παρέχει. ἐροῦσι γοῦν εὐθέως, εἰ τὸ πιστὸν
ἐν ταῖς τῶν νοσημάτων λύσεσιν ἡ τῆς ιδ᾽ ἡμέρας παρείχετο

ria, fudores boni, atque ob hoc clarum judicium merito no-
minatur, quod fiue fymptomatis horrendis evenerit, tutum,
quinetiam perfectum, quod febrem perfecte difcuffit, bo-
num ob hoc ipfum et quod fine periculo. Quod igitur ju-
dicio teftimonium afferendum relinquitur? huc mihi ani-
mum adhibeas, quod fidele eft judicium, fecurum et a metu
de morbi recidiva remotum. Unde hoc accepimus? nempe
quod alia fingula ex uno quopiam, vel etiam duobus, vel
pluribus quidem, fed non ex univerfis factis oriun-
tur: verum quod cum fide, omnibus quae commemo-
rantur indiget, in quibus diei quoque natura eft; nam fi
aliis omnibus quae retuli evenientibus, crifis in decimum-
quintum incidiffet, non perinde fecura effet. Fides igitur
exquifita judicii a die figillatur ac obfignatur, atque hic de-
cretoriorum dierum eft ufus. At fi quis folos ipfos omne
poffe exiftimet, is non folum plus ignorat quam cognofcit,
imo fophiftis etiam contradicendi occafionem praebet. Di-
cunt igitur ftatim, fi fidem in morborum folutionibus deci-

804 ΓΑΛΗΝΟΥ ΠΕΡΙ ΚΡΙΣΙΜ. ΗΜΕΡΩΝ

Ed. Chart. VIII. [461. 462.]　　　　Ed. Baf. III. (429)

φύσις, ἐχρῆν, εἴ γε καὶ χωρὶς ἱδρώτων πολλῶν καὶ χρηστῶν
ἀπήντησε, πιστὴν ὑπάρχειν αὐτήν. ὅπως δ᾽ ἐστὶ ληρώδης ὁ
λόγος, ἐγὼ μὲν οὐδ᾽ ἐπιδεικνύναι τὴν ἀρχὴν ἠβουλήθην, ἀλλ᾽
ἕκαστον τῶν εἰς ἰατροὺς φοιτώντων εἰς τοσοῦτον προπεπαι-
δεῦσθαι πρὶν φοιτᾷν, ὡς τὰ γοῦν οὕτω πρόδηλα σοφίσματα
διαγινώσκειν δύνασθαι. ταχὺ γὰρ ὁ τοιοῦτος λῆρος ἀνατρέπει
πᾶν βοήθημα, μήτε φλεβοτομίαν ποτὲ βοηθεῖν ἀποφαίνων·
εἴπερ γὰρ ἐβοήθει, τί δή ποτ᾽ οὖν οὐκ εὐθέως εἰς βαλανεῖον
ἀπολύομεν τοὺς φλεβοτομηθέντας ἀδεῶς τε διαιτᾶσθαι κε-
λεύομεν, [462] ἀλλ᾽ ἐπὶ τῆς κλίνης συνέχομεν καὶ λεπτῶς
διαιτῶμεν; ἀλλὰ μηδὲ κατάπλασμα· καὶ γὰρ ἂν καὶ τοῦτο
καὶ τοὺς ἐμπιπλαμένους τε καὶ λουομένους καὶ μεθυσκομένους
ὠφελεῖ· ἀλλὰ μηδὲ κλυστῆρα μηδ᾽ ἄλλο τῶν πάντων οὐδέν·
ὅμοιος γὰρ ὁ λῆρος. ἀλλ᾽ ἐπειδὴ τέχνην οὕτω θαυμαστὴν
καὶ μεγάλην ἀντὶ τῶν Ἀσκληπιαδῶν τῶν πάλαι νῦν ἐριουρ-
γοί τε καὶ τελῶναι μετέρχονται, χρὴ δή που καὶ ἡμᾶς ἐπαμύ-
νειν αὐτῇ προπηλακιζομένῃ καὶ λέγειν ὡς εἴτε αἴτιον, εἴτε
σημεῖον ὁτιοῦν, εἰ μὲν ἓν ἑνὸς ἢ ποιητικὸν, ἢ δηλωτικὸν

miquarti diei natura praeberet, fidum ipfum effe vel fine
multis fudoribus et falubribus oporteret. Quomodo au-
tem fermo nugax fit, ego ne vel oftendere prorfus volui, fed
fingulos medicorum fcholam frequentantes tantum prius
eruditos effe quam frequentarent ut faltem cavillationes ac
captiones adeo manifeftas poffint cognoscere. Hujusmodi
fi quidem nugacitas omne pervertit auxilium, neque venae
fectionem nonnunquam auxiliari demonftrans; fi namque
auxiliaretur, cur tantem non ftatim eos quibus vena incifa
eft in balneum dimittimus, audacterque nutrimus, verum
in lecto continemus et tenui victus ratione fovemus? quid
quod nec cataplasma apponimus? etenim hoc repletos, lotos
et ebrios juvat; quin nec clyfterem, neque ex omnibus aliud
quodlibet? fimilis namque loquacitas eft. Sed quoniam ar-
tem tam mirabilem ac magnam pro Asclepiadibus qui olim,
lanifices nunc et telonae tractant, oportet videlicet nos quo-
que eam oppugnatam vindicare dicereque, fi una quaevis
caufa unius rei efficiens effe et unum quodvis fignum unius

BIBΛION Λ. 805

Ed. Chart. VIII. [462.]   Ed. Baf. III. (429.)

εἶναι λέγοιτο, δεῖξαί τις ἀσθενοῦν αὐτὸ περὶ τὴν ἐπαγγελίαν
καὶ δεόμενον ἀεὶ παρουσίας ἑτέρου, καλῶς ἐξελέγχει τὴν δόξαν·
εἰ δ᾽ ἤτοι ποιεῖν ἢ δηλοῦν ἅμα πλείω συνιόντα τόδε τι
λέγοιτο, ληρώδης ὁ καταμόνας ἕκαστον αὐτῶν προχειριζόμε-
νος. οὐ γὰρ ἓν ἕκαστον αὐτῶν ἰδίᾳ προσήκει διαβάλλειν ὡς
οὐχ ἱκανὸν, ἀλλ᾽ ἅμα σύμπαντα. φαίης γὰρ ἂν οὕτως, οἶμαι,
κἂν εἰ δέκα μέν τινες οἷοί τ᾽ εἶεν ἐπαίρειν βάρος ὁτιοῦν, ἕκα-
στος δ᾽ ἰδίᾳ μὴ δύναιτο, μηδὲν εἰς τὴν τοῦ παντὸς ἔργου
συντέλειαν εἰσφέρεσθαι τὸν ἕνα. τί δὴ βούλει; πότερον αἰτίας
εἶναι τὰς κρισίμους ἡμέρας τῆς πιστῆς λύσεως τῶν νοσημάτων,
ἢ σημεῖα; κατ᾽ ἄμφω γὰρ ἑτοίμως ἐξελέγχεται τὸ σόφισμα.
βούλει πρότερον αἰτίας ὑποθώμεθα, καθάπερ καὶ τὴν φλεβο-
τομίαν καὶ τὸν κλυστῆρα καὶ τὸ κατάπλασμα καὶ τῶν ἄλλων
ἕκαστον βοηθημάτων αἴτιον ὑγείας εἶναί φαμεν; ἀλλ᾽ ὥσπερ
ἐκείνων οὐδὲν οὕτως ἦν ἰσχυρὸν ὡς ἄνευ τῶν ἄλλων ὑγιάζειν,
οὕτως οὐδ᾽ ἡ κρίσιμος ἡμέρα. πάλιν οὖν, εἰ βούλει, μηκέτ᾽
αἰτίας αὐτὰς, ἀλλὰ σημεῖα λέγωμεν, οἷα κἂν τοῖς οὔροις καὶ

rei index effe dicatnr, ac quispiam oftendat hanc ipfam cau-
fam et hoc ipfum fignum minime praeftare poffe id quod
de ipfis enunciatum fuerat, ut quae alterius praefentiam fem-
per requirant, pulchre opinionem reprehendet; fi vero aut
facere, aut indicare fimul plura coëuntia hoc aliquid dica-
tur, nugax eft qui feorfum unumquodque aggreditur; non
enim unumquodque ipforum privatim tanquam non fuffi-
ciens, fed univerfa fimul fubvertere convenit. Dixeris
equidem fic, puto, etfi decem aliqui pondus quodlibet attol-
lere poffint, finguli vero privatim tanquam non poffint, ad
operis totius abfolutionem nihil unum conferre. Quid jam
vis? utrum decretorios dies fidae morborum folutionis effe
caufas, an figna? in utrisque fiquidem fophisma prompte
deprehenditur. Vis prius caufas ftatuamus, quemadmodum
et venae fectionem et clyfterem et cataplasma aliaque fin-
gula praefidia caufas fanitatis effe dicimus? verum ut illo-
rum nullum adeo validum erat ut fine aliis reftituat fani-
tatem, ita nec decretorius dies. Rurfus igitur, fi tibi vide-
tur, non caufas, fed figna dicamus qualia in urinis, alvi de-

διαχωρήμασι καὶ πτύσμασι καὶ τοῖς ἄλλοις ἅπασι τοῖς τοιούτοις
ἐστίν. ἀλλ' οὐδ' ἐκείνων οὐδὲν ἱκανὸν ἦν μόνον (430) σωτηρίαν,
ἢ θάνατον ἐνδείξασθαι. καὶ μὴν εἰ μήθ' ὡς αἴτια μήθ' ὡς σημεῖα
τὰς κρισίμους ἡμέρας ἀξιώσαιμεν ἀεὶ μόνας ἢ δρᾶν, ἢ δηλοῦν
ταὐτὸν, ἀλλὰ μετὰ συνόδου πλειόνων, οὐκέτι οὐδένα λόγον
ἕξει τὸ σόφισμα αὐτῶν. οὐ γὰρ αὕτη βάσανος ὀρθὴ τῶν κρι-
τικῶν εἶναι πιστὰς, ἀλλ' ἄλλη τις, ἥπερ δὴ καὶ ὄντως ἐστίν.
εἰ γὰρ δὴ τῶν ἄλλων ἁπάντων ὡσαύτως ἐχόντων ὑπαλλαχ-
θείη μόνον ἡ κρίσιμος ἡμέρα, πολὺ τοῦ πιστοῦ τῆς κρίσεως
ἀφαιρεῖται. κἂν εἰ τῶν ἄλλων δὲ κριτικῶν σημείων μὴ πάνυ
συμπεπληρωμένων προσθείης αὐτοῖς ἡμέραν κρίσιμον, ἕξεις
τινὰ ἐλπίδα λύσεως ἀσφαλοῦς. καίτοι κἂν εἰ τοῦθ' ὑπῆρχε
μόνον ταῖς κρισίμοις ἡμέραις, τὸ συντρέχειν αὐταῖς πολλάκις
ἤτοι τὰ πλεῖστα καὶ μέγιστα τῶν κρισίμων σημείων ἢ καὶ
σύμπαντα, δίκαιον δήπου ἦν διά γε τοῦτο μόνον ἰδίαν τινὰ
φύσιν ὑπολαβεῖν εἶναι ἡμερῶν κρισίμων. ὁπότ' οὖν πρὸς τού-
τῳ καὶ παρ' ἑαυτῶν τι συνεισφέρουσιν, πολὺ δήπου μᾶλλον

jectionibus, fputo atque hujusmodi aliis univerfis cernun-
tur, fed nec illorum ullum folum poterat vel falutem vel
mortem indicare.   Atque fi neque ut caufas, neque ut figna
decretorios dies cenfeam femper folos aut facere, aut in-
dicare idem, verum cum plurium congreffu, nullam adhuc
rationem fophisma ipforum habebit.   Non enim haec de-
cretoriorum dierum recta exploratio, quod etiam fine aliis
fignis decretoriis fidi fint, verum alia quaedam quae fane re
vera eft.   Nam fi aliis univerfis indiciis eodem modo ha-
bentibus decretorius dies folum fuerit immutatus, multum
a crifeos fide tolletur.   Quod fi vero aliis decernendi fignis
non admodum completis decretorium ipfis diem appofue-
ris, folutionis feourae fpes quaedam affulget.   Jam vero fi
hoc etiam folum decretoriis diebus adfit, nempe cum ipfis
frequenter vel plurima et maxima decretoria figna, vel
etiam univerfa concurrere, aequum videlicet effet hujus
tantum occafione propriam quandam decretoriorum dierum
naturam effe putare.   Quum igitur ad hoc a fe ipfis quoque
aliquid adferunt in medium, non multo fane magis ipfos ab

αὐτὰς τῶν μήτε συνεισφερουσῶν τι μήτε τοῖς πολλοῖς τῶν
κριτικῶν σημείων συντρεχουσῶν ἀποκρινοῦμεν ὡς ἰδίαι,
μὲν ἐκείνων τὴν φύσιν, ἰδίαν δὲ τούτων ἐχουσῶν; ἐμοὶ
μὲν καὶ πάνυ δοκεῖ. πάλιν οὖν ἀποχωρήσαντες τῶν λυμαι-
νομένων τοῖς καλλίστοις τῆς τέχνης σοφιστῶν, ἀναμνησθέν-
τες τε τῆς προγεγραμμένης ὑποθέσεως ὀλίγον ἔμπροσθεν,
ἕνεκα σαφοῦς διδασκαλίας, τὸν ἄῤῥωστον ἐκεῖνον, ὃν συνε-
χῶς μὲν πυρέσσοντα, διὰ τρίτης δὲ παροξυνόμενον, εἰς τὴν
ἐνδεκάτην ἡμέραν ἀγαγόντες τῷ λόγῳ, κριτικὸν ἐν τοῖς οὔ-
ροις ὑπεθέμεθα σημεῖον ἐσχηκέναι, κᾄπειτα διὰ τῆς τεσσα-
ρεσκαιδεκάτης κεκρίσθαι, νῦν μηκέθ᾽ οὕτως, ἀλλ᾽ ἔτ᾽ ἂν
ἄκριτον εἰς τὴν πεντεκαιδεκάτην ἀγαγόντες νύκτα, τὸν ἐν
ταύτῃ παροξυσμὸν [463] ὁμοίως μὲν εἰσβαλόντα μετὰ ῥί-
γους, ὡσαύτως δὲ ἱδρῶτι κρινόμενον ὑποθώμεθα κατὰ
τὴν ἑκκαιδεκάτην ἡμέραν, ἵν᾽ ἐναργῶς μάθωμεν ὅσην τινὰ
δύναμιν ἡμέρα κρίσιμος ἔχῃ. πρῶτον μὲν γὰρ οὐδ᾽ ἂν
καλῶς ὁ τοιοῦτος ἱδρώσειεν, οὐδ᾽ ἂν τελέως ἀπύρετος γέ-
νοιτο κατ᾽ ἐκείνην τὴν ἡμέραν. εἰ δ᾽ ἄρα τι καὶ παράδοξον

illis qui nihil inferunt, neque multis judicandi fignis con-
currunt, feparabimus ceu propriam illi, propriam et hi na-
turam habeant? mihi quidem etiam admodum videtur. Ita-
que rurfus a fophiftis, qui artis optima confpurcant, rece-
dentes, memores praefcriptae paulo ante hypothefeos, cla-
ritatis doctrinae gratia, aegrum illum quem continue febri-
citantem per triduum accefîionem experiri ad diem un-
decimum deducentes fermone decretorium in urinis pofui-
mus fignum habuiffe, deinde quartodecimo judicatum effe.
nunc haud ita fic, fed non judicatum adhuc, in decimam-
quintam noctem accefîionem, quae in ea accidit, deducen-
tes, fimiliter cum rigore invadentem, pari modo fudore ju-
dicari fingamus in die fextodecimo, ut evidenter cognofca-
mus quantam virtutem dies decretorius obtineat. Primum
etenim neque probe fudaverit hic aegrotus, neque perfecte
in illo die febris eum dimiferit. Quod fi aliquid utique prae-

ἀπαντήσειεν, ἀλλ' ἄπιστός γε πάντως ἡ κρίσις, καί τι μικρὸν
ἁμαρτόντος τοῦ κάμνοντος, ὑποστρέψει πάλιν τὸ νόσημα.

Κεφ. ή. Πάλιν οὖν προχειρισάμενοι τὸν αὐτὸν ἄῤ-
ῥωστον, ἐν τῇ τετάρτῃ τῶν ἡμερῶν ὑποθώμεθα τὸ κριτικὸν
ἐσχηκέναι σημεῖον, ὡς ὀλίγον ἔμπροσθεν ἐπὶ τῆς ἑνδεκάτης
ὑπεθέμεθα, τούτῳ τὴν κρίσιν ἑβδομαίῳ προσδέχεσθαι. θεω-
ρητὴ γὰρ ἐν μὲν τῇ δευτέρᾳ τῶν ἑβδομάδων ἡ ἑνδεκάτη, κατὰ
δὲ τὴν πρώτην ἡ τετάρτη, καὶ δηλοῦν πέφυκεν ὥσπερ ἡ ἑνδε-
κάτη τὴν τεσσαρεσκαιδεκάτην, οὕτως ἡ δ' τὴν ζ' ὁποία τις
ἔσται. γινέσθω δὲ κατὰ τὴν ἑβδόμην νύκτα περὶ τὴν τρίτην
ὥραν ὁ παροξυσμὸς, ὡς ἔμπροσθεν ὑπέκειτο, καὶ τὰ τοῦ ῥί-
γους καὶ τὰ τῶν σφυγμῶν ὡσαύτως ἀπαντάτω, καὶ νυκτὸς
ἤδη παυομένης ἱδροῦν ἀρχέσθω, κἄπειτα δι' ὅλης τῆς ἑξῆς
ἡμέρας τῆς ὀγδόης ἱδρούτω καλῶς, εἶτ' ἀπύρετος εἰς τὴν ἑσπέ-
ραν γινέσθω. πρόσεχε δή μοι πάλιν ἐνταῦθα τὸν νοῦν· οὐ
γὰρ ἕνεκα προὐχειρισάμην τὸν ἄῤῥωστον οὐ μικρόν ἐστι. κατὰ
μὲν γὰρ τὴν πρώτην ὑπόθεσιν ἐν τῇ ιγ' νυκτὶ παροξυνθεὶς
κρισίμως, εἶτ' ἐν τῇ ιδ' γενόμενος ἀπύρετος, οὐ τρισκαιδεκα-
ταῖος, ἀλλὰ τεσσαρεσκαιδεκαταῖος ἐλέγετο κεκρίσθαι. νυνὶ δὲ

ter opinionum evenerit, fine fide omnino crifis eft, item fi
aeger quid peccet, morbus denuo revertetur.

Cap. VIII. Iterum ergo protrahentes eundem aegro-
tum, quarto die fignum decretorium habuiffe ponamus,
quemadmodum paulo fupra de undecimo ftatuimus, huic
crifis feptimo expectanda eft. Contemplabilis enim in fe-
cunda feptimana undecimus, in prima quartus, et indicare
natus eft ficut undecimus quartumdecimum, ita quartus fe-
ptimum qualisnam erit. Fiat autem acceffio in feptima no-
cte hora tertia, ficut prius ftatutum eft; item rigor, pulfuum
mutationes eveniant, nocte jam finiente fudare incipiat,
poftea toto deinceps die octavo pulchre fudet, poftremo fe-
bri levetur ad vefperam. Hic rurfus animum mihi advertas;
cujus enim gratia aegrum produxerim non parvum eft. Si-
quidem in prima hypothefi decimatertia nocte acceffionem
expertus more decretorio, deinde quartodecimo febre libe-
ratus, non decimotertio, fed decimoquarto judicatus effe di-

καίτοι τῶν ἱδρώτων καὶ τῆς λύσεως τοῦ νοσήματος εἰς τὴν
ὀγδόην ἡμέραν ὅλην ἐκπεσόντων, ὅμως ἑβδομαῖος ἂν ὁ τοι-
οῦτος κεκρίσθαι λέγοιτο. προσέχειν γὰρ χρὴ τὸν νοῦν οὔθ᾽
ἁπλῶς τῶν παροξυσμῶν ταῖς ἀρχαῖς, εἰ καὶ μετὰ κριτικῶν
εἰσβάλλουσι σημείων, οὔθ᾽ ὅταν πρῶτον ἱδροῦν, ἢ ἄλλως πως
ὑπάρξωνται κρίνεσθαι. καὶ γὰρ καὶ τοῦτο μόνον οὐ πιστὸν,
ἀλλ᾽ οὐδ᾽ ὅτε πρῶτον ἀπύρετοι γίνονται. οὐ μὴν οὐδὲ τὰ δύο
συνιόντα πλείονα τοῦ λοιποῦ τὴν δύναμιν ἐξ ἀνάγκης ἔχει.
τὰ μὲν γὰρ τρία συνερχόμενα δῆλον ἃς ἐξαιρεῖ πᾶν ζήτημα.
λέγω δ᾽ εἰ κατά τινα μίαν ἡμέραν ὅ τε παροξυσμὸς εἰσβάλλοι
μετὰ τῶν κρινόντων σημείων ἥ τε κρίσις ὑπάρξαιτο καὶ ἡ τε-
λεία λύσις ἀκολουθήσειεν. εἰ μέντοι μερισθείη, διοριζέσθω
πρῶτον μὲν καὶ μάλιστα ταῖς ἐπιδήλοις τε καὶ θεωρηταῖς ἡμέ-
ραις ὀνομαζομέναις. ἂν γὰρ ἤτοι τῆς τετάρτης ἢ τῆς ἑνδεκά-
της ἐπιδήλου γενομένης ἡ κρίσις ἐφάψηται καθ᾽ ὁντιναοῦν
τρόπον ἤτοι τῆς ἑβδόμης ἢ τῆς ιδ᾽, ἐκείνων εἶναι χρὴ νομί-
ζειν αὐτήν. εἰ δ᾽ ἐκπέσοι τελέως αὐτῶν, ὡς μήτ᾽ ἄρξασθαι
κατ᾽ αὐτὰς μήτε συμπληρωθῆναι, δῆλον ὡς οὐκέτι μὲν ἐγ-

cebatur. Nunc autem ſudores licet ex morbi ſolutione in
octavum diem totum exciderint, tamen ſeptimo die hic ju-
dicatus dici queat. Adhibendus enim animus eſt, neque
ſimpliciter acceſſionum principiis, etiamſi cum decretoriis
ſignis invadant, neque quum primum ſudare, vel alio quo-
vis pacto inceperint judicari; etenim ſolum fidem non habet,
imo nec quum primum febris deceſſit, quin nec duo coëun-
tia reliquo majorem potentiam neceſſario habent, etenim
tria convenientia omnem quaeſtionem tollere conſpicuum eſt.
Dico autem, ſi in uno aliquo die acceſſio cum ſignis decreto-
riis invadat et judicium incipiat et perfecta ſolutio ſequatur,
ſi quidem partitionem fecerimus, diſtinguetur primum et
maxime diebus quos indices et contemplabiles appellant.
Si namque vel quarto vel undecimo indice ſacto, criſis quo-
libet modo attigerit vel ſeptimum vel decimumquartum,
illorum ipſam criſim eſſe arbitrari oportet. Porro ſi perfe-
cte judicium extra illos dies cadat, ut neque in illis incipiat,
neque compleatur, conſtat non adhuc eſſe dicendum morbum

Ed. Chart. VIII. [463. 464.]   Ed. Baf. III. (43o.)

χωρεῖ λέγειν ἑβδομαῖον, ἢ τεσσαρεσκαιδεκαταῖον κεκρίσθαι νό-
σημα, κατ᾽ ἄλλην δέ τινα τῶν ἡμερῶν, ἥτις ἂν ὅλην τὴν
κρίσιν ἐν αὐτῇ περιλάβοι. εἰ μέντοι μηδεμιᾶς ἐπιδήλου προγε-
γενημένης ἐξαίφνης γένοιτο κρίσις ἐφαπτομένη δυοῖν ἡμερῶν,
εἰς ταῦτα ἀποβλέπων τὰ γνωρίσματα διορίζεσθαι ποτέρας
αὐτῶν ἔστ᾽ εἰς τὴν τῶν παροξυσμῶν ἀναλογίαν, εἰς τὴν τῶν
ἡμερῶν φύσιν, εἰς τὸν ἀριθμὸν τῶν κριτικῶν καιρῶν, εἰς αὐ-
τὸν τὸν χρόνον τῆς κρίσεως. εἰς μὲν τὴν τῶν παροξυσμῶν
ἀναλογίαν ὧδε· ταῖς μὲν περιτταῖς ἡμέραις μᾶλλον πονοῦντος
τοῦ κάμνοντος οἰκειοτέρα τῆς περιττῆς ἡμέρας ἡ κρίσις, ἅσπερ
εἰ καὶ ταῖς ἀρτίαις, ἐκείνης ἴδιος· ἐν γὰρ τοῖς παροξυσμοῖς αἱ
κρίσεις γίνονται τοὐπίπαν. εἰς [464] δ᾽ αὐτὴν τῶν ἡμερῶν
τὴν φύσιν ὧδέ πως· εἴπερ ἀμφισβητοῖτο πότερον ἐννάτης ἐστὶν
ἡμέρας, ἢ δεκάτης ἡ κρίσις, εἰ μὲν γὰρ ἀγαθὴ καὶ τελεία καὶ
ἀκίνδυνος, ἐννάτης μᾶλλόν ἐστιν· εἰ δ᾽ ἀτελὴς καὶ φαύλη καὶ
κινδυνώδης, δεκάτης. εἰς δὲ τὸν ἀριθμὸν τῶν κριτικῶν καιρῶν,
ἐπειδὴ τρεῖς ἦσαν οὗτοι, ἡ ἀρχὴ τοῦ κριτικοῦ παροξυσμοῦ,
ἡ ἀρχὴ τοῦ κριτικοῦ κινήματος, τὸ τέλος αὐτὸ τῆς κρίσεως,

in feptimo, aut decimoquarto judicatum, verum in alio
quopiam die, qui totam crifim in fe comprehendat. Et fi
tamen nullo indice prius habito crifis fubito contingat duos
attingens dies, ad notas has refpiciens diftingues utriusnam
fit, nempe ad acceffionum analogiam, ad dierum naturam, ad
decernendi temporum numerum, ad ipfum judicii tempus.
Ad acceffionum analogiam fic: imparibus diebus fi aeger
magis laborarit, proprium magis diei imparis judicium, quem-
admodum fi paribus, illius proprium; nam in acceffionibus
plurimum judicia contingunt. Caeterum ad dierum natu-
ram hoc pacto: fi ambigas utrum noni diei, vel decimi fit
judicium, fi enim falubre ac bonum, perfectum, fine peri-
culo, noni magis eft, fi imperfectum, malum et periculo-
fum, decimi. Ad numerum decernendi temporum, quo-
niam haec tria erant, decretoriae acceffionis initium, de-
cretoriae motionis principium, finis ipfe judicii, qui dies
tempora duo accipit in fefe magis judicium fibi vendi-

ἢ τοὺς δύο δεξαμένη καιροὺς εἰς ἑαυτὴν ἡμέρα σφετερίζεται
μᾶλλον τὴν κρίσιν. οὕτω δὴ καὶ αὐτὸς ὁ χρόνος ὁ κρίσεως
ὁποτέρας ἂν ᾖ τῶν ἡμερῶν μακρότερος, ἐκείνῃ μᾶλλον προσ-
νέμειν τὴν κρίσιν. εἰ μὲν δὴ τὰ τέτταρα ταῦτα γνωρίσματα
μίαν ἡμέραν εἰσηγοῖτο, ταύτῃ καί σοι προσνέμειν τὴν κρίσιν·
εἰ δ᾽ ἐν ἓξ αὐτῶν ἀπολείποιτο, προσνέμειν ἔτι καὶ οὕτως,
ἀλλ᾽ ἤδη καὶ τὴν ἑτέραν αὐτῆς μεμερίσθαι νομιστέον. εἰ δ᾽ ἴσα
τὰ γνωρίσματα εἴη, καὶ τὴν κρίσιν οὕτω κοινὴν ἀμφοτέρων εἶ-
ναι τῶν ἡμερῶν ὑποληπτέον. ἐνίοτε δ᾽ οὐ δυοῖν μόνον, ἀλλὰ
καὶ τριῶν ἡμερῶν ἡ κρίσις ἐφάπτεται. πάλιν οὖν ἐνταῦθα
τὴν μέσην μὲν ὅσον ἐπὶ τῷ μήκει τοῦ χρόνου προκριτέον, οὐ
μὴν αὐτῇ γε τὸ σύμπαν δοτέον, ἀλλὰ πρῶτον μὲν εἰ χωρὶς
ἐπιδήλου τε καὶ θεωρητῆς ἡμέρας ἡ κρίσις ἐγένετο σκεπτέον·
εἴρηται γὰρ ὅτι μεγίστην δύναμιν ἔχει τοῦτο· δεύτερον δὲ καὶ
τοῖς ἄλλοις κανόσι προσχρηστέον, οὓς νῦν ἤδη πέπαυμαι λέ-
γων, ἀναλογίαν παροξυσμῶν καὶ φύσιν ἡμερῶν καὶ ἀριθμὸν
κριτικῶν καιρῶν καὶ αὐτὸν τὸν τῆς κρίσεως χρόνον.

Κεφ. θ΄. Ἐπειδὴ δὲ καὶ περὶ τούτων αὐτάρκως διώ-
ρισται, πάλιν ἐπανελθόντες ὥσπερ ἔμπροσθεν ἄχρι τῆς κ΄

cat. Sic et ipfum tempus judicii utra die fuerit longius,
illi magis judicium attribuendum eſt. Si igitur quatuor qui-
dem hae notae uno die introducantur, huic tu quoque judi-
cium attribues, et ſi una ex his relinquatur, ſic quoque ad-
huc adſcribes, ſed jam et alterum ipſius criſis participem fieri
putabis; ſi vero aequales notae fuerint, judicium quoque
utriusque diei commune eſſe cenſebis. Interim vero non
duos modo, ſed tres etiam dies judicium attingit. Iterum
igitur hic mediam, quantum ad temporis longitudinem attinet,
praepones, non tamen univerſum ei concedes, ſed primum
quidem, ſi absque indice et contemplabili die criſis fuerit, con-
ſiderandum eſt, quoniam diximus maximam hoc potentiam
habere. Secundo regulis quoque aliis, quas modo enarrare
deſii, utendum eſt, nempe acceſſionum collatione, dierum na-
tura, decernendi temporum numero et ipſo judicii tempore.

Cap. IX. Quoniam vero de his abunde ſatis defini-
tum eſt, reverſi denuo uti prius usque ad diem vigeſimum,

ἡμέρας, οὕτως ἤδη τὰς μετ᾽ ἐκείνην ἐξαριθμήσομεν κρισίμους, τοσοῦτον μόνον ἔτι τοῖς ἔμπροσθεν εἰρημένοις ἤδη προσθέντες, ὅσον εἴς τε τὰ νῦν εἰρημένα χρήσιμον ὑπάρχει καὶ μηδὲν ἐν τοῖς ἤδη (431) λελεγμένοις ἀπολείψει ζήτημα. τί δ᾽ ἐστὶ τοῦτο; περὶ τῆς πρώτης ἡμέρας ἐν τοῖς νοσήμασι καὶ τῆς δευτέρας οὐδὲν εἴπομεν ἐν τῷ πρόσθεν λόγῳ, καίτοι τοῖς γε περὶ τὸν Διοκλέα καὶ αὗται κρίνειν ἔδοξαν. ὅπως οὖν χρὴ καὶ περὶ τοῦδε γινώσκειν διοριστέον. εἰ μὲν γὰρ ἡ προηγουμένη τῆς λύσεως τοῦ νοσήματος ὀξεῖα ταραχὴ κατὰ τὸ τοῦ κάμνοντος σῶμα κρίσις ὀνομάζεται, μήτε τὴν πρώτην ἡμέραν μήτε τὴν δευτέραν ὑποληπτέον εἶναι κρισίμους· ὁ γὰρ οἷον σάλος ὁ προηγούμενος τῆς λύσεως οὐδαμῶς ἐπιφανὴς ἐν ταύταις γίνεται· εἰ δὲ τὴν λύσιν ἁπλῶς ὀνομαστέον ἐστὶ κρίσιν, εἶεν ἂν καὶ αἵδε κρίσιμοι. πάντες γοῦν οἱ ἐφήμεροι προσαγορευόμενοι πυρετοὶ τὴν λύσιν οἱ μὲν ἐν τῇ πρώτῃ τῶν ἡμερῶν εὐθὺς, οἱ δ᾽ ἐν τῇ δευτέρᾳ ποιοῦνται. περὶ σημαινομένου τοίνυν ἡ ζήτησις κἀνταῦθα μᾶλλον ἢ περὶ πράγματος. αὐτὸ γὰρ τὸ πρᾶγμα, τὸ λύεσθαι πολλοὺς τῶν πυρετῶν εὐθὺς ἐν ταῖς

ita jam poft illum decretorios enumerabimus, tantummodo prius relatis jam adjicientes quantum ad praefentem difputationem conducit, item ne ulla jam commemoratis quaeftio defit. Quid autem hoc eft? De primo die in morbis et fecundo non diximus in fuperiore fermone, etfi Diocli hi quoque decernere de morbis vifi funt. Quomodo igitur de hoc intelligendum fit diftinctione docebimus. Nam fi praeceps ac fubita in aegrotantis corpore perturbatio morbi folutionem praecedens crifis nominatur, neque primum diem, neque fecundum decretorios effe cenfebimus, quia illa velut jactatio quae folutionem praecedit, nequaquam in his eft confpicua; fi vero folutionem fimpliciter judicium voces, hi quoque erunt decretorii. Certe omnes febres diariae folutionem partim in primo ftatim die, partim in fecundo nancifcuntur. De fignificatu igitur quaeftio hic magis eft quam de re ipfa; ipfam enim rem, liberari videlicet plerosque febribus in primis ftatim diebus, nemo ignorat. Ad hoc

πρώταις ἡμέραις, οὐδεὶς ἀγνοεῖ. τῆς δ᾽ αὐτῆς ἔχεται ζητήσεως
κἀκεῖνο, πότερον ἐπειδὰν εἰς λύσιν τοῦ νοσήματος ἡ γενομένη
ταραχὴ τελευτήσῃ κεκρίσθαι λεκτέον, ἢ κἂν ἀξιόλογός τις γέ-
νηται μεταβολή. καὶ μὲν δὴ καὶ αὐτὸ τῆς λύσεως τοὔνομα
πότερον ἐπειδὰν εἰς ὑγείαν ὁ κάμνων μεταστῇ μόνον ἐπανε-
κτέον ἐστὶν, ἢ κἀπειδὰν ἀκολουθήσῃ θάνατος ἔτι λελύσθαι
καὶ οὕτω λεκτέον τὸ νόσημα, πολλὴν ἔσχηκε ζήτησιν. ὅτῳ δὲ
καὶ τὰ τοιαῦτα σχολὴ ζητεῖν, αὖθις εἰρήσεται. νυνὶ δὲ ἐν τού-
τῳ τῷ πρώτῳ λόγῳ πρόκειταί μοι τὸ χρήσιμον αὐτὸ δεῖξαι
μόνον, ὃ καὶ χωρὶς ἀποδείξεων λογικῶν ἐξ ὑποθέσεως περαί-
νεσθαι δύναται. [465] ὑποκείσθω γὰρ ἡμῖν ἡ μὲν πρὸ τῆς
ἀκριβοῦς λύσεως ταραχὴ κρίσιν ἁπλῶς ὀνομάζεσθαι, τῶν δ᾽
ἄλλων οὐδεμία κρίσις ἁπλῶς, ἀλλ᾽ ἡ μὲν εἰς ὄλεθρον τελευ-
τῶσα κακὴ κρίσις ὅλον τοῦτο καλείσθω, ἡ δ᾽ ἀξιόλογον μὲν
τὴν ῥοπὴν ποιησαμένη, μὴ λύσασα δὲ τὴν νόσον τελείως, ἐλ-
λιπὴς κρίσις ὀνομαζέσθω, ἡ λοιπὴ δ᾽ ἡ ῥοπὴν ἀξιόλογον ἐπὶ
τὸ χεῖρον ἀτελής τε ἅμα καὶ κακὴ προσαγορευέσθω κρίσις.
οὕτω μὲν, ἐπειδὰν τελέως τε καὶ σαφῶς δηλῶσαι βουληθῶμεν

genus quaeſtionis pertinet illud quoque, an, quum perturba-
tio facta in morbi ſolutionem finierit, criſim eſſe factam di-
cendum, an quum inſignis quaepiam mutatio acciderit. Quin-
etiam ipſum ſolutionis nomen utrum, quum ad ſanitatem
aeger reciderit, duntaxat inferendum ſit, an etiam ubi mors
ſecuta, adhuc morbum ſic quoque ſolutum fuiſſe dicendum
ſit; magnam inquiſitionem obtinet. Quum vero hujusmodi
disquirendi otium ſuppetet, rurſus exponemus. Nunc autem
in hoc priore commentario ſolam ipſam utilitatem common-
ſtrare propoſuimus, quam et ſine demonſtrationibus logicis
ex hypotheſi colligere poſſum. Fingamus enim perturbatio-
nem ante exactam ſolutionem criſim ſimpliciter appellari;
aliarum nulla criſis abſolute, verum quae ad perniciem ten-
dit, mala criſis totum hoc nominetur; quae inſigne quidem
momentum attulit, morbum vero non ſolvit perfecte, defi-
ciens appelletur; alia quae inſigniter ad pejora declinat, im-
perfecta ſimul et mala. Sic quidem, quum ſingulas res pri-

814 *ΓΑΛΗΝΟΥ ΠΕΡΙ ΚΡΙΣΙΜ. ΗΜΕΡΩΝ*

Ed. Chart. VIII. [465.]   Ed. Baf. III. (431.)

ἕκαστον ἰδίᾳ τῶν πραγμάτων· ἐνίοτε δὲ ταῖς ὀνομαζομέναις
ἐλλειπτικαῖς ἑρμηνείαις χρώμενοι κρίσεις ὀνομάζομεν ἁπάσας
τὰς τέσσαρας διαφοράς, παραλιπόντες προσθεῖναι τὸ κακὴν
ἢ ἀτελῆ. καὶ ὡς τοῦτο τὸ τῆς ἐλλιποῦς ἑρμηνείας ἱκανῶς ἐστι
σύνηθες ἅπασιν ἀνθρώποις εἴρηται μὲν ἐπὶ πλέον ἐν ἑτέροις,
εἰρήσεται δὲ καὶ νῦν ὅσον ἐξαρκεῖ πρὸς τὰ παρόντα. χοίνικα
γοῦν καὶ πῆχυν καὶ πόδα καὶ τῶν ἄλλων τι μέτρων, οὔτ᾽ ἐπει-
δὰν ᾖ τι μεῖζον τοῦ δέοντος οὔτ᾽ ἐπειδὰν ἔλαττον, οὕτως
ὀνομάζειν προσῆκεν, ἐπειδὴ ποσοῦ τινος ὡρισμένου τῶν ὀνο-
μάτων τῶν τοιούτων ἕκαστόν ἐστι δηλωτικόν. ἀλλ᾽ ὅμως καὶ
τὴν ἐλάττονα καὶ τὴν μείζονα τοῦ δέοντος ἔστιν ὅτε χοίνικα
προσαγορεύομεν. ὡσαύτως δὲ καὶ τὸν πῆχύν τε καὶ τὸν πόδα
καὶ τῶν ἄλλων ἕκαστον. ἀλλ᾽ ὅταν ἀκριβῶς ἑρμηνεύωμεν, οὐ
πῆχυν ἁπλῶς, ἀλλὰ μέγαν πῆχυν καὶ μικρὸν ὀνομάζομεν, ἁπλῶς
δὲ τὸν δίκαιον μόνον. ἔστι δ᾽ ὅτε καὶ ἐξόχως καθ᾽ ὑπεροχὴν
ἔνια τὴν τοῦ γένους ὅλου προσηγορίαν σφετερίζεται, ὥσπερ
καὶ παρὰ τῷ ποιητῇ λέγεσθαί φαμεν τόδε τι, οὐκ ἂν οὐδενὸς

vatim abfolute clareque indicare voluerimus. Interdum
vero interpretationibus defectivis appellatis utentes, judicia
nominamus univerfas quatuor differentias, citra appofitio-
nem mali, vel imperfecti. Atque hanc deficientem inter-
pretationem apud omnes homines fatis in ufu effe alibi de-
claratum eft copiofius; fed nunc quoque dicemus quantum
ad praefens inftitutum eft. Choenicem fane et cubitum et
pedem, aut aliam quandam menfuram, neque quum major
quam par fit exiftat, neque quum minor jufto, eodem ap-
pellaffe vocabulo convenit, quoniam quantitatem aliquam
certam unumquodque tale nomen indicat; attamen eft quum
choenicem minorem majoremque ac convenit nuncupa-
mus; fimiliter cubitum, pedem et alias quasdam menfuras.
At quum exacte interpretamur, non cubitum fimpliciter,
fed magnum cubitum, aut parvum nominamus; abfolute
vero folum juftum. Aliquando nonnulla fecundum vehe-
mentem exceffum generis totius appellationem fortiuntur;
quemadmodum etiam apud poëtam fcribi dicimus, alium

ἄλλου παρὰ τὸν Ὅμηρον ἀκουομένου, καίτοι μυρίοι γ᾽ εἰσὶν
ἄλλοι ποιηταί. τοιοῦτον δ᾽ ἐστὶ καὶ τὸ παρὰ τῷ Κωμικῷ·
καὶ σπάνιόν ἐστ᾽ ἄνθρωπος ὅτ᾽ ἄνθρωπος. τὸν γὰρ ἄγριον
καὶ τὸν θηριώδη καὶ τὸν ἀνόητον καὶ τὸν σκαιὸν οὐ κατὰ
τὴν ἀνθρώπου φύσιν ὑπάρχειν νομίζοντες ἐπὶ τοὺς κατορ-
θοῦντας ἐν τῇ φύσει τὸ ὄνομα φέρομεν. εἴτ᾽ οὖν οὕτω καθ᾽
ὑπεροχήν τινα τὸ τῆς κρίσεως ὄνομα λέγομεν, εἴτε κατὰ τὸν
πρότερον λόγον, ἑτέρου διαστείλασθαι καιροῦ. τὸ δ᾽ εἰς τὰ
ἔργα τῆς ἰατρικῆς διαφέρον ἤδη περαίνεσθαι δύναται κατὰ
τὴν τῶν προγεγραμμένων ὀνομάτων ὑπόθεσιν. ἡ μὲν γὰρ
πάντ᾽ ἔχουσα τὰ τῶν κρίσεων γνωρίσματα κρίσις ἁπλῶς, αἱ
δ᾽ ἄλλαι μετὰ προσθήκης ὀνομασθήσονται. καὶ μὲν δὴ κἂν εἰ
μὴ τὴν τῆς ἀθρόας μεταβολῆς ταραχήν, ἀλλ᾽ αὐτὴν μόνην με-
ταβολὴν ἀξιώσειέ τις ὀνομάζεσθαι κρίσιν, ἡ μὲν ἀγαθή τε
ἅμα καὶ τελεία λύσις ἁπλῶς ἂν ὀνομάζοιτο κρίσις, αἱ δ᾽ ἄλ-
λαι μετὰ προσθήκης ἅπασαι.

    Κεφ. ι΄.   Τίνες μὲν οὖν αἱ μετὰ τὴν εἰκοστὴν ἡμέραν
κρίσιμοι; τοῦτο γὰρ καὶ ἔτι πρόκειται διελθεῖν. τὴν μὲν εἰκο-

---

praeter Homerum neminem intelligentes', infiniti licet alii
poëtae fint. Ejusmodi eſt quod dicitur apud comicum: *Et
rarum eſt ut qui homo fit homo.* Nam agreſtem, bellui-
num, amentem, ruſticum non fecundum hominis naturam
eſſe putantes, ad integros in ea natura et confummatos no-
men transferimus.   Sive igitur fic per exceſſum quendam
judicii nomen dicimus, live juxta priorem rationem, alte-
rius temporis eſt difputatio.   Quod autem ad medicinae
opera momenti afferat, jam colligere eſt ex praefcriptorum
nominum hypotheſi.   Quod enim omnes judiciorum notas
habet, judicium abfoluto fermone vocatur; alia cum appo-
fitione nominis appellabuntur.   Jam fi non fubitae mutatio-
nis perturbationem, verum folam ipfam mutationem voluerit
quispiam crifim nominare, bona quidem fimulque perfecta
folutio fimplici fermone crifis vocabitur, reliquae cum ap-
pofitione omnes.

    C a p. X.   Proinde qui poſt vigeſimum diem decreto-
rii? hoc enim una mihi propofitum eſt percenfere.   Archi-

στὴν πρώτην οἱ περὶ τὸν Ἀρχιγένην τε καὶ Διοκλέα πρώτην
πασῶν μάλιστα προσίενται· καὶ γὰρ ὁ Ἀρχιγένης καὶ τῆς εἰκο-
στῆς αὐτὴν προκρίνει. ἐμοὶ δ᾽ οὐχ οὕτως ἐφάνη, καθάπερ
οὐδ᾽ Ἱπποκράτει. δεδείξεται δὲ τοῦτο διὰ τῶν ἐφεξῆς. ὡσαύ-
τως δὲ καὶ περὶ τῆς κζ᾽ ἔχει. καὶ γὰρ ἐγὼ μὲν καὶ ταύτην προ-
τάττω τῆς κη᾽, ἐκεῖνοι δ᾽ ὑποτάττουσιν. ἔχει δὲ καὶ ἡ λδ᾽ δύ-
ναμιν ἀξιόλογον καὶ ταύτης ἔτι μᾶλλον ἡ τεσσαρακοστή. τού-
των δ᾽ ἧττον κρίνουσιν ἥ τε κδ᾽ καὶ ἡ λα᾽ καὶ πολὺ τούτων
ἔθ᾽ ἧττον ἡ λζ᾽, ὡς ἐν μεθορίῳ τετάχθαι δοκεῖν τᾶν κρινουσῶν
ἡμερῶν τε καὶ μὴ καὶ μᾶλλον ἐκ τῶν μὴ κρινουσῶν εἶναι. [466]
τὸ δ᾽ ἄλλο πᾶν πλῆθος τῶν ἡμερῶν τὸ μεταξὺ τῆς εἰκοστῆς
καὶ τῆς τεσσαρακοστῆς ἄκριτον ἅπαν ἐστίν. ἄκουσον δ᾽ αὐτὰς
ἤδη λεγομένας ἐφεξῆς, εἰκοστῆς δευτέρας καὶ εἰκοστῆς τρίτης
καὶ εἰκοστῆς πέμπτης καὶ εἰκοστῆς ἕκτης καὶ εἰκοστῆς ἐννάτης
καὶ τριακοστῆς καὶ τριακοστῆς δευτέρας καὶ τριακοστῆς
τρίτης καὶ τριακοστῆς πέμπτης καὶ τριακοστῆς ἕκτης καὶ
τριακοστῆς ὀγδόης καὶ τριακοστῆς ἐννάτης. αἱ σύμπασαι δώ-
δεκα. φέρουσι δὲ μεγάλους μὲν σάλους αἱ μέχρι τῆς τεσσαρεσ-

genes fane Dioclesque 21 ante omnes potiffimum primo loco
dignantur; etenim Archigenes ipfum 20 praeponit, mihi
tamen aliter vifum eft, ficut et Hippocrati; oftendetur autem
id in fequentibus.   Simili modo etiam de vigefimofeptimo
habet, fiquidem ego hunc etiam vigefimooctavo antepono,
illi poftponunt.   Habet autem trigefimusquartus potentiam
infignem atque hoc magis quadragefimus.   His minus de-
cernunt vigefimusquartus et trigefimusprimus; et multo his
adhuc minus trigefimusfeptimus, ita ut in dierum decernen-
tium et eorum qui non decernunt medio collocatus effe
videatur et magis ex non decernentibus effe.   Porro alia
tota dierum multitudo inter vigefimum et quadragefimum,
decernendi omnino expers eft; audi ipfos jam tibi referun-
tur; vigefimusfecundus, vigefimustertius, vigefimusquintus,
vigefimusfextus, vigefimusnonus, trigefimus, trigefimus-
fecundus, trigefimustertius, trigefimusquintus, trigefimus-
fextus, trigefimusoctavus, trigefimusnonus; univerfi duo-
decim funt.   Et usque ad quartumdecimum quidem magnae

Ed. Chart. VIII. [466.]   Ed. Baf. III. (431.)

καιδεκάτης· ἔγγιστα δὲ αὐτῶν εἰσιν αἱ μέχρι τῆς εἰκοστῆς, αἱ
δὲ ἀπὸ τῆσδε σύμπασαι αἱ μέχρι τῆς τεσσαρακοστῆς ἐκλύουσι
κατὰ βραχὺ τὸ ἀγωνιστικόν. ὡς αἵ γε μετὰ τὴν τεσσαρακοστὴν
ἅπασαι τελέως εἰσὶν ἔκλυτοι, πέψεσι μᾶλλον καὶ ἀποστάσεσι
τὰς λύσεις τῶν νοσημάτων ἢ ἐκκρίσεσι ποιούμεναι. γίνονται
μὴν κἂν ταύταις ἐνίοτε δι' ἐκκρίσεων αἱ κρίσεις, ἀλλὰ σπάνιοί
εἰσι καὶ οὐ μέγαν ἔχουσι τὸν ἀγῶνα. καὶ τὰ πολλὰ πλείοσιν
ἡμέραις αἱ κρίσεις συμπληροῦνται, καὶ μάλισθ' ὅταν εἰς ἀπό-
σκημμα τρέπωνται. τῶν μὲν οὖν ἄλλων τῶν μετὰ τὴν τεσσα-
ρακοστὴν ἡμέραν τελέως ἔοικεν ὁ Ἱπποκράτης καταφρονεῖν·
ἑξηκοστὴν δὲ καὶ ὀγδοηκοστὴν καὶ ἑκατοστὴν εἰκοστὴν ἐν
λόγῳ τίθεται. μετὰ δὲ ταύτας τὰς μὲν ἐν ἑπτὰ μησὶ, τὰς δ'
ἐν ἑπτὰ ἔτεσι κρίνεσθαί φησι, τὰς δ', ὡς ἔοικεν, ἐν διτταῖς
ἐτῶν ἑβδομάσι καὶ τρισταῖς. εἰσὶ δ' οἳ καὶ τῆς τεσσαρακοστῆς
δευτέρας καὶ τῆς τεσσαρακοστῆς πέμπτης, καὶ προσέτι τῆς
τεσσαρακοστῆς ὀγδόης καί τινων ἑτέρων μνημονεύουσιν, ὑπὲρ
ὧν ἁπασῶν ὁ λόγος ἡμῖν ἐφεξῆς ἔσται.

funt perturbationes in morbis. Proximo loco fuccedunt
quae usque ad vigefimum habentur. Quae poft hunc ad
quadragefimum fuccedunt paulatim vehementiam efficacita-
temque remittunt, adeo ut qui poft quadragefimum funt
omnes, prorfus langueant concoctione potius et abfceffibus
quam excretionibus morbos finientes. Accidunt in his quo-
que per excretiones interdum judicia, fed raro, nec magnam
habent vehementiam; et frequenter pluribus diebus judicia
complentur, maxime quum in abfceffum convertuntur. At-
que alios quidem qui poft quadragefimum habentur Hip-
pocrates plane contemnere videtur, fexagefimi tamen et
octogefimi et centefimivigefimi rationem habet. Ab his alios
quidem feptem menfibus, alios feptem annis finiri ait; alios
vero, ut verifimile eft, in binis annorum hebdomadis et ter
nis. Non defunt qui etiam quadragefimifecundi et quadra-
gefimiquinti, infuper quadragefimioctavi et quorundam alio-
rum dierum meminerunt, de quibus univerfis fermo nobis
futurus eft.

Κεφ. ια'. Τοῖς μὲν οὖν πλείστοις ἰατροῖς ἀδύνατον
εἶναι δοκεῖ προγνῶναι τὴν ἡμέραν ἐν ᾗ κριθήσεται τὸ νόσημα·
ταῖς δ' ἀληθείαις οὐκ ἀδύνατόν ἐστιν, εἴ τις ἐπιμελῶς ἀναλε-
ξάμενος τὴν Ἱπποκράτους θεωρίαν ἐργάζεσθαι τὴν τέχνην
σπουδάσειε. εἰ δ' ἤτοι πρὶν ἐκμαθεῖν ταύτην ἐπὶ τῶν ἀῤῥώ-
στων τρίβοιτο, πλέον οὐδὲν ἕξει τοῦ κατατρίβεσθαι μάτην
ἢ εἰ μάθοι αὐτὴν ἐπιμελῶς, ὀλιγωρήσειε δ' ἐργάζεσθαι. μα-
κρῷ μὲν γὰρ ὅδε θατέρου τοῦ μηδὲν προμεμαθηκότος ἀμείνων,
ἐνδεῖ δ' οὐκ ὀλίγον οὐδ' αὐτὸς πρὸς τὸ τέλειον. ὅστις οὖν
βούλεται προγνωστικὸς εἶναι τῆς μελλούσης ἡμέρας κρῖναι τὸ
νόσημα, τούτῳ πρῶτα μὲν ἁπάντων ἀκριβῶς ἐστι γνωστέα
τὰ διὰ τοῦ προγνωστικοῦ γράμματος ὑφ' Ἱπποκράτους εἰρη-
μένα· δεύτερα δὲ τὰ περὶ τῶν καταστάσεων, ἐν ἑτέροις βιβλίοις
(432) γεγραμμένα, κἄπειτα τὰ περὶ τῶν ἡλικιῶν τε καὶ φύ-
σεων καὶ ὡρῶν καὶ χωρῶν ὧν εἴρηταί τινα καὶ κατ' αὐτὸ τὸ
προγνωστικόν. ἐπειδὰν δὲ ταῦτ' ἐκμάθοι, τὴν κατὰ τοὺς
σφυγμοὺς τέχνην ἐπιμαθὼν οὐκ ἂν χαλεπῶς προγινώσκοι τὴν
ἡμέραν τῆς κρίσεως. αὐτίκα γέ τοι νοσήματος ὀξέος μηδὲν τῶν
κινδυνωδῶν σημείων ἔχοντος, εἰ κατ' αὐτὴν τὴν τετάρτην ἡμέ-

Cap. XI.　Itaque plurimis medicis impoſſibile videtur
praeſagiri diem quo de morbo decernetur; re vera tamen
impoſſibile non eſt, ſi quis accurate Hippocratis ſpeculatione
lecta artem tractare ſtudeat.　At vel ſi prius quam edidi-
cerit, apud aegrotos verſetur, nihil amplius aget quam ope-
ram fruſtra ludet; vel ſi ipſam diligenter didicerit, operari
vero neglexerit, longe quidem altero qui non antea didicit
melior, abeſt tamen permultum is quoque a perfectione.
Quapropter qui praeſcius eſſe cogitat diei de morbo judica-
turi, huic in primis ex amuſſi cognoſcenda ſunt quae Hip-
pocrates in opere prognoſtico tradidit; deinde quae de con-
ſtitutionibus in aliis libris memoriae prodidit; poſtea de ae-
tatibus, naturis, anni temporibus et locis, quorum non-
nulla etiam in prognoſtico perdocuit; ubi jam haec didicerit,
pulſuum cognitionem adjungens, facili negocio judicii diem
praenoſcet; ubi ſiquidem morbus acutus nullum periculoſum

ϱαν φανείη τι πέψεως ἀξιόλογον γνώρισμα, κατὰ τὴν ἑβδό-
μην ἡ κρίσις ἀπαντήσεται. καὶ τοῦτ᾿ εἴρηται μὲν ἤδη οὑτωσὶ
διὰ ταχέων ἀληθὲς ὑπάρχον ἐν τοῖς μάλιστα. τῷ δὲ ἀγνο-
οῦντι διαγινώσκειν ὀλέθρια σημεῖα καὶ κινδυνώδη καὶ σωτήρια,
πλέον οὐδὲν ἐκ τοῦ λόγου. καίτοι κἂν εἰ ταῦτα πάντα διαγι-
νώσκοι, τὰ δὲ τῆς πέψεως ἀγνοεῖ, καὶ τῷδε πλέον οὐδὲν ἐκ
τοῦ λόγου. τούτου δὴ χάριν [467] ἠξίωσα τὸ προγνωστικὸν
Ἱπποκράτους ἀναλέξασθαι σύγγραμμα. κινδυνωδῶν μὲν γὰρ
συμπτωμάτων παρόντων, ἅμα τῷ τῆς πέψεως γνωρίσματι,
τῷ κατὰ τὴν τετάρτην ἡμέραν φανέντι, τὴν κρίσιν, εἰ μὲν ἐν
ἀρτίαις ὁ παροξυσμὸς γένοιτο, κατὰ τὴν ἕκτην ἔσεσθαι προσ-
δοκᾷν· εἰ δὲ ταύτην ὑπερβάλλοι, κατὰ τὴν ὀγδόην· εἰ δὲ ἐν
περιτταῖς, κατὰ τὴν ἑβδόμην. ἀγαθῶν δὲ σημείων παρόντων,
κατὰ τὴν ἑβδόμην ἡμέραν λυθήσεται τὸ νόσημα. τὰ μὲν γὰρ
ὀλέθρια σημεῖα σὺν τοῖς τῆς πέψεως γνωρίσμασιν οὐδ᾿ ἂν
γένοιτό ποτε, χρὴ δ᾿ οὐχ ἧττον καὶ ταῦτα σκοπεῖσθαι τῶν
κινδυνωδῶν τε καὶ σωτηρίων. εἰ γὰρ ἐν τῇ τετάρτῃ πρῶτον
φαίνοιτο, κατὰ τὴν ἑβδόμην ὁ θάνατος. εἴρηται δ᾿ ὡς καὶ
τοῦτο κρίσις ὀνομάζεται κακή. προσέχειν δὲ χρὴ ἐνταῦθα τῷ

fignum referat et quarto die evidens quoddam concoctionis
fignum comparuerit, feptimo crifis futura eft. Atque haec
paucis jam explicata funt, longe veriffima. Porro fi quis
lethalia figna, periculofa et falutaria, nihil ex hoc fermone
promovebit; quanquam fi haec quoque cognofcat, coctionis
autem figna ignoret, etiam nihil hinc frugis relaturus eft.
Hujus rei gratia Hippocratis praefagiorum opus relegendum
praecepi. Nam periculofis fymptomatis praefentibus una
cum aliquo coctionis figno quarto die apparente judicium,
fi paribus diebus acceffio fiat, fexto expectandum eft; quod
fi hunc excefferit, octavo; fi in imparibus, feptimo; bonis fi-
gnis apparentibus, feptimo die morbus folvetur; etenim le-
thalia figna cum fignis coctionis nunquam evenerint. Haec
autem non minus quam periculofa et falutaria infpicienda
funt; quia fi quarto apparuerint, feptimo aderit mors. Di-
ctum autem eft hoc nominari crifim malam. Animvm hic

μεγέθει τε καὶ πλήθει τῶν ὀλεθρίων σημείων. εἰ μὲν γὰρ πολλὰ
καὶ μεγάλα γίνοιτο κατὰ τὴν τετάρτην ἡμέραν, τοῖς παρο-
ξυσμοῖς διορίζεσθαι περὶ τοῦ μέλλοντος θανάτου, καὶ γινώσκειν
μὲν ἑκταῖον τεθνήξεσθαι τὸν ἄνθρωπον ἐν ἀρτίαις παροξυνό-
μενον, ἑβδομαῖον δ᾽ ἐν περιτταῖς. ἐνίοτε δὲ καίτοι τῶν πε-
ριττῶν παροξυνουσῶν ἡ ἕκτη προαπέκτεινε τὸν οὕτως ἔχοντα
διά τε τὴν ὀξύτητα τῆς νόσου καὶ τὸ μέγεθος καὶ τὸ πλῆθος
τῶν ἐν τῇ δ᾽ γενομένων συμπτωμάτων, διόπερ ἀκριβῶς χρὴ
διαγνωστικὸν εἶναι τοῦ κατὰ δύναμιν μεγέθους τῶν συμπτω-
μάτων. ἀλλ᾽ ὅπως μὲν χρὴ τοῦτο διορίζεσθαι τοῦ κατὰ φαν-
τασίαν ἐν τοῖς περὶ κρίσεων λέγεται. πάντα δὲ ἐν πᾶσιν οὐ
χρὴ συγχεῖν καὶ ταράσσειν, ἀλλ᾽ ὅσον αὐτῶν ἐστιν ἴδιον μό-
νον τῶν κρινουσῶν ἡμερῶν, ἐνταυθοῖ διεξέρχεσθαι. πάνυ γὰρ
ἀκριβῶς παραφυλάξαντες ἐπὶ τῶν ὀξέως νοσούντων, εὕρομεν
ἐπίδηλον ἀεὶ τὴν τετάρτην τῆς ἑβδόμης, ὅσον ἐφ᾽ ἑαυτῇ. τὸ
δ᾽ ὅσον ἐφ᾽ ἑαυτῇ τοιόνδ᾽ ἐστὶ, μηδενὸς σπανίου καὶ μεγάλου
παρεμπεσόντος ἢ ἔξωθεν, ἢ ἐξ αὐτῆς τοῦ νοσήματος τῆς φύ-

advertas necesse est lethalium signorum tum magnitudini
tum multitudini. Si namque multa magnaque die quarto
evenerint, accessionibus distinguendum erit de morte futura;
ad haec cognoscendum hominem sexto die moriturum esse,
modo accessio diebus paribus facta sit; si imparibus, septimo.
Interdum sextus hominem jugulat, etiam si accessio contige-
rit in imparibus, propter morbi celeritatem et magnitudi-
nem et symptomatum in quarto die evenientium copiam.
Quamobrem symptomatum magnitudo, quae ex potentia su-
mitur, exacte dignoscenda est. Verum quomodo haec ab
illa, quae ab imaginatione aestimatur, distinguenda veniat,
in libris de crisi narratur. Omnia in omnibus confundere
et conturbare non oportet, sed quantum ad dies tantum de-
cretorios proprie pertinet, huc transferendum est. Quum
enim accurate admodum acutos morbos observassemus, quar-
tum diem septimi esse indicem ex sua natura deprehendi-
mus. Ex sua natura, inquam, hoc est, si nullum rarum et
magnum incidat vel extrinsecus, vel ex ipsa morbi condi-

σεως, ἢ καὶ τῆς τοῦ κάμνοντος ἕξεως, ἡ τετάρτη πάντως προ-
δηλοῖ τὴν ἑβδόμην. εἰ δέ τι τῶν ἔξωθεν ἀδόκητον προσγέ-
νοιτο, περὶ ὧν ἐφεξῆς ἐροῦμεν, ἢ καὶ τὸ νόσημα σφοδρῶς
ἐπὶ τὴν κρίσιν ἢ ἀμυδρῶς κινοῖτο, καὶ ἡ τοῦ κάμνοντος δύνα-
μις ἰσχυρὰ ἢ ἄῤῥωστος ὑπάρχοι, προσέχειν ἐνταῦθα τὸν νοῦν
καὶ διορίζεσθαι πότερον ἀπολέσθαι φθάσει πρὸ τῆς ἑβδόμης
ἡμέρας, ἢ μετὰ ταύτην κριθήσεται. κακοῦ μὲν γάρ τινος ἔξω-
θεν ἀδοκήτου προσγενομένου καὶ τοῦ νοσήματος οὐκ ὀξέος
ἁπλῶς, ἀλλὰ κατόξεος ὑπάρχοντος καὶ τῆς τοῦ κάμνοντος δυ-
νάμεως ἀσθενοῦς οὔσης, οὐκ ἀναμένει τὴν ἑβδόμην ἡμέραν
τὸ κατὰ τὴν τετάρτην γινόμενον κακὸν σημεῖον, ἀλλ᾽ ἑκταῖος
ὁ τοιοῦτος ἄῤῥωστος τεθνήξεται, καὶ μάλιστα εἰ παροξύνοιτο
κατὰ τὰς ἀρτίας. εἰ δὲ μήτε ἔξωθεν ἁμαρτηθείη μηδὲν ἥ τε
τοῦ νοσήματος κίνησις εἴη μὴ πάνυ τι κάτοξυς, ὅ τε κάμνων
ἰσχυρὸς, εἰ μὲν σαφὲς ἐν τῇ τετάρτῃ τὸ κακὸν σημεῖον ἐγένετο,
κατὰ τὴν ἑβδόμην ὁ θάνατος, εἰ δ᾽ ἀμυδρὸν, ὑπερβάλλει καὶ
τήνδε. καὶ τῶν παροξυσμῶν ἐν ἀρτίαις μὲν γινομένων ὀγδο-

tione, vel etiam aegrotantis habitu, quartus omnino ſepti-
mum indicat   Caeterum ſi quid extrinſecus praeter opinio-
nem accidat, quo de poſtea mentionem facturi ſumus, vel
morbus vehementer, vel obſcure ad judicium propellatur,
et aegrotantis vires aut validae, aut imbecilles extiterint,
attendendum eſt diſtinguendumque, aeger periturusne
ſit ante diem ſeptimum, an poſt hunc de ipſo decernetur.
Siquidem ubi malum aliquod extrinſecus praeter ſpem eve-
nerit, et morbus non ſimpliciter acutus, verum peracutus
ſit, ad haec vires aegri imbecillae, ſignum malum, quod in
quarto die apparuit, ſeptimum diem non expectat, verum
ſexto aeger hujusmodi morietur, praeſertim ſi paribus die-
bus acceſſiones acceperit.   Qnod ſi nihil extrinſecus erra-
tum ſit, et morbi motus haud ita praeceps ac velox et aeger
validus, ſi quidem manifeſtum in quarto die malum judi-
cium ſuit, ſeptimo interitus comitabitur, ſi vero obſcurum,
excedet hunc quoque.   Jam vero ſi acceſſiones paribus die-
bus contigerint, octavo, ſi imparibus, nono aeger decedet.

αἶος, ἐν περιτταῖς δὲ ἐννάταῖος τεθνήξεται. τίνα δὲ σαφῆ καὶ
τίν᾽ ἀμυδρὰ καλῶ σημεῖα, ἐν τοῖς περὶ κρίσεων εἴρηται, ἀλλὰ
κἂν τῷδε τῷ λόγῳ προϊόντι δηλωθήσεται, πρότερον δὲ περὶ
τῶν λειπόντων διορισμῶν ἐπάνειμι. χρηστὸν γάρ τι κατὰ τὴν
τετάρτην ἡμέραν ἐναργῶς γινέσθω σημεῖον καὶ μηδεὶς κίνδυνος
ὑποπτευέσθω περὶ τὸν κάμνοντα, ἀδύνατον ἐνταῦθα τὸ μὴ
οὐ τὴν ἑβδόμην ἡμέραν κρῖναι τὴν νόσον, ἄν γε μηδὲν τῶν
ἔξωθεν ἁμαρτάνηται. τίνα δέ ἐστι τὰ ἁμαρτανόμενα τὰ μὲν
ὑπ᾽ αὐτοῦ τοῦ κάμνοντος δηλονότι, τὰ δ᾽ ὑπὸ τῶν θαυμα-
στῶν τούτων ἰατρῶν τῶν οἰομένων, εἰ μή τις εἰσελθὼν ἐπὶ τὸν
ἄῤῥωστον, εἶτα περιζωσάμενος, ἢ καταπλάσειεν, ἢ καταιο-
νήσειεν, ἢ κλύ[468]σειεν, ἢ φλεβοτομήσειεν, ἢ σικυάσειεν, ἢ
τρίψειεν, ἢ θρέψειεν, ἤ τι τοιοῦτον ἕτερον ἐργάσαιτο, μηδὲν
αὐτῷ πεπρᾶχθαι τεχνικόν. οὗτοι γὰρ ὁποσάκις ἂν εἰσέλθωσι
πρὸς τὸν νοσοῦντα, τοσαυτάκις ἁμαρτάνουσιν. οὔκουν ἐνδέ-
χεται τὴν εἰς τὴν ἑβδόμην ἡμέραν παρασκευαζομένην κρίσιν ἐν
ἐκείνῃ γενέσθαι, τοσούτων ἐν τῷ μεταξὺ πλημμεληθέντων.
ἡ γάρ τοι τῆς φύσεως κίνησις γίνεται μὲν ἐν περιόδοις τεταγ-

Quae porro manifefta, quae obfcura indicia vocitem, in libris
de crifi exactius monftratum eft, quinetiam in hoc fermone
procedente indicaturi fumus, prius autem ad reliquas di-
ftinctiones revertor. Appareat enim evidenter bonum ali-
quod in quarto die fignum, et nullius periculi circa aegro-
tum fit fupicio, fieri non poteft quo minus feptimo die
fiat judicium, fi nihil extrinfecus peccatum fuerit. Quae-
nam igitur funt quae committuntur peccata? quaedam fane
ab ipfo aegroto videlicet, quaedam a medicis his admiran-
dis, putantibus, fi quis ingreffus ad aegrum, deinde fuccin-
gens fe, vel cataplasma impofuerit, vel perfuderit, vel cly-
fterem indiderit, vel venam inciderit, vel cucurbitulas ad-
junxerit, vel confricuerit, vel nutriverit, aut hujusmodi
aliud faclitaverit, nihil ab ipfo geftum effe artificiofum; hi
enim quoties ad aegrum accedunt, toties peccant. .Non
igitur judicium in feptimo die, ad quem paratum erat, fieri
poteft, tot interea erroribus admiffis, quandoquidem na-

μέναις κατά γε τὸν ἴδιον λόγον, κωλύεται δὲ ἐνίοτε φυλάτ
τειν τὰς περιόδους ὑπὸ τῶν ἔξωθεν εἰς αὐτὴν ἁμαρτανομέ
νων. οὕτω γοῦν καὶ ὁ πᾶν θαυμαστὸς Ἱπποκράτης ἔλεγε,
φύσις ἐξαρκεῖ παντάπασιν. εἰς δὲ ταύτην ἔξωθεν μὲν κατά
πλασμα, κατάχρισμα, ἐμβροχὴ ὅλου τε καὶ μέρεος. οὕτω δὴ
καὶ τὸν ἰατρὸν ὑπηρέτην φύσεως ὀνομάζει τὸν ὄντως ἰατρὸν,
οὐ φαρμακοπώλην τινὰ ἐκ τριόδου. τοσοῦτον γὰρ οὗτος ἀπο
δεῖ τοῦ φύσεως ὑπηρέτης δικαίως ὀνομάζεσθαι ὥστε τὰς
ἐναντιωτάτας αὐτῷ μᾶλλον πρέπειν προσηγορίας, ἐχθρῷ καὶ
πολεμίῳ τῆς φύσεως. αὐτῆς καὶ τῶν καμνόντων εὐλόγως ἂν
ὀνομασθέντι. δεόντως οὖν καὶ ἡμεῖς, ἐπειδάν τις ἀξιώσει ἡμᾶς
προειπεῖν ἐπὶ τινος ἀρρώστου τὸ μέλλον ἀποβήσεσθαι, μετὰ
διορισμοῦ τὴν πρόρρησιν ποιούμεθα, κριθήσεσθαι τόνδε τινὰ
λέγοντες ἐν τῇδε τῇ ἡμέρα, πρῶτον μὲν ὑφ' ἡμῶν διαιτώμε
νον, οὐχ ὑπ' ἄλλου τινὸς ἰατροῦ· ἔπειτα δὲ αὐτὸν οὐδὲν ἐξ
αμαρτόντα καὶ πράξαντα πάντα τὰ προσταττόμενα, καὶ τρί
τον εἰ μηδὲν τῶν ἔξωθεν ἁμαρτηθείη τι μέγα. τίνα δὴ ταῦτά
ἐστι τὰ ἔξωθεν, ὑπηγγειλάμην γὰρ οὖν καὶ τοῦτο διορίσασθαι,

iurae motus ftatutis periodis pro fui ratione contingit, interim ab exterioribus peccatis circuitus fervare prohibetur.
Sic itaque Hippocrates undequaque admirabilis inquit: *Natura omnino fufficit.* Peccatur in hanc extrinfecus cataplasmate, inunctione, et totius et partis infperfione. Sic
etiam *medicum naturae miniftrum* appellat, re vera medicum, non pharmacopolam quendam ex trivio, tantum enim
hic a jufta naturae miniftri appellatione abeft ut etiam maxime contrarium nomen ipfi magis conveniat, inimico videlicet et naturae ipfius et aegrotantium hofti jure appellato.
Quapropter nos merito, quum quispiam de aegro aliquo
eventum jubet praedicere, cum diftinctione id facimus, dicentes, huic morbus folvetur ifto die, primum fi victus ratione a nobis, non alio quodam medico regatur, deinde fi
nihil ipfe peccet et faciat quae injunguntur omnia, poftremo fi nullus magnus extrinfecus error admiffus fuerit. Quae
jam exteriora peccata fint, quoniam hoc quoque definire

καιρὸς ἂν εἴη λέγειν. εἰ δή τις ἐμπρησμοῦ κατὰ τὴν οἰκίαν, ἢ
λῃστῶν ἐπελθόντων, ἢ ποταμοῦ κατακλύσαντος, ἐξαίφνης
ἀναγκασθείη φυγεῖν, ὁπόση ἂν αὐτῷ βλάβη προσγένοιτο τί
δεῖ καὶ λέγειν; οὕτω δὲ κἂν εἰ καταπίπτοντος ὀρόφου τινὸς
ἢ τοίχου γνοὺς ἐξαιφνίδιον ἐκπλαγῇ τε ἅμα καὶ φεύγειν ἐπι-
χειρήσειεν. εἰ δὲ καὶ διὰ τοῦ κεράμου τι καταῤῥυῇ, ἢ πλείονος
ὑετοῦ γενομένου, κἄπειτα τοῦτ᾽ ἐπιχυθῇ τῇ κεφαλῇ τοῦ κά-
μνοντος, ἢ εἰ καὶ ἄλλος αὐτὸν ὁπωσοῦν βρέξειεν, ὡς ἀναγ-
κάσαι μεταστῆναί τε καὶ ἀγρυπνῆσαι καὶ φοβηθῆναι, καὶ τοῦτ᾽
ἂν μεγάλως τὸν νοσοῦντα βλάψειεν. οὕτω δὲ καὶ θόρυβος γει-
τόνων, ἤ τι τοιοῦτον ἕτερον ἀγρυπνίας αἴτιον αὐτῷ γινόμε-
νον, ἢ καί τις ἀγγελία λυπηρὰ, κατὰ τὸ μέγεθος τῆς ἑαυτοῦ
βλάβης καὶ τὴν τῆς προῤῥήσεως ἀκρίβειαν διαφθείρει. ὅσα
μὲν γὰρ δι᾽ αὐτὸ τὸ νόσημα μεταξύ τε τῆς προῤῥήσεως καὶ
τῆς κρίσεως οἱ νοσοῦν(433)τες ἀγρυπνοῦσιν, οὐδὲν ταῦτα βλά-
πτει τὴν πρόῤῥησιν· ὅσα δ᾽ ἔξωθεν ἀδόκητα προσγίνεται,
τούτων οὐδενός ἐστι προγνωστικὸς ὁ ἰατρός. ὅθεν οὐδὲ τὴν
μέλλουσαν ἀπ᾽ αὐτῶν ἔσεσθαι βλάβην ὑπολογίσασθαι δυνα-

pollicitus fum, opportunum erit dicere, ut fi aeger incen-
dio domus accidente, aut latronibus invadentibus, aut fluvio
inundante, fubito cogatur fugere, quanta ei noxa advene-
rit, quorfum attinet referre?   Simili modo fi tegmen ali-
quod delapfum, vel parietem fentiens extimefcat fimul et
fugam repente moliatur; item fi per tegulam quippiam deci-
dit, vel pluvia copiofior oborta capiti aegrotantis incidat,
vel alius etiam quomodocunque ipfum irrigaverit, ut locum
mutare, vigil effe et timere cogatur, et hoc non mediocrem
ipfi offenfam inducit.   Eodem pacto vicinorum tumultus,
vel alia quaedam talis vigiliae caufa eveniens, aut nuncium
aliquod trifte, pro noxae ipfius magnitudine etiam praedi-
ctionis perfectionem corrumpit, vigiliae fiquidem propter
ipfum morbum intra praedictionem et crifim aegris adveni-
entes nihil praefagia offendunt, quae vero extrinfecus in-
opinata veniunt, horum nihil medicus praecognofcit, unde
nec futuram inde offenfam conjicere poteft, nec praedictioni

Ed. Chart. VIII. [468. 469.]   Ed. Baf. III. (433.)

τὸν αὐτῷ καὶ προσθεῖναι τῇ κατὰ τὸν τοῦ νοσήματος λόγον
ὑπαγορευομένῃ προῤῥήσει. ταῦτ᾽ οὖν αὐτὰ καὶ Ἱπποκράτης
εὐθὺς κατ᾽ ἀρχὰς τῶν ἀφορισμῶν παραινεῖται λέγων· δεῖ δὲ οὐ
μόνον ἑωυτὸν παρέχειν τὰ δέοντα ποιέοντα, ἀλλὰ καὶ τὸν νο-
σέοντα καὶ τοὺς παρεόντας καὶ τὰ ἔξωθεν. εἰ γὰρ, φησὶν,
ἐξετάζειν τι καὶ βασανίζειν ἔγνωκας τῶν ἡμετέρων, αὐτός γε
σὺ πρῶτον ἅπαντα ποίει τὰ δέοντα, καὶ δεύτερον δὲ καὶ ὁ νο-
σῶν εὐπειθὴς ἔστω σοι τὰ πάντα καὶ μηδὲν ὑπ᾽ ἀκολασίας
ἁμαρτανέτω· καὶ τρίτον οἱ παρόντες αὐτῷ μηδὲν πλημμε-
λείτωσαν, ὡς ἤτοι θυμὸν ἐγείρειν ἐφ᾽ οἷς ἁμαρτάνουσιν, ἢ
λύπην ἐφ᾽ οἷς ἀκαίρως ἀγγέλλουσιν, ἢ βλάβην ἐφ᾽ οἷς ἐλλι-
πῶς παρασκευάζουσιν. ἀλλ᾽ ἡ μὲν παρασκευὴ πᾶσα πρὸ τοῦ
τῆς κρίσεως ἑτοιμαζέσθω καιροῦ, τὰ δ᾽ ὄψα καλῶς ἐσκευάσθω,
τὰ δὲ τῆς διακονίας ἄμεμπτα πάντα ἔστω. καὶ πρὸς τούτοις
ἔτι τὸ τέταρτον γένος ὧν ὑπολο[469]γίζεσθαι προσέταξεν,
ὀνομάζει δὲ αὐτὸ περιλαβὼν ἑνὶ ῥήματι τῷ τῶν ἔξωθεν, καί-
τοι πολυειδὲς ὑπάρχον, ἄμεμπτον ἔστω καὶ αὐτό. καὶ γὰρ
ὑετοί καὶ βρονταὶ καὶ ἀστραπαὶ καὶ θόρυβοι γειτόνων καὶ κύ-

---

fecundum morbi rationem factae adjicere. Haec itaqne ipfa
Hippocrates ftatim in aphorismorum principio praecipit in-
quiens, *Oportet non folum ipfum quae res poftulat facere,*
verum etiam aegrum, affidentes et exteriora. Si namque,
ait, disquirere quippiam et indagare ex noftris cogitas, ipfe
primum opportuna facito univerfa. Deinde aeger in omni-
bus praecipienti obtemperet, nihilque ex intemperantia pec-
cet; poftea ii qui adfunt ei, nihil erroris committant, ut vel
iram ob delicta concitent, vel triflitiam ex intempeftivis
nunciis afferant, vel offenfam, quod imperfectius in re ad-
miniftranda fe gerant, fed apparatus omnis ante judicii tem-
pus prompte ftatuatur, obfonia pulchre parentur, minifte-
rium inculpate exhibeatur. Infuper quartum genus eorum
de quibus rationem habendam juffit appofuit, nominat
ipfum uno complexus nomine exteriora, multiforme licet
exiftat, atque hoc cnlpa vacet, etenim plnviae, tonitrua,
fulgura, vicinorum tumultus, canum latratus, infultus la-

νες ὑλακτοῦντες, ἔφοδοί τε ληστῶν καὶ καταπτωσις οἰκίας καὶ
καταῤῥυὲν ὕδωρ καὶ ποταμὸς ἐπελθὼν, ἐμπρησμοί τε καὶ
πληγαὶ καὶ πάνθ᾽ ὅσα τοιαῦτα, τῶν ἔξωθέν ἐστιν ἅπαντα.
ταῦτ᾽ οὖν τὰ γένη τὰ τέσσαρα καὶ πολυειδῆ κατὰ μέρος ὑπάρ-
χοντα ταῖς τῆς φύσεως κινήσεσιν ἐμποδὼν ἱστάμενα ·διαφθεί-
ρει πολλάκις τὴν τάξιν τῶν περιόδων. ἐπεί τοι τῆς τετάρτης
ἐναργὲς σημεῖον ἐνεγκούσης κριτικὸν, εἰ μήθ᾽ ὁ ἰατρὸς ἁμάρ-
τοι τι μήθ᾽ ὁ κάμνων μήτε τῶν ὑπηρετουμένων μηδεὶς, ἀλλὰ
μηδὲ τῶν ἔξωθέν τι πλημμεληθείη, κατὰ τὴν ἑβδόμην ἡμέραν
ἐξ ἀνάγκης ἡ κρίσις ἀπαντήσεται. δῆλον οὖν ἐστιν ὡς οὐκ
ἄλλος μέν τίς ἐστιν ὁ ἀκριβῶς προγνωσόμενος, ἄλλος δέ τις ὁ
διαιτήσων ὀρθῶς, ἀλλ᾽ εἰς τὸν αὐτὸν ἀναγκαῖον ἄμφω συνελ-
θεῖν, εἰ μὴ μέλλοι διαφθείρεσθαι θάτερον ὑπὸ θατέρου. ὅτι
μὲν γὰρ ἁμαρτηθὲν ὁτιοῦν τῶν κατὰ τὴν δίαιταν, οὕτω δὲ
ὀνομάζω νῦν ἅπασαν τῆς νόσου τὴν ἐπιμέλειαν, ἐμποδίζει τὴν
κρίσιν ἱκανῶς ἐπιδέδεικται· ὅτι δ᾽ οὐδὲ διαιτῆσαι καλῶς οἷόν
τε χωρὶς τοῦ προγνῶναι τήν τ᾽ ἀκμὴν τῆς νόσου καὶ τὴν κρίσιν
ἐν τοῖς τῆς θεραπευτικῆς μεθόδου δείκνυται γράμμασιν. εἴπερ
οὖν ἀλλήλων δεῖται ταῦτα διὰ παντὸς, οὐκ ἄλλος μέν τις

tronum, domus ruina, defluens aqua, fluvius irruens, in-
cendia, ictus atque ejus generis univerfa exterioribus at-
tribuuntur.   Haec igitur quatuor genera, quorum partes
etiam funt diverfae, dum naturae motus impediunt, fub-
inde periodorum ordinem corrumpunt, quoniam ubi quar-
tus dies evidens judicii fignum attulerit, fi neque aeger, ne-
que miniftrorum quispiam, imo fi neque extrinfecus error
admiffus fit, feptimo die neceffario crifis futura eft.   Ex
quo innotefcit non alium quendam effe qui exacte prae-
fagierit, alium qui rectam victus rationem inftituet, fed in eun-
dem utraque convenire neceffarium, nifi alterum ab altero
corrumpendum fit.   Quod fane peccatum in victus modo
quodlibet, fic autem nunc nomino univerfam morbi curam,
judicium impediat abunde oftendimus; quod autem nec vi-
ctus ratio proba fine ftatus morbi et crifis praefagio inftitui
poffit, in medendi methodo declaratur.   Si igitur haec mu-
tua opera perpetuo indigent, non alius quispiam medicus

Ed. Chart. VIII. [469.]   Ed. Baf. III. (433.)

ἰατρὸς ὀρθῶς θεραπεύσειε, προγνώσεται δὲ ἀκριβῶς ἄλλος,
ἀλλ᾽ ὅστις ἂν ἄριστος ᾖ προγνωστικός τέ ἐστιν ἅμα καὶ θε-
ραπευτικὸς ὁ τοιοῦτος. ἀλλὰ περὶ μὲν τῶν τοιούτων ἐπιπλέον
ἑτέρωθι λέγεται, νυνὶ δὲ εἰς ὅπερ ἐξ ἀρχῆς προὔκειτο, πάλιν
ἐπανίωμεν. ἡ γάρ τοι τετάρτη τῶν ἡμερῶν, ἐπειδὰν ἐνέγκῃ
σαφές τι σημεῖον ἀγαθὸν, εἰς τὴν ἑβδόμην ἡμέραν προδηλοῖ
τὴν κρίσιν ἀπαντήσεσθαι, μηδενὸς ὧν εἴρηται πλημμεληθέν-
τος ἐν τῷ μεταξύ. γενομένου δέ τινος ἁμαρτήματος, ἐπισκε-
πτέον αὐτοῦ τὸ μέγεθος. εἰ μὲν γὰρ σμικρὸν εἴη, ἔσται μὲν
καὶ οὕτως ἡ κρίσις ἑβδομαία, λείπει δ᾽ αὐτήν τι τῶν τῆς κρί-
σεως ἀγαθῶν. εἴρηται δ᾽ ἐν τοῖς ἔμπροσθεν ὅτι τὸ τελέως
καὶ ἀσφαλῶς καὶ ἀκινδύνως καὶ πάνθ᾽ ὅσα τοιαῦτα ταῖς ἀγα-
θαῖς ὑπάρχει κρίσεσιν· εἰ δ᾽ εἴη μεῖζον τὸ πλημμεληθέν, οἰδ᾽
ἂν τὴν κρίσιν ἔτι κατὰ τὴν ἑβδόμην ἡμέραν ἐπιτρέψειε γενέ-
σθαι. προσέχειν οὖν δεῖ πᾶσιν ἐνταῦθ᾽ ἀκριβῶς τὸν νοῦν,
καὶ τεκμαίρεσθαι τῆς βλάβης τὸ μέγεθος. ἑρμηνεῦσαι μὲν γὰρ
αὐτὸ μὴ ὅτι χαλεπὸν, ἀλλὰ καὶ τελέως ἀδύνατον, τεχνικὸν
δὲ ἐργάσασθαι τὸν μαθητὴν, ὥστε καὶ διαγινώσκειν τὰ τοιαῦτ᾽
ἀκριβῶς δυνατόν. ἀλλ᾽ οὐ νῦν ὁ καιρὸς, οἰκειότερος γάρ ἐστι

recte curaverit, alius exacte praefagiet, verum quicunque
optimus fuerit, is praefagiet una et curabit. Sed de hujus-
modi in aliis commentariis plenius tractamus. Nunc quod
ab initio ſtatueramus, ad id revertemur. Quartus dies
quum evidens aliquod indicium bonum afferat, feptimo die
judicium fore innuit, nullo, ut diximus, errore interea
commiſſo. At fi quis contingat, magnitudo ejus infpicienda
eſt. Si etenim exiguus extiterit, erit etiam fic judicium
feptimanum, verum aliquid de judiciorum bonitatibus
ipfi deerit: dictum eſt autem in prioribus quod per-
fecte, falubriter, fine periculo et fimilia, bonis adfunt
judiciis, fi majus fit erratum, in feptimo die crifim fieri ad-
huc non permiferit. Animus itaque diligenter adhibendus
eſt hic omnibus et offenfae magnitudo fignis colligenda, nam
interpretari ipfam non folum difficile, fed prorfus etiam im-
poſſibile, artificiofum vero difcipulum reddere, ut haec quo-
que ex amuſſi perdifcat, poſſibile; fed hujus temporis non

τῆς περὶ κρίσεως θεωρίας. πάλιν οὖν ἐπὶ τὰ συνεχῆ τοῦ λό-
γου μεταβῶμεν, ἀναμνησθῶμέν τε τῆς προκειμένης ὑποθέ-
σεως. ὑπέκειτο μέντοι σημεῖον κριτικὸν καὶ σαφὲς, καὶ ἰσχυ-
ρὸν ἐν τῇ δ' γεγενημένον ἡμέρᾳ τοῦ νοσήματος ὀξέος τε καὶ
περιεστηκότος τὴν φύσιν ὑπάρχοντος, εἶτα ὅτι μηδενὸς πλημ-
μεληθέντος μὲν ἀγαθὴ τὰ πάντα κρίσις εἰς τὴν ἑβδόμην ἡμέ-
ραν προδηλοῦται, βραχέος δὲ παντελῶς ἁμαρτηθέντος, εἰς
τὴν ζ μὲν ἡμέραν καὶ οὕτως, οὐ μὴν ἀγαθὴ τελέως. εἰ δ'
εἴη μέγα τὸ ἁμαρτηθὲν, ὡς ἀφελέσθαι μὲν τῆς ζ τὴν κρίσιν,
εἰς δέ τινα τῶν ἐφεξῆς μετατιθέναι, προσέχειν ἐνταῦθα χρῆναι
παρακελευόμεθα τῷ ποσῷ τῆς βλάβης· ὁ γὰρ ἀκριβὴς τούτου
γνώμων εἴσεται σαφῶς εἴτ' εἰς τὴν θ' ἡμέραν, εἴτ' εἰς τὴν
ια' ἡ κρίσις μεταπεσεῖται. τὰ μὲν οὖν ἀκίνδυνα τελέως νοσή-
ματα χρονίζειν εἴωθεν ἐπὶ τοῖς ἁμαρτήμασι, τὰ περιεστη-
κότα μεν, οὐ μὴν ἄνευ κινδυνωδῶν συμπτωμάτων, ὀλέθρια
γίνεται ἐπὶ τοῖς ἁμαρτήμασι. καίτοι καὶ τὰ τελέως ἀκίνδυνα,
πολλῶν καὶ μεγάλων ἐφεξῆς γεγενημένων [470] ἁμαρτημάτων,
εἰς τὴν τῶν ὀλεθρίων μεταπίπτει φύσιν· καὶ οὐδὲν οἶμαι θαυ-

eſt, magis ad ſpeculationem de criſi pertinet.   Quare rur-
ſus ad ſermonis reliquum redeamus, primam hypotheſim in
memoriam revocantes.   Quippe poſitum erat decernendi
ſignum manifeſtum et validum in quarto die morbi et acuti
et natura ſalubris eveniſſe, deinde nullo quidem errore com-
miſſo, bonam omnino criſim ad ſeptimum diem futuram in-
dicari; ſi porro levis plane contigerit, ita quoque in ſeptimo
eventuram, non tamen exacte bonam, ſi vero fuerit ma-
gnus, ut a ſeptimo in ſequentium aliquem criſis recidat, at-
tendendum eſſe noxae magnitudini jubemus; nam exacta
hujus regula deprehendet clare an in nonum diem, ſive un-
decimum criſis incidat.   Itaque morbi qui prorſus ſine pe-
riculo ſunt, ob delicta diuturni eſſe ſolent.   Qui incolumi-
tatem pollicentur, non tamen periculoſis ſymptomatis, ob
errata lethales ſiunt.   Quinetiam illi qui omni periculo va-
cant, multis magnisque deinceps erroribus commiſſis, in
lethalium naturam incidunt.   Nec mirum eſſe puto.   Quum

μαστόν. ὅπου γὰρ καὶ τοῖς ὑγιαίνουσι τὰ μεγάλα τῶν ἁμαρ-
τημάτων αἴτια νοσημάτων ὀλεθρίων γίνεται, τί χρὴ προσδο-
κᾷν ἐπὶ τῶν νοσούντων; ὥστ᾽ ἤδη δῆλον ὡς ὁ τῶν ἐπιδήλων
τε καὶ κρισίμων ἡμερῶν λόγος, ὃν Ἱπποκράτης ἡμᾶς ἐδίδαξεν,
οὐδ᾽ ἐξετασθῆναι πρὸς ἄλλου τινὸς εἰ τοῖς φαινομένοις ὁμο-
λογεῖ δύναται, πλὴν ὅστις ἂν ὁμοίως ἐκείνῳ τεχνικὸς ὑπάρχει
περὶ δίαιταν. οὗτος γὰρ μόνος ἐξεταστικὸς καὶ διαγνωστικός
ἐστι τῆς τῶν ἁμαρτανομένων δυνάμεως, καὶ μόνος δύναται
γνῶναι τῆς τε βλάβης τὸ μέγεθος καὶ τῆς μελλούσης κρίνειν
ἡμέρας τὴν μετάπτωσιν. ὥσπερ δὲ ἐν τοῖς ἀκινδύνοις νοσήμα-
σιν ὑστερίζουσι τοσοῦτον αἱ κρίσεις ὅσον ἂν ὑπὸ τῶν ἐν τῷ
μεταξὺ πλημμεληθέντων οἱ κάμνοντες βλαβῶσιν, οὕτως ἐν
τοῖς ὀλεθρίοις προλαμβάνουσιν. εἰ γὰρ τῆς δ᾽ ἡμέρας ἐν θα-
νατώδει νοσήματι θανατῶδες σημεῖον προδειξάσης, εἰς τὴν
ἑβδόμην ἡμέραν ἡ κακὴ προδηλωθείη κρίσις, ἁμαρτηθείη δέ τι
μεταξὺ μὴ πάνυ τι σμικρόν, οὐκ ἀναμένει τὴν ζ᾽ ἡμέραν ἡ
κρίσις, ἀλλ᾽ ἐν τῷ μεταξὺ τὸ νόσημα κριθήσεται κακὴν δη-
λονότι κρίσιν. πότερον δὲ κατὰ τὴν ε᾽ ἢ τὴν στ᾽, ἔκ τε τῆς
αὐτοῦ τοῦ νοσήματος ὀξύτητος διορισθήσεται κἀκ τοῦ τῆς

enim in fanis delicta grandia morborum lethalium caufae
fiant, quid in aegrotis expectandum eft? Proinde jam cla-
rum eft indicum et decretoriorum dierum fermonem, quem
Hippocrates nos docuit, non examinari ab alio quodam in
apparentium confenfu poffe quam qui ex aequo par illi
victus inftituendi artifex eft. Hic enim folus errorum vim
disquirit pernofcitque, tum folus offenfae magnitudinem
et diei judicaturi delapfum intelligere poteft. Quemadmo-
dum vero in morbis periculo vacantibus judicia tantum re-
morantur quantum ex peccatis interim offenduntur aegri,
ita in lethalibus praeveniunt. Si enim quum dies quartus
in lethali morbo fignum lethale indicarit, in feptimum diem
male praedicetur crifis, peccatum vero non ita exiguum in-
terea temporis contigerit, feptimum diem crifis non expe-
ctabit, fed interdum morbus judicio malo videlicet finietur.
Sed an quinto vel fexto, tum ex ipfius morbi celeritate

βλάβης μεγέθους κἀκ τοῦ σχήματος τῶν παροξυσμῶν. ἐν
περιτταῖς μὲν γὰρ γινομένων αὐτῶν καὶ τοῦ νοσήματος ὄντος
κατόξεος καὶ τῶν ἁμαρτηθέντων οὐ πάνυ σμικρῶν, ἐν αὐτῇ
τῇ τετάρτῃ δηλονότι, θαυμαστὸν οὐδὲν ἐν τῇ πέμπτῃ τὸν ἄν-
θρωπον ἀποθανεῖν. εἰ δ' ἐν ἀρτίαις μὲν παροξύνοιτο, μὴ
κάτοξυ δ' εἴη τὸ νόσημα, μηδ' ἡ τῶν ἁμαρτημάτων βλάβη
μεγάλη, τὴν στ' ἀναμένει. τὰ δὲ τοιαῦτα πάντα συγχεῖ τῶν
ἐπιδήλων τε καὶ κρισίμων ἡμερῶν τὴν θεωρίαν, ὀλίγων μὲν
ἰατρῶν ὀρθῶς διαιτώντων, ὀλίγων δ' ἀῤῥώστων εὐπειθῶν
ὑπαρχόντων, ὀλίγων δὲ καὶ τῶν τὴν οἰκείαν ὑπηρεσίαν ἄμεμ-
πτον ἐχόντων, ἔτι δ' ἐλαττόνων οἷς οὐδὲν τῶν ἔξωθεν
ἠναντιώθη. δεῖ τοίνυν ἀκριβῶς μὲν εἶναι θεραπευτικὸν καὶ
προγνωστικὸν τὸν ἰατρὸν, ἀκριβῶς δὲ καὶ τοῦ τῆς βλάβης με-
γέθους διαγνωστικὸν, ἵνα εἰ καὶ προείποι (434) ποτὲ τὴν
ἡμέραν τῆς κρίσεως, εἶτ' ἐν τῷ μεταξύ τι βλαβῆναι τὸν κάμ-
νοντα συμβαίη, μεταθεῖναι καὶ αὐτὸς ἀκριβῶς δυνηθείη τὴν
πρόῤῥησιν. ἀλλ' ἐν τούτῳ πρόδηλον ὡς ὅστις μὲν μικρὸς
καὶ ταπεινὸς τὴν γνώμην ἢ οὐχ ὅπως ἀσκῆσαι διαγινώσκειν

tum ex offenfae magnitudine tum ex acceffionum figura de-
finietur. Quippe quando in imparibus ipfae fiunt, morbus
peracutus eft et peccata non admodum exigua, in ipfo
quarto videlicet, miraculum non eft in quinto hominem in-
terire. Quando in paribus acceffiones eveniunt, nec mor-
bus peracutus fit, nec erratorum magna offenfa, fextum ex-
pectat. Hujusmodi autem omnia indicum et decretorio-
rum dierum fpeculationem confundunt, quum pauci medici
recte victum praefcribant, pauci aegri obtemperent, pauci
fuum minifterii munus legitime obeant, pauciores adhuc quibus
nihil externi adverfatum fit. Quapropter medicum tum accu-
rate curandi tum praefagiendi peritum effe convenit, accurate
vero etiam laefionis magnitudinem difcernere, ut et fi ali-
quando judicii diem praedicat, fed interea temporis offendi
aegrum contingat, mutare ipfe praedictionem exacte poffit.
Hinc perfpicuum evadit quod quicunque animo pufillus
humilisque fuerit non folum non fingula quae recenfui

Ed. Chart. VIII. [470. 471.]   Ed. Baf. III. (434.)

ἕκαστον τῶν εἰρημένων ἐπὶ τῶν ἀῤῥώστων, ἀλλ᾽ οὐδ᾽ αὐτὴν
τὴν θεωρίαν ἐκμαθεῖν ὑπομένοι.

Κεφ. ιβ´. Γενναῖος δέ τις καὶ ἀληθείας ἑταῖρος καὶ
ταλαιπωρεῖν ἐπὶ τοῖς καλοῖς οὐκ ὀκνῶν, οὔτε τῶν θεωρημά-
των τὸ χαλεπὸν οὔτε τοῦ χρόνου τὸ μῆκος οὔτε τῆς ἀσκή-
σεως τὸν πόνον ὑπειδόμενος, ἐπὶ τὸ τέλειον ἀφίξεται τῶν
εἰρημένων, ὡς μὴ μόνον ἡμέραν ἔχειν εἰπεῖν βεβαίως ἐνίοτε,
ἀλλὰ καὶ τὴν ὥραν αὐτὴν ἐν ᾗ κριθῆναί τινα τῶν νοσούν-
των, ἢ ἀποθανεῖν ἀναγκαῖον. ἐπειδὰν γὰρ προγνῷς τὴν ἡμέ-
ραν ἐνίοτε εἰ οὕτως ἔτυχε τὴν τοῦ θανάτου, σκοπεῖσθαι χρὴ
τοὐντεῦθεν ἐν τίνι μάλιστα καιρῷ τοῦ παροξυσμοῦ βαρύνε-
ται μεγάλως ὁ κάμνων. εἰ μὲν γὰρ εὐθὺς εἰσβάλλοντος αὐτοῦ
καταψύχοιτό τε σφοδρῶς καὶ δυσεκθέρμαντος καὶ ἄχρους μέχρι
πλείστου μένοι καὶ μικρόσφυκτος, ἢ ἄσφυκτος καὶ κακό-
σφυκτος γένοιτο καὶ κινηθῆναι νωθρὸς, ἢ ἀδύνατος, ἢ καὶ
[471] κωματώδης, ἤ τι τοιοῦτον ἕτερον πάσχει, τοῦτον ὑφο-
ρᾶσθαι μάλιστα τὸν καιρόν. εἰ δ᾽ οὗτος μὲν μέτριος εἴη,
περὶ δὲ τὴν ἀκμὴν ἤτοι παραπαίοντα τὸν ἄῤῥωστον, ἢ κα-

mus in aegris cognoſcere ſtudet, ſed ne ſpeculationem qui-
dem ipſam ediſcere ſuſtinet.

Cap. XII. At generoſus aliquis verique amator, tum
qui labores in optimis quibusque rebus non refugiat, neque
theorematum difficultatem, neque temporis prolixitatem,
neque exercitii laborem veritus, ad commemoratorum per-
fectionem veniet, ut non ſolum diem firmiter aliquando
poſſit praedicere, ſed etiam horam ipſam in qua aegrum
quempiam liberari, vel mori neceſſarium eſt. Poſteaquam
enim diem aliquando, verbi gratia, mortis cognoveris, con-
ſiderandum eſt inde in quo potiſſimum acceſſionis tempore
aeger maxime gravetur. Si enim ſtatim invadente ea refri-
geretur vehementius, ut vix ad calorem reduci poſſit, calor
diutiſſime abſit, pulſus exiguus, aut nullus, aut malus appareat,
motus pigritia, vel etiam ſomnus veternoſus, aut aliud quippi-
am, hoc maxime tempus conſiderandum eſt. Quod ſi hoc quidem
moderatum fuerit, in ſtatu autem vel delirantem, vel co-

ταφερόμενον, ἢ ἀλύοντα βλέποις, ἢ τοῦ πυρετοῦ τὸ μέγεθος
οὐχ ὑπομένοντα, διακαιόμενον δὲ σφοδρῶς καὶ σκοτοδι-
νιῶντα καὶ κεφαλὴν ἀλγοῦντα καὶ καρδιώσσοντα καί τι τοιοῦ-
τον ἕτερον πάσχοντα, τοῦτον ὑποπτεύειν μάλιστα τὸν και-
ρόν. εἰ δὲ καὶ τῆς ἀρχῆς τοῦ παροξυσμοῦ καὶ τῆς ἀκμῆς με-
τρίως γινομένων ἢ παρακμὴ λειποψυχίας τινὰς καὶ ἱδρῶτας
ἀνωμάλους καὶ ψυχρούς, ἢ περὶ κεφαλὴν μόνον, ἢ τράχηλον,
ἢ στέρνον ἐπιφέροι καὶ τοὺς σφυγμοὺς ἀμυδρούς τε καὶ μι-
κροὺς ἐργάζοιτο καὶ τὰ τούτοις ὅμοια, τοῦτον ὑφορᾶσθαι
μάλιστα τὸν καιρόν, εἰδέναι τε σαφῶς ἐν τῷ χειρίστῳ τοῦ
παροξυσμοῦ καιρῷ τεθνήξεσθαι τὸν ἄνθρωπον. καὶ μὴν εἰ
τοῦτο διορισθείη τε καὶ γνωσθείη σαφῶς, οὐδὲν ἔτι χαλεπὸν
οὐδὲ τὴν ὥραν εἰπεῖν τοῦ θανάτου. εἰ γὰρ καὶ τῆς δευτέρας
ἡμέρας εἰ τύχοι καὶ τῆς τετάρτης τὸν σφοδρότατον παροξυσ-
μὸν ἐνεγκούσης ἥπερ τῆς πρώτης τε καὶ τρίτης καὶ πέμπτης,
εἰς τὴν ἕκτην ἡμέραν ὁ θάνατος προδηλωθείη, φαίνοιτο δὲ
καὶ τὸ χαλεπώτατον μέρος τοῦ παροξυσμοῦ κατὰ τὴν εἰσβολὴν
αὐτοῦ, καὶ τοῦτο ὥραν ἕκτην γένοιτο, οὔ τι χαλεπὸν ἐν ἐκείνῳ
τῷ καιρῷ τεθνήξεσθαι τὸν ἄνθρωπον εἰπεῖν καὶ τοῦτ᾽ ἔστιν ὅ

matofum, vel anxium videas, aut febris magnitudinem non
tolerantem, fed vehementer inardefcentem, vertigine labo-
rantem, capite dolentem, cardiogmo laborantem vel id ge-
nus aliis, hoc maxime tempus obfervare convenit.   Porro
fi in principio acceffionis vigoreque mediocriter evenienti-
bus, declinatio quaedam animi deliquia, fudores inaequales,
frigidos, vel circa caput folum, vel cervicem, vel pectus inferat,
pulfus obfcuros exiguosque efficiat et his fimilia, hoc praecipue
tempus obfervandum eft fciendumque manifefto in peffimo
acceffionis tempore hominem moriturum. Atqui fi hoc defini-
tum cognitumque aperte fit, nullum adhuc eft negotium mortis
horam dicere, quippe quum fecundus dies exempli gratia
et quartus vehementiorem acceffionem adferat quam pri-
mus, tertius et quintus, ad fextum diem mors praemonftra-
bitur, appareat vero pars acceffionis graviffima in ipfius in-
fultu, eaque fexta hora, in hac moriturum hominem non

πειρῶμαι κατασκευάζειν νῦν, ὅπερ ἂν ἴσως οἰηθείη τις, ἅ ς
οὐκ ἐνδέχοιτό ποτε σφαλῆναι τὸν ἐκ τοιαύτης θεωρίας ὁρμώ-
μενον, ἀλλ᾽ ὅτι τὰ πλείω τεύξεσθαι τἀληθοῦς, οὐ πιθανοῖς
λόγοις, ἀλλ᾽ αὐτοῖς τοῖς ἔργοις διεδειξάμην. ἐκεῖνο δὲ βέ-
βαιον οἶδα ποιοῦντας ἐνίους τῶν βασκαινόντων τοῖς ἀρίστοις.
ἀξιοῦσι γὰρ ἀεὶ προλέγειν ἡμᾶς τὸ μέλλον, κἂν μηδὲν ἔχωμεν
ἐνίοτε βέβαιον σημεῖον, καίτοι τοῖς ἱεροσκόποις τε καὶ τοῖς
οἰωνισταῖς ἐπεκθύεσθαι καὶ ἐπεξοιωνίζεσθαι συγχωροῦσιν,
ὅταν ἀσαφῆ γένηται τὰ μαντεύματα, εἶθ᾽ ἅμα μὲν ἀντιλέγου-
σιν ἡμῖν ὡς μείζονος ἢ κατ᾽ ἄνθρωπον θεωρίας ἐφιεμένοις,
ἅμα δ᾽ ἐπὶ τῶν ἔργων οὕτω πικρῶς ἐξετάζουσι τὰς προῤῥή-
σεις ὡς οὐδένα τῶν μάντεων. ἀλλὰ γὰρ οὐ πρὸς τούτους
ἀποβλέπειν, ἀλλ᾽ εἰς αὐτὴν χρὴ τὴν ἀλήθειαν καὶ τῶν σημείων
τὰς δυνάμεις ἀκριβῶς ἀσκήσαντας διαγινώσκειν, ἐπειδὰν ἀσφα-
λῶς οἷόν τε ᾖ διορίζεσθαι, προλέγειν τηνικαῦτα διατεινόμενον,
εἰ δ᾽ ἀσαφὲς εἴη τι, τὴν ἑξῆς ἡμέραν ἀναμένειν. εἰ δὲ καὶ μὴ
κατ᾽ αὐτήν τι δυνάμεθα βεβαίως προειπεῖν, ἄμεινον ἡσυχάζειν
ἢ προπετῶς ἀποφηνάμενον σφαλῆναι. ἔγωγ᾽ οὖν ἐκ τῆς τοι-

eſt operoſum dicere. At hoc non dico ut quis putet nun-
quam tali ſpeculatione fretum falli poſſe, verum majore ex
parte veritatem aſſequi, non probabili ſermone, ſed re ipſa
oſtendimus. Illud autem novi certo, quosdam qui optimis
invident, facere; volunt enim futurum nos ſemper praedi-
cere, licet nullum interdum ſignum firmum habeamus, quan-
quam aruſpicibus auguribusque denuo augurari immolare-
que concedant. Deinde ſimul quidem obſtrepunt nobis
tanquam majorem quam hominibus conveniat ſpeculationem
appetentibus, ſimul vero in operibus tam acerbe praedi-
ctiones inquirunt ut nulli vates ita inquirant. Atqui non
illos reſpicere, ſed veritatem ipſam et ſignorum facultates
diligenti exercitio pernoſcere oportet, et ubi hae tuto deſi-
niri poſſunt, praedicere conator; ſi autem quid obſcu-
rum fuerit, ſequentem diem expectare oportet. Porro ſi
nihil in ipſo firmiter praeſagire poſſimus, ſatius eſt tacere
quam temere pronunciantem falli. Ego ſane ex tali ſe-

αὐτῆς ἀσφαλείας ὁρμώμενος οὐκ οἶδα σφαλεὶς ἐν προῤῥήσει
χρόνου πολλοῦ, καίτοι κατὰ τὴν πρώτην εὐθὺς ἀρχὴν τοῦ
πυρετοῦ πολλάκις ὑπὲρ ὅλης ἀπεφηνάμην αὐτοῦ τῆς φύσεως,
ἢ τριταῖον εἰπὼν εἶναι τὸν εἰσβάλλοντα τοῦτον πυρετὸν, ἢ
τεταρταῖον, ἢ ἀμφημερινὸν, ἢ τούτων μὲν οὐδένα, συνεχῆ
δὲ τινα καὶ ὀξὺν, οὐκ ἂν ὑπερβάλλοντα τὴν δ᾽ ἡμέραν. ἀλλ᾽
ἐπὶ πάσης ἀρχῆς οὐχ οἷόν τε διαγνῶναι τὸ μέλλον, ἀλλ᾽ εἴ
τις ἂν ἀκριβῶς ἐμφανίζει τὴν τοῦ νοσήματος ἰδέαν, καὶ τοῦτο
δὲ τῆς περὶ κρίσεών ἐστιν ἤδη πραγματείας.

Κεφ. ιγ΄. Πάλιν οὖν ἐπὶ τὸ προκείμενον ἐπανιτέον
καὶ ῥητέον ὡς εἴ τις κατὰ τὴν πρώτην ἡμέραν ὀξέως μὲν πυ-
ρέττοι, μηδὲν δ᾽ αὐτῷ προσείη κινδυνῶδες σημεῖον, εὑρεθείη
δέ τι κἂν τοῖς οὔροις πέψεως γνώρισμα τῆς δ᾽ ἡμέρας, οὐκ
ἂν ἐξωτέρω λυθείη τὸ νόσημα. καὶ μὲν δὴ κἂν εἰ πάντα ὀλέ-
θρια κατὰ τὴν α΄ ἡμέραν εὐθὺς εὑρίσκοιτο, [472] τεθνήξεται
πάντως οὐκ ἐξωτέρω τῆς δ᾽ · εἰ δέ γε πυρέττοι μὲν ὀξέως, μη-
δὲν δὲ αὐτῷ παρείη τῶν ὀλεθρίων, ἀλλὰ μηδέ τι τῆς πέψεως
γνώρισμα, τοῦτον οὐκ ἐνδέχεται τεταρταῖον παύσασθαι.

curitate motus, haud novi me in praedictionem longo tem-
pore erraffe, etfi in primo ftatim febris initio fubinde de tota
ipfius natura pronunciaverim, vel tertianam effe hanc in-
vadentem febrem inquiens, vel quartanam, vel quotidia-
nam, vel harum quidem nullam, continuam vero et acutam
aliquam, quartum diem non excedentem. Verum in omni
principio futurum cognofcere non licet, nifi quis ex amuffi
morbi fpeciem perfpectam referat, et hoc ad opus de crifi
pertinet.

Cap. XIII. Iterum igitur ad inftitutum reverfi di-
camus, fi quis primo die acuta febre infeftetur, nullum au-
tem periculofum fignum ipfi adfuerit, fed in urinis aliqua
coctionis nota inventa fuerit, non extra quartum diem mor-
bus folvetur. Quinetiam fi multa lethalia primo die ftatim
deprehendantur, morietur plane non extra quartum diem.
At fi acute febricitet, nullum vero lethale adfit, imo nec
aliqua concoctionis nota, fieri non poteft ut hic quartanus

BIBΛION A. 835

Ed. Chart. VIII. [472.]   Ed. Baf. III. (434.)

διορίζεσθαι δεῖ πάλιν ἐνταῦθα πότερον ὥσπερ οὐδὲν ὑπάρ-
χει γνώρισμα πέψεως αὐτῷ, κατὰ τὸν αὐτὸν τρόπον οὐδὲ
χρόνου γνώρισμα πολλοῦ, ἢ πρὸς τῷ τὰ τῆς πέψεως ἀπεῖναι
σημεῖα καὶ τὰ τοῦ χρόνου πρόσεστιν. εἰ μὲν γὰρ ὥσπερ τὰ
τῆς πέψεως, οὕτω καὶ τὰ τοῦ χρόνου τελέως σημεῖα ἀπείη,
περὶ τὴν δευτέραν τετράδα τὴν ἀκμὴν ἀπολήψεται τὸ νόσημα·
εἰ δὲ καὶ χρόνου μακροῦ σημεῖον παρείη, πάντως μὲν ὑπερ-
πεσεῖται τὴν δευτέραν τετράδα, τουτέστι τὴν ἑβδόμην ἡμέραν.
εἰς δὲ πόσον ἐκταθήσεται, τοῦτο οὐκ ἐγχωρεῖ γινώσκειν εὐθὺς
κατ᾽ ἀρχάς, ἀλλ᾽ ἐν ταῖς ἐφεξῆς ἡμέραις διορισθήσεται. το-
σοῦτον δ᾽ ἂν ἤδη πρὸς τῷ καλῶς διαιτᾶν ἀπολαύσεις ἐκ τῆς
εἰρημένης προγνώσεως, γινώσκειν ὅτι χρὴ τρέφειν ἤδη τοσοῦτον
ὡς ἂν ἐξ ὑστέρου μελλούσης ἔσεσθαι τῆς ἀκμῆς. ὅκου μὲν γὰρ
κάτοξυ τὸ νόσημα, αὐτίκα καὶ τοὺς ἐσχάτους πόνους ἔχει, καὶ
τῇ ἐσχάτως λεπτοτάτῃ διαίτῃ ἀναγκαῖον χρέεσθαι· ὅκου δὲ
μὴ, ἀλλ᾽ ἐνδέχεται ἁδροτέρως διαιτᾶν, τοσοῦτον ὑποκατα-
βαίνειν ὁπόσον ἂν ἡ νοῦσος μαλθακωτέρα τῶν ἐσχά-
των ᾖ· δηλονότι τὰ ἔσχατα τὴν ἀκμὴν λέγει τοῦ νοσήματος,

decedat. Diftinguendum hic rurfus eft utrum ficut nulla
concoctionis nota adeft ei, eodem modo neque temporis
longi ulla, an praeter quod coctionis indicia defunt, etiam
temporis figna adfunt. Si namque ut concoctionis, ita tem-
poris omnino figna abfint, in fecundo quaternario morbus
ftatum accipiet. Quod fi longi temporis indicium adfuerit,
excedet omnino fecundum quaternarium, hoc eft diem fepti-
mum. Caeterum quantum extendetur, hoc non licet fta-
tim ab initio cognofcere, fed in fequentibus diebus difti-
guetur. Tantum autem ex hac praenotione ad probam vi-
ctus rationem praecipiendam acquires, quod cognofces fcili-
cet tantum alimenti morbo convenire quantum ftatu
poft futuro. *Quum enim morbus peracutus eft, ftatim*
etiam extremos labores habet, in quo extreme tenuiſſima
victus ratione utendum eft; quum autem fecus eft, paulo
pleniorem victum tantum admittere convenit quanto mor-
bus extremis mitior clementiorque fit. **Extrema** ftatum

εἴ γε δὴ καὶ τὸ κάτοξυ τοὺς ἐσχάτους πόνους ἔχειν αὐτίκα
φησὶ, τουτέστι τοὺς παροξυσμοὺς καὶ τὰ συμπτώματα, τοῦτο
δὲ οὐδὲν ἄλλο ἢ ἀκμάζειν ἐστὶ τὸ νόσημα. τὸ δὴ τοιοῦτον
νόσημα τὸ κατὰ τὴν ἀρχὴν εὐθέως ὅτι τὴν δευτέραν ὑπερ-
βήσεται τετράδα δηλοῦν, ἐν τῇ δευτέρᾳ καὶ τρίτῃ τῶν ἡμερῶν
ἐπιγνοίης ἂν ἀκριβέστερον εἰς ὅσον ἂν ἐκταθήσεται χρόνου
μῆκος. ἐν δὲ τῇ δ᾽ κἂν ἐγγυτάτω στοχάσαιο τὴν μέλλουσαν
ἀκμήν τε καὶ κρίσιν. εἰ μὲν γὰρ τά τε τῆς ἀπεψίας σημεῖα
καὶ τὰ τοῦ χρόνου μηδὲν ἀξιόλογον ὑφιέντα φαίνοιτο καὶ τῆς
τρίτης τετράδος ἐπὶ πλεῖον ἡ νόσος ἐκταθήσεται. εἰ δέ τινα
σαφῆ ποιοῖτο μεταβολὴν, οὐ μὴν ἤδη γέ τι σημεῖον πέψεως ἐν
τῇ πρώτῃ τετράδι φαίνοιτο, περὶ τὴν τρίτην τετράδα προσδέ-
χεσθαι τὴν κρίσιν. εἰ δ᾽ ἄπεπτον ἔτι δὴ φαίνοιτο κατὰ τὴν
ἑβδόμην ἡμέραν, οὐ μὴν ἐξαίρετόν τι καὶ μέγα χρόνου ση-
μεῖον ἔχον, ἐλπίζειν μὲν εἰς τὴν τετάρτην τετράδα, τουτέστιν
εἰς τὴν τεσσαρεσκαιδεκάτην ἡμέραν ἐκταθήσεσθαι τὴν κρίσιν
αὐτοῦ, διορίζεσθαι δ᾽ ἀκριβῶς ἐπὶ τῆς ἑνδεκάτης. ὡς γὰρ ἡ

morbi appellat, fiquidem peracutum quoque morbum extre-
mos labores ftatim habere dicit, hoc eft accefliones et fym-
ptomata; id autem aliud nihil eft quam morbum vigere.
Talis fane morbus qui ftatim a principio fecundum quater-
narium excefurum fe indicat, fecundo et tertio die accura-
tius a te intelligetur, in quantam temporis prolixitatem ex-
tendetur; in quarto vel proxime conjeceris futurum ftatum
et crifim; nam fi cruditatis figna et temporis nihil effatu
dignum referunt, etiam tertio quaternario longius aegritudo
extendetur. Enimvero fi claram aliquam mutationem fa-
ciat, non tamen jam fignum aliquod concoctionis in primo
quaternario appareat, in tertio quaternario crifis expe-
ctanda eft. At fi crudus adhuc videatur in feptimo die, non
infigne quoddam et magnum temporis indicium habens, fpe-
randum in quartum quaternarium, hoc eft in decimumquar-
tum diem crifim ejus extenfum iri; definiendum vero eft
exacte in undecimo; ut enim quartus feptimi, fic undeci-
mus decimiquarti index eft; ubi enim clarum aliquod et fi-
dum ad amuffim fignum concoctionis jam eo die antea inno-

BIBΛION Α. 837

Ed. Chart. VIII. [472.]   Ed. Baf. III. (434. 435.)

δ' τὴν ἑβδόμην, οὕτω καὶ ἡ ἑνδεκάτη τὴν τεσσαρεσκαιδεκάτην προδηλοῖ· σαφὲς μὲν δή τι καὶ ἀκριβῶς [435] πιστὸν ἥδε προδείξασα πέψεως σημεῖον ἐν τῇ ιδ' τὴν κρίσιν ἔσεσθαί φησι· ἀμυδρὸν δ' εἰ γένοιτο, προσέχειν ἤδη τὸν νοῦν τοῖς ἄλλοις. εἰ μὲν γὰρ ὀξέως τε κινοῖτο τὸ νόσημα καὶ μηδὲν τῶν ἄλλων κωλύοι, τάχ' ἄν που καὶ ἡ ιδ' κρίνειεν· εἰ δὲ μὴ, περὶ τὴν ιζ' ἡ κρίσις. εἰ δ' ὅλως μηδὲν ἐπὶ τῆς ια' προδηλωθείη, τὴν μὲν ιδ' οὐκ ἐνδέχεται κρίνειν. σκοπεῖσθαι δὲ κἀνταῦθα τήν τε τοῦ νοσήματος ὅλου κίνησιν καὶ τὰ ἄλλα πάντα συμπτώματά τε καὶ σημεῖα, πότερον περὶ τὴν ιζ' ἢ καὶ ιη' ἐλπίζειν χρὴ κρίσιν, ἢ προσωτέρω γενέσθαι. ἐνίοτε μὲν γὰρ καὶ κατὰ ταύτας κρίνεται, τὰ πολλὰ δὲ καὶ κατὰ τὴν εἰκοστὴν, ἔνια δὲ καὶ κατὰ τὴν κα'. ἐπίδηλος δ' ἀμφοῖν μὲν ἡ ιζ' καὶ μᾶλλον τῆς κ', ἡ δὲ ιη' μόνης τῆς κα'. εἰ δέ τι καὶ κατ' ἀρχὰς εὐθὺς νόσημα μὴ σφόδρα ταχέως κινούμενον, ἀλλ' οἷον ἐνδόμυχον εἰσβάλλοι, καὶ τἄλλα αὐτῷ σημεῖα προσείη μακροτέρου χρόνου, τούτου τοῦ νοσήματος οὐχ οἷόν τε κατ' ἀρχὰς προγνῶναι τὴν ἀκμήν. ἀλλ' ὅτι μὲν οὐκ ἐντὸς τῆς ιδ' κριθήσε-

tuerit, in decimoquarto judicium fore ait, obfcurum fi eveniat, aliis jam attendendum eft.   Si namque morbus celerem motum obtineat et aliorum nullum obftet, forfan etiam decimusquartus decernet, fin minus, in decimofeptimo crifis erit, at fi nihil in undecimo prorfus ante fuerit indicatum, in decimoquarto judicium effe nequit.   Confiderandum autem hic totius morbi motus aliaque fymptomata omnia et indicia, utrum decimofeptimo, vel etiam decimooctavo crifis fperanda fit, an longius progreffura; interdum enim in his quoque judicatur, plerumque vigefimo, interdum vigefimoprimo, index autem amborum eft decimusfeptimus et magis vigefimi, decimusoctavus autem folius vigefimiprimi. Porro fi morbus quispiam mox ab initio non adeo celeriter moveatur, fed velut occultus et latens invadat, et alia figna longioris temporis adfint, hujus ftatum praefagire in principiis nemini licet.   Verum quod non intra decimumquartum diem crifin accipiet, liquido conftat; quousque vero exten-

ται δῆλον· εἰς ὅσον δέ γε ἐκταθήσεται μῆκος [473] οὐδέπω
δῆλον, ἀλλὰ χρὴ διορίζεσθαι πρῶτον μὲν εἰ κινδυνῶδές ἐστιν,
ἢ ἀκίνδυνον. κινδυνώδους μὲν γὰρ ὄντος καὶ σὺν τούτῳ τῆς
δυνάμεως ἀῤῥώστου, φθάσειεν ἂν ὁ ἄνθρωπος ἀποθανεῖν
πρὶν εἰς μακρὸν ἐκταθῆναι χρόνον· ἀκινδύνου δὲ πόῤῥω πάν-
τως ἡ κρίσις., οὐ γὰρ ἐνδέχεται ταχέως κριθῆναι τὸ χρόνου
μακροῦ προδεῖξαν γνώρισμα. πόσος οὖν χρόνος ἀκριβῶς αὐτῷ
γενήσεται μὴ ὅτι κατὰ τὴν πρώτην ἡμέραν, ἢ τὴν δευτέραν,
ἢ τὴν τρίτην, ἀλλὰ μηδὲ κατὰ τὴν τετάρτην, ἐλπίζειν ἐξευ-
ρίσκειν ἀκριβῶς, ἀλλ' ἐν ταῖς ἐφεξῆς περιόδοις τῶν κρισίμων
ἡμερῶν ἔσται δῆλον. ἐπὶ μὲν τῆς δευτέρας τετράδος ἔστι που
στοχαζομένῳ πλατύτερον, ἀκριβέστερον δ' ἐπὶ τῆς τρίτης.
εἰ μὲν γὰρ ἕως τῆς ζ ἡμέρας τὰ τῆς ἀπεψίας τε καὶ τοῦ χρό-
νου σημεῖα φαίνοιτο σφοδρότερα, πρὸ τῆς κ' οὐκ ἐνδέχεται
κριθῆναι, μετριωτέρων δὲ γενομένων ἢ ἴσων διαμενόντων
ἐνδέχεται. ἐὰν οὖν ὅτι πρὸ τῆς κ' οὐκ ἐνδέχεται κριθῆναι
σαφῶς ἂν εἰδείης, εἰ δ', ὡς εἴρηται, σφοδρῶν τῶν γνωρισμά-
των τοῦ χρόνου γενομένων, ἐπισκέπτου τὴν τρίτην τετράδα,
κἂν ἔτι καὶ κατὰ ταύτην ἐπιτείνηται, τά τε τοῦ χρόνου

detur, non conſtat, fed diſtinguere oportet prius periculo-
fusne ſit, an non. Si periculoſus eſt et praeterea vires ae-
gri imbecillae, mors ante quam in longum extendatur tem-
pus, praevertet; ſi periculo vacat, procul omnino criſis eſt,
non enim fieri poteſt ut celeriter judicetur morbus qui prae-
monſtrarit notam longi temporis. Quantum igitur tempus
ad amuſſim ei accedet, non modo non primo die aut ſe-
cundo aut tertio, fed ne quarto quidem invenire abſolute
ſperandum, verum in decretoriorum dierum ſequentibus
periodis perſpicuum fiet. In ſecundo quidem quaternario
latior eſt conjectura, in tertio accuratior. Quod ſi enim ad
ſeptimum usque diem cruditatis et temporis indicia vehe-
mentiora compareant, ante vigeſimum diem criſis eſſe non
poteſt; ſi moderatiora eveniunt, aut permanent aequalia, po-
teſt. Itaque ſi ante vigeſimum diem decerni non poſſe ma-
nifeſto noveris, idque temporis notis vehementibus, inſpice
tertium quaternarium, et ſi adhuc temporis cruditatisque

Ed. Chart. VIII. [473.]   Ed. Baf. III. (435.)

καὶ τὰ τῆς ἀπεψίας σημεῖα πόῤῥω που τῆς κ' ἐκταθήσεσθαι τὴν κρίσιν ἔλπιζε. μενόντων δ' ἴσων, ὅτι μὲν κἀνταῦθα μετὰ τὴν εἰκοστὴν ἤδη καὶ τοῦτο λέγειν ἐγχωρεῖ, τὴν δ' ἡμέραν αὐτὴν οὐχ οἷόν τε γινώσκειν ἤδη. δηλώσει δὲ αὐτὴν ἡ τρίτη τε καὶ τετάρτη τετράς. εἰ γὰρ ἀεὶ καὶ μᾶλλον ἐκλύοιτο τὰ τῆς ἀπεψίας σημεῖα, τῇ μετὰ τὴν τρίτην ἑβδομάδα πρώτῃ τετράδι κριθήσεσθαι τὴν νόσον ἔλπιζε. μὴ πάνυ δ' ἀξιολόγου γενομένης τῆς μεταβολῆς, εἰς τὴν τετάρτην ἑβδομάδα προβήσεται. τὰ δ' ἕως τῆς ιδ' ἡμέρας ἄπεπτά τε παντάπασιν ὑπάρχοντα καὶ βραδύτερόν πως κινούμενα νοσήματα τῆς μ' οὐκ ἂν ἐγγυτέρω κριθείη. μετὰ δὲ τὴν μ' ὅτι τὰ τῶν κρίσεων ἐκλύεται καὶ μάλιστα ταῖς κατὰ βραχὺ πέψεσιν, ἢ ταῖς ἀθρόαις μεταβολαῖς τὰ νοσήματα λύεται καὶ ἡμῖν μὲν ἔμπροσθεν εἴρηται, καὶ τοῖς ἄλλοις δὲ πᾶσιν ὅσοις τῶν ἔργων τῆς τέχνης φροντὶς οὕτω δοκεῖ, καθάπερ οὖν καὶ Ἀρχιγένει. γίνονται μέν ποτε καὶ κατὰ ταύτας ὀξεῖαι μεταβολαί, ὥσπερ κἂν τοῖς ἐφ' Ἱπποκράτους γεγραμμένοις ἀῤῥώστοις ἔστιν εὑρεῖν. ἡ δὲ τῆς προγνώσεως αὐτῶν μέθοδος αὕτη. καθόλου γὰρ χρὴ τὰς

figna in hoc intendantur, procul a vigefimo die crifim productum iri fpem habeto, aequalibus fignis manentibus, hic quoque poft vigefimum venturam dicere licet, diem vero ipfum cognofcere jam non eft, tertius autem et quartus quaternarius eum indicabit. Si namque femper magisque cruditatis figna exolvantur, primo poft tertiam feptimanam quaternario crifim morbi fperato, fi nulla infignis mutatio fiat, in quartam hebdomadem progredietur. Qui autem morbi ad decimumquartum crudi omnino funt et tardius quodammodo moventur, non citius quadragefimo judicantur. Poft quadragefimum vero judicia diffolvi, et lentis concoctionibus magis quam fubitis mutationibus morbos folvi, et nobis quidem prius dictum eft et aliis omnibus quibus artis opera curae funt fic videtur, ut etiam Archigeni. Accidunt quidem aliquando in his quoque praecipites mutationes, quemadmodum in aegris ab Hippocrate defcriptis invenias, praefagiendi autem ipfarum methodus haec eft. In fumma

δυνάμεις ἐπίστασθαι τῶν σημείων, ὥσπερ οὖν καὶ Ἱπποκρά-
της ἐκέλευεν, εἰ μέλλοι τις ἔσεσθαι προγνωστικὸς ἀκριβῶς.
οἱ πολλοὶ δὲ τῶν ἰατρῶν, ὅσοι γε τολμῶσιν ἅπτεσθαι τῆς
τοιαύτης θεωρίας, εἰς τὸν ἀριθμὸν ἀποβλέπουσι τῶν σημείων,
οὐκ εἰς τὰς δυνάμεις. ἀλλὰ περὶ μὲν τούτων κἂν τοῖς περὶ
κρίσεων ὑπομνήμασι λέγεται. καιρὸς δ᾽ ἂν εἴη μοι τοῦ τῆς
διαφωνίας ἅπτεσθαι λόγου καὶ κρίνειν αὐτὴν πειρᾶσθαι διά
τε τῆς ἐμπειρίας καὶ τοῦ λόγου. ταῦτα γὰρ δὴ καὶ δι᾽ ἑτέρων
ἐδείκνυμεν εἶναι κριτικὰ πάντων τῶν ἐν ἰατρικῇ ζητουμένων.

enim fignorum vires cognofcere oportet, ficut Hippocrates
etiam praecepit, fi quis praefagiendi peritus exacte futurus
eft. Plerique medici qui hujusmodi fpeculationem audent
attingere, ad fignorum numerum, non poteftates refpiciunt.
Sed haec et in opere de crifi tractantur. Tempus autem fue-
rit discordiae fermonem aggredi et experientia ac ratione
eum explorare, has fiquidem alibi etiam oftendimus om-
nium quae in medicina disquiruntur effe judices.

ΓΑΛΗΝΟΥ ΠΕΡΙ ΚΡΙΣΙΜΩΝ ΗΜΕΡΩΝ
ΒΙΒΛΙΟΝ Β.

Ed. Chart. VIII. [474.]   **Ed. Baf. III. (435.)**

Κεφ. α'. ῞Οσον μὲν εἰς τὰ τῆς ἰατρικῆς ἔργα χρή-
σιμον ἐν τῷ πρὸ τούτου λόγῳ σύμπαν εἴρηται. διὰ τί δ'
οὐχ ἅπαντες ὑπὲρ ἁπασῶν ὡσαύτως ἔγραψαν, εἴρηται μὲν
καὶ τοῦτ' ἔμπροσθεν. ἀλλ' ὅπῃ σφαλῆναι μέν τισιν αὐτῶν,
κατορθῶσαι δ' ἑτέροις ὑπῆρξεν, οὐκέτ' εἴρηται. τοῦτο οὖν
ἀναληπτέον ἐν τῷδε τῷ λόγῳ πρῶτον, ἔπειτα καὶ τὴν αἰτίαν
ῥητέον δι' ἣν οὔθ' ἁπασῶν ἡμερῶν ἀριθμός ἐστι κριτικὸς
οὔθ' ὅσαι κρίνειν πεφύκασιν ἴσην ἅπασαι ἔχουσι δύναμιν,
ἀλλ' ἐπειδὴ πάντα τὰ κατὰ τὴν ἰατρικὴν τέχνην εὑρίσκεταί τε

GALENI DE DIEBVS DECRETORIIS
LIBER II.

Cap. I.   Quantum fane ex diebus decretoriis medi-
cinae operibus utilitatis adveniat fuperiori commentario
univerfum oftendimus; cur autem non omnes eodem modo
de omnibus fcripferint, dictum eft hoc quoque antea, at
quo pacto nonnulli ipforum erraverint, alii recte fenferint,
nondum expofuimus. Hoc itaque primum nunc repetendum,
deinde caufa explicanda erit, ob quam neque omnium die-
rum numerus eft decretorius, neque decernere nati eandem
habent omnes potentiam. Porro quum univerfae medicae

καὶ δοκιμάζεται, τὰ μὲν ἐμπειρίᾳ, τὰ δὲ λόγῳ, τὰ δὲ συναμ-
φοτέρῳ, πειρατέον κἀνταῦθα δι' ἀμφοτέρων ὀργάνων ἐξελέγ-
ξαι μὲν τὸ ἡμαρτημένον, ἐπαινέσαι δὲ καὶ προσίεσθαι τὸ κα-
τωρθωμένον. ὅτι μὲν οὖν ἡ πεῖρα τὰς εἰρημένας ἡμέρας πρεσ-
βεύει, τοὺς μὲν ὑπ' ἐμοῦ παρατηρηθέντας ἀῤῥώστους εἰ γρά-
ψαιμι, τάχ' ἄν τῳ ψεύδεσθαι δόξαιμι, τοὺς δ' ὑφ' Ἱπποκρά-
τους, ὃν ἀληθέστατόν γε πάντων καὶ κρίνειν ἱκανώτατον
ἅπαντες εἶναι πεπιστεύκαμεν, ἄμεινον εἶναί μοι δοκεῖ παρα-
θέσθαι τῷ λόγῳ, καὶ πρῶτον μὲν τοῦ συγκεχυμένου τε καὶ
ἀδιορίστου κατὰ τὴν πεῖραν, οὗ καὶ πρόσθεν ἐμνημόνευσα,
πρὸς τοὺς διορισμοὺς ἀναμνήσω.

Κεφ. β'. Λέλεκται δ' ἐν αὐτοῖς πρῶτον ἕν μὲν τὸ
μὴ δεῖν ἐπὶ πάντων ἑξῆς τῶν ἀῤῥώστων τὴν ἐξέτασιν τῶν κρι-
σίμων ἡμερῶν ποιεῖσθαι, μόνους δ' ἐκλέγειν ἐκείνους καὶ ἀνα-
λαμβάνειν εἰς τὴν βάσανον, ἐφ' ὧν μήτ' αὐτὸς ὁ ἰατρὸς ἥμαρτέ
τι μήθ' ὁ κάμνων, ἀλλὰ μήθ' οἱ παραμένοντες, ἢ καί τι τῶν
ἔξωθεν ἀπήντησε βλαβερόν. ἔπειτα δὲ καὶ τὸ τὰς ἀρχὰς τῶν
νοσημάτων οὐκ ἐκ λόγου τινός, ἀλλ' ἐξ αὐτῆς τῆς ἐναργείας

artis fpeculationes aliae experientia, aliae ratione, aliae
utroque inveniantur probenturque, conabimur hic quo-
que ambobus inftrumentis erratum deprehendere, recte
fcriptum laudare approbareque. At quoniam mentiri forte
cuipiam videar fi ex aegris a me obfervatis praedictos dies
ab experientia commendari tibi perfuadere coner, fatius effe
duco illos quos Hippocrates, vir ut caeteris fide dignior,
ita omnium confenfu decernendi peritiffimus, animadvertit,
fermoni apponere, et primum quidem confufionem ac in-
definitum experimento, cujus et ante memini, ad definita
reducam.

Cap. II. Dictum eft in ipfis primum unum certe,
dierum puta decretoriorum inquifitionem in omnibus deiu-
ceps aegrotis fieri non effe neceffarium, illos tantum nume-
randos probandosque in quibus nec ipfe medicus nec aeger
quid peccaverit, imo nec affiftentes, aut etiam extrinfecus
offenfa quaepiam obvenerit, deinde morborum initia non
ratione quapiam, fed ex ipfa evidentia capienda, quum pri-

λαμβάνειν, ὁπότε πρῶτον ὁ κάμνων αὐτὸς ἤσθετο σαφῶς, οὕτως εἰσβάλλοντος αὐτῷ τοῦ νοσήματος ἅ'ς κοινώσασθαι βούλεσθαί τινι τῶν παρόντων ἰατρῶν, καὶ τρίτον, ἐπειδὰν εἰς πλείονας ἡμέρας ἐφεξῆς ἀλλήλων οὔσας ἡ κρίσις μερισθῇ, τίνος ἐστὶν οἰκεία δύνασθαι διαγινώσκειν. εἰ μὴ γὰρ διωρισάμενός τις ὑπὲρ τούτων ἐπὶ τῇ πείρᾳ τὰς κρισίμους ἡμέρας ἐξετάζειν ἀφίκοιτο, πάμπολυ σφαλήσεται. τὸ μὲν δὴ κατὰ τὴν πεῖραν αὐτὴν τοιόνδε τί ἐστι. τὸ δὲ κατὰ τὸν λόγον, ὡς χρὴ κρίνεσθαι τὴν πεῖραν, ἐφεξῆς δίειμι. φυσικὸν εἶναι χρὴ τὸν ταῦτα κρινοῦντα καὶ πεπεισμένον ἀκριβῶς ὅτι φύσις ἐξαρκεῖ παντάπασιν καὶ ὡς προνοεῖται τοῦ σώματος ἡμῶν ἄκραν τινὰ πρόνοιαν, ὅτι τε ταῖς οἰκείαις κινήσεσιν, εἴπερ τι καὶ ἄλλο, τεταγμέναις οὕτως καὶ ἡ φύσις χρῆται. τούτων δὲ τὰ μὲν ἐκ τῶν περὶ χρείας μορίων ἔνεστι συλλογίσασθαι. δέδεικται γὰρ ἀκρι(436)βῶς ἄκρα τις ἐν τῇ διαπλάσει τοῦ ζώου τέχνη τῆς φύσεως, τὰ δ' ἐν ταῖς τῶν κυημάτων αὐξήσεσίν τε καὶ τελειώσεσι καὶ ἀποκυήσεσι. καθ' ἕκαστον γὰρ ζῶον ἡ τοῦ γένους οἰκεία προθεσμία τοῖς κυουμένοις ἅπασιν ἀκριβῶς φυλάττεται,

mum aeger ipfe manifefto fenfit morbum fic eum invadentem ut praefentem quempiam medicum de hoc confulere defiderarit; tertium quum in plures fe ordine confequentes dies crifis partita fit, cujus propria dicatur, poffe dignofcere. Nifi enim quispiam his definitis experimento decretorios dies disquifiverit, vehementer errabit, et quidem in experientia ipfa judicium tale eft, ratione vero quemadmodum judicari experientiam convenit, poft haec enarrabo. Phyficum effe convenit qui haec judicet, et perfuafum habere, naturam prorfus fufficere et fumma quadam providentia corpori noftro profpicere, item propriis etiam motibus ordinatis, fi quid aliud, et ipfam uti. Horum quaedam ex libris de partium ufu ratiocinari licet, oftenfum enim eft ibidem fummum naturae in animali fingendo artificium, quaedam in conceptuum incremento, perfectione et partu. Nam cujusque animantis conceptui fuum generis ftatutum tempus exacte fervatur, natura videlicet ordinatos motus femper ha-

τεταγμένας δηλονότι τῆς φύσεως ἀεὶ τὰς κινήσεις ἐχούσης.
οὕτω δὲ καὶ ἡ μετὰ τὴν ἀποκύησιν αὔξησις ἑκάστου ζώου γί-
νεται. ἡ τελείωσις δὲ καὶ ἡ παρακμὴ ἐν χρόνοις ὡρισμένοις
γίνεται. καὶ μὲν δὴ καὶ ὅστις τοῖς περὶ τῶν φυσικῶν δυνάμεων
ὑπομνήμασιν ὡμίλησε καὶ τοῖς ἄλλοις ἅπασιν ὅσα κατὰ μέρος
ἡμῖν ὑπὲρ ἑκάστης γέγραπται τῶν φυσικῶν ἐνεργειῶν, οἶμαι
πεπεῖσθαι τοῦτον εἰς ὅσον ἥκουσι προνοίας τε ἅμα καὶ τά-
ξεως αἱ τῆς φύσεως κινήσεις. εἰ δή τις ὑπὸ τούτων πέπεισται
καὶ θαυμάζει τὴν τέχνην θ' ἅμα καὶ τὴν τάξιν τῆς φύσεως,
ἀναμνησθεὶς αὖθις ὅσον ἀπολείπεται καὶ προνοίᾳ καὶ τάξει
τῶν κατ' οὐρανὸν, ἀταξίαν τινὰ, οἶμαι, δώσει σύμφυτον τῇ
τῆς ἐνταῦθα οὐσίας κινήσει. καὶ τὸ μὲν καλὸν ἅπαν, ὅσον
ἂν ᾖ καλὸν ἐνταῦθα, καὶ μέντοι καὶ τὸ τεταγμένον τε καὶ τε-
χνικὸν ἄνωθεν ἐγγίνεσθαι φήσει, τὸ δ' ἄτακτόν τε καὶ πε-
πλανημένον ἐκ τῆς ἐνταῦθα ὕλης ὁρμᾶσθαι. καὶ ταῦθ' Ἱπ-
ποκράτης πρῶτος ἁπάντων ὧν ἴσμεν ἐπείσθη Ἑλλήνων, μετ'
αὐτὸν δὲ ἅπαντες οἱ ἄριστοι τῶν φιλοσόφων. εἰ δὲ μὴ μακρὸς
ἔμελλεν ὁ λόγος ἔσεσθαι, τάχ' ἂν ὧν λέγουσιν ἀποδείξεων εἰς

bente. Sic enim poft partum unumquodque animans incre-
fcit, abfolvitur et declinat praefinitis temporibus. Jam
vero qui libros de naturalibns facultatibus perlegerit, item
alios univerfos, quos particulatim de fingulis naturali-
bus actionibus confcripfimus, perfuafum, opinor, habe-
bit, quantum providentiae fimul et ordinationis na-
turae motus habeant. Si jam haec crediderit, miretur-
que artificium pariter et ordinem naturae, recordatus iterum
quantum ipfa fuperetur providentia et ordine a caeleftibus,
inordinationem quandam, puto, fubftantiae noftrae motui
connatam tribuet. Atque pulchrum omne quod hic pul-
chrum fit, atque etiam ordinatum et artificiofum, ex fuper-
nis innafci dicet, inordinatum et erraticum ex materia, quae
hic verfatur, provenire. Atque haec primus omnium quo-
rum memoria ad nos pervenit Graecorum Hippocrates cre-
didit, poft eum philofophorum praecipui. At nifi fermo
in longum proveheretur, demonftrationes forfan, quas di-

BIBΛION B. 845

Ed. Chart. VIII. [475. 476.]   Ed. Baf. III. (456.)

πίστιν τῶν εἰρημένων δογμάτων ἐμνημόνευσα. ἀλλὰ γὰρ ἀρ-
κεῖ τῷ παρόντι λόγῳ καὶ ταῦτα. χρὴ τοίνυν τὸν ἰατρὸν ὅστις
ἂν ἄξιος ἔσεσθαι μέλλῃ τῆς Ἱπποκράτους τέχνης, εἴπερ τι ἄλλο,
καὶ τοῦτο πεπεισμένον ἥκειν ἐπὶ τὸ κρίνειν τὴν πεῖραν, ὡς
τεταγμένον τι χρῆμά ἐστιν ἡ φύσις, κἀπειδὰν κρατῇ τῆς ὕλης,
ἀναλογίαις τισὶν ὡρισμέναις καὶ περιόδοις τεταγμέναις αἱ κι-
νήσεις αὐτῆς γίνονται. τὰ δ᾽ ἀλόγως παρεμπίπτοντά ποτε καὶ
συγχέοντα τὴν τάξιν, ἐπειδὰν μὴ πάντῃ κρατῇ τῆς ὕλης, ἀλλ᾽
ἐμποδίζοιτό ποτε καὶ κωλύοιτο τοῖς ἑαυτῆς λόγοις κινεῖσθαι,
τότ᾽ αὐτῇ συμπίπτει. τοῦτο γὰρ εἴπερ εἴη πεπεισμένος, ἔπειτα
ἐκ τῆς ἐμπειρίας ἐπιμάθοι τό τε τῆς ζ΄ ἡμέρας ἐν ταῖς κρί-
σεσιν ἀσφαλές θ᾽ ἅμα [476] καὶ τέλειον καὶ ἀκίνδυνον καὶ εὔ-
σημον καὶ πολὺ τότε τῆς τεσσαρεσκαιδεκάτης ταύτῃ παραπλή-
σιον, ἐπιμάθοι δὲ καὶ ὡς ἡ μὲν τετάρτη τῆς ἑβδόμης ἐστὶν
ἐπίδηλος, ἡ δὲ ἑνδεκάτη τῆς τεσσαρεσκαιδεκάτης, εὐθὺς αὐτοῦ
παραστήσεται σκοπεῖσθαί τι περὶ τῆς ἑβδόμης. ὅπου γὰρ καὶ
τῆς πρώτης ἑβδομάδος διχῇ διαιρεθείσης ἡ τετάρτη δεξαμένη
τὴν τομὴν ὁποῖόν τι τὸ τέλος ἔσται προδηλοῖ καὶ τῆς δευτέ-

cunt, ad finem praedictorum dogmatum adduxiſſem. Ve-
rum haec praeſenti ſermoni ſufficiunt. Expedit igitur me-
dicum, qui Hippocratis arte dignus futurus eſt, ſi quid aliud,
hoc certe perſuaſum habere, experientiam judicare, natu-
ram rem quandam eſſe ordinatam, et quum materiam ſupe-
raverit, proportionibus quibusdam definitis et periodis or-
dinatis motiones ipſius fieri. At quae praeter rationem in-
cidunt aliquando ordinemque confundunt, tunc ipſi obve-
niunt, quum non plane materiam vicerit, ſed impeditur pro-
hibeturque ſuis proportionibus moveri. Hoc enim ſi tibi
perſuaſeris ac dein experientia perdidiceris ſeptimo die cri-
ſim eſſe tutam ſimul et perfectam, ſine periculo, cum bonis
ſignis et crebram, ad haec ei quae decimoquarto evenit, aſſi-
milem, inſuper quartum diem ſeptimi eſſe indicem, undeci-
mum vero decimiquarti, ſubibit ſtatim de ſeptimo conſide-
rare quippiam. Ubi enim prima hebdomade bifariam di-
viſa quartus ſectionem recipiens, qualis ſinis futurus erit,

ρας ὡσαύτως, πῶς οὐκ ἄν τις εἰς ἔννοιαν ἀφίκοιτο τοῦ τελείαν μέν τινα εἶναι περίοδον ἑκάστην τῶν ἑβδομάδων, ἐπειδὴ τὸ μέσον ἑκατέρου τῶν ἄκρων ἴσον ἀφέστηκε; καὶ διὰ τοῦτο καὶ τὴν πρὸς ἄμφω κοινωνίαν ὁμοίαν ἔχει, τὴν μὲν τετάρτην ὁπόσα διὰ τῆς πρώτης ἡμέρας οὐκ ἐπαύσατο πειρᾶσθαι λύειν αὐτήν· τὴν ια΄ δ᾽ αὖ πάλιν ὁπόσα διὰ τῆς ζ΄. εἰ δ᾽ εἴη μεῖζον ἢ ὥστε μὴ διὰ τῆς τετάρτης ἡμέρας κριθῆναι τὸ νόσημα, προεργάζεσθαι μὲν ταύτην, τὸ τέλος δὲ ἐπιτιθέναι τὴν ἑβδόμην. ὡσαύτως δὲ καὶ ὅσα κατὰ τὴν ἑβδόμην οὐκ ἐπαύσατο, τὴν ια΄ αὐτοῖς ἐπιχειρεῖν, καὶ οὕτως ἢ αὐτὴν κρίνειν, ἢ προεργάζεσθαι τῇ ιδ΄ καὶ κατ᾽ αὐτὴν εὐθὺς εἰς τὴν θεωρίαν ἵστασθαι. καὶ τὸ μὲν εἴτ᾽ αὐτοὶ πεφύκασιν οἱ ἀριθμοὶ δρᾶν, εἴτε ἕπονται τεταγμέναις κινήσεσιν οὐκ αὐτοὶ δρῶντες, ἀλλὰ ταῖς ἐν χρόνῳ τινὶ δρώσαις οὐσίαις ἑπόμενοι, τοῖς φιλοσόφοις σκοπεῖσθαι παρίημι· τὸ δ᾽ ἀμφοτέροις ὁμολογούμενον κοινῇ λαβών τις, τὸ φαίνεσθαι τάς τε κατ᾽ οὐρανὸν οὐσίας ἀεὶ ταῖς οἰκείαις ἀναλογίαις τῆς κινήσεως κεχρημένας, ἤδη δὲ καὶ ἐν

praenunciat, et fecunda fimiliter, quomodo non quis intelliget feptimanam quamque perfectam quandam effe periodum, quum medium ab utroque extremo ex aequo diftet et propterea quoque ad ambo conjunctionem fimilem obtineat? Nam quartus morbos, qui primo die non ceffarunt, folvere conatur, undecimus rurfum quos feptimus non discuffit. Quod fi morbus major fit quam ut quarto die crifim accipiat, dies quidem quartus praeparat, finem vero imponit feptimus. Pari modo qui feptimo non defierunt, undecimus dies folvere molitur, atque fic vel ipfe decernit, vel ipfi decimoquarto praeparet. Ego quidem hic in fpeculatione fifto. Numeri vero an ipfi agere nati fint, an ordinatos motus fequantur non agentes ipfi, verum fubftantias quae in temporis quodam fpacio agunt comitantes, philofophis confiderandum relinquo. Quum ergo id quis ceperit, quod utrisque communiter in confeffo eft, videlicet caeleftes fubftantias femper fuis motus proportionibus ufas apparere,

BIBΛION B. 847

Ed. Chart. VIII. [476.]   Ed. Baf. III. (436.)
τοῖς ἐπιγείοις ζώοις, ἐπειδὰν ἀκριβῶς ὑγιαίνωσιν, ἄλλην ἄλλῳ
καὶ κυήσεως εἶναι καὶ ἀποκυήσεως καὶ αὐξήσεως καὶ τελειώ-
σεως καὶ ἀκμῆς καὶ παρακμῆς καὶ διαλύσεως ἀναλογίαν ἀριθ-
μοῦ, πιστεύσειε δήπου καὶ τὰς κρινούσας ἡμέρας ἀριθμόν τέ
τινα τεταγμένον ἔχειν, συγχεῖσθαί τε τοῦτον ἔστιν ὅτε κατὰ
τὰς νόσους ὑπὸ τῶν παρὰ φύσιν διαθέσεων. εἰ δή τις, ὡς καὶ
πρόσθεν ἔφην, ἐπὶ τὴν πεῖραν ἀφίκοιτο, πάμπολυ μὲν τὰς
ἑβδομάδας εὑρήσει δυναμένας, ἐφεξῆς δ' αὐταῖς τὰς τετράδας.
ἐπισκέψεται δὲ περὶ τῶν παρεμπιπτουσῶν ἡμερῶν, οἷον τρί-
της, ε', στ', θ', ἐκ τίνος ποτὲ λόγου τὸ κρίνειν ἐσχήκασιν.
ἔτι δὲ μᾶλλον ἐπιζητήσεται καὶ διερευνήσεται περὶ τῆς ἑπτα-
καιδεκάτης καὶ ὀκτωκαιδεκάτης καὶ εἰκοστῆς καὶ εἰκοστῆς πρώ-
της ἁπασῶν τε τῶν ταύταις ἀνάλογον ἑπομένων. εἰ μὲν γὰρ
εἰς τὴν εἰκοστὴν ἡμέραν αἱ τρεῖς ἑβδομάδες τελευτῶσιν, ὡς Ἱπ-
ποκράτης οἴεται, χρὴ δήπου τὴν μὲν ἑπτακαιδεκάτην ἐπίδηλον
εἶναι τῆς εἰκοστῆς, ἐκπίπτειν δὲ τοῦ πρώτου λόγου τῶν κρισί-
μων ἡμερῶν τὴν ὀκτωκαιδεκάτην τε καὶ εἰκοστὴν πρώτην. εἰ
δ' ὁλοκλήρους χρὴ συναριθμεῖσθαι τὰς ἑβδομάδας, ἐπίδηλος

jam vero et in terrenis animantibus, quando exacta fruuntur
valetudine, aliud aliam impraegnationis, partus, incrementi,
perfectionis, vigoris, inclinationis et diffolutionis numeri
proportionem poffidere, crediderit nimirum et decretorios
dies numerum quendam ordinatum habere, interdum
hunc in morbis ex dispofitionibus naturae contra-
riis confundi.   Nam fi, ut ante dixi, ad experientiam de-
venerit, feptimanas nimis quam potentes inveniet, proxime
his quaternarios, infpiciet autem dies intercalarios, tertium
puta, quintum, fextum, nonum, qua ratione fiat ut de-
cernere poffint.   Ad haec magis inquiret inveftigabitque
diem feptimumdecimum, decimumoctavum, vigefimum, vi-
gefimumprimum, omnesque deinceps his refpondentes.   Si
etenim in vigefimum diem tres feptimanae finiunt, ut Hip-
pocrates arbitratur, oportet certe decimum feptimum vige-
fimi effe indicem, excidere autem e primo dierum decreto-
riorum ordine decimumoctavum et vigefimumprimum.
Porro fi integrae hebdomades connumerandae funt, decimus-

μὲν ἡ ὀκτωκαιδεκάτη τῆς εἰκοστῆς πρώτης γενήσεται, λόγον δ᾽
οὐδένα κρίσιμον ἕξουσιν ἥ θ᾽ ἑπτακαιδεκάτη καὶ κ᾽.

Κεφ. γ᾽. Πρῶτον οὖν ὅπως ἡ πεῖρα περὶ τούτων
ἀποφαίνεται διέλθωμεν, εἶθ᾽ οὕτως ἐπὶ τὸν λόγον μεταβῶ-
μεν. ἔστω δὲ ἡ τῆς πείρας ἀνάμνησις ἐξ ὧν Ἱπποκράτης ἔγρα-
ψεν, ἀρξαμένοις ἡμῖν ἀπὸ τοῦ πρώτου τῶν ἐπιδημιῶν. ἐν
μὲν οὖν τῇ δευτέρᾳ καταστάσει τάδε γράφων· οἱ μὲν οὖν καῦ-
σοι ἐλαχίστοισί τε ἐγένοντο καὶ ἥκιστα τῶν καμνόντων οὗτοι
ἐπόνησαν. οὔτε γὰρ αἱμοῤῥαγία εἰ μὴ πάνυ σμικρὰ καὶ ὀλί-
γοισιν, οὔτε παράληροι, τά τ᾽ ἄλλα πάντα εὐφόρως. ἐκρίνετο
δὲ τούτοισι πάνυ εὐτάκτως, τοῖσι πλεί[477]στοισι σὺν τοῖσι
διαλείπουσιν ἐν ἑπτακαίδεκα ἡμέρῃσιν. εἶτα ἐπὶ τῇ τελευτῇ
τῆς τρίτης καταστάσεως ἐπιμελέστερον ἔτι περὶ τῶν κατὰ τὴν
ἑπτακαιδεκάτην κριθέντων γράφει τόνδε τὸν τρόπον· τὰ δὲ
περὶ τὰς κρίσιας, ἐξ ὧν γινώσκομεν εἰ ὅμοια ἢ ἀνόμοια· οἷον
οἱ δύο ἀδελφοὶ ἤρξαντο ὁμοῦ τὴν αὐτὴν ὥρην· κατέκειντο
παρὰ τὸ θέατρον Ἐπιγένεος ἀδελφοί, τουτέων τῷ πρεσβυ-
τέρῳ ἔκρινεν ἑκταίῳ, τῷ δὲ νεωτέρῳ ἑβδομαίῳ, ὑπέστρεψεν

octavus vigefimiprimi index erit, rationem vero nullam
decretoriam habebunt decimuffeptimus et vigefimus dies.

Cap. III.   Primum itaque quo modo experientia
hos commendet, percenfeamus, deinde fic ad rationem ve-
niamus.   Caeterum experientiae mentionem ab Hippocratis
fententia fumemus, aufpicati a primo libro de morbis vul-
garibus.   Scripfit itaque de morbis, qui ex fecunda aëris
mutatione provenerunt, hunc in modum: *Febre ardentes
pauciffimae ortae funt, minimeque his obnoxii laborarunt;
neque enim fanguinis profluvium, nifi exiguum adeo, id-
que paucis accidit, neque deliria, reliqua omnia facile
tulerunt.*   Crifis convenienti admodum ordine plurimis his
contingit decimofeptimo die cum remittentibus.   Dein ad
finem tertiae conftitutionis exquifitius adhuc de iis qui
decimofeptimo die judicati funt ita pronunciat: *Quae circa
judicia unde cognofcimus, fimilia aut diffimilia funt.
Quippe fratres duo Epigenis eadem fimul hora febricitare
inceperunt, decubuerunt juxta theatrum.   Natu majoris*

ἀμφοτέροις ὁμοῦ τὴν αὐτὴν ὥραν. διέλιπεν ἡμέρας έ, ἐκ δὲ τῆϑ
ὑποστροφῆς ἐκρίθη ἀμφοτέροισιν ὁμοῦ τὸ σύμπαν ἑπτακαιδε-
καταίοισιν. ἀλλ᾽ οὔπω τοῦτο ἴσως ἀξιόπιστον, εἰς τὸ κρίσι-
μον ἀποφήνασθαι τὴν ἑπτακαιδεκάτην ἡμέραν, εἰ δύο τινὲς
ἐκρίθησαν ἐν αὐτῇ. προσέχωμεν οὖν τὸν νοῦν τοῖς ἐφεξῆς λε-
γομένοις. ἔκρινε δὲ τοῖς πλείστοισι πέμπτῃ, διέλιπεν ἑβδόμῃ,
ἐκ δὲ τῶν ὑποστροφῶν ἔκρινε πεμπταίοισιν. ἤδη τοῦτο ἀξιό-
λογον, εἰ καὶ κατὰ τὴν δευτέραν κατάστασιν ἑπτακαιδεκα-
ταίοις οἶδε κριθέντας πολλούς. καὶ κατὰ τὴν τρίτην οὐ μόνον
τοὺς δύο ἀδελφούς, ἀλλὰ καὶ παμπόλλους ἄλλους, οὓς ἑκταί-
ους μέν φησι κριθῆναι τὸ πρῶτον, ἔπειτα ἓξ διαλιπόντας,
αὖθις πεμπταίους, ὅπερ ἐστὶν ἑπτακαιδεκαταίους ἀπὸ τῆς
ἀρχῆς. ἀλλὰ καὶ τούτοις ἐπιφέρων ἐρεῖ· οἷσι δ᾽ ἔκρινεν ἑβδο-
μαίοισι, διέλιπεν ἑπτά· ἐκ δὲ τῆς ὑποστροφῆς ἔκρινε τριταί-
ους, τουτέστι καὶ τούτους τὸ σύμπαν ἑπτακαιδεκαταίους. εἶτ᾽
ἐφεξῆς πάλιν, οἷσι δὲ πεμπταίοισι διέλιπεν ἑπτά. ἐλάμβανε δὲ

morbus fexto, junioris feptimo die judicatus eft, eadem
utrisque hora fimul reverfus efi. Remifit dies quinque,
atque ex recidiva utrique morbus decimofeptimo fimul om-
nino judicatus eft. At hoc nondum fidei fatis forfan habet,
quo decimumfeptimum diem ordini decretorio numerendum
effe credamus, quod duos judicaverit. Adhibeamus igitur
animum iis quae deinceps dicuntur: *Plurimis quinto die
judicium de morbo evenit. Septimo intermifit. A reci-
diva quinto die crifis fubfequuta eft.* Hoc jam memo-
ratu dignum eft, fi et in fecunda aëris conftitutione feptimo-
decimo novit permultos ad judicium perveniffe. Item in
tertia non folum fratres duos, verum etiam alios complures
fexto die crifim fuftinuiffe primum ait, deinde febrem eis
fex diebus remififfe poftea, crifim acceffiffe die quinto, hoc
eft decimofeptimo a morbi exordio. Sed his fubjungit:
*Quibus feptimo die crifis advenit, feptem quoque diebus re-
miffiones habuerunt, poft recidivam tertio judicati funt,
hoc eft hi quoque in univerfum decimofeptimo.* Poft haec
rurfus: *Quibus judicium quinto die obvenit et febris fe-
ptem diebus remifit, deinde reverfa triduum eos exercuit,*

Ed. Chart. VIII. [477.]   Ed. Baf. III. (436. 437.)
τρεῖς, διέλιπε μίαν, ἐπελάμβανε μίαν, ἔκρινε δηλονότι καὶ τού-
τοις τὸ σύμπαν ἑπτακαιδεκαταίοισι. καὶ μὲν δὴ καὶ ἄλλους
τινὰς ἑκταίους μὲν κριϑῆναί φησι, διέλιπε δὲ ἕξ. ἐλάμβανε
φησι γ΄, εἶτα διέλιπε α΄, καὶ α΄ ἐλάμβανε τὴν ἑπτακαιδεκάτην
αὐτὴν δηλονότι καϑ᾽ (437) ἥν περ καὶ ἔκρινεν. ἄλλους δέ τινας
ἑκταίους μὲν κριϑῆναί φησι, διαλείπειν δ᾽ ἑπτά. ἐκ δὲ τῆς
ὑποστροφῆς ἔκρινέ, φησι, τεταρταίοις, τουτέστι τὸ σύμπαν
ἑπτακαιδεκαταίοις. οὐκ ἀρκεσϑεὶς δὲ τῷ λόγῳ τούτῳ παντί,
καίτοι μεγάλως ἐνδείκνυσϑαι δυναμένῳ τῆς ἑπτακαιδεκάτης
ἡμέρας τὸ πρὸς τὴν κρίσιν ἰσχυρὸν, ἐπήνεγκεν· οὐδὲ τῶν
διανοησάντων οὐδενὶ διὰ τούτου τοῦ τρόπου οἶδα ὑποστροφὴν
γενομένην πάλιν. ὥστ᾽ οὐ μόνον κρίνειν πολλάκις πέφυκεν ἡ
ἑπτακαιδεκάτη, ἀλλὰ καὶ βεβαίως. οὔκουν τῶν παρεμπιπτουσῶν
ἐστι κρισίμων, ἀλλὰ τῶν ἰσχυρῶν τε καὶ πρώτων. καὶ μὴν
εἴπερ ἐξ ἐκείνων ἐστὶν, εὐλογόν τε αὐτὴν ἀναλογίαν τινὰ πρὸς
τὴν τεσσαρεσκαιδεκάτην ἀποσώζειν. εἰ μὲν οὖν συνημμένην τὴν
τετράδα διανοήσαιμεν καὶ σωζομένην, ὡς ἄρχεσϑαι μὲν ἐν τῇ

rurfus die uno remifit, altero rediit, et his decimofeptimo die
de morbo judicium contigit. Quinetiam alios quosdam fexto
die crifim paffos feribit, fex item diebus morbum remififfe,
dein reverfum tribus diebus occupaffe, poftea remififfe rur-
fus die uno, altero ipfius recidivam accidiffe, id eft decimo-
feptimo, in quo judicium factum fuit.   Verum alios quos-
dam fexto die judicatos effe commemorat, feptem diebus
morbum ceffaffe, poft haec repetiiffe, et quarto die, hoc eft
in fumma decimofeptimo, crifi fuiffe discuffum.   Caeterum
non contentus toto hoc fermone Hippocrates, etfi eo ipfo
poffet magnopere oftendere decimifeptimi diei vim in judi-
cando validam, intulit: *Nulli aegroto hac ratione recidi-*
vam effe factam cognovi. Quare non folum frequenter de-
cernere decimusfeptimus, fed etiam firmiter idoneus eft.
Non igitur eft ex decretoriis coincidentibus, fed validis et
primis.   Atqui fi ex illis eft, proportionem quandam ad do-
cimumquartum fervare rationi eft confentaneum.   Si ita-
que conjunctum quaternarium cogitaveris et confervatum,
ut in decimoquarto incipiat, in decimumfeptimum definat

τεσσαρεσκαιδεκάτῃ, τελευτᾷν δὲ εἰς τὴν ἑπτακαιδεκάτην, ἔχοι-
μεν ἂν οὕτω σωζομένην τὴν περίοδον· εἰ δὲ διαζεύξαιμεν, ὡς
τὴν τεσσαρεσκαιδεκάτην ἡμέραν τέλος εἶναι τῆς δευτέρας ἑβδο-
μάδος, ἄρχεσθαι δὲ ἀπὸ τῆς πεντεκαιδεκάτης τὴν τρίτην, οὐκ
εἰς τὴν ἑπτακαιδεκάτην οὕτως, ἀλλ' εἰς τὴν ὀκτωκαιδεκάτην
ἡ πρώτη τῆς τρίτης ἑβδομάδος ἀφίξεται τετράς. ἀλλ' εἴπερ
τοῦτ' ἀληθὲς, εἰς τὴν εἰκοστὴν πρώτην ἀναγκαῖον ἔσται τὴν
τρίτην ἑβδομάδα τελευτᾷν, ὥσπερ γε εἰ καὶ τὴν ἑπτακαιδεκά
την ὑποθοίμεθα πέρας εἶναι τῆς πρώτης κατὰ τὴν τρίτην
ἑβδομάδα τετράδος, εἰς τὴν εἰκοστὴν ἡμέραν ἀφίξεται τὸ πέρας
ταύτης τῆς ἑβδομάδος. εὔλογον οὖν ἐνόμισεν ὁ Ἱπποκράτης,
ὥσπερ τὴν ιζ' ἡμέραν ἐβασάνισε διὰ τῆς πείρας, οὕτω καὶ τὴν
κ' βασανίσαι διὰ τῆς πείρας. [478] κρίσιμος μὲν γὰρ εὑρεθεῖσα
μέγιστον ἔμελλεν ἔσεσθαι τῆς ἑπτακαιδεκάτης μαρτύριον· ἐκ-
πεσοῦσα δὲ τῶν κρισίμων ἡμερῶν, ἢ ὅλως τῆς εἰκοστῆς πρώ-
της ἐλαττωθεῖσα, ζήτημα κινήσειεν οὐ σμικρόν. εὔλογον γὰρ
εἶναι δόξει τὴν μὲν ἑπτακαιδεκάτην ἰσχυροτέραν ὑπάρχειν
τῆς ὀκτωκαιδεκάτης, τὴν δ' εἰκοστὴν ἀσθενεστέραν τῆς εἰκο-
στῆς πρώτης· διὰ τοῦτ' οὖν ἐφεξῆς τοῖς περὶ τὴν ἑπτακαιδε-

habuerimus fic confervatam periodum. Si porro disjunxe
rimus, ut decimusquartus fecundae hebdomadis finis fit, in-
cipiat autem a decimoquinto tertia, non ad decimumfepti-
mum fic, verum ad decimumoctavum primus tertiae heb-
domadis quaternarius perveniet. Atqui fi hoc verum eft,
tertia feptimana in vigefimumprimum neceffario finiet,
quemadmodum, fi etiam decimum feptimum ftatuerimus
primi in tertia feptimana quaternarii finem effe, ad vigefimum
diem hujus feptimanae finis producetur. Merito igitur Hip-
pocrates putavit, ficut decimumfeptimum experientia inve-
ftigavit, ita et vigefimum experientia explorandum. Quum
enim decretorius inventus fit, maximum decimifeptimi diei
teftimonium erit, ubi ex decretoriorum dierum numero de-
ciderit, vel plane a vigefimoprimo fuperetur, quaeftionem
non exiguam movebit. Rationi fiquidem minime confonum
effe videtur xvii quidem fortiorem decimooctavo, vigefi-
mum vero imbecilliorem vigefimoprimo effe. Quapropter

κάτην γεγραμμένοις ἐν τῷ πρώτῳ τῶν ἐπιδημιῶν, ὑπὲρ τῆς
εἰκοστῆς ὡδί πως γράφει· οἷσι δὲ περὶ τὰ ὦτα ἐγένετο, ἔκρινε
μὲν εἰκοσταίοισι, κατέσβη δὲ πᾶσι καὶ οὐκ ἐξεπύησεν, ἀλλ'
ἐπὶ κύστιν ἐτράπετο· καὶ τοῦτο μὲν ἱκανόν. ἀλλ' ἐφεξῆς πάλιν
ἐρεῖ· οἷσι δ' ἔκρινεν ἑβδομαίοισι, διέλιπεν ἐννέα, ὑπέστρεψεν,
ἔκρινεν ἐκ τῆς ὑποστροφῆς τεταρταίοισι, δηλονότι τὸ σύμπαν
εἰκοσταίοισι. εἶτ' ἐφεξῆς πάλιν· οἷσι δ' ἔκρινεν ἑβδομαίοισι,
διέλιπεν ἕξ, εἶθ' ὑπέστρεφε, φησὶ, κἄπειθ' ἑβδομαίοις ἔκρινεν.
ὅπερ ἐστὶν εἰκοσταίοισι τὸ σύμπαν, εἶτα βραχὺ προελθών
ἔστι δὲ οἷσιν ἔκρινεν ἐνδεκαταίοισι, φησὶ, ὑποστροφὴ τεσσα-
ρεσκαιδεκαταίοισιν, ἔκρινε τελέως εἰκοσταίοισι. εἶτ' ἐφεξῆς συν-
άπτων· εἰ δέ τινες, φησὶ, ἐπεῤῥίγουν περὶ τὴν εἰκοστὴν, του-
τέοισιν ἔκρινε τεσσαρακοσταίοισιν.

    Κεφ. δ'. Ὁρᾷς σύ μοι πάλιν ἐνταῦθα τὴν ἀκρίβειαν
τοῦ ἀνδρός· οἶδεν ὅτι τῶν ἰσχυρῶν κρισίμων, τουτέστι τῶν
κατὰ τετράδας τε καὶ ἑβδομάδας αὐξανομένων, ἄν τέ τις τὴν
ἑπτακαιδεκάτην θῇ καὶ τὴν εἰκοστὴν, ἀναγκασθήσεται θέσθαι

poſt illa quae de xvii in primo libro epidemiων ſcripſit, de
xx hunc in modum ait: *Quibus parotides ortae ſunt xx die,
criſim habuerunt.* Extinctae autem ſunt omnibus ac in
pus verſae non ſunt, verum ad veſicam declinaverunt. At-
que de hoc ſatis. Iterum deinde ait: *Quibusdam ſeptimus
dies judicium attulit, novem diebus remiſſiones fuerunt,
poſt recidivam quarto die criſis advenit, in univerſum vi-
delicet xx.* Ad hos deinceps addit nonnullos, *quibus vii
die criſis apparuit, ſex diebus remiſſiones, mox recidiva,
deinde ſeptimo judicium, ſummatim xx.* Poſtea paululum
progreſſus: *Sunt,* ait, *qui xi die criſim abſolute xx.* His
deinde ſubnectit: *Si vero,* inquit, *nonnulli ſuperrigue-
runt circa vigeſimum, his judicium quadrageſimo con-
tingit.*

    Cap. IV. Vides hic, arbitror, rurſus viri diligentiam.
Novit enim quod ſi quis validis decretoriis, hoc eſt qui in
quaternariis et ſeptimanis augentur, xvii adſcribat, cogetur
ſtatim xx et quadrageſimum attribuere, quemadmodum et

καὶ τὴν τεσσαρακοστήν, καὶ ὥσπερ τὴν εἰκοστὴν τετάρτην καὶ
τὴν τριακοστὴν πρώτην, ἄν τε τὴν εἰκοστήν, εὐθὺς δηλονότι
καὶ τὴν τεσσαρεσκαιδεκάτην, ἑπτακαιδεκάτην τε καὶ τὴν τεσ-
σαρακοστήν. καὶ μὲν δὴ καὶ τὴν τεσσαρακοστὴν εἴ τις ἐν ταῖς
ἰσχυρῶς κρινούσαις τιθεῖτο, δῆλον ὡς καὶ τούτῳ τὶν ἑπτα-
καιδεκάτην καὶ τὴν εἰκοστὴν ἀναγκαῖον ἔσται προϋποθέσθαι.
μέχρι μὲν γὰρ τῆς τεσσαρεσκαιδεκάτης οὐδεμία διαφωνία τὸ
δὲ ἀπὸ τῆσδε συγκέχυται πᾶν, οὐ πάνυ τι τῇ πείρᾳ προσχόν-
των τὸν νοῦν ἐνίων, ἀλλὰ τῷ λόγῳ μόνῳ, ὡς ὁλοκλήρους
ἑβδομάδας οἴεσθαι δεῖν ἐπιπλέκειν, εἶθ᾽ οὕτω τὴν πρώτην καὶ
εἰκοστὴν ἐν ταῖς ἰσχυραῖς κρισίμοις ἀριθμούντων. ἐξ ἀνάγκης
δὲ διὰ ταῦτα καὶ τὴν ὀκτωκαιδεκάτην καὶ τὴν τεσσαρακοστὴν
δευτέραν, τὴν μὲν ὡς ἐπίδηλον τῆς εἰκοστῆς πρώτης, τὴν δ᾽
ὡς ἐξ ἑβδομάδας συμπληροῦσαν. εὐχερεστέρα δὲ κατὰ τοῦτο
ἡ βάσανος γίνεται τῶν κρισίμων ἡμερῶν. εἰ μὲν γὰρ ὁ ἀπὸ
τῆς ἑπτακαιδεκάτης στοῖχος ἅπας ἰσχυρότερος φαίνοιτο, διχό-
θεν ἑκάστη τῶν ἡμερῶν ἕξει τὴν πίστιν ἔκ τε τῆς ἰδίας πεί-
ρας κἀκ τῆς τῶν ἄλλων μαρτυρίας. εἰ δ᾽ αὖ πάλιν ὁ ἀπὸ
τῆς ιη πλεονάκις κρίνων εὑρίσκοιτο καὶ τελέως καὶ βεβαίως,

xxiv et xxxi, fi vigefimum apponat, ftatim nimirum cogetur
et xiv, xvii et xl adjicere, quinetiam xl fiquis valide judi-
cantibus attribuat, liquet etiam xvii et xx effe annumeran-
dum. Etenim usque ad xiv nulla de diebus eft inter medi-
cos diffenfio, verum fequentium hos ordo totus ab illis
confunditur, quia nonnulli non adeo experientiae mentem,
fed rationi foli adhibent, quo factum eft ut integras hebdo-
madas putent effe complicandas. Poftea quum fic xxj forti-
bus decretoriis adjungant, neceffe eft ideo xviii quoque et
xlii eos adfcribere, hunc quidem ut feptimanas fex com-
plentem, illum ut xxi indicem. Porro hac ratione decre-
toriorum dierum exploratio maguam operam non defiderat.
Si namque totus dierum a xvii ordo validior appareat, bi-
fariam finguli dies fidem habebunt, ex propriis experimen-
tis et aliorum teftimonio. At fi rurfus a xviii numerus fre-
quenter decernere inveniatur et perfecte et firmiter,
tum qui feptimumdecimum fequitur, imbecillior appa-

ἀσθενέστερος οὗτος ὁ ἀπὸ τῆς ιζ' φανεῖται. ταῦτ' ἐννοήσας ὁ
Ἱπποκράτης ἁπάσας ἁπάσαις παρέβαλε, τὴν μὲν ιζ', ἐνταῦθα
γὰρ ἡ ἀρχὴ τῆς διαφωνίας, τῇ ιη' τῇ δὲ κ' τὴν κα'. κατὰ ταὐτὰ
δὲ καὶ τὴν κδ' τῇ κέ, τὴν δ' αὖ κζ' τῇ κη', καὶ τὴν μὲν λα' τῇ
λβ, τῇ δὲ λδ' τὴν λέ, τὴν δ' αὖ μ' τῇ μβ. ὁποτέρῳ δὲ τῶν
στοίχων ἡ ἐμπειρία μαρτυρεῖ, διὰ τῶν ἐπιδημιῶν ἐδήλωσεν,
αὐτά τε ταῦτα γράψας ἃ περαθέμην ὀλίγον ἔμπροσθεν, ἔτι
τε πρὸς τούτοις ἐπὶ μὲν τῆς τρίτης καταστάσεως ὧδέ πως·
[479] ἔκρινε δὲ τουτέοισιν ὡς τὸ πολὺ ἐνδεκαταίοισιν, ἔστι
δὲ οἷσιν εἰκοσταίοισιν. ἐφεξῆς δὲ τῶν ὀνομαστὶ γραφέντων ὑπ'
αὐτοῦ ἀῤῥώστων τὸν μὲν τρίτον τῇ τάξει μετὰ τὰς τρεῖς κα-
ταστάσεις γεγραμμένον, Ἡροφῶντα, κατὰ τὴν ἑπτακαιδεκάτην
ἡμέραν κριθῆναί φησι· τὸν δὲ τέταρτον, ἡ Φιλίνου δὲ ἦν αὕτη
γυνὴ, κατὰ τὴν εἰκοστὴν ἀποθανεῖν. ἐφεξῆς δὲ αὐτῇ τῆς
Ἰφικράτους γυναικὸς μνημονεύει, περὶ ἧς ἐπὶ τέλει τῆς ὅλης
διηγήσεως ὧδέ πως γράφει· τεσσαρακοστῇ ἥμεσεν ὀλίγα, χο-
λώδεα, ἐκρίθη τελέως, ἄπυρος ὀγδοηκοστῇ. μετὰ δὲ ταύτην

rebit. Quod quum intellexiffet Hippocrates, omnes omni-
bus contulit, decimumfeptimum, hinc enim discordiae ini-
tium inter medicos fubortum eft, decimooctavo, vigefimo
vigefimumprimum, pari modo vigefimumquartum vigefimo-
quinto, rurfus vigefimumfeptimum vigefimooctavo et trige-
fimumprimum trigefimofecundo, trigefimumquartum trigefi-
moquinto, quadragefimum quadragefimofecundo. Quem
vero ordinem experientia probet, in epidemiis indicavit, ut
qui tum haec ipfa fcripferit quae paulo ante citavi, tum
vero praeter haec in tertia quidem conftitutione hoc fere
modo: *His frequenter undecimo die crifis advenit, funt
quibus vigefimo contigit.* Dein aegris nominatim citatis,
Herophontem ordine tertium poft tres aëris ftatus fcriptum,
decimo die judicium accepiffe ait. Quartum Philini uxorem
vigefimo die mortem oppetiiffe. Poft hanc Epicratis uxoris
meminit, de qua ad finem totius hiftoriae haec verba appo-
nit. Quadragefimo bilem modicam vomuit, octogefimo dis
perfecte judicata eft et febre liberata. **Sextum** ordine Cleo-

ἔκτον τῇ τάξει μνημονεύει Κλεανακτίδος, γράφων ἐπὶ τῷ τέ-
λει τοῦ λόγου τουτί· ὀγδοηκοστῇ ἐῤῥίγωσε, πυρετὸς ὀξὺς ἔλα-
βεν, ἵδρωσε πολλῷ, οὔροισιν ὑπόστασις ἐρυθρὴ, λείη, τελείως
ἐκρίθη. δέκατος δέ ἐστιν ἄῤῥωστος ὁ Κλαζομένιος, ὃν καὶ
αὐτὸν ἐν τῇ μ΄ κριθῆναί φησι. καὶ μὴν ἡ μ΄ τοῦ στοίχου τῆς
ἑπτακαιδεκάτης ἐστὶν, ὥσπερ οὖν ἡ π΄· ἔδει δὲ τὴν μ΄ δευτέραν
εἶναι κρίσιμον, εἰ καθ᾽ ἑβδομάδας ὁλοκλήρους ἡ συναρίθμησις
ἐγίνετο τῶν ἡμερῶν. οὕτω καὶ τὴν πδ΄ ἐχρῆν εὑρίσκεσθαι κρί-
νουσαν. οὐ μόνον τοίνυν ἐξ ὧν διηγεῖται κριθέντας πολλοὺς
ἐν τῷ κατὰ τὴν ἑπτακαιδεκάτην ἡμέραν στοίχῳ πρόδηλόν
ἐστιν ὡς ἰσχυρότερος οὗτος θατέρου ὑπάρχει, ἀλλὰ κἀξ ὧν
οὔτε τῆς ὀκτωκαιδεκάτης ἐμνημόνευσεν οὔτε τῆς κα΄ οὔτε τῆς
κε΄ οὔτε τῆς κη΄, ἀλλ᾽ οὔτε τῆς τριακοστῆς δευτέρας οὔτε τῆς
λε΄ οὔτε τῆς μβ΄ οὔτε τῆς ξγ΄ οὔτε τῆς πδ΄, ἐν γὰρ τοσούτων
ἀῤῥώστων καταλόγῳ, τῶν τ᾽ ἰδίᾳ γραφέντων αὐτῷ κατ᾽ ὄνομα
καὶ τῶν δι᾽ ἑνὸς ἑκάστου κεφαλαίου περιλαμβανομένων ἐν
ἑκάστῃ καταστάσει, τὸ μὴ πώποτε τῶν εἰρημένων ἡμερῶν μη-

nactidem recenfet, et de ipfo fub finem fermonis ita fcribit:
Octogefimo rigore infeftatus eft, febris acuta eum prehen-
dit, fudor multus fubfequutus, in urinis rubrum et laeve
fedimentum, perfecte judicatus eft. Decimus aeger eft Cla-
zomenius, quem et ipfum quadragefimo die liberatum per
crifim effe fcribit. Atqui dies quadragefimus ex ordine de-
cimifeptimi eft, quemadmodum octogefimus, conveniebat
autem quadragefimumfecundum effe decretorium. Quod fi
dierum computatio fecundum feptimanas integras fieret, non
quadragefimus, verum quadragefimusfecundus dies decre-
torius inveniendus erat, fic non octogefimus, fed octogefi-
musquartus. Quare decimifeptimi diei ordinem altero
longe fortiorem effe nemo ignorat, non folum quod multos
in eo crifim accepiffe recenfet Hippocrates, fed quod nec de-
cimioctavi, nec vigefimiprimi, nec vigefimiquinti, nec vi-
gefimioctavi, imo nec trigefimifecundi, nec trigefimiquinti,
nee quadragefimifecundi, nec fexagefimitertii, nec octoge-
fimiquarti meminit Nam in tot aegrorum catalogo, quos
partim nominibus propriis adduxit, partim fumma quadam

856 ΓΑΛΗΝΟΥ ΠΕΡΙ ΚΡΙΣΙΜ. ΗΜΕΡΩΝ

Ed. Chart. VIII. [479.]   Ed. Baf. III. (437. 438.)

δεμίαν εὑρεθῆναι κρίνουσαν, ἐναργῆ τὴν θατέρου τῶν στοί-
χων ὑπεροχὴν ἐνδείκνυται. ὅταν γὰρ ἐξ ἐκείνου μὲν καὶ πολλαὶ
καὶ πολλάκις καὶ τελείως καὶ βεβαίως καὶ ἀγαθῶς καὶ ὀρθῶς
εὑρίσκωνται κεκρικυῖαι, θατέρου δὲ τῶν στοίχων μηδεμία καθ᾿
ὅλον τὸ α΄ τῶν ἐπιδημιῶν ἀσφαλῆ κρίσιν ἢ πεποιημένη, τὸ
μὴ ὅτι τελείως ἢ ἀγαθῶς, ἀλλὰ μηδ᾿ ὥστε ἀποκτεῖναι, παμ-
πόλλην τινὰ τὴν ὑπεροχὴν εἶναι νομιστέον. ἆρ᾿ οὖν ἐν τῷ πρώ-
τῳ μὲν οὕτως, ἐν τῷ τρίτῳ δ᾿ ἑτέρως; ἢ κἀκεῖ τοὺς μὲν ἐν
τῇ καταστάσει διηγημένους ἑνὶ κεφαλαίῳ περιλαμβάνων εἶπεν
ἅπαντας σχεδὸν τοὺς διασωθέντας τῇ π΄ κριθῆναι· τῶν δὲ
κατὰ μέρος ὧν ἐμνημόνευσεν ὀνομαστί, τοὺς μὲν ἐν τῇ μ΄ κρι-
θῆναί φησι, καὶ ναὶ μὰ Δία γέ τινας ἐξ αὐτῶν οὐκ ἀγεννῶς
οὐδὲ ἀσήμως, καθάπερ τὸν τρίτον ἀπὸ τῆς ἀρχῆς τοῦ βιβλίου
γεγραμμένον, τὸν ἐν τῷ Δεάλκους κήπῳ κατακείμενον. τί γὰρ
φησι; μ΄ διεχώρησε φλεγματώδη, λευκά, ὑπόσυχνα, ἵδρωσε πολλῷ,
δι᾿ ὅλου τελέως ἐκρίθη. τοὺς δέ τινας εἰς πάνυ μακρὸν ἐμπεσόν-
τας, ὁμοίως καὶ αὐτοὺς κριθῆναι (438) τῷ τῆς εἰκοστῆς ἡμέρας

comprehendit, in uno quoque aëris flatu, nullum ex com-
memoratis diebus decretorium effe inventum, alterius ordi-
nis evidentem excellentiam indicat.   Quum enim ex hoc
ordine multi faepe perfecte, firmiter, bene et recte inveni-
antur judicaffe, ex altero ne unus quidem in uno primo epi-
demiων libro, qui tuto decreverit, nedum perfecte, vel fa-
lubriter, ut non occidat, infignem alterius eminentiam effe
putabimus.   An igitur in primo fic, in tertio aliter fcriptum
reliquit?   Certe et illic aegrotos quidem in conftitutione
enarratos una fumma complectens, dixit omnes fere, qui
fuperftites fuere, octogefimo judicatos, ex particularibus au-
tem, quorum nominatim meminit, aliquos quidem in qua-
dragefimo judicatos effe dicit et per Jovem nonnullos ipfo-
rum haud ignobiliter, nec fine fignis, ut tertium ab initio
libri fcriptum, in Dealcis horto decumbentem.   Quid enim
dicit?   Quadragefimo die pituotofa recrementa, alba et co-
piofa dejecit, largiter fudavit per totum, abfolute judicatus
eft.   Quosdam vero qui in longum nimis morbum incide-
rant, fimiliter et ipfos ratione vigefimi diei multiplicati cri-

πολλαπλασιαζομένης λόγῳ, καθάπερ καὶ τὸν ἔννατον ἀπὸ τῆς
καταστάσεως γεγραμμένον, Ἡρόπυθον, ὃν κ´ τε καὶ ἑκατοστῇ
ἡμέρᾳ κριθῆναι τελέως φησίν. οὕτω δὲ καὶ κατὰ τὴν κδ´ καὶ
κατὰ τὴν κζ´ καὶ προσέτι κατὰ τὴν λδ´ ἀνέγραψέ τινας κριθέν-
τας ἀγαθῶς θ´ ἅμα καὶ ἀσφαλῶς καὶ τελέως. ἐν μὲν τῇ κδ´
τὸν δέκατον ἀπὸ τῆς καταστάσεως ἄῤῥωστον ὧδέ πως γράφων,
τετάρτῃ καὶ κ´ οὔρησε πολὺ λευκὸν, πολλὴν ἔχον ὑπόστασιν,
ἵδρωσε θερμῷ, διόλου ἀπύρετος. ἐν ἑβδόμῃ καὶ εἰκοστῇ τὴν
ἐν Ἀβδήροις παρθένον, ἀλλὰ καὶ ταύτην ἱδρώσασαν πολλῷ,
τελέως ἀπύρετον γενέσθαι φησί. γέγραπται δ´ αὕτη μετὰ τὴν
κατάστασιν ἑβδόμη. ἐν δ´ αὖ τῇ δ´ καὶ λ´ τὸν ὄγδοον ἀπὸ
τῆς αὐτῆς καταστάσεως, Ἀναξίωνα, καὶ αὐτὸν ἱδρώσαντα, τε-
λέως ἄπυρετον διόλου γενέσθαι φησὶ καὶ κριθῆναι πιστῶς.
[480] οὐδεὶς δὲ οὐδ´ ἐν τούτῳ τῷ βιβλίῳ κέκριται κατά τινα
τῶν ἐκ θατέρου στοίχου κρισίμων ἡμερῶν. ἀλλὰ τὴν μὲν
Δεάλκους γυναῖκα κατὰ τὴν κα´ ἀποθανεῖν φησι, σωθῆναι δ
οὐδένα κατ᾽ οὐδεμίαν ἡμέραν τῶν ἐκ τοῦ κατὰ τὴν ὀκτωκαι-

fim accepiſſe, quemadmodum nonum aegrum ex aëris ſtatu,
Heropython, centeſimo et vigeſimo die perfecte judicatum
fuiſſe refert Hippocrates. Sic aliquos vigeſimoquarto die
et vigeſimoſeptimo, item trigeſimoquarto, judicatos eſſe bene
ſimul et tuto et perfecte memoriae prodidit, in vigeſimo-
quarto ſane decimum ex aëris ſtatu aegrotum, hoc fere modo
ſcribens. *Vigeſimoquarto die urinam minxit copioſam, al-*
bam multum habentem ſedimentum, ſudores calidi e cor-
pore toto manabant, ſine febre fuit. Vigeſimo ſeptimo die
puellam in Abderis, ſed et ipſam ſudore largo prorſus febre
liberatam eſſe refert, hanc autem poſt aëris conſtitutionem
aegrotaſſe ſeptimam commemorat. Porro trigeſimoquarto
die octavum ex aëris ſtatu aegrum, Anaxionem, ſudore quo-
que ipſum febre prorſus levatum fuiſſe percenſet, fidamque
ei criſim obtigiſſe. Caeterum nullus hoc libro in altero quo-
dam decretoriorum dierum ordine judicatus eſt, verum De-
alcis uxorem in vigeſimoprimo deceſſiſſe commemorat, nec
ullum in aliquo die, qui in decimioctavi ſecta continetur,

Ed. Chart. VIII. [480.]   Ed. Baf. III. (438.)

δεκάτην στοίχου. λέγεται μὲν οὖν κατὰ τὸ δεύτερον, ὡς καὶ πρόσθεν εἴρηται, σημαινόμενον οὐχ ὁ σωθεὶς μόνον, ἀλλὰ καὶ ὁ ἀποθανὼν κεκρίσθαι, ἀλλ᾽ ὡς εἶπον, οὐ μόνον οὐδεὶς ἐσώθη κατ᾽ ἐκείνας τὰς ἡμέρας, ἀλλ᾽ οὐδ᾽ ἀπέθανε, χωρὶς τῆς Δεάλκους γυναικός. ἐν δέ γε θατέρῳ στοίχῳ πάμπολλοι μὲν οἱ σωθέντες, οὐ μὴν ἀλλὰ καὶ ἀπέθανόν τινες, ὥσπερ ἑπτακαιδεκαταία μὲν ἡ ἐν Κυζίκῳ τεκοῦσα τὰς διδύμους θυγατέρας. ἐν τετάρτῃ τε καὶ εἰκοστῇ ὁ ἐν Μελιβοίῃ νεανίσκος, ὁ πάντων ὕστατος ἀναγεγραμμένος. ἑβδόμῃ δὲ καὶ εἰκοστῇ ὁ τρίτος ἀπὸ τῆς ἀρχῆς Ἑρμοκράτης. πρώτῃ δὲ καὶ τριακοστῇ ὁ ἐν Ἀβδήροις Ἀπολλώνιος, ὁ τρισκαιδέκατος ἀπὸ τῆς καταστάσεως γεγραμμένος, τριακοστῇ τετάρτῃ ἀπέθανε, ὡς οὖν ἑβδομαίους πολλοὺς ἀποθανόντας εἶδε καὶ εἰκοσταίους κατὰ τοῦτο τὸ βιβλίον, ὡς ἂν τῶν ἰσχυρὰν δύναμιν ἐχουσῶν ἡμερῶν οὐ μόνον σωζουσῶν, ἀλλὰ καὶ ἀπολουσῶν ἐνίοτε, κατὰ τὸν αὐτὸν τρόπον ἑκάστην τῶν εἰρημένων ἐθεάσατο καὶ σώζουσα πολλοὺς ἐνίοτε καί τινας ἀποκτείνουσαν. καὶ γὰρ οὖν καὶ τὸν δεύτερον ἀπὸ τῆς καταστάσεως ἄῤῥωστον ὀγδοη-

ſuperſtitem manfiſſe. Dicitur itaque ſecundo ſignificatu, uti prius interpretati ſumus, non ſolum ſuperſtes, verum mortuus etiam judicatus fuiſſe. Sed ut retuli, non modo in eis diebus nemo ſervatus eſt, ſed ne mortuus quidem, ſi Dealcis uxorem excipias. In altero ordine complures ſervati, quamvis nonnulli etiam vita defuncti, quemadmodum mulier quae Cyzico binam foemininam prolem peperit, decimoſeptimo die periit. Adoleſcens autem in Meliboea, omnium poſtremus ab Hippocrate citatus, vigeſimoquarto interiit. At Hermocrates tertius a principio vigeſimoſeptimo die fatis conceſſit. Apollonius autem in Abderis decumbens decimuſtertius ab aëris conſtitutione aegrotus ſcriptus, trigeſimoquarto periit. Ut igitur ſeptimo die et vigeſimo complures interire vidit, quippe quum dies ii qui validam virtutem habent, non modo ſervent, ſed etiam interimant interdum, ſic unumquemque eorum quos recenſui conſpexit nunc ſervantem aliquos, nunc occidentem. Jam vero ſecundum ab ambientis aëris ſtatu aegrum octogeſimo

BIBΛION B.   859

Ed. Chart. VIII. [480.]   Ed. Baſ. III. (438.)

κοστῇ φησιν ἀποθανεῖν, καὶ τὸν πρῶτο? ἐν εἰκοστῇ καὶ ἑκα-
τοστῇ, ὥσπερ, οἶμαι, καὶ τῆς πρώτης καταστάσεως τεσσα-
ρεσκαιδεκαταῖον, τοὺς δὲ τρεῖς τοὺς πρὸς αὐτοῦ ἑβδομαίους.
καὶ τί δεῖ πολλὰ λέγειν; οὐδεὶς γὰρ ἄλλος οὔτε ἐν τῷ πρώτῳ
τῶν ἐπιδημιῶν οὔτε ἐν τῷ τρίτῳ σωθεὶς ἢ ἀποθανὼν εὑ-
ρίσκεται κατὰ τὸν ἀπὸ τῆς ὀκτωκαιδεκάτης ἡμέρας στοῖχον,
ἀλλὰ καὶ πάντες οἱ μὲν ἐντὸς τῶν ἑπτακαίδεκα, κατὰ τὰς
ὁμολογουμένας κρισίμους ἡμέρας, ὑπὲρ ὧν οὐδεὶς τῶν περὶ
ταῦτα ἐχόντων διαφέρεται· τῶν δὲ ἐξωτέρω προελθόντων
εἰς μόνος ἄρρωστος εὑρίσκεται κατὰ τὴν πρώτην ἡμέραν καὶ
εἰκοστὴν ἀποθανών. ἥρκει μὲν οὖν καὶ ταῦτα εἰς ἐπίδειξιν
τοῦ μὴ λόγῳ τινὶ πεισθέντα τὸν Ἱπποκράτην τὴν ιζ´ ἡμέραν
ὑποθέσθαι εἶναι κρίσιμον, τῆς δὲ εἰκοστῆς πρώτης ἀφελέσθαι
τὸ δραστήριον, ἀλλ᾽ ὑπὸ τῆς πείρας διδαχθέντα τηνικαῦτα
ζητῆσαι τὴν αἰτίαν. ἀλλ᾽ ἐπειδὴ καὶ τὸ δεύτερον καὶ τὸ τέ-
ταρτον καὶ τὸ ἕκτον τῶν ἐπιδημιῶν ἢ αὐτοῦ τοῦ Ἱπποκρά-
τους ἐστὶν, ἢ τοῦ υἱοῦ αὐτοῦ Θεσσαλοῦ γράμματα, καὶ τού-
των ἐπὶ βραχὺ μνημονεύσωμεν. εὑρεθήσεται δὲ κἀνταῦθα

interiiſſe ait et primum centeſimo vigeſimo, ſicut, arbitror, et
ultimum laborantem ante peſtilentem conſtitutionem, deci-
moquarto die mortuum eſſe, tres ante ipſum, ſeptimo die
periiſſe.   Quid opus eſt multis verbis? nullum enim alium
nec in primo, nec tertio epidemiων libro, vel ſuperſtitem,
vel mortuum in ordine dierum, qui a decimooctavo nume-
rantur invenies, ſed omnes qui intra ſeptimumdecimum ju-
dicati ſunt, judicium habuere in diebus, qui communi con-
ſenſu decretorii habentur.   Porro qui decimumſeptimum ex-
ceſſerunt, illorum unus tantum vigeſimoprimo interiit.
Proinde haec ſufficiunt ad demonſtrandum, Hippocratem
non ratione quadam perſuaſum ut decimumſeptimum de-
cretorium eſſe ſtatueret, vigeſimo autem primo efficaciam
adimeret, ſed uſu et experientia doctum cauſam inquiſiviſſe.
At quoniam ſecundus, quartus et ſextus epidemiων liber vel
ipſius Hippocratis eſt, vel ejus filii Theſſali, pauca etiam
inde ſumemus.   Inveniemus ſiquidem et hic in ſecundo

κατὰ μὲν τὸ δεύτερον τὴν κʹ τε καὶ μʹ ἡμέραν ἀναγράφων
κεκρικυῖαν, οὔτε δὲ τὴν καʹ οὔτʹ ἄλλην τινὰ τῶν ἀπʹ αὐτῆς.
κατὰ δὲ τὸ τέταρτον τῶν ἐπιδημιῶν οὕτως ὀξέων μνημονεύων,
ὡς ὀλιγάκις μὲν ἕως τῆς εἰκοστῆς ἀφικέσθαι, προελθεῖν δʹ
ἅπαξ ἐξωτέρω μέχρι τῆς κδʹ, ὥστε κἀνταῦθα τὴν μὲν κʹ ὡσαύ-
τως ἔστιν καὶ τὴν κδʹ ἐπίστασθαι κεκρικυῖαν, οὐ μὴν τῶν
θατέρου στοίχου τινά. καὶ μὴν καὶ κατὰ τὸ ἕκτον τῶν ἐπιδη-
μιῶν ὀλίγων μὲν ἀῤῥώστων καὶ καταστάσεων μέμνηται, φαί-
νεται δʹ οὐδʹ ἐνταῦθα γινώσκων τινὰ κατὰ τὰς ἐκ θατερου
στοίχου κεκριμένον. εἰ δέ τι δεῖ καὶ τοῦ πέμπτου τῶν ἐπιδη-
μιῶν μνημονεῦσαι, ὅτου περ ἂν ᾖ, κἀνταῦθα πεντήκοντα μέν
εἰσιν οἱ σύμπαντες ἄῤῥωστοι, κέκριται δʹ οὐδεὶς αὐτῶν οὔτε
κατὰ τὴν ιηʹ οὔτε κατὰ τὴν καʹ οὔθʹ ὅλως ἐν ἄλλῃ τινὶ τῶν
ἐκ τοῦδε τοῦ στοίχου. τῆς πείρας οὖν ἀκριβῶς προεισαγούσης
εἰς τὰς κρισίμους ἡμέρας τὴν ιζʹ καὶ τὴν εἰκοστήν, ἔτι δὲ καὶ
τὰς ἀπʹ αὐτῶν πάσας, [481] ἔνιοι τῶν ἰατρῶν οὐ πάνυ τι
τῷ φαινομένῳ προσέχοντες τὸν νοῦν, ὡς ἐφʹ ἕτοιμον ἀφίκοντο
τὸν ἐκ τῆς τελείας ἑβδομάδος ἀριθμὸν, εἶτά που καὶ κριθέντα

vigefimum et quadragefimum decretoriis effe ab illo pofitos,
fed nec vigefimumprimum, nec alium quemvis ei refponden-
tem. In quarto morborum adeo acutorum mentionem fa-
cit, ut raro videlicet ad vigefimum pervenerint, proceffe-
rint autem femel ulterius usque ad vigefimumquartum.
Unde jam vigefimum et vigefimumquartum judicaffe de mor-
bis licet intelligere, non tamen alterius ordinis quenquam.
Quinetiam in fexto epidemiων paucos tum aegros tum aëris
ftatus commemorat, neque hic quenquam in alterius fectae
diebus judicatum effe novit. Si jam et quinti libri memi-
niffe convenit, cujuscunque fuerit, hic etiam quinquaginta
funt univerfi aegri, nullus autem ipforum vel decimo-
octavo, vel vigefimoprimo, vel ut fummatim dicam, in
alio quodam hujus generis die judicatus eft. Quum igitur
ipfa experientia decimumfeptimum et vigefimum diem, in-
fuper qui ipfis refpondent, univerfos decretoriis apponat,
nonnulli medici, qui non adeo evidentibus animum adhi-
bent, ad perfectae hebdomadis numerum tanquam ad faci-

τινὰ κατὰ τὴν πρώτην καὶ εἰκοστὴν θεασάμενοι, πολὺ δη
μᾶλλον ἐβεβαίωσαν τὴν ὑπόληψιν.

Κεφ. ἑ. Καὶ γὰρ οὖν καὶ τὸ διαγνῶναι ποίας ἐστὶν
ἡμέρας ἴδιος ἢ κρίσις, ἐπειδὰν εἰς πλείονας τύχῃ μερισθεῖσα,
διορισμοῦ δεῖται, καθότι κἂν τῷ πρώτῳ δέδεικται λόγῳ.
συμβαίνει δὲ καὶ χρονιζόντων τῶν νοσημάτων τὰς κρίσεις
ἀποτίθεσθαι μὲν τὸ τῆς ταραχῆς σφοδρὸν καὶ τῆς ἀλλοιώσεως
τὸ σύντομον, καὶ εἰς δύο δὲ πολλάκις ἡμέρας, ἢ τρεῖς ἐκτεί-
νεσθαι. πρόχειρον οὖν ἐν τούτῳ προσνέμειν τὴν κρίσιν τῶν
τριῶν ἡμερῶν ᾗ τις ἂν βουληθῇ. πολλοὶ μὲν γὰρ τῶν ἰατρῶν
οὐδ᾽ ἀριθμοῦσιν ἔτι μετὰ τὴν ιδ΄ ποσταῖος ὁ κάμνων ἐστὶ,
καὶ μάλιστα ἢν ἐν τῷ μεταξὺ δόξας ἀπύρετος γεγονέναι πάλιν
ἀναπυρέξειεν. ἔνιοι δὲ κἂν ἀριθμήσωσι τὸ μερίζεσθαι τὰς κρί-
σεις εἰς πλείους ἡμέρας, ἀδιορίστως τε καὶ προπετῶς ᾗ βού-
λονται τῶν ἡμερῶν ἀνατιθέασι. διὰ ταῦτα γοῦν αὐτὰ καὶ ὁ
Ἱπποκράτης ἐπὶ τῶν ἀῤῥώστων ἐνίοτε μὲν ζ΄ φησὶν, ἢ ἐνδε-
κάτῃ, ἢ τεσσαρεσκαιδεκάτῃ κριθῆναι τὴν νόσον, ἐνίοτε δὲ

liorem viam devenerunt. Deinde quum etiam judicatum
aliquem in vigefimoprimo confpexerint, multo fane magis
opinionem fuam confirmarunt.

Cap. V. Etenim ut difcernas cujusnam diei pro-
prium fit judicium, quum in plures partitum fuerit, diftin-
ctione opus eft, quemadmodum in fuperiore libro demon-
ftratum eft. Contingit autem morbis inveterafcentibus et
judicia vehementiam perturbationis et alterationis brevita-
tem remittere et ad duos faepe dies, vel tres extendi.
Promptum eft igitur in hoc crifim cuicunque ex tribus
diebus volueris attribuere. Multi fiquidem medicorum ne
vel numerare quidem poft xiv dignantur, quot jam diebus
aeger decumbat, praefertim fi dum febris foluta interea effe
videatur, denuo repetat. Nonnulli vero etfi numeraverint,
judiciorum in plures dies partitionem indiftincte et temere
cui dierum volunt annumerant. Quapropter etiam Hippo-
crates in aegrotis aliquando quidem feptimo dicit, vel un-
decimo, vel decimoquarto, judicatum effe morbum, inter-

Ed. Chart. VIII. [481.]   Ed. Baf. III. (438.)

περὶ τὴν εἰκοστὴν, ἢ μ΄, ἤ τινα ἄλλην, ὥσπερ εὐθὺς ἐν τῇ πρώτῃ καὶ δευτέρᾳ καταστάσει τοῦ πρώτου τῶν ἐπιδημιῶν. ἐν μὲν γὰρ τῇ πρώτῃ φησίν· ἔκρινε δὲ τούτων οἷσι τὰ βραχύτατα γένοιτο περὶ τὴν εἰκοστήν, τοῖσι δὲ πλείστοισι περὶ τὴν μ΄, πολλοῖσι δὲ περὶ τὴν ὀγδοηκοστήν. ἐν δ᾽ αὖ τῇ δευτέρᾳ καταστάσει, ἔστι δ᾽ οἷσι, φησίν, ἔκρινεν αὐτῶν ὀλίγοισιν, οἷσι τὰ βραχύτατα γένοιτο περὶ εἰκοστήν. ἐν δὲ τῇ τρίτῃ αἱμοῤῥαγέειν, φησί, μικρὸν ἤρξατο περὶ τετάρτην καὶ εἰκοστὴν, καὶ ἐγένοντο εἰς αἱμοῤῥαγίην αἱ ἀποστάσιες Ἀντιφῶντι Κριτοβούλου. ἀπεκρίθη καὶ ἐπαύετο τελείως περὶ τὴν τεσσαρακοστήν. οὐκ ἐμνημόνευσα δὲ κατ᾽ ἀρχὰς εὐθὺς τούτων τῶν ῥήσεων, ὁπότε κἀκ τοῦ πρώτου τῶν ἐπιδημιῶν παρετιθέμην, ἄμεινον εἶναι νομίσας ἁπάσας πρότερον ἐκθέσθαι τὰς ἡμέρας ἐν αἷς ἀκριβῶς μόναις ἐθεάσατο τὰ νοσήματα κρινόμενα. διὰ τοῦτο οὐδὲ γέγραπται τοὐπίπαν οὐδαμόθι τῶν συγγραμμάτων αὐτοῦ περὶ τὴν ε΄ ἢ τὴν ἑβδόμην, ἢ τὴν θ΄ κριθεὶς οὐδείς, ἀλλ᾽ ἁπλῶς ἢ πεμπταῖος, ἢ ἑβδομαῖος, ἢ

dum vero circa xx vel xl vel alium quempiam, ficuti exempli gratia in prima et fecunda conftitutione primi epidemiorum. In prima enim ait: *Judicabantur autem quibus inter hos breviſſimi eſſent circa vigeſimum, plurimis circa qradrageſimum, multis circa octogeſimum.* In fecunda vero conftitutione, *Quibusdam vero,* inquit, *ipſorum judicabantur, iisque paucis, quibus breviſſimi eſſent, circa vigeſimum.* In tertia autem, *Sanguinis,* inquit, *parum erumpere coepit circa vigeſimumquartum, et in ſanguinis eruptionem fiebant abſceſſus Antiphonti Critobuli filio; quievit et perfecte judicatus eſt circa* xl. Sed horum verborum ab initio ftatin non memini, quum ex primo epidemiῶn quoque apponerem, melius eſſe ratus omnes dies qui exacte foli de morbis decernere vifi funt, prius exponere. Hujus rei gratia nec in ipſius usquam commentariis in totum fcriptum eft, circa quintum, aut feptimum aut nonum diem, ullum judicatum eſſe, fed fimpliciter vel quinto, vel feptimo, vel nono die; fubito enim et univerfim hi judi-

ἐννataῖος. ἀθρόως γὰρ αὗται κρίνουσιν. ὅσῳ δ᾽ ἂν ἐξωτέρω
προΐῃ τὰ νοσήματα καὶ χρονίζῃ, παύεται μὲν ἡ πρὸ τῆς
ὀξείας ἀλλοιώσεως ταραχὴ, κατὰ βραχὺ δὲ αἱ κρίσεις γινόμε-
ναι δύο που ἢ τρεῖς ἡμέρας ἐπιλαμβάνουσι τοὐπίπαν. ὡς
γὰρ οὐδὲ μετὰ ἐκκρίσεως εἴωθε λύεσθαι τὰ πλεῖστα τῶν χρο-
νισάντων, ἀλλ᾽ ἤτοι δι᾽ ἀποστάσεων, ἢ πέψεων, οὕτως οὐδ᾽
ὅταν ἐπὶ σαφέσιν ἐκκρίσεσιν, ἢ ἀποστάσεσιν ἡ λύσις αὐτῶν
γίνηται, διὰ μιᾶς ἡμέρας τελειοῦται μόνης. ὅθεν, οἶμαι, τῶν
ἰατρῶν ἔνιοι τὴν ἀρχὴν οὐδὲ κρίνεσθαί φασι τὰ χρονίζοντα
τῶν νοσημάτων. οὐ γὰρ τὴν λύσιν ἁπλῶς (439) εἶναι κρίσιν,
ἀλλ᾽ ἤτοι τὴν ἀθρόαν ἢ τὸν πρὸ ταύτης σάλον. ἀλλ᾽ ὅτι γε
τὸ σημαινόμενον τῆς κρίσεως οὐκ ἀπηκριβωμένον φυλάττεται
διὰ παντὸς, ἀλλὰ τὴν λύσιν αὐτὴν μόνην, ὅπως ἂν γένηται,
κρίσιν ὀνομάζουσιν οἱ πλεῖστοι τῶν ἰατρῶν, ἐξ αὐτῶν τε τῶν
Ἱπποκράτους ἔνεστι μαθεῖν γραμμάτων, οὐχ ἥκιστα δὲ κᾀξ
ὧν οἱ ἄλλοι παλαιοὶ γράφουσιν. [482] οὕτως οὖν καὶ Διο-
κλῆς τὴν πρώτην ἡμέραν ἐν ταῖς κρινούσαις ἀριθμεῖ, σαφῶς
ἐνδεικνύμενος ὡς οὐδὲν ἄλλο τὴν κρίσιν ὅ τι μὴ τὴν λύσιν

cant. Quanto autem ulterius morbi excedunt diuturnio-
resque fiunt, perturbatio fane quae praecipitem alteratio-
nem praecedit, conquiefcit. Judicia vero paulatim venien-
tia duos, aut tres dies maxima ex parte occupant. Sicut
enim plurimi longi affectus neque cum excretione diffolvi
confueverunt, fed vel abfceffu vel concoctione, ita nec ubi
cum manifeftis excretionibus, vel abfceffibus ipforum folu-
tio contigerit, uno duntaxat die perficitur. Unde medico-
rum quidam diuturnos morbos nequaquam judicari inquiunt,
fiquidem non folutionem fermone abfoluto crifim effe, fed
vel fubitam, vel quae ipfam praecedit commotionem. Ve-
rum quod judicii fignificatum non exacte disquifitum perpe-
tuo fervatur, fed folutionem ipfam tantum, quomodocun-
que fiat, complures medici judicium appellant, ex Hippo-
cratis libris difcere cuivis eft integrum, maxime vero et ex
iis quae veteres alii pertractant. Sic igitur et Diocles pri-
mum diem decretoriis annumerat, manifefto indicans nihil

ὀνομάζει τοῦ νοσήματος. ἔσται δὲ δῆλον ἐξ αὐτῆς τῆς λέ-
ξεως ἐχούσης ᾧδε· αὐτῶν δὲ τῶν πυρετῶν, ὧν τὰ αἴτια
μήτ᾽ ἐν αὐτῷ τῷ σώματι διαλύεται κενούμενα καὶ μειούμενά
πως μήτ᾽ ἐξικμάζεται μήτ᾽ ἀθρόως ὠμὰ ἐξάγεται, κατὰ δέ
τινας χρόνων περιόδους πεφθέντα φαίνεται, ὁ μὲν ἐπιπυλαιό-
τατος ἐν νυκτὶ καὶ ἡμέρᾳ κρίνεται, ἐν ἐλαχίστῳ γὰρ χρόνῳ
τούτῳ τὰ αἴτια αὐτῶν διαλύεται. καὶ γὰρ τὰ σηπόμενα καὶ
πῦον γινόμενα, ἔτι δὲ καὶ γάλα καὶ σὰρξ πᾶσα ἀποτελουμένη
καὶ ὅλως τὰ πολλὰ τῶν κατὰ τὸ σῶμα γινομένων καὶ κινου-
μένων καὶ ἀλλοιουμένων κατ᾽ εἶδος, ἐν τούτῳ τῷ χρόνῳ φαί-
νεται πρῶτον. καὶ ταυτὶ μὲν ὁ Διοκλῆς. ὁ δ᾽ Ἱπποκράτης
οὐχ ἅπαξ οὐδὲ δὶς, ἀλλὰ πάνυ πολλάκις ἔν τε τῷ πρώτῳ
τῶν ἐπιδημιῶν καὶ μάλιστα κἂν τῷ τρίτῳ τὴν λύσιν μόνην
τοῦ νοσήματος ὀνομάζει κρίσιν, οὐδεμιᾶς οὔτ᾽ ἐκκρίσεως οὔτ᾽
ἀποστάσεως σαφῶς προγεγενημένης. οὐ μὴν τούτου γ᾽ ἕνεκεν
ἡγητέον ἄνευ ἐκκρίσεως πάσης φανερᾶς κρίνεσθαι τὰς χρονι-
ζούσας νόσους, ὥσπερ οὐδὲ τὸ πλείους ἡμέρας ἐξ ἀνάγκης
ἐπιλαμβάνειν. ὀγδοηκοστῇ γοῦν κριθῆναί τινα γράφων ὁ

fe aliud judicium quam morbi folutionem nominare. Fiet
autem perfpicuum ex ipfius verbis, quae hunc in modum
habent: *Quarum febrium caufae neque in ipfo corpore va-
cuatae ac imminutae diffolvuntur, neque exiccantur, ne-
que fubito crudae educuntur, temporum vero periodis qui-
busdam coctae apparent, per fumma quidem extantes, no-
cte et die judicantur.* Nam paucifſimo tempore caufae
ipfarum discutiuntur, quippe putrefcentes et in pus con-
verfae, ad haec lac et caro omnis abfoluta, breviter om-
nia, quae in corpore tum fiunt, tum moventur et fpecia-
tim alterantur, in hoc tempore primum apparent. Atque
haec Diocles. Hippocrates autem non femel neque bis, fed
frequenter admodum in primo epidemiῶn et potiffimum in
tertio morbi folutionem crifim vocat, nulla neque excre-
tione, neque abfceffu evidenter praegreffo. Non tamen hu-
jus gratia putandum eft diuturniores morbos fine quavis ma-
nifefta excretione judicari, quemadmodum neque plures dies
neceffario affumere. Itaque octogefimo crifim quendam ae-

BIBΛION B. 865

Ed. Chart. VIII. [482.]   Ed. Baf. III. (429)

Ιπποκράτης ἐν τῷ τρίτῳ τῶν ἐπιδημιῶν, ῥιγῶσαί τέ φησιν αὐ-
τὸν καὶ ὀξέως πυρέξαι καὶ ἱδρῶσαι πολλῷ. παρεθέμην δὲ τὴν
λέξιν ὀλίγον ἔμπροσθεν, ὁπότε τοῦ Κλεονακτίδου, κατὰ τὸ
πρῶτον τῶν ἐπιδημιῶν ἕκτου τὴν τάξιν γεγραμμένου, τὴν
διήγησιν ἐποιούμην. εὕροις δ᾽ ἂν καὶ ἄλλους ἀῤῥώστους, οὓς
τ᾽ ἤδη παρεθέμην ἐν τῷδε τῷ λόγῳ καὶ ὧν οὐδ᾽ ὅλως ἐμνη-
μόνευσα κεκριμένους ἐναργῶς ἡμέρᾳ μιᾷ δι᾽ ἐκκρίσεως ἐπὶ
προήκοντι καὶ χρονίῳ νοσήματι. ταύταις οὖν μάλιστα προσέ-
χειν χρὴ τὸν νοῦν ὡς ἀκριβῶς διδασκούσαις τὴν τάξιν τῶν
κρισίμων ἡμερῶν. εἰ γὰρ ὁ Κλεονακτίδης οὗτος ὀγδοηκοστῇ
ῥιγώσας τε καὶ ὀξέως πυρέξας ἐκρίθη ἱδρώσας, δῆλον ὡς με-
γάλην τινὰ δύναμιν ὁ τῆς εἰκοστῆς ἀριθμὸς ἔχει. τούτου γὰρ
πολλαπλασιαζομένου τὴν ὀγδοηκοστὴν, ὥσπερ καὶ τὴν μ
καὶ τὴν ἑξηκοστὴν καὶ τὴν ἑκατοστὴν εἰκοστὴν γενέσθαι συμ-
βέβηκεν. εὑρήσεις δὲ καὶ ἄλλους ἀῤῥώστους ἐξωτέρω τῆς ιδ´
κεκριμένους δι᾽ ἐκκρίσεως ἐν τοῖς τῶν ἐπιδημιῶν βιβλίοις, ὧν
ἐνίους ἤδη παρεθέμην, οἵ γε τοὺς μὴ νομίζοντας ἀθρόαν γε-

cepiſſe in primo De morbis popularibus Hippocrates comme-
morat, aitque rigore ipſum fuiſſe correptum, acuteque fe-
bricitaſſe et ſudaſſe largiter. Appoſui autem paulo ante ſen-
tentiam, quum Cleonactidae, in primo epidemiῶn ſexti or-
dine ſcripti, mentionem facerem. Invenias autem alios quo-
que aegros hoc ſermone jam mihi citatos, item quos nequa-
quam appoſui, judicatos evidenter die uno per excretionem
in procedente diuturnoque morbo. His igitur maxime ad-
vertendum eſt, ut quae dierum decretoriorum ordinem ex-
acte doceant. Si enim Cleonactides hic, poſtquam octoge-
ſimo quum rigore fuiſſet infeſtatus acuteque febricitaſſet,
per ſudorem judicatus eſt, liquet vigeſimi numerum non
mediocrem quandam potentiam obtinere. Hoc enim mul-
tiplicato octogeſimum, ſicut et quadrageſimum et ſexageſi-
mum, ad haec conteſimum et centeſimum vigeſimum fieri
contingit. Reperies autem alios aegros decimumquartum
egreſſos per excretionem in epidemiῶn libris judicatos
fuiſſe, quorum nonnullos jam protulimus. Qui autem eos

866 ΓΑΛΗΝΟΤ ΠΕΡΙ ΚΡΙΣΙΜ. ΗΜΕΡΩΝ

Ed. Chart. VIII. [482.]   Ed. Baf. III. (439.)

νέσθαι κρίσιν ἐξωτέρω τῆς μʹ ἐξελέγχουσι καὶ τῶν κρισίμων
ἡμερῶν ἐνδείκνυνται τὴν τάξιν. ὅτι μὲν γὰρ ἐκλύεται κατὰ
βραχὺ τὸ δι᾽ ἀγῶνός τε καὶ σάλου παύεσθαι τὰ νοσήματα χρο-
νίζοντα καλῶς εἴρηται· τὸ δὲ μηδεπώποτε διὰ μιᾶς ἡμέρας
ὀξεῖαν αὐτῶν γενέσθαι μεταβολὴν, οὐκέτ᾽ ὀρθῶς. ὅταν γὰρ
καὶ ῥῖγος εἰσβάλλῃ σφοδρὸν, ἅμα τῷ παροξυσμῷ τέως οὐ
γεγενημένον, ὅ τε πυρετὸς ὀξύτατός τε καὶ σφοδρότατος καὶ
θερμότατος καὶ δύσφορος ἐπιγένηται, καὶ μετὰ ταῦθ᾽ ἱδρὼς
ἐξεκρίθη πολὺς, ἀπύρετον ἀκριβῶς τὸν ἄνθρωπον ἐργαζόμενος,
εἴ τις οὐ φήσει τοῦτο κρίσιν εἶναι, προδήλως ἐρίζει. ἐγὼ δ᾽
οὐκ εἴωθα τοῖς ἐριστικοῖς ἐπὶ πλέον ἀντιλέγειν, ἀλλ᾽ ἐκεῖνο
χρὴ μᾶλλον εἰδέναι γινόμενον. ὡς ἡμῖν τε γὰρ παραφυλάτ-
τουσιν ἐφάνη πολλάκις ἔν τε τοῖς ὑφ᾽ Ἱπποκράτους ἀναγε-
γραμμένοις ἀῤῥώστοις ἔστιν εὑρεῖν, τὸ τὰς τοιαύτας λύσεις
τῶν χρονιζόντων νοσημάτων, οὐχ ὅταν ἐφεξῆς εἴη μηδαμόθεν
διακοπτόμενα, συμπίπτειν, ἀλλ᾽ ἐπειδὰν λελύσθαι δοκοῦντα,
πάλιν δευτέρας ὑποστροφῆς ἐνάρξηται. συμβαίνει δὲ πολλά-

qui fubitam fieri crifim ultra quadragefimñm non putant, ar-
guunt, etiam decretoriorum dierum ordinem oftendunt.
Quod etenim folutio quae per certamen et commotionem fit,
in morbis diuturnis paulatim exolvatur, pulchre dictum eft,
at non amplius fubitam eorum mutationem uno die fieri,
non recte dictum eft. Quum enim rigor vehemens fimul
cum acceffione antea non factus invadat et febris acu-
tiffima, vehementiffima, calidiffima et toleratu difficilis acce-
dat, fudorque copiofus e corpore manarit, febre hominem
prorfus liberans, fi quis hoc crifim non effe dicet, manifefte
contentiofus eft. Ego fane id genus hominibus contradicere
diffufius non confuevi, fed illud, quod accidit, magis co-
gnofcendum effe mihi propofui. Hoc enim nobis obfervan-
tibus plerumque apparuit, atque in aegris ab Hippocrate
fcriptis invenire licet hujusmodi morborum longiorum fo-
lutiones non, quum deinceps nulla ex parte interfecantur,
incidere, at quum, ubi foluti effe videntur, iterum fecundo
recidivam incipiunt. Contingit autem faepe diebus quibus-

Ed. Chart. VIII. [482. 483.] Ed. Baf. III. (439.)

κις καὶ αὐτὰς τὰς κατὰ μέρος ὑποστροφὰς ἐν ἡμέραις τέ τισι
κρισίμοις ἄρχεσθαι καί τινα κρισίμων ἡμερῶν ἀριθμὸν προελ-
θούσας, αὖθις ἐν ἑτέρᾳ τινὶ τῶν κρισίμων ἡμερῶν κρίνεσθαι,
[483] καὶ οὕτω γίνεται τὰ μὲν κατὰ μέρος ἅπαντ᾽ ὀξέα, τὸ
σύμπαν δὲ χρόνιον. ἐνίοτε δὲ καὶ τὰ διαλείμματα αὐτῶν
ἀριθμῷ τινι τῶν κρισίμων ἡμερῶν περιγράφεται, καθάπερ εἴ
τις ἑνδεκαταῖος κριθεὶς ἀτελῆ κρίσιν, ὑποστρέψειε τεσσαρεσ-
καιδεκαταῖος, εἶτ᾽ αὖθις εἰκοσταῖος κριθεὶς ἐλλιπῶς ὑποστρέ-
ψειεν ζ καὶ κ᾽, κᾆπειτ᾽ ἐντεῦθεν ὀξέως πάλιν διανοσήσας αὖ-
θις ἐν μ᾽ κριθείη. ταῦτα μὲν οὖν αὐτὸς ἕκαστος ἐπί γε τῶν
νοσούντων ὄψεται, προσεδρεύειν αὐτοῖς ἐπιμελῶς ἐθελήσας
ἔν τε τοῖς ὑφ᾽ Ἱπποκράτους γεγραμμένοις ἀῤῥώστοις ἐπισκο-
πούμενος. ὅτι δὲ καὶ τὴν ἑπτακαιδεκάτην μὲν τῆς ιη᾽ καὶ
τὴν εἰκοστὴν τῆς κα᾽ ἰσχυροτέραν ἡγητέον εἶναί δέδεικται σα-
φῶς ἤδη τῆς πείρας ἕνεκεν τῆς Ἱπποκράτους. εἰ δὲ καὶ τῆς
ἐμῆς πείρας ἐφεξῆς ἀναμνημονεύσαιμι, μακρότερος μὲν ὁ λόγος
ἔσται, πιστότερος δ᾽ οὐδὲν μᾶλλον. εἰ μὲν γάρ τις καὶ αὐτὸς
παραφυλάττειν τὰ συμβαίνοντα τοῖς νοσοῦσιν ἐθέλοι καὶ
πιστεύειν τοῖς ὑφ᾽ Ἱπποκράτους εἰρημένοις, οὐδὲν ἔτι τῆς

dam decretoriis recidivas incipere, et quum numerum ali-
quem decretoriorum excefferint, denuo in alio quodam de-
cretorio die judicari. Hac ratione omnes particulares acuti
fiunt, poftquam vero omnes coierint, diuturni. Interdum
intervalla ipforum numero quodam decretorio circumfcri-
buntur, veluti fi quis undecimo die judicatum imperfecte,
decimoquarto morbus repetat, deinde vigefimo rurfum die
judicato parum integre, recidiva vigefimo feptimo adveniat,
inde poftea acute aegrotans, quadragefimo iterum judicetur.
Haec igitur quisque in aegris ipfe videbit, qui diligenter eis
affidere voluerit, ad haec in aegrotis ab Hippocrate citatis
contempletur. Porro quod decimusfeptimus decimooctavo
et vigefimoprimo vigefimus fortior fit aeftimandus, per Hippo-
cratis experimenta demonftratum eft. Si autem mea quoque
deinceps recenfuerim, longior quidem fermo erit, caeterum
fidei nihil magis habebit; fi etenim quispiam et ipfe quae
aegris accidunt obfervare velit et ab Hippocrate dictis cre-

ἡμετέρας πείρας ὁ τοιοῦτος δεήσεται. εἰ δ' ἤτοι πιστότερα
τῶν ἐναργῶς φαινομένων τὰ σοφίσματα νενόμικεν ἢ μηδὲν
φροντίζει τῶν ὑφ' Ἱπποκράτους εἰρημένων, οὐ μόνον οὐδὲν
ἕξει πλέον ἐκ τῆς ἡμετέρας ἱστορίας ὁ τοιοῦτος, ἀλλὰ καὶ
διαπαίζειν αὐτὴν ἐπιχειρήσει. τῶν μὲν δὴ τοιούτων εἴρηται
πολλάκις ὡς χρὴ καταφρονεῖν· εἰ δέ τις ἀληθείας ἐρᾷ, τὸν
μὲν λῆρον τῶν σοφιστῶν ἀφεὶς, ἐπὶ δὲ τὴν πεῖραν αὐτὸς ἀφι-
κόμενος, ὅταν ὀκτακοσίους, ἢ χιλίους ἀῤῥώστους θεάσηται,
σαφῶς οἶδα τοῦτον οὐκ ἄλλα τὰ περὶ κρισίμων ἡμερῶν ἀπο-
φανούμενον ὧν Ἱπποκράτης ἐδήλωσεν.

Κεφ. ε'. Οὔσης γὰρ καὶ χρείας καὶ φύσεως διττῆς τῶν
κρισίμων ἡμερῶν, καὶ τὴν διδασκαλίαν αὐτῶν διπλῆν Ἱππο-
κράτης ἐποιήσατο, ἐν μὲν τοῖς ἀφορισμοῖς καὶ τῷ προγνω-
στικῷ τῶν κατὰ τετράδας τε καὶ ἑβδομάδας ἐπιπλεκομένων
ἀλλήλαις μνημονεύσας, ἐν δὲ τῷ πρώτῳ τῶν ἐπιδημιῶν οὐ
τούτων μόνον, ἀλλὰ καὶ τῶν ἄλλων ἁπασῶν τῶν παρεμ-
πιπτουσῶν, ὧν τὴν μὲν αἰτίαν τῆς παρεμπτώσεως ἐν τοῖς

dere, is nihil adhuc noftra experientia indigebit.   At fi vel
fophismata evidenter apparentibus digniora effe quibus cre-
datur exiftimet, vel Hippocratis dictorum nullam rationem
curamque habet, talis non modo nihilo plus frugis ex noftra
narratione reportabit, fed etiam irridere ipfam conabitur,
hujusmodi vero frequenter dixi defpiciendos effe.   Si vero
veritatis ftudiofus quis exiftat, fophiftarum nugis relictis ad
experientiam ipfe veniens, quum octoginta, vel mille ae-
gros confpexerit, hunc indubie novi non alia de die-
bus decretoriis pronunciaturum   quam Hippocrates in-
dicavit.

Cap. V.   Quum enim decretoriorum dierum tum
ufus tum natura duplex fit, Hippocrates quoque duplicem
eorum doctrinam inftituit, in aphorismis quidem et progno-
gnoftico eorum qui fecundum quaternarios et hebdomadas
invicem complexi funt mentionem faciens, in primo autem
epidemiorum non horum modo, fed etiam aliorum omnium
coincidentium.   Quorum caufam coincidentiae in fequenti-

ἐφεξῆς ἐρῶ, τὸ δὲ ὅτι καὶ φύσει καὶ χρείᾳ διαφέρουσιν ἀλλή-
λων ἤδη δηλώσω· φύσει μὲν, ὅτι καλῶς ἁπάντων γινομένων;
εἰς τὰς κατὰ τετράδα περιόδους αἱ κρίσεις ἀφικνοῦνται τοὐ-
πίπαν, πλημμεληθέντων δέ τινων εἰς τὰς παρεμπιπτούσας
μεθίστανται· τῇ χρείᾳ δὲ, διότι πρὸς μὲν τὸ γνῶναι τὴν μέλ-
λουσαν ἔσεσθαι κρίσιν ἡ κατα τετράδα περίοδος αὐτάρκης,
εἰς δὲ τὸ κρῖναι τὴν ἤδη γεγενημένην ἁπασῶν οἷον ἀεὶ γι-
νωσκομένων, ἵνα εἰ οὕτως ἔτυχεν ἀσφαλεστέραν μὲν τὴν
κρίσιν τὴν ἐνναταίαν τῆς ὀγδοαίας, ἀπιστοτέραν δὲ τὴν ὀγ-
δοαίαν τῆς ἐνναταίας ἡγούμεθα. τὸ μὲν οὖν πιστὸν ἢ ἄπι-
στον τῆς κρίσεως εἰς τὸ καλῶς διαιτᾶν τοὺς ἤδη κεκριμένους
διαφέρει· τὸ δ᾽ ὁπηνίκα μάλιστα κριθήσεται προγινώσκειν
εἰς τοὺς μήπω κεκριμένους διαφέρειν ἀναγκαῖον. εἰρήσεται
μὲν οὖν τι κἀν τοῖς ἐφεξῆς ὑπὲρ τούτου, ἀλλ᾽ ὁ σύμπας λό-
γος ἐκ τῆς θεραπευτικῆς ἐστι μεθόδου, καὶ νῦν ἡμεῖς οὐ
περὶ χρείας κρισίμων ἡμερῶν ἥκομεν ἐροῦντες, ὅ τι μὴ πά-
ρεργον, ἀλλὰ τὴν δύναμιν αὐτῶν ἅπασαν ἐξηγήσασθαι σπεύ-
δομεν. ἀπόχρη τοίνυν εἴς γε τὸ παρὸν ἀναμνήσαντας τῶν

bus dicturi fumus, nunc autem quod et natura et ufu inter
fe mutuo differunt oftenfuri fumus: natura fane, quod om-
nibus pulchre evenientibus, ad quaternarios circuitus judi-
cia maxima ex parte perveniunt, erratis autem quibusdam
in coincidentes recidunt: ufu, quod ad futurae crifis cogni-
tionem quaternarii circuitus fufficit. Ad jam factam vero
crifim judicandam omnes femper funt cognofcendi, ut verbi
gratia tutiorem effe crifim quae nono quam quae octavo
die accidit, minus fidam quae octavo quam quae nono con-
tingit, judicemus. Proinde fides judicii vel fallacia ad bo-
nam victus rationem judicatis praefcribendam conducit,
praecognofcere vero quando potiffimum accidet, ad nondum
judicatos neceffarium eft. Dicetur itaque in procedente fer-
mone de hoc etiam nonnihil, fed univerfus fermo ex cu-
randi methodo pendet. At nunc de decretoriorum dierum ufu
nihil nifi obiter dicemus, fed omnem eorum potentiam in-
terpretari feftinamus. Satis eft ideo ad praefentem difpu-

870 *ΓΑΛΗΝΟΤ ΠΕΡΙ ΚΡΙΣΙΜ. ΗΜΕΡΩΝ*

Ed. Chart. VIII. [483. 484.]   Ed. Baf. III. (439. 440.)

Ἱπποκράτους ῥήσεων ἐπὶ τὰ ἐφεξῆς ἤδη μετιέναι. κατὰ μὲν δὴ τὸ προ(440)γνωστικὸν οὕτω φησίν· [484] οἱ δὲ πυρετοὶ κρίνονται ἐν τῇσιν αὐτῇσι ἡμέρῃσι τὸν ἀριθμὸν ἐξ ὧν τε περιγίνονται οἱ ἄνθρωποι καὶ ὧν ἀπόλλυνται. οἵ τε γὰρ εὐηθέστατοι τῶν πυρετῶν καὶ ἐπὶ σημείων ἀσφαλεστάτων βεβεῶτες τεταρταῖοι παύονται, ἢ πρόσθεν, οἵ τε κακοηθέστατοι καὶ ἐπὶ σημείων δεινοτάτων βεβεῶτες τεταρταῖοι κτείνουσιν, ἢ πρόσθεν. ἡ μὲν πρώτη ἔφοδος αὐτέων οὕτω τελευτᾷ, ἡ δὲ δευτέρα τετρὰς εἰς τὴν ἑβδόμην περιάγεται, ἡ δὲ τρίτη εἰς τὴν ιαʹ, ἡ δὲ τετάρτη εἰς τὴν τεσσαρεσκαιδεκάτην, ἡ δὲ πέμπτη εἰς τὴν ἑπτακαιδεκάτην, ἡ δὲ ἕκτη εἰς τὴν εἰκοστήν. αὗται μὲν οὖν ἤδη διὰ τεσσάρων εἰς τὴν εἰκοστὴν ἐκ πολλαπλασιασμοῦ ἐκ προσθέσιος ἀφικνέονται. οὐ δύναται δ᾽ ὅλῃσι ἡμέρῃσι ἀριθμέεσθαι οὐδὲν τουτέων ἀτρεκέως. οὐδὲ γὰρ ὁ ἐνιαυτός τε καὶ οἱ μῆνες ὅλῃσι ἡμέρῃσι ἀριθμέεσθαι πεφύκασιν. μετὰ δὲ ταύτας ἤγουν τὰς κʹ τὰς ἐν τῷ αὐτῷ τρόπῳ καὶ κατὰ τὴν αὐτὴν πρόσθεσιν ἡ πρώτη περίοδος διὰ τεσσάρων καὶ τριάκοντα ἡμερῶν, ἡ δὲ δευτέρα μʹ ἡμερῶν, ἡ δὲ τρίτη ξʹ. αὕτη μὲν ἡ ἐκ τοῦ προγνωστικοῦ ῥῆσις.

tationem, fi Hippocratis verba commemorans ad fequentia jam defcendam. In prognoftico faue hoc modo fcribit: *Febres, five fanus ab his quis evadat, five pereat, aequali dierum numero judicantur. Ut enim faluberrimae febres, quae videlicet tutiffimis fulciuntur fignis, die quarto vel antea judicari folent, ita maligniffimae quaeque et quibus periculofiffima figna adfunt, die quarto vel citius interficiunt. Primus itaque earum infultus ita finitur, fecundus quaternarius in feptimum diem producitur, tertius in undecimum, quartus in decimumquartum, quintus in decimumfeptimum, fextus in vigefimum. Hi autem ex acutiffimis morbis per quatuor in viginti ex additione perveniunt.* Verum hujusmodi fupputatio per dies integros nimirum fieri non poteſt, quippe quum nec annus nec menfes ipfi integris numerantur diebus, deinde eadem ratione atque additione primus circuitus ad quatuor et triginta, alter ad quadraginta, tertius ad fexaginta dies perveniet. Haec quidem ex pro-

ἐν δ᾽ αὖ τοῖς ἀφορισμοῖς προειπὼν ὡς τὰ ὀξέα τῶν νοσημά-
των κρίνεται ἐν τεσσαρεσκαίδεκα ἡμέρῃσιν, ἑξῆς ἐπιφέρει· τῶν
ἑπτὰ ἡ τετάρτη ἐπίδηλος. ἑτέρας ἑβδομάδος ἡ η᾽ ἀρχή. Θεω-
ρητὴ δὲ πάλιν ἡ ια᾽. αὕτη γάρ ἐστι τετάρτη τῆς δευτέρας ἑβδο-
μάδος. Θεωρητὴ δὲ πάλιν ἡ ἑπτακαιδεκάτη. αὕτη γάρ ἐστι
τετάρτη μὲν ἀπὸ τῆς τεσσαρεσκαιδεκάτης, ἑβδόμη δὲ ἀπὸ τῆς
ια᾽. ἐν μὲν δὴ τούτοις ἀμφοτέροις τοῖς συγγράμμασιν ἑβδόμασί
τε καὶ τετράσιν ἀνατίθησιν ἁπάσας τῶν κρισίμων ἡμερῶν
τὰς περιόδους· ἐν δ᾽ αὖ τῷ πρώτῳ τῶν ἐπιδημιῶν ἁπασῶν
ἐφεξῆς μνημονεύει γράφων ὧδε· ἔστι δὲ πρώτη κρίσιμος τῶν
περιόδων τῶν ἐν ἀρτίῃσι κρινουσῶν τετάρτη, στ᾽, ι᾽, ιδ᾽, ιη᾽,
κ᾽, κδ᾽, κη᾽, λ᾽, λδ᾽ μ᾽, ξ᾽, π᾽, ρ᾽, ρκ᾽, τῶν δὲ ἐν τῇσι πε-
ρισσῇσι περιόδοισι κρινουσῶν πρώτη γ᾽, ε᾽, ζ᾽, θ᾽, ια᾽, ιζ᾽,
κα᾽, κζ᾽, λα᾽. δῆλος οὖν ἐστιν ὁ Ἱπποκράτης ἁπάσας ἐν
τούτῳ τῷ λόγῳ τὰς κρινούσας περιλαβὼν ἡμέρας· ὑπομνήματι

gnoſtico verba ſunt. In aphorismis quum praedixiſſeſ acu-
tos morbos in quatuordecim diebus judicari, mox infert:
*Septimorum quartus index eſt, alterius ſeptimanae octavus
initium. Contemplabilis autem rurſum undecimus, hic
enim quartus ſecundae ſeptimanae. Contemplabilis iterum
decimusſeptimus, hic enim quartus eſt a decimoquarto, ſe-
ptimus autem ab undecimo.* Atque in his duobus com-
mentariis omnes dierum decretoriorum circuitus hebdoma-
dis et quaternariis adſcribit. At in primo epidemiorum om-
nium deinceps meminit hisce verbis: *Eſt autem primus de-
cretorius circuituum,* ˙*qui paribus diebus decernunt, quar-
tus, ſextus, decimus, decimusquartus, decimusoctavus,
vigeſimus, vigeſimusquartus, vigeſimusoctavus, trigeſi-
mus, trigeſimusquartus, quadrageſimus, ſexageſimus, octo-
geſimus, centeſimus, centeſimus vigeſimus.* Eorum qui
imparibus circuitibus judicant primus eſt tertius, quintus,
ſeptimus, nonus, undecimus, decimusſeptimus, vigeſimus-
primus, vigeſimusſeptimus, trigeſimusprimus Hippocra-
tes igitur omnes hoc ſermone decretorios dies manifeſto
comprehendit, recordationi ſiquidem ac memoriae praepa-

γὰρ ἡ τοιαύτη παρασκευὴ προσήκουσα. δέδεικται γὰρ ἡμῖν
πολλάκις ὡς πρότερον γέγραπται τῶν ἐπιδημιῶν βιβλία τοῦ
τε προγνωστικοῦ καὶ τῶν ἀφορισμῶν, ὅτι δύναμιν ὑπομνημά-
των ἔχει. κατὰ λόγον οὖν ἐνταῦθα ἁπάσας μὲν ἔγραψε τὰς
κρισίμους ἡμέρας. ἐν ἐκείνοις δὲ μόνας τὰς μεγίστην δύναμιν
ἐχούσας καὶ τῷ λόγῳ τῆς αὐτῶν φύσεως ἀποτελουμένας, ὡς
ἐν τοῖς ἐφεξῆς ἀποδείξομεν, ἔτι τε πρὸς τούτοις οὐ σμικρὰν
χρείαν εἰς τὴν τῆς μελλούσης ἀκμῆς τε καὶ κρίσεως πρόγνωσιν
παρεχομένας. διὰ τίνα μὲν οὖν αἰτίαν ὁ Ἱπποκράτης οὐ μίαν
ἐν ἅπασι τοῖς βιβλίοις ἐποιήσατο κρισίμων ἡμερῶν διδασκα-
λίαν ἤδη δέδεικται σαφῶς. οὐκ ἄδηλον δὲ οὐδὲ διότι τοῖς
ἄλλοις ἰατροῖς εἰς διαφωνίαν ἀφικέσθαι συνέβη περὶ τῶν κρι-
σίμων ἡμερῶν. οἱ μὲν γὰρ ὅτι διττὴ φύσις αὐτῶν ἐστιν
οὐδ᾽ ὅλως ἐνόησαν, οἱ δὲ τὴν ἀρχὴν οὐδὲ παρεφύλαξαν,
ἀλλὰ τῷ λόγῳ τὸ σύμπαν ἐπέτρεψαν. ἔνιοι δὲ ἐπὶ μὲν τὸ διὰ
τῆς πείρας ἐξευρεῖν αὐτὰς ἧκον, ἀλλ᾽ ἐσφάλησαν διττῶς, ἢ
τῷ μηδὲν ὅλως διορίζεσθαι πρὸ τῆς πείρας, ἢ τῷ προπετέστε-
ρον ἀποφαίνεσθαι.

ratio haec convenit. Demonſtratum enim nobis ſaepius eſt
epidemiorum libros prognoſtico prius et aphorismis ſcriptos
eſſe, quod memoriam rerum prius obſervatarum ſuggerant.
Itaque in hoc commentario omnes decretorios dies per ſe-
riem conſcripſit, in illis eos tantum qui maximam virtutem
habent et naturae ſuae ratione perfecti ſunt, ſicut in ſequen-
tibus oſtendetur, et inſuper mediocrem uſum ad futuri ſta-
tus judiciique praenotionem exhibent. Cur igitur Hippo-
crates non unam in omnibus libris decretoriorum dierum
doctrinam tradiderit, jam liquido conſtat. Nec obſcurum
cur aliis medicis de hisce diebus controverſia ſuscepta ſit.
Alii etenim quod duplex eorum natura ſit, non plane cogi-
tarunt, alii nequaquam obſervarunt initium, ſed rationi to-
tum conceſſere, nonnulli uſu ipſos deprehendere conati
ſunt, verum duplici nomine falſi ſunt, vel quod nihil om-
nino ante experientiam definierint, vel inſultius ſententiam
protulerint.

BIBΛION B. 873

Ed. Chart. VIII. [484. 485]   Ed. Baf. III. (440.)

Κεφ. ζ'. Ἀλλ' ἡμῖν γε καὶ τίνα χρὴ διορίζεσθαι πρὸ
τῆς πείρας εἴρηται, καὶ οὐ χρὴ σπεύδειν ἀποφήνασθαι περὶ
κρισίμων ἡμερῶν οὐδὲν, ἄχρις ἂν ἐπὶ πολλῶν ἀῤῥώστων ἔτεσι
πολλοῖς ἀκριβῶς τις παρα[485]φυλάξῃ · τά τε γὰρ ἄλλα καὶ
τῶν ἐπετείων καταστάσεων αἱ διαφοραὶ παμπολλαί τινες ὑπάρ-
χουσιν. ἐν γοῦν ὅλῳ θέρει ποτὲ πλέον ἢ τετρακοσίους ἀν-
θρώπους ὀξέως νοσήσαντας ἐθεασάμην ἅπαντας ἢ ἑβδο-
μαίους, ἢ ἐνναταίους κριθέντας. ἐν ἑτέρῳ δ' αὖθις ἔτει τοὺς
μὲν τεσσαρεσκαιδεκαταίους, τοὺς δ' εἰκοσταίους, τοὺς πλεί-
στους δ' ἐξ ὑποστροφῶν. ἐν ἄλλῳ δὲ πεμπταίους μὲν αἱμοῤ-
ῥαγήσαντας παμπόλλους, τελέως δ' ἑβδομαίους, ἢ ἐνναταίους
κριθέντας. οἶδα δὲ καὶ φθινοπώρῳ ποτὲ πάντας ἑνδεκα-
ταίους κριθέντας. ἀλλὰ τοῦτο μὲν ἀγαθὴν τὴν κρίσιν ἤνεγκεν,
ἕτερον δὲ φθινόπωρον ἑκταίους ἔκτινεν ἅπαντας οὐκ ἀγα-
θῶς. διὸ καὶ μᾶλλον ἐπῄει μοι θαυμάζειν τοὺς ὅλως οὐδε-
μίαν ἐν ταῖς ἡμέραις ἡγουμένους εἶναι διαφορὰν, ἀλλ' ὁμοτί-
μους ἁπάσας ὑπάρχειν. ὅλαι γὰρ καταστάσεις πολλάκις ἢ

Cap. VII. Porro nobis quae diftinguenda veniant
ante experimenta, dictum eft, item de diebus decretoriis
ferre judicium non properandum effe, donec in multis ae-
gris annis compluribus accurate quis obfervaverit; nam
praeter alia etiam annalium conftitutionum permultae
quaedam differentiae funt. Ergo in tota aeftate interim plu-
res quam quadringentos homines acute aegrotantes univer-
fos vel feptimo, vel nono die crifim habuiffe confpexi, in
alio rurfus anno quosdam decimoquarto, quosdam vigefimo,
plurimos poft morbi reverfionem, in alio permultos fangui-
nis fluorem quinto habuiffe, perfecte feptimo, vel nono die
judicatos effe. Vidi etiam in autumno aliquando omnes
undecimo judicatos, fed hic quidem autumnus bonam crifim
attulit, in alio autem omnibus fexto die non bonum judi-
cium accidit. Quapropter etiam magis fubit mihi mirari
eos qui plane nullum in diebus discrimen, verum ejusdem
omnes dignitatis effe arbitrantur. Toti fi quidem ftatus fre-
quenter, vel aeftivorum, vel autumnalium morborum

874 *ΓΑΛΗΝΟΥ ΠΕΡΙ ΚΡΙΣΙΜ. ΗΜΕΡΩΝ*

Ed. Chart. VIII. [485.]   Ed. Baf. III. (440.)

θερινῶν, ἢ μετοπωρινῶν νοσημάτων ἓν εἶδος ἔχουσι κρίσεων,
ὡς κἂν ταῖς ὑφ᾽ Ἱπποκράτους γεγραμμέναις ἐστὶ δῆλον, ἐν
αἷς εἴ τις μὴ παντάπασίν ἐστι ῥᾴθυμος, ἄλλοτε μὲν ἄλλην
τῶν κρισίμων ἡμερῶν ὄψεται πλεονάζουσαν, οὐ μὴν ὀγδόην
τε καὶ ιβ᾽ ἢ ἑκκαιδεκάτην, ἤ τινα τῶν τοιούτων. ἐοίκασιν οὖν
εἰς ἄμφω τὰ συνεστῶτα τὴν ὅλην ἰατρικὴν οἱ σοφισταὶ παρα-
νομεῖν, τὴν πεῖράν τε καὶ τὸν λόγον. οὔτε γὰρ ἐν οἷς τῆς
πείρας ἐστὶ χρεία, ταύτην ἀναμένουσιν, ἀλλ᾽ ὡς ἂν ἑκάστῳ
παραστῇ, ληροῦσιν, οὔτε τῶν ἐναργῶς φαινομένων ἐξευ-
ρίσκουσι τὰς αἰτίας. διὰ τοῦτο τοίνυν ὁ μέν τις αὐτῶν οὔτε
κρίσιμον ἡμέραν οὔθ᾽ ὅλως κρίσιν ὑπάρχειν φησὶν, ὁ δὲ κρί-
σιν μὲν εἶναί τινα, οὐ μὴν καὶ κρισίμους ἡμέρας, ὥσπερ δέον
λόγῳ· μᾶλλον, ἀλλ᾽ οὐ πείρᾳ τὰς κρισίμους ἡμέρας καὶ τὰς
κρίσεις ἐξευρίσκειν, ἢ φαυλοτέρων ὄντων τῶν ὅσοι διὰ τῆς
πείρας ἄμφω μεμαθηκέναι φασίν. ἡμῖν μὲν τοίνυν ὅσοι μεθ᾽
Ἡρόφιλόν τε καὶ Ξενοφῶντα καὶ Ἀσκληπιάδην ἐγενόμεθα
τάχ᾽ ἂν εἴη τις εἰς τοὺς ἄνδρας ἐκείνους ἢ φθόνος, ἢ φιλονει-

unam judiciorum fpeciem obtinent, quemadmodum in his
quos Hippocrates confcripfit manifeftum eft. In quibus,
fi quis non omnino fegnis eft, interdum fane alium decreto-
riorum dierum faepius judicantem videbit quam alium, non
tamen octavum, duodecimum, aut decimumfextum, aut hu-
jus notae aliquem. Apparent igitur fophiftae in utrisque,
quae univerfam medicinam conftituerant, errare, experien-
tia nempe et ratione. Neque enim in quibus experientiae
ufus eft ipfam expectant, fed ut cuique in mentem venerit,
nugantur; neque evidenter apparentium caufas inveniunt.
Hujus rei gratia alius ex eis nec decretorium diem neo
omnino judicium effe confirmat, alius judicium quidem effe
quoddam, non tamen etiam dies decretorios concedit, tan-
quam ratione magis quam experientia decretorios dies et
judicia invenire conveniat, vel quafi pejores exiftant illi qui
per experientiam utraque fe didiciffe confitentur. Nobis
fane qni poft Herophilum, Xenophontem et Asclepiadem
nati fumus, forfan in viros illos vel invidia, vel conten-

κία· τῷ πρώτως δ᾿ ἀκριβῶς αὐτὰς ἐξευρόντι διὰ τῆς πείρας,
ὡς τὰ τῶν ἐπιδημιῶν ἐνδείκνυται γράμματα, πόθεν ἄν ἐπῆλθε
τὸ προγνῶναί τινας ἔσεσθαι ἐξ ὑστέρου τοιούτους σοφιστάς;
οὐδὲ γὰρ ἐν τοῖς καθ᾿ Ἱπποκράτην χρόνοις ἦσάν πώ τινες
ὅμοιοι τούτοις, ἀλλ᾿ ἕκαστος ἐκείνων ἐξευρεῖν τι καὶ συντελεῖν
εἰς τὴν τέχνην ἔσπευδεν, οὐ λυμαίνεσθαι τοῖς ὀρθῶς εὑρημέ-
νοις. καὶ μὴν καὶ τοὺς ἐμπειρικοὺς ὀνομαζομένους ἰατροὺς
ἔστι μὲν ἰδεῖν ὥσπερ τινὰς κοινοὺς ἐχθροὺς τῶν δογματιζόν-
των ἁπάντων ἐπιτηροῦντας ὃ καταμέμψονται, μὴ μέντοι μήτε
κρισίμους ἡμέρας μήτε κρίσεις ἀναιροῦντας, ἀλλ᾿ ὡς ἄν καὶ
ἄλλο τι τῶν ἐναργεστάτων καὶ ταῦτα ἄμφω τιθέντας. ἄλις
ἤδη μοι σοφιστῶν ληρούντων.

Κεφ. η᾿. Ἀλλ᾿ ἐπὶ τὰ συνεχῆ τῶν εἰρημένων αὖθις
ἐπάνειμι, πρότερόν γε κεφαλαιώσας εἰς ἓν ἅπαντα τὰ προει-
ρημένα. κρίσιμος μὲν γὰρ ἰσχυροτάτη πασῶν ἡ ζ. προδηλοῖ
δ᾿ αὐτὴν ἡ τετάρτη δύο ταῦτ᾿ ἔχουσα, τό τε κρίσιμος εἶναι
μικροτέρα καὶ τὸ τῆς ἑβδόμης ἐπίδηλος. ἐφεξῆς δ᾿ ἐνδεκάτη

tio quaedam effe poffit. Sed quaefo undenam in mentem ve-
nit ei, qui primo accurate ipfos per experientiam invenerit,
quemadmodum epidemiorum libri teftantur, ut praecogno-
fceret fophiftas tales quosdam in pofterum futuros, quum
nondum ulli his fimiles Hippocratis temporibus extiterint,
verum finguli pro viribus artem juvare invenireque aliquid,
non depravare recte inventa ftuderent? Quinetiam medi-
cos, qui ab experientia empirici nominantur, videre licet
tanquam communes quosdam omnium dogmaticorum hoftes,
inquirentes quod mentiantur, non tamen aut decretorios
dies, aut judiciá tollentes, fed veluti et aliud quippiam
maxime evidens, haec quoque ambo ftatuentes. Satis mihi
jam eft de fophiftis nugantibus.

Cap. VIII. Quin magis ad dictorum cohaerentiam
denuo revertor, prius univerfis quae praediximus in fum-
mam unam redactis. Decretorius itaque fortiffimus omnium eft
dies feptimus, praenunciat eum dies quartus haec duo habens,
ut decretorius minor fit et feptimi index. Deinde undeci-

876 ΓΑΛΗΝΟΥ ΠΕΡΙ ΚΡΙΣΙΜ. ΗΜΕΡΩΝ

Ed. Chart. VIII. [485. 486.]   Ed. Baf. III. (440. 441.)
τε καὶ ιδ', τὴν αὐτὴν ἀναλογίαν τε καὶ φύσιν ἀποσώζουσαι
πρὸς ἀλλήλας ἥν περ ἡ δ' πρὸς τὴν ζ', κἄπειθ' ἑξῆς πολλάκις
μὲν ἡ ιζ' πρὸς τὴν κ', ὀλιγάκις δὲ ἡ ιη' πρὸς τὴν κα' [486] τὸν
αὐτὸν ἔχει λόγον ὅνπερ ἡ τετάρτη πρὸς τὴν ἑβδόμην καὶ ἡ
ια' πρὸς τὴν ιδ'. αὗται μὲν οὖν, ὡς Ἱπποκράτης ἔλεγε, διὰ
τεσσάρων εἰς τὴν κ' ἐκ προσθέσιος ἀφικνεονται, παρεμπίπτουσι
δ' αὐταῖς ἐννάτη καὶ πέμπτη καὶ τρίτη, πλείστους μὲν ἡ θ'
κρίνουσα, δευτέραν δὲ ἔχουσα δύναμιν ἡ ε', καὶ μετὰ ταύτην
ἡ γ'. περὶ δὲ τῆς στ' εἴρηταί μοι καὶ πρόσθεν ὡς κακὴ κρίσι-
μός ἐστιν. ἡ μέντοι τρισκαιδεκάτη πασῶν μὲν τῶν κρινουσῶν
ἀσθενεστάτη, πασῶν δὲ τῶν μὴ κρινουσῶν ἰσχυροτάτη, κα-
θάπερ ἐν μεθορίῳ τινὶ τεταγμένη τῆς ἑκατέρων δυνάμεως.
ἀγωνιστικώταται μὲν οὖν κρίσεις, ὡς καὶ πρόσθεν εἶπον, αἱ
μέχρι τῆς ιδ' ἡμέρας, ἧττον δὲ αὐτῶν αἱ μέχρι τῆς κ'. ἐντεῦ-
θεν δ' ἄχρι τῆς μ' ἔτι δὴ καὶ μᾶλλον ἐκλύεται τὸ σφοδρὸν, ἀπ'
ἐκείνης δὲ (441) τελέως ἔκλυτος γίνεται.

Κεφ. θ'. Ἡ δ' ἀναλογία τῶν κρινουσῶν ἡμερῶν ἄχρι

mus et xiv eandem proportionem et naturam invicem con-
fervant quam cum feptimo quartus. Deinde frequentes
quidem decimusfeptimus ad vigefimum, raro autem decimus-
octavus ad vigefimumprimum eandem rationem habet quam
cum feptimo quartus et undecimus cum decimoquarto. Hi ergo,
ut Hippocrates dixit, per quatuor aucti ad viginti perve-
niunt. Coincidunt eis nonus, quintus et tertius. Pluri-
mos quidem nonus judicat, fecundam vim obtinet quintus
et poft hunc tertius. De fexto prius diximus ut malo de-
cretorio. Decimustertius certe omnium decretoriorum im-
becillimus, omnium vero qui non decernunt fortiffimus,
tanquam in medio quodam utrorumque virtutis fitus. Cum
vehementiffima itaque pugna funt crifes, ficut etiam antea
diximus, quae usque ad decimumquartum diem veniunt, cum
minori quae ad vigefimum usque pertingunt, inde usque ad
quadragefimum adhuc etiam magis earum vehementia exol-
vitur, ab illo autem die perfecte exoluta redditur.

      Cap. IX. Proportio autem dierum decretoriorum

παντὸς διαφυλάττεται. καθάπερ γὰρ ἡ ιδ΄ καὶ πέρας ἐστὶ
τῆς δευτέρας ἑβδομάδος καὶ ἀρχὴ τῆς γ΄, οὕτω καὶ ἡ λδ΄ πέρας
δ᾽ ἅμα τῆς πέμπτης ἐστὶ καὶ ἀρχὴ τῆς στ΄, ὥστε ἀεὶ τὰς τρεῖς
ἑβδομάδας εἴκοσιν ἡμέραις περιγράφεσθαι, καὶ διὰ τοῦτο τὴν ξ΄,
ὡς καὶ πρόσθεν ἔφαμεν, οὐ τὴν ξγ΄ γενέσθαι κρίσιμον· ὡσαύ-
τως δὲ καὶ τὴν π΄ τε καὶ ρκ΄. ὡς γὰρ τὸ τῶν κρίσεων ἀγωνιστι-
κὸν ἐκλύεσθαι κατὰ βραχὺ τοῦ χρόνου προϊόντος, οὕτω καὶ
τὰς ἀσθενεῖς κρισίμους ἀμαυροῦσθαι καὶ τελέως συμπίπτειν·
μόνας δ᾽ ἄχρι παντὸς διαρκεῖν ὅσαι περιγράφουσι τελείαν
περίοδον ἀριθμῶν κρισίμων. ἔοικε δ᾽, ὅσα γε διὰ τῆς πείρας
ἔνεστι μαθεῖν, πρώτη περίοδος τελεία ἡ τῶν εἴκοσιν ἡμερῶν
ὑπάρχειν. εἰ μὲν γὰρ ἀεὶ κατὰ διάζευξιν ὁ τῆς ζ΄ ἀριθμὸς
προύχώρει, καθάπερ ἐπὶ τῶν πρώτων ἔχει δυοῖν, ἦν ἂν οὕτω
γε καὶ αὕτη ἡ ζ΄ τελεία πρώτη περίοδος. ἐπεὶ δ᾽ ἡ μὲν δευτέρα
τῆς πρώτης διέζευκται, συνῆπται δ᾽ ἡ τρίτη τῇ β΄, δῆλον ὡς
οὐκ ἔτι φυλάττεται μετὰ τὴν ιδ΄ ἡμέραν ἡ ἐξ ἀρχῆς ἀναλογία.
μετὰ μέντοι τὴν κ΄ ἡ αὐτὴ τῶν περιόδων τάξις ἄχρι παντὸς

perpetuo fervatur. Ut enim decimusquartus et fecundae
feptimanae finis eft et tertiae principium, ita trigefimusquar-
tus quintae terminus eft fimul et fextae initium. Quare tres
feptimanae viginti diebus femper defcribuntur, ideoque fexa-
gefimus, uti prius declaratum eft, non fexagefimustertius
decretorius fiet. Pari modo octogefimus et centefimus vi-
gefimus. Ut enim judiciorum vehementia paulatim proce-
dente tempore exolvitur, ita et imbecilles decretorios obfcu-
rari plane accidit, folos autem femper perfiftere qui per-
fectum decretoriorum numerorum circuitum defcribunt.
Videtur autem, ut per experientiam licet condifcere, circui-
tus perfectus effe qui viginti diebus conftat. Si etenim
femper per conjugationem feptimi numerus procederet, ut
in primis duobus habet, effet hac quoque ratione hic fepti-
mus perfectus primus circuitus. Quoniam vero fecundus a
primo disjunctus eft et tertius fecundo cohaeret, liquet pro-
portionem quae ab initio ftatuebatur, non adhuc poft deci-
mumquartum diem confervari, attamen poft vigefimum diem
idem circuituum ordo perpetuo confiftit. Refpondebit ergo

διαμένει, τῆς μὲν λδ΄ ἀνάλογον τῇ τεσσαρεσκαιδεκάτῃ γενο-
μένης ἐκ δυοῖν ἑβδομάδων διεζευγμένων, τῆς δ᾽ αὖ τεσσαρα-
κοστῆς ἀνάλογον τῇ κ΄ τὴν τρίτην ἑβδομάδα τὴν συνημμένην
πληρούσης. τοῦτ᾽ οὖν αὐτὸ διδάσκων ἡμᾶς Ἱπποκράτης ἐν
τῷ προγνωστικῷ μετὰ τὸ περὶ τῆς εἰκοστῆς ἡμέρας διελθεῖν
ἐφεξῆς ἐρεῖ· μετὰ δὲ ταύτας ἐν τῷ αὐτέῳ τρόπῳ καὶ κατὰ
τὸν αὐτὸν κόσμον ἡ πρώτη διὰ τεσσάρων καὶ τριάκονθ᾽ ἡμε-
ρῶν. πρώτην γὰρ εἶπε μετὰ τὴν εἰκοστὴν ἡμέραν εἶναι τὴν λδ΄
ὡς περίοδον, οὐχ ὡς ἡμέραν κρίσιμον, ἐπεὶ καὶ κδ΄ καὶ κζ΄ καὶ
τὴν λα΄ μετὰ τὴν εἰκοστήν ἐστι κρίσιμος. ἀλλ᾽ ἐπειδὴ περί τε
τῶν μικροτέρων περιόδων, αἳ δὴ τετράδες εἰσὶν, αὐτάρκως
ἐδίδαξεν καὶ περὶ τῶν ἑβδομάδων αὐτῶν ἱκανῶς διεξῆλθεν,
εὐθὺς ἐβουλήθη ἑξῆς τὰς ὑπολοίπους δύο περιόδους ἐπιδιδάξαι,
τήν τε ἐκ τῶν δύο ἑβδομάδων συγκειμένην καὶ τὴν ἐκ τῶν
τριῶν, ἀλλὰ τὴν μὲν ἐκ τῶν δύο οἷον ἡμιτελῆ τινα, τὴν δ᾽ ἐκ
τῶν τριῶν ἀκριβῶς τελείαν. εἴ γε δὴ καὶ τὴν τεσσαρακοστὴν
καὶ τὴν ξ΄ καὶ τὴν π΄ καὶ τὴν ρκ΄ ἐκ τῆς εἰκοστῆς πολλαπλασια-
ζομένης γίνεσθαι συμβέβηκε. τοῦτο οὖν αὐτὸ καὶ οὐκ ἄλλο

trigefimusquartus decimoquarto, quippe qui ex duabus fe-
ptimanis disjunctis fiat, et quadragefimus vigefimo, ut qui
tertiam hebdomadem conjunctam expleat. Quare hoc ipfum
Hippocrates nos docens in prognoftico, ubi de vigefimo die
verba fecerit, deinceps inquit : Poft *hos eadem ratione eadem-
que additione primus ad quatuor et triginta dies pervenit.*
Primum enim dixit trigefimumquartum poft vigefimum, ut
circuitum, non ut diem decretorium, quoniam et vigefimus-
quartus et vigefimusfeptimus et trigefimusprimus poft vige-
fimum eft decretorius. Sed quoniam de minoribus perio-
dis, funt autem quaternarii, abunde fatis docuit, ad haec
feptimanas ipfas expofuit, reliquos ftatim duos circuitus vo-
luit fimul doctrinae caufa adjicere, nempe et ex duabus
feptimanis compofitum et illum qui tribus conftat, verum
qui duas continet, velut imperfectum quendam, qui tres,
exacte perfectum. Siquidem jam quadragefimum, fexagefi-
mum, octogefimum, centefimum vigefimum ex vigefimo
faepius aucto fieri contingit. Hoc igitur ipfum et non aliud

Ed. Chart. VIII. [486, 487.]   Ed. Baf. III. (441.)

γνώρισμα τελείας ἐστὶ περιόδου, ἤτοι συντεθειμένης ἀεὶ καὶ
πολυπλασιαζομένης αὐτῆς ἐφ᾽ ἑαυτὴν, ἄλλης μηκέτι δεῖσθαι
περιόδου. [487] καὶ μὴν οὐδεμιᾷ τῶν πρὸ τῆς εἰκοστῆς ὑπάρ-
χει τοῦτο. ἥ τε γὰρ ζ εἴπερ ἑαυτὴν ἐπολυπλασίαζε διὰ παντὸς,
εἴς τε τὴν εἰκοστὴν πρώτην ἂν ἐξέπιπτε καὶ τὴν κη΄ καὶ τὴν λε΄
καὶ τὴν μβ΄, ἡ τεσσαρεσκαιδεκάτη τήν τε κη΄ ὡσαύτως ἂν ἐποίει
καὶ τὴν μβ΄. ἀλλὰ καὶ ἡ τετρὰς, καὶ ἤδε, εἰ τὴν σύνθεσιν αὐτῆς
πρὸς ἑαυτὴν ἂν ἐποιεῖτο, τὴν ὀγδόην ἂν ἀπειργάσατο καὶ τὴν
ιβ΄ καὶ ιστ΄ ἰσχυρὰς κρισίμους, ὥστ᾽ αὐτὴ μὲν ἡ τετάρτη ἐναρ-
γῶς οὐδὲ περίοδός ἐστιν, ἀλλ᾽ οἷον ἥμισυ περιόδου. τῆς γὰρ
ἑβδομάδος διχῇ τμηθείσης ἡ τετάρτη δεξαμένη τὴν τομὴν
πέρας μέν ἐστι τῆς πρώτης τετράδος, ἀρχὴ δὲ τῆς δευτέρας
ἐγένετο. τάχα δ᾽ ἂν ἡ ἑβδομὰς αὕτη δόξειεν ἤδη τελεία περίο-
δος ὑπάρχειν. οὐ γὰρ δὴ κἀπὶ ταύτης γε τὴν ἑβδόμην ἡμέραν
ἀρχὴν τῆς δευτέρας ἑβδομάδος εἶναι συμβέβηκεν. οὕτω γὰρ ἂν
εἰς τὴν τρισκαιδεκάτην, οὐκ εἰς τὴν ιδ΄ ἐνέπιπτε τὸ τέλος αὐ-
τῆς. ἀλλ᾽ ἐπεὶ πάλιν ἡ ιδ΄ πέρας θ᾽ ἅμα τῆς δευτέρας ἑβδομά-
δος ἀρχή τε τῆς τρίτης ἐστὶν, οὐκέτ᾽ ἂν οὕτως γε τελεία πε-

perfecti circuitus eſt indicium, vel compoſiti ſemper et ſae-
pius in ſe aucti, quod alium non magis requirat. Atqui
nec unus eorum qui vigeſimum praecedunt, hoc obtinet;
nam ſeptimus ſi per ſe ſemper auctus ſit, ad vigeſimumque
primum, vigeſimum octavum et trigeſimumquintum et qua-
drageſimumſecundum excideret, decimusquartus pari modo
vigeſimumoctavum faceret et quadrageſimumſecundum. Sed
et ipſe quaternarius, ſi ejus compoſitionem in ſe faceret, octa-
vum, duodecimum et decimum ſextum fortes decretorios
efficeret. Quapropter ipſe quartus ne periodus quidem evi-
denter eſt, ſed periodi velut dimidium; etenim ſeptimana
dupliciter diviſa quartus ſectionem accipiens primi quater-
narii terminus eſt, ſecundi initium. Forſan quis ſeptima-
nam hanc jam perfectum circuitum eſſe putaverit, non enim et
in hac ſeptimum diem ſecundae ſeptimanae initium eſſe con-
tingit; ſic enim ad decimumtertium, non decimumquartum,
terminus ejus perveniret. Sed quum rurſus decimusquar-
tus terminus ſimul ſecundae ſeptimanae et tertiae princi-

ρίοδος ἡ ἑβδομὰς ὑπάρχῃ. δὶς μὲν γὰρ ἑαυτὴν ἐπολυπλασίαζε,
τὸ τρίτον δὲ οὐκ ἠδυνήθη. καὶ μὴν εἰ διὰ μὲν τὰς δύο τὰς
πρώτας ἑβδομάδας ἐν διαζεύξει γενομένας ὁλόκληρόν τινα
περίοδον ὑπολαμβάνειν χρὴ τὴν ἑβδομάδα, διὰ δὲ τὴν γ΄ συνα-
φθεῖσαν οὐκέθ᾽ ὁλόκληρον, ἤτοι τελείως εἰς ἀπορίαν κατα-
στῆναι ἀνάγκη τὸν λόγον ἢ τὴν ἑβδομάδα πρώτην γέ τινα
τῇ τάξει καὶ ἁπλῆν περίοδον ἡγητέον εἶναι, τὴν δὲ ἐκ τῶν κ΄
ἡμερῶν συγκειμένην δευτέραν τε ἅμα καὶ σύνθετον καὶ τε-
λείαν.

Κεφ. ί. Ἅπτεται δή πως οὗτος ὁ λόγος τοῦ σκοπεῖ-
σθαι, τίς τούτων ἐστὶ τῶν ἡμερῶν ἡ κρίνουσα τὰς ὀξείας νό-
σους. Ἱπποκράτους γὰρ εἰπόντος ἐν ἀφορισμοῖς, τὰ ὀξέα τῶν
νοσημάτων κρίνεται ἐν ιδ΄ ἡμέρῃσιν, ἀφορμὴν ἐντεῦθεν ἐσχή-
κασιν οἱ σοφισταὶ λήρων μακρῶν, ὧν ἁπάντων χωρὶς οἷον
τέ ἐστι καὶ προγνῶναι τὰς μελλούσας ἔσεσθαι κρίσεις καὶ δο-
κιμάσαι τὰς ἤδη γεγενημένας. εἰ γὰρ εἰκοσταῖον εἰ τύχοι προ-
γνοὺς, κριθήσεσθαι τὸ νόσημα τὴν δίαιταν ὁμολογοῦσαν αὐτῷ

pium fit, non adhuc perfectus circuitus feptimana fic fuerit,
bis enim fe ipfum multiplicavit, ter non potuit. Atqui fi
propter duas priores hebdomadas ex disjunctione factas, in-
tegrum quendam circuitum putare feptimanam convenit,
propter tertiam vero conjunctam, non etiam integrum, vel
omnino in dubitationem fermonem incidere neceffe eft, vel
feptimanam primum quendam ordine et fimplicem circuitum
putandam effe, qui vero ex viginti diebus componitur, fe-
cundum fimul et compofitum et perfectum.

Cap. X. Monet jam hic fermo nos confiderare, quis
horum dierum de acutis morbis decernat. Quum enim Hip-
pocrates in aphorismis *acutos morbos in quatuordecim die-
bus judicari dicat*, magnam inde nugandi occafionem fophi-
ftae arripuerunt; atqui fine illorum nugis omnibus et judi-
cia omnia praefagire et jam facta explorare potes. Nam fi
morbum exempli gratia vigefimo die judicandum effe per-
fagiens, victus rationem ei congruam inftituas, magnum

Ed. Chart. VIII. [487.]　　　　　　　　Ed. Baf. III. (441.)

συστήσαιο, μέγιστα μὲν ἂν ὠφελήσῃς τὸν κάμνοντα, καλεῖν
δ᾽ ἐξέσται σοι καὶ ὀξὺ καὶ χρόνιον αὐτὸ, μηδεμιας ὠφελείας
ἢ βλάβης ἐκ τῆς προσηγορίας εἰς τὸν νοσοῦντα γινομένης. ἔστω
γὰρ ὀξὺ καλεῖσθαι τὸ τοιοῦτον νόσημα, πάντων ὀρθῶς τῶν
κατὰ τὴν δίαιταν ἐπὶ τοῦ κάμνοντος γεγενημένων· τί παρὰ
τοῦτο χεῖρον, ἢ βέλτιον ἔσται; πάλιν οὖν εἰ βούλει, χρόνιον
αὐτὸ προσαγόρευσον, ἵν᾽ εἰδ᾽ς ὅτι μηδὲν ἐκ τούτου βελτίων,
ἢ χείρων ὁ κάμνων γίνεται. καθάπερ οὖν καὶ ἄλλα πολλὰ
περὶ ὀνομάτων ἐρίζοντες οἱ σοφισταὶ τῶν μανθανόντων κατα-
τρίβουσι τὸν χρόνον, οὕτω κἂν τῷ περὶ τῶν ὀξέων καὶ χρο-
νίων διορίζεσθαι. εἰ γὰρ δεῖ τἀληθὲς εἰπεῖν, οὐ δύο μόνας
οἴεσθαι χρὴ νοσημάτων διαφοράς, ἀλλὰ πάνυ πολλάς, εἴ γε
καὶ τεταρταῖος πυρετὸς εἰς ἐτῶν ἀριθμὸν ἐξέπεσε τοσοῦτον,
ἐν ὅσαις ἡμέραις ἕτερος ἐκρίθη καί τις ἄλλη νόσος εἰς μῆνας
ἐξικνεῖται πολλούς. αὕτη μὲν οὖν ἡ πρώτη διαφορὰ τριττὴ,
τῶν μὲν ἐν ἡμέραις, τῶν δὲ ἐν μησὶν, τῶν δὲ ἐν ἔτεσιν ὅλοις
κρινομένων. κατὰ μέρος δὲ πάλιν ἐν μὲν τοῖς εἰς μῆνας ἐκ-
πίπτουσι νοσήμασιν οὐχ, ὅμοιον δήπουθέν ἐστι δυοῖν μη-

aegro praefidium adferes. Licebit autem tibi et acutum et
diuturnum ipfum vocare, quum nulla vel commoditas, vel
offenfa ex appellatione aegro adveniat. Fingamus enim acu-
tum hujusmodi morbum vocari, omnibus quae ad victum
aegri pertinent, recte adminiftratis, quid inde pejus, vel
melius erit? Rurfus diuturnum ipfum, fi placet, appella,
ut nihil ex hoc, vel juvari, vel offendi aegrum intelligas.
Quemadmodum igitur et in aliis pluribus fophiftae de nomini-
bus contendentes diffentiunt tempusque difcentium conte-
runt, fic quoque in acutorum longorumque morborum di-
ftinctione. Nam fi verum fateri oportet, non duae tantum
morborum differentiae, fed permultae admodum putandae
funt, fi quidem quartana febris in tot annos incidit, quot
alia diebus judicata eft, ad haec alius quidam morbus in
menfes multos duravit. Haec igitur prima differentia tri-
plex; partim enim morbi diebus, partim menfibus, partim
annis totis judicantur. Membratim rurfus in morbis, qui
ad menfes perveniunt, non fimile exiftit, duorum videlicet

Ed. Chart. VIII. [487. 488.]   Ed. Baf. III. (441.)

νῦν γενέσθαι τὴν λύσιν ἢ ἑπτά. οὕτω δὲ κἀπειδὰν ἡμερῶν,
ἢ ἐτῶν ἀριθμῷ λύεται τὰ νοσήματα, παμπόλλη διαφορά. τί
γὰρ ὅμοιον [488] ἢ τριταῖον, ἢ εἰκοσταῖον κριθῆναι, τί δ᾽
ὅμοιον εἰκοσταῖον, ἢ μ΄; εἰ μὲν δὴ τὴν φυσικὴν αὐτῶν ἐθέλεις
ἐξευρίσκειν διαφοράν, ὅσαι περ αἱ τῶν κρινουσῶν ἡμερῶν
εἰσι περίοδοι, τοσαύτας ἀναγκαῖον ἔσται σοι ποιεῖσθαι καὶ
τὰς νόσους. ἑτέρας μὲν οὖν φύσεως ὑποθεμένῳ, ὥσπερ οὖν
δὴ καὶ ἔστιν ἑτέρας τὸ μὴ δυνάμενον ὑπερβαλεῖν τὴν πρώτην
τετράδα, ἑτέρας δὲ τὸ τὴν ζ΄ μὴ ὑπερβαῖνον, οὕτω δὲ καὶ τῆς
ια΄ καὶ τῆς ιδ΄ καὶ τῆς ιζ΄ καὶ τῆς κ΄ ἀπασῶν τε τῶν ἐφεξῆς
κρισίμων ἴδιον ἑκάστης ἡγήσασθαι νόσημα.

Κεφ. ια΄. Πρὸς μέντοι τὴν διδασκαλίαν ἄμεινον ἐν
μείζοσιν ὅροις αὐτὰ περιλαμβάνειν, ὅπως μὴ πάμπολλα γί-
νοιντο· μὴ μέντοι μηδὲ πάλιν οὕτω μακροῖς ὡς ἐφεξῆς ἀλλή-
λων τάττειν τὰ πάμπολυ διαφέροντα, ὅθεν οὐδὲ τοὺς δύο
τὰ πάντα τῶν νοσημάτων εἴδη τιθεμένους, εἶτ᾽ ἄτμητον αὐ-
τῶν ἑκάτερον φυλάττοντας ἐπαινῶν, οὔτε τοὺς τοσαύτην εἰ-

menfium, vel feptem folutionem fieri. Ita quum dierum,
vel annorum numero morbi folvuntur, permagnum difcri-
men exiftit. Quid enim fimilitudinis vel tertio, vel vige-
fimo die judicinm fubiiffe, itidem vigefimo, vel quadrage-
fimo? Jam vero fi naturalem ipforum differentiam invenire
moliaris, quot dierum decretoriorum circuitus funt, tot
quoque morbi ftatuendi erunt. Itaque fi alterius naturae
effe dicas, quemadmodum fane eft, non poffe primum qua-
ternarium fuperare, alterius, feptimum non excedere, ita
et undecimi, decimiquarti, decimifeptimi, vigefimi, omni-
umque deinceps decretoriorum proprius cujusque morbus
exiftimandus eft.

Cap. XI. Praeftat tamen doctrinae gratia majoribus
eos terminis comprehendere, ne plurimi fiant, verum non
ita magis rurfus, ut multum differentes inter fe nintuo col-
locentur. Unde nec eos laudo qui duas univerfas morbo-
rum fpecies ponunt, neque utramque deinde dividunt, nec
illos probo qui tot effe dicunt quot dierum decretoriorum

Ed. Chart. VIII. [488.]　　　　　　Ed. Baf. III. (441. 442.)

ναι λέγοντας ὅσαι πεϱ αἱ τῶν κϱινουσῶν ἡμεϱῶν εἰσι πεϱίο-
δοι. τίς ἂν οὖν ἡ ἀϱίστη διδασκαλία γίνοιτο καὶ μάλιστα τῇ
χϱείᾳ τῆς τέχνης ἐπιτήδειος; εἴ τις τῶν σοφιστῶν ἰατϱῶν ἐπι-
χειϱήσειεν ἰατϱεύειν ἐπιμελῶς, ἐάσας τὸν ὑψηλὸν ἐκεῖνον θϱό-
νον ἐφ᾽ οὗ καθεζόμενος ὥσπεϱ τις μέγας βασιλεὺς ἐπιτϱίβει
τὰ μειϱάκια, τοῦτον εὖ οἶδ᾽ ὅτι πϱὸς αὐτοῦ τοῦ πϱάγματος
ἐκδιδαχθήσεται τὸ χϱήσιμον. ὥσπεϱ οὖν καὶ ὁ πάντα θαυμα-
στὸς Ἱπποκϱάτης ἀπὸ τῶν ἐναϱγῶν αὐτῶν ὁϱμώμενος ποτὲ
μὲν οὕτω γϱάφει· ὅκου μὲν κάτοξυ τὸ νόσημα, (442) αὐτίκα
καὶ τοὺς ἐσχάτους ἔχει πόνους καὶ τῇ ἐσχάτως λεπτοτάτῃ διαί-
τῃ ἀναγκαῖον χϱέεσθαι· ποτὲ δ᾽ οὕτω· τὰ ὀξέα τῶν νοσημά-
των κϱίνεται ἐν τεσσαϱεσκαίδεκα ἡμέϱῃσιν. εἶτ᾽ αὖθις· αὗται
μὲν οὖν διὰ τεσσάϱων εἰς τὰς κ΄ ἐκ πϱοσθέσιος ἀφικνέονται.
εἶτ᾽ αὖθις δὲ πάλιν εὔπνοιαν δὲ χϱὴ νομίζειν κάϱτα μεγάλην
δύναμιν ἔχειν εἰς σωτηϱίην ἐν πᾶσι τοῖσιν ὀξέσι νοσήμασιν,
ὁκόσα σὺν πυϱετοῖς ἐστι καὶ ἐν μ΄ ἡμέϱῃσι κϱίνεται. καὶ μὲν
δὴ καὶ τῆς ξ΄ καὶ τῆς π΄ καὶ τῆς ϱκ΄ αὖθις μέμνηται καὶ ταύ-
τας πάλιν καταλιπὼν τὰς μὲν θεϱινὰς νόσους χειμῶνος λύε-

cirtuitus. Quae igitur praeftantiffima doctrina fuerit, ma-
ximeque artis ufui idonea? puta fiquis fophiftarum medico-
rum accurate medicinam tractare conetur, fublimi illa fede
relicta, in qua magni regis cujuspiam inftar fedens adole-
fcentes moratur, hunc fatis novi ex ipfa re utilitatem edo-
ctum iri. Sicut igitur et Hippocrates in omnibus admiran-
dus ab ipfis evidentibus fermonem capiens haec aliquando
fcribit: *Ubi peracutus morbus eft, ftatim etiam labores ex-
tremi adfunt et extreme tenuiffimo victu utendum eft.*
Interdum ita fcribit: *Acuti morbi quatuordecim diebus ju-
dicantur.* Deinde rurfus: *Hi ergo per quatuor aucti ad
viginti perveniunt.* Iterum poftea: Spirandi facilitas ma-
ximam vim ad falutem habere exiftimanda eft in omnibus
morbis acutis, quibus febris copulatur, quique quadraginta
diebus judicantur. Quin etiam fexagefimi, octogefimi et
centefimi vigefimi rurfus meminit, atque his denuo relictis
aeftatis morbos hieme folvi ait, hibernos aeftate. Quin et
hoc modo inquit: *Plurimi puerorum affectus diebus qua-*

884 ΓΑΛΗΝΟΥ ΠΕΡΙ ΚΡΙΣΙΜ. ΗΜΕΡΩΝ

Ed. Chart. VIII. [488.]   Ed. Baf. III. (442.)

σθαί φησι, τὰς δὲ χειμερινὰς θέρους. λέγει δὲ καὶ οὕτως· τὰ
δὲ πλεῖστα τοῖσι παιδίοισι πάθεα κρίνεται μὲν ἐν μ' ἡμέρῃσι,
τὰ δὲ ἐν ἑπτὰ μησὶ, τὰ δὲ ἐν ἑπτὰ ἔτεσι τὰ δὲ πρὸς τὴν
ἥβην προσάγουσιν αὗται πᾶσαι πρός τε διδασκαλίαν ἅμα σαφῆ
καὶ πρὸς τὴν τῶν ἀῤῥώστων χρείαν ἱκανῶς ὠφέλιμοι διαφο-
ραί. καὶ γὰρ οὖν καὶ τὸ τῆς διαίτης εἶδος ἕτερος ἐφ' ἑκάστης
ἐστίν. γνοίης δ' ἂν μάλιστα τὸν αὐτὸν ἄῤῥωστον ἐν ἁπά-
σαις αὐταῖς ἐξ ὑποθέσεως ὑποβαλὼν τῷ λόγῳ. νεανίσκος δή
τις ἰσχυρὸς ἑαλωκέτω νοσήματι κατὰ τὴν πρώτην τετράδα
κριθήσεσθαι μέλλοντι, τὸν ἀφορισμὸν ἐπὶ τούτου μάλιστα
προχειρισάμενος ἐκεῖνον. ὅκου μὲν οὖν κάτοξυ τὸ νόσημα αὐ-
τίκα καὶ τοὺς ἐσχάτους πόνους ἔχει καὶ τῇ ἐσχάτως λεπτοτάτῃ
διαίτῃ ἀναγκαῖον χρέεσθαι, μήτε τροφήν τινα δῷς τούτῳ
μήτε μελίκρατον ἢ ἄλλο τι τοιοῦτον, ἀλλὰ καὶ τοῦ ὕδατος
ὅσον οἷόν τε φείδεσθαι κέλευε. τὸν αὐτὸν τοῦτον νεανίσκον
ὑποθέμενος ἑβδομαῖον κριθήσεσθαι, βραχύ τι τῆς προειρημέ-
νης διαίτης ὑπάλλαξον, ἤτοι μελίκρατον διδοὺς ἤ τι τοιοῦτον
ἕτερον πόμα τῇ φύσει τοῦ νοσήματος οἰκεῖον, ὡς Ἱπποκράτης
ἐδίδαξε. προσδιοριεῖς δὲ καὶ ταῦτα τὰ μὲν αὐτὸς ἀπό τινων

draginta judicantur, quidam feptem menfibus, aliqui fe-
ptem annis, nonnulli ad pubertatem usque perveniunt.
Hae omnes ad doctrinam fimul clariorem et aegrorum ufum
admodum utiles funt differentiae; etenim fua cujusque vi-
ctus fpecies eft. Cognoveris autem maxime aegrum ipfum
in his omnibus, fi hypothefin fermoni adjecero. Adolefcens
ergo quis valido morbo correptus fit, qui in primo quater-
nario judicabitur, aphorismum in hoc maxime illum imi-
tandum puta: *Quum peracutus morbus fuerit, ftatim etiam
extremi dolores adfunt et extreme tenuiffimo omnium victu
utendum eft, neque alimentum quodvis huic adhibueris,
nec melicratum aut huic fimile, imo etiam ab aqua quan-
tum poteft, abftinere jubeto* Hunc ipfum adolefcentem,
ubi feptimo die crifim habiturum ftatueris, paululum prae-
dictam victus rationem immuta, vel mulfam exhibens, vel
aliam hujusmodi quandam potionem morbi naturae familia-
rem, ut Hippocrates praecepit. Ipfe autem et haec inve-

σημείων, οἷον κράσεως, ἔθους καὶ ἡλικίας ἀνευρίσκων, ἔνια δὲ
καὶ τοῦ νοσοῦντος ἀναπυνθανόμενος, εἰ στόμαχον ἰσχυρὸν ἔχει
μακρὰς ἀσιτίας φέρειν δυνάμενον, ἢ κακούμενον ἑτοίμως καὶ
ῥᾳδίως διαλυό[489]μενον. οὕτω δὲ καὶ τὴν ἕξιν ἐπισκοπῶν
τἀνθρώπου τὰ μὲν αὐτὸς ἐξ ὧν ἔμαθες ἐν τοῖς περὶ κράσεων
ἐξευρίσκων, ἔνια δὲ καὶ τοῦ νοσοῦντος ἀναπυνθανόμενος. εἰσὶ
γάρ τινες ἱκανῶς εὐδιαφόρητοι καὶ διὰ τοῦτο μακροτέρας ἀσι-
τίας οὐ φέρουσιν, οὐδ' ἂν ἰσχυροὶ τὴν δύναμιν ἔμπροσθεν
ὦσιν. εἰ δή σοί τι τοιοῦτον ἀνερωτῶντι καὶ αὐτῷ στοχαζο-
μένῳ φαίνοιτο καὶ ῥᾳδίως μὲν ὁ κάμνων διαφοροῖτο, ῥᾳδίως
δ' ὁ στόμαχος αὐτοῦ πάσχοι, πτισάνης χυλὸν ἀκριβῶς διη-
θημένον ἑκάστης ἡμέρας ὀλίγον διδόναι καὶ μνημονεύων πάλιν
ἐνταῦθα τοῦ πρὸς Ἱπποκράτους εἰρημένου, ὅσον ἕνεκα τοῦ
ἔθους εἰσιέναι τι καὶ κεναγγείην μὴ γίνεσθαι πολλήν, αὐτῆς
δὲ ἑβδόμης ἐπιστάσης μηκέτι τρέφειν, ἀλλὰ πρὸ μιᾶς, ἢ πρό-
σθεν ἔλαττον διδόναι. καὶ γὰρ οὖν καὶ περὶ τούτων ἀκριβῶς
ἡμᾶς ἐδίδαξεν ὁ παλαιὸς ἐν τῷ περὶ διαίτης ὀξέων. εἰ μέντοι
τριταῖος ἢ τεταρταῖος ὁ τοιοῦτος νεανίσκος ἐλπίζοιτο κριθήσε-

nies partim a fignis quibusdam, velut temperamento, con-
fuetudine et aetate, quaedam etiam aegrum interrogabis, an
valido fit ventriculo, qui longam inediam ferre poffit, an cito
offendatur et facile diffolvatur. Sic etiam habitum hominis
confiderans, quaedam ipfe ex iis, quae in opere De tempe-
ramentis didicifti invenies, alia ex aegro rogando, funt
enim quidam ad refolutionem faciles, atque ideo diuturnio-
rem inediam non ferunt, licet viribus validi antea fuerint.
Si jam tibi tale quippiam interrogànti et per te ipfum con-
jicienti appareat et aeger facile diffolvatur, facileque ftoma-
chus ejus offendatur, ptifanae cremorem exacte percolatum
quotidie modice exhibebis, memor rurfus hic ejus, quod
Hippocrates dixit: *Sed aliquid tum confuetudinis gratia,*
tum etiam ne vaforum magna fiat inanitio, ingerere con-
venit. At ubi feptimus dies inftet, nequaquam aegrum nu-
triri convenit, fed ante unum diem vel antea, minus exhi-
bendum eft. Atque haec nos adamuffim fenex ille in opere
de victus ratione in morbis acutis perdocuit. Si quidem

σθαι, μήτε τοῦ στομάχου τὴν κάκωσιν μήτε τῆς ἕξεως τὴν
κένωσιν ὑπόπτευε. πρὸς μέντοι τῷ νέος ὑπάρχειν ἅμα καὶ
ἰσχυρότατος εἶναι καὶ ῥᾳδίως ἀσιτιᾶν ἀνέχεσθαι μακρῶν οὗ-
τος ὁμολογήσει καὶ δυσδιαφόρητός σοι φαίνοιτο καὶ μηδὲν εἴη
νόσημα νοσῶν τοιοῦτον ὡς ὀξυμέλιτος ἢ μελικράτου δεῖσθαι,
τελέως ἀσιτεῖσθαι τοῦτον ἐγχωρεῖ μέχρι τῆς ζ΄· εἰ δ' εἰς τὴν
γ΄ ἢ δ΄ τετράδα κρίσιν ἔσεσθαι προσδοκήσειεν, οὐκέτ' ἐγχωρεῖ
τὸν τοιοῦτον οὔτ' ἐπ' ἀσιτίας φυλάττειν οὔτ' ἐπὶ μόνου
πόματος· ὥστε οὐ σμικρά τις ἡ μεταβολὴ τῆς διαίτης, οὔκουν
οὐδὲ τῶν νοσημάτων ἡ διαφορὰ σμικρά.

Κεφ. ιβ΄. Καλείσθω δὴ τὸ μὲν ἄχρι τῆς ἑβδόμης ἐκ-
τεινόμενον κάτοξυ, τὸ δὲ καὶ περαιτέρω που προϊὸν ἁπλῶς
ὀξύ, μεμνημένων ἡμῶν καὶ τῆς ἐν τῷ κατόξει διαφορᾶς. ἀκρι-
βῶς μὲν γὰρ κάτοξυ τὸ μέχρι τῆς τετάρτης ἡμέρας, οὐκ ἀκρι-
βῶς δὲ τὸ μέχρι τῆς ἑβδόμης ἐκτεινόμενον. οὕτω δὲ καὶ τῶν
ὀξέων ἀκριβῶς μὲν ὀξὺ τὸ μέχρι τῆς τεσσαρεσκαιδεκάτης, οὐκ
ἀκριβῶς δὲ τὸ μέχρι τῆς εἰκοστῆς, ὀξὺ μέντοι καὶ αὐτό. γένος

adolefcenti tertio aut quarto die morbum judicatum iri fpes
fit, nullum ftomachi vitium, aut habitus inanitionem fufpi-
care. Ad haec fi praeterquam quod juvenis fit, etiam va-
lidiffimas vires habeat, longam facile inediam tolerare fatea-
tur et aegre diffolvi tibi appareat, infuper nullus ejusmodi
morbus adfit, ut oxymeli aut mulfam requirat, is omnino ad
feptimum usque diem a cibis abftinere poteft. Quod fi ad
tertium, vel quartum quaternarium crifis futura videatur,
non ita abftinere poteft, nec fola potione fervari. Quapro-
pter non parva quaedam victus mutatio, nec morborum ideo
exigua differentia.

Cap. XII. Vocetur jam peracutus morbus qui ad
feptimum usque diem extenditur, qui longius procedit, fim-
pliciter acutus. At hic quoque differentiae in peracuto me-
moria tenendae funt; etenim exacte peracutus is eft, qui
quartum diem attingit, non exacte, qui ad feptimum usque
producitur. Eadem ratione inter acutos alius exacte acutus,
qui ad usque decimumquartum porrigitur; non exacte vero,
qui ad vigefimum usque durat, quanquam et ipfe acutus fit.

δ᾽ ἄλλο νοσημάτων ἐπὶ τῷδε ἐκ μεταπτώσεως ὀξὺ μέχρι τῆς
τεσσαρακοστῆς. καλεῖν γὰρ ἄμεινον οὕτως αὐτὸ, διότι τῶν
ὀξέων τινὸς ἐλλιπῶς κριθέντος ἐντὸς τῆς εἰκοστῆς ἡμέρας,
εἶτα θραυσθείσης τῆς σφοδρότητος, τὸ καταλειπόμενον ἐντὸς
τῆς τεσσαρακοστῆς εἴωθε λύεσθαι. ἔνια δ᾽ εὐθὺς ἐξ ἀρχῆς
οἷον κωλυόμενά τε καὶ βραδέως κινούμενα καὶ μηδεμίαν ἀθρόαν
ἐν τῷ μεταξὺ ποιησάμενα μεταβολὴν εἰς τὴν τεσσαρακοστὴν
ἐκτείνεται. διττὴ δὲ καὶ τούτων ἡ φύσις· ἢ γὰρ εἰς ἀπυρεξίαν
ἀκριβῆ τὰς παρακμὰς τῶν παροξυσμῶν ἔχει τελευτώσας, ἢ
συνεχὴς ὁ πυρετὸς ἀεὶ διαμένει. τὰ μὲν δὴ τοιαῦτα τῆς τῶν
ὀξέων φύσεως ἔχεσθαι δοκεῖ, τὰ δὲ ἕτερα σαφῶς ἐστιν ἤδη
χρόνια. πολλαχῇ μὲν δὴ καὶ ἄλλοθι τὸν Ἀρχιγένην δίκαιον
ἐπαινεῖν, οὐχ ἥκιστα δὲ καὶ ταύτην ἄν τις γνωρίσειεν αὐτοῦ
τὴν περὶ τὰ τῆς τέχνης ἔργα σπουδὴν, ὅτι μὴ τοῖς χρόνοις μό-
νοις ψιλοῖς, ἀλλὰ καὶ τῇ κινήσει τε καὶ φύσει μᾶλλον ὀξὺ ἢ
κάτοξυ προσαγορεύει νόσημα. τὸ γὰρ ἀργῶς τε καὶ βραδέως
καὶ μετὰ διαλειμμάτων ἀπυρέτων ἕως τῆς μὲν τεσσαρακοστῆς
ἐκτεινόμενον οὐκ ἄν τις εὖ φρονῶν ἔτι καλέσειεν ὀξὺ, φησί.

Adhuc aliud morborum genus, quod ex decidentia acutum,
ad quadragefimum usque diem pervenit; fatius enim eft ita
vocare ipfum, quod acuto quodam imperfecte judicato intra
diem xx, deinde vehementia ejus obtufa, reliquum ejus in-
tra xl diem folvi confuevit. Nonnulli autem ftatim ab ini-
tio velut prohibiti, tardeque moti et nullam interea fubitam
mutationem moliti ad quadragefimum producuntur. Du-
plex autem horum quoque natura eft; vel enim acceffionum
remiffiones in exactam integritatem finiunt, vel continua fe-
bris femper perdurat. Atque hujusmodi morbi de acutorum
natura obtinere videntur; alii vero manifefto jam funt diu-
turni. Porro Archigenes multis nominibus et diverfis lau-
dandus eft, maxime vero fi ftudium ejus artis tractandae
medicae cognoveris, quoniam non temporibus folis nudis,
fed et motu et natura magis acutum vel peracutum mor-
bum appellaverit. Nam quum fegni lentoque motu cum
intervallis a febre liberis ad quadragefimum usque extendi-

καὶ γὰρ εἰ θᾶττον τῆς μ' παύοιτο τοιοῦτον ὑπάρχον, ἤδη χρόνιόν ἐστιν. ἕτερα δὲ νοσήματα βραχυχρόνια μὲν ὀνομάζει, δίκαιον δ᾽ εἶναί φησι μήτ᾽ ὀξέα μήτε χρόνια προσαγορεύεσθαι, [490] καθάπερ τοὺς μικροὺς τούτους καὶ ἀκινδύνους πυρετούς. οὗτοι γὰρ ὅτι μὲν οὐκ εἰσὶ χρόνιοι πρόδηλον, ἀποκεχωρήκασι μέντοι τῆς τῶν ὀξέων φύσεως. ὀξὺ γὰρ δὴ τοῦτ᾽ εἶναί φησιν ὃ ἢ διὰ ταχέων κινδυνῶδες. ὁρᾷς οὖν ὅτι καὶ λύσεως ἐνίοτε τὴν αὐτὴν ἐχούσης προθεσμίαν ἢ ὀξὺ τὸ νόσημα καλέσομεν ἢ οὐκ ὀξύ. κατὰ δὲ τὸν αὐτὸν τρόπον ἐνίοτε τὸ μὲν ὀξὺ, τὸ δὲ χρόνιον, αὐτῇ τῇ κινήσει μόνῃ διορίζοντες. οἶδα γοῦν πολλοὺς ἕως τῆς τεσσαρακοστῆς ἡμέρας ἐν συνεχεῖ πυρετῷ γινομένους, οὕτω δὲ καλῶ δηλονότι τὸν μὴ παυόμενον εἰς ἀπυρεξίαν, ὥσθ᾽ ὅτι μὲν οὐκ ἦν χρόνιος ἡ τοιαύτη νόσος ἔχειν εἰπεῖν, οὐ μὴν οὐδ᾽ ἁπλῶς γ᾽ ὀξεῖαν αὐτὴν ὀνομάζειν εὔλογον. ἀλλὰ γὰρ ἐπειδὴ τά τ᾽ ἐκ μεταπτώσεως ἐξέα τῆς ἀκριβοῦς λύσεως ὅρον ἔχει τὸν ἐξωτάτω τὴν τεσσαρακοστὴν ἡμέραν, ἔνια δὲ διὰ παντὸς ἐν συνεχείᾳ πυρετοῦ μέχρι ταύτης

tur, nemo fanae mentis acutum, inquit, nominaverit; etenim fi ante xL ceffet, hujusmodi exiftens, jam diuturnus eft. Alios vero morbos breves quidem vocat, aequum autem effe dicit nec acutos nec diuturnos appellari; quemadmodum parvas has et a periculo remotas febres, quas non diuturnas effe nemo ignoret, etfi ab acutorum natura recefferint; nam acutum eum effe ait qui cum velocitate periculofus eft. Vides igitur nos, quum folutio interdum eandem temporis praefinitionem habet, vel acutum morbum, vel non acutum nuncupare; eodem modo quandoque alium acutum, alium diuturnum ipfo motu folo diftinguentes. Novi igitur complures ad quadragefimum usque diem continua febre conflictatos effe; ita voco eam, quae nunquam ad integritatem definit, ita ut hujusmodi morbum non fuiffe diuturnum dicere poffimus; non tamen fimpliciter acutum nominare ratio eft. Sed enim quoniam ex decidentia acuti exactae folutionis terminum habent longiffimum diem quadragefimum, nonnulli vero continua femper febre ad hunc

ἐξετάθη· κείσθω καὶ οὕτως ὁ χρόνος ἐνίοτε μὲν ἤδη χρονίων
σαφῶς νοσημάτων, τῶν ἐχόντων διάλειμμα, ὡς ἔμπροσθεν εἶ-
πον, ἐνίοτε δ᾽ ὀξέων εἶναι κριτικός. οὕτως οὖν ὁ Ἱππο-
κράτης ἔλεγεν ἐν τῷ προγνωστικῷ· εὔπνοιαν δὲ χρὴ νομίζειν
κάρτα μεγάλην δύναμιν ἔχειν εἰς σωτηρίην ἐν πᾶσι τοῖσιν
ὀξέσι νοσήμασιν ὁκόσα σὺν πυρετοῖς ἐστι καὶ ἐν τεσσαράκοντα
ἡμέρῃσι κρίνεται· οὐ γὰρ ἁπλῶς ὀξέων εἶπε καίτοι δυνάμενος
εἰπεῖν, ἀλλὰ μετὰ προσθήκης τοῦ ἐν τεσσαράκοντα ἡμέρῃσι
κρίνεται, ὡς ὄντων τινῶν ὀξέων, ἃ τῆς παντελοῦς λύσεως ἕνεκα
εἰς αὐτὴν ἐκτείνεται τὴν ἡμέραν. τὰ μὲν οὖν ἁπλῶς ὀξέα τῆς
τεσσαρεσκαιδεκάτης οὐκ ἂν ἐξωτέρω προβαίη μὴ κριθέντα, τὰ
δὲ εἰς μʹ ἐκπίπτοντα ποτὲ μὲν αὐτὰ τοιαῦτά ἐστι, τὰ ἐντὸς
τῆς τεσσαρεσκαιδεκάτης ἐλλιπῶς κριθέντα, ποτὲ δὲ ὧν ὀλίγον
ἔμπροσθεν ἐμνημόνευσα μὴ πάνυ τι πολλάκις γινόμενα. καὶ
μὲν δὴ καὶ τρίτα τὰ σαφῶς ἤδη βραδέα τὰ τοῖς ὀξέσιν ἀν-
τιδιαιρούμενα τὴν τεσσαρακοστὴν ἡμέραν ἔχει κρίσιμον. ἀλλὰ

usque extenſi funt, ponatur et hoc tempus aliquando jam
diuturnorum manifeſto affectuum, eorum, inquam, qui in-
tervallum habent, ſicut antea diximus, aliquando acutorum
eſſe decretorium.　Itaque Hippocrates in prognoſtico his
verbis utitur: *Facilis autem ſpiratio in omnibus acutis
morbis, quibus febris copulatur, quique intra quadraginta
dies judicari ſolent, admodum magnum ad ſalutem mo-
mentum habere putanda eſt;* non enim ſimpliciter acutis
dixit, quamvis dicere potuiſſet, ſed cum additione hac,
nempe, *qui intra quadraginta dies judicari ſolent,* tan-
quam acuti quidam ſint, qui perfectae ſolutionis gratia ad
eum diem prolongentur.　Acuti ergo ſimpliciter, non utique
ultra decimumquartum diem progrediantur non judicati. Qui
vero in quadrageſimum excidunt, interdum hi ipſi ſunt, qui
intra decimumquartum diem imperfecte prius judicati fue-
rant; interdum, quorum paulo ante memini, non frequen-
ter adeo evenientes; quinetiam tertium genus illorum eſt,
qui manifeſto jam tardi, acutis oppoſiti, quadrageſimum
diem habent decretorium.　Sed de his paulo poſt dicturi ſu-

Ed. Chart. VIII. [490].   Ed. Baf. III. (442. 443.)

περὶ μὲν τούτων ὀλίγον ὕστερον ἐροῦμεν. ὅλον δὲ τὸ προειρη-
μένον γένος (443) τῶν ἐκ μεταπτώσεως ὀξέων ὀνομαζέσθω.
δέδεικται μὲν οὖν ἡμῖν καὶ δι᾽ ἑτέρων καὶ μάλιστα ἐν τῷ τρίτῳ
τῶν περὶ δυσπνοίας ὡς ἐν τῷ προγνωστικῷ γράμματι περί τε
τῶν ἁπλῶς ὀξέων διαλέγεται καὶ προσέτι τῶν ἐκ μεταπτώ-
σεως ἐκείνων ἀποτελουμένων. ὅταν οὖν ἐπὶ τῇ τελευτῇ μὲν
τοῦ βιβλίου καθόλου ποιούμενος τὴν ἀπόφασιν εἴποι ταῦτα
δὲ λέγω περὶ τῶν ὀξέων νοσημάτων καὶ ὅσα ἐκ τουτέων γίνε-
ται· κατὰ μέρος δὲ περὶ μὲν ὑδρώπων ὧδέ πως οἱ δὲ ὕδρω-
πες οἱ ἐκ τῶν ὀξέων νοσημάτων γινόμενοι πάντες κακοί·
κατὰ δὲ τὸν αὐτὸν τρόπον καὶ ὅταν περὶ τῶν ἐμπύων τε καὶ
φθισικῶν ὀνομαζομένων καὶ τῶν ἐξ ἀποστήματος εἰς χρόνον
ἐμπιπτόντων μακρότερος ὁ λόγος αὐτῷ γίνηται, σαφῶς δηλοῖ
ὡς οὐκ ἐπελάθετο μὲν τοῦ προκειμένου, τὰ δὲ ἐκ τῶν ὀξέων
νοσημάτων γινόμενα, κἂν ᾖ χρόνια, διέρχεται. οὕτως οὖν κᾀ-
κεῖνα εἴρηται· αἱ δ᾽ ἄλλαι ἐκπυήσιες αἱ πλεῖσται ῥήγνυνται,
αἱ μὲν εἰκοσταῖαι, αἱ δὲ τριακοσταῖαι, αἱ δὲ τεσσαρακοσταῖαι,
αἱ δὲ πρὸς ἑξήκοντα ἡμέρας ἀφικνέονται. καὶ μὲν δὴ κἂν τῷ
καταλόγῳ τῶν κρισίμων ἡμερῶν τῶν κατὰ τὸ προγνωστικὸν

mus.   Caeterum univerſum praedictum genus acutum no-
minetur ex decidentia.   Oſtenſum nobis eſt tum alibi tum
in tertio de ſpirandi difficultate potiſſimum quod in pro-
gnoſtico et de ſimpliciter acutis diſſerit, et ad haec de iis, qui
ex illorum decidentia fiunt,   Quum igitur in univerſum qui-
dem ad calcem libri pronunciet: *Haec autem dico de acutis*
morbis et qui inde proveniunt; ſingillatim de hydrope hunc
ſermonem proferens: *Hydrops ſi ex acuto morbo coepit.*
omnis malus eſt; pari modo, quum de purulentis tabidiſ-
que vocatis affectibus, item de iis qui ex abſceſſu in longum
tempus porriguntur verba faciat, clare innuit propoſiti ſe
non oblitum eſſe, morbos qui ex acutis diuturni fiunt com-
memorans.   Sic ergo et illa dicta ſunt: *Reliquae autem vo-*
micae magna ex parte rumpuntur, ſed aliae in die vige-
ſimo, aliae trigeſimo, aliae quadrageſimo, nonnullae ad
ſexageſimum usque perveniunt.   Quinetiam in dierum de-
cretoriorum enumeratione, qui in prognoſtico recenſentur,

ἕως τῆς ἑξηκοστῆς ἡμέρας προέβη δεόντως. ἐπεὶ γὰρ οὐ περὶ
τῶν ὀξέων μόνον, ἀλλὰ καὶ τῶν ἐκ τούτων γινομένων ὁ
λόγος ἦν αὐτῷ, προσηκόντως, οἶμαι, κἀν ταῖς κρισίμοις
αὐταῖς, κἀν τῇ περὶ ῥήξεως τῶν ἀποστημάτων διδασκαλία
τῆς ἑξηκοστῆς ἡμέρας ἐμνημόνευσε. ταύτην οὖν τὴν δι-
δασκαλίαν οἱ μὴ νοήσαντες εἰκῇ καὶ μάτην ἐν τούτοις
πλέκουσι ζητήματα, μάχεσθαι νομίζοντες τῷδε τῷ λόγῳ
τῷ κατὰ τοὺς ἀφορισμοὺς εἰρημένῳ τῷ φάσκοντι, τὰ
ὀξέα τῶν νοσημάτων ἐν τεσσαρεσκαίδεκα ἡμέρῃσι κρίνεται,
[491] ὥσπερ οὐκ αὐτοῦ τοῦ Ἱπποκράτους ἀκριβῶς ἐνδειξαμέ-
νου τῷ λόγῳ τῶν ἐκ μεταπτώσεως ὀξέων τὴν φύσιν ἑτέραν
τῆς τῶν ἁπλῶς ὀξέων. αὐτὸ γὰρ δὴ τοῦτ᾽ ἐναντίον ἐστὶν ἢ
ἐκεῖνοι νομίζουσιν. εἰ μὴ γὰρ διττὴν ἠπίστατο τῶν ὀξέων τὴν
φύσιν, ἑτέραν μὲν τῶν ἁπλῶς ὀξέων, ἑτέραν δὲ τῶν ἐκ με-
ταπτώσεως, οὐκ ἂν διωρίσατο τῇ προσθήκῃ τὴν ἀπόφασιν,
ἀλλ᾽ ἁπλῶς εἶπεν ἄν, εὔπνοιαν δὲ χρὴ νομίζειν κάρτα μεγάλην
δύναμιν ἔχειν εἰς σωτηρίαν ἐν πᾶσι τοῖσιν ὀξέσι νοσήμασι.
νυνὶ δὲ ἐπειδὴ τὴν τοιαύτην λέξιν ἠπίστατο τῶν ἁπλῶς ὀξέων
ἐσομένην ἐνδεικτικήν, οὐ μὴν ἐβούλετό γ᾽ οὕτως, ἀλλὰ σὺν

ad fexagefimum usque diem non abs re proceffit. Quoniam enim
non de acutis folum, verum etiam de iis qui inde progrediuntur,
fermonem inftituit, nec inepte, puto, tum in ipfis decretoriis tum
in doctrina de abfceffuum ruptione fexagefimi diei meminit.
Qui ergo hanc doctrinam non intellexerunt, ii nequicquam
ac fruftra quaeftiones in his texunt, diffentire putantes cum
iis quae in aphorismis tradiderit, morbos inquiens acutos
quatuordecim diebus judicari, quafi ipfe Hippocrates non
accurate fermone indicaffet naturam acutorum ex decidentia
aliam effe a natura abfolute acutorum. Longe enim fecus
eft quam illi putant, quoniam fi non acutorum duplicem na-
turam cognoviffet, aliam abfolute acutorum, aliam ex deci-
dentia, non fane diftinxiffet appofitione fuam fententiam,
verum fimpliciter dixiffet: *Facilis fpiratio in acutis morbis
valde magnum ad falutem momentum habere putanda eft.*
Nunc autem quum hujusmodi dictionem fimpliciter acutos
indicaturam fciret, non tamen ita, verum cum his etiam alia

αὐτοῖς καὶ τἄλλα περιλαβεῖν, εὐλόγως προσέθηκε πρῶτον μὲν τὸ ὁπόσα σὺν πυρετοῖς εἰσι, μηκέτι προσγράψας τοῖσι συνεχέσιν, ὅπερ ἴδιον ἦν τῶν ἁπλῶς ὀξέων· ἔπειτα δὲ καὶ τὸ ἐν τεσσαράκοντα ἡμέρῃσι κρίνεται, ὡς ἂν ἄλλων τινῶν ὄντων ὀξέων, ἃ οὐκ ἐν μ´ ἡμέρῃσι κρίνεται. πανταχόθεν οὖν αὐτῷ διώρισταί τε καὶ δέδεικται σαφῶς ἡ φύσις τῶν νοσημάτων, ὑπὲρ ὧν ὁ σύμπας ἐστὶ κατὰ τὸ προγνωστικὸν λόγος. οἱ δ᾽ ἐξηγηταὶ τὰ σαφῶς εἰρημένα ζητοῦσιν ἀσαφῆ ποιῆσαι. τὸ μὲν οὖν ὀνόματος προσθήκῃ λύειν ἐπιχειρεῖν ὃ πλέκουσι ζήτημα συγγνωστόν, ἀλλὰ τοῦτο μὲν ποιήσουσιν οἱ οὕτω γράφοντες· εὔπνοιαν δὲ χρὴ νομίζειν κάρτα μεγάλην δύναμιν ἔχειν εἰς σωτηρίαν ἐν πᾶσι τοῖσιν ὀξέσι νοσήμασιν, ὁκόσα σὺν πυρετοῖς ἐστι καὶ ἐν τεσσαράκοντα ἡμέρῃσι κρίνεται. τινὲς δὲ καὶ μὴ προσγράφοντες ἐν τῇ ῥήσει τὸ καὶ ὁκόσα, συνυπακούειν δεῖ, φασὶν, ἵν᾽ ὁ λόγος αὐτῷ γένηται διπλοῦς, ὁ μὲν ἕτερος περὶ τῶν ὀξέων νοσημάτων, ὑπὲρ ὧν ἀπεφήνατο κατὰ τοὺς ἀφορισμοὺς, ὁ δ᾽ ἕτερος ὑπὲρ τῶν ἄλλων, ὅσα σὺν πυρετοῖς ἐστι καὶ ἐν τεσσαράκοντα ἡμέρῃσι κρίνεται. τὸ

complecti vellet, non fine ratione appofuit, primum quibus febris copulatur, non adfcribens, continua, quod abfolute acutorum erat proprium; deinde, qui intra quadraginta dies judicantur, perinde ac fi alii quidam acuti fint, qui diebus quadraginta non jndicentur. Quare undequaque morbi naturam, quo de in prognoſtico tota difputatio eſt, clare diſtinxit Hippocrates et demonſtravit. At interpretes luculenter dicta obfcura reddere moliuntur. Quod ergo nominis appofitione quaeſtionem quam contexunt folvere conentur condonandum eſt, at hoc faciunt qui ita fcribunt: *Facilis fpiratio in omnibus acutis morbis, quibus febris copulatur, quique intra quadraginta dies judicantur, magnam fane vim ad falutem obtinere cenfenda eſt.* Nonnulli etiam non adfcribunt, *quique*, inaudiendum effe dicentes, ut fermo ejus duplex fiat, alter de acutis morbis, quos in aphorismis expofuit, alter de aliis, qui febrem junctam habent et quadraginta diebus judicantur. Quod vero

Ed. Chart. VIII. [491.]   Ed. Baf. III. (443.)

δὲ μηδὲ ἐν τοῖς ἀφορισμοῖς οἴεσθαι τὴν ιδ´ ἡμέραν κρίσιμον, ἀλλὰ κἀκεῖ δεκατέσσαρας τὰς πάσας ὑπολαμβάνειν ἀποφαίνεσθαι τὸν Ἱπποκράτην κρισίμους ἡμέρας ὑπάρχειν, εἶναι γὰρ τοσαύτας, εἴ τις ἀπὸ τῆς τρίτης, ἢ πρώτη πασῶν κρίνειν πέφυκεν, ἀριθμήσειεν ἄχρι τῆς μ´, οὐ μικρᾶς καταγνώσεως ἄξιον. οὔτε γὰρ ὡς ἰατροὶ τοῦτο λέγουσιν οὔθ´ ὡς ἀριθμεῖν γινώσκοντες οὔθ´ ὡς ἀναγινώσκειν εἰδότες. ἰατροὶ γὰρ ὄντες ἠπίσταντό τε ἂν πρῶτον μὲν ὡς οὐδὲν τῶν ἀκριβῶς ὀξέων εἰς τὴν μ´ ἡμέραν ἀφικνεῖται μὴ προκριθέν· ἔπειτα δὲ καὶ ὡς οὐδὲ τεσσαρεσκαίδεκα τὸν ἀριθμόν εἰσιν αἱ μέχρι τῆς μ´ κρίσιμοι. κατὰ τοῦτο δὲ οὐδὲ ἀριθμεῖν ἄν τις αὐτοὺς ἐπίστασθαι φαίη. πλείους γάρ εἰσι τῶν δεκατεσσάρων τό τε ἀληθὲς αὐτὸ καὶ τὸ φαινόμενον ἐπὶ τῶν ἔργων σκοπουμένοις καὶ μέντοι καὶ τὸ πρὸς Ἱπποκράτους ἐν τῷ πρώτῳ τῶν ἐπιδημιῶν εἰρημένον. ἔμπροσθεν δὲ παρέγραψα τὴν λέξιν ἐκείνην, ἐν ᾗ διδάσκει τὰς κρισίμους ἡμέρας ἁπάσας, εἴ τις ἀριθμεῖν ἐπίσταται, πλείους εὑρήσει τῶν ιδ´ μέχρι τῆς μ´ γενομένας. εἰ δὲ τὰς

nec in aphorismis decimumquartum diem decretorium, fed illic quatuordecim omnes decretorios dies Hippocratem pronunciaffe arbitrentur, effe enim tot, fi quis a tertio, qui primus omnium decernere natus eft, ad quadragefimum usque numeraverit, non parvam reprehenfionem merentur. Neque enim ut medici hoc dicunt, nec ut qui numerare fciant aut legere. Nam fi medici effent, primum fane nullum exacte acutum morbum ad quadragefimum diem non prius judicatum pervenire fcirent, deinde ne quatuordecim quidem numero effe ad quadragefimum decretorios. In hoc autem ne vel numerare ipfos noviffe quis jure dixerit, plures namque funt ac quatuordecim, iis fane qui veritatem ipfam rerumque evidentiam infpiciunt, item id quod Hippocrates in primo epidemiῶν fcriptum reliquit. Superius verba ipfius appofui, quibus decretorios dies univerfos edocet, ubi fi quis numerare didicit, plures indubie ad quadragefimum diem evenientes quam quatuordecim inveniet. Si quis autem folos eos, qui per quaternarium

Ed. Chart. VIII. [491. 492.]   Ed. Baf. III. (443.)

κατὰ τετράδα μόνας ἀριθμεῖ τις, ἴσως γὰρ ἐπὶ τούτῳ ἐξελεγ-
χόμενοι πάλιν μεταβήσονται, ἐλάττους εἰσὶν, αἱ δὲ τῶν ιδ'.
ὅτι δ' οὐδ' ἀναγινώσκειν ἴσασιν οἱ τὰ τοιαῦτα λέγοντες ᾧδ'
ἂν μάλιστα γνοίης. εἰ μὲν οὖν ἐν τῷ προγνωστικῷ τὴν μ'
ἡμέραν κρίσιμον εἶπεν εἶναι τῶν ὀξέων, ἔπειτα ἐν τοῖς ἀφο-
ρισμοῖς ἐν τεσσαρεσκαίδεκα ἡμέρῃσι ταῖς πάσαις ἔλεγεν αὐτὰ
κρίνεσθαι, τότε γ' ἐνεχώρει τι τοιοῦτον οἷον ἐκεῖνοι λέγουσιν
ἐπινοεῖν. ἐπεὶ δὲ κἂν τῷ προγνωστικῷ ἐν τεσσαράκονθ' ἡμέ-
ρῃσιν ἔφησιν αὐτὰ κρίνεσθαι, κἂν τοῖς ἀφορισμοῖς ἐν τεσσα-
ρεσκαίδεκα, γελοιότατόν ἐστι τῆς αὐτῆς λέξεως ἄλλοτ' ἄλλως
ἀκούειν. ἀμείνους δὲ τούτων οἱ μὴ ζητοῦντες τοὺς λόγους
ἀποδεῖξαι, ὁμολογοῦντες ἄλλου μὲν εἶναι τοὺς ἀφορισμοὺς ἀν-
δρος, ἄλλου δὲ τὸ προγνωστικὸν, ἀλλ' οὗτοι θαυμαστοὶ τῆς
μεγαλοψυχίας. [492] ὅτι δὲ τὸ χρήσιμον εἰς τὴν τοιαύτην δι-
δασκαλίαν ὁ Ἱπποκράτης ἐπισκοπούμενος ἀεὶ τὰ μὲν ἁπλῶς
ὀξέα τὴν ιδ' ἡμέραν ὅρον ὀρθῶς ἔφησεν ἔχειν, τῶν δ' ἐκ με-
ταπτώσεως ὀξέων τὰ μὲν τὴν μ', τὰ δὲ τὴν ξ', αὐτάρκως ἐπι-
δέδεικται.

computantur, numeret, forfan enim errare deprehenfi
ad hoc rurfus devenient, pauciores fane hi funt ac quatuor-
decim.   Quod autem ne legere quidem noverint qui hu-
jusmodi effutiunt, fic maxime difces.   Si igitur in progno-
ftico quadragefimum diem decretorium effe acutorum dixif-
fet, deinde in aphorismis quatuordecim diebus fummatim
eos judicari, nunc nimirum tale quippiam ac illi confide-
rare licebat; at quum in opere prognoftico quadraginta die-
bus judicari eos dicat et in aphorismis quatuordecim, ma-
xime ridiculum eft fententiam ejus alibi aliter inaudire. Me-
liores his funt qui non fermones demonftrare conantur,
concedentes alterius quidem hominis aphorismos effe, alte-
rius prognofticon, fed hi ob animi magnitudinem funt nobis
miraculo.   Quod jam utilitatem hujus doctrinae femper in-
fpiciens Hippocrates, fimpliciter quidem acutos xiv die-
rum terminum habere recte dixit, ex decidentia vero
acutos nunc XL nunc LX diem affequi, abunde often-
dimus.

Κεφ. ιγ. Χρὴ δὲ εἰδέναι καθόλου περὶ τῶν τοιού-
των ἁπάντων ὡς ὅσα ποσοῦ τινος εἰς μόρια διαιρουμένο
γίνεται, ἔχει τὴν σωριτικὴν ἀπορίαν ἐπομένην. δεῖ τοιγαροῦν
οὕτω τέμνειν ἐπιχειρεῖν ὡς᾽ μήτε τὰ πολὺ διαφέροντα μόρια
συνάπτειν ἀλλήλοις, ὅπερ εἰς ὀλίγα τεμνομένου τοῦ παντὸς
ποσοῦ γίνεται, μήθ᾽ οὕτω πολλὰ ποιεῖν ὡς τὸ τῆς διδασκα-
λίας χρηστὸν ὑπερεκπίπτειν. ὡς οὖν ἐνδέχεται τὰ κάλλιστα
διελεῖν, οὕτω μοι φαίνεται τέμνεσθαι τὰ πρὸς Ἱπποκράτους.
πρῶτον μὲν γὰρ τὰ κατόξεα μέχρι τῆς ἑβδόμης ἐνδείκνυται
προϊέναι, δι᾽ ὧν, ὡς ἔφην, ἐν ἀφορισμοῖς εἶπεν ἐσχάτως
χρῆναι λεπτῶς διαιτᾷν αὐτά. εἶτα μετὰ ταῦτα ἐν τῷ περὶ
διαίτης ὀξέων, ἄχρι τῆς ἑβδόμης τινὰς ἐν ἀσιτίᾳ φυλάττειν
παντελεῖ. ἔπειτα δὲ καὶ τὴν ιδ᾽ τῶν ἁπλῶς ὀξέων τέλος ἔθετο,
κἄπειτα μέχρι τῆς κ᾽ προῦβη. αὖθις δὲ καθ᾽ ἑκάτερον εἶδος
νόσου, ἄχρι τῆς μ᾽, καὶ αὖθις δὲ καθ᾽ ἑκάτερον ἕως τῆς ξ᾽,
εἶτ᾽ αὖθις ὅρον ἔσχατον τῶν κρινουσῶν ἡμερῶν τὴν ρ᾽ τε καὶ
εἰκοστὴν ἐποιήσατο, τεττάρων δηλονότι μηνῶν ὑπάρχοντα

Cap. XIII. Sciendum autem eft communiter de om-
nibus ejusmodi, quod quae ex quantitatis ejusdem in parti-
culas divifione fiunt, foriticam dubitationem comitem ha-
bent. Itaque fic dividendum eft, ut nec particulae multum
alioqui differentes fibi mutuo conjungantur, quod dum
quaevis in pauca fecatur quantitas accidit, nec adeo multas
feceris, ut doctrinae utilitas excidat. Quamobrem fiquid
optime dividi poffit, Hippocrates praeter caeteros hoc mihi
feciffe videtur. Primum peracutos ad feptimum usque diem
pervenire demonftrat, in quibus, ut dixi, in aphorismis
tenui admodum victu tractandos effe praecipit, deinde in
commentario de victus ratione in morbis acutis, quosdam in
abfoluta inedia fervandos effe usque ad diem feptimum,
poftea vero xiv abfolute acutis terminum ftatuit, poft haec ad
xx procedit, rurfus alterius fpeciei morbum ad XL, alterius iti-
dem ad LX, poftremo decretoriorum dierum fupremum finem
centefimum et vigefimum diem conftituit, quatuor videlicet
menfium tempus, deinceps alios menfium decretoriorum nu-

Ed. Chart. VIII. [492.]   Ed. Baf. III. (443. 444.)

χρόνον. ἑξῆς δὲ τὰ μὲν ἐν μηνῶν ἀριθμῷ κριτικῶν, τὰ δὲ ἐν ἐτῶν λύεσθαι λέγει. τὸ μὲν οὖν εἰς τὴν διδασκαλίαν χρήσιμον τοῦτ᾽ ἔστι. παρεμπίπτει δέ τινα λογικὰ ζητήματα παραμυθίαν ἐπιζητοῦντα, καθάπερ, οἶμαι, καὶ τόδε, τῶν ὀξέων ὁμολογουμένων εἶναι νοσημάτων, ἔνια τὴν ιδ᾽ ἡμέραν ὑπερβαίνοντα φαίνεται, καὶ διὰ τοῦτο καὶ Διοκλῆς οὐ τὴν ιδ᾽, ἀλλὰ τὴν εἰκοστὴν ὅρον αὐτῶν ἐτίθετο, κατὰ (444) τοῦτο μὲν ἁμαρτάνων, ὅτι μὴ τὴν κ᾽ μᾶλλον, ἀλλὰ τὴν κα᾽ ὅρον αὐτῶν ἔτι ἐτίθετο, οὐ μὴν ἐκεῖνός γε πάντως σφαλλόμενος ἐν τῷ ιδ᾽ ὑπερβαίνειν. ἴσμεν γάρ τινας τῶν ὀξέως διανοσησάντων ἑπτακαιδεκαταίους τε καὶ εἰκοσταίους κριθέντας, ὥσπερ ἀμέλει καὶ παρ᾽ αὐτῷ τῷ Ἱπποκράτει ἐν αὐτοῖς τοῖς ἐπιδημίοις ἔστιν εὑρεῖν. πῶς οὖν, εἴπερ τοῦτο οὕτως ἔχει, καὶ φαίνεταί τινα τῶν ὀξέων νοσημάτων ὑπερβαίνοντα τὴν ιδ᾽ ὅρον αὐτῶν, τήνδε τὴν ἡμέραν ἐν ἀφορισμοῖς ἐποιήσατο; πρόχειρον μὲν ἦν φάναι σπάνιον μὲν εἶναι τοῦτο, πλειστάκις δὲ θάτερον ἀποβαίνειν εἴωθεν. ἔστι δ᾽ ὅτε τὸν Ἱπποκράτην μόνον ἀποφαίνεσθαι τὸ πλειστάκις ὀφθὲν, ἐν οὐδενὶ λόγῳ τὸ σπάνιον

mero, alios annorum, folvi fcribit. Atque haec doctrinae utilitas eft. Coincidunt autem nonnullae quaeftiones logicae, quae caftigationem requirunt, ficut et haec, opinor, quod morborum, qui apud omnes acuti habentur, nonnulli xiv diem excedere videantur, ideoque Diocles etiam non xiv, fed vigefimumprimum terminum eorum pofuit. Atque hic quidem erravit xxi magis quam xx terminum ipfis praeftituens, quamquam non omnino falfus fit quartumdecimum excedendo, nam quosdam qui acuto morbo laborant, xvii et xx judicatos effe cognovimus, uti apud Hippocratem quoque in ipfis epidemiis invenire licet. Quomodo igitur fi hoc ita habet et quidam acuti morbi decimumquartum diem excedere videntur, terminum ipfis hunc diem in aphorismis conftituit? promptum quidem erat dicere hoc raro, illud faepiffime accidere confuevit. Quin etiam Hippocrates aliquando folum id quod creberrime oculis ufurpatum eft, pronunciat, id quod raro evenit, nullo in libro fcribit.

Ed. Chart. VIII. [492. 493.]　　　Ed. Baf. III. (444.)

τιθέμενον. ἀλλὰ καὶ βαθυτέρας τινὸς ἔχεται γνώμης ἡ ἀπόφασις, ἄν τις αὐτὴν ἐξετάζῃ προσηκόντως. ὅσα γὰρ εἰς τὴν ιζ΄ ἡμέραν, ἢ τὴν εἰκοστὴν ἐξέπεσεν ἀκριβῶς ὀξέα νοσήματα, πάντως ἤρξατο ταῦτα καθάπερ ὑποβρύχια βραδέως τε καὶ οἷον μεμολυσμένως κινεῖσθαι. κᾄπειτα τὰ μὲν ἐν τῇ πρώτῃ τετράδι, τὰ δὲ ἐν τῇ δευτέρᾳ τὴν τῶν ἀκριβῶς ὀξέων ἀπολαμβάνοντα κίνησιν, εἰς τὴν ιζ΄ τε καὶ κ΄ ἐξέπεσεν, ἐντὸς τῆς ιδ΄ καὶ ταῦτα τῆς ἑαυτῶν κριθέντα. τὰ γὰρ ἐν τῇ τετράδι τῶν ἡμερῶν ἀπαρξάμενα τῆς ὀξύτητος, ἔπειτα ἑπτακαιδεκαταῖα κριθέντα, δῆλον ὡς οὐχ ὑπερέβη τὴν ἑαυτῶν τεσσαρεσκαιδεκάτην. οἶδε δὲ τοῦτο καὶ αὐτὸς μὲν ὁ Διοκλῆς καὶ οἱ ἄλλοι σχεδὸν ἅπαντες οἱ παλαιοί. φρενιτικοὺς γοῦν εὐθὺς ἀπὸ τῆς πρώτης ἡμέρας οὐ πάνυ τι γίνεσθαί φησιν. εἰ τοίνυν τις ἀρξάμενος φρενιτίζειν, ἤτοι πεμπταῖος, ἢ ἑβδομαῖος, ἢ ἑπτακαιδεκαταῖος, ἢ εἰκοσταῖος κριθείη, [493] πρόδηλον ὡς ἐντὸς τῆς ἑαυτοῦ ιδ΄ ἐκρίθη. κατὰ τοῦτο δὴ καὶ μάλιστα νομίζω τὴν κ΄ ἡμέραν εἰς ἀμφιβολίαν ἐμπεσεῖν, ἐπαμφοτερίζουσαν τῇ δυνάμει τῷ πολλάκις μὲν τὰ μετὰ τὰς πρώτας ἡμέρας, ὀξέα

At profundiorem quandam habet fententiam pronunciatum, fi quis ipfum commode disquifierit. Qui namque ad xvii diem aut xx prorfus acuti morbi exciderunt, hi plane inceperunt tanquam fubmerfilento motu gravique moveri, deinde alii in primo quaternario, alii in fecundo exacte acutorum motum recipientes ad xvii et xx exciderunt, quamquam et hi intra xiv fuum judicati fint, nam in dierum primo quaternario vehementiam incipientes, deinde dccimofeptimo judicati, decimumquartum fuum diem non exceflerunt. Novit hoc quoque Diocles ipfe et alii prope omnes veteres. Phreniticos fane a primo die ftatim non adeo fieri ait. Igitur fi quis phrenitide quinto die laborare coeperit et xvii judicatus fuerit, vel inceperit feptimo die et judicatus fuerit vigefimo, nulli dubium hunc intra xiv fuum diem judicatum fuifle. In hoc jam maxime etiam xx diem ambiguitatem adferre puto, quippe qui potentiae ancipitem naturam habeat, tum quod faepe poft primos dies morbos acutos factos judi-

νοσήματα γενόμενα κρίνειν, ἐνίοτε δὲ ἐπικρίνειν τὰ προκρι-
θέντα. τῶν γὰρ ἀπὸ τῆς πρώτης ἡμέρας ὀξέων οὐδὲν εἰς
ταύτην ἐμπίπτει μὴ προκριθέν. εἰ δ᾽ ἔν τινι τῶν ἔμπροσθεν
ἡμερῶν ἐλλιπῶς κεκριμένον αὕτη τελείως ἀπαλλάξειεν, οὐκ
ἀναιρεῖ τὸ τῶν ὀξέων νοσημάτων τὴν ιδ᾽ εἶναι πέρας. ὅσα δὲ
κατὰ τὴν ἀρχὴν ὑποβρύχιά τε καὶ μολυνόμενα φανεῖται καὶ
μετὰ ταύτην ἕως τῆς μ᾽ τοιαῦτα μείναντα, πάλιν ἐπιταθῇ,
ταῦτα χρόνια δικαίως ἄν τις ὀνομάσειεν. ὥσπερ γε τῶν ὀξέων
μὲν σαφῶς παθῶν, ἀλλ᾽ ἔν τινι τῶν πρὸ τῆς κ᾽ κριθέντων
οὐκ ἀσφαλῶς, εἶτα διαλιπόντων, κἄπειθ᾽ ὑποστρεψάντων,
εἶτ᾽ αὖθις ὀξέων γινομένων, κἄπειτ᾽ ἐν τῇ μ᾽ κριθέντων, δια-
πορήσειεν ἄν τις, εἴθ᾽ ἁπλῶς ὀξέα καλεῖν αὐτὰ προήκει, εἴτ᾽
ἐκ μεταπτώσεως ὀξέα, πολὺ δὲ μᾶλλον εἰ χρόνια. ἐν μὲν δὴ
τοῖς ἀμφιβόλοις τε καὶ ἀσαφέσιν οὐ χρὴ ζητεῖν ἀπόφασιν
ἀσφαλῆ. κατὰ γὰρ τὴν τῶν πραγμάτων φύσιν ἀεὶ χρὴ γίνε-
σθαι τὰς ἀποφάσεις ἀσφαλεῖς. ἐν οἷς δέ ἐστιν ἡ τῶν πραγμά-
των φύσις ἀκριβῶς ἁπλῆ, σαφῆ καὶ ἁπλῆν ἐνταῦθα χρὴ ποιεῖ-
σθαι τὴν ἀπόφασιν. ἐπεί τοι καὶ κατ᾽ αὐτοὺς τοὺς ἀφορισ-
μοὺς ὁ Ἱπποκράτης, ἡνίκα τὴν ιδ᾽ ἡμέραν ὅρον ἔθετο τῶν

cet, interdum de prius judicatis iterum decernat, nullus
enim a primo die acutus in hunc illabitur, qui non prius
judicatus fit. Sin autem in priore quodam die imperfecte
judicatus, ipfe quum prorfus liberaverit, non impedit quo
minus acutorum morborum xiv dies terminus exiftat. Qui vero
ab initio fubmerfi lentique appareant et inde ad xl tales
perdurantes rurfus intendantur, hos jure diuturnos appel-
laveris. Quemadmodum acutos quidem manifefto, fed qui
ante xx non fecure judicati funt, deinde remiferint, poft
haec reverfi mox rurfus acuti facti fuerint, noviffime xl die
judicati, dubitaveris abfolutene an ex decidentia acuti
nominandi veniant, imo magis an diuturni. Quippe in am-
biguis et obfcuris certum judicium quaerere non oportet,
nam pro rerum natura fententiam femper pronunciare con-
venit, ubi vero rerum natura fimplex prorfus eft, ibi et ma-
nifefto et fimpliciter pronunciandum eft, quoniam et Hip-
pocrates in ipfis aphorismis, quum xiv diem acutis morbis

ὀξέων νοσημάτων, εὐθὺς καὶ τῆς ιζ΄ ἐμνημόνευσε γράφων ὡδί· θεωρητὴ πάλιν ἡ ιζ΄· αὕτη γάρ ἐστι δ΄ μὲν ἀπὸ τῆς ιδ΄, ζ δὲ ἀπὸ τῆς ια΄. ἐμφαίνει γὰρ κἀνταῦθα περὶ τῆς κ΄ ὡς ἂν δευτέρου τινὸς ὅρου τῶν ὀξέων. ἀλλ᾽ ἐπεὶ καὶ τοῦτο τὸ βιβλίον αὔταρκες ἤδη μῆκος ἔχει, καταπαύσω τῇδε τὸν ἐνεστῶτα λόγον. ὅσον δ᾽ ὑπόλοιπόν ἐστι τῆς περὶ κρισίμων ἡμερῶν θεωρίας ἐν τῷ μετὰ τοῦτο σύμπαν εἰρήσεται.

finem ftatuiffet, ftatim etiam decimifeptimi his verbis meminit: *Contemplabilis rurfus decimusfeptimus eft; hic enim quartus a decimoquarto, feptimus ab undecimo eft;* fignificat namque hic vigefimum tamquam fecundum quendam acutorum terminum. Quoniam vero hic liber magnam fatis prolixitatem modo habet, finire ipfum jam cogito. Quod de dierum decretoriorum fpeculatione reliquum eft, id univerfum in tertio exequar.

ΓΑΛΗΝΟΥ ΠΕΡΙ ΚΡΙΣΙΜΩΝ ΗΜΕΡΩΝ
ΒΙΒΛΙΟΝ Γ.

Ed. Chart. VIII. [493. 494.]   Ed. Baf. III. (444.)

Κεφ. α'. Ὅτῳ δὲ καὶ τὰς αἰτίας ἐσκέφθαι κάλλιον
εἶναι δοκεῖ δι' ἃς οὐκ ἐν ἁπάσαις ἡμέραις αἱ νόσοι κρίνον-
ται, τούτῳ καὶ τάδε σύγκειται. χρὴ μέντοι καὶ τὰς ἀρχὰς
τῆς εὑρέσεως τῶν κρινουσῶν ἡμερῶν αὐτῶν ὁμολογεῖσθαι,
[494] καθότι κἂν τῷ πρὸ τούτου γράμματι λέλεκται. διτταὶ
δ' εἰσὶν αὗται κατὰ γένος, ὑπὸ μὲν τῆς πείρας ἐναργῶς μαρ-
τυρούμεναι, τῷ τε μὴ πᾶσαν ἡμέραν ὁμοίως εἶναι κρίσιμον,
ἰσχυροτάτην δὲ δύναμιν ὑπάρχειν ταῖς καθ' ἑβδομάδα περιό-
δοις, δευτέραν δὲ ταῖς κατὰ τετράδα, παρεμπίπτειν δέ τινας

GALENI DE DIEBVS DECRETORIIS
LIBER III.

C a p. I.   Qui jam caufas cur non in omnibus diebus
morbi judicentur confiderare melius effe duxerit, is haec
fibi compofita effe cenfeat.   Et quidem inventionis dierum
decretoriorum principia fateri convenit, quemadmodum
etiam fuperiore commentario dictum eft.   Sunt autem ge-
nere duplicia, nempe experimentum et ratio.   Experimen-
tum fane quod non omnes fimiliter dies de morbis decer-
nant, evidens affert teftimonium, quodque circuitus fepti-
mani validiffima fint virtute praediti, poft hos quaternarii,

ἔξω τούτων. ἀλλὰ καὶ τὸ μήτε πάσας ἀλλήλων διεζεῦχθαι
τὰς ἑβδομάδας, ἀλλὰ καί τινας ἒξ αὐτῶν καὶ συνάπτεσθαι,
μήτε πάσας τὰς τετράδας, ἀλλὰ καὶ τούτων τὰς μὲν διαζεύ-
γνυσθαι, τὰς δὲ καὶ συνάπτεσθαι καὶ τὸ τὰς κρίσεις γίνεσθαι
τοὐπίπαν ἐν μὲν τοῖς ὀξέσι νοσήμασιν ἐν περιτταῖς ἡμέραις,
ἐν δ᾽ αὖ τοῖς χρονίοις ἐν ταῖς ἀρτίαις, ἅπαντά γε τὰ τοι-
αῦτα περὶ ὧν ἔμπροσθεν εἴρηται, πρὸς τῆς ἐμπειρίας ἱκανῶς
μαρτυρεῖται. τῷ λόγῳ δ᾽ ἐξιχνεύουσιν ἡμῖν τὰς τούτων αἰ-
τίας ἐφαίνετο δύο ἀρχὰς θέσθαι χρῆναι τὰς πρώτας ἁπάν-
των τῶν γινομένων, ἄτακτον μὲν τὴν ἐκ τῆς ἐνταῦθ᾽ ὕλης
ὁρμωμένην, ἐν τάξει δέ τινι καὶ κόσμῳ προϊοῦσαν ἀεὶ τὴν
ἐκ τῶν κατ᾽ οὐρανόν, ἅπαντα γὰρ τὰ τῇδε πρὸς ἐκείνων
κοσμεῖται. καὶ δὴ καὶ νῦν ἐπὶ συναμφοτέροις, τοῖς τε ἐκ τῆς
πείρας γνωσθεῖσι καὶ οἷς ὁ λόγος ὑφηγήσατο, πειρᾶσθαι χρὴ
πάντων τῶν κατὰ τὸν λόγον, καὶ κατ᾽ αὐτὴν πεῖραν τῶν
κατὰ τὰς κρισίμους ἡμέρας ἐξευρίσκειν τὰς αἰτίας ἐνθένδε
ποθὲν ἀρχομένους.

Κεφ. β΄.   Πάντων μὲν τῶν ἄνωθεν ἄστρων ἀπολαύο-

quidam vero extra hos coincidant, imo quod nec omnes fe-
ptimanae invicem feparentur, fed aliquae ipfarum etiam
conjungantur, nec omnes quaternarii, fed ex iis quoque
alii fejungantur, alii conjungantur, infuper quod acutis morbis
impari dierum numero, longis pari, judicia maxima ex parte ac-
cidant. Omnia hujusmodi quae prius recenfui, experientia fatis
approbat. Porro caufas horum ratione nobis indagantibus, duo
prima omnium quae fiunt, primordia effe ftatuenda viden-
tur inordinatum videlicet, quod ex hac mundi materie
proficiscitur, ordine vero quodam ornatuque procedens fem-
per, quod caeleftibus orriginem refert acceptam, omnia fi-
quidem in hoc orbe ab illis decus ornamentumque capeffunt.
Atque jam et nunc ex his duobus principiis, quae ex expe-
rientia cognita funt et ratio fuppeditavit, omnium quae ra-
tione et experientia ipfa, in diebus decretoriis intelli-
guntur, caufas invenire conabimur, hinc facto fermonis
exordio.

Cap. II.   Omnium certe fuperiorum aftrorum po-

μεν τῆς δυνάμεως, ἀλλ' ὁ μάλιστα κοσμῶν τὰ τῇδε καὶ ῥυθμί-
ζων καὶ διατάττων ὁ ἥλιός ἐστιν. οὐ γὰρ δὴ ἄλλος γέ τις
ἦρος καὶ θέρους, φθινοπώρου τε καὶ χειμῶνος αἴτιος, οὐδ'
ἄλλος ἐπιφανῶς οὕτως οὔτ' ἐξ ἰλύος γηΐνης ζῶα γεννᾷν πε-
φυκεν, οὔτε καρποὺς τελειοῦν, οὔτ' εἰς ὀχείαν τε καὶ τὴν τοῦ
γένους διαμονὴν ἐκκαλεῖσθαι τὰ ζῶα. μεγάλα μὲν καὶ τὰ τῆς
σελήνης ἔργα περὶ τὴν ἐνταῦθα οὐσίαν, ἀλλὰ τῶν ἡλίου δεύ-
τερα. καὶ γὰρ ἀεὶ τοὺς μῆνας αὕτη διατάττει, καὶ μάλιστ'
ἐπιφανῶς ἐν τοῖς θαλαττίοις ζώοις. ἀλλά τοι καὶ αὐτὸ τοῦτο
δι' ἥλιον ἔχει. νέον μὲν γὰρ αὐτῇ τὸ φῶς, ὅταν ἡλίου πρῶ-
τον ἀπολαύει, τοσοῦτον δὲ αὐτῆς ἀεὶ πεφώτισται μέρος,
ὁπόσον ὁ ἥλιος ὁρᾷ. τελέως δ' ἐκλείπει καὶ ἀφώτιστος γίνε-
ται τῆς γῆς ἐπισκοτούσης αὐτῇ, ὥστε ἐκ τῶν πρὸς ἥλιον
ἀποστάσεων ἁπάσας ἔχει τὰς μεταβολάς. καὶ γὰρ καὶ πλή-
ρης ἐστὶν, ἐπειδὰν διάμετρος ᾖ, καὶ διχότομος, ἐπειδὰν τετρά-
γωνος, καὶ ἀμφίκυρτος, ἐπειδὰν τρίγωνος, καὶ μηνοειδὴς,
ἐπειδὰν ἐξάγωνος, καὶ νέα τότε πρῶτον, ὅταν ἀπὸ συνόδου

tentia fruimur, verum qui maxime hunc orbem exornat et
concinnat et difponit eft fol, quippe veris, aeftatis, autumni
et hiemis auctor alius nemo extat, nec alius tam manifefto
vel ex terreftri limo animalia generare poteft, neque fruges
maturare, neque ad coitum et generis propagationem ani-
mantia provocare. Magna fane et lunae opera in hanc re-
rum fubftantiam apparent, verum folis effectibus pofteriora.
Etenim menfes haec perpetuo difponit, idque evidenter adeo
in marinis animalibus, quanquam et hoc ipfum folis benefi-
cio habet. Novum enim ipfa lumen fortitur, quum fole
primum fruitur. Tanta vero ejus portio femper illuminata
eft, quantam fol afpicit. Prorfus autem deficit lucisque
expers redditur, ubi terra fuo interventu ipfam obtenebrat.
Quapropter ut illa diftat a fole omnes mutationes fufcipit,
etenim plena eft, quum diametra eft, aequa proportione di-
vifa, feu femilunaris, quum quadrangula eft, utrinque
gibba, quum triangula, et falcatam fpeciem refert, ubi fex-
angula eft, atque tunc primum nova eft quum poft folis

BIBΛION Γ. 903

Ed. Chart. VIII. [494. 495.]   Ed. Baf. III. (444. 445.)

φαίνηται καὶ ἀφανὴς παντάπασιν, ἐπειδὰν ὑπ᾽ ἐκείνου περι‐
λάμπηται. καὶ καρποὺς οὖν παχύνει καὶ τὰ ζῶα πιαίνει καὶ
τὰς τῶν καταμηνίων ταῖς γυναιξὶ προθεσμίας διαφυλάττει καὶ
τὰς τῶν ἐπιλήπτων τηρεῖ περιόδους, ἐξ ὧν ἡλίου πλέον, ἢ
ἔλαττον μεταλαμβάνει. πάντα μὲν γὰρ ἃ δρᾷν πέφυκεν, ἀμυ‐
δρὰ γίνεται, μηνοειδοῦς γενομένης αὐτῆς· (445) ἅπαντα δὲ
ἰσχυρὰ πεπληρωμένης, ὥστε καὶ τοὺς καρποὺς ἐν τῷδε πεπαί‐
νει καὶ αὐξάνει τάχιστα καὶ τὰ νεκρὰ σώματα διασήπει καὶ
τοὺς ὑπὸ τὴν αὐγὴν αὐτῆς κοιμηθέντας, ἢ καὶ ἄλλως ἐπι‐
πλέον διατρίψαντας, ὠχροὺς καὶ καρηβαρικοὺς ἀπεργάζεται.
[495] ὡς μὲν οὖν ἡλίου σελήνη τὰ πάντα δεῖται, οὕτω δ᾽
ἥλιος εἰς οὐδὲν τῶν μεγίστων οὔτ᾽ ἄλλου τινὸς ἄστρων οὔτ᾽
αὐτῆς τῆς σελήνης. οὐδεὶς γὰρ ὁ κωλύσων αὐτὸν οὐ θέρος
δημιουργεῖν, ἡνίκα κατὰ κορυφὴν ἡμῶν ἱστῆται, οὐ κρύος
ἐπιφέρειν, εἰ ταπεινὸς ἐπιφέρηται, οὐκ ἰσημερίας διατάττειν
ἑκατέρας, εἰ συμμέτρως ἢ λοξός· ἀλλ᾽ αὐτὸς μὲν οἷον βασι‐
λεύς τις μέγιστός ἐστιν, ἡ σελήνη δ᾽ ὕπαρχος οὐ σμικρός. ἐν
μέσῳ τε γὰρ ἐκείνου καὶ ἡμῶν τεταγμένη τὸν περίγειον εἰκό‐

congreffum apparet, obfcurata omnino, quum folis lumine
circumvallatur. Igitur fructus auget incraffatque, animan‐
tia implet, ad haec menftruorum ftatum tempus mulieribus
confervat, item comitialium circuitus cuftodit, inde quod
folis plus vel minus participat. Omnia fiquidem haec fa‐
cere nata eft, ubi falcis figuram repraefentat, languida fi‐
unt, valida omnia, quum plena fuerit. Quapropter et fru‐
ctus interea adauget maturatque celerrime, mortua corpora
putrefacit, fomnoque fopitis fub ejus lumine, vel aliter diu‐
tius immoratis, pallorem et capitis gravitatem conciliat.
Ut igitur luna folis auxilio in omnibus indiget, ita fol ad
nullam rem maximam vel alterius cujusdam aftri, vel
ipfius lunae operam defiderat. A nullo enim impeditur,
quo minus aeftatem faciat, quum in vertice noftro confti te‐
rit, aut frigus adducat, fi humilis feratur, aut aequinoctium
utrumque disponat, fi mediocriter obliquus fit, fed ipfe
velut rex quispiam maximus eft, luna vero ut hyparchus
non exiguus; inter illum enim et nos media conftituta, ter‐

904 ΓΑΛΗΝΟΥ ΠΕΡΙ ΚΡΙΣΙΜ. ΗΜΕΡΩΝ

Ed. Chart. VIII. [495.]   Ed. Baf. III. (445.)

τως ἐπιτροπεύει τόπον, οὐ δυνάμεως ὑπεροχῇ παρὰ·τοὺς ἄλ·
λους πλανήτας, ἀλλ' ἐγγύτητι πλεονεκτοῦσα. διὰ τοῦτο πάν-
τως μὲν κρύος κατέχει τὸν παρ' ἡμῖν τόπον, ἐπειδὰν ὁ ἥλιος
εἰς τὰ χειμέρια τρέπηται, καὶ πάντως θάλπος, ἐπειδὰν κατὰ
κορυφὴν ἡμῶν ἢ πλησίον τε ταύτης φέρηται. τὰς κατὰ μέρος
δ' ἐν ἑκάστῳ τῶν μηνῶν ἡμέρας ἡ σελήνη διατάττει, σμι-
κρᾶς μεταβολῆς ἐξουσίαν ἔχουσα. καὶ ταύτην οὐχ ἁπλῶς,
ἀλλ' ἐξ ὧν ὑφ' ἡλίου βλέπεται.

Κεφ. γ'. Σφοδρότεραι μὲν οὖν αἱ μεταβολαὶ κατὰ
τὰς πρὸς ἥλιον αὐτῆς εἰσι συνόδους καὶ προσέτι τὰς πανσελή-
νους φάσεις ὀνομαζομένας· ἐλάττους δὲ τούτων ἐν ταῖς διχο-
τόμοις, ἀμυδραὶ δ' ἐν ταῖς ἀμφικύρτοις τε καὶ μηνοειδέσιν.
ἰσχυροτάτων μὲν γὰρ εἰς ἀλλοίωσιν τῶν ἔμπροσθεν ὄντων τῷ
συνεῖναί τε καὶ καταλάμπεσθαι, φαινομένη γὰρ τέως, ἀφα-
νὴς νῦν ἐστιν, ἐφεξῆς δ' ἡ διάμετρος στάσις, ὡς ἂν διο-
ρίζουσα καὶ δίχα τέμνουσα τὰς ἐναντιωτάτας τῆς σελή-
νης διαθέσεις, ἰσχυροτάτη τῶν ἄλλων ἐστίν. ὅτι δ' ἐναν-

refirem regionem merito gubernat, non potentia caeteros
planetas, fed vicinitate exuperans.   Hujus rei gratia om-
nino frigus locum noftrum occupat, quum fol ad hiemalem
plagam declinaverit, tunc calor omnino nos exercet, ubi
fupra verticem noftrum aut prope ipfum fertur.   Luna vel
particulares cujusque menfis dies difponit, parvae mutatio-
nis facultatem habens, eamque non fimpliciter ex fe, verum
ex folis afpectu confequitur.

C a p. III.   Vehementiores itaque mutationes eveniunt
ubi ipfa cum fole coit, infuper in apparitionibus plenilunii,
minores his contingunt dum dimidia apparet, imbecillae,
dum utrinque gibba et falcata videtur.   Nam validiffima eo-
rum quae prius erant mutatio committitur dum luna cum
fole coit ac ejus lumíne circumvallatur, quippe quae prius
apparebat, nunc nulli confpicitur.   Dein diametra lunae
ftatio tanquam diftinguens in binasque partea fecans con-
trarias maxime lunae difpofitiones, aliarum omnium eft va-
lidiffima; quod vero incrementum diminutioni maxime fit

τιωτάτη διάθεσις αὔξησις μειώσει, οὐδὲν δέομαι δεικνύειν.
ἐφεξῆς δὲ ταύτης τῆς συνόδου τε καὶ τῆς πανσελήνου αἱ δι-
χότομοι εἰς δύο μέσον ἑκάτερα τέμνουσα, τὸν μὲν τῆς αὐξή-
σεως χρόνον ἡ προτέρα, τὸν δ᾽ αὖ τῆς μειώσεως ἡ δευτέρα.
πάντων δ᾽ ἔσχαταί τε καὶ ἀμυδρόταται τροπαὶ τοῦ περιέχον-
τος ἡμᾶς ἀέρος ἐν ταῖς μηνοειδέσι καὶ ταῖς ἀμφικύρτοις φά-
σεσι γίνονται, καὶ μᾶλλόν γε ἐν ταῖς ἀμφικύρτοις· οὐδεμία γὰρ
ἐν αὐταῖς μεγάλη μεταβολή, καθάπερ ἐν ταῖς μηνοειδέσιν.
ὥστε οὐδὲ Ἄρατος κακῶς αὐτῶν κατεφρόνησεν, ὡς ἂν ἀμυ-
δρῶν ὑπαρχουσῶν, ἐπαινεῖν τε χρὴ τοὺς γράψαντας ὑπὲρ αὐ-
τῶν ὡς οὐδὲ τὸ σμικρότατον παραλιπόντας. ἴδιον δ᾽ ἐξαί-
ρετον αἵ τ᾽ ἐν ταῖς πανσελήνοις τροπαὶ καὶ τούτων ἔτι μᾶλλον
αἱ κατὰ τὰς συνόδους ἴσχουσιν, αἱ μὲν γὰρ ὀξυτάτας εὐθὺς
ποιοῦνται τὰς μεταβολάς, αἱ σύνοδοι δ᾽ ἀνωμάλους τε καὶ
χρονίας. οὐδὲν γὰρ ἔχεις σαφῶς ἀποφῆσαι, πρὶν φανῆναι τὴν
σελήνην. πολὺς δ᾽ οὗτος ὁ χρόνος ὁ τῆς κρύψεώς ἐστιν ὅλου
σχεδὸν τοῦ ζωδίου. τὴν δ᾽ ἐκ τῆς αὐξήσεως εἰς τὴν μείωσιν
μεταβολὴν ἀκριβῶς διορίζει στιγμή, καὶ ταύτην ἡ σελήνη

contraria dispofitio, oſtendere non eſt opus. Deinde poſt
hunc congreſſum et plenilunium duae dichotomi medium
utraque fecans, augmenti tempus prior, diminutionis altera.
At omnium extremae imbecillimaeque aëris nos ambientis con-
verſiones in falcatis et in utrinque gibbis apparitionibus
fiunt, magis autem in utrinque gibbis, nulla fiquidem in eis
magna mutatio ficut in falcatis apparet.   Quare nec Aratus
male ipfas neglexit, tanquam imbecillas exiſtentes, conve-
nitque eos laudare, qui de eis fcripferint, tanquam ne vel
minimum quidem omittentes.   At in pleniluniis converfio-
nes et his adhuc magis in congreſſibus, proprium hoc prae-
ter caeteras habent, illa fiquidem celerrimas ſtatim mutatio-
nes faciunt, congreſſus vero inaequales et diuturnas; quid
enim ante lunam apparentem manifeſto pronuncies non eſt.
Longum autem hoc tempus occultationis eſt, integri fere figni
fpatium explens, mutationem vero ex incremento ad dimi-
nutionem punctum exacte definit, liquetque hoc lunam mo-

δῆλον ὡς ἐν ἀκαρεῖ χρόνῳ παραλλάττει. κατὰ λόγον μὲν
οὖν ὀξεῖαι μὲν αἱ πανσέληνοι καὶ χρόνιαι δὲ αἱ συνοδικαὶ με-
ταβολαί. καὶ γὰρ ὁ τῆς κρύψεως χρόνος ὅμοιος ἑαυτῷ καὶ ὁ
τῆς πρώτης φάσεως ἐγγὺς κρύψεως, καὶ τῇ σμικρότητι τοῦ
φαινομένου τῆς πανσελήνου μορίου, καὶ τῇ τῆς αὐγῆς ἀμυ-
δρότητι, καὶ τῷ βραχυχρονίῳ τῆς ὑπεργείου φορᾶς.

Κεφ. δ'. [496] Ἀσφαλὴς οὖν ἡ κρίσις ἀποτελεῖται τῆς
ἐν ὅλῳ τῷ μηνὶ γενησομένης καταστάσεως ἐν τῇ δευτέρᾳ τῶν
ἡμερῶν, ἐν ᾗ πρώτη καὶ σαφὴς ἡ σελήνη καὶ χρόνον ἀξιόλο-
γον ὑπὲρ γῆς ἤδη φαίνεται καὶ φῶς αἰσθητὸν ἀποπέμπει καὶ
σκιὰν ἐναργῶς δείκνυσιν. ἡ πρώτη δ' ἡμέρα μέχρι τοσούτου
τὴν σελήνην ὑπὲρ γῆς ἔχει φερομένην, μέχρις ἂν ἔτι καὶ
τὸ τοῦ ἡλίου φῶς ἐπέχῃ τὸ μετὰ τὴν δύσιν, ὥστ' ἐν ταύτῃ
μὲν τῷ τοῦ ἡλίου συγκαταδύεται φωτί, πολλάκις δὲ καὶ προ-
καταδύεται. πρῶτον δὲ σαφὴς ἐν τῇ δευτέρᾳ τῶν ἡμερῶν φαί-
νεται, καὶ ποτὲ μὲν μᾶλλον, ποτὲ δ' ἧττον. καὶ τοῦτο δ'
αὐτῇ συμπίπτει παρὰ τὸ ποσὸν τῆς πρὸς ἥλιον ἀποστάσεως.
αὐτὸ δὲ τὸ ποσὸν τῆς ἀποστάσεως διά τε τὴν ἰδίαν τῆς

mentaneo tempore pertranſire. Itaque vere celeres pleni-
lunii mutationes ſunt, diuturnae conjunctionales, nam oc-
cultationis tempus ſibi ipſi ſimile eſt et primae apparitionis
tempus occultationi vicinum eſt, tum propter parvitatem
ejus particulae, quae de tota luna apparet, tum ob luminis
imbecillitatem, tum ob brevitatem temporis, quo ſupra ter-
ram fertur.

Cap. IV　Tuta igitur criſis evadat, quum in toto
menſe ſtatus in ſecundo die accidet, quo primo et manifeſto
luna et longo ſatis tempore ſuper terram jam apparet et
lumen ſenſile de ſe mittit, ad haec umbram evidenter. Pri-
mus autem dies tamdiu lunam ſupra terram vagantem habet,
quamdiu is adhuc quoque ſolis lumen, quod poſt occaſum
eſt, retinet; quare in hoc luna ſimul cum ſolis lumine occi-
dit, ſaepe vero et prior eſt occidiva; primum vero mani-
feſta in ſecundo die apparet, nunc quidem magis, nunc vero
minus. Atque hoc ei accidit pro quantitate diſtantiae a
ſole, haec autem ipſa quantitas diſtantiae tum propter pe-

σελήνης γίνεται κίνησιν, οὐ γὰρ ἴσον ἀεὶ.κινεῖται, καὶ διὰ τὴν
τοῦ πλάτους ἐξάλλαξιν, καὶ διὰ τὴν τῶν ζωδίων δύσιν οὐκ
ἰσόχρονον οὖσαν, καὶ πρὸς τούτοις ἔτι διὰ τὸν τῆς προγεγο-
νυίας συνόδου καιρὸν, ὥστ᾽ οὐκ ἀεὶ μὲν εἷς ὁ χρόνος ἐστὶν ἐν
ᾧ φαίνεται σαφῶς ἡ σελήνη. τοὐπίπαν δὲ τρεῖς ἡμέρας τὰς
περὶ σύνοδον ἢ ἀόρατος γίνεται τελέως, ἐν αἷς οὔπω τὰ παρ᾽
ἡμῖν ἀλλοιοῦν ἱκανή. καί πως εἰς ταὐτὸν ὁ χρόνος αὐτῆς συμ-
βαίνει τῆς τ᾽ οἰκείας περιόδου τῆς τ᾽ εἰς ἡμᾶς ἐνεργείας. ἡ
μὲν γὰρ περίοδος ἑπτὰ καὶ εἴκοσιν ἡμερῶν ἐστιν, ἐπιλαμβα-
νουσῶν τρίτον ἔγγιστα μέρος· ἐν τῷ τοσούτῳ γὰρ χρόνῳ τὸν
τῶν ζωδίων κύκλον ἅπαντα διέρχεται· ἡ δὲ τῆς πρὸς ἡμᾶς
φάσεως, ὅτι καὶ ἥδε πρὸς τὸν αὐτὸν ἀριθμὸν ὁμολογεῖ, σα-
φῶς εἴσῃ, τοῦ παντὸς χρόνου μηνιαίου τὸν τῆς κρύψεως ἀφε-
λών. ὅτι δ᾽ ὁ μηνιαῖος χρόνος οὐ τελέως τριάκοντά ἐστιν
ἡμερῶν, ἀλλ᾽ ἥμισύ που, καὶ τούτῳ προσδεῖ μιᾶς ἡμέρας,
Ἱππάρχῳ μὲν ἀποδέδεικται· δι᾽ ἑνὸς ὅλου βιβλίου, γινώσκεται
δὲ ἤδη καὶ τοῖς ἰδιώταις σχεδὸν ἅπασιν ὡς τῶν μηνῶν ὁ
μὲν ἕτερος ὁ κυλλὸς ὑπ᾽ αὐτῶν ὀνομαζόμενος ἐννέα καὶ κ

liarem lunae motum fit, non enim ex aequo femper move-
lur, tum propter latitudinis immutationem, tum propter
fignorum occafum non aequali tempore evenientem, infu-
per ob praeteriti congreffus tempus. Unde non femper
unum tempus eft, quo clare luna confpicitur, ut plurimum
tamen tribus diebus, qui circa congreffum funt, plane invi-
fibilis fit, in quibus nondum haec terrena immutare poteft.
Et quodam modo tempus tum peculiaris ejus circuitus tum
in nos actionis in idem recidit; etenim circuitus vicenis
diebus feptenisque et tertia fere diei parte peragitur, in
tanto enim tempore totum figniferi circulum percurrit; at
quo nobis lucefcit, circuitus quod is quoque eidem conve-
niat numero, plane intelliges, fi occultationis tempus de
toto menftruo eximas. Quod autem menftruum tempus non
omnino triginta diebus conftet, fed minus unius diei fere di-
midio, Hipparchus integro uno libro demonftravit. Quin et
vulgus jam prope univerfum novit menfium alium, quem
Graeci nominant mutilum et imperfectum, dies vigintinovem

Ed. Chart. VIII. [496.]　　　　　　　Ed. Baf. III. (446.)

ἡμερῶν ἐστιν, ὁ δ᾽ ἕτερος ὁ πλήρης τριάκοντα. χρὴ γὰρ ἀμ-
φοτέρων ἐννέα καὶ πεντήκοντα γίνεσθαι τὰς πάσας, εἴπερ
ὅλως ἐστὶν ἑκάτερος ἡμίσους ἀποδέων τριάκοντα.

Κεφ. έ. Ὥσπερ οὖν τὸν ὅλον ἐνιαυτὸν ὁ ἥλιος, οὕ-
τως ἡ σελήνη διατάττει τὸν μῆνα, καθ᾽ ἑβδομάδας τῆς ἀλλοι-
ώσεως ἐν αὐτῇ γιγνομένης. ἀπό τε γὰρ τῆς πρώτης φάσεως
ἐπὶ τὴν διχότομον, ἀπό τε ταύτης ἐπὶ τὴν πανσέληνον ἑκά-
τερος μὲν ὁ χρόνος ἡμερῶν ἐστιν ἑπτά, συναμφότερα δὲ τεσ-
σαρεσκαίδεκα. κατὰ ταὐτὰ δὲ κἂν εἰ μετὰ τὴν διχοτομηνιαίαν
ἕως τῆς δευτέρας διχοτόμου συναριθμήσῃς, ἑπτὰ καὶ ταύτας
εὑρήσεις τὰς ἡμέρας, καὶ τὰς λοιπὰς δὲ τὰς μέχρι τοῦ παντε-
λῶς ἀφανισθῆναι τὴν σελήνην ἑπτά. τὸ δ᾽ ὅτι μεταβάλλει
μεγάλας μεταβολὰς ὁ περιέχων ἡμᾶς ἀὴρ ἔν τε τῷ πρώ-
τως κρύπτεσθαι καὶ πάλιν αὖ πρώτως φαίνεσθαι τὴν
σελήνην, οὔτ᾽ ἄλλος τις τῶν ἀνθρώπων ἀγνοεῖ καὶ μάλιστα
πάντων οἶσπερ δὴ καὶ μάλιστα μέλει τούτων, γεωρ-
γοῖς τε καὶ ναύταις, καὶ στάσιν γε καλοῦσι τηνικαῦτα τοῦ
ἀέρος, ἐπειδὰν ἡ σελήνη πρώτως φανεῖσα κατά τινα τῶν

obtinere, alium nempe abfolutum, triginta. Nam univer-
fos amborum dies quinquagintanovem effe oportet, fiqui-
dem uterque omnino triginta minus dimidia diei parte
continet. 　 Cap. V. 　 Quemadmodum igitur annum integrum fol
disponit, ita luna menfem mutatione per feptimanas ei ac-
cidente. Nam a prima apparitione ad dichotomum et ab
hac ad plenilunium utrumque quidem per fe tempus dierum
eft feptem, ambo vero fimul quatuordecim. Simili modo
fi inde, ubi ipfa aequali portione menfem dividit, usque
ad fecundam dichotomum connumeraveris, feptem et hos
invenies dies, reliquos etiam qui usque ad abfolutam lunae oc-
cultationem funt, feptimum. Caeterum aëra nos ambien-
tem magnas fufcipere mutationes, dum luna primum oc-
cultatur et rurfus primum apparet, nemo mortalium igno-
rat, maxime ii quibus hoc ftudii eft, agricolae et nautae,
qui ftatum aëris tunc vocant, quum luna primum apparens
fecundum aliquem ventum ftet. Quamobrem Aratus quo-

ἀνέμων ἵστηται. λέγει γοῦν που καὶ ὁ Ἄρατος ἀληθέστατα
λέγων, ἀπὸ τῆς πρῶτον ἀπὸ συνόδου φανείσης σελήνης·
[497] Εἰ δέ κεν οἱ κεράων τὸ μετήορον εὖ ἐπινεύοι,
Δειδέχθαι Βορέω, ὅτε δ᾽ ὑπτιά εἰσι, Νότοιο.
Αὐτὰρ ἐπὴν τριτόωσαν ὅλην περὶ κίκλος ἑλίσσῃ,
Πάντῃ ἐρευθόμενος, μάλα κεν τότε χείμερος εἴη.
καὶ μὲν δὴ καὶ ταῦτα λέγει κατὰ τὴν αὐτὴν βίβλον·
Σήματα δ᾽ οὔτ᾽ ἄρα πᾶσιν ἐπ᾽ ἤμασι πάντα τέτυκται.
Ἀλλ᾽ ὅσα μὲν τριτάτῃ τε τεταρταίῃ τε πέληται,
Μέσφα διχαιομένης, διχάδος γε μὲν ἄχρις ἐπ᾽ αὐτὴν
Σημαίνει διχόμηνον. ἀτὰρ πάλιν ἐκ διχομήνης
Ἐς διχάδα φθιμένην. ἔχεται δέ οἱ αὐτίκα τετρὰς,
Μηνὸς ἀποιχομένου, τῇ δὲ τετάρτῃ ἀπιόντος·
οὐκ εἰς ἅπαντά φησι τὸν ἐξ ἀρχῆς χρόνον ἐξαρκεῖν τὰ σημεῖα
τῆς πρώτης φάσεως, μεταβολὰς δέ τινας φέρειν τάς (446) τε

dam loco veriſſime ſcribit de luna, ubi primum poſt coitio-
nem apparuerit, modo inquiens:

Cynthia ſi cornu, quod ſi ſuſtollit in altum,
Incurvum ſpecie velut annüat, adfore caelo
Saeva procelloſi praedicet flabra aquilonis.
Rurſus eo veniet pluvius Notus, hanc ubi partem
Pone ſupinari conſpexeris, inque reclivem
Sponte habitum, verum ſi lumen tertius ortus
Proferat, atque Deae convolvat circulus oras
Suffuſus rutilo, mox tempeſtate ſonora
Spumoſum late pelagus caneſcere cernes.

Quinetiam haec in eodem libro ſcribit:

Non unum deprehenſa diem tibi ſigna loquuntur.
Sed quae ſigna novo dederit nox tertia motu
Quartave, ſuſtollat medios dum Cynthia vultus,
Durabunt caelo, medio quae edixerit ore,
Altera proviſae ſignantur tempora Luna.
Illa dehinc donec germani luminis igneis
Accedat Phoebe, menſis poſtrema notabunt.

Non ad omne tempus quod ab initio eſt usque ad fi-
nem primae apparitionis ſigna ſufficere ait, ſed dichotomos

διχοτόμους καὶ πανσελήνους. ἅπασα δ' ὀξύῤῥοπος μεταβολὴ
κρίσις ὀνομάζεται. καὶ τὴν γε σύστασιν ἐπὶ τῆς μηνοειδοῦς σε-
λήνης μάλιστα λέγουσιν, ἐφεξῆς μεταφέρουσιν ἐπὶ τὴν πανσέ-
ληνον, ὡσαύτως ὀνομάζοντες. ἰσχυρὰς ἂν γὰρ καὶ ἥδε δυνάμεις
ἔχῃ, ταύτης δ' ἀσθενέστεραι μὲν, ἀλλὰ κρίνουσαι μὲν καὶ αὗται
τὸ περιέχον αἱ διχότομοι στάσεις εἰσὶν, ὥσθ' ὅτι μὲν ὁ μὴν
ὑπὸ σελήνης ἀλλοιοῦται καθ' ἑβδομάδας ἤδη πρόδηλον· ὅτι δὲ
καὶ τὰ ἄλλα σύμπαντα πράγματα, τοῦτο μὲν οὐκέτι ὁμοίως
ἅπασι γνώριμον, ἀλλὰ καὶ τοῖς τὰ τοιαῦτα παραφυλάξασιν
ἐπιμελῶς ὁμολογεῖται· καὶ ἡ μετὰ τὴν σύλληψιν τοῦ σπέρματος
ἅπασα κύησις, οὐδὲν δ' ἧττον αὐτῆς καὶ ἡ μετὰ τὴν ἀποκύη-
σιν αὔξησις, ἅπασά τε πράξεως ἀρχὴ τὰς μεγάλας ἀλλοιώσεις
εἰς ἑβδομαδικὰς ἴσχει περιόδους. ὅσα γὰρ ἐφήμερα συμπίπτει
πᾶσι τοῖς οὖσι, τούτων ἡ σελήνη τετήρηται τὴν αἰτίαν ἔχειν,
καὶ μάλιστα ἀλλοιοῦσα αὐτὰ κατὰ τὰς τετραγώνους καὶ δια-
μέτρους στάσεις. εἰ γὰρ ἐν ταύρῳ τῆς σελήνης οὔσης ἐγένετο
σύλληψις τοῦ σπέρματος, ἢ ἀποκύησις, ἢ τινος ὅλως ἀρχὴ
πράγματος, ἐπειδὰν ἐν λέοντι καὶ σκορπίῳ καὶ ὑδροχόῳ περι-

et plenilunia mutationes quasdam affere. Omnis autem ve-
lox mutatio crifis appellatur, et ftatum quidem in luna
falcata potiffimum dicunt, deinde ad plenilunium transfe-
runt fimiliter vocantes, hoc enim validas vires etiam obti-
net, hoc autem imbecilliores quidem funt femilunares fta-
tiones, attamen et hae quoque de aëre decernunt. Quare
menfem a luna immutari fecundum feptimanas jam eft per-
fpicuum. Quod autem aliae res univerfae iude quoque mu-
tantur omnibus non perinde conftat, fed iis qui hujus-
modi accurate obfervarint, in confeffo eft. Ad haec poft
feminis conoeptionem omnis impraegnatio. Infuper nihilo
minus hac et poft partum adauctio. Item omne actionis
initium magnas alterationes in feptimanos circuitus obtinet.
Quae namque quotidie omnibus quae fubfiftunt, incidunt,
horum caufam luna habere obfervata eft, maximeque tetra-
gonis et diametris ftationibus ea immutans. Nam fi luna in
tauro exiftente femen concipiatur, vel partus, vel omnino
alterius cujusdam principium contigerit, magnas ejus muta-

Ed. Chart. VIII. [497.]   Ed. Baf. III. (446.)

ερχομένη τοῦ ζωδιακοῦ γίνηται, τὰς μεγάλας αὐτοῦ ποιήσεται
μεταβολάς. ἀλλ᾽ ἡ μὲν ἐν τῷ λέοντι τετράγωνος στάσις ἑβδο-
μάδος ἐστὶ μιᾶς· ἡ δὲ διάμετρος ἡ ἐν τῷ σκορπίῳ δυοῖν. οὕτω
δὲ καὶ ἡ κατὰ τὸν ὑδροχόον, ἡ δευτέρα τετράγωνος στάσις
εἰς τὴν τρίτην ἑβδομάδα προήκει καὶ τοῦτ᾽ ἐξ ἀνάγκης γίνεται
διὰ·τὸ τὴν σελήνην, ὡς εἴρηται καὶ πρόσθεν, ὅλον τὸν ζωδια-
κὸν ἑπτὰ καὶ εἴκοσιν ἡμέραις διεξέρχεσθαι, μετά τινος ἐπικει-
μένου μορίου, τρίτου μάλιστα μιᾶς ἡμέρας. εἰ γὰρ δεῖ τὸν
ὅλον κύκλον ἐν τοσούτῳ χρόνῳ διέρχεσθαι, πρόδηλον ὡς τὸ
τέταρτον αὐτοῦ μέρος ὀλίγου δεῖν ἐν ἡμέραις ζ διανύσει. τού-
του μὲν οὖν καὶ πάνυ χρὴ μεμνῆσθαι πρὸς τὰ μέλλοντα, τοῦ
μὴ τελείας ἡμέρας ζ περιγράφεσθαι τὴν εἰς τὸ τετράγωνον
τῆς σελήνης μετάστασιν.

Κεφ. στ´. Ἐκεῖνο δ᾽ αὖθις ἀναληπτέον, ὅπερ καὶ
ἡμεῖς παραφυλάξαντες ἀληθέστατον εὕρομεν ἀεὶ τὸ πρὸς τῶν
Αἰγυπτίων ἀστρονόμων εὑρημένον, ὡς ἡ σελήνη τὰς ἡμέρας
ὁποῖαί τινες ἔσονται δηλοῦν πέφυκεν οὐ τοῖς νοσοῦσι μόνον,
ἀλλὰ καὶ τοῖς ὑγιαίνουσιν. εἰ μὲν γὰρ πρὸς τοὺς εὐκράτους

tiones faciet, quando figniferum percurrens in leone, fcor-
pio et aquario fuerit.   Verum in leone quadrata ftatio fe-
ptimanae unius exiftit.   In fcorpio diametra duas feptima-
nas habet: ita quoque in aquario fecundo quadrangularis
ftatio in tertiam feptimanam procedit, idque neceffario,
quod luna, ficut ante diximus, vicenis diebus feptenisque
et particula quadam adjecta, maxime tertia diei parte, uni-
verfum figniferi ambitum peragit.   Si namque in toto tem-
pore totum orbem pertranfire oportet, conftat quartam
ipfius partem in feptem prope diebus eam expedituram.
Proinde hujus te admodnm meminiffe ad futura convenit,
nempe lunae transpofitionem tetragonon non diebus feptem
integris circumfcribi.

Cap. VI.   Porro illud denuo repetendum eft, quod
nos quoque obfervantes veriffimum femper effe comperimus
ab Aegyptiis aftronomis inventum, lunam non modo aegris,
fed etiam fanis, dies quales tandem futuri fint, poffe prae-
nunciare.   Si etenim ad planetas temperatos fteterit, quos

Ed. Chart. VIII. [497. 498.]   Ed. Baf. III. (446.)

ἵσταιτο τῶν πλανητῶν, οὓς δὴ καὶ ἀγαθοποιοὺς ὀνομάζουσιν,
ἀγαθὰς ἀπεργάζεσθαι τὰς ἡμέρας· [498] εἰ δὲ πρὸς τοὺς δυσ-
κράτους, ἀνιαράς. ἔστω γὰρ ἀποκυΐσκομένου τινὸς ἐν μὲν
τῷ κριῷ τοὺς ἀγαθοποιοὺς, ἐν δὲ τῷ ταύρῳ τοὺς κακοποιοὺς
εἶναι, πάντως οὗτος ὁ ἄνθρωπος, ἐπειδὰν μὲν ἐν κριῷ καὶ
καρκίνῳ καὶ ζυγῷ καὶ αἰγοκέρωτι γένηται ἡ σελήνη, καλῶς
ἀπαλλάσσει. ἐπειδὰν δ᾽ ἤτοι τὸν ταῦρον αὐτὸν, ἤ τι τῶν τε-
τραγώνων, ἢ τὸ διάμετρον αὐτοῦ ζώδιον ἐπέχῃ, κακῶς τηνι-
καῦτα καὶ ἀνιαρῶς διάγει. καὶ δὴ καὶ νοσημάτων ἀρχαὶ τῷδε
κάκισται μὲν ἐν ταύρῳ καὶ λέοντι καὶ σκορπίῳ καὶ ὑδροχόῳ
τῆς σελήνης οὔσης, ἀκίνδυνον δὲ καὶ σωτήριον τὸν κριὸν καὶ
τὸν καρκίνον καὶ τὸν ζυγὸν καὶ τὸν αἰγόκερων διερχομένης,
καὶ τὰς ἀλλοιώσεις τὰς μεγάλας ἃς ἐν τοῖς τετραγώνοις τε καὶ
διαμέτροις ἔφαμεν γίγνεσθαι καθ᾽ ἑβδομάδα, ἐν μὲν τοῖς ὀλε-
θρίοις νοσήμασιν ὀλεθρίας καὶ αὐτὰς, ἐν δ᾽ αὖ τοῖς περιεστη-
κόσιν ἀγαθὰς ἀνάγκη γίνεσθαι. καὶ διὰ τοῦθ᾽ Ἱπποκράτης
μέμφεται μάλιστα τὰς ἐν ταῖς κρινούσαις ἡμέραις ἀλλοιώσεις
ἐπὶ τὸ χεῖρον. ὀλεθρίου γὰρ νοσήματος σύμπτωμα, καθάπερ,
οἶμαι, τοὐναντίον ἐπιεικοῦς. εἰ δέ τις καὶ αὐτοῦ τούτου ζη-

jam nominant, falutares fauftos ac bonos dies producere,
fi ad intemperatos, graves moleftosque. Fingamus enim
homine quodam nafcente falutares planetas in ariete, mali-
gnos in tauro effe, is homo nimirum, quum luna in ariete,
cancro, libra et capricorno fuerit, pulchre deget, quum
vero taurum ipfum, vel tetragonum aliquod, vel diame-
trum fignum occupat, male tunc et molefte vitam tranfiget.
Atque jam morborum initia huic, quum luna in tauro,
leone, fcorpio et aquario fuerit, peffima, fine periculo autem et
falutaria funt, quum arietem, cancrum, libram et capricornum
luna permeat. Ad haec alterationes magnas, quas in te-
tragonis et diametris per feptimanas fieri diximus, in letha-
libus quidem morbis lethales et ipfas, in falubribus bonas
evenire neceffe eft. Quamobrem Hippocrates etiam damnat
maxime mutationes, quae in diebus decretoriis ad pejora
declinant, quippe quod lethalis morbi fymptoma fit, quem-
admodum, ut arbitror, benigni contrarium. Quod fi quis

τεῖ τὴν αἰτίαν, τοῦ τὸ μέγιστον δύνασθαι τὰς τετραγώνους
τε καὶ διαμέτρους στάσεις, ἐπὶ πλεῖστον ἀποχωρεῖ τοῦ προκει-
μένου. πρόκειται γὰρ νυνὶ οὐ τὰς πρώτας αἰτίας ἁπάνιων τῶν
κατ᾽ ἀστρονομίαν ζητεῖν, ἀλλὰ τὰς εἰς τὰ παρόντα χρησίμους.
χρήσιμοι δ᾽ εἰσὶν αἰτίαι τῆς ἑβδομάδος ἐξηγούμεναι φύσιν.
πάλιν οὖν αὐτὰς ἀναλάβωμεν ἐπὶ κεφαλαίων. αἱ τῆς σελήνης
τετράγωνοί τε καὶ διάμετροι στάσεις ἐπὶ μὲν ἀγαθαῖς ταῖς
ἀρχαῖς ἀγαθὰς ποιοῦσι τὰς ἀλλοιώσεις, ἐπὶ δὲ μοχθηραῖς
μοχθηράς. καὶ τοῦτο πρὸς τῷ τοῖς ἀστρονόμοις ὁμολογεῖσθαι
πάρεστιν, εἰ βούλει, καί σοι παραφυλάξασθαι. εἰ δὲ μήτ᾽ αὐτὸς
παρατηρεῖν ἐθέλεις τὰ τοιαῦτα μήτε τοῖς τηρήσασι πιστεύεις,
τῶν νῦν ἐπιπολαζόντων τις εἶ σοφιστῶν· οἳ λόγῳ κατασκευά-
ζειν ἡμᾶς ἀξιοῦσι τὰ σαφῶς φαινόμενα, δέον αὐτὸ τοὐναντίον
ἐκ τῶν ἐναργῶς φαινομένων ὁρμωμένους ὑπὲρ τῶν ἀδήλων
συλλογίζεσθαι. πρὸς τὴν ἰδίαν οὖν ἀρχὴν ἅπαν πρᾶγμα τας
ἐφεξῆς περιόδους ἁπάσας ὁμολογούσας ἔχει.

　　Κεφ. ζ'.　Περίοδοι δ᾽ εἰσὶν αἱ μὲν δι᾽ ἡμερῶν ἀριθ-

et hujus ipſius cauſam, cur quadratae et diametrae ſtationes
ſint potentiſſimae quaerat, is longiſſime a propoſita diſputa-
tione digreditur.　　Nam in praeſentia non primas cauſas om-
nium, quae ad aſtronomiam pertinent, ſed quae propoſito no-
ſtro utiles ſint, inquirere cogitamus.　　Utiles autem cauſae
ſunt, quae ſeptimanae naturam interpretantur, rurſus igitur
eas in ſummam colligamus.　　Lunae tetragonae et diametrae ſta-
tiones in principiis bonis bonas faciunt alterationes, in ma-
lis malas.　　Atque hoc praeterquam quod aſtronomis in
confeſſo eſt, integrum eſt et tibi obſervare.　　Sin autem hu-
jusmodi nec obſervare volueris nec iis qui obſervarunt,
ſidem adhibere, indubie ſophiſtarum ubique nunc obſtre-
pentium aliquis es, qui ratione manifeſto apparentia nos ap-
probare poſtulant, quum e contrario ex evidenter apparen-
tibus de abditis ratiocinandum eſſet.　　Ita ſuo quae-
que res principio circuitus ſequentes univerſos conſonos
habet.

　　Cap. VII.　Circuituum vero alii numero quodam

μοῦ τινος, αἱ δὲ διὰ μηνῶν. αἱ μὲν δὴ διὰ τῶν ἡμερῶν ἑβδο-
ματικαί εἰσι καὶ πρὸς τὴν σελήνην ἀνήκουσιν, αἱ δὲ διὰ μηνῶν
εἰς ἥλιον ἀναφέρονται τόνδε τὸν τρόπον γιγνόμεναι. πάλιν
γὰρ ἀπὸ τῶν Ἱπποκράτους ἀρκτέον ῥήσεων, τὰς μὲν θερινὰς
νόσους ἐν χειμῶνι λέγοντος λύεσθαι, τὰς δὲ χειμερινὰς ἐν θέ-
ρει. αὕτη μέν σοι προθεσμία κρίσεών ἐστι χρονίων τε καὶ ὡς
ἂν εἴποι τις ἐνιαυσιαίων νοσημάτων, οἷά περ ἐν τοῖς ὀξέσιν
ἡ τῆς ιδ. ὁ γὰρ μέχρι τῆς πανσελήνου χρόνος, ἥμισυς ὑπάρ-
χων ὅλης τῆς σεληνιακῆς περιόδου, τὸν αὐτὸν ἔχει λόγον τῷ
μέχρι θέρους ἐκ χειμῶνος διαστήματι. καὶ μὲν δὴ καὶ ὁ ἀπὸ
τῆς πανσελήνου μέχρι τῆς κρύψεως χρόνος ἀνάλογός ἐστι τῷ
μέχρι χειμῶνος ἐκ θέρους διαστήματι. τούτων δ᾽ ἑκατέρου
διχῆ τμηθέντος, ἐν μὲν τοῖς ὀξέσι νοσήμασιν ἡ ἑβδομάς ἐστιν,
ἐν δ᾽ αὖ τοῖς χρονίοις αἱ τῶν ἐπιφανεστάτων ἄστρων εἰσὶν
ἐπισημασίαι, καθ᾽ ἃς ἔαρ καὶ θέρος καὶ χειμὼν καὶ φθινόπω-
ρον ἀφορίζονται. οὐ γὰρ δὴ ἴσων γε ἡμερῶν ἀριθμῷ διήρηται
ταῦτα κατ᾽ οὐδένα τῶν ἀστρονόμων, ἀλλὰ ταῖς τοῦ περιέ-
χοντος ἡμᾶς ἀέρος μεταβολαῖς ἐπισήμοις οἰακίζεται. καί σοι

dierum conflant, alii menfium.   Jam vero qui dierum nu-
mero conflant, feptimani funt et lunae modo incedunt, qui
autem menfium, ad folem referuntur, eodem modo evenien-
tes.   Iterum enim ab Hippocratis verbis initium fumendum,
aeflivos morbos dicentis *hieme folvi, hiemales aeflate.*
Hoc quidem longorum morborum et quafi dicas annalium
judicii flatutum tempus eft, quemadmodum acutorum deci-
musquartus dies.   Tempus enim quod ad usque plenilunium
eft, totius lunaris circuitus dimidium exiftens, eandem
rationem habet cum intervallo, quod ab hieme ad aeftatem
usque intercedit, quin etiam a plenilunio ad usque occulta-
tionem tempus, fpatio quod ab aeftate ad hiemem usque
porrigitur proportione refpondet.   Sed horum utrumque
bifariam fectum in acutis morbis feptimana eft, in diutur-
nis clariffimorum fiderum exortus, quorum ratione ver,
aeftas, hiems et autumnus defcribuntur.   Non etenim pari
dierum numero haec fecundum ullius aftronomi fententiam
divifa funt, verum manifeflis ambientis aëris mutationibus

πάλιν ἑτέρῳ λόγῳ. καθάπερ ἡ ἑβδομὰς ὀξέων νοσημάτων κρι-
τικὴ, [499] τὸν αὐτὸν τρόπον ὥρας ἐνιαυσιαίου μεταβολὴ
χρονίων ἔσται νοσημάτων λυτικὴ, ἵνα τὴν μὲν ἐν χειμῶνι συ-
στᾶσαν νόσον ἔαρ λύσῃ, τὴν δ᾽ ἐν ἦρι θέρος, ὡσαύτως δὲ καὶ
τὴν μὲν ἐν θέρει φθινόπωρον, τὴν δ᾽ ἐν ἐκείνῳ χειμών. ἐν
δὲ ταῖς ἐν τῷ μηνὶ τετράσιν ἀνάλογον αἱ τῶν ὡρῶν εἰσιν
ἑκάστης διχῆ τμηθείσης μοίρας. καὶ λέγεταί γε πρὸς τῶν
ἀστρονόμων ὥσπερ ἀρχή τις εἶναι καὶ τελευτὴ τῶν ὡρῶν ἑκά-
στης ἐπιτολαῖς, ἢ δύσεσιν ἄστρων ἐπιφανῶν ὁριζομένη, κατὰ
τὸν αὐτὸν τρόπον καὶ μεσότης ἑτέρου πάλιν ἄστρου φάσει
διωρισμένη. τὰς οὖν τῶν νοσημάτων ἐν μέρει μεταβολὰς ἁπά-
σας ἢ ὡς πρὸς τὴν ἰδίαν ἀρχὴν αὐτῶν, ἢ ὡς πρὸς τὴν τοῦ
περιέχοντος ἡμᾶς ἀέρος τροπὴν ἀνάγκη γίγνεσθαι. τῶν μὲν
οὖν πρὸς τὴν ἰδίαν ἀρχὴν ἐξηγεῖσθαι τὴν σελήνην, τῶν δ᾽ ὡς
πρὸς τὴν τοῦ περιέχοντος ἡμᾶς ἀέρος τροπὴν ἐν ὅλῳ μὲν τῷ
ἐνιαυτῷ τὸν ἥλιον, ἐν ἑκάστῳ δὲ τῶν μηνῶν τὴν σελήνην. ἐκ δὲ
τούτων συμβαίνει τὰς μὲν ἰσχυροτάτας μεταβολὰς εἶναι τὰς

diſtinguntur.　Rurſus et alio modo.　Quemadmodum ſepti-
mana acutorum morborum decretoria eſt, ſic temporis an-
nui mutatio diuturnorum morborum erit ſolutoria, ut in
hieme quidem conſtitutum morbum ver ſolvat, in vere con-
flatum aeſtas, ſimili ratione per aeſtatem contractum au-
tumnus, in hoc paratum hiems.　Caeterum ſingularum par-
tium bifariam diviſarum partes menſis quaternariis propor-
tione reſpondent.　Quin aſtrologis etiam dicitur, quem in
modum anni temporis cujusque et initium et finis ſiderum
clarorum ortu et occaſu deſcribitur, in eundem quoque
cujusque medietas, alterius rurſus ſideris exortu diſtingui-
tur.　Itaque univerſas particulares morborum mutationes
vel tanquam ad proprium ipſorum principium, vel tanquam
ad ambientis nos aëris converſionem evenire neceſſe eſt.
Quae igitur ceu ex proprio ipſorum principio ſiunt, lunam
ſequuntur, quae vero ab aëris nos ambientis converſione,
in toto quidem anno ſolem, in ſingulis autem menſibus lu-
nam.　Ex his jam accidit mutationes validiſſimas eſſe, quae

ἰδίας ἑκάστῳ καθ᾽ ἑβδομάδα δηλονότι γιγνομένας, οὐ μὴν ἀλλὰ καὶ συνεπιμίγνυσθαί πως αὐταῖς τὰς ἐκ τοῦ περιέχοντος, ὥστ᾽ εἰκότως ἐκ τοῦ διὰ παντὸς ὡσαύτως γίνεσθαι, μεταπίπτουσιν οὕτως εἰς τὸ πλειστάκις. ἔτι δὲ μᾶλλον ἐπιταράττει τὴν τάξιν αὐτῶν ἥ τε βία τῶν παροξυσμῶν ἀναγκάζουσα προεκρήγνυσθαι τὰς κρίσεις, ὡς ἐφεξῆς ἐροῦ(447)μεν, ἥ τ᾽ εἰς τοὺς νοσοῦντας πλημμέλεια πολυειδὴς γινομένη αὐτῶν παρά τε τῶν ἰατρῶν, εἴ γε χρὴ καλεῖν ἰατροὺς, οὐ λυμεῶνας τῆς τέχνης, τούτους δὴ τοὺς νῦν ἐπιπολάζοντας, οὐχ ἥκιστα δὲ κἀξ ὧν οἱ κάμνοντες ἁμαρτάνουσιν καὶ διὰ τὴν ὑπηρεσίαν δ᾽ ἐνίοτε καὶ δι᾽ τι τῶν ἔξωθεν, ὡς πρόσθεν εἴρηται. θαυμάζειν οὖν χρὴ τῶν ἑβδομαδικῶν περιόδων τὴν δύναμιν, εἰ τοσούτων αἰτίων διακοπτόντων αὐτὰς, ὅμως ἐπικρατέστεραι πολὺ τῶν ἄλλων εὑρίσκονται. κατὰ μὲν τὰς ὀξείας νόσους, αἱ παρεμπίπτουσαι κρίσιμοι πλείους εἰσὶν, ὅτι καὶ τὸ σῶμα πρὸς μεταβολὴν ἐπιτήδειον, ἐν κινήσει τε καὶ ταραχῇ μεγάλῃ καθεστηκός· ἐν δὲ ταῖς χρονιωτέραις ὁδῷ καὶ τάξει μᾶλλον πρόεισιν ἢ τῶν ἑβδομάδων περίοδος.

videlicet cuique per feptenos dies proprie contingunt, quamvis etiam ipfis quodammodo commifceantur, quas aër excitat. Quare merito inde quod femper eodem modo accidant, in id ut in plurimis morbis fiant, decidunt. Adhuc autem magis ipfarum ordinem perturbat acceffionum violentia, crifes praerumpere compellens, ut in fermonis proceffu dicemus. Ad haec varius in aegrotis admiffus error tum ab ipfis medicis, fi medici appellandi fint, non artis corruptores, qui hoc feculo permulti funt, tum nihilominus ex iis quae laborantes peccant, quin et propter minifterium quandoque, et propter aliquod eorum quae extrinfecus accidunt, uti prius diximus. Igitur feptimanoruum virtutem mirari convenit, fi tot caufis eos interrumpentibus, multo tamen aliis fortiores inveniuntur. In acutis quidem morbis coincidentes decretorii plures funt, quoniam et corpus mutationi accommodum eft, in motu et perturbatione vehementi conftitutum, in longioribus via et ordine magis feptimanarum circuitus procedit.

Κεφ. η'. Ἀρκτέον οὖν αὖθις ἀπὸ τῶν ὀξέων ἁπασῶν,
ἐφεξῆς τῶν κρινουσῶν ἡμερῶν τὰς αἰτίας ἐξιχνεύοντας. ἐν μὲν
δὴ τῇ πρώτῃ τοὺς ἐφημέρους λύεσθαι συμβαίνει πυρετούς,
οὐ μὴν ἤδη μετ' ἀγῶνός τε καὶ ταραχῆς ἀξιολόγου. καίτοι νο-
μίζουσιν ἔνιοι καὶ Ἱπποκράτην τὰς κρινούσας ἡμέρας ἐν τῷ
πρώτῳ τῶν ἐπιδημιῶν καταλέγοντα καὶ τῆς πρώτης μεμνημο-
νευκέναι, κατὰ διττὸν τρόπον ἁμαρτάνοντες. περίοδος γὰρ
πρώτη καὶ οὐχ ἡμέρα πρώτη γέγραπται σαφῶς ἐν τῷ τῶν
περιττῶν καὶ ἀρτίων καταλόγῳ. καθάπερ οὖν ἐν τῷ τῶν ἀρ-
τίων περίοδον πρί'την εἰπὼν ἐπιφέρει τὴν τετάρτην ἡμέραν,
οὕτως ἐν τῷ τᾶν περιττῶν τὴν τρίτην. ἔτι δὲ μᾶλλον ἀγνο-
οῦσι τὸ κατ' ἀρχὰς τοῦ προγνωστικοῦ γεγραμμένον ἐπὶ τοῦ
νεκρώδους προσώπου, τὸ κρίνεται ἐν ἡμέρῃ καὶ νυκτὶ, ἢν διὰ
ταύτας τὰς προφάσιας τὸ πρόσωπον τοιοῦτον ᾖ, μή πω γι-
νώσκοντες ἑ'ς ἐπὶ τοῦ δοκιμάζεται καὶ ἀναγνωρίζεται λέλε-
κται. τούτους μὲν οὖν ἐατέον. ἀρχὴν δὲ τῶν μετὰ σάλου τινὸς
ἀλλοιουσῶν ὀξέως τὰς νόσους ἡμερῶν τὴν τρίτην ἀπὸ τῆς
ἀρχῆς θετέον, ὡς καὶ πρόσθεν εἴρηται, μηδεμίαν ἔχουσαν ἤδη

Cap. VIII. Quapropter ab acutis denuo incipiamus
omnium confequenter decernentium dierum caufas invefti-
gantes. Jam quidem in primo febres diarias folvi contin-
git, non tamen jam cum certamine et perturbatione effatu
digna, quamquam nonnulli Hippocratem quoque dies decre-
torios in epidemiῶn primo enumerantem et primi meminiffe
putant, duplici nomine errantes. Circuitus enim primus et
non dies primus, manifefto fcriptus eft in parium impariumque
dierum catalogo. Quemodmodum igitur in parium enumera-
tione primum circuitum praefatus, quartum diem inducit,
ita in mentione imparium tertium. Adhuc vero magis
ignorant quod ftatim initio prognoftici fcriptum eft de facie
cadaverofa. Quod fi ob hujusmodi caufas haec faciei fpe-
cies orta eft, una die nocteque judicantur, non intelligen-
tes loco verbi probatur et cognofcitur dictum effe. Hos
igitur miffos faciamus. Principium autem dierum, qui cum
agitatione quadam acute morbos mutant, tertium a princi-
pio ftatuere oportet, veluti prius etiam dictum eft, qui nul-

πρὸς τὴν πρώτην ἑβδομάδα κοινωνίαν, ἀλλ᾿ ἐκ τῶν παρεμπι-
πτουσῶν ὑπαρχουσαν. ἡ μὲν γὰρ τετρὰς [500] ὅτι διχῇ τμη-
θείσης τῆς ἑβδομάδος ἀποτελεῖται καὶ διὰ τοῦτο μεγάλην ἔχει
δύναμιν, ἔμπροσθεν εἴρηται. κρίνουσι δ᾿ οὐχ ἧττον τῆς τε-
τάρτης ἡμέρας ἡ γ᾿ τε καὶ ε᾿, καίτοι παρεμπίπτουσι δι᾿ οὐδὲν
ἄλλο ἢ ὅτι μετὰ τῶν παροξυσμῶν αἱ κρίσεις γίνονται. τοῦτο
γὰρ δὴ καὶ αὐτὸ πρός τε τῆς ἐμπειρίας μαρτυρεῖται καὶ τῷ
λόγῳ σκοπουμένοις οὐκ ἄδηλος ἡ αἰτία. τὸ γὰρ τῆς ταραχῆς
βίαιον ἀναγκάζει τὴν φύσιν ἀποτρίβεσθαι τὰ λυποῦντα καὶ
πρὸ τοῦ καιροῦ. δύναμις μὲν γάρ ἐστιν αὐτὴ τῶν ἀλλοτρίων
ἐκκριτική, καθότι δέδεικται πρότερον ἐν τοῖς τῶν φυσικῶν
δυνάμεων ὑπομνήμασιν. ὁ καιρὸς δὲ τῆς ἐνεργείας ἐπὶ τῷ τέλει
τῆς ἀλλοιωτικῆς δυνάμεώς ἐστι. τότε γὰρ ἐνεργεῖν ἐδείκνυτο
κατὰ φύσιν ἁπάντων ἐπιτελουμένων, ὅταν ἐκείνη παύηται,
ἀλλ᾿ ἀναγκάζηταί ποτε πρὸ τῆς τελείας πέψεως ἀποτρίβεσθαι
τὰ λυποῦντα, ὥσπερ ἐνίοτε συμπεπληρωμένης ἤδη τῆς πέψεως
ἔτι μένει καὶ βραδύνει δι᾿ ἀρρωστίαν. ἄμφω δ᾿ ἐστιν αὐτὰ
θεάσασθαι σαφῶς ἐπὶ τῆς γαστρός. ἐρεθισθεῖσά τε γὰρ οὐχ

Iam jam cum prima feptimana communionem habet, fed ex
coincidentibus exiftit. Siquidem quaternarius quod fepti-
mana in duas partes fecta abfolvitur, ideoque permagnam
facultatem obtinet, in priore fermone dictus eft. Tertius
vero et quintus dies non minus judicant quam quartus,
quamvis coincidant nulla alia ratione quam quod cum ac-
ceffionibus crifes fiunt, hoc enim ipfum et ab experientia
teftimonium habet et ratione contemplantibus non obfcura
ejus caufa eft. Nam perturbationis violentia naturam ea
quae moleftant etiam ante tempus propulfare compellit,
quippe virtus ipfa eft aliorum expultrix, quemadmodum in
opere de naturalibus facultatibus antea demonftratum eft.
Tempus autem actionis poft finem alteratricis facultatis eft,
tunc enim functionem obire omnibus fecundum naturam ab-
folutis oftendebatur, quum illa ab actione deftiterit. Verum
ante perfectam coctionem interdum quae offendunt amoliri
cogitur, ut interdum concoctione jam abfoluta moratur adhuc et
lente propter imbecillitatem munus fubit. Utrunque autem in

Ed. Chart. VIII. [500.]　　　　Ed. Baf. III. (447.)

ὑπομένει τὸν τῆς πέψεως χρόνον, ἀλλ' εὐθὺς ἐκκρίνει σὺν τῷ
λυποῦντι καὶ τὸ χρηστὸν, ἤδη τε πεπεμμένον αὐτάρκως ἐνί-
οτε βραδύνει τε καὶ μέλλει τὸ περιττὸν ἐκκρῖναι δι' ἀῤῥωστίαν.
ἐν δέ γε τῷ κατὰ φίσιν ἔχειν ὁ τῆς παντελοῦς πέψεως και-
ρὸς ὅρος ἐστὶν αὐτῆς τῆς τῶν περιττωμάτων ἀποκρίσεως, ὃν
οὔτε προελάμβανεν οὔτ' ἔμελλεν ἔτι παρόντος, ἀλλ' ὡς ἐπὶ
τῆς γαστρὸς, οὕτω καθ' ὅλον ἐδείκνυτο τὸ σῶμα δύναμις
ὑπάρχειν ἐν ἑκάστῳ τῶν μορίων ἀποκριτικὴ τῶν ἀλλοτρίων,
ἥτις, οἶμαι, καὶ τὰς κρίσεις ἐν ταῖς νόσοις ἀπεργάζεται, καὶ
διὰ τοῦτο ἄρισται γίνονται κρίσεις, ὅταν ἤδη πεπεμμένα τὰ
κατὰ τὸ ζῶον ὑπάρχῃ πάντα. τὸ δὲ προεκρήγνυσθαι, καὶ γὰρ
οὕτως ὀνομάζειν εἴωθεν Ἱπποκράτης, αὐτὸ μοχθηρόν ἐστιν.
ὁμοῦ γὰρ τοῖς λυποῦσιν ἐκκρίνεται τὰ χρηστὰ καὶ γίνεται τοῦ-
το τῆς φύσεως ἐρεθισθείσης; ἤτοι πρός τινος τῶν ἔξωθεν ἢ
καὶ τῶν ἐν αὐτῷ τῷ σώματι ἐμπεριεχομένων. ἔξωθεν μὲν οὖν
ἐστιν ὅ τ' ἰατρὸς οὐκ ὀρθῶς τι πράξας ὅ τε κάμνων, οἵ θ'
ὑπηρέται, τά τ' ἄλλα τὰ ἰδίως ἔξωθεν ὀνομαζόμενα, τὰ δ' ἐν
τῷ σώματι τά τε νοσήματά ἐστιν αὐτὰ καὶ τὰ τούτων αἴτια

ventriculo clare licet comtemplari; inftigatus enim concoctio-
nis tempus non expectat, fed protinus etiam utile cum eo
quod moleftat excernit, et ubi jam fatis concoxerit, inter-
dum cunctanter fuperfluum, imbecillitatis vitio, expellit.
At quum fecundum naturam fe habet, perfectae concoctio-
nis tempus ipfius recrementorum expulfionis terminus eft,
quae neque praevertit, neque praefentem adhuc moratur.
Caeterum ut in ventriculo, fic in fingulis totius corporis
partibus alienorum expultrix facultas effe oftendebatur, quae
meo fane judicio et crifim in morbis efficit, atque propterea
optimae fiunt crifes quum jam omnia in animantis corpore
concocta fuerint. Praevenire autem crifim, fic enim Hip-
pocrates appellare confuevit, malum eft, nam utilia fimul
cum iis quae laedunt, excernuntur, fitque hoc natura inci-
tata vel ab exteriore quodam, vel ab iis quae in ipfo corpore
continentur. Extrinfecus igitur eft medicus qui parum
recte quippiam fecerit, aeger, famuli atque alia, quae pro-
prie exteriora nominantur, in ipfo autem corpore funt

καὶ οἱ παροξυσμοί. νόησον δή μοι τοιοῦτόν τι συμβαῖνον ἐπὶ τῆς φύσεως, οἷον ἤδη συνέπεσεν ἀνθρώποις ἀσθενέσι προπηλακισθεῖσιν ὑπό τινων ἰσχυροτέρων ἐξορμῆσαι πρὸ τοῦ δέοντος, ἀπαρασκευάστοις τε μαχομένοις ἡττηθῆναι. καὶ μὴν καὶ φορτίον ἀποθέσθαι τις βουλόμενος ἄκων ἐνίοτε συγκατέπεσεν αὐτῷ, καί τις σφοδρότερον θέων, εἶτ᾽ οὐκ ἐπισχεῖν ἑαυτὸν δυνηθεὶς, ἄκων ἠνέχθη κατὰ φάραγγος. ἅπαντα ταῦτα παραδείγματα κακῶν ἐστι κρίσεων, ὑπὲρ ὧν ἐπὶ πλέον μὲν ἐν τοῖς περὶ κρίσεων ἐροῦμεν, εἰρήσεται δὲ καὶ νῦν ἀναγκαῖον, οἷόν τι καὶ τῷ προεκρήγνυσθαι βούλεται δηλοῦν ὁ Ἱπποκράτης, ἐξηγήσασθαί μου προελομένου. καὶ γὰρ ἀδύνατόν ἐστι περὶ κρισίμων ἡμερῶν ἐπιχειρήσαντά τι διέρχεσθαι μὴ καὶ περὶ κρίσεως εἰπεῖν τι, ἢ καὶ περὶ κρίσεως διδάσκοντα μὴ καὶ περὶ κρισίμων ἡμερῶν διελθεῖν, ἀλλ᾽ ἐπανάγειν χρὴ τὸν λόγον ἐπὶ τὸ προκείμενον ἀεὶ καὶ τοσοῦτον ἅπτεσθαι τῶν παρακειμένων ὅσον ἀναγκαῖον. ἐν δή τι τῶν ἐρεθιζόντων τὴν φύσιν ἐστὶ καὶ οἷον προπηλακιζόντων ὁ παροξυσμὸς, οὐκ ἐπιτρέ-

morbi ipfi eorumque caufae et acceffiones. Confidera jam mihi tale quid in natura accidiffe, quod hominibus infirmis contigit, qui a fortioribus quibusdam intempeftive ad congreffum irritati, imparati, pugnando fuperantur. Quinetiam onus deponere quis volens interdum vel invitus cum eo concidit. Item vehementius quis currens, deinde fe ipfum retinere nequiens, invitus in convallem delatus eft. Omnia haec exempla funt malarum crifeon, de quibus in opere de crifibus copiofius dicturi fumus. Sed nunc quoque neceffarium dicetur, quum inftituerim, quidnam verbo προεκρήγνυσθαι Hippocrates fibi velit interpretari. Etenim fieri non poteft ut qui de diebus decretoriis quippiam referre aggreffus fit, nihil de crifi etiam dicat, vel qui de crifi doceat, non etiam de diebus decretoriis verba faciat. Verum fermo ad propofitam inftitutionem femper revocandus eft, et tantam adhaerentium mentionem facere oportet, quanta neceffaria effe videtur. Unum jam ex illis quae naturam ftimulant et veluti provocant, acceffio eft, nullam

Ed. Chart. VIII. [5oo. 5o1.]   Ed. Baſ. III. (447.)

πων ἡσυχάζειν οὐδὲ μένειν, ἀλλ᾽ ἐπεγείρων τε καὶ κινῶν
καὶ ὡς ἂν εἴποι τις εἰς διαμάχην προκαλούμενος· ὅθεν ἐπὶ
τῶν ὀξέων νοσημάτων ἐν περιτταῖς ἡμέραις ἡ κρίσις. οὕτω
γὰρ καὶ παροξύνεται. τίς μὲν οὖν ἐστιν ἡ αἰτία δι᾽ ἣν ἐν
τοῖς ὀξέσι νοσήμασι διὰ τρίτης οἱ παροξυσμοὶ γίνονται τού-
πίπαν, ἐν δὲ τοῖς γε χρονίοις ἤτοι καθ᾽ ἑκάστην ἡμέραν
[5o1] ἢ διὰ δ᾽ οὐκ εὐπετές ἐστιν εὑρεῖν, οὔτε νῦν ἀναγκαῖόν
ἐστι ζητεῖν. ὅτι δ᾽ οὕτως συμβαίνει, φαίνεται καὶ πρὸς τὰ
παρόντα λόγον ἀρχῆς ἔχει. θεμένων γὰρ, ὥσπερ καὶ φαί-
νεται, ὁ δεύτερος ἀπὸ τῆς ἀρχῆς παροξυσμὸς εἰς τὴν τρίτην
ἡμέραν ἐκπεσεῖται, τρίτος δ᾽ εἰς τὴν πέμπτην, τέταρτος δ᾽
εἰς τὴν ζ, πέμπτος δ᾽ εἰς τὴν θ᾽, εἰς περιττὰς δὲ σύμπαντες.
ἐπεὶ τοίνυν ἡ φύσις οὐκ ἀεὶ τοῖς προσήκουσι καιροῖς ἐξορ-
μῶσα κρίνει τὰς νόσους, ἀλλ᾽ ἐρεθιζομένη πολλάκις ἄλλοτε
πρὸς ἄλλων αἰτίων, ἀφ᾽ ὧν ἐστι συνεχέστατα γινόμενος ἐν
τοῖς ὀξέσι νοσήμασιν ὁ παροξυσμὸς, ἐδείχθη δ᾽ οὗτος εἰς
περιττὰς ἐμπίπτων, εὐλόγως ἐν περιτταῖς αἱ πλεῖσται κρίσεις
γίνονται τῶν ὀξέων νοσημάτων, οὐκ αὐτῶν τῶν ἡμερῶν
πρώτως τὴν τοῦ κρίνειν ἐχουσῶν δύναμιν, ἀεὶ γὰρ τούτῳ

quietem nec moram concedens, verum incitans movensque
et veluti dixeris pugnam indicens. Unde acutorum mor-
borum in diebus imparibus judicium contingit, in his enim
et acceſſiones ſunt. Quae igitur cauſa ſit, ob quam in acu-
tis morbis tertio quoque die plurimum acceſſiones fiant, in
longis autem vel quotidie, vel quarto quoque die, non
proniptum eſt invenire, nec in praeſentia disquirere neceſſa-
rium, quod vero ſic eveniunt, apparet, et ad praeſentia
rationem ex principio habet; ſi enim ponamus, ut etiam ap-
paret, ſecunda ab initio acceſſio ad tertium diem delabetur,
tertia ad quintum, quarta ad ſeptimum, quinta ad nonum,
omnes autem in impares incidunt. Quum ergo natura non
convenienti ſemper tempore de morbis decernat, ſed conci-
tata plerumque alias ab aliis cauſis, a quibus acceſſio in mor-
bis acutis maxime continua redditur, oſtenſa vero eſt in
impares incidere, in imparibus acutorum morborum plu-
rima judicia fieri ratio eſt, non quod dies ipſi primariam

χρὴ προσέχειν τὸν νοῦν, ἀλλὰ κατά τι συμβεβηκὸς οὕτως
ἀπαντῶντος. προείρηται δὲ, ὡς οἶμαι, σαφῶς ἤδη τὸ συμ-
βεβηκὸς τοῦτο. διότι γὰρ ἐν παροξυσμοῖς αἱ κρίσεις τῶν
νοσημάτων γίνονται τοὐπίπαν, εἰς τὰς περιττὰς δ᾽ ἡμέρας
ἐμπίπτουσιν οὗτοι, διὰ τοῦτο ἐν τοῖς ὀξέσι νοσήμασιν αἱ
κρίσεις ἐν περιτταῖς. εἰ δέ γε ὁ τῶν ἡμερῶν ἀριθμὸς ἦν αὐ-
τὸς ὁ τὴν δύναμιν ἔχων τοῦ κρίνειν, οὐκ ἐχρῆν πολλάκις
μὲν ἐν ταῖς περιτταῖς, ὀλιγάκις δ᾽ ἐν ταῖς ἀρτίαις, ἀλλὰ διὰ
παντὸς μὲν ἐν ταῖς περιτταῖς, μηδέποτε δ᾽ ἐν ταῖς ἀρτίαις
κρίνεσθαι τὰς ὀξείας νόσους. οὐδὲ γὰρ ὁ τῆς ζ ἀριθμὸς, ἢ
ὁ τῆς δ αἱ(448)τιοι τῆς κρίσεώς εἰσιν, ἀλλ᾽ ὅτι τῆς σελήνης
νεωτεροποιούσης καὶ μεταβαλλούσης τὰ περὶ τὴν γῆν συμβέ-
βηκε, καὶ τὰς τῶν κινήσεων περιόδους εἰς τούτους πρώτους
ἐξήκειν τοὺς ἀριθμοὺς, εἰκότως ἐν αὐταῖς αἱ προθεσμίαι τῶν
ἀλλοιώσεων εὑρίσκονται. οὐ γὰρ ὑπὸ τῶν ἀριθμῶν, ἀλλ᾽
ὑπὸ τῆς σελήνης αἱ μεταβολαὶ τοῖς ἐπιγείοις. τῷ δ᾽ εἶναι τὸ
μεταβάλλον ἐν κινήσει χρόνος ἀναγκαίως ἔζευκται ταῖς μετα-
βολαῖς, ὥστε ἐξ ἀνάγκης καὶ ὁ ἀριθμός. οὔκουν ὅτι θῆλυς

decernendi virtutem habeant, femper enim huic animum
adhibere oportet, fed quia per accidens aliquod fic eveniat.
Praedixi autem, opinor, manifefto jam hoc accidens, fiqui-
dem ratione qua morborum judicia frequentiffime in accef-
fionibus accidunt, hae autem in dies impares incidunt, ea-
dem in morbis acutis imparibus diebus crifes contingunt.
At fi dierum numerus ipfe decernendi facultatem haberet,
non frequenter diebus imparibus, raro paribus, verum
perpetuo imparibus, nunquam paribus de acutis morbis ju-
dicium fieri oporteret. Neque enim feptimi vel quarti nu-
merus crifis auctor eft, fed quod luna innovante et immu-
tante terrena, motuum quoque circuitus ad hos principes
numeros venire contingat, merito in ipfis tanquam ftata al-
terationum tempora inveniuntur. Quippe non a numeris,
fed a luna mutationes terrenis adveniunt, at quum in motu
mutans confiftat, tempus mutationibus neceffario conjun-
ctum eft, quare etiam numerus neceffario. Non igitur

μὲν ὁ ἄρτιος ἅπας ἀριθμὸς, ἄρῥην δ᾽ ὁ περιττὸς, αἱ κρίσεις
τῶν ὀξέων ἐν περιτταῖς· οὔτε γὰρ ἁπλῶς ἰσχυρότερος ὁ πε-
ριττὸς τοῦ ἀρτίου οὔτ᾽, εἴπερ ἰσχυρότερος, ἤδη θῆλυς ὁ ἀσθε-
νέστερος, οὔτ᾽, εἰ θῆλυς μὲν οὗτος, ἄρῥην δ᾽ ὁ ἕτερος, εὔ-
λογον ἐν μὲν τοῖς ἄρῥεσιν ἀριθμοῖς τὰς ὀξείας κρίνεσθαι νό-
σους, ἐν δὲ ταῖς θήλεσι τὰς χρονίας. ἅπαντα γὰρ ὅσα λη-
ροῦσιν ὑπὲρ ἀριθμῶν δυνάμεως οὕτως εὐφώρατον ἔχει τὴν
ἀτοπίαν, ὥστε μοί γε πολλάκις θαυμάζειν ἐπῆλθεν, εἰ οὕτως
ὁ Πυθαγόρας ἐκεῖνος ἅμα τε σοφὸς ἦν ἀνὴρ ἅμα τε τοσοῦ-
τον ᾤετο δύνασθαι τοὺς ἀριθμούς. ἀλλ᾽ οὐ νῦν καιρὸς ἀντι-
φλυαρεῖν αὐτοῖς. ἱκανὸν γὰρ εἰς τὰ παρόντα τό τε τὴν σε-
λήνην ἀλλοιοῦν τὰ περίγεια καὶ μάλιστα μὲν καθ᾽ ἑβδομάδα
τὰς μεγάλας ἐργάζεσθαι μεταβολὰς, ἐφεξῆς δ᾽ αὐτῶν κατὰ
τετράδα τὰς μικρὰς, ὅτι τε παροξυσμοῦ δεῖται τοὐπίπαν ἡ
κρίσις, ὅτι τε διὰ τρίτης ἐν τοῖς ὀξέσιν οἱ παροξυσμοί. τού-
των γὰρ ὑποκειμένων ἀναγκαῖον ἔσται τὰς ὀξείας νόσους ἐν
περιτταῖς μᾶλλον ἡμέραις κρίνεσθαι. διὰ τοῦτο οὖν ἡ τρίτη

quod omnis par numerus foeminam, impar masculum refe-
rat, acutorum judicia imparibus diebus accidunt, neque
enim impar abfolute pari fortior eft, neque, fi fortior, jam
foemininus imbecillior, neque, fi foemininus quidem hic,
masculus alter fit, acutos morbos in masculis numeris judi-
cari, diuturnos in foemininis, rationi confentaneum eft.
Omnia fiquidem quae de numerorum virtute nugantur tam
facile abfurda effe deprehendimus, ut mihi fubinde mirari
fubeat, an Pythagoras ille ita et fimul fapiens effet vir et
fimul tantum poffe numeros exiftimaret. Atque nunc ad-
verfus ipfos etiam nobis nugari non vacat, nam fatis eft ad
rem inftitutam terrena lunam alterare et in feptimanis po-
tiffimum magnas parere mutationes, poft in quaternariis ex-
iguas, ad haec crifim acceffione plurimum indigere, item
acceffiones tertio quoque die in morbis acutis evenire, his
etenim pofitis acutos morbos in imparibus diebus magis ad
judicium tendere neceffitas erit. Hujus rei gratia tertius et

τε καὶ ἡ ε΄ κρίνουσιν εὐλόγως, οὐκ ἐκ τῆς σεληνιακῆς περιό-
δου λαβοῦσαι τὸ κρίνειν, ἀλλ᾽ ἤτοι τὴν μέλλουσαν ἐν τῇ δ΄
κρίσιν ἀπαντήσεσθαι τῆς τρίτης προλαβούσης τῇ βίᾳ τοῦ
παροξυσμοῦ, ἢ καὶ νὴ Δία τῆς φύσεως ὑπὸ καμάτου τε ἅμα
καὶ τοῦ μὴ βιασθῆναι κατὰ μὲν τὴν δ᾽ ἡμέραν ἡσυχίαν
ἀγούσης, κινηθείσης δ᾽ ἐπὶ τὴν κρίσιν ἐν τῇ ε΄. φαίνεται γὰρ
αὕτη μὲν ὀλίγον ὑστερίζειν τῆς ὄντως κρισίμου, προλαμβά-
νειν δ᾽ ὀλίγον ἡ τρίτη καὶ τὸ κρίνειν ἐσχηκέναι, διότι πλη-
σίον οὖσαι τῆς ὄντως κρισίμου τοὺς παροξυσμοὺς ἐδέξαντο.
καὶ γὰρ οὖν καὶ ἡ θ΄ τῶν ἡμερῶν ἐν τῷ μέσῳ τεταγμένη
δύο κρισίμων, ἑβδόμης τε καὶ ια΄, ἤτοι τὴν οὐ γεγενημένην
ἐπὶ τῆς ζ΄ ἡμέρας κρίσιν ἢ τὴν ἐπὶ τῆς ια΄ ἐσομένην αὐτὴ
σφετερίζεται κρίσιν· σπανιώτερον μὲν τὴν τῆς ζ΄, πολλάκις δὲ
τὴν τῆς ια΄. [5ο2] ἡ μὲν γὰρ ἰδία τῆς ἑβδόμης ἡμέρας κρίσις
οὐκ ἂν εἰς τὴν θ΄ ποτ᾽ ἀφίκοιτο μὴ πολλῶν ἁμαρτηθέντων,
δειχθήσεται δὲ τοῦτο ἐν τοῖς περὶ κρίσεων ὑπομνήμασιν, ἡ δὲ
τῆς ια΄ ἔμπαλιν, ὅταν ἀκριβῶς τε πάντα πραχθῇ καὶ βίαιος
ὁ τῆς ἐννάτης ἡμέρας γένηται παροξυσμός. ἀπόδειξις δ᾽ ἐναρ-

quintus merito decernunt, non ex lunari circuitu decer-
nendi potentiam fortiti, fed vel quod violentiam acceffionis
tertius crifim quarto die futuram praevertet, vel et per Jo-
vem, quod natura dum quarto die laffa nec incitata conquie-
fcit, quinto ad judicium commoveatur; nam hic quam vere
decretorius magis paulo tardare videtur, tertius paulo ma-
gis anticipare confpicitur, atque ambo crifim obtinuiffe,
quod vicini ambo vere decretorio acceffiones fufceperint.
Jam vero et nonus inter duos decretorios feptimum et unde-
cimum medius, vel non factum in feptimo die judicium, vel
undecimo futurum, ipfe fibi vendicat, rarius quidem feptimi,
faepe undecimi crifim affumit. Etenim feptimi diei pro-
pria crifis non ad nonum, modo pauci errores com-
miffi fint, unquam pervenerit, fed hoc in libris de crifibus
declarabimuus, undecimi vero e contrario, quum et exacte
omnia gefta fint, et violenta noni diei acceffio invadat.
Porro propter acceffionum vehementias hujusmodi coinci-

BIBΛION Γ. 925

Ed. Chart. VIII. [502.]   Ed. Baf. III. (448.)

γεστάτη τοῦ διὰ τὰς σφοδρότητας τῶν παροξυσμῶν τὰς τοι-
αύτας παρεμπίπτειν ἡμέρας τὸ μηκέθ᾽ ὁμοίως ἐπὶ προηκόν-
των γίνεσθαι τῶν νοσημάτων· ὡς γὰρ καὶ τὰ τῆς σφοδρότη-
τος, οὕτω καὶ τὰ τοῦ πλήθους ἐκλύεται τῶν παρεμπιπτού-
σῶν ἡμερῶν. οὕτω δὲ δή τι βίαιον ἔχει σφοδρότης παροξυσμοῦ
πρὸς κρίσιν, ὥστ᾽ ἐν ἁπάσαις σχεδόν τι ταῖς ἡμέραις ἔστιν
ἰδεῖν κρινόμενα τὰ κατόξεα νοσήματα· τό τε γὰρ πέρας αὐτῶν
ἡ ζ τῶν ἡμερῶν ἐστι, κρίνειν δή που πεφυκυῖα, καὶ πρὸ ταύ-
της οὐχ ἡ δ᾽ μόνον, ἀλλὰ καὶ ἡ γ´ καὶ ἡ ε´ καὶ ἡ στ´, δέχονταί
ποτε κρίσεις. ἐζήτηται δ᾽, ὡς ἐλέγετο, καὶ περὶ τῆς α´ εἰ κρίνει.
λοιπὴ τοίνυν ἡ δευτέρα βεβαίως τοῦ κρίνειν ἐκπέπτωκεν.
ἔστω δ᾽, εἰ βούλει, καὶ ἡ α´, ἀλλὰ καὶ ἡ τρίτη γε καὶ δ´ καὶ ε´
καὶ στ´ καὶ ζ´ κρίνουσιν ἅπασαι. καὶ πᾶσαι αἱ μετὰ τὴν ἀρχὴν
τοῦ νοσήματος ἐν τοῖς καιόξεσιν ἡμέραι κρίνουσαι φαίνονται
διὰ τὴν σφοδρότητα τῶν παροξυσμῶν. καὶ γὰρ οὖν καὶ ἡ στ´
τῶν ἡμερῶν οὔτ᾽ ἐκ τῶν κατὰ περίοδον οὖσα κρισίμων οὔτ᾽
ἐν ἀριθμῷ περιττῷ, διὰ τοῦτο καὶ αὐτὴ δέχεται κρίσεις παμ-
πόλλας, ὅτι τῆς ὑστάτης τῶν κατοξέων ἐντός ἐστιν. ἅπαντα

dere dies clariſſime demonſtratur, quod videlicet in diutur-
nis morbis non ſimiliter evenit. Sicut enim acceſſionum
vehementia, ita dierum quoque coincidentium numerus in
illis exolvitur. Adeo autem ſane violenti quid habet vehe-
mentia acceſſionis ad criſim, ut in omnibus fere diebus per-
acutos judicari videre liceat; nam ultimus ipſorum dies, qui
eſt ſeptimus, judicandi vim obtinet, et ante hunc non quartus
modo, ſed et tertius et quintus et ſextus criſes quandoque
excipiunt. Quin et de primo an decernet, ut dicebatur,
quaeſitum eſt. Reliquus itaque ſecundus ordine decreto-
rio indubie elapſus eſt, ſit autem, ſi vis, et primus; ſed ter-
tius, quartus, quintus, ſextus, ſeptimus omnes decernunt.
Ac omnes dies poſt morbi principium in peracutis propter
acceſſionum vehementiam decernere videntur Ergo ſextus
etiam, etſi nec inter decretorios, qui circuitu conſtat, nec
impari numero aſcribatur, tamen et ipſe perſaepe decernit,
quoniam intra peracutorum terminum continetur. Univerſi

δὲ τὰ τοιαῦτα δυοῖν θάτερον, ἢ σύνοχον ἔχει τὸν πυρετὸν,
οὕτω δ᾽ ὀνομάζουσι τὸν ἀπὸ τῆς πρώτης συστάσεως ἄχρι τῆς
κρίσεως ὁμότονον, ὡς εἴρηται, χωρὶς αἰσθητῆς παρακμῆς, ἢ εἰ
καὶ σαφεῖς ἔχει τάς τε παρακμὰς καὶ τοὺς παροξυσμοὺς, οὐ
διὰ τρίτης μόνον ἔχει σαφεῖς, ἀλλὰ κἂν ταῖς μέσαις αὐτῶν,
ὥσπερ καὶ ὁ ἡμιτριταῖος. ἡ μὲν οὖν πρώτη διαφορὰ τῶν κα-
τοξέων οἷον εἷς τίς ἐστι παροξυσμὸς, ὥστ᾽ οὐδὲν ὅσον γε
ἐπὶ τῷ παροξυσμῷ πλεονεκτήσουσιν αἱ περιτταὶ τῶν ἀρτίων,
ὁμοίου γε τοῦ πυρετοῦ κατὰ πάσας τὰς ἡμέρας ὑπάρχοντος.
ἡ δευτέρα δὲ κἂν διὰ τρίτης ἔχῃ τοὺς μεγάλους παροξυσμοὺς
καὶ τὰς οἷον ἀρχὰς τῶν περιόδων, ἀλλ᾽ ἥ γε μέση τηλικοῦτον
καὶ αὐτὴ φέρει πολλάκις ἐν τοῖς κατόξεσι τὸν παροξυσμὸν, ὡς
τῶν ἐν ἄλλοις τισὶ νοσήμασι μεγάλων παροξυσμῶν μηδὲν ἀπο-
δεῖν. ὅταν οὖν ἐπείγηται μὲν ὡς ἐπὶ τὴν ἑβδόμην τὸ νόσημα
καὶ κατὰ τὸν ἑαυτοῦ λόγον ἐν ταύτῃ κριθήσεσθαι μέλλῃ, τὸ
δὲ μέγεθος τοῦ μέσου παροξυσμοῦ καταναγκάσῃ τὴν φύσιν
ἐξορμῆσαι πρὸς τὴν κρίσιν, οὐ περιμείνασαν τὸν οἰκεῖον και-

autem tales morbi alterum duorum habent, vel fynochum
febrem, ita enim appellant quae a prima conftitutione
eundem tenorem fine manifefta declinatione ad crifim usque,
uti diximus, fervat, vel febrem aliam, quae etfi manifeftas
habeat declinationes et accefliones, non tamen tertio quo-
que die manifeftas tantum habet, verum in ipforum dierum
quoque mediis, quemadmodum et femitertiana. Proinde
prima peracutorum differentia velut una quaedam eft ac-
ceflio, quamobrem nihil, quantum ad acceffionem pertinet,
impares paribus praeftabunt, quum febris fingulis diebus
aequalis exiftat. Secunda etfi per triduum magnas habeat
accefliones et veluti principia circuituum, tamen medius
ipforum dies tantam et ipfe in peracutis morbis acceffionem
frequenter affert, ut etiam magnis aliorum quorundam mor-
borum acceffionibus nihilo fit inferior. Quum igitur mor-
bus velut ad feptimum feftinat et fecundum ipfius rationem
in eodem judicandus eft, mediae vero acceffionis magnitudo
naturam ad crifim ante fuum tempus venire compellit, vel

ρὸν, ἢ καί τι προσγένηται τῶν ἔξωθεν ἐρεθιζόντων αὐτὴν,
οὕτως ἡ κρίσις ἐν τῇ στ΄ προεκρήγνυται. αὕτη μὲν οὖν τοσούτῳ
χείρων ἐστὶ τῆς ἐσομένης ἐπὶ τῆς ζ ὅσῳ καὶ φθάνει. χειρίστη
δὲ κρίσις ἡ ἑκταία καθ᾽ ἕτερον γίνεται τρόπον, ὃν ἐπὶ πλέον
μὲν ἐν τοῖς περὶ κρίσεων ἐροῦμεν, ἐκείνης γάρ ἐστι πραγμα-
τείας οἰκεῖον ἀγαθὰς καὶ κακὰς διελέσθαι κρίσεις· ἐνταῦθα
δὲ πρόκειται μόνον ὑπὲρ τῶν κρινουσῶν ἡμερῶν διελθεῖν.
ἀλλ᾽ ἐπειδὴ κατέστην ἅπαξ τὰ περὶ τῆς στ΄ ἡμέρας εἰπεῖν
ἅπαντα, καὶ τοῦτ᾽ ἔτι προσθήσω διὰ κεφαλαίων. εἰσβάλλει τινὰ
νοσήματα τὴν δευτέραν τῆς πρώτης ἔχοντα βαρυτέραν καὶ τὴν
δ΄ τῆς γ΄, καὶ ὅλους τοὺς παροξυσμοὺς ἐν ἀρτίοις, ὄντα μὲν,
ὡς ἐν τοῖς περὶ κρίσεων ἀποδειχθήσεται, τῆς τῶν χρονίων
φύσεως, φθάνοντα δ᾽ ὡς ὀξέα κρίνεσθαι διὰ σφοδρότητα·
ταῦτα καὶ δευτεραίους μὲν ἀναιρεῖ καὶ τεταρταίους, ἑκταίους
δὲ πλείστους. ἐπὶ μὲν γὰρ δὴ τῆς δευτέρας ἡμέρας ἰσχύει πως
ἡ φύσις ἔτι, κατὰ δὲ τὴν δ΄ ἰσχύει μὲν ἔτι κἀπὶ ταύτης μᾶλλον
ἢ κατὰ τὴν στ΄, ἀλλ᾽ οὔπω διαγωνίζεσθαι τολμᾷ· κατὰ δὲ τὴν
στ΄ ἡ σφοδρότης τοῦ παροξυσμοῦ πολλάκις ἐκκαλεῖται μὲν αὐ-

extrinfecus aliquid evenit ipfam irritans, fic crifis fexto die
paerumpet. Atque haec tanto pejor eft ea, quae feptimo
futura erat, quanto magis ipfam praevertit. Peffima vero
crifis fecundum aliam rationem fexto die accidit, quam in
opere de crifibus plenius enarrabimus, quippe ad illud pro-
prie pertinet bona malaque judicia diftinguere, hic tantum
de diebus decretoriis differere ftatuimus. Sed quia femel
de fexto die univerfa dicere paravimus, hoc quoque adhuc
fummatim adjungemus. Invadunt quidam morbi fecundum
diem primo graviorem habentes, quartum tertio et totas ac-
ceffiones in diebus paribus, qui longorum quidem morbo-
rum naturam, quemadmodum in commentariis de crifibus
oftendemus, habent, judicium tamen praevertunt ut acuti,
propter acceffionis vehementiam, hi etiam in fecundo die
interficiunt et quarto, fed fexto plurimos. Etenim in fe-
cundo die natura quodammodo valida adhuc eft, item in
quarto adhuc valida magis quam in fexto, fed nondum in
certamen venire audet, at in fexto acceffionis vehementia

τὴν ἐπὶ τὸν ἀγῶνα. [503] δυοῖν δὲ θάτερον, ἢ κατέπεσεν αὐτῇ
καὶ κατεσβέσθη πρὶν ἐκκρῖναι τὰ λυποῦντα, ἢ τὸ μὲν πλεῖστον
αὐτῶν ἐξέκρινε, τὸ λοιπὸν δ᾽ οὐκ ἔτι ἴσχυσεν, ἀλλ᾽ ὑπ᾽ ἀῤῥω-
στίας τε καὶ καμάτου τελέως καταπίπτει καὶ κεῖται πάρετος.
εἶτ᾽ εἰ μὲν ἐν τῷ μετὰ ταῦτα χρόνῳ δυνηθείη πως ἑαυτὴν ἀνα-
κτήσασθαι, κατὰ βραχὺ πέττει τὴν νόσον· εἰ δ᾽ εἴη τὰ λεί-
ψανα τῆς νόσου μείζω τοῦ κατ᾽ αὐτὴν τόνου, τοσοῦτον ἐπι-
βιοῖ χρόνον ὁ τοιοῦτος ἄνθρωπος ὅσον ἐξαρκεῖν ἡ φύσις ἔτι
δύναται; τεθνήξεται δὲ μετὰ ταῦτα. περὶ μὲν δὴ τῶν παρεμ-
πιπτουσῶν ἡμερῶν αὐτάρκως εἴρηται.

Κεφ. θ΄. Διὰ τί δ᾽ ἄμφω κρίνουσιν, ἥ τε εἰκοστὴ καὶ
εἰκοστὴ πρώτη, πολὺ δὲ μᾶλλον ἡ εἰκοστή; πρῶτον μὲν ὅτι
χρόνιον ἤδη τὸ τοιοῦτον νόσημα καὶ τοὺς παροξυσμοὺς αἱ ἀρ-
τίαι λαμβάνουσιν, εἶθ᾽ ὅτι καὶ ἡ ἑβδομὰς οὐκ ἔστιν ὁλοκλή-
ρων ἡμερῶν ἑπτά, καθότι καὶ πρόσθεν εἴρηται, καὶ τοῦτο
ἠπίστατο καὶ Ἱπποκράτης. εἰπὼν γὰρ ἐν τῷ προγνωστικῷ·
αὗται μὲν οὖν διὰ τεσσάρων εἰς τὴν εἰκοστὴν ἐκ προσθέσιος
ἀφικνέονται· μετὰ ταῦτα ἐπήνεγκεν· οὐ δύνα(449)ται δὲ ὅλη-

frequenter eam ad certationem provocat.　Quare alterum e
duobus fuftinet, vel in ea concidit et prius quam quae offen-
dunt excreverit, extinguitur, vel plurimum ex eis pro-
pulfat, reliquum vero adhuc non poteft, verum imbecilla
et defatigata prorfus cadit et languida jacet.　Deinde fi quo-
modo poftero tempore recreari ac refici potuerit, paulatim
morbum concoquit, quod fi morbi reliquiae ejus robore ma-
jores fint, tam diu aeger fupervivet, quamdiu natura adhuc
fufficere poteft, morietur tamen poftea.　Jam vero de diebus
coincidentibus abunde dictum eft.

　　　Cap. IX.　Cur autem et vigefimus et vigefimuspri-
mus, multo magis vigefimus decernat, explicabo.　Primum
quoniam hujusmodi morbus diuturnus jam eft, ipfas acceffio-
nes dies pares excipiunt, deinde quod feptimana non inte-
gris feptem diebus conftet, veluti prius expofitum eft, novit
hoc quoque Hippocrates.　Quum enim dixiffet in opere
prognoftico: *Hi ergo ex acutiffimis morbis per quatuor in
viginti ex additione perveniunt*, his fubjungit: *Verum hu-*

σιν ἡμέρῃσιν οὐδὲν τούτων ἀτρεκέως ἀριθμέεσθαι. οὐδὲ γὰρ
ὁ ἐνιαυτός τε καὶ οἱ μῆνες ὅλῃσιν ἡμέρῃσι πεφύκασιν ἀριθ-
μέεσθαι. ὡς οὖν ὁ ἐνιαυτὸς μὲν ἐπὶ ταῖς τριακοσίαις ἑξήκοντα
πέντε ἡμέραις ἐπικείμενον ἔχει μόριον ἡμέρας μεῖζον ἢ τέταρ-
τον, ὅ τε μὴν ἥμισυ τῆς μιᾶς ἡμέρας ἀπολείπεται τοῦ τρια-
κονθημέρος ὑπάρχειν, οὕτως καὶ ἡ ἑβδομὰς ἕκτῳ μάλιστα μέ-
ρει μιᾶς ἡμέρας ἀπολείπεται τὸ τέλεον ὑπάρχειν ἡμερῶν ἑπτά.
συμβαίνει τοιγαροῦν οὐ μιᾶς καὶ εἴκοσιν ἡμερῶν γίνεσθαι
τὰς τρεῖς ἑβδομάδας ὁλοκλήρων, ἀλλὰ ἀπολείπεσθαι σχεδὸν
ὅλῳ τῷ ἡμίσει μέρει τῆς μιᾶς ἡμέρας καὶ διὰ τοῦτο ἐπαμφο-
τερίζειν τὸν ἀριθμὸν, οὐ μᾶλλόν τι τῶν εἴκοσιν ἐγγὺς ἢ τῶν
ἑνὸς καὶ εἴκοσιν ὑπάρχοντα. τῆς γὰρ ὅλης σεληνιακῆς περιόδου
ἑπτὰ καὶ εἴκοσι ἡμερῶν οὔσης καὶ προσέτι τρίτου μέρους μιᾶς
ἡμέρας καὶ διὰ τοῦτο ἑκάστης ἑβδομάδος ἑπτὰ γινομένης ἡμε-
ρῶν ἀπολιπουσῶν ἕκτον, αἱ τρεῖς ἑβδομάδες ἡμερῶν εἴκοσι
καὶ ἡμισείας ἔσονται. πλησίον οὖν ὑπάρχουσαν αὐτῇ τὴν ἀκρι-
βῆ περίοδον ἡ εἰκοστὴ σφετερίζεται τῷ χρονίζειν ἤδη τὰ τοι-
αῦτα νοσήματα καὶ τοὺς παροξυσμοὺς ἐν ἀρτίαις ἴσχειν. ὧν

*jusmodi fupputatio per integros dies nimirum fieri non po-
teft, quippe quum nec annus, nec menfes ipfi integris die-
bus numerari poffint.* Ut igitur annus ad trecentos fexa-
gintaquinque dies particulam diei majorem quarta adjectam
habet, tum menfis ad triginta dies abfolvendos unius dimi-
dium defiderat, fic et feptimana fexta maxime diei parte,
ut feptem integros habeat, indiget. Quamobrem fit ut tres
feptimanae non unum et viginti dies integros, fed minus
fere tota dimidia parte unius confequantur. Ob quod etiam
numerum hujusmodi non magis viginti quam uni et viginti
diebus vicinum utrique parti invenire videas. Nam quum
totus lunaris circuitus feptem et viginti diebus et adhuc ter-
tia unius parte abfolvatur, ideoque feptimana quaelibet fe-
tem diebus minus fextante conftet, tres feptimanae viginti
dies et dimidium habebunt. Igitur vigefimus exactam pe-
riodum propinquam fibi vindicat, quoniam tales jam morbi
diuturni evadent et accefliones paribus diebus accipiunt,
quorum vero accefliones in imparibus eveniunt, horum et

δ᾽ ἐν περιτταῖς οἱ παροξυσμοὶ, τούτων καὶ αἱ κρίσεις εἰς τὴν
εἰκοστὴν πρώτην ἐμπίπτουσιν. ἐπεὶ δ᾽ οὐ μόνον ἡ περίοδος
τῆς σελήνης, ἀλλὰ καὶ ὁ μηνιαῖος χρόνος ὁ τῆς φάσεως ἔχει
τινὰ δύναμιν, ὡς ἐλέγομεν, αὕτη μὲν γὰρ ἡ κατὰ τὸν ζωδια-
κὸν περίοδος οἰκειοτάτη ἐστὶ ταῖς ἰδίαις ἀρχαῖς ἑκάστου τῶν
πραγμάτων, ὁ δ᾽ αὖ μηνιαῖος χρόνος ὁ τῆς φάσεως ἀλλοιῶν
τὸν περίγειον ἀέρα κοινῇ πᾶσιν ἡμῖν διαφέρει, ἐδείχθη δὲ καὶ
οὗτος ἑπτὰ καὶ εἴκοσιν ἡμερᾶν ὡς ἔγγιστα δεόντως, διὰ
τοῦτ᾽ εἰκότως ἡ ἑβδομὰς ἔτι μικροτέρα γενήσεται τῆς ἔμπρο-
σθεν εἰρημένης. εἴτε γὰρ ἀπὸ τῶν τριάκοντα βουληθείης
ἀφελεῖν τὰς τρεῖς ἐκείνας ἡμέρας τὰς περὶ σύνοδον, ἐν αἷς
ἔτ᾽ ἄκριτον ἦν τὸ περιέχον, εἴτ᾽ ἀπὸ τῶν κθ᾽ καὶ ἡμισείας, ὁ
λοιπὸς χρόνος, ἐν ᾧ σαφὲς ἔχει φᾶς ἡ σελήνη, κατὰ μὲν τὸν
πρότερον ἑπτὰ καὶ εἴκοσιν ἡμερῶν γενήσεται, κατὰ δὲ τὸν
δεύτερον εἴκοσι καὶ ἓξ καὶ ἡμισείας. ἐπεὶ τοίνυν ἀλλοιώσεις
ἔφαμεν γίνεσθαι τοῖς σώμασιν ἡμῶν τὰς μὲν ἰδίας, τὰς δὲ
κοινὰς, [504] ἰδίας μὲν ὡς πρὸς τὰς ἰδίας ἀρχὰς, κοινὰς δὲ
τῷ συναπολαύειν τοῦ περιέχοντος, εἰς ταὐτὸν δὲ συμβαίνειν

judicia ad vigefimumprimum delabuntur. Sed quoniam non
folum lunae circuitus, verum et menftruum tempus appari-
tionis virtutem quandam in nos poffidet, uti prius docui-
mus, ipfe etenim figniferi circuitus accommodatiffimus eft
unicuique rei propriis principiis, menftruale vero tempus,
quo luna confpicitur, ambientem nos aërem immutans om-
nibus ex aequo hominibus communem effectum oftendit.
Demonftratum eft autem et hoc tempus viginti et feptem dies
propemodum continere, ideoque feptimana ejus minor ad-
huc prius dicta merito evadet. Sive enim a triginta tres
illos qui circa coitionem funt dies, in quibus nihil adhuc
de aëre decernitur auferre cogites, five a vigintinovem et
dimidio, reliquum tempus quo luna manifeftum de fe lumen
praebet, priore modo feptem et viginti dies, altero viginti-
fex et dimidium habebit. Quoniam ergo mutationes corpo-
ribus noftris accidere diximus quasdam proprias, quasdam
communes, proprias, quae tanquam ad propria principia
fpectent, communes, quae ad communem ambientis ufum,

Ed. Chart. VIII. [504.]   Ed. Baf. III. (449.)

ἑκατέρας τῆς σελήνης τὰς περιόδους καὶ βραχεῖ τινι λείπεσθαι
τὰς κοινὰς τῶν ἰδίων, ἀφαιρεθήσεται δή τι καὶ κατὰ τοῦτο
τοῦ τῆς ἑβδομάδος ἀριθμοῦ. συνεπιμιγνυμένης γὰρ τῆς κοινῆς
τῇ ἰδίᾳ καὶ οὔσης ὀλιγοχρονιωτέρας, ἀνάγκη καὶ κατὰ τοῦτο
παραθραύεσθαί τι τοῦ τῆς ἑβδομάδος ἀριθμοῦ καὶ οἷον ἐν
μεθορίῳ γίγνεσθαί τινι τοῦ κοινοῦ καὶ τοῦ ἰδίου. καλῶ δ᾽
ἴδιον μὲν τὸν ἐκ τῆς ζωδιακῆς περιόδου γινόμενον, ἑκάστῳ
γὰρ ἡμῶν αὐτὸς διαφέρει, κοινὸν δὲ τὸν ἐκ τῆς μηνιαίας, ὃν
ὀλίγον ἔμπροσθεν ἔδειξα μηδ᾽ ὅλως ὑπάρχειν ἑπτὰ καὶ εἴκοσιν
ἡμερῶν. ἐὰν γὰρ ἀπὸ μὲν τοῦ μηνιαίου χρόνου τοῦ ἀκριβοῦς,
ὃς ἀπολείπεσθαι τῶν τριάκονθ᾽ ἡμερῶν ἡμίσει μάλιστα μιᾶς
ἡμέρας ἐλέγετο τὰς τρεῖς ἀφέλῃς ἡμέρας τὰς περὶ σύνοδον,
αἱ λοιπαὶ δηλονότι τῶν ἑπτὰ καὶ εἴκοσι ἡμερῶν ἔσονται μείους
ἥμισυ τῆς μιᾶς ἡμέρας. ἀλλ᾽ οὗτος οὖν ὁ χρόνος ὁ διαιρούμε-
νος εἰς τὰς ἑβδομάδας, οὐχ ὁ σύμπας μηνιαῖος. ὥσθ᾽ ὁ κοινὸς
χρόνος τῆς ἑβδομάδος, ὁ τὸ περιέχον ἀλλοιῶν, ἐλάττων ἔσται
τοῦ καθ᾽ ἕκαστον ἰδίου. δύνασθαι δὲ καὶ οὗτος ἐλέγετο καὶ
διὰ τοῦτο παραθραύειν τι τοῦ χρόνου τῆς ἑτέρας ἑβδομάδος,

in idem autem utrosque lunae circuitus fieri contingit, et
communes propriis paulo breviores effe.   Atque fic jam ex
feptimanae numero quippiam auferetur.   Nam quum pro-
priae communis admifceatur, fitque paulo brevioris tempo-
ris, ita quosque aliquid de feptimanae numero confringi et
veluti in medio quodam proprii et communis confiftere
neceffe eft; voco autem proprium, qui ex Zodiaci circuitu
proficifcitur, nam is cuique noftrum virtutem affert, com-
munem, qui ex circuitu menftruo fit, quem fupra recenfui
nequaquam feptem et viginti dierum effe.   Nam fi a men-
ftrui tempore exacto, quod ad triginta dies integros unius di-
midium maxime requirere dicebatur, tres qui circa coitum funt
dies ademeris, reliqui videlicet vigintifeptem minus diei dimidio
erunt. Itaque hoc tempus non menftruale totum in feptimanas
dividitur. Quare commune tempus feptimanae quod aërem im-
mutat, minus erit eo, quod fingulis eft proprium, quanquam et
hoc virtutem habere dicebatur ideoque nonnihil ex alterius
feptimanae tempore confringere, ut medium utriusque tem-

ὥσθ᾽ ὁ μέσος ἀμφοῖν ὁ οἷον μικτὸς ἐξ αὐτῶν ἐπὶ πλέον ἀφαιρήσει τῆς ἑβδομάδος ἕκτου μέρους. τὸ μὲν οὖν ἀκριβὲς ἢ τῆς μίξεως ἢ τῆς ἀφαιρέσεως ὁ θεὸς οἶδεν· ὅσον δὲ ἀνθρωπίνῳ στοχασμῷ συμβάλλειν ἐγχωρεῖ, πιθανώτερόν ἐστι μέσον ἀμφοῖν ποιῆσαι τῶν περιόδων τὸν ἐξ ἀμφοῖν κοινόν. ἐπεὶ τοίνυν ὁ μὲν τῆς φάσεώς ἐστι τῆς ἐναργοῦς καὶ δραστηρίου χρόνος εἴκοσιν ἐξ ἡμερῶν καὶ ἡμισείας, ὁ δὲ τῆς ζωδιακῆς περιόδου εἰκοστὸν καὶ ἕβδομον καὶ τρίτον, δῆλον ὡς ὁ μέσος αὐτῶν κ᾽ καὶ στ᾽ ἡμερῶν ἔσται καὶ προσέτι μάλιστα μορίου μιᾶς ἡμέρας ἡμίσεος τρίτον καὶ ιβ. συνθεὶς γὰρ ἀμφοτέρους τοὺς χρόνους, εἰ τὸ ἥμισυ λάβοις, εὑρήσεις τὸ μέσον. ἀλλ᾽ οὗτος ὁ χρόνος ὁ μέσος ἀπολείπεται τῶν ἑπτὰ καὶ εἴκοσιν ἡμερῶν δωδεκάτῳ μάλιστα μέρει μιᾶς ἡμέρας. εἰ μέντοι τέμοις αὐτὸν εἰς τέτταρα, τὸν ἀκριβῆ χρόνον εὑρήσεις τῆς ἑβδομάδος οὐχ ἕκτῳ μόνον μιᾶς ἡμέρας ἀπολειπόμενον, ἀλλ᾽ ἔτι πλέον. λαμβανέσθω γὰρ τῶν κστ᾽ καὶ ἡμίσεος τρίτον, ιβ τὸ τέταρτον μέρος, ἔσται δὲ χρόνος ἡμερῶν στ᾽ ἡμίσεος πέμπιον καὶ προσέτι μορίων ἄλλων ἐπικειμένων μικροτέρων, ἅπερ ἐστὶν ἑξήκοντα πρῶτα καὶ ἑκα-

---

pus, quod velut mixtum ex eis eft, plus fexta parte feptimanae demat. Ac exactam quidem vel mixturam vel ablationem deus tantum novit, quantum vero humana conjectura affequi licet, praeftat circuitum earum communem medium inter utrasque collocari. Quum ergo apparitionis manifeftae et efficacis tempus fit dies vigefimusfextus et dimidius, Zodiaci vero circuitus expleant vigintifeptem dies cum tertia unius parte, liquet medium ipforum fore vigefimumfextum diem, ad haec dimidium et tertiam maxime duodecimam unius diei partem, fiquidem ubi utroque tempore conjuncto dimidium acceperis, medium ipfum invenies. At hoc tempus medium a vigintifeptem diebus duodecima maxime unius diei parte deficit, quia fi in quatuor ipfum dividas, exactum feptimanae tempus offendes, non fexta modo unius diei parte, fed etiam majore mutilum. Sumatur enim ex vigintifex diebus et dimidio tertia et ex duode-

τοστὰ εἰκοστά· τὰ δεύτερα διακόσια δὴ καὶ τεσσαράκοντα.
ὁ δ᾽ αὐτὸς χρόνος καὶ οὗτος ἂν λέγοιτο ἡμερῶν ἓξ καὶ
ἡμίσεος καὶ ἕκτου καὶ εἰκοστοῦ τετάρτου καὶ τεσσαρακο-
στοῖ ὀγδόου. ὁ δὲ τηλικοῦτος χρόνος ἀπολείπεται τοῦ
τῶν ἑπτὰ ἡμερῶν τετάρτῳ μέρει μιᾶς ἡμέρας καὶ ἔτι
πρὸς τὸν ἀκριβῆ λόγον ἑξήκοντά τε καὶ ἑκατοστὰ εἰκοστὰ
καὶ σμ᾽, καὶ τούτων οὕτως ἐχόντων αἱ τρεῖς ἑβδομάδες
ἡμερῶν εἴκοσιν ἔσονται καὶ προσέτι μορίου τινὸς ἡμέρας
α᾽ ἕκτου, ὥστε καὶ κατὰ τοῦτον τὸν τρόπον ἀκριβολο-
γουμένοις ὀλίγον ὑπερβάλλει τῆς εἰκοστῆς ἡμέρας ὁ τῶν
τριᾶν ἑβδομάδων ἀριθμός, καὶ ταύτης ἔσται πολὺ μᾶλ-
λον ἢ τῆς εἰκοστῆς πρώτης οἰκεῖος. ἐμοὶ μὲν δέδεικται
κατά τε τὸ ἀληθὲς αὐτὸ καὶ κατὰ τὴν Ἱπποκράτους
γνώμην ὅτι μηδὲν τούτων ὅλησιν ἡμέρησιν ἀτρεκέως ἀριθ-
μεῖσθαι δύναται, τουτέστιν ἀπηκριβωμένως τε καὶ ἀπηρ-
τυσμένως, οὔθ᾽ ἡ ἑβδομὰς οὔθ᾽ ἡ τετρὰς οὔθ᾽ ὁ μὴν οὔθ᾽
ὁ ἐνιαυτὸς, οὔτ᾽ ἄλλο τῶν ἁπάντων οὐδέν.

cim quarta pars, erit autem tempus dierum fex dimidii
quinta pars, et particulis aliis minoribus infuper adjectis,
quae funt fexagefima prima, dein centefima vigefima, du-
centefima quadragefima. Idem tempus et hoc dici poffit die-
rum fex et dimidii et fextae partis diei vigefimae quartae et
quadragefimaeoctavae. Abeft autem hujusmodi tempus a
feptem diebus unius diei quadrante, et fi exacte computes,
fexagefima parte, centefima vigefima et ducentefima quadra-
gefima. Quae quum ita fe habeant, tres feptimanae viginti
diebus et fexta unius diei parte comprehendentur. Proinde
fi hunc in modum exacte rationem ineamus, trium feptima-
narum numerus paululum viginti dies excedet, atque his
multo magis quam viginti et uni erit proprius. Jam fane
oftendi fecundum rerum veritatem et Hippocratis fententiam,
nullam horum fupputationem per dies integros fieri poffe,
hoc eft abfolute citraque divifionem, neque feptimanam ne-
que quaternarium neque menfem neque annum neque alium
quemvis numerum.

Κεφ. ί. [505] Ὅστις δὲ τῇ τῶν λόγων ἀκριβείᾳ
δυσχεραίνει, τοῦτον οὐδεὶς ἀναγκάζει μανθάνειν αὐτοὺς, ἀλλ᾿
ἀρκεῖ τὸ πρῶτον αὐτῷ τῆσδε τῆς πραγματείας ὑπόμνημα. εἰ
δὲ μὴ πάνυ τις ἀργὸς εἴη, προστιθέτω μὲν καὶ τὸ δεύτερον,
ἀπεχέσθω δὲ τοῦ τρίτου. ἡμεῖς γὰρ ταῦτα καὶ αὐτοὶ γινώσκο-
μεν, ὀλίγοις παντελῶς γεγραφότες, οὐδὲ τούτοις γε ἑκόντες.
ἀλλ᾿ ἴσασι γὰρ θεοὶ καὶ καλείσθωσαν μάρτυρες, ὅτι πολλὰ
βιασθέντες ὑπό τινων ἑταίρων ἠναγκάσθημεν αὐτοῖς γράψαι
ταῦτα.

Κεφ. ιά. Μωροί τ᾿ ἂν εἴημεν, εἰ δημόσιον ἄκουσμα
νομίζοιμεν εἶναι λόγον τοιοῦτον. ὅτι γὰρ τοῖς πολλοῖς ἀκούειν
ἥδιον ἀμήτορα μὲν τὴν μονάδα, τολμᾷν δὲ τὴν δυάδα καὶ καθ᾿
ἕτερον τρόπον ἰδέαν μὲν τὴν μονάδα, τὴν δυάδα δὲ ὕλην
ἄπειρον, εἶθ᾿ ἑξῆς τὴν τριάδα πεπερασμένην ἁρμονίαν, ἢ τέ-
λειον ἀριθμὸν καὶ ά, ἢ στερεὸν, ἢ ἐπίπεδον. ὅτι γὰρ ἂν αὐτοῖς
δόξῃ λέγουσιν ἄλλοι ἄλλο, καὶ Ἀθηνᾶν γε τινὰ καλοῦσιν ἀριθ-
μὸν, ἕτερον δ᾿ Ἄρτεμιν, Ἀπόλλωνα δ᾿ ἄλλον. ὥσπερ οὖν οὐκ

Cap. X. Qui jam difputationis hujus fubtilitati fuc-
cenfet, ac difficilem eam exiftimat, hunc nemo ipfam ad-
difcere cogit, verum primus hujus operis liber ei fufficit.
Quod fi quis non admodum fegnis fuerit, fecundum quoque
adjiciat, a tertio autem abftineat. Nos fiquidem haec paucis
plane iisque invito fcripfiffe affirmamus. Vos o dii im-
mortales noviftis, vos in teftimonium voco, haec me ami-
corum quorundam precibus vehementer adactum fcriptis
mandaffe.

Cap. XI. Nam ftulti nimirum effemus, fi hujus-
modi fermonem vulgo convenire arbitremur, quoniam illi
unitatem matris expertem, dualitatem numerum inaudire
fuavius eft, et alia ratione unitatem formam effe, dualita-
tem materiam infinitam, deinde trinitatem abfolutam har-
moniam, vel perfectum numerum et primum aut folidum
aut planum. Quicquid enim in mentem ipfis venit dicunt,
alii aliud, et Minervam aliquem numerum appellant, al-
terum Dianam, alium Apollinem Quemadmodum igitur

Ed. Chart. VIII. [5o5.]   Ed. Baf. III. (449. 45o.)

ἀγνοοῦμεν, οὕτως οὐδὲ λέγειν ὑπομένομεν, οὐδεμίαν ἐπι-
στημονικὴν ἀπόδειξιν ἐπάγειν τοῖς λόγοις αὐτῶν δυνάμενοι.
καὶ τοῖς γε φίλοις ἐδείξαμεν ἔργῳ πολλάκις ἃς ταῖς τοιαύταις
τις χρώμενος ψυχρολογίαις, εἴτ᾽ ἐπαινεῖν ὁντιναοῦν ἀριθμόν,
εἴτε καὶ ψέγειν βούλοιτο, πρόχειρον αὐτῷ. κινδυνεύουσι γὰρ
εἰς τοσοῦτον ἥκειν ἠλιθιότητος οἱ τὰ τοιαῦτα ληροῦντες ὡς
ἐπειδὰν ἢ περὶ τῆς ἑβδομάδος, ἢ περί τινος ἄλλου λέγωσιν,
οὐκ ἀρκεῖσθαι μόνοις τοῖς τοιούτοις ψυχρεύμασιν, ὥστε
Πλειάδες ἑπτὰ καὶ τῶν ἄρκτων ἑπτάστερος ἑκατέρα, καὶ
γὰρ καὶ ὀνομάζουσιν οὕτως, ἀλλὰ καὶ τῶν ἑπταπύλων
Θηβῶν μνημονεύουσι καὶ δηλονότι τῶν ἐπὶ Θήβαις ἑπτά.
καίτοι τί πρὸς ἔπος, εἰ Πλειάδες ἑπτά, Δίωνα πλευρι-
τικὸν γενόμενον ἑβδομαῖον κριθῆναι; καὶ γὰρ ἄλλοτε μὲν
ἐνναταῖος, ἄλλοτε δὲ δεκαταῖος ἐκρίθη. τί δ᾽ ὅμοιον, εἰ
ἑπτὰ Νείλου στόματα, Θέωνα περιπνευμονικὸν γενόμενον
ἑβδομαῖον κριθῆναι; καὶ γὰρ ἄλλοτε μὲν τεταρταῖος, ἄλ-
λοτε δὲ πεμπταῖος ἐκρίθη. ἀλλ᾽ ὥσπερ κἂν τοῖς ἄλλοις
ἅπασι διττὴ τῶν φαύλων ἁπάντων ἐστὶν ἡ φύσις, ὑπερ-

hoc non ignoramus, ita dicere dedignamur, quum nullam
demonſtrationem ſcientificam hujusmodi placitis adducere
queamus. Et amicis frequenter ipſa re oſtendimus hujus-
modi frigidis ſermonibus utendi, ſive quemvis numerum lau-
dare, ſive reprehendere voluerit, proclive eſſe. Nam pe-
riculum eſt ne eo ſtupiditatis ¡veniant, vel de alio quovis
dixerint, non contenti ſolis hujusmodi ineptiis, addant
Plejades ſeptem et utramque urſam ſeptiſtellam, etenim ſic
nominant, imo et Thebarum ſeptiportarum meminerunt.
At quid ad rem propoſitam ſpectat, ſi Plejades ſeptem ſint,
Dionem laterali morbo laborantem ſeptimo die de morbo
judicium ſuſtiniſſe? etenim alias nono, alias decimo die cri-
ſim habuit. Quid autem ſimilitudinis eſt, ſi ſeptem Nili
ſint oſtia, Theonem pulmonis vitio aegrotantem ſeptimo
die judicatum fuiſſe? nam aliquando quarto, interdum
quinto, morbi judicium accepit. Verum ut in aliis omnibus
duplex vitii cujusque ac pravitatis natura eſt, exceſſus et

Ed. Chart. VIII. [5o5. 5o6.]   Ed. Baſ. III. (45o.)

βολή τε καὶ ἔλλειψις, οὕτω κᾀνταῦθα. τινὲς μὲν ὅλως
μισοῦσι καὶ τοὺς τἀληθῆ λέγειν ὑπὲρ ἑβδομάδος ἐπιχειροῦν-
τας, ἐσχάτως ὄντες μισολόγοι τινὲς δὲ εἰς τοσαύτην ἐμ-
πίπτουσι φλυαρίαν, ὡς καὶ τῶν μηδὲν προσηκόντων μνη-
μονεύειν. ἑκατέρα, φασὶ, τῶν ἄρκτων ἀστέρων ἐστὶν
ἑπτά. πρῶτον οὐκ ἀληθὲς, ἀλλὰ καὶ τοῦτ᾽ ἐσχάτην αὐ-
τῶν ἀμαθίαν κατηγορεῖ. κείσθω γοῦν ἀληθές. ἀλλ᾽ οὔθ᾽
ὁ Βοώτης οὔθ᾽ ὁ δι᾽ αὐτῶν τῶν ἄρκτων δράκων ἀστέ-
ρων ἐστὶν ἑπτά. κατὰ δὲ τὸν αὐτὸν τρόπον οὔθ᾽ ὁ στε-
φανὸς οὔθ᾽ ὁ ἐγγόνασις οὔθ᾽ ὁ ὀφιοῦχος οὔτε καρκί-
νος, ἢ λέγω, οὔθ᾽ ὅλως οὐδὲν τῶν ιβ᾽ ζωδίων, ἐν οἷς
οἱ πλανῆται φέρονται. καίτοι ὅτι τὰ τῇδε κοσμοῦσιν οἶδε
καὶ διατάττουσιν, οὐ τοῖς ἀστρονόμοις μόνον, ἀλλὰ καὶ
τοῖς ἀρίστοις ἅπασιν ὡμολόγηται φιλοσόφοις. [5o6] οὔτ᾽
οὖν τοὺς φλυαροῦντας ἀποδέχεσθαι χρὴ, καὶ τοὺς ἀποδι-
δράσκοντας ἀεὶ τοιαύτην θεωρίαν μὴ προσαναγκάζειν.

Κεφ. ιβ᾽. Ἐμοὶ δ᾽ οὖν αὐτὸ τὸ ἀληθὲς εἰς ὅσον ἀν-
θρώπῳ δυνατὸν εὑρῆσθαι νομίζω, γιγνωσκόμενον μέν που

defectus, ita hic quoque. Nonnulli eos qui veritatem de
ſeptimana dicere conantur, prorſus adverſantur, quippe qui
ſermonem quemlibet ſummo odio proſequuntur. Nonnuili
in tantam nugacitatem incidunt ut etiam ea quae ad rem
nihil pertinent commemorent. Utrique, urſae, inquiunt,
ſeptem ſtellae ſunt. Primum ſane verum non eſt, ſed hoc
extremam eorum inſcitiam coarguit. Eſto jam verum, ſed
neque Bootes, neque qui per ipſas urſas tranſit draco ſe-
ptem ſtellas obtinet. Pari modo nec engonaſis nec corona
nec ophiuchus nec cancer vel leo, nec omnino ullum ex
duodecim ſignis, in quibus planetae feruntur, etſi illa ter-
rena exornare atque etiam diſponere non aſtronomis modo,
ſed etiam philoſophis clariſſimis in confeſſo habetur.
Quamobrem nec recipiendi ſunt nugatores, nec cogendi, qui
hujusmodi ſpeculationem ſemper refugiunt.

    Cap. XII. A me itaque veritatem ipſam quantum
homini licet inventam eſſe puto, quam quidem et Hippo-

καὶ πρόσθεν Ἱπποκράτει, καθότι διὰ τῆς προγεγραμμένης
ῥήσεως ἐνεδείξατο, ῥαθυμίᾳ δὲ τῇ τῶν πολλῶν σιωπηθέν.
ἐγὼ δ᾽ οὔτ᾽ ἄλλο τι παρ᾽ Ἱπποκράτους μάτην εὑρίσκω γε-
γραμμένον, οὔθ᾽ ὅτι μηδὲν τούτων ὅλησιν ἡμέρῃσιν ἀτρεκέως
ἀριθμεῖσθαι δύναται, καὶ λαβὼν ἀρχὴν ὁμολογουμένην οὐκ
ἀστρονόμοις μόνον, ἢ φυσικοῖς φιλοσόφοις, ἀλλὰ καὶ γεωρ-
γοῖς καὶ ναύταις καὶ πᾶσιν ἀνθρώποις, ὡς ἡ σελήνη τὸν
περίγειον ἐπιτροπεύει τόπον, οἷον ὕπαρχός τις οὖσα μεγάλου
βασιλέως τοῦ ἡλίου, ταῖς ταύτης περιόδοις ἐπέδειξα τὰς
κρινούσας ἡμέρας ἑπομένας· ἐπέδειξα δὲ καὶ τῶν παρεμ-
πιπτουσῶν ἡμερῶν τὰς αἰτίας καὶ διὰ τί τὰς τρεῖς ἑβδομάδας
οὐκ εἰς τὴν κα᾽, ἀλλ᾽ εἰς τὴν κ᾽ μᾶλλον ὁ Ἱπποκράτης ἀξιοῖ
περιάγεσθαι. τούτων δ᾽ ἀποδεδειγμένων οὐδὲν ἔτι χαλεπὸν
εὑρεῖν οὐδὲ διὰ τί τὴν μὲν πρώτην ἑβδομάδα τῆς δευτέρας
διαζεύγνυσι, συνάπτει δὲ ταύτην τῇ τρίτῃ, οὔτε γὰρ τὴν
δευτέραν τῇ πρώτῃ συνάπτειν εὔλογον ἦν, εἰς τὴν ιδ᾽ ἀφι-
κνουμένης τῆς κρίσεως, οὔτε τὴν τρίτην τῇ δευτέρᾳ διαζευ-

crates prius cognoverat, ficut et praefcriptis verbis indica-
vit, vulgare autem medicorum genus prae fegnitie eam fub-
ticuit. Enimvero nec aliud quippiam ab Hippocrate fruftra
fcriptum invenio nec illud, quod *ulla horum computatio
totis diebus fieri nequit.* Atque principium non aftrono-
mis tantum, vel naturalibus philofophis, fed agricolis quo-
que et nautis, hominibusque omnibus receptum affumi, lu-
nam videlicet terreftrem plagam veluti hyparchum quendam
magni regis folis gubernare. Hujusce circuitus dies de-
cretorios fequi monftravimus, ad haec coincidentium dierum
caufas indicavimus, item cur tres feptimanas ad vigefimum,
non ad vigefimum primum, potius Hippocrates voluerit de-
ducere. Caeterum his demonftrantis nullum adhuc nego-
tium eft invenire quare primam feptimanam a fecunda fe-
paret, hanc autem tertiae conjungat. Neque enim fecun-
dam primae, crifi ad quartumdecimum diem perveniente, con-
jungere ratio poftulabat, neque tertiam a fecunda removere

γνύναι τῆς κ᾽ μᾶλλον ἢ τῆς κα᾽ ἐκδεχομένης τὰς κρίσεις. ἐπεὶ δὲ τῶν ἑβδομάδων αὐτῶν αἱ δύο μόναι πρῶται διαζεύγνυνται, συνάπτεται δ᾽ ἡ τρίτη, δῆλον ὡς καὶ τῶν τετράδων ἔνιαι μὲν ἐξ ἀνάγκης συναφθήσονται, διαζευχθήσονται δ᾽ ἕτεραι. ἡ μὲν οὖν δευτέρα τετρὰς καὶ ἡ πρώτη συναφθήσονται, διότι μιᾶς ἑβδομάδος τῆς πρώτης διχῇ τμηθείσης ἑκατέρα μόριον ἐστιν. ἡ δὲ τρίτη τῆς δευτέρας διαζευχθήσεται, διότι καὶ ἡ ἑβδομὰς ἡ δευτέρα τῆς πρώτης διεζεύγνυτο. συναφθήσεται δὲ ἡ τρίτη τῇ τετάρτῃ, διότι τῆς δευτέρας ἑβδομάδος ἑκατέρα μόριόν ἐστιν. αὕτη δ᾽ οὖν πάλιν ἡ τετάρτη τῇ ε᾽ συναφθήσεται διὰ τὴν τρίτην ἑβδομάδα συναφθεῖσαν τῇ δευτέρᾳ. συναφθήσεται δε καὶ ἡ στ᾽ τετρὰς τῇ ε᾽ κατὰ τὴν ιζ᾽ ἡμέραν, ὡς ἂν τῆς τρίτης ἑβδομάδος ἑκατέρα μέρος ὑπάρχουσα.

Κεφ. ιγ᾽. Εἰς μὲν οὖν τὸ καλῶς διαιτῆσαι χρησιμώτατόν ἐστι προγνῶναι τὸν χρόνον τῆς κρίσεως. εἴτε δ᾽ ὀξὺ χρὴ καλεῖν, εἴτε χρόνιον, εἴτ᾽ ἄλλως πως ὀνομάζειν

quum vigefimus magis quam vigefimusprimus judicia excipiat. Quoniam vero inter feptimanas ipfas duae quidem primae feparantur, tertia vero copulatur, perfpicuum eft quaternarios quoque nonnullos neceffario conjungi alios, feparari. Itaque fecundus quaternarius et primus conjungentur, quod unius feptimanae primae bibariam divifae particula uterque fit, tertius a fecundo disjungetur, quoniam et feptimana fecunda a priore feparata eft. Tertius autem quarto copulabitur, quoniam fecundae feptimanae uterque particula eft. Hic itaque rurfum quartus propter tertiam feptimanam fecundae conjunctam quinto copulabitur. Adjungetur etiam fextus quaternarius quinto, in decimofeptimo die, tanquam tertiae feptimanae pars uterque exiftens.

Cap. XIII. Quapropter ad bonam victus rationem inftituendam utiliffimum eft judicii tempus praecognofcere, num vero acutum, vel diuturnum, vel alio modo morbum

τόδε τὸ νόσημα, τὸ κατὰ τὴν κ´ ἡμέραν, εἰ οὕτως ἔτυχε,
κριθησόμενον, οὐδὲν ὠφελεῖ τὸν κάμνοντα. δύναται γάρ τις,
μηδὲν φθεγξάμενος, ἀλλὰ μηδὲ νοήσας ὅλως ὅ τι ποτὲ χρὴ
καλεῖν αὐτὸ, καλῶς διαιτῆσαι τὸν νοσοῦντα, μηδέν γε τῶν
ἄλλων παραλιπὼν ἃ πρὸς τοῦτο διαφέρει. τὸ μὲν ἀληθὲς
ἅμα καὶ χρήσιμον εἴρηταί μοι, τὸ δὲ τοῦ σοφιστικοῦ λήρου
περαινέσθω, μετὰ ταῦτα δεικνύντων ἡμῶν κἀνταῦθα, πό-
σον ἀγνοοῦσι τοῦ προσήκοντος οἱ πλεῖστοι τῶν ἰατρῶν.
οἴονται γὰρ ὀξὺ μὲν καλεῖσθαι [5o7] νόσημα τὸ ταχέως
κρινόμενον, ἐναντίον δ´ ὑπάρχειν αὐτοῦ τὸ χρόνιον. ἔχει δ´
οὐχ οὕτω τἀληθὲς, ἀλλ´ ἔστι γάρ τι νόσημα βραχυχρόνιον
μὲν, οὐ πάντως δ´ ὀξύ. καὶ τούτῳ μὲν ἐναντίον ἐστὶ τὸ
χρόνιον, ἢ πολυχρόνιον, ἢ ὅπως ἄν τις ἑτέρως ἐθέλῃ κα-
λεῖν αὐτό. τῷ δ´ ὀξεῖ φύσις ἑτέρα νοσήματος ἀντίκειται,
οὐδὲν ἴδιον ὄνομα κεκτημένη. καὶ τοῦτ´ εἰκότως ἐγένετο·
τοῦ γὰρ ὀξέως νοσήματος, ὡς ὁ μὲν Ἀρχιγένης ὑπεγρά-
φετο, τοῦ διὰ συντόμως κινδυνώδους· ὡς δ´ Ἱπποκρά-

nominare conveniat, qui vigefimo die verbi gratia judican-
dus eſt, id nihil aegro praeſidii affert; poteſt enim quispiam
ne locutus quidem, imo qui nec prorſus cogitaverit, quinam
ipſe vocandus ſit, probam victus legem aegro inſtituere,
modo nihil ex aliis praeterierit, quae huc conferre viden-
tur. Jam ſane veritatem ſimul et utilitatem expoſui; ſophi-
ſticarum autem nugarum finis jam eſto, poſt haec oſtenden-
tibus nobis hoc in loco quantum plerique medici ea quae
conveniant ignorent. Putant enim acutum vocari mor-
bum qui celeriter judicatur, contrarium hujus diuturnum.
At veritas non ita habet: eſt ſiquidem morbus quidem brevi
tempore durans, non tamen omnino acutus. Huic contra-
rius eſt morbus diuturnus, vel multo tempore durans, vel
quomodocunque aliter quis vocare ipſum malit; acuto, alia
morbi natura nullum proprium nomen ſortita, oppoſita eſt,
idque merito evenit; nam acuti morbi, qui, ut Archigenes
quidem deſcribebat, cum velocitate eſt periculoſus, ut Hip-

της ἔλεγε, τοῦ μετὰ πυρετοῦ συνεχοῦς γιγνομένου, συμβε-
βηκὸς ἐξ ἀνάγκης ἔσται τὸ ταχέως κρίνεσθαι. κατὰ μὲν
γὰρ τὸ τῆς κινήσεως εἶδος ὀξὺ προσηγόρευται, παύσασθαι
δ' ἀναγκαῖον αὐτὸ διὰ ταχέων, ὡς ἂν ἐπειγομένῳ πρὸς
τὴν οἰκείαν τελευτήν. αὐτὸ γὰρ τοῦτ' ἔστι τὸ ταχέως κι-
νεῖσθαι, τὸ συῤῥεῖν ἐπὶ τὸ πέρας. ἔσται δὴ πάντως βρα-
χυχρόνιον μὲν κατ' ἄλλο μέν τι καὶ ἄλλο τῶν ἐν αὐτῷ,
τό τ' ὀξὺ καὶ τὸ βραχυχρόνιον εἰρήσεται. διὰ μὲν γὰρ τὸ
τῆς κινήσεως ἠπειγμένον ὀξὺ, διότι δ' οὐχ οἷόν τε χρο-
νίζειν αὐτῷ ταχέως κινουμένῳ, βραχυχρόνιον ὀνομασθήσε-
ται. φύσις δ' ἄλλη νοσήματος αὐτῷ παράκειται βραχυχρο-
νίου. πολλοὶ γὰρ τῶν ἐφημέρων πυρετῶν διά τινα ψύξιν,
ἢ ἔγκαυσιν ἐπιπόλαιον, ἢ κάματον βραχὺν, ἢ ἀγρυπνίαν,
ἢ λύπην, ἢ μέθην, ἢ θυμὸν, ἤ τι τοιοῦτον, ἐγένοντο
μικροί τε ἅμα καὶ βραχεῖς καὶ τελέως ἀκίνδυνοι, καὶ τού-
τους οὐδεὶς οὔτε ἰδιώτης οὔτε ἰατρὸς ὀξὺ νόσημα κα-
λεῖν εἴθισται. τὸ μὲν οὖν ὀξὺ τοῦ βραχυχρονίου σαφῶς
ἐν αὐτοῖς τούτοις διακέκριται, τὸ δὲ βραδὺ τῷ πολυχρο-

pocrates autem, cum febre continua evenit; accidens necef-
fario erit ut celeriter judicetur, etenim ex motus fpecie acu-
tus nuncupatur, Quiefcere autem celeriter ipfi eft neceffe,
ut qui ad proprium finem properet nam idem eft celeriter
moveri ac ad terminum confluere. Erit jam omnino brevis
temporis, alia tamen atque alia ratione et acutus et brevis
temporis dicetur; nam propter motus celeritatem acutus,
quod vero diu morari is qui celeriter movetur non poteft,
brevis temporis appellabitur. At ei adeft alia morbi natura
multae fiquidem febres diariae ex frigore quodam, vel ad-
uftione partium exteriorum, vel labore brevi, vel vigilia,
vel triftitia, vel ebrietate, vel ira, vel id genus fimilibus,
proveniunt, parvae fimul et breves et periculis prorfus va-
cuae, atque nemo has vel idiota, vel medicus acutum mor-
bum vocare confuevit. Itaque acutus a brevi morbo his
fignis manifefte diftinctus efi, tardus autem cum diuturno

νίῳ συνεχύθη, καίτοί γ᾽ οὐ τὴν αὐτὴν ἔχον ἔννοιαν, εἴ
γε τὸ μὲν ὀξὺ τῷ βραδεῖ, τὸ δ᾽ ὀλιγοχρόνιον τῶ πολυ-
χρονίῳ κατ᾽ ἀντίθεσιν εἴρηται. πᾶν μὲν οὖν ὀξὺ πάντως
ὀλιγοχρόνιον, καὶ πᾶν χρόνιον ἐξ ἀνάγκης βραχὺ, οὐ μὴν
οὔτ᾽ εἰ βραχυχρόνιον, ὀξὺ πάντως, οὐδ᾽ εἰ βραδὺ, πολυ-
χρόνιον. ἐξ οὖν τῆς τοιαύτης ὑπαλλάξεως, οὐ πάνυ τι
σαφοῦς ὑπαρχούσης τοῖς πλείστοις τῶν ἰατρῶν, οὐ μόνον
αἱ προσηγορίαι συνεχύθησαν, ἀλλὰ καὶ τῶν πραγμάτων
αὐτῶν αἱ διαγνώσεις.

confufus eſt, quanquam non eandem notionem obtinet, ſi-
quidem acutus tardo, exigui temporis, diuturno oppoſitus
eſt. Omnis ergo acutus plane exigui temporis morbus eſt
et omnis diuturnus neceſſario tardus, non tamen ſi brevis
temporis, acutus ſtatim eſt, neque ſi tardus, longi tempo-
ris. Proinde ex tali immutatione non admodum maniſeſta
compluribus medicis, non appellationes tantum, ſed rerum
quoque ipſarum dignotiones confuſae fuerunt.

Printed in the United States
By Bookmasters